FUNDAMENTOS DE

TOXICOLOGIA

5ª Edição

FUNDAMENTOS DE TOXICOLOGIA

5ª Edição

Editores
Seizi Oga
Márcia Maria de Almeida Camargo
José Antonio de Oliveira Batistuzzo

Atheneu
Rio de Janeiro • São Paulo
2021

EDITORA ATHENEU

São Paulo — *Rua Avanhandava, 126 – 8º andar*
Tel.: (11)2858-8750
E-mail: atheneu@atheneu.com.br

Rio de Janeiro — *Rua Bambina, 74*
Tel.: (21)3094-1295
E-mail: atheneu@atheneu.com.br

PRODUÇÃO EDITORIAL/CAPA: Equipe Atheneu
DIAGRAMAÇÃO: Know-How Editoração Eletrônica

CIP-BRASIL. CATALOGAÇÃO NA PUBLICAÇÃO
SINDICATO NACIONAL DOS EDITORES DE LIVROS, RJ

O28f
5. ed.

Oga, Seizi
Fundamentos de toxicologia / Seizi Oga, Márcia Maria de Almeida Camargo, José Antonio de Oliveira Batistuzzo. - 5. ed. - Rio de Janeiro : Atheneu, 2021. Atheneu, 2021.

848p. : il. ; 28 cm.

Inclui bibliografia e índice
ISBN 978-65-5586-216-4

1. Toxicologia. I. Camargo, Márcia Maria de Almeida. II. Batistuzzo, José Antonio de Oliveira. III. Título.

21-71148 CDD: 615.9
CDU: 615.9

Leandra Felix da Cruz Candido – Bibliotecária – CRB-7/6135
20/05/2021 21/05/2021

OGA, S.; CAMARGO, M. M. A.; BATISTUZZO, J. A. O.
Fundamentos de Toxicologia – 5ª edição

EDITORES

SEIZI OGA

Professor Titular de Toxicologia do Departamento de Análises Clínicas e Toxicológicas da Faculdade de Ciências Farmacêuticas da Universidade de São Paulo (FCF-USP).

MÁRCIA MARIA DE ALMEIDA CAMARGO

Mestre em Toxicologia pela Faculdade de Ciências Farmacêuticas da Universidade de São Paulo (FCF-USP).

JOSÉ ANTONIO DE OLIVEIRA BATISTUZZO

Farmacêutico-Bioquímico pela Faculdade de Ciências Farmacêuticas da Universidade de São Paulo (FCF-USP). Membro Titular da Academia de Ciências Farmacêuticas do Brasil.

COLABORADORES

ACÁCIO ALVES DE SOUZA LIMA FILHO

Doutor em Ciências Visuais e Chefe do Setor de Farmacologia Ocular do Departamento de Oftalmologia da Escola Paulista de Medicina da Universidade Federal de São Paulo (EPM-Unifesp). Especialista em Manipulação Magistral Alopática pela Associação Nacional de Farmacêuticos Magistrais (Anfarmag). Farmacêutico-Bioquímico pela Faculdade de Ciências Farmacêuticas da Universidade de São Paulo (FCF-USP). Proprietário da Ophthalmos Indústria e Farmácia Magistral. Membro Titular e Presidente da Academia de Ciências Farmacêuticas do Brasil (ACFB)/Academia Nacional de Farmácia (ANF).

ADRIANA PALMA DE ALMEIDA

Doutora e Mestre em Ciências (Microbiologia) pelo Instituto de Ciências Biomédicas da Universidade de São Paulo (ICB-USP). Pesquisadora Científica Nível V do Instituto Adolfo Lutz, com experiência nas áreas de Microbiologia e Contaminantes Químicos em Alimentos, com ênfase em Micotoxinas. Atua principalmente nos seguintes temas: micotoxinas, contaminantes orgânicos e metodologia analítica.

ALBERTO SABURO TODO

Doutor e Mestre em Tecnologia Nuclear pela Universidade de São Paulo (USP). Físico pela USP. Pesquisador do Instituto de Pesquisas Energéticas e Nucleares (IPEN), da Comissão Nacional de Energia Nuclear (CNEN). Docente de Pós-Graduação no Programa de Tecnologia Nuclear do IPEN-USP, área de Aplicações. Tem experiência na área de Engenharia Nuclear, com ênfase em Proteção Radiológica e Dosimetria.

ALICE A. DA MATTA CHASIN

Doutora em Toxicologia pela Universidade de São Paulo (USP). Professora Titular de Toxicologia da Faculdade de Farmácia e Bioquímica Oswaldo Cruz. Coordenadora da área de Saúde da Pós-Graduação do Grupo Oswaldo Cruz. Perita Criminal Toxicologista aposentada do Núcleo de Toxicologia Forense do Instituto Médico Legal de São Paulo. Professora Concursada de Toxicologia Forense da Academia de Polícia do Estado de São Paulo.

ALYSSON VINÍCIUS BRAGA

Doutorando em Ciências Farmacêuticas pela Universidade Federal de Minas Gerais (UFMG). Mestre em Ciências Farmacêuticas (Farmacologia) pela UFMG. Farmacêutico pela Universidade Federal de São João Del Rei (UFSJ). Tem experiência na área de Farmacologia da Dor e Inflamação. Trabalha no seguimento de pesquisa de reposicionamento de fármacos para a farmacoterapia da Dor Neuropática, no Laboratório de Farmacologia da Dor e Inflamação da Faculdade de Farmácia da UFMG.

ANA LUIZA FREITAS DE ASSIS LINHARES

Mestre em Farmácia (Fisiopatologia e Toxicologia) pela Faculdade de Ciências Farmacêuticas da Universidade de São Paulo (FCF-USP). Biomédica pelo Centro Universitário de Belo Horizonte.

ANA PAULA DE MELO LOUREIRO

Pós-Doutorado no Departamento de Bioquímica do Instituto de Química da Universidade de São Paulo (USP) e no Cancer Center Research Building, University of Minnesota, Mineápolis (Estados Unidos). Doutora em Bioquímica pela USP. Graduada em Ciências Biológicas pela USP. Professora da FCF-USP.

ANDRÉ MALBERGIER

Doutor em Psiquiatria pela Faculdade de Medicina da Universidade de São Paulo (FMUSP). Mestre e Médico Psiquiatra em Saúde Pública pela University of Illinois at Chicago (Estados Unidos). Coordenador do Grupo Interdisciplinar de Estudos de Álcool e Drogas (GREA) do Instituto de Psiquiatria do Hospital das Clínicas (IPq) da FMUSP. Professor Colaborador Médico do Departamento de Psiquiatria da FMUSP.

ANGÉLICA YOCHIY

Doutora em Neurociências e Comportamento pelo Instituto de Psicologia da Universidade de São Paulo (IP-USP). Mestre em Análises Toxicológicas pela Faculdade de Ciências Farmacêuticas (FCF) da USP. Farmacêutica-Bioquímica pela Faculdade de Ciências Farmacêuticas de Ribeirão Preto (FCFRP) da USP.

ARTHUR NOIN DE OLIVEIRA

Mestrando do Laboratório Innovare de Biomarcadores da Faculdade de Ciências Farmacêuticas da Universidade Estadual de Campinas (FCF-Unicamp), trabalhando com Espectrometria de Massas aplicada a Alimentos. Realizou iniciação científica em Espectrometria de Massas na Faculdade de Ciências Farmacêuticas da Unicamp. Farmacêutico pela Unicamp.

BEATRIZ APARECIDA PASSOS BISMARA PARANHOS

Mestre em Farmacologia pela Universidade Estadual de Campinas (Unicamp). MBA em Gerência em Saúde pela Fundação Getulio Vargas (FGV). Pós-Graduada em Cosmetologia pela Fundação Hermínio Ometto (FHO-Uniararas). Pós-Graduada em Farmácia Estética pelo Instituto Nepuga. Pós-Graduada em Prescrição de Nutracêuticos, Nutricosméticos e Bio-Ortomoleculares aplicada à saúde estética pelo Centro Universitário Ingá (Uningá). Farmacêutica-Bioquímica pela FHO-Uniararas.

CARINE CRISTIANE DREWES

Doutora e Mestre em Toxicologia e Análises Toxicológicas pela Faculdade de Ciências Farmacêuticas da Universidade de São Paulo (FCF-USP). Farmacêutica pela Universidade Federal de Santa Maria (UFSM). Possui experiência na avaliação da eficácia e segurança de fármacos utilizando modelos experimentais *in vitro* e *in vivo*.

CARLOS ALBERTO TAGLIATI

Pós-Doutorado na Universidad de Murcia (Espanha) e Estágio Sênior na Harvard University (Estados Unidos). Doutor em Fármacos e Medicamentos pela Universidade de São Paulo (USP). Mestre em Análises Toxicológicas pela USP. Professor de Toxicologia da Faculdade de Farmácia da Universidade Federal de Minas Gerais (UFMG).

CARLOS ROBERTO DA SILVA FILHO

Doutor em Ciências Farmacêuticas pela Faculdade de Ciências Farmacêuticas da Universidade de São Paulo (FCF-USP). Farmacêutico-Bioquímico pela FCF-USP. Gerente de operações clínicas, liderando grupos de monitores de pesquisas clínicas em estudos internacionais multicêntricos de fases II, III e IV.

CLAUDIA GARCIA MESSIANO

Mestranda em Ciências Farmacêuticas do Departamento de Fármacos e Medicamentos da Universidade de São Paulo (USP). Farmacêutica-Bioquímica pelas Faculdades Oswaldo Cruz. Tem experiência na área de Farmácia, com ênfase em Farmacoterapia, Farmacocinética Clínica e Modelagem PK-PD de antimicrobianos em pacientes críticos grandes queimados.

CRISTIANA LESLIE CORRÊA

Doutora em Toxicologia pela Faculdade de Ciências Farmacêuticas da Universidade de São Paulo (FCF-USP). Mestre em Análises Toxicológicas pela FCF-USP. Especialista em Avaliação do Risco Toxicológico pela Wageninger University (Holanda). Farmacêutica pela FCF-USP. Diretora Técnica da Planitox – The Science-Based Toxicology Company. Diretora Científica do Instituto Brasileiro de Toxicologia (IBTox).

DANIEL JUNQUEIRA DORTA

Pós-Doutorado em Farmacologia pela Universidade Federal de São Paulo (Unifesp). Doutor em Toxicologia pela Faculdade de Ciências Farmacêuticas de Ribeirão Preto da Universidade de São Paulo (FCFRP-USP), com estágio na University of Minnesota-Duluth (Estados Unidos). Mestre em Ciências Farmacêuticas pela FCFRP-USP. Especialista em Farmacologia Clínica pela Universidade Metodista de Piracicaba (Unimep). Farmacêutico-Bioquímico pela Unimep. Ex-Presidente da Sociedade Brasileira de Toxicologia (SBTox) – biênio 2014-2015. Membro Diretor do Comitê Executivo da International Union of Toxicology (IUTOX) – triênio 2013-2016. Membro-Fundador e atual Presidente da Sociedade Brasileira de Ciências Forenses (SBCF) – biênio 2019-2021.

DANIELA VITORIO FUZINATO

Doutora em Arqueologia pela Universidade de São Paulo (USP). Mestre em Medicina Legal pela Universidade de Coimbra (Portugal). Pós-Graduada em Medicina Legal e Valoração do Dano Corporal pela Universidade de Coimbra (Portugal). Especialista em Medicina Legal e Perícia Médica (RQE n. 32.481) e em Medicina do Trabalho (RQE n. 68.558) pela Associação Médica Brasileira (AMB). Especialista em Higiene Ocupacional pela Universidade de São Paulo (USP). Médica pela Faculdade de Medicina do ABC (FMABC). Professora de Medicina Legal e Arqueologia Forense em vários cursos de Pós-Graduação. Sócia Fundadora da empresa ZCF Perícias Médicas.

DANIELLE PALMA DE OLIVEIRA

Doutora e Mestre em Toxicologia e Análises Toxicológicas pela Faculdade de Ciências Farmacêuticas da Universidade de São Paulo (FCF-USP). Farmacêutica-Bioquímica pela Universidade Federal de Alfenas (Unifal). Professora Associada da Faculdade de Ciências Farmacêuticas de Ribeirão Preto da Universidade de São Paulo (FCFRP-USP). Ex-Presidente da Sociedade Brasileira de Toxicologia – biênio 2016-2017. Membro da Society of Toxicology.

DARCILÉA ALVES DO AMARAL

Especialista em Pediatria pela Sociedade de Pediatria de São Paulo (SPSP). Médica pela Faculdade de Medicina da Universidade de São Paulo (FMUSP). Ex-Médica-Chefe do Centro de Controle de Intoxicações de São Paulo, Diretora Científica da Associação Brasileira de Centros de Informação e Assistência Toxicológica (Abracit) e corresponsável pela implementação do Programa de Controle de Intoxicações do Centro de Controle de Doenças da Coordenação de Vigilância em Saúde do município de São Paulo (CCD-Covisa).

DULCINEIA SAES PARRA ABDALLA

Doutora em Bioquímica pela Universidade de São Paulo (USP). Mestre em Análises Clínicas pela USP. Farmacêutica-Bioquímica pela USP. Professora Titular do Departamento de Análises Clínicas e Toxicológicas da FCF-USP.

EDNA MARIA ALVAREZ LEITE

Pós-Doutorado em Toxicologia Ocupacional na Université Catholique de Louvain (Bélgica). Doutora em Toxicologia pela Faculdade de Ciências Farmacêuticas da Universidade de São Paulo (FCF-USP). Professora Emérita da Faculdade de Farmácia da Universidade Federal de Minas Gerais (UFMG).

EDNA MARIA MIELLO HERNANDEZ

Mestre em Toxicologia e Análises Toxicológicas pela Universidade de São Paulo (USP). Farmacêutica-Bioquímica pela Universidade Estadual Paulista "Júlio de Mesquita Filho" (Unesp). Atuou no Centro de Controle de Intoxicações de São Paulo, no laboratório de análises toxicológicas e na prestação de informações toxicológicas. Coordenou a implantação da vigilância das intoxicações no município de São Paulo. Ex-Presidente da Associação Brasileira de Centros de Informação e Assistência Toxicológica (Abracit). Professora de Habilidades Terapêuticas e Práticas Funcionais no curso de Medicina na Universidade Cidade de São Paulo (Unicid).

EDNA TOMIKO MYIAKE KATO

Pós-Doutorado no Research Institute for Wakan Yaku (Japão). Doutora e Mestre em Fármacos e Medicamentos pela Universidade de São Paulo (USP). Farmacêutica-Bioquímica pela Faculdade de Ciências Farmacêuticas (FCF) da USP. Professora da FCF-USP.

EDUARDO MELLO DE CAPITANI

Doutor em Saúde Pública pela Universidade Estadual de Campinas (Unicamp). *Fellow* da European Association of Poison Control Centers and Clinical Toxicologists (EAPCCT). Mestre em Medicina pela Unicamp. Especialista em Medicina do Trabalho e em Toxicologia Médica pela Associação Médica Brasileira (AMB). Médico pela Faculdade de Ciências Médicas (FCM) da Unicamp. Professor-Associado do Departamento de Clínica Médica da FCM-Unicamp, na disciplina de Pneumologia, e no Centro de Intoxicação e Assistência Toxicológica (CIATox) da Unicamp desde 1988.

ELFRIEDE MARIANNE BACCHI (*IN MEMORIAM*)

Livre-Docente pela Universidade de São Paulo (USP). Pós-Doutorado na Philipps Universität, Marburg/Lahn (Alemanha). Doutora em Farmacologia pela USP. Farmacêutica-Bioquímica pela Faculdade de Ciências Farmacêuticas (FCF) da USP. Professora Titular da FCF-USP.

ELISA ROSA DOS SANTOS

Doutora e Mestre em Biotecnologia pelo Instituto Nacional de Metrologia, Qualidade e Tecnologia (Inmetro). Especialista em Ciências Ambientais pela Universidade Federal Rural do Rio de Janeiro (UFRRJ). Bióloga pela UFRRJ. Pesquisadora-Tecnologista em Metrologia e Qualidade do Inmetro.

ERASMO SOARES DA SILVA

Mestre em Análises Toxicológicas pela Faculdade de Ciências Farmacêuticas da Universidade de São Paulo (FCF-USP). Professor de Toxicologia da Universidade São Judas Tadeu (USJT). Perito Criminal do Núcleo de Análise Instrumental do Instituto de Criminalística de São Paulo.

ERNANI PINTO

Doutor em Bioquímica pelo Instituto de Química da Universidade de São Paulo (IQ-USP). Farmacêutico-Bioquímico pela Faculdade de Ciências Farmacêuticas (FCF) da USP. Professor Titular do Centro de Energia Nuclear na Agricultura da USP. Diretor do Core Facility in Mass Spectrometry do Food Research Center (FoRC-USP).

FABIANE DÖRR

Doutora em Toxicologia e Análises Toxicológicas pela Faculdade de Ciências Farmacêuticas da Universidade de São Paulo (FCF-USP). Mestre em Bioquímica pelo Programa de Pós-Graduação Interunidades em Biotecnologia da USP. Especialista em análises de amostras ambientais por GC-MS e LC-MS pela FCF-USP. Graduada em Química Industrial pela Universidade Federal de Santa Maria (UFSM).

FÁBIO KUMMROW

Doutor e Mestre em Toxicologia e Análises Toxicológicas pela Universidade de São Paulo (USP). Farmacêutico-Bioquímico pela Universidade do Vale do Itajaí (Univali). Professor-Associado II de Toxicologia do Departamento de Ciências Farmacêuticas do Instituto de Ciências Ambientais, Químicas e Farmacêuticas da Universidade Federal de São Paulo (Unifesp) - Campus Diadema.

FÁBIO SIVIERO

Doutor em Bioquímica do Instituto de Química da Universidade de São Paulo (IQ-USP). Docente do Departamento de Biologia Celular e do Desenvolvimento do Instituto de Ciências Biomédicas (ICB) da USP.

FERNANDA DE LIMA MOREIRA

Pós-Doutoranda no Laboratório de Farmacocinética Clínica da Faculdade de Ciências Farmacêuticas de Ribeirão Preto da Universidade de São Paulo (FCFRP-USP). Doutora e Mestre em Ciências pela FCFRP-USP. Farmacêutica pela Universidade Federal de Alfenas (Unifal). Professora Colaboradora na FCFRP-USP, atuando nas disciplinas de Análise Toxicológica e Toxicologia.

FRANCISCO IROCHIMA PINHEIRO

Doutor em Ciências da Saúde pela Universidade Federal do Rio Grande do Norte (UFRN). Médico Oftalmologista Especialista em Farmacologia Ocular pela Escola Paulista de Medicina da Universidade Federal de São Paulo (EPM-Unifesp). Professor do Programa de Pós-Graduação em Biotecnologia da Universidade Potiguar (Laureate International Universities). Pesquisador do Brazilian Ocular Pharmacology and Pharmaceutical Technology Group.

GABRIEL ARAÚJO DA SILVA

Pós-Doutorado em Farmacologia pela Universidad Autonoma de San Luis Potosí (México). Farmacêutico pela Faculdade de Tecnologia e Ciências (Uni-FTC) - Campus Salvador (Bahia). Doutor no Programa de Pós-Graduação em Desenvolvimento e Inovação Tecnológica de Medicamentos pela Universidade Federal do Rio Grande do Norte (UFRN). Mestre em Ciências Farmacêuticas pela UFRN. Professor Adjunto da Universidade do Estado do Amapá (UEAP).

GABRIELA ARANTES WAGNER

Pós-Doutorado em Epidemiologia pela Faculdade de Saúde Pública da Universidade de São Paulo (USP). Doutora em Ciências pelo Programa de Pós-Graduação em Psiquiatria da Faculdade de Medicina (FM) da USP. Aprimoramento em Toxicologia Analítica pela Universidade Estadual de Campinas (Unicamp). Farmacêutica pela Pontifícia Universidade Católica de Campinas (PUC-Campinas). Professora Adjunta do Departamento de Medicina Preventiva da Escola Paulista de Medicina da Universidade Federal de São Paulo (EPM-Unifesp). Orientadora do Programa de Pós-Graduação em Saúde Coletiva da Unifesp.

GLÁUCIA MARIA MACHADO-SANTELLI

Professora Titular do Departamento de Biologia Celular e do Desenvolvimento do Instituto de Ciências Biomédicas da Universidade de São Paulo (ICM-USP).

HENRIQUE V. DELLA ROSA

Professor Doutor do Departamento de Análises Clínicas e Toxicológicas da Faculdade de Ciências Farmacêuticas da Universidade de São Paulo (FCF-USP). Diretor Científico da Toxikon Assessoria Toxicológica S/C Ltda.

HERLING GREGÓRIO AGUILAR ALONZO

Doutor e Mestre em Saúde Coletiva pela Universidade Estadual de Campinas (Unicamp). Médico com Especialização em Toxicologia Clínica e Ambiental pela Universidad Nacional Autónoma de Honduras (UNAH). Professor do Departamento de Saúde Coletiva da Faculdade de Ciências Médicas (FCM) da Unicamp.

IONE PELLEGATTI LEMONICA

Professora Doutora aposentada do Departamento de Farmacologia do Instituto de Biociências da Universidade Estadual Paulista "Júlio de Mesquita Filho" (Unesp) - Campus Botucatu. Especialista e Consultora Independente na área da Toxicologia da Reprodução.

IRENE VIDEIRA DE LIMA

Doutora em Toxicologia pela Universidade de São Paulo (USP). Mestre em Análises Toxicológicas pela USP. Farmacêutica-Bioquímica pela USP. Perita Criminal do Núcleo de Toxicologia Forense do Instituto Médico Legal de São Paulo (aposentada). Professora do curso de Pós-Graduação em Análises Clínicas e Toxicológicas das Faculdades Oswaldo Cruz.

ISARITA MARTINS

Doutora e Mestre em Toxicologia e Análises Toxicológicas pela Faculdade de Ciências Farmacêuticas da Universidade de São Paulo (FCF-USP). Professora-Associada IV da Faculdade de Ciências Farmacêuticas da Universidade Federal de Alfenas (Unifal).

ISIS MACHADO HUEZA

Doutora em Ciências na área de Patologia Experimental e Comparada pela Faculdade de Medicina Veterinária e Zootecnia da Universidade de São Paulo (FMVZ-USP). Médica Veterinária pela FMVZ-USP. Professora-Associada do Departamento de Ciências Farmacêuticas do Instituto de Ciências Ambientais, Químicas e Farmacêuticas da Universidade Federal de São Paulo (Unifesp) – Campus Diadema.

JEANY DELAFIORI

Doutoranda em Fisiopatologia Médica na Faculdade de Ciências Médicas da Universidade Estadual de Campinas (FCM-Unicamp), atuando na aplicação da espectrometria de massas em metabolômica e biociências. Farmacêutica pela Faculdade de Ciências Farmacêuticas (FCF) da Unicamp.

JEFFERSON ROMÁRYO DUARTE DA LUZ

Doutorando em Ciências da Saúde pela Universidade Federal do Rio Grande do Norte (UFRN). Mestre em Ciências pela UFRN. Graduado em Ciências Biológicas pela Universidade Potiguar (UnP). Integrante do Grupo de Pesquisa em Bioanálises do Conselho Nacional de Desenvolvimento Científico e Tecnológico (CNPq), com *expertise* em Bioquímica (Básica e Clínica), Toxicologia e Bioprospecção de Produtos Naturais.

JOÃO BRASIL VITA SOBRINHO

Mestre em Oftalmologia pela Escola Paulista de Medicina da Universidade Federal de São Paulo (EPM-Unifesp). Médico Oftalmologista pela Unifesp.

JOÃO FERREIRA GALVÃO

Doutor em Toxicologia pela Universidade de São Paulo (USP). Professor Titular do Departamento de Análises Clínicas e Toxicológicas da Universidade Federal do Amazonas (UFAM).

JOSÉ LUIZ DA COSTA

Pós-Doutorado no National Institute on Drug Abuse (NIDA) Baltimore-MD (Estados Unidos). Doutor em Química Analítica pela Universidade de São Paulo (USP). Mestre em Toxicologia e Análises Toxicológicas pela USP. Farmacêutico-Bioquímico pela EFOA, atual Universidade Federal de Alfenas (Unifal). Professor de Toxicologia da Faculdade de Ciências Farmacêuticas da Universidade Estadual de Campinas (Unicamp). Coordenador Executivo do Centro de Informação e Assistência Toxicológica de Campinas (CIATox). Representante no Brasil da The International Association of Forensic Toxicologists (TIAFT). Ex-Perito Criminal da Superintendência da Polícia Técnico-Científica de São Paulo (2002-2016). Ex-Presidente da Sociedade Brasileira de Toxicologia (SBTox) – biênio 2012-2013.

JOSÉ MAURO GRANJEIRO

Livre-Docente pela Faculdade de Odontologia da Universidade de São Paulo (FOUSP). Doutor em Ciências pelo Instituto de Química da Universidade Estadual de Campinas (IQ-Unicamp). Mestre em Ciências pelo Instituto de Biologia (IB) da Unicamp. Cirurgião Dentista pela FOUSP (Bauru). Pesquisador Sênior do Instituto Nacional de Metrologia, Qualidade e Tecnologia (Inmetro). Professor Adjunto da Faculdade de Odontologia da Universidade Federal Fluminense.

JOSÉ SALVADOR LEPERA

Professor Doutor do Departamento de Princípios Ativos Naturais e Toxicologia da Faculdade de Ciências Farmacêuticas da Universidade Estadual Paulista "Júlio de Mesquita Filho" (FCF-Unesp) – Campus Araraquara.

KARINA BRANDT VIANNA

Especialização em andamento para aplicação da Abordagem PK/PD para otimização da Terapia Antimicrobiana na Faculdade de Ciências Farmacêuticas da Universidade de São Paulo (FCF-USP). Farmacêutica-Bioquímica pela Universidade de São Paulo (USP). Possui quatro anos de experiência na área de Assuntos Médicos da indústria farmacêutica. Especialista em Informações Científicas na Merck Sharp & Dohme.

LARISSA CAMILA RIBEIRO DE SOUZA

Doutoranda em Inovação Tecnológica pela Universidade Federal de Minhas Gerais (UFMG). Mestre em Análises Clínicas e Toxicológicas pela UFMG. Farmacêutica generalista pela Universidade de Alfenas (Unifal). Atua com pesquisas na área de Toxicologia *in vitro* e *in vivo*, ensaios pré-clínicos e novos biomarcadores renais.

LEANDRO SANTORO HERNANDES

Pós-Doutorado na University of Alberta (Canadá). Doutor e Mestre em Fármacos e Medicamentos pela Faculdade de Ciências Farmacêuticas da Universidade de São Paulo (FCF-USP). Farmacêutico-Bioquímico pela FCF-USP.

LIDIA EMMANUELA WIAZOWSKI SPELTA

Doutoranda de Farmácia (Fisiopatologia e Toxicologia) na Faculdade de Ciências Farmacêuticas da Universidade de São Paulo (FCF-USP). Mestre em Ciências pela FCF-USP. Biomédica, com habilitação em Toxicologia e Patologia Clínica, pela Universidade Federal de Alfenas (Unifal).

LUCIANE APARECIDA FAINE

Doutora do Departamento de Análises Clínicas e Toxicológicas da Faculdade de Ciências Farmacêuticas da Universidade de São Paulo (FCF-USP).

LUCIENE BOTTENTUIT BALOTTIN

Doutora em Ciências pelo Instituto de Química da Universidade Federal do Rio de Janeiro (UFRJ). Mestre em Ciências pelo Instituto de Biofísica Carlos Chagas Filho (IBCCF) da UFRJ. Bióloga pela UFRJ. Pesquisadora-Tecnologista em Metrologia e Qualidade na Diretoria de Metrologia aplicada às Ciências da Vida do Instituto Nacional de Metrologia, Qualidade e Tecnologia (Inmetro).

LUIZ ROBERTO FONTES

Doutor e Mestre Instituto de Biociências da Universidade de São Paulo (IB-USP). Biólogo pelo Instituto de Biociências da USP. Médico pela Faculdade de Medicina da USP, com especializações em Ginecologia e Obstetrícia e em Medicina Legal. Médico Legista do Instituto Médico Legal de São Paulo. Cursou a EPCAR/Escola Preparatória de Cadetes do Ar (72/071 Fontes). Dedica-se ao resgate da memória do naturalista oitocentista e pioneiro do darwinismo no Brasil, Fritz Müller.

MARIA DAS GRAÇAS ALMEIDA

Doutora em Farmacologia pela Faculdade de Ciências Farmacêuticas da Universidade de São Paulo (FCF-USP). Mestre em Análises Toxicológicas pela FCF-USP. Farmacêutica pela FCF-USP. Professora-Associada Voluntária e Emérita da Universidade Federal do Rio Grande do Norte (UFRN).

MARIA DAS GRAÇAS SILVA DE JESUS

Perita Criminal Toxicologista do Núcleo de Toxicologia Forense do Instituto Médico Legal de São Paulo.

MARIA DE FÁTIMA M. PEDROZO

Doutora em Saúde Pública, Saúde Ambiental, pela Universidade de São Paulo (USP). Mestre em Análises Toxicológicas pela Faculdade de Ciências Farmacêuticas (FCF) da USP. Farmacêutica-Bioquímica pela FCF-USP. Professora de Toxicologia aposentada, sendo a Universidade Mackenzie a última instituição onde lecionou. Toxicologista aposentada do Centro de Exames, Análises e Pesquisa do Instituto de Criminalística do Estado de São Paulo.

MARIA ELISA PEREIRA BASTOS DE SIQUEIRA

Doutora em Toxicologia e Análises Toxicológicas pela Faculdade de Ciências Farmacêuticas da Universidade de São Paulo (FCF-USP). Mestre em Análises Toxicológicas pela FCF-USP. Professora Titular aposentada da Universidade Federal de Alfenas (Unifal).

MARIA ZILDA NUNES CARRAZZA (*IN MEMORIAM*)

Doutora em Toxicologia pela Faculdade de Ciências Farmacêuticas da Universidade de São Paulo (FCF-USP). Farmacêutica-Bioquímica pela FCF-USP. Chefe do Laboratório de Emergências Toxicológicas do Centro de Controle de Intoxicações de São Paulo (aposentada).

MARIANA DE ALMEIDA TORRES

Doutoranda em Toxicologia na Faculdade de Ciências Farmacêuticas da Universidade de São Paulo (FCF-USP). Mestre em Ciência e Tecnologia Ambiental pela Universidade Tecnológica Federal do Paraná (UTFPR). Graduada em Processos Ambientais pela UTFPR.

MAURICIO YONAMINE

Doutor e Mestre em Toxicologia e Análises Toxicológicas pela Universidade de São Paulo (USP). Farmacêutico-Bioquímico pela Faculdade de Ciências Farmacêuticas (FCF) da USP. Professor-Associado do Departamento de Análises Clínica e Toxicológicas da FCF-USP.

MIRTES ELIETE VELLETRI DE SOUZA

Mestre em Tecnologia Bioquímico-Farmacêutica pela Faculdade de Ciências Farmacêuticas da Universidade de São Paulo (FCF-USP). Farmacêutica-Bioquímica pela FCF-USP. Coordenadora do Departamento de Controle e Pesquisas Antidopagem do Jockey Club de São Paulo.

MYRNA SABINO (*IN MEMORIAM*)

Pesquisadora do Instituto Adolfo Lutz – Secretaria de Estado da Saúde de São Paulo.

NATÁLIA VALADARES DE MORAES

Doutora em Toxicologia pela Faculdade de Ciências Farmacêuticas de Ribeirão Preto da Universidade de São Paulo (FCFRP-USP). Professora Doutora do Departamento de Fármacos e Medicamentos da Faculdade de Ciências Farmacêuticas da Universidade Estadual Paulista "Júlio de Mesquita Filho" (FCF-Unesp) – Campus Araraquara.

ORLANDO RODRIGUES JÚNIOR

Doutor em Tecnologia Nuclear pela Universidade de São Paulo (USP). Mestre em Tecnologia Nuclear pela USP. Físico pela USP. Pesquisador no Instituto de Pesquisas Energéticas e Nucleares (IPEN), da Comissão Nacional de Energia Nuclear (CNEN). Docente nas áreas de Dosimetria das Radiações e Proteção Radiológica em vários cursos de Pós-Graduação. Professor nos cursos de Pós-Graduação do Programa de Tecnologia Nuclear do IPEN-USP. Orientador no curso de Pós-Graduação Mestrado Profissional em Tecnologia das Radiações em Ciências da Saúde do IPEN.

PAULA KUJBIDA

Doutora e Mestre em Toxicologia e Análises Toxicológicas pela Faculdade de Ciências Farmacêuticas da Universidade de São Paulo (FCF-USP). Farmacêutica-Bioquímica pela Universidade Federal de Alfenas (Unifal). Professora-Associada do Departamento de Farmácia e Administração Farmacêutica da Faculdade de Farmácia da Universidade Federal Fluminense (UFF).

PAULO EDUARDO DE TOLEDO SALGADO

Professor Titular do Departamento de Princípios Ativos Naturais e Toxicologia da Faculdade de Ciências Farmacêuticas da Universidade Estadual Paulista "Júlio de Mesquita Filho" (FCF-Unesp) – Campus Araraquara.

PAULO TENÓRIO DE CERQUEIRA NETO

Mestre em Saúde Pública pela Faculdade de Saúde Pública da Universidade de São Paulo (USP). Farmacêutico-Bioquímico pela Universidade Católica de Santos (Unisantos). Assessor Técnico da Divisão de Vigilância Epidemiológica da Secretaria Municipal da Saúde de São Paulo. Professor da disciplina de Práticas Funcionais no curso de Medicina da Universidade Cidade de São Paulo (Unicid). Atuou no Centro de Controle de Intoxicações de São Paulo, na coordenação do laboratório de Análises Toxicológicas e participou da implantação da Vigilância das Intoxicações no Município de São Paulo. Ex-Membro da diretoria da Associação Brasileira de Centros de Informação e Assistência Toxicológica (Abracit).

RAFAEL LANARO

Doutorando em Farmacologia pela Universidade Estadual de Campinas (Unicamp). Mestre em Toxicologia e Análises Toxicológicas pela Universidade de São Paulo (USP). Farmacêutico-Bioquímico pela Pontifícia Universidade Católica de Campinas (PUC-Campinas). Professor dos Programas de Pós-Graduação em Toxicologia das Faculdades Oswaldo Cruz. Responsável Técnico pelas Análises Toxicológicas de Urgência e Emergência do Centro de Informação e Assistência Toxicológica de Campinas (FCM-Unicamp). Membro do Comitê de Jovens Cientistas do The International Association of Forensic Toxicologists (TIAFT). Secretário Geral da Sociedade Brasileira de Toxicologia (SBTOX) – biênio 2020-2021.

REGINA LÚCIA DE MORAES MOREAU

Professora Doutora aposentada do Departamento de Análises Clínicas e Toxicológicas da Faculdade de Ciências Farmacêuticas da Universidade de São Paulo (FCF-USP).

RENES DE RESENDE MACHADO

Doutor e Mestre em Ciências Farmacêuticas pela Faculdade de Ciências Farmacêuticas de Ribeirão Preto da Universidade de São Paulo (FCFRP-USP). Professor-Associado do Departamento de Produtos Farmacêuticos da Faculdade de Farmácia da Universidade Federal de Minas Gerais (UFMG).

RODRIGO RAMOS CATHARINO

Professor Livre-Docente do Curso de Farmácia da Faculdade de Ciências Médicas da Universidade Estadual de Campinas (FCM-Unicamp) e atual Diretor dessa unidade – gestão 2020-2024. Coordenador do Laboratório Innovare de Biomarcadores. Atua na área de elucidação de biomarcadores, plataformas "ômicas" (metabolômica, lipidômica) e aplicação de ferramentas analíticas (cromatografia, espectrometria de massas e espectroscopia de infravermelho).

RONALDO MORALES JUNIOR

Doutorando em Fármacos e Medicamentos pela Universidade de São Paulo (USP). Especialista no Cuidado à Saúde da Criança e do Adolescente pelo Hospital Sírio-Libanês (HSL). Farmacêutico-Bioquímico pela USP. Farmacêutico Clínico no HSL.

ROSA MARIA DE SÁ TREVISAN

Mestre em Saúde Coletiva pela Universidade Estadual de Campinas (Unicamp). Especialista em Saneamento Ambiental.

ROSANA CAMARINI

Pós-Doutorado na University of California, São Francisco (Estados Unidos). Doutora em Psicobiologia pela Universidade Federal de São Paulo (Unifesp). Mestre em Psicobiologia pela Unifesp. Farmacêutica-Bioquímica pela Faculdade de Ciências Farmacêuticas da Universidade de São Paulo (FCF-USP). Professora-Associada e Pesquisadora do Departamento de Farmacologia do Instituto de Ciências Biomédicas (ICB) da USP.

ROSEMARY CUSTÓDIO PEDROSO

Professora Doutora aposentada do Departamento de Análises Clínicas e Toxicológicas da Faculdade de Ciências Farmacêuticas da Universidade de São Paulo (FCF-USP). Doutora em Toxicologia pelo Departamento de Análises Clínicas e Toxicológicas da FCF-USP. Mestre em Análises Toxicológicas pelo Departamento de Análises Clínicas e Toxicológicas da FCF-USP. Ex-Diretora do Laboratório de Análises Toxicológicas da USP. Ex-Responsável pelas Análises de Controle da Dopagem realizadas no Laboratório de Análises Toxicológicas da FCF-USP. Observadora Científica das atividades de Controle Antidopagem no 11º Jogos Asiáticos realizados no Doping Control Center of the National Research Institute of Sports Medicine, Pequim, China.

RÚBIA KUNO

Doutora em Ciências pela Faculdade de Medicina da Universidade de São Paulo (FMUSP). Mestre em Saúde Pública Faculdade de Saúde Pública da USP. Especialista em Engenharia de Controle da Poluição pela Faculdade de Saúde Pública da USP. Farmacêutica-Bioquímica pela USP. Gerente da Divisão de Toxicologia e Genotoxicidade Humana e Saúde Ambiental da Companhia Ambiental do Estado de São Paulo (Cetesb).

SAMUEL SCHVARTSMAN (*IN MEMORIAM*)

Professor Associado do Departamento de Pediatria da Faculdade de Medicina da Universidade de São Paulo (FMUSP).

SANDRA HELENA P. FARSKY

Professora Livre-Docente (Toxicologia) pelo Departamento de Análises Clínicas e Toxicológicas da Faculdade de Ciências Farmacêuticas da Universidade de São Paulo (FCF-USP). Doutora em Ciências (Farmacologia) pelo Instituto de Ciências Biomédicas (ICB) da USP. Farmacêutica Industrial pela Faculdade de Ciências Farmacêuticas de Ribeirão Preto (FCFRP) da USP. Professora Titular e Chefe do Departamento de Análises Clínicas e Toxicológicas da FCF-USP.

SÉRGIO COLACIOPPO

Livre-Docente em Higiene e Toxicologia Ocupacional pela Universidade de São Paulo (USP). Doutor em Saúde Ambiental pela USP. *Master of Public Health* pela University of Texas (Estados Unidos). Farmacêutico-Bioquímico pela Faculdade de Ciências Farmacêuticas (FCF) da USP. Ex-Professor-Associado da Faculdade de Saúde Pública da USP. Ex-Diretor da TOXIKÓN Higiene Ocupacional.

SILVANA SANDRI

Pós-Doutorado na Faculdade de Ciências Farmacêuticas da Universidade de São Paulo (FCF-USP), onde desenvolveu atividades relacionadas com pesquisa básica nas áreas de Biologia Celular, Imunologia e Bioquímica. Doutora em Farmácia pela FCF-USP. Farmacêutica-Bioquímica pela Universidade do Vale do Itajaí (Univali). Atualmente, desenvolve atividades na área do reconhecimento das nanopartículas e o seu impacto sobre as células da imunidade inata e também na imunologia de tumores.

SILVIA BERLANGA DE M. BARROS

Professora Titular Sênior do Departamento de Análises Clínicas e Toxicológicas da Faculdade de Ciências Farmacêuticas da Universidade de São Paulo (FCF-USP).

SILVIA DE OLIVEIRA SANTOS CAZENAVE

Professora Doutora da Faculdade de Ciências Farmacêuticas da Pontifícia Universidade Católica de Campinas (PUC-Campinas). Professora Titular de Toxicologia, Perita Criminal do Laboratório de Toxicologia do Instituto de Criminalística de Campinas.

SILVIA REGINA CAVANI JORGE SANTOS

Professora Titular da Faculdade de Ciências Farmacêuticas da Universidade de São Paulo (FCF-USP). Professora de disciplinas obrigatórias e optativas do curso de Graduação da FCF-USP. Professora de Pós-Graduação da FCF-USP, nos programas: Fármaco Medicamentos e de Toxicologia. Professora nos cursos de Especialização pela Pró-Reitoria de Cultura e Extensão Universitária (PRCEU) da USP. Líder do Diretório de Pesquisa de Farmacocinética Clínica do Conselho Nacional de Desenvolvimento Científico e Tecnológico (CNPq).

SIMONE HARUE KIMURA TAKEDA

Doutoranda do Programa de Pós-Graduação em Saúde Pública da Faculdade de Saúde Pública da Universidade de São Paulo (USP). Mestre em Ciências (Medicina Preventiva) pela Faculdade de Medicina (FM) da USP. Farmacêutica-Bioquímica pela Faculdade de Ciências Farmacêuticas (FCF) da USP. Farmacêutica-Bioquímica do Setor de Toxicologia e Genotoxicidade da Companhia Ambiental do Estado de São Paulo (Cetesb).

SÔNIA APARECIDA DANTAS BARCIA

Especialista em Fitoterapia pela Faculdade de Ciências da Saúde de São Paulo (Facis). Farmacêutica-Bioquímica pela Faculdade de Ciências Farmacêuticas da Universidade de São Paulo (FCF-USP). Farmacêutica Toxicologista do Centro de Controle de Intoxicações de São Paulo.

STELLAMARIS SOARES

Doutora em Bioinformática pelo Instituto de Ciências Biológicas da Universidade Federal de Minas Gerais (UFMG). Mestre em Análises Clínicas e Toxicológicas pela Faculdade de Farmácia da UFMG. Bióloga pela Universidade de Itaúna (UIT).

SUELLY LIMA NATAL

Especialista em Análises Clínicas e Toxicológicas pelas Faculdades Oswaldo Cruz. Farmacêutica-Bioquímica pela Universidade de São Paulo (USP). Professora das disciplinas de Análises Toxicológicas e Biossegurança e Coordenadora dos Laboratórios da Área da Saúde do Curso de Farmácia das Faculdades Oswaldo Cruz.

TAÍS FREIRE GALVÃO

Doutora em Ciências da Saúde pela Universidade de Brasília (UnB). Mestre em Saúde Baseada em Evidências pela Universidade Federal de São Paulo (Unifesp). Farmacêutica-Bioquímica pela Universidade Federal do Amazonas (UFAM). Farmacêutica do Hospital Universitário Getúlio Vargas/UFAM e da Secretaria Municipal de Saúde/Prefeitura Municipal de Manaus.

TANIA MARCOURAKIS

Professora-Associada do Departamento de Análises Clínicas e Toxicológicas da Faculdade de Ciências Farmacêuticas da Universidade de São Paulo (FCF-USP).

THAIS VIEIRA DE CAMARGO

Mestranda em Ciências Farmacêuticas na Faculdade de Ciências Farmacêuticas da Universidade de São Paulo (FCF-USP). Farmacêutica pela Universidade Metodista de Piracicaba (Unimep). Na área Farmacêutica trabalha na Assistência e Pesquisa Clínica, Modelagem Farmacocinética e PK-PD.

VANESSA KASUBECK DE SOUZA

Mestranda em Ciências Farmacêuticas na Faculdade de Ciências Farmacêuticas da Universidade de São Paulo (FCF-USP). Farmacêutica pelo Centro Universitário São Camilo. Atua na área hospitalar e clínica desde 2009, com experiência em Assistência Farmacêutica, Pesquisa Clínica, Modelagem Farmacocinética e PK-PD.

VERA LUCIA LANCHOTE

Professora Titular de Toxicologia da Faculdade de Ciências Farmacêuticas de Ribeirão Preto da Universidade de São Paulo (FCFRP-USP).

VIRGÍNIA MARTINS CARVALHO

Pós-Doutorado em Toxicologia pela Faculdade de Medicina Veterinária e Zootecnia da Universidade de São Paulo (FMVZ). Doutora e Mestre em Toxicologia e Análises Toxicológicas pela Faculdade de Ciências Farmacêuticas da Universidade de São Paulo (FCF-USP). Farmacêutica-Bioquímica pela FCF-USP. Professora da Faculdade de Farmácia da Universidade Federal do Rio de Janeiro (UFRJ).

VITOR BRUNO

Doutorando em Toxicologia do Programa de Pós-Graduação em Farmácia (Fisiopatologia e Toxicologia) pela Faculdade de Ciências Farmacêuticas da Universidade de São Paulo (FCF-USP). Mestre na área de Toxicologia pelo Programa de Pós-Graduação em Farmácia (Fisiopatologia e Toxicologia) da FCF-USP. Químico Forense pela Faculdade de Filosofia, Ciências e Letras de Ribeirão Preto (FFCLRP-USP).

AGRADECIMENTOS

A Toxicologia é ministrada no curso de Ciências Farmacêuticas como disciplina de Graduação, onde é dado realce principalmente à análise toxicológica.

Graças ao constante progresso de ciência e tecnologia, existem, atualmente, vários métodos que permitem identificar a natureza, assim como efetuar a dosagem de pequenas quantidades de agentes tóxicos existentes em materiais biológicos, auxiliando o diagnóstico das intoxicações.

Entretanto, é de vital importância que os analistas conheçam, além da metodologia e das técnicas de análise de xenobióticos nos fluidos orgânicos, as propriedades físico-químicas e biológicas desses agentes e os efeitos que causam nos seres vivos.

Daí a necessidade de se estender o programa de Toxicologia, enfocando também o lado biológico e oferecendo dados sobre a maneira como os agentes tóxicos adentram o organismo e como é o seu processo cinético até a eliminação.

Nesta 5ª edição do livro *Fundamentos de Toxicologia,* todos os capítulos foram revistos e atualizados.

Agradecemos aos colegas que, mais uma vez, colaboraram para o aprimoramento desta obra.

Esperamos que este livro continue sendo um instrumento útil aos estudantes e profissionais da área de saúde.

Seizi Oga
Márcia Maria de Almeida Camargo
José Antonio de Oliveira Batistuzzo

PREFÁCIO À QUINTA EDIÇÃO

Com o lançamento desta 5ª edição do *Fundamentos de Toxicologia* estamos comemorando o seu Jubileu de Prata.

Quando foi lançada a sua 1ª edição, em 1996, não havia ainda no Brasil uma obra didática completa de Toxicologia em língua portuguesa. Alguns livros que existiam eram relacionados à metodologia de Análises Toxicológicas.

Idealizado e incentivado pelos docentes da disciplina de Toxicologia da Faculdade de Ciências Farmacêuticas da USP, decidimos elaborar um livro de fácil leitura, baseado no conteúdo do curso tradicionalmente ministrado na Faculdade, com o objetivo de contribuir para o ensino de Toxicologia aos alunos de Graduação e também de Pós-Graduação.

Desde a sua 1ª edição, que obteve o Prêmio Jabuti-1997 da Câmara Brasileira do Livro, o livro contou com a colaboração de plêiade de especialistas da USP, da Unesp e de outras universidades. A 1ª edição contou com 33 colaboradores, a 2ª com 41, a 3ª com 64, a 4ª com 90 e esta 5ª com 95.

Esse crescente número de colaboradores é perfeitamente compreensível diante da amplitude de área envolvida com a Toxicologia, graças ao desenvolvimento de pesquisas e constante descoberta de novos agentes tóxicos e de seus mecanismos de ação.

Agradecemos profundamente aos nossos colaboradores, alguns que nos acompanham desde a 1ª edição e outros mais recentes, mas que contribuíram da mesma maneira para enriquecer esta obra.

São Paulo, julho de 2021.

Seizi Oga
Márcia Maria de Almeida Camargo
José Antonio de Oliveira Batistuzzo

PREFÁCIO À PRIMEIRA EDIÇÃO

O risco de intoxicação por agentes químicos e físicos aumenta na proporção direta ao desenvolvimento da ciência e da tecnologia, que coloca à disposição da população um número cada vez maior de produtos, sejam eles alimentos, medicamentos, inseticidas ou derivados domissanitários.

A Toxicologia, uma ciência multidisciplinar, investiga os toxicantes sob vários aspectos, desde sua natureza, métodos de detecção, até os efeitos que causam em seres vivos. Portanto, é indiscutível a sua importância no contexto atual da Saúde Pública.

A disciplina de Toxicologia é ministrada tradicionalmente nos cursos de graduação de Farmácia, dando-se ênfase, em aulas práticas, à metodologia analítica. Na pós-graduação, a Universidade de São Paulo oferece cursos de mestrado, com enfoque voltado às Análises Toxicológicas, e de Doutorado, com orientação mais ampla sobre todos os tópicos da Toxicologia.

O presente livro, que constitui mais uma obra didática da série Zanini • Oga, foi idealizado por um grupo de professores da Faculdade de Ciências Farmacêuticas da Universidade de São Paulo e tem como objetivo básico contribuir para o ensino da Toxicologia. Assim, os temas pertinentes foram abordados de maneira simples e sucinta e atualizada, e na mesma seqüência em que são ministrados, na maioria das Escolas de Farmácia do Brasil.

Como em todos os trabalhos deste porte, inevitavelmente surgirão, no decorrer de sua leitura, falhas cometidas involuntariamente pelo editor e seus colaboradores. Agradecemos, desde já, aos leitores que nos enviarem críticas e sugestões que contribuam para o aperfeiçoamento das futuras edições.

Somos particularmente gratos aos colegas, especialistas nas diversas áreas da Toxicologia, que colaboraram em caráter voluntário, desenvolvendo capítulos ou dedicando-se à árdua tarefa da revisão do texto.

São Paulo, abril de 1996.

Seizi Oga

SUMÁRIO

Parte 1 - BASES DA TOXICOLOGIA

Parte 2 - TOXICOLOGIA AMBIENTAL

PARTE 1

BASES DA TOXICOLOGIA

1

Introdução à Toxicologia

Seizi Oga

Maria Elisa Pereira Bastos de Siqueira

CONTEÚDO DESTE CAPÍTULO

▶ HISTÓRIA

A história da Toxicologia acompanha a própria história da civilização, pois, desde a época mais remota, o homem possuía conhecimento sobre os efeitos tóxicos de venenos animais e uma variedade de plantas tóxicas. Assim, apesar da falta de registros nos primórdios da humanidade, a Toxicologia é uma das ciências práticas mais antigas. O poder aniquilador de venenos era, frequentemente, utilizado como instrumento de caça ou como arma contra os inimigos.

Um dos documentos mais antigos, o Papiro de Ebers (1500 a.C.), de origem egípcia, registra uma lista de cerca de 800 ingredientes ativos, incluindo metais do tipo chumbo e cobre, venenos de animais e diversos vegetais tóxicos. Hippocrates (460-364 a.C.), Theophrastus (370-287 a.C.), Dioscorides (40-90 d.C.), entre outros, contribuíram muito para a identificação de novos agentes tóxicos e terapêuticos.

Na antiguidade, o veneno foi muito utilizado com fins políticos. Provavelmente, o caso mais conhecido do uso de veneno em execuções do Estado foi o de Sócrates (470-399 a.C.), condenado à morte pela ingestão de extrato de cicuta.

A primeira classificação de venenos, em animais, vegetais e minerais, deve-se a Dioscorides, médico grego que trabalhava na corte do imperador romano Nero. O ópio, a cicuta, o acônito e os *Digitalis* estavam entre os agentes tóxicos obtidos do reino vegetal, enquanto os venenos de víboras, sapos e salamandras representavam os agentes do reino animal. Entre as substâncias de origem mineral, citavam-se o arsênio, o chumbo, o cobre e o antimônio. Dioscorides recomendava o uso de eméticos em casos de envenenamento e as ventosas nas picadas de cobras.

Mitridates (120-63 a.C.), provavelmente, foi o primeiro a realizar experiências toxicológicas. O rei do Ponto, no século II a.C., temendo ser envenenado, testava em seus escravos vários tipos de venenos, na tentativa de encontrar seus antídotos. De seus experimentos resultou o *Mithridaticum*, uma mistura que continha basicamente gordura de víbora e enxofre e era utilizada como tônico e poderoso antídoto. O raciocínio que conduzia seus atos era simples: a gordura de víbora, por exemplo, era tida como dotada de ação protetora, uma vez que o animal era resistente ao próprio veneno. O termo *mitridático* designava o fenômeno de tolerância adquirida. A mistura resistiu ao tempo, com algumas alterações na sua composição e, ainda na Idade Média, era utilizada com o nome de *Theriacum*.

Nicandro (204-135 a.C.) relata a ação de muitos venenos em seus 2 poemas intitulados *Theric* e *Alexipharmaca*, descrevendo a toxicidade deles e o antidotismo. A raiz do *heléboro* foi citada como agente terapêutico no tratamento da loucura e como veneno de flechas. As plantas pertencentes à família *Solanaceae*, particularmente o estramônio e a beladona, foram designadas *mandrágoras*.

Em Roma, o uso indiscriminado de venenos ganhou proporções epidêmicas durante o século IV a.C. e este uso em larga escala prosseguiu até que Sulla elaborou a *Lex Cornelia* (cerca de 82 a.C.), que parece ter sido a primeira lei para punir os envenenadores.

A Toxicologia evoluiu lentamente e mesmo nos séculos XVII e XVIII os métodos de estudo eram muito empíricos.

Avicena (Abu Ali Husain ibn Abdullah ibn Sina) (980-1037) deu sua contribuição à Toxicologia com as discussões sobre mecanismos de ação de venenos, incluindo neurotoxicidade e efeitos metabólicos. Ele recomendava a pedra de bezoar (concreções biliares de bode) como antídoto e preventivo de doenças. A eficácia dessa pedra foi testada por Paré, com a permissão do rei Carlos IX, em um pobre prisioneiro condenado à morte, que recebeu concomitantemente o bicloreto de mercúrio e o antídoto universal. A vítima acabou morrendo após terrível sofrimento.

As pedras preciosas, igualmente, eram tidas como excelentes antídotos. Às pedras de maior valor era atribuído maior efeito curativo. Assim, a ametista era indicada para intoxicações por bebidas alcoólicas e o topázio na prevenção de morte súbita.

Durante o obscurantismo científico da Idade Média e até os primórdios do Renascimento, os envenenamentos eram aceitos pela sociedade europeia como risco "normal" da vida cotidiana. Entretanto, alguns conhecimentos científicos em Toxicologia foram gerados pelos árabes. Assim, a Medicina árabe desenvolveu métodos químicos – destilação, sublimação e cristalização – para a preparação de extratos medicamentosos, aplicados também aos venenos. Um médico expoente dessa época foi Maimonides (Moses ben Maimon) (1135-1204), que escreveu um tratado, *Poisons and their Antidotes,* sobre o tratamento de envenenamento por cobras, insetos e cachorros loucos, chamando a atenção para o efeito protetor do leite, da manteiga e das gorduras, ao retardar a absorção intestinal de venenos.

No início do Renascimento, tornou-se comum o uso de veneno, na Itália, com finalidade criminosa. Nessa época, destaca-se madame Toffana, que preparava cosméticos à base de arsênio. Na França, a marquesa de Brinvilliers foi uma das mais conhecidas envenenadoras, testando suas "receitas" e anotando seus efeitos, eficácia, locais mais atingidos etc. La Voisine (Catherine Deshayes) "trabalhava" como envenenadora, comercializando seus serviços. Luís XIV estabeleceu, então, uma comissão judicial especial para punir envenenadores, a Chambre Ardente, que teve um expressivo papel na diminuição do uso do veneno com finalidade criminosa.

Uma figura de grande importância na Medicina, assim como na História da Ciência, Paracelsus (Philippus Aureolus Theophrastus Bombastus von Hohenheim) (1493-1541), desenvolveu estudos e ideias, revolucionários na época, envolvendo a Farmacologia, a Toxicologia e a Terapêutica. Vários de seus princípios permanecem ainda válidos, principalmente seu postulado mais conhecido: "todas as substâncias são venenos; não há nenhuma que não seja um veneno. A dose correta diferencia o veneno do remédio". Ainda que a nocividade do trabalho em minas de extração de metais tenha sido descrita antes (Ellenbog, 1480), o trabalho de Paracelsus, publicado em 1567, *On the miner's sickness and other diseases of miners,* foi o estudo mais completo até então realizado em Toxicologia Ocupacional, não apenas já citando a sintomatologia e o tratamento, mas discorrendo sobre a prevenção de doenças associadas ao trabalho. Estudos nessa área foram posteriormente desenvolvidos por Bernardino Ramazzini, que em 1700 publicou o livro *Discourse on the diseases of workers,* marcando o início do desenvolvimento da Medicina e da Toxicologia Ocupacional.

Estudos realizados com venenos de serpentes por Fontana (1720-1805) valeram-lhe o título de fundador da Toxicologia Moderna. Outros cientistas, como Magendie, Orfila, Caventou e Bernard contribuíram de maneira extraordinária para o progresso da Toxicologia Mecanística, com seus estudos por métodos científicos e sistemáticos.

Magendie (1783-1855), médico e fisiologista experimental, demonstrou o funcionamento de nervos espinhais, estudou o fluxo sanguíneo e os fenômenos de deglutição e vômito. Introduziu a estricnina, o iodeto, o brometo e o ópio na Medicina. Descreveu os mecanismos de ação da estricnina e da emetina, incluindo a dinâmica de movimento através de membranas. Seu mais famoso discípulo, Claude Bernard (1813-1878), iniciou a carreira como seu assistente e com ele estudou a fisiologia normal e patológica. Sua grande contribuição à Toxicologia foi a introdução do conceito de toxicidade de substâncias em órgãos-alvo; o estudo do *curare* (veneno de flechas), desenvolvido por Bernard, permitiu o esclarecimento de seu mecanismo de ação sobre a placa terminal de músculos estriados e sua aplicação em pacientes durante a anestesia cirúrgica.

Dando sequência aos trabalhos de Bernard, Rognetta (1800-1857) descreveu os mecanismos de ação de vários agentes tóxicos, especialmente do arsênio.

Igualmente, Ehrlich (1854-1915) teve atuação destacada no cenário científico, pela sua dedicação ao estudo dos mecanismos de ação de agentes tóxicos (toxicodinâmica) e de fármacos (farmacodinâmica). Propôs a teoria em que as substâncias ativas teriam no organismo pontos específicos de ataque, ou regiões mais sensíveis dos tecidos, onde ocorreriam as interações químico-biológicas. Ele identificou posteriormente vários receptores e se tornou o fundador da teoria de receptores.

Algumas técnicas analíticas foram introduzidas na Toxicologia por Joseph Jacob Plenck (1739-1807), para identificar e quantificar os agentes tóxicos em tecidos, na tentativa de comprovar as causas de envenenamentos. Portanto, da aplicação de método analítico em Toxicologia surge a Toxicologia Forense.

A obra escrita por Mathieu Orfila (1787-1853), *Traitè de toxicologie,* realça a importância da combinação de Toxicologia Forense, Clínica e Química Analítica. Foi o primeiro toxicologista a usar, sistematicamente, material de autópsia e análise química como prova legal de envenenamentos. Em suas experiências, Orfila administrava doses conhecidas de agentes tóxicos em animais e observava cuidadosamente os efeitos produzidos, examinando, em seguida, os órgãos e efetuando análise dos agentes em diferentes tecidos e fluidos. A observação da variação dos efeitos, bem como do nível alcançado nos tecidos, em função da dose, permitiu-lhe concluir que os agentes tóxicos são absorvidos pelo trato gastrointestinal. Suas investigações possibilitaram ainda relacionar certos sintomas com as lesões específicas causadas em tecidos.

Frederick Accum (1769-1838) foi o pioneiro na aplicação da Química Analítica para a detecção de contaminantes em alimentos e preparações farmacêuticas.

O século XX caracterizou-se pelo grande avanço tecnológico no campo da síntese química. Milhares de novos compostos foram sintetizados para diversos fins, como farmacêuticos (fármacos, excipientes), alimentares (conservantes, corantes, flavorizantes) e agrícolas (praguicidas, herbicidas). O contato do homem com esses agentes tem provocado inúmeros casos de intoxicação. Em 1937, houve morte de centenas de pacientes tratados com sulfanilamida. A intoxicação foi causada pelo solvente, dietilenoglicol, utilizado na preparação do elixir de sulfanilamida. No final da década de 1950, várias crianças foram vítimas de grave acidente ocorrido pela utilização de talidomida pelas mulheres no período de gestação. A talidomida é potencialmente teratogênica aos fetos, principalmente nos primeiros meses de desenvolvimento. Muitos casos de doenças severas e mortes foram reportados no Japão (Minamata e Niigata) nas décadas de 1960 e 1970 envolvendo a ingestão de peixes contaminados com metilmercúrio, em função da contaminação das águas por uma fábrica que lançava resíduos industriais não tratados contendo este elemento.

O número crescente de intoxicações decorrentes do uso indevido ou da ingestão acidental de produtos químicos se tornou preocupante e ocasionou a criação dos centros de informação, controle e assistência toxicológica, o primeiro em Chicago em 1930 no Saint Luke's Hospital. Hoje amplamente implantados em inúmeros países, sendo o primeiro do Brasil no Hospital das Clínicas na cidade de São Paulo, em 1971.

Após a Segunda Guerra Mundial, a Toxicologia experimentou notável desenvolvimento, principalmente a partir da década de 1960, deixando de ser a ciência envolvida apenas com o aspecto forense. Hoje a ênfase é voltada à avaliação de segurança e risco na utilização de substâncias químicas, como também à aplicação de dados gerados em estudos toxicológicos como base para o controle regulatório de substâncias químicas no alimento, no ambiente, nos locais de trabalho, entre outros. Os estudos da carcinogenicidade, mutagenicidade, teratogenicidade, assim como os aspectos preventivos, preditivos e comportamentais de substâncias químicas, são alguns exemplos de tópicos da Toxicologia Contemporânea.

O grande desenvolvimento desta ciência e de profissionais atuando na área da Toxicologia no século passado acarretaram a criação de numerosas sociedades e organizações científicas dedicadas a ela, como a *Society of Toxicology* (SOT), fundada em 1961, a *American Academy of Clinical Toxicology* em 1968, a *Society of Forensic Toxicology* em 1970, a *Société Française de Toxicologie* (SFT) em 1974 e a *International Union of Toxicology* (IUTOX) em 1977, que reúne diversas associações representativas dos 6 continentes, entre muitas outras. No Brasil, foi fundada em 1972 a Sociedade Brasileira de Toxicologia (SBTox), da qual fazem parte profissionais, docentes, empresas e organizações ligados à Toxicologia.

As autoridades governamentais de vários países decidiram tornar obrigatórios os testes de toxicidade de todos os medicamentos, previamente ao seu registro junto aos órgãos competentes. No Brasil, a Resolução n. 1/1988 do Conselho Nacional de Saúde (CNS) estabeleceu normas a serem seguidas para os ensaios pré-clínicos e clínicos. A obrigatoriedade de ensaios toxicológicos é hoje válida também para as substâncias pertencentes a outras categorias, como praguicidas, domissanitários e aditivos alimentares, com as quais o homem entra em contato como usuário ou durante o processo de fabricação; sua regulamentação é feita principalmente pelo Ministério da Saúde, pelo Ministério da Agricultura e pelo Instituto Brasileiro do Meio Ambiente e dos Recursos Naturais Renováveis (Ibama).

No século XXI, novas técnicas e tecnologias têm sido usadas para o desenvolvimento da Toxicologia; assim, após o sequenciamento do genoma humano e de outras espécies, está sendo introduzido o uso de novos modelos animais que apresentam ortólogos de genes humanos nos estudos de toxicidade, como a *Drosophila melanogaster.* Outros que podem ser citados são os estudos de toxicidade de nanomateriais (*nanotoxicity*). O programa *Toxicology in the 21st century* (Tox21) é um programa colaborativo entre diversas entidades norte-americanas que têm por objetivo desenvolver métodos de avaliação toxicológica mais rápidos e eficientes. Um dos desafios é avaliar a toxicidade de misturas, situação comum na exposição humana a xenobióticos, uma vez que a maioria dos testes avalia apenas substâncias químicas isoladas.

Assim, a Toxicologia é hoje uma verdadeira ciência social, cujo estudo visa propor maneiras seguras de se expor às substâncias químicas, permitindo que o homem se beneficie das conquistas da atual era tecnológica. Alcançar este objetivo demanda tempo, trabalho e estudos colaborativos, mas pode ser alcançado se olharmos para o futuro e aprendermos com o passado.

CONCEITOS BÁSICOS

A Toxicologia é a ciência que estuda os efeitos nocivos decorrentes das interações de substâncias químicas com o organismo, sob condições específicas de exposição. A palavra é derivada da forma latinizada do termo grego *toxicon* que significa "veneno de flecha". Assim, é a ciência que investiga experimentalmente a ocorrência, a natureza, a incidência, os mecanismos e os fatores de risco dos efeitos deletérios de agentes químicos. A Toxicologia tradicionalmente estuda os efeitos nocivos de substâncias químicas, porém é aceito por diversos pesquisadores e órgãos internacionais, como a SOT, que o estudo de outros agentes, como os físicos (p. ex., as radiações) e de substâncias originadas de organismos biológicos (p. ex., veneno de serpentes) devem também ser considerados no campo da Toxicologia, assim como os efeitos nocivos sobre ecossistemas. Nesta publicação existem capítulos específicos dedicados a estes aspectos.

Os efeitos tóxicos variam desde os considerados leves, como a irritação dos olhos, até respostas mais sérias, como o dano hepático ou renal, podendo ser tão graves quanto a incapacitação permanente de um órgão, como a cirrose ou o câncer.

De fato, é difícil conceituar efeito nocivo, isto é, a partir de que ponto determinado efeito biológico passa a ser considerado *nocivo*. De acordo com a *National Academy of Sciences*, um efeito é considerado nocivo se:

- ao ser produzido numa exposição prolongada resulte em transtornos da capacidade funcional e/ou da capacidade do organismo em compensar nova sobrecarga;
- diminui perceptivelmente a capacidade do organismo de manter sua homeostasia, quer sejam efeitos reversíveis ou irreversíveis;
- aumenta a suscetibilidade aos efeitos indesejáveis de outros fatores ambientais, como os químicos, os físicos, os biológicos ou os sociais.

Entende-se por agente tóxico ou toxicante a entidade química capaz de causar dano a um sistema biológico, alterando seriamente uma função ou ocasionando a morte, sob certas condições de exposição. Veneno é hoje um termo de uso popular utilizado para designar a substância química ou a mistura de substâncias químicas que provoca a intoxicação ou a morte com baixas doses. Segundo alguns autores, este termo é reservado, especificamente, para designar substâncias provenientes de animais, nos quais teriam importantes funções de autodefesa ou de predação, como é o caso do veneno de cobra, de abelha etc.

Não existe uma maneira simples de classificar os agentes tóxicos de modo a abranger todo o espectro de seus efeitos. As mais usuais são: de acordo com seu estado físico (gases, poeiras, líquidos etc.), estabilidade/reatividade (explosivos, corrosivos, inflamáveis etc.), mecanismo de ação (disruptores endócrinos, inibidores do ciclo de Krebs etc.), usos (praguicidas, solventes, aditivos etc.), estrutura química (hidrocarbonetos aromáticos, aminas e derivados etc.), órgão/sistema alvo da ação nociva (hepatóxicos, nefrotóxicos etc.), comportamento analítico dos toxicantes (voláteis, orgânicos fixos, metais etc.), usos (aditivos, praguicidas, solventes etc.), entre outros critérios. Assim, para elaborar um programa de estudo desta ciência diversas entradas por diferentes critérios de classificação são geralmente utilizadas.

O conceito de toxicante envolve um aspecto quantitativo e outro qualitativo. O toxicante no aspecto quantitativo significa que praticamente toda substância, perigosa em certas doses, pode ser desprovida de perigo em doses muito baixas; por exemplo, o cloreto de vinila é um potente hepatotóxico em doses elevadas, é um carcinógeno em exposição prolongada a baixas doses e, aparentemente, desprovido de efeito nocivo em doses muito baixas. No aspecto qualitativo, pode-se considerar que uma substância nociva para uma espécie ou linhagem pode ser desprovida de perigo para outra espécie; por exemplo, o tetracloreto de carbono é altamente hepatotóxico para várias espécies, incluindo o homem, e relativamente seguro para frangos. Outras condições da exposição ao xenobiótico também interferem no aparecimento ou não do efeito nocivo, como a via de introdução, a duração, a frequência da exposição, entre outras.

Droga é toda substância, ou mistura de substâncias, capaz de modificar ou explorar o sistema fisiológico ou estado patológico, utilizada com ou sem intenção de benefício do organismo receptor. Difere do fármaco, pois este é descrito como toda substância de estrutura química definida, capaz de modificar ou explorar o sistema fisiológico ou estado patológico, em benefício do organismo receptor. Assim, a *Cannabis sativa* (maconha) seria uma droga e o seu principal constituinte psicoativo, o $^9\Delta$ – tetraidrocanabinol, um fármaco. Entretanto, a palavra *droga* tem aceitação popular para designar fármacos, medicamentos, matéria-prima de medicamentos e toxicantes.

Antídoto é um agente capaz de antagonizar os efeitos tóxicos de substâncias. O antagonismo pode ser químico (p. ex., quelantes que se ligam a íons de metais pesados), disposicional (p. ex., uso de carvão ativado para diminuir a absorção de um toxicante introduzido por via oral), funcional (p. ex., vasopressores para mitigar a queda de pressão arterial provocada por agentes tóxicos) ou de receptor (p. ex., uso de atropina na intoxicação por praguicidas organofosforados). Apesar de sua grande importância no tratamento das intoxicações, a disponibilidade de antídotos é limitada e, para a maioria dos toxicantes, apenas tratamentos sintomáticos são utilizados.

A propriedade de agentes tóxicos de promoverem injúrias às estruturas biológicas, por meio de interações físico-químicas, é chamada toxicidade. Portanto, a toxicidade é a capacidade inerente e potencial do agente tóxico de provocar efeitos nocivos em organismos vivos. Raramente pode ser definida como um evento molecular único; preferentemente, envolve uma cascata de eventos, que se iniciam com a exposição, seguida de distribuição e biotransformação, terminando em interações com macromoléculas (como o DNA ou proteínas) e na expressão de um *end point* para o efeito nocivo. Essa sequência pode ser atenuada por excreção e reparo. A medida da toxicidade é complexa, pode ser aguda ou crônica e variar de um órgão para outro, assim também de acordo com idade, genética, gênero, dieta, condição fisiológica ou estado de saúde do organismo. O fator mais importante na toxicidade maior ou menor de uma substância química, em humanos, é a variação genética, em oposto aos animais de experimentação, em que esse fator pode ser controlado. Assim, a medida simples da dose letal 50% (DL_{50}) é altamente dependente do controle rigoroso das variáveis.

Ação tóxica é a maneira pela qual um agente tóxico exerce sua atividade sobre as estruturas teciduais. Toxicidade deve ser diferenciada de *risco*, termo que traduz a probabilidade estatística de uma substância química provocar efeitos nocivos em condições definidas de exposição. Assim, uma substância pode apresentar elevada toxicidade (avaliada pelo teste da DL_{50}) e baixo risco, isto é, baixa probabilidade de causar intoxicações nas condições em que é utilizada.

A intoxicação é a manifestação dos efeitos tóxicos. É um processo patológico causado por substâncias químicas endógenas ou exógenas e caracterizado por desequilíbrio fisiológico, em consequência das alterações bioquímicas no organismo. Esse processo é evidenciado por sinais e sintomas ou mediante exames laboratoriais.

Xenobiótico é o termo usado para designar substâncias químicas estranhas ao organismo. Agentes poluentes da atmosfera e metais do tipo chumbo e mercúrio são xenobióticos, desde que não possuam papel fisiológico conhecido. Em Toxicologia também é considerada xenobiótico a substância química estranha *quantitativamente* ao organismo, como o manganês, elemento normalmente presente e necessário ao organismo, que em condições de exposição elevada pode provocar intoxicação grave, às vezes irreversível, em trabalhadores.

Dependendo das condições de exposição, toda substância pode agir como toxicante, causando efeito nocivo ao ser vivo. Inclusive, todos os medicamentos possuem, em menor ou maior grau, propriedades tóxicas, provocando efeitos adversos, sendo a dose um dos fatores preponderantes que determinam a intoxicação. À medida que se aumenta a dose, os efeitos adversos dos medicamentos se acentuam.

Os complexos eventos envolvidos na intoxicação, desde a exposição do organismo ao toxicante até o aparecimento de sinais e sintomas, podem ser desdobrados, para fins didáticos, em 4 fases, ditas fases de intoxicação.

a) **Fase de exposição** É a fase em que a superfície externa ou interna do organismo entra em contato com o toxicante. É importante considerar, nessa fase, a dose ou a concentração do xenobiótico, a via de introdução, a frequência e a duração da exposição, as propriedades físico-químicas das substâncias, assim como a suscetibilidade individual. Todos esses fatores condicionam a *disponibilidade química* do xenobiótico, ou seja, a fração dele disponível para a absorção.

b) **Fase toxicocinética** Inclui todos os processos envolvidos na relação entre a absorção e a concentração do agente tóxico nos diferentes tecidos do organismo, por meio dos deslocamentos da substância no organismo. Intervêm nessa fase absorção, distribuição, armazenamento, biotransformação e os processos de excreção de substâncias químicas. As propriedades físico-químicas dos toxicantes determinam o grau de acesso aos órgãos-alvo, assim como a velocidade de sua eliminação do organismo. O balanço desses movimentos é o que condiciona a *biodisponibilidade* da substância.

c) **Fase toxicodinâmica** Compreende a interação entre as moléculas do toxicante e os sítios de ação, específicos ou não, dos órgãos e, consequentemente, o aparecimento de desequilíbrio homeostático.

d) **Fase clínica** É a fase em que há evidências de sinais e sintomas, ou ainda alterações patológicas detectáveis mediante provas diagnósticas, caracterizando os efeitos nocivos provocados pela interação do toxicante com o organismo.

A Toxicologia visa, além de avaliar as lesões causadas no organismo por toxicantes, investigar os mecanismos envolvidos no processo. Procura também identificar e quantificar as substâncias tóxicas presentes nos fluidos biológicos e determinar seus níveis toleráveis no organismo. Esses conhecimentos, sem dúvida, são de fundamental importância na instituição de uma terapêutica segura de pacientes intoxicados e no estabelecimento de medidas que possam prevenir as intoxicações. O estudo dos mecanismos de ação tóxica é desenvolvido por meio de ensaios biológicos, utilizando diversas espécies animais e diferentes modelos experimentais.

RELAÇÃO DA TOXICOLOGIA COM OUTRAS CIÊNCIAS

A Toxicologia é uma ciência muito eclética e contribui significativamente para o desenvolvimento de outras ciências e atividades humanas diversas. Também necessita de conhecimentos, métodos e conceitos de algumas ciências para sua atuação, como da Farmacologia, Química, Bioquímica, Patologia, Fisiologia, Epidemiologia, Imunologia, Ecologia, Biofísica, Genética, Psicologia, Matemática, Estatística, e, mais recentemente, da Biologia Molecular. Nos últimos anos, tem aumentado a importância das Ciências da Computação nos estudos toxicológicos, a fim de melhorar a precisão, segurança, eficiência, custos, assim como reduzir o uso de animais nestes estudos.

A sua contribuição é decisiva para o desenvolvimento das ciências, como a Medicina Forense, a Toxicologia Clínica, a Farmácia, a Farmacologia, a Saúde Pública e a Higiene Industrial. Também contribui para a Medicina Veterinária e alguns aspectos importantes da Agricultura, como no desenvolvimento e uso seguro de praguicidas. Nos anos mais recentes, sua contribuição para as ciências ambientais vem ganhando importância.

Métodos toxicológicos, tanto de análise dos agentes quanto de avaliação das lesões causadas em seres vivos, servem de importantes subsídios para a Farmacologia, que estuda especificamente os agentes terapêuticos e diagnósticos. Reciprocamente, os métodos farmacológicos são de utilidade na elucidação dos mecanismos de ação de agentes tóxicos. Portanto, há uma estreita relação entre a Toxicologia e a Farmacologia e muitas das áreas de atuação são comuns às duas especialidades.

DIVISÃO E FINALIDADES DA TOXICOLOGIA

A Toxicologia abrange uma vasta área de conhecimentos, na qual atuam profissionais de diversas formações. Ela pode ser dividida, de acordo com os diferentes campos de trabalho, em Toxicologia Analítica ou Química, Toxicologia Clínica ou Médica e Toxicologia Experimental.

A Toxicologia Analítica trata da detecção do agente químico ou de algum outro parâmetro relacionado à exposição ao toxicante, em substratos como fluidos orgânicos, alimentos, água, ar, solo, entre outros, com o objetivo precípuo de *prevenir ou diagnosticar as intoxicações*. Busca métodos exatos, precisos, de sensibilidade adequada para a identificação inequívoca do toxicante, ou para observar alterações bioquímicas funcionais do organismo, fornecendo evidência objetiva da natureza e magnitude da exposição a um ou a um grupo de agentes. O domínio de química analítica e de instrumentação é de fundamental importância no exercício dessa modalidade. No *aspecto forense*, as análises toxicológicas são usadas na detecção e identificação de agentes tóxicos para fins médico-legais em material biológico ou em materiais diversos, como água, alimentos, medicamentos, drogas comercializadas no mercado ilícito, entre outras, envolvidas em procedimentos judiciais. Neste aspecto se insere o controle antidopagem, em que, mediante métodos analíticos apropriados, investiga-se a presença de substâncias cujo uso é vedado pela legislação esportiva. No Brasil, em 2015, entrou em vigor a Lei n. 13.103 que tornou obrigatório o exame toxicológico para obtenção ou renovação da Carteira Nacional de Habilitação para algumas categorias.

A Toxicologia Analítica é também importante no *monitoramento terapêutico* ou acompanhamento de pacientes submetidos ao tratamento prolongado com alguns tipos de medicamentos, especialmente os de baixo índice terapêutico, mediante determinação sistemática ou periódica do fármaco em material biológico, notadamente em plasma. O monitoramento visa efetuar correção de doses, se necessário, durante a farmacoterapia, para obtenção de eficácia terapêutica com ausência, ou baixo risco, de intoxicação. O *monitoramento da exposição ocupacional* às substâncias químicas é também aplicação das análises toxicológicas, podendo ser realizado em material biológico do trabalhador, por meio da detecção de toxicante, seus metabólitos ou qualquer alteração de parâmetros bioquímicos, ou no ambiente de trabalho, ambos objetivando a prevenção de intoxicações. O *diagnóstico laboratorial da intoxicação, aguda ou crônica*, representa uma importante ferramenta para o médico que atende o paciente, auxiliando-o na escolha do melhor tratamento e no acompanhamento do paciente intoxicado. Exames toxicológicos que visam o *controle da farmacodependência* em função do uso de drogas psicoativas, ilícitas ou não, vêm crescendo acentuadamente nos últimos anos, incluindo em ambientes de trabalho, constituindo outra importante aplicação das análises toxicológicas. Análises em outros substratos, como água, alimentos, ar, solo, entre outros, também são designadas de toxicológicas, desde que a finalidade seja a prevenção ou o diagnóstico de intoxicações.

O atendimento do paciente, para prevenir, avaliar, diagnosticar, prognosticar e tratar intoxicações é da competência dos profissionais médicos que se dedicam à Toxicologia Médica ou Clínica. O atendimento de animais, com as mesmas finalidades, é da competência de médicos veterinários especialistas nesta área. No Brasil, alguns dos Centros de Informação e Assistência Toxicológica (CIAT) oferecem atendimento hospitalar e laboratorial à população em geral.

A Toxicologia Experimental desenvolve estudos para a elucidação dos mecanismos de ação dos agentes tóxicos sobre o sistema biológico e para avaliação dos efeitos decorrentes dessa ação. A avaliação da toxicidade de substâncias é feita utilizando-se diferentes espécies animais, seguindo as rigorosas normas preconizadas pelos Órgãos Reguladores do país. O estudo dos efeitos nocivos causados por certos agentes do tipo praguicidas e herbicidas ao meio ambiente constitui uma modalidade da Toxicologia, a Ecotoxicologia. As agressões ecológicas por agentes tóxicos são avaliadas por meio de testes em algas, bactérias, dáfnias, abelhas, minhocas, peixes e outras espécies que integram a fauna e a flora de cada localidade.

As finalidades do estudo da Toxicologia, qualquer que seja o ramo considerado, são o *diagnóstico*, o *tratamento* e, principalmente, a *prevenção* das intoxicações.

ÁREAS DE ATUAÇÃO

No âmbito da Toxicologia, distinguem-se várias áreas de atuação, de acordo com a natureza do agente ou a maneira como este atinge o sistema biológico. Destacam-se, entre outras, as áreas de Toxicologia Ambiental, Ocupacional, de Alimentos, de Medicamentos e Cosméticos e Social.

A Toxicologia Ambiental é a área da Toxicologia em que se estudam os efeitos nocivos causados pela interação de agentes químicos contaminantes do ambiente – água, solo, ar – com os organismos humanos.

A Toxicologia Ocupacional dedica-se ao estudo dos efeitos nocivos produzidos pela interação dos agentes químicos presentes no ambiente *de trabalho* com os indivíduos a eles expostos.

A Toxicologia de Alimentos estuda os efeitos nocivos provocados por substâncias químicas presentes em alimentos, para definir as condições em que estes podem ser ingeridos sem causar danos ao organismo.

A Toxicologia de Medicamentos e Cosméticos é a área em que se estuda os efeitos nocivos produzidos pela interação de medicamentos ou cosméticos com o organismo, decorrentes de uso inadequado ou da suscetibilidade individual.

A Toxicologia Social estuda os efeitos nocivos decorrentes do uso não médico de drogas ou fármacos, causando prejuízo ao próprio indivíduo e à sociedade.

Em cada uma dessas áreas, vários aspectos da Toxicologia podem ser abordados, como o forense ou legal, o pediátrico, o econômico, o regulatório e mecanístico, o descritivo, o da toxicogenômica, o computacional, entre outros; muitas vezes um aspecto se sobrepõe a outro ou a outros.

A Toxicologia é uma ciência proeminentemente aplicada e que objetiva melhorar a qualidade de vida e a saúde do ambiente, sendo de inegável importância social no mundo contemporâneo. Seu campo de atuação expandiu enormemente nas últimas décadas, tornando-se uma ciência cujos conhecimentos são importantes para a tomada de decisões relativas à regulamentação de substâncias químicas que contribuem para garantir a sobrevivência do homem e do planeta. Seu conhecimento é indispensável ao trabalho dos profissionais que se dedicam tanto às áreas de ciências biológicas quanto às de exatas e humanas.

Em face da complexidade e da amplitude do campo da Toxicologia, faz-se sempre necessário um trabalho conjunto de profissionais com diferentes formações básicas na resolução de problemas que envolvam substâncias tóxicas.

BIBLIOGRAFIA

ALEKNUNES, L.M.; EATON, D.L. *Principles of Toxicology. In*: KLAASEN, C.D. *Casarett Doull´s Toxicology: The Basic Science of Poisons*. 9.ed. New York: Mc Graw Hill, 2019. p. 25-64.

ARIENS, E.J.; SIMONIS, A.M.; OFFERMEIER, J. *Introduction to General Toxicology*. New York: Academic Press, 1976. p. 13-19.

CASTRO, J.A. Toxicologia Básica. Mecanismos de Toxicidad y Sus Aplicaciones. *Acta Bioq. Clin. Latinoamericana*, v.2, 1993. p. 197-206.

CHARBERLAIN, J. *Analysis of Drugs in Biological Fluids*. 2.ed. Boca Raton: CRC Press, 1995. 368p.

DE LUCIA, R.; PLANETA, C.S.; OLIVEIRA FILHO, RM. *Noções Básicas de Farmacologia. In*: DE LUCIA, R. *Farmacologia Integrada*. 5.ed. Rio de Janeiro: Livraria Atheneu, 2014. p. 13-32.

EATON, D.L.; GALLAGHER, E.P.; VANDIVORT, T.C. *General Overview of Toxicology. In*: McQUEEN, C. *Comprehensive Toxicologyv*. v.1, 3.ed. New York: Elsevier, 2018. p. 3-58 (602 p).

FERNÍCOLA, N.A.G.; JANGE, P. *Nociones Basicas de Toxicologia*. Metepec: ECO/OPS, 1985. p. 3-7.

GUPTA, P.K. *Fundamentals of Toxicology: Essential Concepts and Application*. New York: Academic Press, 2016. p. 3-22

HODGSON, E. Introduction to Toxicology. *In*: HODGSON, E. *A Textbook of Modern Toxicology*. 4.ed. New Jersey: John Wiley & Sons, 2011. p. 3-14.

JAMES, R.C.; STEPHEN, M.R.; ROBERTS, S.M.; WILLIAMS, P.L. General Principles of Toxicology. *In*: JAMES, R.C.; WILLIAMS, P.L; ROBERTS, S.M. *Principles of Toxicology: Environmental and Industrial Applications*. 3.ed. New Jersey: John Wiley & Sons, 2014. p. 1-28.

KENAKIN, T. *Pharmacologic Analysis of Drup-Receptor Interaction*. 2.ed. New York: Raven, 1993. 483p.

LEE, B. *History of Toxicology. In*: LEE, B.; KACEW, S.; KIM, H.S. *Lu's Basic Toxicology: Fundamentals, Target Organs, and Risk Assessment*. 7.ed. Boca Raton: CRC Press, 2018. p. 3-22.

MÍDIO, A.C. *Glossário de Toxicologia*. São Paulo: Livraria Roca, 1992. 95 p.

MORAES, E.C.F.; SZNELWAR, R.B.; FERNÍCOLA, N.A.G.G. *Manual de Toxicologia Analítica*. São Paulo: Ed. Roca, 1991.

MOREAU, R. L. M.; SIQUEIRA, M. E. P. B. *Introdução às Análises Toxicológicas. Em*: MOREAU, R. L. M.; SIQUEIRA, M. E. P. B. *Toxicologia Analítica*. 2.ed. São Paulo: Guanabara Koogan, 2016. p. 2-5.

TIMBRELL, J.A. *Introduction to Toxicology*. 3.ed. Philadelphia: Taylor & Francis, 2002, p. 1-17.

VEGA, P.V.; FLORENTINO, M.C.B.L. *Toxicologia de Alimentos*. México: Instituto Nacional de Salud Publica, 2000. p. 1-5.

WEXLER, P.; HAYES. A.N. *The Evolving Journey of Toxicology: a Historical Glimpse. In*: KLAASEN, C.D. *Casarett Doull´s Toxicology: The Basic Science of Poisons*. 9.ed. New York: Mc Graw Hill Education, 2019. p. 3-23.

ZANINI, A.C.; OGA, S.; BATISTUZZO, J.A.O. *Farmacologia Aplicada*. Rio de Janeiro: Atheneu, 2018. 890p.

ZBINDEN, G. *Progress in Toxicology*. v.2. New York: Springer-Verlag, 1976. 117p.

2

Toxicocinética

Seizi Oga
Sandra Helena P. Farsky
Tania Marcourakis

CONTEÚDO DESTE CAPÍTULO

INTRODUÇÃO

A Toxicocinética é o estudo do comportamento de um agente químico nos diferentes compartimentos do organismo, que são dependentes dos processos de absorção, distribuição e eliminação (Figura 2.1).

O efeito tóxico é geralmente proporcional à concentração do agente no sítio molecular de ação, denominado também tecido alvo. Entretanto, em face da dificuldade da determinação de sua concentração no sítio de ação, quantifica-se a concentração do agente tóxico no sangue, predominantemente no plasma, que constitui o tecido acessível e em constante comunicação com os tecidos alvo.

Da mesma maneira que na Farmacocinética, os parâmetros da Toxicocinética permitem avaliar matematicamente os movimentos dos agentes tóxicos no organismo. Um dos fatores importantes para determinações matemáticas é a capacidade das substâncias de atravessar as membranas plasmáticas.

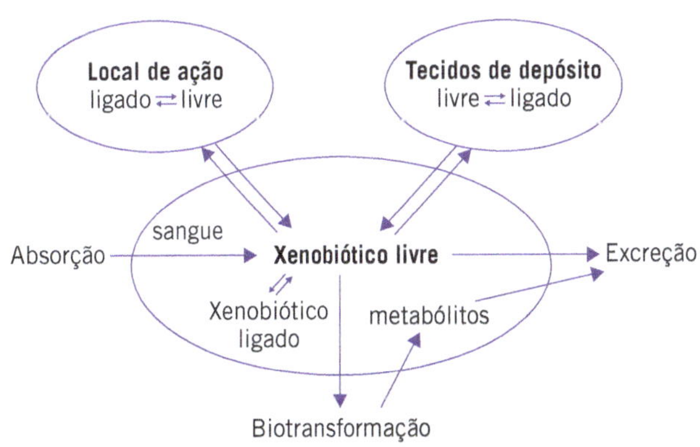

Figura 2.1 Esquema relacionando as fases da Toxicocinética.
Fonte: Desenvolvida pela autoria

MECANISMOS DE TRANSPORTE ATRAVÉS DE MEMBRANAS

As membranas celulares geralmente têm a espessura variável de 7 nm a 9 nm e são constituídas de dupla camada de fosfolipídios com grupos polares (fosfatidilcolina, fosfatidiletanolamina) voltados para as faces externas e ácidos graxos enfileirados perpendicularmente, voltados para o espaço interno. Em microscopia eletrônica observam-se, de espaço em espaço, moléculas de proteínas inseridas nas bicamadas de lipídios e por vezes atravessando as membranas. As moléculas de proteínas são flexíveis e permitem a formação de espaços, que são preenchidos com água e formam os poros. Desse modo, a hidratação do tecido é fator determinante para a absorção.

Os xenobióticos atravessam as membranas por diferentes mecanismos, dependendo de suas propriedades físico-químicas.

Transporte passivo Transporte passivo é o mecanismo dependente do gradiente de concentração e das características físico-químicas dos agentes químicos. Esse processo compreende a filtração que é a passagem de moléculas polares, hidrossolúveis, pelos poros aquosos da membrana, e a difusão lipídica que é a passagem de moléculas hidrofóbicas, geralmente maiores que 600 daltons, por difusão através de membranas. Ainda, agentes químicos podem ser transportados por carregadores nas membranas celulares sem, contudo, haver consumo de energia. Por esta última razão, esse transporte é denominado *difusão passiva*. Diferentemente do processo de transporte ativo, aqui a passagem através de membranas se faz a favor do gradiente de concentração. A glicose é transportada por esse processo aos diferentes compartimentos teciduais.

Os eletrólitos fracos, representados pelas substâncias de natureza ácida ou alcalina, possuem na sua forma ionizada pouca afinidade a lipídios, impossibilitando assim a sua passagem por difusão lipídica. Somente a sua forma não ionizada consegue transpor as membranas. Nesse caso, o coeficiente de dissociação (pKa) e o pH do meio determinarão maior ou menor ionização, segundo equação de Henderson-Hasselbach.

Para ácidos:

$$\text{pKa} - \text{pH} = \log \frac{[\text{moléculas}]}{[\text{íons}]}$$

Para bases:

$$\text{pH} - \text{pKa} = \log \frac{[\text{moléculas}]}{[\text{íons}]}$$

Portanto, as substâncias de natureza ácida atravessam as membranas muito mais facilmente em pH ácido, enquanto as de natureza alcalina encontrarão melhor condição em pH alcalino.

Transporte ativo Esse processo é caracterizado por consumo de energia, movimento de substâncias contra gradiente de concentração e existência de proteínas carreadoras de moléculas, as quais apresentam seletividade perante as substâncias, podendo ser saturáveis. As proteínas carreadoras que transportam os agentes químicos para o meio intracelular são chamadas de proteínas de influxo e do meio intracelular para o extracelular de proteínas de efluxo. Nos últimos anos, foi identificada uma série de proteínas transportadoras de efluxo, que foram agrupadas em famílias de acordo com suas semelhanças nas estruturas químicas. A expressão dessas proteínas tem conferido proteção ou toxicidade dependendo de sua localização e do agente envolvido. A primeira família identificada foi a *multidrug resistant proteins* (MDR), assim denominada por determinar resistência a quimioterápicos. Foi verificado prejuízo na absorção intestinal e nas células tumorais, uma vez que essas proteínas transportam o agente químico absorvido do meio intra para o meio extracelular. Atualmente, sabe-se que suas expressões geneticamente definidas em células intestinais, renais, hepáticas, endotélio cerebral e placenta podem determinar toxicidade ou ineficácia ao tratamento. Vale ressaltar que suas expressões variam entre espécies e indivíduos. A superexpressão de transportadores de fármacos na barreira hematoencefálica pode ser um dos mecanismos que explicam a resistência ao tratamento antiepiléptico em alguns pacientes, mas, contudo podem proteger o tecido encefálico de agentes tóxicos.

Pinocitose e fagocitose Pinocitose é um processo especial de passagem de partículas líquidas através de células, por mecanismo semelhante à fagocitose, que é a ingestão de partículas sólidas por células especiais conhecidas como fagócitos. A fagocitose por macrófagos é o mecanismo de remoção de material particulado dos alvéolos e tem sido um mecanismo relevante para a entrada de nanocompostos para o meio intracelular.

ABSORÇÃO

Absorção é a passagem de substâncias do local de contato para a circulação sanguínea. As principais vias de exposição aos agentes tóxicos no organismo são a dérmica, a oral e a respiratória. Outras vias, como a intramuscular e a subcutânea, constituem meios de administração de agentes medicamentosos que, dependendo da dose e das condições fisiológicas ou de doença do paciente, podem produzir efeitos adversos acentuados, com lesões graves em diversos órgãos. É importante ressaltar que na via intravenosa não existe absorção, já que as substâncias alcançam diretamente a circulação sistêmica, sendo essa via de administração relevante para alguns fármacos e substâncias de abuso, como o cloridrato de cocaína.

Absorção dérmica

A pele é um órgão formado por múltiplas camadas de tecidos, contribuindo com cerca de 10% do peso corpóreo. A camada mais externa, a epiderme, contém o estrato córneo, que é a barreira limitante da absorção. A camada mais interna é a derme, composta de tecido gorduroso, conjuntivo, irrigado por capilares e vasos sanguíneos, e onde estão inseridos os folículos pilosos e as glândulas sudoríparas. A pele é relativamente impermeável à maioria dos íons, bem como às soluções aquosas; entretanto, é permeável a grande número de toxicantes sólidos, gases e líquidos lipossolúveis.

Algumas substâncias atuam diretamente sobre a pele, causando efeitos deletérios na epiderme, como corrosão, sensibilização e até mesmo mutações gênicas. Ácidos, bases e certos sais e oxidantes são exemplos de substâncias que comumente causam efeitos tóxicos locais. A atividade desses agentes pode se restringir aos tecidos de contato ou estender-se aos tecidos mais profundos da derme, que podem causar efeitos sistêmicos. A lesão da epiderme facilita a absorção de xenobióticos e a indução de efeitos sistêmicos. As substâncias de elevado coeficiente de partição óleo/água são absorvidas com mais facilidade por difusão lipídica, por meio do estrato córneo e alcançam a circulação. Em menor escala, passam pelos folículos pilosos e canais de glândulas sudoríparas.

Absorção pela via respiratória

O aparelho respiratório é uma via de entrada importante de substâncias tóxicas para o organismo; as partículas sólidas ou líquidas suspensas no ar atmosférico, assim como gases e substâncias voláteis, podem passar pelas fossas nasais, faringe, laringe, brônquios, traqueia e alvéolos pulmonares, alcançando a circulação sanguínea sistêmica.

As partículas suspensas no ar, com diâmetros menores do que 1 µm, podem chegar até aos alvéolos pulmonares, juntamente com o ar inspirado, onde são absorvidas ou removidas pela linfa, pela fagocitose por macrófagos alveolares ou pela aspiração para o muco dos alvéolos da região traqueobronquial. Nessa localização, são transportadas para a boca e podem ser aspiradas.

As partículas de 2 a 5 µm, geralmente, depositam-se na região traqueobronquiolar e, em seguida, são transportadas pelos mecanismos semelhantes aos descritos anteriormente. As partículas maiores do que 5 µm tendem a ser retidas na região nasofaríngea e posteriormente são removidas por processos mecânicos de limpeza do nariz ou espirro. Os efeitos tóxicos mais comumente observados são inflamação e irritação das vias aéreas superiores (Quadro 2.1).

Quadro 2.1 Absorção de material particulado pela via respiratória.

Tamanho das partículas	Retenção	Destino
< 1 µm	Alvéolos pulmonares	Absorção sistêmica Absorção pelo sistema linfático Fagocitose por macrófagos Remoção com o muco, por meio de movimentos ciliares
2 a 5 µm	Traqueobronquiolar	Remoção com o muco, por meio de movimentos ciliares Fagocitose por macrófagos
> 5 µm	Nasofaríngea	Eliminação por assopro, espirro ou limpeza

Fonte: Desenvolvido pela autoria.

A absorção de gases e substâncias voláteis depende basicamente de sua solubilidade no sangue e ocorre principalmente nos pulmões. Vapores ou gases hidrossolúveis, quando inalados, são retidos parcialmente pela mucosa nasal, que é coberta por uma fina camada de fluido. À medida que as moléculas de gases atingem os alvéolos, difundem-se para o sangue, onde são dissolvidas e, assim, distribuídas para os tecidos. Instala-se, após algum tempo, um equilíbrio dinâmico entre as moléculas contidas no ar inspirado e as dissolvidas no sangue. O equilíbrio é estabelecido rapidamente com as substâncias pouco solúveis e lentamente com as substâncias altamente solúveis. Nesse momento, é constante a relação da concentração do gás no sangue e no ar. A relação de solubilidade nos 2 meios é denominada coeficiente de partição sangue/ar e é constante para cada gás.

No estado de equilíbrio, a passagem de gás do espaço alveolar para o sangue é igual à quantidade de sua liberação do sangue para o espaço alveolar. Substâncias de alto coeficiente de partição sangue/ar, como clorofórmio (15), passam facilmente do ar para o sangue, ao passo que com substâncias de baixo coeficiente de partição, como etileno (0,14), somente pequena quantidade é difundida para o sangue, em virtude de sua rápida saturação.

A estimulação da circulação sanguínea e o aumento da perfusão pulmonar favorecem principalmente a absorção de gases de baixo coeficiente de partição sangue/ar e pouco influem na absorção de gases de alto coeficiente de partição. No entanto, o aumento da frequência respiratória acentua predominantemente a absorção de gases de alto coeficiente de partição sangue/ar. Portanto, o fator limitante da absorção de gases e vapores de baixo coeficiente de partição sangue/ar é a circulação, e o de gases ou vapores de alto coeficiente de partição sangue/ar é a respiração (Quadro 2.2).

Quadro 2.2 Fatores limitantes de absorção de gases e vapores por via respiratória.

Substância	Coeficiente de partição sangue/ar	Tempo de equilíbrio (minutos)	Fator limitante
Clorofórmio	15	superior a 60	Respiração
Etileno	0,14	8 a 21	Circulação

Fonte: Desenvolvido pela autoria

Absorção oral

O trato digestivo é uma via relevante para absorção de diferentes xenobióticos. A ingestão pode ser acidental, por meio de água ou alimentos contaminados, ou voluntária, no ato suicida ou na ingestão de drogas ou fármacos de abuso por indivíduos dependentes. A via oral é também a principal para a administração de medicamentos, muitos dos quais são responsáveis pelos efeitos adversos e pela toxicidade ao organismo. A absorção pode ocorrer tanto no estômago quanto no intestino, embora a maior taxa de absorção ocorra no intestino. A absorção em cada compartimento é dependente da variação de pH, irrigação e características anatômicas, bem como das propriedades físico-químicas do agente tóxico. A presença de microvilosidades altamente irrigadas, que proporcionam grande área de superfície no intestino delgado, favorece a absorção de nutrientes e xenobióticos. A barreira no processo de absorção de substâncias é formada pela mucosa do trato digestivo e pelos epitélios capilares. Daí a facilidade de absorção de substâncias lipofílicas por difusão passiva. De modo geral, os compostos com elevado coeficiente de partição óleo/água são facilmente absorvidos, enquanto substâncias altamente polares são pouco absorvidas.

O pH e o pKa são importantes, particularmente para absorção de eletrólitos fracos. Tomando-se como exemplo o ácido benzoico, de pKa igual a 4,0, e a anilina de natureza básica, de pKa igual a 5,0, o grau de ionização é variável conforme o pH do meio. O ácido benzoico ioniza-se intensamente conforme aumenta o pH; a anilina ioniza-se mais em pH ácido. Sendo as moléculas não ionizadas fáceis de serem absorvidas por difusão, o ácido benzoico é mais absorvido em meio ácido, e a anilina em meio alcalino (Tabela 2.1).

Tabela 2.1 Efeito do pH e grau de ionização do ácido benzoico e da anilina.

pH	Porção não ionizada (%)	
	Ácido benzoico (pKa = 4)	Anilina (pKa = 5)
2	99	0,1
3	90	1
5	10	50
7	0,1	99

Fonte: Desenvolvida pela autoria.

Outra particularidade da absorção pelo trato digestivo é a possibilidade da ocorrência do ciclo entero-hepático, que consiste na reabsorção de uma substância já excretada; isso acontece, por exemplo, com as substâncias excretadas pela bile, na forma conjugada que, em contato com micro-organismos intestinais, são metabolizadas, voltando novamente a serem absorvidas no intestino.

Além do transporte passivo, as células do sistema gastrointestinal expressam carregadores responsáveis pela absorção de uma série de agentes químicos, entre os quais metais essenciais. Por exemplo, a absorção do ferro compreende duas etapas: na primeira, o ferro entra nas células da mucosa, onde se liga à proteína e se deposita na forma complexada denominada *ferritina*; na segunda, a *ferritina* libera lentamente o ferro para o sangue, à medida que a sua concentração plasmática é reduzida. O cálcio é absorvido também em duas etapas, de maneira semelhante ao ferro, necessitando da ação de vitamina D no seu transporte. Vários metais interferem, entre si, no mecanismo de suas absorções. Assim, o cádmio reduz a absorção do zinco e do cobre; o zinco reduz a do cobre, do cálcio e do cádmio.

É importante ressaltar que, no trato gastrointestinal, a absorção é dependente da composição alimentar. O leite pode alterar a absorção de certos metais; ao contrário do que se prega popularmente, ele aumenta a absorção do chumbo. Na vigência de tratamento com quelante, como o EDTA, a absorção de chumbo e de outros metais pode ser facilitada pela formação de complexos mais lipossolúveis. A presença de alimentos pode alterar o tempo de esvaziamento gástrico e a motilidade gastrointestinal, influenciando também a velocidade e a quantidade de absorção de xenobióticos. Ademais, a absorção de xenobióticos e fármacos é alterada sob ação de glicoproteínas presentes nas membranas celulares apicais ou basolateriais que funcionam como transportadores de efluxo ativo, ou seja, transportam a molécula do meio intracelular do epitélio gastrointestinal, para o meio extracelular. Essas glicoproteínas funcionam como bomba de efluxo, dependente de ATP, e algumas famílias já foram identificadas de acordo com a estrutura química. A bomba mais estudada até o momento é a glicoproteína P. Vale ressaltar que bombas de efluxo estão presentes em células envolvidas também com a absorção dérmica e pulmonar, e na distribuição/redistribuição/eliminação (biotransformação e excreção) de agentes químicos.

Absorção por outras vias

Entre outras vias de exposição, tem-se, de importância prática, a parenteral (intramuscular, intravenosa, subcutânea), utilizada na terapêutica e pelos dependentes de fármacos e drogas de abuso, do tipo cocaína e heroína. Em testes biológicos de xenobióticos em animais, usam-se com frequência as vias intraperitoneal e subcutânea, que permitem rápida absorção de substâncias.

▶ DISTRIBUIÇÃO

Os xenobióticos são transportados pelo sangue e pela linfa para os diversos tecidos. Portanto, a distribuição depende do fluxo sanguíneo e linfático nos diferentes órgãos, além de sofrer interferência de outros fatores, como ligação às proteínas plasmáticas, diferenças regionais de pH e coeficiente de partição óleo/água de cada substância. O equilíbrio de distribuição é atingido mais facilmente nos tecidos que recebem grande circulação dos fluidos (coração, cérebro, fígado) e mais lentamente nos órgãos pouco irrigados (ossos, unhas, dentes e tecido adiposo). No entanto, as características físico-química dos agentes químicos podem determinar seletividade de distribuição a tecidos específicos, como será mencionado a seguir para os tecidos de depósitos.

As partículas ou moléculas de substâncias tóxicas passam do leito vascular para os espaços extracelulares, dispersando-se no fluido intersticial, e devem atravessar as membranas celulares para alcançar o fluído intracelular. A intensidade e a duração do efeito tóxico dependem da concentração do agente nos sítios de ação. Para alcançar o sítio de ação, a substância deve estar preferencialmente no seu estado molecular lipossolúvel e não ligada às proteínas plasmáticas (Figura 2.2).

Na fase inicial da distribuição, os órgãos altamente irrigados recebem grande quantidade de xenobióticos, mas, após algum tempo, os menos irrigados podem acumular maior quantidade do agente, desde que possuam maior afinidade ou maior poder de retenção do que os órgãos intensamente irrigados. Estes são chamados de tecidos de depósito. É o caso, por exemplo, do chumbo: 2 horas após sua administração em animais, 50% da dose estão no fígado; aos 30 dias, 90% do metal que permanece no organismo estão ligados ao tecido ósseo. Este é liberado continuamente à medida que a concentração plasmática diminui, no processo chamado de redistribuição. Ainda especificamente quanto ao chumbo, a intoxicação pode permanecer por muitos anos, uma vez que sua meia-vida de eliminação é de cerca de 20 a 30 anos. Agentes lipofílicos, como alguns anestésicos e praguicidas, acumulam-se no tecido adiposo e, se houver mobilização rápida de gordura, suas concentrações plasmáticas aumentam e podem determinar efeitos tóxicos.

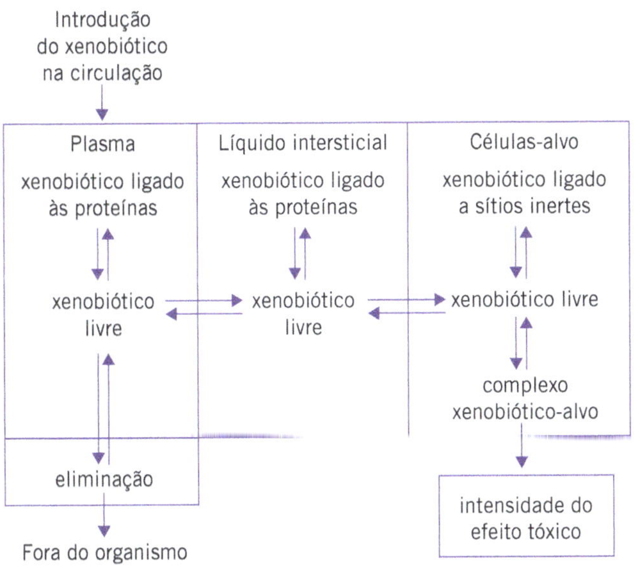

Figura 2.2 Esquema da distribuição de um xenobiótico até o seu local de ação.
Fonte: Desenvolvida pela autoria.

Volume de distribuição

É o parâmetro toxicocinético que indica a extensão da distribuição de uma substância. Esse índice expressa o volume teórico dos compartimentos onde o xenobiótico estaria uniformemente distribuído. Grande volume de distribuição (30 L a 45 L para um homem de cerca de 75 kg) indica que o xenobiótico é distribuído aos vários compartimentos do organismo, com uma pequena fração permanecendo no plasma. O valor de Vd relativamente pequeno indica que a maior fração do xenobiótico permanece no plasma, provavelmente como resultado da ligação às proteínas plasmáticas.

A toxicidade do xenobiótico depende de seu volume de distribuição, mas nem sempre o local de maior distribuição é o órgão mais lesado. Às vezes, um órgão funciona como simples depósito. A maior afinidade de agentes pelos tecidos adiposos prejudica a distribuição de anestésicos ao sistema nervoso central. Ademais, o acúmulo do xenobiótico no tecido de depósito pode conferir toxicidade, como o acúmulo de flúor na matriz óssea que causa a fluorose.

Ligação de agentes tóxicos às proteínas

As proteínas do sangue, livres ou complexadas com hemácias ou proteínas do tipo albumina, lipoproteínas e a_1-glicoproteína ácida em particular, têm o poder de complexar muitas moléculas. A porção de xenobióticos complexados com as proteínas é incapaz de atravessar membranas, enquanto a porção não complexada o faz livremente. Portanto, qualquer fator que aumente o grau de ligação proteica tende a afetar a distribuição de xenobióticos, mantendo-os na circulação sistêmica e dificultando a sua distribuição para outros compartimentos.

Dentre as proteínas ligantes, a albumina representa o componente mais importante por ser a mais abundante e por sua afinidade a grande número de substâncias. Os fármacos de caráter ácido (fenobarbital, fenilbutazona, naproxeno, indometacina, ácido valproico) ligam-se quase exclusivamente à albumina, enquanto os de caráter básico (quinidina, imipramina) ligam-se preferencialmente à α_1-glicoproteína ácida.

As β-globulinas têm a importante função transportadora de esteroides androgênicos e estrogênicos. Os hormônios da tireoide ligam-se a várias proteínas, entre as quais a pré-albumina e a globulina ligantes de tiroxina. O cortisol é transportado complexado à transcortina.

As lipoproteínas são complexos macromoleculares de elevado peso molecular e transportam ativamente lipídios insolúveis no plasma e substâncias lipossolúveis de caráter básico, como anestésicos locais, clorpromazina, imipramina etc. No entanto, vale ressaltar que essas mesmas substâncias são transportadas também pela α_1-glicoproteína ácida.

As ligações entre as substâncias químicas e as proteínas plasmáticas são fracas, como ligações hidrofóbicas, as forças dipolo-dipolo e de Van der Waals, o que é fundamental para o desligamento da molécula para ser distribuída.

A competição entre 2 xenobióticos, em sítio comum de ligação de moléculas proteicas, tende a impedir mutuamente a fixação, aumentando as suas porções livres. Esse mecanismo é de suma importância na interação entre os medicamentos, podendo haver aumento do efeito terapêutico e tóxico ou ineficácia da terapia. A varfarina é um anticoagulante oral que possui alta afinidade de ligação à proteína plasmática e faixa terapêutica estreita, ou seja, pequenas variações na concentração plasmática alteram a eficácia terapêutica. O uso concomitante de varfarina com fenilbutazona, um anti-inflamatório, resulta em sangramentos, pois a fenilbutazona desloca a ligação da varfarina à proteína plasmática, aumentando a fração livre da varfarina no plasma. Uma vez que a fração livre do medicamento ocasiona maior distribuição, também ocorrerá maior disponibilidade para os processos de eliminação. Assim, a meia-vida do fármaco será reduzida.

Ainda, doenças hepáticas modificam a capacidade fixadora de xenobióticos por alterarem a produção de proteínas e a consequente concentração proteica no plasma, podendo acarretar acúmulo de substâncias endógenas, como bilirrubina e ácidos biliares que podem deslocar moléculas de seus sítios de fixação.

Os xenobióticos livres são transportados aos tecidos, onde podem se fixar aos componentes teciduais. As concentrações alcançadas nos tecidos dependem, portanto, do fluxo sanguíneo e da afinidade dos xenobióticos aos componentes teciduais. A absorção pelas células, como já descrito anteriormente, é dependente da capacidade do agente de atravessar membranas, portanto depende do tamanho da molécula, da lipossolubilidade e da presença de transportes ativos específicos. Por exemplo, as moléculas hidrossolúveis de peso molecular inferior a 50 daltons passam através de poros, enquanto as de peso molecular superior possuem, na maioria das vezes, mecanismo especial de transporte.

Barreiras biológicas

Cada membrana constitui uma barreira na passagem de substâncias dissolvidas no sangue para os tecidos. Entre as barreiras, merecem destaque as que separam o compartimento sanguíneo do sistema nervoso central e as do feto. São as denominadas, respectivamente, barreira hematoencefálica e placentária. Apresentam estruturas anatômicas e funcionais especiais que lhes permitem uma capacidade seletiva maior de substâncias.

Diferente dos demais capilares, os encefálicos possuem células endoteliais justapostas, não havendo espaço entre elas; além disso, são revestidos por astrócitos e micróglia, responsáveis pela fagocitose de substâncias estranhas.

A placenta, por sua vez, é formada por tecidos fetais e maternos provenientes do endométrio. A parte fetal é formada pelo cório, constituído por uma lâmina epitelial denominada trofoblasto, que recobre o tecido conjuntivo (mesênquima) altamente vascularizado. O cório apresenta-se sob a forma de troncos vilosos ramificados (vilosidades coriônicas) nos espaços conhecidos como câmaras vilosas, onde o sangue da mãe é conduzido pelas artérias espiraladas do endométrio. A placenta permite basicamente: a) a passagem de nutrientes da mãe para o feto; b) a troca gasosa, fornecendo oxigênio ao feto e retirando o gás carbônico; c) a remoção de material excretado pelo feto; e d) o controle hormonal do feto. Ela possui a capacidade de biotransformar muitas das substâncias que ali chegam, graças à presença de sistemas enzimáticos.

Tanto a barreira hematoencefálica quanto a placentária são dotadas de transportes ativos de absorção e efluxo que protegem seletivamente o sistema nervoso central e o feto da ação de xenobióticos. A presença de transportes de efluxo na membrana basolateral confere proteção ao feto contra a ação de alguns quimioterápicos e praguicidas.

BIOTRANSFORMAÇÃO

Os xenobióticos absorvidos são posteriormente excretados pela urina, bile, fezes, ar expirado, leite, suor, lágrima ou saliva, sob forma inalterada ou modificada quimicamente.

O comportamento cinético de xenobióticos depende de suas propriedades físico-químicas. As substâncias lipofílicas são facilmente absorvidas, porém não são facilmente excretadas, uma vez que sofrem reabsorção em função de sua facilidade de atravessar as membranas celulares. A tendência dessas substâncias é de acumular-se no organismo. Contudo, as substâncias hidrofílicas têm absorção mais precária, mas sua excreção se faz com facilidade pela via renal.

Os metabólitos encontrados na urina e nas fezes geralmente são polares e hidrossolúveis. Para facilitar a excreção de xenobióticos lipofílicos, o organismo dispõe de mecanismos bioquímicos que transformam as substâncias pouco polares e lipossolúveis em substâncias mais polares e hidrossolúveis.

Biotransformação é toda alteração que ocorre na estrutura química da substância no organismo. A biotransformação de xenobióticos é catalisada por enzimas inespecíficas que metabolizam substâncias endógenas que também devem sofrer biotransformação para sua renovação. Algumas substâncias sofrem degradação não enzimática, como o bicarbonato de sódio, que reage com o ácido clorídrico gástrico, sendo eliminado na forma de cloreto de sódio, gás carbônico e água.

Tipos de reações

As reações de biotransformação são divididas em reações de fase I e de fase II.

As reações de fase I – oxidação, redução e hidrólise – conferem polaridade aos xenobióticos por expor ou inserir grupamentos sulfidrila, hidroxila, amina ou carboxila, que resultam em aumento na hidrofilicidade. Esses metabólitos podem conferir mais toxicidade do que o composto original pelo caráter eletrofílico, nucleofílico ou radicalar que adquirem. Nessa condição, podem ser mais tóxicos que o composto original, e o processo é chamado de *bioativação* (Quadro 2.3).

Quadro 2.3 Metabólitos ativos.

Alopurinol	Aloxantina
Amitriptilina	Nortriptilina
Hidrato de cloral	Tricloroetanol
Clordiazepóxido	Desmetilclordiazepóxido
Codeína	Morfina
Diazepam	Desmetildiazepam
Digitoxina	Digoxina
Imipramina	Desipramina
Meperidina	Normeperidina
Metanfetamina	Anfetamina
Fenacetina	Paracetamol
Fenilbutazona	Oxifembutazona
Paration	Paraoxon

Fonte: Desenvolvido pela autoria.

As reações de fase II – glicuronidação, sulfatação, acetilação, metilação, conjugação com glutationa e com aminoácidos – são caracterizadas pela incorporação de cofatores endógenos às moléculas provenientes das reações de fase I. Essa cascata de reações ocorre na maioria das vezes, mas existem exceções, como a morfina, a heroína e a codeína, que sofrem conjugação com ácido glicurônico sem biotransformação prévia. As reações de fase II consistem das sintetases, responsáveis pela síntese de cofatores, e das transferases, que catalisam a transferência deles para a molécula original ou proveniente da fase 1 de biotransformação.

As enzimas de biotransformação são amplamente distribuídas pelo organismo, mas o tecido de maior concentração é o hepático. Outros órgãos, como pulmões, rins, adrenais, pele e mucosa gastrointestinal, também possuem enzimas que metabolizam agentes químicos.

Ao receber todo o sangue que perfunde a área esplâncnica, o fígado entra em contato com a maior parte dos nutrientes e outras substâncias exógenas absorvidas no intestino antes de alcançarem a circulação para serem distribuídas. E, no fígado, muitas dessas substâncias sofrem biotransformação, mediante processo denominado efeito de primeira passagem, que resulta na ativação ou inativação de suas moléculas.

O fígado, quando removido e submetido à homogeneização seguida de centrifugações sucessivas a velocidades crescentes, fornece diversas frações das células hepáticas. O precipitado de 9.000 g apresenta núcleos, mitocôndrias, lisossomas e fragmentos de membranas; o precipitado de 105.000 g contém fragmentos de retículo endoplasmático, denominado microssomas, enquanto o sobrenadante ou citosol possui enzimas solúveis, daí o nome fração solúvel. As reações de biotransformação de xenobióticos são referidas frequentemente como microssômicas ou citosólicas, conforme as localizações subcelulares das enzimas atuantes. As enzimas microssômicas catalisam a maioria das reações da fase I, enquanto as enzimas citosólicas são responsáveis principalmente por biotransformações da fase II.

Polimorfismos genéticos que ocasionam menor ou maior expressão das enzimas, bem como diferenças nas atividades delas, podem ser determinantes de eficácia terapêutica de fármacos ou de toxicidade. Contudo, suas expressões em tecidos específicos podem causar a ativação de pró-fármacos para atuação local. Alguns tipos de cânceres sólidos expressam carboxilesterases, sendo esta uma das características a ser consideradas para o desenvolvimento de pró-fármacos antitumorais. A ativação do fármaco por carboxilesterases no sítio tumoral confere maior atividade terapêutica com menores efeitos adversos.

Reações de fase I

Oxidação As enzimas que compõem o sistema citocromo P-450 (CYP) são as de maior expressão entre as envolvidas nas reações da fase I da biotransformação de xenobióticos lipofílicos. Essas enzimas, juntamente com a nicotinamida adenina dinucleotídeo fosfato (NADPH) citocromo P-450 redutase e o citocromo b5 redutase, constituem o sistema citocromo P-450, conhecido como sistema oxidase de função mista ou simplesmente P-450. Nesse sistema, o citocromo P-450 é a enzima terminal com afinidade aos diversos substratos, enquanto a NADPH citocromo P-450 redutase é a enzima intermediária responsável pela transferência de elétrons provenientes da fonte geradora, a NADPH, para o citocromo P-450. O citocromo b5 acompanha o citocromo P-450 e funciona como alternativa na transferência de elétrons da fonte para o citocromo P-450. Essas enzimas se encontram fixas aos fosfolipídios constituintes da membrana do retículo endoplasmático.

O citocromo P-450 é uma hemoproteína, com o átomo de ferro no seu núcleo, e é assim conhecido pelo fato de o complexo formado entre a sua forma reduzida e o monóxido de carbono apresentar um pico de absorbância espectrofotométrica no comprimento de onda 450 nm. Certas substâncias administradas em ratos e camundongos modificam o espectro máximo do citocromo P-450, deslocando-o de 450 nm para o nível de 448 nm. Essa alteração espectral modifica também a capacidade catalisadora do sistema. Atualmente, são conhecidas múltiplas formas do citocromo P-450, variando entre si quanto à especificidade de ação e quanto à estrutura de cadeias polipeptídicas.

Estudos moleculares realizados até o presente identificaram 267 famílias de CYP-450, codificadas por mais de 5 mil genes.

As isoenzimas do citocromo P-450 são, portanto, representadas pela sigla CYP, seguida de um algarismo que indica a família, uma letra que indica a subfamília e outro algarismo que indica o gene. Por exemplo, CYP3A2 significa a isoenzima 2, da família 3 e subfamília A.

Mecanismo de oxidação e de redução de substratos pelo citocromo P-450 O substrato complexa-se com a forma oxidada do citocromo P-450 que recebe um elétron procedente de NADPH, via NADPH citocromo P-450 redutase. Esse elétron reduz o Fe^{3+} da fração heme do citocromo P-450 para Fe^{2+}. O complexo liga-se, então, à molécula de oxigênio e capta mais um elétron procedente também de NADPH. O segundo elétron é, às vezes, procedente de nicotinamida adenina dinucleotídeo (NADH) e é transportado pelo citocromo b5. Ambos os elétrons são transferidos ao oxigênio molecular, desmembrando-o em átomos de oxigênio altamente reativos e instáveis. Um desses átomos de oxigênio liga-se à molécula de substrato, resultando em um substrato oxidado que se desliga do complexo enzimático, enquanto outro átomo de oxigênio é utilizado na produção da molécula de água. A enzima, por sua vez, oxida-se para reiniciar o novo ciclo (Figura 2.3).

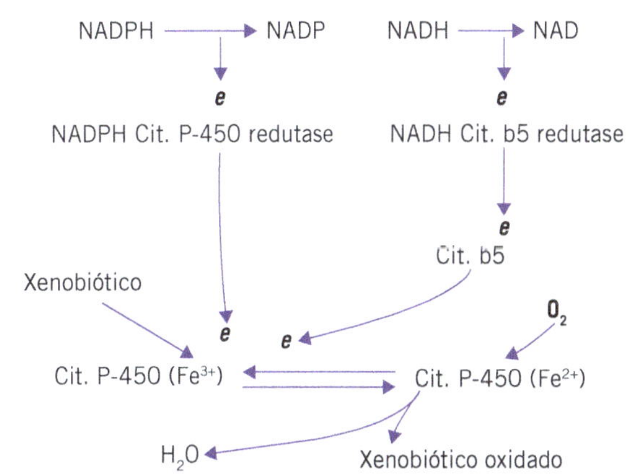

Figura 2.3 Oxidação de xenobióticos catalisada pelo citocromo P-450.
Fonte: Desenvolvida pela autoria.

Redução Além das reações de oxidação, o citocromo P-450 catalisa também algumas reações de redução. Naturalmente, essas reações ocorrem em condições de baixa concentração de oxigênio. Azorredução, nitrorredução e desalogenação redutiva são exemplos dessas reações. O tetracloreto de carbono (CCl_4) e o halotano ($CF_3CHBrCl$) são exemplos clássicos de bioativação sob ação do citocromo P-450 com a formação de radicais intermediários livres e tóxicos. Nessas reaçoes, o citocromo P-450 transfere o elétron diretamente ao substrato, reduzindo-o, em vez de utilizá-lo na ativação do oxigênio.

Xenobióticos com grupamentos aldeído, cetona, dissulfeto, sulfóxido, quinonas, N-óxidos, alquenos, azo e nitro, além de alguns metais, sofrem redução *in vivo*. Essas reações podem bioativar o composto, deixando-o mais tóxico que o original, ou inativá-lo, facilitando sua eliminação. Um exemplo de bioativação é a nitrorredução que ocorre pelas enzimas da microflora intestinal. Compostos nitroaromáticos, como o 2,6 dinitrotolueno, reduzidos na flora intestinal, passam a ser reabsorvidos na forma de nitroálcool, que no fígado é novamente metabolizado, gerando íons radicalares que se ligam a grupamentos nucleofílico como proteínas e DNA hepático. Este parece ser determinante para a carcinogenicidade hepática.

Hidrólise Xenobióticos compostos de grupamentos funcionais éster, ácido carboxílico, amidas, tioésteres, ésteres de ácido fosfórico sofrem hidrólise catalisada por carboxilesterases, pseudocolinesterases e paroxonases. Essas enzimas possuem ampla distribuição tecidual e plasmática.

As reações de fase I, na maioria das vezes, tornam o composto mais reativo para a subsequente inativação por outra reação de fase I ou de fase II. A metabolização do etanol ilustra a participação de enzimas de fase I na formação de um agente mais tóxico (aldeído) que o original (etanol) e, em seguida, outra reação de fase I transforma o aldeído em ácido carboxílico, menos tóxico que seu precursor, e a forma de excreção urinária (Figura 2.4).

Etanol —(Álcool desidrogenase)→ Aldeído (mais tóxico) —(Aldeído desidrogenase)→ Ácido carboxílico (menos tóxico)

Figura 2.4 Biotransformação do etanol.
Fonte: Desenvolvida pela autoria.

Reações de fase II

Conforme já mencionado, as reações de fase II compreendem aquelas em que as moléculas de xenobióticos são complexadas a outras moléculas sintetizadas no próprio organismo. As reações compreendem duas etapas, a saber: 1) síntese do composto endógeno que será ligado ao xenobiótico; e 2) transferência do composto endógeno para o xenobiótico, quer seja não biotransformado ou o produto polar proveniente das reações da fase I de biotransformação. As enzimas que catalisam a primeira etapa recebem o nome genérico de sintetases, e as que catalisam a segunda etapa, de transferases.

Glicuronidação A glicuroniltransferase catalisa a conjugação mais frequente em mamíferos, com exceção de algumas espécies de felinos, como gatos domésticos e leões, e consiste na conjugação da molécula do xenobiótico com o ácido glicurônico. O ácido glicurônico encontra-se em forma de ácido uridinodifosfato glicurônico (AUDPG) e é o doador do grupo glicuronila. Os glicuronatos formados são polares e excretados pelos rins e pelo fígado.

As reações de glicuronidação ocorrem nos retículos endoplasmáticos de diversos tecidos, enquanto a maioria das reações da fase II é catalisada por enzimas citosólicas. Existem várias formas de UDP-glicuroniltransferase, fato evidenciado pelos efeitos de diferentes indutores e inibidores enzimáticos.

Entre os substratos mais conhecidos da glicuroniltransferase, têm-se os álcoois aromáticos e alifáticos, ácidos carboxílicos, aminas primárias e secundárias e grupos sulfidrílicos livres, formando os respectivos O, N e S-glicuronatos.

Os glicuronil conjugados são substratos da β-glicuronidase, enzima que catalisa a degradação do complexo e que é encontrada principalmente na microflora intestinal. Portanto, os conjugados excretados pela bile podem sofrer ação da β-glicuronidase, com liberação de agliconas, que podem ser reabsorvidas e contribuir para a recirculação entero-hepática. Os N-glicuronatos são mais resistentes à ação de β-glicuronidase do que os O e S-glicuronatos. Os glicuronatos são degradados também por hidrólise, na presença de ácidos e bases.

A glicuroniltransferase está quase ausente nos recém-nascidos. Essa é a razão pela qual os neonatos mostram dificuldade de metabolização da bilirrubina, apresentando alta incidência de intoxicação por hiperbilirrubinemia.

Sulfotransferase A conjugação com o ácido sulfúrico, outra reação importante em mamíferos, é catalisada por sulfotransferases, um grupo de enzimas solúveis encontrado no fígado, rins, intestino, pulmões e outros tecidos. O doador do grupo sulfato é o 3'-fosfoadenosina-5'-fosfossulfato (PAPS), sintetizado a partir do ATP e sulfato inorgânico. Os substratos apresentam hidroxila nas suas moléculas, como fenóis e álcoois alifáticos. Os produtos dessas reações são sulfatos orgânicos ionizados e excretados predominantemente com a urina.

Do processo de desintoxicação participam 4 tipos de sulfotransferases: a) arilsulfotransferase, que conjuga fenóis, catecolaminas e hidroxiaminas orgânicas; b) hidroxiesteroide sulfotransferase, que conjuga hidroxiesteroides e certos álcoois primários e secundários; c) estrona sulfotransferases, que atuam sobre grupos fenólicos e anel aromático de esteroides; e d) transferases de sais biliares, que catalisam a sulfatação de ácidos biliares conjugados e não conjugados.

Metilação A metilação, responsável pelo metabolismo de vários compostos endógenos, é catalisada por diferentes enzimas designadas genericamente metiltransferases. Os substratos envolvidos na metilação são aminas aromáticas e alifáticas, N-heterocíclicos, fenóis mono e poliídricos e compostos contendo grupo sulfidrílico. O doador do grupo metila é a S-adenosilmetionina, que é sintetizada na presença de enzimas da fração solúvel do fígado. São exemplos dessas reações a O-metilação de catecolaminas, a N-metilação de serotonina, benzilamina, anfetamina e piridina, S-metilação de dietilditiocarbamato. As enzimas atuantes são N-metiltransferase, O-metiltranferase e S-metiltransferase, conforme a transferência do grupo metila se faça para o nitrogênio, o oxigênio ou para o enxofre da molécula da substância.

Acetilação A acetilação de aminas constitui uma das principais vias de biotransformação de arilaminas na maioria das espécies. As enzimas atuantes na acetilação são denominadas N-acetiltransferases e estão localizadas no citosol. O cofator dessas reações é a acetilcoenzima A. Os substratos mais conhecidos são aminas primárias aromáticas, hidrazinas, hidrazidas, sulfonamidas e certas aminas alifáticas primárias.

Ocorre uma variabilidade entre espécies. Os cães são desprovidos de N-acetiltransferase, portanto são incapazes de metabolizar grande número de substratos. O homem, os camundongos, os coelhos e alguns macacos apresentam polimorfismo de acetilação e são classificados como acetiladores rápidos e lentos, com base na sua capacidade de acetilar isoniazida. A suscetibilidade ao câncer induzido pelas aminas aromáticas pode ser dependente de polimorfismo em atividade N-acetiltransferase. Dados epidemiológicos demonstram que acetiladores lentos são mais suscetíveis ao câncer induzido por corantes aromáticos e benzidina. Essas substâncias são reativas, causando carcinogênese, e são acetiladas para inativação e eliminação.

Conjugação com a glutationa A conjugação de agentes tóxicos com o tripeptídio glutationa é catalisada, na sua fase inicial, pela glutationa S-transferase, localizada no citoplasma e no retículo endoplasmático do fígado, intestino, rins e glândulas adrenais. As atividades citosólicas são, em regra, 5 a 40 vezes maiores do que as microssômicas. O cofator para as reações catalisadas por essas enzimas é a glutationa (GSH), que é formada por 3 aminoácidos, a glicina, o ácido glutâmico e a cisteína. As glutationas S-transferases catalisam a reação de sulfidril nucleófilo da glutationa com compostos contendo átomos de carbono eletrofílicos, característica requerida para os substratos. Ademais, os agentes químicos devem ser hidrofóbicos e devem reagir não enzimaticamente com a glutationa, impedindo sua inativação. Os produtos conjugados sofrem hidrólise, gerando derivados cisteínicos, principalmente nos rins, onde são acetilados, formando a N-acetilcisteína (ácido mercaptúrico; Figura 2.5).

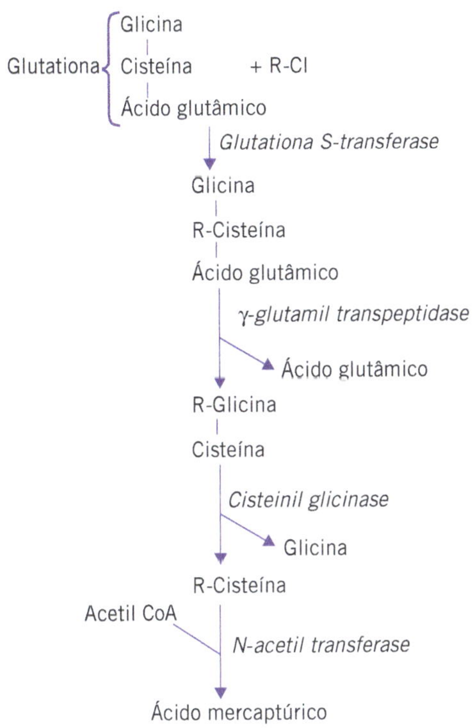

Figura 2.5 Conjugação com glutationa e sua degradação.
Fonte: Desenvolvida pela autoria.

A glutationa S-transferase catalisa a reação de diversos xenobióticos eletrofílicos com a glutationa endógena nucleofílica, prevenindo dessa maneira as reações dos xenobióticos com constituintes neutrofílicos teciduais, como lipídios, DNA e proteínas. Substâncias tóxicas do tipo bromobenzeno e clorofórmio são biotransformadas pelo sistema enzimático do citocromo P-450, gerando metabólitos altamente reativos. Se não forem eficientemente conjugados com a glutationa, acumulam-se e reagem com os constituintes endógenos, causando toxicidade.

Qualquer fator que reduza a concentração de GSH pode aumentar a toxicidade de substâncias que originam metabólitos reativos, como radicais livres. Esses próprios radicais, se em altas concentrações, podem depletar os estoques celulares de GSH, ocasionando estresse oxidativo e consequente peroxidação lipídica.

Reações extra-hepáticas

Os tecidos pulmonar, renal, intestinal, além da pele e das mucosas, também participam do processo de biotransformação de xenobióticos. A ação das enzimas teciduais, que metabolizam os agentes químicos antes de alcançarem a circulação sistêmica, é denominada efeito de primeira passagem. Os micro-organismos intestinais são outros elementos importantes na biotransformação de substâncias. Esses micro-organismos, constituídos de mais de 400 espécies bacterianas, muitas vezes transformam substratos em metabólitos menos hidrossolúveis e, sob condições anaeróbicas do intestino, promovem reações de redução. A presença também de β-glicuronidase no intestino contribui para introduzir modificações estruturais de substratos excretados com a bile, ocasionando a reabsorção de substâncias e o ciclo entero-hepático.

Fatores que modificam a biotransformação

Os fatores que interferem na biotransformação podem ser classificados em internos ou externos. Fatores internos são aqueles relacionados ao próprio sistema biológico. Fatores externos são os dependentes das próprias substâncias, vias de exposição e do meio ambiente.

Fatores internos

Espécie e raça Esses fatores determinam variações qualitativa e quantitativa de biotransformações, dependendo da presença ou ausência de enzimas e da concentração de cada enzima. As variações qualitativas podem ser observadas, por exemplo, na biotransformação do inseticida N-2-fluorenilacetamida (FAA), que sofre reação de N-hidroxilação em ratos, camundongos, cães, mas não em cobaias. As espécies que são capazes de realizar a N-hidroxilação do FAA são mais sensíveis ao desenvolvimento de tumores do que as cobaias, uma vez que o composto hidroxilado é mais reativo que o composto inicial. As variações quantitativas podem ser exemplificadas pela toxicidade do inseticida O, O-di-isopropilbenziltiofosfato em ratos e em camundongos. O valor de DL_{50} desse inseticida varia sensivelmente entre as duas espécies. Os camundongos são mais suscetíveis ao inseticida do que os ratos, pela menor capacidade de biotransformação do composto. A literatura é muito abrangente quanto às diferenças de efeitos entre espécies decorrentes de variações na biotransformação. Coelhos são resistentes às ações tóxicas da atropina. Esses animais possuem a enzima atropinesterase, que hidrolisa rapidamente a atropina. Essa enzima, que é produzida por um gene ou um par de genes, está ausente na maioria das espécies de mamíferos, incluindo o homem.

Fatores genéticos A capacidade metabolizadora de agentes químicos varia sensivelmente de um indivíduo para outro, conforme as suas condições fisiológicas ou de doenças associadas. Os fatores genéticos contribuem com essas variações. A concentração plasmática de isoniazida pode variar entre indivíduos que receberam a mesma dose. As diferentes concentrações obtidas, quando representadas em histograma de frequência de distribuição, mostram uma curva descontínua ou bimodal, isto é, existem 2 grupos distintos de indivíduos, com capacidade diferente de metabolizar isoniazida. De fato, a isoniazida é biotransformada no organismo por acetilação e sua velocidade varia entre os pacientes. Alguns conseguem acetilar rapidamente e outros lentamente, formando-se assim duas subpopulações, que representam 2 fenótipos distintos. A proporção entre os acetiladores rápidos e lentos é variável conforme a raça. Entre os caucasianos, a proporção de acetiladores lentos é elevada, atingindo de 50% a 60%. Entre os orientais, há predomínio de acetiladores rápidos. A biotransformação do etanol também pode sofrer influência de fatores genéticos. Entre os orientais, muitos são portadores de polimorfismos da aldeído desidrogenases, tornando a metabolização e excreção do etanol menos eficientes do que em ocidentais.

Gênero Existe variação da intensidade de biotransformação entre o sexo masculino e o feminino. Os ratos machos, por exemplo, são capazes de metabolizar mais rapidamente o hexobarbital, assim como a zoxazolamina, do que as fêmeas e, consequentemente, os machos exibem menor efeito farmacológico desses fármacos. Em ratos machos, o teor de citocromo P-450 é, em média, cerca de 40% maior do que nas fêmeas. Assim, os machos possuem maior capacidade de biotransformar substâncias lipofílicas, por meio de enzimas microssômicas, reduzindo a meia-vida biológica dessas substâncias em relação à das fêmeas. Como consequência, os efeitos farmacológicos e toxicológicos também variam entre os machos e as fêmeas. Tratando-se de substâncias ativas que geram metabólitos inativos, seus efeitos serão menores nos machos do que nas fêmeas. Entretanto, tratando-se de substâncias cujos metabólitos são mais ativos do que a própria substância que lhes deu origem, os efeitos serão mais acentuados nos machos. Por esse mecanismo, explica-se a maior toxicidade hepática de tetracloreto de carbono e halotano em ratos machos, assim como maior nefrotoxicidade do halotano em camundongos machos.

As ratas tratadas com testosterona adquirem maior capacidade de biotransformar fármacos e xenobióticos, aproximando-se à dos machos. Inversamente, a castração de ratos machos reduz sua capacidade de biotransformar xenobióticos. O estradiol não modifica a atividade nos ratos machos e fêmeas castrados. A ação anabólica dos hormônios sexuais masculinos é tida como a principal responsável pelas diferenças entre os gêneros.

Na espécie humana, a diferença na capacidade de biotransformar xenobióticos não é acentuada a ponto de determinar toxicidade diferente entre homens e mulheres. Entretanto, o uso de anticoncepcionais pelas mulheres pode exercer influência na capacidade de biotransformação de outros fármacos, o que confere problemas importantes de interação medicamentosa.

Idade Fetos e recém-nascidos são praticamente desprovidos da capacidade bioquímica de biotransformar xenobióticos, razão pela qual os recém-nascidos são altamente suscetíveis à ação tóxica de xenobióticos. Certas proteínas presentes no soro fetal parecem reprimir a formação de enzimas do citocromo P-450.

Os fetos humanos, no seu segundo trimestre de desenvolvimento, apresentam de 20% a 50% das atividades das enzimas do citocromo P-450. Entretanto, o padrão de isoenzima é qualitativamente diferente daquele apresentado pelos adultos. Esse padrão de desenvolvimento ontogenético parece ser comum a diversas espécies e tem sido caracterizado com vários substratos.

Após o nascimento, ocorre rapidamente o desenvolvimento da atividade bioquímica. Em ratos, aos 30 dias de vida, a atividade do citocromo P-450 atinge intensidade máxima e, em seguida, começa a declinar lentamente com a idade, chegando a 50% e 60% do máximo aos 600 dias, o que correspondente à senilidade. A maior toxicidade de certos xenobióticos em pessoas idosas é explicada, em parte, pela queda na intensidade de biotransformação, além da sua baixa capacidade de excreção renal. O efeito miorrelaxante do carisoprodol, fármaco de ação central, é inversamente proporcional à intensidade de biotransformação do fármaco, uma vez que o metabólito formado é menos ativo. Em doses proporcionais ao peso corpóreo, o carisoprodol exibe efeito mais pronunciado em animais neonatos e idosos que em adultos.

Estado nutricional Experiências em ratos mostram que, em estado de desnutrição, o tempo de sono induzido pelo hexobarbital é aumentado. A redução da atividade enzimática se dá em função basicamente da diminuição das proteínas, decorrentes da desnutrição. Outros elementos nutricionais, como ferro, cobre, magnésio, cálcio, zinco, vitaminas do complexo B, ácido ascórbico e tocoferol, são igualmente importantes, uma vez que esses elementos participam da composição e da manutenção da integridade do sistema oxidase de função mista. Assim, dietas pobres em proteínas aumentam a toxicidade de substâncias ativas, mas reduzem a de substâncias que necessitam de biotransformação prévia para se tornarem ativas. A letalidade e a hepatotoxicidade da dimetilnitrosamina são baixas em ratos mantidos sob dieta pobre em proteínas. Nesses animais, a intensidade de N-desmetilação do composto é reduzida, prevenindo a primeira fase de sua conversão para um agente alquilante.

O jejum de 1 dia reduz drasticamente a concentração de glutationa hepática. Nessas condições, há potencialização da hepatotoxicidade do paracetamol, bromobenzeno e outros compostos que são desintoxicados pela glutationa.

Estado patológico A biotransformação de xenobióticos pode ser alterada sob diversas condições de doenças. As doenças hepáticas em particular, como cirrose, icterícia obstrutiva, carcinomas e hepatite, acarretam reduções drásticas das atividades enzimáticas do fígado, acompanhadas de queda da taxa de biotransformação de agentes químicos. Comprometimentos cardiovasculares que resultam na diminuição do fluxo sanguíneo hepático modificam igualmente a biotransformação e a depuração de xenobióticos.

Fatores externos

Entre os fatores externos que interferem na biotransformação, estão certas substâncias que atuam sobre os sistemas enzimáticos, ativando-os ou inibindo-os. São os indutores e os inibidores enzimáticos (Quadro 2.4).

Quadro 2.4 Alguns indutores e inibidores do citocromo P-450.

Citocromo P-450	Indutores	Inibidores
CYP1A	Hidrocarbonetos policíclicos aromáticos Benzopireno Rifampicina	Fluvoxamina Furafilina
CYP2B	Fenobarbital	–
CYP2C	Carbamazepina Rifampicina Prednisona	Fluoxetina Omeprazol Fluvoxamina
CYP2D	Rifampicina	Fluoxetina Quinidina Cimetidina
CYP2E	Etanol Isoniazida	Dissulfiram
CYP3A	Barbitúricos Carbamazepina Fenitoína Rifampicina	Cetoconazol Itraconazol Eritromicina

Fonte: Desenvolvido pela autoria.

Indução enzimática A atividade enzimática do sistema oxidase de função mista, responsável pela maioria das reações oxidativas de xenobióticos (citocromo P-450), pode ser estimulada por substâncias como hormônios esteroides, inseticidas clorados, barbitúricos, hidrocarbonetos policíclicos aromáticos etc. Esse fenômeno, chamado indução enzimática, além de acelerar a biotransformação de vários xenobióticos, estimula também a sua própria, pelo aumento da síntese proteica, resultando em fenômeno de tolerância metabólica ou cinética.

O primeiro relato sobre a indução enzimática foi feito no início da década de 1950 por Richardson e seus colaboradores, após observarem que o potente agente carcinogênico dimetilaminoazobenzeno (DMAAB) não produz hepatomas quando administrado juntamente com o 3-metilcolantreno. Inicialmente, a indução foi observada com a mono-oxigenase dependente do citocromo P-450, porém outras enzimas, como álcool desidrogenase e transferases, também podem ser induzidas após exposição a esses agentes indutores.

O fenobarbital e o 3,4-benzopireno são os protótipos de agentes indutores enzimáticos potentes. Representam as duas classes de indutores. A indução por fenobarbital é demorada; em experiências laboratoriais, a indução em ratos requer pelo menos 3 dias de tratamento com o fármaco. Contudo, o efeito indutor do 3,4-benzopireno é rápido, instalando-se em poucas horas. Em compensação, a duração da indução pelo fenobarbital é mais curta do que a causada pelo 3,4-benzopireno. A indução pelo fenobarbital caracteriza-se por aumento do volume do fígado, proliferação do retículo endoplasmático, da síntese proteica e do teor do citocromo P-450, enquanto na indução pelo 3,4-benzopireno essas alterações são menos acentuadas.

As interações que ocorrem entre os fármacos são decorrentes, muitas vezes, da indução enzimática provocada por um dos agentes. É o caso, por exemplo, da interação entre o antibiótico rifampicina e o anticoagulante varfarina, em que a rifampicina age como indutor enzimático e reduz a concentração plasmática da varfarina. Na vigência da ação do indutor, uma dose maior de varfarina é requerida, por causa de sua rápida metabolização; entretanto, quando se interrompe a administração do indutor, a velocidade de biotransformação do anticoagulante volta a ser normal e a dose utilizada passa a ser tóxica, podendo provocar grave hemorragia.

Em animais previamente tratados com indutores enzimáticos, como fenobarbital, fenilbutazona e aminopirina, os efeitos farmacológicos da zoxazolamina e do hexobarbital são significativamente reduzidos, ao mesmo tempo em que seu metabolismo é aumentado. A atividade analgésica da associação de propoxifeno, paracetamol e hidroxizina *in vivo* é igualmente diminuída, quando são administrados juntamente com o fenobarbital.

Os mecanismos de indução enzimática envolvem a indução da síntese ou inibição da degradação das enzimas. O 2,3,7,8-tetraclorodibenzo-p-dioxina (TCDD) é lipofílico e atravessa a membrana plasmática facilmente. No citosol, liga-se a um receptor chamado receptor de hidrocarboneto (AhR), presentes em inúmeras células, entre as quais a hepática. O complexo agonista-receptor é translocado para o núcleo, onde se liga a regiões específicas do DNA e codifica a síntese de proteínas, entre as quais as enzimas de biotransformação, como as do citocromo P-450. Outros agonistas do receptor AhR, como o benzopireno, o 3-metilcolantreno, outros hidrocarbonetos policíclicos aromáticos e 3,3',4,4'-tetraclorobifenila deslocam o TCDD de seu receptor, induzindo síntese proteica pelo mesmo mecanismo.

Outro mecanismo para aumentar a biotransformação é a estabilização da enzima contra a degradação. Esse pode ser um mecanismo envolvido no aumento da concentração de CYP2E1 pelo etanol, acetona e pirazol. A concentração aumentada da CYP2E1 tem importantes implicações toxicológicas, já que essa enzima é responsável pela ativação de inúmeras substâncias ambientais (tetracloreto de carbono, dimetilnitrosamina) a metabólitos tóxicos e carcinogênicos.

As isoenzimas do citocromo P-450 de tecidos extra-hepáticos não são prontamente induzidas pelo fenobarbital e por compostos que produzem um padrão similar de indução. Entretanto, os hidrocarbonetos policíclicos aromáticos são efetivos em tecidos extra-hepáticos, como pulmões, rins, trato intestinal e pele, uma vez que o receptor AhR está presente nesses tecidos.

Com exceção de GSH-S-transferases, a maioria das enzimas de biotransformação de fase II não é facilmente induzida.

Inibição enzimática Certas substâncias são capazes de reduzir a biotransformação de xenobióticos, inibindo expressão e atividade das enzimas metabolizadoras, e assim são chamadas inibidores enzimáticos.

A inibição enzimática envolve mecanismos múltiplos, desde a inibição da síntese proteica até a competição com os substratos nos centros ativos comuns das enzimas, sendo que as inibições das enzimas podem ser reversíveis ou irreversíveis. Dentre as numerosas enzimas que sofrem interferência de inibidores, assumem especial importância as colinesterases, a monoaminoxidase (MAO), a aldeído desidrogenase, o citocromo P-450.

A inibição dessas enzimas causa acúmulo de seus substratos no organismo e aumento da intensidade e duração de seus efeitos biológicos. Os fármacos, sob influência de inibidores, tendem a apresentar efeitos terapêuticos, assim como efeitos adversos mais acentuados. Entretanto, tratando-se de substâncias que sofrem bioativação, a inibição enzimática tende a reduzir seu efeito. A intoxicação por metanol, por exemplo, pode ser amenizada, retardando sua passagem para o formaldeído, que é seu produto de biotransformação tóxico.

A inibição da aldeído desidrogenase é utilizada no tratamento do alcoolismo crônico em condições especiais e sob supervisão. O dissulfeto de tetraetiltiuram (dissulfiram) é o fármaco mais usado e, na vigência de sua ação, a ingestão de bebida alcoólica provoca uma série de sintomas de intoxicação, como náuseas, vômito e hipotensão, desencadeados pelo acúmulo de aldeído. Ao associar o mal-estar ao uso do álcool, espera-se que o paciente evite o consumo da bebida alcoólica.

A tranilcipromina, que inibe a monoaminoxidase (MAO) promovendo acúmulo de neurotransmissores, como dopamina, norepinefrina e serotonina, nos seus sítios de ação, apesar de pouco utilizada nos dias de hoje, foi um dos primeiros fármacos utilizados no tratamento da depressão. A inibição da degradação da acetilcolina pela acetilcolinesterase pode ter aplicação terapêutica ou ser mecanismo de intoxicação. O benefício farmacológico é demonstrado pelo emprego da neostigmina em circunstâncias que requerem maior atividade muscarínica sobre os órgãos, como intestino, bexiga, após uma cirurgia, e nas placas terminais para acelerar o desbloqueio neuromuscular. A inibição da enzima acetilcolinesterase é o mecanismo da intoxicação por inseticidas organofosforados. Assim, a intoxicação por esses agentes caracteriza-se por acentuada sudorese, salivação, lacrimejamento, miose, diarreia, desencadeados pelo acúmulo de acetilcolina (Quadro 2.5).

Quadro 2.5 Inibidores de enzimas não pertencentes ao citocromo P-450.

Inibidor	Enzima	Efeito
Inseticidas fosforados	Colinesterases	Acúmulo de acetilcolina nos seus sítios de ação
Tranilcipromina, Fenelzina	Monoaminoxidase	Acúmulo de neurotransmissores adrenérgicos
Dissulfiram, Furazolidona, Metronidazol	Aldeído desidrogenase	Acúmulo de aldeído no organismo
3-Metilpirazol	Álcool desidrogenase	Acúmulo de álcoois

Fonte: Desenvolvido pela autoria.

O citocromo P-450 é inibido por várias substâncias. Tem sido mostrado experimentalmente que o éster dietilaminoetanol do ácido difenilpropilacético (SKF525-A), inibidor das enzimas do citocromo P-450, por si só não produz efeito farmacológico importante, mas prolonga os efeitos de fármacos lipossolúveis do tipo barbitúrico, zoxazolamina, analgésicos e outros. Nesse caso, a associação do hexobarbital com o SKF525-A prolonga o tempo de sono induzido pelo hexobarbital em cerca de 3 vezes. O SKF525-A atua sobre o sistema citocromo P-450 por mecanismo não competitivo.

Em menor grau, a etionina, a puromicina, a dactinomicina, o cloranfenicol, a tetraciclina, entre outros, inibem o sistema enzimático do retículo endoplasmático, por interferir na síntese proteica.

EXCREÇÃO

Excreção é o processo pelo qual uma substância é eliminada do organismo. Os agentes tóxicos são excretados por diferentes vias e, na maioria das vezes, sob forma de produtos mais hidrossolúveis, após sua biotransformação.

As vias de excreção mais representativas são a urinária, a fecal e a pulmonar. A urina excreta substâncias hidrossolúveis, enquanto as fezes carregam substâncias não absorvidas no trato digestivo e também os produtos excretados pela bile. A via pulmonar é a responsável pela excreção de gases e vapores.

Excreção renal

Os rins exercem importante papel depurador do sangue, excretando substâncias polares e hidrossolúveis. São basicamente 3 os mecanismos envolvidos na formação da urina e na excreção de substâncias, a saber: filtração glomerular, reabsorção tubular e secreção tubular.

Os capilares glomerulares possuem grandes poros (70 nm), por onde passam todos os elementos contidos no sangue, exceto algumas estruturas, como elementos figurados do sangue e macromoléculas proteicas. Os xenobióticos ligados às proteínas não são filtrados por causa do tamanho do seu complexo, tendo, portanto, maior permanência no organismo. Após a filtração, as partículas hidrossolúveis são excretadas com a urina, enquanto as moléculas lipossolúveis são reabsorvidas pelo túbulo proximal, voltando à circulação sistêmica. Este processo de reabsorção aumenta a meia-vida de medicamentos e pode favorecer a toxicidade de um xenobiótico. A excreção de substâncias de natureza ácida ou básica sofre grande influência do pH da urina, uma vez que substâncias na forma molecular são mais facilmente reabsorvidas pelo túbulo proximal. Assim, a elevação do pH pela administração de bicarbonato de sódio aumenta a ionização de substâncias de caráter ácido, como barbitúricos e ácido acetilsalicílico, facilitando sua excreção.

Alguns agentes tóxicos são excretados pelo processo chamado secreção tubular, que consiste na passagem desses agentes do sangue diretamente para a urina, nos túbulos proximais, por mecanismo de transporte ativo. São excretados por secreção tubular os ânions orgânicos (ácidos) e cátions orgânicos (bases) que têm como protótipos, respectivamente, o *p*-aminoipurato e a N-metilnicotinamida.

Como em todo processo de transporte ativo, na secreção tubular pode haver competição entre as substâncias de mesma natureza. Esse mecanismo foi utilizado, por exemplo, para retardar a excreção e aumentar o tempo de ação da penicilina, com a associação à probenecida, um ácido que compete pelo mesmo sistema de secreção tubular que o usado pela penicilina.

No entanto, esse mecanismo competitivo pode ser prejudicial ao organismo quando concorrem substâncias tóxicas, como é o caso de diuréticos sulfonamídicos, que retardam a excreção do ácido úrico, provocando seu acúmulo. A manifestação aguda dessa interação pode ser a crise de gota, pelo acúmulo de ácido úrico em articulações.

Os transportes ativos também estão envolvidos no processo de reabsorção tubular. Da mesma maneira que na secreção para o túbulo proximal, competição por esses sistemas interfere com o tempo de circulação de agentes químicos, conferindo aumento/diminuição de eficácia terapêutica ou de toxicidade, dependendo do agente.

Polimorfismos nos sistemas de transportes ativos presentes no túbulo proximal, idade, insuficiência renal ou circulatória e interações medicamentosas alteram a excreção renal.

Excreção pelo trato digestivo

A parte não absorvida dos agentes químicos pela via oral é excretada com as fezes.

Nas fezes são encontrados, além de agentes tóxicos não absorvidos, como Paraquat e curare, produtos de biotransformação de diversas substâncias procedentes do fígado, via bile. Há evidências também da passagem de substâncias do sangue diretamente para o intestino por difusão passiva. Certos ácidos e bases orgânicas podem ser excretados com as fezes, após sofrerem secreção ativa no intestino.

A excreção biliar constitui um dos mais importantes meios de prevenir a intoxicação por xenobióticos, principalmente quando esses agentes, após absorção intestinal, alcançam o fígado antes de cair na circulação sistêmica. O efeito de primeira passagem ou eliminação pré-sistêmica são termos que indicam, entre outros, os mecanismos exercidos pelo fígado. Parte das substâncias biotransformadas no fígado concentra-se na vesícula biliar e, em seguida, é transportada para o duodeno juntamente com a bile. No intestino, os xenobióticos e seus metabólitos podem ser excretados com as fezes ou, dependendo de suas propriedades físico-químicas, ser reabsorvidos, descrevendo o percurso conhecido como ciclo entero-hepático.

Conforme a relação entre as concentrações na bile e no plasma, as substâncias são classificadas em 3 tipos: A, B e C. As substâncias do tipo A apresentam a relação de suas concentrações na bile e no plasma de aproximadamente 1 e são representadas por sódio, potássio, glicose, mercúrio, tálio, césio e cobalto, entre outras. As substâncias do tipo B apresentam a relação maior do que 1 e incluem ácidos biliares, bilirrubina, sulfobromoftaleína, chumbo, arsênio, manganês etc. As do tipo C apresentam relação menor do que 1 e têm como exemplos a inulina, albumina, zinco, ferro, ouro e cromo. Os compostos do tipo B são rapidamente excretados na bile. A passagem desses compostos do plasma para a bile é efetuada mediante transporte ativo.

A excreção biliar de ácidos orgânicos, como a sulfobromoftaleína e a indocianina verde, é utilizada no teste de função hepática. O teste consiste na injeção desses corantes intravenosamente e na determinação do seu perfil plasmático. Concentrações elevadas no plasma indicam depuração biliar reduzida em decorrência do dano hepático, uma vez que esses compostos são excretados predominantemente pela bile.

Os mecanismos de transporte ativo são importantes na excreção fecal. A existência de transportes ativos para metais no fígado favorece a excreção destes pela bile. Por exemplo, o chumbo é excretado para a bile contra gradiente de concentração, na proporção de bile para plasma de 100:1.

As substâncias de baixo peso molecular são pouco excretadas pela bile, enquanto substâncias livres ou conjugadas com peso molecular superior a 325 daltons são excretadas em maiores quantidades. Os conjugados com glutationa ou com ácido glicurônico são excretados em grande quantidade na urina. Os conjugados excretados pela bile, que não são reabsorvidos no intestino, podem ser hidrolisados sob ação da microflora intestinal, gerando substâncias suficientemente lipossolúveis para serem reabsorvidas, alcançando o fígado e sendo excretadas pela bile.

A reabsorção de agentes tóxicos, em particular, é indesejável, visto que, pelo ciclo entero-hepático, terão sua meia-vida biológica aumentada. Na intoxicação por metilmercúrio, por exemplo, a resina politiol foi utilizada para complexar com o mercurial e prevenir sua reabsorção. O fenobarbital, além de favorecer as reações de conjugação por indução enzimática, aumenta o fluxo biliar e pode contribuir na excreção biliar de muitas substâncias.

Excreção pelos pulmões

As substâncias gasosas e voláteis são excretadas principalmente pelos pulmões. O bafômetro, utilizado para a determinação de concentração etanólica no plasma, tem base no princípio da proporcionalidade entre a quantidade de etanol eliminada e a sua pressão de vapor.

A excreção de gases é inversamente proporcional à quantidade de sua solubilização. Por exemplo, o gás etileno, com baixa solubilidade no sangue, é rapidamente excretado pelos pulmões, enquanto o clorofórmio, que é altamente solúvel no plasma, é excretado lentamente.

Da mesma maneira que na absorção, o fator limitante de excreção para substâncias altamente solúveis no sangue é a ventilação (respiração), enquanto para substâncias pouco solúveis no sangue é a perfusão (circulação).

Excreção por outras vias

Agentes tóxicos podem ser excretados ainda por outras vias, como suor, saliva, lágrimas e leite. As excreções por essas vias são dependentes de diferenças de pH entre o plasma e as glândulas ou tecidos, do pKa das substâncias, da lipossolubilidade e da presença de transportes ativos.

A excreção de agentes tóxicos pelo leite pode ocasionar intoxicação da criança amamentada, assim como intoxicação de pessoas que ingerem leite de vaca e seus produtos contaminados. As substâncias lipossolúveis do tipo DDT, policloretos e polibrometos de bifenilas são solúveis na gordura do leite e assim podem ser excretados por simples difusão. Substâncias básicas também se concentram preferencialmente no leite do que no plasma, por diferenças de pH. O pH do leite é inferior ao do sangue.

Da mesma maneira que o leite, a saliva possui pH menor do que o do sangue, e substâncias básicas difundem mais facilmente do plasma. Assim, a saliva tem sido considerada material biológico importante para a detecção de drogas de abuso, como etanol, cocaína e anfetaminas, mesmo porque a coleta desse material é menos invasiva do que a do sangue.

▶ PARÂMETROS BIOLÓGICOS INDICADORES DA ELIMINAÇÃO

Dois parâmetros toxicocinéticos importantes que expressam a eliminação são a meia-vida biológica ($t_{1/2}$) e a depuração (Dp) ou o *clearance* (Cl).

A meia-vida representa o tempo requerido para que a concentração plasmática de um determinado agente seja reduzida a 50%, após sua completa absorção e distribuição.

A depuração é a capacidade do organismo de eliminar uma substância do plasma. Os principais órgãos envolvidos no processo de depuração são o fígado e os rins. Enquanto o fígado elimina a substância por biotransformação e excreção via biliar, os rins promovem a excreção da substância e seus metabólitos juntamente com a urina. A depuração total é a soma das depurações individuais do agente químico por vários órgãos e tecidos do organismo.

A depuração renal é definida como a quantidade de excreção dividida pela concentração média da substância no plasma. A depuração renal de creatinina é normalmente usada como índice de função renal, pois essa substância endógena sofre filtração glomerular completa e é sujeita à mínima secreção tubular e reabsorção. Vários fatores interferem na depuração renal, entre os quais pH urinário, fluxo sanguíneo renal, fixação proteica da substância no plasma, idade do indivíduo e doença renal e cardiovascular.

▶ BIBLIOGRAFIA

BORST, P.; EVERS, R.; KOOL, M.; WIJNHOLDS, J. A family of drug transporters: the multidrug resistance-associated proteins. J Natl Cancer Inst, v.92, p. 1295-1302, 2000.

BOWMAN, W.C.; RAND, M.J. Textbook of pharmacology. Oxford: Blackwell, 1980.

BROSEN, K. Recent developments in hepatic drug oxidation. Implication for clinical pharmacokinetics. Clin. Pharmacokinetics, v.8, p.220-239, 1990.

BRUNTON, L.L.; HILAL-DANDAN, R.; KNOLLMANN, B.C. (eds). *Goodman & Gilman's The pharmacological basis of therapeutics*. 13th ed., New York: Mc Graw Hill, 2017.

DE LUCIA, R. *Farmacologia integrada*. 4.ed. Rio de Janeiro: Atheneu, 2015.

FROMM, M.F. Importance of P-glycoprotein at blood-tissue barriers. *Trends in Pharmacol Sci.*, v.25, p. 423-429, 2004.

GILBALDI, M.; PERRIER, D. *Pharmacokinetics*. 2.ed., New York: Mecel Dekker, 1982.

HANNEMANN, F.; BICHET, A.; EWEN K.M.; BERNHARDT, R. Cytochrome P450 systems - biological variations of electron transport chains. *Biochim Biophys Acta*, v.1770, p. 330-344, 2007.

KLAASSEN, C.D (ed). *Casarett & Doull's Toxicology: The Basic Science of Poisons*, 9th ed. New York: Mc Graw Hill, 2018.

LAMBLE, V.W. (ed). *Drug metabolism and distribution*. Amsterdam: Elsevier, 1983.

MITCHELL, V.R.; HORNING, M.G. *Drug metabolism and drug toxicity*. New York: Raver Press, 1984.

NEBERT, D.E.; GONZALEZ, F.J. Cytochrome P-450 gene expression and regulation. *Trends in Pharmacol. Sci.*, v.16, p. 160-164, 1985.

NELSON, D.R.; KAMATAKI, T.; WEXMAN, D.J. The P-450 superfamily: update on new sequences, gene mapping, accession numbers, early trivial names of enzymes, and nomenclature. *DNA Cell. Biol.*, v.12, n.1, p. 1-51, 1993.

RANG, H.P.; DALE, M.M.; RITTER, J.M.; FLOWER, R. *Rang & Dale's pharmacology*. 8th ed., Churchill Livingstone, Elsevier, 2015.

ZANINI, A.C.; OGA, S. *Farmacologia aplicada*. 6.ed. São Paulo: Atheneu, 2018.

3

Toxicodinâmica

Seizi Oga
Tania Marcourakis
Sandra Helena P. Farsky

CONTEÚDO DESTE CAPÍTULO

CONCEITOS

A Toxicodinâmica estuda os mecanismos da ação tóxica exercida por substâncias químicas sobre o sistema biológico, sob os pontos de vista bioquímico e molecular. Dessa maneira, os dados obtidos são fundamentais para:

1. estimar a possibilidade de o agente químico causar efeitos deletérios e qual população pode ser atingida, ou seja, a avaliação do risco;
2. estabelecer procedimentos preventivos e estratégias de tratamento;
3. desenvolver produtos específicos, com maior seletividade para a espécie de interesse, como no caso de praguicidas mais seletivos que não causem toxicidade a demais seres vivos do ecossistema e humanos.

Os dados obtidos também podem ser utilizados para demais aplicações na ciência. A compreensão dos mecanismos da neurotransmissão e da carcinogênese, por exemplo, foi beneficiada pelo estudo do mecanismo de ação de xenobióticos.

Pelo elevado número de agentes químicos com potencial tóxico, os mecanismos de ação são os mais diversos. Obviamente, o efeito tóxico depende primordialmente de o agente químico alcançar e permanecer no sítio de ação. Dessa maneira, os fatores que facilitam a absorção, a distribuição para o sítio-alvo, a biotransformação, caso o agente tóxico seja produto dessas reações, ou que impeçam sua eliminação, facilitam a chegada do agente químico no sítio de ação. Nesse local, a molécula ativa interage com o sítio molecular por meio de diferentes reações que são determinadas pelas características físico-químicas e estruturais do agente químico e do sítio molecular (Figura 3.1).

No caso de medicamentos, é importante ressaltar os conceitos de reações adversas e de intoxicação. As reações adversas, não desejadas, são aquelas provocadas com doses terapêuticas do medicamento e ocorrem pelo fato de o medicamento nem sempre possuir seletividade para um único alvo molecular ou porque este alvo se encontra distribuído em diferentes tecidos do organismo. A intoxicação medicamentosa é decorrente de dose excessiva, seja ela acidental ou intencional.

A toxicidade provocada por xenobióticos pode ser classificada em aguda e crônica, conforme o número e a persistência da exposição do sistema biológico ao agente. A intoxicação aguda é decorrente de uma única exposição ou de exposições múltiplas ao agente tóxico, num período de tempo aproximado de 24 horas. Os efeitos surgem de imediato ou no decorrer de alguns dias, no máximo 2 semanas. Experimentalmente, a avaliação da

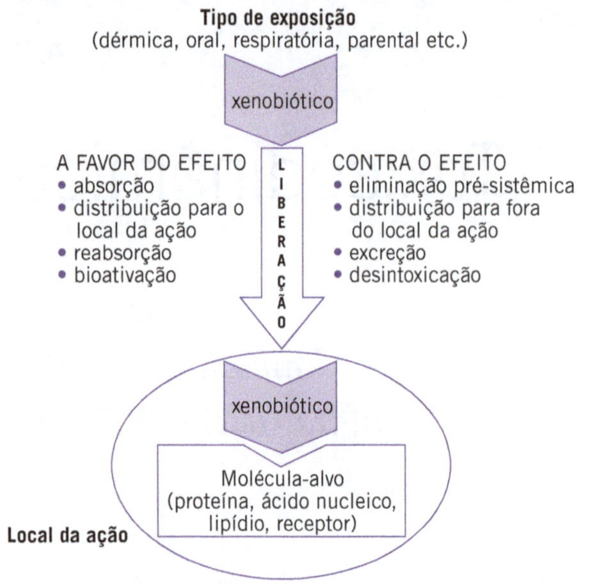

Figura 3.1 Mecanismos que influenciam a chegada de um xenobiótico ao seu local de ação.
Fonte: Desenvolvida pela autoria.

toxicidade aguda de xenobióticos é feita utilizando-se pelo menos 3 espécies animais, sendo uma não roedora. Geralmente, após a administração de uma única dose, os animais são observados quanto aos sinais e sintomas de intoxicação e o percentual de mortalidade para o cálculo de doses letais. Os parâmetros mais utilizados para expressar o grau de toxicidade aguda de substâncias químicas são a DL_{50} (dose letal 50%) e a DL_{10} (dose letal 10%), que correspondem às doses que provavelmente matam, respectivamente, 50% e 10% de um lote de animais utilizados para os ensaios experimentais. Esses valores são calculados estatisticamente a partir de dados obtidos experimentalmente, correlacionando-se as doses das substâncias e as mortalidades dos animais, em ensaios denominados quantais.

Além de doses letais, podem-se determinar ainda as doses efetivas ou eficazes 50% (DE_{50}) ou 90% (DE_{90}), que são as doses que promovem efeitos desejados em 50% ou 90%, respectivamente, nos animais submetidos aos ensaios experimentais. Esses valores são frequentemente utilizados para expressar a eficácia dos medicamentos, e sua correlação com as doses letais permite determinar os índices chamados Índice Terapêutico (IT) e Margem de Segurança (MS), que são calculados conforme as expressões:

$$IT = \frac{DL_{50}}{DE_{50}}$$

$$MS = \frac{DL_{10} - DE_{90}}{DE_{90}} \cdot 100$$

Quanto maior for o valor do IT ou da MS de uma substância, menor será o risco de promover intoxicação.

A intoxicação crônica resulta de exposições repetidas ao agente tóxico, num período de tempo prolongado, de meses ou anos. Muitos compostos não chegam a causar danos após algumas exposições, porém, em casos de exposições prolongadas, podem promover efeitos lentos e graves, como são os casos de mutagenicidade e carcinogenicidade. Ainda, os sintomas da toxicidade podem ser observados após longo período de tempo de exposição, mesmo que esta tenha sido interrompida. Este é o caso da toxicidade de disruptores endócrinos e da carcinogênese química.

▶ AGENTES TÓXICOS

Os agentes tóxicos apresentam estruturas químicas das mais variadas e podem ser classificados utilizando-se critérios diferentes, conforme a finalidade de seu estudo. Entre os critérios comumente usados, têm-se, por exemplo, o químico (aminas aromáticas, hidrocarbonetos halogenados), o físico (gás, líquido e sólido), o bioquímico (indutores de metemoglobinemia) e o farmacológico (*d*-tubocurarina, α-bungarotoxina – bloqueadores de receptores nicotínicos da acetilcolina; dioxinas – ativadores do receptor de aril hidrocarbonetos).

A exposição humana aos agentes tóxicos ocorre por várias maneiras, a saber: ocupacional, refere-se aos trabalhadores expostos em ambientes fechados, como em fábricas, ou abertos, como na pulverização de inseticidas em plantações; ambiental, pela poluição no meio ambiente causada por fonte natural (erupções de vulcões) ou antropogênica (queima de combustível veicular; resíduos de indústrias no ar, solo e água); alimentar, pela ingestão de alimentos contaminados por substâncias químicas, como fertilizantes e inseticidas, ou por alimentos ou bebidas que possam conter substâncias tóxicas, como etanol, flavorizantes ou conservantes tóxicos; medicamentosa, por superdosagem de medicamentos ou por interações medicamentosas, ou até mesmo pelo veículo empregado no medicamento; e drogas ou fármacos de abuso, como cocaína, anfetaminas, maconha, entre outros.

▶ SELETIVIDADE DE AÇÃO

Todas as substâncias químicas tóxicas produzem seus efeitos alterando as condições fisiológicas das células.

Alguns compostos do tipo ácido ou base atuam indistintamente sobre qualquer órgão, causando irritação e corrosão nos tecidos de contato. Outros compostos são mais seletivos no seu modo de ação e causam danos a um tipo celular ou tecido, chamado estrutura-alvo específico, sem causar danos em outros. Essas estruturas-alvo frequentemente são moléculas proteicas que exercem importantes funções no organismo, como enzimas, moléculas transportadoras, expressão gênica, canais iônicos e receptores.

As diferenças fisiológicas inerentes às espécies animais determinam também variação de seletividade de ação de xenobióticos. Na agricultura, por exemplo, usam-se praguicidas seletivos para combater certos fungos e insetos, sem causar danos significativos às outras espécies vivas. Ademais, a toxicidade seletiva de certos inseticidas, usados em forma de *spray*, reside no fato de os insetos absorverem maior quantidade do inseticida do que o homem, pela sua maior área de superfície de contato em relação à sua massa corporal.

Na Medicina, os antibióticos são úteis pela toxicidade seletiva que possuem sobre os micro-organismos causadores da doença. As penicilinas e as cefalosporinas agem seletivamente sobre as paredes celulares presentes nas bactérias, mas ausentes nas células animais. Além disso, a seletividade pode ser resultado da diferença bioquímica entre 2 tipos celulares. Exemplificando essa afirmação, as bactérias não absorvem ácido fólico, mas sintetizam-no a partir do ácido *p*-aminobenzoico, do ácido glutâmico e da pteridina, enquanto os mamíferos não sintetizam o ácido fólico, mas o retiram de sua dieta. Assim, as sulfonamidas são seletivamente tóxicas às bactérias, por competirem com o ácido *p*-aminobenzoico na incorporação deste na molécula do ácido fólico.

Outro ponto de seletividade de agentes químicos capazes de ocasionar toxicidade é a diferença entre o conteúdo de enzimas de biotransformação. Os ratos, por exemplo, desenvolvem tumor no fígado com doses de aflatoxina B_1, uma toxina produzida por fungos *Aspergillus*, que não provocam o mesmo efeito em camundongos, em decorrência destes últimos possuírem maiores concentrações da enzima glutationa S-transferase, responsável pela conjugação e eliminação do produto de biotransformação oxidado da aflatoxina B_1 (epóxido), que é carcinogênico.

Alguns agentes químicos, por características físico-químicas, possuem seletividade específica para determinados tecidos onde se acumula, e estes tecidos são chamados de tecido de depósito para o xenobiótico. Assim, xenobióticos lipofílicos acumulam-se preferencialmente em tecidos gordurosos; e o flúor, que, em concentrações acima das permitidas, acumula-se nos ossos, conferindo fragilidade ao tecido e ocasionando fluorose.

É importante ressaltar que a gravidade da intoxicação depende também do tecido atingido. Os tecidos epiteliais, incluindo o fígado, têm capacidade de regeneração na resposta a uma perda de sua massa tecidual, enquanto outros tecidos, como células nervosas, possuem capacidade de regeneração mais limitada. Ademais, a maioria dos órgãos tem capacidade de funcionamento que excede aquela requerida para homeostase normal, denominada capacidade funcional de reserva. Por exemplo, um indivíduo pode viver bem após a retirada de um dos rins ou remoção de parte de seu pulmão, ou mesmo com a metade de sua quantidade de hemoglobina. Esse excesso funcional constitui um elemento crítico na capacidade do organismo de sobreviver às graves agressões de agentes tóxicos.

▶ MECANISMOS GERAIS

O entendimento do mecanismo molecular e bioquímico de agentes tóxicos, bem como do local específico de sua ação, é fundamental para a aplicação de medidas preventivas e terapêuticas de intoxicação. Os mecanismos gerais mais conhecidos podem ser descritos conforme a seguir.

Interações de agentes tóxicos com receptores

Os receptores são elementos sensoriais no sistema de comunicações químicas, que coordenam a função de todas as células no organismo. São constituídos por macromoléculas ou parte delas, situadas nas membranas celulares, no citoplasma ou no núcleo. Fisiologicamente, a estimulação de receptores é feita por um agonista, que por possuir especificidade ao receptor, promove efeitos biológicos característicos. As respostas desencadeadas pelos receptores ativados são rápidas ou lentas, dependendo da estrutura molecular e dos mecanismos de transdução envolvidos. Por exemplo, os receptores nicotínicos da acetilcolina, o receptor GABA e o receptor do glutamato desenvolvem respostas rápidas por ativarem canais iônicos constitutivos, enquanto os receptores de hormônios, os muscarínicos da acetilcolina e os adrenérgicos causam efeitos relativamente lentos por ocasionarem à ativação de segundos mensageiros necessários para a transdução do sinal.

A ligação entre o receptor e o ligante é normalmente reversível e pode ser descrita pela expressão:

$$R + S \leftrightarrows RS \quad (1)$$

A constante de dissociação do complexo formado pode ser expressa como:

$$Kd = k1/k2 = [R]\ [S]\ /\ [RS] \quad (2)$$

em que [R], [S] e [RS] representam, respectivamente, as concentrações do receptor livre, do agente ligante e do receptor complexado com o ligante. O ligante pode ser uma substância endógena que interage com o receptor para produzir uma resposta fisiológica normal, ou pode ser uma substância exógena que promova ativação (agonista) ou bloqueio (antagonista) da resposta.

O número total de receptores pode ser escrito:

$$[R]t = [RS] + [R] \quad (3), \text{ portanto,}$$

$$[R] = [R]t - [RS] \quad (4),$$

substituindo a relação (4) na expressão (2) e efetuando rearranjo, obtém-se:

$$[RS]\ /\ [R]t - [S]\ /\ Kd[S]$$

A relação [RS]/[R]t representa a fração de receptores que está ocupada pelo ligante quando está presente o toxicante na concentração [S]. Se o efeito [E] resultante da interação entre ligante [S] e o receptor [R] é dependente da fração de receptores ocupados pelo ligante, a magnitude de resposta pode ser descrita por:

$$E - [S]\ /\ Kd[S]$$

Essa equação expressa uma função hiperbólica e é a base da cinética de Michaelis-Menten, descrita para interação enzima-substrato. Essas ligações possuem alta estereosseletividade de ação e qualquer alteração estrutural do ligante tende a modificar ou abolir o efeito.

Para exemplificar os conceitos de agonista/antagonista e especificidade dos mesmos em diferentes tecidos, empregaremos a interferência na mediação da acetilcolina, que é um mediador químico do sistema nervoso central e autônomo parassimpático. A atropina e a escopolamina ligam-se ao receptor muscarínico no sistema nervoso autônomo e central, bloqueando a ação da acetilcolina, sendo antagonistas do receptor. Os receptores nicotínicos da acetilcolina situados nos gânglios são bloqueados pelo hexametônio, enquanto os situados na placa terminal da junção neuromuscular são bloqueados pelo decametônio e pela *d*-tubocurarina. Ainda, a *d*-tubocurarina, um alcaloide extraído de várias plantas da América do Sul, é um potente bloqueador da musculatura estriada. É encontrada associada a outros alcaloides, cuja mistura é conhecida como curare e é utilizada como veneno nas flechas pelos índios. Na junção neuromuscular, esses compostos atuam como antagonistas competitivos de acetilcolina; suas moléculas se ligam aos receptores nicotínicos da placa terminal, mas são incapazes de desencadear o processo de despolarização. Os músculos estriados, portanto, tornam-se progressivamente flácidos, sendo que os primeiros a serem afetados são os músculos frágeis da face, evoluindo para os mais potentes, dos membros e do tronco. Os músculos respiratórios são os últimos a serem afetados e os primeiros a se recuperarem após a suspensão da ação do curare. Mesmo durante a curarização total, o indivíduo mantém a consciência e a percepção da dor, pois a *d*-tubocurarina não atinge o sistema nervoso central nem afeta o limiar da dor.

A nicotina proveniente do cigarro, em baixas concentrações, estimula os receptores de acetilcolina pós-sinápticos, situados nos gânglios, simpáticos e parassimpáticos, nas placas terminais de junções neuromusculares e nas suprarrenais. No plano ganglionar, a nicotina provoca efeito estimulante de todos os órgãos autonômicos, como o coração, os vasos e o trato digestivo. Em concentrações elevadas, a nicotina pode causar despolarização persistente de membranas das fibras pós-sinápticas e depressão dos órgãos inervados.

Interferências nas funções de membranas excitáveis

A manutenção e a estabilidade das membranas excitáveis são essenciais à fisiologia normal dos tecidos. As substâncias químicas podem alterar a função das membranas por vários mecanismos. Assim, o fluxo de íons através do axônio neuronal pode ser bloqueado pelas substâncias que agem como bloqueador do canal de íons, sendo este o caso do bloqueio de canais envolvidos na liberação de acetilcolina nas terminações do axônio neuronal, que medeia as contrações dos músculos esqueléticos. Nesse processo de transmissão de informação nervosa para as fibras musculares, a liberação de acetilcolina é precedida de vários eventos físico-químicos, caracterizados pela entrada de íons sódio e saída de potássio através de membranas. A tetrodotoxina, derivada de gônadas, fígado e pele de peixe da família *Tetrodontidae*, bloqueia os canais de sódio, situados nas membranas axônicas, impedindo as trocas iônicas e a liberação de acetilcolina. No Japão, a iguaria conhecida como *fugu*, preparada a partir de determinada espécie de peixe portadora de tetrodotoxina, é consumida em larga escala, principalmente em restaurantes especializados. Dessa maneira, sua preparação requer treinamento especial, mas, mesmo assim, tem havido alguns acidentes fatais.

No Brasil, há uma espécie de peixe chamada baiacu, facilmente reconhecida, pois se insufla quando ameaçada, adquirindo uma forma esférica. Essa espécie possui tetrodotoxina, e a intoxicação tem como consequência uma acentuada fraqueza muscular, que evolui para paralisia completa e morte.

O veneno de sapo, a batracotoxina, encontrado na pele do anfíbio sul-americano *Phyllobates aurotaenia*, aumenta a permeabilidade das membranas em repouso aos íons sódio. As células das membranas tornam-se inicialmente hiperexcitáveis, e o potencial de ação é prolongado; em seguida, elas se tornam despolarizadas e não excitáveis. Nas células do miocárdio, os efeitos causam arritmias, culminando em fibrilação atrial. De maneira semelhante atuam o alcaloide aconitina, a veratridina, os inseticidas organoclorados e as piretrinas.

As toxinas botulínicas, produzidas pelo micro-organismo *Clostridium botulinum*, complexam-se irreversivelmente ao axônio terminal colinérgico e bloqueiam a liberação de acetilcolina. O botulinismo resulta da ingestão de alimento enlatado contaminado com o micro-organismo e caracteriza-se por paralisia parassimpática e motora progressiva, boca seca, turvação da visão e dificuldade de deglutir, seguida por paralisia respiratória.

A β-bungarotoxina é uma proteína contida no veneno de várias espécies de serpentes da família Naja e possui ação semelhante à da toxina botulínica. O mesmo veneno contém outra toxina ativa, a α-bungarotoxina, que bloqueia os receptores da acetilcolina pós-sinápticos, causando paralisia muscular nos animais intoxicados.

Outras toxinas polipeptídicas, como a apamina, isolada do veneno de abelha, a caribdotoxina, do veneno de escorpião, e a dendrotoxina, do veneno de serpente mamba verde atuam de maneira muito seletiva sobre os canais de potássio, dependente de cálcio, nas membranas celulares de músculos lisos e fígado.

Muitos solventes orgânicos produzem efeitos depressores no sistema nervoso central por alterarem a fluidez de membranas, em face de sua propriedade lipofílica, tornando-a mais densa e rígida e comprometendo vários processos que necessitam mudanças rápidas e reversíveis na estrutura da membrana. O álcool fluidifica as membranas, dissolvendo o componente lipídico e diminuindo a viscosidade. Com o tempo, a membrana celular torna-se mais rígida e menos sensível ao efeito fluidificante do álcool. Ainda, metais pesados que contaminam o meio ambiente, como mercúrio e chumbo, causam neurotoxicidade e um dos mecanismos envolvidos no efeito tóxico é o bloqueio de canais de cálcio e prejuízo na liberação de acetilcolina.

Inibição da fosforilação oxidativa

Há muitas substâncias químicas capazes de desenvolver efeitos adversos, interferindo na oxidação de carboidratos na síntese de adenosina trifosfato (ATP). Essa interferência pode ocorrer por bloqueio do fornecimento de oxigênio aos tecidos. A oxidação de ferro na hemoglobina ocasiona a formação de metemoglobina, que não consegue transportar oxigênio eficientemente para os tecidos, como faz a hemoglobina. Como xenobióticos metemoglobinizantes encontram-se os nitritos utilizados como conservantes de alimentos embutidos e solventes empregados ocupacionalmente, como derivados anilínicos e nitrofenóis. A utilização de oxigênio pelos tecidos é também bloqueada por cianeto, sulfeto e azida, por causa da sua afinidade ao citocromo oxidase.

A formação final de ATP via oxidação de carboidratos pode ser bloqueada também em outros locais. Por exemplo, a rotenona e a antimicina A interferem em enzimas específicas na cadeia transportadora de elétrons; os nitrofenóis desacoplam a fosforilação oxidativa e o fluoroacetato de sódio inibe o ciclo dos ácidos tricarboxílicos (ciclo de Krebs).

As consequências da depleção do ATP são muitas e incluem efeitos como interferência na integridade da membrana, no funcionamento de bombas iônicas e na síntese proteica. A depleção significante de energia, inevitavelmente, ocasionará a perda de funções celulares. O desacoplamento aumenta o consumo de oxigênio e a produção de calor. Observam-se, no homem, hipertermia, estimulação respiratória e circulatória, náusea, sudorese e coma.

Complexação com biomoléculas

Componentes enzimáticos

Entre os agentes tóxicos que exercem seus efeitos por inibição enzimática estão os inseticidas organofosforados, N metilcarbamato, cianeto, azatioprina.

Os inseticidas fosforados inativam as colinesterases, que degradam a acetilcolina. Como consequência, há exacerbação da estimulação dos nervos colinérgicos pela acetilcolina endógena. As colinesterases possuem 2 centros ativos, que são: o centro aniônico, responsável pela ligação eletrostática do grupamento trietilamônio da acetilcolina; e o centro esterásico, que possui uma hidroxila pertencente à serina e que se liga ao carbono da carboxila da acetilcolina. Após essa ligação, há liberação de colina, seguida da inclusão de uma molécula de água no complexo, liberando, nessa etapa, o ácido acético e a enzima regenerada. Os grupamentos fosfatos dos inseticidas fosforilam o sítio esterásico, tornando a regeneração da enzima extremamente lenta, razão pela qual essa inibição é considerada irreversível. A função enzimática, portanto, fica na dependência de nova síntese de enzimas e os efeitos tóxicos são decorrentes do acúmulo da acetilcolina nas terminações nervosas.

Outro xenobiótico que atua sobre componentes enzimáticos é o cianeto, que inibe o sistema responsável pela respiração tecidual nas mitocôndrias. Sua ação se faz na cadeia transportadora de elétron, complexando com heme do citocromo oxidase ou citocromo a3, incapacitando-o para fixar o oxigênio. A morte celular é ocasionada pela inibição do aproveitamento de oxigênio, em função do bloqueio da transferência de elétrons do citocromo a3 para o oxigênio molecular.

Alguns metais são inibidores enzimáticos, exercendo dessa maneira suas ações tóxicas. O chumbo, o mercúrio, o cádmio e o arsênio se complexam com grupos sulfidrilas de proteínas, causando também lesão celular. Adicionalmente, o chumbo e o mercúrio, bem como certos hidrocarbonetos halogenados (hexaclorobenzeno), inibem enzimas específicas para a síntese do grupamento heme e as manifestações resultantes são as porfirias. Metais do tipo cobalto, berílio e cádmio, bem como lantanídeos (praseodímio), são inibidores de diferentes isoenzimas do citocromo P-450 e podem interferir na biotransformação de xenobióticos lipofílicos, retardando sua eliminação.

O monóxido de carbono, gás liberado da combustão incompleta da matéria orgânica, fixa-se à forma reduzida do ferro na hemoglobina, formando a carboxihemoglobina. Esta possui afinidade muito maior ao monóxido de carbono do que ao oxigênio, reduzindo o transporte do gás aos tecidos, além de combinar-se com o citocromo oxidase.

Proteínas

Como já amplamente discutido no Capítulo 2 – Toxicocinética, os produtos resultantes das reações de fase I da biotransformação são, geralmente, intermediários eletrofílicos que interagem covalentemente com os sítios nucleofílicos das macromoléculas celulares, como proteínas, polipeptídios, RNA e DNA. Essas ligações com os constituintes celulares podem dar início aos processos tóxicos como mutagenicidade, carcinogenicidade e morte celular. Dessa maneira, vale ressaltar que inibidores e indutores das enzimas de fase I podem contribuir para a toxicidade de xenobióticos.

Uma vez que as reações de fase II são, na maioria das vezes, de inativação por conjugarem os produtos de biotransformação eletrofílicos com substratos endógenos para a excreção, a saturação das enzimas ou a depleção dos substratos endógenos podem resultar em toxicidade.

Essas afirmações são ilustradas pelos seguintes exemplos:

Aflatoxina B_1 A Aflatoxina B_1 é uma das micotoxinas produzidas pelos *Aspergillus flavus* e *A. parasiticus*. Essa substância exerce alta hepatotoxicidade e hepatocarcinogenicidade, por meio de seu metabólito ativo, o 2,3-epóxido, que se liga covalentemente ao DNA. A toxicidade da aflatoxina B1 depende da velocidade com que o organismo a metaboliza pelas mono-oxigenases do citocromo P-450. Há uma variação significativa entre as espécies animais na quantidade de formação de produto de biotransformação reativo e em sua inativação. Os ratos biotransformam a aflatoxina rapidamente em comparação aos camundongos. Além disso, a conjugação com a glutationa, mediada pela glutationa S-transferase, é menor em ratos se comparada a camundongos.

2-Naftilamina Esse composto sofre inicialmente N-hidroxilação sob ação do citocromo P-450, formando um produto de biotransformação carcinogênico. A segunda fase é a conjugação glicurônica e, nesse caso, o produto resultante é desprovido de toxicidade. No entanto, na fase de excreção renal, o conjugado sofre ação de β-glicuronidases na bexiga, formando o íon arilnitrenium reativo, capaz de interagir com radicais nucleofílicos. Esse é o mecanismo proposto para o alto número de casos de câncer de bexiga em trabalhadores expostos ao solvente.

Paracetamol O paracetamol é oxidado, na primeira fase da biotransformação, catalisada pelo citocromo P-450, e conjugado, na segunda fase, com sulfato ou ácido glicurônico. O produto de biotransformação tóxico responsável pela necrose hepática provavelmente é uma quinoneimina que é ligada à glutationa. Esse fato é evidenciado pela significativa depleção de glutationa e pelo concomitante aumento de hepatotoxicidade após administração de dose elevada de paracetamol em ratos.

Outros Cloranfenicol, fenilbutazona, bromobenzeno e tetracloreto de carbono provocam efeitos tóxicos por mecanismos semelhantes. Os grupos reativos resultantes de sua biotransformação reagem com macromoléculas teciduais de diversos órgãos. A anemia aplástica consequente do uso prolongado de cloranfenicol pode estar relacionada à atuação de produto de biotransformação ativo do fármaco sobre a medula óssea.

O bromobenzeno e o tetracloreto de carbono lesam o tecido hepático, especialmente na região onde há maior localização das enzimas de fase I responsáveis pelas biotransformações. A reserva de glutationa no fígado de animais tratados com essas substâncias é reduzida, mostrando seu importante papel na inativação dos produtos de biotransformação.

Lipídios

Um dos principais mecanismos de morte celular é a peroxidação lipídica, que compreende uma série de reações químicas envolvendo a deterioração oxidativa dos ácidos graxos poli-insaturados, que pode romper as estruturas celulares e destruí-las.

A sequência específica de eventos que causam danos celulares e morte é complexa e envolve vários mecanismos, entre os quais a necrose e a apoptose. Na maioria das vezes, os produtos de biotransformação eletrofílicos formados a partir da bioativação dos agentes químicos iniciais são os responsáveis pelo desencadeamento do processo que pode gerar a morte celular. Exemplificando essa afirmação, o produto de biotransformação intermediário do tetracloreto de carbono, triclorometil, induz peroxidação lipídica e subsequente destruição dos componentes celulares. Sua formação pode ocorrer por oxidação de 1 ou 2 elétrons, mediada por enzimas, bem como por autoxidação de pequenas moléculas, como flavinas reduzidas e tióis. A transferência de elétrons de metais de transição do tipo ferro para moléculas contendo oxigênio também pode dar início a reações de radical livre.

O processo de peroxidação lipídica pode ser visto em detalhes no Capítulo 7 – Radicais Livres e Antioxidantes.

Ácidos nucleicos

Há numerosos sítios nucleofílicos na molécula do DNA que podem prontamente reagir com agentes eletrofílicos, provenientes, muitas vezes, da reação de fase I da biotransformação. Por exemplo, a alquilação na posição O-6 da guanina na cadeia do DNA parece ser crítica para mutagenicidade e carcinogenicidade causadas por nitrosaminas. Entretanto, a ligação de agentes eletrolíticos a outros sítios, como as posições N-7, N-2 e C-2 da guanina, também é relevante.

A ligação do DNA a substâncias exógenas altera a expressão de produtos gênicos essenciais e necessários para a sobrevivência celular, podendo causar a morte ou desencadear uma série complexa de eventos, dando origem, ao câncer. No entanto, existem mecanismos de reparos intracelulares que podem reverter essas alterações. Se essas reversões forem eficazes, o dano ao DNA será eliminado e a célula sobreviverá sem sequelas. Porém, algumas podem escapar do reparo ou ser reparadas incorretamente, permitindo a introdução do gene com a mutação e a sua propagação. Se a mutação ocorre numa célula somática, a lesão genética não pode ser passada para futuras gerações, mas serviria como precursora para o desenvolvimento eventual de câncer.

Para mais detalhes sobre os mecanismos envolvidos nas lesões ao DNA, ver o Capítulo 8 – Mutagênese e Carcinogênese.

As interações covalentes de substâncias eletrofílicas com RNA, que também possui sítios nucleofílicos, podem perturbar suas funções intracelulares básicas, como a síntese proteica.

Perturbação de homeostase cálcica

O cálcio funciona como segundo mensageiro na regulação de muitas funções intracelulares vitais para as células, entre as quais ativação e inativação de uma série de enzimas, organelas intracelulares, microfilamentos etc. Assim, a organização de citoesqueleto normal é perturbada quando o cálcio intracelular aumenta, em função da dissociação de microfilamentos da actina e ativação de fosfolipases e proteases. Embora normalmente a ativação de fosfolipases mediada pelo cálcio desempenhe uma função protetora pela remoção de fosfolipídios peroxidados de membranas lesadas, quando ativadas pelas mudanças não fisiológicas na concentração de cálcio, as fosfolipases aumentam a quebra de fosfolipídios da membrana e podem ocasionar dano ou morte celular.

A alteração na homeostase cálcica intracelular resulta do elevado influxo de cálcio, liberação de íon cálcio de estoque intracelular e inibição de seu efluxo pela membrana plasmática. A interferência nesses processos é um mecanismo importante na ação de agentes tóxicos, entre os quais nitrofenóis, quinonas, peróxidos, aldeídos, dioxinas, alcanos e alcenos halogenados e alguns íons metálicos. Pela grande importância do cálcio nas inúmeras atividades intracelulares, os danos acarretados pela alteração na sua concentração dentro da célula são os mais diversos, dependendo do tecido em questão.

▶ FATORES DETERMINANTES DA INTOXICAÇÃO

Todos os efeitos tóxicos são consequentes das alterações fisiológicas normais dos órgãos. A morte celular induzida num órgão por dano químico, dependendo de sua extensão, pode conduzir à falência desse órgão, mas pode também não causar nenhuma repercussão clínica significativa.

De regra, a extensão da lesão é diretamente proporcional à concentração do agente tóxico, exceto para algumas reações do tipo de sensibilização em que a concentração do agente alergênico é pouco relevante. Portanto, a Toxicocinética, a par da potência de cada agente, constitui um dos fatores decisivos no desencadeamento dos fenômenos de intoxicação.

A Toxicocinética, por sua vez, é dependente de inúmeros fatores, entre os quais a via de acesso do agente ao organismo, suas propriedades físico-químicas e o estado fisiopatológico do indivíduo exposto, particularmente no que tange às funções cardíacas, hepáticas e renais. A insuficiência cardíaca reduz a circulação do sangue nos órgãos e, consequentemente, prejudica a distribuição, bem como a eliminação de substâncias tóxicas. Problemas hepáticos e renais interferem decisivamente na eliminação de toxicantes, respectivamente por meio da biotransformação e da excreção.

A gravidade do efeito tóxico, contudo, varia muito conforme o órgão afetado. Naturalmente, o efeito é grave quando o órgão afetado desempenha uma função vital no organismo. Além disso, alguns órgãos possuem capacidade regeneradora, após sofrerem agressões e perda da massa tecidual, enquanto outros, como o tecido nervoso, possui menor capacidade de regeneração.

A elucidação dos mecanismos básicos da toxicidade e os estudos sobre os fatores que modificam a intensidade dos efeitos tóxicos de xenobióticos são essenciais à Toxicologia. A utilização desses conhecimentos para o desenvolvimento de tratamentos efetivos e das medidas preventivas racionais, para evitar a intoxicação, constitui as principais metas dos profissionais envolvidos em investigações toxicológicas.

BIBLIOGRAFIA

BRUNTON, L.L.; HILAL-DANDAN, R.; KNOLLMANN, B.C. (eds). *Goodman & Gilman's The pharmacological basis of therapeutics*. 13th ed., New York: Mc Graw Hill, 2017.

CRAIG, C.R.; STITZEL, R.E. (ed.). *Modern Pharmacology*. Boston: Little Brown, 1990.

De LUCIA, R. Farmacologia integrada. 4.ed. Rio de Janeiro: Atheneu, 2015.

GREGUS, Z.; KLAASSEN, C.D. Mechanism of Toxicity. *In*: KLAASSEN, C.D. (ed.). *The Basic Science of Poisons*. 9.ed., New York: Pergamon, 2001. 2018

HAYES, W.J.; LAW, E.R. (ed.). *Handbook of Pesticide Toxicology*. 3rd ed. New York: Academic, 2010

KLAASSEN, C.D (ed). *Casarett & Doull's Toxicology: The Basic Science of Poisons*, 9th ed. New York: Mc Graw Hill, 2018.

KONG, A-N.T.; MANDLEKAR, S.; YU, R.; LEI, W.; FASANMANDE, A. Pharmacodynamics and Toxicodynamics of Drug Action: signaling in Cell Survival and Cell Death. *Phamaceutical Research*, v.16, p.790-798, 1999.

LEVIE, R.R. (ed.). *Pharmacology: Drug Actions and Reactions*. Boston: Little Brown, 1990.

RANG, H.P.; DALE, M.M.; RITTER, J.M.; FLOWER, R. *Rang & Dale's Pharmacology*. 8.ed., Churchill Livingstone, Elsevier, 2015.

ZANINI, A.C.; OGA, S. (ed.). *Farmacologia aplicada*. 6.ed., São Paulo: Atheneu, 2018.

4

Avaliação da Toxicidade*

Silvia Berlanga de M. Barros

CONTEÚDO DESTE CAPÍTULO

INTRODUÇÃO

Toda substância química apresenta uma toxicidade intrínseca, mas a manifestação de efeitos tóxicos no homem, nos animais e no meio ambiente depende de uma série de fatores. Importante para que o efeito tóxico ocorra é a exposição do organismo alvo à substância. A manifestação e a intensidade dos efeitos dependem da dose/quantidade a que o organismo-alvo foi exposto, da quantidade da substância que foi absorvida por ele, do tempo e da frequência da exposição (dose única ou múltiplas doses) e da via de administração. Conhecer as condições que permitem o uso seguro de substâncias químicas é um dos objetivos da Ciência Toxicológica. Em princípio, se de um lado todas as substâncias podem ser potencialmente tóxicas, de outro podem também ser usadas de maneira segura, desde que as condições de exposição sejam mantidas abaixo dos níveis considerados perigosos. Quando não for possível definir esse nível, a exposição deve ser evitada.

Os estudos toxicológicos podem, de maneira geral, ser divididos em estudos *in vitro*, usando culturas de células ou tecidos (*ex vivo* ou reconstruídos) a partir de células derivadas de animais ou humanas e estudos *in vivo* em animais de laboratório ou em humanos. Além destes, visando atender o princípio dos 3Rs, como descrito no Capítulo 6 – Toxicologia *In Vitro* – Métodos Alternativos ao Uso de Animais, ensaios *in silico* têm sido desenvolvidos e contribuem para uma avaliação preliminar da toxicidade, comparando a substância teste com painéis de substâncias com estrutura semelhante e toxicidade conhecida. Outros modelos empregando, por exemplo, embriões de peixes (*zebrafish*) e animais aquáticos como *Daphnia*, também têm sido usados para avaliar a toxicidade. Ensaios *in chemico*, como o ensaio de corrosão, também têm sido desenvolvidos.

Os estudos toxicológicos têm várias finalidades, entre elas: identificar o potencial de uma substância química causar efeitos adversos, definir as condições de exposição necessárias para produzir o efeito tóxico, avaliar a relação dose-resposta para o efeito adverso, incluindo a definição de doses que não produzem o efeito adverso e interpretar os dados experimentais para fins de avaliação do risco, como o modo de ação e a sua relevância para os humanos e os dados de metabolismo e toxicocinética que permitem extrapolar as informações obtidas em animais para humanos e para subgrupos da população. A toxicidade de uma substância para um organismo vivo pode ser considerada como a capacidade de lhe causar dano. Este dano pode ser sutil, grave ou mesmo resultar em óbito.

* Colaboradora nas edições anteriores: Solange C. Davino.

Princípio fundamental para que o dano aconteça é que haja interação do agente químico com o organismo. A relação entre a intensidade do efeito, a concentração e o tempo de exposição depende da idade e das condições de saúde do indivíduo ou organismo exposto. Em virtude do embrião e do feto serem particularmente sensíveis, as gestantes devem tomar cuidados especiais, evitando a exposição a substâncias potencialmente tóxicas.

A suscetibilidade individual também deve ser considerada em função de fenômenos, como o polimorfismo genético, que podem induzir diferentes graus de toxicidade em indivíduos da mesma espécie. Uma substância altamente tóxica promoverá um efeito tóxico quando empregada em pequenas quantidades, enquanto substâncias de baixa toxicidade necessitam de altas doses para promoverem um efeito tóxico. Entretanto, algumas substâncias com baixa toxicidade aguda podem promover efeitos carcinogênicos ou teratogênicos em doses que em alguns casos não produzem qualquer efeito tóxico agudo.

Os efeitos tóxicos produzidos por substâncias químicas em sistemas biológicos só se manifestam se o agente tóxico ou um produto de sua biotransformação alcançar locais específicos do organismo em concentração e tempo suficientes para produzir o efeito. Muitas substâncias químicas são relativamente pouco tóxicas em sua forma nativa, mas após biotransformação são convertidas em formas intermediárias responsáveis pelos efeitos tóxicos observados. A ocorrência da resposta tóxica é, portanto, dependente das propriedades químicas e físicas da substância, da condição de exposição (via, duração e frequência) e da suscetibilidade do sistema biológico ou do indivíduo. Assim, para caracterizar o potencial de perigo de um agente químico, é necessário não apenas conhecer que tipo de efeito produz e a dose necessária para produzir esse efeito, mas também considerar as informações sobre a substância química e a sua cinética no organismo (absorção, distribuição, metabolismo e excreção) (Capítulo 2 – Toxicocinética).

A exposição é a função da dose (ou concentração) do agente químico envolvido e do tempo de interação com o organismo. A avaliação da exposição é em geral realizada pela medida da dose administrada ou da concentração a que um organismo vivo é submetido. Para exercer o efeito tóxico, é fundamental que haja interação do agente químico com o organismo, de modo a exercer o seu efeito em nível tecidual e celular. É, portanto, fundamental considerar que o efeito tóxico só deve ocorrer se a substância química estiver biodisponível para atingir o(s) órgão(s)-alvo e em concentração suficiente para promover o efeito. A medida da dose interna (aquela que efetivamente alcança o local de ação) deve ser realizada sempre que possível, principalmente se o estudo tem por objetivo compreender o modo de ação de uma substância.

Um dos maiores problemas na definição do nível de exposição aceitável está em se estabelecer o que deve ser considerado como dano ou efeito adverso. Um efeito adverso ou tóxico é definido como uma alteração anormal, indesejável ou nociva após exposição a uma substância potencialmente tóxica. A morte é o efeito adverso mais drástico. Efeitos adversos incluem variação no peso corpóreo ou dos órgãos, alterações anatomopatológicas ou de níveis enzimáticos, entre outros. Deve-se considerar, na avaliação dos efeitos produzidos pela exposição a uma substância química, que muitas vezes as alterações observadas não refletem um efeito adverso, mas podem ser simplesmente resultados da desregulação homeostática ou da adaptação do organismo.

Os organismos vivos apresentam a capacidade de responder a variações externas, de modo a manter sua função normal. Esse processo, conhecido como homeostasia, permite que os organismos vivos, por meio de modificações bioquímicas, morfológicas e de seus mecanismos fisiológicos, adaptem-se às condições adversas de exposição sem manifestação de toxicidade. Entretanto, essa capacidade é limitada e quando os mecanismos de adaptação são ultrapassados, o efeito tóxico se manifesta. Em algumas situações, a distinção entre efeito adverso (efeito patológico) e adaptação (alteração fisiológica) é extremamente difícil, devendo a análise ser realizada caso a caso.

Como exemplo, pode-se citar a redução de peso corpóreo de animais em um experimento com dietas contendo a substância em teste. Se a substância alterar a palatabilidade da ração, a redução de peso pode ocorrer simplesmente por redução da ingesta e, neste caso, a redução não deve ser considerada um efeito adverso.

RELAÇÃO DOSE-RESPOSTA

O termo *dose* é empregado para especificar a quantidade da substância administrada a um organismo vivo, geralmente expressa por unidade de peso corpóreo. Dependendo da via de administração, a dose efetivamente absorvida pode não ser idêntica à administrada. Para se conhecer a dose efetiva que provoca um efeito adverso, deve-se conhecer a sua toxicocinética, considerando-se as diferentes vias de exposição.

A dose necessária para produzir dano varia bastante entre as substâncias químicas, dependendo de diversos fatores, entre eles, as propriedades físico-químicas das substâncias.

A relação dose-resposta descreve a relação entre as características de exposição e o espectro de efeitos tóxicos. Essa relação pode ser considerada individual, descrevendo os efeitos tóxicos de um organismo a diferentes doses de uma substância química, ou populacional, caracterizada pela distribuição do efeito em uma população a doses diferentes da substância. Um aspecto importante a considerar é que uma substância pode apresentar diferentes locais de ação tóxica no organismo, tendo para cada local diferentes relações dose-resposta.

A relação dose-resposta populacional é representada por uma curva gaussiana teórica, raramente encontrada na prática. Essa curva é calculada estatisticamente após a exposição a doses relacionadas da substância a ser testada, e foi amplamente empregada para calcular a dose letal 50% (DL_{50}). A DL_{50} indica a dose de um agente químico, derivada de cálculos estatísticos, que pode causar a morte de 50% de dada população de organismos em condições experimentais definidas. Outro valor importante que pode ser derivado dessa relação é a dose mínima necessária para produzir uma resposta detectável numa população-teste. Esses índices, por sua vez, são empregados para classificar e comparar a toxicidade entre substâncias químicas.

A toxicidade de uma substância deve sempre ser referida considerando-se à via de exposição e o excipiente empregado, uma vez que esses 2 parâmetros modificam a toxicocinética da substância, podendo, consequentemente, modificar a manifestação do efeito tóxico. Os valores obtidos referem-se sempre à espécie animal que deve obrigatoriamente ser mencionada.

Para o estabelecimento da curva dose-resposta, os paradigmas seguintes devem ser assumidos:

- A resposta é inequivocamente gerada pela administração da substância (relação causa-efeito).
- A intensidade da resposta está relacionada com a dose.
- A avaliação da resposta é feita por métodos quantificáveis e expressa a toxicidade.

Isso implica na escolha de desfechos toxicológicos que, preferencialmente, expressem eventos moleculares que resultam da exposição ao agente tóxico. Uma determinada substância química pode induzir diferentes efeitos tóxicos em diferentes tecidos por mecanismos/modos de ação diferentes, e para cada um desses efeitos pode haver uma relação dose-resposta diferente.

As formas das curvas dose-resposta devem ser consideradas quando se deseja proceder a um estudo de comparação da toxicidade. Os valores de DL_{50} são geralmente expressos em quantidade da substância por quilo de peso corpóreo, podendo ser também expressos em quantidade da substância por cm^2 de área de superfície corpórea. Essa segunda forma de expressão é particularmente importante nos casos de extrapolação de dados entre os animais de diferentes tamanhos e de animais para o homem, embora na prática seja pouco usada. As informações obtidas a partir da curva dose-resposta são extremamente úteis para a seleção de doses para o desenvolvimento de testes de exposição em médio e longo prazo.

Ao considerar a resposta de um organismo a uma substância química, devem-se considerar 3 aspectos relevantes:

a) Seletividade de um composto em exercer um efeito tóxico sobre um ser vivo e não sobre outro. Esse aspecto é fundamental no desenvolvimento de medicamentos e praguicidas que sejam tóxicos, por exemplo, para bactérias patogênicas e insetos em doses/modos de ação que não provoquem efeitos adversos no homem e em organismos não alvo.

b) Embora até hoje se reconheça a importância dos experimentos em animais para a avaliação da toxicidade de substâncias químicas para o homem, é sabido que existem diferenças qualitativas e quantitativas de resposta entre diferentes espécies. Esse fato decorre da evolução do conhecimento científico sobre o modo de ação das substâncias químicas nos diferentes organismos, de modo a permitir extrapolações mais confiáveis e reais dos resultados obtidos em animais para humanos.

c) Um terceiro fator na resposta tóxica é o polimorfismo genético, que pode acarretar efeitos a grupos específicos de indivíduos por diferenças de variabilidade entre indivíduos da mesma espécie.

TIPOS DE TESTES TOXICOLÓGICOS

A avaliação toxicológica de substâncias químicas deve passar por testes padronizados e aceitos por agências regulamentadoras. Esses testes, aplicados em animais de laboratório e sob condições previamente estabelecidas, permitem definir os possíveis efeitos das substâncias em humanos. Entretanto, não são desenhados para demonstrar a segurança da substância-teste, mas sim para indicar quais efeitos tóxicos a substância pode produzir. Com relação a fármacos, os testes de toxicidade sucedem as triagens farmacológicas gerais e são feitos somente com fármacos que mostram efeitos farmacológicos relevantes.

Até bem pouco tempo, esses testes foram realizados em sua maioria em animais. Atualmente, com a pressão da comunidade internacional sobre a ética de uso de animais de laboratório, métodos foram desenvolvidos empregando número reduzido de animais ou modelos *in vitro* que proporcionam resultados semelhantes aos testes *in vivo* para o mesmo efeito tóxico observado nos animais e no homem (Capítulo 6 – Toxicologia *In Vitro* – Métodos Alternativos ao Uso de Animais).

Este capítulo trata dos testes toxicológicos realizados com animais e que ainda fazem parte de baterias de testes necessários ao desenvolvimento de medicamentos, praguicidas, aditivos alimentares, entre outros. Esses testes para a avaliação toxicológica de uma substância química variam de acordo com sua aplicação e são regulamentados em cada país por órgãos específicos e leis próprias.

Os testes toxicológicos empregados para fins regulatórios são validados por agências internacionais, como a Organização para a Cooperação e Desenvolvimento Econômico (OECD, do inglês Organisation for Economic Co-operation and Development), a Conferência Internacional sobre Harmonização de Requerimentos Técnicos para Registro de Medicamentos para Uso Humano (ICH) e o Laboratório de Referência da União Europeia para testes alternativos ao uso de animais (EURL ECVAM) para os métodos alternativos, entre outros.

Dependendo do uso da substância, do efeito tóxico produzido por estruturas análogas à substância química, bem como do efeito tóxico produzido pela substância em si, pode-se definir os testes que devem ser realizados em situações específicas.

Dois princípios devem ser observados na realização dos testes toxicológicos em animais:

a) os efeitos produzidos pelo composto no animal de laboratório devem ocorrer também no homem;

b) a exposição de animais de experimentação a altas doses de um agente tóxico é um método válido e necessário para a descoberta dos efeitos adversos ao homem.

Para o delineamento dos estudos toxicológicos vários fatores devem ser considerados: intervalo entre as doses, número de grupos de estudo, doses máximas utilizadas, número de animais em cada grupo, escolha correta do(s) grupo(s) de controle, regime de doses, confirmação da dose administrada comparada com a dose nominal, dose efetivamente ingerida (p. ex., palatabilidade, perdas de ração) e doenças incidentais não associadas à exposição da substância, como infecções.

Testes para estudos de toxicidade sistêmica são estudos de doses múltiplas com vários tempos de exposição. De maneira ideal, as doses são selecionadas de modo que ocorram efeitos tóxicos, mas que a morte ou o sofrimento dos animais não ocorra com a maior dose testada, que as doses inferiores produzam efeitos tóxicos gradativos e que a menor dose não produza nenhum efeito adverso (dose sem efeito adverso observado – [NOAEL, do inglês *No Observed Adverse Effect Level*]). A seleção das doses para os ensaios de doses repetidas pode ter como base conhecimento prévio sobre a toxicidade da substância, mas com frequência um estudo para determinar os intervalos de doses pode ser necessário para a definição das doses a serem usadas nos estudos toxicológicos. Em geral os resultados de estudos de curta duração são normalmente usados na seleção dos níveis de doses para estudos de longa duração ou estudos crônicos. Todos os estudos devem incluir um grupo controle de animais e o tratamento deste grupo deve ser igual aos dos grupos tratados com a substância teste, incluindo a administração de um grupo tratado apenas com o veículo relevante, quando couber.

Informações preliminares

As informações preliminares têm por objetivo conhecer a substância que será submetida aos estudos de toxicidade. Como a toxicidade está ligada à sua estrutura química, é fundamental que a substância em estudo seja quimicamente caracterizada. As impurezas, quando presentes, devem ser conhecidas qualitativa e quantitativamente, uma vez que podem alterar a toxicidade. Muitas vezes, o efeito tóxico manifestado deve-se às impurezas, e não à substância em teste.

As propriedades físico-químicas devem ser determinadas, uma vez que delas vai depender o tratamento a ser dado à substância para a aplicação dos testes toxicológicos. Entre elas, são fundamentais o conhecimento do odor, cor, pontos de fusão e ebulição, pressão de vapor, densidade, viscosidade, solubilidade e volatilidade. Essas propriedades servirão para orientar quanto aos solventes, à dissolução da amostra, à possibilidade de absorção pela via de exposição a ser avaliada etc.

Sempre que existirem, devem ser incluídos nas informações preliminares dados relativos aos possíveis níveis de exposição da população à substância. Esses dados permitem a condução de estudos toxicológicos dentro da realidade da exposição humana.

O conhecimento das propriedades físico-químicas das substâncias também tem papel fundamental em relação ao seu comportamento no meio ambiente, permitindo extrapolar qual a distribuição ambiental e quais partes do ecossistema seriam provavelmente afetados. Essas informações preliminares ajudam a predizer a mobilidade da substância no ambiente e a indicar qual a sua provável distribuição entre ar, água e solo. O coeficiente de partição e a lipossolubilidade, por exemplo, ajudariam a conhecer qual a extensão da absorção, da distribuição e do armazenamento na biota e nos animais de experimentação.

Considerando o tempo de exposição e a observação de resultados, os testes toxicológicos podem ser agrupados em testes agudos ou de curta duração, subcrônicos com administração diária de até 90 dias e crônicos, de 6 meses a 2 anos, dependendo do protocolo, do objetivo do teste e da espécie animal. Testes para desfechos específicos como irritação/corrosão, neurotoxicidade, sensibilização cutânea e toxicidade para reprodução e desenvolvimento são motivo de protocolos específicos.

Estudos de toxicidade aguda

Os estudos de toxicidade aguda são utilizados para avaliar a toxicidade produzida por uma substância quando administrada em uma ou mais doses durante um período não superior a 24 horas, seguido de observação dos animais por 14 dias após a administração. A via oral é indicada, mas outras vias de administração podem ser escolhidas, considerando-se a exposição humana. A via inalatória é particularmente importante para substâncias/formulações com potencial de exposição por essa via, como aerossóis ou substâncias voláteis.

Os estudos de toxicidade aguda têm por objetivo caracterizar a relação dose-resposta que conduz ao cálculo/estimativa da DL_{50}. Esse parâmetro é útil para identificar a toxicidade relativa da substância. A CL_{50} (concentração letal média) é utilizada para testes de letalidade no caso de inalação.

Conforme ilustra a Figura 4.1, nos animais do grupo que recebeu a dose mais baixa não se observam mortes. Nas doses intermediárias, parte do grupo morre e, em altas doses, todos os animais do grupo morrem. Essas mortes podem ocorrer durante a exposição ou dentro do período estabelecido de observação após a administração. A curva sigmoide obtida se aproxima mais da linearidade se a resposta for representada graficamente contra o logaritmo da dose. Essa curva se torna praticamente linear entre 16% e 84%, e assim se pode obter o ponto médio, ou seja, a DL_{50} (Figura 4.2).

Os resultados obtidos a partir dos estudos de toxicidade aguda servem também para avaliar preliminarmente o mecanismo de ação da substância, identificar possíveis órgãos ou sistemas sensíveis e determinar se os efeitos agudos são reversíveis.

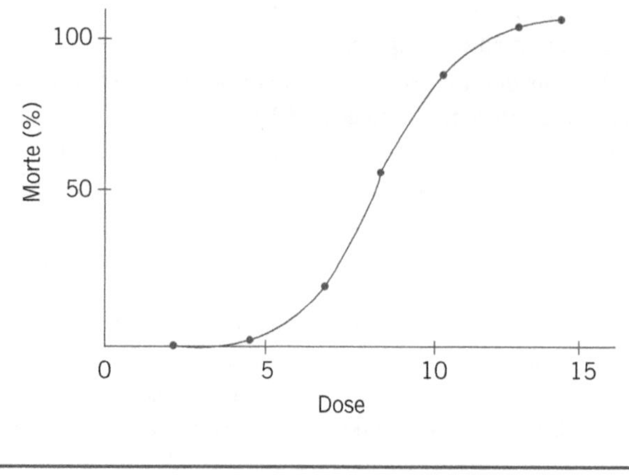

Figura 4.1 Dose-resposta em teste de toxicidade.
Fonte: Desenvolvida pela autoria.

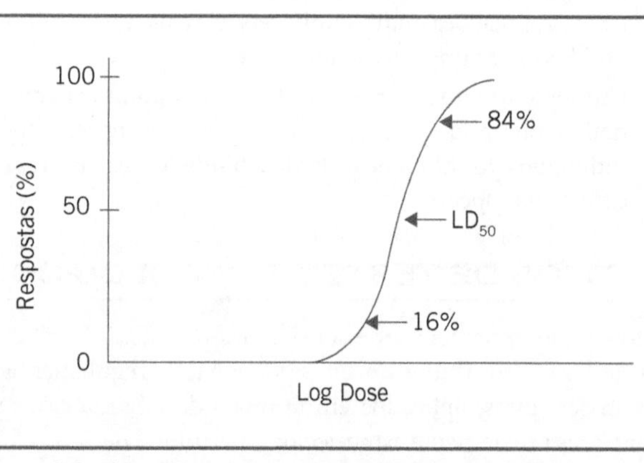

Figura 4.2 Log dose-resposta em teste de toxicidade.
Fonte: Desenvolvida pela autoria.

Os animais são observados por até 14 dias, anotando-se não apenas a quantidade de animais mortos, mas também o início, a natureza e a duração dos efeitos tóxicos associados à morte. Esses estudos devem incluir, além das observações clínicas, variações de peso corpóreo e exames de patologia macroscópica, que auxiliam na caracterização de tecidos e órgãos-alvo.

As substâncias devem ser testadas em diferentes espécies/linhagens animais e em ambos os sexos, pois diferenças de resposta indicam que o efeito tóxico não é universal e a extrapolação para o homem deve ser feita considerando-se essas diferenças.

Os estudos de toxicidade aguda em animais só devem ser realizados após conhecimento de todas as informações preliminares sobre a substância e o potencial de toxicidade avaliado por uma análise do peso da evidência. Além das informações preliminares, resultados de estudos *in vitro* ou *in vivo*, informações sobre dados de relação estrutura/atividade quantitativa, informações toxicológicas de substâncias estruturalmente semelhantes, uso previsto da substância e potencial de exposição, devem ser considerados. Essas informações auxiliam na justificativa da realização dos ensaios de toxicidade aguda e na escolha adequada das doses iniciais.

Em função do uso de grande número de animais, o cálculo da DL_{50} oral não é mais realizado por meio da curva apresentada na Figura 4.1. Atualmente a avaliação da toxicidade oral aguda é realizada pelo teste de dose fixa ou do teste *up and down* padronizados pela OECD. Esses métodos possibilitam estimar a dose letal, o que em geral permite classificar a toxicidade das substâncias pelas agências regulatórias. Para a avaliação da toxicidade inalatória e dérmica a OECD preconiza que inicialmente sejam também empregados menor número de animais dependendo do objetivo do estudo. Os detalhes sobre a condução desses testes podem ser encontrados no *site* da OECD[1].

No teste de doses fixas, por exemplo, a substância é administrada a uma espécie animal numa dose específica, que é selecionada a partir de doses previamente fixadas, as quais estão de acordo com classificações de instituições regulamentadoras, ou por sistemas de gradação. Esses métodos têm por princípio a utilização de doses moderadamente tóxicas e sem o emprego de doses letais. Após a administração, segue-se um período de 14 dias de observação. A dose na qual se observam sinais de toxicidade é usada para graduar ou classificar o material testado.

Os resultados obtidos a partir dos estudos de toxicidade aguda são empregados para o delineamento dos estudos de toxicidade subcrônica/crônica, particularmente no que se refere à escolha de doses.

Estudos de toxicidade subcrônica

Os testes de toxicidade subcrônica são realizados para a obtenção de informações após exposições repetidas. Esses estudos devem ter duração de pelo menos 21 dias, mas o tempo mais comum do teste é de 90 dias. É um estudo importante porque, às vezes, é o primeiro e o único teste com doses repetidas a ser realizado para determinadas substâncias químicas.

Os principais objetivos dos testes de toxicidade subcrônica são os de estabelecer os níveis nos quais não se observam os efeitos tóxicos, identificar e caracterizar os órgãos afetados e a severidade após exposições repetidas. O teste permite também estabelecer se os efeitos tóxicos são reversíveis, incluindos-se um grupo denominado de recuperação quando a exposição do tratamento é suspensa após o término do experimento. O teste subcrônico também pode determinar se um efeito particular ocorre, por exemplo, neurotoxicidade, justificando a necessidade de testes específicos.

A via de administração é geralmente a oral, devendo as eventuais vias de exposição humana ser consideradas. O teste deve ser realizado em pelo menos duas espécies animais, sendo uma não roedora, utilizando-se pelo menos 3 doses além dos grupos controle (preferencialmente um grupo sem exposição e outro exposto ao excipiente/solvente quando for o caso).

Os animais devem ser examinados pelo menos uma vez ao dia durante todo o experimento, em relação à manifestação de sinais de toxicidade. Os parâmetros mais comuns referem-se ao consumo de ração, ao peso córporeo, a cor e textura dos pelos, alterações circulatórias e respiratórias, anormalidades motoras e de comportamento, exame ocular e aumentos macroscópicos de massas de tecidos. Ao término do experimento, os animais sobreviventes são eutanaziados e todos os órgãos retirados para avaliação de peso e patologia macro e microscópica. Avaliações hematológicas e bioquímicas no sangue (balanço eletrolítico, proteínas e marcadores de função renal e hepática) são realizadas ao término do experimento, mas podem também ser realizadas antes do início do experimento e durante o ensaio.

Exames de urina para avaliação da função renal são também recomendados ao início, durante e ao término do experimento.

Os estudos de toxicidade subcrônica servem não apenas para caracterizar a relação dose-resposta após administrações repetidas, mas também para fornecer dados para escolha de doses nos estudos de toxicidade crônica e estabelecimentos dos níveis sem efeito observado (NOEL, do inglês *No Observed Effect Level*) ou dos níveis sem efeito adverso observado (NOAEL), parâmetros fundamentais para a avaliação do risco.

Estudos de toxicidade crônica

Os estudos de toxicidade crônica são realizados para determinar o efeito tóxico após exposição prolongada a doses cumulativas da substância. Esses estudos permitem também observar o potencial carcinogênico da substância, desde que as doses escolhidas sejam adequadas.

Embora o estudo da toxicidade subcrônica com dados histopatológicos e estudos toxicocinéticos precisos possam fornecer subsídios valiosos sobre os efeitos tóxicos de determinadas substâncias químicas, existem várias limitações. Os testes subcrônicos, por exemplo, não são testes seguros para prever efeitos mutagênicos ou carcinogênicos e não têm por objetivo investigar os efeitos embriofetotóxicos.

---

1 Disponível em: https://www.oecd-ilibrary.org/environment/oecd-guidelines-for-the-testing-of-chemicals-section-4-health-effects_20745788. Acesso em: 07 dez. 2020.

Os estudos de toxicidade crônica seguem o protocolo dos estudos de toxicidade subcrônica, apenas diferindo quanto ao tempo de duração do teste, que deve ser superior a 3 meses. Em roedores, esse período varia de 6 meses a 2 anos; em não roedores, como o cão, o tempo de tratamento é, em geral, de 1 ano. A escolha do tempo de tratamento depende do uso previsto da substância. Se o uso for por períodos curtos, 6 meses de tratamento podem ser suficientes. Se a substância for empregada por longo tempo, envolvendo contato crônico da população, o tempo de tratamento adequado seria o período de vida normal do animal usado para o teste. Estudos recentes têm demonstrado que resultados de estudos toxicológicos de praguicidas com 1 ano de duração em cães não diferem dos resultados obtidos em ensaios de 90 dias, sugerindo que estudos de longa duração nessa espécie animal não são cientificamente justificados.

Os ensaios crônicos são geralmente realizados em duas espécies animais (ratos e camundongos), por um período aproximado ao seu tempo de vida média (18 meses a 2 anos para camundongos; e 2 a 2,5 anos para ratos). Normalmente são empregados 50 animais para cada dose e sexo, visando garantir um número adequado ao final do experimento (30 animais).

A escolha das doses é o ponto crítico dos testes de longa duração, de modo que não ocorra morte prematura em função do tratamento.

Nos testes de toxicidade crônica, os exames clínicos devem ser realizados cuidadosamente, duas vezes ao dia, evitando-se assim perdas por autofagia, após a morte dos animais. Dados como peso corpóreo, consumo de ração e água e sinais clínicos precisam ser anotados rigorosamente todas as semanas durante as 13 primeiras semanas do ensaio, a fim de obter resultados coerentes com o início e a progressão dos efeitos tóxicos.

Parâmetros hematológicos devem ser medidos no início do estudo e após 6 meses. Ao final do teste, os mesmos parâmetros devem ser avaliados em pelo menos 10 animais por grupo. Análise de urina e parâmetros bioquímicos de sangue devem ser igualmente avaliados

Exames anatomopatológicos (macro e microscópicos) à semelhança dos realizados para os testes de toxicidade subcrônica são obrigatórios.

Estudos de mutagênese e carcinogênese

Vários testes *in vivo* e *in vitro* foram desenvolvidos para avaliar as propriedades mutagênicas das substâncias químicas. A principal finalidade da identificação dessas propriedades reside na necessidade de se quantificar o perigo de lesão ao material genético e, consequentemente, a transmissão hereditária dessas mutações, bem como, a possibilidade de desenvolvimento de neoplasias.

Dos testes *in vitro*, um dos primeiros e mais empregados é o teste desenvolvido por Ames em 1975. Nesse teste, é possível avaliar mutações pontuais em cepas mutantes de *Salmonella typhimurium* que carecem de uma enzima, a fosforribosil ATP sintetase, necessária para a síntese de histidina. Como algumas substâncias químicas são mutagênicas apenas após biotransformação, o teste foi modificado, introduzindo-se no meio de reação uma suspensão de microssoma hepático de ratos denominada fração S9, que contém as enzimas que participam do metabolismo de xenobióticos. Outros testes que avaliam toxicidade genética incluem avaliação de dano/reparo, avaliação de mutação gênica (como o teste de Ames) e dano direto aos cromossomos.

Os testes *in vivo* realizados em animais incluem a observação de danos a cromossomas de células de medula óssea em metáfase, o aparecimento de micronúcleos em linfócitos de sangue periférico e o teste do dominante letal. Este último avalia a capacidade da substância de produzir alterações nos espermatozoides de ratos tratados e a manifestação dessas alterações na prole, após acasalamento com fêmeas não tratadas. Para que o potencial mutagênico de uma substância seja devidamente avaliado, informações sobre a capacidade de induzir mutação gênica, aberrações cromossômicas estruturais e aneuploidia são necessárias. Em geral uma bateria de testes inclui um teste de mutação gênica em bactéria (p.ex., o teste de Ames) e 1 ou 2 testes em células de mamíferos que detectem mutações de ponto ou dano aos cromossomos (teste de clastogenicidade/aneugenicidade).

Os testes de mutagenicidade são, na maioria das vezes, empregados para prever o desenvolvimento de neoplasias, pois uma das teorias de carcinogênese química indica o desenvolvimento de uma mutação como evento inicial desse processo. Entretanto, eles apenas avaliam as substâncias que produzem câncer por mecanismos genotóxicos, isto é, que interagem diretamente com o material genético e não o suficiente para indicar o potencial carcinogênico da uma substância.

Existe um grande número de substâncias que produzem câncer por mecanismos não genotóxicos. Essas substâncias apresentam testes de mutagênese negativos, não interagindo diretamente com o DNA. Alguns mecanismos de carcinogênese não genotóxica incluem citotoxicidade com regeneração, acompanhada de aumento na síntese de DNA, alterações hormonais, imunossupressão e promoção de expressão de oncogenes. Processos inflamatórios crônicos têm sido associados ao desenvolvimento de neoplasias. Alterações epigenéticas também podem ser responsáveis pelo desenvolvimento de tumores, ocasionando, por exemplo, silenciamento de genes de reparo ou de genes supressores de tumores.

Testes de carcinogênese de longa duração devem ser realizados, principalmente nos casos em que ocorra exposição humana em longo prazo e especialmente de grande parte da população, como é o caso dos praguicidas e dos aditivos alimentares. Para fins regulatórios, os ensaios de carcinogênese geralmente têm duração de 2 anos para estudos em ratos ou 18 meses em camundongos, com 50 animais por dose. O estudo contempla pelo menos 3 doses da substância e um grupo controle não exposto.

Para os testes de carcinogênese em animais, a escolha das doses é crucial, sendo indicado o uso da maior dose tolerada, isto é, a dose que administrada aos animais durante o seu período médio de vida, não provoca a morte e não produz uma diminuição de peso maior que 10%, quando comparado com animais de um grupo controle. Embora, na maioria dos casos, essas doses sejam muito superiores àquelas relacionadas à exposição humana, elas são indicadas para garantir o desenvolvimento de tumores, se houver. A correta classificação das neoplasias observadas é um dos aspectos fundamentais destes testes, uma vez que, em alguns casos, tumores animais não são relevantes para humanos devendo ser avaliados neste contexto por patologistas com experiência na observação de tumores em animais. Outro aspecto a ser considerado na avaliação dos estudos de carcinogênese é se o modo de ação da resposta tumoral em animais é relevante para humanos. Um histórico de incidência de desenvolvimento de tumores espontâneos nos animais empregados nos testes deve ser considerado para que a resposta observada nos animais tratados seja considerada não apenas diferente do grupo controle, mas também seja diferente dos dados históricos.

Estudos de desenvolvimento – Reprodução e embriofetotoxicidade

Os efeitos adversos sobre a reprodução são geralmente expressos pela redução da fertilidade ou fecundidade dos pais ou de suas descendências, como resultado de alterações morfológicas, bioquímicas, genéticas ou fisiológicas.

A toxicologia do desenvolvimento estuda os efeitos adversos que ocorrem nos organismos em desenvolvimento, decorrentes da exposição a substâncias químicas antes da concepção, isto é, dos pais, durante o desenvolvimento perinatal ou pós-natal, até a puberdade. Os efeitos adversos sobre o desenvolvimento da prole podem ser expressos de diversas maneiras, como, alterações na viabilidade, crescimento ou alterações estruturais ou funcionais em função das mutações ou alterações bioquímicas e/ou fisiológicas. As alterações no desenvolvimento podem ser observadas imediatamente após o tratamento ou podem ainda se manifestarem tempos após a exposição.

Os testes devem ser realizados de modo a avaliar a fertilidade e o desempenho para a reprodução, o potencial teratogênico, a toxicidade peri e pós-natal e os efeitos sobre o sistema reprodutivo. Para cada um desses testes, diferentes condições de exposição são necessárias, de modo a avaliar corretamente o parâmetro em estudo. Importante mencionar que nos ensaios de embriofetotoxicidade as doses empregadas não podem induzir toxicidade materna, pois, caso ocorra, induzem conclusões erradas sobre a toxicidade da substância sobre o feto/embrião.

Em alguns experimentos, machos tratados com determinadas substâncias são acasalados com fêmeas não tratadas, ou vice-versa, ou ambos os sexos são tratados antes do acasalamento. Nos machos, o ciclo inteiro da espermatogênese deve ser avaliado. O crescimento e o desenvolvimento do embrião são extremamente importantes. Para avaliar os efeitos teratogênicos, a substância em estudo deve ser administrada em animais-teste que estejam prenhes (geralmente camundongos, ratos ou coelhos) em altas doses durante o período de organogênese. Para detectar os efeitos embriogênicos, a substância deve ser administrada durante a gestação em doses menores. Em ambos os casos, o conteúdo do útero é estudado. Outros efeitos no ciclo reprodutivo requerem estudos nas gerações posteriores.

As funções observadas nos estudos toxicológicos sobre a reprodução incluem, gametogênese, cruzamentos, fertilidade, manutenção e duração da prenhez, parto, número de ninhadas, lactação, puberdade, viabilidade e crescimento da prole e senescência da reprodução. Estes aspectos podem ser avaliados nas gerações parental e filial por meio dos seguintes desfechos parentais: avaliação quali e quantitativa do esperma, citologia vaginal, avaliação de níveis hormonais, evidência de acasalamento, índice de prenhez, peso dos órgãos sexuais em machos e fêmeas, histopatologia dos tecidos com função sobre a reprodução e comportamento reprodutivo. Quanto à prole devem ser avaliados: tamanho e viabilidade da ninhada, peso corpóreo, proporção entre machos e fêmeas recém-nascidos, distância anogenital, retenção do mamilo/aréola em machos, abertura vaginal, descida do testículo e separação prepucial.

Nos estudos de toxicologia sobre o desenvolvimento os efeitos tóxicos observados dependem do tempo gestacional e da dose da substância bem como da duração do tratamento, de modo que diferentes doses podem induzir efeitos que se manifestam em tempos diferentes. O conceito de periodo crítico de exposição deve ser considerado nesses estudos, pois a exposição em um determinado estágio de desenvolvimento pode não produzir nenhum efeito tóxico, enquanto esse efeito pode ser severo em outro estágio do desenvolvimento.

Estudos de Toxicocinética

Os estudos de Toxicocinética fornecem informações sobre absorção, distribuição, armazenamento, biotransformação e excreção da substância do organismo. Esses estudos são recomendados, pois permitem avaliar diferenças de comportamento das substâncias em diferentes espécies animais e prever o seu comportamento no homem, permitindo uma extrapolação mais confiável dos ensaios de toxicidade dos animais para o homem. Sabe-se hoje que muitas substâncias químicas exercem efeitos tóxicos por meio de seus produtos de biotransformação, que podem ser avaliados por meio desses estudos.

A atividade de várias enzimas de fase I e fase II da biotransformação (Capítulo 2 – Toxicocinética), como oxidases de função mista, hidrolases, glutationa-S-transferase e glicuroniltransferases, varia entre espécies animais. As concentrações teciduais de substâncias que participam da fase II da biotransformação, como a glutationa, também variam entre espécies. Existem diferentes tipos de receptores hormonais, outras moléculas regulatórias e concentrações teciduais de receptores que são diferentes quando comparados com as espécies animais e o ser humano. Outra diferença é que as espécies animais de menor tamanho, como camundongos, ratos e hamsters, geralmente metabolizam as substâncias químicas mais rapidamente do que as espécies maiores, como o cão, os macacos e o homem.

A dose é importante, principalmente quando é alta e administrada cronicamente. Sob essas condições, os mecanismos de proteção e as reações enzimáticas podem estar diminuídos ou inativados, enquanto o metabolismo de catálise pode estar aumentado. Várias substâncias interferem na atividade de enzimas de biotransformação, quer de fase I quer de fase II, inibindo ou aumentando suas atividades, com consequente variação no metabolismo da própria substância ou de substâncias administradas concomitantemente.

Na extrapolação de dados de animais para o homem, diferenças e similaridades no metabolismo de uma substância química devem ser consideradas na avaliação de risco.

Atualmente, o conhecimento das diferenças existentes entre as vias metabólicas de diferentes espécies animais e a do homem tem servido de base para a previsão da toxicidade em humanos. Além disto, os estudos de Toxicocinética são importantes para a seleção correta da espécie animal e da seleção do regime de doses.

Estudos de efeitos locais sobre a pele e os olhos

A avaliação dos efeitos diretos da substância sobre olhos e pele deve ser realizada quando é prevista a exposição por estas vias, como no caso de cosméticos, medicamentos de uso tópico e exposições ocupacionais ou em caso de exposições acidentais a uma substância.

Os desfechos toxicológicos avaliados são corrosão e irritação. A corrosão é um processo em que ocorre dano irreversível à pele com necrose da epiderme e da derme. A irritação da pele, denominada também dermatite de contato, refere-se à produção de lesão reversível da pele acompanhada de processo inflamatório.

O animal de escolha para a avaliação de irritação/corrosão ocular e cutânea é o coelho, podendo em alguns casos a cobaia ser empregada como animal para o teste de pele. Estes testes, padronizados pela OECD, foram atualmente revistos visando evitar o sofrimento dos animais. Os testes, como preconizados, só devem ser aplicados após uma análise do peso da evidência seguindo os documentos da OECD sobre Análise Integrada para Teste e Avaliação de Corrosão e Irritação da pele e Análise Integrada para Teste e Avaliação de Lesão e Irritação Ocular. Neste documento, devem ser avaliados preliminarmente, informações existentes sobre dados em humanos, dados *in vivo*, dados *in vitro*, propriedades físico-químicas (p.ex., pH) e métodos alternativos. A fase seguinte é a fase de avaliação do peso da evidência. Se esta for inconclusiva, testes podem então ser realizados por métodos *in vitro* ficando o teste *in vivo* como última escolha.

Para a pele, os parâmetros avaliados no teste *in vivo* são eritema, escara, edema e corrosão. Para os olhos, observam-se alterações da conjuntiva, córnea, íris e cristalino.

A OECD padronizou vários testes *in chemico* e *in vitro* que permitem avaliar as propriedades irritantes e corrosivas das substâncias para a pele e para os olhos sem uso de animais ou com um número muito reduzido (Capítulo 6 – Toxicologia *In Vitro* – Métodos Alternativos ao Uso de Animais).

Estudos de sensibilização cutânea

Informações sobre a capacidade de uma substância em induzir reações de sensibilização cutânea são necessárias quando houver possibilidade de contatos repetidos da substância com a pele. Esses testes são geralmente realizados em animais, submetidos a tratamento com doses repetidas da substância, com ou sem adjuvantes, por um período de 1 a 2 semanas.

Após 2 ou 3 semanas da última exposição, os animais são submetidos a uma dose não irritante da substância e o aparecimento de eritema é monitorado. De maneira geral, os testes de sensibilização da pele, denominados teste de Buehler, são realizados em cobaias e podem ser classificados em 2 tipos:

a) Teste envolvendo o uso concomitante de Adjuvante Completo de Freund (ACF), um imunopotenciador ou facilitador de sensibilização. Um dos testes mais importantes é o teste de maximização de Magnusson e Kligmann, que combina o ACF e laurilsulfato de sódio em aplicações tópicas oclusivas e injeções intradérmicas da substância teste durante o período de sensibilização.
b) Teste sem a utilização do adjuvante empregado para avaliação da intensidade da resposta após teste de adjuvante.

Recentemente, o teste de sensibilização cutânea em cobaias tem sido substituído pelo ensaio do linfonodo local (LLNA). Esse teste é realizado em camundongos ou ratos e avalia quantitativamente a proliferação de linfócitos no linfonodo adjacente ao local da injeção da substância-teste, um dos fenômenos que faz parte do modo de ação das substâncias sensibilizantes. Esse teste se mostrou equivalente ao teste de Buehler quanto à avaliação de sensibilização cutânea.

Para a determinação da sensibilização cutânea há atualmente uma bateria de testes *in vitro* que considera alguns dos eventos envolvidos no processo de sensibilização cutânea. Com a aplicação desta bateria de testes é possível, em muitas situações, classificar as substâncias como sensibilizantes ou não.

▶ CONCLUSÃO

Como já mencionado, existem organismos internacionais que se dedicam à validação dos testes toxicológicos. Essa validação possibilita que testes realizados de acordo com os protocolos descritos possam ser reconhecidos internacionalmente para fins de regulamentação do uso de substâncias químicas sem a necessidade de repetições dos testes em cada país. Mas uma regra fundamental é que estes testes devem ser realizados sob condições de Boas Práticas de Laboratório (BPL) a fim de receberem aceitação internacional.

▶ BIBLIOGRAFIA

HAYES A. & KRUGER C.L. (eds.). *Hayes's Principles and Methods in Toxicology.* Boca Raton: CRC Press. 2014. 2.157p.

INTERNATIONAL CONFERENCE ON HARMONIZATION OF TECHNICAL REQUIREMENTS FOR REGISTRATION OF PHARMACEUTICALS FOR HUMAN (ICH). *Safety Guidelines.* Disponível em: <http://www.ich.org/products/guidelines/safety/article/safety-guidelines.html>. Acesso em: 07 dez. 2020.

INTERNATIONAL PROGRAMME ON CHEMICAL SAFETY (IPCS). *Glossary of Exposure Assessment-Related Terms: A compilation*, 2001.

KLAASSEN, C.D (ed). *Casarett & Doull's Toxicology: The Basic Science of Poisons*, 9th ed. New York: Mc Graw Hill, 2018.

ORGANIZATION FOR ECONOMIC CO-OPERATION AND DEVELOPMENT (OECD). Guidelines for the Testing of Chemicals. Section 4: Health Effects. Disponível em: <http://www.oecd-ilibrary.org/environment/oecd-guidelines-for-the-testing-of-chemicals-section-4-health-effects_20745788>. Acesso em: 07 dez. 2020.

ORGANIZATION FOR ECONOMIC CO-OPERATION AND DEVELOPMENT (OECD) (2017), *Guidance Document on an Integrated Approach on Testing and Assessment (IATA) for Skin Corrosion and Irritation*, OECD Series on Testing and Assessment, N. 203, OECD Publishing, Paris. Disponível em: https://www.oecd-ilibrary.org/environment/guidance-document-on-an-integrated-approach-on-testing-and-assessment-iata-for-skin-corrosion-and-irritation_9789264274693-en. Acesso em: 07 dez. 2020.

ORGANIZATION FOR ECONOMIC CO-OPERATION AND DEVELOPMENT (OECD) (2019). *Guidance Document on an Integrated Approach on Testing and Assessment (IATA) for Serious eye Damage and Eye Irritation*. n. 263, OECD Publishing, Paris. Disponível em: <http://www.oecd.org/officialdocuments/publicdisplaydocumentpdf/?cote=ENV-JM-MONO(2017)15/REV1%20&doclanguage=en>. Acesso em: 07 dez. 2020.

WORLD HEALTH ORGANIZATION (WHO). *Principles and Methods for Evaluating the Toxicity of Chemicals*. Part I. EHC 6, 1978.

World Health Organization (WHO) *Principles and methods for the risk assessment of chemicals in food*. (Environmental Health Criteria; 240), 2009. Wissenchaftliche Verlagsgesellschaft mbH, Stuttgart, Germany. Disponível em: <https://www.who.int/publications/i/item/9789241572408>. Acesso em: 07 dez. 2020.

5

Avaliação do Risco

Cristiana Leslie Corrêa
Herling Gregório Aguilar Alonzo
Rosa Maria de Sá Trevisan

CONTEÚDO DESTE CAPÍTULO

INTRODUÇÃO

Na Toxicologia, conceituam-se como perigo a capacidade de uma substância causar um efeito adverso e como risco a probabilidade de um evento nocivo ocorrer, em função da exposição a um agente químico e/ou biológico.

A avaliação do risco é um processo sistemático pelo qual o perigo, a exposição e o risco são identificados e quantificados (Figura 5.1). Também é definida como a caracterização sistemática e científica dos efeitos adversos resultantes da exposição humana aos agentes químicos. Com base nos resultados dessa avaliação e considerando outros fatores, como os benefícios para a sociedade, um processo de tomada de decisão deve ser estabelecido no sentido de reduzir ao mínimo o risco que determinada substância química possa exercer para a saúde do homem. Avaliação do risco não é uma fórmula ou número, mas sim um delineamento analítico, que define o tipo de dados e a metodologia que são empregados para se avaliar o risco, e também devem ser detalhadas as incertezas e os problemas associados com determinada avaliação.

Dessa maneira, a avaliação do risco depende tanto do potencial do agente químico para causar danos (toxicidade), quanto das condições e intensidade da exposição.

Dentre os primeiros esforços em promover limites de exposições seguras, por volta de 1940-1950, a *American Conference of Governmental Industrial Hygienists* (ACGIH) estabeleceu alguns níveis de exposição toleráveis para trabalhadores no ambiente ocupacional. Em seguida, Lehman e Fitzhugh (1954), toxicologistas da agência americana que regulamenta os alimentos e os medicamentos, Food and Drug Administration (FDA), publicaram um artigo que definia as bases do que hoje é conhecido como Ingestão Diária Aceitável (IDA), ou seja, a quantidade de um agente químico (aditivo e/ou praguicida) presente no alimento que pode ser ingerido, diariamente, durante toda a vida do indivíduo, sem provocar risco de intoxicação ou aparecimento de efeitos nocivos. Em 1958, uma cláusula denominada Delaney Clause foi incluída na lei norte-americana, proibindo a adição de qualquer substância aos alimentos que possa causar câncer em animais e/ou no homem.

Somente na década de 1970, com a evolução do conceito de *avaliação do risco* é que esta surgiu como uma atividade organizada e desenvolvida pelas agências governamentais federais norte-americanas.

Durante muitos anos, os termos e os métodos utilizados na avaliação do risco para o homem não eram uniformes. Em 1983, a Academia Nacional de Ciências (NAS, do inglês National Academy of Sciences) dos Estados Unidos publicou um manual intitulado *Risk Assessment in the Federal Government: Managing the Process*, que passou a ser a base para todo processo de avaliação do risco, no qual se destacam algumas definições:

- **Perigo.** Capacidade de a substância causar um efeito adverso.
- **Risco.** Probabilidade de ocorrência de perigo sob condições específicas de exposição.
- **Avaliação do risco.** Processo pelo qual o perigo, a exposição e o risco são determinados.

- **Manejo do risco.** Processo pelo qual são avaliadas as opções políticas e selecionada a medida regulatória mais apropriada com base nos resultados da avaliação do risco e nos interesses sociais, econômicos e políticos.

Desse modo, os principais objetivos da avaliação do risco incluem: a análise da relação entre o risco e o benefício; o estabelecimento de alvos e de níveis de segurança; e o subsídio das ações de vigilância em saúde, incluindo as agências regulatórias e de controle empreendidos por indústrias, organizações ambientais e de consumidores.

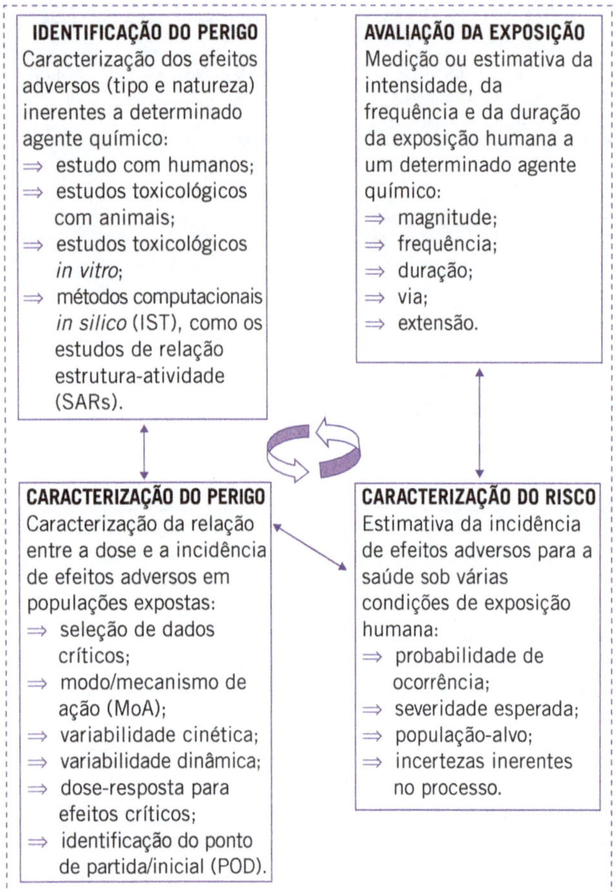

Figura 5.1 Descrição das 4 etapas principais no processo de avaliação do risco.
Fonte: Adaptada de World Health Organization (WHO), 2004.

IDENTIFICAÇÃO DO PERIGO

Na fase da identificação do perigo, investiga-se se o agente químico pesquisado apresenta capacidade de causar um efeito adverso e estabelece-se a natureza dos efeitos presentes numa população ou num ecossistema.

Nessa etapa, são utilizados principalmente os dados provenientes de estudos em animais de experimentação e, se disponíveis, de estudos conduzidos em humanos (estudos clínicos ou estudos epidemiológicos em populações expostas), estudos toxicológicos *in vitro, ex vivo* e dados *in silico* (IST), que empregam modelos computacionais preditivos em Toxicologia, baseados na relação estrutura-propriedade/atividade das moléculas químicas. O Quadro 5.1 mostra os tipos de estudos, suas vantagens e desvantagens.

Nas experimentações realizadas com animais (toxicidade aguda, subaguda, crônica, carcinogenicidade, toxicidade para a reprodução e para o desenvolvimento intrauterino e neurotoxicidade, entre outros), a abordagem tradicional determina o limiar de toxicidade (*threshold*) pelo estabelecimento do nível de dose, no qual não são observados efeitos adversos (NOAEL, do inglês *No Observed Adverse Effect Level*), e da menor dose, na qual são observados efeitos adversos (LOAEL, do inglês *Lowest Observed Adverse Effect Level*). A determinação dessa dose limiar é ditada pela seleção de doses do estudo de toxicidade. Uma alternativa a essa abordagem se chama *benchmark dose* (BMD), que envolve a aplicação de um modelo matemático nos dados de dose-resposta para um determinado *endpoint* (efeito crítico), permitindo ao modelo estimar um limiar de dose correspondente à resposta *benchmark* (BMR) e posteriormente estabelecer uma dose efetiva (ED, do inglês *effective dose*). Exceção a essas determinações ocorre nos estudos de toxicidade aguda em que se objetiva identificar a DL_{50}, ou seja, dose letal em 50% dos animais. A descrição completa da importância e da forma de realização dos experimentos com animais está presente no Capítulo 4 – Avaliação da Toxicidade, deste livro.

Outros fatores considerados na avaliação da relevância dos dados de toxicidade de um agente químico são: a qualidade dos dados, o tipo de estudo, a via e a duração da exposição, as doses utilizadas e a reprodutibilidade do estudo. Para atender a esses requisitos, os estudos devem seguir protocolos (*guidelines*) publicados por entidades internacionalmente reconhecidas, como a Organização para a Cooperação e o Desenvolvimento Econômico (OECD, do inglês Organization for Economic Co-operation and Development) e/ou a Agência de Proteção Ambiental

Quadro 5.1 Descrição de vantagens e desvantagens da utilização de estudos epidemiológicos, clínicos e toxicológicos, *in vitro, in silico* e em animais de experimentação, para a identificação do perigo.

Tipos de estudo	Vantagens	Desvantagens
Epidemiológicos	• Condições reais de exposição • Ocorrência de efeitos pela associação com diversas outras substâncias químicas • Efeitos mensurados na espécie de interesse • Ampla abrangência da suscetibilidade humana frequentemente expressada	• Tempo e investimento • *Post facto*, ou seja, não promove proteção à saúde pública • Dificuldade em definir a exposição, problemas com confluência de exposição • O risco deve ser aumentado para poder ser detectado • Efeitos mensurados não fornecem detalhamento (morbidade, mortalidade) • Viés de seleção, de informação e variável de confundimento

(continua)

Quadro 5.1 Descrição de vantagens e desvantagens da utilização de estudos epidemiológicos, clínicos e toxicológicos, *in vitro*, *in silico* e em animais de experimentação, para a identificação do perigo. (*Continuação*)

Tipos de estudo	Vantagens	Desvantagens
Clínicos	• Bem definidos, condições de exposição controladas • Respostas medidas em seres humanos • Capacidade de estudar subpopulações (p. ex., asmáticos) • Capacidade de mensurar efeitos relativamente raros	• Custosos • Exposições em curto prazo e em concentrações relativamente baixas. Limitados a grupos relativamente pequenos (geralmente < 50 indivíduos) • Limitados a efeitos reversíveis, leves e em curto tempo • Usualmente grupos mais suscetíveis não são apropriados para o estudo
Animais de experimentação	• Condições de exposição facilmente manipuladas • Capacidade de mensurar muitos tipos de resposta • Capacidade de avaliar inúmeras características do hospedeiro (p. ex., gênero, idade e genética) e outros modificadores (p. ex., dieta) da resposta • Capacidade de avaliar mecanismos	• Incertezas na relevância da resposta animal para exposição humana • Controle de alojamento, dieta etc., de relevância questionável para seres humanos • Concentrações e tempo de exposição são frequentemente diferentes dos animais para os seres humanos
In vitro	• Custo reduzido • Rapidez nos resultados • Capacidade de avaliar mecanismos • Grande diversidade de testes, com capacidade de avaliar diversos parâmetros	• Condições irreais de exposição • Incertezas na extrapolação dos dados *in vitro* para a exposição humana • Ausência de protocolos de estudo (em alguns casos)
In silico	• Custo reduzido • Emprego de modelos computacionais nas fases iniciais para *screening* (seleção e priorização) • Rapidez nos resultados • Capacidade de prever propriedades e mecanismos • Grande quantidade de bancos de dados validados com informações relacionadas a estrutura	• Protocolos de uso de modelos computacionais em desenvolvimento e aprovação (p. ex., OECD) • Incertezas na predição de SAR, QSAR e QSPR • Uso da modelagem quantitativa mais restrita

OECD: Organisation for Economic Co-operation and Development; SAR: *Structure-Activity Relationships*; QSAR: *Quantitative Structure-Activity Relationships*; QSPR: *Quantitative Structure-Property Relationships*.
Fonte: Desenvolvido pela autoria.

dos Estados Unidos (EPA, do inglês United States Environmental Protection Agency). Ressalta-se que, necessariamente, esses estudos devem ser conduzidos de acordo com as Boas Práticas Laboratoriais (BPL).

A toxicidade também pode ser predita, com base na similaridade da estrutura química de uma substância com outra, cuja toxicidade já é conhecida. A relação estrutura-propriedade/atividade é uma abordagem que visa encontrar relações entre a estrutura química e ou propriedades estruturais relacionadas e a atividade biológica dos compostos analisados, incluindo a toxicidade. Os estudos das relações quantitativas de estrutura-propriedade/atividade (QSAR, do inglês *Quantitative Structure-Activity Relationships* e QSPR, do inglês *Quantitative Structure Property Relationships*) estabelecem uma relação matemática, sob a forma de uma equação, entre a atividade biológica e os parâmetros (ou propriedades) físico-químicos mensuráveis que possuam influência sobre a atividade terapêutica e/ou toxicológica de uma classe de compostos. Desse modo, como resultado dessas similaridades, é possível predizer certas propriedades ou atividades de compostos não testados especificamente dentro de um mesmo grupo (ou categoria) de substâncias químicas.

As vantagens da utilização de modelos de relação estrutura-propriedade/atividade incluem o baixo custo e tempo para identificar os efeitos toxicológicos relevantes, redução no uso de animais nos estudos de toxicidade, além da aquisição de informações que podem auxiliar na elucidação dos mecanismos de ação de diferentes classes de compostos químicos. Paralelamente às vantagens apresentadas, é necessária cautela ao utilizar esses modelos para predizer toxicidade. A experiência e um entendimento completo dos modelos são necessários quando da avaliação, no sentido de verificar se as previsões são confiáveis e adequadas para fins de classificação e rotulagem e/ou de avaliação do risco, se a substância se enquadra no domínio de aplicabilidade dos modelos QSAR/QSPR e, por conseguinte, se podem ser utilizados em substituição aos ensaios com animais.

CARACTERIZAÇÃO DO PERIGO

A base fundamental da relação quantitativa entre a exposição a um agente e a *taxa de incidência* de uma resposta adversa é chamada de caracterização do perigo ou avaliação dose-resposta. Seu objetivo é *quantificar* o perigo, descrito na etapa anterior como *identificação do perigo*, e embasar a seleção dos efeitos críticos (*endpoints*) de relevância e dos níveis de dose, onde não são observados efeitos adversos (NOAEL) que, por sua vez, deverão ser utilizados no processo de caracterização do risco à saúde humana da população-alvo.

Os diversos *endpoints* de toxicidade podem incluir efeitos cancerígenos, genotóxicos, toxicidade sobre a reprodução, sobre o desenvolvimento intrauterino, desregulação endócrina, neurotoxicidade, imunotoxicidade, entre outros. Nesse contexto, destaca-se também a importância da avaliação do conjunto das informações disponíveis sobre o modo de ação (MoA) pelo qual um determinado agente químico provoca efeitos de interesse toxicológico. Deve ainda ser considerada a relevância para o homem do MoA proposto, incluindo aspectos como a plausibilidade biológica e a probabilidade de ocorrência dos efeitos nas condições recomendadas de uso da substância química em avaliação.

Na seleção dos *endpoints* de toxicidade, a abordagem do *peso das evidências* com orientações desenvolvidas pelas séries da OECD-2019 (Figura 5.2), que envolve a avaliação e a consideração de todos os dados e informações biológicas e estatisticamente relevantes disponíveis para uma determinada substância química, auxiliam no fornecimento de um cenário geral dos efeitos da substância química e da sua relação dose-resposta. Por essa razão, estudos isolados devem ser vistos no contexto de outras informações sobre o agente químico, e não isoladamente.

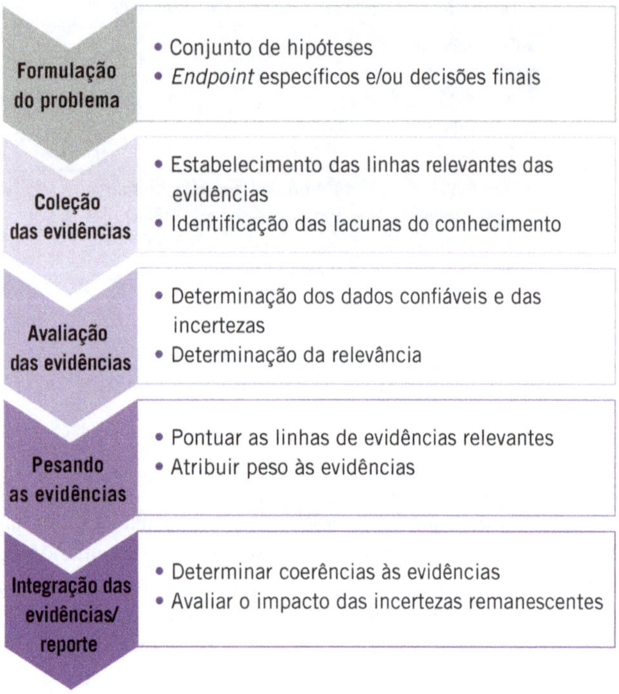

Figura 5.2 Etapas para a condução da avaliação do risco utilizando a abordagem do peso das evidências.
Fonte: OECD, 2019.

Destacam-se a seguir alguns fatores que contribuem para a avaliação, considerando o peso das evidências para se determinar se a substância química apresenta perigo para o homem:

a) resultados similares nos estudos conduzidos com animais de experimentação obtidos por diferentes investigadores;
b) efeitos similares entre as espécies, linhagens, sexo e vias de exposição;
c) evidência clara de relação dose-resposta;
d) relação plausível entre os dados de metabolismo, mecanismo de ação proposto e efeitos de relevância;
e) toxicidade similar exibida por compostos estruturalmente relacionados;
f) algum tipo de ligação entre a substância química e a evidência de efeitos de relevância para o homem.

Considerando que os dados da exposição do homem a um agente tóxico não são, geralmente, suficientes para predizer uma resposta, utilizam-se os dados obtidos em ensaios com animais para estabelecer a relação dose-resposta. Desse modo, 2 tipos de extrapolação podem ser necessários: quantitativo, que envolve a extrapolação das altas doses utilizadas nos experimentos para aquelas presentes na exposição ambiental (geralmente, baixas doses), e qualitativo, que envolve a extrapolação dos resultados em animais para o homem.

Portanto, são utilizados fatores de incerteza e/ou de variabilidade, quando se necessita: realizar extrapolação interespécie; considerar a variação intraespécie; empregar valor de LOAEL, em vez de NOAEL; utilizar dados de estudo subcrônico, em vez de crônico, quando se considera exposição em longo prazo; e considerar se o banco de dados está incompleto. O Quadro 5.2 apresenta uma breve descrição dos fatores de incerteza típicos utilizados por algumas agências governamentais ou institutos.

Quadro 5.2 Descrição dos principais fatores de incerteza e/ou variabilidade aplicados para a obtenção de doses seguras.

Fator de incerteza	IPCS	Agência ATSDR	EPA
Interespécie	10 (2,4[1] × 4,0[2])	10	10
Intraespécie	10 (3,16[1] × 3,16[2])	10	10
LOAEL para NOAEL	–	10	≤10
Subcrônico para crônico	–	NA[3]	≤10
Banco de dados incompleto	1 a 100	NA[3]	≤10

IPCS: International Programme on Chemical Safety; ATSDR: Agency for Toxic Substance and Disease Registry, Estados Unidos; EPA: United States Environmental Protection Agency; [1]: Variabilidade dinâmica; [2]: Variabilidade cinética; [3]: Não aplicado.
Fonte: Desenvolvido pela autoria.

O maior conhecimento sobre a sensibilidade interespécie e intraespécie, dos mecanismos e modos de ação, e da avaliação crítica e detalhada do banco de dados favorece o uso de dados de toxicidade em animais, resultando numa avaliação do risco de maior confiabilidade. A escolha dos fatores de incerteza requer julgamento científico, que deve ser feito numa abordagem caso a caso.

A caracterização do perigo para substâncias que apresentam limiar de resposta envolve o cálculo de doses de referência (RfD, do inglês *reference dose*), que são conhecidas como doses às quais a população pode estar exposta diariamente sem apresentar risco de aparecimento de efeitos nocivos à saúde durante toda a vida. Um conceito semelhante é utilizado para calcular os níveis de exposição crônica permissíveis para o homem a resíduos de praguicidas e aditivos alimentares, sendo conhecido como ingestão diária aceitável (IDA).

Para se determinarem os valores das doses de referência ou da IDA, entre outros, divide-se o nível no qual não são observados efeitos adversos (NOAEL) por fatores de segurança ou incerteza para fornecer uma margem de segurança permissível para a exposição humana.

Além da IDA e da RfD, outros níveis permissíveis de exposição utilizados são estabelecidos de maneira semelhante, como: o nível de risco mínimo (MRL, do inglês *minimal risk level*), adotado pela Agência de Substâncias Tóxicas e Registro de Doenças (ATSDR, do inglês Agency for Toxic Substances and Disease); os valores-limite (TLVs, do inglês *threshold limit values*); os limites permissíveis de exposição (PELs, do inglês *permissible exposure limits*), utilizados pelo Instituto Nacional de Segurança e Saúde Ocupacional (NIOSH, do inglês National Institute for Ocupational Safety and Health) dos Estados Unidos para representar a dose que não produzirá efeitos adversos à saúde do trabalhador após exposições diárias e repetidas no local de trabalho; e a margem de exposição (MOE, do inglês *margin of exposure*) e/ou nível de exposição aceitável do trabalhador (AOEL, do inglês *acceptable operator exposure levels*), que é a medida do risco a que os trabalhadores estão expostos, pela determinação da proximidade desta exposição ocupacional (dérmica ou inalatória) ao NOAEL.

Ressalta-se que a caracterização do perigo deve ser considerada juntamente com os potenciais cenários de exposição para um determinado agente químico.

AVALIAÇÃO DA EXPOSIÇÃO

O objetivo da avaliação da exposição é a mensuração da intensidade, da frequência e da duração da exposição humana a um agente presente no meio ambiente, ou a estimativa de exposições hipotéticas que podem surgir pelo uso de determinadas substâncias químicas. Na sua forma mais complexa, ela descreve: a magnitude, a duração e a via de exposição, o tamanho, a natureza e a classe da população exposta, e as incertezas deste processo.

O conceito de exposição a uma substância química pode ser abordado sob 2 aspectos: o primeiro, como contato de uma substância química com as barreiras externas do indivíduo, representadas pela pele, trato digestivo e trato respiratório; e o segundo, como a estimativa qualitativa e quantitativa desse contato. Além disso, são estimadas as proporçoes da substância química que atravessam essas barreiras externas, predizendo assim a dose interna (Figura 5.3).

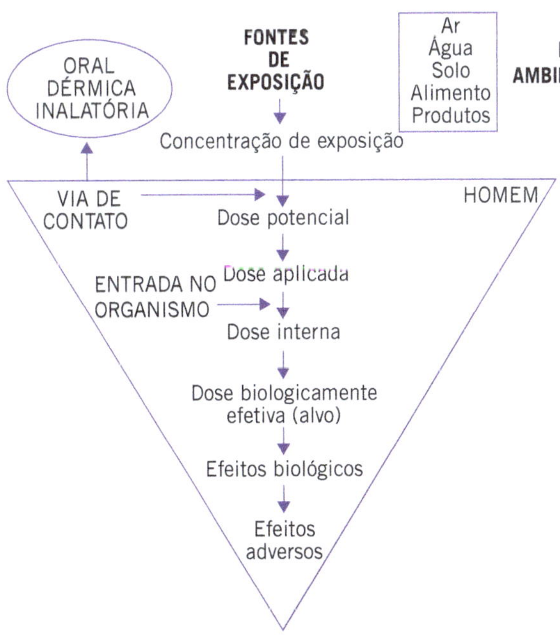

Figura 5.3 Conceitos importantes aplicados no processo de avaliação da exposição.
Fonte: Adaptada de WHO, 1999.

Na maioria das vezes, a substância química está no ar, na água, no solo ou em um produto ou outro meio carreador. A concentração de substância química no ponto de contato corresponde à concentração de exposição. A exposição que ocorre durante um período de tempo pode ser representada por uma relação na qual a concentração de exposição é tempo-dependente.

A etapa da avaliação da exposição inclui 3 fases: 1) caracterização da fonte de exposição; 2) identificação dos meios de exposição (água, solo, ar, contato direto ou por alimentos) e das vias de exposição (dérmica, inalatória ou oral); e 3) quantificação da exposição.

As principais variáveis estudadas na avaliação da exposição são: populações expostas (público em geral ou grupos selecionados); tipos de substâncias (produtos farmacêuticos, substâncias químicas industriais ou poluentes ambientais); substâncias únicas ou misturas; duração da exposição (curta, longa ou esporádica); meios de exposição e vias de exposição.

O avaliador da exposição deverá primeiramente identificar o meio de contato e as populações potencialmente expostas. Alguns grupos populacionais podem estar sob maior risco, em função dos níveis mais altos de exposição ou por possuírem maior suscetibilidade (crianças, idosos, gestantes, portadores de doenças crônicas, entre outros).

A concentração ou a dose potencial de contato pode ser quantificada por meio de medidas diretas ou indiretas. As mais importantes são:

- Medição direta da dose potencial de contato (barreira externa do organismo), realizada enquanto ocorre a exposição, mensurando e, posteriormente, integrando esta dose com o tempo de exposição. Pode ser realizada por técnicas de monitoramento individual. Exemplo: dosimetria passiva para avaliar a exposição ocupacional aos praguicidas.
- Medição da concentração do agente químico no meio onde ocorre o contato (exposição), realizada por mensurações ambientais em função do tempo de exposição. Essas mensurações se dão nos cenários de exposição e são conhecidas como medidas indiretas da exposição. Exemplo: monitoramento ambiental do local de trabalho.
- Estimativa de dose potencial, determinada pelos indicadores internos (biomarcadores de efeito e dose interna) após a exposição ter ocorrido. Essa medida indireta pode ser obtida por estudos de biomonitoramento. Exemplo: monitorização biológica da exposição ocupacional (indicadores de dose interna e de efeito).

Essas 3 formas de quantificação da exposição ou da dose potencial são independentes, uma vez que são baseadas em dados ou estudos distintos. É importante ressaltar que todas essas formas têm limitações, todavia a credibilidade da avaliação de exposição e do risco pode ser melhorada pela utilização concomitante delas.

Dados qualitativos obtidos por meio de questionários e de modelos de dispersão também são frequentemente utilizados. A avaliação da exposição pode requerer a determinação das emissões, dos meios, das vias de movimentação e da biodegradação da substância, de forma a estimar a concentração à qual pode estar exposta a população humana e/ou presentes nos compartimentos ambientais, como água, solo e ar.

Dependendo do propósito da avaliação do risco, a estimativa da exposição pode resultar em uma frequência ou, então, em dados numéricos, que representem a intensidade, a taxa e a duração da exposição. A dose de contato obtida ou calculada é expressa geralmente em mg/kg de peso corpóreo/dia, para facilitar a comparação com os dados obtidos na caracterização do perigo.

A avaliação da exposição é uma etapa fundamental do processo de avaliação do risco, uma vez que, se não houver exposição, até mesmo uma substância altamente tóxica não representa uma ameaça.

CARACTERIZAÇÃO E MANEJO DO RISCO

A caracterização do risco é a etapa final desta avaliação e envolve a predição da frequência e da severidade dos efeitos adversos numa população exposta. A caracterização do risco integra os dados obtidos com identificação do perigo, caracterização do perigo e da exposição, gerando evidências sobre o risco da exposição a um agente químico, sob determinadas condições, para a tomada de decisões futuras.

De modo geral, na caracterização do risco compara-se o nível de dose selecionado dos estudos de toxicidade com a dose média diária de exposição calculada, considerando os fatores de incerteza adotados. Por exemplo, a caracterização do risco da população exposta aos resíduos de praguicidas por meio da dieta pode ser obtida comparando-se a exposição diária estimada a este produto (dieta), com a IDA. Esta é calculada pela divisão do valor de NOAEL escolhido, conforme descrição na seleção de *endpoints*, pelos fatores de incerteza. Para demonstrar segurança, a exposição por meio da dieta nunca deve exceder a IDA. No caso da caracterização do risco ocupacional, pode-se calcular a margem de exposição (MoE) por meio da divisão do valor do NOAEL de escolha pelo valor estimado de exposição diária total (calculado na etapa de avaliação da exposição). Para ser considerada como aceitável, a margem de exposição deve ser no mínimo igual ou maior que o valor considerado na adoção dos fatores de incerteza. Geralmente, considera-se o valor mínimo de 100 (MoE ≥ 100), já que a maioria dos *endpoints* de toxicidade deriva de estudos com animais (10× – variabilidade interespécie e 10× – variabilidade intraespécie).

O Quadro 5.3 apresenta um esquema simplificado de interpretação do processo de caracterização do risco. Ele revela que o risco elevado está diretamente associado com uma probabilidade maior de ocorrência de efeitos adversos.

Quadro 5.3 Interpretação simplificada do processo de caracterização do risco.

Toxicidade	Exposição	Risco
Alta	Alta	Muito alto
Alta	Média	Alto
Alta	Baixa	Alto/Médio
Alta	Muito baixa	Médio/Baixo
Média	Alta	Alto/Médio
Média	Média	Médio
Média	Baixa	Baixo/Médio
Baixa	Alta	Baixo/Médio
Baixa	Média	Baixo
Baixa	Baixa	Sem importância

Fonte: Adaptado de Tordoir, Maroni, 1994.

De acordo com a severidade dos efeitos adversos e de sua probabilidade de ocorrência, verifica-se se o risco estimado é desprezível, tolerável ou intolerável. Além da avaliação com base científica, a interpretação do risco também é vinculada à percepção pessoal. Alguns exemplos das diferentes percepções em relação ao risco estão descritos na Quadro 5.4.

Quadro 5.4 Fatores que podem influenciar a percepção ao risco.

Riscos tolerados	Riscos não tolerados
• Voluntariamente assumido	• Imposto por outros
• Alto benefício pessoal percebido	• Não percebido nenhum benefício pessoal
• Concordância dos cientistas	• Discordância dos cientistas
• Não catastrófico	• Catastrófico
• Origem natural	• Origem industrial
• Perigo não perceptível	• Perigo altamente perceptível
• Evento comum	• Evento raro
• Distribuído igualmente (equidade)	• Distribuição desigual

Fonte: Desenvolvido pela autoria.

Portanto, a caracterização do risco representa um importante elo entre os dados científicos obtidos nos diferentes estudos e as decisões governamentais e de ordem política quanto à regulamentação, ao gerenciamento e à comunicação do risco.

Durante o processo de registro de comercialização de substâncias químicas, podem ser solicitadas informações adicionais para refinar a avaliação do risco, que subsidiem decisões quanto às medidas mitigadoras. Os processos de avaliação de risco e do manejo do risco estão intimamente relacionados e visam o emprego de técnicas de controle adequadas e o estabelecimento de níveis de risco aceitáveis (Figura 5.4).

No processo de manejo do risco, outros aspectos envolvidos são avaliados, como: a importância social do risco; qual será o risco mínimo ou aceitável; necessidade de se buscar alternativas para redução do risco; austeridade da redução do risco e das medidas mitigadoras; estudo dos fatores econômicos envolvidos; prioridades de preocupações e ações; necessidade de ferramentas legais e, por fim, a análise da percepção do risco (avaliar, decidir e implementar).

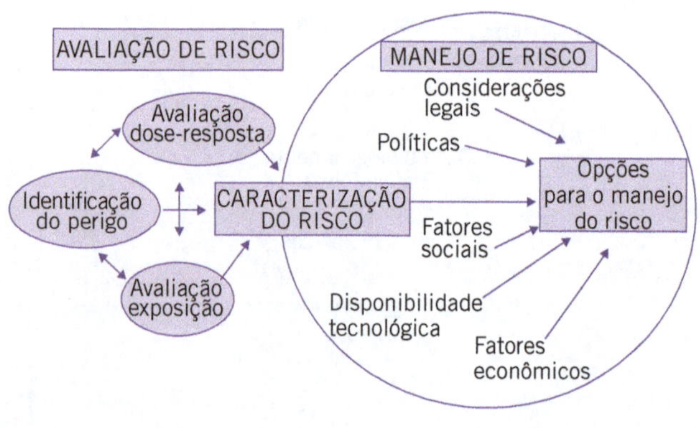

Figura 5.4 Integração dos dados da caracterização e manejo do risco.
Fonte: Desenvolvida pela autoria.

APLICABILIDADE DA AVALIAÇÃO DO RISCO NO BRASIL

No Brasil, o registro para o direito à comercialização de alguns produtos químicos, de diferentes finalidades, como os cosméticos, os produtos saneantes, os fitoterápicos, os suplementos alimentares e os praguicidas, segue resoluções e normas que contemplam o emprego da avaliação do risco para o conhecimento da segurança destes, quer seja para a saúde humana, como para o meio ambiente. Dentro do processo de registro desses produtos, conhecer o risco e o benefício do uso é essencial para a tomada de decisão quanto a sua registrabilidade.

Também, a vigilância em saúde ambiental vem desenvolvendo estudos de avaliação do risco na busca de conhecer a magnitude do problema de saúde pública decorrente da exposição humana a áreas contaminadas por substâncias químicas diversas. Nesse contexto, a metodologia que vem sendo utilizada é uma adaptação da desenvolvida pela Agency for Toxic Substances and Diseases Registry (ATSDR). A avaliação é baseada em informação tanto quantitativa (dados ambientais e efeitos na saúde), como qualitativa (metodologias para avaliar as preocupações da comunidade). O propósito é identificar se a população foi ou está exposta a substâncias perigosas, bem como estimar se a exposição é nociva ou potencialmente nociva, recomendar medidas para diminuir e/ou interromper a exposição e ações para a atenção integral e vigilância à saúde da população exposta.

A adaptação dessa metodologia foi realizada pelo Ministério da Saúde, após avaliar sua aplicabilidade em 5 áreas contaminadas por diversas atividades industriais entre 2001 e 2007, que incluíram: 1) Cidade dos Meninos, em Duque de Caxias/RJ, onde se estudou uma área contaminada com hexaclorocicloexano (HCH) e diclorodifeniltetraetileno (DDT); 2) Município de Santo Amaro da Purificação/BA, onde se avaliou uma área contaminada por metais pesados (chumbo, cádmio, cobre e zinco); 3) Condomínio Barão de Mauá, em Mauá/SP, onde se investigou uma área residencial construída sobre terreno contaminado com compostos orgânicos voláteis (VOCs, do inglês *volatile organic compounds*), incluindo clorobenzeno, tolueno e benzeno; 4) Condomínio Mansões Santo Antônio, em Campinas/SP, onde se avaliou um terreno contaminado por solventes; e 5) Baixada Santista/SP, onde se estudaram áreas contaminadas por organoclorados.

Dessa maneira, verifica-se que o processo de avaliação do risco apresenta-se como uma importante ferramenta para a prevenção dos danos à saúde e ao meio ambiente, pelo uso e/ou pelo manuseio de substâncias químicas. Vale ressaltar que esse é um processo dinâmico, que deve considerar a evolução da produção científica e os diferentes paradigmas utilizados, para acompanhar as necessidades vigentes da sociedade.

BIBLIOGRAFIA

ASMUS, C.I.R.F.; ALONZO, H.G.A.; PALÁCIOS, M.; SILVA, A.P.; FILHOTE, M.I.F; BUOSI, D.; CÂMARA, V.M. Assessment of Human Health Risk from Organochlorine Pesticide Residues in Cidade dos Meninos, Duque de Caxias, Rio de Janeiro, Brazil. *Cad. Saúde Pública*, v.24, n.4, p. 755-766, 2008.

ASMUS, C.I.R.F.; SILVA, A.P.; FILHOTE, M.I.F.; ALONZO, H.G.A.; BUOSI, D.; CÂMARA, V.M. Estudos de Avaliação de Risco à Saúde Humana: Uma Contribuição para a Vigilância em Saúde. *Cad. Saúde Colet.*, v.13, n.1, p. 97-112, 2005.

ATSDR. *Public Health Assessment Guidance Manual*. Agency for Toxic Substances and Diseases Registry. U.S. Department of Health and Human Services. Atlanta, Georgia, 1992.

BARNES, D.M. Reference Dose (RfD): Description and Use in Health Risk Assessment. *Regul. Toxicol. Pharmacol.*, v.8, p. 471-486, 1988.

BENFORT, D. *Principles of Risk Assessment of Food and Drinking Water Related to Human Health*. Brussels, Belgium: International Life Sciences Institute, 2001.

BRASIL. MINISTÉRIO DA AGRICULTURA, PECUÁRIA E ABASTECIMENTO. Coordenação-Geral de Agrotóxicos e Afins. *Manual de Procedimentos para Registro de Agrotóxicos 2012*. Brasília-DF. 69p. Disponível em: <www.agricultura.gov.br>.

CAMARA, V.M.; ALONZO, H.G.A.; BARRIGA, F.D.; ASMUS, C.I.R.F. A Geração e Acumulação de Contaminantes e suas Ameaças para a Saúde a Curto e Longo Prazo. *In*: GALVÃO, L.A.C.; FINKELMAN, J.; HENAO, S. (Org.). *Determinantes Ambientais e Sociais da Saúde*. Rio de Janeiro, Editora Fiocruz, 2011, p. 457-473.

DAUGHERTY, J.E. *Assessment of Chemical Exposures: Calculation Methods for Environmental Professionals*. Boca Raton: Lewis, 1998. 439p.

EUROPEAN CENTRE FOR ECOTOXICOLOGY AND TOXICOLOGY OF CHEMICALS. *Framework for the Integration of Human and Animal Data in Chemical Risk Assessment*. Technical report n. 104. Brussels, Belgium, 2009. Disponível em: <http://www.ecetoc.org/publications>. Acesso em: 1º ago. 2009.

EUROPEAN COMMISSION. Technical Guidance Document on Risk Assessment: Part I. European Communities [S.I.], 2003.

FAUSTMAN, E.H.; OMENN, G.S. Risk Assessment. *In*: KLAASSEN, C.D. ed. *Casarett & Doull's Toxicology: The Basic Science of Poisons*. 6.ed. New York: Int. Ed. McGraw-Hill. cap.4, p. 67-81, 2001.

FENSKE, R.A.; DAY JR, E.W. Assessment of Exposure for Pesticide Handlers in Agricultural, Residential and Institutional Environments. *In*: FRANKLIN, C.A.; WORGAN, J.P. *Occupational and Residential Exposure Assessment for Pesticides*. West Sussex, England: John Wiley & Sons, Ltd, 2005.

FRANKLIN, C.A.; WORGAN, J.P. *Occupational and Residential Exposure Assessment for Pesticides*. West Sussex, England: John Wiley & Sons, Ltd, 2005.

GRAHAM, J.D. Historical Perspective on Risk Assessment in the Federal Government. *Toxicology*, v.102, p. 29-52, 1995.

HAYES, A.W. (ed.). *Principles and Methods of Toxicology*. 4.ed. Philadelphia: Taylor and Francis, p. 47-49, 2001.

INTERNATIONAL UNION OF PURE AND APPLIED CHEMISTRY. Clinical Chemistry Division. Commission on Toxicology. *Glossary for Chemists of Terms used in Toxicology (IUPAC Recommendations 1993)* [Online]. Disponível em: <http://sis.nlm.nih.gov/main.htm>.

LEWIS, R.W. et al. Recognition of Adverse and Nonadverse Effects in Toxicity Studies. *Toxicologic Pathology*, v.30, n.1, p. 66-74, 2002.

LIOY, P.J. Exposure Analysis: Reflections on its Growth and Aspirations for its Future. *Journal of Exposure Analysis and Environmental Epidemiology*, v.9, n.4, p. 273-281, 1999.

NATIONAL ACADEMY OF SCIENCE (NAS): *Risk Assessment in the Federal Government:* Managing the Process, National Academy Press, Washington, DC, 1983. apud: NORTH, B.E. Human Health Risk Assessment Infotext®: Regulations, Standards and General Information. (INFOTEXT® system). *In*: HALL, A.H.;

RUMACK, B.H. eds. *TOMES® System* [CD-ROM]. MICROMEDEX, Inc., Englewood, Colorado (Edition expires: October, 1998). 21p.

ORGANISATION FOR ECONOMIC CO-OPERATION AND DEVELOPMENT (OECD). *Guiding Principles and Key Elements for Establishing a Weight of Evidence for Chemical Assessment*, Series on Testing and Assessment n. 311, Environment, Health and Safety Division, Environment Directorate., 2019.

RODRICKS, J.V. Historical Perspective of Risk Assessment and Review of Steps in the Process. *In*: INSTITUTE OF MEDICINE. *Food Safety Policy, Science and Risk Assessment*: Strengthening the Connection: Workshop Proceedings. [S.I.]: [s.n.], 2001.

RODRICKS, J.V. *Calculated Risks:* Understanding the Toxicity and Human Health Risks of Chemicals in our Environment. Cambridge: Cambridge University Press, 1997. 256p.

ROWLAND, J. *G2004.01:* Guidance for Hazard Identification and Toxicity Endpoint Selection. Washington, D.C., U.S.: United States Environmental Protection Agency, 2004.

TORDOIR, W.F.; MARONI, M. Basic Concepts in the Occupational Health Management of Pesticide Workers. *Toxicology*, v.91, p. 5-14, 1994.

UNITED STATES ENVIRONMENTAL PROTECTION AGENCY (EPA). *Guidelines for Exposure Assessment.* Washington, DC, Federal Register, 57: 22888, 1992. 164p.

WORLD HEALTH ORGANIZATION (WHO). *General Scientific Principles of Chemical Safety.* Geneva, 2000. 205p. (International Programme on Chemical Safety, Training Module n. 4).

WORLD HEALTH ORGANIZATION (WHO). *Principles for Modeling Dose-Response for the Risk Assessment of Chemicals:* Environmental Health Criteria XXX Draft. Geneva: International Programme on Chemical Safety, 2004. Disponível em: <http://www.inchem.org/documents/ehc/ehc/ehc210.htm>. Acesso em: 7 ago. 2007.

WORLD HEALTH ORGANIZATION (WHO). *Principles for the Assessment of Risks to Human Health from Exposure to Chemicals:* Environmental Health Criteria 210. Geneva: International Programme on Chemical Safety, 1999. Disponível em: <http://www.inchem.org/documents/ehc/ehc/ehc210.htm>. Acesso em: 13 jun. 2006.

WORLD HEALTH ORGANIZATION (WHO). *WHO Human Health Risk Assessment Toolkit*: Chemical Hazards: Harmonization Project Document: n. 8. Geneva: International Programme on Chemical Safety, 2010.

WORLD HEALTH ORGANIZATION (WHO). *Chemical-Specific Adjustments Factors for Interspecies Differences and Human Variability*: Guidance Document for Use of Data in Dose/Concentration-Response Assessment. Harmonization Project Document n. 2. Geneva, Switzerland, 2005. Disponível em: <http://www.who.int/ipcs/methods/harmonization/areas/uncertainty/en/>. Acesso em: 9 nov. 2011.

6

Toxicologia *In Vitro* – Métodos Alternativos ao Uso de Animais

Carlos Alberto Tagliati
José Mauro Granjeiro
Luciene Bottentuit Balottin
Elisa Rosa dos Santos
Larissa Camila Ribeiro de Souza
Stellamaris Soares

CONTEÚDO DESTE CAPÍTULO

INTRODUÇÃO

O uso de animais nas Ciências da Vida remonta à Grécia antiga e aos primeiros experimentos médicos. Durante séculos, médicos e pesquisadores utilizaram animais para melhorar seus conhecimentos sobre a maneira como os vários órgãos e sistemas do corpo humano funcionavam, bem como para aprimorar suas habilidades cirúrgicas.

A ascensão da ciência biomédica moderna no século XIX causou um aumento no número de animais utilizados em experiências, bem como na resistência à vivissecção. Embora a opinião sobre o grau de sofrimento experimentado por animais variasse entre os cientistas e o público, a maioria dos cientistas ficou unida na crença de que experiências em animais eram fundamentais para expansão do conhecimento.

Apesar do início do uso de fármacos sintéticos no século XIX, foi somente em 1922 que ocorreu o primeiro importante registro de toxicidade no uso de medicamentos: pacientes que utilizaram o medicamento Salvarsan® (arsfenamina) no tratamento de sífilis desenvolveram icterícia. A partir desse evento, o uso de animais vivos para estudar os efeitos adversos potenciais de novos medicamentos, aditivos alimentares, pesticidas e outras substâncias foi intensificado.

Em 1927, o farmacologista J.W. Trevan propôs a "dose letal para 50%" ou teste DL_{50} para determinar a dose única de uma substância química que mataria metade dos animais expostos a ele. Apesar da importância desse teste, a experimentação animal em Toxicologia era ainda modesta. Dessa maneira, os medicamentos eram introduzidos na clínica sem que fossem adequadamente avaliados. O fato foi agravado ainda pelo surgimento das indústrias farmacêuticas nos moldes atuais nos anos de 1930. Esse período ficou conhecido como a época dos "fármacos maravilhosos", em função de os médicos ficaram deslumbrados com a possibilidade de ter fármacos puros e em concentrações maiores quando comparados aos produtos naturais.

Embora a eficácia fosse obtida com maior sucesso decorrente de fatores citados, a possibilidade de efeitos tóxicos crescia à medida que aumentava a pureza e a concentração do princípio ativo. Nesse cenário, em 1937 cerca de 100 crianças morreram nos Estados Unidos em função do uso da sulfanilamida contendo doses letais do solvente dietilenoglicol. Evidentemente, esse fato ocorreu em função de testes de segurança inadequados. Até 1937, a lei norte-americana não proibia a venda de fármacos perigosos ou venenosos não testados, a despeito da agência regulatória Food and Drug Administration (FDA) existir desde o final do século XIX. A partir desse episódio, foi promulgado o Ato Federal de Alimentos, Medicamentos e Cosméticos (*Federal Food, Drug, and Cosmetic Act*), de 1938, iniciando um novo período de maiores exigências para a realização de testes de segurança anterior ao lançamento de novos produtos farmacêuticos, incluindo testes em animais.

Era então de se esperar que o processo de desenvolvimento de um medicamento utilizasse inicialmente os animais e, posteriormente, os seres humanos. Porém, na 2ª Guerra Mundial, o emprego de humanos pelos nazistas na avaliação de novos fármacos mudou completamente esse contexto. Em 1947, foi criado o Código de Nuremberg com 10 pontos, determinando o terceiro que o "experimento deve ser baseado em resultados de experimentação animal e no conhecimento da evolução da doença ou outros problemas em estudo, e os resultados conhecidos previamente devem justificar a experimentação".

Esse episódio foi decisivo para o intenso aumento do uso de animais para o desenvolvimento de novos medicamentos. Estes deveriam ser avaliados inicialmente em animais de pequeno porte, passando a animais de maior porte até se aproximarem daqueles mais geneticamente parecidos com os homens, como os primatas não humanos. Contudo, embora pudessem parecer adequados para esse fim, os testes em roedores falharam completamente na predição da malformação fetal em milhares de crianças ao redor do mundo, entre 1956 e 1961, causada pela talidomida.

Nesse ínterim, a publicação do livro *Principles of Humane Experimental Technique* pelos pesquisadores William Russel e Rex Burch, em 1959, iniciou o movimento de proteção aos animais usados em experimentação e representou um marco na discussão sobre a utilização de animais para a avaliação de toxicidade. A partir desse movimento, o princípio dos 3Rs (do inglês, *Reduction, Refinement* e *Replacement*) para o uso de animais é estabelecido: a *redução* reflete a obtenção de nível equiparável de informação com o uso de menos animais; o *refinamento* promove a melhoria do bem-estar animal e minimiza o sofrimento do animal; a *substituição* estabelece que um determinado objetivo seja alcançado sem o uso de animais vertebrados vivos. De fato, métodos alternativos podem ser definidos como qualquer método que possa ser usado para substituir, reduzir ou refinar o uso de animais de experimentação na pesquisa ou ensino.

Nos anos posteriores, o avanço da ciência evidenciou as diferenças metabólicas e de respostas que controlam a homeostasia tecidual entre animais e humanos. A necessidade de modelos *in vitro* mais apropriados tornou-se ainda mais evidente e iniciou-se uma nova fase de abordagem toxicológica. Nas décadas seguintes, os pesquisadores e defensores do bem-estar animal se uniram em torno de um objetivo comum: encontrar alternativas cientificamente validadas para os testes feitos em animais.

Em 2007, o *National Research Council* publicou o relatório Toxicity Testing in the 21st Century: A Vision and a Strategy (Tox21) para desenvolver uma visão de longo prazo para testes de toxicidade, bem como traçar um plano estratégico para realizá-los. Essa abordagem para testes de toxicidade demandava menos estudos em animais e um foco maior em métodos *in vitro* para a avaliação de riscos que os produtos químicos podem oferecer aos sistemas biológicos.

No ano seguinte à publicação do relatório, ocorreu uma parceria entre o *National Toxicology Program* (NTP), o *National Institute of Health Center Chemical Genomics* e a *Environmental Protection Agency* (EPA) para firmar o programa Tox21 com o objetivo de promover o avanço dos testes de toxicidade. O Tox21 propõe o mapeamento de um conjunto completo de vias bioquímicas envolvidas nas respostas biológicas. Dessa maneira, com a identificação do comprometimento das vias de toxicidade, pode-se inferir sobre o potencial de dano humano a partir de produtos químicos comerciais, pesticidas, aditivos/contaminantes alimentares e compostos médicos, ou seja, o efeito adverso ou doença que viria a afetar o organismo humano exposto a substâncias tóxicas.

▶ VALIDAÇÃO DE MÉTODOS ALTERNATIVOS E ACEITAÇÃO REGULATÓRIA

A implantação do *Animal welfare guideline*, em 1986, pela Diretiva 86/609/EC, foi fundamental para o estabelecimento da política dos 3Rs na Comunidade Europeia. Nela, ficou estabelecido que "uma experiência não poderá ser executada em animal se outro método cientificamente satisfatório, que não implique a utilização de um animal, seja razoável e praticamente possível". Para atingir esse propósito, esta diretiva determina a criação do primeiro centro de validação de métodos alternativos.

Em 1991, então, é criado o *European Centre for the Validation of Alternative Methods* (ECVAM), com objetivo de desenvolver e coordenar a validação de métodos alternativos ao uso de animais na Comunidade Europeia.

Por questões éticas e científicas, e impulsionadas por já existir o direcionamento político (Diretiva 86/609/EC) e estrutura para validação de metodologias alternativas, nos anos seguintes aparecem os marcos regulatórios que produzem efeito até os dias atuais, não só na Comunidade Europeia, mas no mundo como um todo.

Em 2003, a 7ª emenda (2003/15/EC) da diretriz de cosméticos (76/768/EEC) da Comunidade Europeia proibiu o teste de ingredientes de cosméticos e do produto final acabado em animais (*testing ban*) e proibiu a comercialização de produtos cosméticos acabados (ou seus ingredientes) que tiverem sido testados em animais (*market ban*). O *testing ban* e o *market ban* estão em vigor desde 2009 e 2013, respectivamente.

De maneira similar, a regulamentação de químicos da Comunidade Europeia (REACH, *Registration, Evaluation, and Authorization of Chemical Substances* – EC1907/2006), criada em 2017 e em vigor completamente desde junho de 2018, evita os testes em animais e prefere os testes alternativos *in vitro*. O propósito do REACH é registro, avaliação e autorização de produtos químicos para sistematicamente avaliar os riscos para a saúde humana e meio ambiente de mais de 30 mil substâncias químicas que são produzidas ou importadas para a Comunidade Europeia num volume de mais de uma tonelada por ano. Como as metodologias alternativas estão em crescente desenvolvimento, o atendimento ao REACH ao longo do tempo é cada vez mais restritivo quanto ao uso de testes em animais.

Frente a esse panorama regulatório, a Comunidade Europeia, com o intuito de aumentar o desenvolvimento de Métodos Alternativos, adotou a Diretiva 2010/63/EU que estabelece o ECVAM como laboratório de referência no âmbito da União, sendo este agora denominado *European Union Reference Laboratory* ECVAM (EURL ECVAM), responsável por coordenar e promover o desenvolvimento de métodos alternativos. A partir também dessa diretiva de 2010, os Estados-membros foram convocados a contribuir para essa atividade crucial identificando e indicando laboratórios nacionais qualificados, garantindo a promoção de métodos alternativos.

Em 1997, as agências governamentais dos Estados Unidos formaram o Interagency Coordinating Center for the Validation of Alternative Methods (ICCVAM). Ele é composto por 15 agências regulatórias e de pesquisa, dentre as quais estão a EPA, a FDA e a Agency for Toxic Substances and Disease Registry (ATSDR), sendo que essas fornecem ou utilizam informações dos testes toxicológicos para o processo de avaliação do risco. O comitê coordena, por meio das agências, a discussão relativa ao desenvolvimento, validação, aceitação e harmonização nacional e internacional dos ensaios toxicológicos, por intermédio do governo federal dos Estados Unidos.

Da mesma maneira, outros países estabeleceram centros de validação. Em 2005, o governo japonês criou o Japanese Centre for the Validation of Alternative Methods (JaCVAM); em 2007 o governo Coreano criou o Korean Centre for the Validation of Alternative Methods (KoCVAM); e em 2017 o governo canadense criou o Canadian Centre for the Validation of Alternative Methods (CaCVAM). Cabe mencionar que, em 2011, o Brasil teve uma iniciativa neste mesmo sentido. Entretanto, ainda não existe um centro de validação formal no país.

No Brasil, o artigo 32 da Lei n. 9.605, de 12 de fevereiro de 1998, de nossa Constituição, determina detenção de 3 meses a 1 ano e multa para quem praticar ato de abuso, maus-tratos, ferir ou mutilar animais silvestres, domésticos ou domesticados, nativos ou exóticos, e incorre nas mesmas penas quem realizar experiência dolorosa ou cruel em animal vivo, ainda que para fins didáticos ou científicos, quando existirem recursos alternativos.

A Lei n. 11.794 (Lei Arouca), de 8 de outubro de 2008, regulamentada pelo Decreto n. 6.899, de 15 de julho de 2009, dispõe sobre a criação e a utilização de animais em atividades de ensino e pesquisa científica, em todo o território nacional e cria o Conselho Nacional de Controle de Experimentação Animal (CONCEA). A esse Conselho compete, dentre outras funções, monitorar e avaliar a introdução de técnicas alternativas que substituam a utilização de animais em ensino e pesquisa. Essa entidade é responsável por credenciar as instituições que utilizam animais em seus trabalhos, além de criar as normas brasileiras de criação e uso de animais de laboratório.

De maneira complementar às Leis Nacionais, o Ministério da Ciência, Tecnologia e Inovação (MCTI) estabeleceu, pela Portaria n. 491, de 3 de julho de 2012, renovada pela Portaria n. 3.586 de 30 de junho de 2017, a Rede Nacional de Métodos Alternativos (RENAMA), que tem por objetivo:

1. promover a implementação, o desenvolvimento e a validação de métodos alternativos ao uso de animais;
2. promover a adoção de métodos alternativos ao uso de animais nas atividades de ensino e pesquisa;
3. estimular a implantação de métodos alternativos ao uso de animais por meio do de treinamento técnico e implementação de metodologias validadas;
4. monitorar periodicamente o desempenho dos laboratórios associados por meio de comparações interlaboratoriais;
5. promover a qualidade dos ensaios usando-se do desenvolvimento de materiais de referência químicos e biológicos certificados, quando aplicável;
6. incentivar a implementação do sistema de qualidade laboratorial e dos princípios das boas práticas de laboratório (BPL);
7. disseminar o conhecimento na temática de métodos alternativos ao uso de animais;
8. ofertar, no âmbito dos laboratórios integrantes da Rede, serviços para ensaios toxicológicos utilizando metodologias alternativas ao uso de animais.

A RENAMA executa seus objetivos por meio da cooperação entre os laboratórios centrais (Laboratório Nacional de Biociências – LNBio, Instituto Nacional de Controle de Qualidade em Saúde – INCQS e Instituto Nacional de Metrologia, Qualidade e Tecnologia – Inmetro) e os laboratórios associados.

Dessa maneira, a RENAMA contribui para a garantia da qualidade dos serviços ofertados ao setor produtivo e para o aumento, natural, da sua competitividade internacional, uma vez que os métodos alternativos ao uso de animais representam muitas vezes barreiras técnicas à exportação (p. ex., legislações europeias).

Cabe destacar que desde 2014 o CONCEA, por meio de Resoluções Normativas (RN), reconhece as metodologias alternativas ao uso e animais e impõe prazos para sua utilização no país. Na RN n. 17 de 3 de julho de 2014, fica estabelecido que as instituições interessadas em validar métodos alternativos ao uso de animais em atividades de pesquisa deverão estar associadas à RENAMA e que o reconhecimento do método alternativo validado ocorrerá por deliberação plenária do CONCEA, considerando o parecer da Câmara de Métodos Alternativos, ouvidos os órgãos oficiais pertinentes. Esta RN também determina que o CONCEA poderá reconhecer o método alternativo validado por Centros de Validação ou por estudos colaborativos internacionais publicados em compêndios oficiais.

Atualmente, estão em vigor 4 resoluções do CONCEA (RN 17, 18, 31 e 45) que determinam as metodologias obrigatórias no país (Quadro 6.1). Elas são aderentes aos princípios dos 3Rs e estão majoritariamente alinhadas com as metodologias da Organização para a Cooperação e Desenvolvimento Econômico (OCDE).

De suma importância, a OCDE é o foro internacional de harmonização dos métodos para classificação de substâncias químicas, incluindo, portanto, as metodologias alternativas ao uso de animais. Constituída por 37 países da América do Norte, Europa e Pacífico, a organização tem como objetivo coordenar e harmonizar suas políticas, debater assuntos de interesses econômicos, sociais e ambientais, e colaborar para fazer frente aos problemas internacionais.

O programa de metodologias de teste da OCDE conta com a participação de representantes dos países membros e não membros, mas que aderem ao instrumento de aceitação mútua de dados. Isto permite que os centros de validação e/ou países apresentem as propostas de novas metodologias alternativas, que atendam às suas necessidades regulatórias, em âmbito internacional. A motivação é a aceitação mútua de dados, evitando duplicação de testes e garantindo a harmonização sobre as exigências e abordagem utilizadas para classificar o perigo de substâncias/misturas químicas. De especial interesse, é a seção 4, das diretrizes de metodologia da OCDE, onde os métodos alternativos ao uso de animais são publicados. A validação de métodos alternativos vem sendo amparada pela OCDE desde 2015 e possui características únicas. O Quadro 6.1 relaciona as metodologias alternativas reconhecidas pelo CONCEA.

Quadro 6.1 Metodologias alternativas reconhecidas pelo CONCEA.

Parâmetro toxicológico	RN	Metodologia de teste (OCDE)	Vigor
Corrosão cutânea	18	TG OECD 430* – Corrosão dérmica *in vitro*: teste de resistência elétrica transepitelial	2019
	18	TG OECD 431* – Corrosão dérmica *in vitro*: teste de epiderme humana reconstituída	2019
	18	TG OECD 435* – Teste de barreira de membrana *in vitro*	2019
Irritação cutânea	18	TG OECD 439 – Teste de irritação cutânea *in vitro*	2019
Irritação ou dano severo ocular	18	TG OECD 437* – Teste de permeabilidade e opacidade de córnea bovina	2019
	18	TG OECD 438 – Teste do olho isolado de galinha	2019
	18	TG OECD 460 – Teste de permeação de fluoresceína	2019
	31	TG OECD 491 – Teste *in vitro* de curta duração para danos oculares	2021
	31	TG OECD 492 – Epitélio corneano humano reconstituído	2021
Fototoxicidade	18	TG OECD 432* – Teste de fototoxicidade *in vitro* 3T3 NRU	2019
Absorção cutânea	18	TG OECD 428 – Absorção cutânea método *in vitro*	2019
Sensibilização cutânea	18	TG OECD 429 – Sensibilização cutânea: ensaio do linfonodo local	2019
	18	TG OECD 442A – Versões não radioativas do ensaio do linfonodo local	2019
	18	TG OECD 442B – Versões não radioativas do ensaio do linfonodo local	2019
	31	TG OECD 442C – Sensibilização cutânea *in chemico*	2021
	31	TG OECD 442D – Sensibilização cutânea *in vitro*	2021
Toxicidade aguda por via oral	18	TG OECD 420* – Toxicidade aguda oral – procedimento de doses fixas	2019
	18	TG OECD 423* – Toxicidade aguda oral – classe tóxica aguda	2019
	18	TG OECD 425* – Toxicidade aguda oral – procedimento *up and down*	2019
	18	TG OECD 129* – Estimativa da dose inicial para teste de toxicidade aguda oral	2019
Genotoxicidade	18	TG OECD 487* – Teste de micronúcleo em célula de mamífero *in vitro* (micronúcleo)	2019
Toxicidade reprodutiva	31	TG OECD 421 – Teste de triagem para toxicidade reprodutiva e do desenvolvimento	2021
	31	TG OECD 422 – Estudo de toxicidade repetida combinado com teste de toxicidade reprodutiva	2021
Avaliação da contaminação pirogênica em produtos injetáveis	31	Teste de endotoxina bacteriana – Farmacopeia Brasileira	2021
	45	Teste de ativação de monócitos – Farmacopeia Brasileira	2024

RN: resolução normativa. Os ensaios identificados com * podem ser acessados por meio dos QRcodes disponíveis no Anexo deste capítulo.
Fonte: Desenvolvido pela autoria.

VALIDAÇÃO DE MÉTODOS ALTERNATIVOS AO USO DE ANIMAIS

Os princípios da validação estão descritos no documento guia da OCDE n. 34 e estabelece como determinar a *relevância* e a *confiabilidade* de um método *in vitro* para a identificação de perigo de substâncias químicas. É importante pontuar que este processo não segue a validação de métodos analíticos, como mais comumente conhecemos o termo.

A validação de métodos alternativos pode ser estabelecida seguindo a abordagem modular composta por 7 módulos independentes. São eles: 1) descrição do método, 2) transferibilidade do método, ou seja, a capacidade dos laboratórios em reproduzirem a metodologia, 3) reprodutibilidade intralaboratorial, 4) reprodutibilidade interlaboratorial, 5) capacidade preditiva, 6) domínio de aplicação e 7) critérios/padrões de performance. A abordagem por meio desta lógica modular permite manter a consistência do processo de validação, sua flexibilidade e eficiência.

Cabe reforçar que o processo de validação de métodos alternativos visa verificar otimização, potencial de transferência, reprodutibilidade e relevância do método com o objetivo de ser submetido à apreciação da agência regulatória e, uma vez aprovado, tornar-se oficialmente disponível para a avaliação toxicológica de matéria-prima. Um processo de validação bem-sucedido dá origem a uma nova metodologia de teste incorporada no programa da OCDE.

Os primeiros estudos de validação tinham a ambição de com um único método substituir completamente o uso de animais. Conforme aumento do número de especialistas (Centros de Validação formalmente constituídos) e o avanço da ciência, foi ficando claro que seria necessária uma abordagem mais mecanicista, considerando as etapas relacionadas a um efeito adverso. Por exemplo, o desfecho de sensibilização cutânea depende de 3 diferentes metodologias (cada uma relacionada a um mecanismo específico) da OCDE para permitir a avaliação de uma dada substância/mistura. Esta abordagem mecanicista baseia-se nas vias de resultado adverso (AOP, do inglês *adverse outcome pathways*) e serão cada vez mais utilizadas para abordar efeitos tóxicos sistêmicos, ou mesmo tópicos, com relativa complexidade.

A execução do processo de validação é uma das tarefas realizadas, por exemplo, pelos Centros de Validação de Métodos Alternativos, como o EURL ECVAM, cujo objetivo é especificado na legislação da União Europeia sobre a proteção de animais usados para fins científicos e inclui uma série de atitudes para promover substituição, redução e refinamento (os 3 Rs) de procedimentos com animais. As atividades atuais da EURL ECVAM incluem: conduzir pesquisas e colaborar em iniciativas de pesquisa da União Europeia e internacionais; bem como a coordenação e realização de estudos de validação de métodos alternativos de avaliação da segurança de produtos químicos; disseminação de informações e compartilhamento de conhecimento entre disciplinas e setores; e promoção de métodos alternativos e dos 3Rs em um contexto internacional.

O processo de validação deve ter a coordenação de um centro de validação (como o próprio EURL ECVAM) e a adoção de um novo método requer 4 etapas, a saber:

1. A definição do método de teste e questões relacionadas (p. ex., propósito, critérios de decisão, pontos finais, limitações).
2. A concepção e a realização de estudos de pré-validação conducentes à otimização do método de teste.
3. A concepção e a condução do trabalho formal de validação interlaboratorial, com base nos resultados dos estudos de pré-validação e visando o acúmulo de dados sobre a relevância e confiança do método de ensaio.
4. A avaliação global dos dados e a subsequente conclusão do estudo de validação, tendo em consideração os requisitos das autoridades reguladoras, para apresentação de informação relativa a procedimentos de ensaio novos ou modificados.

Desenvolver e validar métodos alternativos pressupõe realizar ciência de fronteira e, muitas vezes, inovar quanto a métodos, processos e ferramentas analíticas. Reconhecendo a importância do EURL ECVAM, pode-se observar na Figura 6.1 o processo de validação praticado por eles. Os principais fatores e fluxo de trabalho no processo de validação são mostrados nas Figuras 6.2 e 6.3. As autoridades regulatórias podem ter requisitos específicos para a análise e resumo dos resultados dos estudos de validação anteriores à submissão de tais estudos.

A pré-validação é um estudo interlaboratorial em pequena escala desenhado para refinar o protocolo e o modelo de predição (MP) de um método de teste e para obter uma avaliação preliminar de sua relevância e confiabilidade. O MP desempenha um importante papel no processo de validação. Como descrito por Archer *et al.* (1997), o método alternativo para a substituição (ou a substituição parcial) de um animal de teste pode ser pensado como a combinação de um sistema de teste e um MP. O sistema de teste fornece um meio de produção de dados físico-químicos ou *in vitro* relativos aos produtos químicos de interesse, enquanto o MP está para um algoritmo não ambíguo para converter esses dados em previsões sobre o desfecho de um fármaco em animais ou seres humanos. O papel do MP em validação foi discutido anteriormente por Bruner *et al.* (1996), que também definiu critérios para a adequação de MPs e descreveu o uso de simulações computacionais, com base no conceito de MP, para julgar a realização de testes alternativos.

O processo de pré-validação é dividido em 3 fases consecutivas (1-3): método de refinamento do teste (fase I), transferência (fase II) e desempenho do método (fase III). A fase formal do estudo de validação é um estudo interlaboratorial em maior escala, realizado em condições cegas, e concebido para obter uma avaliação mais definitiva de relevância e confiabilidade (Figura 6.2).

Em geral, métodos de ensaio recentemente desenvolvidos entram no processo de pré-validação, que, se bem-sucedido, procedem à validação formal. Em alguns casos, no entanto, um novo teste pode ser suficientemente "similar" (em termos de suas características estruturais e confiabilidade) a outro teste, cuja validade científica já tenha sido estabelecida, de maneira que um estudo de pré-validação pode ser suficiente para estabelecer a validade do novo método. Esse processo, chamado de validação por *catch-up*, foi utilizado no estudo da pele humana EpiDerm™ como modelo para a corrosividade da pele, seguindo o sucesso obtido na validação formal do modelo de pele humana EpiSkin™.

É evidente, portanto, que, para reduzir, refinar ou substituir um método *in vivo*, é preciso demonstrar cientificamente a relevância e a confiabilidade do método alternativo.

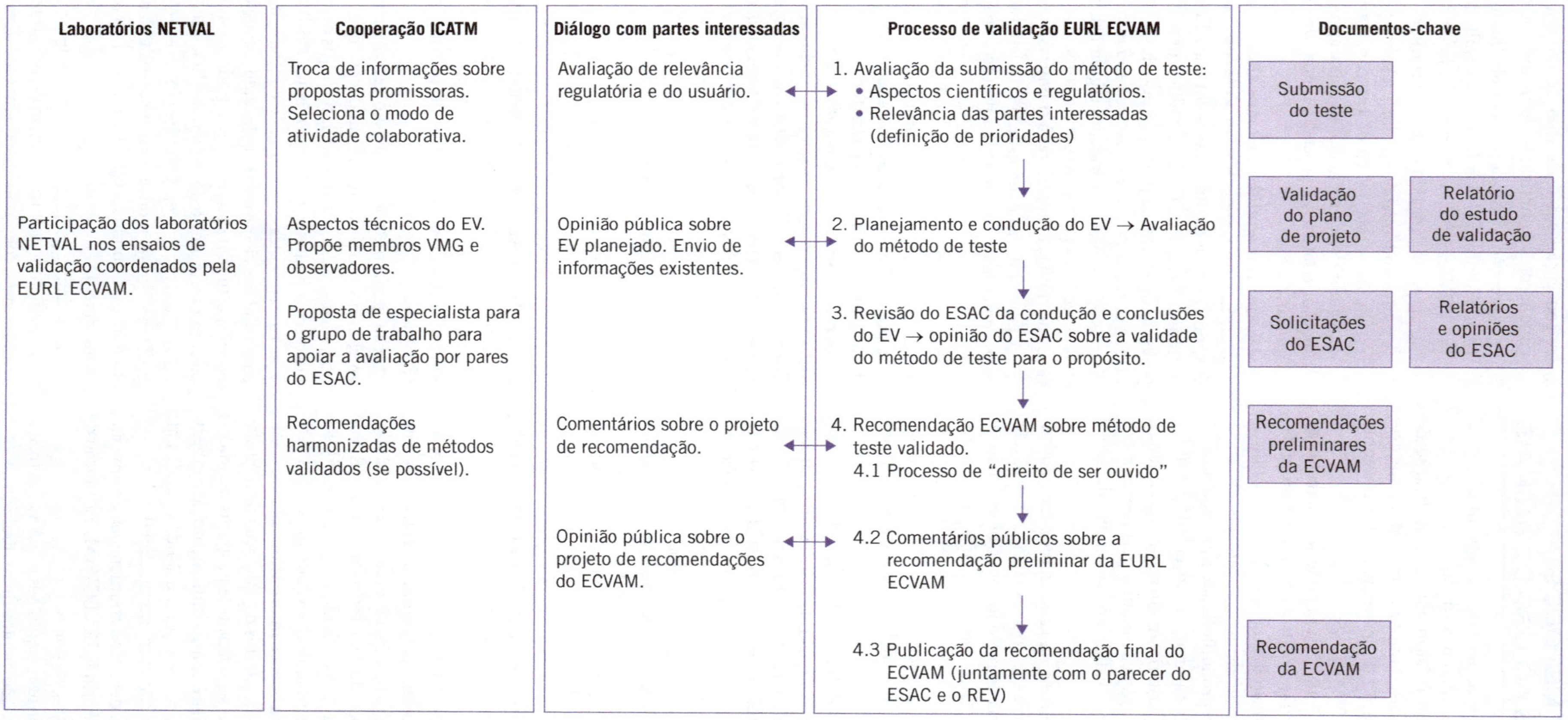

Figura 6.1 Processo de validação de métodos alternativos da EURL ECVAM.

ESAC: comitê consultivo científico da EURL ECVAM; EV: estudo de validação; ICATM: cooperação internacional sobre métodos alternativos; NETVAL: rede de laboratórios para validação de métodos alternativos; REV: relatório do estudo de validação.

Fonte: Adaptada de EURL ECVAM. *Validation and submission process*, atualizada em 2017.

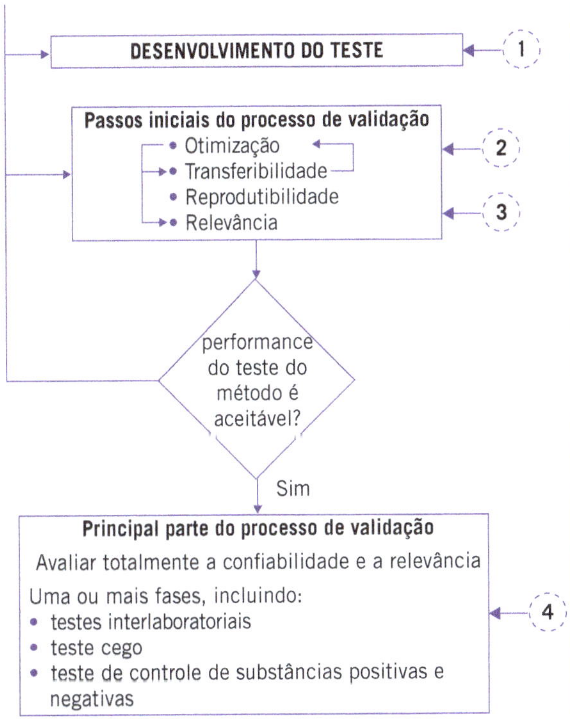

PRÉ-VALIDAÇÃO

Ponto 1
Cada elemento de um teste (tempo de exposição química, histopatologia, bioquímica, clínica etc.) necessita ser cuidadosamente explorado e avaliado para determinar as ótimas condições/detalhes.

Ponto 2
Pelo menos um laboratório independente do laboratório que desenvolveu o teste deverá conduzir o ensaio para uma análise inicial e fazer a revisão de sua transmissibilidade e reprodutibilidade interlaboratorial. No caso de o método de teste falhar para fornecer reprodutibilidade suficiente, dependendo do grau da falha, ele poderá ou não ser considerado para prosseguimento com a otimização.

Ponto 3
O teste do método pode falhar ao mostrar um desempenho aceitável em termos de relevância em vez de uma falta de reprodutibilidade. Isso poderia ser o resultado da fraqueza do protocolo do método do teste. Se a otimização do teste não resolver o problema de desempenho, a reconfiguração das partes do método do teste poderá estar em ordem ou uma rejeição do proposto método do teste deve ser considerada.

VALIDAÇÃO INTERLABORATORIAL

Ponto 4
Em certos casos em que o resultado de pré-validação não for suficiente para justificar validação adicional, mas revele ser promissor, um método do teste poderá, após um refinamento, proceder para a principal parte do estudo de validação para o seu aprimoramento. Nesse caso, é recomendado executar o principal estudo de validação em mais de uma fase.

Figura 6.2 Do desenvolvimento ao teste de validação: pontos de entrada para teste do método de otimização.
Fonte: Adaptada de EURL ECVAM. *Validation and submission process*, atualizada em 2017.

Definição do método do teste (identificar a necessidade para dados específicos)
- Teste de seleção/desenvolvimento.
- Prover uma descrição detalhada incluindo variáveis, conforme apropriado.
- Coletar informações anteriores suportando a seleção do teste.

Análise inicial da relevância e confiança do protocolo do método do teste (pré-validação)
- Teste interlaboratorial.
- Teste interlaboratorial inicial.
- Teste de refinamento/otimização, minimização do protocolo de variáveis.

Ampla análise da relevância e confiança do protocolo de teste
- Acompanhamento do teste interlaboratorial.
- Acumulação de dados por sua relevância/confiança.
- Finalização do apropriado protocolo do teste.

Avaliação global e conclusão
- Avaliação por pares independente.
- Conclusões do estudo de validação.
- Recomendações.
- Publicação.

Autoridades reguladoras/revisão e conclusão
- Recomendações para ou contra o uso.

Aspectos essenciais incluem:
- identificar a base do teste;
- definir a proposta científica e relevância;
- definir os efeitos adversos e as medidas;
- definir as limitações do teste;
- definir a lógica e o critério de decisão na interpretação dos resultados de teste;
- definir o papel do teste criando o trabalho de validação: estrutura de gestão, procedimentos de BPL, seleções de controles químicos positivos, dados de referência;
- identificar os laboratórios que participam no trabalho;
- otimizar os protocolos do método do teste e do desenvolvimento de POPs;
- distribuir o repositório de substâncias/produtos químicos;
- realizar testes;
- analisar dados;
- analisar confiança;
- analisar relevância;
- avaliar pares;
- definir o papel do teste no teste das estratégias;
- regulamentar a aceitação e o uso.

Figura 6.3 Fatores-chave para a validação e aceitação regulamentar dos novos e revisados métodos do teste toxicológico.
BPL: boas práticas laboratoriais; POP: procedimento operacional padrão.
Fonte: Adaptada de EURL ECVAM. *Validation and submission process*, atualizada em 2017.

MÉTODOS ALTERNATIVOS VALIDADOS – DESAFIOS

Intensa pesquisa e análise laboratorial vêm contribuindo há mais de 40 anos para o desenvolvimento de métodos alternativos. A lista de novos métodos alternativos com aceitação regulatória tem crescido constantemente e pode ser diferente de país para país. Para uma busca atualizada recomenda-se visitar o sítio eletrônico da OCDE com abrangência para a União Europeia e países signatários da OCDE <https://www.oecd.org/chemicalsafety/testing/oecdguidelinesforthetestingofchemicals.htm>; para os testes alternativos aceitos pelas agências dos Estados Unidos, a lista atualizada fica disponível no sítio eletrônico do NTP <https://ntp.niehs.nih.gov/whatwestudy/niceatm/accept-methods/index.html>, no Brasil, os métodos alternativos aceitos estão publicados como resoluções do CONCEA. Outra fonte de informação relevante é o sítio eletrônico do PETA International Science Consortium que mantém uma lista atualizada de métodos alternativos validados <https://www.piscltd.org.uk/alternatives/>.

O avanço científico na área de métodos alternativos pode ser mensurado pelo número de publicações indexadas em base de dados confiáveis. A Figura 6.4 evidencia a evolução exponencial dos números de artigos publicados e indexados na base Pubmed, de 1985 a 2019, utilizando na busca a palavra-chave *Animal Testing Alternatives* como *mesh*, resultando em setembro de 2020 em mais de 3.300 publicações.

A partir do título e dos resumos de todos os artigos publicados até 12 de setembro de 2020 foi possível estabelecer as redes bibliométricas usando o software VOSviewer (v. 1.6.15, CWTS, Leiden University, Holanda). Analisando a ocorrência de palavras-chave em todos os artigos citados percebemos claramente a transição do foco dos estudos sobre "experimentação animal" e "animal de laboratório" para "células", "ensaio", "cultura", "estudo de validação", "sensibilização da pele", "vias de efeito adverso", "estratégias integradas de teste", entre outras (ver por meio do QRcode no Anexo deste capítulo).

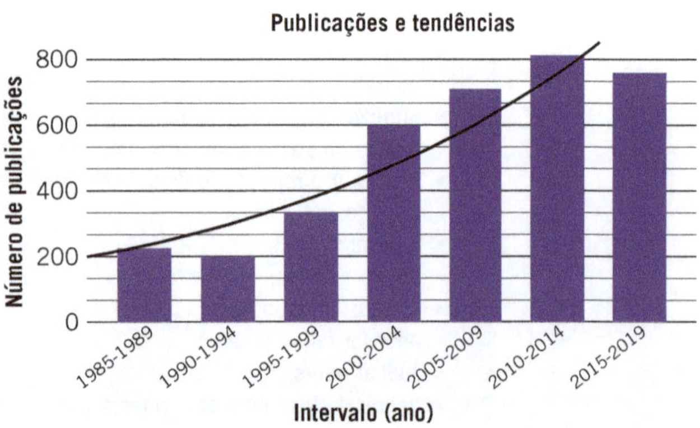

Figura 6.4 Evolução do número de publicações científicas indexadas no Pubmed, entre 1985 e 2019, utilizando o descritor *Animal Testing Alternatives (Mesh)*. Levantamento realizado em julho de 2020.
Fonte: Desenvolvida pela autoria.

Pirogenicidade

O método de ativação de monócitos (MAT) e suas derivações têm se mostrado muito promissores para a identificação de contaminação por substâncias pirogênicas em produtos destinados ao uso parenteral, as quais podem ser de origem bacteriana, como endotoxinas e lipopolissacarídeos de bactérias Gram-negativas, ácido lipoteicoico e peptidoglicanos nas bactérias Gram-positivas, e enterotoxinas, de componentes virais e fúngicos.

Substâncias pirogênicas ativam os monócitos e promovem a liberação de mediadores inflamatórios (interleucina 1 – IL-1, interleucina 6 – IL-6 e fator tumoral de necrose) e o aumento da temperatura corpórea, podendo causar choque pirogênico, reações febris, insuficiência dos órgãos e morte. O MAT pode ser realizado por meio de 3 metodologias: utilizando sangue humano não fracionado, fresco ou criopreservado, medindo IL-1 ou IL-6; com a linhagem monocítica MonoMac-6 (MM6), medindo IL-6; ou células mononucleares purificadas do sangue periférico para IL-6.

O teste-padrão para controle de produtos livre de pirogênio é o teste de pirogênio em coelho (RPT, do inglês *Rabbit Pyrogen Test*), desenvolvido na década de 1940. Outro teste validado é o lisado de amebócito de *limulus* (LAL), da década de 1960, porém se limita a endotoxina bacteriana e, ainda, faz uso de produtos extraídos de animais. Além disso, não é possível testar diversos produtos biológicos, como vacinas, nesse modelo.

O MAT, embora apenas validado para endotoxinas, assim não sendo reconhecido como substituto ao RPT, baseia-se na condição fisiológica normal do organismo. Além disso, com estudos para outras classes químicas, tem um grande potencial para avanços científicos e tecnológicos, inclusive com resultados positivos para vacinas, reduzindo o uso de animais, os custos e o tempo empregado nos testes de controle da qualidade de produtos.

Toxicidade aguda – determinação da DL_{50}

Em 1981, foi promulgada a OECD 401 (toxicidade aguda oral) em substituição ao método tradicional DL_{50}. O referido protocolo preconizava 5 animais por sexo por grupo, com 3 doses por teste, sendo a dose-limite de 5.000 mg/kg. Posteriormente, em 1984, a *British Toxicology Society* propôs um novo método de toxicidade oral aguda (observação de sinais de toxicidade a partir de doses fixas). Esse teste ficou conhecido como *fixed dose procedure* (FDP: 5, 50, 300 e 2.000 mg/kg).

Em 1987, a OECD 401 foi revisada por razões éticas com animais. Passaram a ser empregados somente animais de um sexo, sendo a dose-limite de 2.000 mg/kg. Posteriormente, em 1990 verificou-se que o FDP poderia classificar as substâncias de acordo com o teste clássico e fornecer, ainda, informações como natureza, início, duração e consequência dos sinais de toxicidade que são requeridos para avaliação do risco.

Consequentemente, em 1992, a FDP foi adotada como alternativa sob o protocolo OECD 420. Em seguida, em 1996, foi adotada a segunda alternativa, *acute toxic class method* (ATCM) – protocolo OECD 423. Esse usava também o conceito de dose fixa, mas com *endpoint* como fator principal. Em 1998, foi adotado o *pp and down procedure* (UDP; OECD 425), sendo o ajuste da dose para cima ou para baixo realizado de acordo com sinais do animal.

Finalmente, em 2002, a OECD 401 foi eliminada, e adotados os protocolos OECD 420, 423 e 425 como métodos alternativos para animais (Quadro 6.1). Esse fato representou um importante avanço nessa política, pois, desde o início da DL_{50}, o número de animais reduziu significativamente nesse experimento.

Seguindo ainda na redução de animais na determinação da DL_{50}, em fevereiro de 2008, o ICCVAM recomendou o uso de métodos *in vitro* para estimar doses de testes de toxicidade aguda por via oral. O ICCVAM recomendou que os métodos de ensaio de citotoxicidade basal *in vitro* deveriam ser considerados antes de usar animais nos testes de toxicidade sistêmica aguda por via oral a fim de reduzir o número de animais empregados.

Atualmente, a OCDE disponibiliza o documento n. 129, que é um guia com base nos ensaios recomendados pelo ICCVAM (*Guidance document on using cytotoxicity tests to estimate starting doses for acute oral systemic toxicity tests*) para estimar as doses iniciais para os testes de toxicidade sistêmica por via oral. (As diretrizes OECD 129, OECD 420, OECD 423 e OECD 425 podem ser acessadas por meio dos QRcodes disponíveis no Anexo deste capítulo).

Testes de mutagenicidade e genotoxicidade

Mesmo depois de várias décadas de esforços, ainda é uma prioridade para a pesquisa o desenvolvimento de ferramentas capazes de predição de carcinogênicos químicos em menos tempo e com menor custo em termos de vidas animais e recursos financeiros. Nesse sentido, por muitos anos, testes de transformação celular (TTC) têm sido propostos para a identificação de produtos químicos com potencial carcinogênico. Entretanto, esses ensaios vêm sendo submetidos a ciclos de aprovação ou reprovação pela comunidade científica.

Apesar disso, os ensaios *in vitro* podem representar uma parte essencial na determinação da genotoxicidade e prover informações sobre a mutagênese (gênica), quebra ou rearranjo de cromossomos (clastogênese) e aberrações numéricas (aneugênese). Além disso, os TTC, mimetizando alguns estágios da carcinogênese *in vivo*, são capazes de detectar alterações fenotípicas características de células malignas que passam a ter a habilidade de induzir tumores em animais suscetíveis.

Recentemente, a OCDE que definiu vários dos ensaios de genotoxicidade *in vitro* aceitos mundialmente, considerou os TTC e publicou os resultados e análises de dados experimentais. Uma vez que nenhum desses métodos, isoladamente, é capaz de detectar possíveis eventos genotóxicos, um amplo arranjo de sistemas-teste tem sido desenvolvido e adotado internacionalmente em esquemas regulatórios. É empregada largamente uma abordagem que usa 2 níveis de testes integrados.

Atualmente, existem 4 testes *in vitro* para avaliação da mutagenicidade e genotoxicidade. Considerando que testes *in vivo* de mutagenicidade e genotoxicidade estão proibidos no Brasil, no presente capítulo serão abordados somente os testes *in vitro*.

Teste de Ames

O teste de Ames (ensaio de mutação bacteriana reversa) foi desenvolvido na década de 1970 por Bruce Ames. É um teste *in vitro* que utiliza diferentes cepas de *Salmonella typhimurium* (TA97, TA98, TA100, TA102, TA104, TA1535, TA1537 e TA1538) e *Escherichia coli* (WP2 e WP2urvA). Esse ensaio biológico é amplamente utilizado e avalia o potencial mutagênico de compostos químicos como moléculas sintéticas, produtos naturais, cosméticos, agrotóxicos, além de produtos industriais, ambientais e na forma nano. O ensaio permite, além de substâncias químicas puras, a avaliação de misturas. Um resultado positivo para esse teste indica que o produto químico é mutagênico e, portanto, pode atuar como cancerígeno, visto que o câncer está frequentemente associado à mutação. Há de se considerar que muitos produtos não apresentam seu efeito mutagênico na forma inalterada, porém seus metabólitos são os responsáveis pela mutação. Para essa avaliação é necessário o emprego de uma mistura de ativação metabólica, sendo a fração S9 (microssomas hepáticos de roedores contendo citocromo P-450) a mais utilizada para simular a biotransformação.

Os mutagênicos identificados no teste de Ames não são necessariamente cancerígenos, sendo necessários testes adicionais para qualquer potencial carcinogênico identificado nesse teste. É um ensaio oficial da OCDE (OECD 471 – QRcode disponível no Anexo deste capítulo).

Micronúcleo *in vitro*

Micronúcleo (MN), também conhecido como corpúsculo de Howell-Jolly, foi inicialmente identificado no citoplasma dos eritrócitos e chamado "fragmento de material nuclear" por Howell ou *corpuscules intraglobularies* na terminologia de Jolly. É um teste de mutagenicidade *in vitro* para a detecção de micronúcleos no citoplasma de células interfásicas. Os micronúcleos são formados principalmente durante a anáfase a partir de cromossomos inteiros ou fragmentos cromossômicos que não incorporam nos núcleos-filha em função da não ligação correta com o eixo durante a segregação. O ensaio detecta a atividade de substâncias clastogênicas e aneugênicas em células submetidas à divisão celular durante ou após a exposição à substância em teste. Esse teste é altamente confiável e possibilita a identificação de uma ampla gama de danos causados ao DNA no cromossomo, especialmente para a avaliação do risco de dano genotóxico. A exemplo do teste de Ames, muitos produtos (moléculas sintéticas, produtos naturais, cosméticos, agrotóxicos, além de produtos industriais, ambientais e na forma nano) não apresentam efeito genotóxico na forma inalterada quando submetidos ao MN *in vitro* devendo ser submetidos ao S9 para a metabolização a fim de avaliar a genotoxicidade dos metabólitos. É um ensaio oficial da OCDE (OECD 487 – QRcode disponível no Anexo deste capítulo).

Aberração cromossômica

O teste de aberração cromossômica detecta substâncias tóxicas que induzem aberrações estruturais cromossômicas em células somáticas de mamíferos como quebras de cromossomo ou cromátide e translocações que desempenham um papel na etiologia de cânceres e várias doenças genéticas humanas. O teste de aberração cromossômica *in vitro* pode empregar culturas de linhas celulares estabelecidas ou culturas celulares primárias. É um ensaio oficial da OCDE (OECD 473, QRcode disponível no Anexo deste capítulo).

Teste cometa

O ensaio cometa ou eletroforese em gel de célula única (SCGE) é um método rápido e sensível para a detecção de danos causados ao DNA no nível celular individual, pela exposição a agentes físicos e químicos genotóxicos direta ou indiretamente sob ação de enzimas de reparo do DNA. O método baseia-se na capacidade de fragmentos de DNA com carga negativa migrarem para o ânodo em um gel de agarose sob a força de um campo elétrico, formando imagens semelhantes a cometas. A extensão da migração é usada como um indicador da quantidade de quebra de fita de DNA.

A avaliação do dano ao DNA envolve a análise da forma, tamanho e quantidade de DNA no interior do cometa, que pode ser estimada por pontuação visual, classificando as células em diferentes classes ou por análise de imagem computadorizada. A análise de imagens inclui diferentes parâmetros, como comprimento da cauda, porcentagem de fluorescência na cauda. A porcentagem de DNA na cauda é considerada o ponto final mais confiável, pois está linearmente relacionada à frequência de interrupção em ampla gama de danos ao DNA induzidos por agentes genotóxicos sem o conhecimento prévio de seus mecanismos de ação.

Considerando que, pelo menos para a área de cosméticos na Europa e no Brasil, a partir de 2013 os ensaios *in vitro* são as únicas ferramentas disponíveis para a determinação do potencial mutagênico e carcinogênico, um grande esforço na pesquisa e na regulamentação deverá continuar sendo feito para implantar e melhorar os testes existentes e desenvolver novos modelos.

BCOP

O ensaio de permeabilidade e opacidade de córnea bovina (BCOP, do inglês *bovine corneal opacity and permeability*) é um ensaio de irritação ocular *in vitro* que avalia diretamente os efeitos dos produtos químicos na opacidade e permeabilidade da córnea bovina. Pode ser usado em determinadas circunstâncias e com limitações específicas para classificação e rotulagem de produtos químicos para risco ocular. Embora não seja considerado válido como um substituto independente para o teste ocular *in vivo* (*Draize test*, com coelhos), o método BCOP é recomendado como uma etapa inicial de uma estratégia de teste, como a abordagem *top down* sugerida por Scott *et al.* (2010) a fim de identificar produtos químicos que induzem graves lesões oculares, ou seja, produtos químicos a serem classificados como categoria 1 do GHS (Globally Harmonized System) da ONU (Organização das Nações Unidas), sem testes adicionais. É um ensaio oficial da OCDE (OECD 437 – QRcode disponível no Anexo deste capítulo).

Fototoxicidade

A fototoxicidade é um fenômeno que se desenvolve quando produtos químicos fotoativos ou fotorreativos entram em contato ou são absorvidos pela pele e ativados pela luz solar. Pode também ser manifestada por produtos químicos utilizados por via oral como antibióticos (fluoroquinolonas). Assim, para cobrir esta categoria a fototoxicidade é definida no OECD TG 432 como "uma resposta tóxica de uma substância aplicada ao corpo que é provocada ou aumentada (aparente em menor dose) após exposição subsequente à luz ou induzida por irradiação da pele após administração sistêmica de uma substância". O ensaio utilizado para essa avaliação é o teste de fototoxicidade *in vitro* 3T3 *Neutral Red Uptake* (NRU). O teste avalia a fotocitotoxicidade pela redução relativa da viabilidade das células expostas ao produto químico em estudo na presença *versus* ausência de luz. Os produtos químicos identificados como positivos neste teste podem ser fototóxicos *in vivo*. (Diretriz OECD TG 432 – QRcode disponível no Anexo deste capítulo).

Permeação cutânea

A pele humana possui uma superfície média de cerca de 2 m^2, sendo um dos maiores órgãos do corpo. Atua inicialmente como barreira física e metabólica contra impactos exógenos e xenobióticos, mas também executa funções de órgão multissensorial, termorregulatório, hormonal e imunocompetente. Essa gama de funções demonstra os variados *endpoints* para toxicidade dérmica e que enfatizam fortemente suas funções de barreira e imunológicas, pois essas são geralmente as primeiras funções a serem afetadas pela exposição a produtos químicos.

Assim, torna-se necessário avaliar efeitos como de corrosão, irritação e sensibilização. Considerando que nenhum modelo único possa representar a complexidade do corpo humano, geralmente é preferível uma combinação de alguns desses testes para alcançar uma previsão satisfatória. Esses podem ser avaliados por métodos *in vitro* com as diretrizes de testes correspondentes (TGs) disponibilizados pela OCDE (Quadro 6.1).

Corrosividade e irritação da pele

Os sistemas disponíveis comercialmente contam com uma barreira de membrana *in vitro* para a avaliação da corrosão da pele (OECD TG 435). Outra alternativa é o uso de explantes de pele de animais sacrificados. O teste de resistência elétrica transcutânea (TER) usa esses explantes de ratos para distinguir entre produtos químicos corrosivos e não corrosivos (OECD TG 430).

Outros testes, como o OECD TG 431, contam com epiderme humana reconstruída (RhE) para a identificação de produtos químicos corrosivos. O EpiSkin™ RhE é gerado a partir de queratinócitos epidérmicos adultos derivados de humanos, cultivados em uma matriz de colágeno tipo I revestida com colágeno tipo IV. (Diretrizes OECD TG 430, OECD TG 431 e OECD TG 435 – QRcodes disponíveis no Anexo deste capítulo).

Sensibilização na pele

A sensibilização da pele pode ser descrita por eventos-chave moleculares definidos e, portanto, foi lançada na chamada via de resultados adversos (AOP). A AOP para sensibilização da pele foi a primeira a ser definida do evento inicial molecular ao efeito adverso, a dermatite alérgica de contato. O primeiro evento-chave é a ligação covalente de substâncias eletrofílicas a centros nucleofílicos nas proteínas da pele.

Peixe-zebra

O peixe-zebra (*Danio rerio*) tem mostrado muitas vantagens como modelo toxicológico e novas metodologias e áreas de estudo continuam a expandir sua utilidade e aplicação. É um modelo pequeno, econômico e de fácil manejo que fica entre os modelos *in vitro* e os modelos tradicionais em animais. Pode ser usado para testes de toxicidade química de alto rendimento, permitindo uma triagem rápida e em larga escala semelhante aos ensaios *in vitro*. De fato, a tecnologia de alto rendimento tem aumentado a utilidade dos ensaios de toxicidade embrionária do peixe-zebra na triagem de produtos químicos e drogas quanto à toxicidade ou efeito. Essa aplicabilidade deve-se também ao fato de que é possível o uso do peixe-zebra para modelar a toxicidade de eventos de iniciação molecular, ensaio de toxicologia nos órgãos, investigação de mecanismos de ação e alterações na saúde e comportamento do organismo.

A porcentagem de concordância entre as espécies de mamíferos sugere que a resposta do peixe-zebra está no mesmo nível dos modelos de toxicidade dos mamíferos, o que mostra sua utilidade na pesquisa de toxicologia. Em triagens de produtos químicos comprovadamente fetotóxicos houve concordância de 79% com ratos, 75% com coelhos e 75% com camundongos.

▶ NOVOS CAMINHOS DA TOXICOLOGIA

Toxicologia *in silico*

No contexto dos métodos alternativos, é impossível deixar de lado o crescente e importante papel que desempenham os métodos *in silico*. Por definição, a expressão significa "realizado utilizando uma simulação computacional" e foi criado em 1989 durante o *workshop Cellular Automata: Theory and Applications* em Los Alamos, Novo México, por um matemático da Universidade Nacional Autônoma do México (UNAM, do inglês National Autonomous University of Mexico).

Os métodos *in silico* são utilizados para determinar a compatibilidade de substâncias com base na sua estrutura química. Substâncias com estruturas químicas semelhantes muitas vezes possuem propriedades similares. Nesses casos, portanto, o conhecimento das propriedades de algumas substâncias representativas é suficiente para ser capaz de deduzir as propriedades de uma série de substâncias similares. Por analogia, certas propriedades dessas substâncias representativas podem ser assumidas como sendo propriedades das outras substâncias subsequentes.

O impacto dessa abordagem é claramente visto na possibilidade de reduzir significativamente o número de animais de experimentação pela redução do número de substâncias-teste. Com o uso de ferramentas como a relação quantitativa estrutura-atividade (QSAR, do inglês *quantitative structure-activity relationship*), por exemplo, é possível inferir quais são as propriedades de determinados compostos químicos e seus respectivos efeitos.

Portanto, o uso desse tipo de ferramenta auxilia grandemente o trabalho com meios *in vivo*, partindo do pressuposto de que já se conhece o futuro efeito no meio (mutagenicidade, sensibilização cutânea, solubilidade em água, entre outros). Atualmente, estão disponíveis ferramentas computacionais, como o QSAR *Toolbox*, a qual possui um banco de dados de uma gama de substâncias químicas e suas respectivas propriedades. Essa ferramenta é de copropriedade da OCDE e da ECHA (European Chemicals Agency) e é disponibilizada gratuitamente na internet. Outros exemplos de métodos *in silico* são: *Read-Across*, que é uma versão muito simplificada do modelo QSAR, e *Virtual Screening*, que são métodos com base em simulações de encaixe de compostos químicos e macromoléculas biológicas, como as proteínas.

Uma vez que sejam utilizados ao menos 2 modelos de predição QSAR, a Agência Nacional de Vigilância Sanitária (Anvisa) aceita que a mutagenicidade de uma impureza seja avaliada por método *in silico*, desde que os métodos utilizados atendam aos princípios de validação da OCDE. Entretanto, para avaliação da toxicidade geral, a Anvisa recomenda que resultados de ensaios *in silico* não sejam considerados como única prova de segurança, mas que sejam apresentados em conjunto a comprovações adicionais de segurança.

Estudos recentes vêm demonstrando a aplicabilidade dessa ferramenta em estudos de fototoxicidade, de irritação cutânea, avaliando respostas de células dendríticas aliada a banco de dados *in silico*, e para carcinogênese. Neste último caso, 1.500 compostos incluídos na legislação do REACH foram utilizados para avaliar sete ferramentas computacionais, concluindo-se que uma bateria de testes *in silico* poderia contribuir para a redução do número de animais em experimentação.

Toxicogenômica

A toxicogenômica surgiu ao final da década de 1990 e tem sido considerada uma mudança de paradigma na toxicologia clássica por permitir uma visão única sobre mecanismos de toxicidade que é difícil de ser alcançada com as metodologias convencionais. A Toxicogenômica é uma subdisciplina da Toxicologia que combina esta última com as tecnologias ômicas a fim de estudar os efeitos adversos de produtos químicos, ambientais e farmacêuticos na saúde humana, animal e no meio ambiente. Uma vez que a Toxicogenômica pode ser utilizada tanto em métodos *in vivo* quanto *in vitro*, essa abordagem contribui para a redução e substituição dos animais de experimentação.

A transcriptômica, a proteômica e a metabolômica são as principais tecnologias ômicas utilizadas na Toxicogenômica atualmente. Em resumo, a identificação de RNAs, proteínas e metabólitos, bem como seus perfis de expressão são, respectivamente, as áreas de atuação de cada um desses campos. Essas metodologias permitem fazer uma análise global de RNAs, proteínas e metabólitos ao invés de análises pontuais em poucas unidades ou algumas dezenas de moléculas. Ao longo dos 20 anos de desenvolvimento da Toxicogenômica, a transcriptômica tem sido a área mais explorada e, portanto, com maior amadurecimento dentro desse campo de atuação da Toxicologia.

A abordagem Toxicogenômica auxilia a compreensão dos efeitos moleculares produzidos por substâncias tóxicas. Assim, a Toxicogenômica pode ser utilizada, por exemplo, na investigação de mecanismos de ação, na predição de efeitos adversos e na avaliação de risco à saúde.

A análise dos dados produzidos pelas tecnologias de alto rendimento, como é o caso do sequenciamento de RNA, pode ser realizada de diferentes maneiras de acordo com o objetivo do estudo. O perfil de expressão gênica global após a exposição a um xenobiótico, por exemplo, pode ser analisado a fim de se obter um enriquecimento das vias biológicas em que os genes estão envolvidos ou através das redes de interação entre os genes. Dessa maneira, a identificação do mecanismo de ação será mais eficiente que analisando genes únicos.

As expressões gênica, proteica e de metabólitos induzidas por toxicantes pode ser usada para gerar a assinatura biológica dessas moléculas. Assim como a similaridade de estrutura pode revelar propriedades químicas equivalentes, a similaridade de assinaturas biológicas pode revelar efeitos adversos semelhantes. Utilizada de maneira complementar à Toxicologia *in silico*, a Toxicogenômica é uma ferramenta poderosa para avaliação da toxicidade potencial de novas moléculas durante o desenvolvimento de fármacos.

Dados de expressão gênica são disponibilizados em repositórios públicos, disponibilizando informações para estudos toxicogenômicos. Esses repositórios são bancos de dados que contêm dados de expressão gênica avaliada em diferentes condições e sistemas biológicos, como é o caso do *Gene Expression Omnibus* (GEO). Outros repositórios são especializados em Toxicogenômica e possuem dados de expressão gênica relacionados às perturbações biológicas induzidas por substâncias tóxicas, como é o caso do DrugMatrix, Open TG-GATE e *Comparative Toxicogenomics Database* (CTD).

A importância da Toxicogenômica já foi demonstrada em estudos recentes. Por meio de abordagens Toxicogenômicas foi possível relacionar doenças cardiovasculares a poluentes do ar, elucidando mecanismos que conectam a exposição aos poluentes à doença. Também tornou possível correlacionar lesão hepática entre humanos e ratos por meio de conjuntos de genes, o que não foi possível por meio de análises de genes únicos ou de vias biológicas. Um dos motivos que torna esse tipo de correlação entre espécies importante é o aumento do poder preditivo de efeito tóxico, fazendo com que um possível efeito danoso seja identificado em uma etapa inicial dos ensaios de segurança, ocasionando a diminuição dos custos e o aumento da segurança do produto final.

As abordagens aqui apresentadas são apenas algumas das possíveis em estudos toxicogenômicos. Além disso, as metodologias utilizadas em Toxicogenômica estão fortemente atreladas ao desenvolvimento tecnológico e de ferramentas computacionais. A Toxicogenômica representa uma grande oportunidade para a identificação dos mecanismos e de predição de toxicidade, com potencial para ser utilizada em tomadas de decisão caso sejam atendidas as necessidades regulatórias.

Vias de resultados adversos (*adverse outcome pathways* – AOP)

As vias de resultados adversos (AOP) resultam de uma construção mecanística toxicológica que iniciou em 2010. Caracteriza-se por ligar um evento de iniciação molecular ao resultado adverso por meio de eventos-chave de uma maneira especificada por relações de eventos-chave. Esses eventos-chave podem ser alterações da via metabólica, eventos de sinalização, bem como modificações de organelas ou funções celulares (como o controle do ciclo celular). Uma AOP pode ser definida mesmo que o evento de iniciação molecular não seja exatamente conhecido, desde que haja, porém, pelo menos um evento-chave claramente definido. Finalmente, a AOP ocasiona um resultado adverso, ou seja, um ponto final apical clássico, conforme usado tradicionalmente para avaliação de risco. Assim, as AOPs têm sido usadas com sucesso como uma estrutura para o projeto e desenvolvimento de abordagens não-animais para testes de toxicidade.

Diversas informações toxicológicas mecanísticas de AOP já foram estabelecidas. Dessa maneira, a organização sistemática de informações em estruturas AOP tem potencial para melhorar a tomada de decisão regulatória por meio de uma maior integração e uso mais significativo de dados mecanísticos. Todo esse contexto culminou com a publicação de vários guias de orientação pela OCDE, bem como documentos de referência, descrevendo as melhores práticas para desenvolver, avaliar e usar AOP. Exemplos de resultados adversos incluem fibrose hepática, tipos definidos de câncer, sensibilização da pele ou déficits motores do tipo parkinsoniano.

Nanotoxicologia

A Nanotoxicologia refere-se aos estudos toxicológicos realizados com aos materiais de dimensões na nanoescala, os quais possuem faixa de comprimento aproximadamente de 1 nm a 100 nm; os nanomateriais (NM) são aqueles com qualquer dimensão externa na nanoescala ou tendo uma estrutura interna ou superfície na nanoescala. A toxicologia de materiais orgânicos na nanoescala é bem conhecida e estudada há décadas na área farmacêutica e de cosméticos, ao contrário dos NMs metálicos que vem ensejando preocupações quanto à segurança de seu uso.

As extraordinárias propriedades físico-químicas dos NMs aceleraram sua incorporação em diversos produtos industriais e domésticos. Embora sua presença em produtos de consumo represente uma grande preocupação para as agências de segurança de saúde pública, bem como para os consumidores, o impacto potencial desses produtos na saúde humana tem sido mal caracterizado. No momento, dados muito limitados e muitas vezes conflitantes derivados da literatura – e o fato de que diferentes NMs são físico-quimicamente tão heterogêneos – torna difícil generalizar sobre os riscos à saúde associados à exposição a NM. Portanto, a exposição aos NMs está em crescimento exponencial, podendo ocorrer tanto durante a síntese quanto na utilização do produto final. Em função da maior razão área de superfície/volume, as nanopartículas (NP) se tornam mais (bio) reativas em comparação com os materiais a granel normais, dando origem a preocupações sobre sua potencial toxicidade para humanos.

Os estudos tradicionais de Nanotoxicologia *in vitro* contam com monocamadas de cultura de células 2D, bem como estudos *in vivo* que permitem o estudo da interação direta das nanopartículas com as células, enquanto os estudos em animais oferecem informações sobre biodistribuição, eficácia e toxicidade. No entanto, grande controvérsia nos resultados publicados é observada em função do uso de diferentes modelos de cultura de células, falta de padronização de parâmetros como tamanho das nanopartículas, estado de aglomeração, altas doses e tempos de exposição e também interferência das nanopartículas com os ensaios biológicos.

Diversos consórcios internacionais de pesquisa, como o NanoValid e NanoReg, buscaram o desenvolvimento de protocolos seguros, eficientes e precisos para a caracterização físico, química e biológica, bem como análise de risco, de NM e da interação deste com sistemas biológicos. Os NMs podem apresentar diferentes estados de agregação ou aglomeração em função do meio em que são suspensos, causando interferência na interação dos NMs e células ou tecidos. Evidências robustas mostram que os NMs formam associações com proteínas e íons presentes no meio. Por exemplo, o dióxido de titânio (TiO_2), largamente empregado como corante alimentar e em implantes e próteses, na nanoescala pode interferir com o ensaio de MTT (brometo de [3-(4,5-dimetiltiazol-2yl)-2,5-difenil tetrazolium), muito usado para avaliar a viabilidade celular. Essa interferência tem sido atribuída às propriedades de adsorção de luz da NP sobre a mesma região espectral usada pelo MTT. Os NMs também adsorvem constituintes do ensaio em sua superfície e interferem na transformação adequada de moléculas, nas reações químicas entre os NMs e os compostos de teste e até mesmo a liberação de íons metálicos dos NMs pode modificar a atividade catalítica mitocondrial das células alterando a conversão do MTT em azul de formazan.

A recomendação atual é que sejam utilizados métodos validados para os testes toxicológicos de NM, como os disponíveis nas Farmacopeias e nos guias da OCDE, porém com a cautela de validar a adequação do método para o NM, considerando suas propriedades físico-químicas as condições de preparo da amostra. E, sempre, deve-se, antes de tudo, testar o método a fim de verificar se o NM interfere com o método escolhido.

Organ-on-a-chip

A tecnologia *organ-on-a-chip* surgiu da necessidade de melhor compreender os efeitos de um produto sobre células de maneira mais complexa e integrada. São pequenos dispositivos que empregam a tecnologia de microfluidos que formam microcanais e câmaras para cultura celular, de maneira a replicar a função do órgão. Na abordagem *in vitro* tradicional é utilizado um tipo celular por vez, cultivado em monocamada ou em suspensão, fato tal que difere do encontrado nos órgãos *in vivo*. A complexidade encontrada nos organismos permite interações entre diferentes tipos celulares e essas são responsáveis pela função do mesmo.

Os sistemas de *organs-on-a-chip* são compostos por vários sistemas de cultura celular interconectados, os quais representam as funcionalidades de diferentes órgãos através de um meio circulante. Este sistema também permite o cultivo de células em monocamada ou em 3D (esferoides ou organoides), favorecendo ainda mais a similaridade com o que acontece nos organismos. Inúmeros ensaios podem ser aplicados neste modelo, de maneira a compreender melhor os resultados de ensaios *in vitro* em diversos órgãos interligados.

▶ BOAS PRÁTICAS DE LABORATÓRIO (BPL)

Os princípios de BPL são aplicáveis a estudos não clínicos, realizados em laboratórios ou em campo, abrangendo estudos com produtos químicos, biológicos ou biotecnológicos, como produtos farmacêuticos, agrotóxicos, cosméticos, produtos veterinários, saneantes, aditivos de alimentos e rações e produtos químicos industriais.

BPL constitui um sistema da qualidade que abrange o processo organizacional e as condições em que estudos não clínicos relacionados à saúde e à segurança do meio ambiente são planejados, gerenciados, desenvolvidos, monitorados, registrados, arquivados e relatados. Visam garantir qualidade, confiabilidade, rastreabilidade e reprodutibilidade de dados. Possibilitam aos órgãos regulamentadores realizarem avaliações de risco de substâncias químicas, com base em estudos relacionados ao uso seguro dos produtos e suas propriedades. Esses estudos fundamentam a concessão, renovação ou modificação de registros desses produtos pelos órgãos regulamentadores para fins de comercialização, no intuito de proteger a saúde humana e o meio ambiente.

No Brasil, o Inmetro, por meio da Coordenação-Geral de Acreditação (CGCRE), vem, desde 1995, reconhecendo a conformidade aos princípios de BPL dos laboratórios que realizam estudos BPL no país. Atualmente, há 47 laboratórios reconhecidos pelo Inmetro e que trabalham para a demanda nacional de avaliação e registros de produtos a serem comercializados.

O reconhecimento da conformidade aos princípios de BPL pode ser concedido a qualquer laboratório que realize estudos BPL para atender principalmente aos órgãos regulamentadores da área de saúde e meio ambiente, considerando a área de especialidade dos estudos e categorias de itens de teste, segundo metodologias reconhecidas ou exigidas pelos órgãos regulamentadores.

Entende-se por área de especialidade dos estudos de BPL o agrupamento de testes relacionados com as principais características da substância e seu efeito no ambiente ou na saúde, quais sejam: a) testes físico-químicos; b) estudos toxicológicos; c) estudos de mutagenicidade; d) estudos ecotoxicológicos com organismos aquáticos e terrestres; e) estudos sobre comportamento em água, solo e ar e bioacumulação; f) estudos de resíduos; g) estudos de efeitos em mesocosmos e ecossistemas naturais; h) química analítica e clínica; i) estudos com organismos geneticamente modificados.

As categorias de itens de teste são aquelas sujeitas à avaliação e registros pelos órgãos regulamentadores, quais sejam: agrotóxicos, seus componentes e afins; produtos farmacêuticos, cosméticos, preservativos de madeira, aditivos de alimentos, aditivos para rações, produtos veterinários, saneantes, produtos químicos industriais, organismos geneticamente modificados, remediadores. No Brasil, a Anvisa solicita que estudos de segurança de produtos para saúde e produtos de terapia avançada sejam realizados em condições BPL.

De maneira simplificada, um estudo BPL deve possuir, ao menos, os seguintes atores essenciais: gerente da instalação de teste (assegurar que os princípios das BPL são cumpridos na instalação de teste), diretor de estudo (controla o estudo e tem a responsabilidade global pela condução do estudo e pelo relatório final), pessoal do estudo (conduzem o estudo) e o pessoal da garantia da qualidade (realizam inspeções BPL). Resumidamente um estudo BPL simplificado contempla: 1) indicação do diretor de estudo; 2) elaboração do plano de estudo; 3) realização da fase experimental; 4) obtenção dos dados brutos; 5) elaboração do relatório final; 6) realização do arquivamento.

Ressalta-se que todos os documentos publicados pelo Inmetro sobre os princípios de BPL têm como base os guias *OECD Series on Principles of Good Laboratory Practice*, decisão que impulsionou a adesão do Brasil aos atos da OCDE para reconhecimento mútuo de dados laboratoriais, segundo BPL.

A aceitação mútua de dados (MAD, do inglês *mutual acceptance of data*), preconizada pela OCDE, consiste em um sistema de acordo multilateral em que países-membros e não membros com adesão plena ao MAD devem conduzir testes com finalidade de avaliação de risco de substâncias químicas quanto à saúde e ao meio ambiente, utilizando os princípios das BPL, permitindo a aceitação de dados entre esses países, evitando a duplicação de testes, reduzindo custos e eliminando barreiras técnicas.

Após o programa brasileiro BPL do Inmetro passar por uma avaliação realizada em novembro de 2009, por uma equipe de representantes da OCDE, em maio de 2011, o Brasil, por meio da CGCRE, obteve a adesão plena aos atos da OCDE relacionada ao sistema de aceitação mútua de dados BPL, englobando os produtos "agrotóxicos, seus componentes e afins" e "produtos químicos industriais", ou seja, as instalações de teste brasileiras reconhecidas pela CGCRE terão seus testes aceitos pelos países-membros da OCDE e não-membros com adesão plena ao MAD. Em fevereiro de 2015, a OCDE aceitou o pedido do Brasil de ampliação do escopo da adesão aos atos relacionados à MAD de acordo com os princípios das BPL, incluindo os produtos veterinários, aditivos para rações, cosméticos, produtos farmacêuticos, saneantes, preservativos de madeira e remediadores.

Um exemplo de utilização dos testes BPL pode ser a avaliação do potencial de periculosidade de produtos agrotóxicos realizado pelo órgão regulamentador da área de meio ambiente brasileiro. A avaliação do Instituto Brasileiro do Meio Ambiente e dos Recursos Naturais Renováveis (Ibama) baseia-se nas características físico-químicas do produto, aliadas ao seu potencial de transporte no solo (mobilidade, absorção, solubilidade), à sua persistência (biodegradação, hidrólise e fotólise), ao potencial de bioacumulação na cadeia alimentar e à toxicidade a diversos organismos pertencentes a diferentes níveis tróficos. Com relação aos efeitos em longo prazo sobre populações de mamíferos, são realizados estudos sobre o potencial mutagênico, carcinogênico e embriofetotóxico dos produtos.

Os testes utilizados são os físico-químicos como solubilidade, hidrólise, fotólise, pH e impurezas (análise de 5 bateladas, método de produção e estudos preditivos); estudos referentes à toxicidade aos organismos aquáticos: algas, microcrustáceos e peixes; estudos referentes ao transporte do produto no solo, como adsorção, dessorção e mobilidade, realizados em 3 tipos de solos-padrão nacionais; biodegradabilidade; bioconcentração; toxicidade a micro-organismos do solo envolvidos nos processos de ciclagem de carbono e nitrogênio; toxicidade a organismos do solo (minhocas); toxicidade a aves e abelhas; toxicidade oral, dérmica e inalatória, irritação ocular e dérmica, e metabolismo em mamíferos; mutagênese (eucariotos e procariotos), teratogênese, reprodução em mamíferos e carcinogênese. Aos parâmetros são atribuídas classificações específicas, consideradas parciais, a partir de tabelas adotadas que representam 4 classes (gradações) e foram adaptações das tabelas da OCDE e da EPA. Ao final, o produto agrotóxico avaliado é classificado quanto ao meio ambiente, para seu registro e posterior comercialização. Essa classificação ambiental obrigatoriamente deve constar no rótulo e na bula do produto.

Outro exemplo é a utilização desse tipo de testes para avaliação de segurança de produtos cosméticos no país. Nesse caso, a Anvisa, realiza a avaliação com informações sobre a função e finalidade do produto, concentração de uso indicada pelo fornecedor, restrições regulamentares de uso, bem como os testes de toxicidade sistêmica aguda, corrosividade e irritação dérmica, sensibilização cutânea, absorção/penetração cutânea, doses repetidas, mutagenicidade/genotoxicidade, toxicidade subaguda e subcrônica, irritação ocular, irritação de mucosas, efeitos tóxicos induzidos pela radiação ultravioleta (fototoxicidade, genotoxicidade, fotoalergia), carcinogenicidade, toxicidade do desenvolvimento e reprodutiva (teratogenicidade), toxicocinética e toxicodinâmica.

CONCLUSÕES E PERSPECTIVAS

O Brasil representa o quarto maior mercado de higiene pessoal, perfumaria e cosméticos, atrás somente dos Estados Unidos, da China e do Japão, tendo o setor movimentado em 2019 cerca de 29 bilhões de dólares. Com relação ao mercado farmacêutico, o Brasil ocupa a 7ª posição no *ranking* mundial, movimentando quase 32 bilhões de dólares em 2018. E, no que se refere aos agrotóxicos, o Brasil é o maior mercado consumidor desses produtos do mundo em números absolutos e ocupa o 7º lugar em uso de agrotóxicos por hectare de cultivo permanente ou arável. Segundo o Ibama, mais de 500 mil toneladas de ingredientes ativos de agrotóxicos foram comercializadas no Brasil em 2018. E o número de registros concedidos pelo Ministério da Agricultura, Pecuária e Abastecimento (MAPA) aumentou quase 400% do ano de 2015 para 2019.

Como podemos perceber o Brasil é um *player* mundial importante no contexto de país consumidor. Porém, todos esses produtos obrigatoriamente necessitam de eficácia e segurança comprovadas para comercialização, sendo que a Anvisa, o Ibama e o MAPA são, normalmente, os órgãos regulatórios responsáveis pela legislação pertinente aos produtos acima citados.

Considerando os aspectos éticos e humanitários, a segurança da população, a competitividade da indústria nacional frente a barreiras técnicas, o avanço científico no desenvolvimento e a validação de métodos alternativos e seu potencial preditivo, bem como os custos financeiros relacionados aos estudos para avaliação do risco de produtos a serem registrados e comercializados no Brasil, é imperativo a consolidação das iniciativas nacionais, como a RENAMA e, consequentemente, a adoção e o desenvolvimento dos métodos alternativos ao uso de animais. Esses métodos representam não somente um alinhamento com os principais países do mundo nessa iniciativa, como também a desoneração do processo de avaliação da eficácia e segurança desses produtos e de outros que também necessitam desses testes.

Representantes das diversas partes interessadas no tema, como academia, instituições de ciência, tecnologia e inovação, órgãos regulamentadores, governo e setor produtivo devem atuar de modo proativo na determinação das prioridades e estratégias de implementação de métodos alternativos, desenvolvidos e validados segundo o guia 34 da OCDE e realizados por instalações-teste reconhecidas em BPL. Devem ser garantidos ao sistema os recursos humanos e financeiros, bem como o arcabouço legal que permita ao Brasil a capacidade de desenvolver, validar e utilizar métodos alternativos robustos que garantam à população o consumo de produtos seguros, assim como exportar produtos aqui manufaturados com garantia e confiabilidade de terem tido sua segurança avaliada por métodos alternativos.

▶ BIBLIOGRAFIA

AGÊNCIA NACIONAL DE VIGILÂNCIA SANITÁRIA. Perguntas e respostas. Assunto: Fluxo de análise de qualificação de impurezas e produtos de degradação de medicamentos classificados como sintéticos e semissintéticos. Brasília.

ALEXANDER-DANN, B. et al. Developments in toxicogenomics: understanding and predicting compound-induced toxicity from gene expression data. *Molecular Omics*, v.14, n. 4, p. 218-236, 6 Aug. 2018.

ANKLEY, G.T. et al. Adverse outcome pathways: a conceptual framework to support ecotoxicology research and risk assessment. Environmental Toxicology and Chemistry, v.29, n. 3, p. 730-741, Mar. 2010.

ARCHER, G. et al. The validation of toxicological prediction models. Alternatives to laboratory animals: *ATLA*, v.25, p. 505-516, 1997.

ASSOCIAÇÃO BRASILEIRA DA INDÚSTRIA DE HIGIENE PESSOAL, PERFUMARIA E COSMÉTICOS (ABIHPEC). Panorama do Setor. Disponível em: <https://abihpec.org.br/publicacao/panorama-do-setor>. Acesso em: 31 aug. 2020.

AZQUETA, A.; COLLINS, A.R. The essential comet assay: a comprehensive guide to measuring DNA damage and repair. *Archives of Toxicology*, v.87, n. 6, p. 949-968, Jun. 2013.

BALLS, M. et al. Practical aspects of the validation of toxicity test procedures. The report and recommendations of ECVAM workshop 5. Alternatives to laboratory animals: *ATLA*, v.23, n. 1, p. 129-147, 23 Feb. 1995.

BENIGNI, R. et al. The new ISSMIC database on in vivo micronucleus and its role in assessing genotoxicity testing strategies. *Mutagenesis*, v.27, n. 1, p. 87-92, Jan. 2012.

BENIGNI, R.; BOSSA, C. Alternative strategies for carcinogenicity assessment: an efficient and simplified approach based on in vitro mutagenicity and cell transformation assays. *Mutagenesis*, v.26, n. 3, p. 455-460, May 2011.

BRUNER, L.H. et al. Validation of alternative methods for toxicity testing. *Toxicology in Vitro*, v.10, n. 4, p. 479-501, Aug. 1996.

DAVIS, A.P. et al. Leveraging the Comparative Toxicogenomics Database to fill in knowledge gaps for environmental health: a test case for air pollution-induced cardiovascular disease. *Toxicological Sciences*, 14 Jul. 2020.

DURÁN, N. et al. Silver nanoparticle protein corona and toxicity: a mini-review. *Journal of nanobiotechnology*, v.13, p. 55, 4 Sep. 2015.

EURL ECVAM. Validation and Submission Process. Disponível em: <https://ec.europa.eu/jrc/en/eurl/ecvam/alternative-methods-toxicity-testing/validation>. Acesso em: 14 sep. 2020.

FENTEM, J.H. et al. The ECVAM international validation study on in vitro tests for skin corrosivity. 2. results and evaluation by the management team. *Toxicology in Vitro*, v.12, n. 4, p. 483-524, Aug. 1998.

FOOD AND AGRICULTURE ORGANIZATION. Pesticide use. Disponível em: <http://www.fao.org/faostat/en>. Acesso em: 31 aug. 2020.

GOESSLING, W.; SADLER, K.C. Zebrafish: an important tool for liver disease research. *Gastroenterology*, v.149, n. 6, p. 1361-1377, Nov. 2015.

GRIESINGER, C. et al. Validation of alternative in vitro methods to animal testing: concepts, challenges, processes and tools. *Advances in Experimental Medicine and Biology*, v.856, p. 65-132, 2016.

HARTUNG, T. et al. A modular approach to the ECVAM principles on test validity. Alternatives to laboratory animals: *ATLA*, v.32, n. 5, p. 467-472, Nov. 2004.

HOFFMANN, S. et al. Points of reference in the validation process. *ATLA Alternatives to Laboratory Animals*, v.36, p. 343-352, 1 Jul. 2008.

HORZMANN, K.A.; FREEMAN, J.L. Making waves: new developments in toxicology with the zebrafish. *Toxicological Sciences*, v.163, n. 1, p. 5-12, 1 May 2018.

INSTITUTO BRASILEIRO DO MEIO AMBIENTE EDOS RECURSOS NATURAIS RENOVÁVEIS. Relatórios de comercialização de agrotóxicos. Histórico de comercialização 200-2018. Disponível em: <http://ibama.gov.br/agrotoxicos/relatorios-de--comercializacao-de-agrotoxicos#boletinsanuais>. Acesso em: 1 sep. 2020.

INSTITUTO NACIONAL DE METROLOGIA, QUALIDADE E TECNOLOGIA. DOC-CGCRE-023, rev. 05. Orientações para a atividade de reconhecimento da conformidade aos princípios das boas práticas de laboratório. Rio de Janeiro: CGCRE, 2011a.

INSTITUTO NACIONAL DE METROLOGIA, QUALIDADE E TECNOLOGIA. NIT-DICLA-035, rev. 02. Princípios das boas práticas de laboratório (BPL). Rio de Janeiro: CGCRE, 2011b.

INTERFARMA ASSOCIAÇÃO DA INDÚSTRIA FARMACÊUTICA DE PESQUISA. Guia INTERFARMA 2019. Interfarma, 2019.

INTERNATIONAL ORGANIZATION FOR STANDARDIZATION. ISO/TR 18401 Nanotechnologies – Plain language explanation of selected terms from the ISO/IEC 80004 series.

ISHIDA, S. Organs-on-a-chip: Current applications and consideration points for in vitro ADME-Tox studies. *Drug Metabolism and Pharmacokinetics*, v.33, n. 1, p. 49-54, Feb. 2018.

JAWORSKA, J. et al. Integrating non-animal test information into an adaptive testing strategy – skin sensitization proof of concept case. ALTEX: *Alternativen zu Tierexperimenten*, v.28, n. 3, p. 211-225, 2011.

KIMURA, H.; SAKAI, Y.; FUJII, T. Organ/body-on-a-chip based on microfluidic technology for drug discovery. *Drug Metabolism and Pharmacokinetics*, v.33, n. 1, p. 43-48, Feb. 2018.

KIM, K.; PARK, H.; LIM, K.-M. Phototoxicity: its mechanism and animal alternative test methods. *Toxicological research*, v.31, n. 2, p. 97-104, Jun. 2015.

KIRSCH-VOLDERS, M. et al. Report from the in vitro micronucleus assay working group. *Mutation Research*, v.540, n. 2, p. 153-163, 7 Oct. 2003.

KUMARAVEL, T.S. et al. Comet Assay measurements: a perspective. *Cell biology and toxicology*, v.25, n. 1, p. 53-64, Feb. 2009.

LEIST, M. et al. Adverse outcome pathways: opportunities, limitations and open questions. *Archives of Toxicology*, v.91, n. 11, p. 3477-3505, Nov. 2017.

LIEBSCH, M. et al. The ECVAM prevalidation study on the use of epiderm for skin corrosivity testing. Alternatives to laboratory animals: ATLA, v.28, n. 3, p. 371-401, Jun. 2000.

LIU, Z. et al. Toxicogenomics: A 2020 vision. *Trends in Pharmacological Sciences*, v.40, n. 2, p. 92-103, 2019.

LOPES, T.S. et al. Advances and potential application of gold nanoparticles in nanomedicine. *Journal of Cellular Biochemistry*, v.120, n. 10, p. 16370-16378, 24 May 2019.

MARON, D.M.; AMES, B.N. Revised methods for the Salmonella mutagenicity test. *Mutation Research*, v.113, n. 3-4, p. 173-215, May 1983.

MEZENCEV, R.; SUBRAMANIAM, R. The use of evidence from high-throughput screening and transcriptomic data in human health risk assessments. *Toxicology and Applied Pharmacology*, v.380, p. 114706, 1 Oct. 2019.

MILAN, C. et al. Comparison and possible use of in silico tools for carcinogenicity within REACH legislation. Journal of Environmental Science and Health. Part C, *Environmental Carcinogenesis & Ecotoxicology Reviews*, v.29, n. 4, p. 300-323, Oct. 2011.

MINISTÉRIO DA AGRICULTURA, PECUÁRIA E ABASTECIMENTO. Informações técnicas. Registros concedidos - 2005-2020. Disponível em: <https://www.gov.br/agricultura/pt-br/assuntos/insumos-agropecuarios/insumos-agricolas/agrotoxicos/informacoes-tecnicas>. Acesso em: 31 aug. 2020.

MORTELMANS, K.; RICCIO, E.S. The bacterial tryptophan reverse mutation assay with Escherichia coli WP2. *Mutation Research*, v.455, n. 1-2, p. 61-69, 20 Nov. 2000.

MULAS, F. et al. Network-based analysis of transcriptional profiles from chemical perturbations experiments. *BMC Bioinformatics*, v.18, n. Suppl 5, p. 130, 23 Mar. 2017.

NATIONAL RESEARCH COUNCIL. Toxicity Testing in the 21st Century: A Vision and a Strategy. Washington, D.C.: National Academies Press, 2007.

NEVES, B.M. et al. Signal transduction profile of chemical sensitisers in dendritic cells: an endpoint to be included in a cell-based in vitro alternative approach to hazard identification? *Toxicology and Applied Pharmacology*, v.250, n. 2, p. 87-95, 15 Jan. 2011.

NUWAYSIR, E.F. et al. Microarrays and toxicology: the advent of toxicogenomics. *Molecular Carcinogenesis*, v.24, n. 3, p. 153-159, Mar. 1999.

ORGANIZATION FOR ECONOMIC CO-OPERATION AND DEVELOPMENT. OECD principles on good laboratory practice. Paris: OECD Publishing, 1998.

ORGANIZATION FOR ECONOMIC CO-OPERATION AND DEVELOPMENT. Guidance document on the validation and international acceptance of new or updated test methods for hazard assessment. n. 34. Paris: OECD, 2005.

ORGANIZATION FOR ECONOMIC CO-OPERATION AND DEVELOPMENT. Detailed review paper on cell transformation assays for detection of chemical carcinogens. Paris: OECD, 2007.

PADILLA, S. et al. Assessing locomotor activity in larval zebrafish: Influence of extrinsic and intrinsic variables. *Neurotoxicology and Teratology*, v.33, n. 6, p. 624-630, Dec. 2011.

PETERSON, R.T.; MACRAE, C.A. Systematic approaches to toxicology in the zebrafish. *Annual Review of Pharmacology and Toxicology*, v.52, p. 433-453, 2012.

PFUHLER, S. et al. A tiered approach to the use of alternatives to animal testing for the safety assessment of cosmetics: genotoxicity. A COLIPA analysis. *Regulatory Toxicology and Pharmacology*, v.57, n. 2-3, p. 315-324, Aug. 2010.

RIBEIRO, A.R. et al. Trojan-Like Internalization of Anatase Titanium Dioxide Nanoparticles by Human Osteoblast Cells. Scientific Reports, v.6, p. 23615, 29 Mar. 2016.

RIEBELING, C.; LUCH, A.; TRALAU, T. Skin toxicology and 3Rs-Current challenges for public health protection. *Experimental Dermatology*, v.27, n. 5, p. 526-536, 2018.

RINGEISSEN, S. et al. Development of a mechanistic SAR model for the detection of phototoxic chemicals and use in an integrated testing strategy. *Toxicology in Vitro*, v.25, n. 1, p. 324-334, Feb. 2011.

SANCHES, P.L. et al. Toxicity evaluation of tio2 nanoparticles on the 3D skin model: A systematic review. *Frontiers in bioengineering and biotechnology*, v.8, p. 575, 10 Jun. 2020.

SCHINDLER, S. et al. Development, validation and applications of the monocyte activation test for pyrogens based on human whole blood. ALTEX: *Alternativen zu Tierexperimenten*, v.26, n. 4, p. 265-277, 2009.

SCHYMAN, P. et al. Concordance between Thioacetamide-Induced Liver Injury in Rat and Human In Vitro Gene Expression Data. *International Journal of Molecular Sciences*, v.21, n. 11, 4017, 2020.

SCOTT, L. et al. A proposed eye irritation testing strategy to reduce and replace in vivo studies using Bottom-Up and Top-Down approaches. *Toxicology in Vitro*, v.24, n. 1, p. 1-9, Feb. 2010.

SEWELL, F. et al. The future trajectory of adverse outcome pathways: a commentary. *Archives of Toxicology*, v.92, n. 4, p. 1657-1661, Apr. 2018.

TURKEZ, H.; ARSLAN, M.E.; OZDEMIR, O. Genotoxicity testing: progress and prospects for the next decade. *Expert Opinion on Drug Metabolism & Toxicology*, v.13, n. 10, p. 1089-1098, Oct. 2017.

VILLENEUVE, D.L. et al. Adverse outcome pathway (AOP) development I: strategies and principles. *Toxicological Sciences*, v.142, n. 2, p. 312-320, Dec. 2014.

WORTH, A.P.; BALLS, M. The principles of validation and the ECVAM validation process. *Alternatives to laboratory animals: ATLA*, v.30 Suppl 2, p. 15-21, Dec. 2002.

ZHANG, B. et al. Advances in organ-on-a-chip engineering. Nature reviews. *Materials*, v.3, n. 8, p. 257-278, Aug. 2018.

ZUANG, V. et al. ECVAM Technical Report on the Status of Alternative Methods for Cosmetics Testing (2008-2009). Disponível em: <https://ec.europa.eu/jrc/en/publication/eur-scientific-and-technical-research-reports/ecvam-technical-report-status-alternative-methods-cosmetics-testing-2008-2009>. Acesso em: 30 jul. 2013.

ANEXO – FIGURAS COMPLEMENTARES

OECD 129 – Estimativa da dose inicial para teste de toxicidade aguda oral
(*Guidance document on using cytotoxicity tests to estimate starting doses for acute oral systemic toxicity tests*)

OECD 420 – Toxicidade aguda oral – procedimento de doses fixas
(*Acute oral toxicity – fixed dose procedure*)

OECD 423 – Toxicidade aguda oral – classe tóxica aguda
(*Acute oral toxicity – acute toxic class method*)

OECD 425 – Toxicidade aguda oral – procedimento *up and down*
(*Acute oral toxicity: up and down procedure*)

OECD 430 – Corrosão dérmica *in vitro*: teste de resistência elétrica transepitelial
(*In vitro skin corrosion: transcutaneous electrical resistance test method*)

OECD 431 – Corrosão dérmica *in vitro*: teste de epiderme humana reconstituída
(*In vitro skin corrosion: reconstructed human epidermis (RHE) test method*)

OECD 432 – Teste de fototoxicidade *in vitro* 3T3 NRU
(*In vitro 3T3 NRU phototoxicity test*)

OECD 435 – Teste de barreira de membrana *in vitro*
(*In vitro membrane barrier test method for skin corrosion*)

OECD 437 – Teste de permeabilidade e opacidade de córnea bovina
(*Bovine corneal opacity and permeability test method for identifying*)

OECD 471 – Teste de mutação reversa em bactérias
(*Bacterial reverse mutation test*)

OECD 473 – Teste de aberração cromossômica em mamíferos *in vitro*
(*In vitro mammalian chromosomal aberration test*)

OECD 487 – Teste de micronúcleo em célula de mamífero *in vitro* (micronúcleo)
(*In vitro mammalian cell micronucleus test*)

7

Radicais Livres e Antioxidantes

Dulcineia Saes Parra Abdalla
Luciane Aparecida Faine
Ana Paula de Melo Loureiro

CONTEÚDO DESTE CAPÍTULO

INTRODUÇÃO

Espécies reativas de oxigênio (ERO) e nitrogênio (ERN) são produtos normais do metabolismo celular e essenciais para que células, tecidos e órgãos exerçam adequadamente suas funções. Atualmente, é reconhecido o papel de algumas dessas espécies na sinalização celular, regulando vias de transdução de sinal que alteram a expressão gênica e contribuem, em última instância, para o crescimento, a autofagia, a apoptose ou a senescência celular. Contudo, sabe-se também que a geração excessiva de ERO/ERN resulta em danos aos lipídios, proteínas e ácidos nucleicos, que, em acúmulo, prejudicam as funções celulares e contribuem para a indução ou progressão de mecanismos fisiopatológicos que resultam em doenças, como aterosclerose, complicações do diabetes e câncer. Dessa maneira, tanto o excesso quanto a falta de ERO/ERN no organismo são prejudiciais, sendo essencial que o equilíbrio entre a formação e a remoção dessas espécies seja finamente regulado de modo que as reações e os processos metabólicos delas dependentes possam ocorrer em um nível adequado para a manutenção da fisiologia das células.

A manutenção desse equilíbrio é possível tanto por meio do controle de fatores fisiológicos e ambientais que propiciam a geração de ERO/ERN quanto por meio do incremento das defesas antioxidantes em situações em que a geração excessiva de ERO/ERN seja inevitável. O planejamento adequado de fármacos com propriedades antioxidantes e de estratégias terapêuticas depende de diversos fatores, como: entendimento dos processos dependentes de ERO/ERN envolvidos na fisiopatologia das doenças; identificação das fontes celulares geradoras das espécies reativas; e identificação dos compostos que possam atuar como antioxidantes, bem como a sua distribuição tecidual, localização subcelular e mecanismo de ação. Quanto maior o conhecimento desses fatores, melhores serão as condições de planejamento e utilização das estratégias de intervenção que poderão suprimir ou reverter os efeitos lesivos dos radicais livres no organismo.

ESPÉCIES REATIVAS DE OXIGÊNIO E NITROGÊNIO

Fundamentos

O termo *espécies reativas* inclui, no caso, os radicais livres e os derivados não radicalares de oxigênio e nitrogênio. Radical livre é qualquer espécie química capaz de existir de maneira independente, que contenha um ou mais elétrons não pareados ocupando orbitais atômicos ou moleculares. Em geral, essas espécies são instáveis, têm uma meia-vida muito curta (podendo variar desde nanossegundos a alguns minutos) e reagem rapidamente com diversos compostos e alvos celulares. Os radicais livres podem ser formados pela perda ou adição de um único elétron a um composto não radicalar – como na fissão homolítica de uma ligação química covalente, se cada um dos elétrons compartilhados na ligação (representados por ••) permanecer em cada um dos átomos que participam da ligação, por exemplo,

$$A \bullet\bullet B \rightarrow A\bullet + B\bullet$$

assim, formam-se 2 radicais livres, ou seja, os radicais A• e B• (o ponto é utilizado para representar um radical livre). Na radiólise da água, por exemplo, formam-se espécies radicalares, como o radical hidroxila (•OH):

$$H_2O \rightarrow H_3O^+, e^-_{aq}, H\bullet, \bullet OH, H_2O_2, H_2$$

No entanto, na fissão heterolítica não são formados radicais livres, pois um dos átomos recebe ambos os elétrons quando ocorre a cisão da ligação covalente:

$$A \bullet\bullet B \rightarrow A^-\bullet\bullet + B^+$$

O elétron extra confere a uma carga negativa, ficando o átomo B com uma carga positiva, os quais são, respectivamente, ânion e cátion. Assim, na fissão heterolítica da água, formam-se o ânion hidroxila (OH^-) e o íon hidrogênio (H^+).

O elétron não pareado, que caracteriza o radical livre, pode estar centrado em um átomo de oxigênio, nitrogênio, carbono ou enxofre. Na natureza existem radicais livres, como o oxigênio no estado fundamental (O_2) e o óxido nítrico (•NO). O •NO é um poluente atmosférico, mas também é sintetizado em diversas células do organismo, sendo, atualmente, identificado como fator de relaxamento derivado do endotélio (EDRF).

Pelo fato de a molécula de oxigênio ser um birradical (possuir 2 elétrons livres nos orbitais π antiligantes), o oxigênio só pode reagir com moléculas com configuração eletrônica semelhante. Como a maioria das biomoléculas não é birradical, o oxigênio fica impedido (por restrição de *spin*) de reagir com elas, evitando, assim, que alvos celulares importantes sejam lesados. No entanto, o oxigênio pode dar origem a diversas espécies reativas, seja por absorção de energia ou por transferência de elétrons. Assim, quando o oxigênio no estado fundamental absorve energia, formam-se as espécies eletronicamente excitadas, denominadas oxigênio singlete ($^1O_2$) delta e sigma, respectivamente, 22,4 Kcal e 37,5 Kcal a mais do que o oxigênio no estado fundamental. Nessas formas de oxigênio singlete, a restrição de *spin* desaparece, o que lhes confere um maior poder oxidante. Outra via de formação de espécies reativas de oxigênio (ERO) consiste na redução monoeletrônica do oxigênio à água, na qual a entrada de 4 elétrons na molécula de oxigênio (em 4 etapas de um elétron) ocasiona formação do radical superóxido ($O_2\bullet^-$), do peróxido de hidrogênio (H_2O_2) e do radical hidroxila (•OH), conforme o esquema:

$$O_2 \xrightarrow{e^-} O_2\bullet^- \underset{H^+}{\xrightarrow{e^-}} H_2O_2 \underset{H^+}{\xrightarrow{e^-}} \bullet OH \underset{H^+}{\xrightarrow{e^-}} H_2O$$

Portanto, a toxicidade do oxigênio decorre da formação dessas espécies reativas que podem interagir com diversas biomoléculas e lesar diferentes estruturas celulares.

Geração de espécies reativas em sistemas biológicos

As espécies reativas de oxigênio são geradas no citoplasma, nas mitocôndrias, no retículo endoplasmático, na membrana celular e no núcleo de todas as células aeróbicas. A seguir, serão descritos alguns processos responsáveis pela geração das diferentes espécies reativas de oxigênio e nitrogênio.

Oxigênio singlete ($^1O_2$) A excitação do oxigênio do estado fundamental triplete ($^3O_2$) ao seu estado singlete ($^1O_2$) requer energia térmica ou fotoquímica e pode ocorrer quando vários pigmentos (sensibilizadores) são iluminados na presença de $^3O_2$. Os sensibilizadores no estado excitado triplete podem decair ao estado fundamental por interações vibracionais com o solvente, eliminação de calor ou transferência de energia. Quando algumas substâncias sensibilizadoras, como clorofila, bilirrubina, retinal e porfirinas, são irradiadas com luz de comprimento de onda adequado, são excitadas ao estado triplete e, posteriormente, transferem essa energia de excitação ao oxigênio fundamental triplete, convertendo-o a oxigênio singlete (reação tipo II). Os sensibilizadores eletronicamente excitados também podem participar de reações de transferência de elétrons, gerando radicais livres (reações tipo I). A Figura 7.1 representa esquematicamente as reações de fotossensibilização dos tipos I e II.

Os sensibilizadores no estado excitado triplete, assim como o oxigênio singlete, podem reagir com outras moléculas produzindo efeitos fotodinâmicos. Essas reações de fotossensibilização são importantes em diversas situações biológicas. A fotossensibilidade observada em pacientes com porfirias cutâneas decorre da ação fotossensibilizadora das porfirinas, sendo a severidade desse efeito dependente da estrutura da porfirina acumulada, que difere nos diversos tipos de porfirias. Alguns efeitos fotoquímicos são utilizados em Medicina na terapia fotodinâmica, como no tratamento de lesões cutâneas causadas por herpes *simplex* e da psoríase com psoralenos, bem como na fototerapia de neonatos ictéricos. Neste último caso, a irradiação promove uma fotoisomerização da molécula de bilirrubina, formando derivados (fotoisômeros) mais hidrossolúveis que são facilmente excretados. O fato de o oxigênio singlete participar desse mecanismo de destruição da bilirrubina tem preocupado os neonatologistas, que vêm

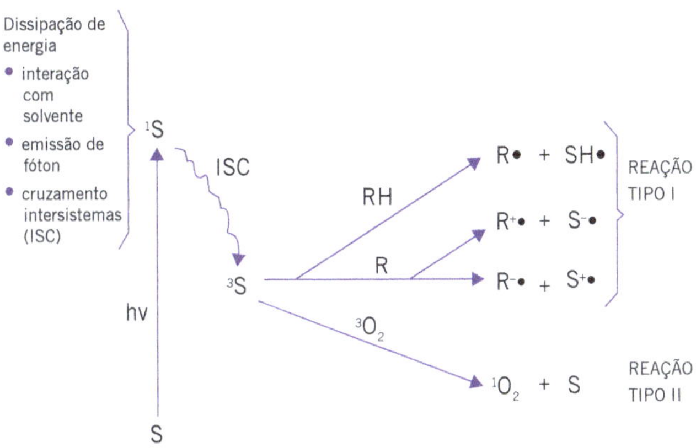

Figura 7.1 Representação esquemática das reações de fotossensibilização dos tipos I e II. A espécie excitada singlete (^1S) pode dissipar energia por interação com o solvente, emissão de fótons ou pelo processo de cruzamento intersistemas (ISC), formando a espécie excitada triplete (^3S), que poderá interagir com diversas substâncias (R ou RH), por meio da transferência de elétrons (reação do tipo I), ou com o oxigênio no estado fundamental triplete ($^3O_2$), formando o oxigênio singlete ($^1O_2$) e a substância S no estado fundamental (reação do tipo II).
Fonte: Desenvolvida pela autoria.

procurando utilizar luz com comprimentos de onda mais adequados no sentido de minimizar a formação de fotoisômeros que possam apresentar efeitos tóxicos. O oxigênio singlete também está envolvido na destruição das células tumorais por derivados de hematoporfirina e na fototoxicidade de algumas fenotiazinas, tetraciclinas e do benoxaprofeno.

As perspectivas são de que o oxigênio singlete também possa atuar nas vias de sinalização celular, uma vez que promove a oxidação de outras moléculas sinalizadoras. Produtos de oxidação formados no ambiente de geração de oxigênio singlete se difundem e também podem reagir com moléculas sinalizadoras. A alteração do balanço redox da célula para um estado mais oxidado ocasiona a oxidação da maior parte dos componentes de algumas vias de sinalização.

Ânion-radical superóxido ($O_2\bullet^-$) Esse radical pode ser gerado por reações de autoxidação e enzimáticas em diversas organelas celulares. Algumas biomoléculas que autoxidam gerando o radical superóxido são a hemoglobina, a mioglobina e as catecolaminas. Essas autoxidações são, geralmente, reações em cadeia nas quais o radical superóxido pode atuar como iniciador e propagador das cadeias radicalares. Várias enzimas, como a xantina oxidase, a NADPH oxidase e diversas flavina-desidrogenases, geram radical superóxido. No retículo endoplasmático, o sistema NADPH-citocromo P-450 redutase/citocromo P-450 gera superóxido durante o metabolismo de diversos xenobióticos. As células fagocíticas produzem quantidades significativas de radical superóxido durante o *burst* oxidativo e a fagocitose, em função da ativação da enzima NADPH oxidase presente na membrana dessas células. O radical superóxido e outras espécies reativas geradas são importantes na destruição de micro-organismos invasores.

No processo da respiração celular, o oxigênio é reduzido à água por transferência de 4 elétrons através do complexo da citocromo oxidase. No entanto, cerca de 1% a 2% do oxigênio nas mitocôndrias é reduzido a radical superóxido pela transferência direta de um elétron da ubiquinona ou do complexo da NADH desidrogenase. Assim, o aumento da tensão ou da pressão parcial de oxigênio ao qual o organismo é submetido, seja por aumento da porcentagem de oxigênio no ar inspirado ou pelo aumento da pressão total de oxigênio, pode resultar em maior geração de espécies reativas de oxigênio e causar lesões em diversos órgãos, como pulmões, cérebro, retina, fígado, coração, rins, medula óssea e testículos. É importante mencionar que o ânion-radical superóxido é um oxidante fraco, atuando na maioria das reações como um agente redutor. Esse radical também não atravessa as membranas biológicas diretamente, penetrando nas células por meio de canais aniônicos.

Peróxido de hidrogênio Qualquer sistema gerador de radical superóxido produzirá peróxido de hidrogênio, pela reação de dismutação, a não ser que o radical superóxido seja interceptado por outras substâncias. A produção de peróxido de hidrogênio nas mitocôndrias e retículo endoplasmático geralmente ocorre por dismutação do superóxido.

$$O_2\bullet^- + O_2\bullet^- \rightarrow H_2O_2 + O_2$$

Enzimas citoplasmáticas (xantina oxidase), mitocondriais (succinato desidrogenase e ácido graxo desidrogenase) e peroxissomais (lactato oxidase, urato oxidase, D-aminoácido oxidase) geram peróxido de hidrogênio diretamente. Algumas bactérias e micoplasmas também liberam peróxido de hidrogênio, que pode lesar células do hospedeiro, visto que o H_2O_2 consegue atravessar membranas biológicas. O peróxido de hidrogênio é um agente oxidante fraco, porém oxida grupos tióis e alguns aminoácidos, podendo inativar diversas enzimas.

Radical hidroxila Existem 2 principais vias de produção de radical hidroxila em sistemas biológicos: radiações ionizantes; e interações de metais de transição com radical superóxido e peróxido de hidrogênio. Em decorrência do alto teor de água das células, a exposição delas às radiações ionizantes, como raios X e raios gama, resulta na formação do radical hidroxila pelo processo da radiólise da água. A ultrassonicação de soluções aquosas e as ondas de alta energia utilizadas nos processos de litotripsia também produzem radicais hidroxila, *in vitro*. A reação do radical superóxido com o peróxido de hidrogênio forma o radical hidroxila, demonstrada por meio da reação de Haber-Weiss:

$$O_2\bullet^- + H_2O_2 \rightarrow \bullet OH + OH^- + O_2$$

No entanto, em sistemas biológicos (meio aquoso), essa reação ocorre com velocidade extremamente baixa, o que indica que a produção de radicais hidroxila *in vivo* deve ser catalisada diretamente por metais de transição, como o ferro (reação de Fenton), que precisa ser mantido na forma reduzida por agentes redutores como o radical superóxido (reação de Haber-Weiss catalisada por metais de transição).

Reação de Fenton:

$$Fe^{2+} + H_2O_2 \rightarrow Fe^{3+} + \bullet OH + OH-$$

Reação de Haber-Weiss catalisada por metais de transição:

$$M^{n+} + O_2^{\bullet -} \rightarrow M^{(n-1)+} + O_2$$

$$M^{(n-1)+} + H_2O_2 \rightarrow M^{n+} + \bullet OH + OH^-$$

$$O_2^{\bullet -} + H_2O_2 \rightarrow O_2 + \bullet OH + OH^-$$

Os metais de transição presentes no organismo em maior abundância são o ferro e o cobre. Complexos de ferro com ADP, ATP e citrato podem catalisar a formação de radical hidroxila. O ferro ligado à transferrina e à lactoferrina, em pH fisiológico, não participa da geração do radical hidroxila. No entanto, o ferro contido na ferritina (proteína de armazenamento intracelular de ferro) pode ser mobilizado por agentes redutores, como o radical superóxido ou o ascorbato e catalisar a formação de radical hidroxila. O radical hidroxila é extremamente reativo, ou seja, uma vez formado, tem uma meia-vida extremamente curta, reagindo rápida e inespecificamente com os alvos celulares mais próximos, podendo lesar DNA, proteínas, açúcares e lipídios. O radical hidroxila também pode ser formado na ozonização da água e na dissociação do peroxinitrito (espécie altamente reativa formada pela interação do radical superóxido com o óxido nítrico).

Óxido nítrico e peroxinitrito As células endoteliais produzem uma espécie radicalar importante, o óxido nítrico (•NO), reconhecido atualmente como o fator de relaxamento derivado do endotélio (EDRF). Em condições normais, o óxido nítrico atua como um segundo mensageiro importante para o relaxamento dos vasos sanguíneos, na regulação da função imune e como mensageiro intercelular no sistema nervoso. No entanto, o óxido nítrico também pode causar lesões quando produzido em excesso, como durante a isquemia.

O óxido nítrico é sintetizado por uma família de enzimas denominadas óxido nítrico sintase (•NO sintase), que catalisam a oxidação de um nitrogênio guanidínico da L-arginina para formar óxido nítrico e citrulina. As •NO sintase constitutivas (NOS I e III), presentes nas células do sistema nervoso e nas células endoteliais, requerem cálcio e calmodulina como cofatores. As •NO sintase indutíveis (NOS II) não exigem cálcio como cofator e catalisam a geração rápida de grandes quantidades (μM) de óxido nítrico, sendo expressas em resposta às citocinas ou endotoxinas em macrófagos, células endoteliais vasculares, células musculares lisas vasculares, neutrófilos e miócitos cardíacos. Substâncias vasorrelaxantes como acetilcolina, serotonina, ATP e bradicinina iniciam um influxo de cálcio mediado por receptor, inaugurando a produção e a liberação extracelular de óxido nítrico. Após sua liberação, o óxido nítrico interage com o grupo *heme* da guanilato ciclase, ocasionando a produção de GMPc e o relaxamento das células musculares lisas vasculares. Além de ser um potente vasorrelaxante, o óxido nítrico inibe a agregação plaquetária e a proliferação de células do músculo liso, além de modular a proliferação de células endoteliais microvasculares.

A decomposição do óxido nítrico resulta na formação de nitrito e nitrato, frequentemente utilizados como indicadores da produção de óxido nítrico pelas células. A meia-vida do óxido nítrico varia de 4 segundos a 50 segundos, sendo praticamente o dobro na presença de superóxido dismutase. Esse efeito da superóxido dismutase ocorre pela remoção do ânion radical superóxido, evitando a reação deste com o óxido nítrico para formar peroxinitrito ($ONOO^-$).

O radical superóxido e o óxido nítrico reagem rapidamente em soluções aquosas ($k = 6{,}7 \times 10^9\ M^{-1} \cdot s^{-1}$) para formar o ânion peroxinitrito. Esse ânion e sua forma protonada têm meia-vida muito curta ($t_{1/2} < 1$ segundo) em pH fisiológico. O ácido peroxinitroso (ONOOH) pode decompor-se homoliticamente em radical hidroxila (•OH) e radical dióxido de nitrogênio ($\bullet NO_2$), ou reagir com CO_2 e gerar ânion radical carbonato ($CO_3\bullet^-$) e radical dióxido de nitrogênio ($\bullet NO_2$), radicais livres com meia-vida da ordem de nano (•OH) a microssegundos ($CO_3\bullet^-$, $\bullet NO_2$).

O peroxinitrito e sua forma protonada, via geração de radicais livres, podem oxidar e nitrar lipoproteínas e lípides de membranas. Os nitrolípides compreendem uma classe de derivados lipídicos contendo ácidos graxos insaturados nitrados, mediadores da sinalização celular. Nitrolípides derivados dos principais ácidos graxos insaturados foram detectados em plasma e lipoproteínas humanos, como o nitrolinoleato (LNO_2), produto da nitração do ácido linoleico. Além de serem possíveis marcadores de estresse redox, tais produtos podem ter implicações nos processos inflamatório e aterogênico.

Na reação com proteínas, há a formação de nitrotirosina, resultante da adição de um grupo nitro à tirosina na posição orto. Essa reação ocorre espontaneamente, podendo ser catalisada por metais de transição e superóxido dismutase. A nitrotirosina e seus metabólitos (ácidos 3-nitro-4-hidroxifenilacético e 3-nitro-4-hidroxifenilpropiônico) foram detectados na urina de humanos, e a presença de nitrotirosina foi demonstrada no endotélio, nas células espumosas (macrófagos) e nas células inflamatórias associadas às lesões ateroscleróticas de artérias coronárias humanas.

Na reação com o DNA, são gerados produtos de oxidação e nitração das bases, além da indução de fragmentação. Os produtos são gerados principalmente pelo ataque dos radicais •OH, $\bullet NO_2$ e $CO_3\bullet^-$ à base guanina, ocasionando a formação de 8-oxo-2'-desoxiguanosina e 8-nitro-2'-desoxiguanosina, apesar de mais de 20 produtos de oxidação de bases do DNA já terem sido descritos. Alguns desses produtos são conhecidamente mutagênicos, podendo estar envolvidos na iniciação da carcinogênese relacionada à inflamação crônica.

SISTEMAS DE DEFESA ANTIOXIDANTE

As reações radicalares ocorrem em 3 etapas, denominadas iniciação, propagação e término, podendo ser exemplificadas no processo de peroxidação lipídica (Figura 7.2).

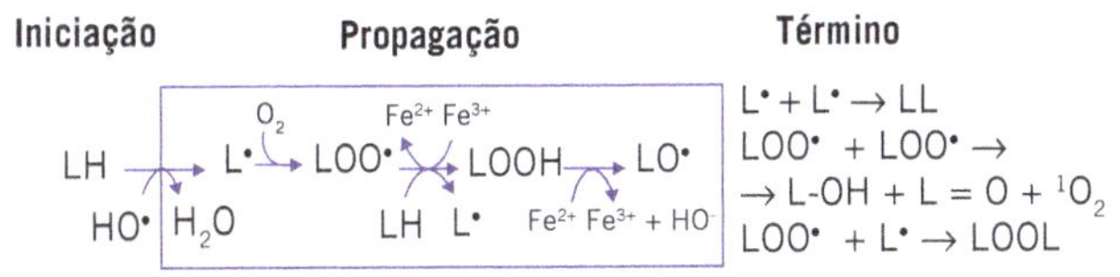

Figura 7.2 Reações envolvidas no processo de peroxidação lipídica. O ácido graxo (LH) é oxidado ao radical lipídico L• pela interação com uma espécie iniciadora (radical hidroxila, complexos ferro-oxigênio etc.). A etapa de propagação decorre da reação do radical L• com o oxigênio, formando o radical peroxil (LOO•), que pode interagir com uma nova molécula de ácido graxo, gerando mais um radical L•. A decomposição do hidroperóxido lipídico (LOOH) pode ser catalisada por metais de transição, como o cobre e o ferro, ocorrendo a formação de LOO• e de radical alcoxil (LO•), que participam da propagação da cadeia radicalar. A interrupção do processo radicalar pode ocorrer pela interação entre 2 espécies radicalares, formando compostos carbonílicos no estado fundamental (L = O) ou no estado excitado triplete ($^3L = O$), os álcoois correspondentes (LOH), o oxigênio singlete ($^1O_2$) e as ligações cruzadas.
Fonte: Desenvolvida pela autoria.

Uma substância antioxidante pode ser definida como qualquer substância que, quando presente em baixa concentração, comparada à do substrato oxidável, diminui ou inibe significativamente a oxidação daquele substrato. Os antioxidantes protegem sistemas biológicos contra danos decorrentes da geração de ROS e RNS. O sistema de defesa antioxidante do organismo compreende uma gama variada de moléculas que atuam em diferentes níveis. Fazem parte desse sistema as enzimas antioxidantes; as proteínas quelantes de metais, como a transferrina e a ceruloplasmina, que transportam ferro e cobre, impedindo que esses metais sejam liberados e catalisem a formação de espécies reativas; as moléculas como urato, ascorbato, albumina, bilirrubina, carotenoides, tocoferóis (vitamina E), tocotrienóis, flavonoides e vários antioxidantes sintéticos, que sequestram radicais superóxido, alcoxil, peroxil e hidroxila, ou suprimem oxigênio singlete; e os sistemas de reparo de oxidações do DNA, proteínas e lipídios.

Enzimas antioxidantes

As espécies reativas de oxigênio produzidas pelo metabolismo celular são mantidas em baixas concentrações intracelulares ($O_2{\bullet}^- \sim 10^{-11}$ M e $H_2O_2 \sim 10^{-8}$ M) pela ação das enzimas superóxido dismutase (SOD), glutationa peroxidase (GPx), catalase e peroxirredoxinas:

$$2\,O_2{\bullet}^- + H^+ \xrightarrow{\text{SOD}} O_2 + H_2O_2$$

$$2\,\text{GSH} + H_2O_2(\text{ou ROOH}) \xrightarrow{\text{GPx}} \text{GSSG} + 2\,H_2O\ (\text{ou ROH} + H_2O)$$

$$2\,H_2O_2 \xrightarrow{\text{catalase}} 2\,H_2O + O_2$$

$$\text{Tiorredoxina-(SH)}_2 + H_2O_2(\text{ou ROOH}) \xrightarrow{\text{peroxirredoxina}}$$

$$\rightarrow \text{Tiorredoxina-S}_2 + 2\,H_2O(\text{ou ROH} + H_2O)$$

A função da superóxido dismutase foi descoberta em 1969 por McCord e Fridovich, o que propiciou grande avanço das pesquisas relacionadas à toxicidade do oxigênio. Essa enzima está presente em todos os organismos aeróbicos e catalisa a dismutação do radical superóxido. Existem 3 classes de superóxido dismutases: Fe-SOD; CuZn-SOD; e Mn-SOD. A CuZn-SOD e a Mn-SOD encontram-se em eucariotos, e a Fe-SOD apenas em procariotos. A SOD dependente de cobre e zinco encontra-se no citoplasma celular (enzima com 2 subunidades, cada uma contendo 1 átomo de cobre e 1 átomo de zinco) e nos fluidos extracelulares (EC-SOD; enzima tetramérica com 4 átomos de cobre e 4 de zinco em cada molécula), sendo secretada pelas células endoteliais. A Mn-SOD é uma enzima mitocondrial tetramérica, apresentando um átomo de manganês por subunidade.

A glutationa peroxidase catalisa a redução de hidroperóxidos orgânicos e inorgânicos (H_2O_2) pela glutationa reduzida (GSH) para formar glutationa oxidada (GSSG) e água (ou álcoois). A continuidade do ciclo catalítico da GPx depende da redução da glutationa oxidada pela enzima glutationa redutase, que utiliza NADPH formado pela via das pentoses. A molécula de GPx é um tetrâmero, contendo um átomo de selênio por subunidade. Nas células, cerca de 2/3 de sua atividade encontram-se no citoplasma e 1/3 nas mitocôndrias.

A catalase, uma hemeproteína com 4 grupos *heme*, está preferencialmente localizada nos peroxissomos das células. Tem especificidade para o peróxido de hidrogênio, não atuando sobre peróxidos orgânicos. Pelo fato de estar compartimentalizada nos peroxissomos, exceto nos eritrócitos, e ter baixa afinidade pelo peróxido de hidrogênio, em comparação à GPx, a catalase atua melhor em condições nas quais são geradas altas concentrações de peróxido de hidrogênio.

A família das peroxirredoxinas catalisa a redução de H_2O_2 e de hidroperóxidos orgânicos à água e álcool, respectivamente, utilizando equivalentes redutores provenientes de polipeptídeos que contêm grupos tióis, como as tiorredoxinas. Todas as peroxirredoxinas são homodímeros e contêm uma cisteína em seu sítio ativo. Sua abundância nas células, constituindo 0,1% a 0,8% das proteínas solúveis totais, contribui significativamente para a remoção de baixos níveis de peróxidos resultantes do metabolismo celular normal. Estudos demonstraram que a expressão elevada de peroxirredoxinas diminui a concentração intracelular de H_2O_2 induzida por PGDF ou TNF-α, e inibe a ativação de NFkB e a apoptose.

Ascorbato

As plantas e várias espécies de animais podem sintetizar o ácido ascórbico a partir da glicose, mas o homem, durante sua evolução, acabou perdendo uma das enzimas necessárias para a sua síntese, devendo obtê-lo a partir da dieta. O ácido ascórbico é necessário *in vivo* como cofator de enzimas, como as hidroxilases de prolina e lisina, envolvidas na biossíntese do colágeno, e a dopamina-β-hidroxilase, que converte dopamina à noradrenalina. Em função de seu baixo potencial de redução, o ascorbato doa elétrons para os radicais livres mais reativos gerados nos sistemas biológicos. A oxidação monoeletrônica do ascorbato resulta na formação do radical ascorbil, que pode ser considerado um indicador do estresse oxidativo. Essa ação antioxidante do ascorbato é importante, por exemplo, para regenerar o radical tocoferil a alfatocoferol, preservando a capacidade antioxidante desse último nas membranas biológicas. O radical ascorbil é relativamente estável e atóxico, podendo reduzir outro radical ascorbil para ascorbato enquanto se oxida para deidroascorbato, o qual é instável e gera uma mistura de produtos. Adicionalmente, deidroascorbato pode ser reduzido a ascorbato por enzimas com atividade deidroascorbato redutase em diversos tecidos. Entretanto, na presença de metais de transição, o ascorbato pode ocasionar geração de radicais superóxido e hidroxila, associação que deve, assim, ser evitada.

Glutationa

A glutationa (GSH) é um tripeptídeo formado por resíduos de glicina, cisteína e ácido glutâmico. Pode sequestrar ROS e RNS, participar da redução de peróxidos orgânicos e H_2O_2 catalisada por GPx e ser conjugada a substâncias eletrofílicas de origem endógena e exógena pela ação de glutationa-S-transferases. Está envolvida, ainda, em muitos outros processos metabólicos e previne a oxidação de grupos tióis em proteínas e a formação de ligações cruzadas. A concentração intracelular está na ordem de mM (~10 mM), sendo o par GSH/GSSG o principal contribuinte para o estado redox da célula. Em condições normais, a glutationa citosólica encontra-se principalmente na forma reduzida (GSH), sendo que estudos têm evidenciado uma razão GSH:GSSG nesse compartimento celular de 50.000:1. Situações que resultam em alteração desse estado redox, como a exposição a altas doses de paracetamol, favorecem a oxidação de biomoléculas e a morte celular.

Tiorredoxinas

As tiorredoxinas são proteínas encontradas em procariontes e eucariontes, com ampla distribuição celular. São caracterizadas por sua capacidade de reduzir ligações dissulfeto (ligação S-S) para ditióis (2 grupos -SH). Nesse processo, as tiorredoxinas são oxidadas da forma ditiol para a forma dissulfeto, voltando a ser ativadas pela enzima tiorredoxina redutase, que utiliza NADPH como doador de elétrons. Dessa maneira, o sistema da tiorredoxina e da GSH como antioxidantes redutores de dissulfetos são similares, embora operem independentemente e tenham papéis específicos na sinalização.

Melatonina

Em vertebrados, a melatonina é uma indolamina formada na glândula pineal, nos olhos e, possivelmente, em outros tecidos, que modula algumas funções dos sistemas endócrino e circadiano. Essas ações da melatonina são mediadas por receptores localizados nas membranas das células do cérebro (núcleo supraquiasmático e hipófise) e de tecidos não neurais. Foi descrita uma ação antioxidante da melatonina, independentemente de sua interação com receptores, decorrente de sua capacidade de sequestrar radicais hidroxila *in vitro*. Além disso, a melatonina modula a expressão de genes de enzimas antioxidantes como a superóxido dismutase, a glutationa peroxidase e a catalase, em condições fisiológicas e sob estresse oxidativo. Pelo fato de a melatonina ser lipofílica e altamente difusível, está distribuída no organismo, tanto nos fluidos extracelulares como no interior das células, podendo ser um componente importante do sistema de defesa antioxidante.

Metalotioneínas

As metalotioneínas são proteínas de baixo peso molecular encontradas no citoplasma e no núcleo celular, principalmente no fígado, nos rins e no intestino. Essas proteínas são ricas em cisteína e têm a capacidade de ligar íons metálicos como zinco (Zn^{2+}), cobre (Cu^{2+}), cádmio (Cd^{2+}), prata (Ag^{2+}) e mercúrio (Hg^{2+}), pela associação desses íons com os grupos tióis (–SH) da cisteína. A síntese das metalotioneínas pode ser estimulada por metais, como cádmio, zinco e cobre, e compostos não metálicos, como etanol, indometacina, agentes alquilantes, quelantes, interleucinas (IL-1 e IL-6) e interferon-α. As funções propostas para as metalotioneínas incluem o armazenamento de metais sob forma não tóxica, a regulação do metabolismo celular de cobre e zinco, assim como da absorção intestinal desses metais. As ações antioxidantes das metalotioneínas devem-se à quelação de íons cobre, impedindo a geração de ROS catalisada por esse metal, e ao alto conteúdo de grupos tióis que podem sequestrar peroxinitrito, oxigênio singlete e radical hidroxila. A indução das metalotioneínas em animais diminui a toxicidade de alguns compostos, como a adriamicina, aumenta a resistência aos efeitos da radiação ionizante e está relacionada à proteção antioxidante no músculo cardíaco em casos de isquemia/reperfusão.

Antioxidantes lipossolúveis

Vitamina E Substâncias com atividade de vitamina E compreendem 2 séries de compostos com estruturas químicas diferentes, tocoferóis e tocotrienóis, que se distinguem pelo grau de saturação da cadeia lateral. Pelo fato de serem lipossolúveis, tais substâncias localizam-se nas biomembranas, protegendo-as contra o processo de lipoperoxidação. No plasma sanguíneo, os tocoferóis são transportados pelas lipoproteínas, principalmente pela lipoproteína de baixa densidade. As membranas mitocondriais contêm, em média, uma molécula de α-tocoferol para 2.100 moléculas de fosfolipídios. O α-tocoferol suprime e reage com oxigênio singlete e sequestra radicais hidroxila, podendo, portanto, bloquear o início da peroxidação lipídica. Entretanto, sua principal ação antioxidante nas membranas biológicas consiste em interromper a fase de propagação da lipoperoxidação, doando um átomo de hidrogênio para os radicais peroxil derivados da oxidação dos ácidos graxos e interrompendo a cadeia radicalar da peroxidação lipídica. O radical tocoferil é pouco reativo e não oxida os ácidos graxos das membranas. No entanto, em determinadas condições, o radical tocoferil pode interagir com ácidos graxos, regenerando o α-tocoferol e formando um radical peroxil, com a consequente propagação da cadeia radicalar da peroxidação lipídica. Se o processo de lipoperoxidação for muito intenso, o α-tocoferol da membrana será completamente convertido ao radical tocoferil, perdendo sua ação antioxidante. Portanto, o radical tocoferil deve ser regenerado por substâncias como ácido ascórbico, glutationa reduzida ou ubiquinol, que o reduzem novamente a α-tocoferol.

A alimentação de animais com ácidos graxos insaturados aumenta as necessidades de vitamina E. Tecidos de animais deficientes em vitamina E apresentam maior índice de peroxidação lipídica, e os animais tornam-se mais sensíveis à ação tóxica do oxigênio. A deficiência de α-tocoferol por períodos curtos na dieta de humanos adultos não promove sinais agudos de doença, provavelmente pela ação de outros mecanismos de proteção antioxidante ou pela regeneração do α-tocoferol das membranas pelo ácido ascórbico. A depleção dos depósitos de vitamina E do organismo pode ocorrer, em adultos, em casos de anormalidades na absorção intestinal de gorduras e distúrbios do metabolismo lipídico. Como os níveis plasmáticos de α-tocoferol em neonatos prematuros são frequentemente baixos, foram observados resultados positivos em virtude da suplementação desse composto na síndrome hemolítica da prematuridade, assim como na prevenção da retinopatia da prematuridade. A vitamina E é um constituinte importante da membrana do músculo cardíaco e tem mostrado efeitos benéficos na lesão oxidativa cardíaca induzida experimentalmente. Estudos epidemiológicos demonstraram uma relação entre a alta ingestão de vitamina E o risco mais baixo para o desenvolvimento de doenças cardíacas coronarianas. Isso pode ser em função de a vitamina E outros antioxidantes lipossolúveis inibirem a oxidação da lipoproteína de baixa densidade, o que atenuaria a aterogenicidade dessa lipoproteína. Não têm sido observados efeitos tóxicos decorrentes da ingestão de altas doses de vitamina E, provavelmente pelo fato de a maior parte ser eliminada pelas fezes.

Ubiquinonas As ubiquinonas são compostos lipofílicos, cuja principal função é atuar como componentes redox dos sistemas de transporte de elétrons, como na cadeia respiratória mitocondrial. Entretanto, as ubiquinonas nas suas formas reduzidas, ubiquinóis, podem atuar como antioxidantes *in vivo* e *in vitro*. Nas membranas biológicas, os ubiquinóis com cadeias isoprenoides curtas, Q_1–Q_4, são inibidores muito mais potentes da peroxidação lipídica do que os homólogos com cadeias mais longas, Q_5–Q_{10}. O ubiquinol 10, a forma reduzida da coenzima Q_{10}, encontra-se distribuído tanto na membrana plasmática como nas membranas intracelulares, sendo também um antioxidante importante para a proteção das lipoproteínas, inclusive da LDL, além de promover efeitos benéficos em doenças neurodegenerativas.

Carotenoides Os carotenoides são pigmentos amarelos, vermelhos ou alaranjados amplamente distribuídos nos tecidos dos vegetais, adquiridos pelo organismo humano a partir da dieta, principalmente pela ingestão de frutas e legumes. Cerca de 700 carotenoides já foram identificados, aproximadamente 50 deles com atividade provitamina A. Nesse sentido, o β-caroteno é o mais potente, ao passo que outros carotenoides, como o licopeno e a luteína, não apresentam essa atividade. A conversão do β-caroteno a retinal é catalisada pela enzima 15,15'-dioxigenase nas células intestinais e hepáticas. Subsequentemente, o retinal é reduzido para retinol (vitamina A). Essa conversão é controlada por um mecanismo homeostático que limita a conversão a retinol quando este está presente em níveis suficientes no organismo. Assim, altas doses de β-caroteno não causam acúmulo de vitamina A no organismo. Os carotenoides mais hidrofóbicos, como o α e β-caroteno e licopeno, são transportados no plasma pelas lipoproteínas (LDL, VLDL e HDL), enquanto os carotenoides mais polares, como a luteína e a zeaxantina, por outras proteínas. Os carotenoides transportados pelas lipoproteínas concentram-se principalmente nos tecidos com maior número de receptores de LDL, como o fígado, as glândulas adrenais e os testículos. Os carotenoides polares concentram-se mais na retina, principalmente na mácula, onde têm como função suprimir espécies excitadas de oxigênio geradas pela luz, protegendo as células fotorreceptoras da retina.

Os carotenoides atuam como supressores de oxigênio singlete e sequestradores de radicais livres. Sua atividade antioxidante é relevante especialmente nas baixas tensões de oxigênio observadas em condições fisiológicas. O β-caroteno reage diretamente com radicais peroxil formados durante a peroxidação lipídica, podendo ter algum papel na proteção de membranas celulares e lipoproteínas contra oxidações em cadeia. Além do efeito antioxidante, carotenoides podem atuar por outros mecanismos, regulando a comunicação intercelular e a expressão gênica, o que pode inibir a proliferação e a transformação celular e ter efeito anticarcinogênico.

Antioxidantes dos fluidos extracelulares

Os fluidos extracelulares, como o plasma sanguíneo, o fluido cefalorraquidiano, o fluido sinovial e o plasma seminal, contêm baixas atividades de catalase, superóxido dismutase e glutationa peroxidase, assim como baixa concentração de glutationa reduzida (GSH). Os antioxidantes lipossolúveis mais hidrofóbicos presentes nas lipoproteínas plasmáticas não atuam sobre radicais livres presentes na fase aquosa do compartimento plasmático gerados por enzimas, pela autoxidação de diversos compostos e pelas células fagocíticas ativadas. No sangue, o radical superóxido e o peróxido de hidrogênio podem difundir-se para o interior dos eritrócitos (o radical superóxido atravessa a membrana eritocitária através de um canal iônico), onde são substratos para a superóxido dismutase, catalase ou glutationa peroxidase. No entanto, a formação do radical hidroxila a partir dessas 2 espécies deve ser evitada, principalmente por substâncias que possam quelar metais de transição, evitando a ocorrência da reação de Fenton. Sob esse aspecto, as proteínas plasmáticas que têm sítios ligantes para metais, principalmente para o ferro e o cobre, podem ser consideradas antioxidantes. As mais importantes são a transferrina e a ceruloplasmina. A transferrina plasmática tem apenas 20% a 30% dos seus sítios ligantes ocupados pelo Fe^{3+}, ou seja, em condições normais, não está presente Fe^{3+} livre no plasma. O ferro ligado à transferrina ou à lactoferrina, secretada pelas células fagocíticas, não catalisa a formação do radical hidroxila e não promove peroxidação lipídica. Entretanto, a hemoglobina, em algumas condições, pode estimular a peroxidação lipídica, seja por sua decomposição e liberação de ferro ou por interação direta de peróxidos com a proteína. O grupo *heme* também pode catalisar a peroxidação lipídica.

A ceruloplasmina, além de atuar como ligante de íons cobre, também é importante quanto a alguns aspectos do metabolismo do ferro. Essa proteína oxida o Fe^{2+} a Fe^{3+} sem liberar radicais de oxigênio. A atividade ferroxidásica da ceruloplasmina impede que o Fe^{2+} catalise a formação do radical hidroxila, a partir do peróxido de hidrogênio. Além disso, a ceruloplasmina reage estequiometricamente com o radical superóxido e o peróxido de hidrogênio.

A albumina liga fortemente íons cobre e mais fracamente íons ferro e apresenta um grupo –SH de um resíduo de cisteína exposto, o que contribui para cerca de 500 μM dos tióis plasmáticos. O grupo –SH exposto reage com diversas ROS e RNS ($ONOO^-$, $NO_2^•$, $CO_3^{•-}$, HOCl, $RO_2^•$, $RO^•$, H_2O_2), colaborando para um efeito antioxidante. Apresenta um *turnover* relativamente rápido. A albumina é importante para o transporte dos ácidos graxos livres na circulação sanguínea e acredita-se que a bilirrubina ligada a ela seja importante para evitar a oxidação desses ácidos durante a exposição da proteína aos agentes iniciadores da peroxidação lipídica. Além disso, a albumina pode se ligar a flavonoides provenientes da dieta, contribuindo para a função antioxidante.

Produto final do metabolismo das purinas, o ácido úrico atua como antioxidante ao reagir com ROS e RNS, como $ONOO^-$, $NO_2^•$, $RO_2^•$, $^•OH$ e O_3, e tem ainda a capacidade de quelar cobre e ferro. Como o ascorbato e a GSH, o ácido úrico forma radicais livres menos reativos ao reagir com o radical hidroxila.

Outros fluidos biológicos extracelulares possuem uma defesa antioxidante preventiva ainda menor do que a do plasma sanguíneo. O líquido cefalorraquidiano, por exemplo, contém pequenas quantidades de albumina, transferrina e ceruloplasmina, embora apresente níveis mais elevados de ácido ascórbico.

Sistemas de reparo

Apesar da presença dos vários componentes dos sistemas de defesa antioxidante descritos, as lesões induzidas por radicais livres ocorrem *in vivo*. Essas lesões, em função da ação de oxidantes, devem ser removidas das macromoléculas pelos sistemas de reparo para evitar alterações das funções celulares. A seguir, serão descritos alguns desses sistemas.

Reparo do ácido desoxirribonucleico (DNA) No núcleo celular, o DNA interage com proteínas básicas denominadas histonas, que auxiliam na proteção do DNA contra lesões. Apesar disso, é estimado que ocorram cerca de 10 mil eventos lesivos, mediados por agentes oxidantes, no DNA de cada célula do organismo humano por dia. Sistemas de reparo por excisão de bases (BER) e reparo por excisão de nucleotídeos (NER) atuam sobre as lesões decorrentes da oxidação de bases do DNA e da reação das bases do DNA com substâncias eletrofílicas geradas no processo de peroxidação lipídica. Fragmentação do DNA pode ocorrer como resultado da oxidação da desoxirribose na cadeia açúcar-fosfato. Quebras de dupla-fita de DNA são reparadas pelos mecanismos de recombinação homóloga e junção de extremidades não homólogas. A importância da contribuição de lesões no DNA para a ocorrência de doenças e o envelhecimento pode ser evidenciada a partir do estudo de síndromes nas quais os sistemas de reparo dessas lesões são deficientes. Alguns exemplos são a síndrome de Bloom, na qual a deficiência em uma helicase que participa do reparo de quebra de dupla-fita ocasiona fotossensibilidade, retardo mental, aumento do risco de câncer, e xeroderma *pigmentosum*, na qual a deficiência no reparo por excisão de nucleotídeos resulta em aumento do risco de câncer de pele, envelhecimento precoce e degeneração neurológica progressiva.

Reparo e degradação de proteínas oxidadas Oxidação e/ou nitração de proteínas ocorrem em resíduos de cisteína, metionina, histidina, prolina, arginina, lisina, triptofano, tirosina, fenilalanina e valina, assim como nas ligações peptídicas. Como resultado, são gerados compostos carbonílicos, produtos nitrados, pontes dissulfeto, ligações cruzadas, peróxidos e outros produtos. Alguns desses produtos representam passos marcantes no *turnover* das proteínas, implicados também no acúmulo de proteínas alteradas durante o envelhecimento e em diferentes condições patológicas. Estudos mecanísticos demonstram que reações de Fenton sítio-específicas, ou seja, em pontos de ligação de metais às proteínas, geram espécies reativas de oxigênio (radical hidroxila, íon ferril, oxigênio singlete) que atacam as cadeias laterais dos aminoácidos no sítio de ligação do metal. Em contraste às reações sítio-específicas catalisadas por íons metálicos, a exposição de proteínas à radiação ionizante ocasiona modificação, virtualmente, de todos os resíduos de aminoácidos, embora a cisteína, a histidina, a tirosina, a metionina e o triptofano sejam os alvos preferenciais.

A ação do oxigênio singlete, ácido hipocloroso ou radical hidroxila sobre o aminoácido metionina promove sua oxidação à metionina sulfóxido. As proteínas presentes no cristalino de pacientes portadores de catarata contêm quantidades significativas de metionina sulfóxido, sugerindo o envolvimento de oxigênio singlete, produzido pelas reações de fotossensibilização, na lesão dessas proteínas. No cristalino, nos pulmões, no fígado, nos rins, no cerebelo, nos neurônios cerebrais e nos neutrófilos, existe a enzima metionina sulfóxido redutase que catalisa a redução de metionina sulfóxido, dependente de tiorredoxina, regenerando a metionina e reativando a proteína. Camundongos *knockout* para o gene de metionina sulfóxido redutase apresentaram sensibilidade elevada ao estresse oxidativo, diminuição no tempo de vida e disfunções neurológicas.

As proteínas irreversivelmente lesadas por oxidação são degradadas a uma velocidade maior do que as proteínas não modificadas, pela ação de enzimas proteolíticas presentes no citoplasma e no núcleo. Esses sistemas proteolíticos, os proteassomos, reconhecem especificamente as proteínas modificadas oxidativamente, em função de suas alterações conformacionais, degradando-as e fornecendo aminoácidos para a síntese de novas proteínas, impedindo o acúmulo de proteínas não funcionais nas células.

▶ ESTRESSE OXIDATIVO

O estresse oxidativo ocorre em situações em que há desequilíbrio entre os sistemas de defesa antioxidante e a geração de ROS e RNS, havendo aumento dos níveis de espécies reativas que resulta em lesões em macromoléculas e diversas estruturas celulares que, se não forem reparadas, alterarão a funcionalidade de células, tecidos e órgãos.

Muitas condições clínicas têm sido relacionadas ao estresse oxidativo, como aterosclerose, lesões por isquemia e reperfusão, doenças autoimunes, inflamação crônica, carcinogênese e complicações do diabetes. Em alguns casos, o estresse oxidativo é causa primária da doença. Por exemplo, na cardiomiopatia induzida pela deficiência de selênio, ou síndrome de Keshan, a diminuição da glutationa peroxidase resulta em menor remoção de peróxido de hidrogênio e peróxidos lipídicos, os quais podem lesar as fibras cardíacas. Com relação aos tumores, foi demonstrado que as lesões em DNA por radicais livres são importantes na fase de iniciação da carcinogênese, embora atualmente se considere que as espécies reativas de oxigênio possam ser importantes também na fase de promoção tumoral, em função da ação delas no controle da proliferação celular. No entanto, na maioria das doenças, o aumento da formação de espécies oxidantes, radicalares ou não, ocorre secundariamente, mas ainda assim com envolvimento na fisiopatologia dessas doenças. Por exemplo, a infiltração e a ativação de um grande número de neutrófilos em um sítio inflamatório geram grandes quantidades de radical superóxido e peróxido de hidrogênio, promovendo um estresse oxidativo localizado e contribuindo para a lesão tecidual, independentemente do que tenha causado essa resposta inflamatória. Muitas formas de lesão tecidual podem promover um aumento de reações radicalares como a peroxidação lipídica, em decorrência da inativação de antioxidantes teciduais e da descompartimentalização de metais dentro das células. As lesões traumáticas do cérebro e da coluna vertebral aumentam a disponibilidade de ferro para a catálise da formação de radicais livres iniciadores da peroxidação lipídica, que contribui para a degeneração dos tecidos. Por sua vez, o aumento da peroxidação lipídica nos músculos de pacientes com distrofia muscular pode ser apenas uma consequência da lesão tecidual promovida por outros mecanismos.

▶ ESTRATÉGIAS DE INTERVENÇÃO TERAPÊUTICA

O planejamento adequado das estratégias de intervenção com substâncias antioxidantes implica em responder a diversas questões:

1. Qual é a natureza das espécies reativas envolvidas na fisiopatologia da doença?
2. Qual o mecanismo de ação do composto antioxidante? O antioxidante poderia atuar: (a) inibindo os processos de formação das espécies reativas, interceptando seus precursores; (b) inibindo a ação das espécies reativas, sequestrando-as e impedindo a indução das lesões; (c) suprimindo a amplificação da lesão inicial por meio do sequestro de espécies reativas secundárias e bloqueio da ação destas sobre outros componentes celulares?
3. A substância antioxidante, após exercer sua ação, transforma-se em radical potencialmente tóxico? Os produtos não radicalares derivados do antioxidante acumulam-se no organismo (quinona da vitamina E)?
4. Qual é o sítio de origem das espécies radicalares? É possível o acesso do agente antioxidante ao local de geração dessas espécies?
5. Se o antioxidante atuar extracelularmente, qual será sua meia-vida plasmática? Ficará na circulação tempo suficiente para exercer proteção antioxidante efetiva?
6. No caso de a substância antioxidante atuar intracelularmente, qual o seu mecanismo de entrada na célula e quais são seus sítios específicos de ação?
7. Desde que espécies reativas participem de processos fisiológicos da célula, como o antioxidante afetará esses eventos e quais as consequências para o metabolismo celular normal?

Diversas estratégias têm sido utilizadas para aumentar a eficiência terapêutica dos compostos antioxidantes, entre as quais o aumento dos níveis de antioxidantes plasmáticos ou intracelulares, a incorporação de antioxidantes lipofílicos em membranas e lipoproteínas e a administração de sequestradores de radicais livres.

Compostos sequestradores de radicais livres como potenciais agentes terapêuticos

Várias substâncias têm sido utilizadas como sequestradores de radicais livres em estudos *in vitro* e *in vivo*, com potencial aplicação no tratamento de diversas doenças.

Compostos contendo grupos tióis A N-acetilcisteína (NAC) e a 2-mercaptopropionilglicina atenuam as disfunções contráteis que ocorrem após períodos curtos de isquemia, quando administradas imediatamente antes da reperfusão. Ambas as substâncias têm sido usadas em humanos, sendo a N-acetilcisteína a terapia utilizada na intoxicação por paracetamol. Estudos clínicos duplos-cegos realizados no Japão e na Europa mostram que a N-(2-mercapto)propionilglicina, ou tiopronina, é benéfica no tratamento da hepatite crônica, da catarata senil e da artrite reumatoide. Esses compostos tiólicos atingem o meio intracelular e são fontes de equivalentes redutores. A NAC é um doador de grupo sulfidrila facilmente transportado para o interior das células, no qual é desacetilada e aumenta o *pool* de tióis, primariamente na forma de glutationa reduzida. Durante a isquemia, as defesas antioxidantes, particularmente as enzimas, ficam comprometidas e a maior produção de radical superóxido e peróxido de hidrogênio pode afetar os mecanismos de detoxificação de peróxidos. Como a atividade da catalase é muito baixa no miocárdio, a glutationa peroxidase é a principal enzima que atua na eliminação de peróxidos, e a manutenção de níveis adequados de glutationa reduzida torna-se essencial. Foi demonstrado que a NAC é capaz de reduzir a progressão do ateroma em modelos animais de aterosclerose por meio da diminuição do estresse oxidativo. Em função de sua atividade redutora, a NAC também pode modificar a atividade de diversas proteínas e interferir na expressão de vários genes. Em estudos preliminares em humanos submetidos à cirurgia em que ocorreu *bypass* cardiopulmonar, a NAC demonstrou efeito cardioprotetor, embora a verdadeira extensão da sua eficiência terapêutica ainda seja desconhecida. A NAC tem eficiência comprovada na intoxicação por paracetamol, reconhecida como uma condição secundária à lesão por espécies reativas de oxigênio. Também apresenta ampla janela toxicoterapêutica, é considerada bastante segura e atua tanto por seu grupo sulfidrila reduzido quanto por ser precursora da síntese de glutationa. A NAC sequestra peróxido de hidrogênio e ácido hipocloroso, protegendo α-antiproteases. A N-acetilcisteína na forma amídica (AD4) é um composto tiólico com atividade antioxidante por quelação de Cu^{2+}. O AD4 atravessa as membranas celulares e repõe os níveis de GSH com maior eficiência do que a NAC. Além disso, o AD4 se incorpora no sistema redox da célula, conferindo proteção contra a oxidação celular. O AD4 pode ser uma estratégia terapêutica em potencial para o tratamento de doenças neurodegenerativas e outras disfunções associadas ao estresse oxidativo.

A eficácia da N-2-mercaptopropionilglicina (MPG) na proteção da lesão por reperfusão foi demonstrada em alguns estudos com animais, em que atuou como sequestradora dos radicais superóxido e hidroxila. Em estudos-modelo, a MPG foi menos eficiente que a NAC em suprimir a peroxidação lipídica induzida por espécies ferril da mioglobina. A MPG apresenta leve toxicidade, provavelmente pela formação de radicais tiil (MPG-S•) ou peroxissulfenil (MPG-SOO•) que podem lesar constituintes celulares. Tanto a NAC como a MPG geram radicais tiil quando adicionadas aos miócitos cardíacos lesados em condições de estresse oxidativo (presença de peróxido de hidrogênio). A formação dessas espécies pode limitar os efeitos benéficos da utilização de tióis nas intervenções com antioxidantes. Enquanto o sistema da glutationa peroxidase é um importante sistema de defesa antioxidante celular, tentativas de incrementar ou substituir esses sistemas com fontes exógenas de tióis como equivalentes redutores podem não resultar em proteção eficiente.

O captopril, composto sufidrílico inibidor da enzima conversora da angiotensina, tem efeito cardioprotetor na isquemia miocárdica aguda, isquemia/reperfusão e infarto. Essa ação protetora seria em função da sua ação antioxidante em virtude da presença do grupo tiol, como demonstrado por estudos comparativos com um isômero do captopril, que é 100 vezes menos potente como inibidor da enzima conversora da angiotensina, mas equipotente em sequestrar radical superóxido via grupo tiol, e com enalaprilato, que não tem grupo tiol, mas inibe a enzima conversora. Recentemente, observou-se que o captopril inibe a oxidação da LDL, tendo, portanto, papel ateroprotetor. Estudos experimentais demonstram que o captopril reduz o tamanho do infarto, a incidência de arritmias na reperfusão e melhora a função contrátil do miocárdio. Em função de sua capacidade de reduzir a dilatação ventricular esquerda, quando administrado cronicamente após infarto do miocárdio, esse fármaco tem sido testado em estudos clínicos como terapia adjuvante à trombólise.

O ácido lipoico é um composto tiólico que, apesar de ser encontrado em baixas concentrações no organismo, possui diversas propriedades antioxidantes, incluindo ação direta contra os radicais livres, quelação de metais de transição e regeneração de outros antioxidantes endógenos, como a redução do radical α-tocoferil para α-tocoferol e de GSSG para GSH. Estudos demonstram que o ácido lipoico pode reverter a perda de GSH observada no envelhecimento. A suplementação com ácido lipoico tem sido relacionada a efeitos anti-inflamatórios e diminuição do estresse oxidativo induzido por diabetes experimental, sendo este composto recentemente apontado como um agente terapêutico em potencial para doenças crônicas que envolvam estresse oxidativo.

Agentes complexantes de metais de transição Um grande número de compostos naturais e sintéticos atua na quelação de metais, mediante coordenação do metal com átomos de nitrogênio, oxigênio ou enxofre, para formar um complexo. Os metais de transição formam complexos mais estáveis em comparação aos outros metais porque as suas camadas eletrônicas internas não estão completamente preenchidas e os elétrons estão disponíveis para participar da ligação entre o metal e o ligante.

Um grupo importante de quelantes é representado pela classe dos hidroxamatos, cujo composto mais conhecido é a desferroxamina, um quelante de ferro (tri-hidroxamato hexadentado) utilizado clinicamente para o tratamento da sobrecarga desse elemento: sua alta constante de ligação ao ferro permite a complexação equimolar dele, impedindo-o de catalisar a formação de radical hidroxila. Estudos experimentais com modelos de isquemia/reperfusão têm mostrado efeitos benéficos da administração da desferroxamina na proteção do miocárdio, atribuídos à diminuição da geração de radical hidroxila. Entretanto, a entrada da desferroxamina nas células é extremamente limitada e ocorre por pinocitose. Essa proteção pode ser em função de outros efeitos da desferroxamina. A porção tri-hidroxamato da desferroxamina, centro envolvido na ligação com o ferro, pode mediar a transferência de elétrons às hemeproteínas ativadas pelo peróxido de hidrogênio (ferril, mioglobina e peroxidase) e ao radical superóxido. A desferroxamina pode interceptar radicais na fase de propagação da peroxidação de lipídios, resultando na formação do radical nitróxido da desferroxamina, que é relativamente estável. Radicais peroxil e alcoxil também podem ser sequestrados pela desferroxamina, o que poderia contribuir para os seus efeitos na atenuação da lesão miocárdica pós-isquêmica. A baixa penetração da desferroxamina nas células limita sua ação ao meio extracelular. Compostos análogos, os mono-hidroxamatos, com propriedades farmacocinéticas mais favoráveis do que as da desferroxamina têm sido sintetizados e testados quanto à eficiência de proteção contra a lesão por reperfusão. Dados indicam que alguns desses compostos apresentam potencial terapêutico.

A toxicidade de alguns compostos antibacterianos também se dá em virtude de interações ligante-metal. O mecanismo antibacteriano da isoniazida está relacionado à sua capacidade de complexar cobre, o que aumenta sua lipofilicidade e sua captação pelo *M. tuberculosis*. Além disso, a isoniazida é capaz de reduzir Cu^{2+} a Cu^{+}, favorecendo a formação de radicais livres catalisada pelo Cu^{+}.

Agentes anti-hipertensivos como hidralazina, prizidilol, captopril, 2,3-dimercaptoetanol, entre outros, também se complexam com metais de transição. Diversos agentes vasodilatadores contêm ligantes para metais de transição e inibem a peroxidação lipídica. A ação desses fármacos está relacionada à sua capacidade de ligar metais de transição presentes nas membranas celulares. Algumas membranas são ricas em grupos tióis que podem formar complexos lábeis com metais de transição, permitindo a complexação destes com os agentes vasodilatadores para formar complexos mais estáveis, o que diminui o poder redox dos metais, resultando em relaxamento do tônus vascular. Por esse mecanismo, o tônus vascular pode ser modulado por um constante fluxo de elétrons, mediado por um centro de metal de transição redox ativo.

Compostos fenólicos de plantas Os polifenóis de plantas são compostos aromáticos hidroxilados, comumente encontrados em verduras e frutas, constituindo grande parte da nossa dieta. Esses derivados fenólicos são sintetizados pelas plantas como defesa antioxidante. Estudos *in vivo* e *in vitro* têm revelado inúmeras atividades biológicas para os polifenóis, incluindo a antioxidante, a antiviral e a antibiótica. Entre os polifenóis, os flavonoides constituem a maior classe, com mais de 4 mil representantes identificados. A ação antioxidante dos flavonoides pode se dar por quelação de metais de transição, ação direta contra os radicais livres por meio da transferência de átomos de hidrogênio, além de interação com outros antioxidantes. Tem sido demonstrado que flavonoides do chá melhoram a função endotelial em pacientes com doença coronariana. Flavonoides encontrados no suco de uva diminuem a suscetibilidade de oxidação da LDL, a agregação plaquetária e a produção de superóxido pelas plaquetas.

Inibidores da óxido nítrico sintase O radical óxido nítrico é um vasodilatador e age ativando a forma solúvel da guanilato ciclase presente nas células musculares lisas, por meio da formação de um complexo com o grupo *heme* da enzima, havendo um relaxamento dessas células. Os agentes vasodilatores, como os nitratos, nitritos e nitroprussiato, ativam a guanilato ciclase em função da liberação de óxido nítrico. Entretanto, a produção exclusiva de óxido nítrico está relacionada à lesão causada por isquemia/reperfusão, provavelmente pela formação de peroxinitrito, podendo haver um efeito vasoconstritor paradoxal. A óxido nítrico sintase (NOS) está amplamente distribuída em diversos tecidos, inclusive no cérebro, que é bastante suscetível à lesão em virtude da isquemia/reperfusão. Durante a isquemia, a NOS é ativada pelo influxo de cálcio nas células ou por citocinas, havendo produção exacerbada de óxido nítrico, possível formação de peroxinitrito e posterior lesão oxidativa. A inibição da NOS é uma estratégia utilizada para prevenir lesões causadas pelo óxido nítrico/peroxinitrito. A N-nitro-L-arginina é um inibidor seletivo da NOS, que dificulta a neurotoxicidade induzida pelo glutamato. O éster metílico da nitro-L-arginina (L-NAME) também é um inibidor da NOS e reduz o volume do edema cerebral em animais em experimentação, assim como o efluxo de glutamato induzido pela lesão isquêmica.

Captadores de *spin* Originalmente utilizados para a detecção de radicais livres, os captadores de *spin* (*spin traps*) constituem uma classe de compostos com potencial antioxidante terapêutico. O *spin trap* fenil-terbutil-nitrona (PBN) tem papel protetor na isquemia-reperfusão, além de ser neuroprotetor. O PBN possui diversas atividades farmacológicas, incluindo a de sequestrar radicais alcoxila, superóxido e hidroxila. Entretanto, desde que estudos *in vitro* determinaram que a capacidade do PBN como inibidor da peroxidação lipídica era fraca, outros mecanismos foram atribuídos para a sua ação protetora. Portanto, mais do que um antioxidante direto, o PBN pode exercer seu efeito benéfico por meio da inibição da iNOS e mecanismos envolvidos na via de sinalização do NF-kB e consequente ação anti-inflamatória. Novos *spin traps* estão sendo desenvolvidos a partir de moléculas já conhecidas para facilitar a sua entrada nos microambientes celulares de maior produção de radicais livres. O NXY-059, um derivado do PBN, demonstrou ter efeito neuroprotetor em uma variedade de modelos animais.

Antioxidantes enzimáticos

Superóxido dismutase A terapia com a superóxido dismutase (SOD) é utilizada em situações em que o aumento da geração de radical superóxido deve ser controlado. Pelo fato de várias fontes geradoras de superóxido estarem envolvidas na lesão de reperfusão pós-isquêmica, esperar-se-ia que a administração de SOD e catalase antes da reperfusão arterial coronariana pudesse limitar as arritmias e reduzir a necrose tecidual. Estudos utilizando o modelo de oclusão da artéria coronária em cães mostraram efeitos positivos da SOD em limitar a lesão do miocárdio. Outros estudos indicam que esse efeito é transiente, não havendo redução da necrose alguns dias após a reperfusão, em relação aos controles. A natureza transiente dos efeitos benéficos da SOD indica que os radicais de oxigênio podem ser gerados por períodos mais longos além do início da reperfusão, continuando durante a evolução do infarto. Foi demonstrado o efeito da SOD na prevenção do vasoespasmo coronariano após angioplastia em cães, o que pode ser importante para controlar os episódios oclusivos após a angioplastia coronariana. Uma das dificuldades de interpretação de resultados é que os estudos utilizam diferentes delineamentos experimentais. A eficácia da SOD nesses sistemas deve ser avaliada por comparações rigorosas do tipo, dosagem e duração do tratamento com sistemas experimentais semelhantes. Uma das maiores limitações da terapia com a SOD é sua curta meia-vida no plasma (< 10 minutos) em função de sua rápida excreção pelos rins. Várias estratégias são utilizadas para aumentar a permanência da SOD no plasma, como ligação com outras proteínas e síntese de derivados da SOD por técnicas de engenharia genética.

Uma SOD ligada à imunoglobulina A foi preparada por engenharia genética, por meio da ligação de 2 unidades de CuZn-SOD humana à região de dobradiça da IgA, aumentando a meia-vida plasmática do complexo para 145 minutos e limitando a sua filtração glomerular. A ligação covalente da SOD aos polímeros de polietilenoglicol (PEG) aumenta sua meia-vida para 18 a 40 horas em ratos, tornando-a menos imunogênica e mais resistente à proteólise do que a SOD nativa, além de facilitar o transporte transmembrana da SOD ativa para o interior das células. A encapsulação da SOD em lipossomos sintéticos também aumenta a atividade intracelular da SOD e sua meia-vida plasmática para 4 horas. Complexos Cu-Dips (ácido cobre-(11)-3,5-di-isopropilsalicílico) e DF-Mn (manganês-desferroxamina) mimetizam a atividade da SOD em dismutar o radical superóxido, com a vantagem de poder atravessar as membranas celulares e ser menos imunogênicos do que a SOD. Entretanto, ambos são limitados porque podem sofrer dissociação, ocasionando toxicidade por liberação do cobre e do manganês. A associação da catalase com a SOD, ambas ligadas ao polietilenoglicol, tem sido utilizada em alguns estudos experimentais, mas os resultados ainda são discordantes. A utilização terapêutica da SOD e a eficácia clínica dessas diferentes preparações devem ser validadas mediante estudos mais amplos e rigorosamente controlados.

Outros fármacos

Probucol O probucol é conhecido como um potente agente antiaterosclerótico e antioxidante, redutor do colesterol, porém com o efeito indesejável de diminuir o HDL-colesterol. Embora o probucol tenha sido retirado do mercado há alguns anos, outros estudos subsequentes demonstraram sua eficácia em humanos, inibindo a aterosclerose na artéria carótida. O AGI-1067 é um derivado do probucol com atividade antioxidante, que inibe seletivamente a expressão gênica inflamatória redox sensível em monócitos e no endotélio *in vitro*, diminui o LDL-colesterol, diminui a expressão de moléculas de adesão *in vivo* e inibe a aterosclerose em camundongos ApoE -/-.

Alopurinol Atua inibindo a atividade da xantina oxidase. O alopurinol é oxidado pela enzima a oxipurinol, o qual se liga ao sítio ativo da enzima promovendo sua inibição ("substrato suicida"). É um fármaco amplamente utilizado na clínica médica para inibir o acúmulo de ácido úrico em condições como a gota. O alopurinol demonstrou efeito protetor na conservação de órgãos para transplante, especialmente os rins. A administração de alopurinol em humanos aumenta a concentração plasmática de oxipurinol, que pode sequestrar o radical hidroxila e o ácido hipocloroso, contribuindo indiretamente para os efeitos protetores atribuídos ao alopurinol. O alopurinol tem sido utilizado na clínica por meio século, entretanto novos inibidores de xantina oxidase mais potentes que o alopurinol estão em desenvolvimento, entre eles o febuxostato e o Y700, que é menos tóxico e tem alta biodisponibilidade.

▶ BIBLIOGRAFIA

AGAMEY, A. et al. Carotenoid radical chemistry and oxidant/pro-oxidant properties. *Arch. Biochem. Biophys.*, v. 430, p. 37-48, 2004.

ALTINDAG, O. et al. Increased DNA damage and oxidative stress in patients with rheumatoid arthritis. *Clin. Biochem.*, v. 40, p. 167-71, 2007.

AUGUSTO, O. Radicais livres: bons, maus e naturais. São Paulo: Oficina de Textos, 2006. 120p.

BOLISETTY, S.; JAIMES, E.A. Mitochondria and reactive oxygen species: physiology and pathophysiology. *Int. J. Mol. Sci.*, v. 14, p. 6306-6344, 2013.

CADET, J.; DOUKI, T.; RAVANAT, J.L. One-electron oxidation of DNA and inflammation processes. *Nat. Chem. Biol.*, v. 2, p. 348-349, 2006.

DAVIES, M.J. Singlet oxygen mediated damage to proteins and its consequences. *Biochem. Biophys. Res. Commun.*, v. 305, p. 761-70, 2003.

DIETRICH, M. et al. Does gamma-tocopherol play a role in the primary prevention of heart disease and cancer? A review. *J. Am. Coll. Nutr.*, v. 25, p. 292-9, 2006.

FINKEL, T. Oxidant signals and oxidative stress. *Curr. Opin. Cell Biol.*, v. 15, p. 247-254, 2003.

GRIENDLING, K.K.; FITZGERALD, G.A. Oxidative stress and cardiovascular injury: Part II: animal and human studies. *Circulation*, v. 108, p. 2034-40, 2003.

HALLIWELL B.; GUTTERIDGE, J.M.C. *Free radicals in Biology and Medicine*. Oxford: University Press, 2007. 851p.

HARMAN, D. Free radical theory of aging: an update. *Ann. N. Y. Acad. Sci.*, v. 1067, p. 10-21, 2006.

KLAUNIG, J.E.; KAMENDULIS, L.M.; HOCEVAR, B.A. Oxidative stress and oxidative damage in carcinogenesis. *Toxicol. Pathol.*, v. 38, p. 96-109, 2010.

LEE, C.K. et al. The impact of alpha-lipoic acid, coenzyme Q10, and caloric restriction on life span and gene expression patterns in mice. *Free Rad. Biol. Med.*, v. 36, p. 1043-57, 2004.

LEE, S.; KIM, S.M.; LEE, R.T. Thioredoxin and thioredoxin target proteins: from molecular mechanisms to functional significance. *Antioxid. Redox Signal.*, v. 18, p. 1165-1207, 2013.

LEONARDUZZI, G.; SOTTERO, B.; POLI, G. Targeting tissue oxidative damage by means of cell signaling modulators: the antioxidant concept revisited. *Pharmacol Ther.*, v. 128, p. 336-374, 2010.

LOUREIRO, A.P.M.; DI MASCIO, P.; MEDEIROS, M.H.G. Formação de adutos exocíclicos com bases de DNA: implicações em mutagênese e carcinogênese. *Quím Nova*, v. 25, p. 777-793, 2002.

LOUREIRO A.P.M.; OLIVEIRA, A.A.F.; DE OLIVEIRA, T.F. Sistemas antioxidantes. *In*: COMINETTI, C.; ROGERO, M.M.; HORST, M.A. (Org.). Genômica Nutricional - Dos fundamentos à nutrição molecular. 1ed. Barueri, SP: Manole, p.386-408, 2017.

MADAMANCHI, N.R.; VENDROV, A.; RUNGE, M.S. Oxidative stress and vascular disease. *Arteriosc. Thromb. Vasc. Biol.*, v. 25, p. 29-38, 2005.

MANACH, C.; MAZUR, A.; SCALBERT, A. Polyphenols and prevention of cardiovascular diseases. *Curr. Opin. Lipidol.*, v. 16, p. 77-84, 2005.

MARCZIN, N. et al. Antioxidants in myocardial ischemia-reperfusion injury: therapeutic potential and basic mechanisms. *Arch. Biochem. Biophys.*, v. 420, p. 222-36, 2003.

MEDEIROS, M.H.G. DNA damage by endogenous and exogenous aldehydes. *J. Braz. Chem. Soc.*, v. 30, p. 2000-9, 2019.

MORGAN, B. et al. Multiple glutathione disulfide removal pathways mediate cytosolic redox homeostasis. *Nat. Chem. Biol.*, v. 9, p. 119-125, 2013.

PACHER, P.; NIVOROZKIN, A.; SZABO, C. Therapeutic effects of xanthine oxidase inhibitors: renaissance half a century after the discovery of allopurinol. *Pharmacol. Rev.*, v. 58, p. 87-114, 2006.

PATWARI, P.; LEE, R. Thioredoxins, mitochondria, and hypertension. *Am J. Pathol.*, v. 170, p. 805-8, 2007.

RHEE, S.G.; CHAE, H.Z.; KIM, K. Peroxiredoxins: an historical overview and speculative preview of novel mechanisms and emerging concepts in cell signaling. *Free Rad. Biol. Med.*, v. 38, p. 1543-52, 2005.

RUSH, J.W.E.; DENNIS, S.G.; GRAHAM, D.A. Vascular nitric oxide and oxidative stress: determinants of endothelial adaptations to cardiovascular disease and to physical activity. *Can. J. Appl. Physiol.*, v. 30, p. 442-74, 2005.

SALDEEN, K.; SALDEEN, T. Importance of tocopherols beyond α-tocopherol: evidence from animal and human studies. *Nutr. Res.*, v.25, p. 877-889, 2005.

ZELKO, N.I.; MARIANI, T.J.; FOLZ, R.J. Superoxide dismutase multigene family: a comparison of the Cu-Zn (SOD1), Mn-(SOD2), and EC-(SOD3) gene structures, evolution and expression. *Free Rad. Biol. Med.*, v. 33, p. 337-349, 2002.

8

Mutagênese e Carcinogênese

Gláucia Maria Machado-Santelli
Fábio Siviero

CONTEÚDO DESTE CAPÍTULO

INTRODUÇÃO

A distribuição exata do material genético às células-filhas durante a divisão mitótica envolve muitos eventos coordenados, que vão desde a replicação do DNA propriamente dita até a segregação cromossômica. A manutenção da normalidade da célula somática, isto é, de seu estado diploide e perfeito equilíbrio gênico, depende da exatidão do processo em todos os níveis. Na linhagem germinativa, ocorre também a meiose, que é responsável pela redução dos cromossomos ao seu estado haploide, e dela depende a integridade informacional dos gametas, essencial à sobrevivência da espécie em curto prazo. Entretanto, em longo prazo, a sobrevivência da espécie depende da variabilidade gênica que é decorrente de modificações no material genético. Todos os organismos sofrem certo número de mutações como resultado do funcionamento normal de suas células e de sua interação com o ambiente. A maioria das mutações é deletéria e normalmente eliminada, mas, eventualmente, pode ocorrer alguma que confira vantagens adaptativas à espécie. Esta irá substituir o gene selvagem na população pelo processo de seleção natural.

Mutagênese

Mutação é, portanto, uma alteração súbita do material genético que é transmitida à descendência. Dependendo da linhagem celular em que ocorra, germinativa ou somática, a mutação passará, respectivamente, às novas gerações ou às células-filhas.

A partir dos estudos iniciais que enfocavam apenas as mutações que determinam o aparecimento de um novo fenótipo, foi possível estabelecer que elas são eventos raros, que ocorrem ao acaso, podendo ser recorrentes.

A taxa de mutação é definida nos organismos assexuados como o número de mutações por célula, por geração; nos sexuados, como o número de mutações por gameta, por geração.

Nos procariontes, a frequência média de mutações espontâneas por *loco* foi calculada como sendo 10^{-5} a 10^{-6}. Na espécie humana, a determinação da frequência de mutações tem sido feita a partir do aparecimento "de novo" de genes patológicos, sendo viável nas doenças dominantes e nas recessivas ligadas ao sexo. É, entretanto, impraticável quando os heterozigotos não são reconhecidos fenotipicamente e no caso dos autossômicos recessivos. De acordo com as estimativas, as taxas de neomutações no homem variam de 10^{-4} a 10^{-6} por gameta por geração, dependendo do *loco*. Para a neurofibromatose (doença autossômica) e para a distrofia muscular de Duchenne (ligada ao X) essas frequências variam de 1×10^{-4} a 5×10^{-5}.

A análise genética das mutações no homem tem como base heredogramas e, nos animais de laboratório, esquemas específicos de cruzamentos entre animais com diferentes fenótipos. De um modo geral, é possível estabelecer se a mutação é dominante ou recessiva e se está localizada em cromossomos autossômicos ou sexuais. Há exemplos clássicos de heredogramas de famílias em que foi possível identificar, além do tipo de herança, o indivíduo em que ocorreu a mutação. É o caso da hemofilia na família real da Inglaterra, uma mutação ligada ao X que deve ter se originado na rainha Vitória.

Dentre os animais, a *Drosophila* (mosca da fruta) e o camundongo foram os que mais contribuíram ao estudo das mutações. A detecção de mutações espontâneas por um teste clássico em *Drosophila*, o chamado método CIB, foi proposta no início do século passado por H. J. Mueller. As moscas utilizadas nesse teste têm características genéticas especiais em heterozigose: uma inversão (C) de uma região do cromossomo X que impede a ocorrência de *crossing-over*, mantendo o cromossomo CIB intacto; I é um alelo letal quando expresso em homozigose nas fêmeas e em hemizigose nos machos; B é um alelo dominante para olho. De acordo com esse teste, as mutações espontâneas foram classificadas em letais, morfológicas e deletérias. Estas últimas, embora não se saiba exatamente seu alvo, ocasionam redução do tempo de vida dos machos e são mais frequentes do que os outros dois tipos.

Posteriormente, foram definidas outras classes de mutações, por exemplo, as mutações bioquímicas ou fisiológicas, que modificam o fenótipo em consequência de um defeito metabólico que não interfere com as características morfológicas visíveis do indivíduo. Outras mutações dependem das condições ambientais para se expressarem, sendo, por isso, denominadas condicionais. Por exemplo, mutantes sensíveis à temperatura desenvolvem-se normalmente à temperatura dita permissiva, sendo anormais em temperaturas não permissivas.

Além da abordagem genética, as mutações passaram a ser analisadas também por métodos citogenéticos e moleculares. Os dados indicam que, embora a replicação do DNA seja um processo extremamente rígido em relação aos mecanismos de controle de sua fidelidade (normalmente uma molécula de DNA é copiada com menos de um erro em 10^9 nucleotídeos), o nível de erros pode ser aumentado por características específicas de certas sequências de DNA. Mutações pontuais são favorecidas, por exemplo, pela presença de citosinas metiladas e a existência de domínios instáveis (sequências repetitivas, sequências reconhecidas por recombinases e regiões hipervariáveis de imunoglobulinas) favorecem outros tipos de mutações. A análise direta do DNA genômico por meio de sequenciamento acabou por revelar a existência de regiões com diferentes suscetibilidades às mutações, dependendo do tipo de informação/sequência contida nesta (heterocromatina, eucromatina, regiões intergênicas etc.), inclusive que genes de manutenção, essenciais ao funcionamento celular, sofrem mutações muito mais lentamente que outros.

A extensão do genoma afetado pode ir desde um único par de bases até cromossomos inteiros, o que define as alterações em micro- e macrolesões. As microlesões incluem basicamente as mutações pontuais e as macrolesões englobam as translocações e deleções cromossômicas e a amplificação de grandes extensões de DNA.

Mutações pontuais

As mutações pontuais afetam um único par de bases e são consideradas as principais causas das doenças genéticas. Esse grupo de mutações inclui as substituições, perdas e adições de bases. As mutações pontuais por substituição de base podem ser classificadas em dois grupos (Figura 8.1):

- **Transição:** a classe mais comum é aquela em que uma purina é substituída por outra, ou uma pirimidina, por outra.
- **Transversão:** a menos frequente, implica a substituição de uma purina por uma pirimidina ou vice-versa.

Transição	Transversão
AT ⟶ CG	AT ⟶ TA
CG ⟶ AT	AT ⟶ CG
TA ⟶ CG	CG ⟶ AT
CG ⟶ TA	CG ⟶ GC

Figura 8.1 Tipos de mutações pontais – com base na substituição, ou não, da base nitrogenada.
Fonte: Desenvolvida pela autoria.

De modo geral, as mutações pontuais podem resultar de dois tipos de eventos. Erros bioquímicos endógenos, consequentes do mau funcionamento dos sistemas celulares que replicam ou reparam o DNA, podem determinar a inserção de uma base errada na cadeia polinucleotídica durante sua síntese, ou ainda, como um mecanismo alternativo, pode ocorrer a interferência química direta em uma das bases do DNA.

A existência de bases modificadas parece ser a maior causa de mutações espontâneas.

Despurinações podem ocorrer nas bases purínicas (adenina e guanina) em decorrência de flutuações térmicas que quebram as suas ligações N-glicosila com a desoxirribose. Estima-se que em uma célula humana ocorram 10^4 despurinações por dia a 37 °C. Do mesmo modo, desaminações ocorrem também no DNA, embora com menor frequência, ocasionando transição da adenina para hipoxantina e da citosina para uracila (Figura 8.2). Essas formas são anômalas no DNA, sendo reconhecidas e eliminadas pelos sistemas de reparo. Entretanto, se a desaminação ocorrer em uma citosina metilada, o produto será uma timina, que, por não ser estranha ao DNA, será fixada no ciclo seguinte de replicação, resultando em substituição de G por A. Sítios contendo citosinas metiladas são muito suscetíveis às mutações, sendo considerados como regiões de alta incidência desses eventos (*hot-spots*). Diversas porções do genoma sofrem metilações de forma dinâmica, em processos de regulação da transcrição/replicação, inclusive na gametogênese (p. ex., *imprinting*).

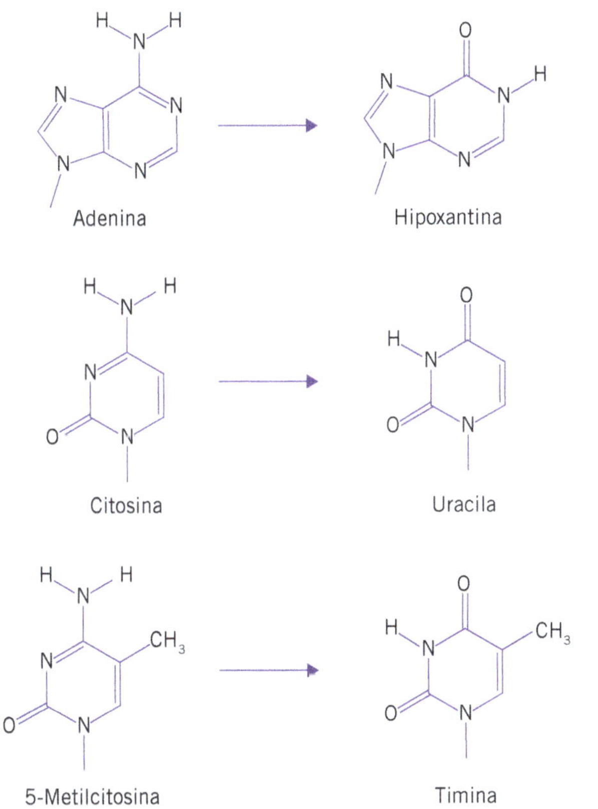

Figura 8.2 Exemplos de modificações químicas que podem ocorrer naturalmente em bases nitrogenadas. Por meio da desaminação essas bases podem ser convertidas em bases incomuns no DNA, ou uma base usual, podendo não ser reconhecida por mecanismos de reparo.

O tautomerismo é uma classe de isomeria química caracterizada pelo equilíbrio rápido entre formas de uma molécula caracterizadas pelo deslocamento de átomos e ligações químicas (Figura 8.3). Um exemplo de tautomerismo cetoenólico está presente nas bases timina e guanina. Em condições fisiológicas, o equilíbrio cetoenólico está muito mais deslocado para as formas cetônicas, tornando as formas enólicas raras no DNA. Porém, quando estas ocorrem durante um processo replicativo, podem ocasionar um pareamento incorreto de bases. Efeito análogo também ocorre com o tautomerismo aminoimínico das bases citosina e adenina.

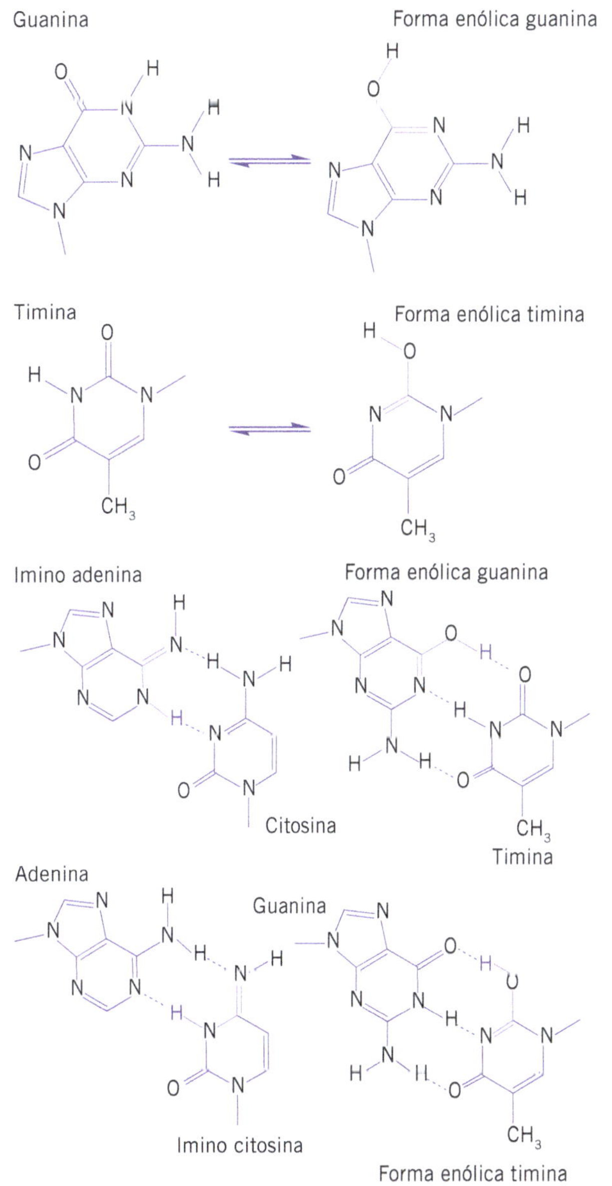

Figura 8.3 Exemplos de tautomerismo e sua influência no pareamento de bases.

A Figura 8.4 mostra exemplos de mutações pontuais espontâneas, que podem ser reparadas ou fixadas.

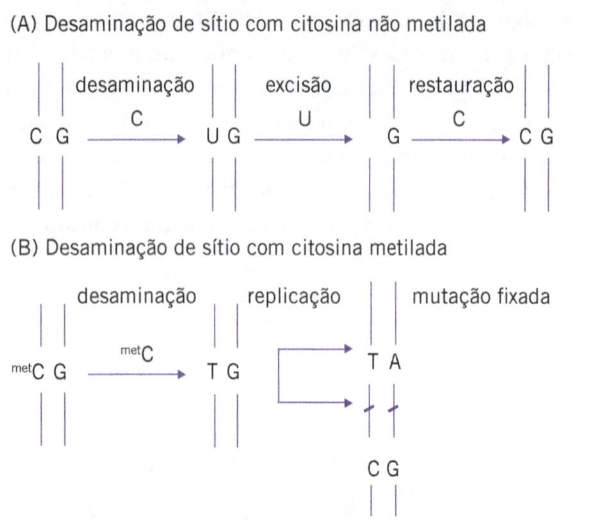

Figura 8.4 Exemplos de mutações pontuais espontâneas, que podem ser reparadas (A) ou fixadas (B).

Desaminação, despurinação e tautomerismo são exemplos de modificações espontâneas que podem ocorrer no DNA, consequentes de sua estrutura. As bases do DNA estão também sujeitas às modificações induzidas por metabólitos reativos, incluindo espécies reativas de oxigênio, que podem alterar suas características de pareamento, por meio de danos oxidativos, ou até mesmo induzir quebras ou o surgimento de ligações covalentes entre as fitas de DNA *cross-linking*, por meio de reações radicalares. A mutação mais frequente que resulta de danos induzidos ao DNA de bactérias por espécies reativas de oxigênio é a transição de C para T. Pode ocorrer ainda a dupla substituição de CC por TT, característica da ação de espécies reativas de oxigênio geradas por diferentes sistemas. Em mamíferos, entretanto, as mutações diferem das de *Escherichia coli.*

As mutações pontuais podem, portanto, ser resultantes de um erro na replicação ou no reparo, apesar da eficiência dos mecanismos de checagem da fidelidade da cópia do DNA, existentes no organismo. Dessas alterações, apenas algumas escapam acidentalmente a esses mecanismos, resultando em modificações estáveis (mutações) na cadeia de DNA. Assim se explica a deleção e inserção de um ou poucos pares de base. A estabilidade do genoma depende dos mecanismos de reparo que são catalisados por conjuntos diferentes de enzimas, cujo funcionamento depende da existência de duas fitas de DNA; quando uma delas é lesada, a informação contida na outra será utilizada para sua recuperação.

Mutação induzida

A ocorrência de mutações pode ser aumentada pela exposição do organismo aos agentes denominados mutagênicos. Muitos deles agem diretamente em virtude de sua capacidade de ação sobre uma base específica do DNA ou de ser incorporado ao ácido nucleico, ou ainda pela sua capacidade de formar complexos, chamados adutos, que dificultam a replicação. O potencial ou eficiência de um agente mutagênico é avaliado pelo aumento da frequência de mutações em relação ao nível basal, quando se analisa um organismo a ele exposto.

Agentes químicos

Os mutagênicos químicos podem ser reunidos em diferentes grupos:

1. Análogos de bases: moléculas que mimetizam a estrutura das bases que ocorrem naturalmente no DNA e que, quando incorporadas durante um ciclo de replicação, resultam em pareamento errado no ciclo seguinte (Figura 8.5). A 5-bromouracila (5BrU) é semelhante à timina (forma tautomérica), podendo ser incorporada em seu lugar num par T-A, que passará a 5BrU-A. A eletronegatividade do bromo ligado ao carbono 5 favorece a forma tautomérica que pareia com a guanina; no ciclo seguinte teremos 5BrU-G e depois C-G. Como exemplo de outros análogos, temos a 5-bromodesoxiuridina, a timidina e a 2-aminopurina, da adenina. A 2-aminopurina dá origem a transições AT → CG e GC → AT.

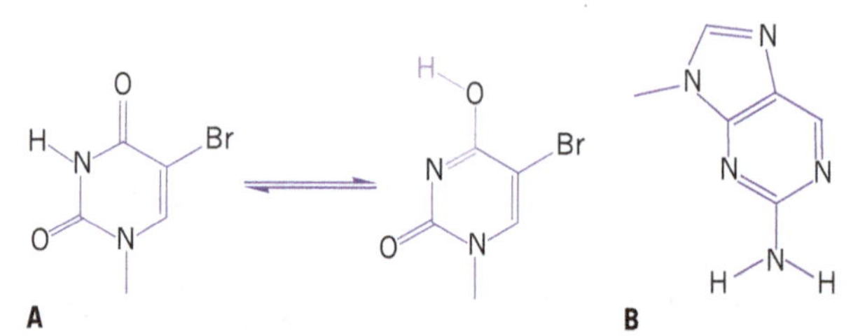

Figura 8.5 Exemplos de análogos de bases. (A) 5-bromouracila e (B) 2-aminopurina.

2. Agentes de ação direta sobre as bases do DNA: o ácido nitroso (HNO_2), por exemplo, causa desaminação oxidativa da adenina, citosina e guanina. Quando o oxigênio substitui o grupo amino no carbono 6, modificações nas propriedades das pontes de H ocasionam transições: G-C → A-T e A-T → G-C.

   A timina e a uracila não são afetadas pelo ácido nitroso porque não têm grupo amino na molécula.

   Outra substância de ação direta é a hidroxilamina, que também induz transições GC → AT, reagindo especificamente com a citosina, de modo que ela passa a parear com a adenina.

3. Agentes alquilantes: compostos muito reativos que adicionam grupos alquila (etila ou metila) em várias posições das bases do DNA. O etanossulfonato de etila ou etil-etanossulfonato (EES) e o metanossulfonato de etila ou etil-metanossulfonato (EMS) agem diretamente sobre a guanina, adicionando grupos etila ou metila, respectivamente, ao oxigênio ligado ao carbono 6, modificando seu pareamento normal. As bases alquiladas também podem ser perdidas por enfraquecimento de sua ligação com a desoxirribose e, desse modo, origina-se um sítio apurínico ou apirimidínico na cadeia de DNA. Dependendo de qual das quatro bases é envolvida no preenchimento dessa falha, há uma transversão ou transição. Esses agentes modificam o DNA

independentemente da replicação, podendo inclusive alquilar as bases antes de serem incorporadas, mas seu efeito é dependente dela para se manifestar (Figura 8.6).

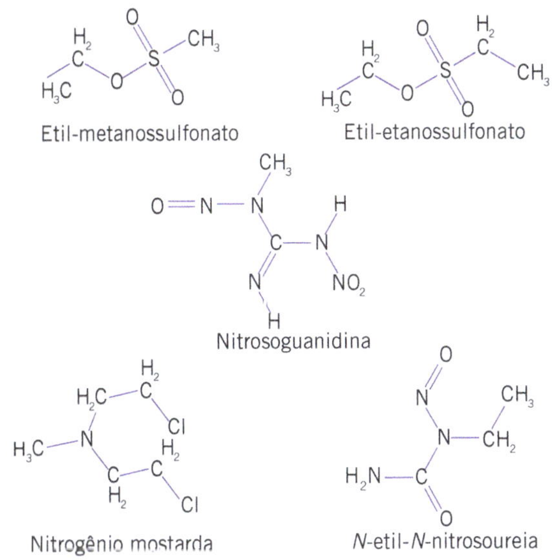

Figura 8.6 Exemplos de agentes alquilantes.

4. Agentes intercalantes: posicionam-se entre as bases nitrogenadas no interior da hélice de DNA, intercalando-se e distorcendo a molécula no lugar da inserção. A compensação dessa alteração é feita pela adição ou eliminação de bases que, por sua vez, podem acarretar modificação do quadro de leitura. Dentre eles, pode-se citar a acridina, o brometo de etídio e a proflavina. Um agente intercalante muito comum na fumaça de cigarros e de óleo diesel é o benzopireno, seu potencial mutagênico foi ligado diretamente às transformações malignas em diferentes tipos de câncer de pulmão. São muito sensíveis a este tipo de agentes os fagos e o DNA mitocondrial de levedura (Figura 8.7).

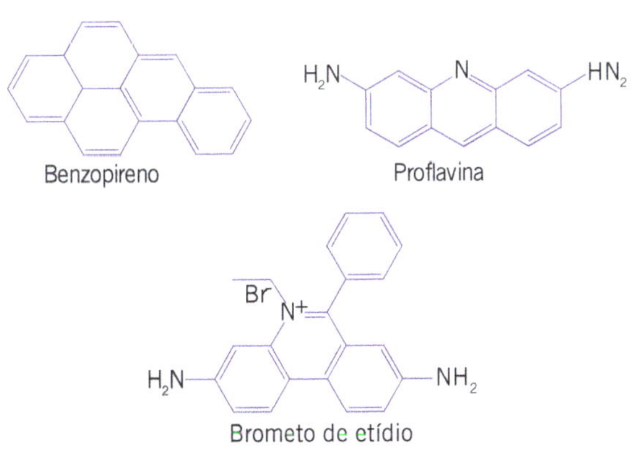

Figura 8.7 Exemplos de agentes intercalantes, a sua estrutura molecular e eletrônica favorecem o seu posicionamento entre bases nitrogenadas em uma hélice de DNA.

A avaliação do potencial mutagênico de agentes químicos é feita mediante testes bem padronizados que utilizam diferentes sistemas biológicos. O teste em procariontes, teste de Ames, tem base na reversão da mutação para dependência de histidina para crescimento de cepas de *Salmonella*. Embora seja um ensaio simples e de custo relativamente baixo, seus resultados não são diretamente aplicáveis a outros sistemas. Foram, por isso, desenvolvidos outros tipos de testes, em sistemas eucariônticos. A *Drosophila* é utilizada pelo fato de ser um sistema geneticamente muito bem conhecido e que possibilita o estudo de mutações pontuais, deleções, translocações, perda cromossômica e não disjunção. A abordagem mais viável em mamíferos é a citogenética (análise cromossômica ou micronúcleos), e os linfócitos são o grande alvo desses estudos. Células diploides em cultura também são utilizadas, tanto em testes citogenéticos quanto para avaliação da reversão de mutantes auxotróficos. Os compostos avaliados citogeneticamente podem ser clastogênicos, quando induzem aberrações cromossômicas estruturais em função de quebras, ou aneugênicos, quando estão relacionados às aberrações cromossômicas numéricas. A correlação entre os diferentes resultados é complexa, dificultando a avaliação de seu significado. Os agentes alquilantes polifuncionais, por exemplo, são mais clastogênicos do que os monofuncionais, mas são igualmente mutagênicos. A metilação é mais efetiva na indução de quebras e menos na de mutações que a etilação.

Com base em testes *in vitro*, podemos citar alguns exemplos de agentes químicos mutagênicos. Dentre os compostos nitro e nitroso, temos N-metil-N'-nitro-N-nitrosoguanidina, dimetilnitrosamina, N-metil-N-nitrosoureia e dietilnitrosamina; dentre os ésteres do ácido sulfônico, podem-se citar o metil-metanossulfonato e o etil-metanossulfonato; entre os hidrocarbonetos policíclicos aromáticos, tem-se o benzo[a]antraceno, o benzo[a]pireno e seus derivados.

Agentes físicos

São representados pelos diferentes tipos de radiação a que os organismos vivos estão expostos; dois tipos se destacam por apresentarem a capacidade de lesar o DNA: as radiações ionizantes (raios X, γ e partículas atômicas) e a ultravioleta (UV).

As radiações ionizantes provocam o aparecimento de átomos, moléculas e radicais ionizados (pela ejeção de elétrons) altamente reativos. O raio X foi um dos primeiros mutagênicos a ser identificado, sendo responsável pela indução de quebras e rearranjos cromossômicos. Este agente é responsável também pela indução de mutações pontuais. A interpretação mais aceita é que estas representariam minúsculas deleções, cujo efeito fenotípico seria similar ao de troca de bases.

Estudos em diferentes sistemas, dentre os quais se podem destacar linfócitos humanos, camundongos e *Drosophila*, demonstram que a relação entre a dose de raio X e o seu efeito é diretamente proporcional. Em algumas espécies, como a *Drosophila melanogaster*, observa-se o mesmo nível de indução de mutações letais ligadas ao cromossomo X para uma determinada dose de radiação, independentemente de a exposição ter sido aguda ou crônica (em pequenas doses), mostrando o efeito cumulativo desse agente. Em outros animais, como o camundongo, essa característica parece ser diluída pela existência de sistemas de reparo capazes de eliminar a lesão, se houver intervalos adequados entre as várias exposições.

A radiação UV de comprimento de onda adequado (250 a 400 nm) pode causar transições eletrônicas em orbitais moleculares, ocasionando modificações químicas nas bases do DNA quando absorvida por elas. A mais frequente é a produção de dímeros entre duas pirimidinas adjacentes numa mesma cadeia de DNA (C-C, C-T, T-T); esses dímeros são normalmente removidos pelo sistema de reparo de DNA. Em bactérias, foi demonstrada a existência de mutantes para os genes envolvidos no sistema de reparo (p. ex., recA) que as tornam muito sensíveis ao efeito letal da radiação UV. As sobreviventes, entretanto, não são mutantes. Os dímeros interferem tanto com a transcrição quanto com a replicação, mas o efeito mutacional da radiação UV é causado durante o reparo, não sendo consequência primária da radiação. O efeito letal da radiação UV é causado, aparentemente, pela interferência de ligações cruzadas (*crosslinks*) que se formam após dimerização com a síntese de DNA (Figura 8.8).

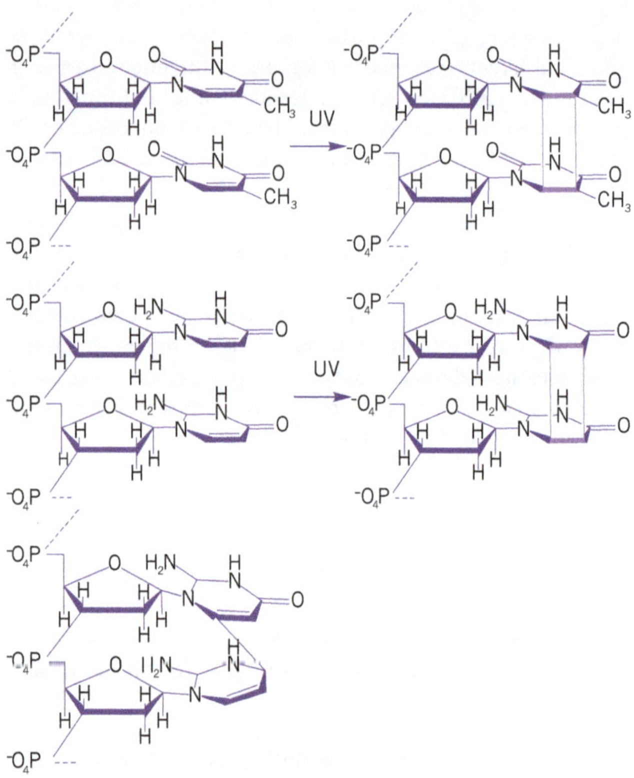

Figura 8.8 Exemplos de ligações cruzadas entre bases pirimidínicas (*crosslinks*) gerados por radiação UV.

Efeitos da mutação

As mutações podem ter diferentes efeitos sobre a expressão dos genes por elas afetados, dependendo do tipo de alteração e da região gênica específica em que ocorreram. A substituição de bases, na região codificadora, pode determinar três diferentes tipos de mutação:

Mutação com troca de sentido (*missense*)

Há modificação da proteína codificada pelo gene mutante, pois a substituição de um par de bases altera o sentido de um códon, resultando na substituição de um aminoácido. A proteína mutante poderá reter maior ou menor grau de suas estabilidade e atividade funcional. Um exemplo clássico é a hemoglobina mutante (HbS) da anemia falciforme, em que um resíduo valina da proteína original foi substituído por um glutamato.

Mutação sem sentido (*nonsense*)

A mutação gera o aparecimento de um códon sinalizador de finalização de transcrição (códons UAA, UAG ou UGA) e aborta o RNA mensageiro precocemente, resultando no aparecimento de fragmentos não funcionais do polipeptídio.

Mutação silenciosa (isossemântica)

A mutação pode alterar o códon para um sinônimo, de modo que o mesmo aminoácido será codificado.

Mutação por substituição de base:

a) com troca de sentido

UAC	UAC	CCG	ACG	UGC	UGC	tipo selvagem
tirosina	tirosina	prolina	treonina	cisteína	cisteína	
		↓				
UAC	UAC	CUG	ACG	UGC	UGC	
tirosina	tirosina	leucina	treonina	cisteína	cisteína	

b) sem sentido

	↓				
UAC	UAC	CCG	ACG	UGC	UGC
tirosina	finalização				

A adição ou deleção de bases constitui outra classe de alterações hereditárias que podem resultar na modificação do quadro de leitura do DNA.

Mutação com deslocamento do quadro de leitura, mostrando que o código genético é lido em trincas de bases a partir de um ponto fixo:

UAC	UAC	CCG	ACG	UGC	UGC	tipo selvagem
tirosina	tirosina	prolina	treonina	cisteína	cisteína	
↑						
U						
ACU	ACC	CGA	CGU	GCU	GC	deleção de
treonina	treonina	arginina	arginina	alanina		uma base
C						
↓						
CUA	CUA	CCC	GAC	GUG	CUG	inserção de
leucina	leucina	prolina	ácido	valina	leucina	uma base
						aspártico

Os genes contêm regiões que não são traduzidas em proteínas, além das sequências codificadoras. Quando ocorrem nessas regiões, as mutações são potencialmente neutras. Podem, entretanto, afetar quantitativamente a transcrição do RNA mensageiro primário ou o seu processamento, dependendo de ter ocorrido na região promotora, códon de iniciação ou em sítios proteicos de consenso de *splicing* ou no de poliadenilação do gene. A estabilidade do mensageiro pode também ser afetada em consequência de modificações da estrutura secundária do gene. Todas essas alterações genotípicas resultam em modificações fenotípicas. As talassemias constituem uma síndrome em que mais de 50 mutantes já foram caracterizados. Seus portadores têm níveis muito baixos de hemoglobina em consequência de mutações no gene de globina. Grande parte das mutações afeta o padrão de *splicing* do transcrito primário deste gene, gerando proteínas anormais.

Mutações podem também ser detectadas pela análise do polimorfismo de tamanho dos fragmentos de restrição de DNA intra e extragênico, após tratamento com endonucleases que reconhecem sequências específicas de bases. Essa metodologia permite a detecção de mutação ao nível molecular, mesmo quando seu efeito é ainda desconhecido.

Em todos os casos, o fenótipo selvagem pode ser restaurado por mutações reversas ou supressoras. As mutações reversas restauram o códon alterado, recuperando seu sentido original. A supressão, entretanto, pode ocorrer em consequência de uma segunda mutação em outra posição. Pode ser intragênica, quando no mesmo gene, ou intergênica, em outro gene, e, normalmente, a proteína restaurada difere da selvagem verdadeira; por isso, o fenótipo é denominado de pseudosselvagem. A supressão intergênica pode ainda ser direta quando, por exemplo, a segunda mutação afeta o anticódon no tRNA e assim corrige o produto codificado pelo mutante, ou indireta, quando a segunda mutação afeta um gene diferente, por exemplo, altera a via metabólica de modo a cancelar o efeito da primeira.

Mutação sem sentido → reversão do códon de parada.
Mutação com troca de sentido → segunda mutação.
Modificação do quadro de leitura → adição ou deleção.

MACROLESÕES DO DNA

Outros tipos de mutação que englobam porções maiores do DNA podem ser chamadas de macrolesões, podendo consistir na perda, duplicação, inversão ou translocação de poucas bases até longas extensões cromossômicas. Essas alterações são frequentemente observadas em associação com a carcinogênese, principalmente na fase de progressão tumoral.

A deleção afeta um segmento de DNA de tamanho muito variável, que pode ir de poucas bases, detectável apenas por técnicas mais sofisticadas, como a hibridização por Southern, até extensões grandes como 2 a 5 milhões de pares de bases ou mesmo cromossomos inteiros, demonstráveis por técnicas citogenéticas.

A amplificação consiste na multiplicação de um segmento de DNA (*amplicon*) geralmente em tandem (isto é, enfileirados), podendo chegar a milhares de cópias. Citogeneticamente pode resultar em estruturas como os *double minutes* (pares de pequenos segmentos cromossômicos acêntricos) ou "regiões homogeneamente coradas" em preparações cromossômicas coradas por bandamento pelo corante Giemsa. Podem ainda ser induzidas como no caso da resistência múltipla às drogas em que a amplificação surge em resposta à exposição a determinados agentes químicos, constituindo uma complicação em quimioterapia.

A duplicação ou a inversão de segmentos de DNA mais ou menos longos podem também ocorrer, ocasionando modificação do genoma.

As translocações entre cromossomos diferentes podem determinar o aparecimento de cromossomos aberrantes detectáveis citogeneticamente e ao nível molecular e dar origem a genes anômalos pela fusão de dois outros. Como exemplo, pode-se citar o cromossomo Philadelphia, marcador da leucemia mielocítica crônica, resultante da translocação entre os cromossomos 9 e 22, em que os genes *bcr* e *abl* estão fundidos.

TRANSPOSIÇÃO

A existência de elementos móveis no genoma, sugerida por Barbara McClintock, na década de 1950, como responsáveis pela variação da expressão fenotípica em milho, somente foi aceita muitos anos mais tarde quando esses elementos foram também descritos em *Escherichia coli*. Elementos móveis ou *transposons* são comuns em procariontes e eucariontes e são responsáveis por uma baixa taxa de recombinação no genoma (10^4 a 10^7 eventos por geração), que independe de homologia entre as regiões de DNA envolvidas. A transposição é um importante mecanismo na evolução de cromossomos e plasmídios. Esses elementos mediam rearranjos que podem favorecer a organização mais eficiente de genes originalmente distantes, em *operons* coordenados pelos mesmos elementos reguladores, de modo que as proteínas originalmente expressas separadamente passam a sê-lo conjuntamente. A resistência aos antibióticos conferida por plasmídios às bactérias resultou do acúmulo de *transposons* de resistência nesses plasmídios, gerando um processo de rápida evolução.

O processo de transposição envolve enzimas integrases denominadas de transposases, que são codificadas pelo próprio *transposon*. Uma das famílias de *transposons*, retrotransposons, utiliza mecanismos semelhantes aos dos retrovírus para sua integração em determinados sítios do genoma e está presente em leveduras, moscas e mamíferos. O elemento Tyl de levedura é um exemplo cujo mecanismo é bem conhecido. Inicialmente ocorre a transcrição de um DNA por ele codificado, com cerca de 5 mil nucleotídeos, que têm atividade de transcriptase reversa. Essa enzima sintetiza um DNA de fita dupla a partir de uma molécula de RNA, mimetizando os estágios precoces da infecção viral. Posteriormente, a molécula de DNA linear usa uma integrase para ser integrada ao acaso no DNA genômico. Entretanto, apesar das semelhanças, o elemento Tyl pode se locomover apenas dentro da célula por não apresentar uma capa proteica funcional.

Ao contrário desses, muitos outros *transposons* raramente existem livres na célula. As transposases, que catalisam seus movimentos, podem agir quando eles estão ainda integrados no genoma, ligando-se a curtas sequências repetitivas em orientação reversa em cada extremidade do elemento, mantendo essas extremidades juntas, durante as etapas seguintes do processo. Outros ainda apresentam mecanismos diferentes, cortando segmentos de DNA maiores que o *tranposon* ou, ainda, replicam o elemento durante a transposição. Desse modo, as mutações são geradas tanto no sítio original de localização do elemento como no novo sítio de inserção. O Quadro 8.1 traz alguns conceitos importantes em mutagenicidade.

Quadro 8.1 Alguns conceitos importantes em mutagenicidade.

Termos	Significado
Gene	Unidade funcional da herança
Genoma	Conjunto haploide de genes de um organismo
Loco	Sítio do gene no genoma
Alelos	Formas alternativas do gene, em homozigose, quando ambos são iguais
Genótipo	Conjunto específico de genes que formam o genoma de um indivíduo
Fenótipo	Características visíveis do indivíduo
Mutação pontual	Afeta usualmente um par de nucleotídeos dentro de um gene
Mutação letal	Causa morte precoce
Mutação condicional	Produz efeito fenotípico somente em condições permissivas
Mutação supressora	Suprime o efeito fenotípico de outra mutação

Fonte: Desenvolvido pela autoria.

REPARO DO DNA

Mecanismos de reparo estão presentes em todos os organismos conhecidos, e provavelmente sejam tão antigos quanto a própria vida como a conhecemos, tornando-se mais complexos e eficientes quanto mais complexo for o organismo em estudo. Podem ser classificados em mecanismos de reversão direta, excisão do dano ou recombinação.

De uma maneira geral, e bem simplista, um dano ao genoma de uma célula em proliferação promove a parada do ciclo celular e a tentativa de reparo da lesão. Tendo o reparo obtido sucesso, o ciclo celular prossegue; no caso de sua falha, a célula pode ser levada à senescência, à apoptose ou a um quadro de instabilidade genômica que poderá resultar em carcinogênese.

Reversão direta

Consiste em um mecanismo com base em processos enzimáticos simples, em que o dano ao DNA é remediado em um único passo, sem necessidade de uma fita molde para guiar o reparo. Esse mecanismo é comum em procariotos e eucariotos inferiores, sendo muito raros em eucariotos superiores. Um exemplo comum é o processo de fotorreativação, em que uma classe de enzimas chamadas de fotoliases repara os dímeros de bases pirimidínicas gerados pela radiação ultravioleta, fazendo uso de luz visível e transferência de elétrons de um grupo FADH em seu sítio catalítico. Esse tipo de reparo nunca foi encontrado em humanos.

Outro modelo de reparo de ação direta ocorre na retirada enzimática de grupos alquila inapropriadamente ligados às bases do DNA. Um exemplo é a ação da O^6-metilguaninametiltransferase em mamíferos, que remove grupos metila de guaninas metiladas na posição O^6. Em procariotos essa proteína é chamada de *ogt*.

Reparo por excisão

BER – Reparo por excisão de bases

Base excision repair (BER) é um mecanismo de reparo multienzimático com base na retirada de algumas bases da fita danificada em um trecho que envolva o erro, com subsequente preenchimento e ligação da fita corrigida (Figura 8.9). Esse mecanismo faz uso de uma parte da maquinaria de replicação e usa a fita não danificada como molde. Acredita-se que o reconhecimento da fita danificada ocorra pela detecção de distorções estéricas na hélice de DNA. Geralmente o segmento de DNA retirado da fita danificada contém de 5 a 8 bases; o primeiro passo da via BER é a retirada da(s) base(s) modificada(s), mediada pelas N-glicosilases, as quais hidrolisam a ligação β-N-glicosídica entre a base adulterada e a desoxirribose, gerando um sítio apurínico ou apirimidínico, chamado de sítio AP. O passo seguinte é a retirada do trecho abásico pela ação de endonucleases AP, as quais cortam a fita danificada na posição 5' do dano, de modo a gerar um 3'-OH livre, que é utilizado por uma DNA polimerase I para preencher o trecho a ser reparado. A atividade editorial de exonuclease desta enzima pode levá-la a avançar algumas bases à frente do dano repondo-as, a porção recém-sintetizada é então ligada pela DNA ligase. Assim, para um mecanismo BER ser viável, um organismo deve possuir DNA glicosilases específicas para cada dano, como 3-metiladenina DNA glicosilase, hipoxantina DNA glicosilase e uracil DNA glicosilase; além de AP endonucleases (p. ex., *E. coli* endonuclease III) ou uma enzima que possua as atividades destas duas enzimas (p. ex., T4 endonuclease V). Esse mecanismo repara danos ocasionados por desaminações, desidratações, alquilações e oxidações de bases.

NER – Reparo por excisão de nucleotídeos

Mecanismo capaz de corrigir lesões causadas por UV, adutos de grande volume, desaminações/depurinações, além de quebras em fitas simples. Envolve a retirada de um fragmento de DNA em torno da lesão que elimina oligômeros com 25 a 32 nucleotídeos de comprimento em eucariotos. Esse processo atua mais comumente em danos que causam grandes distorções na hélice de DNA (Figura 8.10).

Esse mecanismo é bem estudado e caracterizado em bactérias, em que as enzimas UVrA, UVrB, UVrC e UVrD são responsáveis pelo processo. O heterotrímero UVrA2B liga-se ao DNA desnaturando um trecho em torno da lesão, UVrB cliva a porção 3' da fita lesada e UVrC, a porção 5', a 8 nucleotídeos de distância da lesão no sentido 5' e a quatro no sentido 3'. UVrD possui atividade de helicase e retira o fragmento de 12 nucleotídeos gerados; a falha é então preenchida pela DNA polimerase I e ligada pela DNA ligase.

Muito do que se conhece sobre NER em eucariotos é resultado de estudos de complementação entre diferentes células de pacientes portadores de *xeroderma pigmentosum* (XP), doença causada pela deficiência no reparo de DNA, ocasionando uma sensibilidade maior à luz UV.

Em eucariotos, esse mecanismo é muito mais complexo, envolvendo mais de 20 enzimas, porém, de um modo geral, também envolve o reconhecimento do dano, a clivagem da fita danificada, a retirada do oligonucleotídeo e a ressíntese da fita extraída. Dentre os principais genes estão os genes identificados nos estudos sobre *xeroderma pigmentosum* (XPA até XPG), os genes CSA e CSB, identificados em estudos sobre a síndrome de Cockayne, além de elementos participantes da maquinaria de replicação.

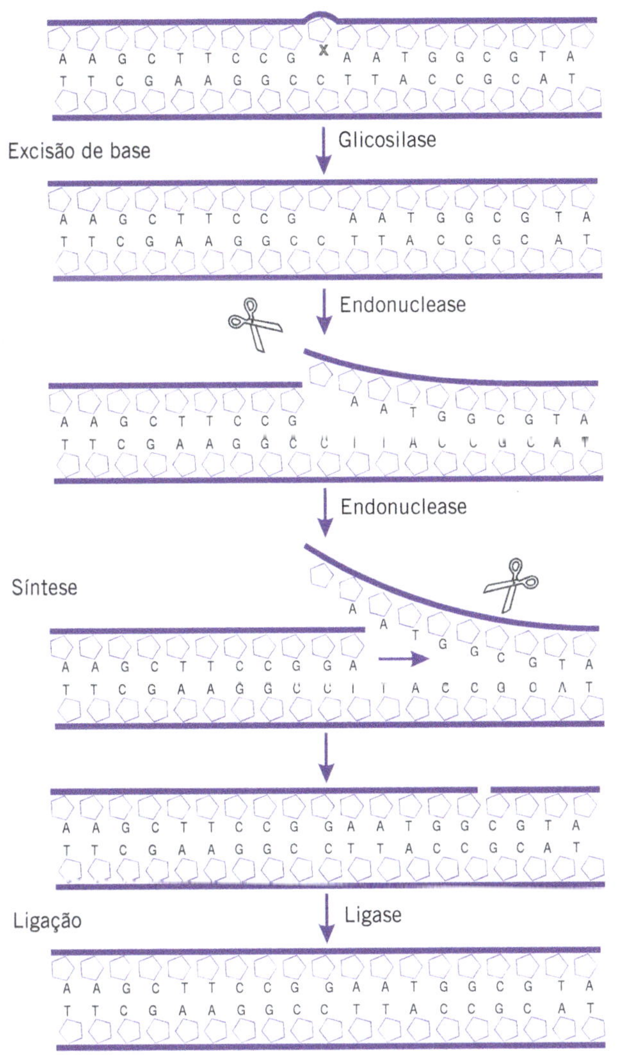

Figura 8.9 Reparo por excisão de bases (BER)
Fonte: Desenvolvida pela autoria.

Esse mecanismo de reparo pode ocorrer pela via de reparo global do genoma ou pela de reparo acoplado à transcrição. Basicamente elas diferem na maneira de detecção dos danos; na via de reparo global do genoma, complexos proteicos contendo XPA ou XPC e Rad23 ou XPE e DDB1 ligam-se às deformações no DNA. No reparo acoplado à transcrição, a RNA Polimerase II interrompe a transcrição e recruta as proteínas de reparo, bem como sinaliza a parada do avanço do ciclo celular. As proteínas CSA e CSB são as responsáveis por ligarem-se à distorção no DNA. Os passos seguintes são comuns a ambas as vias, sendo que XPB e XPD possuem atividade de helicase e relaxam a estrutura da hélice no local do dano; XPF e XPG clivam as porções 5'e 3', respectivamente. Após a retirada do trecho danificado da fita de DNA, a DNA polimerase δ ou ε preenchem a porção ausente usando a fita restante como molde, auxiliadas por PCNA e RPA, que são membros normais da maquinaria de replicação, e o processo é terminado pela DNA ligase. Enquanto no reparo global do genoma deve haver mecanismos de verificação constante da integridade do DNA, utilizando proteínas que se ligam especificamente às regiões danificadas (p. ex., DDB – DNA *damaged binding protein*), a via acoplada ao reparo faz uso da própria maquinaria de transcrição como sensores, no entanto esta via deixa de lado regiões que não estejam transcricionalmente ativas ou porções intergênicas, bem como genes do rDNA e de tRNAs.

Xeroderma pigmentosum é uma doença hereditária que envolve mutações nos genes envolvidos no reparo via NER (XPA até XPG e polimerase η), diminuindo a capacidade ou até inabilitando as células de reparar seu genoma por essa via, principalmente danos causados por UV. Os pacientes portadores sofrem de diferentes graus de intolerância à luz solar, diversas complicações dermatológicas, inclusive o envelhecimento precoce da pele, e uma suscetibilidade aumentada a alguns tipos de câncer.

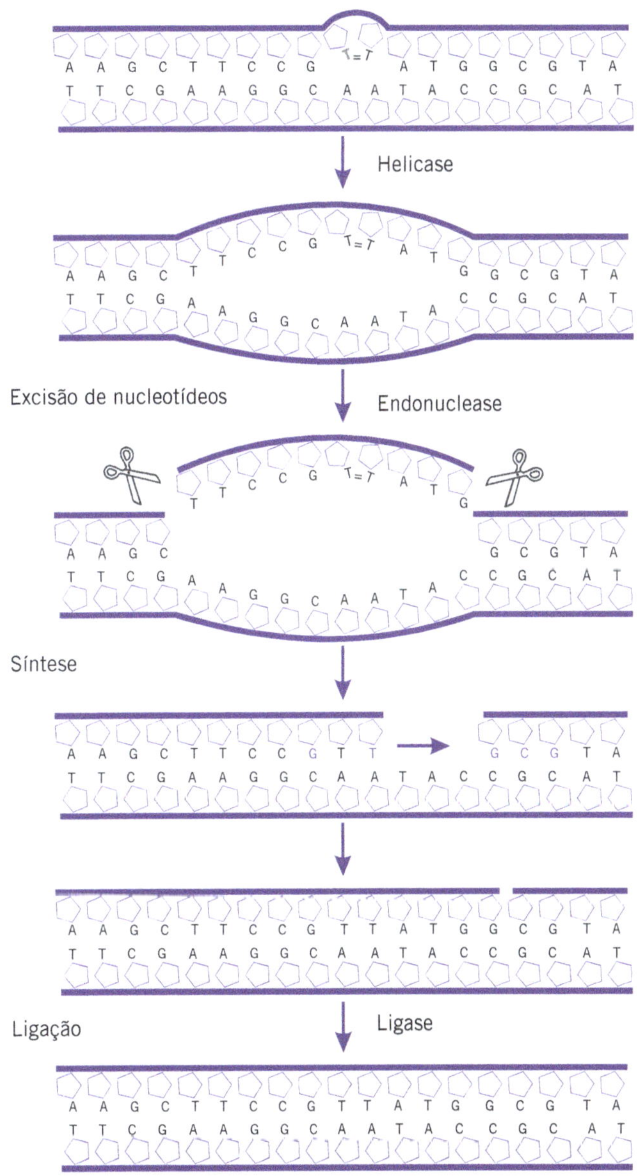

Figura 8.10 Reparo por excisão de nucleotídeos (NER)
Fonte: Desenvolvida pela autoria.

Mismatch repair – Reparo de pareamento incorreto

Outro mecanismo de reparo que faz uso de excisão de nucleotídeos é o reparo de pareamento incorreto (*mismatch repair*). Esse mecanismo reconhece distorções na hélice de DNA decorrentes do pareamento incorreto de bases, inserções e deleções, que eventualmente tenham escapado da atividade editorial das DNA polimerases durante eventos de síntese de DNA, como replicação ou recombinação. A fita recém-sintetizada é então reconhecida e reparada via excisão de aproximadamente oito nucleotídeos em torno da lesão. Esse mecanismo é muito conservado desde procariotos até eucariotos superiores. Em bactérias, o processo de reparo é executado por três proteínas: MutS, a qual reconhece a deformação no DNA, MutL, responsável pela determinação da fita-filha com base na metilação de bases e MutH, que cliva a fita danificada em torno da lesão. Em eucariotos, esse processo envolve complexos multienzimáticos homólogos às proteínas procarióticas e segue basicamente os mesmos passos. Em humanos, mutações nos genes homólogos a MutL e MutS ocasionam instabilidade de minissatélites, característicos em diversos cânceres.

Vale salientar que diversos aspectos dessas vias de reparo que se utilizam de excisão ainda não são bem compreendidos.

Recombinação homóloga

Uma das lesões mais graves em uma fita de DNA é a quebra da dupla fita; seu não reparo ou reparo incorreto pode acarretar em deleções, inversões, translocações e inserções de diferentes amplitudes. A célula pode lidar com esse dano de duas formas: reparo por ligação ou por recombinação homóloga. Quando ocorre a quebra da dupla fita, formam-se complexos proteicos nas extremidades expostas, cuja função é proteger o DNA de exonucleases e auxiliar no reparo. No caso da ligação, as extremidades são unidas sem o auxílio de nenhuma informação com base em sequência (homologia), o que frequentemente resulta no surgimento de macrolesões.

Recombinação homóloga faz uso de informação sobre a homologia das extremidades para guiar corretamente o reparo, por meio de um intrincado mecanismo que utiliza como molde a mesma porção do DNA no cromossomo irmão (Figura 8.11). Os detalhes moleculares do processo de recombinação em si são atualmente pouco conhecidos; sabe-se que contam com a participação de diversos tipos enzimáticos, como DNA helicases, nucleases e recombinases (p. ex., RecA em *E. coli* ou seu homólogo Rad51 em eucariotos).

No início da recombinação homóloga, as extremidades são desnaturadas e as fitas simples de DNA são protegidas por complexos proteicos específicos, que guiarão no processo de identificar uma região homóloga. Uma vez formado esse complexo nucleoproteico, inicia-se o processo chamado de "invasão" da fita não danificada homóloga à região lesionada. Essa fita homóloga é desnaturada, formando uma junção chamada de D-loop, e a porção 3' de uma extremidade do complexo nucleoproteico servirá de *primer* para uma extensão mediada por DNA polimerase. Em seguida deve ocorrer a separação das fitas e a determinação dos pares, para a posterior ligação entre as fitas corretas. Para tal a fita recém-sintetizada pode ser ejetada da porção invadida ou pode formar-se junções de Holliday, contendo a união de quatro duplas-hélices (formando uma "cruz"), e por meio da atividade de endonucleases as fitas são separadas, e a seleção das fitas a serem ligadas ocorre pelo pareamento das bases sintetizadas com a outra extremidade da quebra.

Apesar de esse mecanismo ser guiado por homologia e regulado em diferentes níveis, durante o processo pode ocorrer a transferência de regiões entre os cromossomos (*crossing-over*), ou, se o pareamento da fita a ser reparada ocorrer em uma região não totalmente homóloga, pode haver inserção de sequências no local do reparo.

Os genes BRCA1 e BRCA2 codificam proteínas reguladoras desse mecanismo em humanos, sendo essenciais na manutenção da estabilidade genômica. Portadores de mutações nesses genes possuem uma propensão elevada ao câncer de mama. Esse é um exemplo da importância desse mecanismo de reparo.

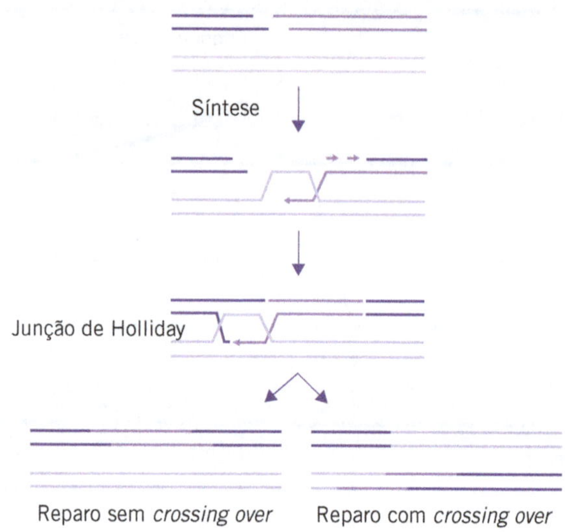

Figura 8.11 Reparo de uma quebra em dupla fita por recombinação homóloga.
Fonte: Desenvolvida pela autoria.

Síntese translesão

Durante eventos de replicação, um dano no DNA é capaz de bloquear a síntese, porém em determinadas situações uma célula necessita continuar a replicação a qualquer custo. Nesses casos, onde não há tempo para ocorrer o reparo por suas vias normais ou quando, por algum motivo, uma via de reparo não é possível (p. ex., *xeroderma pigmentosum*), a maquinaria de replicação sofre modificações que relaxam os mecanismos de fidelidade da replicação, e a forquilha de replicação prossegue através do dano, incorporando bases de maneira independente da fita molde, introduzindo mutações na fita sintetizada; passada a região do dano, volta a atuar a replicação "fiel" à fita molde. Esse processo biológico é chamado de síntese translesão ou síntese permissiva. Essa troca de "fidelidade" por "processividade" envolve o uso de polimerases permissivas a erros nos complexos replicativos, como a DNA polimerase η em humanos, e sua atividade sofre rígida regulação celular, ainda pouco compreendida; no entanto, esse controle parece ter participação de p53 e p21, conhecidas proteínas envolvidas na supressão de tumores, disparo da apoptose e parada do ciclo celular.

CARCINOGÊNESE

O processo de carcinogênese envolve interações complexas entre vários fatores, tanto exógenos (ambientais) quanto endógenos (genéticos, hormonais etc). A análise estatística das curvas de incidência de tumores humanos em função da idade sugere que 3 a 4 alterações genéticas "tipo mutação" são necessárias para desencadear leucemias e 6 a 7 para carcinomas. Por sua vez, as observações histopatológicas e citogenéticas confirmam ser a história natural dos tumores espontâneos um processo de múltiplos eventos sucessivos, que determinam a subversão dos mecanismos usuais de controle da proliferação, garantindo vantagens seletivas à célula transformada.

As alterações que ocorrem em uma célula durante o processo de transformação maligna são de natureza genética (mutação) ou epigenética (alteração no padrão de expressão gênica decorrente de outros fatores que não mutação). Embora os teratocarcinomas (tumores de células germinativas) tenham origem epigenética, a maioria dos tumores tem origem genética envolvendo, portanto, mutações, frequentemente em interação com fatores epigenéticos.

Considerando a carcinogênese como um processo de múltiplas etapas, envolvendo várias alterações tipo mutação, esses erros teriam efeito cumulativo durante a vida do indivíduo até a expressão do fenótipo final.

Agentes carcinogênicos

Agentes mutagênicos são frequentemente carcinogênicos. Algumas substâncias agem de tal modo que é praticamente certo que a pessoa exposta a uma determinada dose venha a desenvolver câncer. É o caso do composto 2-naftilamina, usado na indústria química. Na Inglaterra, no início do século, todos os homens de uma fábrica que a destilavam desenvolveram câncer de bexiga. Do mesmo modo, o câncer de pulmão frequentemente se desenvolve após pelo menos 10 anos de intensa exposição ao fumo.

A incidência de leucemias em Hiroshima e Nagasaki aumentou 5 anos após a explosão da bomba atômica, atingindo o pico após 8 anos.

Indivíduos portadores do vírus da hepatite B apresentam risco 200 vezes maior do que os não portadores de desenvolver hepatocarcinomas. Do mesmo modo, o vírus Epstein-Barr tem sido associado à etiologia do linfoma de Burkitt.

Os carcinógenos podem, portanto, ser de três tipos: químicos, radiações e vírus. O presente capítulo enfocará principalmente os carcinógenos químicos. As radiações induzem lesões no DNA e são relacionadas à transformação celular *in vivo* e ao aumento da frequência de certos tipos de cânceres humanos (câncer de pele pela radiação ultravioleta, leucemias e outros tumores pelas radiações ionizantes).

O papel do vírus no processo de carcinogênese não é bem conhecido, uma vez que decorre um tempo longo entre a infecção viral e o desenvolvimento do câncer. O vírus da hepatite B (vírus de DNA) teria também efeito promotor, pois induz resposta inflamatória crônica, ocasionando aumento da atividade mitótica no fígado. Tanto os vírus de DNA como de RNA podem participar diretamente da transformação neoplásica.

Os agentes químicos de atuação direta são normalmente compostos eletrofílicos, isto é, reagem com regiões carregadas negativamente de outros compostos. A maioria, entretanto, age indiretamente, necessitando ser metabolizada para adquirir potencial carcinogênico. Nesse caso, a conversão em carcinógeno ocorre pela introdução de centros eletrolíticos na molécula inativa. Essa ativação ocorre paradoxalmente em consequência da ação do sistema de desintoxicação do organismo, que tem por função tornar os elementos nocivos solúveis em água para que sejam excretados pela urina. O processo começa com uma série de reações oxidativas catalisadas por um conjunto de enzimas ligadas às membranas do retículo endoplasmático, pertencentes ao sistema citocromo P-450. Essas enzimas são capazes de oxidar compostos não reativos como hidrocarbonetos policíclicos aromáticos, produzindo epóxidos que são grupos muito reativos. Estes, em geral, são rapidamente hidrolisados em seus grupos hidroxilas que se ligam com ácido glicurônico ou outros grupos, produzindo compostos muito solúveis em água, que são excretados. Eventualmente essa reação é retardada e o composto intermediário age no organismo como carcinógeno. A ativação pode ocorrer por diferentes vias oxidativas que também envolvem o sistema citocromo P-450.

Os precursores são denominados carcinógenos e pertencem a três principais classes de substâncias: hidrocarbonetos policíclicos aromáticos, N-nitrosaminas e aminas aromáticas.

Os hidrocarbonetos policíclicos aromáticos estão presentes na exaustão de motores de automóveis a gasolina e fumaça de cigarro, podendo estar associados ao câncer de pulmão. A exposição a N-nitrosaminas pode resultar da inalação ou ingestão de compostos pré-formados no ambiente ou da nitrosação de aminas precursoras no organismo, estando relacionada ao câncer de esôfago. Aminas aromáticas estão também presentes na fumaça do cigarro.

O metabolismo do benzo[a]pireno e outros hidrocarbonetos policíclicos aromáticos tem sido muito estudado em ensaios *in vitro* e *in vivo*. O produto carcinogênico foi identificado como hidrocarboneto aromático policíclico diolepóxido. O benzo[a]pireno liga-se ao DNA e com maior eficiência em células epiteliais do que em fibroblastos. Entretanto, não foi observada correlação qualitativa entre o seu metabolismo em tecidos humanos e animais experimentais, apesar de apresentar níveis mais altos de ligação com DNA humano.

As aminas aromáticas podem ser hidrolisadas tanto na posição C do anel como em N exocíclico. As formas N-hidroxi são ativadas a metabólitos com capacidade de se ligar ao DNA por uma enzima dependente de acetilcoenzima A, enquanto os compostos hidrolisados na posição C são considerados produtos de biotransformação. As aminas aromáticas são associadas ao câncer de bexiga urinária, embora seus níveis de ligação com o DNA nesse órgão sejam insignificantes.

SEQUÊNCIAS DE DNA POTENCIALMENTE ONCOGÊNICAS

A identificação de sequências de DNA potencialmente oncogênicas somente foi possível a partir da década de 1980, graças à contribuição básica de duas linhas de pesquisa: a) o desenvolvimento de técnicas eficientes para a introdução de DNA exógeno em células de mamíferos, isto é, a transfecção mediada por DNA; b) o estudo de retrovírus, que permitiu a caracterização de vírus como o do sarcoma de Rous de galinha, cujo potencial oncogênico é conferido pela inserção de genes homólogos aos celulares no genoma viral. Estes genes são homólogos aos oncogenes celulares ou proto-oncogenes que, presentes no genoma normal, estariam relacionados com a proliferação e a diferenciação celular durante o desenvolvimento ontogenético. Portanto, o potencial oncogênico somente seria conferido a estes genes em consequência de alterações quantitativas ou qualitativas de sua expressão, determinadas por mutações pontuais, amplificação, rearranjo gênico ou deleções espontâneas ou induzidas por agentes ambientais. Os proto-oncogenes, quando ativados a oncogenes, agiriam de modo dominante, em contrapartida aos genes supressores de tumores, também chamados de antioncogenes recessivos. De um modo geral, a ativação de proto-oncogenes estaria mais intimamente associada aos eventos do tipo mutações pontuais, translocações e inserções, enquanto perdas de regiões ou mesmo de cromossomos inteiros ocasionariam oncogênese pela perda de genes supressores de tumores.

Os experimentos de transfecção de DNA demonstraram que existem pelo menos dois grupos de complementação entre os oncogenes quanto ao seu papel na transformação celular. A introdução de um único oncogene mostrou-se suficiente para transformar células de linhagens imortalizadas *in vitro*. Entretanto, para obtenção de resultado semelhante com células primárias, foi necessária a ação conjunta de, no mínimo, dois oncogenes, um responsável pela imortalização celular e outro pela transformação propriamente dita. O oncogene pode ainda transformar células previamente tratadas com agentes químicos e virais, evidenciando o envolvimento de diferentes agentes no processo de oncogênese.

A manipulação de oncogenes por técnicas de DNA recombinante permitiu a caracterização da diferença entre a forma ativa e a inativa do gene do carcinoma de bexiga urinária (*Ha-ras*) como sendo a substituição de uma guanina por uma timina no códon 12 do primeiro éxon. De modo geral, os oncogenes da família *ras* parecem adquirir propriedade transformante por um mecanismo comum, que envolve mutações somáticas.

Em outras linhagens celulares estabelecidas a partir de sarcomas, glioblastomas, carcinomas e linfomas, foi observado aumento do nível de transcrição de oncogenes como *c-myc* e *N-myc*. Um dos mecanismos que pode determinar alterações desse tipo é o observado no linfoma de Burkitt, em que três tipos de translocações cromossômicas são observadas: t(2;8), t(8;14) e t(8;14), todas elas justapondo o gene *c-myc* a *locos* de imunoglobulinas.

A exacerbação da expressão de oncogenes poderia ocorrer como consequência da inserção de um retrovírus (não portador de oncogenes) no genoma da célula hospedeira, modificando sua regulação. As translocações e inserções cromossômicas podem desencadear a expressão exacerbada ou ectópica de determinados genes, em consequência de sua justaposição às sequências promotoras ou *enhancers* (estimuladoras de transcrição) ativas no tipo celular do qual o tumor se origina. Mais de dez oncogenes foram descritos em associação com mecanismos de desregulação desse tipo, principalmente em cânceres hematológicos, envolvendo sequências *enhancers* de imunoglobulinas e de receptores de linfócitos T.

Poucos são os casos descritos envolvendo outros tipos de sequências reguladoras. Um rearranjo cromossômico observado em adenomas de paratireoide, provavelmente uma inversão entre o braço longo e o curto do cromossomo 11, ocasiona justaposição dos elementos reguladores da transcrição do hormônio da paratireoide ao oncogene PRAD1 (que codifica uma proteína tipo ciclina, portanto relacionada à regulação do ciclo celular).

Outra possível consequência de rearranjos cromossômicos seria a fusão de genes diferentes determinando a síntese de proteínas quiméricas. A translocação t(15;17) (q22; q11.2-12), observada na leucemia pró-mielocítica, funde a região NH_2--terminal de uma proteína tipo *zinc finger* à região COOH--terminal do α receptor para ácido retinoico (ARAR). O fator de transcrição quimérico retém os *zinc fingers* de ambas as moléculas, assim como o domínio ligante de ARAR, resultando na regulação aberrante dos genes envolvidos na diferenciação mielocítica.

Diversos genes associados às leucemias e linfomas já foram clonados a partir de pontos de quebra envolvidos em rearranjos cromossômicos. De um modo geral, eles estariam ligados a diferentes níveis de regulação de ativação da transcrição que são críticos para o controle do ciclo e da diferenciação celulares, podendo ser agrupados em: fatores de crescimento e seus receptores; fatores de transcrição; reguladores do ciclo celular, determinantes de diferenciação celular e da morte programada da célula (apoptose).

A outra classe de genes considerada importante na carcinogênese é a dos supressores de tumores. Tumores de origem embrionária como o de Wilms e o retinoblastoma (Rb) contribuíram grandemente para a caracterização de genes supressores. O gene Rb, mapeado no sítio da deleção do cromossomo 13 descrito nos retinoblastomas, codifica uma proteína que bloqueia a divisão celular quando presente em sua forma desfosforilada. Dentre outras candidatas a supressores destacou-se a p53, encontrada mutada em alta frequência em tumores humanos, e que inibe a divisão celular pela indução da síntese de outra proteína (p21) que contribui para o bloqueio do ciclo em G1.

CARCINOGÊNESE EXPERIMENTAL: INICIAÇÃO E PROMOÇÃO TUMORAL

O estabelecimento de modelos experimentais para o estudo da carcinogênese utilizando roedores permitiu a definição de duas fases distintas do processo de carcinogênese: iniciação e promoção.

A iniciação, assim denominada por constituir a primeira etapa do processo, é geralmente induzida por um potente agente mutagênico e é irreversível. Pode ser considerada como uma fase crítica, uma vez que a célula com a mutação permaneceria dormente até que um evento epigenético a revelasse. Promoção é a fase seguinte, com duração variável e representada por uma série de eventos reversíveis. No modelo experimental de tumorigênese epidérmica em camundongos, os animais são normalmente expostos a um carcinógeno, como o dibenzo[a,h]antraceno seguido por exposições sucessivas a um promotor (p. ex., um éster de forbol com o PMA). Após algum tempo, surgem papilomas (lesões benignas) na pele do animal e alguns deles desenvolvem carcinomas (lesão maligna). A iniciação tem sido correlacionada à ativação principalmente do oncogene *Ha-ras*. No camundongo, o agente mutagênico pode ser substituído pela presença do oncogene *v-Ha-ras* (forma ativada do oncogene). 7,12-dimetilbenzantraceno (DMBA) e nitrosometilureia (NMU) induzem tumores mamários em roedores. No caso específico do DMBA, foi demonstrado que a droga ativa o gene *c-Ha-ras* pela indução, uma transversão de A → T no códon 61, tanto em ratos quanto em camundongos. Entretanto, o DMBA pode também provocar o aparecimento de hiperplasias mamárias não associadas à ativação daquele oncogene. Outros mutágenos também atuam como iniciadores sem a indução de mutação nesse oncogene. As etapas iniciais da carcinogênese, em certos sistemas experimentais, podem ocorrer em frequências mais altas do que seria esperado para mutações pontuais.

O papel do promotor é menos conhecido. Um dos efeitos do PMA é a ativação da proteína quinase C que, entre outras coisas, ativa a transcrição de uma série de genes, incluindo os proto-oncogenes *c-myc*, *c-fos* e *c-sis*. A correlação de *v-fos* e *v-Ha-ras* com o processo de transformação já foi demonstrada. A promoção pode ser também obtida sem a presença de ésteres de forbol. Em camundongos, a lesão da pele previamente tratada com carcinógenos induz o aparecimento de carcinomas.

A Figura 8.12 mostra um esquema das possíveis exposições a agentes iniciadores e promotores de câncer e seus resultados.

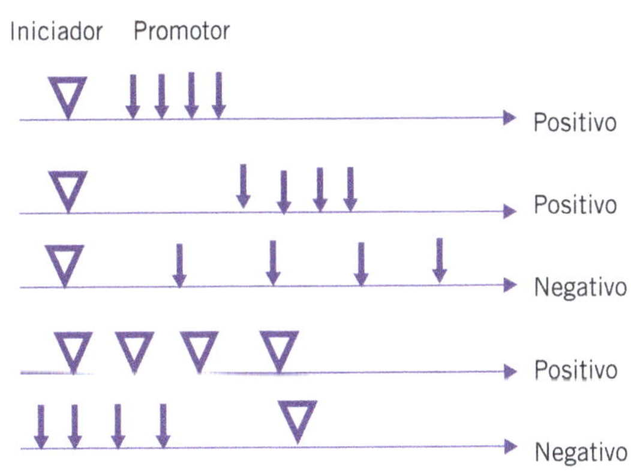

Figura 8.12 Esquemas das possíveis exposições a agentes iniciadores e promotores de câncer e seus resultados.
Fonte: Desenvolvida pela autoria.

A promoção compreenderia, pelo menos, dois mecanismos independentes: a) ativação gênica e b) atividade mitótica. Alguns compostos químicos não mutagênicos que atuam como carcinógenos em animais são indutores de proliferação celular. A indução de proliferação celular acelera a expansão clonal de uma célula que tenha eventualmente sofrido mutação, aumentando o número de células alteradas e, portanto, a probabilidade de que outros eventos deem sequência ao processo de carcinogênese.

No modelo de duas etapas da carcinogênese, pode-se concluir que o carcinógeno iniciador ativaria proto-oncogenes, enquanto o promotor de tumor estaria relacionado à indução da expressão destes genes, crescimento das células alteradas e aumento da expressão de outros genes que complementam a função do oncogene ativado.

PROGRESSÃO TUMORAL

A maioria dos tumores tem origem unicelular e a expansão clonal desta célula inicial dá origem a uma população que apresenta vantagens quanto à sua capacidade proliferativa em relação às demais. Essa população celular exibe baixa estabilidade genética, e novos mutantes são produzidos com maior frequência do que em uma população normal. A maioria desses será eliminada, mas alguns, com vantagens seletivas adicionais, serão mantidos, dando origem a novas subpopulações de células tumorais. A progressão tumoral envolve ciclos sucessivos de mutação e seleção. Em tumores endócrinos, por exemplo, inicialmente pode haver dependência de estímulos hormonais para o crescimento, que desaparece com a progressão. É comum que o tumor, à medida que se torna mais maligno, mostre alterações metabólicas e morfológicas interpretadas como perda de diferenciação.

Segundo o conceito de progressão tumoral, durante seu desenvolvimento, o tumor sofre modificações em suas características fenotípicas, adquirindo comportamento cada vez mais agressivo. Além da expansão da massa tumoral, há invasão dos tecidos adjacentes e, posteriormente, estabelecimento de metástases distantes. As etapas individuais da progressão ocorrem ao acaso, assim, o tempo e a sequência dos eventos podem variar de um tumor para outro.

POTENCIAL CARCINOGÊNICO DE COMPOSTOS QUÍMICOS

Vários testes foram criados para avaliar o potencial mutagênico de agentes químicos e físicos, utilizando diferentes sistemas biológicos, desde bactérias até células humanas, *in vivo*. Do mesmo modo, é importante a avaliação do potencial carcinogênico desses agentes, embora os testes específicos para isso sejam limitados. Os roedores têm sido grandemente empregados, principalmente na avaliação de compostos fabricados pelo homem. Esses testes são demorados, caros e fornecem dados nem sempre válidos para a espécie humana. Um dos problemas é a dificuldade em se estabelecer a equivalência entre as doses de testes e aquelas a que estão expostos os humanos, ou, ainda, a interpretação das respostas em relação às diferenças biológicas entre as espécies. Os estudos epidemiológicos contribuem para a avaliação da carcinogenicidade em humanos. A estimativa do risco para o homem pode ser feita por um índice denominado HERP (*human exposure/rodent potency*), ou seja, exposição humana/potência em roedores, que combina os dois tipos de resultados.

Deve-se considerar ainda que, além dos poluentes, introduzidos artificialmente no ambiente, os seres vivos estão expostos aos carcinógenos naturais, provavelmente em grau muito mais elevado. Como exemplo podem-se citar pesticidas sintetizados espontaneamente pelas plantas ingeridas pelo homem, presentes em concentrações elevadíssimas e que são tão ou mais carcinogênicos quanto os artificiais.

PREDISPOSIÇÃO AO CÂNCER

A incidência de tumores reflete as condições ambientais e as deficiências intracelulares nos mecanismos de replicação, recombinação e reparo de DNA. Algumas condições genéticas determinam maior suscetibilidade ao desenvolvimento de tumores. Fibroblastos de pele de indivíduos com *xeroderma pigmentosum* mostraram-se hipersensíveis à mutação e à toxicidade induzidas por radiação ultravioleta, e não pelo raio X. Essas observações deram suporte à correlação da doença com deficiência no sistema enzimático de reparo por excisão de nucleotídeos, processo que requer, pelo menos, sete diferentes produtos gênicos. As células desses indivíduos acumulam dímeros de pirimidina em seu DNA, e o alto índice de mutações leva-os a desenvolverem severas lesões na pele, que incluem o câncer. Outras síndromes, que também afetam o reparo do DNA ou a sua replicação, como a anemia de Falconi, ataxia-telangiectasia e a síndrome de Bloom, predispõem seus portadores aos vários tipos de câncer.

Essas situações, de um modo geral, favorecem aumentos na taxa de mutação somática, gerando alterações sequenciais do genoma que ocasionam transformação maligna. Outras, cujos mecanismos são menos conhecidos, são associadas a tumores específicos. A síndrome de Li-Fraumeni predispõe seus portadores aos tumores endócrinos e estaria relacionada a mutações germinativas do gene supressor de tumor p53. No caso dos tumores de mama, observa-se que um pequeno grupo de mulheres apresenta grande predisposição ao seu desenvolvimento. Esses casos são denominados hereditários e estariam associados às mutações no gene BRCA 1 ou 2.

A Figura 8.13 mostra os prováveis eventos na biologia do câncer.

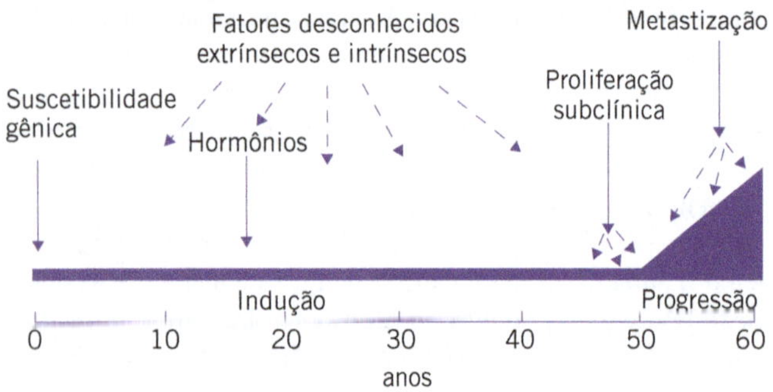

Figura 8.13 Prováveis eventos na biologia do câncer.
Fonte: Desenvolvida pela autoria.

▶ BIBLIOGRAFIA

AHMED M.; RAHMAN, N. ATM and breast cancer susceptibility. *Oncogene*, v. 25, n. 43, p. 5906-5911, 2006.

ALBERTS, B. et al. *Biologia molecular da célula*. 6.ed. New York & London: Garland Publishing Inc., 2017.

AMES, B.N.; GOLD, L.S. Too many rodent carcinogens: mitogenesis increases mutagenesis. *Science*, v. 249, p. 970-971, 1990.

AUTRUP, H. Carcinogen metabolism in cultured human tissues and cells. *Carcinogenesis*, v. 11, p. 707-712, 1990.

AVERS, C.J. *Genetics*. 2.ed. D. New York: Van Nostrand Co., 1980.

BARNES, D.E.; LINDAHL, T.; SEDGWICK, B. DNA repair. *Curr. Opin. Cell Biol*, v. 5, p. 424-33, 1993.

DRAKE, J.W. Spontaneous mutation. *Annu. Rev. Genet*., v. 25, p. 125-46, 1991.

EPPINK, B.; WYMAN, C.; KANAAR, R. Multiple interlinked mechanisms to circumvent DNA replication roadblocks. *Experimental Cell Research*, v. 312, p. 2660-2665, 2006.

ESSERS J.; VERMEULEN W.; HOUTSMULLER A.B. DNA damage repair: anytime, anywhere? *Curr Opin Cell Biol*., v. 18, n. 3, p. 240-246, 2006.

FERGUSON-SMITH, A.C.; BOURC'HIS, D. The discovery and importance of genomic imprinting. *eLife*, v. 7, e42368, 2018.

GIERL, A.; FREI, M. Eukariotic transposable elements with short terminal inverted repeats. *Curr Opin. Genet. Develop*., v. 1, p. 494-497, 1991.

HANAWALT, P.; SARASIN, A. Cancer-prone hereditary diseases with DNA processing abnormalities. *Trends in Genetics*, v. 2, p. 124-126, 1986.

HOEIJMAKERS, J. H. *Nucleotide excision repair I*: from E. coli to yeast. *Trends in Genetics*, v. 9, p. 173-177, 1993.

HOEIJMAKERS, J. H. *Nucleotide excision repair II*: from yeast to mammals. *Trends in Genetics*, v. 9, p. 211-217, 1993.

HUANG, Y.; GUO-MIN, L. DNA mismatch repair in the chromatin context: Mechanisms and therapeutic potential. *DNA repair* v. 93, e. 102918, 2020.

KAPLAN, J. C.; DELPECH, M. *Biologie moléculaire et médicine*. Marseille: Flammarion Médicine-Sciences, 1989.

KARP, G. *Biologia celular e molecular*: conceitos e experimentos. São Paulo: Editora Manole, 2005.

LAND, H.; PARADA, L.F.; WEINBERG, R.A. *Cellular oncogenes and multistep carcinogenesis*. Science, v. 222, p. 771-7, 1983.

LEWIN, B. *Genes V Oxford*. NY: Oxford University Press, 1990.

LODISH, H. et al. *Molecular cell biology*. Oxford: Scientific American Books Inc., 2012.

MODRICH P. Mechanisms in eukaryotic mismatch repair. *J Biol Chem*., v. 281, n. 41, p. 30305-30309, 2006.

NAKABEPPU, Y. et al. Mutagenesis and carcinogenesis caused by the oxidation of nucleic acids. *Biol Chem*.; v. 387, n. 4, p. 373-379, 2006.

NOWELL, P.C. The clonal evolution of tumor cell populations. *Science*, v. 194, p. 23-28, 1976.

PATEL, S.A. et al. Genomic control of metastasis. *British journal of cancer*, doi.10.1038/s41416-020-01127-6, 2020.

REDDY, A.L.; FIALKOW, P.J. Influence of dose of initiator on two-stage skin carcinogenesis in Balb/c mice with cellular mosaicism. *Carcinogenesis*, v. 9, p. 751-754, 1988.

REED S.H.; GILLETTE T.G. Nucleotide excision repair and the ubiquitin proteasome pathway - do all roads lead to Rome? *DNA Repair*, v. 4/6, n. 2, p. 149-156, 2007.

SOUISSI, T. Advances in carcinogenesis: a historical perspective from observational studies to tumor sequencing and TP53 mutation spectrum analysis. *Biochim Biophys Acta*., v. 1816, n. 2, p. 199-208, 2011.

VARMUS, H. *Genes and the biology of cancer*. New York: Scientific American Library, 1993.

VOET, D.; VOET, J.G. *Biochemisty*. NY: John Wiley & Sons, 2010.

VOLGENSTEIN, B.; KINZLER, K.W. *The multistep nature of cancer*. Trends in Genetics., v. 9, p. 138-141, 1993.

WEINSTEIN, I.B. Current concepts and controversies in chemical carcinogenesis. *J. Supramolec. Struct. Cell. Biochem*., v. 17, p. 99-112, 1981.

ZUR HAUSEN, H. Viruses in human cancer. *Science*, v. 254, p. 1167-1173, 1991.

9

Toxicologia da Reprodução

Ione Pellegatti Lemonica

CONTEÚDO DESTE CAPÍTULO

INTRODUÇÃO

Entre os mamíferos, a reprodução constitui um processo complexo, prolongado e que envolve várias etapas, tornando-se, dessa maneira, vulnerável às interferências ambientais ou à influência de vários agentes externos, incluindo substâncias químicas.

A reprodução dos mamíferos, entre eles o homem, é um processo cíclico constituído de várias fases, as quais se dividem em 4 estágios diferenciados que correspondem às etapas do desenvolvimento pré e pós-natal, o amadurecimento sexual e o acasalamento. Assim, pode-se considerar que um ciclo completo de reprodução inicia-se com a produção de gametas e só é considerado satisfatoriamente concluído após avaliação da capacidade do indivíduo em gerar novos indivíduos.

Diversos estágios do ciclo reprodutivo podem ser observados na Figura 9.1, devendo-se destacar que são similares em indivíduos machos e fêmeas, exceto na produção de gametas que ocorre na fase pós-natal para os indivíduos do sexo masculino e durante o desenvolvimento intrauterino para os do sexo feminino. Nas fêmeas, os oócitos primários são formados no período pré-natal, assim permanecendo até sua maturação final, ou seja, antes de serem liberados.

No ciclo reprodutivo dos mamíferos, pode-se verificar que a cada fase estão relacionados vários eventos e que cada uma das diferentes fases pode ser modificada pela exposição a agentes químicos. O Quadro 9.1. mostra os eventos relacionados a cada fase do ciclo reprodutivo.

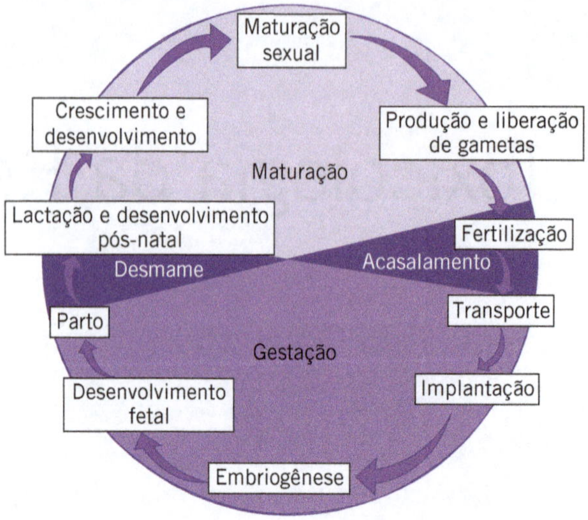

Figura 9.1 Ciclo reprodutivo de mamíferos.
Fonte: Desenvolvida pela autoria.

Quadro 9.1 Eventos relacionados a cada fase do ciclo reprodutivo.

Fase	Eventos
Maturação sexual	Libido Comportamento sexual e acasalamento Função endócrina
Produção e liberação de gameta	A produção pós-natal de gametas ocorre apenas em machos Nas fêmeas, os oócitos primários são formados no período pré-natal, assim permanecendo até sua maturação final antes de serem liberados
Fertilização e desenvolvimento embrionário inicial (pré-implantação)	Manutenção do espermatozoide após a cópula Fertilização Clivagem Blastômeros → Mórula
Transporte do zigoto	Zigoto → mórula → blastocisto
Implantação	Implantação do blastocisto no 6º dia de gestação Estado hormonal materno (progesterona, estrógeno) Desenvolvimento da placenta Sobrevivência das implantações
Embriogênese	Sobrevivência do embrião Crescimento e diferenciação Desenvolvimento dos órgãos
Desenvolvimento fetal	Sobrevivência dos fetos Crescimento e diferenciação Função de órgãos e sistemas
Parto	Comportamento maternal Duração do parto, distocia Cuidados com a prole
Desenvolvimento pós-natal (antes e após o desmame)	Sobrevivência Peso ao nascimento, crescimento Função de órgãos e sistemas Função hormonal Função imunológica Função dos sistemas nervosos central e periférico Distância anogenital (em animais) Desenvolvimento (normalidade da genitália externa, abertura vaginal, citologia de esfregaço vaginal) Descida de testículo, separação de prepúcio, produção de espermatozoides

Fonte: ECETOC, 2002.

Podem-se agrupar os agentes químicos quanto aos seus efeitos adversos sobre o ciclo reprodutivo em duas principais categorias:

- Substâncias que atuam sobre o desenvolvimento da prole, interferindo com seu desenvolvimento intrauterino.
- Substâncias que alteram a capacidade ou a habilidade reprodutiva de indivíduos do sexo masculino e/ou feminino.

TOXICIDADE PRÉ-NATAL (EMBRIOFETOTOXICIDADE)

Após a fecundação, para que o concepto tenha um desenvolvimento normal, são necessários 2 fatores: o meio ambiente intrauterino e a herança genética adequada. É por meio da harmonia entre esses 2 fatores que seu desenvolvimento se processa. Embora a humanidade tenha sempre se preocupado com o nascimento de indivíduos malformados, esse fato vem sendo relatado ao longo da História sempre associado às lendas, às intervenções ora satânicas ora divinas ou à hibridização de espécies. O concepto era considerado um ser protegido pelo útero materno e a placenta, barreira inviolável a qualquer agente externo.

O primeiro relato experimental, de caráter científico, visando correlacionar fatores externos ao aparecimento de malformações, data da segunda metade do século XVIII, quando Etienne e Isidore Geoffroy St. Hylaire, submetendo ovos embrionados a aumentos ou diminuições de temperatura, obtiveram embriões de galinha com diversos graus de malformações. Entretanto, somente nos anos 1930 a 1940, quando as escolas de Giroud, na França, e Warkany, nos Estados Unidos, realizaram os primeiros experimentos com embriões de mamíferos, foi demonstrado que substâncias químicas exógenas administradas a fêmeas durante o período da gestação podiam ocasionar importantes alterações no desenvolvimento embrionário.

Nos anos 1960, a tragédia da talidomida, introduzida no mercado como sedativa e hipnótica e utilizada para diminuir a náusea e o vômito durante a gestação, ocasionou o nascimento de crianças malformadas na Alemanha e na Inglaterra e impôs a Teratologia como uma ciência de absoluta importância, seja teórica ou prática, diante da opinião pública. Pela primeira vez, foi possível associar, de maneira inequívoca, a malformação no homem com um fator exógeno determinante, pois as malformações produzidas pela talidomida eram severas e puderam ser reconhecidas imediatamente. A talidomida é hoje um dos fármacos mais estudados no campo da Teratologia, sendo as alterações dos membros, características da exposição embrionária a essa substância.

Embora recente como ciência, a Teratologia possui hoje ramos diferentes de pesquisa que se inter-relacionam e fornecem subsídios que permitem avaliar de maneira mais segura a exposição embriofetal aos agentes exógenos, sejam eles químicos, físicos ou biológicos.

Apesar do avanço das pesquisas nas últimas décadas, apenas 30% a 35% das causas das malformações humanas podem ser esclarecidas, em face da grande dificuldade de se recuperar a história pregressa do paciente e também do fato de a grande maioria dos casos de malformações estarem relacionadas a vários fatores intercorrentes. Atualmente, as anomalias congênitas são classificadas como:

- Malformações, anormalidade anatômica persistente, fora dos limites biológicos, que pode afetar a sobrevida ou capaz de induzir alterações no crescimento, fertilidade ou longevidade de um indivíduo.
- Variações, quando a alteração do processo normal do desenvolvimento não ocasiona o comprometimento de função geral ou específica do desenvolvimento pós-natal ou a letalidade do indivíduo.

Entre os agentes que apresentam grande periculosidade para o concepto, em função da facilidade de serem introduzidos no organismo materno e da maneira diversa e múltipla com que podem entrar em contato com a gestante, encontram-se os agentes químicos, como os fármacos, os agroquímicos, os contaminantes ambientais e os aditivos alimentares. Entretanto, diante da imensa gama de substâncias químicas conhecidas, apenas poucas dezenas são, comprovadamente, teratógenas para o homem.

EXPOSIÇÃO A AGENTES QUÍMICOS

O efeito tóxico de uma substância química pode se manifestar durante todo o ciclo reprodutivo de um mamífero, inclusive da espécie humana e, dependendo da fase em que ocorrer essa exposição, as consequências serão diversas.

Para se avaliar o real efeito tóxico da exposição pré-natal a determinado agente químico, deve-se considerar não somente os efeitos sobre o organismo materno, como também sobre uma nova unidade, denominada unidade materno-placentária-fetal.

Organismo materno

O organismo materno, durante o período de gestação, apresenta características cinéticas diferenciadas. Sua volemia aumentada em até 35% modifica a distribuição de substâncias químicas. Dependendo da via de administração, a própria absorção pode estar modificada; nas substâncias administradas via oral, por exemplo, a absorção pode estar alterada com a diminuição da mobilidade do trato gastrointestinal. As alterações da distribuição e absorção podem ocasionar também uma eliminação diferente dos padrões normais para a substância.

Durante o período de gestação, os níveis aumentados de progesterona podem, uma vez que causam proliferação do retículo endoplasmático de superfície lisa dos hepatócitos, estimular enzimas celulares e, consequentemente, aumentar a metabolização de substâncias químicas que, por sua vez, altera sua toxicidade, aumentando-a ou diminuindo-a, dependendo do metabólito formado.

PLACENTA

As trocas de substâncias entre o organismo materno e o concepto se fazem através da placenta, que se forma logo após a nidação do embrião, por invasão e proliferação das células do trofoblasto. À medida que o concepto se desenvolve e, portanto, requer maiores trocas de substâncias com o organismo materno, a placenta sofre modificações, como diminuição da espessura e aumento da área de suas vilosidades, funcionando não somente como pulmão, rins e fígado do concepto, como também armazenando e metabolizando substâncias importantes para o seu desenvolvimento.

Os agentes químicos que apresentam características necessárias para transpor outras membranas atravessam também a barreira placentária. Assim, substâncias com peso molecular até 600 transpõem facilmente a placenta e as com peso molecular entre 600 e 1.000 o fazem também, porém com maior dificuldade. Portanto, a maioria das substâncias químicas passa pela placenta através de simples gradiente de concentração. Pode-se avaliar a passagem de uma substância, da circulação materna para o concepto, utilizando-se a seguinte expressão:

$$R = \frac{K \cdot A\,(Cm - Cf)}{X}$$

em que R representa o grau de transferência da substância; K, a constante de difusão da substância; A, a área de superfície da membrana placentária; Cm, a concentração da substância no sangue materno; Cf, a concentração da substância no sangue fetal; e X, a espessura da placenta. Além do peso molecular, interferem na passagem, entre outras propriedades, a lipossolubilidade, o grau de ionização e a ligação com proteínas plasmáticas.

A passagem das substâncias pela placenta se faz principalmente por difusão lipídica, mas, em alguns casos, por difusão facilitada, transporte ativo ou pinocitose.

Organismo embriofetal

Quando uma gestante é exposta a um agente químico, o organismo embriofetal não é o alvo primário, e sim secundário, da substância em questão, e seu efeito sobre esse organismo dependerá de uma série de fatores discutidos a seguir.

▶ PERÍODOS DE SENSIBILIDADE AOS TERATÓGENOS

Durante o período de gestação, a exposição materna a um agente químico tóxico pode ocasionar respostas diversas e seu efeito final variar desde a morte até o nascimento de um indivíduo normal (Figura 9.1). Essa variação de resposta se dá em função de o efeito embriofetotóxico de uma substância química estar diretamente regulado por alguns princípios básicos:

1. A resposta ao agente teratógeno é amplamente dependente do genótipo do embrião. A cortisona, por exemplo, quando administrada a camundongos e ratos, durante o período de prenhez, pode causar 100% de palatosquese na prole de camundongos e nenhum efeito em ratos. A talidomida, que induziu malformações tão drásticas no homem, em coelhos e em macacos, não apresentou o mesmo efeito quando administrada a ratos e camundongos.

Na mesma espécie, pode-se encontrar sensibilidade diversa a um mesmo teratógeno. Essa diferença de sensibilidade intra e interespécies faz com que, apesar das inúmeras pesquisas na área, poucas substâncias tenham sido reconhecidas até o momento como teratógenas para o homem (Quadro 9.2).

A Figura 9.2 mostra os resultados finais da exposição materna aos agentes químicos durante o período de gestação.

Quadro 9.2 Principais agentes tóxicos para o desenvolvimento intrauterino para a espécie humana.

Agente	Uso	Dose tóxica para o desenvolvimento	Efeitos adversos
13-*sex* ácido retinoico	Tratamento de acne cística	0,4 a 1,5 mg/kg/dia	Malformações craniofaciais e cardiovasculares, déficit intelectual
Aminopterina	Folato antagonista	1 a 2 mg/kg/dia	Aborto, defeitos craniofaciais e do sistema nervoso central, retardo de crescimento
Inibidores da enzima conversora de angiotensina	Anti-hipertensivo	Doses terapêuticas (difere a cada indivíduo)	Morte fetal, prematuridade, oligo-hidrâmnios, retardo de crescimento, hipotensão, falência renal
Fumo (cigarros)	Estimulante	> 20/dia	Retardo de crescimento, defeitos faciais
Derivados cumarínicos	Anticoagulante	Doses terapêuticas (difere para cada indivíduo)	Defeitos faciais, anomalias de membros, retardo de crescimento, alterações respiratórias neonatais
Ciclofosfamida	Antineoplásico	4 mg/kg/dia	Defeitos de membros e faciais
Dietilestilbestrol	Estrógeno sintético	0,1 a 3 mg/kg/dia	Malformações do trato reprodutivo, câncer vaginal
Difenil-hidantoína	Anticonvulsivante	8 mg/kg/dia	Defeitos craniofaciais, retardo de crescimento, perda fetal, déficit intelectual
Etretinato	Tratamento da psoríase	0,5 a 1 mg/kg/dia	Defeitos nos membros, ouvidos, coração e timo
Chumbo	Contaminante ambiental	10 a 15 μg/dL de sangue[a]	Aborto, retardo de crescimento, déficit neurocomportamental
Lítio	Transtorno bipolar	3 a 5 mg/kg/dia	Defeitos cardíacos
Metilmercúrio	Contaminante ambiental	10 μg/kg/dia[b]	Defeitos do sistema nervoso central
Penicilamina	Quelante	20 mg/kg/dia	Defeitos de tecido conjuntivo
Bifenilpoliclorados	Contaminante ambiental	–	Retardo de crescimento, hiperpigmentação, déficit neurocomportamental[b]
Talidomida	Sedativo/hipnótico	0,7 a 3 mg/kg/dia	Malformações estruturais (particularmente redução e defeitos de membros e orelhas)
Ácido valproico	Anticonvulsivante	5 a 10 mg/kg/dia	Defeitos de fechamento de tubo neural

a: a dose de chumbo necessária para alcançar esses níveis no sangue depende da via de exposição. Geralmente, humanos são expostos ao chumbo por meio de uma combinação de exposições inalatória e oral; b: a dose associada aos efeitos adversos não é ainda bem estabelecida.
Fonte: Desenvolvido pela autoria.

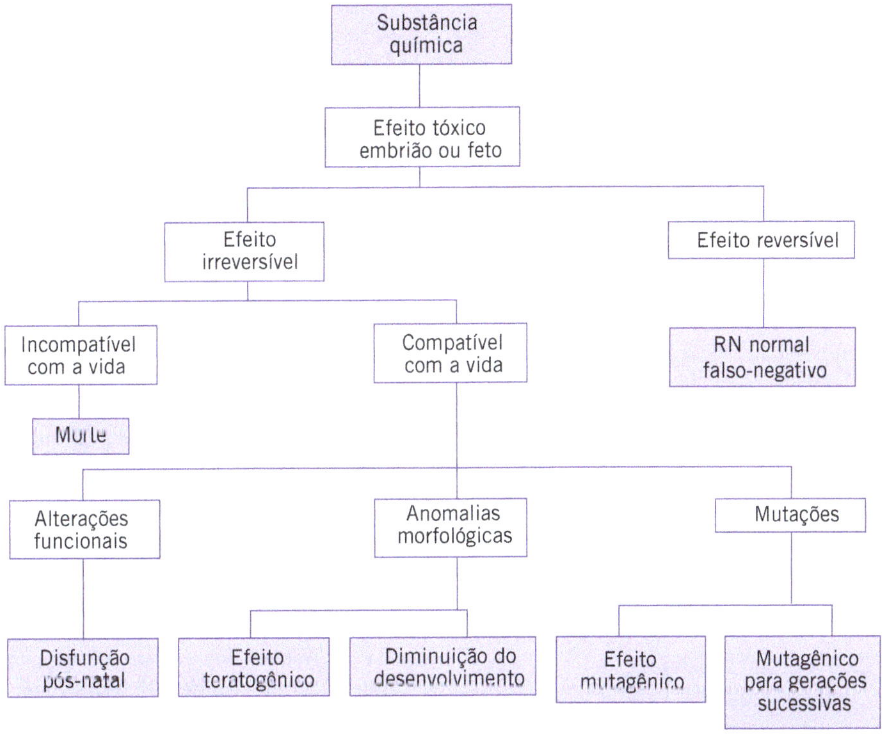

Figura 9.2 Resultados finais da exposição materna aos agentes químicos durante o período de gestação.
Fonte: Desenvolvida pela autoria.

2. A resposta ao agente teratógeno varia de acordo com o estágio de desenvolvimento atingido pelo concepto. A exposição a um mesmo agente teratógeno pode gerar respostas diferentes para o lado do concepto, no que diz respeito à frequência ou mesmo à anomalia produzida. Assim, a exposição materna ao vírus da rubéola nos 2 primeiros meses de gestação resulta em nascimento de indivíduos com malformações ópticas e cardíacas, ao passo que, quando no terceiro mês de gestação, ocasiona gênese de malformações ópticas.

O período de gestação pode ser dividido, com relação à sensibilidade a agentes teratógenos, em 3 estágios diferentes. O primeiro compreende o período desde a fecundação até a implantação do blastocisto e é também chamado de período do "tudo ou nada". Nesse período, que no homem vai até o 17º dia de gestação e, no rato, no coelho e em camundongos, até o 5º dia, aproximadamente, encontra-se o embrião com células totipotentes, em divisão, sem que haja acréscimo citoplasmático. É nesse momento que, dependendo do número de células atingidas pelo agente teratógeno, ocorre a reposição das células atingidas por células normais e, como produto final da exposição, um indivíduo normal ou, se atingido em grande número de células, a embrioletalidade.

Depois de implantado, o embrião entra em uma fase delicada, com intensa proliferação celular, movimento e deslocamento de massa celular e complicados sistemas de interação núcleo/citoplasma e intercelulares. Inicia-se, então, o chamado período organogênico, fase mais suscetível à ação de agentes teratógenos e único período teratogênico da gestação. Nesse tempo, da 2ª a 8ª semana de gestação, na espécie humana, a exposição materna aos agentes teratógenos ocasiona aparecimento de malformações na prole. A sensibilidade do organismo varia dependendo da espécie e, na mesma espécie, encontram-se diferenças conforme o agente teratógeno. O tipo de malformação depende, ainda, da fase evolutiva do embrião e da afinidade do agente químico pelo tecido embrionário, sendo que, para cada espécie, existem períodos diferentes de sensibilidade.

Cessado o período embrionário, inicia-se o período fetal, caracterizado pela diferenciação histológica e funcional dos diferentes órgãos e aparelhos, além de um notável crescimento ponderal do concepto. Agentes teratógenos administrados à mãe, nesse momento da gestação, não ocasionam o aparecimento de malformações, mas podem indubitavelmente interferir nos processos de proliferação celular que resultam em alterações funcionais de importantes sistemas, como o nervoso central, o imunitário ou o endócrino, além de causar retardo geral de desenvolvimento.

3. A terceira lei da Teratologia diz que os efeitos finais de um agente nocivo podem aparecer na forma de malformações, déficit funcional, retardo de desenvolvimento geral ou específico, ou letalidade, dependendo do estágio de desenvolvimento no qual se encontra o concepto no momento da exposição.

Todas essas considerações são de grande importância para a determinação do efeito teratogênico de uma substância química. Dos numerosos dados experimentais acumulados até o momento sobre agentes teratógenos de várias naturezas, pode-se inferir um conceito válido para todos os testes de teratogenicidade, ou seja, o de dose-limite e de dose-dependência. Geralmente, para cada agente teratógeno, existe uma dose-limite abaixo da qual não se manifesta nenhum efeito embriotóxico ou dismorfogênico e a partir da qual o percentual de indivíduos malformados aumenta em função da dose. Além do efeito dismorfogênico, pode-se manifestar também efeito letal, cuja incidência cresce com o aumento da dose até tornar-se o resultado mais importante, mascarando, inclusive, o efeito teratogênico.

Naturalmente, nem sempre se atinge o nível teratogênico da substância. Existem substâncias dotadas de baixo poder embriofetotóxico, que podem afetar a mãe causando-lhe a morte, sem qualquer efeito para o concepto. No entanto, há substâncias altamente embriofetotóxicas que, com mínima elevação da dose teratogênica, ocasionam letalidade do concepto.

Outro fato que determina o aparecimento de efeito embriofetotóxico de uma substância química é a interação entre essa substância e outros fatores que incidem sobre o organismo materno, como estado nutricional, fatores ambientais, idade materna, estresse, tabagismo, alcoolismo etc.

▶ ESTUDOS DE TOXICIDADE PRÉ-NATAL OU SOBRE O DESENVOLVIMENTO INTRAUTERINO

Visto que um dos principais objetivos dos estudos de toxicidade pré-natal, também denominados toxicidade sobre o desenvolvimento ou teratogenicidade, é o de evidenciar possível risco de substâncias químicas para o homem, esses testes são realizados prevalentemente em mamíferos e devem ser conduzidos seguindo protocolos de agências normativas internacionais. Dessa maneira, é de fundamental importância uma cuidadosa escolha do animal em estudo quanto a sua embriologia e metabolismo, pois a eleição inadequada pode incorrer em erros graves de interpretação dos resultados. Além disso, é importante a escolha da via de administração da substância-teste, da dose a ser testada e do período de exposição dos animais.

Animais de experimentação

A escolha dos animais de experimentação é muito importante, pois os resultados podem variar dependendo da espécie utilizada. São preferidos os animais que possuem período de gestação curto e prole numerosa.

O coelho (*Lagomorpha*), o rato e o camundongo (*Rodentia*) são as espécies mais utilizadas. A legislação vigente prevê que os testes de teratogenicidade devem ser realizados em duas espécies diferentes de animais, sendo que o coelho, por sua elevada sensibilidade aos agentes teratogênicos para o homem, é praticamente imposto como obrigatório, restando ao pesquisador escolher outra espécie no âmbito dos roedores.

Os macacos, em face de sua proximidade filogenética com o homem, são considerados os animais mais apropriados para o teste de teratogenicidade; porém, seu uso é muito limitado em função das dificuldades de repetição de experimentos com uma população homogênea e de reprodução em cativeiro, além do custo elevado.

O rato, o camundongo e o coelho possuem em comum características anatômicas e embriológicas, quais sejam: útero bicórnio, no qual os sítios de implantação se distribuem regularmente; número de filhotes elevado (cerca de 11 por gestação para o rato e o camundongo e 7 a 8 para o coelho); a placenta do tipo hemocorial, como na espécie humana; e a possibilidade da realização de controle adequado da população em laboratórios. Existem, entretanto, algumas diferenças em seus anexos embrionários que devem ser consideradas, pois podem vir a desempenhar um papel importante na gênese das malformações congênitas. Esses animais caracterizam-se por apresentar o saco vitelino não somente como uma estrutura transitória, como na espécie humana e nos primatas, mas como uma estrutura que participa ativamente da nutrição embrionária formando a chamada "placenta vitelina", cuja funcionalidade pode ser alterada por substâncias (p. ex., azul de Trypan) e estar relacionada com a gênese de graves malformações congênitas.

Além da escolha da espécie, deve-se considerar a linhagem dos animais utilizados nos estudos, tendo-se em vista a possibilidade de variação de sensibilidade na mesma espécie, conforme referido anteriormente. Quando há possibilidade de escolha em uma mesma espécie de cepas *imbred* ou *random bred*, é preferível optar-se pela *random bred*, em função de maior heterogeneidade genética, sobretudo em provas de teratogenicidade, nas quais o produto é totalmente desconhecido. O uso de linhagens *imbred* é preferido quando se deseja estudar um tipo particular de malformação, observado com alta frequência naquela linhagem.

Para a realização dos estudos de toxicidade pré-natal, os grupos experimentais devem conter número suficiente de animais que permita uma análise estatística eficiente dos resultados, pois considera-se, para essa análise, o número de mães que apresentaram alterações em sua prole, ou seja, a unidade experimental são as mães expostas. O número de animais ao início do experimento deve ser suficiente para a obtenção de 20 fêmeas com implantações por ocasião da necrópsia.

O desempenho reprodutivo das mães deve ser avaliado em 2 momentos diferentes: antes da exposição ao agente químico, nos estudos que seguem os protocolos-padrão, avaliando as condições reprodutivas do animal para integrar o experimento; e após a exposição ao agente químico, analisando o possível efeito do tratamento sobre o desempenho reprodutivo da mãe exposta.

Como o estresse materno pode de *per se* resultar em alterações no desenvolvimento intrauterino de mamíferos, as condições experimentais, como ciclo de luz, temperatura, umidade, ruídos e outros, devem ser padronizadas e adequadas para o bom desenvolvimento do experimento.

Os animais devem ser mantidos em gaiolas de tamanho padronizado e sua manipulação e alimentação, realizada em períodos determinados. A ração e a água fornecidas precisam ser de boa qualidade e de origem certificada.

Doses de exposição

A escolha de doses de exposição adequadas reveste-se de grande importância, já que a eleição inadequada pode comprometer a validade dos dados obtidos. Como o homem é, em alguns casos, mais sensível aos agentes químicos do que as outras espécies animais e, como existe uma dose-limite a partir da qual começam a aparecer os efeitos tóxicos de uma substância química sobre o organismo embriofetal, é importante que se estabeleça uma faixa adequada de doses a serem testadas, que compreenda um nível plasmático materno suficiente para que se possa extrapolar, com segurança, os dados experimentais para o homem.

Maior dose experimental Dose com a qual começam a ser observados sintomas clínicos não severos de intoxicação materna. O uso de doses que ocasionam o aparecimento de sintomas acentuados de intoxicação não é recomendado, pois não permitiria ao pesquisador concluir se as possíveis alterações apresentadas pelos conceptos seriam em função da ação embriofetotóxica da substância em estudo ou das alteraçoes na homeostase materna causadas pela intoxicação, o que viria a comprometer as trocas materno/fetais.

Assim, níveis de dose que produzam toxicidade excessiva (morte, abortos, perda total de ninhadas) e que resultem em número inadequado de ninhadas para avaliação não devem ser aceitos.

Menor dose experimental Dose com a qual não sejam observados efeitos tóxicos na mãe ou no concepto e que, na medida do possível, corresponda à dose de exposição ou de ingestão diária ou, ainda, à dose terapêutica, para o homem, dependendo do produto químico estudado. Sua determinação possibilita o estabelecimento de índices de segurança na extrapolação dos dados experimentais para o homem.

Dose intermediária Terceira dose, situada entre as anteriores, que permite maiores informações a respeito da relação dose-resposta.

Vias de exposição

A via de exposição a ser adotada deve permitir o estabelecimento de níveis plasmáticos maternos adequados para o estudo, visto haver uma dose-limite para a teratogenicidade.

De maneira geral, a via preferida para os estudos de toxicidade pré-natal é a oral, por meio de gavagem, via que permite estabelecer com segurança a quantidade de substância administrada e a que mais se assemelha à exposição humana.

Alternativamente, quando se fizerem necessárias, em função das características da substância-teste, podem ser adotadas a via dérmica, a exposição por meio da dieta ou mesmo a inalação, sempre tendo em conta o estabelecimento de níveis plasmáticos adequados. Nesses casos, devem-se considerar as condições cinéticas e físico-químicas da substância em estudo. Ainda nesse item, é preciso destacar a importância da escolha de um veículo adequado para facilitar a absorção da substância.

Períodos de exposição

As agências normativas internacionais estabelecem, de acordo com o produto a ser testado, protocolos a serem elaborados que resumem testes, chamados de 3 segmentos, e que abrangem todos os períodos do ciclo evolutivo (Figura 9.3).

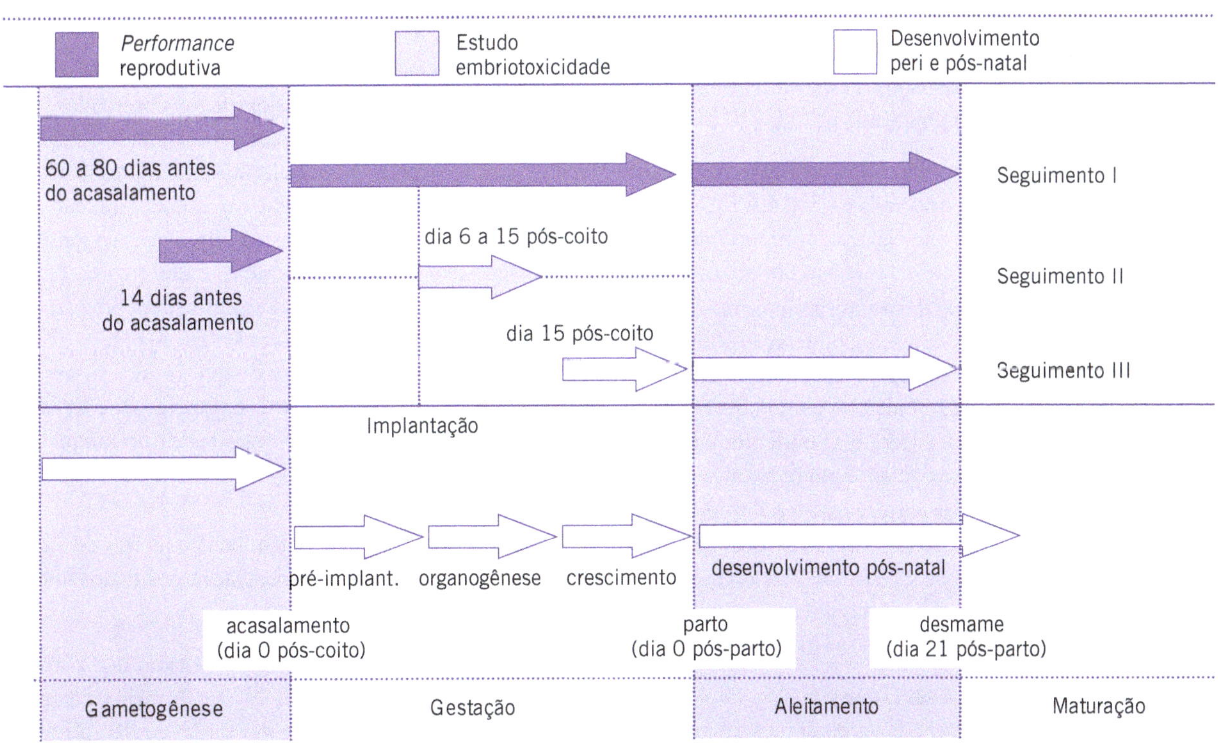

Figura 9.3 Períodos de tratamento em testes de toxicidade reprodutiva em ratos.
Fonte: Desenvolvida pela autoria.

Nos estudos de toxicidade pré-natal, a exposição à substância-teste deve abranger, no mínimo, o período de maior organogênese da espécie em estudo, que se estende da implantação do embrião até o fim do período embrionário. Nos protocolos mais atuais, o período de exposição se estende até o fim da gestação, abrangendo também, dessa maneira, o período fetal.

Em casos específicos, nos quais se objetiva esclarecer uma possível ação do agente químico sobre a implantação embrionária ou mesmo efeitos específicos sobre as células do embrião, o período de exposição pode se iniciar no primeiro dia da gestação.

Avaliação dos resultados

A avaliação dos estudos de exposição intrauterina a agentes químicos, tanto naqueles visando a utilização de novas moléculas como nos acadêmicos, requer um conhecimento acurado do pesquisador em função de possuírem características únicas que os fazem diferir dos demais testes de toxicidade.

Em primeiro lugar, ao administrar uma substância química a animais em gestação, encontram-se condições fisiológicas e de metabolismo diferentes das apresentadas por fêmeas não prenhes. Em segundo, em função das condições cinéticas diferenciadas, deve-se analisar não mais a toxicidade ao animal exposto, e sim a ação tóxica da substância-teste na unidade materno-placentária-fetal, com todas as características cinéticas pertinentes a essa nova unidade experimental. Finalmente, outra característica diferente nesse tipo de estudo é a de que o efeito tóxico da substância em questão pode se estender à prole.

Assim, o que avaliar ao final de um estudo e quais os dados de maior importância para que se possa estabelecer o real perigo à exposição a esse agente químico?

Avaliação da toxicidade materna Como a mãe constitui a unidade experimental a ser considerada para análise da exposição pré-natal, suas condições fisiológicas são importantes para permitir uma interpretação correta dos efeitos observados.

Dessa maneira, a avaliação de possíveis sintomas clínicos de toxicidade materna, como salivação, piloereção, alterações de comportamento, midríase ou miose, concomitantemente a outros parâmetros de avaliação indireta, como alterações de ingestão hídrica ou de ração e alterações ponderais, é importante para que os dados sejam avaliados em conjunto.

Além disso, como as trocas entre a mãe e o feto são feitas através da placenta, é importante a avaliação de possíveis alterações do peso, do tamanho ou estruturais desse anexo. Em casos especiais, nos quais são observadas alterações importantes da placenta, deve-se proceder ao exame histopatológico.

Avaliação do produto gestacional Ao fim da gestação, mais precisamente, 1 dia antes da previsão do nascimento natural, os fetos são retirados e submetidos a minucioso exame.

Depois de retirados do útero, os fetos são contados, pesados, distribuídos quanto ao sexo e analisados quanto à possível incidência de alterações estruturais aparentes.

Na sequência, uma parte (cerca de metade) dos fetos deve ser analisada quanto a possíveis alterações viscerais e, para isso, várias metodologias são aceitas. Os demais fetos serão avaliados quanto à presença de alterações e ao grau de amadurecimento ósseo. Para o estudo do esqueleto, os protocolos mais recentes propõem metodologia que emprega técnica de dupla coloração que permite a visualização da matriz cartilaginosa das estruturas ósseas e uma melhor classificação das possíveis alterações observadas.

Depois de avaliados esses parâmetros, os achados são classificados em malformações, variações, retardo de desenvolvimento e outros, organizados em tabelas, e sua incidência comparada à apresentada pelo grupo controle.

Outros testes, como estudos em ovos embrionados de aves, cultura de embriões inteiros ou de partes de embriões de roedores, são também utilizados para avaliar o possível efeito tóxico de substâncias químicas sobre o desenvolvimento embriofetal, porém não substituem os testes *in vivo* realizados em mamíferos. Os métodos *in vitro* são mais utilizados com o objetivo de conhecer os mecanismos pelos quais os agentes atuam sobre o embrião ou como um pré-ensaio, para identificar, em tempo rápido e utilizando poucos animais, a ação de uma substância ou a relação estrutura química/atividade teratogênica de compostos, constituindo-se em uma ferramenta importante na pesquisa de novas substâncias ou de mecanismos de ação teratogênica de moléculas conhecidas.

Interpretação e extrapolação dos dados para o homem

Em testes dessa natureza, é importante o conhecimento amplo das condições experimentais, dos efeitos observados, dos animais-controle e da frequência com que as malformações ocorrem espontaneamente na população. A extrapolação dos dados obtidos experimentalmente para o homem requer extrema cautela, pois, como se sabe, existem diferenças de sensibilidade entre espécies a serem consideradas, e um erro na interpretação de resultados poderá resultar em graves prejuízos para a comercialização do produto. Para se ter uma ideia, a talidomida requer doses 5 vezes maiores do que as que causaram a síndrome no homem para produzi-la em coelhos; o nível de metilmercúrio deve ser cerca de 50 vezes maior no sangue de ratas prenhes para reproduzir os efeitos teratogênicos que causa na mulher (Tabela 9.1).

Esse fato faz com que sejam adotados fatores de segurança, discutidos adiante, para a extrapolação dos dados obtidos experimentalmente para o homem.

Limitação do estudo Esse tipo de estudo não permite que sejam avaliadas as possíveis alterações funcionais da prole exposta *intraútero*, limitação que deverá ser contemplada em outros tipos de estudos.

Tabela 9.1 Comparação da potência de agentes químicos em humanos e animais.

	Menor dose efetiva (mg/kg/dia)			
Agentes químicos	**Humanos**	**Animais**	**Espécies**	**Animal/dose humana**
Metilmercúrio	0,005	0,250	Gato, rato	50,0
DES*	0,020	0,200	Macaco	10,0
Metotrexato	0,042	0,200	Rato	4,8
Aminopterina	0,050	0,100	Rato	2,0
PCBs**	0,070	0,125	Macaco	1,8
Talidomida	0,500	2,500	Coelho	5,0
Fenitoína	2,000	50,000	Camundongo	25,0
Etanol	400,000	1.500,000	Rato	3,8

* Dietilestibestrol; ** Difenilpoliclorados.
Fonte: Desenvolvida pela autoria.

TESTES DE TOXICIDADE SOBRE A REPRODUÇÃO

Os testes de Toxicologia Reprodutiva consistem na exposição de animais sexualmente maduros antes da concepção, durante o desenvolvimento pré-natal de sua prole, que após o nascimento serão expostos continuadamente até a maturação sexual, acasalamento e produção de nova geração. Em função da complexidade dos processos que envolvem cada uma das etapas do ciclo reprodutivo de mamíferos, é inevitável que distúrbios fisiológicos advindos da exposição a agentes químicos possam exercer efeito tóxico direto ou indireto sobre esses processos.

O tipo de teste mais utilizado para essa avaliação é o chamado *teste de duas gerações*, que engloba os testes de segmento I e III propostos pela Food and Drug Administration (FDA).

Esse estudo vem acrescentar a possibilidade de avaliação de alguns parâmetros não contemplados nos testes de toxicidade pré-natal, como morbidade neonatal, mortalidade, possíveis órgãos-alvo e desenvolvimento físico e neurocomportamental das ninhadas expostas.

Outra informação importante considerada nesse tipo de estudo é a possível avaliação do efeito da substância química no organismo animal nas diferentes fases de seu desenvolvimento, contemplando, pois, diferentes estados de metabolismo, o que pode modificar seu efeito tóxico.

Animais utilizados

Esse tipo de estudo requer a utilização de apenas uma espécie animal, sendo mais empregados os ratos. Se outra espécie de mamíferos for utilizada, o protocolo de estudo deve conter uma justificativa razoável para seu uso, assim como as modificações técnicas que se façam necessárias. São utilizados machos e fêmeas que precisam ter de 5 a 9 semanas de idade ao início do experimento em que as fêmeas devem ser nulíparas e não prenhes. O número de animais em todos os grupos experimentais das gerações testadas deve ser de ao menos 20 animais de cada sexo/grupo. As condições experimentais precisam ser padronizadas.

Doses de exposição

As doses devem ser escolhidas respeitando um intervalo suficiente para que se produza graduação dos efeitos tóxicos.

Maior dose Deve ser escolhida para produzir algum efeito tóxico e/ou sistêmico nos animais expostos, mas não morte ou toxicidade excessiva. No caso de letalidade paterna, essa dose não deve ultrapassar 10%.

Dose intermediária Deve produzir efeitos tóxicos mínimos.

Menor dose Não deve produzir evidências de efeitos tóxicos sistêmicos ou sobre a reprodução.

Vias de exposição

São utilizadas doses crescentes da substância química escolhidas seguindo as mesmas considerações descritas para os testes de toxicidade pré-natal. Alternativamente, a substância-teste pode ser acrescida à água dos animais.

A substância-teste é usualmente administrada via oral (dieta, água ou gavagem), com a exposição por meio da dieta mais utilizada. Alternativamente, e quando necessário, em função das características da molécula testada, a via dérmica pode ser utilizada.

Se a administração for por meio de gavagem ou de aplicação dérmica, a dose deve ser ajustada ao peso do animal e reajustada ao menos semanalmente.

A utilização de outras vias de exposição deve ser devidamente justificada.

Períodos de tratamento

De maneira geral, nesses estudos, os animais da primeira geração testada são expostos à substância química antes do acasalamento. Os machos deverão ser expostos à substância durante pelo menos um ciclo espermático completo. As fêmeas, por sua vez, deverão ser expostas durante pelo menos 3 ciclos estrais completos. Para que sejam garantidas essas condições, os animais (machos e fêmeas) são expostos durante um período de 8 a 10 semanas e, depois, acasalados. Os animais das gerações sucessivas serão expostos à substância continuadamente durante toda a vida (Figura 9.4).

A substância-teste é usualmente administrada à geração parental (P), em 3 níveis de doses, antes e durante seu acasalamento, durante a gestação das fêmeas e após o nascimento, durante todo o período pós-natal da primeira geração de filhotes (F1), que serão observados até a idade adulta, o acasalamento e a produção de filhotes da geração F2 (P → F1 → F2).

Para a produção das gerações filiais, são selecionados aleatoriamente um filhote de cada sexo de cada ninhada e de cada grupo que constituirão as gerações paternas para as gerações sucessivas. Não é aceito o acasalamento entre machos e fêmeas provenientes da mesma ninhada.

Os animais das diferentes gerações recebem a substância-teste, continuadamente, pela via de exposição escolhida, com exceção do período perinatal, quando a exposição da prole se faz por meio do aleitamento.

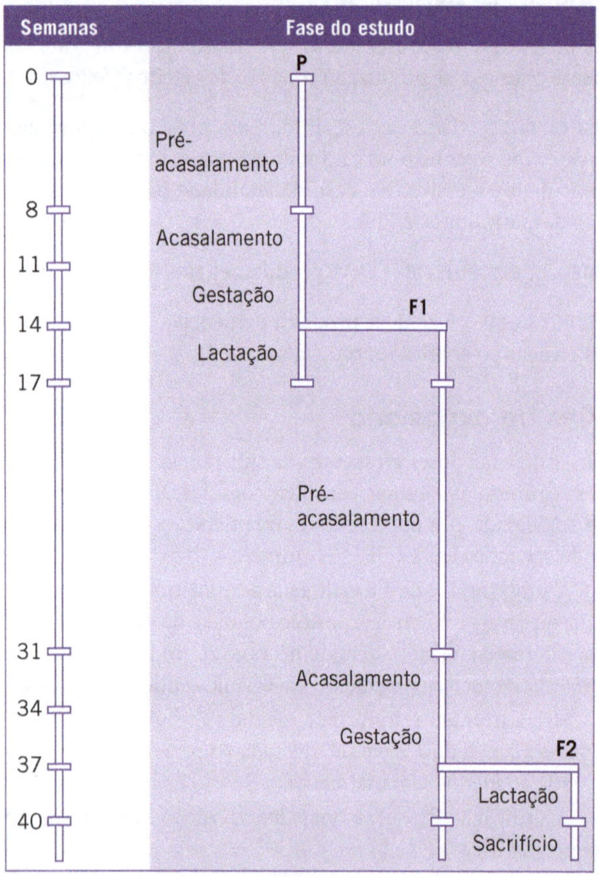

Figura 9.4 Esquema experimental – teste de duas gerações.
Fonte: Desenvolvida pela autoria.

Avaliação dos resultados

O estudo de duas gerações permite avaliar a toxicidade da substância química sobre gerações sucessivas expostas ao agente químico e, para seu entendimento, deve-se avaliar os efeitos da substância-teste sobre as gerações paternas e filiais.

Toxicidade paterna Consiste na avaliação contínua e sistemática de sintomas diretos e indiretos de intoxicação, como peso corporal, consumo de água e de ração, sintomas clínicos de intoxicação e/ou letalidade e comportamento, entre outros. O desempenho reprodutivo de machos é também avaliado, quando são estabelecidos índices de fertilidade e de acasalamento, entre outros. Nas fêmeas, são avaliados os índices de fertilidade e de fecundidade, a ciclicidade, a duração do ciclo estral e da gestação, entre outros.

O estudo permite ainda avaliações anátomo-histológicas, que nos dão informações sobre o peso relativo e absoluto dos órgãos, dando ênfase aos órgãos-alvo, histopatologia, com foco no peso e na histopatologia de órgãos de reprodução e seus acessórios, e coleta de material para exames bioquímicos.

Toxicidade sobre as gerações filiais As ninhadas provenientes de mães e pais expostos são analisadas ao nascimento quanto ao número, peso e índices de sobrevida dos recém-nascidos, presença de malformações ou variações externas, mortalidade, proporção machos-fêmeas, desenvolvimento físico, desempenho e maturação sexual, desenvolvimento pós-natal e presença de sintomas clínicos e/ou comportamentais de intoxicação.

Após a necrópsia, são avaliadas quanto às alterações viscerais e à histopatologia de órgãos de reprodução, sempre relacionada ao gênero, e submetidas à coleta de material para exames bioquímicos que se façam necessários.

Na avaliação dos dados obtidos, são estabelecidos níveis de preocupação para a substância testada que contemplam o somatório de todos os efeitos tóxicos sobre os machos e as fêmeas das diferentes gerações.

Limitação do estudo

O protocolo-padrão de toxicidade para duas gerações não permite a avaliação de possível efeito neurotóxico, devendo, para isso, ser adaptado.

Nos casos em que a substância-teste apresente meia-vida prolongada de eliminação e, portanto, bioacumulação, seus efeitos podem ser avaliados em proles sucessivas de uma mesma geração (P → F1a e F1b → F2a e F2b).

Estudos complementares

Para que se possam avaliar, com maior segurança, os efeitos de uma substância química sobre a reprodução devem ser considerados no contexto de outros estudos disponíveis que permitam esclarecê-los ou fornecer informações complementares sobre a cinética, os mecanismos de toxicidade sistêmica ou sobre a reprodução. Esses estudos são denominados estudos complementares.

Interrupção endócrina Os estudos baseiam-se na evidência de que substâncias químicas podem comprometer a reprodução de machos e fêmeas por meio de vários mecanismos, incluindo a desestabilização da homeostase endócrina por meio de mecanismos como interação agonista/antagonista com receptores hormonais, alteração no metabolismo ou na distribuição de hormônios.

Embora muitos desses efeitos possam ser detectados com a incorporação de *endpoints* mais sensíveis aos protocolos existentes, é importante considerar que muitos deles não são *per se* indicativos do mecanismo de toxicidade endócrino mediada, mas podem ser influenciados por outros achados gerais, pelo estado de saúde do animal ou por alterações homeostásicas resultantes de outros mecanismos não endócrinos.

Estudos de neurotoxicidade sobre o desenvolvimento Desenhados para coletar dados sobre os efeitos funcionais e/ou morfológicos sobre o sistema nervoso advindos da exposição de recém-nascidos expostos durante o período de gestação e lactação.

Estudos para o estabelecimento do modo de ação Podem esclarecer muitos aspectos referentes aos efeitos observados e devem ser realizados e/ou solicitados considerando-se uma avaliação caso a caso. Sua realização vem esclarecer vários aspectos relacionados aos achados nos testes realizados com os protocolos convencionais, servindo para estabelecer a relevância de determinado achado frente aos efeitos observados. Quando realizados anteriormente aos estudos convencionais, fornecem subsídios para o estabelecimento de órgãos-alvo, de doses de exposição e de efeitos esperados, permitindo o estabelecimento de *endpoints* mais adequados ao estudo.

Estudos sobre a lactação Permitem avaliar o possível efeito adverso da substância-teste sobre a lactação ou sobre as vias de lactação esclarecendo achados sobre a mãe e/ou sobre a prole.

CLASSIFICAÇÃO DAS SUBSTÂNCIAS QUÍMICAS

A avaliação dos resultados dos testes em animais fornece uma ideia clara dos efeitos tóxicos das substâncias químicas sobre o organismo em desenvolvimento pré-natal e sobre todo o ciclo reprodutivo de mamíferos. Assim, para que se possa ter acesso mais facilitado a essas informações e, principalmente, para se utilizar esse tipo de informação no que concerne à avaliação do risco de exposição humana, os agentes químicos são classificados segundo sua ação tóxica pré-natal e sobre a reprodução.

Várias classificações foram propostas nos diferentes países, seguindo sempre a avaliação e os critérios básicos discutidos.

O Sistema Globamente Harmonizado de Classificação e Rotulagem de Substâncias químicas (GHS) é um sistema que tem como objetivo harmonizar os diferentes sistemas de classificação e rotulagem a nivel mundial e para efeitos de classificação, as substâncias podem ser alocadas em uma de duas categorias (Quadro 9.3), considerando os efeitos sobre a função sexual, sobre a fertilidade e sobre o desenvolvimento pré-natal. Além disso, efeitos sobre a lactação serão alocados em uma categoria separada de perigo.

Quadro 9.3 Classificação das substâncias químicas quanto à toxicidade sobre a reprodução, segundo o GHS.

Categoria 1A
Produto conhecido por apresentar toxicidade reprodutiva para seres humanos. Essa classificação tem base em evidência em seres humanos de que o produto causa efeito adverso: a. na fisiologia reprodutiva de seres humanos; ou b. sobre o desenvolvimento embriofetal ou neonatal de seres humanos.
Categoria 1B
Produto que presumidamente possui potencial de causar toxicidade reprodutiva para seres humanos. Essa classificação tem base em: a. evidência suficiente em animais experimentais de que o produto causa efeito adverso: 1. na fisiologia reprodutiva de seres humanos; ou 2. sobre o desenvolvimento embriofetal ou neonatal de seres humanos; ou b. evidência limitada em seres humanos, complementada com evidência suficiente em estudos com animais experimentais de que o produto causa efeito adverso: 1. na fisiologia reprodutiva de seres humanos; ou 2. sobre o desenvolvimento embriofetal ou neonatal de seres humanos. Os dados devem fornecer evidência clara de efeito adverso, na ausência de outros efeitos tóxicos na fisiologia reprodutiva ou sobre desenvolvimento embriofetal ou neonatal. Caso ocorram em conjunto com outros efeitos tóxicos, os efeitos adversos não devem ser considerados como consequência secundária não específica dos outros efeitos.
Categoria 2
Produto suspeito de causar toxicidade reprodutiva em seres humanos. Essa classificação tem base em evidência limitada, para classificar os produtos na Categoria 1, de que o produto causa efeito adverso: a. na fisiologia reprodutiva em seres humanos ou em animais experimentais; ou b. sobre o desenvolvimento embriofetal ou neonatal em seres humanos ou em animais experimentais. Os dados devem fornecer evidência de efeito adverso, na ausência de outros efeitos tóxicos na fisiologia reprodutiva ou sobre desenvolvimento embriofetal ou neonatal. Caso ocorram em conjunto com outros efeitos tóxicos, os efeitos adversos não devem ser considerados como consequência secundária não específica dos outros efeitos.
Categoria adicional para efeitos na lactação ou na via de lactação
Produto suspeito de causar efeito adverso na lactação ou na via de lactação. Essa classificação tem base em: a. evidência em seres humanos indicando perigo aos lactentes durante o período de lactação; ou b. evidência clara de efeito adverso nos descendentes a partir dos resultados dos estudos de uma ou duas gerações em função da transferência de substância por meio do leite materno ou aos efeitos adversos sobre a qualidade do leite materno; ou c. estudos de toxicocinética que indiquem a possibilidade de o ingrediente ativo, os componentes, as impurezas ou os metabólitos estarem presentes em níveis potencialmente tóxicos no leite materno.

Fonte: United Nation, 2019.

Outro exemplo de classificação do potencial teratogênico para substâncias químicas de uso terapêutico é o adotado pela FDA (Quadro 9.4).

Quadro 9.4 Classificação das substâncias químicas de uso terapêutico de acordo com o seu potencial teratogênico.

Categoria	Descrição
A	**Estudos controlados demonstram não haver risco.** Estudos adequados, bem controlados, em gestantes não mostraram risco para o feto.
B	**Sem evidência de risco humano.** Estudos em animais mostram risco, mas estudos em humanos não o mostram, ou, se não há estudos adequados em humanos, os estudos animais são negativos.
C	**O risco não pode ser afastado.** Faltam estudos em humanos, e os estudos em animais ou são positivos para o risco fetal ou igualmente faltam. Entretanto, os benefícios potenciais podem justificar o possível risco.
D	**Evidência positiva de risco.** Dados de investigação preliminar ou pós-comercialização mostram risco para o feto. Entretanto, os benefícios potenciais podem ser maiores do que o risco potencial.
X	**Contraindicada na gravidez.** Estudos em animais ou humanos, ou relatos de investigação preliminar ou pós-comercialização mostraram risco fetal que claramente se sobrepõe a qualquer possível benefício para a paciente.

Fonte: FDA.

EXTRAPOLAÇÃO DOS RESULTADOS EXPERIMENTAIS PARA O HOMEM

A avaliação do risco de exposição para a espécie humana dos efeitos tóxicos de substâncias químicas sobre o desenvolvimento intrauterino envolve 3 etapas: 1) a condução de estudos em animais e, se possível no homem; 2) a avaliação dos dados obtidos nesses estudos; e 3) o uso desses dados na avaliação de risco para a reprodução humana.

A avaliação adequada que possibilite a extrapolação dos dados obtidos experimentalmente requer a geração de dados suficientes e o conhecimento amplo e familiaridade com os estudos, muitas vezes complexos, por parte do toxicologista. Dessa maneira, para uma avaliação segura, devem ser feitas várias considerações, não somente referentes às diferenças, como também sobre as similaridades dos processos reprodutivos do homem e das espécies testadas.

Assim, a avaliação de risco de exposição a novas moléculas ou a moléculas suspeitas de causar danos à reprodução baseia-se na importância dos testes *in vivo* e *in vitro*. Em função de inúmeras dificuldades encontradas em muitos casos para se considerarem os resultados experimentais como válidos para a população humana, dados referentes a estudos epidemiológicos são, quando disponíveis, extremamente importantes para se estabelecer essa correlação.

Desse modo, na avaliação de periculosidade de uma substância química, deve-se considerar os efeitos da exposição pré-natal em ambos os organismos, materno e fetal, respeitando a complexidade farmacológica existente interespécies. Fatores que podem alterar o nível plasmático das substâncias, como via de exposição, duração de exposição, metabolização, distribuição e excreção em animais gestantes, devem ser igualmente conhecidos e considerados.

Com exceção dos casos nos quais a substância é ativada de maneira diversa por diferentes espécies animais, os agentes químicos que apresentam efeitos adversos no homem também o fazem nos animais. Dessa maneira, os efeitos estruturais ou de desenvolvimento observados em um teste de teratogenicidade são similares aos encontrados na exposição humana ao mesmo agente. Em alguns casos, o embrião humano mostrou-se mais sensível a agentes químicos que o de animais, portanto, como discutido anteriormente, fatores de segurança devem ser aplicados para a extrapolação dos resultados experimentais para o homem.

A base para a aplicação de fatores de segurança vem sendo considerada diferentemente por vários autores. Porém, em geral, a maneira mais aceita para essa determinação considera a seguinte relação: considera-se a menor dose na qual não foram observados efeitos adversos na prole, na ausência de efeitos tóxicos maternos (NOAEL – *non observed adverse effect level*) para a espécie animal mais sensível à substância. A dose estabelecida é, então, dividida por um fator de segurança 10 (considerando as variações interespécies) e, uma segunda vez, por fator de segurança 10 (considerando a diferença de sensibilidade intraespécie). Vale lembrar que fatores de segurança adicionais, aos quais denominamos fatores de incerteza, podem ser aplicados de acordo com os dados disponíveis sobre a severidade dos efeitos tóxicos observados para a substância.

Na avaliação de risco de substâncias químicas, deve-se, portanto, à luz dos conhecimentos relativos à fisiologia dos animais-teste e à complexidade farmacológica existente interespécies, proceder à análise competente dos dados disponíveis que permita estabelecer, com segurança, os níveis de exposição permitidos para a espécie humana.

BIBLIOGRAFIA

ALIVERTI, V. et al. The extent of fetal ossification as an index of delayed development in teratogenic studies on the rat. *Teratology*, v. 20, n. 2, p. 237-242, 1979.

BARROW, M; TAYLOR, W.J. A rapid method for detecting malformations in rat fetuses. *Journal of Morphology*, v. 127, n. 3, p. 291-305, 1969.

BEYER, B.K. et al. ILSI/HESI Maternal Toxicity Workshop Summary: Maternal Toxicity and Its Impact on Study Design and Data Interpretation. Birth Defects Research - Part B -Developmental and reproductive toxicology, Hoboken, United States of America, v. 92, p. 36-51, 2011.

CARNEY, E.W. et al. The effects of feed restriction during in utero and postanatal development in rats. *Toxicological Sciences*, v. 82, n. 1, p. 237-49, 2004.

CHAHOUD, I. et al. Correlation between maternal toxicity and embryo-fetal effects. *Reprod. Toxicol.*, v. 13, n. 5, p. 375-381, 1999.

CHAOUD, I. et al. Classification terms in development toxicology: need for harmonization. *Reproductive Toxicology*, v. 13, n. 1, p. 77-82, 1999.

CHAOUD, I.; PAUMGARTTEN, F.J.R. Relationships between feta body weight of wistar rats at term and the extent of skeletal ossification. *Brazilian Journal of Medical and Biological Research*, v. 38, n. 4, p.565-575, 2005.

COMMITTEE ON DEVELOPMENTAL TOXICOLOGY BOARD ON ENVIRONMENTAL STUDIES AND TOXICOLOGY CO-

MISSION ON LIFE SCIENCES. (2000). *Scientific Frontiers in Developmental Toxicology and Risk Assessment.* National Academy Press, Washington, DC.

EUROPEAN CENTRE FOR ECOTOXICOLOGY AND TOXICOLOGY OF CHEMICALS (ECETOC) 2002. *Guidance on Evaluation of Reproductive Toxicity Data*, 31.

FAUSTMAN, E.M. Short-term tests for teratogens. *Mutation Research,* v. 205, n. 1-4, p. 355-84, 1988.

FRITZ, H; GIESE, K. Evaluation of the teratogenic potential of chemicals in the rat. *Pharmacology,* v. 40, p. 1-27, 1990.

GAYLOR, D.W.; CHEN, J.J. Dose-response models for developmental malformations. *Teratology,* v. 47, p. 291-7, 1993.

HORTA, M.L.; LEMONICA, I.P. Passagem transplacentária e efeitos embriofetais de drogas usadas em anestesia. *Revista Brasileira de Anestesiologia,* v. 52, n. 1, p. 101-113, 2002.

HOWVE, A.M.; WEBSTER, W.S. The warfarin embryopathy. A rat model showing maxilinasal hypoplasia and other skeletal disturbances. *Teratology,* v. 46, n. 4, p. 379-390, 1992.

JOHSON, E.M. Cross-species extrapolation and the biologic basis for safety factor determinations in developmental toxicology. *Regul. Toxic. and Pharmacol.,* v. 8, n. 1, p. 22-36, 1988.

KAUFMANN, W. Developmental neurotoxicity. Chapter 12. *In*: KRINKE, GD, ed, *The laboratory rat. San Diego:* Academic Press, 2000.

KHERA, K.S. Maternal toxicity: a possible etiological factor in embryo-fetal deaths and fetal malformations in rodent and rabbit species. *Teratology,* v. 31, n. 1, p. 129-153, 1985.

KIMMEL, C.A.; TRAMMELL, C. A Rapid procedure for routine double staining of cartilage and bone in fetal and adult animals. *Stain Technology,* v. 56, n. 5, p. 271-273, 1981.

LEMONICA, I.P. Embriofetotoxicidade. *In*: OGA, S. *Fundamentos de toxicologia.* 2.ed. São Paulo: Atheneu, p.91-99, 2003.

LEMONICA, I.P. Teratogênese experimental e sua aplicação em humanos. *In*: SANSEVERINO, M.T.V.; SPRITZER, D.T.; SCHÜLER-FACCINI, L. *Manual de teratogênese.* Ed. Universidade/UFRGS, p.19-39, 2001.

LEMONICA, I.P. Toxicologia da reprodução. *In*: CORRÊA, C.L., et al. *Bases científicas para a avaliação da toxicidade de agrotóxicos.* 1.ed. São Paulo, Brasil: International Life Sciences Institute do Brasil (ILSI Brasil), Cap.6, p.173-208, 2009.

LEMONICA, I.P. Toxicidade pré-natal: avaliação, interpretação e extrapolação de dados. *In*: DAMASCENO, D.C. et al. *Anomalias congênitas: estudos experimentais.* Belo Horizonte: Coopmed, Cap.5, p.83-91, 2008b.

MAKRIS, S.L. et al. Terminology of developmental abnormalities in common laboratory mammals (version 2). Birth defects research - Part B Developmental and reproductive toxicology, Hoboken, United States of America, v. 86, n. 4, p. 227-327, 2009a.

MAKRIS, S.L. et al. Terminology of developmental abnormalities in common laboratory mammals (version 2). Congenital Anomalies, Kyoto, Japan, v. 49, n. 3, p. 123-246, 2009b.

MAKRIS, S.L. et al. Terminology of developmental abnormalities in common laboratory mammals (version 2). Reproductive Toxicology, Elmsford, United States of America. v. 28, n. 3, p. 371-434, 2009c.

MAKRIS, S.L. et al. Current and Future Needs for Developmental Toxicity Testing. Birth Defects Research - Part B - Developmental and reproductive toxicology, Hoboken, United States of America, v. 92, p. 384-394, 2011.

MANSON, J.M.; WISE, D. Teratogens. *In*: AMDUR, M.O.; DOUUL, J.; KLAASSEN, C.D. *Casarett and Doull's Toxicology. The basic science of poisons.* 5.ed. New York: Macmillan Publishing Co., p.226-253, 1991.

MONT, R.J.; FAUSTMAN-WATS, E. Pharmacokinetics considerations in the maternal-placental-fetal unit. *Clinical Obstet. and Gynecol.,* v. 26, n. 2, p. 370-389, 1983.

NAU, H. Species differences in pharmacokinetics and drug teratogenesis. *Environmental Health Perspectives,* v. 70, p. 113-129, 1986.

NISHIMURA, H.; TANIMURA, T. *Clinical aspects of teratogenicity of drugs.* Amsterdam: Excepta Medica, 1976.

ORGANIZATION FOR ECONOMIC CO-OPERATION AND DEVELOPMENT (OECD) (2001a) *Guideline for testing of Chemicals.* 414. Prenatal Developmental Toxicity Study, OECD.

PIERSMA, A.H. et al. Reproductive toxicants have a threshold of adversity. Critical Reviews in Toxicology, Boca Raton FL: CRC Press, p. 1-10, 2011.

SCHWETZ, B.A. Criteria for judging the relative toxicity of chemicals from developmental toxicity data: a workshop summary. *Teratology,* v. 45, n. 4, p. 337-339, 1992.

SOLECKI, R. et al. Harmonization of rat fetal external and visceral terminology and classification. *Reproductive Toxicology,* v. 17, n. 5, p. 625-637, 2003.

STAPLES, R.E.; SCHENELL, V.L. Refinements in rapid clearing technic in the KOH-Alizarin red S Method for fetal bone. *Stain Technol.,* v. 39, p. 61-63, 1964.

UNITED NATIONS. Globally Harmonized System of Classification and Labeling of Chemical (GHS). 8th ed. New York and Geneva, 2019.

UNITED STATES ENVIRONMENTAL PROTECTION AGENCY (EPA) 1998d. *Health Effects Test Guidelines.* OPPTS 870.3700. Prenatal development toxicity study.

WILSON, J.G. Embryological considerations in Teratology. *In*: WILSON, JG; WARKANY, J. *Teratology: Principles and Techniques.* Chicago, University of Chicago Press, 1965.

WILSON, JG; WARKANY, J. *Handbook of Teratology.* New York: Plenum, v.1/2/3, 1973.

10

Controle Terapêutico*

Silvia Regina Cavani Jorge Santos
Vera Lucia Lanchote
Carlos Roberto da Silva Filho
Fernanda de Lima Moreira
Karina Brandt Vianna
Thais Vieira de Camargo
Vanessa Kasubeck de Souza
Claudia Garcia Messiano
Ronaldo Morales Junior

CONTEÚDO DESTE CAPÍTULO

INTRODUÇÃO

O controle terapêutico é uma disciplina da Terapêutica que trata do monitoramento das concentrações de um fármaco nas matrizes biológicas como o sangue total, soro ou plasma com a finalidade de individualizar a terapia farmacológica pela alteração do regime de dose empírica com vistas à maximização da eficácia e a minimização de eventos adversos para o paciente. A utilidade da concentração de um fármaco em fluidos biológicos no decurso do tempo tem base no princípio da homogeneidade farmacocinética, em que a resposta farmacológica está estreitamente relacionada à concentração desse fármaco nos tecidos de maneira a atingir o sítio receptor (Figura 10.1).

* Colaboradoras nas edições anteriores: Cristina Sanches Giraud e Karin Jannet Vera López.

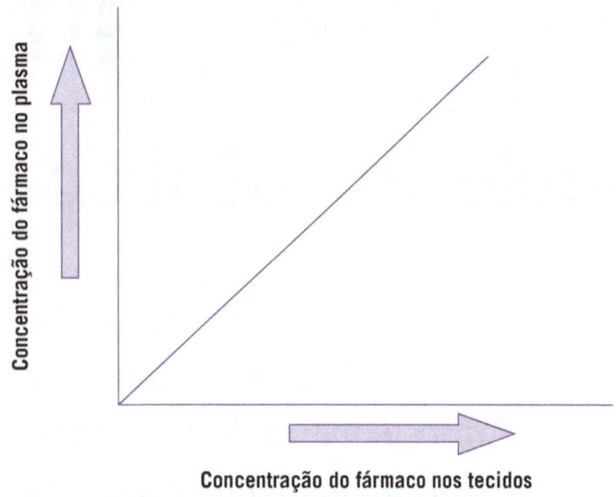

Figura 10.1 Princípio da homogeneidade farmacocinética.
Fonte: Desenvolvida pela autoria.

Espera-se, portanto, que a alteração da concentração sanguínea do fármaco no decurso do tempo, intervalo entre doses, reflita-se em alteração proporcional da concentração do fármaco nos tecidos. De maneira geral, com base neste princípio, e após administração intravascular de uma dose, registra-se o decaimento exponencial da concentração do fármaco no plasma em função do tempo. As concentrações desse fármaco nos tecidos e no receptor farmacológico, bem como em fluidos de excreção, urina e bile, também obedecem a essa mesma função matemática.

Adicionalmente, após administração extravascular da dose, por exemplo, peroral (fármaco absorvido no trato gastrointestinal), registra-se o aumento das concentrações até atingir a concentração máxima (pico) que é proporcional à dose administrada e que foi absorvida. Portanto, após uma dose extravascular, registra-se uma exponencial crescente, expressa pelos parâmetros de absorção em função do predomínio da fase absortiva. Finalizada a absorção, observa-se o decaimento exponencial da concentração plasmática em função do tempo que caracteriza a eliminação do fármaco da corrente circulatória e do organismo.

Então, os caminhos do fármaco no organismo após administração intravascular ou extravascular de uma dose ao paciente são registrados pela variação da concentração do fármaco, sob as formas inalterada ou biotransformada dissolvidas nos fluidos e tecidos, no decurso do tempo (Figura 10.2).

A diferenciação da terapia de dose múltipla comparada à dose única é ilustrada na Figura 10.3. Então, após administração de doses múltiplas do fármaco num regime de dose definido pela via intravascular (i.v. *bolus*) ou via extravascular, por exemplo, peroral, sublingual ou oral, ocorrerá o acúmulo de dose sobre dose no intervalo (τ), até atingir o estado de equilíbrio ou platô. O tempo para atingir o platô (T^{ss}) é da ordem de 5 meias-vidas de terapia. No platô, as concentrações máximas (pico) ou mínimas (vale) se sobrepõem no intervalo entre doses; consequentemente, a dose subsequente vai apenas repor a perda da dose anteriormente administrada.

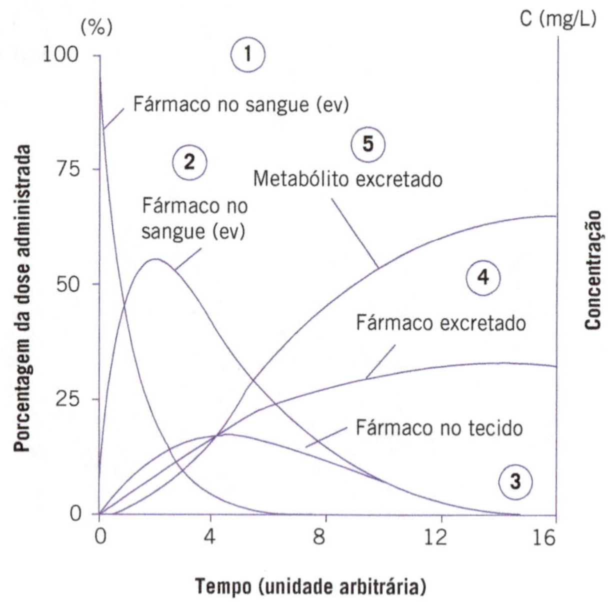

Figura 10.2 Caminhos do fármaco no organismo após administração da dose ao paciente. Variação da concentração do fármaco nos fluidos e tecidos no decurso do tempo após administração de uma dose. Curvas: (1) concentração do fármaco no sangue no decurso do tempo após dose intravascular; (2) concentração do fármaco no sangue no decurso do tempo após dose extravascular; (3) curva de impregnação do fármaco no tecido no decurso do tempo; (4) curva de excreção acumulada do fármaco inalterado na urina ou na bile; (5) curva de excreção acumulada do fármaco biotransformado na urina ou na bile.
Fonte: Desenvolvida pela autoria.

Na terapia em longo prazo com determinado fármaco, o platô é atingido pela administração de doses múltiplas. É na situação de impregnação deste fármaco, que é possível estabelecer a correlação entre a concentração atingida no estado de equilíbrio (C^{ss}) e o efeito farmacológico. O estudo da variação das concentrações do fármaco no intervalo de dose, e a probabilidade de ocorrência de eventos relacionados à eficácia ou à toxicidade definem a janela terapêutica para esse agente terapêutico. A importância da definição dessa faixa de concentração do fármaco circulante está relacionada à garantia da efetividade e à segurança desse agente terapêutico, sendo definida pelos valores limítrofes de vale, ou seja, a concentração mínima (C^{ss}min.). O limite inferior é definido pela concentração mínima registrada antes da dose subsequente. A janela terapêutica tem sido definida para os fármacos que apresentam pequena margem de segurança (Quadro 10.1).

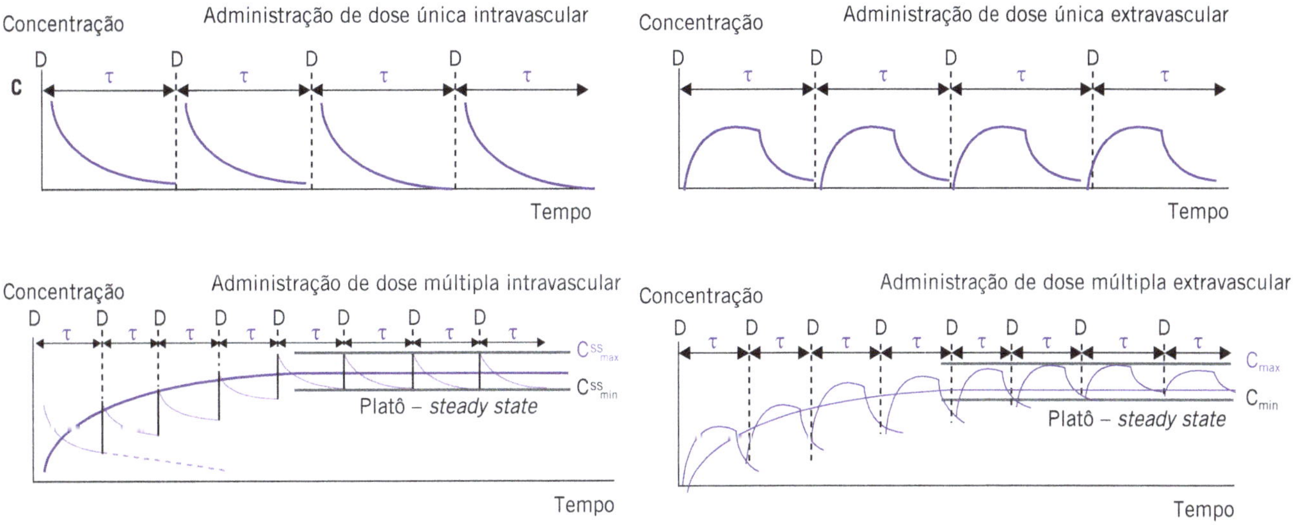

Figura 10.3 Curva de impregnação e platô atingido pela terapia de dose múltipla caracterizada pela concentração no platô (C^{ss}) e tempo para atingir o platô (T^{ss}).
Fonte: Acervo da autoria.

Quadro 10.1 Janela terapêutica para fármacos de estreita margem de segurança.

Fármaco	Matriz de escolha	Janela terapêutica
Amicacina	Soro[b]	5 a 10 mg/L
Carbamazepina 10,11 Epóxi	Soro[a]	4 a 12 mg/L 1 a 6 mg/L
Ciclosporina A	Sangue total[b]	100 a 300 ng/mL
Digoxina	Soro[b]	0,9 a 2 ng/mL
Everolimo	Sangue total[b]	3 a 8 ng/mL
Fenitoína	Soro[a]	10 a 20 mg/L
Fenobarbital	Soro[a]	15 a 40 mg/L
Lidocaína	Soro[a]	1,5 a 5 mg/L
Lítio	Soro	0,6 a 1,4 mEq/L
Oxcarbazepina	Soro[a]	6,5 a 10,5 mg/L
Quinidina	Soro [a]	2 a 5 mg/L
Procainamida NAPA	Soro[a]	4 a 8 mg/L 1 a 10 mg/L
Sirolimo	Sangue total[b]	5 a 15 ng/mL
Tacrolimo	Sangue total[b]	10 a 20 ng/mL (fase de indução) 3 a 10 ng/mL(fase de manutenção)
Teofilina	Soro[a]	10 a 20 mg/L

Métodos bioanalíticos de quantificação – a: cromatografia líquida/espectrometria de massas em tandem (LC-MS/MS); b: imunoensaio – kit comercial.
Fonte: Desenvolvido pela autoria.

Se as concentrações plasmáticas do fármaco encontram-se abaixo do recomendado da faixa definida como janela terapêutica, o efeito desejado não é atingido, sendo necessário para individualização da terapia e garantia da efetividade, a alteração de conduta médica pela alteração do regime de dose na prescrição médica.

Como exemplo clássico de janela terapêutica, tem-se a teofilina, derivado da trimetilxantina com atividade broncodilatadora, prescrita para a melhoria da capacidade respiratória no paciente. Este fármaco apresenta a janela terapêutica definida pela faixa de concentração que varia entre 10 e 20 mg/L (Quadro 10.1).

A concentração mínima para o vale equivalente a 10 mg/L deve ser mantida durante o tratamento para se obter o desfecho clínico desejado. Contudo, o valor de 20 mg/L se refere ao vale de concentração máxima a ser atingida, que não deve ser excedida, já que esta concentração estará relacionada ao registro de eventos adversos em vários níveis de toxicidade dependentes da concentração sérica (Figura 10.4).

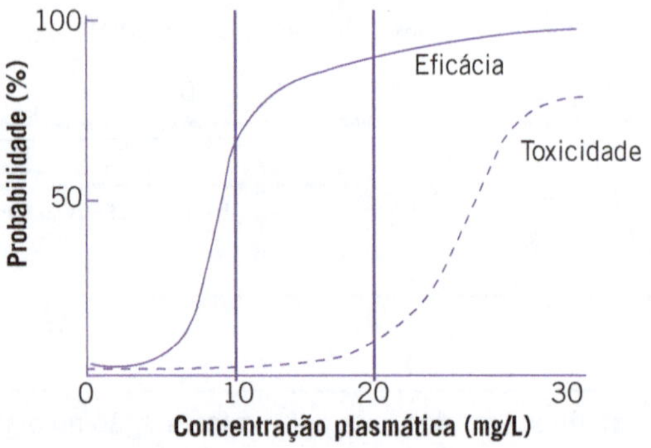

Figura 10.4 Janela terapêutica da teofilina.
Curvas: (—) eficácia na concentração entre 10 e 20 mg/L; (- -) toxicidade a partir da concentração superior à 20 mg/L.
Fonte: Desenvolvida pela autoria.

A probabilidade de ocorrência do evento farmacológico varia de acordo com a concentração do fármaco (p. ex., teofilina representada pelas curvas de eficácia e toxicidade do fármaco em função de concentração no estado de equilíbrio no decurso do tempo).

Adicionalmente, alguns eventos adversos do fármaco também podem ser registrados mesmo na janela terapêutica. Neste caso, cabe à equipe médica avaliar os riscos e os benefícios de uma determinada prescrição. Desta maneira, há grande probabilidade de que os efeitos terapêuticos sejam superados pelos efeitos indesejáveis ou adversos quando as concentrações séricas estão acima do limite superior da janela terapêutica. Relativamente à toxicidade, os sinais e sintomas manifestados pelo paciente, bem como a intensidade são proporcionais ao aumento das concentrações séricas do fármaco. Então, o regime de dose deverá ser alterado e adequado individualmente a cada paciente. A resposta individual de cada paciente ao agente terapêutico desempenha papel muito importante no estabelecimento do regime de dose ajustada pela alteração da prescrição médica. No gráfico ilustrado na Figura 10.4, evidencia-se a zona de sobreposição dessas concentrações, ou seja, o ajuste de dose dependerá da resposta individual de cada paciente ao regime de dose prescrito pelo médico.

A teofilina é também um exemplo clássico de fármaco com disposição cinética linear, cuja farmacocinética e farmacodinâmica estão bem estabelecidas. Quando esse fármaco é administrado num regime de dose empírica a pacientes adultos, os níveis séricos evidenciam alta variabilidade, em consequência da biotransformação mais rápida ou mais lenta dessa trimetilxantina pelo CYP1A2. Então, os níveis circulantes de teofilina inferiores a 10 mg/L estão associados a pacientes metabolizadores extensivos enquanto níveis de 20 mg/L estão relacionados aos metabolizadores lentos. Contudo, destaca-se que os eventos adversos relacionados à toxicidade desta metilxantina, como náusea e vômitos, taquicardia e ansiedade, estão relacionados a níveis circulantes da teofilina a partir de 25 mg/L, ao passo que as arritmias cardíacas, convulsões e hipertermia, estão relacionadas aos níveis séricos superiores a 40 mg/L. Com base na prática clínica, e nos dados laboratoriais obtidos pelo monitoramento sérico desta metilxantina, o controle terapêutico da teofilina torna-se importante na individualização da terapia requerida para diferentes pacientes considerando-se a necessidade do aumento de dose para os metabolizadores extensivos e a redução da dose nos metabolizadores lentos, pela diferença na biotransformação via CYP1A2.

O estabelecimento de correlação entre a concentração circulante do fármaco no estado de equilíbrio (C^{ss}) e o efeito farmacológico, caracterizado pelo efeito inicial (E_0), efeito máximo (E_{max}) e duração do efeito máximo (TE_{max}) é viabilizado pela modelagem farmacocinética-farmacodinâmica (PK/PD). Essa ferramenta permite relacionar as características farmacocinéticas da molécula, função da concentração do fármaco circulante no decurso do tempo, às propriedades farmacodinâmicas de um fármaco agonista ou antagonista do receptor farmacológico. Então, a partir da aplicação do modelo temporal farmacodinâmico log linear evidencia-se a correlação entre a transformação logarítmica da concentração da teofilina circulante e a efetividade terapêutica, expressa pelo aumento percentual da capacidade respiratória relativa ao valor basal. A Figura 10.5 ilustra essa correlação obtida pelo modelo PK/PD log linear, em pacientes portadores de asma brônquica com insuficiência respiratória.

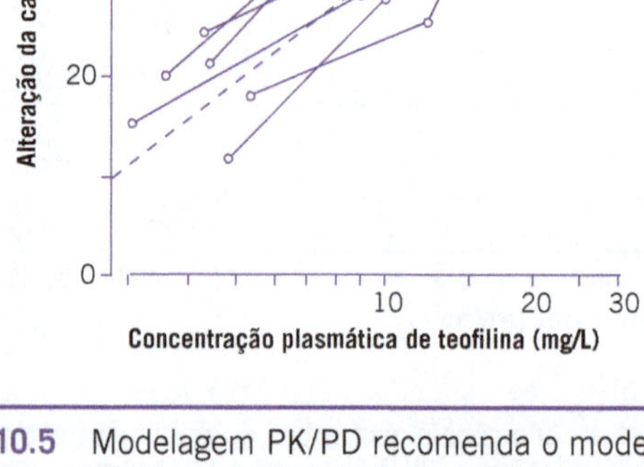

Figura 10.5 Modelagem PK/PD recomenda o modelo temporal farmacodinâmico log linear representado em eixos cartesianos para melhorar a razão da capacidade respiratória/basal (%) em pacientes com insuficiência respiratória *versus* a transformação logarítmica das concentrações da teofilina circulante.
Curvas: (- -) populacional, médias n:6; (—) individual de 6 pacientes.
Fonte: Desenvolvida pela autoria.

A farmacocinética permite expressar numericamente a transferência do fármaco no organismo e assim permitir a mensuração dos processos de absorção, distribuição e eliminação (Quadro 10.2). Os conceitos fundamentais encontram-se descritos no Apêndice.

Quadro 10.2 Parâmetros farmacocinéticos – terapia de dose múltipla.

Parâmetro	Definição	Unidade	Equação
$t_{(1/2)\beta}$	Meia-vida biológica	h	0,693/kel
Kel	Taxa de eliminação a	H^{-1}	$(lnC_1-lnC_2)/(T_2-T_1)$
ASC_τ^{ss}	Área sob a curva total, integração ponto a ponto no intervalo de dose	mg/L*h	Trapezoides (τ)
Cl_T	Depuração total corporal	L/h ou mL/min*kg	$Dose/ASC_\tau^{ss}$
V^{ss}	Volume aparente de distribuição	L ou L/kg	Cl_T/kel

ASC^{ss}_τ: a área sob a curva de concentração no decurso do tempo (τ) após administração do fármaco. Método de integração dos trapezoides: integração ponto a ponto.
Fonte: Desenvolvido pela autoria.

Se o estudo farmacocinético aponta os problemas relacionados à subterapia ou à toxicidade para determinado fármaco, torna-se fundamental enumerar alguns dos fatores responsáveis pela alteração da farmacocinética que justificam a variabilidade da concentração de fármacos no decurso do tempo com impacto na efetividade. Consequentemente, esses fatores estão relacionados a diferenças individuais (genéticos), estados de doença com alteração do estado fisiológico como a desidratação, hipervolemia ou hipovolemia, redução de perfusão, ou ainda resultante de interação fármaco-fármaco de relevância. As principais alterações da farmacocinética que vão impactar a farmacodinâmica são:

- absorção de fármacos por mecanismos que exigem a presença de transportadores (influxo e efluxo);
- distribuição de fármacos relacionada à afinidade e extensão da ligação fármaco-proteína plasmática ou proteína-ligantes nos tecidos;
- biotransformação de fármacos por meio de reações da Fase 1 (oxidação, redução ou hidrólise) e/ ou da Fase 2 (conjugação 2), de maneira a garantir a excreção urinária ou biliar do fármaco;
- estados de doença e alterações fisiológicas relacionadas a extremos de idade;
- interação fármaco-fármaco relacionada à liberação seguida de absorção;
- interação fármaco-fármaco relacionada a mecanismos de eliminação.

Assim, por meio do controle terapêutico garante-se a manutenção de níveis circulantes do fármaco dentro da janela terapêutica, permitindo a maximização da eficácia e, consequentemente, a redução da incidência de eventos adversos pela toxicidade tanto para o paciente internado quanto para o paciente ambulatorial em terapia crônica.

Contudo, os resultados numéricos pelo monitoramento dos níveis circulantes de determinado fármaco não contribuem isoladamente de maneira definitiva para a alteração de conduta médica, uma vez que estes dados de grande valor na alteração de prescrição médica devem ser sempre interpretados em conjunto com o estado clínico do paciente, perfil de rotina laboratorial e exames de imagem. Ressalta-se ainda como fundamental no paciente ambulatorial a avaliação de aderência ao tratamento e atendimento à prescrição médica.

O controle terapêutico não é recomendado no ajuste de dose para fármacos cuja eficácia pode ser rapidamente avaliada pela simples medida do efeito, como a medida da pressão arterial na terapia anti-hipertensiva, ou a glicemia/fita dextro na farmacoterapia hipoglicemiante. Adicionalmente, vale a pena mencionar os testes de coagulação como tempo de protrombina (TP) na terapia com a varfarina e o teste do TTPA, tempo de tromboplastina parcial ativado na anticoagulação com a heparina.

O monitoramento dos níveis do fármaco circulante deve ser ponderado, pois representa também um ônus adicional ao tratamento. Portanto, deve estar reservado apenas para aqueles fármacos de baixo índice terapêutico citados no Quadro 10.1, nos casos em que a individualização da terapia seja definitiva na decisão médica relacionada à alteração de prescrição.

A utilização de ensaios laboratoriais e operacionais de simples e até de alta complexidade para a determinação do fármaco circulante são, de maneira geral, realizados nas matrizes de plasma, soro ou ainda no sangue total. A interpretação dos resultados se faz pela comparação entre o dado obtido do paciente, no regime de dose prescrito, e a janela terapêutica recomendada para cada fármaco. A alteração da prescrição do regime de dose com base no suporte laboratorial fornecido pelo controle terapêutico envolve o processo de tomada de decisão da equipe médica que assiste o paciente. Uma das maiores vantagens do controle terapêutico é o fornecimento de resultados à equipe clínica em tempo real do paciente hospitalizado, permitindo a alteração precoce do regime de dose para alcançar o desfecho clínico desejado.

Considerando-se ainda as características farmacocinéticas específicas para fármacos de baixo índice terapêutico como os imunossupressores dos transplantes de órgãos, ciclosporina A, everolimo, sirolimo e tacrolimo, evidencia-se boa correlação entre níveis mensurados no sangue total e a resposta farmacológica desejada. De fato, o controle terapêutico destes agentes está indicado nas seguintes situações:

- boa correlação entre resposta farmacológica e nível plasmático;
- alta variabilidade interindivíduos nos níveis do fármaco circulantes após o mesmo regime de dose;
- o fármaco possui baixa margem de segurança;
- o fármaco mostra janela terapêutica estreita;
- a efetividade não pode ser acessada facilmente por simples avaliação clínica.

O controle terapêutico está limitado nas situações em que a janela terapêutica não está bem definida; inúmeros metabólitos ativos de potência desconhecida estão dificultando o ajuste de dose e a toxicidade é registrada a partir de níveis séricos reduzidos.

O controle terapêutico também terá grande aplicabilidade quando a farmacocinética estiver alterada, impactando a farmacodinâmica. Assim, a farmacoterapia dose ajustada exigirá a estimativa de alguns parâmetros farmacocinéticos: taxa de eliminação, meia-vida biológica, depuração total corporal e volume aparente de distribuição descritos no Quadro 10.2.

Adicionalmente, o fármaco é sempre administrado na forma de um medicamento e obedece a um regime de dose ou posologia contido na prescrição médica; a duração do tratamento e o regime de dose dependem do alvo terapêutico, do seguimento do tratamento e do desfecho clínico a ser atingido, com o objetivo de cura ou do controle da doença. Dada a complexidade do gerenciamento terapêutico de um paciente, devem-se considerar ainda os fatores relacionados à administração do medicamento e ao regime de dose contido na posologia (dose e o respectivo intervalo entre doses). Torna-se importante destacar ainda a importância do conhecimento da transferência do fármaco no organismo, incluindo a perda por eliminação e a manutenção do efeito terapêutico desejado, ressaltando-se a necessidade de um balanço desses elementos para a manutenção segura e efetiva da farmacoterapia.

CONTROLE TERAPÊUTICO PELA COLETA DE AMOSTRAS SANGUÍNEAS

O monitoramento dos níveis séricos ou dos níveis sanguíneos de fármacos imunossupressores do transplante ou da terapia do lúpus eritematoso sistêmico prevê a coleta de amostras sanguíneas em momentos estratégicos; verifica-se que o período requerido para atingir o estado de equilíbrio na farmacoterapia de doses múltiplas é da ordem de 5 a 7 meias-vidas (Tabela 10.1).

Tabela 10.1 Porcentagem do estado do equilíbrio atingido em função do tempo.

Número de meias-vidas biológicas	Percentagem do estado de equilíbrio atingido
0,5	29
1	50
2	75
3	88
4	94
5	97
6	98
7	99

Fonte: Desenvolvida pela autoria.

Entretanto, considera-se aceitável a coleta de sangue para o controle terapêutico e o ajuste de dose a partir do intervalo de tempo compreendido entre 4 e 6 meias-vidas biológicas, que já representa a quase totalidade do estado de equilíbrio atingido.

Na prática, exige-se o tempo de tratamento de no mínimo 5 meias-vidas biológicas para se proceder a coleta de sangue do paciente que necessita de terapia dose ajustada por meio do controle terapêutico, considerando-se estreita faixa e baixo índice terapêutico para o fármaco a ser monitorado. Excetuam-se aqueles casos específicos de suspeita de intoxicação pelo medicamento, quando a amostra pode ser colhida em qualquer horário do intervalo de dose.

No controle terapêutico, prevê-se a coleta de 2 a 3 amostras sanguíneas no intervalo de dose. O vale sérico é proporcional ao seu acúmulo no organismo e depende fundamentalmente do intervalo entre doses e da constante de velocidade de eliminação que varia de maneira inversa com a meia-vida biológica. Contudo, o estudo da farmacocinética fornece ao médico informação relevante e apoio para a individualização da terapia. Na prática clínica, o controle terapêutico é realizado no laboratório pela determinação dos níveis séricos na maioria dos casos, a partir do desenvolvimento de métodos de análise de fármacos em matrizes biológicas que devem ser validados antes da sua aplicação na rotina de exames de pacientes.

A escolha do método bioanalítico pela equipe de gerenciamento e supervisão do laboratório dependerá da urgência maior ou menor na emissão do resultado para a equipe médica. Nas unidades hospitalares, de maneira geral, o monitoramento do fármaco é realizado no laboratório central por meio dos *kits* de imunoensaios em sistemas automatizados. Atualmente os métodos de cromatografia líquida com detector de massas (LC MS/MS) são preferidos no monitoramento do fármaco em matrizes biológicas (soro, plasma ou sangue total) pela versatilidade, garantia da seletividade, sensibilidade e linearidade, possibilitando a realização de análise simultânea de 20 até 30 analitos por corrida cromatográfica.

Com relação ao monitoramento do lítio plasmático na farmacoterapia em longo prazo de pacientes psiquiátricos com síndrome bipolar, destaca-se a necessidade de aplicação da técnica de espectrometria de absorção atômica, altamente específica e de alta sensibilidade. No caso de métodos cromatográficos, deve-se desenvolver o método bioanalítico e validar previamente o procedimento pela determinação de parâmetros exigidos na legislação nacional para a quantificação de fármacos em matrizes biológicas.

Os parâmetros exigidos atualmente pela Agência Regulatória são: especificidade; linearidade (7 a 10 calibradores, equação de regressão e coeficiente de correlação linear); curva de calibração diária, utilizada pela aceitação dos controles internos de qualidade realizada na mesma corrida analítica; limites de quantificação LIQ e LSQ e limite de detecção LD; precisão e exatidão (intra e interdias); recuperação da extração (absoluta e relativa); estudos de robustez (variações nas condições analíticas); efeito matriz nos métodos LC MS/MS, (RDC n. 27 de maio de 2012, Anvisa).

Adicionalmente, é ainda fundamental a determinação da estabilidade do fármaco por meio de estudos de curta, média e longa duração relativa à estabilidade das soluções-padrão; estabilidade pós-processamento; ciclos de congelamento/descongelamento da matriz biológica; estudos do fármaco adicionado às matrizes biológicas para avaliação da estabilidade de curta duração (4 a 24 horas) e de longa duração (1 até 18 meses).

Destacam-se, ainda, alguns dos fatores de erro a serem considerados na determinação das concentrações de fármacos nas matrizes (soro, plasma ou sangue total) relacionados à coleta das amostras sanguíneas (engano do horário da dose ou de anticoagulantes ou de estabilizantes); erro de medicação (horário de administração); diferente biodisponibilidade de formulações (paciente recebia a referência e, pela falta desta, passou a receber um similar); cronofarmacocinética (alterações da disposição cinética nos períodos do dia e da noite); método bioanalítico não validado (configura desvio de protocolo); armazenamento inadequado de matrizes biológicas (desvio de protocolo); variáveis relacionadas ao paciente com alteração importante da perfusão cardíaca, renal, hepática; variáveis relacionadas à formulação farmacêutica (diferença na desintegração com consequência cinética nos demais processos cinéticos para as formulações de pronta liberação ou de liberação programada).

O controle terapêutico realizado por meio da cromatografia líquida com destaque para aquela que utiliza o detector de massas, pela alta versatilidade, possibilita a análise simultânea de grande número de analitos, incluindo ainda a quantificação do fármaco inalterado e de seus produtos de biotransformação na mesma matriz em uma única corrida analítica. Além disso, essa técnica representa atualmente 95% da demanda relativa ao monitoramento sanguíneo de fármacos. Ademais, em alguns centros, o imunoensaio a partir da utilização de *kits* comerciais é preferido pela rapidez. O controle terapêutico possibilita a individualização de dose, a melhoria da aderência ao tratamento, a diferenciação entre refratariedade e ineficácia e o controle da toxicidade, bem como contribui no estabelecimento de esquema terapêutico não convencional para pacientes de risco, garantindo terapia dose ajustada com a maximização dos efeitos terapêuticos e a minimização de eventos adversos e da toxicidade.

Os fatores que contribuem para a baixa aderência do paciente ao tratamento são destacados pelo grande número de doses/dia, sabor ou odor desagradável, tamanho ou maneira inadequada, falsa sensação de cura, presença de eventos adversos, polifarmácia em pacientes com diversas comorbidades, falta de adesão do paciente e tratamento irregular. Os resultados obtidos por meio do controle terapêutico são emitidos em laudo de exame, devendo ser sempre interpretados com as condições clínicas de cada paciente e as características farmacocinéticas do fármaco e farmacodinâmicas da molécula no regime posológico empregado; a medicação associada deve também ser avaliada no caso de possível interação.

Finalmente, os requisitos básicos que justificam e viabilizam o controle terapêutico de fármacos podem ser sumarizados por:

a) avaliação difícil da resposta clínica, quando existe ótima correlação entre eficácia e a concentração do fármaco circulante;
b) os sinais de toxicidade do fármaco são muito semelhantes aos da doença; presença de alta variabilidade interindividual;
c) o fármaco possui baixa margem de segurança e estreita janela terapêutica;
d) permite avaliação de aderência;
e) mostra rapidez na obtenção dos resultados;
f) tem custo instrumental e operacional aceitáveis.

LIGAÇÃO DE FÁRMACOS ÀS PROTEÍNAS PLASMÁTICAS

O controle terapêutico, de maneira geral, é realizado com dados da concentração plasmática do fármaco total (fração livre + fração ligada às proteínas plasmáticas). No entanto, na ocorrência de alterações na ligação do fármaco às proteínas plasmáticas, a concentração do fármaco total não mais reflete a concentração livre ou farmacologicamente ativa no plasma. Os fármacos com ligação às proteínas plasmáticas albumina e α-1--glicoproteína ácida inferior a 80% não são candidatos ao controle terapêutico da fração livre no plasma, uma vez que a variação da extensão de ligação do fármaco à proteína plasmática não promove alteração clinicamente significativa na concentração livre do fármaco. Adicionalmente, a importância da fração livre está relacionada, ainda, à natureza do ligante plasmático (Quadro 10.3).

A determinação da concentração do fármaco livre no plasma é recomendada para a fenitoína, ácido valproico e carbamazepina em pacientes urêmicos ou com doença hepática crônica e nos portadores de hipoalbuminemia (pacientes queimados, idosos, gestantes).

Os salicilatos, ibuprofeno, naproxeno, ácido mefenâmico, fenoprofeno, varfarina são conhecidamente competidores da ligação à albumina e podem atuar como agentes deslocadores de fármacos anticonvulsivantes como a fenitoína, carbamazepina e ácido valproico nos pacientes tratados com estes fármacos em associação.

O controle terapêutico da fração livre de agentes imunossupressores (ciclosporina A, tacrolimo, sirolimo, ácido micofenólico) e de inibidores da protease também apresenta relevância clínica; no entanto, em função da dificuldade técnica e indisponibilidade no mercado de *kits* comerciais, o monitoramento da fração livre desses agentes se encontra ainda em fase de pesquisa e investigação por meio da cromatografia líquida LC-MS/MS. Adicionalmente, a determinação da fração livre da lidocaína e da quinidina é importante para os pacientes com insuficiência renal ou após infarto do miocárdio, uma vez que outros ligantes podem estar aumentados nessas situações.

Quadro 10.3 Fármacos de alta extensão de ligação às proteínas plasmáticas.

Proteína	Concentração no plasma mg%	Tipo de ligação	Fármaco
Albumina	3,5 a 4,5	Aniônica catiônica	Fenitoína
α1-Glicoproteína ácida	0,04 a 0,1	Catiônica	Lidocaína
Lipoproteína	Variável	Lipofílica	Ciclosporina A

Fonte: Desenvolvido pela autoria.

A individualização da dose de fenitoína com base nas concentrações plasmáticas representa um processo complexo em razão da alta ligação às proteínas plasmáticas e da farmacocinética não linear que ocorrem nas doses terapêuticas. A ligação da fenitoína às proteínas plasmáticas se encontra reduzida nos pacientes com hipoalbuminemia, situação em que ocorre redução da concentração plasmática total, uma vez que a fração livre se torna disponível para distribuição, biotransformação e excreção. As possíveis consequências clínicas são apenas transitórias, no entanto o conhecimento de que a concentração plasmática de fenitoína total se encontra reduzida na hipoalbuminemia contribui para a redução do risco em decisões terapêuticas inapropriadas.

A ligação da fenitoína à albumina plasmática é de 90% nas situações em que o paciente apresenta albuminemia dentro dos valores de normalidade; entretanto, nos casos de redução da albumina, o ligante proteico principal do fármaco plasmático, recomenda-se a utilização da normalização dos resultados obtidos para a concentração plasmática da fenitoína do paciente com hipoalbuminemia por meio das Equações 1 e 2, a partir da razão entre a albuminemia do paciente e a albuminemia de 4,4 g/dL (referência de normalidade).

$$C_N = \frac{C'}{(1\text{-fu})\,[P'/P_N] + \text{fu}} \qquad \text{(Eq. 1)}$$

Em que: C_N é a concentração do fármaco após a correção da albumina plasmática; C' é a concentração obtida no laboratório para a fenitoína (paciente com hipoalbuminemia); fu é a fração livre do fármaco (fu = 0,1 albunemia normal); P': albuminemia do paciente em g/dL; P_N: 4,4 g/dL valor de referência para albumina plasmática.

Substituindo fu na equação tem-se a fenitoína plasmática normalizada no paciente com hipoalbuminemia.

$$C_N = \frac{C_{DPH}}{(0{,}9)\,[P'/P_N] + 0{,}1} \qquad \text{(Eq. 2)}$$

Nos casos de pacientes com hipoalbuminemia associada à insuficiência renal grave (*clearance* da creatinina < 25 mL/min), utiliza-se a correção da janela terapêutica recomendada entre 10 e 20 mg/L, como referido nas Equações 3 e 4, considerando-se a normalização da albuminemia.

Limite inferior da janela terapêutica
$$\text{eq. } 10 \text{ mg/L} = 10 \text{ mg/L} \times (0{,}9)\,[P'/P_N] + 0{,}1 \qquad \text{(Eq. 3)}$$

Limite superior da janela terapêutica
$$\text{eq. } 20 \text{ mg/L} = 20 \text{ mg/mL} \times (0{,}9)\,[P'/P_N] + 0{,}1 \qquad \text{(Eq. 4)}$$

Nos pacientes com hipoalbuminemia e hemodiálise (*clearance* da creatinina <10 mL/min), utiliza-se a correção da janela terapêutica recomendada entre 10 e 20 mg/L (Equações 5 e 6), considerando-se, ainda, a redução da afinidade da fenitoína ao ligante plasmático decorrente do aumento de lixo celular presente no plasma do paciente dialítico; nesses casos, aceita-se que, além da normalização da albuminemia, a afinidade se encontre reduzida em 52%; consequentemente, a afinidade absoluta (1,0) fica reduzida (0,48).

Limite inferior da janela terapêutica
$$\text{eq. } 10 \text{ mg/L} = 10 \text{ mg/L} \times (0{,}9 \times 0{,}48)\,[P'/P_N] + 0{,}1 \qquad \text{(Eq. 5)}$$

Limite superior da janela terapêutica
$$\text{eq. } 20 \text{ mg/L} = 20 \text{ mg/L} \times (0{,}9 \times 0{,}48)\,[P'/P_N] + 0{,}1 \qquad \text{(Eq. 6)}$$

Na terapia combinada, considera-se que a fenitoína sofre deslocamento do sítio de ligação proteico por outros fármacos anticonvulsivantes como pelo ácido valproico, a janela terapêutica estabelecida varia de 50 a 100 mg/L. Nas concentrações plasmáticas inferiores a 30 mg/L, esse fármaco não atua como agente deslocador; entretanto, em níveis circulantes superiores a 70 mg/L, o ácido valproico desloca em 60% a fenitoína dos sítios de ligação às proteínas plasmáticas. Como consequência, tem-se a duplicação da fração livre de fenitoína.

Então, por meio da Equação 7, é possível estimar o nível circulante da fenitoína pela normalização da ligação plasmática decorrente do deslocamento deste fármaco dos sítios de ligação da albumina pelo ácido valproico. Nesse caso, deve-se considerar que o nível circulante de ambos estão sendo mensurados pela coleta de sangue no mesmo período.

$$CN = \frac{[0{,}095 + (0{,}001)(C_{VPA})]\,(C_{DPH})}{0{,}1} \qquad \text{(Eq. 7)}$$

Em que: C_N é a concentração da fenitoína corrigida para ligação ao ligante plasmático; C_{DPH} é o dado obtido para a fenitoína do paciente com interação VPA; fu = 0,1 fração livre do fármaco (albuminemia normal).

Contudo, a situação se torna ainda mais complexa uma vez que o ácido valproico atua como substrato inibidor do metabolismo da fenitoína com consequente redução de seu *clearance* intrínseco. Assim, após o processo de redistribuição, a concentração livre circulante da fenitoína permanece aumentada. A magnitude do aumento da concentração plasmática de fenitoína livre é variável e dependerá das concentrações plasmáticas de ácido valproico. A concentração plasmática total de fenitoína pode estar inalterada, reduzida ou até aumentada na situação de interação com o ácido valproico. Conhecer a concentração plasmática total de fenitoína pode ser útil na farmacoterapia dose ajustada para os pacientes com coadministração de ácido valproico, no entanto, o aumento da fração livre de fenitoína não pode ser desconsiderado.

▶ FARMACOCINÉTICA NÃO LINEAR

Em razão do metabolismo saturável da fenitoína, pequenas alterações na dose podem resultar em alterações desproporcionais nas concentrações plasmáticas e também prejudicar o uso da meia-vida de eliminação na estimativa do tempo para atingir as concentrações plasmáticas no estado de equilíbrio. A depuração total corporal da fenitoína é dependente principalmente do metabolismo e, em doses terapêuticas, pode seguir cinética de ordem zero; em que, Vm representa a velocidade máxima do metabolismo e Km, a concentração plasmática de fenitoína quando a velocidade do metabolismo é 50% Vm, e C^{ss} a concentração plasmática de fenitoína, de acordo com a equação abaixo descrita.

$$CL_T = Vm/(Km + C^{ss})$$

O metabolismo da fenitoína obedece à cinética de ordem zero quando a concentração plasmática no estado de equilíbrio é igual ou excede o valor do Km. Os valores de Km para a maioria dos pacientes variam de 1 a 20 mg/L e os valores de Vm de 5 a 15 mg/kg/dia. O metabolismo da fenitoína é dependente das enzimas polimórficas CYP2C9 (80% a 90%) e CYP2C19. A razão Vm:Km é denominada *clearance* intrínseco; nos pacientes genotipados como CYP2C9*1/*1 e CYP2C19*2/*2, esse parâmetro é reduzido em 20% e, naqueles como CYP2C9*1/*3 e

CYP2C19*1/*1, em 50%, quando comparados aos pacientes com genótipo CYP2C9*1/*1 e CYP2C19*1/*1, sugerindo que a presença de variantes alélicas, principalmente do CYP2C9, resulta em saturação do metabolismo com doses baixas de fenitoína.

A meia-vida de eliminação da fenitoína não apresenta um valor constante em função da variação de depuração, de acordo com a concentração plasmática. Em razão do metabolismo por meio de enzimas polimórficas saturáveis da fenitoína, o tempo para atingir concentrações plasmáticas no estado de equilíbrio é geralmente mais prolongado do que 5 meia-vidas da cinética linear para atingir o platô. O tempo requerido para atingir 90% das concentrações plasmáticas da fenitoína no estado de equilíbrio, para o regime de dose empírica, pode ser estimado com base na equação, na qual o Km é expresso em miligramas por litro (mg/L), o V em litros (L), e o Vm e é a capacidade máxima de metabolismo, ou seja, a dose em mg/L da fenitoína metabolizada ao dia; S é o fator do sal; F é a biodisponibilidade; e V é o volume aparente de distribuição.

$$t_{90\%} = \frac{(Km)\,(Vd)}{[Vm - (S)(F)(Dose/dia)]^2}\,[(2{,}3Vm) - (0{,}9)(S)(F)(Dose/dia)]$$

A obtenção de amostra de plasma no vale da fenitoína é geralmente recomendada, embora o tempo de coleta no intervalo de dose não seja relevante, já que a absorção errática e lenta minimiza as flutuações entre as concentrações de pico e de vale. Então, a relação entre os parâmetros da equação de Michaelis-Menten resulta em uma correlação linear entre a dose diária administrada e a razão, dose/concentração no estado de equilíbrio (D/C^{ss}) (Figura 10.6).

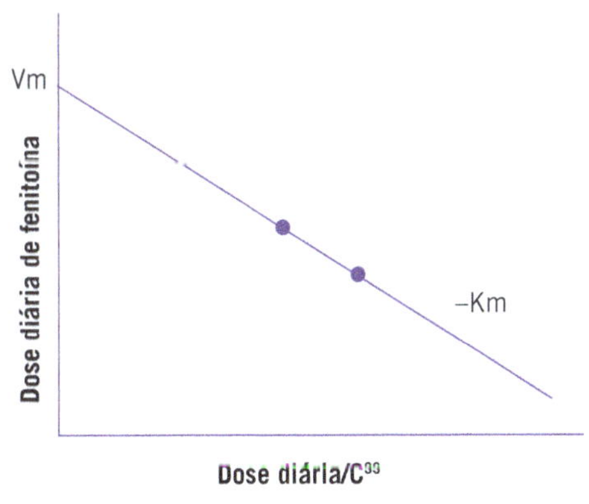

Figura 10.6 Cinética de ordem zero. Determinação gráfica dos parâmetros Vm e Km por meio de 2 pares de dados (Y, X), a partir de 2 tratamentos independentes, em que Y: dose diária e X: razão dose/C^{ss}.
Fonte: Desenvolvida pela autoria.

Considerando-se 2 tratamentos independentes para um mesmo paciente nas doses D_1 e D_2 é possível estabelecer uma correlação linear negativa e estimar os parâmetros Vm e Km, a partir das respectivas concentrações obtidas no estado de equilíbrio C_1^{ss} e C_2^{ss} e das razões $R_{1:}$ (D_1/C_1^{ss}) e $R_{2:}$ (D_2/C_2^{ss}). Portanto, a partir de apenas 2 pares de dados, estimam-se o Vm pela extrapolação da reta para o eixo de dose (eixo Y) e o Km pela inclinação da referida reta.

INTRODUÇÃO À ABORDAGEM PK/PD DE AGENTES ANTI-INFECCIOSOS

O choque séptico é uma disfunção orgânica evitável, potencialmente fatal causada por uma resposta desregulada do hospedeiro à infecção. O desfecho clínico na maioria dos casos de alto risco é o óbito dos pacientes portadores de infecções nosocomiais associadas a diversas comorbidades, incluindo as infecções por vírus como mais recentemente pelo SARS-CoV-2. Dos 47 a 50 milhões de casos diagnosticados no mundo anualmente, pelo menos 11 milhões de pacientes evoluem a óbito; sendo majoritariamente concentrados nos países subdesenvolvidos.

No Brasil, um estudo de prevalência realizado em 2015 conduzido em 230 nas unidades de terapia intensiva (UTIs) apontou que 30% dos leitos estão ocupados por pacientes em choque séptico; estima-se ainda, com base nestes dados, que o índice de óbito seja de 50%. Esses achados indicam que a gravidade da infecção nosocomial resulta num elevado custo social e econômico para o país. Além disso, conforme o relatório anual do Instituto Latino-Americano da Sepse (ILAS), a evolução do quadro clínico infeccioso num paciente em choque séptico tem aumentado exponencialmente no país entre 2005 e 2019, especialmente para a população idosa com pneumonia como sítio primário de infecção.

Em vista do crescente desafio ao uso de antimicrobianos para o tratamento adequado e controle efetivo dos quadros infecciosos, as agências nacionais e internacionais de saúde têm reforçado que o combate à resistência bacteriana e a prevenção do desenvolvimento de cepas multirresistentes (MR) é urgente. Os profissionais responsáveis pelo controle das infecções nos hospitais têm reportado aumento expressivo da concentração inibitória mínima (CIM) de agentes antimicrobianos contra os patógenos nosocomiais.

No último consenso internacional da campanha de sobrevivência de pacientes sépticos realizado na Bélgica (2016), o *Surviving Sepsis Campaign* (SSC) publicou que a prescrição do antimicrobiano na fase precoce do choque séptico é fundamental para garantia de manutenção da vida de pacientes críticos com infecções graves em terapia intensiva. Dessa maneira, essa população de pacientes exige da equipe clínica uma alteração de conduta imediata e o monitoramento contínuo destes pacientes em terapia intensiva por meio da contínua vigilância hemodinâmica, respiratória, renal e infecciosa. Os pacientes em estado crítico em terapia intensiva, sob situação de estresse, estado hiperdinâmico ou em choque séptico, apresentam farmacocinética imprevisível, uma vez que o volume aparente de distribuição, a meia-vida biológica e a depuração plasmática se encontram alterados, tanto para os agentes antimicrobianos e antifúngicos hidrofílicos quanto para os lipofílicos.

Uma vez que na fase precoce do choque séptico, ainda não se dispõe de diagnóstico relativo ao possível foco da infecção, nem de resultado do isolamento para identificação do patógeno, a terapia inicial empírica é segura para estes pacientes. Contudo, se a farmacocinética é imprevisível nos pacientes críticos, a terapia inicial junto à equipe clínica deverá ser substituída pela terapia dose ajustada realizada em tempo real. Então, qual a maneira mais adequada para se combater infecções graves destes pacientes nas unidades de terapia intensiva nos hospitais? Na farmacoterapia inicial ou empírica, o clínico deve iniciar o tratamento atendendo a recomendação de prescrição dos agentes anti-infecciosos contidos nos manuais elaborados pela comissão de controle de infecção hospitalar da instituição e pelas organizações mundiais de terapia do choque séptico.

No caso do choque séptico, por exemplo, a ocorrência mundial chega de 20 a 30 milhões de casos ao ano, com registro de 6 milhões de pacientes sépticos pediátricos (neonatal, e na primeira infância) e 100 mil de choque séptico materno. No Brasil, tem-se registrado também alta incidência, com 400 mil casos novos registrados a cada ano e cerca de 220 mil óbitos, principalmente infantis. A maior prevalência ocorre nas populações vulneráveis, como idosos, crianças (neonatos e com idade inferior a 1 ano), portadores de câncer em uso de quimioterapia e pacientes em farmacoterapia com medicamentos que alteram as defesas contra infecções, além de pacientes imunossuprimidos, e grupos de risco como pacientes portadores de comorbidades, usuários de álcool e de drogas de uso ilícito.

Tratamentos adequados com os agentes anti-infecciosos disponíveis, seguidos da dosagem de biomarcadores inflamatórios e o monitoramento sérico em tempo real destes agentes, contribuem efetivamente para o controle das infecções graves de pacientes críticos nas UTIs, e redução do desenvolvimento de mutantes, evitando-se a emergência bacteriana. Desta maneira, considera-se que a introdução deste suporte laboratorial como medida complementar adotada em caráter de rotina na UTI do hospital, para os pacientes em terapia intensiva recebendo antimicrobianos e antifúngicos sistêmicos, seria uma medida útil e muito efetiva no controle das infecções graves causadas por patógenos hospitalares sensíveis.

A estratégia da utilização de ferramentas da farmacocinética (PK) e da abordagem farmacocinética-farmacodinâmica (PK/PD) tem fornecido bons resultados permitindo a alteração do regime de dose pelo médico de maneira segura e efetiva. A aplicação da modelagem farmacocinética simplificada seguida da avaliação da cobertura contra o patógeno causador da infecção por meio da abordagem PK/PD permite o cálculo do índice de predição de eficácia recomendado para cada agente terapêutico prescrito no tratamento da infecção. Atualmente, é fundamental a relação entre a farmacocinética e a farmacodinâmica (PK/PD) na prescrição dos agentes antimicrobianos e antifúngicos, uma vez que esta ferramenta garante o alcance da efetividade, minimização da toxicidade e alcance do desfecho desejado em curto período pela redução do desenvolvimento de cepas resistentes. Esse fato depende ainda do conhecimento da atividade microbiológica do agente, da sensibilidade do patógeno ao agente e das características farmacocinéticas do agente prescrito. Dessa maneira, ao se correlacionar o perfil farmacocinético do agente antimicrobiano ou antifúngico com a suscetibilidade do micro-organismo ao agente anti-infeccioso, pode se estimar a habilidade deste agente em alcançar, permanecer no local de ação e desempenhar a atividade biológica contra o patógeno isolado.

A concentração inibitória mínima (CIM) é uma medida *in vitro* do efeito do agente antimicrobiano ou antifúngico contra determinado agente infeccioso, seus valores são preditivos de seu efeito *in vivo*, permitindo a correlação PK/PD. A CIM é o elemento farmacodinâmico de escolha na modelagem PK/PD e define a necessidade de exposição da PK para alcançar a razão PK/PD requerida. Pode-se exemplificar o fato quando a CIM de determinado patógeno se altera de 1 mg/L para 2 mg/L; nesse caso, será necessário aumentar o acúmulo do agente anti-infeccioso para manter a relação PK/PD e, consequentemente, atingir a eficácia do antimicrobiano ou antifúngico.

Por meio desse exemplo, pode-se verificar que fixar uma janela terapêutica para as concentrações de determinado agente, antimicrobiano ou antifúngico, não é adequado atualmente, pois a CIM é variável. Em decorrência da redução na sensibilidade do micro-organismo ao agente anti-infeccioso, será necessário alterar o regime de dose para se alcançar o novo alvo PK/PD desejado. Dessa maneira, geralmente se obtém eficácia na terapia antimicrobiana ou antifúngica, quando o alvo PK/PD é atingido. Ressalta-se ainda como fundamental que a coleta de sangue para monitoramento plasmático seja realizada no platô. Atualmente, na literatura específica, descrevem-se os melhores parâmetros-alvo a serem atingidos para cada agente prescrito no combate às infecções causadas pelos patógenos sensíveis a esse ou àquele agente anti-infeccioso. De acordo com o parâmetro PK/PD-alvo a ser atingido, os antimicrobianos e antifúngicos podem ser classificados por meio de vários índices (ver Figura 10.7).

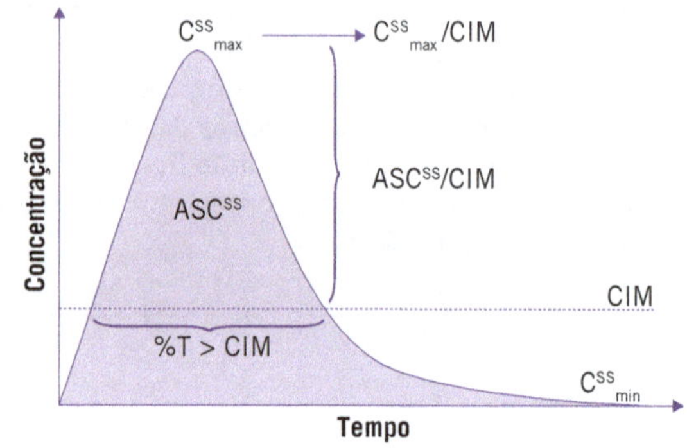

Figura 10.7 Curva de concentração do antimicrobiano no estado de equilíbrio *versus* tempo: parâmetros PK/PD obtidos pela correlação da farmacocinética obtida *in vivo* com a farmacodinâmica obtida *in vitro*.

f%ΔT > CIM: período de tempo em que a concentração plasmática (medida *in vivo*) permanece acima da concentração inibitória mínima (medida *in vitro*); C^{ss}_{max}/CIM: razão concentração plasmática máxima (medida *in vivo*) e concentração inibitória mínima (medida *in vitro*); ASC^{ss}_{0-24}/CIM: razão da área sob a curva de concentração plasmática *versus* tempo de 0 a 24 horas (medida *in vivo*) e a concentração inibitória mínima (medida *in vitro*).

Fonte: Desenvolvida pela autoria.

Os parâmetros alvo-PK/PD a serem atingidos para a garantia da efetividade dos agentes anti-infecciosos são definidos no Quadro 10.4.

- **Efetividade tempo-dependente:** quando a eficácia do agente está relacionada ao tempo em que sua concentração permanece acima da CIM, ou seja, a ação contra o patógeno isolado está relacionada à fração de tempo (intervalo entre doses) em que o nível sérico do agente permanece acima da CIM; o índice (*f*%ΔT > CIM) é expresso em porcentagem desse período de tempo, por exemplo, antimicrobianos β-lactâmicos de uso hospitalar e administração sistêmica.

- **Efetividade concentração e tempo-dependentes:** quando a eficácia do agente está relacionada à razão entre a área sobre a curva de concentração no decurso do intervalo de tempo entre 0 e 24 horas e a CIM (ASC^{ss}_{0-24}/CIM), por exemplo, antimicrobianos glicopeptídeos, aminoglicosídeos e quinolônicos; antifúngicos triazólicos e derivados de endocandinas.

Ressalta-se que atualmente não é mais recomendada a aplicação da (C^{ss}_{max}/CIM): razão concentração-dependente para os antimicrobianos aminoglicosídeos, por exemplo, amicacina, gentamicina e tobramicina; uma vez que esse índice de efetividade foi abandonado, sendo substituído pela razão da (ASC^{ss}_{0-24}/CIM), anteriormente definido.

Quadro 10.4 Parâmetro PK/PD-alvo a ser atingido.

Farmacodinâmica	Tempo-dependente	Concentração e tempo-dependentes
Parâmetro PK/PD *in vivo-in vitro*	%ΔT > CIM	AUC^{ss}_{0-24}/CIM
Antimicrobianos	β-lactâmicos carbapenêmicos claritromicina eritromicina lincosamida	aminoglicosídeos azitromicina glicopeptídeos fluoroquinolonas linezolida tetraciclina
Antifúngicos	Não se aplica	anfotericina B fluconazol, voriconazol anidulafungina, caspofungina micafungina

f%ΔT > CIM: período de tempo em que a concentração plasmática (medida *in vivo*) permanece acima da concentração inibitória mínima (medida *in vitro*); ASC^{ss}_{0-24}/CIM: razão da área sob a curva de concentração plasmática *versus* tempo de 0 a 24 horas (medida *in vivo*) e a concentração inibitória mínima (medida *in vitro*).
Fonte: Desenvolvido pela autoria.

Ressalta-se ainda que durante a farmacoterapia anti-infecciosa do paciente, o alvo farmacodinâmico se encontra no patógeno com todas as suas características individuais de agressividade, capacidade de adaptação e sobrevivência no organismo do paciente em choque séptico (hospedeiro) em terapia intensiva em função do desenvolvimento de mecanismos de resistência contra o agente anti-infeccioso. Contudo, o que se busca é a morte do patógeno em decorrência dos níveis séricos bactericidas e erradicação do agente infeccioso com a cura da infecção no paciente (Figura 10.8).

Apesar do fato de atualmente se contar com a aplicação destas ferramentas que permitem a alteração segura da prescrição para os agentes anti-infecciosos, o dilema do médico se inicia na UTI, quando há suspeita de infecção no paciente crítico em terapia intensiva. A equipe clínica diante do choque hipovolêmico não responsivo a volume inicia imediatamente a manobra de ressuscitação para manutenção hemodinâmica. A administração de vasopressores é obrigatória nestes casos, bem como a prescrição de outros fármacos analgésicos opioides e não opioides, anestésicos, sedativos e hipnóticos indicados ao caso. A seguir, é realizada a coleta de exames laboratoriais previstos na suspeita de choque séptico, incluindo biomarcadores inflamatórios na rotina de paciente na UTI, e as culturas de fluidos e secreções para investigação do foco de infecção e isolamento de patógenos. Além disso, realiza-se a investigação criteriosa de cateteres, sondas e tubos destinados à ventilação mecânica do paciente. Após o manejo inicial previsto na terapia do choque séptico, a equipe médica prescreve os antimicrobianos mais apropriados à terapia do paciente no regime de dose inicial recomendado para a terapia empírica. Decorridas as primeiras 24 horas do seguimento clínico do paciente em terapia intensiva, ele será reavaliado, e após 48 horas de terapia antimicrobiana, serão realizadas as coletas de sangue para dosagem sérica dos agentes antimicrobianos e

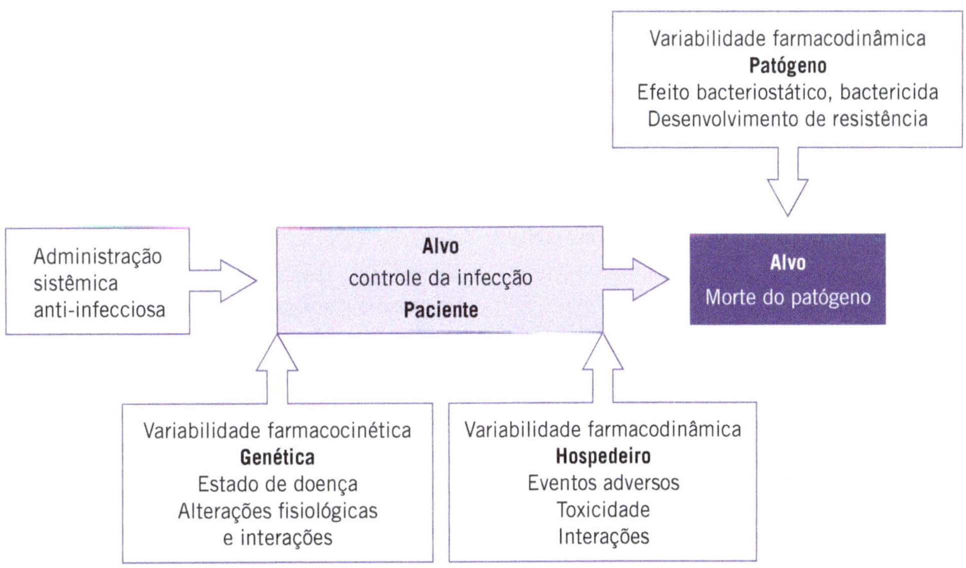

Figura 10.8 Diagrama com as características de variabilidade farmacocinética e farmacodinâmica pela administração sistêmica de agentes anti-infecciosos ao hospedeiro e variabilidade farmacodinâmica no patógeno. Alvos: controle da infecção no paciente e morte do patógeno.
Fonte: Desenvolvida pela autoria.

resultados emitidos em tempo real. A cobertura dos agentes prescritos contra o patógeno isolado será investigada por meio da abordagem PK/PD pelo cálculo dos índices de predição de efetividade.

Os dados *in vitro* são obtidos na microbiologia clínica após o isolamento do patógeno pela realização de testes de suscetibilidade do isolado aos agentes anti-infecciosos prescritos e os demais indicados disponíveis no hospital. Os resultados da farmacocinética (dados *in vivo* obtidos do paciente) fornecidos pelo laboratório de farmacocinética clínica serão aplicados na abordagem PK/PD pelo cálculo do índice de predição de eficácia. A aplicação destes índices de eficácia estimados possibilitará a interpretação dos resultados da cobertura pela equipe, e se for o caso, a alteração de conduta será discutida pela equipe médica.

Quando se faz o ajuste do regime de dose, deve ser sempre acompanhado pelas culturas e antibiogramas até o controle completo da infecção. Se o alvo PK/PD não foi atingido, a dose diária será aumentada por meio de regime de dose mais adequado ao paciente, de maneira a garantir maximização de eficácia. Contudo, se o parâmetro PK/PK excedeu o alvo requerido em decorrência de alterações volêmicas e de perfusão tecidual, ou na vigência de disfunção renal, a dose diária será reduzida e o regime de dose ajustado até o restabelecimento das funções alteradas, de maneira a minimizar eventos adversos relacionados à neurotoxicidade ou à nefrotoxicidade do antimicrobiano ou antifúngico.

O monitoramento sérico de agentes anti-infecciosos é importante no controle de uma infecção causada por patógeno hospitalar, uma vez que, durante o seguimento do paciente em terapia intensiva do choque séptico, prevê-se o ajuste de dose para mais ou para menos do agente anti-infeccioso em função da variabilidade fisiopatológica decorrente da síndrome da resposta inflamatória sistêmica (SRIS) relativa à capacidade do agente anti-infeccioso chegar ao foco da infecção; da situação clínica do paciente durante a permanência na UTI; do agente infeccioso isolado com o perfil de sensibilidade definido numericamente por meio da CIM; do regime de dose inicial, empírico, seguindo as recomendações; e da farmacocinética dos agentes anti-infecciosos, que é variável e imprevisível.

Com relação à farmacoterapia anti-infecciosa de pacientes hospitalizados em terapia intensiva, é bem conhecido que pacientes críticos apresentam alteração da cinética de anti-infecciosos. Até o momento, a escolha do antimicrobiano é empírica, com base no perfil de sensibilidade dos agentes infecciosos de cada hospital. A farmacoterapia antimicrobiana inicial também é empírica e o regime de dose inicial segue a recomendação da comissão de controle de infecção do hospital.

Então, a alteração do regime de dose ou mesmo o de escalonamento de um agente terapêutico ou mesmo a sua substituição será com base na evolução clínica do paciente crítico em terapia intensiva com vistas ao desfecho clínico desejado. Assim, para se realizar o ajuste de dose dos agentes anti-infecciosos com base na ferramenta PK/PD, é necessário realizar inicialmente o controle terapêutico por meio da dosagem sérica destes agentes, investigar se a farmacocinética está alterada com impacto na farmacodinâmica, e determinar a concentração inibitória mínima do patógeno ao agente anti-infeccioso prescrito.

▶ ABORDAGEM PK/PD PARA GARANTIR A EFETIVIDADE DA VANCOMICINA E β-LACTÂMICOS NAS INFECÇÕES CAUSADAS POR PATÓGENOS HOSPITALARES SENSÍVEIS

Atualmente, novas estratégias relativas à duração da infusão têm sido recomendadas no sentido de estender a cobertura da dose empírica recomendada contra as bactérias Gram-negativas suscetíveis. Dentre os antimicrobianos mais prescritos para pacientes adultos e pediátricos destacam-se vancomicina, agente glicopeptídeo e β-lactâmicos como o meropeném e a piperacilina-tazobactana, comumente utilizados nestes pacientes críticos com infecções graves causadas por patógenos Gram-positivos e Gram-negativos (*Enterobacteriaceae* e *Non-Enterobacteriaceae*) suscetíveis, geralmente seguindo a recomendação constante na bula, por meio de infusão intermitente; a prescrição destes agentes varia de acordo com a função renal de cada paciente. Este tipo de infusão foi largamente utilizado até cerca de 10 anos para pacientes graves e de alto risco em choque séptico causado por patógenos hospitalares suscetíveis fornecendo cobertura somente contra patógenos Gram-negativos apenas até CIM 2 mg/L e contra Gram-positivos até CIM 0,5 mg/L em pediátricos e até 1 mg/L em 70% de pacientes adultos. Esse fato é consequência de profunda alteração que ocorre na farmacocinética desses agentes glicopeptídeo e β-lactâmicos hidrofílicos de administração sistêmica, uso hospitalar restrito, resultando em níveis séricos inferiores aos requeridos no tratamento adequado da infecção.

Contudo, novas estratégias terapêuticas têm sido propostas para a dose diária de meropeném e de piperacilina-tazobactana recomendadas em bula. Protocolos prospectivos comparam a infusão intermitente de 0,5 h, recomendada no lançamento dos produtos, com a infusão estendida de maneira a se aumentar a efetividade desses β-lactâmicos, principalmente contra as cepas de suscetibilidade intermediária da *K. pneumoniae* e da *P. aeruginosa*, CIM 4-8 mg/L. Considera-se também que o monitoramento sérico do meropeném e da piperacilina, além de permitir a avaliação de parâmetros relacionados à efetividade do regime prescrito, seja uma estratégia laboratorial de grande valia na individualização da terapia em tempo real, garantia do desfecho clínico esperado, além de combater o desenvolvimento de resistência bacteriana, redução da duração da terapia antimicrobiana e, consequentemente, dos custos hospitalares.

Em um programa de monitoramento da terapia antimicrobiana de diversos tipos de infecção com base nos níveis séricos de β-lactâmicos de pacientes internados na UTI, reportou-se que 73% dos pacientes não atingiram o alvo terapêutico contra cepas suscetíveis de bactérias Gram-negativas. Isto reforça que a monitorização de níveis séricos é essencial para avaliar as alterações na farmacocinética que impactam a cobertura do agente antimicrobiano prescrito, expressa através da abordagem PK/PD.

Ressalta-se que, até o momento, os níveis séricos desses agentes não são monitorados rotineiramente nos hospitais para esses pacientes críticos internados nas UTIs. A conduta clínica para pacientes críticos em terapia intensiva tem se norteado apenas pelo resultado das culturas por meio do isolamento do agente e determinação da sensibilidade do patógeno ao antimicrobiano, apoiado pelas dosagens de biomarcadores da SRIS. Ao combinar esses resultados pela aplicação da abordagem PK/PD é possível obter dados fundamentais para guiar a terapia antimicrobiana. Se os níveis séricos do agente antimicrobiano prescrito forem iguais ou superiores aos requeridos na erradicação dos patógenos suscetíveis, a cura microbiológica ocorrerá e o desfecho clínico desejado será atingido pelo tratamento adequado do choque séptico e cura do paciente. Contudo, para os níveis séricos abaixo do recomendado, ocorrerá a falha terapêutica. Esse fato tem sido justificado pela seleção de cepas mutantes com suscetibilidade intermediária, desenvolvimento de cepas resistentes ou ainda as multirresistentes, favorecendo a emergência bacteriana e o óbito nesses casos. A aplicação da abordagem PK/PD aliada ao resultado das culturas deverão futuramente guiar a equipe clínica permitindo a alteração de prescrição em tempo real para a individualização da terapia antimicrobiana a cada paciente. Essa nova dinâmica possibilitará a garantia da cura clínica e microbiológica pela erradicação dos patógenos isolados com redução do período de tratamento.

COQUETEL DE FÁRMACOS MARCADORES DA ATIVIDADE *IN VIVO* DE ENZIMAS E TRANSPORTADORES

A prevalência de internações hospitalares por reações adversas a medicamentos varia de 1,3% a 41,3%, sendo que cerca de 1/3 destas internações poderiam ser evitadas. As internações decorrentes de reações adversas a medicamentos resultam da seleção inapropriada do fármaco, interações medicamentosas, dosagem inapropriada, uso de medicamentos sem indicação terapêutica, não adesão ao tratamento, entre outros. Neste contexto, a alta variabilidade interindividual na resposta aos medicamentos pode resultar em falha terapêutica e/ou toxicidade.

A variabilidade intra e interindividual na expressão e na atividade de enzimas de metabolismo e transportadores de membrana envolvidos na absorção, distribuição, metabolismo e excreção (ADME) de fármacos no organismo é determinada por uma combinação de fatores genéticos, não genéticos (gênero, idade, gravidez, doença, entre outros) e ambientais (dieta, fumo, poluição ambiental, entre outros). Esta variabilidade pode resultar em concentrações plasmáticas não esperadas de fármacos que dependem destas vias e, consequentemente, suscitar variabilidade na resposta ao fármaco e desenvolvimento de efeitos adversos. Portanto, determinar o fenótipo de um indivíduo em relação às vias envolvidas na ADME de fármacos pode ser uma ferramenta útil para guiar a terapia, identificar causas de efeitos adversos e falhas terapêuticas e ainda predizer a dose adequada de um fármaco antes do início da terapia.

Com o avanço da farmacoterapia individualizada, a identificação de marcadores de variabilidade interindividual na resposta aos fármacos tornou-se importante na otimização dos regimes de dosagens de medicamentos. A farmacoterapia individualizada tem sido considerada em diversas áreas, dentre elas, na psiquiatria a fim de reduzir falhas terapêuticas, intolerância ou resistência aos medicamentos e ainda reduzir os custos com o tratamento do paciente. Vinte por cento a 45% dos pacientes diagnosticados com depressão maior não alcançam o objetivo do tratamento farmacológico antidepressivo, pois tanto a escolha do fármaco quanto os regimes de dosagens ainda permanecem empíricos. Atualmente, existem testes genéticos desenvolvidos para prever respostas aos fármacos antidepressivos com base nas variações nos genes que codificam as isoformas do citocromo P-450 (CYP2D6, CYP2C19, CYP2C9 e CYP1A2). No entanto, a variabilidade na ADME de fármacos, não pode ser explicada apenas pelo genótipo. Neste sentido, a determinação do fenótipo, por meio da medida da atividade *in vivo* das isoformas CYP, considera fatores fisiológicos, ambientais e patológicos, além dos fatores genéticos. Assim, a informação sobre a atividade das vias de metabolismo antes do início do tratamento pode auxiliar na escolha do melhor medicamento antidepressivo e do melhor regime de dosagem para um paciente específico.

A estratégia de fenotipagem baseia-se na administração de fármaco(s) marcador (es) e na avaliação de parâmetros farmacocinéticos específicos com o objetivo de quantificar a atividade de uma enzima de metabolismo ou transportador de membrana.

O fármaco marcador pode ser um substrato que sofre metabolismo por uma enzima específica gerando um metabólito ou pode ser um fármaco com ADME dependente de um transportador específico. A fim de avaliar o fenótipo de uma dada enzima ou transportador de membrana específico podem ser utilizadas medidas de *clearance* sistêmico, área sob a curva concentração plasmática *versus* tempo (ASC) ou razão metabólica de concentrações plasmáticas ou urinárias (razão metabólito/inalterado) do fármaco marcador.

A administração de um coquetel de fármacos marcadores permite estimar a atividade de diversas enzimas de metabolismo e/ou transportadores de membrana simultaneamente. As etapas da metodologia de coquetel de fármacos marcadores para determinação do fenótipo podem ser resumidas em:

1. administração de uma combinação de fármacos marcadores;
2. coleta de amostra(s) biológica(s) (p. ex., plasma e urina);
3. determinação da concentração de cada fármaco marcador e/ou seu respectivo metabólito na amostra biológica;
4. cálculo do parâmetro farmacocinético (p. ex., razão metabólica, *clearance*, ASC);
5. correlação do resultado do parâmetro farmacocinético com a atividade (p. ex., metabolizador lento) da enzima ou transportador de membrana.

A metodologia de coquetel de fármacos marcadores permite avaliar várias vias ADME em um único estudo, além de minimizar a variabilidade intraindividual e reduzir o tempo do estudo clínico. Vários coquetéis de fármacos marcadores têm sido avaliados no contexto clínico (Quadro 10.5).

Quadro 10.5 Coquetéis de fármacos marcadores para determinação do fenótipo de enzimas e transportadores.

Coquetel	Enzima/ Transportador	Substrato	Dose	Matriz biológica	Tempo de coleta	Parâmetro farmacocinético
Pittsburgh Frye *et al.*, 1997	CYP1A2	Cafeína	100 mg	Plasma	8 h	Paraxantina/cafeína
	CYP2E1	Clorzoxazona	250 mg	Plasma	4 h	6-hidroxiclorzoxazona/clorzoxazona
	CYP3A	Dapsona	100 mg	Urina	0 a 8 h	Razão de recuperação urinária da dapsona[a]
	CYP2D6	Debrisoquina	10 mg	Urina	0 a 8 h	Razão de recuperação urinária da debrisoquina[b]
	CYP2C19	Mefenitoína	100 mg	Urina	0 a 8 h	Recuperação total de 4'-hidroximefenitoína
Karolinska Christensen *et al.*, 2003	CYP1A2	Cafeína	100 mg	Plasma	4 h	Paraxantina/cafeína
	CYP2C19	Omeprazol	20 mg	Plasma	3 h	Omeprazol/5-hidroxiomeprazol
	CYP2C9	Losartana	25 mg	Urina	0 a 8 h	Losartana/E-3174
	CYP2D6	Debrisoquina	10 mg	Urina	0 a 8 h	Debrisoquina/4-hidroxidebrisoquina
	CYP3A	Quinina	250 mg	Plasma	16 h	Quinina/3-hidroxiquinina
Cooperstown 5 + 1 Chainuvati *et al.*, 2003	CYP1A2	Cafeína	2 mg/kg	Urina	0 a 12 h	(1X + 1U + AFMU)/17U
	CYP2C9	Varfarina	10 mg	Plasma	0 a 96 h	$ASC_{0-\infty}$
	CYP2C19	Omeprazol	40 mg	Plasma	2 h	Omeprazol/5-hidroxiomeprazol
	CYP2D6	Dextrometorfano	30 mg	Urina	0 a 12 h	Dextrometorfano/dextrorfano
	CYP3A	Midazolam	0,025 mg/kg	Plasma	0 a 6 h	CL_T
	NAT2	Cafeína	2 mg/kg	Urina	0 a 12 h	AFMU/(1X + 1U)
	XO	Cafeína	2 mg/kg	Urina	0 a 12 h	1U/(1X + 1U)
Inje Ryu *et al.*, 2007	CYP1A2	Cafeína	93 mg	Plasma	4 h	Paraxantina/cafeína
	CYP2D6	Dextrometorfano	30 mg	Urina	0 a 8 h	Dextrometorfano/dextrorfano
	CYP2C19	Omeprazol	20 mg	Plasma	4 h	Omeprazol/5-hidroxiomeprazol
	CYP2C9	Losartana	30 mg	Urina	0 a 8 h	Losartana/E-3174
	CYP3A	Midazolam	2 mg	Plasma	4 h	Midazolam
Basel Donzelli *et al*,. 2014	CYP1A2	Cafeína	100 mg	Plasma	8 h	Paraxantina/cafeína
	CYP2B6	Efavirenz	50 mg	Plasma	8 h	Efavirenz/8-hidroxiefavirenz
	CYP2C9	Losartana	12,5 mg	Plasma	8 h	Losartana/E-3174
	CYP2C19	Omeprazol	10 mg	Plasma	2 h	Omeprazol/5-hidroxiomeprazol
	CYP2D6	Metoprolol	12,5 mg	Plasma	8 h	Metoprolol/hidroximetoprolol
	CYP3A	Midazolam	2 mg	Plasma	2 h	Midazolam/1'-hidroximidazolam
Geneva Bosilkovska *et al.*, 2014	CYP1A2	Cafeína	100 mg	Plasma	2 h	Paraxantina/Cafeína
	CYP2B6	Bupropiona	25 mg	Plasma	3 h	Hidroxibupropiona/bupropiona
	CYP2C9	Flurbiprofeno	25 mg	Plasma	3 h	Hidroxiflurbiprofeno/flurbiprofeno
	CYP2C19	Omeprazol	5 mg	Plasma	2, 3 e 6 h	$ASC_{2,3,6}$ hidroxiomeprazol/$ASC_{2,3,6}$ omeprazol
	CYP2D6	Dextrometorfano	10 mg	Plasma	3 h	Dextrorfano/dextrometorfano
	CYP3A	Midazolam	1 mg	Plasma	2 h	Hidroximidazolam/midazolam
	P-gp	Fexofenadina	25 mg	Plasma	2, 3 e 6 h	$ASC_{2,3,6}$
Stopfer *et al.*, 2016	P-gp	Digoxina	0,25 mg	Plasma	0 a 96 h	ASC_{0-tz}
	OAT1 e OAT3	Furosemida	5 mg	Plasma	0 a 96 h	ASC_{0-tz}
	OCT2, MATE1 e MATE2-K	Metformina	500 mg	Plasma	0 a 96 h	ASC_{0-tz}
	OATP1B1, OATP1B3, BCRP	Rosuvastatina	10 mg	Plasma	0 a 96 h	ASC_{0-tz}
Trueck *et al.*, 2019	OAT1	Adefovir dipivoxila	10 mg	Urina	0 a 24 h	CL_R
	OAT3	Sitagliptina	100 mg	Urina	0 a 24 h	CL_R
	OCT2, MATE1 e MATE2-K	Metformina	500 mg	Urina	0 a 24 h	CL_R
	OATP1B1	Pitavastatina	2 mg	Plasma	0 a 24 h	CL_T/F
	P-gp intestinal, renal, OATP4C1	Digoxina	0,5 mg	Plasma Urina	0 a 24 h	C_{max} e CL_R
Cusinato *et al.*, 2019	CYP1A2	Cafeína	10 mg	Plasma	0 a 12 h	$ASC_{0-12\ h}$
	CYP2C9	Losartana	2 mg	Plasma	0 a 12 h	$ASC_{0-12\ h}$ losartana/ $ASC_{0-12\ h}$ E-3174
	CYP2C19	Omeprazol	2 mg	Plasma	0 a 12 h	$ASC_{0-12\ h}$ omeprazol/ $ASC_{0-12\ h}$ 5-hidroxiomeprazol
	CYP2D6	Metoprolol	10 mg	Plasma	0 a 12 h	$ASC_{0-12\ h}$ metoprolol/ $ASC_{0-12\ h}$ hidroximetoprolol
	CYP3A	Midazolam	0,2 mg	Plasma	0 a 12 h	$ASC_{0-12\ h}$
	P-gp	Fexofenadina	10 mg	Plasma	0 a 12 h	$ASC_{0-12\ h}$

[a]: razão de recuperação urinária da dapsona = dapsona hidroxilamina/(dapsona hidroxilamina + dapsona); [b]: razão de recuperação urinária da debrisoquina = 4-hidroxidebrisoquina/(4-hidroxidebrisoquina + debrisoquina); AFMU: 5-acetilamino-6-formilamino-3metiluracil; ASC: área sob a curva; ASC_{0-tz}: área sob a curva integração trapezoides; $ASC_{0-\infty}$: área sob a curva de zero a infinito; BCRP: *breast cancer resistance protein*; CL_T: *clearance* total corporal; CL_R: *clearance* renal; C_{max}: concentração plasmática máxima; CYP: citocromo P-450; E-3174: metabólito da losartana; MATE: *multidrug and toxin extrusion transporter*; NAT2: N-acetiltransferase 2; OAT: *organic anion transporter*; OATP: *organic anion transporting polypeptide*; OCT: *organic cation transporter*; P-gp: P-glycoprotein; XO: xantina oxidase; 1U: 1-metilurato; 1X: 1,7-dimetilurato.

Fonte: Keller *et al.*, 2017; e Momper *et al.*, 2016.

Há um grande interesse na investigação de interações medicamentosas que envolvem isoformas CYP, uma vez que estas são as principais enzimas envolvidas no metabolismo oxidativo de fármacos. Diversas combinações de fármacos têm sido empregadas, sendo que a maioria dos coquetéis avalia até 6 isoformas, sendo CYP1A2 (cafeína e melatonina), CYP2C9 (flurbiprofeno, losartana, tolbutamida, S-varfarina e diclofenaco), CYP2C19 (omeprazol e mefenitoína), CYP2D6 (metoprolol, dextrometorfano, debrisoquina e tramadol) e CYP3A (midazolam, dapsona, e nifedipino) as mais estudadas. A investigação do fenótipo de outras enzimas de metabolismo, particularmente as enzimas de conjugação como a UDP-glicuronosiltransferase, N-acetiltransferase, sulfotransferases e glutationa S-transferase, ainda é um desafio em função da falta de substratos e inibidores específicos.

Os transportadores de membrana de influxo de diversos fármacos para dentro da célula, bem como de efluxo para fora da célula, atualmente são reconhecidos como variáveis importantes na disposição de fármacos e resposta terapêutica. Alguns coquetéis de fármacos têm sido empregados na avaliação da atividade de transportadores de membrana, no entanto, a falta de substratos seletivos limita a aplicação clínica A Figura 10.9 mostra os transportadores de membrana mais estudados.

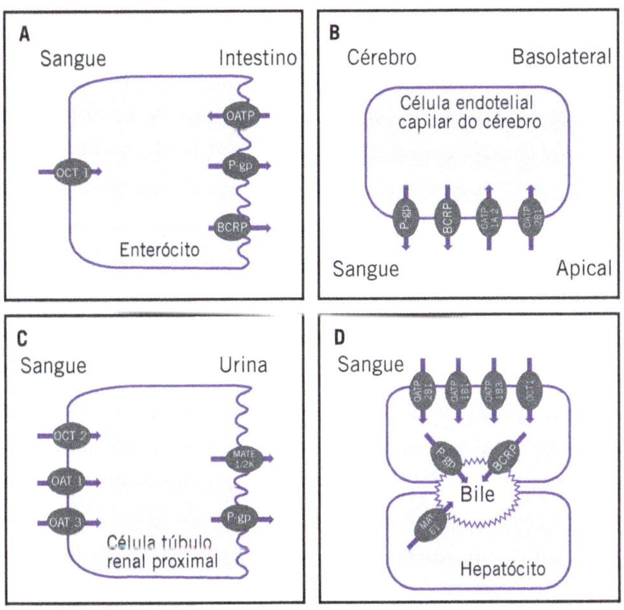

Figura 10.9 Modelo esquemático de transportadores de membrana importantes na absorção, distribuição, metabolismo e excreção (ADME) de fármacos: (A) enterócito; (B) célula endotelial capilar do cérebro; (C) célula do túbulo renal proximal; (D) hepatócito.

BCRP: *breast cancer resistance protein*; MATE: *multidrug and toxin extrusion transporter*; OAT: *organic anion transporter*; OATP: *organic anion transporting polypeptide*; OCT: *organic cation transporter*; P-gp: *p-glycoprotein*.

Fonte: Desenvolvida da autoria.

A estratégia de coquetel de fármacos marcadores ainda se encontra em desenvolvimento, apresentando algumas limitações como a escassa normatização sobre a validação da metodologia a fim de permitir uma avaliação precisa do fenótipo do paciente. Muitos coquetéis não validados estão atualmente em uso, sem a evidência apropriada da falta de interação entre os fármacos marcadores que compõe o coquetel ou utilizando um parâmetro farmacocinético que não reflete o fenótipo real do paciente. Outra importante limitação é a necessidade de uma técnica analítica seletiva e sensível o suficiente para quantificar o analito de interesse, em geral, a mais empregada é a cromatografia líquida acoplada à espectrometria de massas.

A agência reguladora americana de medicamentos (Food and Drug Administration, 2020) e a agência europeia de medicamentos (European Medicines Agency, 2012) possuem guias para estudos clínicos no processo de desenvolvimento de um novo fármaco com o objetivo de avaliar as possíveis interações medicamentosas envolvendo as isoformas CYP e os transportadores de membrana. As informações obtidas com estes estudos devem compor a bula do novo medicamento. Neste contexto, a aplicação mais comum do coquetel de fármacos marcadores é na predição de interações medicamentosas clinicamente relevantes, avaliando-se principalmente voluntários saudáveis e durante o desenvolvimento de fármacos.

O coquetel também têm sido amplamente empregado na avaliação da atividade *in vivo* de enzimas de metabolismo e/ou transportadores de membrana durante condições patológicas, ao acompanhar a mudança nas vias ADME de acordo com a gravidade da doença e/ou pré e pós-tratamento farmacológico, visando predizer a falha terapêutica.

Outra abordagem atual é o desenvolvimento de coquetéis de biomarcadores endógenos, que excluem a necessidade de administração de fármacos. O Quadro 10.6 faz referência a alguns biomarcadores endógenos potenciais. O desenvolvimento de coquetéis de biomarcadores endógenos prevê um painel de biomarcadores endógenos validado para fornecer suporte à farmacoterapia individualizada, possibilitando monitorar alterações relacionadas à atividade de enzimas de metabolismo e expressão de transportadores de membrana relacionados à doença, idade, farmacogenética, gravidez e interações medicamentosas.

A farmacoterapia individualizada está se consolidando na prática clínica pelo apoio das equipes multidisciplinares, a partir da aplicação de testes genômicos e de fenotipagem. Estas novas tecnologias indicam a necessidade de aprimoramento dos guias terapêuticos com base na prescrição atual recomendada em bula, bem como a farmacoterapia individualizada de acordo com o genótipo/fenótipo com benefícios terapêuticos sem precedentes para os pacientes. Além disso, com o objetivo de garantir a segurança do paciente submetido ao teste, doses cerca de 100 vezes menores que as terapêuticas recomendadas estão sendo programadas numa série de coquetéis de fármacos marcadores. Como perspectiva futura, prevê-se a aplicação desta metodologia de utilização de fármacos marcadores na prática clínica, a partir da elaboração de manuais pelas agências regulatórias e publicação de guias de orientação do uso de coquetel de fármacos no apoio à individualização da terapia para a garantia da efetividade de medicamentos nos pacientes não responsivos às doses recomendadas.

Quadro 10.6 Potenciais biomarcadores endógenos para estudos de fenotipagem de enzimas e transportadores.

Enzima/ Transportador	Biomarcador endógeno	Referência
CYP1A2	Melatonina/6-hidroximelatonina	Härtter *et al.*, 2001
CYP2C19	Ácido araquidônico/(ácidos epoxieicosatrienoico + hidroxieicosatetraenoico)	Akasaka *et al.*, 2017
CYP2D6	5-metoxitriptamina/ serotonina	Yu *et al.*, 2003a
	Pinolina/6-hidroxi-1,2,3,4--tetrahidro-β-carbolina	Yu *et al.*, 2003b
CYP3A	Cortisol/6β-hidroxicortisol	Galteau, Shamsa, 2003
	Colesterol/6β-hidroxicolesterol	Kasichayanula *et al.*, 2014
	Desidroepiandrosterona/ (7β-hidroxidesidroepiandrosterona + 16α-hidroxidesidroepiandrosterona)	Shin *et al.*, 2013
OATP1B1/ OATP1B3	Coproporfirinas I e III	Takehara *et al.*, 2018
	Glicoquenodesoxicolato--3-O-sulfato	Takehara *et al.*, 2018
	Hexadecanodioato e Tetradecanodioato	Shen *et al.*, 2017
	Bilirrubina conjugada e Bilirrubina não conjugada	Takehara *et al.*, 2018
OAT1/OAT3	Taurina	Tsuruya *et al.*, 2016
	6β-Hidroxicortisol	Imamura *et al.*, 2014
	Glicoquenodesoxicolato--3-O-sulfato	Tsuruya *et al.*, 2016
OCTs/MATE	Creatinina	Hibma *et al.*, 2016; Chu *et al.*, 2018
	N1-Metilnicotinamida	Ito *et al.*, 2012

BCRP: *breast cancer resistance protein*; CYP: citocromo P-450; MATE: *multidrug and toxin extrusion transporter*; OAT: *organic anion transporter*; OATP: *organic anion transporting polypeptide*; OCT: *organic cation transporter*.

Fonte: Desenvolvido pela autoria.

A farmacoterapia individualizada está se consolidando na prática clínica pelo apoio das equipes multidisciplinares, a partir da aplicação de testes genômicos e de fenotipagem. Estas novas tecnologias indicam a necessidade de aprimoramento dos guias terapêuticos com base na prescrição atual recomendada em bula, bem como a farmacoterapia individualizada de acordo com o genótipo/fenótipo com benefícios terapêuticos sem precedentes para os pacientes. Além disso, com o objetivo de garantir a segurança do paciente submetido ao teste, doses cerca de 100 vezes menores que as terapêuticas recomendadas estão sendo programadas numa série de coquetéis de fármacos marcadores. Como perspectiva futura, prevê-se a aplicação desta metodologia de utilização de fármacos marcadores na prática clínica, a partir da elaboração de manuais pelas agências regulatórias e publicação de guias de orientação do uso de coquetel de fármacos no apoio à individualização da terapia para a garantia da efetividade de medicamentos nos pacientes não responsivos às doses recomendadas.

APÊNDICE

Conceitos fundamentais em controle terapêutico

- Vale: concentração plasmática mínima (C^{ss}_{min} ou C^{ss}_{vale}).
- Pico: concentração plasmática máxima (C^{ss}_{max} ou C^{ss}_{pico}).
- T_{max}: tempo para atingir o pico de concentração.
- Janela terapêutica: faixa de concentração do fármaco circulante relacionada ao sucesso terapêutico.
- Regime de dose ou posologia: dose fracionada e intervalo de dose (τ).
- Meia-vida biológica: tempo para a concentração se reduzir em 50% na fase de eliminação ($t_{(1/2)\beta}$).
- Taxa de eliminação: velocidade de eliminação do fármaco para fora do sistema biológico (kel).
- Depuração plasmática: ou *clearance* total corporal, é o volume hipotético de plasma depurado do fármaco na unidade de tempo (CL_T).
- Volume de distribuição aparente: volume de fluido capaz de sequestrar fármaco do compartimento circulatório de maneira a igualar a concentração no plasma e nos tecidos (Vd^{ss}).
- Concentração plasmática do fármaco no platô ou estado de equilíbrio (C^{ss}).
- Tempo para atingir o platô (T^{ss}).

BIBLIOGRAFIA

ABDUL-AZIZ, M.H. et al. Applying PK/PD principles in critically ill patients: optimizing efficacy and reducing resistance development. *Semin. Resp. Critical Care Medicine*, v. 36, n. 1, p. 136-53, 2015.

ABDUL-AZIZ, M.H. et al. Is Prolonged Infusion of Piperacillin/Tazobactam and Meropenem in Critically Ill Patients Associated with Improved Pharmacokinetic/Pharmacodynamic and Patient Outcomes? An Observation from the Defining Antibiotic Levels in Intensive Care Unit Patients (DALI) Cohort. *Journal of Antimicrobial Chemotherapy*, v. 71, n. 1, p. 196-207, 2016.

AGÊNCIA NACIONAL DE VIGILÂNCIA SANITÁRIA (Anvisa). Diretriz Nacional para Elaboração de Programa de Gerenciamento do Uso de Antimicrobianos em Serviços de Saúde, 2017.

AGÊNCIA NACIONAL DE VIGILÂNCIA SANITÁRIA (Anvisa). RESOLUÇÃO RDC n. 27 de maio de 2012. Requisitos mínimos para a validação de métodos bioanalíticos empregados em estudos com fins de registro e pós-registro de medicamentos.

AKASAKA, T. et al. CYP2C19 variants and epoxyeicosatrienoic acids in patients with microvascular angina. *Int. J. Cardiol. Heart Vasc.*, v. 15, p. 15-20, 2017.

ANDRÉS, F.; LLERENA, A. Simultaneous determination of cytochrome P450 oxidation capacity in humans: a review on the phenotyping cocktail approach. *Curr. Pharm. Biotechnol.*, v. 17, p. 1159-80, 2016.

AYALEW, M.B.; TEGEGN, H.G.; ABDELA, O.A. Drug related hospital admissions. A systematic review of the recent literatures. *Bull. Emerg. Trauma*, v. 7, p. 339-46, 2019.

BARLAM, T. et al. Implementing an Antibiotic Stewardship Program: Guidelines by the Infectious Diseases Society of America and the Society for Healthcare Epidemiology of America. *Clinical Infectious Diseases*, v. 62, n. 10: e51-e77, 2016.

BOSILKOVSKA, M. et al. Geneva cocktail for cytochrome P450 and P-glycoprotein activity assessment using dried blood spots. *Clin. Pharmacol. Ther.*, v. 96, p. 349-59, 2014.

CAIN, S.E. et al. Stratification of the impact of inappropriate empirical antimicrobial therapy for Gram-negative bloodstream infections by predicted prognosis. *Antimicrob. Agents Chemother.*, v. 59, n. 1, p. 245-50, 2015

CANADIAN AGENCY FOR DRUG AND TECHNOLOGIES IN HEALTH (CADTH, 2016). Sepsis in Remote Areas Final. Disponível em: https://www.cadth.ca. Acesso em 20 Set. 2020.

CARLIER, M. et al. Assays for Therapeutic Drug Monitoring of β-Lactam Antibiotics: A Structured Review. *International Journal of Antimicrobial Agents*, v. 46, n. 4, p. 367-375, 2015.

CHAINUVATI, S. et al. Combined phenotypic assessment of cytochrome P450 1A2, 2C9, 2C19, 2D6, and 3A, -acetyltransferase-N 2, and xanthine oxidase activities with the "Cooperstown 5+1 cocktail". *Clin. Pharmacol. Ther.*, v. 74, p. 437-47, 2003.

CHRISTENSEN, M. et al. The Karolinska cocktail for phenotyping of five human cytochrome P450 enzymes. *Clin. Pharmacol. Ther.*, v. 73, p. 517-28, 2003.

CHU, X. et al. Clinical probes and endogenous biomarkers as substrates for transporter drug-drug interaction evaluation: perspectives from the international transporter consortium. *Clin. Pharmacol. Ther.*, v. 104, n. 5, p. 836-64, 2018.

CLARKE, S.E.; JONES, B.C. Human cytochromes P450and their role in metabolism-based drug-drug interactions. *In*: RODRIGUES, A. D. (Ed.). *Drug-drug interactions*. 2.ed., Boca Raton: CRC Press, 2008. cap. 3, p.53-86.

CUSINATO, D.A.C. et al. LC-MS/MS analysis of the plasma concentrations of a cocktail of 5cytochrome P450 and P-glycoprotein probe substrates and their metabolites using subtherapeutic doses. *J. Pharm. Biomed. Anal.*, v. 164, p. 430-41, 2019.

DAVIS, J.D. et al. Evaluation of potential disease-mediated drug-drug interaction in patients with moderate-to-severe atopic dermatitis receiving dupilumab. *Clin. Pharmacol. Ther.*, v. 104, n. 6, p. 1146-54, 2018.

DIPIRO, J.T. et al. *Concepts in Clinical Pharmacokinetics*. 5.ed. Bethesda: American Society of Health-System Pharmacists, Inc., 2005.

DONZELLI, M. et al. The Basel Cocktail for Simultaneous Phenotyping of Human Cytochrome P450 Isoforms in Plasma, Saliva and Dried Blood Spots. *Clin.Pharmacokinet.*, v. 53, n.3, p. 271-82, 2014.

ELLIGSEN, M et al. Optimizing Initial Vancomycin Dosing in Burn Patients. *Burns*, v. 37, n. 3, p. 406-414, 2011.

EMA. Guideline on the Investigation of Drug Interaction. Disponível em: <https://www.ema.europa.eu/en/investigation-drug-interactions>. Acesso em 20 Set. 2020.

FRYE, R.F. et al. Validation of the five-drug "Pittsburgh cocktail" approach for assessment of selective regulation of drug-metabolizing enzymes. *Clin. Pharmacol. Ther.*, v. 62, n. 4, p. 365-76, 1997.

FUHR, U. et al. Assessment of pharmacokinetic drug–drug interactions in humans: In vivo probe substrates for drug metabolism and drug transport revisited. *Ann. Rev. Pharmacol. Toxicol.*, v. 59, p. 507-36, 2019.

FUHR, U.; JETTER, A.; KIRCHHEINER, J. Appropriate phenotyping procedures for drug metabolizing enzymes and transporters in humans and their simultaneous use in the "cocktail" approach. *Clin. Pharmacol. Ther.*, v. 81, n. 2, p. 270-83, 2007.

GALTEAU, M.M.; SHAMSA, F. Urinary 6beta-hydroxycortisol: a validated test for evaluating drug induction or drug inhibition mediated through CYP3A in humans and in animals. *Eur. J. Clin. Pharmacol.*, v. 59, n. 10, p. 713-33, 2003.

GLOBAL SEPSIS ALLIANCE. SEPSIS AND COVID-19 / CORONAVIRUS / SARS-COV-2. 2020.

GOMEZ, D.S. et al. Individualised vancomycin doses for paediatric burn patients to achieve PK/PD targets. *Burns*, v. 39, n. 3, p. 445-450, 2013.

GOMEZ, D.S. et al. Imipenem in burn patients: Pharmacokinetic profile and PK/PD target attainment. *J Antibiot (Tokyo)*, v. 68, n. 3, p. 143-7, 2015.

BRUNTON, L.L.; HILAL-DANDAN, R.; KNOLLMANN, B.C. (eds). *Goodman & Gilman's The pharmacological basis of therapeutics*. 13th ed., New York: Mc Graw Hill, 2017.

HIBMA, J.E. et al. The effect of famotidine, a MATE1-selective inhibitor, on the pharmacokinetics and pharmacodynamics of metformin. *Clin. Pharmacokinet.*, v. 55, n. 6, p. 711-21, 2016.

HIDEAKI, N. et al. Genetic polymorphism of the CYP2C subfamily and excessive serum phenytoin concentration with central nervous system intoxication. *Ther. Drug Monit.*, v. 22, n. 2, p. 230-2, 2000.

HUNG, C.C. et al. Dosage recommendation of phenytoin for patients with epilepsy with different CYP2C9/CYP2C19 polymorphisms. *Ther. Drug Monit.*, v. 26, n. 5, p. 534-40, 2004.

HÄRTTER, S. et al. Orally given melatonin may serve as a probe drug for cytochrome P450 1A2 activity in vivo: a pilot study. *Clin. Pharmacol. Ther.*, v. 70, n. 1, p. 10-16, 2001.

IDSA - Infectious Diseases Society of America. IDSA Practice Guidelines 2017. Disponível em: <http://www.idsociety.org/Guidelines/Patient_Care/IDSA_Practice_Guidelines/Antimicrobial_Agent_Use/Vancomycin>. Acesso em 20 Set. 2020.

IMAMURA, Y. et al. 6β-Hydroxycortisol is an endogenous probe for evaluation of drug-drug interactions involving a multispecific renal organic anion transporter, OAT3/SLC22A8, in healthy subjects. *Drug Metab. Dispos.*, v. 42, n. 4, p. 685-94, 2014.

INSTITUTO LATINO AMERICANO DE SEPSE. Programa de Melhoria de Qualidade Protocolos Gerenciados de Sepse: Relatório Nacional Ano de Referência 2019. São Paulo, 2019.

INSTITUTO LATINO AMERICANO DE SEPSE. Sepse: Um problema de saúde pública. Brasília, 2015.

ITO, S. et al. N-methylnicotinamide is an endogenous probe for evaluation of drug-drug interactions involving multidrug and toxin extrusions (MATE1 and MATE2- K). *Clin. Pharmacol. Ther.*, v. 92, n. 5, p. 635-41, 2012.

KASICHAYANULA, S. et al. Validation of 4β-hydroxycholesterol and evaluation of other endogenous biomarkers for the assessment of CYP3A activity in healthy subjects. *Br. J. Clin. Pharmacol.*, v. 78, p. 1122-34, 2014.

KELLER, G.A. et al. In vivo phenotyping methods: cytochrome P450 probes with emphasis on the cocktail approach. *Curr. Pharm. Des.*, v. 23, n. 14, p. 2035-49, 2017.

LANCHOTE, V.L. et al. Impact of visceral leishmaniasis and curative chemotherapy on cytochrome P450 activity in Brazilian patients. *Br. J. Clin. Pharmacol.*, v. 80, n. 5, p. 1160-8, 2015.

LLORET-LINARES, C. et al. Exploring venlafaxine pharmacokinetic variability with a phenotyping approach, a multicentric french-swiss study (MARVEL study). *BMC Pharmacol. Toxicol.*, v. 18, n. 1, p. 70, 2017.

LLORET-LINARES, C. et al. Phenotypic assessment of drug metabolic pathways and P-glycoprotein in patients treated with antidepressants in an ambulatory setting. *J. Clin. Psychiatry.*, v. 79, 16m11387, 2018.

LUO, L. et al. A Multiplexed HILIC-MS/HRMS assay for the assessment of transporter inhibition biomarkers in phase I clinical trials: isobutyryl-carnitine as an Organic Cation Transporter (OCT1) biomarker. *Anal. Chem.*, v. 92, p. 9745-54, 2020.

MARTIN-LOECHES, I.; GARNACHO-MONTERO, J.; NSEIR, S. Focus on infection and sepsis 2017. *Intensive Care Med. FOCUS EDITORIAL*, v. 43, p. 867-869, 2017.

MOMPER, J. D.; TSUNODA, S. M.; MA, J. D. Evaluation of proposed In vivo probe substrates and inhibitors for phenotyping transporter activity in humans. *J. Clin. Pharmacol.*, v. 56, S82-S98, 2016.

NORA, D. et al. Biomarker-guided antibiotic therapy-strengths and limitations. *Ann Transl Med.*, v. 5, n. 10, p. 208-20, 2017.

PIRES, F.R. et al. Does vancomycin administered at an empirical dose ensure coverage of pediatric patient against gram-positive pathogens. *Rev.Brsil. Ter. Intensiva*, v. 32, n. 3, p. 391-97, 2020.

PÓVOA, P. et al. Biomarker guided Antibiotic therapy What's new? *ICU-management & practice*, v. 16, n. 1, p. 24-28, 2016.

RHODES, A. et al. Surviving Sepsis Campaign. International Guidelines for Management of Sepsis and Septic Shock: 2016. *Critical Care Medicine*, v. 45, n. 3, p. 486-552, 2017.

RITSCHEL, W.A.; KEARNS, G.L. *Handbook of Basic Pharmacokinetics, including Clinical Applications*. 7.ed., *Washington*, D.C: American Pharmacists Association, 2009.

RODRIGUES, A.D. et al. Endogenous probes for drug transporters: balancing vision with reality. *Clin. Pharmacol. Ther.*, v. 103, n. 3, p. 434-48, 2018.

ROWLAND, M.; TOZER, T.N. *Clinical pharmacokinetics. Concepts and applications*. 3.ed., Philadelphia: Williams & Wilkins, USA, 1995.

RUDD, K.E. et al. Global, Regional, and National Sepsis Incidence and Mortality, 1990-2017: Analysis for the Global Burden of Disease Study. *The Lancet*, v. 395, v. 10219, p. 200–211, 2020.

RYU, J. Y. et al. Development of the "Inje Cocktail" for high--throughput evaluation of five human cytochrome P450 isoforms in vivo. *Clin. Pharmacol. Ther.*, v. 82, n. 5, p. 531-40, 2007.

SANTOS, S.R.C.J.; GUIMARAES, W.V.; GOMEZ, D.S. *The Battle Against Nosocomial Pathogens for Sepsis Control in Paediatric Burn Patients: Vancomycin and Carbapenems Serum Monitoring for Target Attainment by PK/PD Analysis. In: The battle against microbial pathogens: Basic science, Technological Advances and Educational Programs*. 1 ed. Badajoz: Formatex Research Center, v. 2, p. 808- 821, 2015.

SCHOENENBERGER-ARNAIZ, J.A. et al. Usefulness of Therapeutic Drug Monitoring of Piperacillin and Meropenem in Routine Clinical Practice: A Prospective Cohort Study in Critically Ill Patients. *European Journal of Hospital Pharmacy*, v. 27, n. 1, e30–e35, 2019.

SCHWINGHAMMER, T.L.; KOEHLER, J.M.. *Pharmacotherapy Casebook: a patient-focused approach*. 7.ed. New York: McGraw--Hill, Medical Publishing Division, 2008.

SHARGEL, L.; YU, A.B.C. *Applied biopharmaceutics & pharmacokinetics*. 4.ed., Stamford: Appleton & Lange, Connecticut, 1999.

SHEN, H. et al. Comparative evaluation of plasma bile acids, dehydroepiandrosterone sulfate, hexadecanedioate, and tetradecanedioate with coproporphyrins I and III as markers of OATP inhibition in healthy subjects. *Drug Metab. Dispos.*, v. 45, n. 8, p. 908-19, 2017.

SHIN, K-H. et al. Evaluation of endogenous metabolic markers of hepatic CYP3A activity using metabolic profiling and midazolam clearance. *Clin. Pharmacol. Ther.*, v. 94, n. 5, p. 601-9, 2013.

SILVA JR, J. M. et al. Piperacillin effectiveness in septic burn patients by comparison of two empiric daily dose 12 *versus* 16 g against susceptible strains based on drug plasma measurements done in a real time. *Critical Care*, v. 21, S. 2, p. 31, 2017.

SILVA JR, J.M. et al. Meropenem effectiveness in septic burn patients by comparison of extended infusion versus fast infusion against susceptible strains based on drug plasma measurements done in a real time. *Critical Care*, v. 21, S. 2, p. 32, 2017.

STOPFER, P. et al. Pharmacokinetic evaluation of a drug transporter cocktail consisting of digoxin, furosemide, metformin, and rosuvastatin. *Clin. Pharmacol. Ther.*, v. 100, n. 3, p. 259-67, 2016.

TAGUCHI, M. et al. Evaluation of phenytoin dosage regimens based on genotyping of CYP2C. Subfamily in routinely treated Japanese patients. *Drug Metab. Pharmacokinet.*, v. 20, n. 2, p. 107-12, 2005.

TAKEHARA, I. et al. Comparative study of the dose-dependence of OATP1B inhibition by rifampicin using probe drugs and endogenous substrates in healthy volunteers. *Pharm. Res.*, v. 35, p. 138, 2018.

TATE, S.K. et al. Genetic predictors of the maximum doses patients receive during clinical use of the anti-epileptic drugs carbamazepine and phenytoin. *Proc. Natl. Acad. Sci. USA*, v. 102, n. 15, p. 5507-12, 2005.

TATOSIAN, D.A. et al. A microdose cocktail to evaluate drug interactions in patients with renal impairment. *Clin.Pharmacol. Ther.*, 2020; doi:10.1002/cpt.1998.

TRUECK, C. et al. A clinical drug-drug interaction study assessing a novel drug transporter phenotyping cocktail with adefovir, sitagliptin, metformin, pitavastatin, and digoxin. *Clin. Pharmacol. Ther.*, v. 106, n. 6, p. 1398-407, 2019.

TSURUYA, Y. et al. Investigation of endogenous compounds applicable to drug-drug interaction studies involving the renal organic anion transporters, OAT1 and OAT3, in humans. *Drug Metab. Dispos.*, v. 44, p. 1925-33, 2016.

U.S. FOOD AND DRUG ADMINISTRATION. Disponível em: https://www.fda.gov/regulatory-information/search-fda-guidance-documents/clinical-drug-interaction-studies-cytochrome-p450-enzyme-and-transporter-mediated-drug-interactions. Acesso em 21 Set. 2020.

WINTER, M.E. *Basic clinical pharmacokinetics*. 4.ed. Philadelphia: Lippincott Williams & Wilkins, 2003.

WORLD HEALTH ASSEMBLY (WHA, 2017) https://www.global-sepsis-alliance.org/news/2017/5/26/wha-adopts-resolution-on-sepsis.

WORLD HEALTH ORGANIZATION (WHO). Worldwide country situation analysis: response to antimicrobial resistance, 2015.

YU, A.M. et al. Regeneration of serotonin from 5-methoxytryptamine by polymorphic human CYP2D6. *Pharmacogenetics*, v. 13, n. 3, p. 73-181, 2003a.

YU, A.M. et al. Screening for endogenous substrates reveals that CYP2D6 is a 5-methoxyindolethylamine O-demethylase. *Pharmacogenetics*, v. 13, n. 6, p. 307-19, 2003b.

YUKAWA, E.; MAMIYA, K. Effect of CYP2C19 genetic polymorphism on pharmacokinetics of phenytoin and phenobarbital in Japanese epileptic patients using non-linear mixed effects model approach. *J. Clin. Pharm. Ther.*, v. 31, n. 3, p. 275-82, 2006.

ZHU, Y. et al. Evaluating potential disease-mediated protein-drug interactions in patients with moderate-to-severe plaque psoriasis receiving subcutaneous guselkumab. *Clin. Transl. Sci.* 2020; doi: 10.1111/cts.12807.

11

Epidemiologia Aplicada à Toxicologia e Introdução à Toxicovigilância

Gabriela Arantes Wagner

CONTEÚDO DESTE CAPÍTULO

INTRODUÇÃO

Historicamente, a Toxicologia tem desempenhado um papel importante na verificação de conclusões tiradas com base em achados epidemiológicos. Ambas as ciências procuram contribuir com dados relativos às doenças humanas propondo uma relação de causalidade para a ocorrência dos eventos. No entanto, enquanto a Toxicologia assume um papel preditivo em relação aos efeitos tóxicos (incluindo os efeitos carcinogênicos) em seres humanos, com base em dados que provêm de estudos de experimentação animal (exposição a doses muitas vezes não presentes na natureza) a Epidemiologia, fornece informações acerca das relações causais com base na observação e documenta a ocorrência dos eventos em populações humanas.

Entre os exemplos mais importantes para o entendimento dessa relação estão os estudos sobre a exposição ao tabaco e a incidência de câncer de pulmão. Os achados observacionais sobre a incidência de câncer de pulmão na coorte de médicos ingleses acompanhados por Doll & Hill a partir da década de 1950, foram comprovados com estudos toxicológicos realizados em animais, em 1984. Como não há atualmente nenhuma sistemática que proporcione uma visão unificada na relação causal entre um agente e um desfecho, a associação das ciências ficou mais evidente, especialmente na aplicação da Epidemiologia nas diretrizes de avaliação de risco e protocolos toxicológicos ambientais.

DEFINIÇÕES E OBJETIVOS

A Epidemiologia atual utiliza de métodos quantitativos para estudar a ocorrência de doenças nas populações humanas e para definir estratégias de prevenção e controle. Conceitualmente, a Epidemiologia é o estudo da distribuição e dos determinantes dos eventos ou padrões de saúde em populações definidas. Como premissa epidemiológica fundamental, tem-se que a distribuição de determinadas condições de saúde não ocorre por acaso nas populações, uma vez que, cada um dos indivíduos possui características, fatores genéticos e exposições próprias. Embora o nível primário de interesse seja o indivíduo, o objetivo final é melhorar as condições de saúde das populações utilizando como metodologia a realização de inferências sobre as relações entre fatores e doenças (desfechos).

Os objetivos da Epidemiologia voltam-se especialmente à identificação dos fatores de risco para doenças (etiologia ou causa da doença), predizer ou descrever a frequência de doenças e padrões de saúde em populações específicas, estudar a história natural das doenças, avaliar medidas preventivas ou terapêuticas (intervenção) e, principalmente, proporcionar bases para o desenvolvimento de políticas públicas relacionadas à prevenção e promoção de saúde das populações.

DELINEAMENTO DE ESTUDOS EPIDEMIOLÓGICOS

Os estudos epidemiológicos são delineados com o intuito de transformar hipóteses conceituais em operacionais. Ou seja, a escolha do delineamento apropriado para responder à hipótese a ser testada é passo fundamental para a investigação epidemiológica.

Os delineamentos de estudos epidemiológicos utilizam-se de ferramentas de observação sistemática de fenômenos de interesse e o uso de teoria e métodos estatísticos para análise e interpretação dos dados. Para isso, diferem-se diretamente no modo pelo qual se selecionam as unidades de observação, medem-se fatores de risco ou de prognóstico para identificação das variáveis entre os grupos mediante comparação.

Estudos observacionais

São aqueles nos quais não há um controle do investigador em relação à exposição e alocação dos indivíduos submetidos à pesquisa. Ou seja, são estudos nos quais a natureza determina o curso da doença. Estudos observacionais podem ser descritivos, limitando-se a descrever a ocorrência de uma doença em uma população, ou analíticos, nos quais há a avaliação das relações dos estados de saúde com outras variáveis.

Geralmente, estudos observacionais descritivos puros são a primeira etapa da investigação epidemiológica. A partir dele, lança-se mão de estatísticas vitais para descrição da ocorrência de eventos na população a ser estudada. Porém, a maioria dos estudos epidemiológicos são analíticos, ou seja, utilizam-se de análises para verificação das possíveis relações causais para entender como essas causas se distribuem nas populações.

Estudos observacionais são importantes para alocação de recursos financeiros, para descrever as características gerais da distribuição de uma doença e gerar hipóteses. Na Toxicologia, estudos observacionais são utilizados para avaliação de exposição a agentes tóxicos ambientais, avaliação de uso de drogas entre uma determinada população investigada na Toxicologia Forense e Social e no relato de algum tipo de exposição aguda a um determinado agente tóxico ainda não relatado na literatura, por exemplo.

Relato de casos

É a descrição detalhada de um caso que levanta algum tipo de hipótese na literatura, o qual pode ser estendido a outros casos, sendo frequentemente utilizado em programas de vigilância, como sinais de alerta para a Toxicovigilância. Um dos exemplos mais clássicos de relatos de casos é o da talidomida. No final da década de 1950 e início da década de 1960, a talidomida foi prescrita como sedativo leve e para eliminar as náuseas em mulheres grávidas em muitos países, principalmente na Europa, onde foi lançado. No entanto, as gestantes que utilizaram esse medicamento tiveram filhos sem determinados membros ou com membros deformados, como mãos, braços e pernas atrofiadas. Isso se deu porque a talidomida é um composto quiral. A forma dextrogira (enantiômero R) possui as atividades analgésicas e sedativas, sendo inofensivo o seu consumo, porém a talidomida levogira (enantiômero S) é teratogênica.

Relatos de casos são frequentes na Toxicologia Clínica e, como descrito, em Toxicovigilância. Centros de Informação Assistência Toxicológica (CIATox), geralmente, relatam casos de intoxicações em seus serviços por diferentes agentes para que eles fiquem disponíveis em rede, com o intuito de colaborar com os demais serviços. Há geralmente uma interface das diferentes áreas da Toxicologia em relatos de casos. Um exemplo interessante se deu na Argentina, em 2011, no qual se relatou pela primeira vez na literatura um caso de intoxicação aguda por cianobactérias produtoras de microcistinas hepatotóxicas (MC) em águas de piscinas, demonstrando a importância da interface entre a Toxicologia Clínica, Ambiental e o relato da ocorrência desses eventos para outras populações. Cianobactérias são responsáveis por graves problemas ambientais, uma vez que são capazes de produzir várias toxinas naturais, entre elas as MC, frequentemente relatadas em corpos de água doce eutróficos. A toxicidade aguda de MC é dada pela inibição da fosfatase que conduz a um excesso de fosforilação de proteínas e às alterações no citoesqueleto e perda da forma da célula com a subsequente destruição das células do fígado, causando hemorragia intra-hepática ou insuficiência hepática. Esse tipo de exposição aguda pode ocorrer por via dérmica, oral, inalatória ou intravenosa. No entanto, as exposições mais comuns são as que ocorrem durante o contato com cianobactérias em lagos, lagoas e rios.

Ecológicos

Também conhecidos como estudos de correlação, são aqueles nos quais a unidade de análise é agrupada (população ou um grupo de pessoas), geralmente pertencente a uma área geográfica definida, como um país, uma cidade, um município ou um setor censitário. Eles geralmente mostram como os contextos sociais e ambientais podem interferir na saúde das pessoas. Nesse caso, as medidas não são coletadas em nível individual, e sim no coletivo, ou seja, as medidas são agrupadas, o que não discrimina quais os indivíduos expostos que adoeceram. São estudos que geram e testam hipóteses etiológicas a respeito da ocorrência de uma determinada doença e avaliam a efetividade de intervenções em populações. Em Toxicologia Ambiental, esses estudos são os mais utilizados, especialmente na avaliação do risco toxicológico na exposição às substâncias carcinogênicas no meio ambiente.

Transversais

São estudos de prevalência, nos quais a exposição e o desfecho são determinados simultaneamente, não há temporalidade nos eventos, o que impossibilita a determinação da causalidade. São estudos baratos, simples e muito utilizados para sugerir a presença de associações e gerar hipóteses. Estudos transversais dependem diretamente da amostra avaliada. Geralmente, as unidades de observação são selecionadas aleatoriamente. Embora esses estudos sejam muito sugestivos na geração de hipóteses sobre fatores de risco para um desfecho, dadas as suas limitações de temporalidade, é necessária a realização de outros estudos (como coortes e casos-controle) para estabelecer algum tipo de relação. Dados provenientes de pesquisas transversais repetidas, com amostragem aleatória e definições padronizadas, fornecem indicadores úteis de tendências.

Estudos transversais são utilizados em Toxicologia para avaliar exposições ocupacionais, ambientais, uso de drogas de abuso, ocorrências de suicídios em determinadas épocas do ano, faixas etárias, sexo, entre outros. Para exemplificar, 1.167 moradores de Tainan, na Tailândia, que viviam próximos a uma indústria produtora de praguicidas, foram avaliados quanto às possíveis alterações bioquímicas causadas pela exposição ao pentaclorofenol de acordo com a dieta que provinha de águas residuais dessa indústria, como peixes contaminados. Surgiu então a hipótese de que a exposição às dioxinas entre esses indivíduos foi responsável pela ocorrência de anormalidades bioquímicas.

Coortes

São estudos longitudinais ou de incidência. Ocorrem sempre na direção dos eventos, podendo ser retrospectivos ou prospectivos. Os estudos de coorte fornecem a melhor informação sobre a etiologia das doenças e a medida mais direta do risco de desenvolvê-la. Nesse delineamento, uma coorte de pessoas sadias é selecionada ou classificada com base na exposição e acompanhada ao longo do tempo para avaliar o desfecho relativo à exposição. Nesses estudos, o pesquisador define as datas de início e final do segmento dos participantes, e nesse período são colhidas informações sobre as exposições de interesse. Esse é um tipo de estudo que monitora a incidência de doenças, sobrevida de indivíduos e identifica fatores associados à progressão de determinadas doenças. As coortes são estudos que permitem estabelecer uma relação temporal com eventos; por esse motivo, geralmente são estudos de longa duração que necessitam de investimento em longo prazo e acompanhamento até o desfecho.

O delineamento de coortes é fundamental para comparação de indivíduos expostos e não expostos. Como indicador da força de associação utiliza-se do *risco relativo*, medida que está diretamente relacionada à magnitude da incidência no grupo de referência para avaliar a probabilidade de uma associação representar uma relação causal.

Em Toxicologia, estudos de coortes têm sido conduzidos em todo mundo para avaliação de doenças neurodegenerativas em indivíduos expostos a praguicidas. Em uma coorte de 1.507 idosos acompanhados por 7 anos na França, foi observado um desempenho cognitivo inferior em indivíduos que haviam sido expostos a praguicidas. O interessante foi que entre os homens com exposição ocupacional, o risco relativo de se desenvolver a doença de Parkinson foi cerca de 5 vezes maior quando comparados a indivíduos não expostos e de 2 vezes para o desenvolvimento de doença de Alzheimer.

Casos e controles

É um estudo de investigação de 2 grupos de pessoas selecionadas com base na frequência ou ausência de um determinado desfecho, para avaliar a frequência relativa de expostos e não expostos. Trata-se de um estudo retrospectivo na temporalidade, uma vez que, o investigador busca, no passado, uma determinada causa (exposição) para o desfecho ocorrido. Esse é um delineamento capaz de estudar doenças raras, com longo período de latência.

Um fator importante para definição do estudo é a seleção de casos e controles. Para os casos, é importante definir-se adequadamente critérios para o diagnóstico e o objetivo do estudo. A definição dos controles é a parte mais difícil e crítica do estudo. É errado procurar controles que representem a população inteira de não doentes, sendo importante encontrar pessoas que representem a mesma população que originou os casos. Tradicionalmente, em estudos de caso-controle, os casos são comparados aos controles por meio de medidas de *odds ratio*.

Como exemplo, um estudo conduzido na Tunísia com 124 casos e 220 controles avaliados por meio de biomarcadores para exposição ao arsênio, verificou que a concentração de arsênio no sangue foi 2 a 3 vezes mais elevada em casos de câncer da bexiga, especialmente entre fumantes e trabalhadores da construção. Outro estudo conduzido nos Estados Unidos avaliou, em um serviço de emergência psiquiátrica, as características sociodemográficas e clínicas de pacientes usuários de metanfetaminas, confirmados por testes toxicológicos, e aqueles não usuários. Verificou-se que entre os usuários houve maior chance do surgimento de disforia, psicose e propensão à esquizofrenia, quando comparados ao grupo controle.

O Quadro 11.1 traz uma comparação entre os 3 tipos de estudos observacionais em Epidemiologia.

Quadro 11.1 Estudos individuais observacionais em Epidemiologia.

	Transversais	Coortes	Casos-controles
N. de pessoas	Variável	Grande (milhares)	Pequeno (centenas)
Tempo	Curto	Longo	Curto
Custo	Intermediário	Alto	Baixo
Exposições	–	Poucas (e podem ser raras)	Múltiplas
Efeitos	Poucos	Múltiplos (mas não raros)	Apenas um (que pode ser raro)
Problema	Recusas	Perdas	Informações pregressas incompletas
Medidas	Prevalência Razão de prevalência	Incidência (risco absoluto) Risco relativo e atribuível	*Odds ratio*
Vieses	Seleção da amostra	Seleção de expostos	Seleção de casos
		Seleção de não expostos	Seleção de controles
		Informação sobre exposição	Informação sobre exposição
		Aferição do efeito	Aferição da exposição
		Variáveis de confusão	Variáveis de confusão

Fonte: Desenvolvido pela autoria

Estudos experimentais

São estudos nos quais o investigador controla a exposição de interesse, nos quais, os indivíduos são alocados de modo aleatório em diferentes grupos de exposição, ou seja, provoca uma modificação intencional em algum aspecto do estado de saúde, por meio da introdução de um esquema profilático ou terapêutico. Esse processo de seleção aleatória garante aos indivíduos a mesma probabilidade de fazerem parte de um dos grupos. Os efeitos de uma intervenção são medidos por meio da comparação do desfecho nos grupos experimental e controle. Em Epidemiologia, os mais frequentes são os ensaios clínicos randomizados e os ensaios comunitários.

▶ VIÉS E FATOR DE CONFUSÃO

Para serem considerados válidos, os estudos epidemiológicos devem ser monitorados em todas as suas etapas para que não se tirem conclusões espúrias acerca dos dados encontrados. Quando válidos, eles apresentam ausência de erros sistemáticos (erros no planejamento, metodologia, concepção e análise dos dados). Essa validade pode ser interna (quando o uso das informações é válido apenas para a população escolhida) ou externa (quando é viável a generalização dos dados obtidos para uma população exterior ao universo do estudo). Porém, há, no contexto epidemiológico, outras questões que envolvem a variabilidade individual do universo amostral e que refletem diretamente na ocorrência de erros aleatórios, os quais não são possíveis de serem controlados pelo pesquisador e interferem na precisão desses estudos.

A distorção dos resultados por erros sistemáticos (passíveis de controle) é chamada de *viés*. Os principais vieses em Epidemiologia são os de seleção (diferença sistemática entre as características das pessoas selecionadas para o estudo em relação àquelas que não foram selecionadas) e de mensuração (quando há imprecisão nas medidas individuais, ou seja, quando não se mede corretamente o que se propõem a medir).

Os fatores de confusão são outros problemas em estudos epidemiológicos. Eles resultam da presença de uma ou mais variáveis que estão relacionadas tanto com a doença quanto com a exposição, que pode ocasionar a observação de diferenças aparentes, quando elas não existem, ou ausência de diferença, quando ela existe. Para ser caracterizado como confusão, o fator deve ser determinante para a doença e deve ser associado à exposição em estudo na população que originou os casos.

▶ CAUSALIDADE

Identificar fatores que causam doenças é a força motriz da Epidemiologia. A criação de uma rede que agregue os conhecimentos toxicológicos e epidemiológicos auxiliaria no direcionamento de conclusões robustas sobre as relações causais entre a exposição a substâncias tóxicas e seus desfechos na população. Ambas as ciências consideram que a exposição a ambientes inseguros ou insalubres, bem como transmissão de comportamentos e doenças, são conceitos importantes que nos auxiliam no planejamento de intervenções efetivas para prevenção de eventos adversos à saúde no nível populacional.

Muitas vezes epidemiologistas recebem críticas de cientistas que trabalham com modelos experimentais, por não utilizarem o conceito de causa, no sentido de ser uma condição única para a ocorrência de doença. Isso é histórico, uma vez que, a primeira relação de causa estabelecida foi postulada por Henle-Koch. Nos postulados de Koch se estabeleciam regras que guiavam a investigação de bactérias como possíveis agentes causais e forneciam razoáveis elementos para aceitar a hipótese de causalidade do suposto agente, enquanto o seu descumprimento não deveria excluir essa hipótese.

Porém, ao longo do desenvolvimento do raciocínio epidemiológico, dos delineamentos de estudos, da incidência de doenças crônicas não transmissíveis e da história natural das doenças, as relações unicausais foram modificadas para que a atribuição de causalidade servisse a todas as doenças. Com isso, foram estabelecidos os critérios de causalidade de Hill, em 1965, utilizando os estudos com médicos fumantes. Estes critérios têm sido discutidos por inúmeros pesquisadores e consideram fatores para diferenciar possíveis associações causais de não causais (Quadro 11.2).

Evidências em Toxicologia

Não há um critério totalmente confiável para determinar se uma associação é causal ou não. A interpretação das possíveis associações dependerá do peso da evidência. Para avaliar o peso das evidências há método, ou seja, técnicas para a análise conjunta dos resultados de vários estudos que avaliaram a mesma associação. As revisões sistemáticas de estudos experimentais utilizam métodos padronizados para selecionar e revisar todos os estudos relevantes sobre um tópico específico, com o objetivo de eliminar vieses na análise crítica e possível síntese, e podem fornecer medidas resumo (metanálise).

A análise de evidências em toxicologia tem ganhado notoriedade, a partir do workshop "*The Emergence of Systematic Review and Related Evidence-based Approaches in Toxicology*", uma vez que, o surgimento de estruturas de revisão sistemática em toxicologia tem implicações para a prática de toxicologistas na tomada de decisões.

Quadro 11.2 Critérios de causalidade de Hill (1965) para o estabelecimento de relações causais.

Critério	Descrição
Temporalidade	Trata-se da causa preceder o efeito. Em estudos transversais e casos-controles esta relação pode ser muito difícil de ser estabelecida, dada suas relações temporais transversais ou retrospectivas.
Plausibilidade biológica	Uma associação é plausível se for consistente como conhecimento sobre o assunto. A plausibilidade biológica é um conceito relativo, pois depende diretamente do conhecimento da doença ou desfecho no momento da investigação.

(*continua*)

Quadro 11.2 Critérios de causalidade de Hill (1965) para o estabelecimento de relações causais. (*Continuação*)

Critério	Descrição
Consistência	A consistência é demonstrada quando há reprodutibilidade dos achados em diferentes estudos, com diferentes delineamentos. Resultados consistentes reforçam as relações causais.
Relação dose-resposta	Quando há aumento da frequência de ocorrência de doença à medida que se aumenta a dose ou o nível da exposição.
Especificidade	A causa é específica para um determinado efeito se a introdução de um suposto fator causal é seguida da ocorrência do efeito e sua remoção implica que esse efeito não ocorra.
Analogia	Quando uma substância tóxica causa um efeito, outras análogas podem aumentar a chance de atribuição de causalidade.
Coerência	Interpretação de causa e efeito da associação não conflita com o conhecimento da história natural e de aspectos biológicos da doença.
Força da associação	Uma associação forte é aquela mais distante do valor nulo na medida de efeito de interesse calculada (p. ex., risco relativo). Associações fracas podem ser decorrentes de vieses ou fatores de confusão. Porém, cabe lembrar que a força da associação não pode ser confundida com significância estatística.
Evidência experimental	Em epidemiologia experimentos ou quase experimentos tornam as relações causais mais plausíveis. Porém, a obtenção de evidências experimentais em seres humanos é passível de discussões éticas importantes, sendo estas, raramente disponíveis.

Fonte: Desenvolvido pela autoria

TOXICOVIGILÂNCIA

De acordo com Langmuir (1963), a Vigilância em Saúde é definida como a observação contínua da distribuição e tendências da incidência de doenças mediante a coleta sistemática, consolidação e avaliação de informes de morbidade e mortalidade, assim como de outros dados relevantes, e a regular disseminação dessas informações a todos os que necessitam conhecê-la. Do ponto de vista prático, a vigilância caracteriza-se pela tomada de decisão a partir de conhecimento dos dados para minimização de riscos sanitários. É um processo dinâmico, com necessidade de educação continuada, estratégica e com o envolvimento de diferentes atores para melhoria da promoção da saúde e prevenção de doenças.

No Brasil, a Vigilância em Saúde é um dos campos de ação do Sistema Único de Saúde (SUS) e tem atuação em suas diferentes áreas, a saber: Epidemiológica, Sanitária, Saúde do Trabalhador e Ambiental. A Toxicovigilância integra o conjunto de ações de Vigilância Sanitária. Por definição, determina-se a Vigilância Sanitária como *"um conjunto de ações capaz de eliminar, diminuir ou prevenir riscos à saúde e de intervir nos problemas sanitários decorrentes do meio ambiente, da produção e circulação de bens e da prestação de serviços de interesse da saúde, abrangendo:*

1. *o controle de bens de consumo que, direta ou indiretamente, se relacionem com a saúde, compreendidas todas as etapas e processos, da produção ao consumo; e*
2. *o controle da prestação de serviços que se relacionam direta ou indiretamente com a saúde."*

A partir de um o conjunto de medidas e ações cuja finalidade é de conhecer a ocorrência e fatores relacionados às intoxicações para prevenção e controle, além da investigação e avaliação de riscos toxicológicos que ocorram numa população, a Toxicovigilância promove a minimização de riscos, a partir da sinalização e sinais de alerta de casos mais relevantes notificados no Sistema Nacional de Agravos e Notificações (Sinan) e no Sistema Nacional de Informações Tóxico-Farmacológicas (Sinitox).

Neste contexto, os CIATox (Centros de Informação e Assistência Toxicológica) são os protagonistas na geração de informações. Apesar do Sinitox ter sido instituído no Brasil em 1980, apenas em 2014 passaram a ser considerados estabelecimentos de saúde integrantes da linha de cuidado ao trauma, da rede de atenção as urgências e emergências no âmbito do SUS. Entre suas atividades essenciais estão a produção e disseminação de informações, com destaque para diagnóstico, prognóstico, tratamento e prevenção das intoxicações agudas e crônicas, e os riscos que elas ocasionam à saúde, assim como as notificações de eventos de interesse para a Saúde Pública, com destaque para intoxicações agudas e crônicas.

Conforme previsto na Portaria CVS 11 de 11/08/2005, do Estado de São Paulo, *"a constatação de que os eventos toxicológicos constituem um problema de saúde pública, envolvendo riscos ou danos ao indivíduo ou à coletividade de pessoas, bem como ao meio ambiente e à saúde dos trabalhadores, e o elevado custo econômico e social deste problema, e, a importância de desenvolver bases de dados e processos de análises periódicos para avaliar e promover a segurança química"*, a Toxicovigilância é fundamental para todas as grandes áreas da Vigilância em Saúde.

Portanto, é fundamental o desenvolvimento de recursos humanos na área de Epidemiologia, Toxicologia e Vigilância em Saúde, com enfoque na coleta e sistematização de dados, assim como na geração de evidências em Toxicologia, para o desenvolvimento da Toxicovigilância no Brasil.

BIBLIOGRAFIA

ADAMI, H.O. et al. Toxicology and Epidemiology: Improving the Science with a Framework for Combining Toxicological and Epidemiological Evidence to Establish Causal Inference. *Toxicological Sciences*, v. 122, n. 2, p. 223-234, 2011.

BALDI, I. et al. Neurodegenerative Diseases and Exposure to Pesticides in the Elderly. *American Journal of Epidemiology*, v. 157, n. 5, p. 409-414, 2003.

BONITA, R. *Epidemiologia básica*. R. Bonita, R. Beaglehole, T. Kjellström; [tradução e revisão científica Juraci A. Cesar]. – 2.ed. – São Paulo, Santos. 2010. 213 p.

BRASIL. Ministério da Saúde. Portaria GM/MS n. 1.678, de 2 de outubro de 2015. Institui os Centros de Informação e Assistência Toxicológica (CIATox) como estabelecimentos de saúde integrantes da Linha de Cuidado ao Trauma, da Rede de Atenção as Urgências e Emergências no âmbito do Sistema Único de Saúde - SUS. Diário Oficial da União. 6 Dez 2015.

COOK, R.R. Epidemiology for Toxicologists. *In*: HAYES, W.J. (Ed.) *Principles and Methods of Toxicology*. 5th ed., New York: Raven Press, 2008.

DESCOTES, J.; TESTUD, F. Toxicovigilance: a new approach for the hazard identification and risk assessment of toxicants in human beings. *Toxicology and applied pharmacology*, v. 207, p. 599-603, 2005. Suppl 2.

ESTADO DE SÃO PAULO, COORDENADORIA DE CONTROLE DE DOENÇAS, CENTRO DE VIGILÂNCIA SANITÁRIA. Portaria CVS 11 de 11/08/2005 - Dispõe sobre Núcleo de Toxicovigilância do Centro de Vigilância Sanitária.

FEKI-TOUNSI, M. et al. Low-Level Arsenic Exposure is Associated with Bladder Cancer Risk and Cigarette Smoking: a Case-Control Study Among Men in Tunisia. *Environmental Science Pollution Research*, v. 20, p. 3923-3931, 2013.

GORDIS, L. *Epidemiologia*. 4.ed., Rio de Janeiro: Revinter, 2009.

LANGMUIR, A.D. The surveillance of communicable diseases of national importance. *New England Journal of Medicine*, v. 268, p. 182-192, 1963.

LUIZ, R.R.; STRUCHINER, C.J. Inferência causal em epidemiologia: o modelo de respostas potenciais [online]. Rio de Janeiro: Editora FIOCRUZ, 2002. 112 p. Disponível em: <http://books.scielo.org>. Acesso em: 6 out. 2020.

MEDRONHO, R.A.; BLOCH, K.V.; LUIZ, R.R.; WERENECK, G.L. *Epidemiologia*. 2.ed., São Paulo: Editora Atheneu, 2009.

SINITOX - Sistema Nacional de Informações Tóxico-Farmacológicas. Disponível em: <https://sinitox.icict.fiocruz.br/>. Acesso em: 30 set. 2020.

STEPHENS, M.L. et al. The Emergence of Systematic Review in Toxicology. *Toxicological sciences: an official journal of the Society of Toxicology*, v. 152, n. 1, p. 10-16, 2016.

WALDMAN, E.A. Usos da vigilância e da monitorização em saúde pública. *Informe Epidemiológico do SUS*. v. 7, n. 3, p. 7-26, 1998.

ZERBINI, T. et al. Blood Alcohol Levels in Suicide by Hanging Cases in the State of Sao Paulo, Brazil. *Journal Forensic Legal Medicine*, v. 19, n. 5, p. 294-306, 2012.

12

Imunotoxicologia

Carine Cristiane Drewes
Silvana Sandri
Sandra Helena P. Farsky

CONTEÚDO DESTE CAPÍTULO

INTRODUÇÃO

O sistema imunológico evoluiu para proteger o hospedeiro de um universo de micro-organismos patogênicos e também para eliminar substâncias tóxicas ou alergênicas que entram em contato por diferentes vias de exposição. Este sistema se caracteriza por um repertório específico de efetores altamente especializados e pela capacidade de células e de proteínas trafegarem pelos diferentes compartimentos do organismo. A complexidade do sistema imune é definida pela diversidade de células e pela intensa mediação química envolvida na efetividade e controle das respostas imunes.

A importância do sistema imune pode ser percebida em diferentes condições como nas infecções por organismos potencialmente patogênicos, em condições de imunodeficiências, como a determinada geneticamente na Síndrome da Imunodeficiência Adquirida (do inglês, *Acquired Immunodeficiency Syndrome* – Aids) ou, ainda, na identificação e rejeição de tumores (vigilância tumoral). Além disso, a perda da habilidade do sistema imunológico em reconhecer substâncias exógenas ou situações atípicas torna o hospedeiro suscetível ao desenvolvimento de doenças. Contudo, o sistema imunológico pode produzir uma resposta contra algum tecido corporal integro não identificado como próprio ou contra macromoléculas exógenas "inofensivas" (p. ex., leite de vaca), permitindo o desenvolvimento de uma doença autoimune ou uma reação de hipersensibilidade (alergia), respectivamente. No entanto, é importante que se reconheça que o sistema imune medeia a homeostase do organismo e, de fato, a manutenção da vida depende da constante produção e das ações dos efetores do sistema imune.

Como os outros órgãos, o sistema imune é um potencial alvo de toxicidade de tratamentos farmacológicos ou da exposição a produtos químicos domésticos, ocupacionais, ambientais e materiais biológicos, os quais coletivamente são denominados como xenobióticos. A interação de xenobióticos com os diferentes componentes do sistema imune e os efeitos adversos produzidos por esta interação é o foco de estudo da Imunotoxicologia. Essa interação é complexa e, em muitos casos, o comprometimento do sistema imune ocorre antes mesmo ou na ausência da manifestação de toxicidade em outros órgãos. As alterações no sistema imune podem ser observadas pela redução ou exacerbação no número e funções celulares, ocasionando diminuição da resistência do hospedeiro, alteração da especificidade das respostas ou doenças autoimunes. O contato com xenobióticos pode promover tanto a imunossupressão quanto a imunoestimulação, dependendo do grau de exposição e do xenobiótico, assim como de fatores intrínsecos do organismo.

Os xenobióticos causam graves efeitos no delicado equilíbrio do sistema imune do organismo. Daí a importância da compreensão dos mecanismos moleculares, bioquímicos e celulares de suas ações para avaliação do risco e implementação de medidas profiláticas e terapêuticas. Os componentes do sistema imune compreendem matrizes biológicas importantes para compreensão dos mecanismos da toxicidade.

O SISTEMA IMUNE

O sistema imune tem a função de distinguir o próprio (*self*) do não próprio (*non-self*) e coordenar ações para proteger o hospedeiro contra lesões, patógenos, substâncias estranhas, restos celulares e células tumorais. Além disso, sua habilidade de distinção do que é próprio, impede que a resposta imune gerada para eliminação dos agentes invasores provoque danos aos próprios órgãos. O entendimento da organização dos vários componentes do sistema imunológico é importante para definir os efeitos imunotóxicos das diferentes substâncias.

Os órgãos que compõem o sistema imune compreendem a membrana mucosa, tonsilas, timo, linfonodos, baço, apêndice e medula óssea, os quais exercem funções importantes. Ao contrário da maioria dos órgãos-alvo da toxicidade, os componentes do sistema imunológico estão distribuídos por todo o organismo.

As células imunes derivam de células-tronco pluripotentes encontradas na medula óssea, importante órgão hematopoiético e linfoide primário. Estas células são formadas no saco vitelino embrionário e no fígado fetal durante a gestação e, posteriormente, migram para a medula óssea e dão origem aos progenitores imediatos de glóbulos vermelhos, às plaquetas e às duas principais categorias de glóbulos brancos. Esses dois últimos, especificamente, derivam dos progenitores mieloide e linfoide. O progenitor mieloide é o precursor dos granulócitos, macrófagos, células dendríticas, eosinófilos e mastócitos e o progenitor linfoide dá origem aos linfócitos, que podem se diferenciar em células T ou B (Figura 12.1). Diferentemente dos granulócitos que são liberados no seu estágio maduro da medula óssea para a circulação sanguínea, os linfócitos produzidos pela medula óssea migram para o timo, órgão linfoide primário.

Os linfócitos maduros virgens ou *naïve* (células T e B que ainda não passaram por estimulação antigênica) entram, primeiramente, em contato com antígenos exógenos no microambiente altamente organizado do baço ou dos nódulos linfáticos, conhecidos como órgãos linfoides secundários. Esses órgãos são considerados como "peneiras" biológicas, pois no baço são removidos antígenos estranhos, células mortas circulantes e restos celulares, e os nódulos linfáticos são parte da rede de vasos linfáticos que drenam antígenos presentes nos fluidos teciduais. Nos órgãos linfáticos secundários, ocorrem eventos como a expansão clonal de células antígeno-específicas, o reconhecimento de antígenos específicos de moléculas da classe II do *major histocompatibility complex* (MHC) e a diferenciação de linfócitos antígeno-estimulados em efetoras ou células de memória. Os tecidos linfoides associados à pele, lâmina própria da mucosa, superfícies de revestimento intestinais, bronquíolos e cavidade nasal são classificados como tecidos linfoides terciários. Esses sítios são locais efetores primários, nos quais as células efetoras e de memória exercem suas funções imunogênicas e imunorregulatórias.

As células do sistema imune atuam no reconhecimento e na eliminação de um antígeno por meio de uma vasta rede de mediadores solúveis, as citocinas e as quimiocinas, que são secretadas por estas células.

Didaticamente o sistema imune está dividido em imunidade inata e adquirida. Enquanto a imunidade inata atua na linha de frente de defesa do hospedeiro, detectando patógenos como bactérias, vírus, fungos, leveduras, parasitas e células tumorais, a imunidade adaptativa apresenta uma resposta específica e duradoura baseada na produção anticorpos.

Imunidade inata

A imunidade inata atua como a primeira linha de defesa contra agentes infecciosos, eliminando a maioria dos patógenos potenciais antes que uma infecção significativa ocorra. A imunidade inata é caracterizada por não ser específica e inclui barreiras físicas e bioquímicas, ambas internas e externas ao organismo, bem como células designadas para respostas inespecíficas. A pele funciona como uma barreira física efetiva, pois muitos organismos não podem penetrar na pele intacta, assim, a maioria dos agentes infecciosos entra no organismo pelo sistema respiratório, pelo intestino e pelo trato geniturinário. A defesa inata inclui a secreção de muco pela nasofaringe, a presença de lisozima na maioria das secreções e o revestimento ciliar na traqueia e nos brônquios. Adicionalmente, fazem parte da imunidade inata os reflexos como tosse, espirro e a elevação da temperatura corporal. Os patógenos que entram no corpo pelo sistema digestivo entram em contato com diferentes valores de pH (ácido) e com variada microbiota intestinal.

Componentes celulares e moleculares da resposta imune inata

Na resposta imune inata, dois principais tipos celulares estão envolvidos na defesa do hospedeiro: os fagócitos profissionais (neutrófilos, macrófagos e células dendríticas) e as células *natural killers* (*natural killer* – NK e *natural killer* T – NKT).

As células polimorfonucleares (PMNs), em especial os neutrófilos e os monócitos/macrófagos, são consideradas os principais fagócitos da resposta inata (Figura 12.1). Os PMNs representam a primeira linha de defesa celular contra agentes infecciosos, pois são capazes de atravessar rapidamente os vasos sanguíneos e induzir resposta no tecido inflamado. Atuam como excelentes fagócitos, eliminando os micro-organismos pela produção de espécies reativas de oxigênio e nitrogênio e liberando agentes líticos dos seus grânulos intracelulares.

Os macrófagos são monócitos que se diferenciam após saírem da circulação sanguínea e atingirem os tecidos, sendo encontrados em todos os tecidos e podem apresentar características distintas em cada microambiente, com variação de recep-

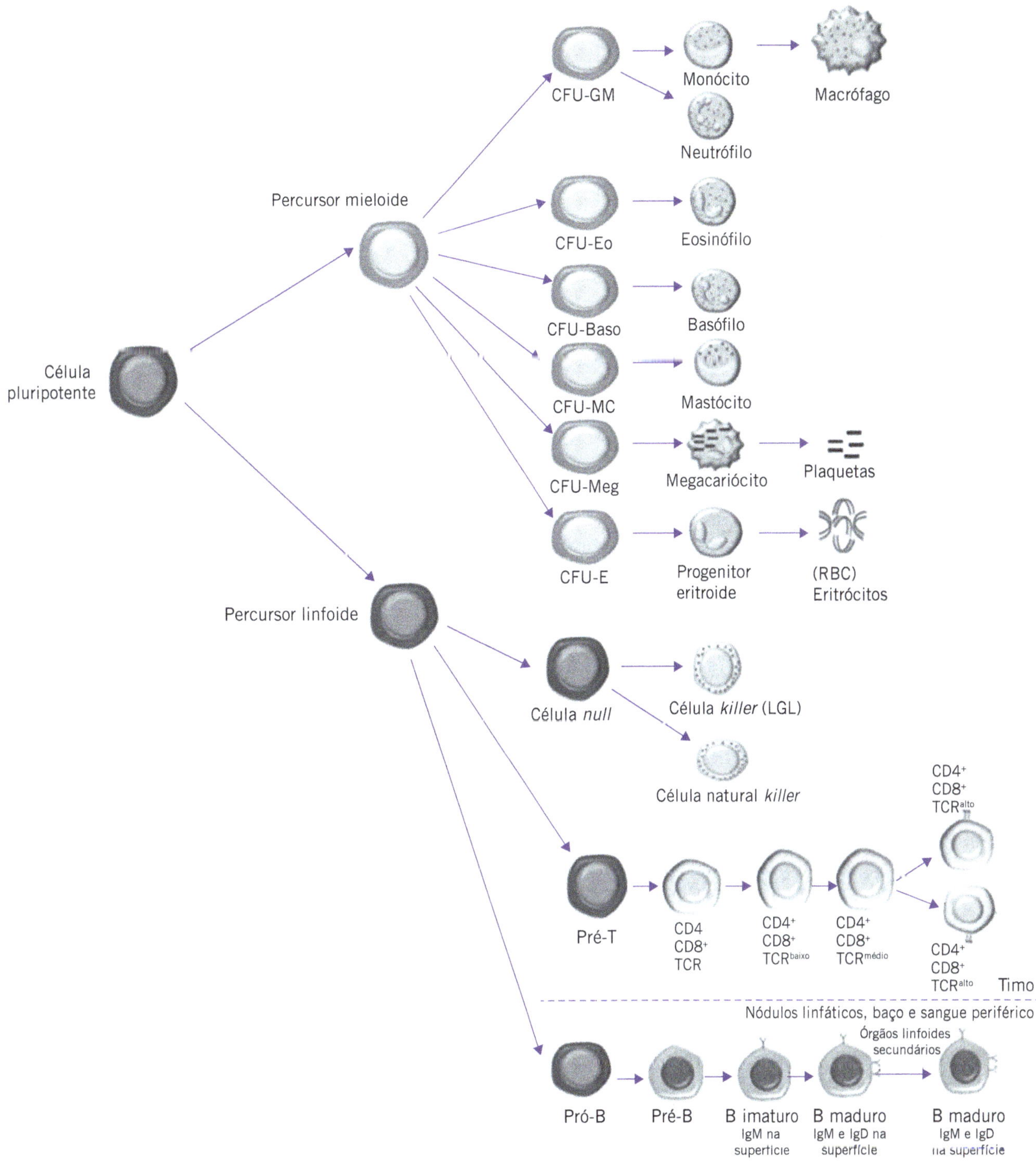

Figura 12.1 Componentes celulares do sistema imune.
Fonte: Adaptada de Burns *et al.*, 2012

tores de superfície, metabolismo oxidativo e expressão de moléculas do MHC de classe II. Além das funções fagocíticas e microbicidas, os macrófagos atuam como células apresentadoras de antígenos.

As células dendríticas conhecidas como células apresentadoras de antígenos profissionais (APCs) atuam na transição da resposta imune inata para resposta imune adaptativa, removendo antígenos por fagocitose e, principalmente, por processar e apresentar antígenos via MHC de classe I e II. O processo de apresentação de antígenos é fundamental para a proliferação e diferenciação de subconjuntos de células T, principais componentes adaptativos da resposta imune.

As células NK atuam na interface entre a resposta imune inata e adaptativa e tem como principal característica, o reconhecimento de células infectadas por vírus, com alterações malignas na superfície celular e células-alvo recobertas com anticorpos. Assim, este último tipo de reconhecimento é utilizado na imunidade mediada por células, promovendo citotoxicidade celular independente de anticorpos. Esse mecanismo depende da expressão de receptores de superfície nas células NK, e da ligação destes receptores a mediadores de morte expressos na superfície das células-alvo, resultando na liberação de grânulos citolíticos e, consequente, indução de apoptose das células-alvo.

As células NKT apresentam na sua superfície marcadores característicos de células NK e de células T. São consideradas células inatas, pois são ativadas precocemente e não adquirem memória imunológica. Quanto a sua função, as células NKT, assim como as células NK, produzem citocinas e medeiam a citólise de células-alvo.

A resposta imune inata é auxiliada por mediadores solúveis, como as proteínas do sistema complemento e de fase aguda, além das citocinas e quimiocinas secretadas pelas células imunes. O sistema complemento é representado por cerca de 30 proteínas com função inicial de destruição de membranas de agentes infecciosos e de promoção da resposta inflamatória. A ativação das proteínas do complemento ocorre em cascata, e algumas destas podem ligar-se especificamente à membrana da célula-alvo, rompendo a sua integridade, sem afetar as células vizinhas; outras proteínas ativas ligam-se a receptores de membrana dos leucócitos, facilitando seu recrutamento para os focos de inflamação. As proteínas de fase aguda são representadas pelas proteínas amiloide sérica A, amiloide sérica P e proteína C reativa e estão aumentadas, principalmente, na resposta de fase aguda em infecções bacterianas. Estas proteínas podem ligar-se às bactérias pelo processo de opsonização, facilitando a ligação de proteínas ativas do sistema complemento e, consequentemente, facilitando a captura da bactéria pelos macrófagos. Além disso, as células imunes secretam mediadores químicos como as citocinas, as interleucinas 1 e 6 (IL-1 e IL-6) e o fator de necrose tumoral (TNF-α), entre outros, que são secretados durante a resposta de fase aguda, os quais atuam como sinalizadores para produção das proteínas de fase aguda. As quimiocinas, como a IL-8, produzidas por neutrófilos e macrófagos, promovem o recrutamento de neutrófilos para o foco inflamatório, por exemplo. Além desses, outros mediadores como interferon-gama (IFN-γ), interferon do tipo 1 α e β (INF-1) e IL-12 também são importantes para o curso da resposta imune.

Em conjunto, a resposta inata é constituída de barreiras extrínsecas e intrínsecas do organismo, sendo que estas últimas são dependentes de ações de leucócitos, mediados pela ativação de proteínas circulantes e pela secreção de mediadores inflamatórios.

Imunidade adquirida ou adaptativa

Está bem definido que a resposta imune inata é um importante ponto para construção da resposta imune adaptativa do sistema imune, que se caracteriza por apresentar especificidade e memória. Assim, após a sensibilização a um antígeno, a segunda resposta ao mesmo antígeno será mais rápida e eficiente em função da sensibilização prévia. Neste caso é importante ressaltar que o efeito ao sistema imune não será dependente da dose, já que o organismo foi previamente sensibilizado e qualquer exposição pode ativar a resposta do organismo ao antígeno.

O reconhecimento do antígeno e a geração de anticorpos são eventos fundamentais no desenvolvimento da especificidade imunológica. Um antígeno é definido essencialmente como uma substância estranha que pode desencadear a produção de anticorpos específicos, ou seja, deve possuir imunogenicidade e também antigenicidade, propriedade de ligar-se de maneira específica aos anticorpos produzidos. Os antígenos podem ser proteínas, lipídios, carboidratos bacterianos, ácidos nucleicos com cerca de 10 kDa ou mais, provenientes do meio externo, de fontes antropogênicas ou não, que podem ser quebrados e rearranjados para apresentação. Além disso, pequenas moléculas, chamadas de *haptenos*, devem ser conjugadas previamente a moléculas e/ou células carreadoras para que possam induzir a sensibilização. Contudo, em uma segunda exposição à haptenos, a resposta imune ocorre independentemente da presença de carreadores.

Anticorpos, proteínas classificadas como imunoglobulinas (Igs), são produzidos por linfócitos B diferenciados (plasmócitos) e, também, são definidos funcionalmente pelo antígeno com o qual interagem (p. ex., IgM anti-hemácias de carneiro). Há 5 tipos de Igs que são relacionadas estruturalmente: IgM, IgG (e subtipos), IgE, IgD e IgA. Todas as Igs são constituídas de cadeias pesadas (H: *heavy*) e de cadeias leves (L: *light*) e de regiões, uma constante (Fc) e duas variáveis (Fab). São as regiões variáveis que interagem com o antígeno (Fab – *antigen binding*), enquanto a região Fc medeia funções efetoras, como fixação do complemento e ligação a fagócitos via receptores Fc. Os anticorpos também podem ter outras funções na imunidade adquirida, como se ligarem a células estranhas e auxiliarem a opsonização, iniciarem a ativação da cascata do complemento e ocasionarem lise da célula-alvo e ligarem-se a partículas virais ou a antígenos em células-alvo auxiliando as células NK e linfócitos T citotóxicos (CTL) a destruí-las.

Componentes celulares da resposta adaptativa

A ativação da resposta imune adaptativa é a base para uma imunização eficaz contra agentes infecciosos ou agentes químicos. As células do sistema imune adaptativo incluem as células T que são ativadas para proliferar pela ação de APCs, e as células B que se diferenciam em células plasmáticas para produção de anticorpos. As APCs compreendem as células dendríticas foliculares, as células dendríticas de Langerhans e os macrófagos, que são as principais células apresentadoras. As células B, que, embora tenham mais habilidade na produção de Igs, também podem servir como APCs.

As células T sofrem um processo de maturação complexo no timo, no qual sobrevivem apenas as células que não reconhecem moléculas próprias e que expressam um receptor capaz de reconhecer o MHC de classe II ligado aos antígenos das APCs. Essas células se tornam linfócitos T *helper* (linfócitos T auxiliadores), que expressam em sua superfície celular moléculas $CD4^+$ e facilitam a resposta de linfócitos B, ou linfócitos T-citotóxicos, que expressam na superfície celular moléculas $CD8^+$ e medeiam a citotoxicidade celular.

Os linfócitos B, além de servirem como células APCs, são também células efetoras da imunidade humoral, produzindo os isotipos de Igs com variadas especificidades e afinidades. As células B maduras, que expressam em sua superfície IgM e IgD, são ativadas pela ligação do antígeno às Igs de superfície (BRC: receptor de antígeno de célula B) e, em seguida, proliferam e sofrem diferenciação, tornando-se células de memória ou células formadoras de anticorpos (plasmócitos), que secretam ativamente os anticorpos antígeno-específicos (Figura 12.1).

Imunidade humoral e celular

A imunidade adquirida pode ser classificada em imunidade humoral e imunidade mediada por células (CMI). A imunidade humoral é diretamente dependente da produção de anticorpos específicos por células B para antígenos que envolvem a interação coordenada de células apresentadoras de antígenos, células T e células B. A imunidade mediada por células é mais ampla, incluindo toda a atividade imunológica na qual os anticorpos desempenham um papel mínimo.

A ativação de células T antígeno-específicas inicia-se com a interação do receptor de antígeno na célula T (TCR) com o peptídeo associado ao MHC classe II na APC. Essa interação e a presença de IL-1 secretada pelas APCs induzem a célula T a produzir fator de crescimento para a célula T e IL-2, bem como receptores para essas moléculas. As células T em proliferação secretam numerosas linfocinas (citocinas secretadas por linfócitos), que influenciam muitos aspectos da resposta imune, como na intensidade da resposta imune, no isotipo dos anticorpos secretados por plasmócitos, na ativação de células envolvidas na imunidade mediada por células e na modulação da atividade de células imunes e não imunes. A próxima fase na geração da resposta imune humoral é a interação das células T ativadas com as células B, diretamente entre T e B (antígeno-específico) ou, indiretamente, por linfocinas que induzem proliferação e diferenciação de células B em plasmócitos ou em células de memória.

ALTERAÇÕES DO SISTEMA IMUNE POR XENOBIÓTICOS

Os xenobióticos podem ter efeitos significativos sobre sistema imune, uma vez que as células que compõe o sangue periférico estão presentes constitutivamente em muitos tecidos, além de trafegarem no organismo. Assim, há uma grande probabilidade de um xenobiótico entrar em contato com células do sistema imune, independentemente da via de exposição. Os efeitos observados poderão variar de acordo com as condições da exposição do indivíduo ao xenobiótico e de fatores intrínsecos relacionados ao indivíduo e ao xenobiótico. De modo geral, a ação de xenobióticos pode ocasionar, em última instância, imunossupressão ou imunoestimulação do indivíduo exposto (Figura 12.2).

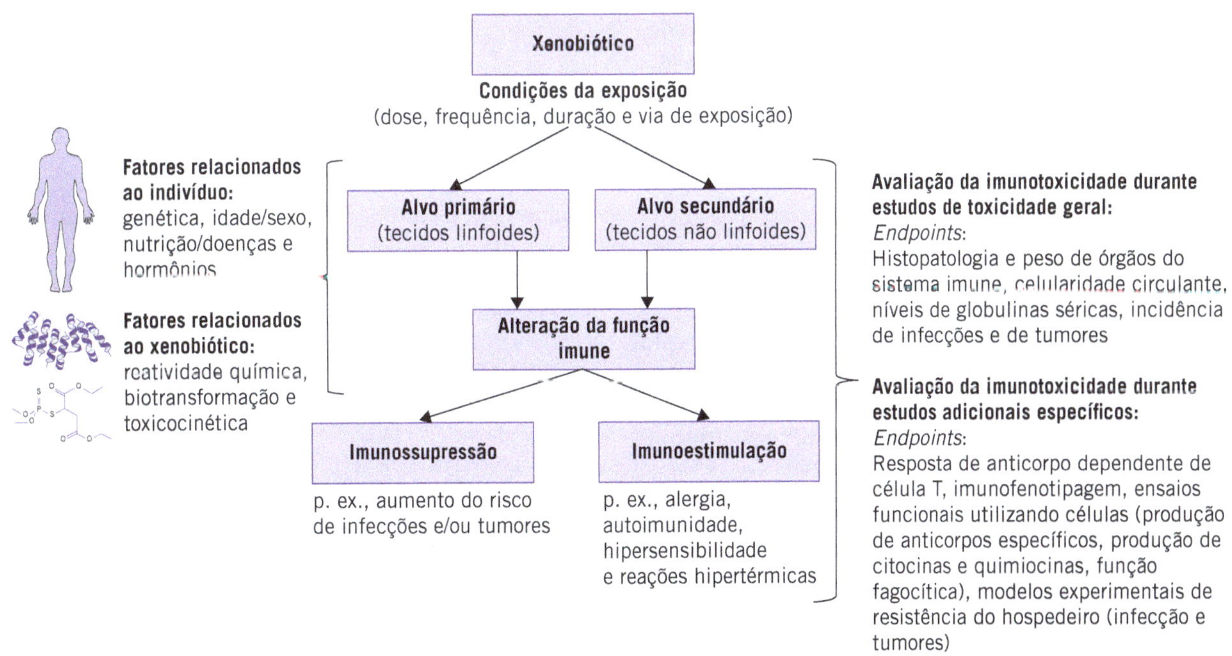

Figura 12.2 Visão geral da imunotoxicidade induzida por xenobióticos.
Fonte: Adaptada de Galbiati *et al.*, 2010.

Os efeitos diretos de xenobióticos no sistema imune podem ser decorrentes de alterações estruturais nos tecidos linfoides, alterações na contagem ou nas funções de células que medeiam a resposta imune, na expressão de receptores ou ainda na produção de proteínas e mediadores químicos que participam na geração da resposta imune. Os xenobióticos também podem exercer efeitos indiretos no sistema imune, atuando em órgãos ou tecidos associados, como o fígado, que produzem uma variedade de proteínas efetivas da imunidade.

Imunossupressão

O termo imunossupressão se refere ao prejuízo de qualquer componente/função do sistema imune. As causas das falhas imunes estão associadas aos mecanismos de defesa não específicos (imunidade inata), mecanismos de defesa específicos (imunidade adaptativa) ou de ambos. A imunossupressão não intencional induzida por xenobióticos é complexa, pois pode ser decorrente de ações isoladas ou associadas nos mecanismos de produção, proliferação e/ou diferenciação dos leucócitos, na distribuição destes entre os diferentes compartimentos e nas funções dos leucócitos, que embora sejam específicas, são inúmeras. Assim, os indicadores de imunossupressão incluem os parâmetros da mielossupressão, como pancitopenia, leucopenia, linfopenia ou discrasias sanguíneas; alterações de peso e histologia de órgãos do sistema imune, como timo, baço, nódulos linfáticos e medula óssea; diminuição dos níveis séricos de globulinas; secreção de citocinas e fatores de crescimentos. Dentre os sintomas decorrentes das ações tóxicas que ocasionam a imunossupressão pode-se avaliar a incidência e severidade de infecções e o aumento na incidência de tumores.

Os xenobióticos provenientes de exposições ocupacionais e ambientais como bifenilas, metais pesados, pesticidas, compostos fenólicos oxidativos, solventes orgânicos e luz UV (Quadro 12.1) podem causar imunossupressão. Nesse sentido, a exposição no período fetal a pesticidas como diclorodifenildicloroetileno (DDE) promove redução dos níveis de IgG, os quais podem ser associados às infecções respiratórias recorrentes em bebês. Os metais pesados, como chumbo, podem afetar adversamente a geração de células imunes inatas, como macrófagos e células dendríticas, entre outros exemplos.

Um dos mecanismos relacionados à imunossupressão induzida por xenobióticos é a ativação do receptor de aril hidrocarboneto (AhR), um fator de transcrição citoplasmático ativado por ligantes exógenos e endógenos. O AhR foi originalmente descoberto como um importante regulador de genes que codificam enzimas de metabolização de xenobióticos. Entretanto, o AhR também apresenta um importante papel no controle da resposta imune adaptativa. Em condições fisiológicas, o AhR é ativado por ligantes endógenos como metabólitos do triptofano, indóis e polifenóis e promove a diferenciação e a atividade de subpopulações de células T específicas. Contudo, a sua ativação por ligantes exógenos como compostos aromáticos policíclicos, hidrocarbonetos aromáticos halogenados, em particular 2,3,7,8-tetraclorodibenzo-p-dioxina (TCDD), um produto químico altamente tóxico, está associada ao desenvolvimento tanto de doenças autoimunes como ao comprometimento das respostas imunes contra agentes infecciosos.

A imunossupressão induzida por TCDD em baixas doses é um exemplo clássico do envolvimento de AhR nos efeitos imunotóxicos induzidos por xenobióticos. O TCDD afeta o sistema imune por ter efeito direto sobre as células tronco hematopoiéticas, promovendo a redução da diferenciação celular e autorrenovação em longo prazo. A ativação de AhR por TCDD induz mudanças epigenéticas em linfócitos, especialmente células T, causando hipermetilação de DNA, assim, reduzindo a imunidade antiviral das células T $CD8^+$ e aumentando a diferenciação em células T regulatórias (Tregs), células que atuam na supressão da resposta imune e, consequentemente associadas a homeostase e autotolerância. Além disso, o AhR está envolvido na diferenciação de células Th17, caracterizadas pela produção de IL-17A e a expressão do fator de transcrição ROR-γt. Estas células e mediadores secretados são importantes para a resposta imune contra bactérias e fungos extracelulares e, também contribuem para a patologia de várias doenças autoimunes. Contudo, a exposição precoce ao TCDD pode aumentar a resposta mediada por células T $CD4^+$ à infecção viral no pulmão; no entanto, essa resposta pode promover uma maior inflamação broncopulmonar e, consequentemente, uma imunidade antiviral reduzida.

Alguns fármacos são conhecidos pelos efeitos adversos sobre o sistema imune. Os imunossupressores, cuja eficácia é decorrente da indução da imunossupressão e, que são usados em casos de transplantes de órgãos, de inflamações sistêmicas crônicas e até mesmo de alguns tipos de câncer, podem ocasionar imunossupressão inespecífica ou não prevista, contribuindo para a tolerância imunológica e o desenvolvimento de tumores secundários. Os mais comuns são leucemias agudas, linfomas não Hodgkin, carcinomas de pele, pulmão, mama, cólon e pâncreas. Além disso, fármacos antineoplásicos como ciclofosfamida e metotrexato, que possuem alta toxicidade, afetam as células progenitoras da medula óssea, reduzindo a produção de neutrófilos e, consequentemente, permitindo o desenvolvimento de infecções oportunistas promovidas por *Staphylococcus aureus* e *Pseudomonas aeruginosa*, condições adversas associadas ao uso destes fármacos.

Imunoestimulação

A imunoestimulação é caracterizada pelo aumento da atividade de células e/ou órgãos imunes que podem resultar em resposta inata ou adquirida exacerbada. A estimulação do sistema imune é comum e, na maioria das vezes, é um procedimento benéfico, como nos casos de vacinas, que são utilizadas para aumentar e prolongar a resposta imune e aperfeiçoar a resposta a antígenos fracamente antigênicos. Contudo, uma falha no controle da intensidade ou da duração da resposta imune, como consequência de defeitos hereditários, presença de doenças ou exposição química, pode causar dano tecidual ao hospedeiro.

Efeitos adversos associados à estimulação do sistema imune por xenobióticos podem incluir alergenicidade direta ao xenobiótico, aparecimento de reações hipertérmicas (> 38 a 38,5 °C), inflamação crônica (imunoestimulação adversa), estimulação inapropriada ou alteração de uma resposta imune protetora (hipersensibilidade), bem como indução ou agravamento de doenças autoimunes. Além disso, a estimulação inapropriada da resposta aos agentes infecciosos, que são normalmente protetoras, pode causar aumento da inflamação, resultando em excesso de dano tecidual ou na exposição de antígenos próprios do hospedeiro que normalmente estão ocultos, e podendo desencadear doenças autoimunes.

O Quadro 12.1 apresenta alguns exemplos de xenobióticos que induzem estimulação do sistema imune.

Reações de hipersensibilidade

As reações de hipersensibilidade representam, especialmente em países industrializados, o efeito imunotóxico mais reportado após a exposição de seres humanos à medicamentos e seus metabólitos e a outras substâncias químicas. As reações de hipersensibilidade resultam da resposta imune específica inapropriada ou exagerada aos xenobióticos com consequente dano tecidual. Todos os tipos de reações de hipersensibilidade requerem prévia exposição ao antígeno, que desencadeia a reação em um contato subsequente, e a regulação da produção de imunoglobulinas é dependente, pelo menos em parte, das características do antígeno, da genética individual e de fatores ambientais.

As reações de hipersensibilidade foram subdivididas por Coombs e Gell em 4 tipos. Essa separação não é somente conveniente para entender os mecanismos individuais de cada tipo de resposta ocasiona dano tecidual, mas também é importante para compreender a gênese de doenças que podem ser resultantes da combinação desses mecanismos.

Tipo I – Hipersensibilidade imediata ou anafilática

A hipersensibilidade tipo I é mediada por IgE em humanos, sendo que esta sensibilização ocorre como resultado da exposição a determinados antígenos pelo trato respiratório (hipersensibilidade respiratória, p. ex., asma), pela via intradérmica ou pelo trato gastrointestinal (hipersensibilidade sistêmica, p. ex., anafilaxia e urticária). Depois dos epítopos desses antígenos serem apresentados por APCs a linfócitos Th2, estes passam a produzir citocinas que estimulam os linfócitos B a se diferenciarem em plasmócitos e a produzirem IgE específicos. Os IgE ligam-se a receptores de mastócitos e basófilos, sensibilizando o organismo. A reexposição do indivíduo ao antígeno resulta em degranulação de mastócitos com a liberação de mediadores pré formados e citocinas que promovem vasodilatação, broncoconstrição e inflamação dos tecidos. Os sinais clínicos podem variar de reações de urticária cutânea a sinais de febre do feno, incluindo rinite e conjuntivite, a doenças mais sérias, como asma e anafilaxia fatal. Pesticidas, partículas de baixo peso molecular, anidridos ácidos e enzimas, como a subtilina e a papaína, são exemplos de substâncias que causam reações de hipersensibilidade do tipo I.

Tipo II – Citotoxicidade mediada por anticorpos

A hipersensibilidade tipo II é mediada por IgM ou IgG específica contra um antígeno associado a um tecido próprio. O dano tecidual pode ser resultante da ligação de antígenos estranhos à superfície de células normais, com posterior ligação de anticorpos específicos (IgG) direcionados a estes antígenos e ligação de células citotóxicas na porção Fc da IgG, estimulando a liberação de grânulos citotóxicos que lisam as duas células envolvidas no processo. Ainda, o dano tecidual pode ser decorrente, após a ligação de anticorpos específicos (IgG) direcionados aos antígenos, da ligação de proteínas do complemento aos seus receptores presentes na membrana da célula-alvo, induzindo à lise celular. Este tipo de reação de hipersensibilidade ocorre após a exposição do indivíduo a anidridos ácidos e à penicilina, que desencadeia a anemia hemolítica imunomediada.

Tipo III – Hipersensibilidade mediada por imunocomplexos

A hipersensibilidade tipo III é mediada por IgG contra antígenos solúveis no soro. A ligação de IgG aos antígenos forma imunocomplexos que podem se depositar em vários tecidos, causando danos teciduais. As localizações mais comuns são o endotélio vascular do pulmão, as articulações e os rins. Adicionalmente pode haver ativação do sistema complemento, além da atração de macrófagos, neutrófilos e plaquetas para o local do depósito dos complexos, contribuindo ainda mais para as lesões teciduais. Este tipo de reação de hipersensibilidade ocorre após a exposição do indivíduo a anidridos ácidos e ao mercúrio.

Tipo IV – Hipersensibilidade mediada por células ou do tipo tardio (delayed type hypersensitivity – *DTH)*

A hipersensibilidade tipo IV é uma resposta mediada por linfócitos T e, em geral, é uma hipersensibilidade do tipo tardia de manifestações cutâneas (dermatite de contato). A hipersensibilidade por contato inicia-se pela exposição tópica e consiste em 2 fases: sensibilização e desencadeamento. A sensibilização resulta no desenvolvimento de células T ativadas e de memória, como o oposto à produção de anticorpos. Quando haptenos penetram na epiderme e formam complexos com uma proteína carreadora, as APCs fagocitam e processam esse material, apresentando-o aos linfócitos auxiliadores (Th) nos linfonodos locais.

Em contato posterior, as APCs apresentam o hapteno processado e ligado a carreadores aos linfócitos T de memória. Estas células ativadas secretam, então, citocinas que induzem a proliferação adicional das células T e facilitam a movimentação de células inflamatórias para dentro da pele, resultando em eritema com formação de pápulas e vesículas, chamado de dermatite de contato. Dentre os xenobióticos que induzem reação do tipo IV, estão os metais e substâncias metálicas, pesticidas, látex, produtos cosméticos e de higiene pessoal que contenham fenóis, formaldeído, entre outros.

Autoimunidade

A autoimunidade é um processo no qual o sistema imune responde aos antígenos próprios (*self*), perdendo a tolerância a antígenos próprios (tolerância imunológica). Vários xenobióticos induzem autoimunidade, ou por causarem modificações de células ou tecidos, expondo regiões que serão reconhecidas como antígeno, ou por ativarem as células imunes, ou ainda por funcionarem como um antígeno/hapteno. Assim, independente da causa, os mecanismos de reconhecimento do *self* são inativados, e Igs e TCRs reagem com antígenos *self*, resultando em lesão tecidual e doença.

Três tipos de moléculas estão envolvidos no reconhecimento do *self*, a saber: as imunoglobulinas (Igs), os receptores de células T (TCRs) e produtos do complexo de histocompatibilidade maior (MHC). As Igs e TCRs são expressos clonalmente em células B e T, respectivamente, enquanto moléculas do MHC estão presentes em todas as células nucleadas.

As células T autorreativas sofrem um processo de seleção negativa no timo, o que é fundamental para manutenção da tolerância imunológica. As células T que expressam receptores que se ligam a antígenos *self* sofrem apoptose (seleção negativa), enquanto aquelas que não reconhecem antígenos *self* proliferam no timo (seleção positiva) e migram para os órgãos linfoides periféricos. Algumas células que reconhecem moléculas *self* não são eliminadas, mas sofrem anergia, ou seja, permanecem na circulação do organismo, mas são inativas, pois até são capazes de se ligarem a antígenos, mas não proliferam em função da falta de uma sinalização secundária.

Diversos mecanismos podem romper a autotolerância, ocasionando a autoimunidade. Primeiro, se a exposição ao antígeno não ocorrer no timo durante o desenvolvimento embrionário, como a exposição à mielina que é produzida tardiamente durante o desenvolvimento, as células reativas para estes antígenos não estão sujeitas à seleção negativa e podem induzir autoimunidade. A quebra da autotolerância a estes antígenos pode ser induzida pela exposição a adjuvantes, substâncias químicas usadas para aumentar a imunogenicidade, ou a outras proteínas relacionadas quimicamente com a molécula *self*. Segundo, a anergia de células T pode ser superada pela estimulação crônica de linfócitos. Terceiro, interferências com a imunorregulação dos linfócitos T $CD8^+$ supressores podem criar um ambiente favorável para o desenvolvimento da autoimunidade.

À semelhança do que ocorre nas reações de hipersensibilidade, a doença autoimune costuma ser resultado de mais de um mecanismo adicional. Portanto, a doença pode resultar de citotoxicidade dependente de anticorpos, lise celular mediada por anticorpos dependentes de complemento ou efeitos diretos ou indiretos de células T citotóxicas.

As reações autoimunes podem ser causadas por agentes químicos, entre os quais medicamentos, como a metildopa (anti-hipertensivo) que reage ao antígeno Rh (*rhesus*) causando anemia hemolítica; a hidralazina (vasodilatador) e a isoniazida (antibacteriano) que reagem à enzima mieloperoxidase, causando a síndrome semelhante à doença autoimune lúpus eritematoso sistêmico (LES-*like*); o halotano (anestésico) que reage com proteínas microssômicas do fígado, induzindo hepatite autoimune. Além disso, os xenobióticos, como dioxinas, bifenilas e dibenzofuranos, via ligação ao AhR, promovem o aumento da produção de enzimas de metabolização do citocromo P-450 e a secreção de IL-17 e IL-22 a partir de células Th17. A ação de enzimas do citocromo P-450 gera derivados reativos de xenobióticos, que podem atuar como neo-antígenos ou como estimuladores do sistema imune. A ativação de células T e o aumento da produção de IL-22 agravam as condições de doenças autoimunes.

As reações autoimunes também podem ser relacionadas com a exposição de indivíduos aos agentes químicos não medicamentosos, como o cloreto de vinila que induz a síntese anormal de proteínas pelo fígado causando a síndrome semelhante à esclerodermia; o mercúrio, que altera proteínas de membrana basal glomerular induzindo a nefropatia glomerular; e a sílica, que atua como adjuvante, induzindo a esclerodermia (Quadro 12.1).

Quadro 12.1 Agentes associados à imunotoxicidade.

Agente	Alvo/efeito	Classificação do efeito
Hidrocarbonetos aromáticos halogenados (TCDD, PCBs, PCDDs)	Atrofia de órgãos linfoides, pancitopenia, caquexia, diminuição da resistência do hospedeiro	Imunossupressão, imunoestimulação, autoimunidade
Hidrocarbonetos policíclicos aromáticos (DMBA, BaP)	Imunidade humoral, imunidade mediada por células, diminuição da resistência do hospedeiro, carcinogênico e mutagênico	Imunossupressão
Nitrosaminas (DMN, DEN, DPN, DBN)	Imunidade humoral, imunidade mediada por células	Imunossupressão
Pesticidas (malation, paration, aldrin, clordano, DDT, hexaclorobenzeno, óxido de tributilestanho, carbaril, supermetrin)	Imunidade humoral, imunidade mediada por células, atrofia tímica, número de células do sistema imune	Imunossupressão, imunoestimulação, autoimunidade, hipersensibilidade
Metais (Pb, As, Hg, Cd)	Imunidade humoral e imunidade mediada por células, sistemas enzimáticos, membranas e organelas celulares, produção de IgE específica	Imunossupressão, imunoestimulação, autoimunidade, hipersensibilidade
Asbesto	Imunidade humoral, imunidade mediada por células	Imunossupressão, autoimunidade
Sílica	Imunidade humoral e mediada por células, imunocomplexos em vasos da pele	Imunossupressão, autoimunidade
Gases oxidantes (ozônio, dióxido de nitrogênio, dióxido de enxofre)	Imunidade mediada por células, redução da resistência do hospedeiro	Imunossupressão, imunoestimulação, hipersensibilidade
Solventes (benzeno, tolueno, tetracloreto de carbono, tricloroetileno, cloreto de vinila)	Imunidade humoral e mediada por células, anemia, linfocitopenia, mielotoxicidade, síntese de proteínas anormais no fígado	Imunossupressão, imunoestimulação, hipersensibilidade, autoimunidade

(continua)

Quadro 12.1 Agentes associados à imunotoxicidade. (*Continuação*)

Agente	Alvo/efeito	Classificação do efeito
Fármacos (ciclosporina A, halotano, isoniazida, ciclofosfamida)	Inibição da proliferação células T, proteínas microssomais do fígado, mieloperoxidase, imunidade humoral e mediada por células	Imunossupressão, imunoestimulação, autoimunidade
Drogas recreacionais (cocaína, etanol, fumaça de cigarro)	Imunidade humoral e mediada por células, diminuição da resistência do hospedeiro, diminuição da produção de anticorpos, redução das funções dos macrófagos e células NK	Imunossupressão, imunoestimulação, hipersensibilidade, autoimunidade
Micotoxinas (aflatoxinas, ocratoxina, vomitoxina, tricotecenos)	Depleção de órgãos linfoides, alteração de função linfocitária	Imunossupressão
Radiação UV	Supressão de células T ou *homing* do hospedeiro	Imunossupressão

Fonte: Desenvolvido pela autoria.

BIOMARCADORES DA IMUNOTOXICIDADE

Os biomarcadores são ferramentas essenciais para avaliação da exposição a xenobióticos, para determinar a magnitude das respostas tóxicas e/ou prever a probabilidade desta resposta. Três categorias de biomarcadores podem ser definidas, a saber: biomarcadores de exposição, de efeito ou de suscetibilidade. Os biomarcadores podem ser simples ou complexos, específicos para mamíferos ou outras espécies.

O desenvolvimento de biomarcadores em Imunotoxicologia está relacionado à identificação adequada de biomarcadores relevantes para as doenças decorrentes de exposição de interesse; com a solidez dos resultados obtidos com base no conhecimento dos mecanismos moleculares ou bases bioquímicas da fisiopatologia da doença; com a sensibilidade e especificidade do tratamento ou da doença; com a reprodutibilidade, precisão, exatidão e robustez dos ensaios; com a praticidade de coleta da amostra, de preferência não invasiva; com a simplicidade no uso e aplicação dos resultados obtidos.

A literatura descreve que os biomarcadores imunológicos em humanos são os componentes-chave da imunidade inata e adaptativa, por exemplo, ativação do sistema complemento, concentração de imunoglobulinas e respostas de funcionalidade e ativação celular (Quadro 12.2).

Dessa maneira, é evidente que estudos experimentais que possuam potencial translacional, associados aos epidemiológicos, são necessários para a obtenção de biomarcadores confiáveis para detectar eventos imunotóxicos e, finalmente, predizer o possível risco à saúde que pode estar associado à exposição de agentes químicos que modulam o sistema imune.

MODELOS EXPERIMENTAIS UTILIZADOS E ASPECTOS REGULATÓRIOS DA IMUNOTOXICOLOGIA

A Imunotoxicologia é a área de grande importância no contexto da avaliação do perfil de segurança, com a finalidade de registro de novos medicamentos (pequenas moléculas e produtos biológicos), novas substâncias químicas, agrotóxicos, cosméticos e alimentos. Nos últimos anos, os potenciais impactos exercidos por xenobióticos no sistema imunológico humano tem sido tópico de intenso monitoramento e de interesse das agências de regulamentação, como a Food and Drug Administration (FDA), a Environmental Protection Agency (EPA), a Occupational Safety and Health Administration (OSAH), European Medicines Agency (EMA), Registration, Evaluation, Authorization and Restriction of Chemicals (REACH), Agência Nacional de Vigilância Sanitária (Anvisa) etc.

Alguns *guidelines têm sido publicados a fim de unificar as informações e condutas para a realização da avaliação dos impactos de xenobióticos no sistema imunológico* e, consequentemente, a avaliação do risco desta exposição à saúda humana. Como exemplo, pode-se citar o ICH – *Harmonized Tripartite Guideline* (S8) "*Immunotoxicity Studies for Human Pharmaceuticals*", a FDA – *Guidance for Industry "Immunotoxicology Evaluation of Investigational New Drugs*", o WHO – *International Program on Chemical Safety "Guidance for Immunotoxicity Risk Assessment for Chemicals*" e o *National Toxicology Program* (NTP) "*Immunotoxicity*". Apesar destes esforços de harmonização, as estratégias utilizadas para a avaliação dos impactos dos

Quadro 12.2 Biomarcadores utilizados para investigar imunotoxicidade em estudos em humanos.

Marcadores imunológicos	Exemplos de *endpoints*	Amostra biológica
Fenótipo imunológico; Marcadores de ativação	CD3, CD4, CD8, CD11c, CD19, CD25, CD56, CD14, basófilos, neutrófilos Marcadores de ativação: CD69, CD45RO, CD45RA	Sangue total, urina
Anticorpos	IgM, IgD, IgG, IgA, IgE	Plasma, leite materno
Citocinas	IL-2, IL-4, IL-5, IL-10, IL-13, IFN-γ, TNF-α GM-CSF	Soro, plasma, sangue periférico, urina, saliva
Quimiocinas	RANTES, IP-10, MIP-1α, MIP-1β, MDC, TARC	Soro, plasma
Testes de proliferação de células T	Estimuladores de mitose (fitohemaglutinina – PHA), concanavalina A, antígenos específicos)	Sangue periférico

Fonte: Adaptado de Duramad e Holland, 2012.

xenobióticos sobre o sistema imunológico são definidas caso a caso, de acordo com o perfil de resposta identificado para o determinado xenobiótico.

A integridade do sistema imune frente a diferentes xenobióticos pode ser avaliada para predizer a toxicidade ou investigar os mecanismos de ação moleculares, celulares ou bioquímicos destes xenobióticos. Esta integridade pode ser avaliada utilizando uma triagem dividida em 2 etapas:

- **Primeira etapa:** avaliação da toxicidade geral. Nesta etapa são avaliados a histopatologia e o peso dos órgãos do sistema imune (medula óssea, timo, baço, rins e fígado), perfil de celularidade tecidual ou circulante, níveis de imunoglobulinas séricas, incidência de infecções e tumores espontâneos. Em geral, estes *endpoints* são avaliados durante a condução de estudos gerais de segurança, após a exposição dos animais a doses repetidas do xenobiótico.
- **Segunda etapa:** estudos adicionais para a confirmação da imunotoxicidade. Após a identificação de resultados indicativos de imunotoxicidade na primeira etapa e da realização de um estudo teórico de peso da evidência, os estudos da segunda etapa podem ser realizados. Nesta etapa são avaliados *endpoints* específicos para a confirmação do perfil de resposta encontrada nos estudos da primeira etapa, sendo que a definição de quais *endpoints* serão avaliados será dependente do perfil de resposta induzido pelo xenobiótico. Podem ser utilizados como exemplos os *endpoints* de resposta de anticorpo dependente de célula T, imunofenotipagem, ensaios funcionais utilizando células (produção de anticorpos específicos, produção de citocinas e quimiocinas, função fagocítica) e modelos experimentais de resistência do hospedeiro como a indução de infecções e de tumores.

Os efeitos de um xenobiótico na resposta imune podem ser avaliados utilizando diferentes estratégias *in vivo* e *in vitro*. Os estudos *in vitro* têm sido utilizados com a finalidade de identificar preliminarmente à imunotoxicidade sobre as respostas imunes inata e adaptativa. A triagem ocorre pelo ensaio de mielotoxicidade, por exemplo, que pode ser avaliada pelo ensaio de unidade formadora de colônias-macrófago de granulócitos (CFU-GM) que prevê a neutropenia aguda e determina a dose máxima tolerada (MTD) humana *in vivo* de medicamentos antineoplásicos. Os compostos que são capazes de danificar ou destruir a medula óssea provavelmente terão efeitos imunotóxicos. Se os compostos não forem potencialmente mielotóxicos, eles deverão ser testados quanto à linfotoxicidade. Os compostos são então testados quanto à imunotoxicidade usando abordagens como o ensaio de liberação de citocinas de sangue total humano, ensaio de proliferação de linfócitos, reação mista de linfócitos, ensaio de células NK, resposta de anticorpo dependente de células T e ensaio de maturação de células dendríticas.

Os estudos *in vivo* também são empregados, apesar de atualmente ocorrer uma conscientização para a redução da utilização de animais para testes toxicológicos. Para avaliação dos efeitos imunotóxicos, diversos modelos são empregados, sendo que os animais de escolha são ratos e camundongos. Essa escolha se deve ao amplo conhecimento do sistema imune destes animais, ao reduzido custo de manutenção, à disponibilidade de uma ampla variedade de insumos para os testes e à possibilidade da criação de camundongos transgênicos ou deficientes para genes específicos ligados à resposta imune. Um exemplo é a avaliação da sensibilização cutânea em camundongos utilizando-se o ensaio de linfonodo local murino (*murine local lymph node assay* – LLNA).

Para avaliação de hipersensibilidade cutânea e respiratória, têm-se utilizado o modelo de porquinho da índia (*guinea pig*). Mais recentemente o modelo de *zebrafish*, um peixe tropical de água doce da família Cyprinidae, tem sido empregado em diferentes estudos toxicológicos em função de algumas características, como fácil reprodução, baixo custo e fácil manutenção, por possuir genoma sequenciado e alta homologia com os mamíferos e geração de resultados reprodutíveis. Além disso, a presença de componentes da imunidade inata e da adaptativa e a capacidade da *zebrafish* responder a infecções por bactérias Gram-negativas e Gram-positivas, protozoários, vírus e fungos têm favorecido os estudos de imunotoxicidade nesta espécie.

As técnicas mais utilizadas na avaliação dos efeitos imunotóxicos são os ensaios de *enzyme-linked immunosorbent assay* (ELISA) para a avaliação dos níveis de citocinas e quimiocinas produzidos por diferentes células; de citometria de fluxo para a avaliação de diferentes populações de células ou de marcadores intracelulares ou de superfície; de fagocitose para a avaliação da capacidade fagocítica e microbicida de macrófagos; a atividade das células NK para a avaliação da capacidade citotóxica destas; e ensaios de genômica e proteômica para a avaliação de alterações induzidas por xenobióticos na expressão funcional do genoma e dos genes codificados pelo DNA do organismo após a exposição.

CONSIDERAÇÕES FINAIS

A ação de xenobióticos sobre o sistema imune pode resultar em supressão ou estimulação do sistema, promovendo morbidade aguda ou crônica e/ou mortalidade dos indivíduos expostos, salientando a importância dos estudos realizados com o objetivo de elucidar a interação de xenobióticos com o sistema imune. Nesse sentido, a utilização de novas tecnologias e métodos validados é de suma importância para avaliação do risco dessas exposições e para atender aos desafios atuais da Imunotoxicologia. Dentre os desafios estão a avaliação correta do risco humano no âmbito regulatório, utilizando-se resultados de imunotoxicidade gerados com modelos *in vitro* e animais relevantes, a obtenção, a interpretação e a translação de resultados obtidos com métodos alternativos ao uso de animais, a melhor integração das causas da exposição a diversos agentes na avaliação imunotoxicológica, a identificação e estabelecimento de biomarcadores humanos sensíveis à imunotoxicidade e a compreensão do papel das variabilidades genéticas nas imunointoxicações.

BIBLIOGRAFIA

BURNS-NAAS, L.A.; MEADE, B.J.; MUNSON, A.E. Toxic responses of the immune system. *In*: KLASSEN, C.D. (ed). Casarett and Doull's Toxicology. The basic of science of poisons, 6th ed., New York: McGraw-Hill, 2001.

CORSINI, E, ROGEN EL. Overview of *in vitro* assessment of immunotoxicity. *Curr Opin Toxicol.*, v. 5, p. 13-18, 2017.

DE JONG, W.H.; LOVEREN, H.V. Screening of xenobiotics for direct immunotoxicity in an animal study. *Methods*, v. 41, p. 3-8, 2007.

DESCOTES J. Methods of evaluating immunotoxicity. *Expert Opin Drug Metab Toxicol*, v. 2, n. 2, p. 249-259, 2006.

DESCOTES, J. Immune System. Encyclopedia of Toxicology, 3rd ed. Bethesda: Academic Press, 2014. 1004-1023p.

DESCOTES, J. et al. Responses of the Immune System to Injury. *Toxicol. Pathol*, v. 28, p. 479-481, 2000.

DURAMAD, P.; HOLLAND, N.T. Biomarkers of Immunotoxicity for Environmental and Public Health Research. *Int. J. Environ. Res. Public Health*, v. 8, p. 1388-1401, 2011.

ENVIRONMENTAL PROTECTION AGENCY (EPA). Disponível em: http://www.epa.gov/pesticides/science /biomarker.html [online], 2013.

FOOD AND DRUG ADMINISTRATION (FDA). Guidance for industry: Nonclinical Safety Evaluation of the Immunotoxic Potential of Drugs and Biologics. Draft Guidance. U.S. Department of health and human services. Center for drug evaluation and research (CDER). Disponível em: https://www.fda.gov/media/135312/download [online], 2020.

GALBIATI, V.; MITJANS, M.; CORSINI, E. Present and future of *in vitro* immunotoxicology in drug development, *J Immunotoxicol*, v. 7, n. 4, p. 255-267, 2010.

GERMOLEC, D. et al. Immunotoxicology: A brief history, current status and strategies for future immunotoxicity assessment. *Curr Opin Toxicol.*, v. 5, p. 55-59, 2017.

GUTIÉRREZ-VÁZQUEZ, C.; QUINTANA, F.J. Regulation of the Immune Response by the Aryl Hydrocarbon Receptor. *Immunity*, v. 48, n. 1, p. 19-33, 2018.

HOGABOAM, J.P., MOORE, A. J.; LAWRENCE, B.P. The aryl hydrocarbon receptor affects distinct tissue compartments during ontogeny of the immune system. *Toxicol. Sci.*, v. 102, p. 160-170, 2008.

INTERNATIONAL CONFERENCE ON HARMONISATION OF TECHNICAL REQUIREMENTS FOR REGISTRATION OF PHARMACEUTICALS FOR HUMAN USE (ICH) Harmonised Tripartite Guideline (S8) "Immunotoxicity Studies for Human Pharmaceuticals". Disponível em: <https://database.ich.org/sites/default/files/S8_Guideline_0.pdf> [online], 2005.

LAIOSA, M.D.; TATE, E.R. Fetal Hematopoietic Stem Cells Are the Canaries in the Coal Mine That Portend Later Life Immune Deficiency. *Endocrinology*, v. 156, p. 3458-3465, 2015.

LESKO, L.J.; ATKINSON Jr. A.J. Use of biomarkers and surrogate endpoints in drug development and regulatory decision making: Criteria, validation, strategies. *Annu. Rev. Pharmacol. Toxicol*, v. 41, p. 347-366, 2001.

METCALF, S.W.; ORLOFF, K.G. Biomarkers of exposure in community settings. *J. Toxicol. Environ. Health*, v. 67, p. 715-726, 2004.

ROONEY, A.A. et al. Immunotoxicology and Its Application in Risk Assessment. *EXS*, v. 101, p. 251-87, 2012.

SATPATHY, A.T. et al. Re(de)fining the dendritic cell lineage. *Nat. Immunol.*, v. 13, n. 12, p. 1145-1154, 2012.

13

Metabolômica e Lipidômica Aplicadas à Toxicologia*

Arthur Noin de Oliveira
Jeany Delafiori
Rodrigo Ramos Catharino

CONTEÚDO DESTE CAPÍTULO

INTRODUÇÃO

Na investigação de um mecanismo de toxicidade são consideradas todas as possíveis vias bioquímicas, seus metabólitos correlatos e interações do agente tóxico que possam estar relacionadas à condição clínica em estudo. Entender e elucidar um mecanismo de intoxicação é extremamente relevante para que o tratamento certo seja realizado no momento certo para a segurança e o bem-estar do paciente. Compreendendo essa premissa, torna-se bastante clara a necessidade de plataformas analíticas e de diagnóstico que contemplem toda a cadeia de compostos envolvida. Essas plataformas devem apresentar, preferencialmente, metodologias instrumentais robustas, com rápido e simplificado preparo de amostras e tempo de análise. Quando se trata de intoxicações, o conhecimento do tempo decorrido desde a ingestão ou exposição ao agente tóxico até o diagnóstico e posterior tratamento é de vital importância, pois quadros agudos, por exemplo, tendem a se agravar rapidamente em questão de horas.

A utilização da metabolômica como plataforma analítica na Toxicologia mostra-se alinhada às tendências de rapidez e efetividade em produzir resultados com alto índice de confiabilidade e exatidão. Caracterizando-se pelo estudo de todos os produtos de biossíntese, metabolismo e excreção de um sistema biológico, a metabolômica permite a determinação de perfis qualitativos e quantitativos de vias metabólicas e processos biológicos (p. ex., doenças, intoxicações etc.). Por meio desse estudo detalhado, é possível integrar e correlacionar diversas informações específicas dentro de um sistema complexo, lançando-se mão de moléculas-chave, os biomarcadores, que regem ou são imprescindíveis em uma ou mais etapas do processo corrente.

* Colaboradores na edição anterior: Mônica Siqueira Ferreira, Diogo Noin de Oliveira, Lívia Riberti Rodrigues e Sabrina de Bona Sartor.

Os biomarcadores são moléculas de origem biológica e natureza diversa que podem ser experimentalmente mensuradas e/ou determinadas e que podem funcionar como a "impressão digital" de um processo bioquímico, auxiliando na caracterização dele e no consequente diagnóstico final.

No escopo da metabolômica aplicada à Toxicologia existem algumas subdivisões que norteiam o analista na execução de um estudo. Quando já se tem o conhecimento do tipo de amostra e qual agente toxicológico pode estar presente, realiza-se um *target analysis* no qual já se tem uma molécula-alvo a ser buscada. Por sua vez, *metabolic fingerprint* e *footprint* buscam caracterizar a amostra e trazer evidências que possam auxiliar na elucidação do mecanismo de toxicidade ao qual o indivíduo (ou seu sistema) foi exposto.

Outra abordagem da metabolômica é a lipidômica, uma área correlata que analisa o conteúdo lipídico celular, o lipidoma, a fim de determinar possíveis vias metabólicas de lipídios e respostas celulares a um estímulo. Apesar de a lipidômica ser um ramo da metabolômica e utilizar os mesmos princípios e técnicas, há algumas abordagens e adaptações que dão enfoque na análise de lipídios, como a *shotgun lipidomics* que permite uma análise abrangente de ácidos graxos e seus isômeros.

As análises do conteúdo lipídico celular são de alta relevância e complementares às análises metabolômicas, uma vez que podem tornar possível a elucidação de respostas celulares a um estímulo ou vias metabólicas de lipídios originadas de uma doença.

Para todos esses estudos, são empregadas técnicas analíticas versáteis e de alto poder de detecção e quantificação, como a espectrometria de massas (MS, do inglês *mass spectrometry*), a cromatografia líquida de ultra-alta eficiência (UHPLC, do inglês *ultra high-performance liquid chromatography*), a cromatografia gasosa (GC, do inglês *gaschromatography*) e a ressonância magnética nuclear (NMR, do inglês *nuclear magnetic ressonance*). Técnicas complementares, como a espectroscopia por infravermelho com transformada de Fourier (FT-IR, do inglês *Fourier transform infrared spectroscopy*) e a espectrofotometria, entre outras, também auxiliam na elucidação estrutural e quantificação de biomarcadores. Algumas dessas técnicas citadas são passíveis de acoplamento, o que as torna ainda mais robustas, como a espectrometria de massas em tandem (LC/MS, do inglês *liquid chromatography mass spectrometry*) e a espectrometria de massas aliada ao aprendizado de máquina para análise de dados e criação de classificadores de biomarcadores, as quais são descritas a seguir.

▶ FERRAMENTAS ANALÍTICAS

A análise de dados em metabolômica é realizada por meio de diferentes técnicas e ferramentas analíticas, além de ferramentas estatísticas para tratamento dos dados obtidos. A complexidade da análise se dá em função, principalmente, da diversidade química dos compostos-alvo e também da baixa concentração desses compostos nas amostras. Para caracterizar e quantificar esses compostos, é necessária a utilização de metodologias e equipamentos específicos, de acordo com as características de cada classe de compostos bioquímicos. Portanto, a metabolômica engloba diversas tecnologias analíticas que necessitam ser cuidadosamente selecionadas de acordo com os compostos-alvo, com a via metabólica de interesse ou com a questão biológica a ser respondida. Em um estudo metabolômico, as seguintes etapas são fundamentais: o planejamento experimental; o preparo da amostra; a identificação e a quantificação dos compostos de interesse; e, finalmente, a análise estatística dos dados obtidos.

Planejamento experimental

A variação bioquímica interindividual no metabolismo é geralmente maior em humanos do que em modelos animais, em função da sua maior diversidade em fatores genéticos e ambientais. A maior variabilidade interindividual deve-se também a maiores diferenças na alimentação, ao ciclo circadiano, ao gênero e ciclo menstrual, ao estado de saúde e a uma vasta gama de componentes do estilo de vida, como o tabagismo, o consumo de álcool ou a atividade física. Principalmente em metabolômica, esses fatores devem ser cuidadosamente estudados, e o número de participantes num estudo deve ser fixado de acordo com os requerimentos estatísticos, isto é, um número suficiente de indivíduos agrupados por classe, para originar modelos estatísticos robustos e com resultados interpretáveis.

Preparo da amostra

Os principais objetivos do preparo de amostra são: realizar sua limpeza (*clean-up*), eliminando possíveis interferentes e sujidades presentes, e uma pré-concentração dos analitos-alvo. No preparo de amostra, destacam-se: uso de solventes orgânicos, como metanol, etanol, entre outros; uso de materiais adsorventes (técnicas de extração em fase sólida e microextração em fase sólida); e técnica de derivatização, em que os analitos se tornam compatíveis com a análise desejada, por meio de reações químicas. O preparo da amostra não é uma etapa obrigatória em metabolômica, sendo suprimida pelas técnicas de análise direta por espectrometria de massas.

Identificação e quantificação dos compostos de interesse

As principais técnicas de separação dos compostos utilizadas são a GC, a HPLC e a cromatografia líquida (LC, do inglês *liquid chromatography*). Já para a identificação e a quantificação, são a MS, a NMR e a FT-IR. Em metabolômica, cujo principal objetivo é obter o maior número possível de compostos, utilizam-se combinações entre ferramentas de separação e detecção, como GC/MS, LC/MS, GC/MS/MS e LC/MS/MS.

Cromatografia gasosa (GC)

A técnica de GC é utilizada para a separação de compostos voláteis ou que podem tornar-se voláteis e que sejam termicamente estáveis. É um método físico de separação, no qual os componentes a serem separados são distribuídos entre duas fases: a estacionária (sólida ou líquida); e a móvel (gasosa). A amostra é introduzida no equipamento por um sistema de injeção e transportada por um fluxo de gás inerte (fase móvel), que não interage com a amostra, por meio de uma coluna cromatográfica cujas paredes são recobertas com uma camada microscópica de líquido ou de polímero (fase estacionária) sobre um suporte sólido inerte (sílica, aço ou vidro).

O uso de altas temperaturas no local de injeção permite a vaporização das amostras líquidas e dos compostos de interesse. O fluxo de gás inerte, normalmente hidrogênio, hélio, nitrogênio ou argônio, arrasta as moléculas para a coluna cromatográfica, por meio da qual os componentes da amostra se deslocam a velocidades influenciadas pelo grau de interação de cada componente com a fase estacionária utilizada. As substâncias que têm a maior interação com a fase estacionária são retidas por mais tempo e, portanto, separadas daquelas de menor interação. A coluna cromatográfica é mantida sob diferentes temperaturas, fator determinante na eficiência da separação cromatográfica. A variação de temperatura, ou programação de temperatura, que consiste em iniciar a análise com temperaturas mais baixas, aumentando gradualmente ao longo do tempo, faz com que os compostos com diferentes pontos de ebulição possam eluir (sair da coluna) como picos separados, além de ser bastante útil quando a amostra é formada por compostos com diferentes pontos de ebulição, aumentando a eficiência da separação cromatográfica.

À medida que as substâncias eluem da coluna, são detectadas e podem ser quantificadas por um detector e/ou recolhidas para outra análise. O uso de um detector adequado na saída da coluna cromatográfica torna possível a detecção e quantificação dos compostos-alvo. A cromatografia gasosa moderna geralmente é acoplada a um detector por espectrometria de massas (GC/MS), o que a torna capaz de separar e detectar um grande número de compostos orgânicos. A cromatografia gasosa apresenta alto poder de resolução, tornando possível a separação de vários compostos de uma mesma amostra. Porém, compostos não voláteis devem ser derivatizados antes da análise, isto é, tornar-se menos polares e mais voláteis antes de serem aplicados na coluna cromatográfica.

Cromatografia líquida de alta eficiência (HPLC)

A HPLC é amplamente utilizada para separar misturas com um grande número de compostos similares. A separação ocorre pelo uso de colunas cromatográficas recheadas com diferentes materiais (fase estacionária) e de uma fase móvel líquida eluída sob alta pressão. O uso de pressão em HPLC deve-se ao fato de a fase estacionária apresentar certa resistência à passagem da fase móvel. Assim, utilizam-se bombas de alta pressão para que a fase móvel migre pela coluna a uma velocidade razoável.

A fase móvel desempenha papel fundamental na separação por HPLC. Sua composição deve ser cuidadosamente estudada, de tal maneira que solubilize e arraste a amostra sem causar sua decomposição. Aliás, esta é a principal característica do modelo. Também deve apresentar alto grau de pureza ou ser de fácil purificação, para uma separação com alta sensibilidade, pois as impurezas podem interferir na detecção do analito pelo detector, por exemplo, arranjo de diodos (DAD) ou ultravioleta (UV). A fase móvel deve ser compatível com o detector empregado e possuir polaridade adequada para permitir uma separação conveniente dos componentes da amostra.

A coluna cromatográfica é feita de um material inerte que deve resistir às altas temperaturas utilizadas. A capacidade da coluna é determinada pelo comprimento, pelo diâmetro e pelo material de recheio. As colunas geralmente utilizadas são: octadecil (C_{18}, RP_{18}, ODS); octil (C_8, RP_8); CN (cianopropil); e NH_2 (amina). Quanto aos detectores, não existe um que apresente todas as propriedades para que seja ideal para HPLC. A sensibilidade de um detector é determinada a partir da relação entre o sinal produzido e a quantidade de amostra que gera este sinal. A linearidade é a faixa linear do sistema, em que o sinal do detector é diretamente proporcional à concentração do soluto. Os detectores mais usados em HPLC são os fotométricos, baseados na absorvância no ultravioleta e no visível (UV-VIS). Os detectores de fluorescência, utilizados como métodos de detecção específica, são sensíveis para substâncias que fluorescem. Também são empregados detectores por índice de refração, os quais acompanham continuamente a diferença no índice de refração entre a fase móvel pura e o efluente que sai da coluna contendo os componentes da amostra.

A HPLC apresenta menor resolução cromatográfica quando comparada à GC, porém seu uso é mais amplo, contemplando uma grande gama de compostos que podem ser analisados, entre eles os não voláteis e/ou termicamente instáveis.

Espectrometria de massas (MS)

A análise por espectrometria de massas é utilizada para identificar e quantificar compostos pela sua alta sensibilidade. Pode ser empregada após a separação dos compostos por diferentes técnicas cromatográficas (GC, LC) ou, dependendo da fonte de ionização utilizada, a amostra pode ser diretamente injetada no equipamento sem o uso de técnicas de preparo. Essa técnica analisa compostos por meio de sua relação massa/carga e seu perfil de fragmentação, sendo amplamente utilizada na identificação e quantificação de compostos orgânicos em geral.

Na análise por espectrometria de massas, a amostra é introduzida no instrumento por inserção direta ou, mais comumente, após uma separação prévia por um sistema de cromatografia (líquida ou gasosa). Os componentes da amostra passam por uma fonte de ionização, que resulta na formação de partículas carregadas (íons). As fontes de ionização mais amplamente utilizadas são o impacto de elétrons (EI) e a ionização química (CI). Mais recentemente, outras técnicas foram desenvolvidas com utilização significativamente crescente nos últimos anos, entre elas a técnica de ionização por *spray* de elétrons (ESI), a técnica de ionização química à pressão atmosférica (APCI, do inglês *atmospheric pressure chemical ionization*) e a fotoionização à pressão atmosférica (APPI, do inglês *atmospheric pressure photoionization*).

Os íons gerados na fonte de ionização são separados pelos analisadores de massas de acordo com a relação existente entre suas massas e cargas, ou seja, a razão *m/z*. Os analisadores de massas mais comuns são os baseados em setores elétricos e magnéticos, os do tipo quadrupolo, os do tipo *ion trap* e os do tipo tempo de voo ou TOF (*time-of-flight*). Após a passagem pelo analisador de massas, um detector registra a carga induzida ou a corrente produzida quando um íon atravessa ou atinge uma superfície e, assim, fornece dados para calcular a abundância de cada um dos íons presentes. Existe atualmente uma grande variedade de detectores, entre eles aqueles por chapas fotográficas, os de Faraday, os baseados na multiplicação de elétrons (EM). O uso de *softwares* adequados transforma esses dados em sinais, gerando, assim, um espectro de massas, ou seja, o registro dos íons detectados em função da razão massa/carga (*m/z*).

Espectroscopia de ressonância magnética nuclear (RMN)

A RMN pode ser utilizada para análise de vários compostos simultaneamente, sendo considerada um detector universal. Além disso, essa técnica não depende de uma separação prévia dos analitos, assim a amostra pode ser recuperada e direcionada para outras análises (técnica não destrutiva). Suas principais vantagens são a alta reprodutibilidade analítica e a simplicidade no preparo de amostras, sendo indicada para a análise de moléculas orgânicas em geral.

A técnica se baseia nas propriedades magnéticas de núcleos atômicos de alguns átomos. Na presença de um campo magnético, núcleos ativos à RMN (como ^{1}H ou ^{13}C) absorvem a radiação eletromagnética em determinada frequência e comportam-se como ímãs girando em torno de um eixo. A absorção dessa radiação pelos núcleos dos elementos é quantificada e origina um espectro característico.

A frequência de absorção é característica de cada isótopo e está relacionada com as transições induzidas pelas radiofrequências (rf) entre estados quantificados de energia dos núcleos orientados em um campo magnético. A frequência de ressonância, a energia de absorção e a intensidade do sinal são proporcionais à força do campo magnético.

Espectroscopia no infravermelho com transformada de Fourier (FT-IR)

Técnica que atua como ferramenta complementar de grande auxílio na elucidação estrutural por conta de sua característica intrínseca em apresentar grupos funcionais de diferentes moléculas químicas. É de suma importância, especialmente em metabolômica, em função da complexidade e da diversidade da natureza química dos compostos a serem analisados.

A espectroscopia no infravermelho fornece evidências da presença de vários grupos funcionais na estrutura orgânica em função da interação das moléculas ou dos átomos com a radiação eletromagnética em um processo de vibração molecular. As ligações covalentes que constituem as moléculas orgânicas estão em constantes movimentos axiais e angulares. A radiação no infravermelho faz com que átomos e grupos de átomos de compostos orgânicos vibrem com amplitude aumentada ao redor das ligações covalentes que os ligam. A radiação infravermelha, quando absorvida por uma molécula orgânica, converte-se em energia de vibração molecular. O espectro reflete o movimento vibracional e costuma aparecer em forma de bandas. A localização de uma banda de absorção no infravermelho pode ser especificada em unidades relacionadas com a frequência (ν) pelo seu comprimento de onda (λ), medidos em centímetro ou por meio de seu comprimento de onda (λ), medidos em micrômeros. A intensidade da banda é medida pela transmitância ou pela absorvância. A possibilidade de 2 compostos diferentes terem o mesmo espectro no infravermelho é improvável; por esse motivo, cada função orgânica apresenta no espectro a região de impressão digital na faixa de 900 a 1.300 cm^{-1}.

O FT-IR apresenta alta sensibilidade, pois emprega um interferômetro de Michelson, cuja finalidade é dividir o feixe de radiação da fonte de infravermelho de maneira que reflita simultaneamente a partir de um espelho em movimento e de um espelho fixo. Os feixes refletidos voltam a se combinar, passam através da amostra para o detector e são reproduzidos na forma de um gráfico de tempo contra a intensidade do sinal, denominado interferograma. O interferograma é, portanto, formado pela soma de todas as ondas de diferentes amplitudes e frequências que chegam ao interferômetro e possui todas as informações espectrais da amostra.

Entre as vantagens da espectroscopia FT-IR, pode-se citar: apresenta poucos elementos ópticos; a potência da radiação que chega ao detector é maior do que nos instrumentos dispersivos; maiores relações sinal/ruído são observadas; melhores valores de precisão e exatidão em termos de comprimento de onda; e todos os sinais da fonte alcançam o detector simultaneamente, tornando possível a obtenção de todo o espectro de uma só vez, facilitando o aumento de varreduras (*scans*) para aumentar a razão sinal/ruído.

Espectrometria de massas aliada ao aprendizado de máquina (MS-ML)

A utilização de técnicas para auxiliar a análise de dados na área da espectrometria de massas é uma tendência crescente com o intuito de criar métodos automatizados mais robustos e confiáveis para identificação de moléculas. Com esse intuito, a espectrometria de massas aliada ao aprendizado de máquina (do inglês, *machine learning*) é uma metodologia que processa os dados obtidos nas análises metabolômicas em árvores de decisão, por meio de métodos de aprendizado, como o *Random Forest*, por exemplo, para a classificação de padrões e detecção de padrões que ocasionarão uma resposta ou resultado de interesse.

O desenvolvimento de uma ferramenta de Aprendizado de Máquina para uso na espectrometria de massas é altamente desejável, visto que a análise manual de dados de espectrometria de massas é, atualmente, um gargalo no desenvolvimento de estudos, por consumir muito tempo dependendo do tamanho amostral e moléculas de interesse.

Os resultados obtidos após uma análise MS-ML não são previsíveis e podem diferir dependendo da árvore de decisão utilizada no delineamento do método e análise por aprendizado de máquina. Dessa maneira, é necessária uma adequação entre os dados utilizados nessa análise e a árvore de decisão, a fim de se obterem métricas estatisticamente significativas na validação e testagem do método.

Análise de dados

A análise dos dados é realizada por softwares estatísticos, cujas ferramentas são indispensáveis para melhor compreensão e entendimentos dos resultados obtidos. As estatísticas aplicadas na metabolômica e proteômica compreendem técnicas não supervisionadas e supervisionadas. As técnicas não supervisionadas, como a análise dos componentes principais (ACP), são geralmente aplicadas para explorar a variância estatística global, com o objetivo de aglomerar perfis metabólicos semelhantes e detectar valores atípicos, permitindo a visualização de dados baseados nas semelhanças e diferenças inerentes à composição analisada. Entre as várias técnicas supervisionadas, as mais utilizadas na investigação em metabolômica e proteômica tem como base o método de regressão multivariada dos mínimos quadrados parciais (PLS) ou de regressão multivariada dos componentes principais (RCP). Essas técnicas utilizam o conhecimento obtido durante o desenho do estudo, o que permite separar as observações em pelo menos 2 classes diferentes e, dessa maneira, usar métodos multivariados mais avançados. Juntamente com essas técnicas, o aprendizado de máquina pode ser utilizado para detectar padrões em grupos de amostras e utilizar os resultados obtidos por análises multivariadas para criar classificadores de biomarcadores, o que o torna uma ferramenta de suma importância para identificar possíveis agentes tóxicos e condições originadas de seu uso ou consumo.

APLICAÇÕES PRÉ-CLÍNICAS E CLÍNICAS

Metabolômica é uma poderosa ferramenta para elucidação de sistemas biológicos, complementando a genômica, a transcriptômica e a proteômica. Possui vantagens potenciais sobre as outras "ômicas", como: 1) o conhecimento estrutural e funcional de metabólitos é maior que o de genes e proteínas; 2) expressão de genes e proteínas resulta em alterações metabólicas – logo, a metabolômica fornece informações com maiores níveis de integração; 3) alterações metabólicas podem ser detectadas em fluidos corporais como urina e saliva, o que torna a análise menos invasiva.

Metabolômica tem sido utilizada na caracterização e no diagnóstico de doenças por meio da identificação de biomarcadores. Na aplicação de técnicas convencionais, como imuno-histoquímica, muitas patologias possuem, como marcadores, compostos com baixa especificidade ou que não apresentam expressão detectável nos estágios iniciais da doença, quando a lesão é potencialmente curável. Em Toxicologia, a metabolômica tornou-se uma ferramenta importante para elucidar efeitos de fármacos, indicando processos metabólicos centrais e modificações no organismo causadas por respostas tóxicas, que raramente são avaliados por toxicologistas. Além disso, permite elucidar mecanismos não aparentes com o uso das ferramentas toxicológicas tradicionais, esclarecendo vias alteradas pelos compostos de interesse e identificando possíveis órgãos-alvo.

Análises toxicológicas utilizando ferramentas metabolômicas têm sido realizadas também ao nível celular. Usaram-se, por exemplo, células do carcinoma epitelial alveolar, cultivadas *in vitro* e expostas à fumaça de cigarros, para verificar alterações bioquímicas e encontrar possíveis biomarcadores de doenças pulmonares relacionadas ao cigarro. Entre as perturbações bioquímicas, foram encontradas alterações no metabolismo de lipídios, ciclo de Krebs, ciclo da ureia, bem como estresse oxidativo e danos celulares. Embora muitas dessas alterações sejam observadas com as ferramentas convencionais das análises toxicológicas, a metabolômica permite que centenas dessas alterações sejam estudadas em um único experimento, bem como favorece a descoberta de outras alterações.

PERSPECTIVAS

Considerando-se todo o potencial da metabolômica em Toxicologia, levantam-se discussões que vêm desde o sequenciamento do genoma humano: um dos maiores objetivos na Toxicologia tem sido entender a predisposição genética de alguns indivíduos para a toxicidade. O ramo da farmacogenética já entende que os SNPs (do inglês, *single nucleotide polymorphisms*) e a expressão de alguns genes podem influenciar na viabilidade de metabolização de um fármaco, sua eficiência nesse processo e até mesmo na origem de metabólitos tóxicos. Nesse contexto, esforços no desenvolvimento de doses e/ou formas farmacêuticas individuais têm sido realizados para reduzir o risco de toxicidade ocasionado por determinados medicamentos, de maneira a iniciar uma terapêutica personalizada. Nesse cenário, a metabolômica pode ser empregada como importante plataforma analítica de diagnóstico, permitindo a identificação desses metabólitos e, portanto, a identificação da via na qual o princípio ativo está sendo metabolizado. Esse nível de desenvolvimento poderia auxiliar na maior aceitação e adesão de pacientes a tratamentos farmacológicos, pela diminuição de riscos e efeitos adversos.

Outra vertente bastante explorada nas últimas décadas, a Toxicologia Ambiental, também pode se favorecer de estratégias metabolômicas para rápida identificação e quantificação de contaminantes xenobióticos tóxicos nas mais diversas matrizes naturais, como lençóis freáticos, mananciais, solo e vegetações. É sabida a necessidade de análises qualitativas e quantitativas nesse escopo, pois a determinação correta e confiável de marcadores tóxicos dentro de um ecossistema ou comunidade é a chave para a manutenção da saúde desse meio e para a prevenção de acidentes e intoxicações de seus habitantes.

Estudos prospectivos recentes demonstram o uso da metabolômica na avaliação de possíveis contaminantes presentes em produtos alimentícios de uso diário. A análise de adulterantes no leite para o aumento do volume, mascaramento da qualidade inferior e aumento de rendimento do produto final são exemplos destes estudos, juntamente com a avaliação da presença de polímeros na carne por meio da migração de ftalatos das embalagens plásticas em que as carnes são acondicionadas. Edulcorantes, dependendo de seu uso, também apresentam alterações que podem ser monitoradas por meio da espectrometria de massas, como é o caso da sucralose e dos esteviosídeos, o primeiro pode sofrer degradação térmica em temperaturas nas quais são preparadas bebidas quentes como chá e café (próximo de 98 °C) e liberar subprodutos clorados, já o segundo sofre hidrólise em pHs ácidos, em que ocorre a quebra dos esteviosídeos em glicose e esteviol, que é um possível agente tóxico.

Assim, o desenvolvimento de plataformas com alto nível de especificidade e metodologias simples, rápidas e robustas são fatores que norteiam o caminho por onde a metabolômica deve seguir em conjunto com a Toxicologia. Uma plataforma de classificação automatizada, utilizando aprendizado de máquina, pode se tornar uma opção viável para análises e avaliações toxicológicas de pacientes e de compostos químicos, trazendo maior segurança, seja em terapêutica ou mesmo em avaliações ambientais e ocupacionais.

▶ BIBLIOGRAFIA

BREITMAIER, E.; VOELTER, W. *Carbon-13 NMR Spectroscopy*, 3rd ed.; VCH, Weinheim, Germany, 1987.

CATHARINO, R.R.; SANTOS, L.S. On-line monitoring of stevioside sweetener hydrolysis to steviol in acidic aqueous solutions. *Food chemistry*, v. 133, n. 4, p. 1632-1635, 2012.

COLLINS, C.H.; BRAGA, G.L.; BONATO, P.S. *Fundamentos de cromatografia*. Campinas: Editora da UNICAMP, 2006. 452 p.

COLLINGS, F.B.; VAIDYA, V.S. Novel technologies for the discovery and quantitation of biomarkers of toxicity. *Toxicology*, v. 245, p. 167-174, 2008.

DE OLIVEIRA, D.N.; DE MENEZES, M.; CATHARINO, R.R. Thermal degradation of sucralose: a combination of analytical methods to determine stability and chlorinated byproducts. *Scientific reports*, v. 5, p. 9598, 2015.

DEROME, A.E. *Modern NMR Techniques for Chemistry Research*. Oxford: Pergamon Press, England, 1988.

GO, E.P. Database resources in metabolomics: an overview. *J. Neuroimmune Pharmacol.*, v. 5, p. 18-30, 2010.

GOMASE, V.S. et al. Metabolomics. *Curr. Drug Metab.*, v. 9, p. 89-98, 2008.

GRIFFIN, J.L.; RUBTSOV, D.V. Analytical Methodology Standards for Metabolomics. *In*: LINDON, J.(ed). *Encyclopedia of Spectroscopy and Spectrometry*. 2nd Edition. Cambridge, Massachusetts: Academic Press, Oxford, 2010.

GUERREIRO, T.M. et al. Evaluating the effects of the adulterants in milk using direct-infusion high-resolution mass spectrometry. *Food research international*, v. 108, p. 498-504, 2018.

GUERREIRO, T.M. et al. Migration from plastic packaging into meat. *Food research international*, v. 109, p. 320-324, 2018.

HAN, X. Lipidomics for studying metabolism. *Nature Reviews Endocrinology*, v. 12, n. 11, p. 668, 2016.

JONES, A.R. et al. The Functional Genomics Experiment model (FuGE): an extensible framework for standards in functional genomics. *Nat. Biotechnol.*, v. 25, p. 1127-1133, 2007.

KANANI, H.; CHRYSANTHOPOULOS, P.K.; KLAPA, M.I. Standardizing GC-MS metabolomics. *J. Chromatogr.* v. 871, p. 191-201, 2008.

LINDON, J.C.; HOLMES, E. A survey of metabonomics approaches for disease characterization. *In*: J.C. LINDON, J.K. NICHOLSON AND E. HOLMES (eds). *The handbook of metabonomics and metabolomics*. Amsterdam: Elsevier, 2007.

LINDON, J.C.; NICHOLSON, J.K. Analytical technologies for metabonomics and metabolomics, and multi-omic information recovery. *Trends Anal. Chem.*, v. 27, p. 194-204, 2008.

MILBURN, M.V.; RYALS, J.A.; GUO, L. Toxicometabolomics: technology and applications. *A comprehensive guide to toxicology in preclinical drug development*. North Carolina: Elsevier, 2013. 807-825 p.

MURPHY, K.P. *Machine learning: a probabilistic perspective*. Cambridge, Massachusetts: MIT press, 2012.

NATH, A.K. et al. Chemical and metabolomic screens identify novel biomarkers and antidotes for cyanide exposure. *FASEB J.*, v. 27, p.1-11, 2013.

RAVENZWAAY, B.V. et al. The use of metabolomics for the discovery of new biomarkers of effect. *Toxicology Letters*, v. 172, p. 21-28, 2007.

ROBERTSON, D.G.; WATKINS, P.B.; REILY, M.D. Metabolomics in Toxicology: preclinical and clinical applications. *Toxicological Sciences*, v. 120, s. 1, p. S146-S170, 2011.

ROESSNER, U. et al. Metabolomics - The Combination of Analytical Biochemistry, Biology and Informatics. *In*: YOUNG, M.M. (ed). *Comprehensive Biotechnology*. 2nd ed. Burlington: Academic Press, 2011.

SILVERSTEIN, R.M.; BASSLER, G.C.; MORRILL, T.C. *Identificação espectrométrica de compostos orgânicos*. 7. ed. Rio de Janeiro: LTC, 2006.

SUMNER, L.W. et al. Proposed minimum reporting standards for chemical analysis. *Metabolomics*, v. 3, p. 211-221, 2007.

ULINTZ, P.J. et al. Improved classification of mass spectrometry database search results using newer machine learning approaches. *Molecular & Cellular Proteomics*, v. 5, n. 3, p. 497-509, 2006.

VULIMIRI, S.V. et al. Effects of mainstream cigarette smoke on the global metabolome of human lung epithelial cells. *Chem. Res. Toxicol.*, v. 22, p. 492-503, 2009.

WANT, E.J. et al. Global metabolic profiling procedures for urine using UPLC-MS. *Nat. Protoc.*, v. 5, p. 1005-1018, 2010b.

YABUSHITA, S. et al. Metabolomic and transcriptomic profiling of human K-ras oncogene transgenic rats with pancreatic ductal adenocarcinomas. *Carcinogenesis*, v. 34, n. 6, p. 1251-9, 2013.

PARTE 2

TOXICOLOGIA AMBIENTAL

14

Ecotoxicologia*

Mariana de Almeida Torres
Paula Kujbida
Fabiane Dörr
Ernani Pinto

CONTEÚDO DESTE CAPÍTULO

INTRODUÇÃO – CONCEITOS BÁSICOS

Nosso estilo de vida moderno tem como base a produção e o amplo consumo de compostos químicos nas mais diversas esferas. Embora já existam movimentos que reconheçam a necessidade do desenvolvimento sustentável e de práticas de produção denominadas *verdes*, estas ainda são tímidas, dada a dimensão e a gravidade do problema. Em 2015, mais de 33 milhões de produtos químicos estavam disponíveis comercialmente, com aproximadamente 100 mil em uso e 30 mil produzidos em quantidade superior a 1 tonelada por ano na União Europeia (UE). A produção total de compostos químicos perigosos ao meio ambiente e à saúde humana atingiu 84 milhões de toneladas na UE em 2018. A Agência de Proteção Ambiental dos Estados Unidos (EPA, do inglês Environmental Protection Agency) mantém um inventário de substâncias na Lei de Controle de Substâncias Tóxicas, com 86.405 produtos químicos, dos quais 41.587 estão ativos.

O uso difundido desses compostos aumenta a probabilidade da sua liberação nos compartimentos ambientais (água, solo e ar), e é nesse contexto que a importância da Ecotoxicologia é revelada. Essa ciência compreende a caracterização, a compreensão e o prognóstico dos efeitos deletérios de substâncias químicas de origem antropogênica (ou seja, produzidas pelo ser humano) no meio ambiente, assim como a avaliação das medidas necessárias para prever, conter ou tratar os danos causados. Nesse sentido, essa ciência pode ser definida como o estudo dos efeitos tóxicos de substâncias químicas nas populações e comunidades de organismos vivos nos ecossistemas.

Dentre as classes dos poluentes de origem antropogênica mais comuns, destacam-se os agrotóxicos (herbicidas, inseticidas e fungicidas), íons inorgânicos (metais), substâncias radioativas, compostos utilizados em processos industriais, produtos de higiene pessoal e limpeza, produtos farmacêuticos etc.

* Colaboradores nas edições anteriores: Thais Guaratini, Karina Helena Morais Cardozo, David Domingues Pavanelli e Pio Colepicolo.

Considerando-se a complexidade desses diversos tipos de poluentes, em relação às suas características físico-químicas e toxicidade, bem como a influência dos fatores bióticos e abióticos sobre a resposta a esses compostos, é necessária uma abordagem multidisciplinar nos estudos ecotoxicológicos. O conhecimento das diversas disciplinas relacionadas à Ecotoxicologia (Figura 14.1) é fundamental para a análise e a compreensão dos efeitos dos xenobióticos, a determinação de seus mecanismos de ação e os riscos por eles causados aos diferentes níveis organizacionais da Ecologia, além das medidas preventivas necessárias no gerenciamento desses poluentes.

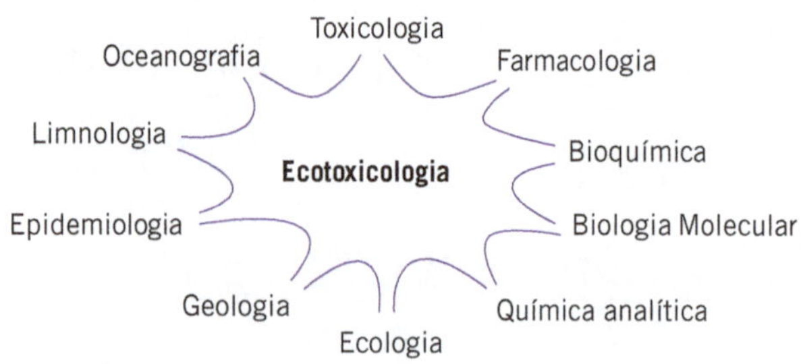

Figura 14.1 Interdisciplinaridade da Ecotoxicologia.
Fonte: Desenvolvida pela autoria.

Os estudos ecotoxicológicos compreendem a avaliação da influência de fatores bióticos e abióticos sobre a resposta aos poluentes. Os fatores bióticos incluem os tipos de organismos vivos envolvidos, suas características intrínsecas (como tamanho, fase de desenvolvimento, sazonalidade, estado nutricional, entre outras) e as biotransformações decorrentes. Já os fatores abióticos correspondem às transformações físico-químicas e às características do ambiente (ar, água, solo/sedimentos), como temperatura, pH e oxigenação. Embora a Ecotoxicologia trate de sistemas muito complexos, sendo muito difícil conhecer todos os componentes e processos ecológicos envolvidos no problema causado por poluentes, alguns modelos podem ser utilizados para fornecer informações importantes sobre as relações desses compostos com o ambiente. Nesse sentido, muito se tem pesquisado, principalmente nas últimas décadas, a respeito de métodos que visam obter estimativas do problema causado por cada substância e pelos produtos de sua interação.

Este capítulo abordará aspectos gerais sobre Ecotoxicologia, incluindo:

- interação dos poluentes no ecossistema, ou seja, sua distribuição, bioacumulação e biomagnificação;
- alguns mecanismos de biotransformação;
- respostas bioquímicas e fisiológicas de organismos expostos a poluentes e seus efeitos em populações, comunidades e ecossistemas;
- avaliações de risco ecotoxicológico;
- uso de biomarcadores e sua importância em ambientes contaminados;
- métodos e normas estabelecidas para avaliação da ecotoxicidade por meio de testes com organismos-modelo.

DISTRIBUIÇÃO, BIOACUMULAÇÃO E BIOMAGNIFICAÇÃO DE POLUENTES NO MEIO AMBIENTE

A distribuição de um poluente e de seus derivados nos diferentes níveis de um ambiente natural é parte importante da Ecotoxicologia. O termo *distribuição*, nessa ciência, refere-se à concentração e à localização final de um determinado poluente ou de uma mistura de poluentes, bem como seus derivados e/ou produtos de transformação nos organismos e no ambiente externo (água, solo e ar) após sua dispersão no meio.

O termo *bioacumulação*, por sua vez, está relacionado ao maior acúmulo, em relação à eliminação, de substâncias químicas (como DDT ou metilmercúrio, por exemplo) em organismos vivos. O processo de acumulação está diretamente relacionado à via de absorção da substância pelo organismo exposto, que pode ser oral (pelo consumo de alimentos contaminados), dérmica, respiratória, entre outras. É esse processo de absorção que define se o organismo vai apresentar concentração mais alta do xenobiótico do que aquela do meio onde ele se encontra.

A bioacumulação de uma substância química depende da via de absorção e das velocidades de absorção e eliminação, dos processos de biotransformação, bem como da hidrofobicidade da substância química e de fatores ambientais, físicos e biológicos (Figura 14.2).

Como regra geral, quanto maior a hidrofobicidade da substância, mais lipofílico será o composto e maior será a sua capacidade de se bioacumular nos tecidos dos organismos. Outra maneira de correlacionar a bioacumulação de um composto é pelo seu valor de constante de partição octanol/água (K_{ow}) – um valor alto de K_{ow} indica alta hidrofobicidade e normalmente também sugere alta capacidade de ser bioacumulado. No entanto, nem sempre essa regra é válida. Metilmercúrio, por exemplo, acumula-se em peixes em grau muito maior do que seu valor de K_{ow}.

Quando a bioacumulação ocorre de maneira direta, ou seja, pelo ambiente que envolve os organismos, é também denominada *bioconcentração*. Quando a água passa, por exemplo, pelas brânquias de peixes, os compostos nela dissolvidos podem ter maior afinidade (lipofilicidade semelhante, de acordo com seu K_{ow}) ao organismo em questão do que à água, tendendo a se acumular nos tecidos. A razão de equilíbrio entre a concentração de um composto específico em um organismo em relação à concentração dissolvida no ambiente que o circunda é determinada pelo fator de concentração. Esse fator é válido exclusivamente quando a única fonte da substância para o organismo é a sua difusão, sendo variável de acordo não apenas com o tipo de organismo, mas com o tipo de substância analisada.

Quando há bioacumulação de maneira indireta, ou seja, pela alimentação, pode ocorrer o fenômeno de biomagnificação, definido como o acúmulo de um xenobiótico e/ou de seus derivados nos diferentes níveis tróficos, pela sua transferência ao longo da cadeia alimentar. Pela sequência das etapas de bioacumulação, um organismo do topo do nível trófico pode apresentar concentrações muito maiores de uma substância do que aquelas normalmente encontradas no ambiente ou nas espécies menores, que são sua fonte de alimento. Dessa maneira, a bioamplificação pode ser muito significativa se for considerado o mais elevado nível trófico e se a espécie em questão apresentar alta expectativa de vida. A persistência, o potencial de bioacumulação e a toxicidade dos compostos determinam seu risco ao meio ambiente e aos seres humanos; todavia, deve-se também considerar a taxa de metabolização do xenobiótico. Produtos químicos com altas taxas de biotransformação têm menor probabilidade de biomagnificar em organismos de nível trófico mais alto, mesmo que estes sejam mais lipofílicos.

No caso de tubarões, por exemplo, estudos mostram níveis elevados de vários compostos tóxicos em algumas espécies e correlacionam esses resultados com o aparecimento de malformações reprodutivas (hermafroditismo). Outro exemplo de biomagnificação é o acúmulo de diclorodifeniltricloroetano (DDT) e seus produtos de degradação, como diclorodifenildicloroetileno (DDE), pelo ser humano que o adquire por meio de sua cadeia alimentar (pelo consumo de peixes, de outros animais e de água contaminada). Por fim, um estudo compilou e analisou os fatores de magnificação trófica de mais de 480 substâncias químicas por todo o globo, revelando que a taxa de biotransformação pode ser ainda mais importante que a hidrofobicidade (K_{ow}) no processo de biomagnificação, e que animais endotérmicos são mais propensos a biomagnificar do que as espécies ectotérmicas, uma vez que os endotérmicos apresentam maiores taxas de consumo de alimentos para um determinado tamanho corporal.

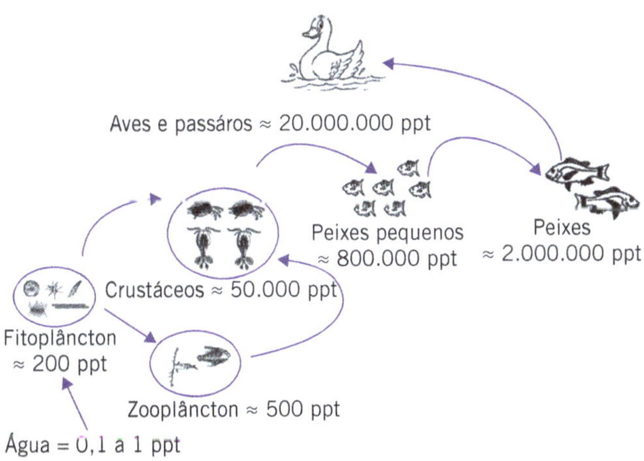

Figura 14.2 Bioacumulação de bifenilas policloradas (PCB) no ambiente aquático e em aves.
ppt: partes por trilhão de PCB.
Fonte: Desenvolvida pela autoria.

▶ MECANISMOS DE BIOTRANSFORMAÇÃO E DEGRADAÇÃO MOLECULAR DE POLUENTES

Assim como ocorre no metabolismo humano, a biotransformação de xenobióticos em determinado ambiente também utiliza enzimas específicas, presentes nas mais variadas espécies (bactérias, algas, fungos, plantas, invertebrados, vertebrados, mamíferos, entre outras), que promovem a conversão desses compostos em metabólitos.

A velocidade de metabolização de um composto em um ambiente específico é um parâmetro muito importante em Ecotoxicologia, pois, por meio dessa variável, pode-se estimar sua toxicidade, avaliando sua conversão em produtos de biotransformação. Novamente, uma analogia com o metabolismo humano é possível: se um composto tóxico é rapidamente metabolizado, resultando em molécula(s) não tóxica(s) no ambiente, provavelmente o composto não apresentará riscos expressivos ao ecossistema. No entanto, caso os metabólitos formados sejam mais tóxicos do que o precursor, a compreensão do processo metabólico de biotransformação, em seus vários estágios, será essencial para a avaliação de risco e para a remediação do ambiente (Figura 14.3).

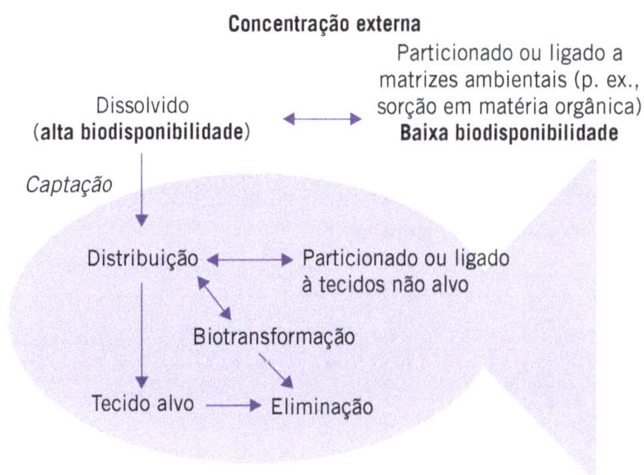

Figura 14.3 Representação esquemática da dinâmica de um toxicante em organismos aquáticos. A partição e a biodisponibilidade da substância irão influenciar diretamente a captação pelo organismo, e a toxicocinética variará de acordo com o organismo e as características do composto.
Fonte: Adaptada de Belden, 2020.

A investigação dos produtos de biotransformação presentes no ambiente pode ser bastante difícil, principalmente porque envolve diferentes espécies, que vão de organismos simples (como bactérias, procariontes e eucariontes unicelulares e organismos fotossintetizantes) a espécies mais complexas (como invertebrados, peixes e mamíferos). Além disso, a toxicidade de um poluente e/ou seus produtos de biotransformação pode variar significativamente entre espécies. Contudo, o processo global de biotransformação num ambiente é relativamente simples: reações enzimáticas alteram moléculas e as convertem em produtos mais polares. Fundamentalmente, os mecanismos de biotransformação envolvem enzimas do metabolismo de Fase I (que apresentam citocromo P-450 e flavina) e de Fase II (glutationa-S-transferase e outras enzimas). O Quadro 14.1 mostra algumas enzimas envolvidas no metabolismo de xenobióticos.

Quadro 14.1 Enzimas envolvidas no metabolismo de xenobióticos.

Fase I	Fase II
Álcool e aldeído desidrogenases	Glutationa transferase
Citocromo P-450 – mono-oxigenases	Metiltransferase
Flavina – mono-oxigenases	Sulfotransferases
Monoaminoxidase	Tiol transferase
Xantina oxidase	UDP-glicuroniltransferase
Esterases	Acetiltransacetilase

Fonte: Desenvolvido pela autoria.

As enzimas da Fase I compreendem as mono-oxigenases, que possuem as subunidades citocromo P-450 (CYP-450) ou flavina (flavoproteínas), esterases, desidrogenases e oxidases. As mono-oxigenases necessitam de cofatores e de oxigênio molecular para realizar a oxidação, reação em que um dos átomos do O_2 é transferido para o substrato (poluente) e o outro átomo é reduzido à água.

A maior classe de mono-oxigenases é a que contém CYP-450, compondo perto de 500 variantes de enzimas. Cerca de 400 variantes são reportadas apenas em mamíferos e, as demais, em outros organismos (Figura 14.4).

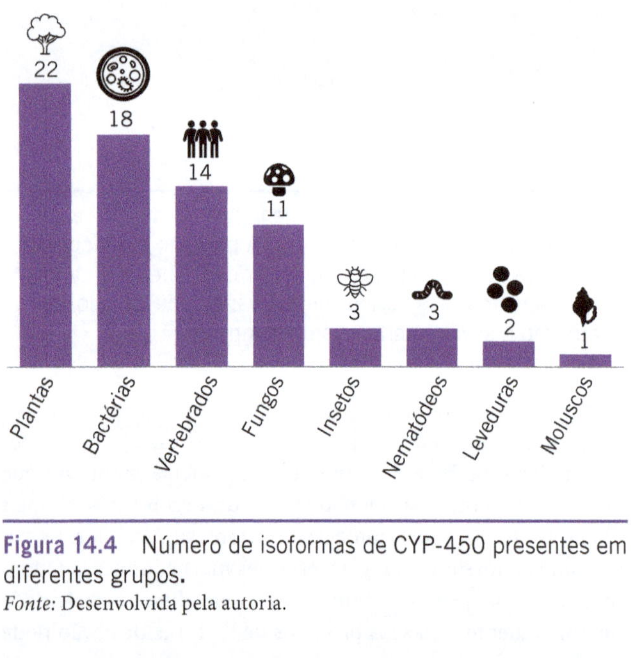

Figura 14.4 Número de isoformas de CYP-450 presentes em diferentes grupos.
Fonte: Desenvolvida pela autoria.

A atividade enzimática e a biossíntese de enzimas são induzidas pela exposição a poluentes. As reações envolvidas na biotransformação de poluentes são muito similares entre si e envolvem, fundamentalmente, oxigênio molecular e transporte de elétrons. Contudo, como os substratos e produtos podem ser de diferentes classes químicas, diversos tipos de reações enzimáticas podem ocorrer. A Figura 14.5 exemplifica os 5 principais tipos de reações.

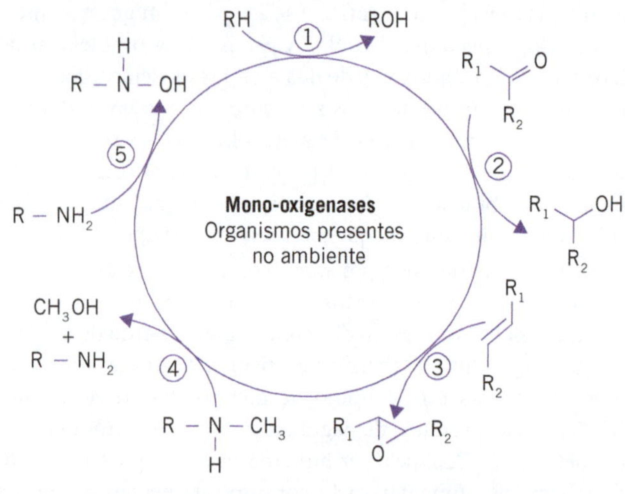

Figura 14.5 Representação das principais reações bioquímicas desempenhadas pelas mono-oxigenases: (1) hidroxilação; (2) redução de carbonila; (3) formação de epóxido; (4) desaminação; (5) desalquilação. As reações ocorrem à custa de NADPH e na presença de O_2 em meio ácido.
Fonte: Desenvolvida pela autoria.

No processo de biotransformação, as mono-oxigenases que apresentam flavina (FMO) também estão envolvidas em reações de oxidação. A maior diferença entre esse sistema e o das CYP-450 é que as FMO não atuam como oxidantes de átomos de carbono. Ainda em comparação ao CYP-450, as FMO não são induzidas pela exposição a poluentes e não possuem o grupo prostético heme. No entanto, FMO e CYP-450 requerem a presença de NADPH e O_2, ambas apresentam isoenzimas (variantes) e estão localizadas no retículo endoplasmático (no caso de células eucariontes) ou livres no citoplasma (no caso de procariontes).

As reações enzimáticas da Fase II, que não necessariamente são precedidas por reações de Fase I, envolvem glicuronidação, sulfonação, acetilação, metilação, conjugação com glutationa (GSH) e conjugação com aminoácidos. A maioria dessas reações resulta em um aumento do peso molecular e da polaridade dos poluentes. A metilação e acetilação, no entanto, promovem a diminuição da solubilidade de poluentes na água.

Muita atenção vem sendo dispensada à conjugação de compostos eletrofílicos resultantes da Fase I de biotransformação com a glutationa (GSH). Essa reação, catalisada pelas glutationa S-transferases (GST), é observada em várias espécies expostas a poluentes orgânicos e metais pesados. Como consequência, a toxicidade desses compostos exógenos pode ser modulada por indução das GST. As GST também atuam no transporte intracelular, na manutenção do balanço oxidativo e no controle da peroxidação lipídica. O efeito de agentes indutores na atividade total dessa enzima tem sido observado em diversas espécies de peixes após exposição a hidrocarbonetos policíclicos aromáticos (HPA), PCB, praguicidas organofosforados e carbamatos, por exemplo. Em contrapartida, há estudos que indicam que não há efeito ou que há inibição das GST por esse tipo de compostos.

RESPOSTAS BIOQUÍMICAS E FISIOLÓGICAS DE ORGANISMOS EXPOSTOS A POLUENTES E SEUS EFEITOS SOBRE AS POPULAÇÕES, AS COMUNIDADES E OS ECOSSISTEMAS

Estudos em Biologia moderna têm se voltado à compreensão das estratégias adaptativas que conferem resistência aos organismos frente às adversidades do ambiente. A capacidade intrínseca de percepção, sinalização e resposta às variáveis ambientais é uma característica comum a todos os organismos, sendo fundamental na manutenção de seus processos vitais durante condições de estresse ambiental. Dessa maneira, os organismos respondem ao estresse induzido por poluentes para se protegerem, ou seja, prevenindo ou diminuindo a interação do poluente com os componentes celulares, ou ainda se recuperando de danos já causados.

As células constituem o sítio primário de interação entre os poluentes e os sistemas biológicos. Estudos bioquímicos podem, assim, fornecer informações relevantes: 1) para análises da relação entre exposição, efeitos primários e consequências ecológicas; 2) sobre mudanças provocadas quando acionados os mecanismos de proteção celular; 3) sobre o possível mecanismo de ação, que é fundamental para extrapolação e predição de outros efeitos.

Algumas respostas celulares facilitam a identificação de uma toxicidade específica, podendo ser utilizadas como sensores no diagnóstico ambiental. No contexto da Ecotoxicologia, a toxicidade avaliada em nível celular é muito importante, pois suas alterações podem provocar reações em cadeia, resultando em mudanças ecológicas (Figura 14.6).

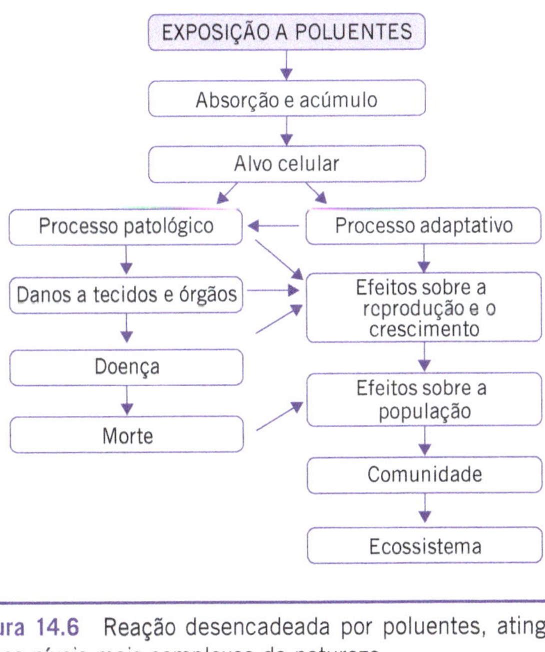

Figura 14.6 Reação desencadeada por poluentes, atingindo até os níveis mais complexos da natureza.
Fonte: Desenvolvida pela autoria.

O estudo de sinais precoces em determinadas espécies de um ecossistema é realizado por biomarcadores, que medem respostas biológicas iniciais a estressores ambientais. Estas respostas podem ser alterações morfológicas em nível celular, hematológicas, bioquímicas (por meio da expressão ou inibição enzimática), fisiológicas, genéticas, entre outras.

Exemplos marcantes de quais respostas celulares podem resultar em mudanças significativas do ecossistema são as alterações genéticas disparadas por poluentes ambientais que provocam um processo denominado *microevolução devido à poluição*. Essas mudanças evolutivas podem ser vistas no decorrer de algumas gerações e ocorrem em função de danos genéticos diretos ou indiretos, dependendo do grau de toxicidade dos poluentes. Os efeitos diretos estão relacionados ao dano que a substância exerce sobre o código genético, incluindo mutações pontuais, rearranjos nos cromossomos, inversões, deplecões, adições, formações de adutos de DNA, quebra de bases do DNA e aberrações mitóticas. Essas alterações podem ser vistas em células somáticas e/ou em gametas de indivíduos expostos. Quando células somáticas são afetadas, uma série de mudanças fisiopatológicas pode ocorrer, podendo prejudicar as funções metabólicas e, consequentemente, reduzir a viabilidade populacional. Diferentemente de quando gametas são atingidos e as mudanças ocorridas transmitidas a seus descendentes, os danos em células somáticas não são passados a outras gerações, podendo, no entanto, provocar alterações imediatas no ecossistema. Os danos genéticos indiretos, por sua vez, são resultantes de alterações na variabilidade genética de uma população, induzidas por poluição. Porém, pelo fato de a composição genética ser constantemente alterada por eventos naturais, torna-se difícil determiná-la e correlacioná-la aos poluentes. Assim, todos esses processos de microevolução decorrentes da poluição poderão resultar em alterações, dependendo de como as espécies envolvidas interagem no ecossistema, sendo possível escalonar os efeitos adversos aos outros níveis organizacionais.

Para evitar danos maiores, as células possuem mecanismos de defesa e reparo. Os processos adaptativos incluem respostas celulares de curto e médio prazo, dentro de limites geneticamente estabelecidos, que envolvem reorganizações de vias bioquímicas e ativação de proteínas de defesa. Os organismos e as células respondem diferentemente a uma situação adversa, como à presença de poluentes. Essa capacidade de adaptação bioquímica é, portanto, uma importante propriedade encontrada em todos os seres vivos, sendo responsável pela ampliação dos seus limites de resistência às adversidades do meio. Em longo prazo, a plasticidade e a eficácia desses mecanismos moleculares de resistência parecem ser importantes no estabelecimento de características adaptativas que aumentem a aptidão dos organismos durante o processo evolutivo.

Uma das respostas preferenciais ao estresse ambiental envolve a indução de metalotioneínas, fitoquelatinas, proteínas de choque térmico e antioxidantes, entre outras. Ao contrário das metalotioneínas, das proteínas de choque térmico e dos antioxidantes enzimáticos ou de baixo peso molecular, as fitoquelatinas são encontradas exclusivamente em plantas, leveduras e algas. A abundância intracelular dessa classe de proteínas complexantes de metais, que podem ter tamanho e peso molecular diversos, está diretamente relacionada com a presença de metais bivalentes. São compostas pela repetição de 3 aminoácidos – ácido glutâmico (Glu), cisteína (Cys) e glicina (Gly) –, sendo que a repetição de dois deles (Glu e Cys) define o tamanho da proteína. Seu precursor inicial é a molécula de glutationa reduzida (GSH) e o seu gene não é codificado no núcleo, não sendo, portanto, biossintetizadas no ribossomo. Estudos realizados recentemente mostram que, embora sejam inespecíficas, as fitoquelatinas apresentam fundamental importância na complexação de metais como chumbo, zinco, antimônio, prata, níquel, mercúrio, cobre, estanho, ouro e bismuto.

O fato de alterações na estrutura celular e na fisiologia resultarem ou não em efeitos tóxicos dependerá de vários parâmetros, como as respostas adaptativas envolvidas. Porém, as mudanças celulares provocadas certamente influenciam em parâmetros populacionais importantes, como seu crescimento, desenvolvimento, reprodução e saúde. Como dito anteriormente, enquanto a Toxicologia Clássica estuda os efeitos da toxicidade química sobre os indivíduos, a Ecotoxicologia está interessada nos efeitos causados pelos poluentes nas populações, nas comunidades e, por fim, em todo o ecossistema. Cabe aqui definir o conceito de ecossistema, que consiste no conjunto dos relacionamentos que os organismos vivos e o ambiente mantêm entre si, em harmonia. A alteração de um único elemento pode causar perda do equilíbrio existente, o que acontece quando um poluente passa a ser inserido em um determinado ecossistema.

Qualquer ecossistema pode ser influenciado pelo ser humano ao causar:

- poluição aquática, que chega aos rios pela descarga de efluentes, atividade agropecuária, residencial e industrial;
- poluição atmosférica;
- mudanças no relevo, que podem mudar o transporte de substância de uma região para outra, esteja ela suspensa em água, poeira ou no ar;
- mudanças quantitativas e qualitativas de espécies, pela exposição a determinado poluente;
- mudanças quantitativas e qualitativas de espécies, pela exploração indiscriminada de uma delas, provocada, por exemplo, pelo extrativismo.

Uma das respostas populacionais mais frequentes frente à poluição é a mudança no balanço entre as espécies coexistentes, ou seja, enquanto algumas exibem tendência à extinção, outras apresentam aumento na taxa de crescimento, podendo alterar, portanto, a biodiversidade. Vale lembrar que mesmo o mais simples ecossistema contém uma quantidade considerável de espécies, o que dificulta muito predizer os efeitos dos poluentes, mesmo que os efeitos individuais em cada espécie sejam conhecidos. Desse modo, efeitos deletérios em um ecossistema são normalmente difíceis de serem detectados, uma vez que tendem a se manifestar longos períodos após a introdução do(s) poluente(s). Quando o efeito passa a ser visível, os processos destrutivos podem ter chegado a um ponto no qual não é mais possível revertê-los ou remediá-los.

A toxicidade dos poluentes varia em função do tempo e de suas concentrações, podendo ser dividida em efeitos agudos ou crônicos:

- Os efeitos agudos são causados por rápidas exposições a altas concentrações de poluentes. São os efeitos mais perigosos, podendo causar graves desordens fisiológicas e até morte dos organismos.
- Os efeitos crônicos estão relacionados com a exposição prolongada de concentrações baixas, o que resulta em efeitos por acumulação. São os principais focos de estudos em Ecotoxicologia.

Além disso, a ação de substâncias tóxicas nos organismos vivos é condicionada a vários fatores ecológicos, intrínsecos e extrínsecos, peculiares a cada ecossistema. Os fatores intrínsecos referem-se às características da espécie a ser estudada, como sua genética, estado fisiológico, ciclo de vida, entre outros. Os fatores extrínsecos referem-se a fatores ambientais (temperatura, pH, salinidade, características físico-químicas do ambiente, entre outros), que podem modificar quimicamente o poluente, tornando-o menos ou mais tóxico, afetando sua disponibilidade e alterando a tolerância dos organismos a ele.

Um dos casos mais conhecidos de danos causados por poluentes ao ecossistema foi o da contaminação por mercúrio da baía de Minamata, no Japão, na década de 1950. Na ocasião, uma indústria química utilizava Hg^{+2} na fabricação de cloreto de polivinila (PVC) e descarregou seus resíduos, que continham mercúrio, na baía. A contaminação da fauna marinha pelo metilmercúrio formado foi a causa direta da intoxicação humana, já que as comunidades vizinhas à baía tinham como principal dieta os peixes e os frutos do mar. Milhares de pessoas foram contaminadas, o que ocasionou a morte de centenas delas, e a enfermidade, por conta disso, ficou conhecida como "doença de Minamata". O principal alvo do metilmercúrio é o sistema nervoso central e, dentre os sintomas, pode-se citar fraqueza muscular, dormência dos membros, incoordenação motora e muscular, deficiências visuais, perda da audição, dificuldade de fala, letargia etc. O metilmercúrio também atinge os fetos durante a gestação e mesmo fetos de mães contaminadas levemente podem apresentar danos cerebrais profundos e até mesmo fatais. Um grande número de crianças com deformidades causadas pela doença foi registrado nos anos que se seguiram à catástrofe japonesa, que certamente está entre os principais desastres ambientais dos tempos modernos. No Brasil, um caso semelhante de intoxicação por mercúrio ocorreu na década de 1980, na região da Serra Pelada, no Estado do Pará. Este, porém, proveniente das minerações de ouro, provocou uma série de danos nos organismos expostos, aparecendo posteriormente em algumas gerações.

Nos últimos anos a comunidade científica também tem se preocupado com o risco ecológico associado à presença de contaminantes emergentes em ecossistemas urbanos, como medicamentos, dados seus atributos químicos (p. ex., ionização em ecossistemas aquáticos) e atividades biológicas intencionalmente projetadas; os pesticidas, drogas de abuso, nanopartículas, microplásticos etc. Em função do avanço da ecotoxicologia nas últimas décadas, estes contaminantes emergentes têm sido associados à feminização e a mudanças comportamentais em peixes, distúrbios neurológicos, reprodutivos e imunológicos em animais, cânceres, redução da diversidade de microinvertebrados nos rios, extinção de aves, entre outros efeitos ecotoxicológicos. Um fator importante e que dificulta o estudo da ecotoxicidade desses compostos é sua presença na forma de misturas e em matrizes complexas no ambiente, o que pode ocasionar efeitos sinérgicos (efeito tóxico aumentado) ou antagônicos (efeito tóxico reduzido).

Recentemente, alguns desastres ambientais têm sido relatados pela contaminação e pelos efeitos biológicos de substâncias denominadas *desreguladores endócrinos* (DE), que são caracterizadas por interferir nas funções do sistema endócrino, afetando a saúde de animais e/ou de seus progênitos. Esses DE são encontrados no meio ambiente em concentrações da ordem de $\mu g\ L^{-1}$ e $ng\ L^{-1}$ e podem interferir na funcionalidade do sistema endócrino mediante pelo menos 3 mecanismos: mimetizando a ação de hormônios naturalmente encontrados nos organismos; bloqueando os receptores hormonais; ou afetando a síntese, o transporte, o metabolismo e a excreção dessas moléculas naturais. Esses disruptores do sistema endócrino abrangem grande faixa de compostos com estruturas distintas, incluindo hormônios sintéticos e naturais, outras substâncias naturais e grande quantidade de substâncias sintéticas. Como exemplo, podem-se citar hormônios naturais, como progesterona e testosterona biossintetizados por humanos e animais e fitoestrogênios encontrados em algumas plantas, além de substâncias sintéticas, destacando-se os inseticidas organoclorados como DDT, DDE, metoxicloro e dieldrinos, PCB, ftalatos e bisfenol-A, entre outras.

Grande parte da evidência em humanos dos prováveis efeitos dos DE foi o aparecimento de câncer no sistema reprodutivo de filhas de mulheres que usaram o estrogênio sintético DES (dietilestilbestrol) na gravidez para evitar aborto, entre os anos de 1940 e 1970. Os filhos homens dessas mulheres também apresentaram distúrbios, tendo-se maior incidência de anormalidades em seus órgãos sexuais, contagem média reduzida de espermatozoides, bem como maior risco de desenvolvimento de câncer de testículos.

Dentre importantes efeitos causados pelos DE, pode-se citar o estudo inicial realizado por um grupo dinamarquês que mostrou um declínio na qualidade do sêmen de homens num período de 50 anos e o aparecimento de anomalias no sistema reprodutivo de jacarés do lago Apopka, Flórida, contaminado com o praguicida DDT e seu metabólito, DDE. Este último exemplo é o mais famoso dos efeitos ambientais provocados pelos disruptores endócrinos e trouxe como consequência uma ameaça à população futura de jacarés daquela área, uma vez que um escasso número de ovos estava sendo incubado e, dos ovos incubados, poucos sobreviviam. Além disso, as anomalias presentes no sistema reprodutivo dos jacarés que nasciam poderiam prejudicar a sua função reprodutiva.

Diversos outros efeitos biológicos, como a diminuição da fertilidade em aves, peixes, crustáceos e mamíferos, a diminuição do sucesso da incubação em aves, peixes e tartarugas, a feminização de peixes, aves e mamíferos machos e as alterações no sistema imunológico de aves e mamíferos, vêm sendo associados aos DE. Em seres humanos esses efeitos incluem a redução da quantidade de esperma, o aumento da incidência de câncer de mama, de testículo e de próstata e a endometriose.

Vale ressaltar que, embora diversas evidências válidas mostrem que concentrações elevadas dos chamados *desreguladores endócrinos* causem problemas reprodutivos em animais de vida livre e de laboratório, muitos pesquisadores afirmam que não podem ocorrer danos comparáveis em humanos, considerando os baixos níveis aos quais estão expostos. De fato, alguns estudos, mostrando o declínio no número de espermatozoides humanos e o aumento no índice de câncer testicular, muitas vezes não indicam correlação com ambientes mais poluídos, sendo que esses efeitos variam significativamente entre regiões geográficas. Assim, embora pesquisas recentes indiquem que os DE afetem características sexuais em humanos, há controvérsias quanto às variações na contagem de espermatozoides em uma população e na correlação desta com a exposição química.

Outra classe de contaminantes emergentes de grande preocupação é a das partículas de materiais plásticos, sendo que os polímeros orgânicos sintéticos sólidos podem se degradar em uma ampla variedade de tamanhos, incluindo os microplásticos (100 nm a 5 mm) e os nanoplásticos (< 100 nm). As principais fontes são lavagem de roupas sintéticas, pneus, bem como micro e nanoplásticos adicionados intencionalmente em produtos para cuidados pessoais. Além desses, temos aqueles oriundos da quebra de grandes detritos de plástico (sacolas, garrafas, redes de pesca etc.). A poluição plástica em ambientes aquáticos de água doce e marinhos é de grande preocupação do ponto de vista ecotoxicológico, dada sua ampla distribuição e enorme variedade de forma, tamanho e composição química. Essas pequenas partículas são ingeridas pelos organismos aquáticos, podendo ocasionar bioacumulação e biomagnificação. Os efeitos adversos destes poluentes têm sido elucidados por estudos recentes, e incluem inibição de crescimento, distúrbios comportamentais, intestinais e alimentares, disfunção na reprodução e até mortalidade.

Um estudo recente usou peixes da espécie *Danio rerio* e nematódeos da espécie *Caenorhabditis elegans* como organismos-modelo para exposição microplástica em ambientes de água doce pelágicos (coluna de água) e bênticos (sedimentos). Foram investigados efeitos tóxicos de 5 tipos comuns de microplásticos (poliamidas, polietileno, polipropileno, cloreto de polivinila e partículas de poliestireno), que causaram danos intestinais, após 10 dias de exposição. A exposição aos microplásticos por 2 dias inibiu significativamente as taxas de sobrevivência, comprimento corporal e reprodução de *C. elegans*, além de reduzir os níveis de cálcio e aumento da expressão da enzima glutationa S transferase 4 no intestino, indicando que dano intestinal e estresse oxidativo são os principais efeitos da exposição microplástica, e que sua toxicidade depende intimamente do seu tamanho.

Com esses exemplos, é possível afirmar que prever exatamente os danos ocasionados por poluentes no ecossistema é geralmente complexo, porque a distribuição do poluente costuma ser desigual, o que afeta diretamente o grau de exposição. Além disso, há grande variação entre as diferentes espécies expostas (dependendo do ecossistema e da variação genética) e as interações entre populações e variáveis abióticas ainda são pouco conhecidas. Frequentemente, ainda, os poluentes envolvidos representam mais de uma substância, com a presença de outros poluentes, metabólitos ou produtos de degradação biologicamente ativos, que podem agir sinergisticamente. Assim, os estudos de Ecotoxicologia não poderão evitar as extrapolações, tendo em vista a magnitude das estruturas e funções ecológicas, a biodiversidade e o crescente número de poluentes descartados no ambiente. Por essa razão, o maior desafio dessa área é o desenvolvimento de bases científicas confiáveis para a fundamentação dessas previsões, sendo que conhecimentos dos mecanismos moleculares, bioquímicos e fisiológicos podem aumentar a probabilidade de exatidão nas extrapolações.

AVALIAÇÃO DE RISCO ECOTOXICOLÓGICO

A avaliação do risco ecotoxicológico tem atingido grandes proporções pela conscientização de que alguns poluentes podem afetar o ecossistema de maneira deletéria, apesar de, algumas vezes, não serem tóxicos aos humanos. O desenvolvimento de metodologias para avaliar o risco ecotoxicológico é assunto amplo e complexo. Um dos objetivos destes testes é fornecer dados científicos que possam ser utilizados para avaliação do risco de substâncias químicas ao meio ambiente e à dinâmica populacional, assim como estabelecer limites de segurança nos mais diversos ecossistemas, pela comparação entre substâncias e predição dos efeitos ambientais.

Os dados de toxicidade obtidos para cada poluente podem ser utilizados para avaliar o risco ou perigo que oferecem, sendo estes definidos como a probabilidade de ocorrência de um dano, sob condições específicas de uso, e o potencial em causar um dano, respectivamente. O processo de avaliação do risco inclui etapas de formulação do problema, análises e caracterização do risco, que foram estabelecidas pela EPA, a fim de direcionar a organização e a análise de dados para predição dos efeitos ecológicos. A formulação do problema baseia-se no desenvolvimento de um modelo conceitual, avaliando-se todas as informações, como a fonte e as características de exposição e do ecossistema em risco, bem como os possíveis efeitos ecológicos. A análise envolve a avaliação da exposição e a relação do contaminante com os efeitos ecológicos provocados, enquanto a caracterização do risco é uma estimativa final do risco pela extrapolação da exposição sobre o ambiente, estabelecendo-se evidências e determinando-se os efeitos ecológicos.

A avaliação do risco de determinado poluente geralmente tem como base mais de um modelo experimental. Isso se faz necessário para abranger os riscos de redução de tamanho e densidade populacionais, redução na biodiversidade, bem como efeitos na distribuição das diferentes espécies e na estrutura ecológica de ecossistema, principalmente em longo prazo. Com o risco devidamente avaliado, a próxima etapa é o seu gerenciamento. O gerenciamento do risco, por sua vez, estuda as soluções para o problema detectado e trata da elaboração de um plano de comunicação e das medidas regulatórias com base na avaliação do risco.

No Brasil, de acordo com os estudos sobre o possível impacto de poluentes, o Instituto Brasileiro do Meio Ambiente e dos Recursos Naturais Renováveis (Ibama) estabelece o seu Potencial de Periculosidade Ambiental (PPA). Esses estudos incluem avaliações como:

- características físico-químicas do poluente;
- comportamento ambiental, ou seja, as interações do poluente com o ambiente, como degradação, mobilidade, sorção etc.;
- toxicidade do poluente em organismos-modelo;
- genotoxicidade, embriofetotoxicidade, carcinogenicidade, entre outros ensaios que se aplicam a animais superiores.

Diferentes organismos podem ser afetados por poluentes, cujos efeitos são consequência não somente de sua toxicidade e exposição, como também da via de administração. Essa toxicidade está diretamente relacionada com o seu tempo de vida no ambiente, sendo que substâncias que são facilmente degradadas não representam perigo significativo se seu produto de degradação não apresentar a mesma atividade. Para avaliar a toxicidade de determinada substância no ambiente, frequentemente são realizados testes com organismos vivos, avaliando-se parâmetros como mudanças bioquímicas, fisiológicas, reprodutivas ou comportamentais. Porém, o fato de esses poluentes poderem atuar por diferentes mecanismos de ação torna difícil a extrapolação entre espécies. Mesmo assim, por razões práticas e éticas, esses testes são realizados em número limitado de espécies, sendo que os órgãos regulatórios decidem sobre as quantidades mínimas que podem ser encontradas no ecossistema, com base nesses resultados. Quando os mecanismos de toxicidade são conhecidos, torna-se mais fácil a extrapolação, ou até o desenvolvimento de métodos *in vitro* para predizer a toxicidade. Todavia, esses valores em Ecotoxicologia nunca são absolutos, nem mesmo os testes são rotineiros, podendo sofrer alterações de acordo com novos estudos.

Atualmente, a comunidade científica tem se esforçado para padronizar métodos confiáveis, a fim de avaliar e classificar a toxicidade de poluentes no meio ambiente e predizer os efeitos sobre os ecossistemas, possibilitando a diminuição do impacto ambiental. Ensaios de biotoxicidade são ferramentas úteis para determinar a viabilidade relacionada aos poluentes metálicos e orgânicos; e são importantes para avaliar o impacto do poluente nos diferentes ecossistemas, vislumbrando medidas políticas de prevenção com relação a danos à biota. Os testes de toxicidade podem ser realizados em espécies isoladas em laboratório, no próprio ambiente, ou em sistemas controlados que simulam as condições do ambiente, denominados *mesocosmos*. Em geral, esses testes consistem em submeter o organismo-teste a diferentes concentrações do poluente estudado, por um período de tempo preestabelecido, podendo ser avaliados efeitos agudos, crônicos ou ainda subletais. Alguns desses testes estimam uma dose (ou concentração) que pode causar resposta tóxica a determinada porcentagem da população. Dessa maneira, termos como CL_{50} e CE_{50} são comumente empregados, representando, respectivamente, a concentração mínima para causar morte em 50% da população estudada, ou a concentração mínima para causar uma resposta em 50% da população estudada.

Alguns organismos, especificamente, vêm sendo utilizados nesses testes de ecotoxicidade. A sua escolha, entretanto, baseia-se em inúmeros parâmetros, como sua representatividade no ecossistema a ser avaliado, sensibilidade, facilidade de cultivo e conhecimento científico da espécie. Um exemplo de organismo amplamente utilizado para avaliar a toxicidade em ambientes aquáticos é o microcrustáceo *Daphnia magna* (Crustacea, Cladocera), que compõe o zooplâncton. Seu uso em testes para avaliação de efeitos agudos está normatizado pela Associação Brasileira de Normas Técnicas (ABNT) na NBR 12.713. Outro crustáceo também utilizado para avaliar o efeito de poluentes aquáticos é o *Ceriodaphnia* ssp. (Crustacea, Cladocera), cujos testes visando os estudos de toxicidade crônica estão descritos na NBR 13.373. Também para análise padronizada de ambientes aquáticos, são utilizadas algas (NBRs 12.648 e 16.181) e peixes (NBR 15.088), que atuam como bioconcentradores de determinadas substâncias presentes em concentrações muito reduzidas na água. Para avaliação dos efeitos de poluentes no solo, é comum o uso de bactérias heterotróficas ou das espécies de minhocas *Eisenia fetida* (Sav.) (NBR 15.537) e *Lumbricus terrestris* L. No caso dos estudos para análise dos poluentes no ar, algumas plantas têm sido utilizadas. Porém, os resultados encontrados nos testes para avaliar a poluição atmosférica em campo não podem ser exclusivamente relacionados aos poluentes do ar, pois a composição do solo também pode exercer influência.

Esses testes com organismos vivos permitem, além da detecção de concentrações muito baixas de poluentes (que não seriam detectadas em análises químicas), a avaliação dos efeitos que podem causar de maneira integrada a todos os fatores perturbadores. Dessa maneira, os bioensaios representam ferramentas fundamentais na conclusão do risco dos poluentes para o meio ambiente.

BIOMARCADORES DE AMBIENTES POLUÍDOS

Nos últimos anos, o uso de biomarcadores para a avaliação do potencial efeito tóxico de compostos químicos no meio ambiente vem ganhando bastante interesse. Nesse sentido, cada vez mais biomarcadores têm sido desenvolvidos, a fim de fornecer dados mais confiáveis para a estimativa de efeitos, principalmente de exposição subletal a poluentes, sobre espécies relevantes.

Biomarcadores são definidos como uma resposta biológica a um ou vários compostos químicos que fornecem dados sobre exposição e, algumas vezes, sobre efeitos tóxicos em nível de suborganismos ou organismos. A escolha de um potencial biomarcador para o monitoramento de ambientes poluídos deve considerar alguns fatores, como o organismo a ser utilizado, a correlação das respostas em função da concentração dos poluentes, a facilidade de medida e a especificidade das respostas, entre outros. Quanto ao organismo a ser selecionado, em ambientes aquáticos, por exemplo, moluscos bivalves são boas opções de espécies, porque são sésseis, sedentários, amplamente distribuídos em diferentes habitats, além de excelentes filtradores, o que favorece a bioacumulação de compostos tóxicos.

Em termos de especificidade, um biomarcador pode ser classificado desde altamente específico a não específico. Biomarcadores altamente específicos são excelentes alternativas na detecção da exposição e do possível efeito adverso de um determinado componente químico, embora não forneçam informações sobre quaisquer outros poluentes presentes no meio. Como exemplo, pode-se citar a enzima ácido delta-aminolevulínico desidratase (ALA-D), que participa na via de biossíntese do grupo heme e cuja inibição ocorre exclusivamente por chumbo. O uso desse biomarcador permite quantificar os danos causados por chumbo, exclusivamente, em um ambiente poluído, não sendo viável obter informações acerca de outros possíveis poluentes. Já os biomarcadores não específicos mostram que o ambiente em questão foi exposto a poluentes, sem, entretanto, identificar os compostos responsáveis. A indução de mono-oxigenases, por exemplo, é causada por uma variedade enorme de compostos químicos e é frequentemente empregada como uma indicação da presença de poluentes em geral.

Estudos de biomarcadores em pássaros e em outras espécies terrestres vêm sendo menos explorados quando comparados aos realizados em espécies aquáticas (Quadro 14.2). Nas espécies terrestres, as respostas mais frequentemente utilizadas são a inibição de esterases por inseticidas organofosforados e carbamatos, a indução hepática do citocromo P-450 por vários poluentes, a inibição da ALA-D por chumbo, entre outras. Em plantas, biomarcadores específicos vêm sendo identificados em espécies sensíveis e encontram-se em fase de estudos. Por exemplo, algumas espécies sintetizam fitoquelatinas em resposta à exposição a diferentes metais livres e alguns ensaios em laboratório já mostraram relações dose-resposta para os metais cádmio, cobre e zinco. A atividade de peroxidases tem sido empregada como biomarcador no monitoramento de poluentes atmosféricos como o dióxido de enxofre (SO_2).

Quadro 14.2 Alguns biomarcadores utilizados em ambientes aquáticos.

Biomarcador	Organismo	Poluente
Inibição da AChE	Peixes, moluscos e crustáceos	Praguicidas organofosforados e carbamatos
Indução de metalotioneínas	Peixes	Metais como Zn, Cu, Cd, Hg
Indução da EROD ou CYP-450 1A	Peixes	HPA, PCB planares, dioxinas
Inibição da ALA-D	Peixes	Chumbo
Indução de vitelogenina	Peixes jovens e machos	Substâncias estrogênicas
Formação de adutos de DNA	Peixes, moluscos	HPAs, praguicidas amino triazinas

AChE: acetilcolinesterase; EROD: etoxiresorufina *O*-desetilase.
Fonte: Desenvolvido pela autoria.

O uso de biomarcadores em programas de biomonitoramento e em estudos ecotoxicológicos por bioensaios é uma técnica moderna na avaliação de danos ecológicos sofridos por ambientes poluídos e pode ser empregado por órgãos governamentais na composição de regulamentos que venham a ser aplicados no intuito de evitar danos ambientais. Embora algumas respostas bioquímicas e genéticas não forneçam informações diretas dos efeitos de poluentes em níveis mais altos da organização biológica, podem antecipar prováveis impactos biológicos e fornecer uma resposta ampla e integrada da exposição da espécie estudada a uma grande quantidade de compostos químicos.

Apesar das vantagens do uso de biomarcadores, um problema corrente é encontrar uma relação entre a resposta e o possível efeito ecológico ao longo do tempo, sendo importante salientar que as propriedades de um ecossistema não correspondem à soma dos efeitos sobre cada espécie. Entretanto, esse fato não invalida o uso do biomarcadores, uma vez que é possível solucionar o problema pela coleta de um grande número de dados de diferentes populações, que podem então ser utilizados para avaliar variações naturais que não estão relacionadas à exposição a um poluente, mas sim às condições fisiológicas e ambientais.

Antes da manifestação de efeitos tóxicos agudos em níveis de organização celular maiores (tecidos, ou o próprio organismo), os efeitos tóxicos de um xenobiótico iniciam-se em níveis moleculares. Assim, a elucidação de respostas moleculares específicas de tóxicos fornece informações sobre as vias de toxicidade já em níveis iniciais de exposição. Em função do rápido desenvolvimento das ciências "ômicas", o conhecimento das vias de toxicidade derivadas dos dados genômicos e metabolômicos é capaz de elucidar os mecanismos iniciais de intoxicação, reduzindo, assim, o tempo, os custos dos testes e o uso de animais.

O número de genomas total ou parcialmente elucidados para organismos ecologicamente relevantes (*Danio rerio*, *Caenorhabditis elegans*, truta arco-íris, medaka, *Daphnia pulex*) é cada vez maior, e dado o paralelo significativo entre os dados genômicos e os parâmetros de efeitos, os métodos toxicogenômicos serão cada vez mais utilizados como biomarcadores de ponta para a elucidação dos mecanismos de toxicidade.

GERENCIAMENTO DE RESÍDUOS TÓXICOS

Os resíduos tóxicos podem ser considerados como um subgrupo de resíduos perigosos.

Segundo a ABNT, os resíduos são analisados quanto aos seus riscos potenciais à saúde pública e ao meio ambiente, para que possam ser gerenciados adequadamente. São classificados em 2 grupos: perigosos e não perigosos, sendo este último subdividido em não inerte e inerte. Essa classificação se dá de acordo com sua origem e características, como inflamabilidade, corrosividade, reatividade, toxicidade e patogenicidade, incluindo ensaios de lixiviação e solubilização.

A classificação de um resíduo como tóxico, segundo a norma ABNT NBR 10.004, dá-se em função de parâmetros como:

- ensaios de lixiviação;
- natureza e concentração do constituinte tóxico;
- potencial de migração para o meio ambiente;
- persistência e potencial de degradação para constituintes não perigosos;
- potencial de bioacumulação do constituinte ou do produto de degradação;
- efeitos nocivos pela presença de agente teratogênico, mutagênico, carcinogênico ou ecotóxico; e
- parâmetros de dose e/ou concentrações letais (DL_{50} e/ou CL_{50}) em cobaias.

Alguns compostos tóxicos de interesse especial para o gerenciamento, presentes no solo e/ou na água subterrânea em muitas áreas consideradas contaminadas, encontram-se descritos a seguir.

Inseticidas organoclorados São amplamente utilizados em função de propriedades como estabilidade contra decomposição ou degradação ambiental, baixa solubilidade em água e alta toxicidade para os insetos. Em geral, esses compostos têm probabilidade muito maior de encontrarem-se ligados à superfície do material particulado orgânico em suspensão na água, bem como aos sedimentos nas regiões mais profundas, do que dissolvidos na água.

Os organoclorados podem ser introduzidos em organismos vivos (como peixes) por meio de processos de bioacumulação, e estes podem apresentar concentrações milhões de vezes maiores do que a da água poluída. Como resultado de uma sequência de etapas de bioacumulação, podem, ainda, sofrer biomagnificação ao longo da cadeia alimentar, podendo alcançar níveis perigosos. A quantidade de organoclorados ingerida por um ser humano ao alimentar-se de um simples peixe da região dos Grandes Lagos, por exemplo, é geralmente maior que o teor total de organoclorados contido na ingestão de água dos mesmos Grandes Lagos consumida durante toda a sua vida.

Muitos dos compostos organoclorados são reconhecidos como poluentes orgânicos persistentes, apresentando propriedades tóxicas, resistência à degradação, possibilidade de bioacumulação, possibilidade de transporte pelo ar, pela água e pelas espécies migratórias por meio das fronteiras internacionais e possibilidade de serem depositados em locais distantes de sua liberação original, podendo se acumular em ecossistemas terrestres e aquáticos. Dessa maneira, foram adotadas medidas internacionais para a eliminação da produção, utilização e comércio de compostos como aldrin, clordano, dieldrin, endrin, heptacloro, hexaclorobenzeno, mirex e toxafeno, além de restrição para a produção e utilização de compostos como o DDT. Por essa razão, uma ampla classe de inseticidas modernos tem como base estruturas de organofosforados e carbamatos. Em geral, esses compostos diminuem o problema de persistência e bioacumulação associado aos organoclorados, porém com aumento significativo na toxicidade aguda para seres humanos e mamíferos.

Bifenilas policloradas (PCB) São compostos aromáticos formados de maneira que os átomos de hidrogênio da molécula de bifenila (2 anéis de benzeno unidos por uma ligação simples carbono-carbono) possam ser substituídos por até 10 átomos de cloro:

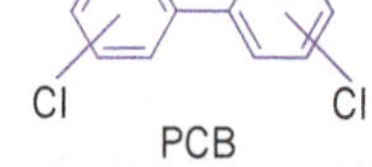

PCB

PCB são atrativos por serem líquidos, quimicamente inertes, difíceis de queimar, possuírem baixas pressões de vapor e baixo custo de produção. Além disso, são excelentes isolantes elétricos, praticamente insolúveis em água e solúveis em meios hidrofóbicos. Esses compostos, amplamente usados, no passado, como fluidos refrigerantes em transformadores e condensadores elétricos, são extremamente resistentes à decomposição por agentes químicos e biológicos, indicando que quantidades mínimas são volatilizadas e redepositadas constantemente na superfície terrestre.

O aquecimento de PCB produz pequenas quantidades de benzofuranos, compostos de estrutura similar às dioxinas. Os benzofuranos policlorados e dioxinas policloradas são conhecidos como PCDF e PCDD, respectivamente. São compostos aromáticos tricíclicos, formados por 2 anéis de benzeno ligados 2 dois átomos de oxigênio nas dibenzo-p-dioxinas policloradas e por um átomo de oxigênio e uma ligação carbono-carbono nos dibenzofuranos policlorados e cujos átomos de hidrogênio possam ser substituídos por até 8 átomos de cloro:

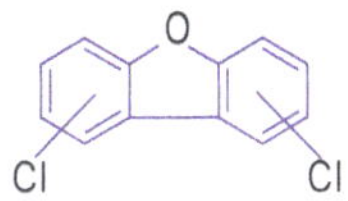

PCDF

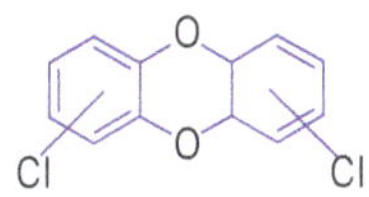

PCDD

Em função de sua persistência e hidrofobicidade, os PCB apresentam bioacumulação e biomagnificação nas cadeias alimentares e são reconhecidos como poluentes orgânicos persistentes, tendo sido adotadas medidas internacionais para a eliminação de sua produção, utilização e comércio. Entretanto, os PCB, assim como os PCDD, PCDF e hexaclorobenzeno (HCB), são formados não intencionalmente e liberados a partir de processos térmicos envolvendo matéria orgânica e cloro como resultado de combustão incompleta ou reações químicas. As seguintes categorias de fontes industriais têm potencial de formação e liberação comparativamente altas dessas substâncias químicas no meio ambiente:

1. incineradores de resíduos, incluindo coincineradores de resíduos urbanos perigosos ou dos serviços de saúde ou de lodo de esgoto;
2. queima de resíduos perigosos em fornos de cimento;
3. produção de celulose com utilização de cloro elementar, ou de substâncias químicas que gerem cloro elementar, em processos de branqueamento;
4. processos térmicos na indústria metalúrgica.

Essas substâncias podem também ser formadas e liberadas não intencionalmente a partir de processos de combustão de fontes residenciais e instalações com base na queima de combustível fóssil e de biomassa, incluindo queima de lixo a céu aberto, queima em aterros sanitários, crematórios, processos de tingimento têxtil e de couro e processamento de óleo usado.

Hidrocarbonetos policíclicos aromáticos (HPA) São compostos formados por combustão incompleta, especialmente de madeira e carvão, sendo também emitidos para o ambiente pelos depósitos de lixo de plantas industriais que convertem carvão em combustível gasoso, pelas refinarias de petróleo e xisto. Além disso, são gerados em quantidade substancial na produção de derivados do alcatrão de hulha, o creosoto (um preservante de madeira), e introduzidos também a partir de numerosas fontes, como motores de combustão a gasolina e diesel, alcatrão da fumaça de cigarro, superfície de alimentos chamuscados ou queimados, fumaça da queima de madeira ou carvão e outros processos de combustão.

Os HPA possuem estrutura de anéis benzênicos condensados, grande estabilidade e geometria planar. As estruturas de alguns HPA estão apresentadas a seguir:

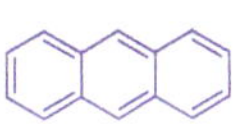
Antraceno

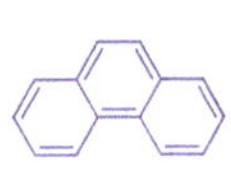
Fenantreno

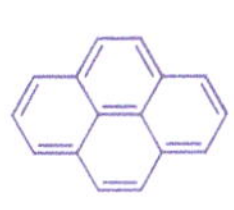
Pireno

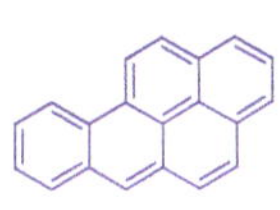
Benzo[a]pireno

Em contraste com seus análogos menores, os HPA com mais de 4 anéis benzênicos não permanecem no ar durante um longo tempo como moléculas gasosas. Em função da baixa pressão de vapor, condensam-se e são adsorvidos às superfícies de partículas de fuligem e cinzas, sendo uma das vias de contato partículas respiráveis de tamanho submicrométrico.

Em razão da presença dos HPA em derivados de petróleo, são poluentes da água em função de derramamentos de óleo e combustíveis. Em rios e lagos, encontram-se principalmente ligados a sedimentos. Muitos HPA são conhecidos carcinógenos, como o benzo[a]pireno e o benzo[a]antraceno, sendo que HPA com alguns átomos de H substituídos por outros grupamentos (como $-NO_2$ e $-CH_3$) são carcinógenos ainda mais potentes.

Metais pesados Diferenciam-se dos compostos orgânicos tóxicos por serem absolutamente não degradáveis. A toxicidade dos elementos Hg, Pb, Cd e As (semimetal) depende, especialmente, da forma química do elemento, isto é, de sua especiação. A toxicidade dos elementos difere substancialmente, dependendo de se encontrarem em suas formas metálica, catiônica ou ligados covalentemente a cadeias carbônicas. Bioquimicamente, o mecanismo de sua ação tóxica deriva da forte afinidade dos cátions pelo enxofre presente nos grupamentos sulfidrila (–SH) de enzimas, por exemplo.

O destino dos diferentes tipos de resíduos lançados no ambiente por atividades urbanas e/ou industriais varia muito em função de sua composição, podendo ser enviados a diferentes tipos de aterros, incinerados, reciclados, submetidos a tratamentos térmicos, entre outros.

Os aterros de resíduos sólidos são diferenciados em aterros para resíduos perigosos, inertes e não inertes, com projetos de construção e instalação normatizados pela ABNT. Os aterros sanitários também são os principais pontos para armazenamento do lixo sólido municipal (LSM). Enquanto os resíduos municipais se decompõem, a água das chuvas e o líquido proveniente do próprio lixo podem percolar através dele, produzindo um líquido chamado chorume. O chorume comumente contém ácidos orgânicos voláteis, como ácido acético e vários ácidos graxos, bactérias, metais pesados e sais de íons inorgânicos comuns, como Ca^{2+}. Entre os micropoluentes presentes no chorume do LSM, incluem-se alguns compostos orgânicos voláteis, como tolueno e diclorometano. O dióxido de carbono, gerado pela decomposição da matéria orgânica, pode tornar o chorume ácido, aumentando ainda mais sua capacidade de lixiviar metais presentes no próprio LSM. Dado, ainda, que geralmente o chorume de um aterro tem alta demanda de oxigênio e concentrações altas de metais pesados, seu controle é de importância prioritária, pela possibilidade de contaminação de águas subterrâneas e superficiais por percolação através do solo ou vazamentos do aterro.

A decomposição anaeróbica em aterros produz ácidos carboxílicos e ésteres voláteis. O cheiro doce e enjoativo que emana dos aterros se dá provavelmente em função desses ésteres e a tioésteres. Além disso, são liberadas para a atmosfera quantidades significativas de gás metano e dióxido de carbono à medida que os ácidos são decompostos. Em alguns aterros, o gás metano é queimado à medida que é liberado para os respiros do aterro, o que é desejável em virtude do potencial efeito estufa desse gás, podendo o calor dessa combustão ser usado para geração de energia.

Outro destino possível para os diferentes tipos de resíduos é a sua incineração, que possui como principal vantagem a redução substancial de volume dos resíduos. No caso de resíduos tóxicos ou perigosos, o objetivo é a eliminação do perigo tóxico. Os produtos resultantes dos incineradores são gases e resíduos de sólidos. Os resíduos de sólidos se dividem em cinzas de fundo (material não combustível coletado no fundo do incinerador) e cinzas volantes (matéria sólida finamente dividida, correspondente a constituintes inorgânicos). Em alguns casos, esses resíduos demandam tratamento posterior, para a detoxificação ou imobilização dos componentes perigosos. A lixiviação de metais pesados contidos nas cinzas dispostas inadequadamente constitui um exemplo de preocupação ambiental.

Os controles típicos dos sistemas de incineração são constituídos por filtros (para retenção de cinzas), lavadores (para retenção de cinzas e gases), utilização de chamas muito quentes, com oxigênio suficiente na zona de combustão, e retenção dos compostos residuais pelo tempo necessário na zona de combustão, para a garantia da máxima eficiência na destruição e remoção dos resíduos.

O risco de possíveis emissões de substâncias tóxicas é uma preocupação constante nas unidades incineradoras, uma vez que compostos orgânicos de combustão incompleta e produtos orgânicos persistentes têm sido encontrados adsorvidos sobre partículas e nos gases emitidos pelos incineradores. Entre os produtos perigosos possivelmente formados nos incineradores, encontram-se metano, benzeno, HPA, dioxinas, furanos e produtos orgânicos persistentes, como os PCB, PCDD, PCDF e HCB. Os incineradores apresentam uma preocupação adicional com o aumento de emissões durante a finalização de suas atividades, acidentes ou falhas de energia, quando temperaturas mais baixas produzem quantidades muito maiores de substâncias tóxicas.

Outro possível destino para alguns tipos de resíduos é a sua reciclagem, que colabora para a diminuição do lixo gerado, reduzindo, assim, o impacto ambiental. Os materiais mais coletados para reciclagem são papel, alumínio, aço e vidro, entre outros. Resíduos orgânicos também podem ser reciclados pela compostagem, um processo biológico que transforma esse material para a utilização na agricultura.

A disposição inadequada de resíduos domésticos e industriais, principalmente resíduos perigosos, implica na contaminação do solo, do ar e dos recursos hídricos superficiais e subterrâneos, sendo necessárias, assim, medidas de remediação na tentativa de minimizar o efeito dos contaminantes ao meio ambiente e à saúde humana.

As tecnologias de remediação de áreas contaminadas atualmente pertencem a 3 categorias: retenção e imobilização, mobilização e destruição. Em geral, essas tecnologias podem ser aplicadas *in situ*, ou seja, no lugar da contaminação, ou *ex situ*, removendo a matéria contaminada para outro local. Entre as técnicas associadas com retenção *in situ*, está a cobertura do local contaminado, especialmente com argila, e/ou a colocação de muros de retenção de baixa permeabilidade que impeçam o espalhamento dos contaminantes. Um exemplo da retenção *ex situ* seria a colocação do solo escavado em um aterro especial. As técnicas de imobilização incluem solidificação e estabilização, especialmente úteis para resíduos inorgânicos. Resíduos concentrados podem ser solidificados por reações com cimento ou por vitrificação, diminuindo, dessa maneira, a solubilidade e a mobilidade dos contaminantes. As técnicas de mobilização são em geral efetuadas *in situ* e incluem lavagem do solo e extração de vapores contaminantes dele, no caso em que sejam insolúveis em água e de alta volatilidade, como é a gasolina. O aquecimento do solo com o objetivo de aumentar a taxa de evaporação e a abertura de poços para a injeção de ar são, às vezes, empregados em conjunto na extração de vapor do solo. A lavagem de solo *in situ* é efetuada pela injeção de fluidos por cavidades situadas no subsolo, sendo coletado em outros pontos. As técnicas de retenção, imobilização e mobilização não promovem a eliminação dos contaminantes. Por essa razão, de maneira geral, procuram-se processos que permitam não somente a remoção das substâncias contaminantes, mas sua completa mineralização, ou seja, a degradação da matéria orgânica até dióxido de carbono e água. A destruição de poluentes pode ser obtida por meio de tratamentos químicos ou biológicos (biorremediação), nos quais os contaminantes são transformados por vias químicas ou bioquímicas, respectivamente.

A presença de poluentes no meio ambiente levou ao desenvolvimento de várias técnicas físicas, químicas e biológicas para sua remoção. Entre elas, em virtude da potencial eficiência na remediação de áreas contaminadas, a atenuação natural apresenta-se como uma ótima alternativa de tratamento. Entre os processos de atenuação natural, que incluem biorremediação, diluição, dispersão, adsorção e volatilização, o primeiro é o único que resulta na degradação dos compostos, com consequente redução de sua massa. Além do baixo custo, as vantagens relacionadas à biorremediação incluem, ainda, a possibilidade de tratamento *in situ*, reduzindo assim os riscos de contaminação de outras áreas, e a degradação permanente do resíduo (ou, pelo menos, a sua transformação em produtos de menor toxicidade).

A biorremediação pode ser definida como a degradação biológica natural ou controlada de poluição ambiental. É normalmente realizada por micro-organismos naturalmente encontrados no local afetado, capazes de detoxificar ou degradar poluentes orgânicos até níveis indetectáveis ou abaixo dos limites de tolerância estipulados pelas agências regulatórias. Essa tecnologia utiliza o potencial fisiológico de bactérias e/ou fungos, que transformam o poluente em biomassa, água, dióxido de carbono e outros compostos. Além disso, os produtos do metabolismo de um micro-organismo podem ser substrato para outros. Esse sinergismo metabólico entre micro-organismos, praticamente ausente nos organismos mais complexos, é de fundamental importância na biodegradação de xenobióticos. A eficácia dessa técnica é testada em laboratório, entre outros fatores, pela determinação das taxas de degradação do composto.

O maior projeto de biorremediação da história foi o tratamento do petróleo derramado pelo navio *Exxon Valdez* no Alasca em 1999. Esse tratamento consistiu na adição de fertilizantes contendo nitrogênio no litoral afetado, estimulando, assim, o crescimento de micro-organismos nativos, inclusive os capazes de degradar hidrocarbonetos. Alguns exemplos de micro-organismos utilizados de acordo com a substância poluidora estão descritos no Quadro 14.3.

Quadro 14.3 Exemplo de gêneros utilizados como biorremediadores, em função do contaminante.

Contaminante	Gêneros de micro-organismos utilizados
Anéis aromáticos	*Pseudomonas, Achromobacter, Bacillus, Arthrobacter, Penicillium, Aspergillus, Fusarium, Phanerochaete*
Cádmio	*Staphylococcus, Bacillus, Pseudomonas, Citrobacter, Klebsiella, Rhodococcus*
Cobre	*Escherichia, Pseudomonas*
Cromo	*Alcaligenes, Pseudomonas*
Enxofre	*Thiobacillus*
Petróleo	*Pseudomonas, Proteus, Bacillus, Penicillium, Cunninghamella*

Fonte: Desenvolvido pela autoria.

A maioria das biodegradações é constituída de processos que utilizam micro-organismos aeróbios, sendo mais rápidas e completas. Entretanto, existem muitos resíduos que podem ser degradados por micro-organismos anaeróbios. Uma das vantagens da biodegradação anaeróbia é a produção de sulfeto de hidrogênio, que precipita *in situ* íons de metais pesados na forma de sulfetos.

Além dos micro-organismos, as plantas também podem ser utilizadas na descontaminação *in situ* de solos e sedimentos, em um processo denominado *fitorremediação*. Os vegetais podem remediar poluentes por meio de 3 mecanismos:

- absorção direta dos contaminantes e acúmulo no tecido da planta (fitoextração);
- liberação, no solo, de oxigênio e substâncias que estimulam a biodegradação de poluentes;
- intensificação da degradação por fungos e bactérias localizados na interface raiz-solo.

Exemplos de fitorremediação incluem plantas hiperacumuladoras de metais (sendo posteriormente cortadas e incineradas, e suas cinzas tratadas para a extração dos metais); plantas que absorvem substâncias orgânicas moderadamente hidrofóbicas (que incluem compostos como BTEX – benzeno, tolueno, etilbenzeno e xileno) e plantas que liberam no solo compostos, como enzimas e/ou quelantes, que diminuem a toxicidade ou degradam contaminantes.

Processos biológicos, no entanto, apresentam algumas limitações, por não serem uma solução imediata à remediação do local impactado e por exigirem que o local suporte a ação dos micro-organismos. Além disso, cada tipo de contaminante requer diferentes organismos, sendo que algumas substâncias, denominadas *recalcitrantes* ou *bioimunes*, são resistentes à biodegradação. Outras substâncias são parcialmente biodegradadas, podendo ser transformadas em compostos bioimunes ou compostos mais tóxicos que os originais, como a conversão do solvente 1,1,1-tricloroetano, mediante etapas abióticas e microbianas, no carcinógeno cloreto de vinila.

PRINCIPAIS MÉTODOS PARA AVALIAÇÃO DA ECOTOXICIDADE (BIOENSAIOS)

Os bioensaios podem refletir os efeitos biológicos de vários toxicantes no meio ambiente e auxiliar na prevenção de efeitos adversos à saúde e risco ecológico dessas substâncias. Como são vários os efeitos biológicos que os produtos químicos podem provocar, a aplicação de uma bateria de bioensaios composta por testes agudos e crônicos é exigida, abrangendo-se diferentes níveis tróficos.

Para estudar a ecotoxicidade de substâncias químicas, as abordagens comuns usadas incluem a avaliação de bioindicadores, testes de toxicidade com uma única espécie, estudos de microcosmos e mesocosmos e estudos de campo. Desses, os testes de toxicidade para uma única espécie continuam a ser a principal fonte de dados de avaliação de risco ambiental, a fim de constituir um arcabouço de informações e auxiliar na formulação das legislações destinadas a regular o uso e o despejo de produtos químicos na forma de efluentes.

Estudos de única espécie

Os testes de espécies únicas são eficazes para estabelecer relações de dose-resposta e causa-efeito entre respostas químicas e biológicas, o que é importante para aplicações regulatórias. Apesar da sua capacidade de prever efeitos em níveis mais altos de organização ter sido uma preocupação constante, os testes de toxicidade para espécies individuais continuam sendo os métodos mais importantes para gerar dados para fins regulatórios.

Estes testes podem ser realizados com animais aquáticos ou terrestres (Quadro 14.4), utilizando-se diferentes cenários de exposição e desenhos experimentais. Vários protocolos padronizados foram desenvolvidos por entidades como a Agência de Proteção Ambiental dos Estados Unidos (USEPA), a Sociedade Americana de Ensaios e Materiais (ASTM) e a Organização de Cooperação Econômica e Desenvolvimento (OECD), os quais estão disponíveis para melhorar a reprodutibilidade e repetibilidade dos testes.

Quadro 14.4 Ensaios frequentemente realizados para avaliação da ecotoxicidade de substâncias químicas.

Organismos	Tipos de ensaio de ecotoxicidade
Abelhas (adultas, larvas, zangão)	Toxicidade aguda oral/por contato
Algas de água doce e cianobactérias	Inibição do crescimento
Anfíbios	Metamorfose; teste larval de crescimento; desenvolvimento
Aves (codornas)	Toxicidade aguda oral
Microcrustáceos (daphnias)	Imobilidade; reprodução
Minhocas (*Eisenia fetida*)	Toxicidade aguda
Peixes (adultos e embriões)	Toxicidade aguda; reprodução; desenvolvimento sexual; toxicidade crônica (14 e 21 dias)
Plantas terrestres	Crescimento; vigor vegetativo

Fonte: Desenvolvido da autoria.

Microcrustáceos (*Daphnia magna*) No ensaio de toxicidade aguda (Protocolo OECD 202; NBR 12.713), daphnias jovens, com menos de 24 horas de vida, são expostas à substância em estudo em diferentes concentrações, por um período de 48 horas. A imobilização é registrada em 24 horas e 48 horas, e comparada com os valores do grupo controle. Os resultados são analisados para calcular a concentração efetiva capaz de imobilizar 50% da população estudada (CE_{50}).

Já no ensaio de reprodução (Protocolo OECD 211), fêmeas jovens (progenitoras), com menos de 24 horas de vida, são expostas à substância-teste adicionada à água em uma série de concentrações. Após 21 dias, o número total de filhos vivos produzidos é avaliado.

Peixes (peixe-zebra; medaka) No ensaio de toxicidade aguda (Protocolo OECD 203; NBR 15.088), os peixes são expostos ao produto químico em estudo por um período de 96 horas, sob condições estáticas, semiestáticas ou de fluxo contínuo. A mortalidade e as anormalidades visíveis relacionados à aparência e ao comportamento são registradas. A concentração capaz de acometer 50% da população estudada (Concentração Letal - CL_{50}) é determinada.

Já no ensaio de toxicidade aguda com embriões (Protocolo OECD 236), os ovos de peixe-zebra recém-fertilizados são expostos ao xenobiótico por um período de 96 horas. A cada 24 horas, observações apicais são registradas como indicadores de letalidade: 1) coagulação de ovos fertilizados; 2) falta de formação de somitos; 3) falta de descolamento do botão de cauda do saco vitelino; e 4) falta de batimentos cardíacos. No final do período de exposição, a toxicidade aguda é determinada com base em resultado em qualquer uma das 4 observações apicais registradas, e a CL_{50} é calculada.

Em função da possível interação de concentrações ambientais de produtos químicos com o sistema endócrino (*desreguladores endócrinos*), é possível realizar o teste com peixes capaz de detectar substâncias ativas endócrinas. Assim, no ensaio de reprodução de peixes (Protocolo OECD 229), machos e fêmeas em estado reprodutivo são expostos juntos. Na conclusão do teste (21 dias de exposição), são avaliados os níveis de vitelogenina e características sexuais secundárias. A histopatologia das gônadas também pode ser avaliada para contribuir com os dados sobre a saúde reprodutiva dos peixes após a contaminação.

Ensaios ecotoxicológicos com abelhas (*Apis mellifera*) Os ensaios com abelhas trabalhadoras adultas ou zangões foram projetados para avaliar a toxicidade aguda oral de pesticidas e outros produtos químicos. No teste de toxicidade oral aguda (Protocolo OECD 213), as abelhas são expostas a uma série de doses da substância dispersa em solução de sacarose, enquanto as do grupo controle são alimentadas com a mesma dieta, no entanto livre da substância de teste. A mortalidade é registrada diariamente por pelo menos 48 horas, e comparada com os valores do grupo controle. Já no teste de toxicidade aguda por contato (Protocolo OECD 214), as abelhas adultas são expostas a uma série de doses da substância em estudo dissolvida em transportador apropriado, por aplicação direta no tórax (gotículas). A duração do teste também é de 48 horas.

Nesses 2 ensaios, se forem observadas taxas de mortalidade entre 24 e 48 horas, e a taxa do grupo controle permanecer em um nível aceitável (isto é, $\leq$ 10%), é recomendada a extensão do teste para um máximo de 96 horas. Os resultados são analisados para calcular a CL_{50} em 24 e 48 horas e, caso o estudo seja prolongado, em 72 e 96 horas.

Ensaios ecotoxicológicos com aves (*Colinus virginianus*) Este teste, realizado de acordo com o Protocolo OECD 223, é dividido em diferentes estágios. Em cada estágio, os pássaros são simultaneamente expostos a doses da substância-teste pelo proventrículo ou misturado ao alimento. Após a administração, as aves são observadas por um período de 14 dias, avaliando-se a mortalidade. Pode ser necessário prolongar o período de observação, dependendo da evidência de efeitos retardados da substância. A mortalidade observada, após um intervalo mais curto, pode ser usada para determinar doses para o estágio seguinte. Aves que estiverem evidentemente com dor ou mostrarem sinais de angústia deverão ser humanamente sacrificadas, de imediato.

Os dados coletados nos 3 primeiros dias de uma etapa geralmente fornecem informações suficientes para determinar se é provável que as aves se recuperem dos efeitos encontrados ou se haverá mortalidade adicional. Em alguns casos, pode ser necessário aguardar até 7 dias antes de se avançar para a próxima etapa. O cálculo final tem como base os resultados acumulados em 14 dias de todas as etapas. Cabe salientar que os ensaios ecotoxicológicos com pássaros são menos difundidos em comparação aos testes toxicidade aguda com peixes e crustáceos, e que sua aplicação é justificada de acordo com o uso do xenobiótico ou tipo de contaminação.

Ensaios ecotoxicológicos com minhocas (*Eisenia foetida*; *Eisenia andrei*) Os ensaios de toxicidade aguda com minhocas (Protocolo OECD 207) incluem 2 tipos de testes. No teste de toxicidade simples por contato em papel, a exposição dos indivíduos à substância-teste em papel de filtro úmido tem como objetivo indicar as substâncias que podem ser tóxicas para as minhocas no solo, e que exigirão testes mais detalhados em um solo artificial. Por conseguinte, no outro teste, as minhocas são mantidas em amostras de solo artificial com diferentes concentrações do xenobiótico, fornecendo dados de toxicidade mais representativos da exposição natural de minhocas à substância em estudo. A mortalidade é avaliada 7 e 14 dias após a aplicação, e a CL_{50} é calculada.

Nos ensaios de toxicidade na reprodução (Protocolo OECD 222), as minhocas adultas são expostas a uma série de concentrações da substância-teste, misturada ao solo ou, no caso de pesticidas, aplicados sobre o solo usando procedimentos consistentes com o padrão de uso do produto químico em estudo. O método de aplicação é específico ao propósito do teste. Os efeitos de mortalidade e de diminuição de crescimento são determinados após 4 semanas de exposição. As minhocas são então removidas do solo e os efeitos na reprodução são avaliados após mais 4 semanas (contadas a partir do dia final do teste), contando-se o número de descendentes presentes no solo. A produção reprodutiva das minhocas expostas ao produto químico em estudo é comparada ao do grupo controle para determinar a concentração que não causou efeito nocivo (NOEC) e/ou a CL_{50}.

Estudos de bioconcentração e de bioacumulação

Os testes para avaliar a bioconcentração e bioacumulação de substâncias químicas são, de maneira geral, realizados com uma única espécie. Esses ensaios envolvem a exposição de organismos a concentrações subletais de substâncias-teste, e a posterior avaliação de resíduos (concentrações) em tecidos, até um estado estacionário que represente um equilíbrio entre captação e depuração seja alcançado.

No ensaio de bioconcentração com peixes ou moluscos bivalves (Protocolo ASTM E1022-94), os animais são submetidos à imersão em água (fase de captação e fase de depuração), utilizando-se a técnica de fluxo contínuo.

O teste de exposição é dividido em 2 momentos: 1) os organismos são expostos durante a fase de "captação" (*uptake*), à qual substância-teste foi intencionalmente adicionada à água de diluição, até que um estado estacionário aparente ou 28 dias sejam atingidos; e 2) fase de depuração, à qual o material teste não foi adicionado à água de diluição. Durante ambas as fases do teste, organismos representativos e amostras de água são coletados periodicamente para análise da substância em ambas as matrizes (tecido e solução-teste). Ao final, o fator de bioconcentração e as taxas de captação (*uptake*) e depuração são calculadas para amostras de tecido e água. Nestes testes, o grupo controle consiste em organismos expostos apenas à água de diluição sem a adição de substância-teste, durante ambas as fases.

No ensaio de bioacumulação de contaminantes associados a sedimentos por invertebrados bentônicos (Protocolo ASTM E1688-10), são discutidos métodos para medir a bioacumulação por organismos de sedimentos marinhos, estuarinos e de água doce contendo contaminantes orgânicos ou metálicos. Os procedimentos são projetados para gerar estimativas quantitativas de resíduos no tecido. Recomenda-se uma exposição por 28 dias utilizando-se invertebrados que se alimentam de sedimentos, sem alimento suplementar como procedimento padrão de amostragem única.

Os procedimentos são adaptáveis a exposições mais curtas e a diferentes tipos de alimentação. Exposições menores que 28 dias podem ser usadas para identificar quais compostos são biodisponíveis (ou seja, possuem maior potencial de bioacumulação) ou para testar espécies que não vivem 28 dias no sedimento (p. ex., certos *Chironomus*). Os organismos mais utilizados nesses testes são as espécies marinhas/estuarinas (*Nereis* ssp.; *Macoma* ssp.) e de água doce (*Diporeia* ssp.; *Lumbriculus variegatus*).

Estudos alternativos

Agências ambientais, órgãos regulamentadores e pesquisadores ao redor do mundo concordam com a necessidade de reduzir o uso de animais para testes regulatórios em ecotoxicologia. Neste sentido, ensaios *in vitro* apresentam-se como alternativa aos testes *in vivo* com animais. Além disso, as alternativas *in vitro* permitem um melhor entendimento do modo de ação de toxicantes.

O princípio dos 3Rs, traduzidos do inglês Substituição (*Replacement*), Redução (*Reduction*) e Refinamento (*Refinement*) (como foi abordado no Capítulo 6 – Toxicologia *In Vitro* – Métodos Alternativos ao Uso de Animais) fornece uma estrutura para a realização de pesquisas mais humanas com animais. Em ecotoxicologia, as alternativas para substituição, refinamento e redução incluem os ensaios com embriões de peixes e anfíbios no lugar de organismos jovens e adultos, e testes com culturas de células de peixes, primárias ou linhagens contínuas, isoladas de diferentes tecidos incluindo brânquias, fígado, rim, intestino, gônadas e tecido conjuntivo. Uma linha celular, a RTgill-W1 isolada pelo laboratório Bols em 1994 das brânquias de trutas arco-íris (*Oncorhynchus mykiss*), tem sido cada vez mais utilizada e representa uma alternativa promissora para o teste de toxicidade aguda em peixes.

Outra estratégia alternativa quanto aos biomarcadores adotados em bioensaios é o uso de tecnologias ômicas. Como muitos genes, proteínas e metabólitos podem ser afetados em resposta a um estressor, os padrões de expressão adquiridos representam um conjunto de biomarcadores, que são mais específicos e mais sensíveis do que as repostas (*endpoints*) convencionais usadas em ecotoxicologia (como letalidade, imobilidade, viabilidade etc.) (Figura 14.7). As principais tecnologias genômicas incluem: a transcriptômica, ou expressão gênica; o proteômica, ou expressão de proteínas; e a metabolômica, ou níveis de metabólitos de determinado organismo. Cabe salientar que o método utilizado irá diferir de acordo com cada tecnologia, e mais informações podem ser encontradas na revisão de Poyton *et al.* (2008).

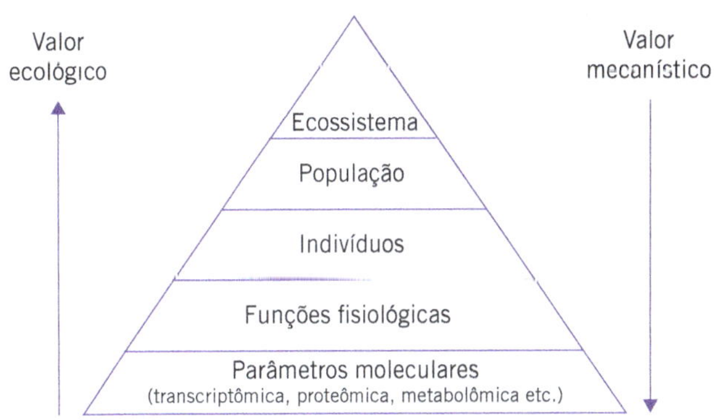

Figura 14.7 Estrutura conceitual da ecotoxicogenômica.
Fonte: Snape *et al.*, 2004.

▶ BIBLIOGRAFIA

AMERICAN SOCIETY FOR TESTING AND MATERIALS. ASTM E1022 – 94: Standard Guide for Conducting Bioconcentration Tests with Fishes and Saltwater Bivalve Mollusks, 2003.

AMERICAN SOCIETY FOR TESTING AND MATERIALS. ASTM E1688-10: Standard Guide for Determination of the Bioaccumulation of Sediment-Associated Contaminants by Benthic Invertebrates, 2010.

ANDERSSON, T.; FORLIN, L. Regulation of the Cytochrome-P450 enzyme-system in fish. *Aquat. Toxicol.*, v. 24, n. 1-2, p. 1-19, 1992.

ASSOCIAÇÃO BRASILEIRA DE NORMAS TÉCNICAS (ABNT). NBR 12.648: Ecotoxicologia aquática – Toxicidade crônica – Método de ensaio com algas (Chlorophyceae). Rio de Janeiro, 2018, 27p.

ASSOCIAÇÃO BRASILEIRA DE NORMAS TÉCNICAS (ABNT). NBR 12.713: Ecotoxicologia aquática - Toxicidade aguda - Método de ensaio com *Daphnia* spp. (Cladocera, Crustacea). Rio de Janeiro, 2016, 27p.

ASSOCIAÇÃO BRASILEIRA DE NORMAS TÉCNICAS (ABNT). NBR 13.373: Ecotoxicologia aquática - Toxicidade crônica - Método de ensaio com *Ceriodaphnia* spp. (Crustacea, Cladocera). Rio de Janeiro, 2017, 20p.

ASSOCIAÇÃO BRASILEIRA DE NORMAS TÉCNICAS (ABNT). NBR 15.088: Ecotoxicologia aquática - Toxicidade aguda - Método de ensaio com peixes (Cyprinidae). Rio de Janeiro, 2016, 25p.

ASSOCIAÇÃO BRASILEIRA DE NORMAS TÉCNICAS (ABNT). NBR 15.537: Ecotoxicologia terrestre - Toxicidade aguda - Método de ensaio com minhocas (Lumbricidae). Rio de Janeiro, 2016, 13p.

ASSOCIAÇÃO BRASILEIRA DE NORMAS TÉCNICAS (ABNT). NBR 16.181: Ecotoxicologia aquática - Toxicidade crônica - Método de ensaio com microalgas marinhas. Rio de Janeiro, 2013, 27p.

BAIRD, C. *Química ambiental*. 2.ed. Porto Alegre: Bookman, 2002. 622p.

BAUN, A.; SAYRE, P.; STEINHÄUSER, K.G.; ROSE, J. Regulatory relevant and reliable methods and data for determining the environmental fate of manufactured nanomaterials. *NanoImpact*, v. 8, n. April, p. 1-10, 2017.

BROOKS, B.W. Urbanization, environment and pharmaceuticals: Advancing comparative physiology, pharmacology and toxicology. *Conservation Physiology*, v. 6, n. 1, p. 1-8, 2018.

CHAE, Y.; AN, Y.J. Effects of micro- and nanoplastics on aquatic ecosystems: Current research trends and perspectives. *Marine Pollution Bulletin*, v. 124, n. 2, p. 624-632, 2017.

EUROPEAN PARLIAMENT. *Microplastics: sources, effects and solutions*. Disponível em: <https://www.europarl.europa.eu/news/en/headlines/society/20181116STO19217/microplastics-sources-effects-and-solutions>. Acesso em: 7 ago. 2020.

EUROSTAT. *Chemicals production and consumption statistics*. Disponível em: <https://ec.europa.eu/eurostat/statistics-explained/index.php?title=Chemicals_production_and_consumption_statistics>. Acesso em: 7 ago. 2020.

KAHRU, A.; DUBOURGUIER, H. C. From ecotoxicology to nanoecotoxicology. *Toxicology*, v. 269, n. 2-3, p. 105-119, 2010.

LEI, L. et al. Microplastic particles cause intestinal damage and other adverse effects in zebrafish *Danio rerio* and nematode *Caenorhabditis elegans*. *Science of the Total Environment*, v. 619-620, p. 1-8, 2018.

MARIE, B. Disentangling of the ecotoxicological signal using "omics" analyses, a lesson from the survey of the impact of cyanobacterial proliferations on fishes. *Science of the Total Environment*, v. 736, p. 139701, 2020.

MEDINA, M.H.; CORREA, J.A.; BARATA, C. Micro-evolution due to pollution: Possible consequences for ecosystem responses to toxic stress. *Chemosphere*, v. 67, n. 11, p. 2105-2114, 2007.

NELSON, D.R. et al. P450 superfamily: Update on new sequences, gene mapping, accession numbers and nomenclature. *Pharmacogenetics*, v. 6, n. 1, p. 1-42, 1996.

OECD - Organização para a Cooperação e Desenvolvimento Econômico. Test n. 207: "Earthworm, Acute Toxicity Tests". OECD Guidelines for the testing of chemicals, 1984.

OECD - Organização para a Cooperação e Desenvolvimento Econômico. Test n. 213: Honeybees, Acute Oral Toxicity Test. OECD Guidelines for the testing of chemicals, 1998.

OECD - Organização para a Cooperação e Desenvolvimento Econômico. Test n. 202: *Daphnia sp*. Acute Immobilisation Test. OECD Guidelines for the testing of chemicals, 2004.

OECD - Organização para a Cooperação e Desenvolvimento Econômico. Test n. 211: *Daphnia magna* Reproduction Test. OECD Guidelines for the testing of chemicals, 2012.

OECD - Organização para a Cooperação e Desenvolvimento Econômico. Test n. 229: Fish Short Term Reproduction Assay. OECD Guidelines for the testing of chemicals, 2012.

OECD - Organização para a Cooperação e Desenvolvimento Econômico. Test n. 236: Fish Embryo Acute Toxicity (FET) Test. OECD Guidelines for the testing of chemicals, 2013.

OECD - Organização para a Cooperação e Desenvolvimento Econômico. Test n. 214: Honeybees, Acute Contact Toxicity Test. OECD Guidelines for the testing of chemicals, 2016.

OECD - Organização para a Cooperação e Desenvolvimento Econômico. Test n. 223: Avian Acute Oral Toxicity Test. OECD Guidelines for the testing of chemicals, 2016.

OECD - Organização para a Cooperação e Desenvolvimento Econômico. Test n. 222: Earthworms reproduction test (*Eisenia fetida/Eisenia andrei*). OECD Guidelines for the testing of chemicals, 2016.

OECD - Organização para a Cooperação e Desenvolvimento Econômico. Test n. 203: Fish, Acute Toxicity Test, OECD Guidelines for the testing of chemicals, 2019.

POPE, C.N.; LIU, J. *An Introduction to Interdisciplinary Toxicology*. Cambridge (Massachusetts): Academic Press, 2020.

POYNTON, H.C.; WINTZ, H.; VULPE, C.D. Progress in ecotoxicogenomics for environmental monitoring, mode of action, and toxicant identification. *Advances in Experimental Biology*, v. 2, n. 08, 2008.

PRAT, O.; DEGLI-ESPOSTI, D. New Challenges: Omics Technologies in Ecotoxicology. *In*: Ecotoxicology. Elsevier, 2019. p. 181-208.

SCHÄFER, R.B.; BUNDSCHUH, M. Ecotoxicology. *In*: *Riverine Ecosystem Management: Science for Governing Towards a Sustainable Future*. Springer International Publishing, p. 225-239, 2018.

SCHÜÜRMANN, G.; MARKERT, B. *Ecotoxicology*: ecological fundamentals, chemical exposure and biological effects. Berlin: Wiley, 1998. 936p.

SCRAGG, A. *Environmental biotechnology*. Singapura: Longman, 1999. 264 p.

SNAPE, J.R.; MAUND, S.J.; PICKFORD, D.B.; HUTCHINSON, T.H. Ecotoxicogenomics: The challenge of integrating genomics into aquatic and terrestrial ecotoxicology. *Aquatic Toxicology*, v. 67, n. 2, p. 143-154, 2004.

STARLING, M.C.V.M.; AMORIM, C.C.; LEÃO, M.M.D. Occurrence, control and fate of contaminants of emerging concern in environmental compartments in Brazil. *Journal of Hazardous Materials*, v. 372, 2018, p. 17-36, 2019.

WALKER, C.H.; HOPKIN, S.P.; SIBLY, R.M.; PEAKALL, D.B. *Principles of ecotoxicology*. 2.ed. New York: Taylor & Francis, 2001. 309p.

WALTERS, D.M. et al. Trophic Magnification of Organic Chemicals: A Global Synthesis. *Environmental Science and Technology*, v. 50, n. 9, p. 4650-4658, 2016.

WERNER, I.; HITZFELD, B. 50 Years of ecotoxicology since Silent Spring - A review. *Gaia*, v. 21, n. 3, p. 217-224, 2012.

XU, J.; WEI, D.; WANG, F.; BAI, C.; DU, Y. Bioassay: A useful tool for evaluating reclaimed water safety. *Journal of Environmental Sciences*, v. 88, p. 165-176, 2020.

ZHOU, H.; XIANG, N.; XIE, J.; DIAO, X. Ecotoxicology: The history and present direction. *In*: *Encyclopedia of Ecology*. 2.ed. Elsevier Inc., p. 415-423, 2018.

15

Poluentes da Atmosfera*

Danielle Palma de Oliveira
Fábio Kummrow

CONTEÚDO DESTE CAPÍTULO

INTRODUÇÃO

"*If we are going to live so intimately with these chemicals – eating and drinking them, taking them into the very marrow of our bones – we had better know something about their nature and their power*"[1]. Esse trecho foi extraído do livro *Silent Spring*, escrito por Rachel Carson em 1962. A publicação da obra é um marco para a Toxicologia Ambiental, pois a partir desta data, os movimentos ambientalistas foram iniciados. Em seu livro, Rachel Carson mostrou o impacto do lançamento indiscriminado de substâncias químicas no ambiente, considerando principalmente os efeitos de praguicidas sobre espécies de pássaros.

A Toxicologia Ambiental é uma das grandes áreas da Toxicologia e é de caráter multidisciplinar, abrangendo conhecimentos da Biologia, Química (orgânica, inorgânica, analítica e bioquímica), Anatomia, Genética, Fisiologia, Hidrologia, Microbiologia, Ecologia, Geologia, Botânica, Epidemiologia, Estatística, Direito, entre outros. Essa área estuda os efeitos tóxicos de contaminantes ambientais sobre os organismos vivos e, embora seja comum relacionar efeitos tóxicos com saúde humana, todos os organismos vivos são relevantes para o equilíbrio dos ecossistemas. Assim, a Toxicologia Ambiental se fundamenta em 2 princípios básicos:

* Colaboradora em edições anteriores: Miriam Meyer Passarelli.

1 "Se vamos conviver tão intimamente com esses produtos químicos – comendo-os, bebendo-os e levando-os a nossa medula óssea –, é melhor que conheçamos algo sobre sua natureza e seu poder" (tradução livre).

1. a sobrevivência da espécie humana depende do bem-estar dos outros organismos e da disponibilidade de ar, água e alimentos de qualidade;
2. tanto os agentes tóxicos de fontes antropogênicas como os de origem natural podem causar danos aos organismos.

Considerando o estilo de vida moderno e as tecnologias atuais, é utópico imaginar um mundo livre de substâncias químicas. Dessa maneira, o objetivo da Toxicologia Ambiental é estudar os agentes tóxicos ambientais para que um controle eficaz possa ser realizado, visando prevenir ou minimizar danos às populações expostas aos poluentes.

A poluição ambiental abrange uma série de aspectos, que vão desde a contaminação do ar, da água e do solo até a desfiguração da paisagem, erosão de monumentos e edificações, além da contaminação de alimentos. É importante destacar que os compartimentos ambientais são intimamente relacionados entre si; assim, dependendo de suas características físico-químicas, uma substância lançada na atmosfera pode, por exemplo, sedimentar-se no solo e ser lixiviada para um corpo d'água ou atingir um aquífero. Ou pode, ainda, ser transportada por longas distâncias por meio das correntes de ventos. De maneira análoga, compostos químicos presentes em efluentes industriais lançados em um rio podem volatilizar e contaminar a atmosfera ou depositar-se nos sedimentos. Outro dado importante é que as substâncias químicas são lançadas sob a forma de misturas complexas e, ao atingirem o meio ambiente, podem sofrer diversos processos de transformação, formando inúmeros produtos, que podem ser mais ou menos tóxicos do que os originais. Estudos têm mostrado que os produtos de transformação são mais comumente encontrados no ambiente em relação aos compostos originais. Assim, as populações estão expostas a incontáveis compostos, muitos deles com estrutura química e efeitos desconhecidos.

Com relação à contaminação atmosférica, os impactos para as populações adquirem ainda outra característica importante. No caso de um rio poluído, é possível que a população do entorno busque outras fontes de água, enquanto no caso da poluição do ar, isso é impossível. Desta maneira, a poluição atmosférica atinge todos os seguimentos da população que ali vive.

Principais fontes de contaminação ambiental

Atualmente, a poluição é a maior causa ambiental de doenças e mortes prematuras no mundo. Um levantamento de 2015 mostrou que as doenças causadas pela poluição foram responsáveis por cerca de 9 milhões de mortes prematuras, o que equivale a 16% de todas as mortes em todo o mundo. Esse número é 3 vezes maior do que o somatório de óbitos decorrentes de AIDS, tuberculose e malária combinados e 15 vezes maior do que as mortes decorrentes de todas as guerras e outras formas de violência. Nos países mais gravemente afetados, as doenças relacionadas com a poluição são responsáveis por mais de 1 morte em cada 4. Neste triste cenário, a poluição do ar foi responsável por 6,5 milhões de mortes, seguida pela poluição da água, que matou aproximadamente 1,8 milhão de pessoas. Assim, tornam-se cada vez mais importantes e urgentes ações integradas que reduzam as emissões de poluentes.

As fontes de poluição ambiental podem ser de origem natural ou antropogênica:

a) Naturais – provenientes de fenômenos da natureza, como:
   - atividade vulcânica;
   - incêndios florestais, não causados pelo homem;
   - maré vermelha.
b) Antropogênicas – decorrentes das atividades humanas, como:
   - doméstica e urbana: esgoto e lixo doméstico, veículos automotores;
   - industrial: efluentes industriais, resíduos sólidos industriais, queima de combustível;
   - agropecuária: queimadas, fertilizantes, praguicidas.

POLUIÇÃO ATMOSFÉRICA

Uma fina camada de gases chamada atmosfera envolve o nosso planeta e permanece em contato com a superfície da Terra por gravidade. Essa camada é dividida em troposfera, estratosfera, mesosfera, termosfera, ionosfera e exosfera. A troposfera é responsável pelo clima e é onde o efeito estufa, que será discutido mais adiante neste capítulo, ocorre. Representa a maior parte da massa da atmosfera e se estende por 20 km a partir do solo. Nessa camada, o ar é mais denso do que nas demais, sendo formado por nitrogênio (78,08%), oxigênio (20,95%), argônio (0,93%), dióxido de carbono (0,035%) e outros gases, como neônio, hélio, metano e monóxido de carbono, em menor proporção. O vapor de água também é um dos constituintes do ar, mas sua concentração varia muito (0% a 4%), dependendo da localidade, da hora do dia e estação do ano. Porém, em função de fenômenos naturais ou processos antropogênicos, os níveis desses gases no ar estão sendo constantemente alterados, pela liberação de SO_2, H_2S, material particulado, CO entre outros. Essa alteração qualitativa ou quantitativa na composição dos gases da troposfera é conhecida como poluição atmosférica.

De acordo com a Companhia Ambiental do Estado de São Paulo (Cetesb), "poluente atmosférico é toda forma de matéria ou energia com intensidade e em quantidade, concentração, tempo ou características, em desacordo com os níveis estabelecidos em legislação, e que tornem ou possam tornar o ar impróprio, nocivo ou ofensivo à saúde, inconveniente ao bem-estar público, danoso aos materiais, à fauna e à flora ou prejudicial à segurança, ao uso e gozo da propriedade e às atividades normais da comunidade". Essa definição foi incorporada pelo Conselho Nacional do Meio Ambiente (Conama) em sua Resolução n. 491 de 2018 que estabelece os padrões de qualidade do ar vigentes.

Ao longo dos anos, diversos episódios agudos de poluição atmosférica foram relatados, sendo um dos mais dramáticos em Londres, em 1952. As baixas temperaturas, associadas à emissão dos veículos movidos a diesel, à queima de carvão nas lareiras domésticas e às condições meteorológicas desfavoráveis à dispersão da poluição, fizeram com que a cidade ficasse envolta por uma densa nuvem de fumaça. Como consequência, as concentrações de SO_2 e material particulado atingiram níveis elevados, chegando a até 10 vezes acima dos limites máximos usualmente detectados na época, o que ocasionou um aumento de cerca de 3.500 óbitos em relação ao número médio registrado. Além desses casos relacionados à exposição aguda, estima-se que cerca de 12 mil pessoas morreram em decorrência de agravos à saúde relacionados ao episódio de 1952.

Outros casos semelhantes, porém, menos graves, ocorreram no Vale Meuse, na Bélgica, em 1930, e em Donora, Pensilvânia, Estados Unidos, em 1948. Esses eventos claramente evidenciam a relação entre os níveis de poluentes atmosféricos e os efeitos deletérios causados nas populações expostas. Tais efeitos podem induzir tanto à mortalidade quanto à morbidade, como doenças cardiovasculares e respiratórias. Atualmente, diversos estudos vêm utilizando o número de internações hospitalares como um indicador dos efeitos da poluição na saúde da população.

No Brasil, em função dos registros de episódios agudos de poluição do ar no Estado de São Paulo que desencadearam não só pânico, mas também efeitos agudos na população, na década de 1960 foi criada a Comissão Intermunicipal de Controle da Poluição das Águas e do Ar (CICPAA), que abrangia os municípios de Santo André, São Bernardo do Campo, São Caetano do Sul e Mauá. No início da década de 1970, as atividades da CICPAA, foram incorporadas pela Superintendência de Saneamento Ambiental (Susam), vinculada à Secretaria de Saúde do Estado de São Paulo e, em 1975, a atribuição do controle da poluição foi transferida à Cetesb, que ainda hoje é o órgão regulatório mais ativo no Brasil.

Classificação dos poluentes do ar

A poluição atmosférica é estimada pela concentração de poluentes na troposfera, que podem variar muito. Dentro deste contexto, a Cetesb propôs uma classificação de acordo com o grupo químico que os originou, como pode ser observado no Quadro 15.1:

Além da divisão citada, os poluentes da atmosfera podem ser classificados em *primários* e *secundários*.

- **Poluentes primários.** São lançados diretamente a partir da fonte de emissão. São responsáveis por mais de 98% da poluição do ar dos principais centros urbanos do mundo. Como exemplos, podem ser citados: monóxido de carbono (CO); óxidos de enxofre (SO_x); hidrocarbonetos (HC); material particulado (MP); e óxidos de nitrogênio (NO_x). O CO é lançado em maior quantidade, seguido dos SO_x e HC. Porém, em termos de risco, o CO representa apenas 1,2% (considerando-se a probabilidade de ocasionar um efeito nocivo); sendo o SO_x o mais nocivo, com risco estimado de 34,6% em relação aos outros poluentes primários, seguido por MP, NO_x e HC e, depois, CO (nas concentrações que ele consegue atingir no meio ambiente).
- **Poluentes secundários.** São aqueles formados na atmosfera pela reação química entre poluentes primários e componentes naturais da atmosfera, como o ozônio (O_3), presente em baixas altitudes, ácido sulfúrico, nitratos de peroxiacila (PAN) etc.

Fontes emissoras

A maior parte da poluição do ar nos grandes centros urbanos é produzida pelas indústrias e pelos veículos automotores. As fontes emissoras dividem-se em *estacionárias* (fixas), como as indústrias, e *móveis*, como os veículos automotores. As fontes estacionárias contribuem com o lançamento, em maior porcentagem, de SO_x e MP, e as móveis, com a maior emissão de CO, HC e NO_x.

Com relação à poluição do ar, a região metropolitana de São Paulo merece especial destaque, pois ocupa aproximadamente 2,9% do território brasileiro e é o terceiro maior conglomerado urbano do mundo, responsável por 1/6 do PIB nacional. A deterioração na qualidade do ar dessa região se dá em função das emissões atmosféricas de mais de 2 mil indústrias de alto potencial poluidor e por uma frota registrada de aproximadamente 7,3 milhões de veículos que representa cerca de 1/5 do total nacional. Segundo o Relatório da Qualidade do Ar da Cetesb de 2019, publicado em 2020, as fontes móveis e fixas são responsáveis pela emissão de 115 mil t/ano de monóxido de carbono (CO), 26 mil t/ano de hidrocarbonetos (HC), 43 mil t/ano de óxidos de nitrogênio (NO_x), 1,13 mil t/ano de material particulado total (PTS) e 1 mil t/ano de óxidos de enxofre (SO_x).

Nos últimos anos tem-se observado uma queda na emissão de poluentes provenientes de veículos automotivos em função da modernização da frota, que tem apresentado tecnologias menos poluidoras em atendimento às exigências do Programa de Controle da Poluição do Ar por Veículos Automotores (Proconve). O Proconve foi instituído em 1986, com o objetivo de regulamentar as emissões de poluentes a partir de veículos automotores, tanto leves quanto pesados. Complementando o Proconve, foi criado em 2002, o Programa de Controle da Poluição do Ar por Motociclos e Veículos Similares (Promot). Para permitir a regulamentação das emissões, diversas fases

Quadro 15.1 Principais poluentes da atmosfera agrupados de acordo com o grupo químico de origem, de acordo com a Companhia Ambiental do Estado de São Paulo (Cetesb).

Compostos de enxofre	Compostos de nitrogênio	Compostos orgânicos	Monóxido de carbono	Compostos halogenados	Material particulado	Ozônio
SO_2	NO	Hidrocarbonetos	CO	HCl	Mistura de partículas sólidas ou líquidas de composição e tamanhos variados	O_3
SO_3	NO_2	Álcoois	–	HF	–	Formaldeído
H_2S	NH_3	Aldeídos	–	Cloretos	–	Acroleína
Mercaptanas	HNO_3	Cetonas	–	Fluoretos	–	PAN*
Sulfatos	Nitratos	Ácidos orgânicos	–	–	–	–

* PAN: nitratos de peroxiacila.
Fonte: Desenvolvido pela autoria.

(fases P, L e M, para veículos pesados, leves e motocicletas, respectivamente) dos programas já foram lançadas, com exigências de redução de poluentes a partir de veículos novos, disponibilizando prazos para que os setores relacionados se adequassem em relação às novas tecnologias e combustíveis. Em 2018 e 2019, foram lançadas as fases P8, L7/8 e M5, por meio da publicação das Resoluções n. 490, 492 e 493 do Conama, com exigências de emissão de poluentes similares aos níveis exigidos nos Estados Unidos e União Europeia, sendo considerados importantes marcos no controle do impacto ambiental induzido pelo tráfego de veículos automotores. A fase P8 prevê a redução de material particulado, NO_x, HC e CO a partir da queima de diesel em veículos pesados novos com início em 2023. Já a fase L8 prevê reduções expressivas na emissão de HC responsáveis pela formação de O_3, além da redução gradual de NO_x a partir de 2022 até 2029.

Contudo, de acordo com o relatório de qualidade do ar da Cetesb de 2019, ainda que as emissões de veículos novos estejam sendo reduzidas e as características dos combustíveis tenham sido aprimoradas visando a redução da poluição, outros fatores também influenciam na concentração de poluentes na atmosfera, como aumento da frota, manutenção dos veículos, tipo de combustível utilizado e congestionamentos.

Efeitos tóxicos causados pelos poluentes do ar

Como já citado, a qualidade do ar é um dos principais determinantes da saúde humana. De acordo com a Organização Mundial da Saúde (OMS), a poluição do ar mata cerca de 7 milhões de pessoas em todo o mundo a cada ano. Dados da OMS mostram que 9 em cada 10 pessoas respiram ar contendo poluentes em quantidades que excedem os limites recomendados pela organização, especialmente em países de baixa e média renda. Por isso, a OMS considera o ar limpo um importante requisito para a manutenção da saúde humana. Além disso, concentrações elevadas de poluentes atmosféricos podem também causar degradação da flora e da fauna e deterioração de monumentos históricos e construções modernas.

Os efeitos nocivos para o homem causados pelos contaminantes do ar são difíceis de serem estabelecidos, pois as condições de exposição e as respostas individuais são muito variadas. Podem ocorrer episódios de intoxicação aguda em casos acidentais ou em situações desfavoráveis à dispersão dos poluentes, como a inversão térmica. Mas, geralmente, os efeitos observados são decorrentes da exposição por longos períodos. Dentro deste contexto, a IARC (International Agency for Research on Cancer), agência da OMS especializada em estudos de carcinogenicidade, classificou a poluição do ar como Grupo 1, que engloba substâncias ou misturas com efeito comprovadamente carcinogênico para humanos.

Os principais tipos de efeitos tóxicos apresentados pela população exposta são:

- **Agudos.** Lacrimejamento, dificuldade de respiração e diminuição da capacidade física.
- **Crônicos.** Alteração da acuidade visual, alteração da ventilação pulmonar, asma, bronquite, doenças cardiovasculares, enfisema pulmonar e câncer pulmonar.

O grupo de maior risco, entre a população, é aquele mais suscetível à ação dos poluentes, como os idosos, as crianças, as gestantes e os portadores de deficiência respiratória ou cardíaca. Muitos estudos mostram uma associação positiva entre mortalidade e morbidade por problemas respiratórios em crianças. A poluição atmosférica tem sido associada ao decréscimo na função pulmonar, às faltas à escola, à redução da capacidade respiratória em crianças saudáveis e ao aumento no uso de medicamentos por crianças ou adultos com asma; além disso, já foram relatadas alterações no sistema imunológico em não fumantes, com redução do *clearance* mucociliar.

Com relação aos idosos, os maiores índices de doenças relacionadas à poluição do ar são cardiovasculares. No caso de gestantes, estudos epidemiológicos realizados em vários países relacionam elevados níveis de poluentes a efeitos sobre a gestação e sobre os neonatos, como nascimento prematuro, baixo peso ao nascer e retardo no desenvolvimento intrauterino.

Avaliação da poluição do ar

A qualidade do ar tem sido um tema extensivamente pesquisado nas últimas décadas e caracteriza-se como um fator de grande importância na busca da preservação do meio ambiente e na implementação de um modelo de desenvolvimento sustentável, pois seus efeitos afetam de diversas maneiras a saúde humana, os ecossistemas e os materiais. Os efeitos deletérios da poluição atmosférica para os organismos podem ser estudados por diversos métodos, incluindo os epidemiológicos, os de avaliação da exposição e os de avaliação de toxicidade, incluindo testes com animais, vegetais e ensaios *in vitro* e *in silico*.

A poluição atmosférica constitui um problema de saúde que acompanha o homem desde a Antiguidade, quando a queima de madeira era utilizada como fonte de energia para várias atividades domésticas. A partir do século XVIII, as cidades iniciaram a utilização em massa de carvão vegetal, o que lançava grandes volumes de fumaça na atmosfera. Nessa época, iniciou-se o desenvolvimento de legislações para redução da emissão de poluentes. Porém, a monitorização da qualidade ambiental é relativamente recente, iniciada na década de 1970, com a criação das agências de controle ambiental, como a Environmental Protection Agency (EPA), dos Estados Unidos, e a Cetesb no estado de São Paulo.

A avaliação da qualidade do ar pode ser realizada em nível local, regional, nacional e internacional por meio de estimativas das emissões de poluentes, do uso de modelos matemáticos e de medidas das concentrações ambientais dos poluentes considerados prioritários. A monitorização ambiental das concentrações de poluentes é um dos procedimentos utilizados para o controle da qualidade do ar. Ao se determinar a concentração de um poluente nesse compartimento, estima-se o grau de exposição de receptores, como o homem. Contudo, o resultado dessas medidas não permite conclusões imediatas sobre os impactos das concentrações atuais de poluentes em seres vivos. Na verdade, os possíveis efeitos dependem não somente da toxicidade, da concentração e da duração da exposição ao poluente, como também de outros fatores, como o clima, o estado nutricional, a predisposição de certos grupos, a idade e a exposição simultânea à mistura complexa de poluentes.

Recomendações e legislações nacionais e internacionais definem valores-guia ou padrões de qualidade do ar e assim, estabelecem valores-limite para concentrações dos poluentes prioritários. Os padrões de qualidade do ar são estabelecidos visando evitar ou minimizar os efeitos tóxicos e os prejuízos ambientais e econômicos dos poluentes dispersos na atmosfera. Quando são estabelecidos por autoridades regulatórias, devem incluir também o método de medição das concentrações de cada poluente, as estatísticas usadas para derivar os valores das medidas que serão comparados com os padrões, as concentrações médias por período de tempo (p. ex., médias por 24 horas ou anuais, entre outras) e o número permitido de ultrapassagens do padrão por determinado período. Nesse contexto, os valores-guia propostos pela OMS merecem destaque por oferecerem orientações e recomendações que visam tanto a proteção da saúde humana quanto a melhoria da qualidade do ar.

Embora os valores-guia de qualidade do ar estabelecidos pela OMS não sejam padrões nem critérios legalmente estabelecidos, eles foram elaborados para uso mundial e têm como objetivo apoiar ações que visem alcançar níveis de qualidade do ar adequados para proteger a saúde pública em diferentes contextos. Porém, para que possam se tornar padrões legais, os valores-guia devem ser considerados no contexto dos níveis de exposição e condições ambientais, sociais, econômicas e culturais e incluídos nas legislações de cada país. Assim, os valores-guia se propõem a fornecer a base para que as autoridades competentes possam estabelecer seus próprios padrões nacionais de qualidade do ar, especialmente em países que não possuem a infraestrutura científica e os recursos necessários para realizar suas próprias avaliações. Quando consideradas todas as suas particularidades, certos países podem estabelecer padrões de qualidade do ar mais ou menos restritivos que os valores-guia propostos pela OMS. Dentro deste contexto, os padrões de qualidade do ar se tornam importantes instrumentos de gestão de riscos e para elaboração de políticas ambientais, devendo ser estabelecidos por cada país visando proteger a saúde da sua população.

Os primeiros valores-guia de qualidade do ar propostos pela OMS foram publicados em 1997 e incluíam uma ampla revisão sobre os danos à saúde humana associados a 28 poluentes atmosféricos, orgânicos e inorgânicos mais comuns, e forneceram também uma base uniforme para avaliação de riscos para que as autoridades pudessem estabelecer os seus próprios padrões nacionais. Em 2000, a OMS publicou a versão atualizada dos valores-guia de qualidade do ar incluindo 37 poluentes. Sendo novamente atualizada em 2005, apenas para os poluentes material particulado (MP), dióxido de enxofre (SO_2), ozônio (O_3) e dióxido de nitrogênio (NO_2), em função das restrições de recursos. Para os outros poluentes, como o monóxido de carbono (CO), que não puderam ser incluídos nessa atualização, os valores-guia de qualidade do ar estabelecidos em 2000 permaneceram em vigor. E, considerando o grande volume de informações geradas desde a última atualização dos valores orientadores de qualidade do ar, demonstrando a ocorrência de efeitos adversos à saúde em concentrações dos poluentes inferiores àquelas identificadas até 2005, em 2017 a OMS publicou um novo documento concluindo que é necessário iniciar o processo de revisão dos atuais valores-guia. A Tabela 15.1 apresenta os valores-guia de qualidade do ar propostos pela OMS em 2005.

Tabela 15.1 Valores-guia para MP, O_3, NO_2 e SO_2 propostos pela OMS em 2005.

Poluente	Média por período	Valores-guia de qualidade do ar
MP_{10}	1 ano 24 horas	10 μg/m³ 25 μg/m³
$MP_{2,5}$	1 ano 24 horas	20 μg/m³ 50 μg/m³
O_3	8 horas	100 μg/m³
NO_2	1 ano 1 hora	40 μg/m³ 200 μg/m³
SO_2	24 horas 10 minutos	20 μg/m³ 500 μg/m³

Fonte: WHO, 2005.

No Brasil, em 1976, foram regulamentados alguns parâmetros de qualidade do ar por meio do Decreto Estadual n. 8.468, do Governo de São Paulo. Esses parâmetros foram ampliados em âmbito nacional e transformados na Resolução Conama n. 003, de 28 de junho de 1990. Em 2013, o Estado de São Paulo atualizou e ampliou os seus padrões de qualidade do ar por meio do Decreto Estadual n. 59.113, no qual além da revisão dos valores dos padrões para partículas totais em suspensão (PTS), fumaça, partículas inaláveis (MP_{10}), SO_2, CO, O_3 e NO_2, foram incluídos os padrões para o material particulado fino ($MP_{2,5}$) e para o chumbo (Pb). Os padrões para fumaça e Pb deverão ser aplicados apenas no monitoramento de situações e áreas específicas, definidas a critério da Cetesb. Novamente, o Decreto Estadual n. 59.113 serviu de base para a revisão da legislação Federal, e no final de 2018 foi publicada a Resolução Conama n. 491. A nova Resolução Conama n. 491 traz mínimas diferenças em relação ao Decreto Estadual n. 59.113, como as metas/padrões intermediários para o SO_2. Ambas as legislações trazem como inovação o estabelecimento de 3 níveis de metas/padrões intermediários antes que o padrão final de qualidade do ar entre em vigor.

Para o Decreto Estadual n. 59.113, as metas intermediárias (MI) são estabelecidas como valores a serem cumpridos em etapas, visando à melhoria gradativa da qualidade do ar no Estado de São Paulo, com base na busca pela redução das emissões de fontes fixas e móveis, alinhada com os princípios do desenvolvimento sustentável. Os padrões finais (PF) devem ser determinados pelo melhor conhecimento científico para que a saúde da população seja preservada ao máximo em relação aos danos causados pela poluição atmosférica. Para a Resolução Conama n. 491, os padrões intermediários (PI) são estabelecidos como valores temporários a serem cumpridos em etapas e os PF são os valores-guia estabelecidos pela OMS em 2005. Na prática, os PF para os poluentes MP_{10}, $MP_{2,5}$, O_3, SO_2 e NO2 estabelecidos por ambas as legislações são os valores-guia estabelecidos pela OMS (2005). As exceções são os poluentes PTS, CO e Pb, para os quais são estabelecidos apenas os PF. Na Tabela 15.2, são apresentadas as metas/padrões intermediários e os padrões finais de qualidade do ar estabelecidos pelo Decreto Estadual n. 59.113 e pela Resolução Conama n. 491. Contudo, é importante ressaltar que existem diversos fatores que dificultam o estabelecimento dos padrões de qualidade do ar, sendo os principais: suscetibilidades individuais; heterogeneidade da população; dificuldade em reproduzir condições ambientais em experimentos laboratoriais com animais; e avaliação da toxicidade após exposição simultânea a múltiplos agentes químicos.

Tabela 15.2 Padrões/metas de qualidade do ar, intermediários e finais, vigentes no Estado de São Paulo (Decreto Estadual n. 59113/2013) e no Brasil (Resolução Conama n. 491/2018).

Parâmetros	Tempo de amostragem	Padrões de qualidade do ar estabelecidos pelo Decreto Estadual n. 59113/2013				Padrões de qualidade do ar estabelecidos pela Resolução Conama n. 491/2018			
		MI-1	MI-2	MI-3	PF	PI-1	PI-2	PI-3	PF
MP_{10}	24 horas	120 mg/m³	100 mg/m³	75 mg/m³	50 mg/m³	120 mg/m³	100 mg/m³	75 mg/m³	50 mg/m³
	MMA	40 mg/m³	35 mg/m³	30 mg/m³	20 mg/m³	40 mg/m³	53 mg/m³	30 mg/m³	20 mg/m³
$MP_{2,5}$	24 horas	60 mg/m³	50 mg/m³	37 mg/m³	25 mg/m³	60 mg/m³	50 mg/m³	37 mg/m³	25 mg/m³
	MMA	20 mg/m³	17 mg/m³	15 mg/m³	10 mg/m³	20 mg/m³	17 mg/m³	15 mg/m³	10 mg/m³
PTS	24 horas	–	–	–	240 mg/m³	–	–	–	240 mg/m³
	MGA	–	–	–	80 mg/m³	–	–	–	80 mg/m³
SO_2	24 horas	60 mg/m³	40 mg/m³	30 mg/m³	20 mg/m³	125 mg/m³	50 mg/m³	30 mg/m³	20 mg/m³
	MMA	40 mg/m³	30 mg/m³	20 mg/m³	–	40 mg/m³	30 mg/m³	20 mg/m³	–
NO_2	1 hora*	260 mg/m³	240 mg/m³	220 mg/m³	200 mg/m³	260 mg/m³	240 mg/m³	220 mg/m³	200 mg/m³
	MMA	60 mg/m³	50 mg/m³	45 mg/m³	40 mg/m³	60 mg/m³	50 mg/m³	45 mg/m³	40 mg/m³
O_3	8 horas**	140 mg/m³	130 mg/m³	120 mg/m³	100 mg/m³	140 mg/m³	130 mg/m³	120 mg/m³	100 mg/m³
Fumaça	24 horas	120 mg/m³	100 mg/m³	75 mg/m³	50 mg/m³	120 mg/m³	100 mg/m³	75 mg/m³	50 mg/m³
	MMA	40 mg/m³	35 mg/m³	30 mg/m³	20 mg/m³	40 mg/m³	35 mg/m³	30 mg/m³	20 mg/m³
CO	8 horas**	–	–	–	0,5 mg/m³	–	–	–	0,5 mg/m³
Pb***	MMA	–	–	–	9 ppm	–	–	–	9 ppm

MI: meta intermediária; PI: padrão intermediário; PF: padrão final; MMA: média aritmética anual; MGA: média geométrica anual; *: média horária; **: máxima média móvel obtida no dia; ***: medido no PTS.

Fonte: Desenvolvida pela autoria.

Tanto o Decreto Estadual n. 59.113/2013 quanto a Resolução Conama n. 491/2018 estabelecem critérios para episódios agudos de poluição do ar. Esses critérios constituem os níveis de atenção, alerta e emergência que devem ser utilizados como base para a elaboração do Plano para Episódios Críticos de Poluição do Ar. Os níveis de atenção, alerta e emergência serão declarados quando, prevendo-se a manutenção das emissões em situações em que as condições meteorológicas sejam desfavoráveis à dispersão dos poluentes nas 24 horas subsequentes, um ou mais parâmetros descritos na Tabela 15.3 forem ultrapassados. Em ambas as legislações, os níveis de atenção, alerta e emergência possuem os mesmos valores (Tabela 15.3).

Tabela 15.3 Níveis de atenção, alerta e emergência estabelecidos pelo Decreto Estadual n. 59.113/2013 e pela Resolução Conama n. 491/2018.

Parâmetro	Atenção	Alerta	Emergência
MP_{10} (µg/m³ – 24 horas)	250	420	500
$MP_{2,5}$ (µg/m³ – 24 horas)	125	210	250
SO_2 (µg/m³ – 24 horas)	800	1.600	2.100
NO_2 (µg/m³ – 1 hora)	1.130	2.260	3.000
CO (ppm – 8 horas)	15	30	40
O_3 (µg/m³ – 8 horas)	200	400	600

Fonte: Desenvolvida pela autoria.

Para fins de monitoramento da qualidade do ar, a Resolução Conama n. 491 estabelece que o Ministério do Meio Ambiente conjuntamente com os órgãos ambientais estaduais e distrital deverão estabelecer um guia técnico contendo, entre outras informações pertinentes, os métodos de referência adotados e os critérios para utilização de métodos equivalentes, critérios para definição da localização dos amostradores e da representatividade temporal dos dados, além da sistematização do cálculo do índice de qualidade do ar (IQAr). O IQAr é o valor utilizado para fins de comunicação e informação à população que relaciona as concentrações dos poluentes monitorados aos possíveis efeitos adversos à saúde. Para o cálculo do IQAr deverá ser empregada a equação:

$$IQAr = I_{ini} + \frac{I_{fni} - I_{ini}}{C_{fni} - C_{ini}} X (C - C_{ini})$$

Em que: I_{ini} = valor do índice que corresponde à concentração inicial da faixa; I_{fin} = valor do índice que corresponde à concentração final da faixa; C_{ini} = concentração inicial da faixa onde se localiza a concentração medida; C_{fin} = concentração final da faixa onde se localiza a concentração medida; C = concentração medida do poluente.

Para a definição da primeira faixa de concentração do IQAr deverá ser utilizado como limite superior o valor de concentração adotado como PF para cada poluente. As demais faixas de concentração do IQAr e as padronizações serão definidas no guia técnico citado anteriormente.

Índices de qualidade do ar utilizados no Estado de São Paulo

No Estado de São Paulo, a Cetesb utiliza os dados de qualidade do ar gerados pelo sistema de monitoramento ambiental e os dados meteorológicos para classificar a qualidade do ar e produzir o Boletim de Qualidade do Ar com os índices das várias estações de monitoramento. A classificação tem como base os cálculos de um índice de qualidade do ar, uma ferramenta matemática desenvolvida para simplificar o processo de divulgação das condições da atmosfera em relação aos poluentes legislados e associada aos efeitos sobre a saúde humana.

O índice é obtido por meio de uma função linear segmentada, em que os pontos de inflexão são os padrões de qualidade do ar. Dessa função, que relaciona a concentração do poluente com o valor índice, resulta um número adimensional referido a uma escala com base nos padrões de qualidade do ar. Para efeito de divulgação, é utilizado o índice mais elevado dos poluentes medidos em cada estação, portanto a qualidade do ar de cada estação é determinada pelo pior caso. Para facilitar a divulgação, foram introduzidas cores às classes. Após o cálculo do índice, o ar recebe uma qualificação de acordo com o Quadro 15.2.

Além de realizar a monitorização ambiental e divulgar as condições de qualidade do ar, a Cetesb controla as fontes poluidoras, principalmente as estacionárias, exigindo a instalação de equipamentos antipoluição e outras medidas de redução das emissões.

Bioindicadores e biomonitoramento da qualidade do ar

A utilização de bioindicadores como método de detecção de mudanças no ambiente é uma ferramenta eficaz e relativamente rápida, pois apresenta menores custos e não requer instalações prévias, não usa energia elétrica e pode ser distribuída em diversos pontos em uma área de estudo. O uso de bioindicadores é uma metodologia adequada para a detecção de efeitos de poluentes atmosféricos sobre organismos (que podem ser utilizados como biomonitores) e, quando associado aos sistemas de monitoramento mecânicos, pode fornecer informações de grande valor.

Qualquer ser vivo pode ser utilizado como bioindicador, no entanto espécies menos sensíveis respondem mais lentamente e com menor eficácia em comparação às mais suscetíveis aos poluentes. Assim, o biomonitoramento pode ser definido, de maneira geral, como o uso de organismos ou materiais biológicos para obter informações quali ou quantitativas sobre certas características da biosfera, como a presença de certos poluentes atmosféricos, ou ainda, como o uso sistemático das respostas de organismos vivos para avaliar mudanças ocorridas no ambiente.

As informações mais relevantes no biomonitoramento (utilizando, por exemplo, animais ou plantas) são obtidas pela mudança no comportamento do organismo usado como monitor (impactos sobre composição e/ou abundância da espécie, desempenho fisiológico e/ou ecológico ou na morfologia) ou pela determinação de substâncias específicas nos tecidos do organismo monitor. Para um indicador biológico ser considerado "ideal", deve apresentar as seguintes características: ser taxonomicamente bem definido e facilmente reconhecível por não especialistas; apresentar distribuição geográfica ampla; ser abundante ou de fácil coleta; ter baixa variabilidade genética e ecológica; e ser passível de uso em experimentos de laboratório. A seleção dos organismos para utilização em biomonitoramento está normalmente associada à ocorrência comum e permanente dos organismos na área de estudo e/ou em áreas remotas. Além da facilidade de medida, que permite a quantificação de múltiplos indivíduos, dose resposta ou tempo-dependente (a fim de avaliar a magnitude da exposição ou efeitos), compreensão e especificação de limites de variabilidade como idade e sexo dos organismos e significância biológica.

Líquens, musgos e folhas de vegetais superiores que respondem de maneira precisa aos experimentos de detecção de poluentes são frequentemente empregados na avaliação de poluentes atmosféricos. No biomonitoramento, a coleta sistemática de dados relativos aos efeitos observados sobre os biomonitores permite a criação de um inventário de respostas à poluição, que representa o terceiro sistema de informação no controle da qualidade do ar em adição aos inventários de emissões e de concentrações ambientais de poluentes.

Quadro 15.2 Classificação e cor atribuída à qualidade do ar (para fins de divulgação), índices de qualidade do ar e seu significado para a saúde da população.

Qualidade	Cor	Índice	Significado
N1 – Boa	Verde	0 a 40	Praticamente não há riscos à saúde.
N2 – Moderada	Amarelo	41 a 80	Pessoas de grupos sensíveis (crianças, idosos e pessoas com doenças respiratórias e cardíacas) podem apresentar sintomas como tosse seca e cansaço. A população, em geral, não é afetada.
N3 – Ruim	Laranja	81 a 120	Toda a população pode apresentar sintomas como tosse seca, cansaço, ardor nos olhos, nariz e garganta. Pessoas de grupos sensíveis (crianças, idosos e pessoas com doenças respiratórias e cardíacas) podem apresentar efeitos mais sérios à saúde.
N4 – Muito ruim	Vermelho	120 a 200	Toda a população pode apresentar agravamento dos sintomas, como tosse seca, cansaço, ardor nos olhos, nariz e garganta e, ainda, falta de ar e respiração ofegante. Há efeitos ainda mais graves à saúde de grupos sensíveis (crianças, idosos e pessoas com doenças respiratórias e cardíacas).
N5 – Péssima	Violeta	> 200	Toda a população pode apresentar sérios riscos de manifestações de doenças respiratórias e cardiovasculares. Há aumento de mortes prematuras em pessoas de grupos sensíveis.

Fonte: Adaptado de Cetesb, 2013.

Biomonitoramento humano

A determinação de substâncias químicas em fluidos corporais humanos foi feita inicialmente em Toxicologia Ocupacional visando a proteção de trabalhadores expostos a toxicantes. A partir da década de 1960, surgiram novas técnicas analíticas capazes de determinar concentrações muito baixas de compostos químicos em matrizes biológicas, possibilitando a determinação de toxicantes em indivíduos expostos apenas a níveis ambientais de contaminação.

O biomonitoramento humano, um dos métodos utilizados, visa a proteção da saúde humana em caso de exposição às substâncias químicas e deve ser uma atividade sistemática, contínua ou repetitiva, de coleta de amostras biológicas para análises das concentrações dos poluentes, ou de seus produtos de biotransformação ou, ainda, a avaliação de seus efeitos específicos e não adversos. Esse monitoramento tem como objetivo analisar a exposição ou o risco à saúde de indivíduos expostos, comparando os dados obtidos com valores de referência e, se necessário, aplicando ações corretivas. Outro método é o monitoramento ambiental, que determina as concentrações dos poluentes em matrizes ambientais como ar, água, solo, entre outras.

Atualmente, o biomonitoramento humano pode ser dividido em monitoramento de dose interna, de efeito bioquímico e de efeito biológico:

- **Monitoramento de dose interna.** Determinação do próprio poluente ou dos seus produtos de biotransformação ou, ainda, de parâmetros bioquímicos e/ou hematológicos relacionados à exposição em amostras biológicas.
- **Monitoramento de efeito bioquímico.** Quantificação dos produtos de reação de substâncias ativas com biomoléculas como o DNA ou proteínas.
- **Monitoramento de efeito biológico.** Está relacionado à avaliação de efeitos biológicos precoces causados por poluentes, por exemplo, níveis de atividade enzimática ou indução de micronúcleos. Para isso, é necessário o estabelecimento de bioindicadores ou biomarcadores.

O biomonitoramento humano de dose e de efeitos bioquímicos, atualmente, tem grande importância na avaliação da exposição humana a poluentes, pois considera todas as rotas de ingresso e todas as fontes relevantes de introdução do agente tóxico, tornando-se um instrumento muito importante para avaliação e gerenciamento de risco, além de identificar exposição a novos poluentes, tendências e mudanças na exposição, estabelecer a distribuição da exposição em uma população, auxiliar a identificação de grupos mais vulneráveis e populações expostas a altos níveis de exposição e, ainda, identificar riscos ambientais específicos em áreas contaminadas.

AVALIAÇÃO DOS EFEITOS DA POLUIÇÃO DO AR NA SAÚDE HUMANA

Atualmente, a poluição do ar é um dos maiores problemas de saúde pública, afetando a saúde dos seres humanos, de outros animais e das plantas. Estudos recentes mostram que, em muitos casos, não existem níveis seguros de concentração de poluentes para a saúde humana, questionando a segurança dos padrões de qualidade do ar estabelecidos. Os efeitos dos poluentes nos organismos normalmente são avaliados considerando-se os dados de toxicidade dos poluentes, os fatores ligados à exposição dos organismos e da relação de dose-dependência entre os efeitos e os níveis de exposição dos organismos aos poluentes. O conjunto de dados sobre os efeitos à saúde compreende os estudos de toxicidade sobre a exposição humana, utilizando testes com animais e dados epidemiológicos.

Estudos epidemiológicos com distintas abordagens têm sido amplamente utilizados com o objetivo de examinar a associação entre a exposição em condições reais à poluição do ar e seus efeitos sobre a saúde de grandes grupos populacionais. As estratégias básicas empregadas nesses estudos podem ser divididas entre as observacionais e as experimentais ou de intervenção. A grande vantagem dos estudos epidemiológicos utilizados para avaliação dos efeitos da poluição sobre a saúde humana é que avaliam a exposição ambiental total a que os indivíduos estão submetidos, além de investigar os efeitos dessa exposição em populações representativas. Assim, os resultados obtidos podem ser generalizados para a população como um todo.

Como desvantagens desses estudos, pode-se destacar a possibilidade de erros de mensuração, principalmente com relação à exposição dos indivíduos, pois esta, via de regra, é medida de maneira indireta e de maneira agregada, por meio de uma abordagem ecológica, ou seja, pelos níveis de poluição da área de residência dos indivíduos objetos do estudo. É importante considerar que não é possível extrapolar a medida ecológica para o indivíduo (falácia ecológica). Contudo, a epidemiologia ambiental está passando por grandes mudanças, já que a cada ano surgem novos modelos de avaliação da exposição e novas técnicas estatísticas e de monitoramento biológico.

Os estudos ecológicos são aqueles em que a unidade de análise não é o indivíduo, mas sim um grupo de indivíduos; assim, as informações sobre a exposição bem como sobre os indicadores de doenças ou eventos de interesse estão somente disponíveis para o grupo. A maioria desses estudos é baseada em informações coletadas rotineiramente e, portanto, pode ser realizada de maneira muito rápida e com baixo custo. Porém, a possibilidade de erros ou vieses é muito grande em função da dificuldade de se controlar adequadamente as variáveis de confusão do estudo.

Nos estudos longitudinais ou de coorte, os indivíduos são definidos com base na exposição ou na poluição do ar e são seguidos por determinado período de tempo, observando-se a ocorrência de alterações no seu *status* atual de saúde. Nesse caso, dispõe-se de informações individuais para o estudo das possíveis variáveis de confusão e para o desfecho (morte ou adoecimento). Entretanto, normalmente, as informações sobre a exposição continuam no âmbito do grupo, tendo como base os índices de poluição da área de residência dos indivíduos. Outras abordagens são utilizadas com menor frequência.

De maneira geral, os estudos epidemiológicos têm demonstrado correlação entre os níveis dos poluentes do ar e os efeitos agudos e crônicos à saúde. Esses dados são úteis tanto para o estabelecimento dos padrões de qualidade do ar quanto para a avaliação dos impactos da poluição, pois foram gerados sob condições reais de exposição e envolvem um grande número de seres humanos. Para isso, modelos estatísticos apropriados devem ser utilizados, já que constituem uma ferramenta extremamente útil para resumir e interpretar os dados obtidos em estudos epidemiológicos. Para maiores detalhes, consultar o Capítulo 11 – Epidemiologia aplicada à Toxicologia e Introdução à Toxicovigilância.

PRINCIPAIS POLUENTES ATMOSFÉRICOS

Os poluentes do ar podem ser divididos em 2 grupos. Os poluentes prioritários tradicionais, que compreendem SO_2, NO_2, CO, MP, chumbo (Pb) e o poluente secundário O_3, legislados na maioria dos países, e os poluentes perigosos do ar, que abrangem compostos químicos e os agentes físicos e biológicos de diferentes tipos. Os poluentes perigosos geralmente estão presentes na atmosfera em concentrações muito menores do que os poluentes prioritários tradicionais e, normalmente, encontram-se localizados em determinadas áreas, porém esse grupo apresenta alta toxicidade.

Poluentes legislados no Brasil

Dióxido de enxofre (SO_2) e outros compostos de enxofre

O dióxido de enxofre (SO_2) é um gás incolor ou amarelo, com odor característico de enxofre, e muito irritante quando em contato com superfícies úmidas, pois se transforma em SO_3 e passa rapidamente a ácido sulfúrico (H_2SO_4). O SO_2 é um poluente primário clássico associado à presença de enxofre nos combustíveis fósseis, como carvão e petróleo. Suas principais fontes são automóveis, usinas termoelétricas, fundições, produção de ácido sulfúrico e de papel. As principais fontes naturais são as erupções vulcânicas e a oxidação de gases de enxofre produzidos principalmente pela decomposição de plantas. A emissão desse poluente pode ser reduzida com sucesso pela utilização de combustíveis com baixo conteúdo de enxofre, como o gás natural. Uma vez lançado na atmosfera, o SO_2 pode ser transportado para regiões distantes das fontes primárias de emissão, o que aumenta sua área de ação.

Uma vez inalado, o SO_2 dissolve-se na camada de muco que reveste o epitélio das vias aéreas e se transforma em ácido sulfúrico, sulfitos, bissulfitos e sulfatos. Dessa maneira, a maior parte do dióxido de enxofre inalado por uma pessoa em repouso é retida nas vias aéreas superiores. A atividade física resulta em um aumento da ventilação alveolar, com consequente aumento da sua penetração nas regiões mais distais do pulmão. Suas concentrações estão habitualmente relacionadas com as de material particulado e com maior mortalidade e morbidade por doenças respiratórias, particularmente a asma brônquica, a bronquite crônica e o agravamento de doenças cardiovasculares. A exposição humana a altas concentrações pode acarretar irritação da mucosa respiratória, desde a nasofaringe e a orofaringe até os alvéolos, ocasionando inflamação, hemorragia e necrose. A liberação de mediadores da inflamação induz a hipersecreção de muco e estimulação das terminações nervosas. A resposta primária à inalação do SO_2 é uma broncoconstrição reflexa e reversível, resultando no aumento da resistência ao fluxo respiratório por causa do estreitamento das vias aéreas. Além disso, pode causar vermelhidão da pele, danos aos olhos (lacrimejamento e opacidade da córnea) e as membranas mucosas. Idosos, crianças e indivíduos com doenças pré-existentes com asma, doenças crônicas de coração e pulmão são mais sensíveis aos dados decorrentes da exposição ao SO_2.

Algumas plantas são muito sensíveis ao SO_2, tendo suas folhas amareladas ou mesmo morrendo quando expostas a concentrações inferiores às que afetam a saúde humana. O SO_2 presente na atmosfera pode ocasionar a acidificação do solo e a formação de chuva ácida, que será discutida mais adiante neste capítulo e é o precursor dos sulfatos, um dos principais componentes das partículas inaláveis (MP_{10}). Os sulfatos incorporados aos aerossóis são associados à acidificação de corpos d'água, à redução da visibilidade e à corrosão de edificações, monumentos, estruturas metálicas e condutores elétricos.

Os aerossóis ácidos mais comuns são o sulfato (SO_4^-), o bissulfato (HSO_4^-) e o ácido sulfúrico (H_2SO_4), os quais podem causar inflamação do trato respiratório superior. O H_2SO_4, contaminante secundário, além de irritar as vias aéreas superiores (nasofaringe), pode causar bronquite crônica. Por tratar-se de substâncias irritantes, não se têm indicadores biológicos de exposição utilizados na biomonitorização. Em indivíduos expostos, podem ser feitas provas de função respiratória.

Material particulado (MP), partículas inaláveis (MP_{10}) e partículas finas ($MP_{2,5}$)

O MP é uma mistura heterogênea de partículas sólidas e líquidas, com composição química (orgânica e inorgânica), formas, origens e propriedades físicas variadas. Essa mistura de diferentes partículas tem habilidade de permanecer em suspensão na atmosfera por períodos relativamente longos e, portanto, podem afetar tanto a saúde humana quanto o meio ambiente. Em geral, o MP tem sido dividido em classes com base em seu diâmetro aerodinâmico equivalente, ou seja, partículas grossa, finas e ultrafinas. A classificação em função do diâmetro aerodinâmico equivalente descreve de maneira mais precisa o padrão de deposição das partículas. Partículas com o mesmo diâmetro aerodinâmico equivalente apresentam a mesma velocidade de sedimentação. As partículas grossas são aquelas com diâmetro aerodinâmico equivalente superior a 2,5 μm, as partículas finas são aquelas com diâmetro aerodinâmico equivalente $< 2,5$ μm, as partículas ultrafinas apresentam diâmetro aerodinâmico equivalente $< 0,1$ μm e as partículas totais em suspensão (PTS) são todas as partículas com até aproximadamente 100 μm de diâmetro aerodinâmico equivalente.

Outra classificação para o MP tem como base sua origem. As partículas primárias, que podem incluir as frações finas e grossas, são liberadas diretamente na atmosfera enquanto as partículas secundárias, que incluem apenas a fração fina, são formadas na atmosfera principalmente em função do processo de condensação e evaporação. Geralmente, as partículas finas apresentam maior proporção da matéria orgânica e permanecem maior tempo em suspenção no ar enquanto as partículas grossas são compostas principalmente de minerais e outros elementos inorgânicos e sedimentam com maior velocidade. As fontes de MP são muitas e incluem aerossóis marinhos, poeira do solo, das ruas e de rodovias, emissões veiculares (principalmente daqueles movidos a diesel), emissões de combustão e de processos industriais, construção e demolição, pulverização de praguicidas, bioaerossóis (como o pólen) e cinzas vulcânicas. Em muitos países localizados em regiões tropicais, a queima de biomassa, incluindo madeira, folhas, alimentos e florestas, é a principal fonte de partículas atmosféricas. Os tipos de material particulado são poeiras, fumos, fumaças, névoas e neblinas e estão descritos abaixo.

Poeiras Dispersoides sólidos gerados por desagregação mecânica, ou seja, poeira tem a constituição química do material que lhe dá origem. O diâmetro é variável, desde 0,01 a 100 μm. Exemplos: talco, asbesto (amianto), óxido de ferro, algodão, linho, cânhamo etc.

Fumos Aerodispersoides sólidos gerados em processos de combustão, sublimação, fundição etc., ou seja, as partículas sólidas resultantes são diferentes do material que lhes dá origem. O diâmetro é muito pequeno, menor que 0,1 μm, como os fumos de metais. É interessante lembrar que a poeira impressiona e suja mais que o fumo, mas o risco de intoxicação por fumo é maior.

Fumaça Aerodispersoides formados pela combustão de matéria orgânica. O diâmetro é menor que 0,5 μm, podendo atingir alvéolos pulmonares.

Névoas Partículas líquidas, obtidas por processos mecânicos quaisquer. O diâmetro é muito variável, dependendo do sistema, por exemplo, *spray*.

Neblina Partículas líquidas obtidas por condensação de vapores. Tem-se como exemplo a neblina de ácido sulfúrico proveniente do aquecimento de cubas eletrolíticas contendo o ácido.

A toxicidade das partículas depende do seu tamanho, das suas concentrações em determinado período e da sua composição química. O MP_{10} e o $MP_{2,5}$ são considerados especialmente perigosos, pois atingem diferentes níveis do trato respiratório, além da variação em sua composição química que é muito variável e fortemente influenciada pela fonte emissora. Partículas maiores do que 10 μm são efetivamente retidas pelo nariz e pela nasofaringe, sendo removidas com o muco, através de expectoração ou da saliva. Aquelas que possuem diâmetro aproximadamente de 2,5 μm podem ser sedimentadas na árvore traqueobrônquica. As partículas menores do que 1 μm se depositam na porção terminal dos brônquios e nos alvéolos, podendo ser absorvidas e atingir a circulação sistêmica. À medida que se depositam no trato respiratório, essas partículas passam a ser removidas pelos mecanismos de defesa, como o espirro desencadeado por grandes partículas que, em função de seu tamanho, não conseguem ir além das narinas, nas quais se depositam. Outro mecanismo importante é o movimento ascendente realizado pelo aparelho mucociliar, localizado principalmente na traqueia e nos brônquios, que promove a eliminação eficaz de partículas, com auxílio do reflexo da tosse e do espirro, que aumentam muito a velocidade do movimento ciliar. As partículas que atingem porções mais distais das vias aéreas são fagocitadas pelos macrófagos alveolares, sendo, então, removidas. As partículas depositadas na árvore traqueobrônquica são eliminadas entre 1 e 20 dias após a exposição, ao passo que as depositadas nos bronquíolos não ciliados e alvéolos são eliminadas muito mais lentamente. Cabe destacar que o trato respiratório possui uma ligação íntima com o trato digestivo na região da orofaringe, desta maneira, partículas que não forem expelidas de forma adequada podem ser deglutidas, podendo ser absorvidas pelo trato gastrointestinal.

Com relação à composição química, o MP pode ser composto por agentes tóxicos inorgânicos, como metais (grande importância para o chumbo, o níquel e o mercúrio), cloretos, nitratos e sulfatos ou orgânicos com destaque para os hidrocarbonetos policíclicos aromáticos (HPA), benzeno e poluentes orgânicos persistentes (POP), como as dioxinas. Componentes inorgânicos das partículas como metais ou silicato podem ser citotóxicos para as células pulmonares e vários componentes orgânicos podem induzir toxicidade diretamente ou por meio de bioativação gerando, por exemplo, produtos genotóxicos.

Partículas menores causam maiores prejuízos à saúde, e os efeitos à saúde estão relacionados à presença de metais, compostos orgânicos, acidez, atividade oxidativa ou redutiva e, ainda, aos potenciais tóxicos, alérgicos e biológicos dos seus componentes. Embora estudos anteriores demonstrassem a associação entre a exposição ao MP e câncer, somente em 2016, o MP foi declarado como carcinógeno Grupo 1 (comprovadamente carcinogênico para seres humanos) pela IARC. Além disso, diversos estudos demonstram que exposições a concentrações de MP que excedem os valores-guia de qualidade do ar estão relacionadas à redução na expectativa de vida, e podem ocasionar uma ampla gama de problemas de saúde, incluindo principalmente distúrbios respiratórios, doenças pulmonares, rinite e problemas cardíacos. Outro importante fator de risco associado à emissão de partículas é a capacidade de adsorção de gases tóxicos, como SO_x e NO_x, que podem ser carreados até os alvéolos e causar danos significativos. O SO_2 normalmente é retido e eliminado nas vias aéreas superiores, porém, quando é adsorvido em partículas ultrafinas, atinge áreas de maior suscetibilidade. As partículas inaláveis (MP_{10}) estão associadas ao aumento de atendimentos hospitalares e mortes prematuras. As maiores causam efeitos significativos em pessoas com doenças pulmonares, asma e bronquite.

As partículas podem viajar por milhares de quilômetros na atmosfera, atravessar oceanos e se depositar em outros países, conseguindo causar danos à vegetação, diminuição da visibilidade e contaminação do solo. São removidas da atmosfera por sedimentação (deposição seca) ou arrastadas pela chuva na forma de deposição úmida.

A redução da emissão de MP de origem antropogênica pode se dar por meio do uso de combustíveis mais limpos (p. ex., álcool), de melhores técnicas de combustão (como discutido em relação ao Proconve) ou, ainda, do uso de separadores mecânicos, por gravidade ou centrifugação (p. ex., câmaras de poeira), precipitadores eletrostáticos, lavadores na saída das chaminés e filtros de tela ou carvão ativado.

Monóxido de carbono (CO)

O monóxido de carbono (CO) é um gás inodoro e incolor, classificado toxicologicamente como asfixiante químico por agir na formação de carboxiemoglobina (COHb). Produto da combustão incompleta, suas principais fontes são os veículos automotores, sistemas de aquecimento, usinas termoelétricas a carvão, queima de biomassa, queima de tabaco e churrasqueiras. É produzido em grandes quantidades durante a combustão com baixa eficiência, em baixas temperaturas ou em regiões altas. Há, também, as fontes naturais, como atividade vulcânica, descargas elétricas durante tempestades e emissão de gás natural, que ocasionam uma concentração média mundial de 0,09 ppm.

O CO apresenta meia-vida na atmosfera de 1 a 2 meses e pode ser transportado por milhares de quilômetros. Suas emissões podem ser reduzidas pelo aumento da relação ar/combustível durante a combustão, porém com o risco de aumento da formação de óxidos de nitrogênio (NO_x). A maneira mais efetiva de redução das emissões é o uso de catalisadores nos automóveis.

A concentração normal de COHb no sangue de indivíduos não fumantes é aproximadamente 0,5% (valor de referência para população não fumante), em função da produção endógena de CO durante o catabolismo do heme. A avaliação percentual de COHb no sangue da população é utilizada como indicador biológico de exposição ao CO na monitorização biológica. O limite biológico de exposição (LBE) proposto pela EPA é de 2% de COHb; a OMS recomenda o limite de 2,5% a 3% de COHb para a população exposta não fumante.

Intoxicações agudas podem ser fatais. Em grande parte, a toxicidade do CO se deve a sua elevada afinidade (entre 240 e 300 vezes maior que a do oxigênio) com hemoglobina e mioglobina e com a formação de COHb que não transporta o O_2 para as células, causando anóxia tecidual. Por isso, a exposição ao CO está também associada a prejuízos na acuidade visual, no aprendizado, na capacidade de trabalho e no aumento na mortalidade por infarto cardíaco agudo entre idosos. Os Quadros 15.3 e 15.4 apresentam a relação entre a porcentagem de COHb e os efeitos nocivos para o homem e entre as concentrações de CO no ambiente, concentrações de COHb e sinais e sintomas da intoxicação.

Quadro 15.3 Relação entre a porcentagem de carboxiemoglobina (COHb) no sangue e os efeitos nocivos.

[COHb]	Efeitos nocivos ao homem
< 1%	Nada observável
2% a 4%	Diminuição da percepção visual, diminuição na relação entre tempo de trabalho e exaustão em adultos jovens saudáveis
2% a 4,5%	Diminuição na capacidade de fazer exercícios em pacientes com angina
< 5%	Diminuição da capacidade de vigília
5% a 5,5%	Diminuição do consumo máximo de oxigênio e da capacidade de realizar exercícios durante atividades extenuantes
5% a 17%	Alterações da percepção visual, da destreza manual, da capacidade de aprender ou de realizar determinadas atividades intelectuais
20% a 25%	Náusea, fraqueza (principalmente nos membros inferiores), vômito ocasional

Fonte: Yu *et al.*, 2012.

Quadro 15.4 Relação entre o teor de CO no ar, de COHb no sangue e os sinais e sintomas de intoxicação.

Teor de CO (ppm)	% de COHb	Sinais e sintomas
60	10%	Dificuldade visual, cefaleia
130	20%	Dores abdominais, cefaleia, desmaios
200	30%	Desmaios, paralisia, distúrbios respiratórios, colapso circulatório
600	50%	Bloqueio das funções respiratórias, paralisia, coma, morte

Fonte: Passarelli, 2003.

Dióxido de nitrogênio (NO_2) e outros compostos de nitrogênio (NO_x)

NO_x é a denominação genérica de uma classe de poluentes composta por 7 compostos de nitrogênio. Dentre seus congêneres, apenas o dióxido de nitrogênio (NO_2) e o óxido nítrico (NO) são considerados importantes do ponto de vista de poluição atmosférica. A maior parte dos compostos de nitrogênio é emitida na forma não tóxica de NO que, na sequência, sofre oxidação na atmosfera, formando o poluente NO_2. O NO_2 é um gás marrom-avermelhado, com forte odor e muito irritante. Os NO_x são formados por reações de oxidação atmosféricas do nitrogênio durante a combustão. Suas principais fontes estão relacionadas a processos de combustão envolvendo veículos automotores, processos industriais, usinas térmicas a base de óleo ou gás, incineração, queima de biomassa e pela oxidação de fertilizantes a base de nitrogênio. Como fontes naturais, merecem destaque certas bactérias que emitem grande quantidade de óxido nítrico na atmosfera, atividade vulcânica e descargas elétricas na atmosfera.

A presença do NO_2 na atmosfera pode ocasionar formação de ácido nítrico, nitratos (os quais contribuem para o aumento das partículas inaláveis na atmosfera), ozônio (O_3) e outros compostos orgânicos tóxicos e genotóxicos (p. ex., 3-nitrobenzantrona). Suas emissões podem ser reduzidas por meio da otimização dos processos de combustão ou pelo uso de conversores catalíticos de emissões, como previsto nas fases do Proconve.

O NO_2, quando inalado, atinge porções periféricas dos pulmões em função de seu caráter lipofílico, e seus efeitos tóxicos estão relacionados ao seu poder oxidante. Os principais efeitos tóxicos do NO_2 são irritação das vias aéreas, enfisema pulmonar e prejuízo no olfato em longo prazo e, em intoxicações agudas, tosse, respiração ruidosa, dispneia, broncoespasmo e edema pulmonar. Sintomas como irritação nos olhos, garganta e nariz também parecem estar associados à exposição ao NO_2. Em exposições crônicas a concentrações acima 2 ppm afetam os linfócitos T, particularmente as células CD8+ e as células natural killer (NK), afetando a resposta imunológica. O NO_2 está relacionado às infecções respiratórias (principalmente causadas por vírus), ao aumento da sensibilidade à asma e à bronquite, e à formação de nitrosaminas carcinogênicas nos pulmões. É capaz de oxidar componentes teciduais (p. ex., proteínas, lipídios) e de suprimir sistemas antioxidantes, protetores dos organismos.

Os efeitos tóxicos são mais acentuados em crianças, nas quais o NO_2 prolonga as queixas respiratórias e prejudica a função pulmonar. A exposição materna durante a gravidez pode aumentar o risco de complicações gestacionais por danos celulares causados por peroxidação lipídica ou por diminuição materna das reservas de antioxidantes. Asmáticos têm resposta aumentada à histamina, à metilcolina e aos alérgenos após a inalação de NO_2.

O NO_2 pode ser transformado em ácido nítrico (HNO_3), que também é irritante e um dos componentes da chuva ácida responsável por danos à vegetação nativa e às plantações. Além disso, o NO_2 pode reduzir a visibilidade e descolorir os tecidos.

Ozônio (O_3)

A molécula de ozônio (O_3) contém 3 átomos de oxigênio, diferentemente das moléculas usuais de oxigênio (O_2). O O_3 é um gás incolor e inodoro nas concentrações identificadas ambientalmente, e altamente reativo, sendo constantemente produzido e degradado pelos processos naturais da química atmosférica tanto na troposfera quanto na estratosfera. Na estratosfera, naturalmente presente em função da fotólise do O_2, protege os organismos vivos por meio da absorção da radiação ultravioleta (UV) emitida pelo sol. Na troposfera, é um poluente secundário, produzido fotoquimicamente por uma série de reações catalisadas pela radiação UV a partir dos seus precursores, com destaque para NO_x, CO, metano (CH_4) e outros compostos orgânicos voláteis (COV). Outras fontes de emissão de O_3 são os purificadores de ar e fotocopiadoras. É encontrado principalmente em áreas urbanas, onde possui potencial tóxico reconhecido e caracterizado por redução da função pulmonar e, portanto, contribui para mortes prematuras, aumento nas visitas ao pronto-socorro e exacerbação dos sintomas de asma. Com relação aos impactos ambientais, o O_3 causa danos à vegetação natural e à agricultura, pois age como inibidor da fotossíntese, produzindo também lesões nas folhas das plantas. Contribui para o aquecimento global e, em função de seu poder oxidante, é capaz de danificar materiais como borracha e couro.

É um potente agente oxidante e citotóxico, que pode afetar a saúde da população, irritando os olhos e o sistema respiratório, ocasionando a perda da função pulmonar. A exposição aguda a níveis elevados de O_3 está associada ao aumento das internações hospitalares por pneumonia, doença pulmonar obstrutiva crônica, asma, rinite alérgica e outras doenças respiratórias, e com o aumento de mortes prematuras. Existem poucas evidências de que a exposição crônica ao O_3 ocasione o aumento da mortalidade. Torna as pessoas mais suscetíveis a infecções respiratórias. Em função de sua baixa solubilidade em água, o O_3 costuma atingir facilmente os alvéolos, produzindo seus efeitos tóxicos nessa região com mudanças irreversíveis na estrutura dos pulmões e resultando em doenças crônicas como enfisema e bronquite. A reação inflamatória provocada pelo O_3 em idosos e em outros grupos sensíveis torna-os mais suscetíveis aos efeitos adversos de outros poluentes como o MP.

Como o MP, o O_3 pode viajar por milhares de quilômetros. Os seus níveis são maiores no verão, elevam-se no período da manhã, têm o seu pico durante a tarde e decaem durante o início da noite, em função das variações da intensidade da luz UV. Seu tempo de meia-vida atmosférica é de 1 a 2 semanas durante o verão e 1 a 2 meses no inverno.

Chumbo (Pb)

Desde os anos 1970, sabe-se que a exposição ao Pb presente na atmosfera, decorrente principalmente do seu uso na gasolina, afeta a formação da hemoglobina ocasionando a anemia na população. Contudo, até recentemente não havia padrões de qualidade do ar para o Pb no Brasil. A partir da publicação do Decreto Estadual n. 59113/2013 e, posteriormente, da Resolução Conama n. 491/2018 foram estabelecidos os PF de 0,5 $\mu g/m^3$ para o Pb, igualando-se ao valor-guia estabelecido pela OMS em 2000. Ambas as legislações estabelecem que o Pb deverá ser monitorado no MP em áreas específicas, determinadas em função da tipologia das fontes de poluição, e a critério do órgão ambiental competente.

Atualmente, o Pb é lançado na atmosfera principalmente na forma de MP por inúmeras fontes industriais, como siderurgias, incineradores (p. ex., queima de lixo doméstico), produção de energia (p. ex., usinas termoelétricas a carvão) e operações de fabricação e reciclagem de materiais metálicos, e naturais, destacando-se as erupções vulcânicas. A exemplo do Brasil, nos países que diminuíram ou eliminaram o chumbo tetraetila, usado como aditivo antidetonante na gasolina para automóveis até a década de 1980, seus níveis atmosféricos diminuíram significativamente. Contudo, é importante lembrar que a gasolina de aviação ainda contém Pb e, portanto, áreas próximas a grandes aeroportos podem apresentar maiores concentrações atmosféricas desse metal.

Como consequência direta da retirada do Pb da gasolina automotiva, observou-se a diminuição dos níveis sanguíneos desse metal na população em geral, contudo níveis sanguíneos de Pb relativamente elevados ainda são observados em populações que residem nas proximidades de incineradores e áreas industrializadas quando comparados àquelas de áreas isoladas, refletindo o impacto da poluição ambiental desse metal. Recentes estudos em diversos países têm associado a exposição ambiental ao Pb a efeitos adversos em diferentes sistemas do organismo, incluindo alterações nos sistemas neurológico, hematológico, metabólico, reprodutivo e cardiovascular. Esses estudos demonstram que os efeitos adversos ocorrem em níveis de exposição antes considerados seguros.

Depois de absorvido pelo organismo, o Pb tende a ser transportado por diversas vias, dependendo da fonte e da extensão da exposição, e da sua biodisponibilidade. A fração do Pb absorvida depende principalmente das propriedades físico-químicas, como a solubilidade da forma a qual os organismos estão em contato, a exposição atmosférica e o tamanho das partículas contendo esse metal. Crianças e gestantes são particularmente vulneráveis ao Pb porque o sistema nervoso em desenvolvimento é um dos principais alvos da toxicidade desse metal. Particularmente, a exposição a elevadas concentrações atmosféricas de Pb estão associadas a comportamento agressivo e criminalidade, por exemplo, em países com altas concentrações de Pb no ar, as taxas de homicídio encontradas foram maiores. Além disso, em 9 diferentes países foi demonstrada uma forte associação entre os níveis sanguíneos de Pb em crianças em idade pré-escolar e maior tendência a criminalidade ao longo das décadas posteriores.

Entre os efeitos tóxicos do Pb em diferentes partes do organismo, estão as alterações hematológicas (decréscimo na síntese do heme e aumento na destruição dos eritrócitos); endócrinas (alterações na tireoide e na produção do hormônio do crescimento); neurológicas (encefalopatias, déficit de inteligência e distúrbios no aprendizado); reprodutivas (infertilidade masculina e maior probabilidade de abortos e natimortos); e imunológicas. Nas intoxicações, são observados efeitos cardiovasculares, renais e gastrointestinais. O Pb inorgânico é classificado como provável carcinógeno para humanos (grupo 2B) pela IARC.

Poluentes não legislados no Brasil

Compostos orgânicos voláteis (COV)

Os compostos orgânicos voláteis (COV) constituem uma classe de poluentes com características diferenciadas dos demais poluentes atmosféricos. Por definição, são compostos orgânicos que participam das reações fotoquímicas atmosféricas, com até 15 átomos de carbono, com pressão de vapor superior a 10 Pa a 25 °C, e com um ponto de ebulição ≤ 260 °C à pressão atmosférica. Portanto, são gases e vapores resultantes da queima incompleta e evaporação de combustíveis e de outros produtos como solventes, sendo emitidos por veículos, indústrias como refinarias de petróleo e indústrias petroquímicas, processos de estocagem e transferência de combustível, produção e distribuição de gás natural, aplicação de praguicidas, e fontes naturais com destaque para as emissões florestais (p. ex., isopreno e terpenos).

Entre as classes que compõem os COV, estão os hidrocarbonetos alifáticos e aromáticos, hidrocarbonetos halogenados, alguns álcoois, ésteres e aldeídos. Nos ambientes urbanos são encontrados principalmente os compostos aromáticos monocíclicos, como benzeno, tolueno, etilbenzeno e xilenos. O número de espécies orgânicas na atmosfera é muito elevado e as pressões de vapor de muitas delas fazem com que a transição entre as fases gasosa e particulada seja frequente. Assim, muitos desses COV estão presentes na atmosfera simultaneamente como vapores e MP. Frequentemente, o termo COV é aplicado aos poluentes semivoláteis e engloba não apenas os hidrocarbonetos, como também as moléculas que contêm átomos de oxigênio, enxofre, cloro, entre outros.

Os COV desempenham um papel relevante na química atmosférica por atuarem como percussores do *smog* fotoquímico por meio da formação de radicais orgânicos que ocasionam a produção de O_3 e a modificação da capacidade oxidante da própria atmosfera, onde podem ser transportados por distâncias relativamente grandes. Muitos compostos dessa classe de poluentes são tóxicos para humanos, contribuem para o aquecimento global, e os clorofluorocarbonetos (CFC) destroem a camada de ozônio. A presença de compostos mutagênicos e carcinogênicos entre os COV tem despertado grande interesse sobre essa classe de poluentes. COV comuns produzidos por motores a diesel incluem benzeno, tolueno, formaldeído e 1,3-butadieno, sendo o benzeno e o butadieno carcinógenos humanos bem conhecidos. O formaldeído é um potente irritante das vias aéreas e é um provável carcinógeno. Outros COV estão associados a problemas reprodutivos, asma e problemas neurológicos. Entre os efeitos agudos dessa classe de poluentes estão a irritação nos olhos, nariz, garganta e membranas mucosas. É importante ressaltar que os COV estão presentes na atmosfera na forma de misturas complexas e, portanto, podem ocorrer efeitos aditivos, sinérgicos ou antagônicos entre os seus constituintes.

Hidrocarbonetos policíclicos aromáticos (HPA)

Os hidrocarbonetos policíclicos aromáticos (HPA) formam uma classe de poluentes ubiquitários e com reconhecida genotoxicidade, carcinogenicidade e teratogenicidade, caracterizados por possuírem 2 ou mais anéis aromáticos condensados em suas moléculas. Em geral, os HPA possuem ponto de fusão e ebulição elevados e, portanto, são encontrados no estado sólido, pressão de vapor baixas e hidrossolubilidade muito baixas. Tanto a pressão de vapor quanto a hidrossolubilidade tendem a diminuir com o aumento do peso molecular dos diferentes congêneres dessa classe, enquanto a resistência à oxidação e a redução aumentam com o aumento do peso molecular. Outras propriedades dos HPA são sensibilidade à luz, resistência ao calor, condutividade, capacidade de emissão e resistência à corrosão.

Os HPA presentes no meio ambiente podem ser de origem pirogênica, petrogênica e biogênica. Aqueles de origem pirogênica são formados por processos de pirólise, sempre que substâncias orgânicas são submetidas a altas temperaturas em condições de baixa concentração ou ausência de oxigênio. Os de origem petrogênica são formados durante a maturação do petróleo. A formação dos HPA de origem biogênica não é completamente elucidada, contudo sabe-se que podem ser produzidos por plantas e bactérias, ou ainda formados durante a degradação da matéria vegetal. Globalmente, a principal fonte de HPA e de seus derivados para a atmosfera é a combustão incompleta de matéria orgânica. A combustão de biocombustíveis, os vários processos de produção e/ou industriais, as emissões de usinas de energia, o transporte rodoviário (incluindo veículos leves e pesados), a ressuspensão de solos e a incineração de resíduos estão entre as principais fontes antropogênicas de HPA.

Os HPA, geralmente, são lançados na atmosfera como poluentes primários enquanto os seus derivados alquilados, oxigenados, nitrados, entre outros, podem ser poluentes primários ou poluentes secundários formados na atmosfera a partir dos HPA. A distribuição dos HPA e a formação dos seus derivados são fortemente influenciadas pelas fontes de poluição e pelas características atmosféricas e climáticas. Na atmosfera essa classe de poluentes é encontrada na forma de misturas complexas, e os diferentes congêneres presentes nessa mistura podem estar distribuídos tanto na fase gasosa quanto associados ao MP. Em geral, os HPA com menor peso molecular (2 a 3 anéis) e com maiores pressões de vapor são encontrados predominantemente na fase gasosa e aqueles com alto peso molecular (5, 6 ou mais anéis) e com baixas pressões de vapor são encontrados predominantemente na fração orgânica do MP. Os HPA com peso molecular intermediário (4 anéis) são distribuídos entre ambas as fases gasosa e particulada.

Com relação à toxicidade, aqueles de menor peso molecular apresentam em geral maior toxicidade aguda, ao passo que os com maior peso são mais genotóxicos, tanto para o homem como para outros organismos. Esses compostos somente se tornam genotóxicos após sua biotransformação, quando são produzidos intermediários reativos que se ligam covalentemente ao DNA. Os mecanismos das ações tóxicas não carcinogênicas desses compostos têm sido menos estudados, porém há trabalhos que demonstram a capacidade desses poluentes de causarem interferências tanto nas funções das membranas celulares quanto em sistemas enzimáticos associados à membrana. A ocorrência de efeitos tóxicos agudos em seres humanos decorrentes da exposição à mistura de HPA e aos seus derivados não está completamente esclarecida, contudo parecem estar associados à irritação e inflamação dérmica. O antraceno, o benzo[*a*]pireno e o naftaleno são considerados irritantes diretos da pele, e o antraceno e o benzo[*a*]pireno também podem ocasionar sensibilização da pele causando reações alérgicas em animais e seres humanos. Quanto aos efeitos crônicos decorrentes da exposição a misturas dos HPA e seus derivados merecem destaque a diminuição da função imunológica, a catarata, os danos renais e hepáticos (p. ex., icterícia), os problemas respiratórios incluindo sintomas semelhantes aos da asma e as anormalidades da função pulmonar. O contato dérmico repetido pode causar vermelhidão e inflamação da pele. Particularmente, o naftaleno pode causar a degradação das hemácias quando inalado ou ingerido em grandes quantidades. Também são descritos efeitos como estresse oxidativo, alterações na regulação endócrina e alterações no desenvolvimento diferentes espécies. Outro mecanismo de toxicidade dos HPA e dos compostos heterocíclicos é a fototoxicidade. Estudos com organismos aquáticos indicam que a exposição à radiação ultravioleta (UV) ou aos raios solares pode aumentar drasticamente a toxicidade dos HPA.

Tanto os HPA quanto seus derivados, que em geral são reconhecidamente mais genotóxicos, estão associados ao aumento da incidência de diversos tipos de câncer no homem. O primeiro indício de carcinogenicidade química de produtos de combustão orgânica foi publicado em 1775, quando se observou maior incidência de câncer em limpadores de chaminés. Muitos anos depois, essa atividade carcinogênica foi atribuída à presença do benzo[*a*]pireno nas amostras. Posteriormente, foi comprovado experimentalmente que a presença do benzo[*a*]pireno, por si só, não justificava toda a atividade carcinogênica observada nessas amostras, sendo esse "excesso de carcinogenicidade" atribuído à presença conjunta de outros congêneres da classe dos HPA, incluindo alguns de seus derivados, principalmente dos nitro-HPA. De acordo com a IARC, o benzo[*a*]pireno é classificado como Grupo 1 (reconhecidamente carcinogênico para seres humanos), o naftaleno, criseno, benz[*a*]antraceno, benzo[*k*]fluoranteno e benzo[*b*]fluoranteno são classificados como Grupo 2B (possivelmente carcinogênico a humanos). Diversos nitro-HPA também são classificados pela IARC como Grupos 2A (provavelmente carcinogênico para humanos; por exemplo, 1-nitropireno e 6-nitrocriseno) e 2B (p. ex., 4-nitropireno e 6-nitrofluoranteno). Assim, o efeito para a saúde humana mais grave decorrente da exposição aos HPA e seus derivados por via inalatória é um risco aumentado de desenvolvimento de câncer de pulmão.

▶ FENÔMENOS ATMOSFÉRICOS E POLUIÇÃO DO AR

Além do fato dos problemas decorrentes da poluição terem uma importância localizada, principalmente em centros urbanos industrializados, a poluição assume um significado global quando se observam efeitos que não obedecem a barreiras geopolíticas como: destruição da camada de ozônio; deposição ácida; aquecimento global; além do próprio transporte dos poluentes por grandes distâncias.

Chuva ácida

O termo "chuva ácida" refere-se à deposição atmosférica de constituintes ácidos que atingem a terra como chuva, neve, partículas, gases e vapor. A chuva ácida foi reconhecida pela primeira vez por Ducros em 1845 e, descrita subsequentemente pelo químico e climatologista inglês Robert Angus Smith, em 1852. Seus estudos pioneiros relacionavam as fontes de emissões industriais e incluíram observações preliminares de efeitos deletérios no ambiente após uma precipitação ácida que ocorreu na cidade de Manchester no início da Revolução Industrial.

Atividades como a queima de carvão e de combustíveis fósseis, além de outras atividades industriais, lançam dióxido de enxofre e de nitrogênio na atmosfera. Como citado neste capítulo, ao se combinarem com moléculas de água presentes na atmosfera sob a forma de vapor, esses gases formam ácido sulfúrico ou ácido nítrico, tendo como resultado as chuvas ácidas. As águas da chuva, assim como a geada, neve e neblina carregadas de ácidos, ao caírem na superfície, alteram a composição química do solo e das águas, atingem as cadeias alimentares, destroem florestas e lavouras, atacam estruturas metálicas, monumentos e edificações. Essas precipitações ácidas apresentam, geralmente, valores de pH entre 4 e 5, mas podem atingir valores mais baixos, em alguns casos chegando ao pH ao redor de 2.

É importante salientar que as nuvens contendo as chuvas ácidas podem ser carregadas pelo vento e se precipitarem em locais bem distantes do ponto de emissão dos gases. Essa deposição ácida diminui o pH de lagos, de rios e do solo, podendo induzir a efeitos deletérios em animais e plantas que ali habitam. Por exemplo, em pH 5,9, a população de animais aquáticos decresce e alguns deles desaparecem, enquanto em pH 5,4, a maioria das espécies de peixes perdem a capacidade de reprodução.

Segundo o Fundo Mundial para a Natureza (WWF, do inglês World Wide Fund for Nature), cerca de 35% dos ecossistemas europeus já estão seriamente alterados e cerca de 50% das florestas da Alemanha e da Holanda estão destruídas pela acidez da chuva. Na costa do Atlântico Norte, a água do mar está entre 10% e 30% mais ácida do que nos últimos 20 anos. Nos Estados Unidos, onde as usinas termoelétricas são responsáveis por quase 65% do SO_2 lançado na atmosfera, o solo dos Montes Apalaches também está alterado, apresentando uma acidez 10 vezes maior que a das áreas vizinhas, de menor altitude, e 100 vezes maior que a das regiões onde não há esse tipo de poluição.

Já foi observado que monumentos históricos de grande importância para a humanidade também estão sendo corroídos, como a Acrópole (Atenas), o Coliseu (Roma), o Taj Mahal (Índia), as catedrais de Notre-Dame (Paris) e de Colônia (Alemanha). No Brasil, podemos citar como exemplo a cidade de Cubatão (SP), onde as chuvas ácidas contribuem para a destruição da Mata Atlântica e desabamentos de encostas. Ainda, a usina termoelétrica de Candiota, em Bagé, no Rio Grande do Sul, tem provocado a formação de chuvas ácidas no Uruguai.

Avanços consideráveis na redução das emissões de SO_2 e NO_x em diferentes continentes como América do Norte, Europa e mais recentemente Ásia e América do Sul, como citado neste capítulo em relação às fases do Proconve, tem ocasionado a redução significativa dos impactos da chuva ácida. Com a redução da formação de chuva ácida, tem sido observada uma recuperação, ainda que lenta, de ecossistemas já impactados. A literatura científica mostra que a recuperação de águas superficiais, solos, peixes e vegetação se desenvolverá ao longo de muitas décadas, desde que as emissões e a deposição continuem diminuindo.

Os efeitos nocivos diretos sobre o homem ainda não estão totalmente elucidados. Aparentemente, a chuva ácida pode causar irritação do trato respiratório e das membranas mucosas, além de liberar metais tóxicos que estavam adsorvidos ao solo, podendo contaminar rios e plantações.

Inversão térmica *versus Smog*

Nos primeiros 10 km da atmosfera, o ar vai se resfriando com o aumento da altitude. Dessa maneira, o ar nas camadas inferiores da atmosfera é mais quente e, portanto, menos denso e tende a subir para as camadas mais elevadas. Assim, ocorre um movimento ascendente do ar quente e descendente do ar frio, que é mais denso (correntes de convecção). Esses movimentos ocorrem normalmente na troposfera e, graças a essa mobilidade, os poluentes podem subir juntamente com o ar e se dispersar nas camadas superiores. A Figura 15.1 mostra a redução da temperatura da superfície da Terra em função do aumento da altitude.

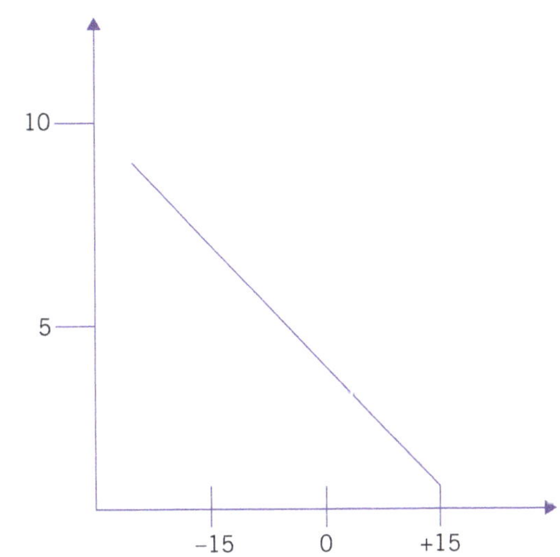

Figura 15.1 Redução da temperatura da superfície da Terra em função do aumento da altitude.
Fonte: Cetesb, 2013.

A inversão térmica é uma condição meteorológica que ocorre quando uma camada de ar quente se sobrepõe a uma camada de ar frio, impedindo o movimento ascendente do ar. Nesse caso, o ar abaixo dessa camada fica mais frio, portanto, mais denso, dificultando a dispersão de poluentes (Figura 15.2).

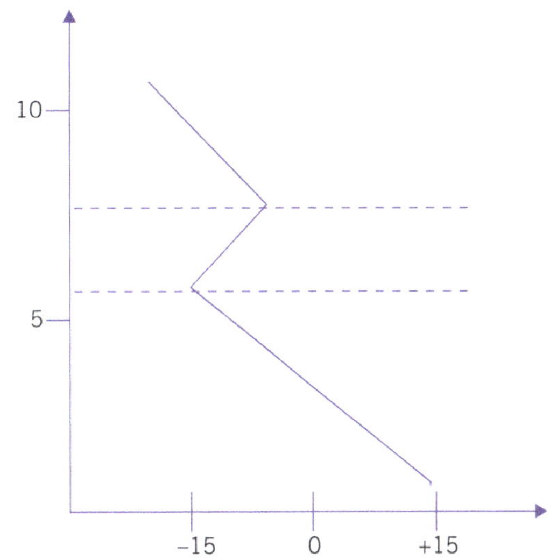

Figura 15.2 Camada de inversão térmica.
Fonte: Cetesb, 2013.

Esse fenômeno ocorre naturalmente durante praticamente todo o ano e em diferentes altitudes. No inverno, a formação de camadas de inversão térmica em baixas altitudes é mais comum, principalmente em cidades com grandes aglomerados de indústrias e alta circulação de veículos. Nesse caso, a terra, estando mais fria, resfria o ar próximo ao solo, ficando a camada de ar quente acima, impedindo o movimento de convecção, formando uma camada de inversão térmica, denominada inversão por radiação.

Além da inversão por radiação, pode ocorrer a inversão térmica por subsidência, que ocasiona a formação de camadas de inversão a altitudes mais elevadas, pela entrada de um sistema com alta pressão, que comprime a camada de ar logo abaixo, aquecendo-a e impedindo a movimentação do ar. Porém, do ponto de vista da poluição, só interessam as camadas de inversão térmica que se formam até 1.000 m de altitude, que são aquelas que interferem na dispersão dos poluentes. É importante salientar que a inversão térmica é um fenômeno natural que não causa poluição, mas, quando ocorre na presença de poluentes, estes não se dispersam e se acumulam, dando origem à paisagem característica de grandes centros urbanos em dias secos de inverno, conhecido como *smog*. Durante esses dias, segundo a Cetesb, ocorre aumento sensível nos atendimentos e internações hospitalares, além do número de mortes causadas por agravamento de doenças preexistentes.

O termo *smog*, sem tradução para o português, surgiu da associação das palavras inglesas *smoke* (fumaça) + *fog* (neblina). O fenômeno significa um acúmulo de poluentes no ar, causado por inversão térmica, por condições topográficas, ou por persistência de sistemas atmosféricos de alta pressão. Os poluentes do ar, na forma de partículas líquidas ou sólidas, servem como núcleo para a formação de neblina, principalmente durante o inverno, causando o *smog*.

Há 2 tipos de *smog*, o redutor e o oxidante, que possuem características distintas (Quadro 15.5).

- O *smog* oxidante, também denominado *smog* tipo Los Angeles ou fotoquímico, é rico em óxidos de nitrogênio, aldeídos, ozônio e Nitratos de peroxiacila (PAN), resultantes da ação da luz sobre o NO_2. Cidades com tráfego pesado, clima seco e ensolarado, são mais suscetíveis à formação do *smog* fotoquímico. O fenômeno recebeu o nome de *smog* tipo Los Angeles por ser comum na cidade, onde se apresentam todas as características necessárias para a sua formação.
- O *smog* redutor, também denominado *smog* tipo Londres, é rico em óxidos de enxofre e fuligem, provenientes principalmente da queima de carvão. O nome *smog* tipo Londres foi dado em função do já citado episódio de poluição aguda ocorrido em Londres, em 1952, ocasionado por uma forte inversão térmica e elevada concentração de poluentes.

Quadro 15.5 Principais características de *smog* tipo Londres e tipo Los Angeles.

Características	*Smog* redutor Londres	*Smog* fotoquímico (Los Angeles)
Intensidade máxima	Pela manhã	Ao meio-dia
Temperatura	Fria (~ 5°C)	Quente (~ 25 °C)
Umidade relativa	Alta (com neblina)	Baixa (seca e quente)
Tipo de inversão térmica	Radiação (próxima ao solo)	Subsidência
Componentes	SO_x, MP	O_3, PAN, aldeídos, NO_x
Tipo de atmosfera	Redutora	Oxidante

Fonte: Adaptado de Albert, 1985.

Os efeitos nocivos do *smog* oxidante sobre o homem são semelhantes aos causados pelas substâncias oxidantes, anteriormente descritos. Os efeitos tóxicos do *smog* redutor são semelhantes aos do SO_2 em associação com material particulado.

Efeito estufa e aquecimento global

A troposfera permite a passagem das radiações solares que chegam à Terra, no entanto, impede a saída da radiação refletida, conservando parte da energia recebida. Esse fenômeno natural, conhecido como efeito estufa ou efeito *greenhouse*, mantém a atmosfera cerca de 30 °C mais aquecida em relação à sua ausência, possibilitando, com isso, a existência de vida no planeta. O vapor de água, o dióxido de carbono (CO_2), o metano (CH_4), o ozônio (O_3) e o óxido nitroso (N_2O) retêm parte dos raios infravermelhos irradiados da terra. Assim, a concentração desses gases, principalmente o CO_2, está estreitamente relacionada com o clima da Terra. Para se ter uma ideia do papel do CO_2 na temperatura, estudos na superfície de Vênus demonstram que sua temperatura é superior a 400 °C, em virtude da alta concentração de gás carbônico existente em sua atmosfera.

A produção industrial, a produção de energia e o transporte, atividades humanas fundamentais para a existência da vida em sociedade, são as maiores fontes de liberação de CO_2 na atmosfera terrestre, contribuindo para o fenômeno do aquecimento global. Os gases de efeito estufa são emitidos principalmente pela queima de carvão e derivados de petróleo, entre outras maneiras de emissão oriundas do sistema de produção no qual se baseiam as sociedades modernas. O seu aumento exponencial nos últimos 200 anos deveu-se, em grande parte, ao crescimento da população e ao processo de industrialização e urbanização.

A continuidade desse fenômeno poderá provocar sérios impactos para o meio ambiente e para a sociedade. Entre as consequências possíveis, estão o aumento na temperatura média da superfície da Terra e as mudanças nos padrões climáticos mundiais, como aumento na ocorrência de furacões, tufões e ciclones, pois o aumento da temperatura faz com que ocorra maior evaporação das águas dos oceanos, potencializando esses tipos de catástrofes climáticas. Ainda, são previstas alterações dos padrões de chuva, desaparecimento de ilhas tropicais e cidades litorâneas, derretimento de geleiras, aumento nas ocorrências de inundações, secas e eventos climáticos extremos. Além disso, ecossistemas completos poderão sofrer alterações irreparáveis, ao passo que a produtividade agrícola poderá diminuir.

A preocupação da comunidade científica e dos governantes com o aquecimento global gerou acordos internacionais para a redução da emissão de poluentes, principalmente de CO_2. A Convenção – Quadro das Nações Unidas para a Mudança do Clima, assinada em 1992 no Rio de Janeiro durante a ECO-92, também conhecida como RIO-92, por 175 países mais a União Europeia, entrou em vigor em março de 1994. Nesse documento, os países signatários demonstram a preocupação com o aquecimento global e estabelecem o compromisso de reduzir os gases de efeito estufa, reconhecendo a mudança do clima como "uma preocupação comum da humanidade". Durante a ECO-92, foi estabelecido um processo contínuo de avaliação das informações, possibilitando a adoção de compromissos com base nos resultados científicos publicados ao longo do tempo. Nesse contexto, a primeira revisão ocorreu na 1ª Sessão da Conferência das Partes (COP1), realizada em Berlim em 1995, quando foi sugerida a criação de um protocolo que seria apresentado em 1997 durante a COP3, realizada em Quioto (Japão). Assim, o Protocolo de Quioto foi aberto para assinaturas em 16 de março de 1998 e ratificado em 15 de março de 1999. Oficialmente, entrou em vigor em 16 de fevereiro de 2005, sem as assinaturas dos Estados Unidos e da Austrália, depois que a Rússia o ratificou em novembro de 2004. Inicialmente, foi proposto um calendário pelo qual os países desenvolvidos signatários tinham a obrigação de reduzir a quantidade de gases poluentes em, pelo menos, 5,2% até 2012, em relação aos níveis de 1990. Porém, durante a 18ª COP realizada em dezembro de 2012 em Doha (Qatar), o Protocolo de Quioto foi estendido até 2020. Infelizmente, Japão, Rússia, Canadá e Nova Zelândia não assinaram essa nova etapa do Protocolo e os Estados Unidos nunca chegaram a assinar. Na 21ª COP ocorrida em Paris em 2015, foi aprovado o Acordo de Paris por 195 países com o objetivo de substituir o Protocolo de Quioto, tendo como meta principal reduzir emissões de gases de efeito estufa visando o desenvolvimento sustentável. O compromisso ocorreu no sentido de manter o aumento da temperatura média global em bem menos de 2 °C acima dos níveis pré-industriais e de envidar esforços para limitar o aumento da temperatura a 1,5 °C, lembrando que, atualmente, o mundo já está 1,1 °C mais quente, de acordo com a Organização das Nações Unidas (ONU). Em 22 de abril de 2016, o acordo foi aberto para assinatura. De acordo com o Ministério do Meio Ambiente, o Brasil se comprometeu a reduzir as emissões de gases de efeito estufa em 37% abaixo dos níveis de 2005 até 2025, com uma meta de redução de até 43% abaixo dos níveis de 2005, em 2030. Para isso, o país se comprometeu a aumentar a utilização de energia limpa para 18% até 2030, restaurar e reflorestar 12 milhões de hectares de florestas, bem como alcançar uma participação estimada de 45% de energias renováveis na composição da matriz energética até 2030. Em 2019, os Estados Unidos se retiraram do Acordo de Paris, podendo retornar em 2021, com a mudança presidencial do país.

Em 1988, o Programa das Nações Unidas para o Meio Ambiente (UNEP, do inglês United Nations Environment Programme) e a Organização Mundial de Meteorologia (WMO, do inglês World Meteorological Organization) constituíram o *Intergovernmental Panel on Climate Change* (IPCC), encarregado de apoiar com trabalhos científicos as negociações da ONU. Em agosto de 2019, o IPCC publicou seu relatório anual, reafirmando a necessidade de limitar o aquecimento da Terra em até 1,5 °C e, entre outros pontos, destaca a importância da Amazônia nesta tarefa. Este documento teve como foco principal a contribuição do uso e ocupação do solo nas mudanças climáticas, destacando que será impossível manter a meta de aquecimento em 1,5 °C sem forte sequestro de carbono, uma tarefa importante que envolve as florestas tropicais. O documento de 2019 volta a afirmar que se o aquecimento global não for mitigado podem ocorrer fenômenos climáticos extremos, além de severos impactos da produção de alimentos e fornecimento de água.

Redução da camada de ozônio

O ozônio (O_3) é uma espécie de oxigênio altamente reativa que compõe uma camada que envolve a Terra, localizada de 15 km a 30 km de altitude, possuindo cerca de 20 km de espessura e concentração de O_3 relativamente constante. Protege a Terra contra a radiação ultravioleta entre 220 nm e 320 nm, pois o O_3 tem capacidade de absorção da radiação, de acordo com a reação:

$$O_3 \xrightarrow{UV} O_2 + O$$
$$O + O_3 \rightarrow 2\,O_2$$

Em 1974, Molina e Rowland, pela primeira vez, previram que compostos como clorofluorcarbonos (CFC) podem causar diminuição do O_3 da estratosfera. A partir da década de 1930, esses compostos começaram a ser utilizados em diversas aplicações industriais, como propelentes de aerossóis, gases de refrigeração, fluidos de ar-condicionado, fabricação de embalagens de isopor etc. Os CFC são altamente estáveis, pouco reativos, não inflamáveis e não tóxicos, que, ao serem liberados na troposfera, atingem a estratosfera muito lentamente. O *freon* $CFCl_3$ (F-11) e o CF_2Cl_2 (F-12) permanecem na atmosfera por 75 e 11 anos, respectivamente. Esses compostos sofrem a ação da radiação ultravioleta e liberam cloro altamente reativo, que reage com o O_3 presente na estratosfera, segundo as reações:

$$CF_2Cl_2(Fl_2) \rightarrow CF_2Cl + Cl$$
$$Cl + O_3 \rightarrow ClO + O_2$$
$$ClO \xrightarrow{[O]} Cl + O_2$$

Essas reações ocorrem em cadeia, de modo que uma molécula do CFC destrói muitas moléculas de O_3.

Os voos supersônicos que liberam toneladas de NO em grandes altitudes também são responsáveis pela destruição da camada de O_3 da estratosfera, de acordo com as seguintes reações:

Essas reações também ocorrem em cadeia.

O ClO e o Cl podem ser inativados pela reação com o NO_2 e o metano, respectivamente.

$$NO \xrightarrow{O_3} NO_2$$
$$NO_2 \xrightarrow{O_3} NO + O_2$$

Considerando o intenso uso destes compostos durante muitos anos, um enorme e crescente buraco na camada de ozônio sobre a Antártica foi descoberto na década de 1980 e, desde então, sua redução vem sendo monitorada, em uma ação integrada visando atender as metas do Protocolo de Montreal. Este tratado tem como o objetivo a eliminação gradual da produção e o consumo de substâncias que destroem a camada de ozônio para limitar seus danos. O Protocolo de Montreal é assinado por 197 países, sendo o primeiro tratado na história das Nações Unidas a alcançar a ratificação universal, e é considerado por muitos a ação ambiental global de maior sucesso. De acordo com o Ministério do Meio Ambiente, diante dos esforços realizados no mundo todo para cumprir as metas de eliminação das substâncias destruidoras do ozônio no âmbito do Protocolo de Montreal, espera-se que a camada de ozônio se recupere, retornando aos níveis registrados no início da década de 1980 apenas em meados do século XXI (2050-2060).

A redução da camada de ozônio ocasiona um aumento na incidência de raios UVB na superfície da Terra, podendo induzir a diversos impactos, como mostrado abaixo:

- **Na saúde humana.** Sabe-se que a maior exposição da pele a raios UVB está diretamente relacionada ao aumento na incidência de câncer de pele não melanoma e desempenha um papel importante no desenvolvimento do melanoma. Além disso, os raios UVB têm sido associados ao desenvolvimento de catarata e turvação do cristalino.
- **Efeitos nas plantas.** A radiação UVB afeta os processos fisiológicos e de desenvolvimento das plantas. Apesar dos mecanismos para reduzir ou reparar esses efeitos e da capacidade de se adaptar a níveis elevados de UVB, o crescimento das plantas pode ser afetado diretamente pela radiação UVB. Mudanças indiretas causadas por UVB (como mudanças na forma da planta, distribuição de nutrientes, tempo das fases de desenvolvimento e metabolismo secundário) podem ser tão, ou às vezes, mais importantes do que os efeitos prejudiciais diretos decorrentes da exposição à radiação UVB. Essas mudanças podem ter implicações importantes para o equilíbrio competitivo das plantas, herbivoria, doenças das plantas e ciclos biogeoquímicos.

- **Efeitos nos ecossistemas marinhos.** O fitoplâncton constitui a base das cadeias alimentares aquáticas. A produtividade do fitoplâncton é limitada à zona fótica, ou seja, a camada superior da coluna de água na qual há luz solar suficiente. A exposição à radiação solar UVB mostrou afetar a orientação e a motilidade do fitoplâncton, resultando em taxas de sobrevivência reduzidas para esses organismos. Além disso, a radiação UVB pode causar danos aos estágios iniciais de desenvolvimento de peixes, camarões, caranguejos, anfíbios e outros animais marinhos. Os efeitos mais graves são a diminuição da capacidade reprodutiva e o comprometimento do desenvolvimento larval. Pequenos aumentos na exposição aos raios UVB podem resultar em reduções populacionais para pequenos organismos marinhos, com implicações para toda a cadeia alimentar marinha.
- **Efeitos nos ciclos biogeoquímicos.** Aumento na radiação UVB pode afetar os ciclos biogeoquímicos terrestres e aquáticos, alterando assim as fontes e agentes sequestrantes de gases de efeito estufa (p. ex., dióxido de carbono, monóxido de carbono, sulfeto de carbonila, ozônio e possivelmente outros gases).
- **Efeitos nos materiais.** Polímeros sintéticos, biopolímeros de ocorrência natural, bem como alguns outros materiais de interesse comercial, são adversamente afetados pela radiação UVB. Os materiais atualmente utilizados possuem certa proteção aos raios UVB, em função da presença de aditivos especiais. No entanto, o aumento nos níveis de UVB irá acelerar sua degradação, limitando o período de tempo durante o qual eles são úteis ao ar livre.

BIBLIOGRAFIA

ABDEL-SHAFY, H.I.; MANSOUR M.S.M. A review on polycyclic aromatic hydrocarbons: source, environmental impact, effect on human health and remediation. *Egyptian Journal of Petroleum*, v. 25, p. 107-123, 2016.

AITIO, A. Zero exposure – a goal for environmental and occupational health? *Toxicology Letters*, v. 134, p. 3-8, 2002.

ALBERT, L.A. *Curso Básico de Toxicologia Ambiental*. México: OPAS-OMS, 1985. 371p.

ALI, M.U. et al. A systematic review on global pollution status of particulate matter-associated potential toxic elements and health perspectives in urban environment. *Environmental Geochemistry and Health*, v. 41, p. 1131-1162, 2019.

ALVES, C.; PIO, C. Secondary organic compounds in atmospheric aerosols: speciation and formation mechanisms. *Journal of Brazilian Chemical Society*, v. 16, n. 5, p. 1017-1029, 2005.

ANGERER, J.; EWERS, U.; WILHELM, M. Human biomonitoring: state of the art. *International Journal of Hygiene and Environmental Health*, v. 210, p. 201-228, 2007.

ARBEX, M.A. et al. Queima de biomassa e efeitos sobre a saúde. *Jornal Brasileiro de Pneumologia*, v. 30, n. 2, p. 158-175, 2004.

ARBEX, M.A. et al. Impact of outdoor biomass air pollution on hypertension hospital admissions. *Journal of Epidemiology and Community Health*, v. 64, p. 573-579, 2010.

BAILEY, D.; SOLOMON, G. Pollution prevention at ports: clearing the air. *Environmental Impact Assessment Review*, v. 24, p. 749-74, 2004.

BANDOWE, B.A.M.; MEUSEL, H. Nitrated polycyclic aromatic hydrocarbons (nitro-PAHs) in the environment – A review. *Science of the Total Environment*, v. 581-582, p. 237-257, 2017.

BARBOSA-JR, F. et al. A critical review of biomarkers used for monitoring human exposure to lead: advantages, limitations, and future needs. *Environmental Health Perspectives*, v. 113, n. 12, p. 1669-1674, 2005.

BELL, M.L.; DAVIS, D.L. Reassessment of the lethal London fog of 1952: novel indicators of acute and chronic consequences of acute exposure to air pollution. *Environmental Health Perspectives*, v. 109, n. 3, p. 389-394, 2001.

BELL, M.L.; SAMET, J.M. Air pollution. *In*: FRUMKIN, H. *Environmental health: from global to local*. 2. ed. San Francisco: Jossey-Bass, 2010. 387-415 p.

BOXALL, A.B.A. et al. When synthetic chemicals degrade in the environment – What are the absolute fate, effects and potential risks to humans and ecosystem. *Environmental Science and Technology*, v. 38, p. 353A-376A, 2004.

BRASIL, Ministério do Meio Ambiente. Poluentes Atmosféricos. Disponível em: <https://www.mma.gov.br/cidades-sustentaveis/qualidade-do-ar/poluentes-atmosfericos>. Acesso em: 27 out. 2020.

BRASIL, Ministério do Meio Ambiente. Acordo de Paris. Disponível em <https://www.mma.gov.br/clima/convencao-das-nacoes-unidas/acordo-de-paris.html>. Acesso em: 18 nov. 2020.

BRASIL, Ministério do Meio Ambiente. Camada de ozônio. Disponível em: <https://www.mma.gov.br/clima/protecao-da-camada-de-ozonio/a-camada-de-ozonio.html>. Acesso em: 18 nov. 2020.

BRASIL. *Resolução CONAMA/n. 003 de 28 de junho de 1990, Diário Oficial da União* de 22/08/1990, Seção I, p. 15.937-15.939, 1990.

Brasil. *Resolução CONAMA/n. 490 de 16 de novembro de 2018, Diário Oficial da União* de 21/11/2018, Seção I, p. 153, 2018.

BRASIL. *Resolução CONAMA/n. 491 de 20 de dezembro de 2018, Diário Oficial da União* de 21/12/2018, Seção I, p. 155-156, 2018.

Brasil. *Resolução CONAMA/n. 492 de 16 de novembro de 2018, Diário Oficial da União* de 24/12/2018, Seção I, p. 141, 2018.

Brasil. *Resolução CONAMA/n. 493 de 24 de junho de 2019, Diário Oficial da União* de 26/06/2019, Seção I, p. 96, 2019.

BURNS, D.A. et al. Acid rain and its environmental effects: Recent scientific advances. *Atmospheric Environment*, v. 146, p. 1-4, 2016.

CÂMARA, V.M.; TAMBELLINI, A.T. Considerações sobre o uso da epidemiologia nos estudos em saúde ambiental. *Revista Brasileira de Epidemiologia*, v. 6, n. 2, p. 95-104, 2003.

CAMPOS, V.P. et al. Monitoramento atmosférico passivo de SO_2, NO_2 e O_3 em áreas urbanas de influência industrial como prática de química ambiental para alunos de graduação. *Química Nova*, v. 29, n. 4, p. 872-875, 2006.

CARSON, R. *Silent spring*. Boston: Houghton Mifflin, 1962. 400 p.

CASTRO, H.A.; GOLVEIA, N.; ESCAMILLA-CEJUDO, J.A. Questões metodológicas para investigação dos efeitos da poluição do ar na saúde. *Revista Brasileira de Epidemiologia*, v. 6, n. 2, p. 135-149, 2003.

CETESB. *Inversão térmica*. Companhia de Tecnologia de Saneamento Ambiental, São Paulo. Disponível em: <https://cetesb.sp.gov.br/qualidade-ar/wp-content/uploads/sites/28/2013/12/inversao_termica.png >. Acesso em: 18 nov. 2020.

CETESB. *Poluentes*. Companhia de Tecnologia de Saneamento Ambiental, São Paulo. Disponível em: <https://cetesb.sp.gov.br/ar/poluentes/>. Acesso em: 18 nov. 2020.

CETESB. *Padrões de qualidade do ar. Companhia de Tecnologia de Saneamento Ambiental*, São Paulo. Disponível em: <http://www.cetesb.sp.gov.br/ar/Informa??es-B?sicas/22-Padr?es-e-?ndices>. Acesso em: 27 out. 2020.

CETESB. *Qualidade do ar.* Companhia de Tecnologia de Saneamento Ambiental, São Paulo. Disponível em: <https://cetesb.sp.gov.br/ar/>. Acesso em: 27 out. 2020.

CETESB. Qualidade do Ar no Estado de São Paulo, 2019 – série de relatórios. Disponível em: <https://cetesb.sp.gov.br/ar/wp-content/uploads/sites/28/2020/07/Relat%C3%B3rio-de-Qualidade-do-Ar-2019.pdf>. Acesso em: 27 out. 2020.

CETESB. Programa Estadual de Mudanças Climáticas do Estado de São Paulo. Disponível em: <https://cetesb.sp.gov.br/proclima/conferencia-das-partes-cop/>. Acesso em: 18 nov. 2020.

CHRISTIE, M. *The Ozone layer: a philosophy of science perspective.* Cambridge: Cambridge University Press, 2000. 215 p.

CLAXTON, L.D.; MATTHEWS, P.P.; WARREN, S.H. The genotoxicity of ambient outdoor air, a review: Salmonella mutagenicity. *Mutation Research*, v. 567, p. 347-399, 2004.

COSTA, D.L. Air pollution. *In*: KLAASSEN C.D. *Casarett and Poull's Toxicology the basic science of poisons.* 6.ed., New York: McGraw-Hill, 2001. 979-1012 p.

CURTIS, L. et al. Adverse health effects of outdoor air pollutants. *Environment International*, v. 32, p. 815-830, 2006.

DAT, N.D.; CHANG, M.B. Review on characteristics of PAHs in atmosphere, anthropogenic sources and control technologies. *Science of the Total Environment*, v. 609, p. 682-693, 2017.

DOZENA, E.C. *Poluição atmosférica: uma análise crítica da legislação ambiental aplicada à indústria.* Salvador: Universidade Federal da Bahia, 2000. 56 p. Monografia – Curso de especialização em gerenciamento e tecnologias ambientais na indústria. Escola Politécnica, Salvador, 2000.

EPA. Environmental Protection Agency. Ozone Layer Protection. Disponível em: <https://www.epa.gov/ozone-layer-protection>. Acesso em: 18 nov. 2020.

GOUVEIA, N. et al. Poluição do ar e efeitos na saúde nas populações de duas grandes metrópoles brasileiras. *Epidemiologia e Serviços de Saúde*, v. 12, n. 1, p. 29-40, 2003.

GREENPEACE. Protocolo de Kyoto. Disponível em: <http://www.greenpeace.org.br/clima/pdf/protocolo_kyoto.pdf>. Acesso em: 07 jul. 2007.IARC. International Agency for Research on Cancer Monographs on the Evaluation of carcinogenic risks to humans, v. 109, 2016. Disponível em: <https://monographs.iarc.fr/wp-content/uploads/2018/06/mono109-F01.pdf>. Acesso em: 01 out. 2020.

IPCC. Climate change 2019. Intergovernmental Panel on Climate Change. Disponível em: <https://www.ipcc.ch/site/assets/uploads/2019/07/SPM-Portuguese-version.pdf>. Acesso em: 18 nov. 2020.

KLUMPP, A. et al. Um novo conceito de monitoramento e comunicação ambiental: a rede europeia para a avaliação da qualidade do ar usando plantas bioindicadoras (EuroBionet). *Revista Brasileira de Botânica*, v. 24, n. 4, p. 511-518, 2001.

KOPPMANN, R. *Volatile Organic Compounds in the Atmosphere.* Oxford: Blackwell Publishin. 2007, 508 p.

KNIE, J.L.W.; LOPES, E.W.B. *Testes ecotoxicológicos – métodos, técnicas e aplicações.* Florianópolis: FATMA/GTZ, 2004. 289 p.

LANDRIGAN, P.J. et al. The lancet Commission on pollution and Health. *The Lancet*, v. 391, 2017.

LEHMAN-McKEEMAN. Absorption, distribution, and excretion of toxicants. *In*: KLASSEN, C.D (ed.). *Casarett & Doull's: the Basic Science of Poisons.* New York: MacGraw Hill, 9th ed., 2018, 1648 p.

MANISALIDIS, I. et al. Environmental and health impacts of air pollution: a review. *Frontiers in Public Health*, v. 8, p. 1-14, 2020.

MAROZIENE, L.; GRAZULEVICIENE, R. Maternal exposure to low-level air pollution and pregnancy outcomes: a population-based study, *Environmental Health: A Global Access Science Source*, v. 1, p. 7, 2002.

MARTINS, L.C. et al. Poluição atmosférica e atendimentos por pneumonia e gripe em São Paulo, Brasil. *Revista de Saúde Pública*, v. 36, n. 1, p. 88-94, 2002.

MASELLI, B.S. et al. Similar polycyclic aromatic hydrocarbon and genotoxicity profiles of atmospheric particulate matter from cities on three different continents. *Environmental and Molecular Mutagenesis*, v. 61, p. 560-573, 2020.

MOTA-FILHO, F.O. et al. Influência de poluentes atmosféricos em Belo Jardim (PE) utilizando *Cladonia verticillaris* (líquen) como biomonitor. *Química Nova*, v. 30, p. 1072-1076, 2007.

MUDANÇAS CLIMÁTICAS. *In*: *Fórum Brasileiro de Mudanças Climáticas.* CD-ROM interativo.

NIEUWENHUIJSEN, M.; PAUSTENBACH, D.; DUARTE-DAVIDSON, R. New developments in exposure assessment: the impact on the practice of health risk assessment and epidemiological studies. *Environment International*, v. 32, p. 996-1009, 2006.

ORGANIZAÇÃO DAS NAÇÕES UNIDAS. Mudanças Climáticas. Disponível em: <https://news.un.org/pt/story/2019/11/1696211>. Acesso em: 18 nov. 2020.

PEREIRA, L.A.A. et al. Ar da cidade, ruído e as desigualdades na saúde. *In*: SALDIVA, P.H.N. (Org.) *Meio ambiente e saúde: o desafio das metrópoles.* São Paulo: Ex-libris Comunicação Integrada, 2010. p. 146-161.

São Paulo. *Decreto Estadual n. 59.113, de 23 de abril de 2013, Diário Oficial do Estado de São Paulo* de 24/04/2013, Seção I, p. 1-4, 2013.

SCHRAUFNAGEL, D.E. et al. Air pollution and non-communicable diseases: a review by the forum of International Respiratory Societies' Environmental Committee, Part 2: Air pollution and organ systems. *CHEST*, v. 155, n. 2, p. 417-426, 2019.

SICILIANO, B. et al. The Updated Brazilian National Air Quality Standards: A Critical Review. *Journal of the Brazilian Chemical Society*, v. 31, n. 3, p. 523-535, 2020.

TORRES, L.M. et al. Poluição atmosférica em cidades brasileiras: uma breve revisão dos impactos na saúde pública e meio ambiente. *Naturae*, v. 2, n. 1, p. 23-33, 2020.

VIENES, P.; HUSGAFEL-PURSIAINEN, K. Air pollution and cancer: biomarker studies in human populations. *Carcinogenesis*, v. 26, n. 11, p. 1846-1855, 2005.

WANI, A.L.; ARA, A.; USMANI, J.A. Lead toxicity: a review. *Interdisciplinary Toxicology*, v. 8, n. 2, p. 55-64, 2015.

WARK, K.; WARNER, C.F.; DAVIS, W.T. *Air pollution: its origin and control.* 3.ed. California: Menlo Park, Addison-Wesley. 1998. 573 p.

WHO air pollution. World Health Organization. Disponível em: <https://www.who.int/health-topics/air-pollution#tab=tab_1>. Acesso em: 27 out. 2020.

WHO air quality guidelines for Europe, 2nd ed., World Health Organization Regional Office for Europe, Copenhagen, 2000.

WHO air quality guidelines global update 2005, World Health Organization Regional Office for Europe, Copenhagen, 2005.

WHO – Evolution of WHO air quality guidelines: past, present and future, World Health Organization Regional Office for Europe, Copenhagen, 2017.

WOLTERBEEK, B. Biomonitoring of trace element air pollution: principles, possibilities and perspectives. *Environmental Pollution*, v.120, p.11-21, 2002.

YU, M.H.; TSUNODA, H.; TSUNODA, M. *Environmental Toxicology – biological and health effects of pollutants.* 3rd ed. Boca Raton: CRC Press. 2012, 375 p.

16

Qualidade do Ar em Ambientes Internos*

Simone Harue Kimura Takeda

CONTEÚDO DESTE CAPÍTULO

INTRODUÇÃO

A preocupação pelos efeitos potenciais da qualidade do ar de ambientes internos à saúde teve início a partir de 1973, em função da crise energética, quando os esforços para a conservação da energia concentraram-se na redução da entrada do ar externo aos espaços internos, com a finalidade de diminuir os custos de calefação e refrigeração nos edifícios. Ainda que nem todos os problemas relacionados com a qualidade do ar interior sejam consequência de medidas de economia de energia, é evidente que, conforme foi se generalizando esse princípio, as queixas sobre a qualidade do ar interno aumentaram e os problemas de saúde surgiram.

A construção de edifícios herméticos e com ventilação externa reduzida, além do uso de isolantes térmicos, multiplicou e diversificou o número de produtos químicos e sintéticos utilizados e gradualmente perdeu-se o controle individual do ambiente, tornando-o cada vez mais contaminado. Embora exista uma tendência para o uso de tipos similares de construção no mundo, especialmente para edifícios de escritório, os problemas de poluição do ar de ambientes internos são diferentes nos países desenvolvidos quando comparados com os menos desenvolvidos. Os principais problemas nos países desenvolvidos estão relacionados com baixa ventilação e uso de produtos e materiais que emitem vários compostos, já os habitantes de países em desenvolvimento estão sujeitos aos problemas gerados por atividades humanas, por exemplo, o uso de biomassa como combustível.

A qualidade do ar no ambiente interno de um edifício depende de uma série de variáveis, como a qualidade do ar externo, o desenho do sistema de ventilação e de ar-condicionado, as condições em que se opera e se mantém esse sistema, a divisão do edifício em compartimentos, as fontes internas de contaminação e a sua magnitude. Os problemas mais frequentes são consequência de uma ventilação inadequada, da contaminação gerada no interior e da proveniente do exterior.

O nível dos poluentes no ar do interior de residências, escritórios, escolas e outros edifícios pode ser igual ou maior que o do ar externo, uma vez que a poluição de ambientes fechados compreende uma mistura de contaminantes de fontes externas e dos gerados no ambiente interno, ou menor que no ambiente

* Colaboradoras nas edições anteriores: Nilda A. G. G. Fernicola e Maria Helena Roquetti.

industrial, no qual são aplicadas normas para avaliar a qualidade do ar. Estima-se que as pessoas passam, em média, 87% do dia em ambientes fechados, 6% em veículos fechados e 7% ao ar livre. Idosos, crianças e enfermos são os que mais tempo estão expostos aos potenciais efeitos adversos da exposição crônica a baixas concentrações de poluentes do ar interno.

A contaminação do ar de ambientes internos tem diferentes origens: nos próprios ocupantes; nos materiais inadequados ou com defeitos técnicos utilizados na construção do edifício; no trabalho realizado no interior; no uso excessivo ou inadequado de produtos como praguicidas, desinfetantes e produtos de limpeza; nos gases de combustão originados do tabaco e das cozinhas; e nos contaminantes procedentes de zonas mal ventiladas que se difundem para as áreas vizinhas, afetando a qualidade do ar dessas áreas. Com relação à contaminação biológica, sua origem deve-se fundamentalmente à presença de água estagnada, de materiais impregnados com água e à manutenção incorreta de umidificadores e torres de refrigeração.

A má qualidade do ar de ambientes internos também é atribuída a muitos outros fatores, além dos contaminantes químicos e biológicos. Alguns são físicos, como o calor, o ruído e a iluminação; outros são psicossociais, como a organização do trabalho, as relações laborais, o ritmo e a carga de trabalho.

▶ QUALIDADE DO AR EM AMBIENTES INTERNOS

O termo "ar interno" se aplica a ambientes fechados não industriais, como: edifícios de escritórios, edifícios públicos, colégios, bibliotecas, hospitais, teatros, restaurantes e residências. A qualidade do ar nesses ambientes fechados pode se deteriorar na presença de substâncias químicas. Foram detectados mais de 900 compostos orgânicos no ar interno, além de partículas e material biológico. A concentração desses poluentes no ar interior depende de vários fatores, como taxa e tipo de emissão das fontes, taxa de ventilação, absorção/adsorção dos compostos nos materiais.

Existem muitas fontes de poluição do ar em qualquer residência, incluindo fontes de combustão, como óleo, gás, querosene, carvão, madeira e a fumaça da combustão do tabaco; materiais de construção e mobiliário deteriorado; material isolante contendo asbesto; carpete úmido ou molhado; mobílias feitas com madeira prensada; produtos para limpeza e manutenção, higiene pessoal ou *hobby*; sistema de aquecimento central e equipamentos de umidificação; agrotóxicos e outros agentes poluentes provenientes do ar externo.

Edifícios de escritórios

Milhares de pessoas trabalham em edifícios com sistemas de ventilação, aquecimento e ar-condicionado desenhados para fornecer ar em níveis adequados de umidade e temperatura. Um sistema corretamente desenhado, instalado, mantido e operado é essencial para um ambiente interno saudável. Em geral, as características da qualidade do ar nesses edifícios estão relacionadas com fatores físicos (temperatura e umidade); fatores mecânicos (ventilação e filtração inadequadas); e fatores químicos, como os materiais da construção, fumaça do tabaco e produtos de limpeza.

As principais fontes de contaminação do ar em ambientes internos são os painéis de madeira aglomerada que contêm resina à base de ureia-formaldeído, e os isolantes de parede com ureia-formaldeído. Os materiais de construção e as mobílias liberam outros compostos orgânicos voláteis, como hidrocarbonetos alifáticos e aromáticos, seus derivados oxidados e terpenos.

As 3 principais fontes de contaminação de ambientes internos pelo ar externo são a combustão em fontes estacionárias como as centrais energéticas, a combustão em fontes móveis como os veículos e os processos industriais. Os contaminantes mais importantes emitidos por essas fontes são: monóxido de carbono (CO), óxidos de enxofre (SO_x), óxidos de nitrogênio (NO_x), compostos orgânicos voláteis (COVs), hidrocarbonetos policíclicos aromáticos (HPAs) e material particulado (MP). A composição do ar externo varia de um lugar a outro em função da presença e natureza das fontes de contaminação circundantes e da direção predominante do vento. O Quadro 16.1 apresenta um resumo das principais fontes e poluentes do ar no ambiente interno.

Quadro 16.1 Principais fontes e poluentes do ar no ambiente interno.

Fontes	Poluentes
Sistema de ar-condicionado	Partículas respiráveis, fumaça de tabaco ambiental, agentes biológicos*
Ar externo	Partículas respiráveis, CO, ozônio, chumbo, agentes biológicos*
Materiais de construção	Partículas respiráveis, radônio, asbesto, COVs, agrotóxicos, formaldeído, PCBs
Máquinas copiadoras	COVs, ozônio, estireno
Terra ou solo (gases e partículas)	Partículas respiráveis, radônio, COVs, agrotóxicos, HPAs, chumbo, agentes biológicos*
Mobílias	COVs, formaldeído, terpenos
Aquecedores a querosene	Partículas respiráveis, COVs, CO, NO_2, SO_2, HPAs
Fogões a gás	COVs, CO, NO_2
Aquecedores a gás	Partículas respiráveis, COVs, HPAs, CO, NO_2
Carpetes	Partículas respiráveis, COVs, agrotóxicos, formaldeído
Isolantes	Partículas respiráveis, asbesto, formaldeído
Materiais úmidos	Agentes biológicos*

(*continua*)

Quadro 16.1 Principais fontes e poluentes do ar no ambiente interno. (*Continuação*)

Fontes	Poluentes
Fumaça de tabaco	Partículas respiráveis, fumaça de tabaco ambiental, COVs, HPAs, CO, estireno, nicotina, acroleína
Emissão veicular	Partículas respiráveis, COVs, formaldeído, HPAs, CO, NO_2, chumbo
Lareiras	Partículas respiráveis, COVs, agrotóxicos, HPAs, CO
Produtos de limpeza	Amônia, COVs, agrotóxicos, limoneno
Outras fontes domésticas	Agrotóxicos, metais contidos na poeira doméstica, pólens, escamas da pele de animais domésticos, bactérias, fungos, cloro, solventes

COVs: compostos orgânicos voláteis; HPAs: hidrocarbonetos policíclicos aromáticos; CO: monóxido de carbono; NO_2: dióxido de nitrogênio; SO_2: dióxido de enxofre; *Agentes biológicos: fungos, esporos, ácaros etc.
Fontes: Adaptado de Naugle e Plerson, 1991; e Marek *et al.*, 2017.

A filtração incorreta do ar por falta de manutenção ou desenho inadequado do sistema de filtração é particularmente grave quando o ar externo é de má qualidade ou o nível de recirculação é elevado. As causas de uma ventilação inadequada podem ser: entrada insuficiente de ar fresco em função de um alto nível de recirculação de ar ou baixo volume de entrada; colocação e orientação incorretas dos pontos de entrada do ar externo no edifício; distribuição deficiente e, em consequência, uma mistura incompleta do ar que ingressa com o ar do edifício, o que pode originar estratificação, zonas não ventiladas, diferenças de pressão não previstas que originam correntes de ar e mudanças contínuas nas características termo-higrométricas.

A distribuição percentual das causas mais frequentes da poluição do ar em ambientes internos é: ventilação insuficiente em função de falta de manutenção, distribuição deficiente e entrada insuficiente de ar fresco (50% a 52%); poluição gerada no interior do edifício, como a produzida pelas máquinas de escritório, a fumaça do tabaco e os produtos de limpeza (17% a 19%); poluição procedente do exterior do edifício em função de uma disposição inadequada das entradas de ar e dos respiradouros (11%); contaminação microbiológica da água estagnada nas tubulações do sistema de ventilação, umidificadores e torres de refrigeração (5%); formaldeído e outros compostos emitidos pelos materiais de construção e decoração (3% a 4%).

A ventilação remove ou dilui os poluentes e controla a temperatura e a umidade nos edifícios. O uso de ar externo para ventilação em dias frios pode resultar em umidade relativa do ar muito baixa no ambiente interno, ocasionando desconforto por secura nas membranas nasais e oculares, e insatisfação com o clima interno. Em climas quentes, a alta umidade relativa do ar, a qual reduz a habilidade à perda de calor por evaporação (transpiração), pode aumentar o desconforto pelo superaquecimento.

A presença de umidade é um indicador de pouca ventilação e o excesso de água pode resultar no aumento da emissão de substâncias químicas dos materiais de construção e de revestimento de pisos. Ambientes internos úmidos, como solo e madeira podem atrair cupins, os quais podem provocar dano estrutural às residências e afetar, indiretamente, o ambiente interno pela indução ao uso de inseticidas. Além disso, a água estagnada pode atrair insetos e roedores.

Doenças relacionadas aos edifícios

Doenças relacionadas aos edifícios são um grupo heterogêneo de desordens em que a etiologia está relacionada a ambientes de edifícios modernos e herméticos. A maioria dos casos ocorre em edifícios de escritórios não industriais, mas as doenças podem ocorrer em edifícios de apartamentos, residências, escolas, museus e bibliotecas. As doenças relacionadas aos edifícios podem ser específicas ou não específicas.

A Síndrome do Edifício Doente (SED) refere-se às doenças não específicas relacionadas aos edifícios, e ocorre quando os ocupantes de um edifício se queixam da qualidade do ar ou apresentam sintomas associados com desconforto agudo, como dor de cabeça; irritação nos olhos, no nariz ou na garganta; tosse seca; pele seca ou com coceira; tonturas e náuseas; dificuldade de concentração; fadiga e sensibilidade a odores. As causas, assim como uma doença específica relacionada aos sintomas, não podem ser identificadas e, na maioria dos casos, os reclamantes relatam alívio logo após sair do prédio.

A SED teve seu início documentado na década de 1970 quando houve redução na quantidade de ar externo fornecido pela ventilação, nos edifícios de escritório, para economia de energia em razão da crise energética. Os potenciais fatores causadores da síndrome são: material particulado, extremo desconforto térmico, redução na umidade, suplemento insuficiente de ar fresco, movimento excessivo do ar, pouca luminosidade, contaminação microbiológica, COVs e ruído.

A alteração da qualidade do ar pode estar localizada em uma sala ou zona, em particular, ou ser difundida no edifício. Alguns estudos associam a prevalência dos sintomas com as características do sistema de aquecimento, ventilação e ar-condicionado. Em média, a prevalência desses sintomas foi maior em edifícios com ar-condicionado do que em edifícios com ventilação natural, independente da umidificação.

Outras doenças relacionadas aos edifícios, ao contrário da SED, são específicas, ou seja, consistem em condições bem documentadas com um diagnóstico definido e geralmente com etiologia reconhecível. Exemplos de doenças relacionadas aos edifícios específicas são: infecção por *Legionella*, asma ocupacional, pneumonite por hipersensibilidade e febre por inalação. Nesses casos, há necessidade de tratamento médico e mitigação da exposição (eliminação da fonte e proteção individual) para a diminuição dos sintomas.

Agentes específicos

Vários compostos são liberados no ambiente interno por combustão, emissão de materiais de construção, equipamentos de escritórios e domésticos, produtos de consumo, além de esporos, células, fragmentos e COVs emitidos por micro-organismos, como bactérias e fungos. O ar externo, usado para ventilação, também pode ser fonte de poluição, já que contém material particulado e vários gases, como óxidos nítricos e ozônio. As potenciais fontes de poluentes são: exaustão de veículos, pontos de coleta de lixo, sistemas e torres de resfriamento, queima de biomassa em fornos e caldeiras.

Biomassa

A queima de biomassa e de carvão é a fonte primária de energia em países emergentes. Cerca de 3,1 bilhões de pessoas no mundo usam os combustíveis sólidos, como lenha e carvão além de esterco de animais e resíduos agrícolas (grãos e gramíneas) para cozinhar e aquecer ambientes. Apesar do uso dessas fontes de energia ocorrer principalmente na zona rural, em alguns países da África, 95% das famílias depende de algum tipo de biomassa e seu uso é comum tanto na área rural quanto na área urbana. A queima doméstica desses combustíveis, frequentemente em espaços pouco ventilados, é um processo que emite muitos poluentes, alguns dos quais causam câncer. O problema é agravado em regiões onde as pessoas passam a maior parte do tempo no interior da casa, pois a combinação de combustíveis sólidos, fogões e aquecedores ineficientes e pouca ventilação produz complexa mistura de poluentes prejudiciais à saúde.

A fumaça resultante da combustão da lenha é também fonte de muitos poluentes, como material particulado, monóxido de carbono, butadieno, formaldeído, benzeno e HPAs. Em algumas regiões da China, a ocorrência natural de arsênio, chumbo, flúor, selênio e mercúrio no carvão expõe os indivíduos a esses contaminantes volatilizados para atmosfera, como vapor ou finas partículas respiráveis, durante a queima doméstica do carvão. Outras fontes de emissão doméstica de produtos de combustão são os aquecedores a querosene ou a gás, usados em locais sem ventilação, as lareiras, os fogões a lenha e as estufas a gás. Os principais poluentes liberados são: monóxido de carbono, dióxido de nitrogênio e material particulado, além dos HPAs. Os aquecedores a querosene geram também aerossóis ácidos. Poluentes gasosos e material particulado também são emitidos por chaminés e seus canos de ventilação, instalados de maneira inadequada ou sem manutenção.

Os dados de 2016 da Organização Mundial da Saúde mostram que cerca de 3,8 milhões de pessoas morrem prematuramente por ano em função do uso ineficiente de combustíveis sólidos, dos quais 27% por pneumonia, 18% por infarto do miocárdio, 27% por doença isquêmica do coração, 20% por doença pulmonar obstrutiva crônica e 8% por câncer de pulmão. Além disso, estudos epidemiológicos sobre o uso doméstico de biomassa que, em muitos casos, inclui o carvão, demonstram associação entre exposição à fumaça de biomassa e infecções do trato respiratório inferior em crianças, e bronquite crônica e enfisema em mulheres que utilizaram por muitos anos os combustíveis sólidos para cozinhar. Também há evidência de que a poluição do ar interno está associada com o baixo peso ao nascer, a tuberculose, o câncer de laringe e nasofaringe e com a formação de catarata, que representa a principal causa de cegueira em países em desenvolvimento.

A Agência Internacional para Pesquisa em Câncer (IARC) considera os gases (ou os vapores) emitidos pela combustão de carvão, assim como de biomassa (principalmente madeira), em ambientes internos, como agentes carcinogênicos ao ser humano. A IARC avaliou o potencial carcinogênico dos vapores liberados durante a preparação de alimentos, como nas frituras, utilizando óleo a alta temperatura, como praticado no mundo todo, em particular nos pratos de origem oriental, classificando-os como prováveis agentes carcinogênicos. Essa classificação é suportada por dados experimentais que demonstram efeitos mutagênicos do vapor emitido com o aquecimento do óleo a cerca de 230 °C, independente da forma de fritura e do tipo de óleo usado.

Fumaça de tabaco

A fumaça de tabaco ambiental, também denominada fumaça de segunda mão, é uma mistura de fumaça liberada durante a combustão dos produtos do tabaco (cigarro, cigarrilha, charuto, cachimbo) e diluída no ar ambiente. O indivíduo não fumante que inala involuntariamente a fumaça de derivados do tabaco é denominado fumante passivo, e a fumaça em ambientes fechados é denominada poluição tabagística ambiental (PTA).

A PTA é composta pela fumaça exalada pelo fumante, pela fumaça que sai da ponta ardente do cigarro, entre uma e outra baforada, por contaminantes liberados no ar durante a tragada e contaminantes que se difundem através do papel e da ponteira do cigarro, entre as tragadas. A composição química da fumaça, embora influenciada pelo padrão de fumar do indivíduo, é determinada principalmente pelo tipo de tabaco e do produto, no caso de cigarros, a presença ou não de filtro, além de outros fatores como ventilação, porosidade do papel e aditivos. No entanto, a fumaça que sai da ponta do cigarro contém em média 3 vezes mais nicotina, 3 vezes mais monóxido de carbono e até 50 vezes mais substâncias cancerígenas do que a fumaça inalada pelo fumante.

Na complexa combinação de mais de 7 mil substâncias químicas presentes na fumaça, estão irritantes e tóxicos sistêmicos como amônia, óxidos de nitrogênio, dióxido de enxofre, aldeídos, monóxido de carbono e nicotina, além de mais de 70 compostos carcinogênicos e mutagênicos como 4-aminobifenila, 1,3-butadieno, 2-naftilamina, benzeno, benzo[a]pireno e *N*-nitrosaminas.

O tabagismo passivo tem efeitos adversos no sistema cardiovascular e é causa de insuficiência cardíaca e câncer de pulmão. Os efeitos imediatos da exposição à PTA são: irritação nos olhos, manifestações nasais, tosse, cefaleia, aumento de problemas alérgicos, principalmente das vias respiratórias, e cardíacos (elevação da pressão arterial e angina). Outros efeitos de médio e longo prazo são redução da capacidade funcional respiratória e aumento do risco de aterosclerose.

A vulnerabilidade das crianças à PTA é causa de particular preocupação. Os pulmões das crianças são menores e o seu sistema imunológico é menos desenvolvido, fato que as torna mais sujeitas a contrair infecções respiratórias e otites; como a frequência respiratória é maior que do adulto, as crianças inalam um volume maior de substâncias químicas por unidade de peso do que aconteceria com um adulto no mesmo período de tempo, tornando-as, assim, mais suscetíveis aos efeitos da fumaça. A exposição à PTA causa maior frequência de resfriados e infecções do ouvido médio, e maior risco de doenças respiratórias, como pneumonia, bronquite e exacerbação da asma em crianças.

A exposição de mulheres não fumantes durante a gravidez aumenta o risco de parto de natimorto, de malformação fetal e de baixo peso dos bebês ao nascer, além de aumentar consideravelmente o risco da síndrome da morte súbita na infância, também conhecida como morte no berço. Os recém-nascidos com baixo peso podem enfrentar um risco maior para problemas de saúde e dificuldades de aprendizagem.

O tabaco mata mais de 8 milhões de pessoas a cada ano, das quais mais de 7 milhões são fumantes e ex-fumantes e cerca de 1,2 milhões são não fumantes expostos a fumaça de segunda mão. Essa fumaça aumenta o risco de derrame em 20% a 30% e as pessoas que não fumam, mas que estão expostas à fumaça do tabaco em suas casas ou nos locais de trabalho, têm um risco de 25% a 30% maior de desenvolver doenças cardíacas e de 20% a 30% maior de desenvolver câncer pulmonar. Os compostos ou misturas presentes no tabaco causam câncer ao ser humano e não existe um nível seguro de exposição à fumaça de tabaco ambiental. A IARC classifica a fumaça de tabaco como "cancerígena para o ser humano", com base na evidência da carcinogenicidade da fumaça de tabaco e condensados da fumaça em animais de experimentação, bem como na evidência de que a fumaça de tabaco de segunda mão causa câncer de pulmão no ser humano.

O Brasil (Lei Federal n. 12.546, de 14 de dezembro de 2011) proíbe o uso de cigarros, cigarrilhas, charutos, cachimbos ou qualquer outro produto fumígeno, derivado ou não do tabaco, em recinto coletivo fechado, privado ou público. Também restringe o uso de aditivos em produtos derivados do tabaco, adicionados intencionalmente para mascarar o gosto da nicotina, disfarçar o cheiro desagradável, reduzir a porção visível da fumaça e diminuir a irritabilidade da fumaça para os não fumantes. Além disso, o país é signatário da Convenção-Quadro para o Controle do Tabaco (CQCT) da Organização Mundial da Saúde, que tem por objetivo proteger as gerações presentes e futuras das consequências sanitárias, sociais, ambientais e econômicas geradas pelo consumo e pela exposição à fumaça do tabaco, com medidas eficazes para reduzir o consumo de tabaco, entre elas a elevação dos impostos sobre o tabaco.

Radônio

O radônio é um gás radioativo liberado naturalmente quando o urânio, o tório ou o rádio se decompõem nas rochas e no solo. O radônio é um gás invisível, inodoro e insípido que está virtualmente presente em todos os lugares e é a principal fonte de radioatividade natural para a população geral.

A exposição ao radônio, para a maior parte da população, ocorre principalmente no interior dos edifícios através da entrada do gás pelas fissuras no concreto das paredes, drenagens dos pisos e dos ralos das casas. Outras fontes de exposição de menor influência são o ar externo, a água e o gás natural. As concentrações de radônio no ambiente interno dependem, basicamente, das características geológicas do terreno, dos materiais de construção utilizados e das caraterísticas de ventilação do edifício.

Estudos epidemiológicos realizados na Europa, na América do Norte e na Ásia fornecem evidências de que o radônio em ambiente interno aumenta o risco de câncer de pulmão na população geral. Estimativas sobre a proporção de casos de câncer de pulmão atribuíveis ao radônio variam entre 3% e 14%, dependendo da concentração média de radônio encontrado e dos métodos de cálculo empregados em cada estudo. Além disso, os resultados indicam que o risco de câncer de pulmão aumenta proporcionalmente com o aumento da exposição ao radônio.

O radônio apresenta maior probabilidade de causar câncer de pulmão em fumantes do que em ex-fumantes ou aqueles que nunca fumaram. No entanto, é a principal causa de câncer de pulmão em não fumantes. A Agência Internacional de Pesquisa em Câncer (IARC) classifica o ^{222}Rn e seus produtos de decaimento como cancerígenos para o ser humano (Grupo 1).

A principal maneira de prevenir as exposições ao radônio é evitar a construção de edifícios em áreas que, por sua natureza, emitem grande quantidade de radônio ao ar. Nos casos em que isto não seja possível, os solos e as paredes devem ser isolados de maneira apropriada e não devem ser utilizados materiais de construção que contenham elementos radioativos. Os ambientes internos, especialmente os sótãos, devem ter ventilação suficiente.

Agentes biológicos

Os contaminantes biológicos compreendem os organismos vivos ou restos de organismos que afetam a qualidade do ar de ambientes internos, como bactérias, vírus, fungos e protozoários, além de pólens e esporos de plantas, detritos e pelos de animais e fragmentos de insetos e ácaros e seus produtos de excreção e poeira doméstica. Os compostos orgânicos voláteis (COVs) emanados de seres vivos, como plantas e micro-organismos, e outras substâncias químicas também podem ser encontrados no ar interno.

A presença de alguns desses organismos e agentes no ar interno ocorre principalmente em funçao da umidade em materiais e ventilação inadequada, que resulta no crescimento de micro-organismos e liberação de esporos, células, fragmentos e COVs. A umidade inicia a degradação química e biológica dos materiais, contaminando o ar interno. Uma fonte de alérgenos que pode causar crises de rinite ou asma em pessoas suscetíveis são os detritos constituídos por partículas finas de pele, pelos, penas, saliva, fezes e urina. As principais fontes desses detritos no ambiente interno são animais de estimação, como gatos, cães, *hamsters* e pássaros. Os insetos, como baratas, besouros e moscas, e seus produtos de excreção também podem causar alergia respiratória, porém não contribuem de maneira significativa na presença de aerossóis no ar interno.

Evidências epidemiológicas de estudos conduzidos em diferentes países e condições climáticas, mostram que os ocupantes de residências e edifícios com mofo e umidade têm um risco aumentado para sintomas respiratórios, como coriza e tosse, infecções respiratórias e exacerbação da asma. Outras evidências sugerem aumento do risco para rinite alérgica e asma.

Muitas reações alérgicas causadas por agentes biológicos ocorrem imediatamente após a exposição e outras são resultado de exposições anteriores. As pessoas com reações alérgicas leves, ou sem reação, podem, de maneira repentina, sentirem-se muito sensíveis a um determinado alérgeno. Alguns contaminantes biológicos causam processos alérgicos, como dermatite alérgica, rinite e asma. Os sinais e sintomas da exposição aos poluentes biológicos incluem espirros, olhos lacrimejantes, tosse, respiração ofegante, vertigens, letargia, febre e problemas digestivos.

Há também contaminantes biológicos que causam doenças infecciosas, como sarampo, varicela, gripe e COVID-19. A transmissão dos agentes infecciosos é mais comum entre pessoas que estão em contato próximo por meio de gotículas respiratórias ou pequenas partículas, como as dos aerossóis (partículas com diâmetro de 1 a 5 μm), produzidas quando uma pessoa infectada tosse, espirra, canta, fala ou respira. Essas partículas podem ingressar no organismo pelo nariz ou pela boca e causar infecção. Apesar de não ser a principal maneira de propagação dos vírus, as gotículas também podem cair em superfícies e objetos e ser transferidas pelo toque, ou seja, um indivíduo pode se infectar tocando a superfície ou objeto que contém o vírus e, a seguir, tocando sua própria boca, nariz ou olhos. Outra maneira de transmissão é através do ar, pela disseminação de aerossóis que podem permanecer em suspensão no ar durante longos períodos de tempo, algumas partículas mantêm sua infectividade e/ou virulência e outras a perdem. Em geral, ambientes internos sem boa ventilação aumentam o risco de transmissão através do ar.

Para reduzir a exposição a agentes biológicos contaminantes de ambientes domésticos, recomenda-se instalar exaustores para renovar o ar de cozinhas e banheiros, que reduzem também as concentrações de poluentes orgânicos que se vaporizam da água quente, usada para banho ou em lavadoras de roupas e pratos. Manter a umidade nestas áreas entre 30% e 50% ajuda a prevenir a condensação da água nos materiais de construção. Os umidificadores devem ser limpos com frequência e a água trocada diariamente. As bandejas de condensado e as serpentinas dos sistemas de ar-condicionado também devem ser limpas. Outra medida é manter a casa limpa pelo fato de que a limpeza periódica pode reduzir, mesmo que não elimine totalmente, os agentes que causam alergias. As pessoas alérgicas não devem usar o aspirador de pó ou, então, devem se ausentar durante a limpeza do local, pois o aspirador de pó aumenta a concentração de ácaros e outros agentes biológicos no ar interno.

O Quadro 16.2 mostra um esquema para a periodicidade dos procedimentos de limpeza e manutenção dos componentes de um sistema de climatização, considerados como reservatórios, amplificadores e disseminadores de poluentes, segundo a Resolução RE n. 9, de 16 de janeiro de 2003, da Agência Nacional de Vigilância Sanitária (Anvisa).

Quadro 16.2 Frequência para limpeza e manutenção dos componentes de um sistema de climatização.

Componente	Periodicidade
Tomada de ar externo	Limpeza mensal ou quando descartável até sua obliteração (máximo 3 meses)
Unidades filtrantes	Limpeza mensal ou quando descartável até sua obliteração (máximo 3 meses)
Bandeja de condensado	Mensal*
Serpentina de aquecimento	Desincrustação semestral e limpeza trimestral
Serpentina de resfriamento	Desincrustação semestral e limpeza trimestral
Umidificador	Desincrustação semestral e limpeza trimestral
Ventilador	Semestral
Plenum de mistura/casa de máquinas	Mensal

*: Excetuando na vigência de tratamento químico contínuo que passa a respeitar a periodicidade indicada pelo fabricante do produto utilizado.
Fonte: Brasil, 2003.

Micro-organismos e ácaros

As bactérias podem ser encontradas na poeira de superfícies e as principais fontes são o ar externo, as pessoas e o crescimento bacteriano no ambiente interno. As bactérias do ar externo e aquelas oriundas das pessoas são consideradas inofensivas, porém o crescimento ativo e o acúmulo no ambiente interno podem afetar a saúde.

Legionelose é a doença causada pela bactéria *Legionella* encontrada naturalmente no ambiente, geralmente na água. É uma doença associada à contaminação do ar interno e causa pneumonia principalmente em indivíduos com 50 anos ou mais, fumantes, indivíduos com doenças pulmonares crônicas (enfisema), indivíduos com sistema imunológico deprimido em função de doenças como câncer, diabetes e falência renal, aqueles que recebem imunossupressores após transplante ou quimioterapia ou consomem bebidas alcoólicas abusivamente. A bactéria cresce melhor em água morna, como encontrada em torres de aquecimento, tanques de água quente, sistemas de encanamento e fontes decorativas, porém parece não crescer em ar-condicionado instalado em veículos ou janelas. Os ácaros são importantes causas de alergia respiratória e estão associados principalmente à poeira doméstica. A fonte natural de alimento de ácaros na poeira doméstica inclui escamas de pele, e estas são abundantes em colchões, carpete ou tapetes.

Os ácaros que vivem em áreas de armazenamento de alimentos ou de ração animal podem ser liberados ao ar, embora esses organismos provavelmente afetem mais agricultores e trabalhadores que manipulam alimentos a granel. Estudos experimentais mostram que a maioria dos ácaros de poeira necessita de umidade relativa entre 45% e 50% para sobreviver e desenvolver, mas eles se alimentam e se multiplicam rapidamente em umidade relativa mais elevada (70% a 80%), particularmente quando acompanhada por temperaturas entre 24 °C e 27 °C, e isso pode incentivar a presença de ácaros em tapetes, colchões e mobílias. As fezes dos ácaros são alérgenos que causam asma e outras doenças alérgicas.

Umidade e mofo

A presença de muitos micro-organismos no ambiente interno é ocasionada em função da umidade e da ventilação inadequada. A umidade em materiais que estão no ambiente interno pode resultar na degradação química e no aumento da emissão de COVs. A umidade relativa elevada (maior que 50%) pode também ser fator de crescimento de bolor ou mofo (colônias visíveis de fungos). Os fungos são organismos vivos que produzem esporos e podem ser encontrados em quase todos os lugares e crescer em qualquer substância orgânica na presença de umidade e oxigênio. Existem mofos que crescem na madeira, papel, carpete, alimentos e materiais isolantes. Os fungos podem ser transportados para as residências na superfície de materiais novos ou em roupas, e penetrar também por ventilação ativa ou passiva. Quando há acúmulo excessivo de umidade em edifícios ou materiais de construção, com frequência há o crescimento do mofo que destrói gradualmente os materiais em que ele cresce. É impossível eliminar completamente os esporos de mofo no ambiente interno, mas o crescimento do mofo pode ser reduzido por meio do controle da umidade interna.

Estudos epidemiológicos de diferentes países e condições climáticas mostram que pessoas que vivem em edifícios e residências úmidos ou mofados têm maior risco para sintomas respiratórios, como irritação na garganta, tosse e coriza, irritação nos olhos e exacerbação da asma. Além de problemas respiratórios, os mofos podem produzir micotoxinas, como aflatoxinas, fumonisinas, ocratoxinas, rubratoxinas e tricotecenos. Algumas dessas substâncias são neurotóxicas, citotóxicas, imunotóxicas, causam efeitos no sistema reprodutor e são carcinogênicas para animais e para o ser humano quando inaladas ou ingeridas a doses elevadas, mas não está claro se essas substâncias causam efeitos adversos nos níveis encontrados em ambientes internos. Existem evidências de que as micotoxinas presentes em ambientes internos deteriorados por umidade contribuem para respostas inflamatórias.

Compostos orgânicos voláteis e semivoláteis

Os compostos orgânicos voláteis (COVs) e semivoláteis (COSVs) são substâncias químicas que podem ser encontradas em escritórios e residências e são fontes de odores agradáveis ou desagradáveis. A concentração de COVs no ar desses ambientes depende de vários fatores, como a taxa de ventilação, a adsorção em materiais e a emissão por outras fontes, incluindo a contribuição do ar externo. Estudos demonstram que os níveis de COVs no ambiente interno é de 2 a 5 vezes mais elevados do que no ar externo. Durante ou imediatamente após alguns tipos de atividades como a remoção de tintas, os níveis podem ser até 1.000 vezes os níveis encontrados em ambientes externos.

A diversidade e o número de produtos de consumo e de uso doméstico variam constantemente, e suas emissões dependem do modo como são utilizados. Os produtos que podem influir nos níveis dos COVs no interior do edifício são os aerossóis, os artigos de higiene pessoal, os solventes, os adesivos e as tintas. Outros COVs podem ser introduzidos por aquecimento da água (clorofórmio), uso de copiadoras de processo líquido que liberam isodecanos e por inseticidas usados no combate a insetos domésticos (diazinon e malation). Também são fontes de contaminação as pessoas que ocupam os escritórios (odores), os fungos, a terra contaminada, os depuradores elétricos de ar e os geradores de íons negativos (ozônio).

A emissão de COVs de produtos à base de madeira, tintas, pisos, outros materiais de construção e mobília ocorre principalmente nas primeiras semanas ou meses que o material está presente no ambiente interno. O formaldeído emitido por painéis de madeira pode elevar os níveis do composto nos edifícios, e isto foi associado a numerosos casos de má qualidade do ar em países desenvolvidos. Atualmente, em função das regulamentações e da demanda dos consumidores de alguns países, a emissão de formaldeído de materiais de madeira prensada reduziu de 80% a 90% dos níveis observados na década de 1980.

Vários fungos produzem metabólitos voláteis, os quais são misturas de compostos que variam em sua composição e odor. Os COVs produzidos por micro-organismos frequentemente são similares às substâncias químicas. Foram identificados mais de 200 compostos derivados de diferentes fungos, incluindo vários álcoois, aldeídos, cetonas, terpenos, ésteres, compostos aromáticos, aminas e compostos contendo enxofre.

O álcool de champignon, 1-octen-3-ol, que possui um odor de champignons frescos, é produzido por vários fungos. Outros compostos voláteis menos frequentes são o 3,5-dimetil-1,2,4-tritiolona (descrito como fétido), o 6-pentil-α-pirona (mofado) e o 1,10-dimetil-trans-9-decalol (terroso). Entre as bactérias, as espécies de *Pseudomonas* produzem pirazinas com um odor de batata mofada.

Os efeitos da presença de compostos orgânicos no ar de ambientes internos podem ocorrer após curto período e vão desde a percepção até irritação das mucosas do nariz, olhos e garganta, que pode ser acompanhada de vermelhidão, coceira e espirros. Podem aparecer efeitos no sistema nervoso, como cefaleia, tontura e cansaço.

Os estudos sobre os COVs em ambientes internos iniciaram na década de 1980, já as pesquisas sobre os COSVs em ambientes internos são menos desenvolvidas. Os COSVs são ingredientes ativos em produtos de limpeza, praguicidas e produtos de cuidados pessoais, bem como aditivos substanciais em revestimentos de pisos, móveis e componentes eletrônicos. Esses compostos são liberados lentamente de suas fontes, mas são rapidamente absorvidos pelas superfícies e podem permanecer em ambientes internos por anos após serem introduzidos, mesmo se a fonte original for removida. Dessa maneira, os COSVs apresentam potencial de persistência em ambientes internos, e a poeira doméstica é uma importante fonte de reposição para esses compostos. Estudos com poeiras domésticas encontraram bifenilas policloradas, HPAs, plastificantes (ftalatos e fenóis), retardantes de chama (éteres de difenilas polibromadas) e outros compostos orgânicos e inorgânicos. A ingestão de poeira pode ser um meio importante de exposição aos COSVs, em especial para crianças que têm mais contato com pisos e levam a mão à boca com frequência. Estudos de biomonitoramento mostram níveis de éteres difenílicos polibromados 2 a 5 vezes maiores em crianças do que em seus pais por causa da exposição maior em crianças e da ingestão de poeira da residência.

Várias substâncias químicas classificadas como COSVs e usadas em produtos encontrados em ambientes internos são desreguladores endócrinos. Os desreguladores endócrinos podem interferir na síntese, na secreção, no transporte, na atividade ou na eliminação de hormônios naturais, ocasionando uma ampla gama de anormalidades na reprodução ou no desenvolvimento. Também podem contribuir para o desenvolvimento de câncer, diabetes, obesidade e infertilidade. Além disso, estudos epidemiológicos demonstraram associação entre níveis de COSVs e efeitos na saúde como leucemia na infância, desordens neurológicas, linfoma não Hodgkin e sintomas respiratórios. Outros estudos também sugerem que a exposição pré-natal pode causar efeitos no neurodesenvolvimento. Crianças com altas concentrações de éteres de difenilas polibromadas em seus cordões umbilicais ao nascer apresentaram menor pontuação (*score*) em testes de neurodesenvolvimento nas idades de 1 a 6 anos.

EFEITOS NA SAÚDE RELACIONADOS COM O AR DE AMBIENTES INTERNOS

A exposição aos poluentes de ambientes internos pode causar vários efeitos tanto em crianças quanto em adultos, e vão desde a percepção de um odor desagradável até problemas oculares e câncer. De modo geral, os efeitos podem ser classificados em 2 categorias: aqueles que se manifestam imediatamente após a exposição (agudo) e aqueles que só aparecem depois de muitos anos.

A probabilidade de um indivíduo apresentar reações imediatas aos poluentes do ar de ambientes internos depende de vários fatores, principalmente idade e condições clínicas preexistentes. O risco de efeitos adversos à saúde pode ser mais alto para determinado grupo de pessoas, como crianças, grávidas, idosos e pessoas que sofrem de doenças respiratórias. Em outros casos, a suscetibilidade individual a um determinado poluente faz com que a pessoa reaja imediatamente, e essa condição varia de pessoa a pessoa. Outra situação é a sensibilização após exposição repetida a um agente biológico ou químico que pode ocasionar, por exemplo, a exacerbação da rinite alérgica ou asma.

Os efeitos imediatos que aparecem após a exposição ou exposições repetidas incluem: irritação dos olhos, do nariz e da garganta; cefaleia; vertigem e fadiga. Esses efeitos são geralmente de curta duração e respondem ao tratamento. Às vezes, o tratamento ou a solução é a eliminação da fonte de exposição, caso ela possa ser identificada. Alguns efeitos imediatos são similares ao resfriado ou outra infecção viral, sendo difícil de determinar se os sintomas são resultado da exposição aos poluentes do ar de ambientes internos.

Embora os poluentes comuns encontrados no ambiente interno possam ser responsáveis por muitos efeitos nocivos, existe grande incerteza com relação às concentrações ou aos períodos de exposição necessários para produzir efeitos específicos na saúde. Entretanto, as pessoas reagem de maneira diferente à exposição aos poluentes de ambientes internos. Alguns efeitos na saúde podem aparecer após vários anos de exposição ou após longos e repetidos períodos de exposição.

A maioria dos poluentes do ar de ambientes internos afeta diretamente o sistema respiratório e cardiovascular. A exposição à fumaça de tabaco na residência aumenta o risco de infecções respiratórias agudas em crianças pequenas, particularmente pneumonia. A poluição do ar doméstico causa mais da metade de todas as mortes por pneumonia em crianças menores de 5 anos de idade. Além disso, a exposição a poluentes de ambientes internos é um fator de risco importante para a doença pulmonar obstrutiva crônica (DPOC), principalmente em populações não fumantes.

Estudos epidemiológicos fornecem evidências de que a exposição a partículas inaláveis finas ($MP_{2,5}$) está fortemente correlacionada com o aumento do risco de doenças cardiovasculares como doença cardíaca isquêmica e acidente vascular cerebral. Também há evidências de que a exposição doméstica à poluição do ar aumenta o risco de catarata, de infecções nos sistemas respiratórios superior e inferior, de tuberculose, de baixo peso ao nascer, de parto de natimorto, de câncer de laringe e nasofaringe, além do elevado risco de câncer de pulmão quando indivíduos são expostos à fumaça emitida pela combustão do carvão e da biomassa utilizados para cozinhar e aquecer as residências. O Quadro 16.3 relaciona as fontes e os potenciais efeitos dos principais poluentes do ar interno à saúde.

Quadro 16.3 Fontes e potenciais efeitos dos principais poluentes do ar interno à saúde.

Poluente	Fonte	Potenciais efeitos na saúde associados a um ou mais poluente
Agentes biológicos*	Cortinas, roupas de cama, tapetes e outras áreas em que há acúmulo de poeira; áreas úmidas ou molhadas como serpentinas, umidificadores, bandejas de condensado.	Reações alérgicas como pneumonia por hipersensibilidade, rinite alérgica e algumas formas de asma; doenças infecciosas como gripe, sarampo e varicela; irritação do nariz, da garganta e dos olhos, dispneia.
Compostos orgânicos voláteis	Tintas e vernizes; produtos usados em limpeza e domissanitários; materiais de construção e mobiliário; agrotóxicos, equipamentos de escritório, como copiadoras e impressoras, líquidos corretivos; materiais gráficos e de artesanato, como colas e adesivos, marcadores permanentes e soluções fotográficas.	Irritação do nariz, dos olhos e da garganta; cefaleia; perda de coordenação, náusea; danos no fígado, rins e sistema nervoso central; reações alérgicas; tontura; câncer.
Compostos orgânicos semivoláteis	Plásticos, produtos para eliminar pragas domésticas (inseticidas, formicidas e desinfetantes), retardantes de chama.	Irritação do nariz, dos olhos e da garganta; cefaleia; danos no sistema nervoso central, fígado e rins; câncer; desregulação no sistema endócrino, mimetizando ou bloqueando os efeitos naturais de hormônios (estrogênios e outros); anormalidades de desenvolvimento.

(*continua*)

Quadro 16.3 Fontes e potenciais efeitos dos principais poluentes do ar interno à saúde. (*Continuação*)

Poluente	Fonte	Potenciais efeitos na saúde associados a um ou mais poluente
Formaldeído	Produtos de madeira como compensados, aglomerados e MDF; mobiliários feitos com esses produtos prensados; espuma de ureia-formaldeído; fumaça ambiental de tabaco; cortinas e outros têxteis, colas, produtos de limpeza domissanitários.	Câncer, irritação da garganta, nariz e olhos, sibilância e tosse, fadiga, erupções cutâneas reações alérgicas graves; asma.
Poluição tabagística ambiental	Queima de cigarro, cachimbo, charuto etc.	Síndrome da morte súbita; agravamento de asma, bronquite, pneumonia, infecções de ouvido em crianças; câncer de pulmão; doenças cardiovasculares.
Monóxido de carbono	Aquecedores a gás e a querosene em áreas não ventiladas; vazamento de chaminés e fornos; aquecedores de água a gás; fornos a lenha e lareiras, fogões a gás, geradores e outros equipamentos movidos a gasolina; gás de escapamento de automóvel em garagens; fumaça de tabaco.	Baixas concentrações de CO causam fadiga em indivíduos saudáveis e dores no peito em indivíduos com doenças cardiovasculares. Em concentrações mais elevadas o CO produz cefaleia, náusea, tontura, danos na visão e na coordenação; concentrações elevadas podem ser fatais.
Dióxido de nitrogênio	Aquecedores a querosene, aquecedores e fornos a gás não ventilados; fumaça tabagística ambiental.	Agravamento da asma, diminuição da função pulmonar; irritação da garganta, nariz e olhos; aumento de infecções respiratórias em crianças.
Material particulado	Tabaco, fogões a lenha, lareiras, velas, poeira doméstica.	Aumento de admissões hospitalares e mortalidade por doenças cardíacas e pulmonares; irritação; suscetibilidade a infecções respiratórias; bronquite aguda; agravamento da asma; diminuição da função pulmonar; desenvolvimento de bronquite crônica.
Hidrocarbonetos policíclicos aromáticos	Infiltração ou intrusão do ar externo; fumaça de tabaco; combustíveis sólidos utilizados no cozimento e aquecimento, em especial fornos não ventilados, incensos e velas.	Câncer, mutação genética; aumento na probabilidade de baixo peso ao nascer.

*: bactérias, vírus, mofo, ácaros, pelos de animais, excrementos e partes do corpo de roedores e insetos.
Fontes: Brasil, 2003; Shimer, Phillips e Jenkins, 2005.

VALORES ORIENTADORES PARA A QUALIDADE DO AR INTERIOR

A necessidade de se combater a SED no Brasil tornou-se evidente quando, em abril de 1998, o ex-ministro das Comunicações Sérgio Motta, internado por problemas cardiológicos, faleceu após ter seu quadro clínico agravado em função de fungos alojados em dutos do sistema de climatização do hospital. Nesse mesmo ano, o Ministério da Saúde aprovou um regulamento técnico contendo medidas básicas para procedimentos de limpeza e manutenção de todos os componentes dos sistemas de climatização (Portaria n. 3523/98), estabelecendo a obrigatoriedade de elaborar e manter um plano de manutenção, operação e controle dos sistemas de condicionamento de ar para todos os ambientes climatizados artificialmente de uso público e coletivo. Em 2003, a Anvisa publicou a Resolução RE n. 9 com orientação técnica sobre padrões referenciais de qualidade do ar interior, em ambientes climatizados artificialmente de uso público e coletivo, contendo valores máximos recomendáveis para contaminação biológica, química e parâmetros físicos do ar interior, a identificação das fontes poluentes de natureza biológica, química e física, métodos analíticos e as recomendações para controle. Além disso, em 2018 foi sancionada a Lei n. 13.589, que determina que todos os edifícios de uso público e coletivo que possuem ambientes de ar interior climatizado artificialmente devem implantar um plano de manutenção, operação e controle dos sistemas de climatização, visando a eliminação ou minimização de riscos potenciais à saúde dos ocupantes.

A Alemanha estabelece valores orientadores para substâncias químicas presentes em ambientes internos, não industriais, divididos em 2 categorias: valor orientador I (RW I – valor de prevenção) e valor orientador II (RW II). O RW I representa a concentração de uma substância no ar interno para a qual, considerando a substância individualmente, não existe evidência de que a exposição durante toda a vida possa causar qualquer efeito adverso na saúde. O RW II é um valor orientador com base no conhecimento atual dos estudos toxicológicos e epidemiológicos do umbral de efeito de uma substância considerando os fatores de incerteza. Ele representa a concentração de uma substância que, se atingida ou excedida, requer ação imediata, e essa concentração pode representar um perigo à saúde, especialmente para indivíduos suscetíveis que vivem nesses ambientes por longo tempo.

Na Holanda, os valores orientadores com base na saúde são destinados às residências, mas podem também ser aplicados a outros locais onde as pessoas passam longos períodos, como escritórios e escolas.

BIBLIOGRAFIA

AMERICAN CANCER SOCIETY. Health Risks of Secondhand Smoke. Disponível em: <https://www.cancer.org/cancer/cancer-causes/tobacco-and-cancer/secondhand-smoke.html>. Acesso em: ago. 2020.

BALMES, J.R. Household air pollution from domesticcombustion of solid fuels and health. *J Allergy Clin Immunol*, v. 143, p. 1979-87, 2019.

BRASIL. Ministério da Saúde. Portaria n. 3.523, de 28 de agosto de 1998. Disponível em: <http://bvsms.saude.gov.br/bvs/saudelegis/gm/1998/prt3523_28_08_1998.html>. Acesso em: ago. 2020.

BRASIL. Anvisa. Resolução - RE n. 9, de 16 de janeiro de 2003. Disponível em: <http://portal.anvisa.gov.br/documents/10181/2718376/RE_09_2003_1.pdf/629ee4fe-177e-4a78-8709-533f78742798?%20version=1.0>. Acesso em: ago. 2020.

BRASIL. Presidência da República. Lei n. 13.589, de 4 de janeiro de 2018. Disponível em: <http://www.planalto.gov.br/ccivil_03/_ato2015-2018/2018/lei/l13589.htm>. Acesso em: nov. 2020.

CENTERS FOR DISEASE CONTROL AND PREVENTION. U.S. Department of Housing and Urban Development. Healthy housing reference manual. Atlanta: US Department of Health and Human Services, 2006. Disponível em: <https://www.cdc.gov/nceh/publications/books/housing/housing_ref_manual_2012.pdf>. Acesso em: nov. 2020.

CENTERS FOR DISEASE CONTROL AND PREVENTION. National Center for Chronic Disease Prevention and Health Promotion Office on Smoking and Health. Health Effects of Secondhand Smoke. Atlanta: 2020. Disponível em: <https://www.cdc.gov/tobacco/data_statistics/fact_sheets/secondhand_smoke/health_effects/>. Acesso em: set. 2020.

CENTERS FOR DISEASE CONTROL AND PREVENTION. Coronavirus disease 2019 (COVID-19). Atlanta: 2020. Disponível em: <https://www.cdc.gov/coronavirus/2019-ncov/faq.html>. Acesso em: nov. 2020.

LARA, R.A. *Building related illnesses*. New Jersery: Merck Sharp & Dohme Corp., 2020. Disponível em: <https://www.msdmanuals.com/professional/pulmonary-disorders/environmental-pulmonary-diseases/building-related-illnesses?query=Building-Related%20Illnesses>. Acesso em: nov. 2020.

LI, D. et al. Current status and prevention strategy for coal-arsenic poisoning in Guizhou, China. *J Health Popul Nutr*, v. 24, n. 3, p. 273-6, 2006.

DEGOBBI, C.M. Síndrome dos edifícios doentes: aspectos microbiológicos, qualidade do ar em ambientes interiores e legislação brasileira (parte 1). *Abrava*, edição 206, setembro 2008 (Encarte Técnico).

DENNY, D.; LEME, I.L. Síndrome do edifício doente. *Ambiente Legal*, Disponível em: <http://www.ambientelegal.com.br/doencas-e-alergias-relacionadas-aos-edificios-a-sindrome-do-edificio-doente/>. Acesso em: set. 2020.

DUFLO, E.; GREENSTONE, M.; HANNA, R. Indoor air pollution, health and economic well-being. *Surv. Perspect. Integr. Environ. Soc.*, v. 1, n. 1, 2008.

GUIJIAN, L. et al. Health effects of arsenic, fluorine, and selenium from indoor burning of chinese coal. *Reviews of Environmental Contamination and Toxicology*, v. 189, p. 89-106, 2007.

INTERNATIONAL AGENCY FOR RESEARCH ON CANCER. *Household use of solid fuels and high-temperature frying*. Lyon: IARC, 2010. 430 p. (IARC monographs on the evaluation of the carcinogenic risks of chemicals to humans, v. 95)

INTERNATIONAL AGENCY FOR RESEARCH ON CANCER. *Personal habits and indoor combustions*. Lyon: IARC, 2012, 575 p. (IARC monographs on the evaluation of carcinogenic risks to humans, v. 100E)

INSTITUTE OF MEDICINE. Climate change, the indoor environment, and Health. Washington, DC: The National Academies Press, 2011, p. 287. Disponível em: <http://www.nap.edu/>. Acesso em: set. 2020.

INSTITUTO NACIONAL DO CÂNCER. Tabagismo passivo. A importância de uma legislação que gere ambientes 100% livres de fumaça de tabaco. Brasília: INCA, 2010. (Nota Técnica)

INSTITUTO NACIONAL DO CÂNCER. Tabagismo passivo. Disponível em: <https://www.inca.gov.br/tabagismo/tabagismo-passivo>. Acesso em: set. 2020.

Klaassen, C.D.; Watkins, J.B. *Casarett & Doull's Toxicology: the basic science of poisons. Companion handbook*. 8th ed. EUA: McGraw-Hill Companies, 2013. 1244 p., cap. 9.

MANUEL, J. A healthy home environment? *Environmental Health Perspectives*, v. 107, n. 7, p. A353-A357, 1999.

MAREK, R.F. et al. Airborne PCBs and OH-PCBs Inside and Outside Urban and Rural U.S. Schools. *Environ Sci Technol.*, v. 14, n. 14, p. 7853-7860, 2017.

NATIONAL CANCER INSTITUTE. Radon and Cancer. 2011. Disponível em: <https://www.cancer.gov/about-cancer/causes-prevention/risk/substances/radon/radon-fact-sheet>. Acesso em: out. 2020.

NIVEN, R. et al. Building sickness syndrome in healthy and unhealthy building; an epidemiological and environmental assessment cluster analysis. *Occup Environ Med*, v. 57, p. 627-634, 2000.

NAUGLE, D.F.; PLERSON, T.K. A framework for risk characterization of environmental pollutants. *J. Air Waste Manage Assoc*, v. 41, n. 10, p. 1298-1307, 1991.

ORGANIZAÇÃO PAN-AMERICANA DA SAÚDE. Módulos de princípios de epidemiologia para o controle de enfermidades. Módulo 2: Saúde e doença na população. Brasília: Organização Pan-Americana da Saúde; Ministério da Saúde, 48 p., 2010.

Organización Panamericana de la Salud. La salud y el ambiente en el desarrollo sostenible. Washington: OPS, Publicación Científica n.572, p.283, 2000.

PINTO, M. et al. Carga de doença atribuível ao uso do tabaco no brasil e potencial impacto do aumento de preços por meio de impostos. Documento técnico IECS N° 21. Instituto de Efectividad Clínica y Sanitaria, Buenos Aires, Argentina. Maio de 2017. Disponível em: <www.iecs.org.ar/tabaco>. Acesso em: set. 2020.

REDLICH, C.A.; SPARER, J.; S CULLEN, M.R. Sick-building syndrome. *Lancet*, v. 349, p. 1013-16, 1997.

SCHIRMER, W.N. et al. A poluição do ar em ambientes internos e a síndrome dos edifícios doentes. *Ciênc. Saúde coletiva*, v. 16, n. 8, 2011.

SEELIG, M.F. A ventilação e a fumaça ambiental de cigarros - um estudo sobre a influência das condições meteorológicas na qualidade do ar de ambientes fechados. Tese de Mestrado, Universidade Federal de Pelotas. Rio Grande do Sul, p.112, 2005.

SHIMER, D.; PHILLIPS, T.J.; JENKINS, P.L. Indoor air pollution in California. Sacramento: CalEPA, Air Resource Board, 2005, p.363. Disponível em: <http://www.arb.ca.gov/research/indoor/ab1173/ab1173.htm>. Acesso em: set. 2020.

SMITH, K.R. Health impacts of household fuelwood use in developing countries. Disponível em: <http://www.fao.org/3/a0789e/a0789e09.htm>. Acesso em: nov. 2020.

SOLÁ, X.G. (coord). Calidad del aire interior. *In*: OIT. *Enciclopedia de Salud y Seguridad en el Trabajo. Madrid: Ministerio de Trabajo y Asuntos Sociales*. 3.ed., Madrid: Ministerio de Trabajo y Economia Social, 2001. V. II, cap. 44.

Sundell, J. On the history of indoor air quality and health. *Indoor Air*, v. 14, s.7, p. 51-58, 2004.

UMWELT BUNDES AMT GERMAN. Guide values for indoor air: First update of the German risk assessmentprocedure (basic scheme). Disponível em: <https://www.umweltbundesamt.de/sites/default/files/medien/378/dokumente/guide_values_for_indoor_air_basic_scheme.pdf>. Acesso em: set. 2020.

UNITED STATES ENVIRONMENTAL PROTECTION AGENCY. Sick suilding syndrome. Washington: EPA, Indoor Air Fact n. 4 (revised), Feb, p.4, 1991.

United States Environmental Protection Agency. An introduction to indoor air quality (IAQ). Biological pollutants. Disponível em: <http://www.epa.gov/iaq/biologic.html>. Acesso em: ago. 2020.

United States Environmental Protection Agency. The inside story: A Guide to Indoor Air Quality. Washington: EPA, Office of Air and Radiation, p.32, Sept. 1998.

WESCHLER, C.J.; SHIELDS, H.C. Potential reactions among indoor pollutants. *Atmospheric Environment*, v. 31, n. 21, p. 3487-3495, 1997.

WOLKOFF, P. et al. Short Notes: Photocopying blues. *Chemical Health & Safety*, May/June, 1995.

World Health Organization. Guidelines for Air Quality. Geneva: WHO, p.142, 2000.

World Health Organization. Guidelines for indoor air quality dampness and mould. Copenhagen: *WHO*, Regional Office for Europe, p.248, 2009.

WORLD HEALTH ORGANIZATION. New guidance for healthy indoor air. Geneva: *WHO*, News Letter, n. 47, 2011.

WORLD HEALTH ORGANIZATION. Household air pollution and health. Geneva: WHO, 2018. Disponível em: https://www.who.int/en/news-room/fact-sheets/detail/household-air-pollution-and-health. Acesso em: set. 2020.

WORLD HEALTH ORGANIZATION. Tobacco. Geneva, 2020. Disponível em: <https://www.who.int/news-room/fact-sheets/detail/tobacco>. Acesso em: set. 2020.

WORLD HEALTH ORGANIZATION. WHO report on the global tobacco epidemic 2019: offer help to quit tobacco use. Geneva, 2019. Disponível em: <https://www.who.int/teams/health-promotion/tobacco-control/who-report-on-the-global-tobacco-epidemic--2019#:~:text=The%20%22WHO%20report%20on%20the,bans%20to%20no%20smoking%20areas>. Acesso em: set. 2020.

World Health Organization. Household air pollution: health impacts. Geneva: 2020. Disponível em: <https://www.who.int/air-pollution/household/en/>. acesso em: nov. 2020

WORLD HEALTH ORGANIZATION. Tobacco. Geneva, 2020. Disponível em: <https://www.who.int/news-room/fact-sheets/detail/tobacco>. Acesso em: set. 2020.

World Health Organization Burning opportunity: clean household energy for health, sustainable development, and wellbeing of women and children. Geneva, 2016. Disponível em: https://apps.who.int/iris/bitstream/handle/10665/204717/9789241565233_eng.pdf?sequence=1. Acesso em set. 2020.

World Health Organization. Investment in cleaner household energy yields major health and economic benefits. New report calls attention to health threat from indoor air pollution. Disponível em: <http://www.who.int/mediacentre/news/releases/2006/pr22/en/index.html>. Acesso em: set. 2020.

WANG, Z. et al. Elevated levels of arsenic and fluoride, but not selenium, associated with endemic disease in the chinese village of Dazhuyuan, Shaanxi Province. *Research Report Fluoride*, v. 42, n. 1, p. 34-38, 2009.

17

Materiais Radioativos e Radiação Ionizante*

Alberto Saburo Todo
Orlando Rodrigues Júnior

CONTEÚDO DESTE CAPÍTULO

INTRODUÇÃO

Os organismos vivos, desde seu aparecimento na face da Terra, têm ficado sempre expostos a diferentes níveis de radiação ionizante, provenientes da desintegração espontânea de materiais radioativos, naturalmente presentes no meio ambiente e nos próprios organismos. Os raios cósmicos que, através do espaço, atingem a Terra formam parte também das radiações ionizantes.

RADIAÇÃO IONIZANTE

Denomina-se radiação ionizante aquela que possui energia suficiente para produzir a ionização de átomos e moléculas num determinado meio. Essa radiação pode ser produzida em equipamentos, como os aparelhos geradores de raios X, os aceleradores de partículas e os reatores nucleares. Nestes casos, tem-se controle sobre sua emissão, que ocorre somente quando eles são ligados. No caso das fontes isotópicas, a desintegração nuclear desses elementos também produz radiações ionizantes. As radiações são chamadas diretamente ionizantes quando possuem carga elétrica (partículas alfa e beta) e indiretamente ionizantes quando não possuem carga elétrica (radiação eletromagnética e nêutrons).

Partículas alfa (α)

Essa desintegração é característica de elementos com elevado número atômico, como é o caso do U (urânio), Th (tório), Pu (plutônio), Np (netúnio). Geralmente ela é acompanhada por emissão de radiação gama (γ). Sua energia é bastante elevada, da ordem de 5 a 10 MeV (megaelétron-volt). Essa partícula é formada por 2 prótons e 2 nêutrons, sendo semelhante a 1 núcleo de hélio, e possui baixo poder de penetração, sendo freada por uma folha de papel ou poucos centímetros de ar.

* Colaborador nas edições anteriores: Edmundo Garcia Agudo.

Partículas beta (β)

Estas partículas são idênticas a um elétron, podendo ter carga negativa ou positiva, mas são originadas no núcleo do elemento radioativo. Seu poder de penetração é maior que o das partículas alfa. Sua emissão, em geral, está também associada à liberação de radiação γ.

Radiação eletromagnética (raios X e raios γ)

A natureza dessas radiações é idêntica à da luz ou a das ondas de rádio, mas possuem energia muito maior. Não têm massa nem carga elétrica. A única diferença entre os raios X e os γ é a sua origem. Os primeiros são produzidos na acomodação dos elétrons nos orbitais de átomos ionizados e/ou excitados e os segundos são emitidos a partir do núcleo. Os raios X são, em geral, menos energéticos que os raios γ.

O poder de penetração da radiação eletromagnética, especialmente da radiação γ, é muito maior que o das partículas carregadas anteriormente citadas, podendo atravessar vários centímetros de chumbo.

Nêutrons

Os nêutrons são partículas que compõem o núcleo de um átomo e não possuem carga elétrica. A fissão espontânea de núcleos atômicos instáveis, aceleradores de partículas e reatores nucleares, são exemplos de fontes de nêutrons. A interação do nêutron com a matéria depende da sua energia e da seção de choque do material. Os nêutrons podem ser monoenergéticos ou apresentar um espectro contínuo de energia e são classificados como nêutrons lentos, epitérmicos, rápidos e de fissão. As interações dos nêutrons com a matéria ou o tecido humano podem produzir partículas beta e radiação gama.

▶ INTERAÇÃO DA RADIAÇÃO COM A MATÉRIA

Quando as radiações ionizantes atravessam a matéria, provocam ionização e excitação de átomos e moléculas, transferindo parte ou toda sua energia para a matéria. Assim, íons e radicais livres são formados como consequência dessa interação (etapa física). Em uma segunda etapa (etapa química), os íons e os radicais livres produzem alterações químicas, modificando as características das moléculas. Se a matéria tem vida, essa alteração química produzirá, em uma terceira etapa, modificações bioquímicas e fisiológicas (etapa biológica). Após um intervalo de tempo variável, podem aparecer lesões no plano celular e/ou do organismo.

As radiações podem interagir com as moléculas do organismo biológico por processos diretos e indiretos. Na ação direta, a radiação age diretamente sobre moléculas de aminoácidos, proteínas ou DNA, que têm funções biológicas definidas, danificando suas estruturas. No mecanismo indireto, moléculas como as de água (cerca de 55% da massa em humanos) são atingidas pelas radiações ionizantes, dando origem a radicais livres como: OH•, H• e HO_2•, podendo ocorrer formação de H_2O_2 na presença de oxigênio. As espécies químicas formadas na radiólise da água são muito reativas e podem, por sua vez, atingir moléculas biológicas mais complexas, danificando-as.

Os danos produzidos pela radiação são uma consequência direta da quantidade de energia transferida aos tecidos. A quantidade de radiação absorvida pelos tecidos vivos denomina-se dose.

A dose de radiação total recebida por uma pessoa é a soma das energias transferidas pela radiação ionizante ao organismo. Essa radiação pode ser proveniente de qualquer radionuclídeo de origem natural ou artificial, que se encontre dentro ou fora do organismo, ou pode ter sido gerada em aparelhos de raios X ou em aceleradores de partículas. Dentro do termo genérico "dose", existem diferentes tipos que devem ser diferenciados. Os mais importantes são:

Dose absorvida é a energia transferida pela radiação por unidade de massa nos tecidos. Sua unidade é o gray (Gy). Um gray equivale à absorção de um joule por quilograma (kg). A informação da energia transferida por grama de tecido não é suficiente para estimar seu dano potencial. Com igual dose, a radiação α produz efeitos muito mais intensos que a radiação β ou a γ. Por esse motivo, para poder comparar seus efeitos, a dose absorvida deve ser multiplicada por meio de um fator de ponderação da radiação, w_R, cujos valores, para os tipos de radiação ionizante mais comuns, são mostrados na Tabela 17.1. Essa dose ponderada denomina-se *dose equivalente* e sua unidade é o sievert (Sv). A dose equivalente é calculada multiplicando a dose absorvida pelo fator de ponderação da radiação w_R.

$$\text{Dose equivalente} = \text{Dose absorvida} \times w_R$$

Tabela 17.1 Fatores de ponderação da radiação para diferentes tipos de radiação ionizante.

Tipos de radiação	w_R
Raios X, γ, elétrons e partículas β	1
Nêutrons, E < 10 keV	5
Nêutrons, E 10 keV a 100 keV	10
Nêutrons, E 100 keV a 2 MeV	20
Partículas α, fragmentos de fissão e íons pesados	20

Fonte: ICRP, 1991b.

A partir de 2007, a International Commission on Radiation Protection (ICRP) passou a recomendar a utilização de uma função contínua para a avaliação dos fatores de ponderação da radiação em função da energia do nêutron.

Assim, 1 (um) Gy de radiação α equivale a 20 Gy de radiação β ou γ, em termos de seus efeitos nos tecidos.

Para considerar as diferentes suscetibilidades de tecidos ou órgãos à radiação, a ICRP introduziu em 1991 a grandeza dose efetiva com o objetivo de tornarem aditivos os riscos de câncer e alterações genéticas:

$$\text{Dose efetiva} = \text{Dose equivalente} \times w_T$$

O ICRP recomenda os fatores de ponderação do tecido (w_T) listados na Tabela 17.2.

Tabela 17.2 Fatores de ponderação do tecido para diferentes tecidos e órgãos.

Tecido ou órgão	w_T
Gônadas	0,2
Medula óssea	0,12
Cólon	0,12
Pulmões	0,12
Estômago	0,12
Bexiga	0,05
Seios	0,05
Fígado	0,05
Esôfago	0,05
Tireoides	0,05
Pele	0,01
Superfície óssea	0,01
Resto do corpo	0,05

Fontes: ICRP, 1991b; e NCRP, 1993.

A *dose coletiva* é a dose equivalente procedente de uma única fonte de radiação que afeta um grupo de pessoas e se expressa como pessoa-sievert (pessoa.Sv).

A dose recebida por um indivíduo pode ocorrer por meio de irradiação externa e contaminação interna. A irradiação externa ocorre quando a pessoa está na presença de uma fonte de radiação externa ao corpo humano. Quando um indivíduo incorpora uma substância radioativa ocorre a contaminação interna dos órgãos e tecidos. Nessa situação, a pessoa receberá uma dose de radiação enquanto a substância permanecer no interior do corpo. O processo de eliminação está relacionado com a biocinética da substância no organismo, ou seja, a meia-vida biológica e também da meia-vida física. Essa dose denomina-se *dose efetiva comprometida* e a sua unidade é o sievert. O comprometimento desta dose continua até a completa eliminação da substância do seu organismo. Esse mesmo conceito de comprometimento da dose é utilizado quando ocorrer a liberação da radioatividade contaminando o meio ambiente e que permanece até o desparecimento pelo decaimento radioativo. Uma vez liberada, ela seguirá diferentes caminhos até chegar ao homem ou à população exposta. Isso ocorrerá por meio da inalação e exposição aos gases e aerossóis atmosféricos radioativos, da água, de alimentos consumidos e da irradiação pelo solo contaminado. Nesse caso, onde um grande número de pessoas é exposto à radioatividade de uma fonte, a dose total que será recebida pela população ao longo do tempo é denominada *dose equivalente coletiva comprometida*. Essa dose é expressa pela unidade pessoa.Sv.

▶ FONTES NATURAIS DE RADIAÇÃO

As fontes de radiação ionizantes naturais a que o homem está exposto podem ser classificadas em diferentes grupos.

Raios cósmicos

Os raios cósmicos são provenientes do espaço interestelar e do próprio Sol. Sua incidência no planeta não é uniformemente distribuída. Os polos recebem maior fluxo de raios cósmicos que as regiões equatoriais (por efeito do campo magnético terrestre), e sua intensidade aumenta notavelmente com a altitude. Seu efeito é apresentado na Tabela 17.3.

Tabela 17.3 Taxa de dose equivalente a diferentes altitudes.

Localidade	Altitude (m)	Taxa de dose equivalente (μ Sv/h)
Nível do mar	0	0,03
Cidade do México	2.240	0,09
La Paz, Bolívia	3.900	0,23
Voos subsônicos	8.000	2,8
Voos supersônicos	15.000	11

Fonte: UNSCEAR, 1988 e 1993.

Radiação terrestre

Nos minerais e, consequentemente, em muitos materiais de construção, existem traços de diferentes materiais radioativos. Os mais importantes são o ^{40}K, ^{87}Rb, e as séries de desintegração iniciadas a partir de ^{238}U e ^{232}Th. As doses equivalentes produzidas a partir dessas fontes variam muito com a localização geográfica. No Brasil, existem 2 lugares onde o solo é rico em minérios de tório, produzindo consequentemente maiores taxas de dose equivalente nas pessoas. Esses locais são as praias de Guarapari, no Estado do Espírito Santo, onde são registradas taxas de dose equivalente de até 175 mSv/ano, e o Morro Chapéu de Ferro, em Minas Gerais, onde essas taxas atingem 250 mSv/ano. Esses são valores extremos, mas estima-se que 95% da população mundial reside em regiões onde a taxa de dose média é de 0,3 a 0,6 mSv/ano.

Radiação interna

Aproximadamente 2/3 da dose equivalente efetiva recebida pelo homem, originada de fontes naturais, são provenientes de substâncias radioativas presentes no ar respirado, na água e nos alimentos ingeridos. Esses elementos radioativos são ^{14}C e ^{3}H, produzidos pela radiação cósmica ao interagirem com as camadas superiores da atmosfera. O ^{40}K está sempre presente nos compostos de potássio. A maior dose, entretanto, é decorrente de elementos radioativos, especialmente ^{210}Pb e ^{210}Po, produzidos na desintegração do ^{238}U e ^{232}Th. As quantidades desses elementos radioativos ingeridas pelo homem dependem de sua localização geográfica e de seus hábitos alimentares. O ^{210}Po e o ^{210}Pb estão presentes em maiores concentrações em peixes e mariscos.

A presença de minérios ricos em U e Th no solo aumenta também os níveis de seus produtos de desintegração nos alimentos consumidos pelas populações locais. No oeste da Austrália, os habitantes de uma região rica em urânio recebem doses 75 vezes superiores às normais, em função do consumo de carne de ovelha e de canguru. No hemisfério norte, na área mais setentrional, é consumida grande quantidade de carne de rena e caribu, animais que no inverno se alimentam de líquens, bioconcentradores de ^{210}Po. As doses equivalentes recebidas por essas pessoas são até 35 vezes superiores às normais.

Radônio

O radônio, gás nobre produzido na desintegração do urânio (^{222}Rn) e do tório (^{220}Rn), tem sido reconhecido nos últimos anos como a fração mais importante da radiação natural à qual o homem está exposto. O *United Nations Scientific Committee on the Effects of Atomic Radiation* (UNSCEAR) estimou que esses compostos e seus produtos de desintegração são responsáveis, em média, por 3/4 da dose equivalente efetiva anual recebida pelo homem, proveniente de fontes naturais. Essa contribuição é especialmente significativa nos países frios, onde, no inverno, para manter o balanço térmico dos ambientes aquecidos, não existe praticamente renovação do ar nas residências e locais fechados. Nesse caso, o radônio proveniente do solo, dos materiais de construção e, muitas vezes, da água de abastecimento, quando de origem subterrânea, é liberado e acumulado no ar nos ambientes fechados.

A situação não é tão crítica em países quentes, onde os edifícios permanecem abertos muito mais tempo, permitindo uma melhor renovação do ar. Uma exceção a essa regra podem ser os edifícios com ar-condicionado central, onde, para manter um melhor balanço térmico e energético, evita-se a renovação do ar.

As contribuições típicas das diferentes fontes naturais de radiação ionizante à exposição anual da população são mostradas na Tabela 17.4.

Tabela 17.4 Doses efetivas anuais naturais.

Fonte de exposição	Dose efetiva anual (mSv) Típica	Elevada (*)
Raios cósmicos	0,39	2
Raios γ terrestres	0,46	4,3
Radioatividade no organismo (exceto radônio)	0,23	0,6
Radônio e seus produtos de decaimento	1,3	10
Total (arredondado)	2,4	–

(*) Esses valores elevados são representativos de extensas regiões. Valores mais elevados podem ser encontrados localmente.
Fonte: UNSCEAR, 1993.

▶ FONTES ARTIFICIAIS DE RADIAÇÃO

A descoberta da radioatividade por Antoine Henri Becquerel em 1896 e, posteriormente, a da fissão nuclear por Otto Hahn em 1939, e a construção do primeiro reator de fissão em 1943, por Enrico Fermi, permitiram a descoberta e a produção de centenas de novos radionuclídeos que, junto com a energia liberada na fissão do átomo, vêm sendo utilizados nos campos mais variados, desde a medicina e a indústria, até para fins bélicos.

O uso crescente de materiais que liberam radiações ionizantes tem aumentado as doses recebidas pela humanidade. Existe uma imensa variação nos níveis de exposição de diferentes indivíduos às fontes artificiais de radiação. Essa variação é muito maior que aquela verificada para as fontes naturais.

As fontes artificiais de radiações ionizantes podem ser agrupadas em diferentes categorias:

Fontes médicas

Esse tipo de aplicação das radiações ionizantes é, atualmente, a maior fonte de exposição à radiação artificial. Dentro dessa categoria, os raios X utilizados para diagnóstico são a maneira mais frequente de exposição. O número de exames por raios X efetuados anualmente no mundo inteiro é extremamente elevado. O UNSCEAR estima que nos países com melhor nível de atendimento médico são tiradas anualmente 860 radiografias por 1.000 habitantes. Quando se considera a média mundial, este número cai para 300, o que em 1990 correspondeu a um total de 1,6 milhão de chapas radiográficas no mundo todo. Nesses valores, não estão incluídos os raios X dentários. As doses recebidas por indivíduo variam muito de país para país e, mesmo dentro de uma mesma cidade, como evidenciado em estudos comparativos realizados nos Estados Unidos, na Alemanha, na Inglaterra e mesmo no Brasil. A causa dessa variação é a obsolescência e a falta de otimização das condições operacionais dos aparelhos de raios X. No Brasil, a dose equivalente média de uma "chapa de pulmão" é de 0,39 mGy, mas pode variar entre 0,05 e 1,5 mGy. Esses valores devem ser comparados com os produzidos pela abreugrafia, hoje não mais utilizada: média de 6,5 mGy e faixa de variação entre 1,5 e 24 mGy.

A dose equivalente efetiva média para esse tipo de aplicação das radiações ionizantes é estimada, pelo UNSCEAR, em 1,1 mSv/ano nos países com melhor nível de atendimento médico, e 0,3 mSv/ano como média mundial. Os usos médicos das radiações ionizantes contribuem, em média, com um acréscimo da dose, que corresponde a 1/7 da recebida de fontes naturais.

Explosões nucleares

A partir da explosão das primeiras bombas atômicas em Hiroshima e Nagasaki em 1945, os testes nucleares realizados na atmosfera até 1980 introduziram grandes quantidades de radioatividade no meio ambiente. Nesse período, foram registrados 2 picos na taxa de liberação. O primeiro, entre 1954 e 1958, quando foram detonados mais de 180 artefatos nucleares. O segundo, em 1961 e 1962, em que bombas de potência mais elevada foram explodidas (Figura 17.1). A soma de todas as bombas detonadas na atmosfera equivale a 545 megatons.

Uma vez introduzida na atmosfera, pequena parte da radioatividade liberada nas explosões nucleares retorna à superfície em áreas próximas, mas a grande maioria é transferida para a troposfera, onde os ventos se encarregam de distribuí-la no planeta, e para a estratosfera. Essa fração da radioatividade retorna muito mais lentamente para a superfície, num processo que leva vários anos.

A maior parte da radioatividade liberada corresponde a radionuclídeos de vida-média curta e desaparece por desintegração em dias ou meses. Os radionuclídeos mais preocupantes são o carbono 14 (^{14}C), com meia-vida de 5.400 anos, o estrôncio 90 (^{90}Sr), e o césio 137 (^{137}Cs), ambos com meia-vida de aproximadamente 30 anos. Estes radionuclídeos se incorporam na cadeia alimentar e acabam atingindo o homem. As concentrações de ^{137}Cs e ^{90}Sr em alimentos têm acompanhado as taxas de sua liberação atmosférica, como pode ser verificado na Figura 17.2. O pico observado nos anos de 1986 e 1987 corresponde ao acidente de Chernobyl. Os valores medidos foram bem inferiores aos esperados, porque os alimentos com maiores índices de contaminação foram descartados, como parte das medidas corretivas tomadas.

Como consequência dos padrões de circulação dos ventos no planeta, aproximadamente 90% do total da radioatividade liberada na atmosfera permanece no hemisfério onde ela é liberada. A transferência para outro hemisfério é muito lenta. Por esse motivo, as concentrações desses radionuclídeos em alimentos do hemisfério sul são muito menores do que no hemisfério norte.

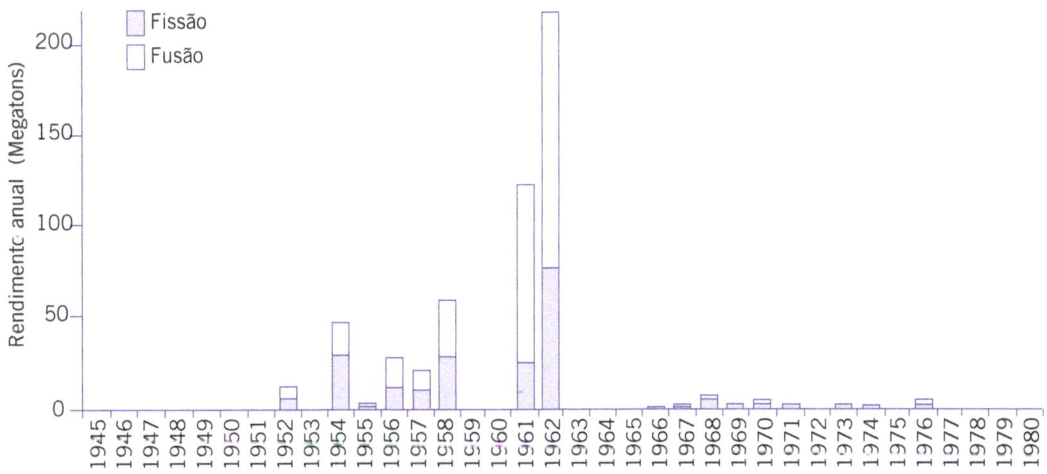

Figura 17.1 Distribuição no tempo das explosões nucleares atmosféricas
Fonte: UNSCEAR, 1993.

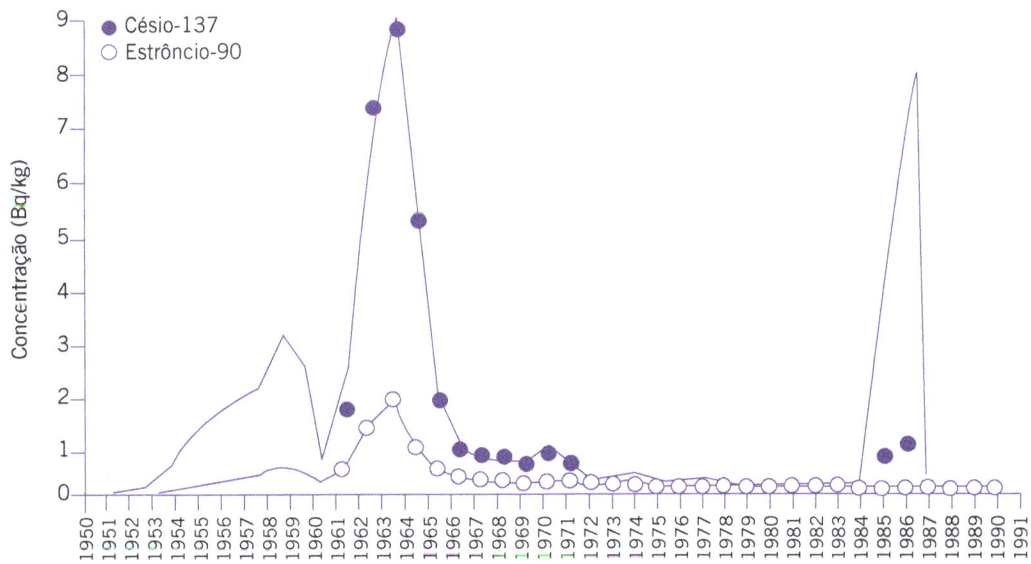

Figura 17.2 Níveis de ^{137}Cs e ^{90}Sr na dieta total na Dinamarca. Os pontos são valores experimentais e as linhas são o resultado de modelos matemáticos de transferência de radionuclídeos da atmosfera até os alimentos.
Fonte: UNSCEAR, 1993.

Centrais nucleoelétricas

A geração de energia elétrica a partir da fissão nuclear foi iniciada comercialmente na década de 1950 e tem aumentado continuamente, embora de maneira mais lenta nos últimos anos, alcançando uma potência total instalada de 337.820 MW e com 424 unidades em funcionamento em dezembro de 1993. Alguns países obtêm mais da metade de sua demanda energética a partir desse tipo de fonte: Lituânia (87,2%), França (77,7%), Bélgica (58,9%) e República Eslovaca (53,6%).

A liberação de radioatividade e, por consequência, o risco de exposição da população às radiações ionizantes não ocorre apenas durante a operação das centrais. As usinas nucleoelétricas são apenas uma das etapas do denominado ciclo do combustível nuclear, que inclui, além delas, a exploração do minério de urânio, sua transformação, a fabricação do combustível, o reprocessamento de elementos combustíveis usados e a disposição final dos rejeitos radioativos (lixo atômico).

A operação das centrais nucleoelétricas e o reprocessamento de elementos combustíveis representam as etapas que maior exposição podem produzir ao público e aos próprios trabalhadores dessas instalações. Mas em termos absolutos, os dados compilados pelo UNSCEAR, nas últimas décadas, mostram que a soma de todas as fontes ligadas ao ciclo de energia nuclear contribui com uma dose equivalente média anual de 0,001 mSv por habitante, o que corresponde a 0,04% da dose decorrente de fontes naturais. Esse valor corresponde à média da população. As pessoas que moram perto de instalações nucleares recebem em geral doses superiores, mas, mesmo assim, os valores medidos para esse segmento da população é inferior a 1% da dose proveniente de fontes naturais.

Exposição decorrente de acidentes radiológicos e nucleares

Todas as atividades humanas estão sujeitas a acidentes. A área nuclear não é uma exceção, e acidentes graves têm ocorrido em todos os campos de aplicação de radioatividade e da energia nuclear, apesar de todas as precauções que se tomam para evitá-los.

Dois acidentes de grandes proporções ocorreram em instalações dedicadas à produção de armas nucleares, ambos em 1957. O primeiro foi em setembro, em Kysthym, nos montes Urais, na antiga União Soviética. Nesse local, ocorreu uma explosão de origem química em uma instalação de reprocessamento de elementos combustíveis irradiados para a separação de plutônio, material básico para produção de bombas nucleares.

A explosão provocou uma falha no sistema de resfriamento de um depósito de rejeitos líquidos com altos índices de radioatividade. Houve uma liberação massiva de radioatividade para o meio ambiente, à qual foi exposta a população local. Na área mais atingida, foram evacuadas 10 mil pessoas, enquanto outras 260 mil permaneceram em áreas onde os níveis de contaminação eram menores. A dose coletiva para essa liberação de radioatividade, calculada para um período de exposição de 30 anos, resultou em 2.500 pessoa.Sv. Mas, num segmento da população de 1.150 pessoas que demoraram mais tempo para serem evacuadas, a dose efetiva individual foi de 500 mSv, em média.

O segundo grande acidente em instalações nucleares com fins bélicos ocorreu em outubro de 1957, nas instalações de Windscale, em Sellafield, Reino Unido. A causa do acidente foi o incêndio do grafite usado como moderador de nêutrons em um reator nuclear refrigerado a ar e usado na fabricação de plutônio. Os principais radionuclídeos liberados no ambiente foram xenônio, iodo, césio e polônio. A via de exposição mais crítica para o homem foi por meio do leite. A dose efetiva coletiva para toda a Europa foi de 2.000 pessoa.Sv e as doses individuais mais elevadas ocorreram na tireoide de pessoas que moravam próximo do local do acidente, com valores próximos a 100 mGy.

São bem conhecidos também os acidentes ocorridos em centrais nucleoelétricas; Three Mile Island, nos Estados Unidos, Chernobyl, na antiga União Soviética e Fukushima no Japão. O primeiro, aconteceu em 28 de março de 1979 e, apesar de ter tido grande destaque na imprensa internacional, teve consequências ambientais mínimas. Ele ocorreu por uma combinação de falhas mecânicas e de erros dos operadores do reator, causando perda de água de refrigeração, deixando o núcleo parcialmente descoberto. Isso provocou sua fusão parcial, liberando grandes quantidades de produtos de fissão, que, em sua grande maioria, ficaram retidas dentro do edifício do reator, escapando apenas uma pequena fração para o ambiente exterior. A dose efetiva coletiva decorrente do acidente foi de 40 pessoa.Sv e a maior dose individual foi inferior a 1 mSv.

O acidente de Chernobyl, instalação nuclear localizada a 80 km ao norte da cidade de Kiev, ocorreu no dia 26 de abril de 1986, quando o reator da unidade 4 explodiu. O acidente ocorreu quando os operadores realizavam uma experiência para verificar quanta energia poderia ser retirada do gerador quando ocorresse um desligamento das instalações e a usina ficasse sem operar. Para poder atingir as condições operacionais desejadas, foi desligado o sistema de refrigeração de emergência e foram retiradas manualmente um número de barras de controle superior ao permitido para operar o reator com segurança. Esse tipo de reator, refrigerado com água e moderado por grafite, apresenta um aumento de reatividade com o aumento da temperatura, ao contrário do que se observa nos reatores refrigerados e moderados com água, de uso comum no ocidente, nos quais, ao aumentar a temperatura do núcleo, diminui-se a reatividade do sistema, ocasionando uma queda na potência. No caso de Chernobyl, durante a experiência, houve aumento de temperatura na água de refrigeração por ter sido cortada manualmente a passagem do vapor pela turbina. Como o sistema de refrigeração de emergência estava desligado, esse aumento de temperatura não pode ser automaticamente compensado, como seria o usual. A potência do reator aumentou muito rapidamente, mas as barras de controle não foram capazes de neutralizar a excursão de potência e o vapor formado nos condutos do núcleo acabou provocando a explosão do reator, incendiando as instalações. O teto do reator foi destruído e imensa quantidade de radioatividade foi liberada para o meio ambiente. O acidente provocou a morte de 31 pessoas, todos eles operadores do reator ou bombeiros que trabalharam na extinção do incêndio. Outras 500 pessoas foram hospitalizadas. A população residente numa distância de até 30 km do reator foi evacuada. A nuvem radioativa liberada se espalhou pelo norte da Europa e, posteriormente, em todo o hemisfério norte, contaminando o meio ambiente e os alimentos. A dose efetiva coletiva decorrente desse acidente tem sido calculada em 600 mil pessoa.Sv e as doses individuais, embora muito variáveis, foram da ordem de 0,5 Sv na população evacuada.

O acidente na central nuclear de Fukushima Daiichi, no Japão, que opera reatores do tipo BWR ou reatores de água fervente, ocorreu em 11 de março de 2011. A causa inicial foi um grande terremoto na costa leste do país gerando um tsunami que superou as barreiras de proteção existente para essa finalidade. Houve inundação dos sistemas e equipamentos de energia principal e de reserva, assim como dos sistemas e estruturas de dissipador de calor das 6 unidades que compõe essa central nuclear. Para agravar a situação, houve perda de energia elétrica fora da central nuclear, antes da ocorrência do tsunami, em virtude do terremoto que afetou o sistema de transmissão de eletricidade. A inundação ocorrida causou a perda de fontes de energia e dos sistemas de distribuição de energia local que ultrapassou 9 dias nas unidades 1 e 2 e 14 dias nas unidades 3 e 4. A perda prolongada de energia elétrica e consequente não remoção de calor da central nuclear foi crucial para os reatores das unidades 1, 2 e 3 que sofreram danos quando o combustível superaqueceu e fundiu. Os vasos de pressão que envolvem os núcleos de cada um dos reatores foram rompidos nessas unidades e ocorreu o escape de material radioativo para o vaso de contenção primário das respectivas instalações. O material radioativo presente nesses vasos de contenção foi posteriormente liberado diretamente para o meio ambiente de maneira controlada ou ainda de maneira não controlada nos casos de dano e falha das estruturas de confinamento. As liberações radioativas resultaram em exposição dos trabalhadores do local e do público residente nas comunidades do entorno e causaram contaminação do meio ambiente dessas áreas. As ações para minimizar as exposições à radiação incluíram a remoção das pessoas num raio de 20 km do local e foram colocadas restrições à distribuição e consumo de alimentos e água potável. Durante a resposta ao acidente de Fukushima Daiichi, foi aplicado um limite de dose efetiva de 100 mSv para trabalhadores do sexo masculino envolvidos na emergência. Este valor foi elevado para 250 mSv a partir de 14 de março de 2011 para realizar tarefas específicas relacionadas ao controle e estabilização dos reatores. Embora nenhuma perda de vidas tenha sido atribuída às descargas radiológicas, o acidente causou impactos sociais e econômicos, especialmente no Japão. A Agência Internacional de Energia Atômica (IAEA) e o UNSCEAR têm realizado extensos estudos desse evento e disponibilizado várias publicações.

Fontes radioativas seladas, utilizadas em aplicações médicas e industriais, são eventualmente perdidas ou danificadas e acabam provocando danos à população em geral. Quatro graves acidentes desta natureza ocorreram desde 1982.

No México, em 1983, uma fonte de ^{60}Co (meia-vida de 5 anos), para teleterapia, sem registro oficial, foi vendida a um ferro velho e processada junto com outros materiais ferrosos em um alto forno. Com o aço produzido foram fabricados diversos materiais, principalmente ferro para construção civil e bases para cadeiras e mesas. Grandes quantidades de ferro contaminado com radioatividade foram colocadas no mercado local e até exportadas para os Estados Unidos durante vários meses. Aproximadamente mil pessoas foram expostas a níveis consideráveis de radiação, com doses efetivas de até 250 mSv. Oitenta pessoas receberam doses de até 3 Sv e 7 atingiram entre 3 Sv e 7 Sv. Não houve casos fatais entre as pessoas expostas.

Em Marrocos, no norte da África, morreram 8 membros de uma mesma família, em 1984, após terem encontrado e guardado em sua residência uma fonte de ^{192}Ir destinada a ensaios radiográficos industriais. As doses efetivas recebidas foram entre 8 Sv e 25 Sv.

Na cidade de Goiânia, em 1987, ocorreu um acidente, quando uma fonte de ^{137}Cs, com meia-vida de 30 anos, para uso médico (teleterapia), foi retirada de uma clínica abandonada, removida de sua blindagem e quebrada. O material radioativo foi dispersado no meio ambiente, contaminando extensas áreas da cidade. A sua forma química era o sal de cloreto de césio de elevada solubilidade. Foi incorporado por várias pessoas por ingestão, absorção cutânea e inalação. A operação de resgate de parte da fonte, a descontaminação dos focos de radiação e a remoção dos rejeitos radioativos levou cerca de 3 meses de trabalho contínuo. Os rejeitos radioativos estão no repositório em Abadia de Goiás, gerenciado pela Comissão Nacional de Energia Nuclear (CNEN). Cinquenta e quatro pessoas foram hospitalizadas e 4 delas receberam doses acima de 4,5 Gy e vieram a falecer. A publicação da IAEA apresenta detalhes sobre esse acidente.

Na China, na província de Shanxi, em 1992, uma fonte de ^{60}Co foi extraviada e recolhida por uma pessoa, que, desconhecendo sua natureza e risco, levou-a para casa. Três pessoas morreram em consequência deste acidente.

Exposição ocupacional

As exposições ocupacionais à radiação ionizante acontecem em um amplo espectro de aplicações, onde, em geral, existe o monitoramento individual das doses recebidas. Por esse motivo, as doses médias decorrentes deste tipo de exposição são bem documentadas. Existe uma grande variação nas doses recebidas em função do tipo de atividade realizada. Nesse tipo de exposição, as doses são em sua grande maioria decorrentes de fontes de radiação externas ao organismo. As doses decorrentes da incorporação de materiais radioativos, por contaminação dos trabalhadores, são desprezíveis em virtude do controle estrito que existe para evitá-las, mas, mesmo assim, acidentes podem ocorrer. Na Tabela 17.5, são apresentados os resultados de um levantamento realizado em nível mundial entre 1985 e 1989, para trabalhadores expostos ocupacionalmente à radiação.

Tabela 17.5 Exposições médias anuais em trabalhadores monitorados, no período de 1985 a 1989.

Categoria ocupacional	Dose efetiva coletiva anual (pessoa.Sv)	Dose média efetiva anual por trabalhador (mSv)
Ciclo do combustível nuclear		
Mineração	1.200	4,4
Beneficiamento	120	6,3
Enriquecimento	0,4	0,08
Fabricação do combustível	22	0,8
Operação de reatores	1.100	2,5
Reprocessamento	36	3
Pesquisa	100	0,8
Total (arredondado)	2.500	2,9
Outras ocupações		
Aplicações industriais	510	0,9
Atividades de defesa	250	0,7
Aplicações médicas	1.000	0,5
Total (arredondado)	1.800	0,6
Todas as categorias		
Total geral (arredondado)	4.300	1,1

Fonte: UNSCEAR, 1993.

▶ EFEITOS TÓXICOS NOS SERES HUMANOS

A radiação ionizante representa um risco à saúde independentemente da dose recebida. Mesmo em doses bem reduzidas, ela pode dar início a uma sequência de modificações, no plano celular, que pode ocasionar o desenvolvimento de câncer ou induzir alterações genéticas. Em doses elevadas, pode matar células, danificar tecidos e até provocar a morte do indivíduo em curto espaço de tempo.

O tempo transcorrido entre a exposição e o aparecimento das lesões é muito variável. Em doses elevadas, aparecem em questão de horas a dias. O câncer demora anos ou até décadas para se manifestar e as alterações genéticas só aparecem nas gerações futuras.

Denominam-se efeitos somáticos da radiação aqueles que afetam apenas o indivíduo irradiado e cessam com a morte dele, diferentes dos efeitos genéticos, que não se manifestam no indivíduo irradiado, mas só em seus descendentes. Outra maneira de classificar os efeitos das radiações é em efeitos estocásticos e determinísticos. No primeiro caso, a probabilidade da ocorrência do efeito é proporcional à dose recebida (câncer, mutações etc.). No segundo caso, a intensidade do efeito é proporcional à dose recebida (síndrome aguda da radiação).

É relativamente fácil identificar os efeitos imediatos decorrentes da exposição elevada às radiações ionizantes, mas estabelecer uma correlação causa-efeito para a indução de câncer ou para os efeitos genéticos é muito difícil para baixas doses, pois esses efeitos não são específicos da radiação e podem ser provocados por muitos outros fatores.

Os efeitos agudos da exposição às radiações ionizantes só se manifestam em doses superiores à denominada dose limiar (Figura 17.3).

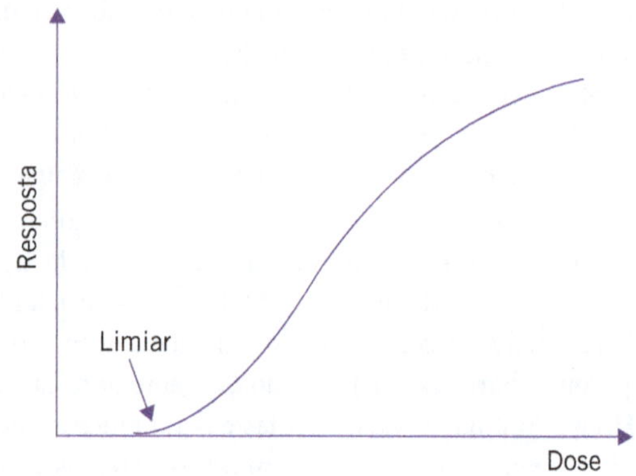

Figura 17.3 Curva dose-resposta para efeitos agudos da radiação ionizante.
Fonte: Desenvolvida pela autoria.

O efeito decorrente de uma determinada dose dependerá não apenas do valor da dose, mas também de como esta é recebida, se de uma só vez ou fracionada em doses sucessivas. Isto ocorre em função da maior parte dos órgãos e tecidos ser capaz de reparar danos produzidos pela radiação, portanto, o organismo tolera melhor uma mesma dose fracionada do que uma única dose.

Doses da ordem de 100 Gy afetam de tal maneira o sistema nervoso central que o indivíduo exposto a essas doses morre em algumas horas ou, no máximo, em poucos dias. Com doses entre 10 e 50 Gy, o indivíduo morre geralmente em 1 ou 2 semanas, em decorrência de lesões gastrointestinais. Caso ele consiga vencer essa etapa, acaba morrendo em 1 ou 2 meses em função das alterações produzidas na medula óssea. O sistema imunológico é severamente afetado e a vítima morre geralmente em consequência de infecções. Uma dose de 3 a 5 Gy provocará a morte em 50% das pessoas expostas (DL_{50}). Os órgãos hematopoiéticos são os mais sensíveis à radiação. Doses tão baixas quanto 0,5 a 1 Gy produzem alterações na composição sanguínea.

Por sorte, esses tecidos apresentam uma boa capacidade de regeneração, existindo boa chance de recuperação do indivíduo.

Essa correlação dose-efeito é válida para aquelas irradiações que atingem o organismo todo (irradiação de corpo inteiro). Quando apenas uma parte do corpo é atingida, ainda resta no organismo medula óssea inalterada, que pode ser suficiente para cobrir as funções da parte afetada. Portanto, a primeira medida para o tratamento de indivíduos irradiados é o transplante de medula.

Os órgãos reprodutores e o cristalino dos olhos são também muito sensíveis à radiação ionizante. Doses de apenas 0,1 Gy podem causar esterilidade temporária e valores superiores a 2 Gy, esterilidade definitiva. O efeito da irradiação do cristalino é a indução de cataratas.

As crianças são especialmente sensíveis à radiação. Doses relativamente pequenas em cartilagens podem retardar ou até interromper o desenvolvimento ósseo e provocar malformações. O cérebro de crianças pode ser afetado em casos de aplicação de radioterapia, produzindo mudanças no caráter, perda de memória e, no caso de crianças muito novas, demência e retardamento mental.

Embriões humanos entre 8 e 15 semanas de vida são especialmente sensíveis. Sua exposição à radiação, mesmo de raios X, pode provocar sérios atrasos mentais.

Os efeitos estocásticos, como o câncer e as alterações genéticas, caracterizam-se por não apresentarem limiar em suas curvas dose-resposta.

Nos efeitos genéticos, o dano biológico da radiação é decorrente de alterações no DNA dos núcleos das células genéticas. O dano se expressa no número de mutações nos genes dos cromossomos. Existem mecanismos de reparação desses danos, especialmente quando apenas 1 das 2 cadeias helicoidais do DNA é afetada. Entretanto, esses mecanismos de reparo não são infalíveis e os erros produzidos podem ser transmitidos às gerações futuras.

Existe evidência experimental de que a incidência de mutações no DNA pode ser reduzida quando o organismo é condicionado por uma irradiação prévia, que estimularia os mecanismos celulares de reparo de danos, como demonstrado na irradiação de linfócitos humanos e de certas células de ratos (Figura 17.4).

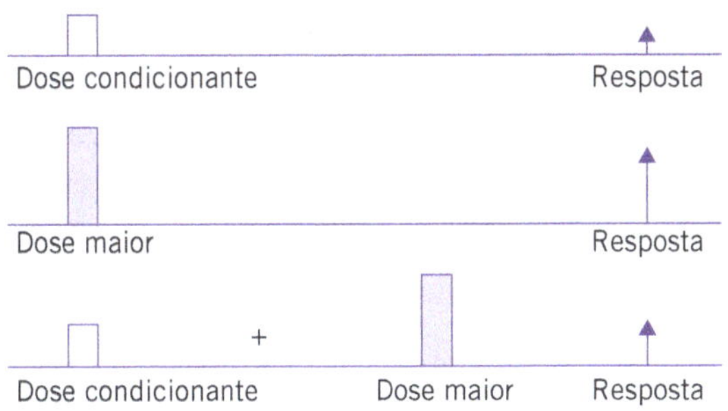

Figura 17.4 Representação esquemática da redução do número de mutações em DNA por pré-condicionamento.
Fonte: Gonzáles, 1994.

As mutações no DNA são consequência da interação da radiação com as células que o contêm, e para baixas doses de radiação, há probabilidade das células sofrerem danos provocados por 2 eventos independentes com radiação ionizante. Assim, a curva dose-efeito para alterações genéticas deverá ser linear, proporcional à dose e sem limiar. Para doses mais elevadas, a evidência epidemiológica mostra que a resposta é quadrática e a curva dose-resposta deverá ser do tipo linear-quadrática (Figura 17.6).

Um importante efeito estocástico das radiações ionizantes nos seres humanos é a carcinogênese. O desenvolvimento de um câncer pode ser dividido em 3 etapas sucessivas: indução, promoção e progressão. A radiação ionizante é considerada um indutor de câncer, e não um promotor. Para baixas doses de radiação, a probabilidade de induzir câncer é proporcional à dose.

Apesar de não ser possível determinar clinicamente se um determinado tumor foi causado por exposição à radiação ionizante, existe ampla evidência epidemiológica em populações expostas às doses de radiação relativamente elevadas, para permitir identificar e quantificar a incidência de câncer induzido por radiação.

Desde a indução inicial até a manifestação clínica do câncer, transcorre um tempo relativamente longo, denominado período de latência. Esse tempo é função do tipo de câncer, sendo em média, de 8 anos para leucemia e de 20 a 30 anos para outros tipos de câncer (Figura 17.5).

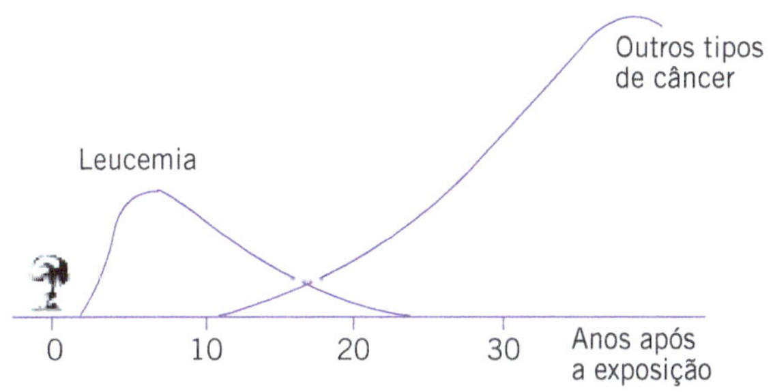

Figura 17.5 Período de latência para câncer induzido por radiação.
Fonte: UNEP, 2016.

A maior parte das informações existentes sobre câncer e radiação é proveniente do estudo epidemiológico realizado com os sobreviventes das explosões nucleares de Hiroshima e Nagasaki. Foi demonstrado, nesse estudo, que existe uma correlação positiva entre a dose da radiação recebida, o incremento de casos de câncer e o número de mortes por essa causa, para cânceres de pulmão, estômago, cólon, fígado, mama, ovário e bexiga e para algumas formas de leucemia, mas não para linfoma ou mieloma múltiplo. Dos 86.300 indivíduos incluídos no estudo, 9.600 morreram de tumores no período de 1950 a 1987, mas apenas 300 destas mortes podem ser atribuídas à exposição à radiação. Os dados epidemiológicos para a incidência de leucemia na mesma população indicam que apenas 75 de um total de 230 mortes por essa causa podem ser associadas com a radiação.

Estudos epidemiológicos realizados para tentar verificar os efeitos da exposição a baixos níveis de radiação, entre trabalhadores expostos ocupacionalmente, não têm apresentado resultados conclusivos. Outros estudos semelhantes realizados com populações que moram em zonas com elevados níveis de radiação natural não mostraram diferenças significativas com as populações de outras localidades.

Na falta de dados experimentais para baixas doses de radiação, as estimativas de risco para carcinogênese são obtidas por meio de modelos matemáticos a partir dos dados existentes para altas doses.

Considera-se que um modelo linear-quadrático reproduz melhor a curva real dose-resposta, com o termo linear prevalecendo em baixas doses e o quadrático em doses mais altas (Figura 17.6).

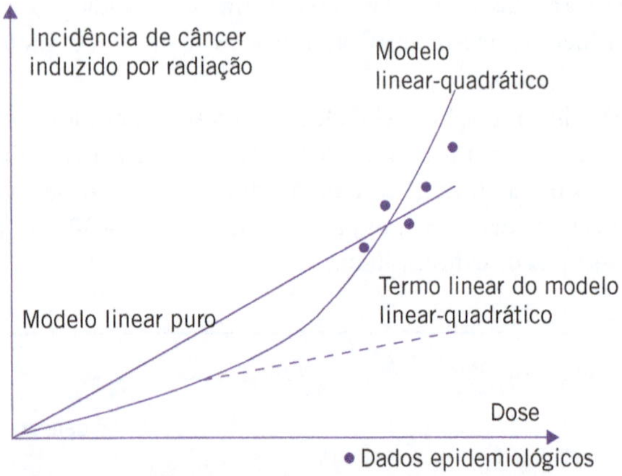

Figura 17.6 Modelo linear-quadrático que representa a curva dose-resposta para a indução de câncer por radiação.
Fonte: IAEA, 1994.

A equação que reproduz esta relação é do tipo:

$I(D) = (a_0 + a_1 D + a_2 D^2)\, S(D)$

Em que: $I(D)$ = incidência total de câncer;

D = dose;

a_0 = incidência espontânea de câncer;

a_1 e a_2 = coeficientes para os termos linear e quadrático da fase de indução;

$S(D)$ = probabilidade de sobrevivência das células alteradas.

O termo S(D) é o responsável pela saturação e eventual diminuição da resposta a níveis mais elevados de radiação, como é mostrado na Figura 17.7.

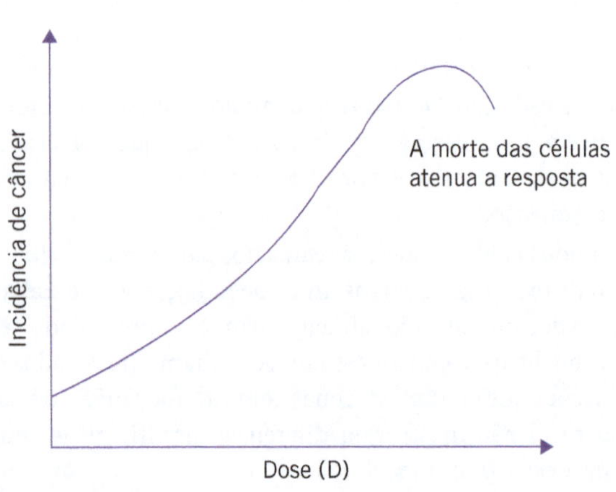

Figura 17.7 Efeito de um valor elevado de S(D) na curva dose-resposta para câncer induzido por radiação.
Fonte: UNSCEAR, 1986.

Em seu relatório de 1993, o UNSCEAR revisou todos os valores previamente publicados para as estimativas de incidência de diferentes tipos de câncer com a dose. Os valores atualmente aceitos são transcritos a seguir.

a) Probabilidade de aparecimento de câncer fatal induzido por radiação:

- 5% por 1.000 mSv na população toda.
- 4% por 1.000 mSv em uma população de trabalhadores.

Para exposição crônica a baixas doses de radiação (1 mSv por ano):

- Probabilidade de excesso de tumores malignos é de 10^{-4} por ano.
- Probabilidade de aparecimento de câncer atribuível à radiação em algum momento da vida é de 0,5%.

Deve-se ressaltar aqui, para fins comparativos, que a probabilidade de aparecimento de câncer por outras causas na população (câncer espontâneo) é de 20%.

b) Risco de efeitos hereditários:

- Probabilidade de efeitos hereditários induzidos por radiação, para todas as gerações: 1,2% por 1.000 mSv.
- Probabilidade de efeitos hereditários induzidos por radiação, para as 2 primeiras gerações: 0,3% por 1.000 mSv.

c) Risco de efeitos adversos em fetos irradiados no útero:

- Durante o período entre 8 e 25 semanas após a concepção, o sistema nervoso central está em desenvolvimento e é particularmente sensível à radiação. Uma dose em excesso acima de 100 mGy pode resultar em retardo mental e redução do Quociente de Inteligência (QI). Entre 8 e 15 semanas, uma dose fetal de 1.000 mSv pode reduzir o QI em cerca de 30%.

Para compreender melhor o que esses níveis representam, deve ser lembrado que a dose produzida pela radiação ionizante proveniente de fontes naturais é de 2,4 mSv por ano, em média, o que corresponde a 0,17 mSv acumulados ao longo de 70 anos de vida.

Desde 2007 o limite de dose efetiva recomendado pela ICRP para os indivíduos ocupacionalmente expostos às radiações ionizantes é de 20 mSv por ano para corpo inteiro, como média em qualquer período de 5 anos, não podendo ultrapassar 50 mSv em 1 ano. Para a população em geral, esse valor é de 1 mSv por ano (entende-se que esse valor é adicional à dose recebida de fontes naturais e de exposição médica).

Em seu último e vasto estudo de 2016, o UNSCEAR manteve suas conclusões de que as radiações ionizantes devem ser consideradas um carcinógeno fraco e que sua potencialidade para induzir efeitos hereditários é muito pequena.

BIBLIOGRAFIA

CNEN. Comissão Nacional de Energia Nuclear, Diretrizes Básicas de Radioproteção, CNEN NN3.01, p 4-13, 2014.

GOFMAN, J.W. *Radiation and Human Health*. San Francisco: Sierra Club Books, 1981, 908 p.

GONZALEZ, A.J. Global Levels of Radiation Exposure: Latest International Findings. *IAEA Bulletin*, Vienna, v. 35, n. 4, p. 49-51, 1993.

GONZALEZ, A.J. Biological Effects of Low Doses of Ionizing Radiation: A Fuller Picture. *IAEA Bulletin*, Vienna. v. 36, n. 4, p. 37-45, 1994.

HARLEY, N.H. Toxic Effects of Radiation and Radioactive Materials. *In*: Mary O. Amdur, John Doull, Curtis D. Klaassen (Ed). *Casaret and Doull's Toxicology: the Basic Science of Poisons*. 4.ed. New York: MacMillan, 1991. p.723-752, cap. 21.

IAEA. 1988 *The Radiological Accident in Goiânia*, Vienna: International Atomic Energy Agency, 1988, 149 p.

IAEA. 2015 *The Fukushima Daiichi Accident: Description and Context of the Accident* International Atomic Energy Agency, Technical Volume 1/5, 2015, p. 225.

IAEA. 2015 *The Fukushima Daiichi Accident: Safety Assessment*, International Atomic Energy Agency, Technical Volume 2/5, 2015, p. 174.

ICRP. 1991b *1990 Recommendations of the International Commission on Radiological Protection*. International Commission on Radiological Protection, Publ. n.60, Oxford: Pergamon Press, 1991, p.201.

ICRP. 2007 The 2007 Recommendations *of the International Commission on Radiological Protection*. International Commission on Radiological Protection, Publ. n. 103, Elsevier, 2007, p.332.

KIEFER, J. *Biological Radiation Effects*, Berlin: Springer Verlag, 1990, 44 p.

KONDO, S. *Health Effects of Low Level Radiation*. Osaka: Kinki University Press, 1993, 213 p.

NCRP. *Limitation of Exposure to Ionizing Radiation*, National Council on Radiation Protection and Measurements, Report N. 116, Bethseda, NCRP, 1993, p.88.

SENDERS, C.L.; KATHREN, R.L. *Ionizing radiation: Tumorigenic and Tumoricidal Effects*. New York: Springer Verlag, 1983, 335 p.

UNEP. United Nations Environmental Programme. *Radiação: Efeitos e Fontes*. Vienna, UNEP, 2016, p.68

UNSCEAR. United Nations Scientific Committee on the Effects of Atomic Radiation, *Genetic and Somatic Effects of Ionizing Radiation*, New York, United Nations, 1986, p.366.

UNSCEAR. United Nations Scientific Committee on the Effects of Atomic Radiation, *Sources and Effects of Ionizing Radiation*, New York, United Nations, 1993, p.922.

UNSCEAR. United Nations Scientific Committee on the Effects of Atomic Radiation, *Sources and Effects of Ionizing Radiation*, New York, United Nations, 2016, p.184.

18

Contaminantes da Água e do Solo

Maria de Fátima M. Pedrozo
Rúbia Kuno

CONTEÚDO DESTE CAPÍTULO

INTRODUÇÃO

A presença de determinado toxicante no meio-ambiente não é condição *sine qua non* para a promoção e a observação de um efeito nocivo. A expressão da toxicidade de uma substância química depende das características da exposição e de seu comportamento, no meio e/ou no organismo, relacionados aos mecanismos de transporte e das interações bióticas e abióticas. Ou seja, para avaliar a ocorrência e a extensão da exposição a uma substância no meio ambiente e seus possíveis efeitos no meio e sobre a biota e o homem é necessário conhecer, além da duração e frequência da exposição, o que acontece com esta substância após a sua liberação para um compartimento ambiental (água, solo ou ar).

Três fatores devem ser considerados para se determinar o comportamento de um contaminante no meio ambiente: as propriedades físico-químicas e biológicas do compartimento ambiental, as propriedades físico-químicas do contaminante e as condições ambientais. Este conjunto de fatores determinará – após o transporte para outros compartimentos, as interações abióticas e bióticas e a velocidade de degradação a outros subprodutos – a concentração da substância em cada compartimento; ou seja, na água superficial, na água subterrânea, no solo, nas culturas, na atmosfera – disponível para interagir com os sistemas biológicos, incluindo o homem. E, consequentemente, dependendo das características da exposição da biota ou humana ao contaminante, determinará a ocorrência ou não do efeito tóxico, o tipo e a severidade deste efeito, caso este seja

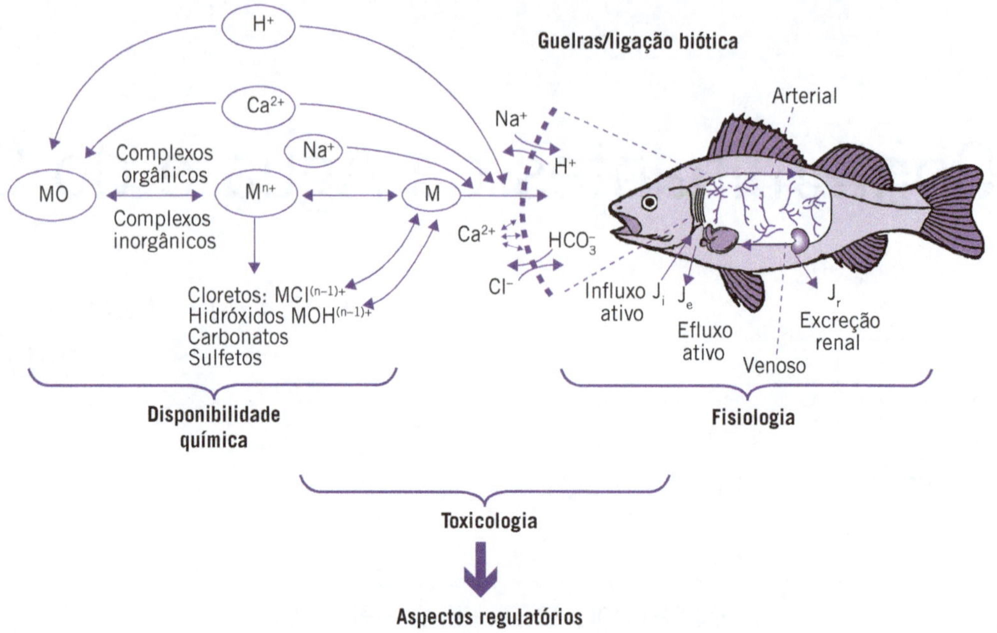

Figura 18.1 Representação esquemática da inter-relação entre a disponibilidade química, fisiologia e toxicologia e os aspectos regulatórios.
MO = matéria orgânica; M = metal.
Fonte: Adaptada de Paquin *et al.*, 2002.

observado. Desta maneira, o comportamento da substância química no meio ambiente determina a sua disponibilidade química[1] (concentração disponível no ambiente para interagir com os sistemas biológicos) e deve ser considerado na avaliação do risco da exposição a este toxicante.

A disponibilidade química dos metais, por exemplo, depende: 1) de sua espécie química, 2) das características do meio, como pH, potencial de oxirredução do compartimento ambiental, presença de cátions competidores (p. ex., Ca^{+2}, Fe^{+2} e Mg^{+2}), e 3) da concentração de ligantes orgânicos e inorgânicos aos quais o metal pode se complexar ou se adsorver. Quanto aos compostos orgânicos apolares, as interações no meio ambiente são influenciadas 1) pela quantidade e natureza da matéria orgânica; 2) pelos constituintes inorgânicos, com particular referência ao tamanho do poro e estrutura; 3) pela população de micro-organismos; e 4) pela concentração do poluente. A adsorção aos constituintes do solo, sedimento ou água favorece a persistência do componente nessa matriz. Quanto maior a disponibilidade maior o potencial tóxico e/ou a bioacumulação da substância.

1 Disponibilidade química – segundo RAND & PETROCELLI (1985) *apud* WHO (1998), entende-se por biodisponibilidade (*bioavailability*), a quantidade da substância presente no meio ambiente (água, sedimento, solo e alimentos) que pode ser absorvida pelos organismos vivos. Entretanto, em Toxicologia utiliza-se o termo disponibilidade para referir-se a quantidade da substância em condições de ser absorvida por qualquer organismo, dependendo das características da exposição. Neste tópico o termo *bioavailability* está sendo traduzido por disponibilidade.

Como o objetivo da avaliação ecotoxicológica é reconhecer, predizer e analisar os efeitos de uma substância potencialmente tóxica presente no meio ambiente, faz-se necessário caracterizar essa exposição. A determinação da natureza e a extensão do contato entre o agente de interesse (estressor[2]) e certa população requer a sua quantificação e sua distribuição nos diferentes compartimentos do meio ambiente, a caracterização das populações de elevado e baixo risco, as contribuições químicas e físicas das várias fontes de emissão, os fatores intervenientes no transporte e a distribuição desse agente no meio ambiente – bem como as vias de introdução no ser humano, a duração e a frequência dessa exposição. Por meio dessas inferências, pode-se estabelecer ou predizer as respostas de uma dada espécie ou do ecossistema à contaminação, como ilustrado na Figura 18.1, e a partir daí, estabelecer os parâmetros regulatórios.

Alguns autores diferenciam poluentes de contaminantes. O termo poluente é utilizado quando a substância química causa um efeito nocivo sobre o meio ambiente, ou seja, encontra-se em concentrações acima das de referência (*background*) e disponível para interagir com o ecossistema; do contrário, trata-se de um contaminante. No entanto, uma dada substância pode, nas mesmas condições de exposição, ser tóxica para um organismo e não tóxica para outro. Deste modo, é um poluente para uma espécie e contaminante para

2 Estressor – qualquer entidade química, física ou biológica que possa induzir uma resposta adversa.

outra. Em função da dificuldade em se estabelecer os efeitos nocivos para uma dada substância num determinado cenário do ecossistema, os 2 termos, poluente e contaminante, serão utilizados como sinônimos.

Fontes de exposição

Diferentes atividades antropogênicas podem liberar substâncias nocivas para o meio ambiente. Esta liberação pode ser não intencional, como no caso de acidentes e derramamentos, ou intencional ou deliberada (aplicação de biocidas, efluentes industriais sem tratamento).

Processos naturais como degradação de rochas, atividades vulcânicas e incêndios florestais, não provocados pelo homem, também podem favorecer a liberação de contaminantes para o meio ambiente. Uma vez liberados, estes contaminantes podem atingir as águas superficiais, o solo e a atmosfera.

Tanto os processos naturais como os antropogênicos, incluindo as atividades de mineração e fundição, liberam metais para o meio ambiente. O lançamento da rede de esgoto nas águas superficiais consiste na maior fonte de contaminação deste meio. No sistema de esgoto, são lançados tanto rejeitos domésticos como os de origem industrial. Portanto, urina, fezes, papel, sabão, detergentes – importantes constituintes do lixo doméstico – bem como metais e várias substâncias orgânicas (solventes, praguicidas, medicamentos, entre outros) utilizadas nos processos industriais podem estar presentes.

Os efluentes industriais, agrícolas e de áreas de mineração podem ainda ser lançados diretamente nas águas superficiais. Ou ainda, contaminantes presentes na atmosfera podem, por deposição seca ou úmida, atingir os corpos d'água.

A liberação desses contaminantes neste meio é seguida de diluição, degradação ou evaporação, estes dois últimos condicionados às propriedades físico-químicas dessas substâncias.

O solo pode ser contaminado por lançamento direto de poluentes neste meio, intencional ou não intencionalmente, deposição de materiais transportados por via área ou no alagamento de certas áreas por rios ou mar poluídos. Neste meio, os contaminantes podem ser lixiviados, atingindo as águas subterrâneas, serem degradados ou complexarem-se com constituintes do solo.

Quanto à atmosfera, os contaminantes que aí chegam encontram-se no estado gasoso ou como partículas ou gotículas. Quando no estado gasoso podem ser transportados por longas distâncias pela movimentação das massas de ar, ou formar contaminantes secundários em função de sua reação com constituintes da atmosfera ou com outros contaminantes. Partículas e gotículas, contudo, percorrem distâncias menores antes de serem removidas e atingirem o solo ou as águas superficiais.

Na última década, novas substâncias têm sido detectadas no meio aquático. Estas substâncias, denominadas contaminantes emergentes, incluem uma grande variedade de compostos, como produtos farmacêuticos e cosméticos, drogas de abuso, hormônios e esteroides, naftalenos policlorados, perfluorocompostos, alcanos policlorados, polidimetilsiloxanos, entre outros. Os contaminantes emergentes, ainda que sejam contaminantes de água, são discutidos no Capítulo 19 – Contaminantes Emergentes da Água.

▶ TRANSPORTE E DISTRIBUIÇÃO DOS CONTAMINANTES

O transporte dos contaminantes entre os diferentes compartimentos do meio ambiente está condicionado a processos físicos abióticos, como a movimentação das massas de ar e água ou a difusão, e a fatores bióticos. Por conveniência, o meio ambiente pode ser dividido em 4 compartimentos ou fases distintas, mas interligadas: ar (atmosfera), água superficial e subterrânea (hidrosfera), superfície terrestre (principalmente solo ou litosfera) e organismos vivos (biosfera).

A movimentação dos contaminantes na água, solo e ar e na interface entre diferentes compartimentos é determinada por processos relacionados às propriedades das substâncias e dos compartimentos ambientais.

Propriedades físico-químicas dos contaminantes

As propriedades físico-químicas de determinada substância descrevem sua forma química e seu comportamento nos diferentes compartimentos do meio ambiente. As seguintes propriedades são de interesse para se prever o comportamento, o transporte no meio ambiente e a consequente exposição humana: peso molecular, hidrossolubilidade, pressão de vapor e constante da Lei de Henry, coeficiente de partição octanol-água (K_{ow}), coeficiente de partição – carbono-orgânicos (K_{OC}), coeficiente de bioconcentração, entre outros.

Algumas dessas propriedades apresentam pequenas variações conforme a fonte da literatura utilizada (p. ex., peso molecular), outras, porém, são sujeitas a considerável variabilidade em função das diferentes técnicas experimentais, condições experimentais ou incertezas introduzidas na sua estimativa (p. ex., K_{OC}).

Peso molecular

O peso molecular é utilizado para predizer o movimento da substância através de membranas biológicas ou no cálculo da constante da Lei de Henry, em associação à pressão de vapor e à solubilidade da substância quando essa constante não foi estimada experimentalmente.

Ponto de ebulição, ponto de fusão e pressão de vapor

O estado físico da substância pode ser predito com base nessas propriedades físico-químicas, o que permite inferir em quais compartimentos a substância poderá ser encontrada quando liberada para o meio ambiente. E, dependendo do estado físico da substância e dos compartimentos em que pode ser encontrada pode-se prever as possíveis rotas de exposição para a população do entorno dessa contaminação (Quadro 18.1).

Quadro 18.1 Propriedades físicas e estado físico dos contaminantes de água e solo.

Propriedade	Valor de corte	Interpretação
Ponto de fusão	< 25 °C	Substância no estado líquido
	> 25 °C	Substância no estado sólido
Ponto de ebulição	< 25 °C	Substância no estado gasoso
	0 a 50-100 °C	Composto orgânico muito volátil
	Entre 50-100 °C a 240-260 °C	Composto orgânico volátil
	Entre 240-260 °C a 380-400 °C	Composto orgânico semivolátil
Pressão de vapor mmHg (25 °C)	< 10^{-6} mmHg (25 °C)	Baixa pressão de vapor e baixa volatilidade
	> 10^{-6} e < 10^{-2}	Pressão de vapor intermediária e volatilidade moderada
	> 10^{-2}	Pressão de vapor e volatilidade mais elevadas

Fonte: Desenvolvido pela autoria.

Hidrossolubilidade

Em geral, quanto mais polar for a substância maior a sua capacidade de ser distribuída no ciclo hidrológico. São mais facilmente dessorvidas do solo, dificilmente se volatilizam das águas superficiais e podem ser lixiviadas atingindo águas subterrâneas, ampliando a extensão da contaminação.

Dentre os sais inorgânicos, aqueles formados por metais alcalinos e alcalino-terrosos rapidamente liberam seus íons, enquanto os sais metálicos (como os de chumbo, mercúrio e alumínio) tendem a formar ligações covalentes ao invés de iônicas, apresentando, portanto, menor hidrossolubilidade.

Quanto aos compostos orgânicos, aqueles que apresentam átomos polarizáveis, como oxigênio e nitrogênio, são mais polares.

O Quadro 18.2 apresenta a correlação entre a quantidade solubilizada em 1 litro de água (WS) e a classificação de sua hidrossolubilidade.

Quadro 18.2 Classificação da substância de acordo com a sua hidrossolubilidade.

WS (mg/L)	Classificação
> 10.000	Muito solúvel
> 1.000 a 10.000	Solúvel
> 100 a 1.000	Moderadamente solúvel
> 0,1 a 100	Pouco solúvel
< 0,1	Solubilidade negligenciável

Fonte: Desenvolvido pela autoria.

Coeficiente de partição octanol/água (K_{ow} ou P)

Líquidos não polares como octanol, hexano e óleo combustível são imiscíveis com a água. Se um líquido não polar é misturado à água, formam-se 2 fases. O coeficiente de partição octanol-água (K_{ow}) reflete a concentração da substância nas 2 fases quando o equilíbrio é atingido, ou seja:

$$K_{ow} = \frac{\text{concentração da substância no octanol}}{\text{concentração da substância na água}}$$

O K_{ow} será maior quanto menor a polaridade da substância. Como o valor de K_{ow} pode ser grande (p. ex., o K_{ow} do DDE[3] é de cerca de 100.000), é, por conveniência, expresso em forma logarítmica decimal (para o DDE o log K_{ow} = 5,0).

O K_{ow} oferece informações sobre a partição da substância química entre a fração lipídica da biota (representada pelo octanol) e a água. Esse coeficiente oferece informação sobre a afinidade da substância por água e lipídios, ou seja, sobre o seu potencial em se bioconcentrar /bioacumular na biota. Segundo o log de K_{ow}:

< 1 - substância hidrofílica;

> 4 - substância hidrófoba;

> 6 - substância hidrófoba, porém a correlação entre log K_{ow} e bioconcentração da substância no organismo aquático não é mais linear.

Com relação à absorção e ao acúmulo na biota:

- Líquidos com log K_{ow} de 2 a 4 são, em geral, bem absorvidos através da membrana celular.
- Substâncias com log K_{ow} > 4 não são bem absorvidas.
- Substâncias com log K_{ow} de 5 a 6 acumulam-se na fração lipídica da membrana celular da biota.

Assim sendo, pode-se afirmar que quanto maior o log K_{ow} maior a lipossolubilidade do contaminante. Em geral, isto significa que quanto maior o log K_{ow} maior a concentração da substância na biota aquática (maior a bioconcentração). Esta relação log K_{ow} e bioconcentração na biota se altera quando o log K_{ow} é maior que 6, porque acima deste valor a baixa hidrossolubilidade limita a velocidade de absorção da substância pelo organismo exposto. O equilíbrio entre a concentração no meio e na biota pode ocasionar um longo tempo para ser adquirido,

3 DDE: diclorofenildicloroetileno

determinando que a correlação linear entre log K_{ow} e bioconcentração na biota não seja mais observada.

De modo geral, contaminantes com valores de log K_{ow} elevados acumulam-se no solo, sedimentos e biota e podem ser transferidos para o homem via cadeia alimentar, como ocorre com a 2,3,7,8-tetraclorodibenzodioxina (TCDD) – log K_{ow} = 6,8. Contaminantes com valor de log K_{ow} baixo tendem a se distribuir na água e ar, como os compostos voláteis: tricloroetileno (log K_{ow} 2,2) e percloroetileno (log K_{ow} 3,4). Nesses casos, a cadeia alimentar não é rota de exposição relevante e sim, a inalatória.

Propriedade relacionadas ao transporte entre os compartimentos ambientais

Constante da Lei de Henry

Essa constante é a relação entre a concentração da substância na fase gasosa e a na fase aquosa, no estado de equilíbrio. É expressa atm-m³/mol ou Pa-m³/mol e indica a volatilidade da substância a partir do meio aquoso, permitindo inferir sobre o potencial de remoção do contaminante em águas superficiais. O Quadro 18.3 apresenta a correlação entre a constante da Lei de Henry e a volatilidade da substância.

Quadro 18.3 Classificação da substância de acordo com a sua volatilidade.

Constante da Lei de Henry (atm-m³/mol)	Volatilidade a partir do meio aquoso
$> 10^{-1}$	Muito volátil
10^{-1} a 10^{-3}	Volátil
$< 10^{-3}$ a 10^{-5}	Moderadamente volátil
$< 10^{-5}$ a 10^{-7}	Pouco volátil
$< 10^{-7}$	Não volátil

Fonte: Desenvolvido pela autoria.

Por exemplo, a TCDD apresenta o valor de 5×10^{-5} atm-m³/mol para a constante da Lei de Henry e o Percloroetileno de $1{,}8 \times 10^{-2}$ atm.m³/mol.

Coeficiente de partição carbono orgânico – água (Koc)

Este coeficiente indica a habilidade da substância química em se adsorver à fração orgânica do solo, sedimento ou lodo de esgoto e/ou sua capacidade em migrar através do solo e atingir as águas subterrâneas. Assim como o K_{ow}, é expresso como log em função da grande variabilidade dos valores.

Substâncias com valor de Koc baixo não se ligam em quantidades expressivas à fração orgânica do solo e sofrem lixiviação podendo contaminar as águas subterrâneas. São facilmente escoadas com as águas das chuvas e atingem as águas superficiais, e, por esses motivos, apresentam suas concentrações diminuídas no meio aquoso superficial.

Ao contrário, as substâncias com Koc elevado tendem a se acumular no sedimento e podem apresentar a taxa de degradação reduzida por encontrarem-se menos disponíveis aos micro-organismos. O Quadro 18.4 apresenta a correlação entre o log de Koc e a mobilidade da substância no solo.

Quadro 18.4 Classificação da substância de acordo com a sua mobilidade.

Log de K_{oc}	Adsorção e mobilidade
> 4,5	Adsorção muito elevada ao solo e ao sedimento; lixiviação irrelevante
3,5 a 4,4	Forte adsorção ao solo e sedimento; lixiviação muito baixa
2,5 a 3,4	Moderada adsorção; baixa lixiviação
1,5 a 2,4	Baixa adsorção; moderada lixiviação
< 1,5	Adsorção irrelevante; elevada lixiviação

Fonte: Desenvolvido pela autoria.

A TCDD apresenta log Koc de 7,3 e o percloroetileno de 2,2 a 2,7.

Fator de bioconcentração (BCF)

O fator de bioconcentração indica o potencial da substância química em se bioconcentrar no tecido adiposo dos organismos e é utilizado como *indicador* da bioacumulação nos níveis tróficos mais elevados da cadeia alimentar. A bioacumulação é um termo que descreve a absorção da substância pelos micro-organismos, plantas ou animais a partir de seu entorno (água, ar, sedimento, solo e dieta). A extensão da bioacumulação é determinada pela espécie do metal, ou lipossolubilidade do composto orgânico em associação às diferenças na absorção e na velocidade de excreção entre plantas e animais. Essas diferenças estão relacionadas aos processos toxicocinéticos e toxicodinâmicos.

Contaminantes com BCF elevados são menos solúveis em água e se bioconcentram nos organismos aquáticos. O BCF está diretamente relacionado ao log de K_{ow} até o valor de 6. Acima deste valor (log K_{ow} > 6), a baixa solubilidade da substância na água limita a taxa de absorção do organismo biológico. Nessas condições, o tempo necessário para se atingir o equilíbrio nos estudos de BCF é muito grande e a relação BCF/log K_{ow} não é mais linear. O Quadro 18.5 apresenta a correlação entre BCF e bioconcentração.

Quadro 18.5 Classificação da substância de acordo com a sua bioconcentração.

BCF	Log BCF	Bioconcentração em organismos aquáticos
> 5.000	≥ 3,7	Elevado potencial de bioconcentração
1.000 a 5.000	3	Moderado potencial de bioconcentração
< 1000	< 3	Baixo potencial de bioconcentração

Fonte: Desenvolvido pela autoria.

A Tabela 18.1 apresenta as propriedades físico-químicas de algumas substâncias químicas.

Tabela 18.1 Propriedades físico-químicas de alguns contaminantes de água e solo.

								K_{oc}		
Substância	**CAS**	**Ponto de ebulição (°C)**	**Peso Molecular (g/mol)**	**Solubilidade em água (mg/L)**	**Pressão de vapor (mm Hg)**	**BCF (L/kg)**	**Constante Lei de Henry**	**(L/Kg)**	**Log K_{oc}**	**Log K_{ow}**
Aldicarbe	000116-06-3	2.51E+02	1.90E+02	6.03E+03	3.47E-05	2.59E+00	5.89E-08	2.46E+01	1,4	1.13E+00
Benzo[a]pireno	000050-32-8	4.95E+02	2.52E+02	1.62E-03	5.49E-09	5.15E+03	1.87E-05	5.87E+05	5,8	6.13E+00
Cromo (VI)	018540-29-9	-	5.20E+01	1.69E+06	-	2.00E+02	-	-	-	-
DDT	000050-29-3	2.60E+02	3.54E+02	5.50E-03	1.60E-07	1.96E+04	3.40E-04	1.69E+05	5,2	6.91E+00
Glifosato	001071-83-6	4.17E+02	1.69E+02	1.05E+04	9.80E-08	3.16E+00	8.59E-11	2.10E+03	3,3	-3.40E+00
Acetato de chumbo	000301-04-2	1.74E+03	3.25E+02	4.43E+05	0.00E+00	3.16E+00	-	1.00E+00	0	-8.00E-02
Cloreto de mercúrio	007487-94-7	3.04E+02	2.72E+02	6.90E+04	-	1.00E+03	-	-	-	-2.20E-01
Metilmercúrio	022967-92-6	-	2.16E+02	-	-	1.00E+03	-	-	-	-
Dicloreto de paraquat	001910-42-5	3.52E+02	2.57E+02	7.00E+05	1.01E-07	-	1.32E-11	6.78E+03	3,8	-4.50E+00
Paration	000056-38-2	3.75E+02	2.91E+02	1.10E+01	6.68E-06	9.80E+01	1.22E-05	2.42E+03	3,4	3.83E+00
2,3,7,8 – TCDD	001746-01-6	3.79E+02	3.22E+02	2.00E-04	1.50E-09	9.70E+04	2.04E-03	2.49E+05	3,4	6.80E+00
Tetracloroetileno	000127-18-4	1.21E+02	1.66E+02	2.06E+02	1.85E+01	5.20E+01	7.24E-01	9.49E+01	2,0	3.40E+00
Tolueno	000108-88-3	1.11E+02	9.21E+01	5.26E+02	2.84E+01	8.32E+00	2.71E-01	2.34E+02	2,4	2.73E+00
Tricloroetileno	000079-01-6	8.72E+01	1.31E+02	1.28E+03	6.90E+01	1.60E+01	4.03E-01	6.07E+01	1,8	2.42E+00

Fonte: Risk Assessment Information System. Disponível em: https://rais.ornl.gov/.

Outras propriedades relevantes para contaminantes específicos

Os hidrocarbonetos são compostos que apresentam propriedades físicas e químicas que resultam na imiscibilidade em água. No entanto, para estes compostos, chamados de compostos de fase líquida não aquosa (NAPLs), além das propriedades anteriormente mencionadas, outras devem ser consideradas na definição de seu comportamento no meio ambiente, bem como, na remediação de eventual contaminação. Os processos envolvidos no transporte e fluxo destes contaminantes no solo são bastante complexos, sendo mais complexos ainda na zona não saturada do que na zona saturada[4].

I. **Densidade.** A densidade de um fluido é definida pela razão entre a massa de um determinado volume de uma substância e a massa do mesmo volume de água. Quanto à densidade, os compostos de NAPLs podem ser divididos em 2 classes:

- **Compostos de Fase Líquida Leve Não Aquosa - LNAPL,** caracterizados por serem mais leves (menos densos) que a água, como benzeno, tolueno e xileno, cujas densidades específicas são em torno de 0,87 g/cm^3; e, gasolina, óleo diesel, entre outros.
- **Compostos de Fase Líquida Densa Não Aquosa - DNAPL,** caracterizados por serem mais densos que a água, como o 1, 2 dicloroetano (densidade = 1,25 g/cm^3), e, 1,1,1 tricloroetano, tricloroetileno, clorofenóis, tetracloroetileno, entre outros. Quanto mais denso o DNAPL maior será sua migração vertical em direção ao aquífero.

II. **Viscosidade.** A viscosidade traduz a resistência de um fluido ao escoamento. Portanto, a viscosidade afeta a velocidade de migração do DNAPL na região subsuperficial do solo. Por exemplo, a viscosidade do benzeno é de $0{,}64 \times 10^{-3}$ e a do piche é de 10^7 Pa.s.[5]

Enquanto a densidade de um NAPL influencia a migração vertical do fluido na região não saturada do solo, sua viscosidade influencia a rapidez com que essa migração ocorre. Em geral, fluidos de menor viscosidade tendem a migrar mais rapidamente em função da menor resistência ao fluxo. Muitos fluidos classificados como DNAPL têm viscosidades menores que a da água e assim, esses fluidos tenderão a fluir prontamente.

III. **Propriedades do fluido combinadas à sua interação com o meio.**

Tensão interfacial Quando 2 fases diferentes entram em contato, desenvolvem uma energia interfacial que determina uma interface física entre elas. Essa energia é denominada de tensão interfacial e ocorre porque, no interior de cada fase,

4 **Zona Não Saturada** – zona de aeração ou zona vadosa é aquela que está situada entre a superfície freática e a superfície do terreno, e nela os poros estão parcialmente preenchidos por gases (ar e vapor d'água) e por água. Essa zona é dividida em 3 partes: 1) zona capilar: estende-se da superfície freática até o limite de ascensão capilar da água; 2) zona intermediária: compreendida entre o limite de ascensão capilar da água e o limite de alcance das raízes das plantas; 3) zona de evapotranspiração: situada entre os extremos radiculares da vegetação e a superfície do terreno.

Zona Saturada – fica situada abaixo da superfície freática e nela todos os vazios existentes no terreno estão preenchidos com água. A superfície freática é aquela onde a água encontra-se submetida à pressão atmosférica.

5 A viscosidade absoluta tem como unidade Pa.s (N.s/m^2) em unidades do Sistema Internacional de medidas.

as moléculas idênticas exercem forças coercivas umas em relação às outras. Na interface, as moléculas são atraídas pelas moléculas iguais presentes na própria fase com uma força maior do que a força de atração exercida pela outra fase com a qual é imiscível. A interface pode ocorrer entre 1 fase sólida e 1 líquida ou fluida, entre 2 fluidos ou líquidos ou entre 1 líquido e 1 gás, e neste caso é denominada de tensão superficial.

As tensões interfaciais entre o fluido DNAPL e a água estão tipicamente na faixa de 20 a 50 dinas/cm para fases puras de líquidos orgânicos. A presença de outros contaminantes no fluido DNAPL ou de constituintes do compartimento, como ácido húmico, afetam a tensão interfacial. Esses compostos podem atuar como agentes surfactantes, reduzindo substancialmente a tensão interfacial, o que pode tender a ocasionar: 1) diminuição do espalhamento transversal, perpendicular à direção de migração primária; e 2) decréscimo da força requerida para que o DNAPL desloque a água de um poro saturado.

A Tabela 18.2 apresenta as propriedades: densidade, viscosidade e tensão interfacial de alguns NAPLs.

Tabela 18.2 Densidade, viscosidade e tensão interfacial dos NAPLs mais comuns e a água a 20 °C.

Líquido	Densidade (g/cm^3)	Viscosidade ($N.sec/m^2$)	Tensão Interfacial (dinas/cm)
LNAPLs			
Gasolina	0,75 a 0,85	$< 8 \times 10^{-4}$	–
Querosene de aviação (A/AI)	0,82	2×10^{-3}	37
Óleo para aquecimento doméstico	0,86	$1,7 \times 10^{-3}$	27
Querosene	0,81	1×10^{-3}	23 a 32
Óleo cru (Árabe)	0,88	$2,3 \times 10^{-2}$	23
DNAPLs			
Diclorometano	1,33	$4,4 \times 10^{-4}$	28
1,2-dicloroetano	1,25	$8,4 \times 10^{-4}$	30
1,1,1-tricloroetano	1,35	$8,4 \times 10^{-4}$	45
Tricloroetileno	1,46	$5,7 \times 10^{-4}$	35
Percloroetileno	1,63	$9,0 \times 10^{-4}$	44
Água	1,00	$1,0 \times 10^{-3}$	–

Fonte: FITTS, 2013.

Molhamento O molhamento é a tendência de um fluido se espalhar sobre ou aderir a uma superfície sólida na presença de outro fluido imiscível. Essa propriedade controla a distribuição dos fluidos dentro dos poros do solo. Em sistemas água/NAPL/sólido, o líquido que tiver uma maior afinidade com a superfície sólida recobrirá o sólido e será referido como fase molhante, enquanto o outro líquido será referido como fase não molhante. Para muitos minerais naturais, incluindo quartzo e carbonatos, a água é mais fortemente atraída para a superfície mineral que os constituintes dos DNAPLs mais comuns. Assim, nesses meios, a água é geralmente a fase molhante, distribuindo-se sobre as superfícies sólidas e em microrregiões porosas e fraturas, enquanto o DNAPL tenderá a se concentrar no centro dos poros e em grandes fraturas e fissuras.

A fase molhante é capaz de facilmente penetrar em novos espaços porosos, enquanto a fase não molhante terá de superar forças capilares para fazer o mesmo. No sistema NAPL – água, o fluido molhante é, na maioria das vezes, a água. As relações de molhamento no sistema NAPL – água são afetadas por vários fatores incluindo mineralogia do meio, propriedades químicas do NAPL e da água, presença de surfactantes ou matéria orgânica, história de saturação do meio.

Pressão capilar, saturação e permeabilidade O solo apresenta uma composição irregular de poros formados pela matriz do solo. O espaço desses vazios do solo pode ser considerado como um conjunto de canalículos cilíndricos ou capilares de diâmetros diferentes. Quando o meio poroso se encontra não saturado, parte do espaço dos poros está preenchido com água e parte com ar. A retenção de água no solo ocorre por capilaridade. A capilaridade é controlada pela morfologia dos poros e por duas propriedades interfaciais: tensão interfacial e molhamento. A diferença de pressão entre 2 fluidos que dividem o mesmo espaço em um poro é chamada de pressão capilar. A pressão capilar pode também ser definida como a tendência do meio em atrair o fluido molhante e repelir o fluido não molhante, e deve ser superada pela pressão do fluido não molhante para que este adentre ao poro saturado com a água.

A pressão capilar afeta a forma do derramamento na zona não saturada do solo (zona vadosa); ou mais detalhadamente, dentre os muitos fatores que afetam a pluma do contaminante, o componente horizontal desta pluma (caminho de migração e espalhamento) é grandemente influenciado pela capilaridade e variabilidade espacial do meio. Na zona saturada, a pressão capilar determina se haverá aprisionamento do NAPL.

Quando o NAPL está presente na zona não saturada, 3 fases podem ocupar os poros: ar, água e NAPL. Na zona saturada, 2 fases podem estar presentes: água e NAPL (Figura 18.2). A saturação é o parâmetro que descreve a abundância relativa de cada fase. Ou seja, a saturação (S) de um fluido é a fração do volume total do espaço do vazio do solo que é ocupada por um fluido.

Este parâmetro (S) é importante por ser função da capilaridade e permeabilidade relativa e vice-versa. A histerese capilar[6] está relacionada à retenção do fluido não molhante e às diferenças nos ângulos de contato no umedecimento e na drenagem, determinando diferentes curvas dependendo da história prévia de umedecimento e secamento do solo (Figura 18.3). Durante a drenagem, os poros mais largos drenam rapidamente enquanto os menores dificilmente o fazem. A retenção capilar explica por que a pressão capilar corresponde à maior saturação na curva de drenagem. Na fase de umedecimento, os poros menores são preenchidos primeiro e os maiores são os últimos a serem preenchidos. Essa condição determina a menor pressão capilar *versus* saturação na curva.

6 Histerese é qualquer fenômeno em que duas grandezas físicas mantêm uma relação, de modo que a variação de uma delas depende do fato de a outra crescer ou decrescer relativamente a ela. No caso, se este solo estiver recebendo ou perdendo água.

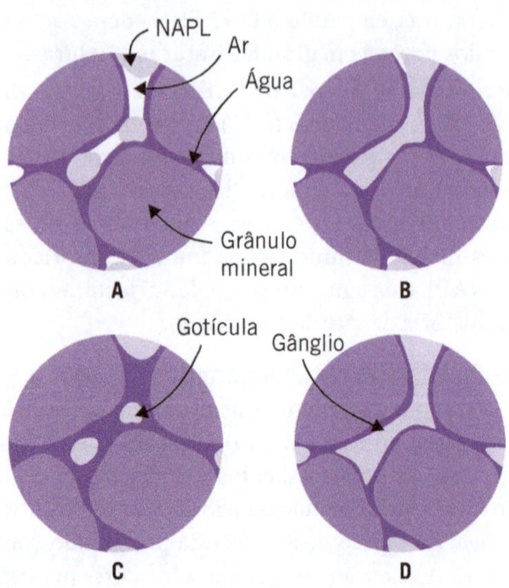

Figura 18.2 Distribuição das fases na zona não saturada (A e B) e na zona satura (C e D). A água é o fluido molhante em cada caso. A saturação de NAPL aumenta de (A) para (B) e de (C) para (D).
Fonte: Fritts, 2013.

Em função das forças capilares e/ou da adsorção de constituintes dos contaminantes ao solo, o movimento da pluma de NAPL na zona não saturada também está relacionado à saturação residual do NAPL. A saturação residual é a saturação dos espaços dos vazios pelo NAPL, que se torna imóvel nesta condição. A saturação residual do NAPL pode determinar uma fonte de contaminação persistente da água subterrânea e dificultar os processos de remediação da área.

A saturação residual, além das forças capilares, depende de vários fatores: 1) geometria dos poros; 2) molhamento; 3) viscosidade e densidade do fluido; 4) tensão interfacial; 5) força da gravidade; 6) gradientes hidráulicos. A saturação residual do fluido molhante é conceitualmente diferente da do fluido não molhante. O fluido não molhante é descontínuo na saturação residual, enquanto o fluido molhante não é. Na zona não saturada NAPL é retido como anéis pendulares ou gotículas e gânglios na presença de água (Figuras 18.2C e 18.2D).

Usualmente, mais NAPL está imobilizado na zona saturada do que na zona não saturada porque: 1) a densidade relativa do fluido (NAPL/ar *versus* NAPL/água acima e abaixo do lençol freático, respectivamente) favorece a drenagem na zona vadosa; 2) como fluido não molhante na maioria dos meios, o NAPL é retido nos poros maiores; e 3) como fluido molhante (em relação ao ar) na zona vadosa, o NAPL tende a se espalhar pelos poros adjacentes e deixar um resíduo pequeno para trás, o que não ocorre na zona saturada onde o NAPL é fluido não molhante.

Com relação ao tamanho do poro, a saturação relativa tende a se elevar com a geometria dos poros (aumento do raio e heterogeneidade do tamanho dos poros) e diminuir com o decréscimo da porosidade, provavelmente por reduzir a conectividade e mobilidade do fluido não molhante na garganta dos poros menores.

Quando mais de um fluido está presente em um meio poroso, esses competem pelo espaço do poro. Consequentemente, a mobilidade é reduzida para cada fluido. Esta redução na mobilidade é conhecida como permeabilidade relativa e pode ser definida como a razão entre a permeabilidade efetiva de um fluido em relação à permeabilidade intrínseca da água no meio poroso. Diversos fatores influenciam na permeabilidade relativa, como: viscosidade e massa específica dos fluidos, velocidade de fluxo, tensão interfacial e molhamento e saturação e geometria dos poros.

Para um sistema bifásico constituído de água e um NAPL (zona saturada), à medida que a saturação de um dos fluidos aumenta ou diminui são provocadas alterações na permeabilidade do meio em relação ao outro fluido. A permeabilidade zero de ambos os fluidos não ocorre quando a sua saturação é zero, e sim quando os fluidos se encontram imóveis. Na zona não saturada do solo, o ar nos poros torna as relações ainda mais complexas.

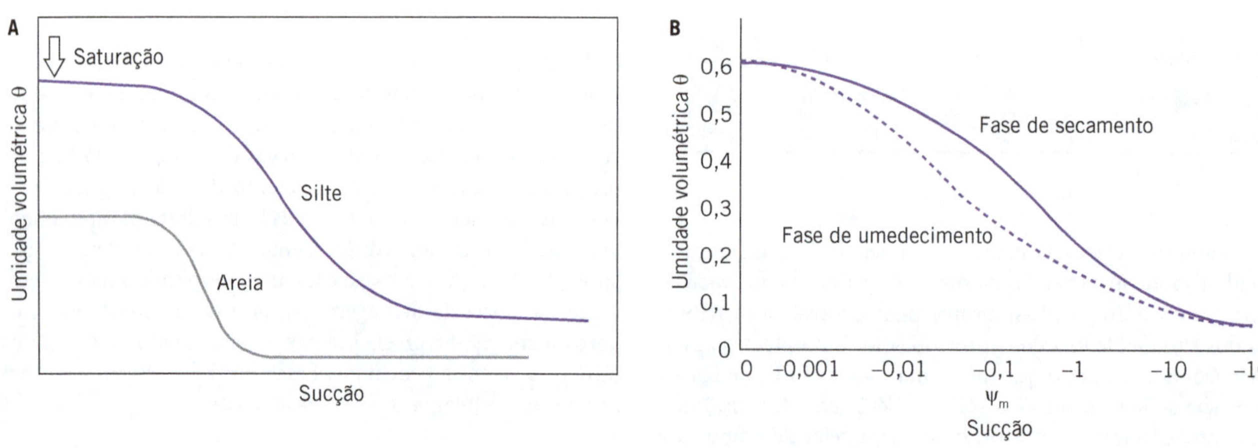

Figura 18.3 Curvas de retenção da água em solo: (A) segundo o tipo de solo e (B) segundo a fase de secamento ou umedecimento.
Fonte: Wada, 2011.

Propriedades do compartimento ambiental

As propriedades do compartimento ambiental também interferem na mobilidade dos contaminantes e nos processos de degradação (atenuação natural) que esse possa sofrer. Deve-se considerar, portanto, pH do meio, potencial de óxido-redução, tipo e quantidade de compostos inorgânicos e orgânicos presentes no meio, tipo de solo e condição de umidade, concentração de matéria orgânica do solo (ácido fúlvico e húmico), temperatura do meio, população de micro-organismos, quantidade de oxigênio, velocidade e direção dos ventos, taxa de precipitação, intensidade luminosa, quantidade de radicais reativos e de radiação UV, entre outros.

Por exemplo, a distribuição e o transporte dos metais no ambiente dependem basicamente de sua espécie (valência e estado físico): metálica, inorgânica e orgânica. Dependendo da espécie metálica, pode ser encontrado na forma solúvel, fixada aos minerais do solo, precipitada a outros componentes do meio, na biomassa e complexada com matéria orgânica, o que interfere na disponibilidade do metal e na sua bioconcentração.

O comportamento dos compostos orgânicos no ambiente depende de sua estrutura molecular, tamanho da molécula, forma e presença de grupos funcionais como hidroxila, carboxila ou amina que conferem polaridade à molécula. Moléculas polares sofrem reações químicas e bioquímicas mais prontamente de que as apolares. Os herbicidas paraquat e diquat, e os sais de amônio quaternários, adsorvem-se fortemente a solos argilosos.

Os compostos orgânicos não aromáticos como os alcanos são muito estáveis e não reativos. Os primeiros 4 membros desta série são gases, aqueles com número de carbonos entre 5 e 17, são líquidos nas CNTP e os demais são sólidos. Alcenos e alcinos, em função da dupla e tripla ligação, são mais reativos. Os hidrocarbonetos aromáticos são mais reativos do que os alcanos e suscetíveis a transformações químicas e bioquímicas.

Entre os hidrocarbonetos presentes no meio ambiente, alguns compostos aromáticos, poliaromáticos e alicíclicos clorados – denominados poluentes orgânicos persistentes (POP) – apresentam maior relevância em função de suas características físico-químicas: alta lipossolubilidade e persistência. É a resistência à degradação biótica e abiótica que determina a permanência dessas substâncias – agrotóxicos, produtos e subprodutos industriais – por longos períodos no ambiente.

Os compostos orgânicos com baixa solubilidade em água (NAPL) apresentam uma distribuição característica na subsuperfície, dependendo das suas propriedades (densidade, viscosidade, pressão de vapor, entre outras), das propriedades de sorção e porosidade do solo e de capacidade do meio de degradar esses contaminantes. Esta distribuição merece ser estudada por dificultar a remediação de áreas contaminadas.

Transporte e distribuição no meio aquoso

Os contaminantes presentes nas águas superficiais podem se encontrar em solução ou em suspensão. O material em suspensão, por sua vez, pode se encontrar na forma particulada ou de gotículas (como os óleos) e os contaminantes podem estar dissolvidos ou adsorvidos a estas gotículas ou partículas sólidas. Essas formas podem ser transportadas com a água por longas distâncias.

As distâncias percorridas pelos contaminantes dependem da estabilidade e estado físico do contaminante, e do fluxo do corpo d'água. Compostos mais estáveis e em solução tendem a percorrer distâncias maiores dependendo do fluxo do rio ou da corrente marítima. Tanto as partículas como as gotículas podem se depositar no sedimento dependendo de sua densidade. Por exemplo, na contaminação de um aquífero com petróleo, o óleo mais leve atinge ou permanece na superfície e a fração mais pesada se sedimenta (LNAPL e DNAPL).

Nos oceanos, as várias correntes superficiais favorecem o transporte de contaminantes. A densidade da água do mar também é um fator relevante que pode ser modificada como resultado da diminuição da temperatura ou pelo aumento na concentração de sal. Quando a massa de água aumenta em densidade, a dissolução, a dispersão e/ou a sedimentação do contaminante são modificadas.

O destino de substâncias no meio aquoso depende, também, de suas propriedades físico-químicas, especialmente lipossolubilidade, pressão de vapor e estabilidade química. Compostos menos estáveis são facilmente hidrolisáveis, representando menor risco para o ecossistema aquático, a não ser que o produto de hidrólise seja mais tóxico do que o precursor.

Os contaminantes podem ser removidos do meio aquoso por volatilização. O potencial intrínseco de volatilização é determinado pela constante de Henry da substância. A volatilização é altamente dependente das condições ambientais do corpo d'água específico, como profundidade da água, coeficientes de trocas gasosas relacionados à velocidade dos ventos e fluxo d'água e estratificação deste corpo d'água.

A polaridade é importante na distribuição e persistência dos contaminantes neste meio. Substâncias hidrofílicas tendem a se dissolver no meio e se distribuir através da superfície da água. As lipofílicas associam-se ao material particulado, especialmente do sedimento.

Os fatores que afetam o comportamento dos metais no meio aquoso são: 1) propriedades físico-químicas do meio (força iônica, estado de oxirredução, correntes de água, localização e atividade da biota); 2) tipo e concentração dos constituintes da coluna d'água; 3) tipo e densidade de sorbentes sólidos e a cinética dessas reações associadas às influências da temperatura e atividade biológica.

Meios com elevada força iônica resultam, em geral, em uma diminuição na interação entre a espécie metálica em solução e o grupo funcional da partícula sólida em suspensão na coluna d'água. O estado de oxidação do metal no meio aquoso determina a sua mobilidade, solubilidade, toxicidade e reatividade. Íons metálicos com número de oxidação elevado, como cromo hexavalente e arsênio pentavalente, tendem a existir como oxi-ânions em soluções com pH de moderado a elevado e formam ligações covalentes.

Em função de sua eletropositividade, esses íons têm grande afinidade por sítios eletronegativos presentes em ligantes biológicos, o que exacerba a toxicidade dessas espécies metálicas. As bactérias podem reduzir enzimaticamente esses metais, por exemplo, Hg^{2+} a Hg^0 ou oxi-hidróxidos de ferro e manganês. A significativa proporção de metal reduzido no sedimento parece ser resultado de processos enzimáticos. A biota influencia também no estado de oxirredução em função dos processos ligados à fotossíntese e à decomposição. Em períodos de intensa atividade biológica, alterações significativas no estado de oxirredução e pH podem ocorrer em áreas localizadas determinando uma modificação no ciclo biogeoquímico dos contaminantes metálicos ali presentes.

Nem todos os metais são igualmente reativos, tóxicos ou disponíveis para a biota. Além de minerais, como os oxi-hidróxidos de ferro e manganês, os sistemas aquáticos naturais contêm uma variedade de sólidos que, geoquimicamente, funcionam como substratos para o transporte e a captura desses metais, como os ácidos fúlvicos e húmicos. Geralmente, a extensão de adsorção dos metais às superfícies dos minerais, na presença de matéria orgânica, aumenta em pH mais baixo e diminui em pH mais elevado. Em água doce ou salgada com baixos teores de matéria orgânica, os metais podem existir como uma variedade de complexos orgânicos e inorgânicos. Por exemplo, o Cu^{++} (II) pode ser encontrado como carbonato ($CuCO_3$) e complexado a hidróxidos ($CuOH^+$). Na presença de matéria orgânica, complexos orgânicos de cobre se formam, ou o cobre pode se ligar a partículas em suspensão. Somente uma pequena fração livre dissolvida irá existir no meio aquoso e estará diretamente relacionada com a toxicidade desse metal a vários organismos aquáticos.

As propriedades químicas da água interferem na disponibilidade dos metais e, consequentemente, em sua toxicidade. Estudos realizados com *Pimephales promelas* (carpa) demonstraram a interferência da dureza da água (concentração de cálcio), pH e partículas sólidas em suspensão na CL50, 96h de cobre (concentração letal 50% em 96 horas de contato). A disponibilidade do metal diminui com a formação de complexos orgânicos, de carbonatos de cobre (águas duras) e de hidróxidos de cobre (pH elevado). Parece que a toxicidade do cobre está relacionada ao acúmulo de cobre em sítios fisiologicamente ativos presente nas guelras dos peixes.

Portanto, a disponibilidade de um determinado metal no meio é dependente da salinidade do meio, pH, estado de oxirredução, presença de micro-organismos e de compostos aos quais o metal pode se ligar (sulfetos, hidróxidos, carbonatos e tipo de matéria orgânica, como ácidos fúlvico e húmico), distribuição da matéria orgânica e proporção de argila e areia no solo. Grosseiramente pode-se afirmar que a ligação dos metais pesados aos constituintes do solo cresce no seguinte sentido: $Cd < Zn < Pb < Cu$. Este fato explica, por exemplo, porque o Cd é mais absorvido do que o chumbo pelos organismos terrestres. Solos com elevado teor de argila e de substâncias húmicas favorecem a complexação de metais. Os metais, cátions bivalentes, ligam-se aos grupamentos carregados negativamente presentes no cristal sílica-alumínio da partícula de argila ou aos grupamentos hidroxilas e carboxilas presentes na estrutura aromática dos ácidos fúlvicos e húmicos.

A acidificação do solo e da água também interfere na disponibilidade de metais, porém, não de todos eles. Cádmio, chumbo e zinco tornam-se mais móveis em pH mais ácido, podendo ser lixiviados até às águas subterrâneas. Em pH ácido ocorre o enfraquecimento das ligações dos metais com as partículas de argila ou material orgânico. As formas divalentes de cádmio, chumbo e zinco são mais facilmente absorvidas pela biota. A acidificação favorece a formação destes íons. O mercúrio comporta-se de modo diferente no ambiente. Sua ligação à matéria orgânica é tão forte que não é influenciada pela acidificação do solo. Formas voláteis, como mercúrio elementar, quando na água e solo facilmente atingem a atmosfera.

No meio aquático, os contaminantes orgânicos hidrofóbicos e pouco solúveis tendem a se adsorver à fase particulada como ocorre com os hidrocarbonetos policíclicos aromáticos. A concentração do material particulado em suspensão ou coloidal na coluna d'água interfere na transferência desses hidrocarbonetos para a atmosfera.

Nos sedimentos de rios, lagos e mares, os contaminantes orgânicos adsorvidos às partículas têm suas mobilidade e disponibilidade reduzidas. A natureza da substância, força da ligação, temperatura do meio, pH e teor de oxigênio determinam a disponibilidade química da substância. O teor de oxigênio na água determina a natureza e a velocidade das transformações químicas e bioquímicas; estes teores diferem nos sedimentos. No fundo dos oceanos, as condições são anaeróbicas, enquanto nos cursos d'água de fluxo intenso, os níveis de oxigênio são relativamente elevados.

Os poluentes orgânicos persistentes depositam-se no leito dos rios e mares. A baixa hidrossolubilidade desses compostos faz com que os sedimentos se tornem reservatórios primários dessas substâncias, somente a fração livre estará disponível para ser absorvida pela biota.

Transporte na atmosfera

O transporte de poluentes na atmosfera ocorre mais rápido do que na hidrosfera em função da baixa viscosidade do ar. Os principais processos envolvidos são difusão e advecção, sendo a difusão dominante na interface entre o ar e os demais compartimentos. Para um mesmo contaminante, a velocidade de difusão no ar é 100 vezes maior do que na água.

Na atmosfera, este transporte de poluentes depende do estado físico dos mesmos e da movimentação das massas de ar. Os gases solúveis e as partículas presentes na atmosfera podem ser incorporados às gotículas de chuva e atingirem o solo ou as águas superficiais durante as precipitações ou nevascas. Podem, ainda, atingir o meio aquoso e o solo por deposição seca em locais distantes da fonte de emissão. Ou podem reagir quimicamente com constituintes da atmosfera ou outros poluentes ou sofrer fotólise.

A velocidade dos processos de remoção dos contaminantes da atmosfera – a deposição seca, úmida ou através de reações químicas – associada às condições climáticas e poluição local, determinam a variabilidade no tempo de residência dos contaminantes na atmosfera (Quadro 18.6). O tempo de residência é determinado por escalas temporais (diário, semanal, sazonal) e espaciais: local (até algumas dezenas de quilômetros – Km), regional (algumas centenas de Km) e continental (alguns milhares de Km) – de dispersão do contaminante. Se o tempo de residência for maior que 30 dias, os transportes vertical na troposfera e hemisférico serão relevantes. Tempos de residência longos, entre 6 e 12 meses, permitem a ocorrência de trocas entre os hemisférios norte e sul; após 12 meses, as trocas entre troposfera e estratosfera tornam-se importantes.

Quadro 18.6 Tempo de residência média estimado para alguns gases constituintes da atmosfera e contaminantes ou poluentes.

Gás	Tempo de residência médio
Nitrogênio (N_2)	10^6 anos
Oxigênio (O_2)	10^3 anos
Vapor d'água (H_2O)	8 a 10 dias
Dióxido de carbono (CO_2)	50 a 200 anos
Metano (CH_4)	7 a 10 anos
Óxido nitroso (N_2O)	130 anos
Monóxido de carbono (CO)	0,4 ano
Ozônio (O_3) troposfera estratosfera	semanas/meses Meses
Amônia (NH_3)	3 dias
Dióxido de enxofre (SO_2)	3 dias
Óxidos de nitrogênio (NO_x)	3 dias
CFCs (Fréons)	50 a 150 anos

Fonte: Desenvolvido pela autoria.

Transporte no solo

Quando ocorre uma contaminação, algumas características do solo, juntamente com as propriedades físicas e químicas do poluente irão determinar o comportamento desse poluente no solo, ou seja, a sua migração através da subsuperfície.

No caso de uma contaminação por hidrocarbonetos, as propriedades físicas do solo que mais influenciam o comportamento dos combustíveis líquidos são: porosidade; condutividade hidráulica (permeabilidade); heterogeneidade dessas propriedades entre os diferentes tipos de solo.

A porosidade e a condutividade hidráulica podem variar dentro de um mesmo tipo e solo. Diferenças em grande escala nessas propriedades podem influenciar o transporte multifásico de hidrocarbonetos.

O solo representa uma das mais complexas matrizes no ambiente em função da sua heterogeneidade. É uma rede integrada de partículas de diferentes tamanhos, matéria orgânica de diversos tipos e quantidades, com poros contendo água e ar, e biota. Os diversos tipos de solo apresentam grandes diferenças em relação ao tamanho das partículas e características ecofisiológicas; esses fatores determinam condições que variam de aeróbicas a anaeróbicas.

A porosidade do solo varia e, geralmente, os poros encontram-se preenchidos por gases ou fluidos. Os contaminantes que chegam à litosfera movimentam-se por difusão e advecção através destes fluidos ou por movimentação da água pelos espaços entre as partículas de solo. A velocidade de difusão dos contaminantes depende do peso molecular, da temperatura e pH do solo, do gradiente de concentração do contaminante, bem como, dos constituintes do solo (matéria orgânica, cátions e ânions), dentre outros fatores. Se o contaminante apresenta elevada pressão de vapor e baixa afinidade pelos constituintes do solo sofre rápida evaporação ou volatilização. A velocidade dos ventos e a umidade do solo podem afetar a volatilização. Se o contaminante for hidrossolúvel pode ser lixiviado facilmente, atingindo as águas subterrâneas ou aquíferos[7].

As interações entre a estrutura química, propriedades do solo, e o modo de entrada no ambiente determinam se uma substância química específica é persistente e, por conseguinte se é potencialmente perigosa para o compartimento do solo. Do mesmo modo, a interação com os constituintes do solo em combinação com fatores específicos dele é que determina se um contaminante será incorporado ao material celular de plantas e animais, ou sofrerá processos de atenuação natural. De modo geral, dependendo das propriedades físico-químicas do contaminante e das características do solo, um contaminante pode sofrer volatilização, difusão, diluição, advecção, sorção, biodegradação, estabilização química e bioquímica. Esses processos alterarão a sua mobilidade, toxicidade e persistência no solo como ilustrado nos Quadros 18.7 e 18.8. A meia-vida mostrada no Quadro 18.8 deve ser vista com cautela, pois varia conforme as condições ambientais como potencial redox, temperatura e pH.

Quadro 18.7 Processos que afetam a persistência dos principais contaminantes de solo.

Processos	Metais pesados	Poluentes orgânicos persistentes	HPAs	Nutrientes
Adsorção	+ +	+ + +	+ + +	+ +
Difusão	+	+	+	+ +
Diluição	+	+	+	+ +
Volatilização	–	–	–	+
Transformação microbiana	+	+ a + + + +	– a + + + +	+ + + +
Estabilização: degradação química	+ 1	+ + +	+ + +	+
Sequestração pelas plantas	+ +	–		+ + + +
Sequestração pela biota do solo	+ +	+ +	+ +	+ +

+ + + + muito frequente; + + + frequente; + + regular; + raramente; – não ocorre; 1 na presença de aceptor de elétrons (Mn, Fe etc.). HPA_S- Hidrocarbonetos policíclicos aromáticos.
Fonte: Peijnenburg, 2004.

7 Entende-se por água subterrânea aquela confinada a espaços pequenos entre rochas e solo. Os locais onde a água subterrânea se acumula em grande quantidade são chamados de aquíferos. Os aquíferos são camadas de solo ou rocha que podem armazenar ou suprir água para poços e fontes. A maior parte das águas subterrâneas move-se lentamente – em geral, cerca de 30 cm por dia. Eventualmente, os aquíferos são repostos por fontes, rios, poços, águas de chuva, lagos, pântanos e oceanos como parte do ciclo hidrológico terrestre.

Quadro 18.8 Propriedades, meia-vida no solo e característica geral do comportamento ambiental dos poluentes orgânicos persistentes (POPs) prioritários identificados pela Comissão Econômica das Nações Unidas para a Europa.

POPs	Propriedades K_{ow}	K_{oc}	Meia-vida (horas)	Comportamento ambiental no solo	Persistência/ humificação
Aldrin	6,5	7,65	10.000 a 30.000	Persistente	+
Clordano	5,8	4,5	10.000 a 30.000	Persistente	+
Diclorodifeniltricloroetano (DDT)	6,9	5,2	10.000 a 30.000	Persistente	+
Hexaclorobenzeno	5,7	6,1	> 30.000	Persistente	+
Mirex	5,3	3,8	> 30.000	Persistente	+
Bifenilas policloradas (PCBs)	5,3	–	> 10.000	Persistente	+
Dioxinas policloradas	6,8	–	3.000 a 10.000	2,3,7,8-congêneres especialmente tóxicos Persistente	+
Furanos policlorados	2,7	–	10.000 a 30.000	2,3,7,8-congêneres especialmente tóxicos Persistente	+
Fenantreno	$4{,}5^5$	4,4	2,5 a 4.400	Mineralização	+
Fluorantreno	4,9	4,6	2,5 a 4.400	Persistente	+
Benzo(a)pireno	6,1	6,6	1.368 a 13.000	Persistente	+

K_{ow}: coeficiente de partição octanol-água; K_{oc}: coeficiente de partição carbono orgânico.
Fonte: Adaptado de Mackay *et al.*, 1999 citado por Peijnenburg, 2004

Os metais, em geral, são encontrados nas camadas superficiais do solo (5 cm a 10 cm). O pH do solo e o potencial redox afetam o processo de adsorção, precipitação, complexação e oxirredução de metais pesados e sua solubilidade. Dependendo do tipo de solo, pode-se concluir que a acidificação do meio aumenta a solubilidade e consequentemente a mobilidade de metais como Cd, Pb e Zn, entre outros. O cromo, em função dos valores extremos de sua especiação VI e III, pode se comportar de modo diferente. A especiação dos metais e sua adsorção à matéria orgânica modificam a disponibilidade química desses elementos. A adsorção de contaminantes orgânicos aos constituintes orgânicos do solo também diminui a mobilidade e a disponibilidade dessas substâncias.

O movimento dos metais do solo para águas profundas por lixiviação é muito lento na maioria das condições naturais, exceto para situações de elevada acidez. As condições que induzem o escoamento são a presença de metais no solo em concentrações que se aproximam ou excedam a capacidade de troca catiônica do solo, a presença de materiais que são capazes de formar quelatos solúveis com o metal, e, como mencionado, o decréscimo no pH da solução de lixívia (p. ex., chuva ácida).

No ambiente, os metais podem ser transformados de uma espécie inorgânica para outra, ou de um tamanho de partícula para outro. Entretanto, como elementos, não estão, em geral, sujeitos à degradação, a transformação da espécie inorgânica para orgânica tem sido observada em sistemas aquáticos, particularmente nos sedimentos. A metilação é, segundo alguns autores, um processo independente da presença de bactérias. Não se sabe, por exemplo, se o chumbo tetrametilado formado é produzido abioticamente ou pela biota. Entretanto, é certo que as bactérias favorecem a redução das espécies metálicas.

Os poluentes orgânicos persistentes, em função das suas características químicas (baixa hidrossolubilidade, alta estabilidade), tanto no solo quanto nos corpos d'água, adsorvem-se fortemente às partículas. Quanto maior o teor de matéria orgânica presente no solo, maior é a adsorção e menor a lixiviação para as águas subterrâneas. Uma vez no solo, podem ser transportados para as águas superficiais através de escoamento superficial provocado pela enxurrada de água de chuva ou águas de irrigação. Ou, como são imiscíveis com a água, comportam-se como qualquer NAPL (fluidos imiscíveis com a água), podendo atingir água subterrânea.

A migração dos NAPLs, como gasolina, óleo diesel, bifenilas policloradas (PCBs), entre outros, na zona não saturada do solo é afetada pelo: 1) volume de NAPL liberado; 2) área da infiltração; 3) duração da liberação em unidade de tempo; 4) propriedades do NAPL; 5) propriedades do meio e 4) condições do fluxo subsuperficial. Quando o NAPL é introduzido na subsuperfície do solo, a gravidade determina a migração vertical do fluido através da zona vadosa como um líquido distinto. A migração vertical é acompanhada de certo espalhamento lateral em função do efeito das forças capilares e da variabilidade espacial do meio (camadas do solo). Conforme o NAPL desce pela zona vadosa, deixa líquido residual (saturação residual) retido no espaço vazio dos poros, em função dos efeitos da tensão interfacial. Dependendo das propriedades do NAPL, uma menor parte do fluido pode se volatilizar e formar vapor que se estende além da pluma de NAPL.

Se apenas uma pequena quantidade de NAPL é liberada na superfície do solo, a migração irá cessar na zona vadosa, quando a massa de contaminante é imobilizada nos poros do solo em função das forças capilares. Se a quantidade liberada de NAPL é suficientemente grande, parte do fluido irá eventualmente atingir a zona saturada. Na zona vadosa, dependendo de solubilidade e volatilidade dos constituintes do NAPL, parte poderá se dissolver na água presente nos poros e/ou volatilizar para o ar contido nesses poros, o restante continuará migrando em direção à zona saturada. A infiltração da água da chuva pode dissolver os vapores orgânicos ou constituintes residuais e transportá-los até a zona saturada.

Na zona saturada (a água preenche completamente o espaço dos poros), o LNAPL se espalhará lateralmente ao longo da franja capilar e seus constituintes solúveis poderão se dissolver na água e formar uma pluma de contaminante que se move em decorrência do gradiente hidráulico. A distribuição do LNAPL depende dos constituintes deste fluido e de suas propriedades físico-químicas, das pressões de ar e água, e da distribuição dos poros por tamanho (Figura 18.4). Em meios heterogêneos, a distribuição dos LNAPLs é mais complexa. E, como na zona vadosa, parte do NAPL pode ser retida no poro da zona saturada.

Os DNAPLs, quando atingem o lençol freático, comportam-se diferentemente dos LNAPLs; deslocam a água do lençol freático (afundam) e continuam a migrar em função da força da gravidade e pressão (Figura 18.5), podendo se infiltrar verticalmente e se espalhar nas camadas relativamente permeáveis e fraturas, ou unidades de linha que ofereçam menor resistência capilar, até estratos menos permeáveis. Assim, verifica-se que a presença de constituintes de DNAPL representa uma reserva potencialmente persistente da massa de contaminantes que podem ser continuamente liberados no lençol freático ao longo do tempo. Esse comportamento determina a necessidade de compreensão da potencial presença e distribuição dos DNAPLs no solo subsuperficial e na água subterrânea para a correta delimitação da contaminação, gerenciamento e remediação da área contaminada.

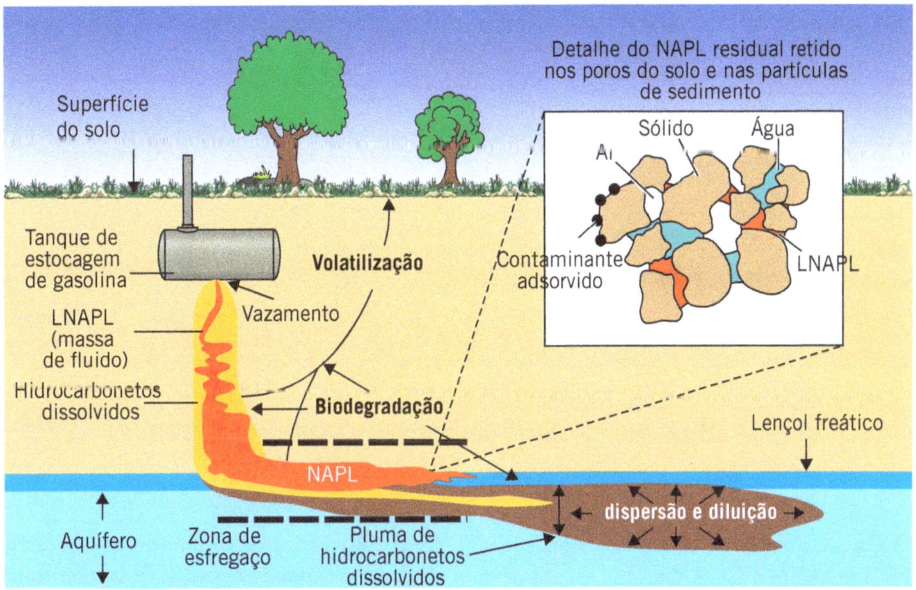

Figura 18.4 Ilustração esquemática da migração subsuperficial de LNAPL.
Fonte: Adaptada de Stewart *et al.*, 2008.

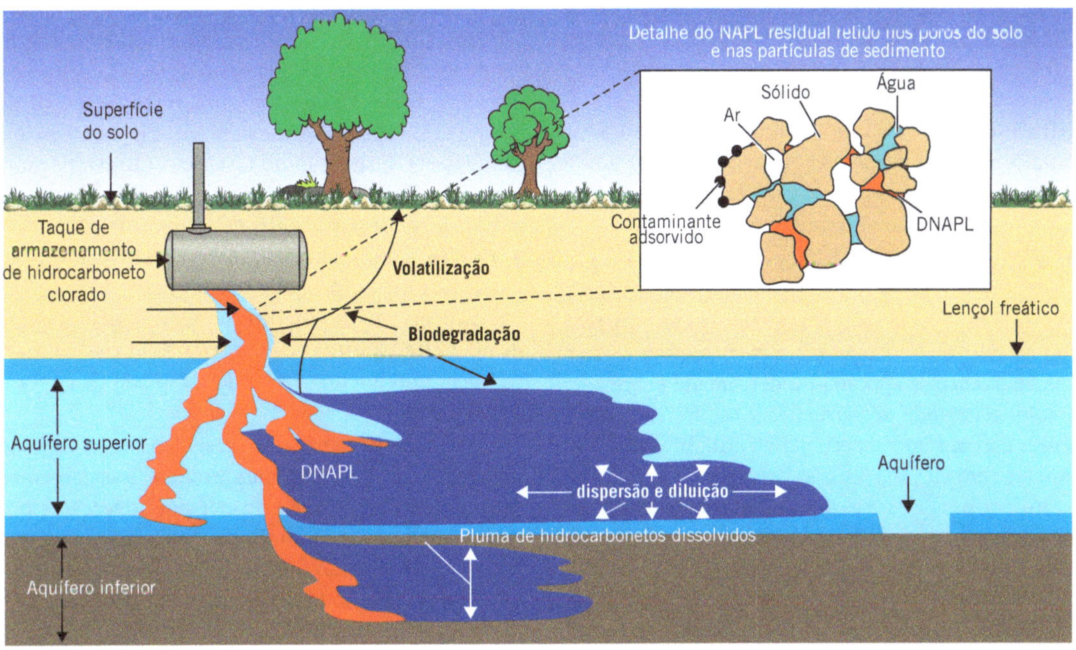

Figura 18.5 Ilustração esquemática da migração subsuperficial de DNAPL.
Fonte: Adaptada de USEPA, 1999.

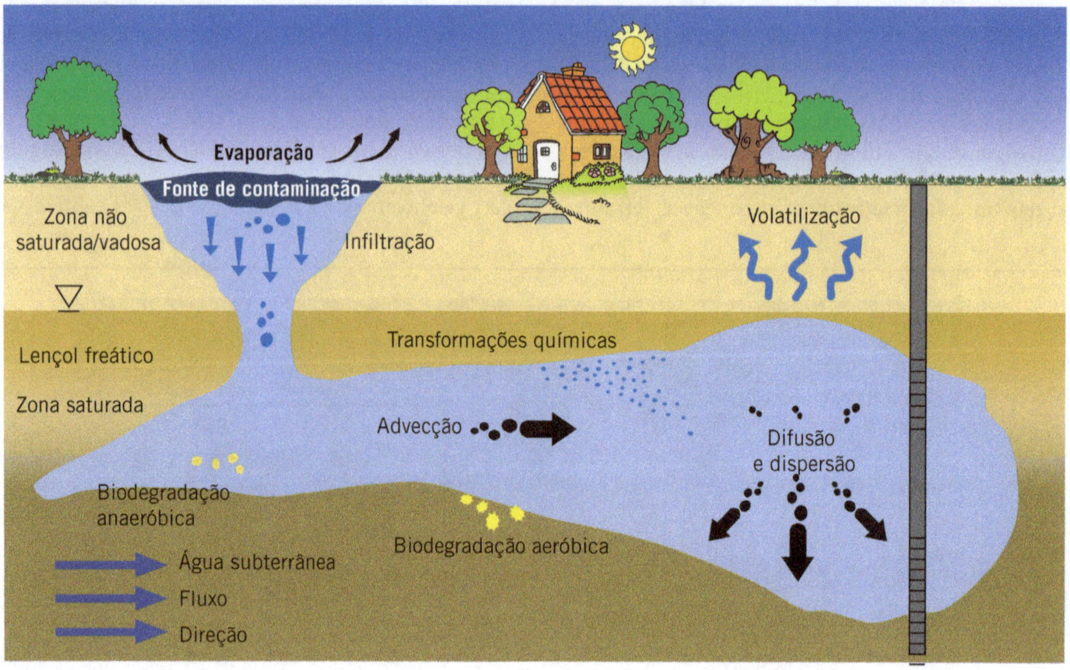

Figura 18.6 Principais processos envolvidos no transporte de um contaminante de água e solo.
Fonte: Adaptada de Talabi e Kayode, 2019.

▶ PROCESSOS QUE INFLUENCIAM O COMPORTAMENTO E O TRANSPORTE DOS CONTAMINANTES NO AMBIENTE

Os 4 processos gerais que controlam o transporte e destino dos contaminantes no ambiente são advecção, difusão, transferência de massa nas interfases e reações de transformação ou degradação (Figura 18.6). O impacto combinado destes 4 processos determina a potencial migração e/ou persistência do contaminante no ambiente. Um contaminante com grande potencial para migração e que é persistente representa um maior risco na contaminação do que outro com menor potencial de migração e não persistência.

▶ PROCESSOS FÍSICOS RELACIONADOS AO TRANSPORTE E AO DESTINO DOS CONTAMINANTES

Quando uma substância é aplicada ou derramada sobre a superfície do solo, esta pode aí permanecer ou ser transferida para o ar, sofrer escoamento superficial ou atingir a subsuperfície. Substâncias com elevada pressão de vapor podem evaporar ou se volatilizar para a fase gasosa, tornando-se sujeita aos processos de advecção, dispersão e transformação na atmosfera. A transferência de contaminantes por escoamento superficial durante a irrigação ou precipitação para águas superficiais amplia a área de contaminação e as rotas de exposição. O contaminante pode ainda penetrar no solo e em seus poros, particionando-se com a água e o ar aí presentes. Daí, o contaminante apresenta potencial para se movimentar verticalmente até a zona saturada, contaminando a água subterrânea. A ocorrência desta migração depende de numerosos fatores, como: magnitude e taxa de infiltração ou recarga, tipo de solo, profundidade do aquífero, concentração do contaminante e suas propriedades físico-químicas e processos de transporte e atenuação a que é submetido. Contaminantes voláteis podem se mover por advecção e difusão na fase solo/poro-ar-água.

A **advecção** é o transporte da matéria pela movimentação de um fluido. Qualquer contaminante dissolvido na água pode ser carreado pelo fluxo d'água. O mesmo ocorre na atmosfera, moléculas de contaminantes presentes, por exemplo, na fase de vapor da atmosfera são carreadas pelo fluxo de ar. Sólidos em suspensão no ar e água também se movem com o fluxo do fluido. O transporte da massa de contaminante por advecção é proporcional à velocidade do fluxo do fluido. Portanto, para a caracterização do potencial transporte por advecção de um contaminante em um local específico é necessário a determinação da direção e da velocidade do fluxo neste local. O transporte por advecção no ar ou na água é responsável pela movimentação em larga escala de contaminantes no meio ambiente.

A dispersão representa o espalhamento da matéria a partir do centro da massa de contaminante. Basicamente, a massa de contaminação (pluma) se move por advecção e o tamanho da pluma aumenta em função da dispersão. Este espalhamento é causado por difusão molecular e por campos de fluxo não uniformes, ocorrendo tanto no ar como na água. Em geral, o fluido se move mais rápido em locais de elevada permeabilidade como areia e mais devagar em locais de baixa permeabilidade como argila. Como resultado, as taxas de advecção diferem em seções diferentes do fluido. Assim, enquanto a pluma de contaminantes dissolvidos se move, diferentes seções da pluma se moverão com velocidades diferentes. Isso resulta em espalhamento da pluma na direção do deslocamento.

Como descrito anteriormente, um contaminante pode residir no ar, água ou em associação a uma fase sólida. A transferência do contaminante da sua fase original para outra fase é um aspecto importante do comportamento do contaminante e implica em **transferência de massa**. Os processos primários de transferência de massa são dissolução, evaporação, volatilização e sorção.

A transferência de moléculas do seu estado puro para a água é chamado **dissolução**. A extensão com que as moléculas ou os íons do contaminante se dissolvem na água depende de sua solubilidade em água.

A **evaporação** de um composto envolve a transferência do líquido ou sólido puro para a fase gasosa. A evaporação está relacionada à pressão de vapor da substância. Pode ser um processo de transferência de massa importante quando a fase do contaminante puro está presente na zona não saturada e suas moléculas se evaporam para fase gasosa do solo.

A **volatilização** é o processo de transferência do contaminante entre as fases aquosa e gasosa. A volatilização é diferente da evaporação, que especifica a transferência das moléculas em sua fase pura para a fase gasosa. Por exemplo, a transferência de moléculas de benzeno de um tanque de gasolina para a atmosfera é evaporação, enquanto a transferência de moléculas de benzeno dissolvidas na água para a atmosfera é volatilização. A volatilização está melhor relacionada à constante de Henry do que à pressão de vapor da substância. A volatilização é um processo importante para o transporte e a contaminação de compostos orgânicos voláteis presentes na zona vadosa.

A **sorção** também influencia o transporte de muitos contaminantes no ambiente. Engloba os processos de adsorção e absorção. A definição mais geral de adsorção ou retenção é a associação/complexação de moléculas de contaminantes com constituintes da fase sólida dos poros ou partículas de solo. Nos sedimentos e no solo, metais e outras substâncias inorgânicas podem se encontrar adsorvidos à superfície de óxidos ou a matéria orgânica (MO), como os ácidos húmicos e fúlvicos.

A MO dissolvida é constituída de 2 partes: fração não-húmica, que consiste em uma biomolécula de lipídio ou carboidrato, polissacarídeo, aminoácido, proteínas, resinas e fração húmica. A fração húmica é constituída por ácido fúlvico, húmico ou humina, dependendo da composição química do solo e da água. O ácido húmico corresponde à fração solúvel em água em pH acima de 2, com peso molecular de 1.500 a 5.000 Da em água doce e de 50.000 a 500.000 Da no solo. O ácido fúlvico é a fração das substâncias húmicas solúveis em qualquer pH, de peso molecular entre 600 e 1.000 Da em água doce e entre 1.000 e 5.000 Da no solo. A humina não é hidrossolúvel. As substâncias húmicas são ubíquas na água, solo e sedimentos; representam cerca de 25% do total de carbono orgânico da Terra e compreendem 50% a 70% da MO dissolvida no meio aquoso.

As substâncias húmicas do solo são preferentemente derivadas da decomposição de plantas e animais e constituídas por componentes da parede celular das plantas, como lignina e polissacarídeos naturais e de lipídios e material proteico. Em pântanos, as substâncias húmicas podem ser derivadas de fontes autóctones (organismos aquáticos como fitoplâncton) ou alóctones (plantas e solos do entorno). Por ação de micro-organismos da biota dos pântanos, a composição da matéria orgânica pode ser marcadamente alterada com reposição de muitos compostos lixiviados do solo.

Em geral, as substâncias húmicas de procedência variada apresentam composição química semelhante, mas estruturalmente diferente (Figuras 18.7 e 18.8). Estas diferenças sugerem que esses materiais foram submetidos a graus variáveis de biodegradação e humificação nos diversos ambientes onde se encontram. São principalmente caracterizadas por compostos nitrogenados, produtos alifáticos, lignina, carboidratos e substâncias aromáticas. As substâncias húmicas presentes na água e no solo pantanoso apresentam elevada quantidade de carboidrato e compostos derivados da lignina, enquanto essas substâncias procedentes da turfa contêm elevada porcentagem de biopolímeros alifáticos e as procedentes da hulha são constituídas predominantemente por compostos aromáticos. Essas diferenças devem-se à sequência cronológica do processo de **humificação**.

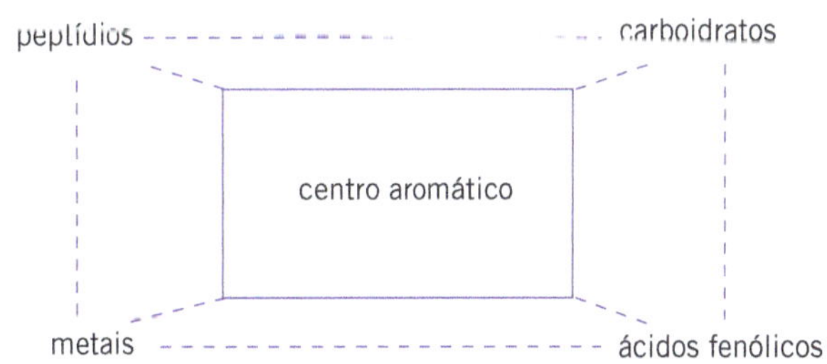

Figura 18.7 Estrutura diagramática do ácido húmico.
Fonte: Desenvolvida pela autoria.

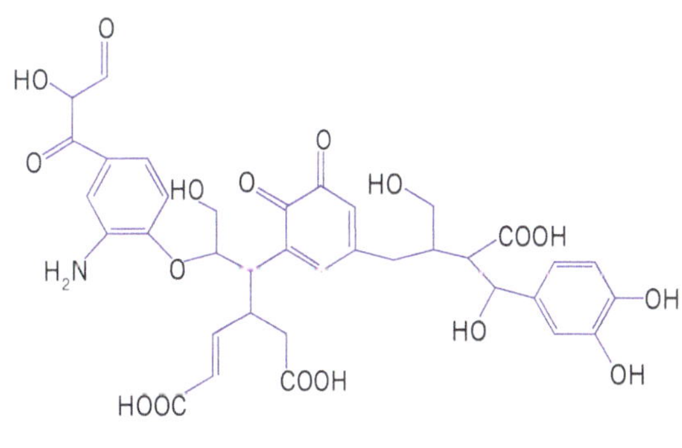

Figura 18.8 Monômero de ácido húmico.

Processos de degradação dos contaminantes

Como mencionado anteriormente, uma substância lançada no meio ambiente sofre alterações durante seu transporte e distribuição entre as várias fases desse meio. A degradação é uma das propriedades intrínsecas à substância mais importantes na determinação do seu potencial de dano ao meio ambiente.

Substâncias não degradáveis persistirão no meio, podendo, consequentemente, causar efeitos adversos crônicos sobre a biota.

A velocidade de degradação está relacionada não só à substância e à sua estrutura molecular, mas como às condições do compartimento onde foi lançada, isto é, potencial redox, pH, presença de micro-organismos, concentração de substratos e constituintes normais do referido compartimento.

Segundo a OECD (Organization for Economic Co-operation and Development, 2002), a degradação consiste na decomposição de moléculas orgânicas a moléculas menores e, eventualmente, dióxido de carbono, água e sais. Para compostos inorgânicos e metais, o conceito utilizado tem significado limitado ou não se aplica. Essas substâncias, no entanto, podem se transformar através de processos que normalmente ocorrem no meio ambiente, os quais podem elevar ou diminuir a disponibilidade de espécies tóxicas. A degradação pode ser abiótica ou biótica.

Degradação abiótica

A degradação abiótica compreende as transformações químicas e fotoquímicas. Geralmente, as transformações abióticas resultam em novos compostos orgânicos, mas não levam à mineralização.

As transformações químicas mais relevantes são a hidrólise, fotólise e reações de oxirredução. A hidrólise é a reação entre os nucleófilos H_2O e OH^- com a substância química, ocorrendo a troca de um grupamento ligado à substância pelo grupo OH. Muitas substâncias, especialmente os ácidos orgânicos, são suscetíveis à hidrólise. A hidrólise é função do pH e temperatura do meio.

A fotólise primária pode ser subdividida em direta e indireta. A direta consiste na absorção de luz pela substância química resultando na sua transformação. A indireta, por sua vez, implica na transferência de energia, elétrons ou átomos H para a substância química a partir de espécies excitadas, o que induz a transformação. Denomina-se fotólise secundária as reações que ocorrem entre a substância química e as espécies reativas de meia-vida curta como radicais hidroxilas, radicais peroxila ou oxigênio *singlet*, espécies estas formadas na presença de luz.

Degradação abiótica dos poluentes da atmosfera

Os seguintes processos podem contribuir para a degradação atmosférica dos poluentes:

Fotólise direta Para materiais na troposfera, as regiões UV-B e UV-A (comprimentos de onda 290 nm a 450 nm) são importantes. A radiação solar com comprimento de onda menor que 290 nm dificilmente atinge a troposfera porque é absorvida pelas camadas de ozônio e oxigênio na estratosfera. Radiações com comprimentos de onda maiores são, geralmente, muito fracas para quebrar uma ligação química.

Espécies que apresentam longo tempo de permanência (maior que 1 ano) podem ser transportadas para a atmosfera onde as radiações de 200 nm a 290 nm podem ser importantes. Como exemplos podem-se mencionar os clorofluorcarbonos (CFCs) e óxido nitroso (N_2O), que são praticamente inertes na troposfera, mas eficientemente fotolisados na estratosfera.

Reações com radicais hidroxilas A reação com radicais hidroxilas é a principal etapa de oxidação da maioria dos poluentes orgânicos.

Reação com ozônio A ozonólise é importante somente para compostos insaturados contendo duplas ou triplas ligações.

Reação com radicais nitratos e outras espécies geradas fotoquimicamente Há evidências de que alcenos, fenóis e cresóis reagem com radicais nitratos formados em *smogs* fotoquímicos. Conclui-se, portanto, que as reações com este radical são de importância limitada e se aplicam somente a situações especiais, como à noite em atmosfera moderadamente poluída.

Degradação abiótica dos contaminantes de água e solo

A degradação abiótica dos contaminantes pode ocorrer tanto no solo como no meio aquoso.

Degradação fotoquímica Os contaminantes presentes na superfície dos corpos d'água e do solo podem sofrer fotólise direta resultando em novos compostos com propriedades diferentes dos precursores.

O solo e o meio aquoso não são matrizes tão boas quanto a atmosfera para as alterações fotoquímicas em função da atenuação da luz incidente. No entanto, este processo é relevante para algumas substâncias. Os hidrocarbonetos policíclicos aromáticos são candidatos à degradação fotoquímica por apresentarem elevada absortividade de luz UV. Estudos realizados com o benzo(a)pireno demonstraram uma meia-vida de oxidação de 7,5 horas.

Hidrólise É um processo relevante para substâncias químicas que apresentam grupos hidrolisáveis, como ésteres, amidas, epóxidos, ésteres fosfóricos, haletos alquilados. As reações de hidrólise podem ser catalisadas por espécies acídicas e básicas, como OH^- e H_3O^+. A hidrólise pode ser o processo inicial de transformação seguido pela biodegradação.

Fotodissociação de íons nitrato A excitação de íons nitrato em soluções aquosas induz a oxidação de substratos orgânicos. A fotodissociação de íons nitrato ocasiona a formação de radical hidroxila e de oxigênio atômico. Estas reações ocorrem com irradiação solar uma vez que a banda de absorção do NO_3^- encontra-se em 302 nm. Os radicais hidroxila são mais reativos do que o oxigênio atômico, isto tanto em fase gasosa como em aquosa. Os íons nitrato também induzem a formação de nitroderivados que podem ser mutagênicos.

Degradação biótica

A biodegradação é o mecanismo de degradação mais importante para os compostos orgânicos na natureza, em termos de massa de material transformada e extensão da degradação. Ao contrário de outros processos, a biodegradação elimina os contaminantes sem dispersá-los através dos meios. Os produtos finais desta degradação são dióxido de carbono, água e biomassa microbiana.

A velocidade de biodegradação depende da composição química do produto e de fatores ambientais específicos. Esse processo pode ser aeróbico ou anaeróbico e entre as variáveis ambientais que o afetam encontram-se:

Temperatura Todas as transformações biológicas são afetadas pela temperatura. Em geral, conforme a temperatura se eleva, a atividade biológica tende a aumentar até a temperatura em que ocorre desnaturação enzimática. A atividade microbiana é encontrada no ambiente em temperaturas que variam de abaixo de 0 °C a 100 °C. No entanto, a temperatura ótima para biodegradação varia de 10 °C a 30 °C; grosseiramente, pode-se afirmar que a velocidade de degradação dobra a cada 10°C de elevação na temperatura.

pH O pH ideal para a biodegradação é próximo do neutro (6 a 8). Para a maioria das espécies, o pH ótimo é ligeiramente alcalino, ou seja, maior que 7. Para as bactérias, em pH menor que 5, a atividade bacteriana encontra-se significativamente diminuída. Para os fungos, condições ligeiramente acídicas favorecem a atividade, pH ótimo estando entre 5 e 6.

Potencial Redox Na biodegradação aeróbica, a presença de oxigênio é fundamental, uma vez que as etapas iniciais do catabolismo envolvem a oxidação dos substratos por oxigenases. O teor de oxigênio e o potencial redox relacionado determinam a presença de diferentes tipos de micro organismos, aeróbios e anaeróbios. A decomposição anaeróbica de hidrocarbonetos ocorre muito lentamente em alguns casos, como para os constituintes do petróleo. Alguns compostos como benzoato, hidrocarbonetos clorados, benzeno, tolueno, xileno, naftaleno e acenafteno são degradados na ausência de oxigênio.

Na maior parte do ambiente aquático e na parte superior dos sedimentos, as condições aeróbias prevalecem. Entretanto, em algumas partes do meio aquático, a concentração de oxigênio pode ser muito baixa em alguns períodos do ano em função da eutrofização e consequente, decaimento na produção de matéria orgânica.

Os parâmetros convencionais de oxidação medidos são demanda bioquímica de oxigênio (DBO), demanda química de oxigênio (DQO), carbono orgânico total (COT), demanda total de oxigênio (DTO) e demanda teórica de oxigênio (DTeO).

A DBO é um bioensaio que mede o oxigênio dissolvido e consumido pela microbiota durante a oxidação da matéria orgânica presente. Uma amostra de resíduo é incubada no escuro durante 5 dias, a 20 °C e a redução da concentração de O_2 dissolvido durante o período de incubação resulta na DBO. Os valores de DBO apresentam, algumas vezes, grande variação. Isto se deve a capacidade de adaptação dos micro-organismos.

Como a determinação da DBO leva 5 dias, outros métodos foram propostos. A COT é um método popular que consiste no consumo de oxigênio por uma solução fervente de dicromato de potássio.

Concentração do contaminante Em geral, o crescimento de micro-organismos competentes não ocorre quando a concentração do substrato (contaminante) encontra-se abaixo do valor limite, em torno de 10 µg/L. Em concentrações abaixo do valor limite, provavelmente, não há estímulo suficiente para iniciar a resposta enzimática e o contaminante não é utilizado como substrato primário da microbiota. No ambiente aquático, a maioria dos contaminantes orgânicos está presente em concentrações baixas e serão degradados como substratos secundários.

Concentração de micro-organismos viáveis A biodegradação no ambiente aquático e terrestre depende da presença de micro-organismos competentes em número suficiente. A comunidade microbiana natural consiste em uma biomassa diversa e quando uma nova substância é introduzida em concentração suficientemente elevada, a biomassa deve se adaptar para degradar esta substância. Frequentemente, a adaptação da população microbiana é causada pelo crescimento de espécies capazes de degradar a substância. Outros processos podem ocorrer durante a adaptação, como indução enzimática, troca de material genético e desenvolvimento de tolerância à toxicidade do contaminante em questão.

Tempo de adaptação A adaptação consiste no intervalo decorrido entre a exposição e o início da efetiva degradação. É óbvio que este intervalo depende da presença de espécies competentes, ou seja, da comunidade de micro-organismos. Desta maneira, quanto maior a ubiquidade do contaminante maior a probabilidade de se encontrarem espécies competentes e menor o tempo de adaptação.

Quantidade e qualidade de nutrientes, vitaminas e traços de metais Há pelo menos 11 macro- e micronutrientes essenciais que devem estar presentes no solo em quantidades, forma e relações adequadas para manter o crescimento microbiano. São eles: nitrogênio, fósforo, potássio, sódio, enxofre, cálcio, magnésio, ferro, manganês, zinco e cobre.

O nitrogênio é o principal nutriente limitante, determinando a velocidade de decomposição dos hidrocarbonetos do petróleo. Não obstante, pequenas quantidades de fósforo fertilizante podem ser necessárias para estimular a biodegradação. No solo, o ajuste do balanço C/N/P pode ser facilmente efetuado pela adição de fertilizantes. Entretanto, no ambiente aquático, o ajuste deste balanço oferece maiores problemas, devendo ser efetuado de maneira a não ser dissipado da interface óleo-água.

Duas estratégias têm sido utilizadas: o encapsulamento do fertilizante numa matriz que permita a flutuação e a liberação lenta ou o uso de componentes oleofílicos que permaneçam na interface. Entre os fertilizantes oleofílicos podem ser empregados ureias parafinadas, octilfosfato, octoato férrico, fosfato duplo de amônia e magnésio parafinado, que estimulam a biodegradação em ecossistemas aquáticos.

Teor de água O teor de água do solo contaminado afeta a biodegradação dos óleos em função da dissolução de componentes residuais, da ação dispersora da água e do fato de ser necessária para o metabolismo microbiano. Este teor afeta, também, a locomoção microbiana, a difusão do soluto, o suprimento do substrato e a remoção dos produtos do metabolismo. A umidade excessiva limita o suprimento de oxigênio. A maioria dos estudos indica que os teores ótimos de umidade se encontram entre 50% a 70% da capacidade retentora de água.

Espécies microbianas As bactérias são os agentes primários das alterações geoquímicas em função da relação entre área superficial e volume, distribuição abundante, velocidade de crescimento e metabolismo elevado, capacidade de adaptação, possibilidades nutricionais e enzimáticas. Essas características asseguram o seu papel dominante como catalisador na transferência de elementos entre os vários compartimentos e o ciclo biogeoquímico desses elementos na biosfera (C, S, Fe, P).

O potencial de biorremediação das bactérias para contaminantes orgânicos é bem compreendido. No entanto, as bactérias apresentam potencial como redutoras de metais, por exemplo, Cr (VI) a Cr (III), menos tóxico e solúvel. As superfícies bacterianas, como os minerais, apresentam grupos funcionais que se ligam a espécies catiônicas como os metais. Esses grupos variam em tipo e densidade conforme a espécie.

A capacidade adsortiva e a afinidade aos metais está associada aos tipos de grupos funcionais e, portanto, à composição da parede bacteriana (Gram-positiva ou negativa) e atividade metabólica. A natureza aniônica das células bacterianas na maioria dos ambientes é resultado dos grupos carboxila (4 a 6) e fosforila (~7). A superfície bacteriana também possui grupos amino os quais em pH neutro estão mais ou menos carregados (pKa ~9). A abundância relativa desses 3 grupos na parede celular, bem como a natureza de cada grupo ligante determinarão a capacidade de ligação do metal à superfície celular em dado pH. Diferentes sítios da superfície bacteriana desempenharão papéis mais relevantes no meio aquático em pH mais baixo e outros em pH mais elevado.

No meio aquático, as bactérias podem ser encontradas na forma planctônica, biofilmes ou flocos de agregados em suspensão. A existência, a dominância e a importância de cada uma dessas formas variam de acordo com o sistema aquático, os vários compartimentos (coluna d'água, sedimento, mar aberto[8] ou litoral) e a influência das condições ambientais em dada linhagem bacteriana. Tipicamente, a densidade de células na zona pelágica é da ordem de 10^6/mL e nos biofilmes de 10^9 a 10^{11}/mL. As bactérias fotossintéticas (algas azuis) permanecem na zona eufótica[9] dos lagos, associadas aos sedimentos no litoral ou flutuando livre na zona epiliminica[10].

As bactérias que decompõem matéria orgânica, ligada a redução de sulfatos ou oxi-hidróxidos de Fe (III) ou Mn (III/IV), são mais comumente encontradas em sedimentos anóxicos. Os biofilmes bacterianos podem se estender por alguns metros[11] e funcionam como biorreatores criando microambientes geoquímicos que podem diferir substancialmente da coluna d'água.

▶ ACUMULAÇÃO DOS CONTAMINANTES PELA BIOTA

A concentração das substâncias na biota é determinada pelo equilíbrio entre absorção, biotransformação e excreção, o que depende da substância e do organismo. Algumas substâncias tendem a se acumular bastante na biota, outras não; alguns organismos acumulam muitas substâncias, enquanto outros não o fazem.

Os termos Bioconcentração e Bioacumulação, discutidos no Item Fator de bioconcentração (BCF), estão graficamente ilustrados na Figura 18.9.

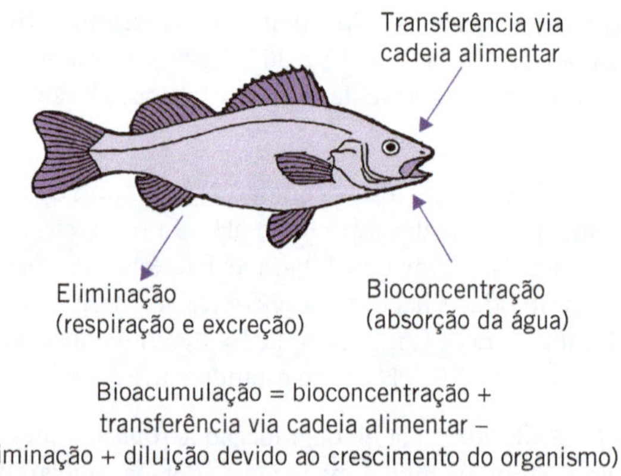

Figura 18.9 Exemplo ilustrativo dos conceitos de bioconcentração e bioacumulação.
Fonte: Desenvolvida pela autoria.

Fatores externos e internos interferem no potencial de bioconcentração e de bioacumulação de substâncias orgânicas. Podem estar relacionados à absorção ou à velocidade de excreção.

São fatores que interferem na absorção:

Tamanho do organismo A absorção das substâncias em peixes é controlada pelo fluxo de água através das guelras, pela difusão através do epitélio, pelo fluxo de sangue e pela capacidade de ligação do contaminante com constituintes do sangue. Como peixes grandes apresentam a superfície das guelras relativamente menor em relação ao seu peso, a velocidade de absorção é menor quando comparada aos peixes pequenos.

Tamanho da molécula Quanto maior a molécula menor o seu coeficiente de difusão, portanto, menor a absorção. Substâncias ionizadas não são absorvidas prontamente e o pH do meio influencia na absorção.

Disponibilidade A adsorção a partículas orgânicas, a complexação com cátions e ânions presentes no meio ou a diminuição da solubilidade em determinada faixa de pH reduzem a disponibilidade da substância e a sua absorção pelo organismo.

Fatores ambientais Parâmetros ambientais podem interferir na fisiologia do organismo e afetar a absorção. Por exemplo, quando a concentração de oxigênio na água fica diminuída, os peixes devem filtrar mais água pelas guelras para atingir a demanda respiratória. Desta maneira, se maior quantidade de água contaminada passa pelas guelras, maior será a oferta e a absorção do contaminante.

São fatores que afetam a velocidade de excreção:

Tamanho do organismo O tempo necessário para se atingir o equilíbrio é função do tamanho do organismo; este fator deve ser considerado na determinação do BCF. Por exemplo, os orga-

8 Zona pelágica.

9 Zona eufótica – região de grande luminosidade que vai até aproximadamente 80 a 100 metros de profundidade.

10 Zona epilimínica – zona superior da massa aquática de lago, caracterizada por temperatura (uniforme) mais alta que a das zonas inferiores e por grande capacidade de mistura (troca) em função do vento.

11 O tamanho médio de uma bactéria é de aproximadamente 1 a 2 μm de comprimento; portanto 1.000 células enfileiradas cobririam a distância de 1 mm.

nismos aquáticos menores apresentam maior superfície das guelras em relação ao peso; o estado de equilíbrio nas larvas é atingido mais rapidamente do que nas fases juvenil e adulta.

Teor lipídico Organismos com elevado teor lipídico tendem a acumular mais substâncias lipossolúveis.

Metabolismo Em geral, o metabolismo ou a biotransformação de contaminante determina a formação de produtos mais hidrossolúveis que podem ser facilmente excretados. A biotransformação pode, também, alterar a toxicidade do composto. O produto de biotransformação formado pode ser mais tóxico que o precursor, como é o caso do benzo(a)pireno.

Os organismos terrestres apresentam um sistema de biotransformação, geralmente, melhor do que o dos organismos aquáticos. Esta diferença se deve à menor necessidade de biotransformação nos organismos aquáticos pela presença das guelras, que permitem a excreção de substâncias para a água. A capacidade de biotransformação de xenobióticos em organismos aquáticos cresce no seguinte sentido: molusco < crustáceo < peixe.

A biomagnificação é definida como o acúmulo e a transferência das substâncias via cadeia alimentar, resultando em cargas corpóreas maiores quanto mais elevado for o nível trófico do organismo. O DDT é um exemplo típico de contaminante que sofre biomagnificação. Durante anos o DDT foi utilizado como praguicida. Em função do escoamento superficial das áreas agrícolas onde esse inseticida foi aplicado, houve contaminação das águas superficiais no entorno dessas localidades. As concentrações de DDT no meio aquoso eram baixas, no entanto, em função de sua elevada persistência no meio ambiente foi se biomagnificando na cadeia alimentar. Nos níveis tróficos inferiores, as concentrações de DDT eram baixas e nenhum efeito adverso foi observado. As aves que se alimentavam de peixes, no entanto, apresentaram diminuição da espessura das cascas de seus ovos, redução da reprodução e declínio dessas espécies na América do Norte (Figura 18.10). O Quadro 18.9 apresenta de forma resumida a diferença entre os termos bioconcentração, bioacumulação e biomagnificação.

A Figura 18.11 ilustra o comportamento ambiental do mercúrio e das dioxinas/furanos e PCB.

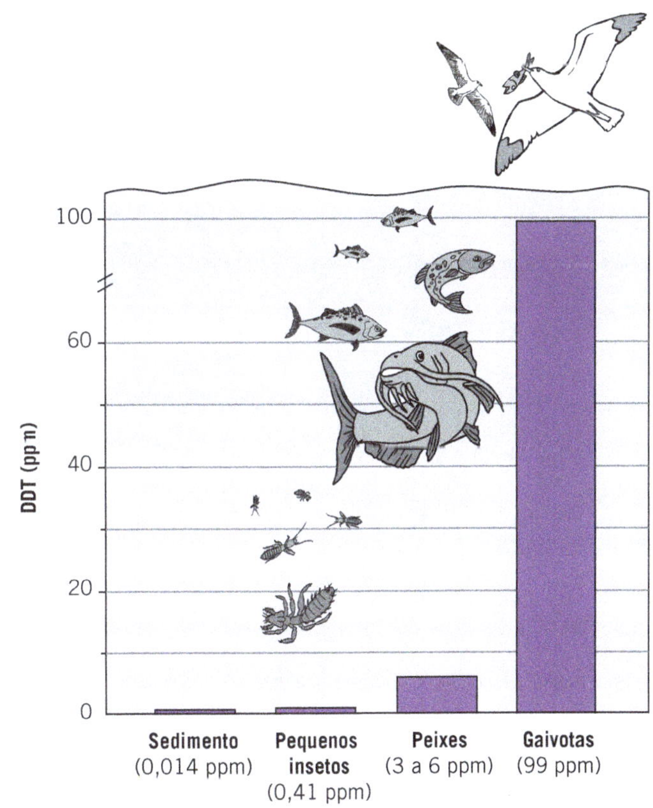

Figura 18.10 Biomagnificação do inseticida DDT.
Fonte: Adaptada de: <http://biology-forums.com/index.php?action=gallery;sa=view;id=1438>.

Quadro 18.9 Diferença entre bioconcentração, bioacumulação e biomagnificação

Bioconcentração	Bioacumulação	Biomagnificação
Concentração da substância no organismo é maior do que no compartimento do entorno	Termo mais geral. Inclui todas as rotas de exposição e processos toxicocinéticos	Aumento da concentração da substância ao longo da cadeia alimentar
Ocorre dentro do organismo	–	Ocorre ao longo da cadeia alimentar

Fonte: Desenvolvido pela autoria.

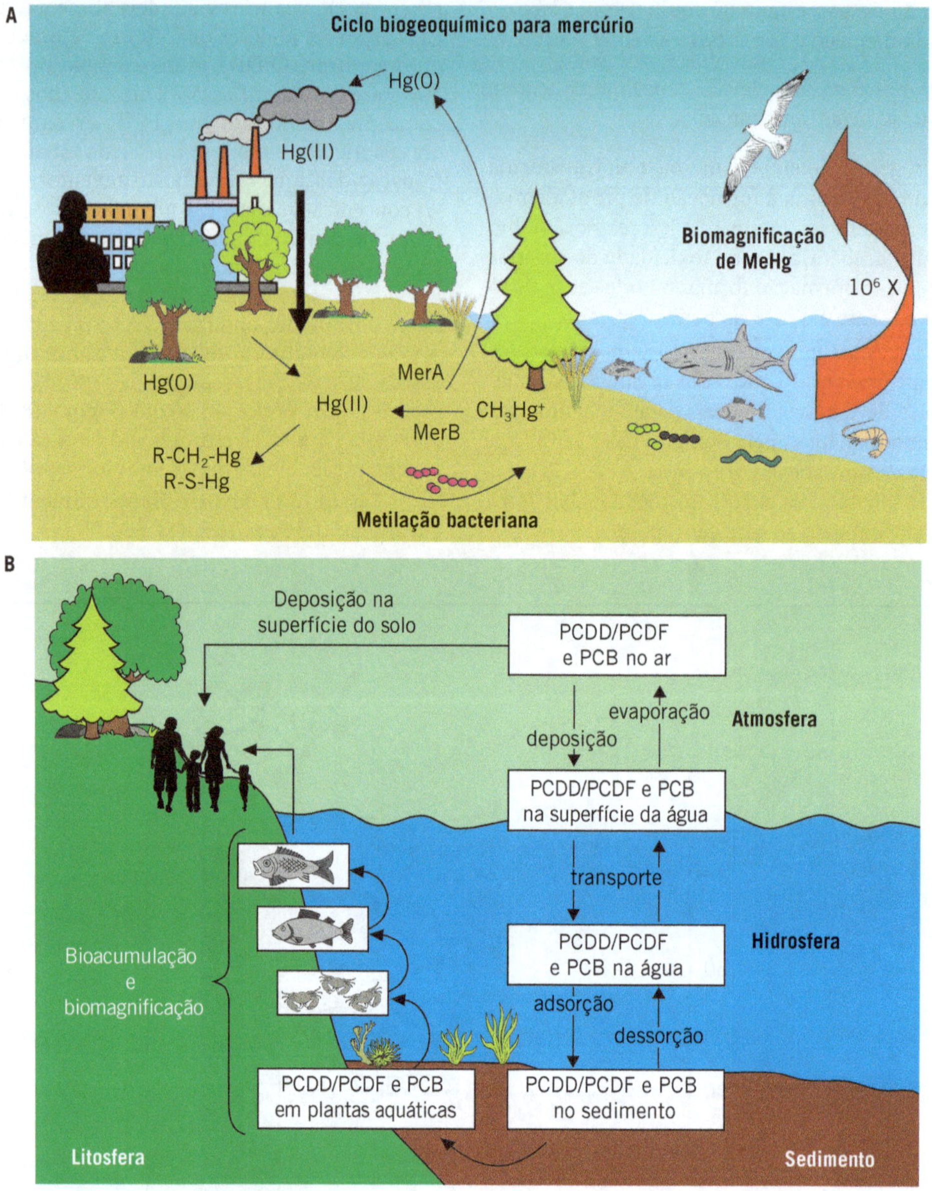

Figura 18.11 Comportamento ambiental de 2 tipos de contaminantes persistentes: (A) Mercúrio e (B) Dioxinas (PCDD), Furanos (PCDF) e Bifenilas policloradas (PCB).

Fontes: (A): <http://www.euclid.ucc.ie>; (B): <http://www.intechopen.com/books/biodegradation-engineering-and-technology/biodegradation-of-pcdds-pcdfs-and-pcbs>.

▶ ALGUNS CONTAMINANTES DE ÁGUA E SOLO

Contaminantes químicos da água de consumo

As substâncias químicas podem estar presentes na água de beber advindas da fonte de origem (mananciais) que pode ter recebido as cargas poluidoras descritas anteriormente, do processo de tratamento ou do sistema de distribuição. Na fonte podem ser encontradas também substâncias de origem natural como sódio, arsênio, mercúrio, substâncias radioativas naturais e artificiais (como urânio e radônio) e produtos químicos fabricados pelo homem como os praguicidas. Essas substâncias podem atingir a fonte de água superficial por meio da chuva ou pela infiltração no solo. Há também perigos intermitentes, sazonais, quando toxinas de algas podem estar presentes na água em decorrência de florações de cianobactérias nos mananciais. Algumas espécies podem produzir toxinas, as cianotoxinas, que causam efeitos à saúde, possuem uma variedade de estruturas e podem estar presentes dentro das células ou liberadas na água. Essas toxinas possuem toxicidades variadas e muitas nem têm suas estruturas conhecidas, assim a melhor opção de controle é controlar as florações nos mananciais.

Alguns produtos químicos, como o cloro, são adicionados à água para destruir micro-organismos como bactérias e vírus e podem dar origem a outras substâncias, como os tri-halometanos.

A presença de altas concentrações de algumas substâncias químicas na água de consumo tem sido motivo de preocupação das autoridades sanitárias há muitos anos. Em muitos países existem especificações apropriadas para o controle dessas substâncias que podem estar presentes na água. Atualmente é usada uma ampla variedade de polieletrólitos como auxiliares do processo de coagulação. A presença de resíduos de monômeros desses produtos requer atenção. Muitos polieletrólitos são polímeros ou copolímeros derivados da acrilamida e em ambos os casos o monômero, a própria acrilamida, está presente como impureza. Outro exemplo é a presença do tetracloreto de carbono detectado no cloro usado no processo de desinfecção da água.

As soluções de hipoclorito utilizadas nos processos de desinfecção da água de abastecimento podem conter contaminantes como perclorato, clorato e bromato, os quais podem ser formados durante ou após a produção do hipoclorito. Essas espécies oxi-halogenetos podem contaminar a água tratada se não forem adotadas medidas de controle adequadas para minimizar a sua formação durante a manufatura, o transporte e o armazenamento das soluções de hipoclorito. Alguns desses contaminantes não são regulados e a sua presença na água de consumo pode ser extremamente preocupante, como a do perclorato, que é um interferente endócrino que afeta o funcionamento da tireoide.

Os compostos emergentes, entre eles interferentes endócrinos, são atualmente motivo de apreensão das autoridades de saúde e ambiente, são substâncias não legisladas que incluem fármacos, agrotóxicos, hormônios (naturais e sintéticos), produtos de higiene pessoal e produtos químicos industriais liberados no ambiente, principalmente por efluentes, estações de tratamento de esgoto e esgoto *in natura*. Esses compostos estão incluídos no Capítulo 19 – Contaminantes Emergentes da Água.

A simples presença de contaminantes não indica necessariamente que a água não pode ser consumida. Alguns contaminantes podem apresentar riscos à saúde se consumidos em certas concentrações na água, enquanto outros não apresentam perigo. Os limites máximos ou valores orientadores protegem contra os efeitos resultantes da exposição ao longo da vida, pequenas ultrapassagens por curtos períodos, normalmente, não constituem risco à saúde.

A concentração de contaminantes na água potável é bem controlada através da aplicação de regulamentações dirigidas à qualidade dos produtos para a água produzida. No Brasil, a Portaria GM/MS n. 888, de 4 de maio de 2021 estabelece os valores máximos permitidos da presença de contaminantes na água para consumo humano. De maneira similar, a existência de regulamentações nacionais estritas sobre a qualidade do material das tubulações evita a possível contaminação da água de consumo pelos constituintes das tubulações de plástico.

As diretrizes para a qualidade da água potável publicadas pela Organização Mundial da Saúde podem ser de utilidade aos serviços nacionais competentes para avaliar a inocuidade da água ou elaborar as normas ou leis nacionais. Os valores orientadores para praguicidas na água para consumo humano são estabelecidos visando à proteção da saúde humana, e não estão destinados à proteção do ambiente ou da vida aquática. Sabe-se que a degradação no ambiente de produtos usados para o combate das pragas pode ser um problema para a água potável. Porém, na maioria dos casos, a toxicidade desses produtos de degradação não tem sido considerada nos valores orientadores em função da inadequação dos dados disponíveis sobre a sua identidade, presença e atividade biológica.

No Quadro 18.10, encontra-se a lista dos Valores Máximos Permitidos (VMP) e valores orientadores (VO) para praguicidas na água, segundo o anexo XX da Portaria GM/MS n. 888, de 4 de maio de 2021 e Organização Mundial da Saúde (OMS, 2017).

Quadro 18.10 Valores máximos permitidos pela Portaria GM/MS n. 888, de 4 de maio de 2021, e valores orientadores para agrotóxicos na água destinada ao consumo humano. (*Continuação*)

Agrotóxico	Portaria n. 888 VMP (ug/L)	OMS VO (ug/L)
2,4-D	30	30
Alacloro Aldicarbe + Aldicarbesulfona + Aldicarbesulfóxido	20 10	20 10
Aldrin + Dieldrin	0,03	0,03
Ametrina	60	–
Atrazina + S-Clorotriazinas (Deetil-Atrazina – Dea, Deisopropil-Atrazina – Dia e Diaminoclorotriazina -Dact)	2,0	100 (Atrazina e seus metabólitos cloro-s-triazina)
Carbendazim + benomil	120	–
Carbofurano	7	7
Ciproconazol	30	–
Clordano	0,2	0,2
Clorotalonil	45	–
Clorpirifós + clorpirifós-oxon	30	30

(*continua*)

Quadro 18.10 Valores máximos permitidos pela Portaria GM/MS n. 888, de 4 de maio de 2021, e valores orientadores para agrotóxicos na água destinada ao consumo humano. (*Continuação*)

Agrotóxico	Portaria n. 888 VMP (ug/L)	OMS VO (ug/L)
Dimetoato + Ometoato	1,2	6 (Dimetoato)
DDT + DDD + DDE	1	1
Difeconazol	30	–
Diuron	20	–
Epoxiconazol	60	–
Fipronil	1,2	–
Flutriafol	30	–
Glifosato + AMPA	500	–
Hidroxi-Atrazina	120	200
Lindano (gama HCH)	2	2
Mancozebe + ETU	8	–
Metamidofós + Acefato	7	–
Metolacloro	10	10
Metribuzim	25	–
Molinato	6	6
Paraquat	13	–
Picloram	60	–
Profenofós	0,3	–
Propargito	30	–
Protioconazol + ProticonazolDestio	3	–
Simazina	2	2

* MCPA: Ácido 4-cloro-2-metilfenoxiacético.
Fonte: OMS, 2017.

Tri-halometanos

São evidentes os benefícios decorrentes do tratamento de desinfecção da água de consumo nos países desenvolvidos e em desenvolvimento, constatados no rápido declínio de muitas doenças de veiculação hídrica (tifo, cólera, gastroenterites) no século XX. A cloração direta foi o primeiro e ainda é um dos métodos mais comuns de desinfecção utilizados no mundo. Nos Estados Unidos são usados além da cloração, tratamentos com cloramina, dióxido de cloro, ou ozônio. A desinfecção com ozônio é mais comum na Europa.

Durante a cloração, processo de desinfecção de água para consumo humano mais utilizado no Brasil, alguns compostos e classes de compostos são identificados como subprodutos orgânicos. O cloro reage com a matéria orgânica presente naturalmente na água (substâncias húmicas), formando um grupo de subprodutos orgânicos. Os padrões para água de consumo foram estabelecidos principalmente para aquelas substâncias que apresentaram potencial mutagênico ou carcinogênico. Embora tenham sido identificadas centenas de substâncias halorgânicas em águas cloradas, apenas poucas contribuem para os compostos halogênicos totais nessas águas.

Os tri-halometanos (THM) são os mais conhecidos e de maior ocorrência em subprodutos da cloração. Os THM são compostos por um carbono ligado a halogênios e possuem a fórmula geral CHX_3, em que X pode ser cloro, bromo, iodo ou combinações a partir dos mesmos, como mostra no Quadro 18.11. Aparecem principalmente na água potável como produtos resultantes da reação entre substâncias químicas que se utilizam no tratamento oxidativo (cloro livre) e matérias orgânicas (ácidos húmicos e fúlvicos) naturalmente presentes na água.

Os níveis de THM na água de abastecimento podem aumentar à medida que a água clorada percorre o sistema de distribuição, em função da presença contínua do cloro residual. Sua formação está, portanto, relacionada ao uso do cloro. Os ácidos húmicos e fúlvicos, também denominados de precursores dos THM, são resultantes da decomposição da vegetação. A maioria desses ácidos contém radicais cetona, que podem produzir halofórmios após a reação com cloro. Vários fatores como a temperatura ambiente, pH do meio, concentração e tipo de cloro, características dos seus precursores e outros podem influenciar esta reação. A formação dos THM pode ser esquematizada da seguinte forma:

Espécies halogenadas + Cloro livre + Precursores =
= THM + Subprodutos

Normalmente os THM encontrados na água de abastecimento clorada são as espécies cloradas e bromadas (Quadro 18.11). O triclorometano (clorofórmio) e o bromodiclorometano são predominantes, também o dibromoclorometano e o tribromometano (bromofórmio) são frequentemente encontrados, e o dicloroiodometano e o bromocloroiodometano são menos comuns. Portanto, quando se faz referências aos THM, na realidade estão sendo mencionados apenas os 4 primeiros compostos. Os THM são normalmente encontrados juntos na água tratada e a soma das concentrações desses compostos, definida como tri-halometanos totais, tem sido utilizada na legislação de muitos países para o controle de águas de abastecimento público. Com relação à sua toxicidade, esta se refere principalmente ao clorofórmio (CF), por ser o composto mais estudado e encontrado em maior concentração que os demais. É provável que os outros compostos halogenados do mesmo grupo tenham efeitos similares.

Os 4 compostos aqui considerados, clorofórmio, bromodiclorometano, dibromoclorometano e bromofórmio, são líquidos à temperatura ambiente. A sua volatilidade varia de relativa a extremamente volátil, com pressões de vapor a 25 °C variando de 0,80 kPa para o bromofórmio a 23,33 kPa para o clorofórmio. Os THM são pouco solúveis em água, com solubilidades menores que 1 mg/mL a 25 °C. Os coeficientes de partição desses compostos variam de 1,97 (clorofórmio) a 2,38 (bromofórmio).

Quadro 18.11 Fórmulas químicas e denominações dos principais tri-halometanos, valores máximos permitidos (VMP) pela Portaria GM/MS n. 888, de 4 de maio de 2021, e valores orientadores (VO) na água destinada ao consumo humano, segundo a OMS (2017).

Fórmula química	Denominações	Portaria n. 888 VMP (mg/L)	OMS – VO (mg/L)
–	tri-halometanos totais: triclorometano ou clorofórmio (TCM), bromodiclorometano (BDCM), dibromoclorometano (DBCM), tribromometano ou bromofórmio (TBM)	0,1	(*)
$CHCl_3$	triclorometano, clorofórmio	–	0,3
$CHBrCl_2$	bromodiclorometano	–	0,06
$CHBr_2Cl$	dibromoclorometano	–	0,1
$CHBr_3$	tribromometano, bromofórmio	–	0,1
$CHCl_2I$	dicloroiodometano	–	–
CHClBrI	bromocloroiodometano	–	–
$CHClI_2$	clorodiiodometano	–	–
$CHBr_2I$	dibromoiodometano	–	–
$CHBrI_2$	bromodiiodometano	–	–
CHI_3	Triiodometano, Iodofórmio	–	–

* Recomendação da OMS para THM total, onde C = concentração e VO = valor orientador.
Fonte: Adaptado de Tominaga e Midio, 1999.

$$\text{THM total*: } \frac{\text{C bromofórmio}}{\text{VO bromofórmio}} + \frac{\text{C DCM}}{\text{VO DCM}} + \frac{\text{C BDCM}}{\text{VO BDCM}} + \frac{\text{C clorofórmio}}{\text{VO clorofórmio}} \quad 1$$

Toxicocinética A exposição humana aos THM não está restrita à ingestão da água contaminada, em função da alta volatilidade e lipossolubilidade desses compostos, a utilização da água para atividades como lavagem de roupas e banho pode ser uma via importante de exposição. Os THM são rapidamente absorvidos pelo trato gastrointestinal. O CF, após administração pela via oral, é rapidamente e quase completamente absorvido e transportado para os tecidos. A concentração sanguínea máxima de CF é atingida dentro de 1 a 1,5 hora após a ingestão. Os níveis mais altos são encontrados na gordura, sangue, fígado, rins, pulmões e sistema nervoso. O CF parece ser capaz de atravessar a barreira placentária uma vez que já foi detectado no cordão umbilical em concentrações maiores que no sangue materno, e também já foi identificado no leite materno.

Estudos indicam que a toxicidade do clorofórmio (CF) é atribuível a seus metabólitos. O sistema P-450 (CYP2E1) é o responsável pela catálise nos processos de biotransformação hepática e possivelmente extra-hepática (rins e pulmões) do clorofórmio. O principal órgão de biotransformação do CF é o fígado, resultando na formação de fosgênio. O fosgênio pode reagir diretamente com a água ocasionando a formação de CO_2 e HCl. Outra via de biotransformação é a reação com a cisteína ou glutationa dando produtos secundários ou com macromoléculas intracelulares induzindo dano celular.

Espectro dos efeitos tóxicos A exposição aos THM através da água de abastecimento tratada por cloração pode ocasionar o aparecimento de efeitos tóxicos sistêmicos decorrentes da alta frequência, tempo prolongado e baixas concentrações (ug/L). Os efeitos crônicos observados são caracteristicamente retardados, admitindo período de latência para a carcinogenicidade.

A hepatotoxicidade e a nefrotoxicidade, características desses compostos, podem ser exacerbadas mesmo para exposições a baixas concentrações, sendo que os efeitos de interação, principalmente com etanol, podem ser também importantes dentro dos efeitos tóxicos. Todavia, é nos efeitos mutagênicos, carcinogênicos e teratogênicos que reside a importância maior desses compostos.

O CF parece não ser um mutágeno forte, porém águas que passaram pelo processo de cloração apresentaram resultados positivos para o teste de Ames, o que indica que o efeito mutagênico é atribuível a outros subprodutos formados na cloração. A USEPA[12] classifica o CF como provável carcinógeno humano por todas as vias de exposição em altas doses que ocasionam citotoxicidade e hiperplasia regenerativa em tecidos suscetíveis. Porém, o CF não é um provável carcinógeno humano por qualquer via de exposição a doses que não produzem citotoxicidade e regeneração celular. Essa conclusão tem base nas observações que o CF é absorvido por todas as vias de exposição, e estudos com animais expostos tanto pela via oral como inalatória, indicaram que citotoxicidade com hiperplasia regenerativa secundária precede, e provavelmente é a causa para neoplasia hepática e renal. Essa conclusão é corroborada pelos achados que mostram que o CF não é um mutágeno forte e provavelmente não causa câncer por meio de um modo de ação genotóxico. Os estudos epidemiológicos existentes não são

12 United States Environmental Protection Agency.

específicos para o CF e a maioria relata dados epidemiológicos equivocados relacionando os efeitos à exposição pela água de beber, que contém múltiplos subprodutos de desinfecção. A IARC (International Agency for Research on Cancer) classifica o CF como possível carcinógeno humano (Grupo 2B).

Em ensaio realizado pela NTP[13], o bromofórmio induziu um pequeno aumento em tumores relativamente raros no intestino de ratos de ambos os sexos, mas não induziu tumores em camundongos. Dados de vários ensaios de genotoxicidade com bromofórmio mostraram-se equivocados. A IARC classifica o bromofórmio no Grupo 3, não classificável como carcinógeno humano.

O dibromoclorometano (DBCM) em bioensaio realizado pela NTP induziu a formação de tumores hepáticos em fêmeas e possivelmente em machos de camundongos, mas não em ratos. A genotoxicidade do DBCM foi estudada em diversos ensaios, mas os dados disponíveis são considerados inconclusivos. A IARC também classifica o DBCM no Grupo 3, não classificável como carcinógeno humano.

O bromodiclorometano (BDCM) é classificado pela IARC no Grupo 2B, possível carcinógeno para humanos. O BDCM apresentou tanto resultados positivos quanto negativos em vários ensaios de genotoxicidade *in vitro* e *in vivo*. Em um ensaio do NTP, o BDCM induziu a formação de adenomas e adenocarcinomas renais em ambos os sexos de ratos e em camundongos machos, de tumores raros do intestino grosso em ambos os sexos de ratos e de adenomas e adenocarcinomas hepatocelulares em fêmeas de camundongos.

Apesar de incompletos, os dados de estudos epidemiológicos são consistentes para hipótese de que a ingestão de água clorada, não especificamente relacionada a THM, pode estar associada com câncer de bexiga e de cólon. Estudos realizados a partir de 1993, apresentam dados epidemiológicos que associam efeitos adversos na reprodução com exposição a THM, especialmente os bromados, porém, sem determinar concentração limite para o aparecimento do efeito nem estabelecer uma relação dose-resposta. Entretanto, tendo em vista uma possível relação entre esses efeitos adversos e THM, particularmente os bromados, recomenda-se que os níveis de THM na água de consumo sejam mantidos o mais baixo possível.

Em geral, o conteúdo de THM na água de beber varia de 0,01 a 0,1 mg/L. No Brasil, a Portaria GM/MS n. 888, de 4 de maio de 2021 estabelece valor máximo permitido de 0,1 mg/L de THM total em água para consumo humano, já a OMS estabelece valores orientadores individualmente para os 4 principais, clorofórmio, bromofórmio, DBCM e BDCM, e recomenda um cálculo para THM total (Quadro 18.11).

Além dos THM, outros subprodutos são formados durante o processo de cloração, entre eles estão os ácidos haloacéticos, principalmente os ácidos dicloro e tricloroacéticos, que ocupam o segundo lugar na prevalência de classe de halorgânicos encontrados em água de consumo clorada. Os níveis de ácido haloacético encontrados são praticamente os mesmos que os THM. Outros subprodutos da cloração são os haloaldeídos, principalmente o tricloroacetaldeído (que existe na água como cloridrato), e as halocetonas; além das haloacetonitrilas, especialmente as dialocetonitrilas, todos esses compostos são encontrados em concentrações que variam de 1 a 10 μg/L. Em níveis inferiores a 1 μg/L, são encontrados cloretos cianogênicos e cloropicrina, subprodutos nitrogenados. Uma lista grande de haloácidos de 3 a 10 carbonos foram isolados como subprodutos da cloração. O ácido diclorosuccínico é um dos mais prevalentes subprodutos halogenados que contém mais de 3 átomos de carbono.

13 National Toxicology Program do US Department of Health and Human Services.

Fluoretos

O fluoreto é um elemento natural e ocorre em concentrações próximas de 0,3 g/kg da crosta terrestre, na composição de vários minerais. Os compostos de flúor são abundantes na natureza e amplamente distribuídos na biosfera. Por ser muito reativo, o fluoreto raramente, ou quase nunca, ocorre no estado elementar, existindo na forma iônica ou como uma variedade de fluoretos orgânicos e inorgânicos. Rochas, solo, água, ar, plantas e todos os animais contêm fluoreto em concentrações variadas. Como resultado dessa variação, as fontes e suas relativas importâncias para o ser humano também variam.

A ocorrência dos fluoretos no ambiente pode ser provocada por fontes naturais e antropogênicas. Eles são encontrados na atmosfera de áreas rurais e urbanas. As fontes são variadas e incluem: lavas de vulcões, poeiras de diferentes origens de solos que contenham fluoretos, fumaça da queima de carvão e atividades industriais. É um constituinte normal da água, sendo que a concentração depende da quantidade de precipitações recebidas na região, as quais produzem a lixiviação dos depósitos naturais. Alguns compostos de fluoreto na camada mais elevada da crosta terrestre são solúveis em água. O fluoreto está presente nas águas superficiais e subterrâneas, dependendo de fatores geológicos, químicos e características físicas da área, como consistência do solo, porosidade das rochas, pH e temperatura, entre outros. Altas concentrações de fluoreto podem ocorrer naturalmente em águas em várias regiões do mundo, particularmente em parte da Índia, China, África Central e América do Sul.

A fonte mais importante de fluoreto na água de beber é natural. O fluoreto inorgânico presente nos minerais é largamente utilizado na indústria, inclusive na produção de alumínio. Os fluoretos podem ser liberados no ambiente a partir da rocha fosfática usada na produção de fertilizantes; esses depósitos fosfáticos contêm cerca de 4% de flúor. O fluoreto também pode ser adicionado intencionalmente à água de abastecimento, onde o ácido fluorsilícico, o hexafluorosilicato de sódio e o fluoreto de sódio são usados na fluoretação. A exposição diária ao fluoreto depende principalmente da área geográfica. Normalmente, a principal fonte de ingresso de fluoreto no organismo humano parece ser o alimento, com contribuições menores da água de beber e uso de dentifrício. Em áreas com ocorrência natural de fluoreto em concentrações elevadas, particularmente em água subterrânea, a água de beber torna-se uma importante fonte de exposição. As concentrações de fluoreto nas águas subterrâneas variam com o tipo de rocha na qual o aquífero está em contato, mas normalmente não ultrapassam 10 mg/L; o nível natural mais alto relatado é 2.800 mg/L.

A concentração média de fluoreto contida nas rochas está entre 0,1 a 1g/kg. Os fluoretos podem ser encontrados no solo e sua concentração aumenta com a profundidade. O fluoreto encontrado nas plantas varia de acordo com o conteúdo no solo, na água e no ar da localidade, e sua quantidade depende da existência ou não de atividades industriais emissoras. A concentração média de fluoreto nos solos minerais varia de 0,2 a 0,3 g/kg, já nos solos orgânicos normalmente é mais baixa. A concentração de fluoreto em outros tipos de solos pode variar de 7 a 38 g/kg. A quantidade de fluoreto na superfície do solo pode aumentar pela adição de fertilizantes a base de fosfato que contenham fluoreto, por praguicidas, água de irrigação ou pela deposição de gases e emissão de material particulado.

Toxicocinética O fluoreto ingressa no organismo pela via digestiva e respiratória e, em algumas ocasiões pode ser também pela via dérmica. O ingresso do fluoreto no organismo ocorre por meio dos alimentos, água de beber, dentifrícios contendo fluoretos e do ar. A exposição ao fluoreto por inalação é insignificante, exceto na exposição ocupacional.

A principal via de absorção do fluoreto é a gastrointestinal. Cerca de 96% do fluoreto ingerido como composto solúvel é absorvido. Uma proporção muito menor ocorre quando o composto é insolúvel. Desconsiderando-se a água, cerca de 80% do fluoreto presente na dieta é absorvido. O fluoreto é depositado principalmente nos ossos e é eliminado do organismo pela urina, fezes, suor e saliva. Pode ser eliminado também nas secreções como lágrima, leite e nos tecidos inertes (pelos e unhas).

Efeitos tóxicos O efeito tóxico mais importante do fluoreto para saúde humana é a fluorose óssea, sendo endêmica em áreas que contêm altas concentrações naturais de fluoreto na água e solo. Vários estudos epidemiológicos foram feitos para se avaliar possíveis efeitos adversos da ingestão em longo prazo de fluoreto pela água de beber. Esses estudos demonstraram claramente que o fluoreto produz efeitos nos tecidos esqueléticos (ossos e dentes). Em regiões com alta exposição a fluoretos, este aparece como causa significativa de morbidade. Os efeitos da fluorose óssea incluem mudanças histológicas (aumento na densidade óssea) e morfométricas nos ossos, entre outros. Em geral, essas condições são restritas a áreas tropicais e subtropicais, e frequentemente são agravadas por outros fatores como deficiência de cálcio e má nutrição. Em áreas não endêmicas, a fluorose óssea é resultante de exposição industrial. Essa condição, seja de origem industrial ou endêmica, é normalmente reversível com a redução do ingresso de fluoreto.

Outros efeitos decorrentes da exposição crônica ao fluoreto são as alterações nos dentes, em áreas de fluorose endêmica, que variam desde mudança na coloração do esmalte a graves hipoplasias do esmalte e da dentina. Também pacientes com disfunção renal são particularmente suscetíveis à intoxicação pelo fluoreto.

O fluoreto, no entanto, tem também efeito benéfico, que é a prevenção da cárie. Concentrações baixas de fluoreto, até cerca de 2 mg/L, protegem contra cárie dental, especialmente em crianças, porém a concentração mínima de fluoreto em água de beber necessária para produzir esse efeito protetor é de 0,5 mg/L. Esses níveis são benéficos por promoverem a redução da dissolução dos cristais de hidroxiapatita dos dentes e dos ossos em função da formação de um composto menos solúvel. Entretanto, o fluoreto também pode causar efeito adverso no esmalte do dente e pode causar fluorose dentária em concentrações na água de beber entre 0,9 e 1,2 mg/L, dependendo da quantidade de água ingerida e exposição a outras fontes como alimentos ricos em fluoreto, por exemplo, determinados tipos de chá. A ingestão de grandes quantidades de fluoreto pode também causar sérios efeitos nos tecidos esqueléticos. Há evidências claras de excesso de risco de efeitos adversos no tecido esquelético em ingestão total diária de fluoreto de 14 mg, e indicações de que há um aumento de risco em ingestão total de fluoreto acima de 6 mg/dia.

Os primeiros relatos de fluorose óssea vieram da indústria, onde trabalhadores expostos a concentrações no ar entre 100 e 500 $\mu g/m^3$, 8 horas diárias por mais de 4 anos, apresentaram graves alterações ósseas. Não há evidência suficiente de que a deposição de fluoreto da atmosfera resulte em exposição significativa através de outras fontes, como a contaminação do solo e consequentemente da água subterrânea. A fluorose óssea é também diagnosticada em pessoas que residem em áreas com excesso de fluoreto no solo, água, poeira ou plantas.

A OMS sugere um valor orientador para água de consumo humano de 1,5 mg/L e a Portaria GM/MS n. 888, de 4 de maio de 2021, estabelece o mesmo valor como padrão.

Nitrato e nitrito

Nitrato e nitrito são íons de ocorrência natural que fazem parte do ciclo do nitrogênio. O íon nitrato (NO_3^-) é a forma estável do nitrogênio combinado para sistemas oxigenados. Embora seja quimicamente não reativo, ele pode ser reduzido pela ação microbiana. O íon nitrito (NO_2^-) contém nitrogênio em estado relativamente instável. O nitrito pode ser formado por redução microbiana do nitrato e *in vivo* pela redução do nitrato ingerido. O nitrato é usado principalmente em fertilizantes inorgânicos, e o nitrito de sódio é usado na preservação de alimentos, especialmente em carnes curadas.

No solo, os fertilizantes contendo nitrogênio inorgânico e os resíduos contendo nitrogênio orgânico são decompostos e formam amônia, que é depois oxidada a nitrito e nitrato. O nitrato é absorvido pelas plantas durante o crescimento e usado na síntese de compostos orgânicos nitrogenados. O restante do nitrato move-se para a água subterrânea.

Sob condições aeróbicas, grande quantidade de nitrato percola para o aquífero em função da pouca degradação ou desnitrificação. No entanto, sob condições anaeróbicas, o nitrato pode ser desnitrificado ou degradado quase completamente a nitrogênio. O comportamento do nitrato no solo depende de vários fatores como nível do lençol freático, quantidade de água de chuva, presença de outros materiais orgânicos e propriedades físico-químicas do solo. Em águas superficiais, a nitrificação e a desnitrificação podem também ocorrer, dependendo da temperatura e pH, porém a diminuição de nitrato na água superficial, em grande parte, se dá em função da absorção pelas plantas.

Os compostos de nitrogênio são formados no ar pelo efeito da luz solar ou são liberados no ambiente a partir de processos industriais, motores de veículos, e agricultura intensiva.

O nitrato está presente no ar principalmente como ácido nítrico e aerossóis inorgânicos, também como radicais nitrato e gases orgânicos ou aerossóis. Estes são removidos pela deposição úmida e seca.

Em áreas industriais foram observadas concentrações de nitrato em água de chuva de até 5 mg/L, mas as concentrações são mais baixas em áreas rurais. A concentração de nitrato em água superficial é normalmente baixa (0 a 18 mg/L), mas pode atingir níveis altos pela lixiviação em áreas agrícolas, lixiviação de resíduos ou contaminação com dejetos humanos e animais. A concentração varia com a época do ano e pode aumentar quando o rio recebe água de aquíferos ricos em nitrato. Em muitos países europeus houve um aumento gradual nas concentrações de nitrato nas últimas décadas e em alguns casos até dobrou nos últimos 20 anos.

A concentração natural de nitrato na água subterrânea sob condições aeróbicas é de alguns miligramas por litro e depende muito do tipo de solo e da situação geológica. Nos Estados Unidos, os níveis de ocorrência natural não excedem 4 a 9 mg/L para nitrato e 0,3 mg/L para nitrito. Em regiões agrícolas, as concentrações de nitrato podem facilmente chegar a centenas de miligramas por litro, concentrações de até 1.500 mg/L foram encontradas na água subterrânea em uma área agrícola da Índia.

O aumento do uso de fertilizantes artificiais, a disposição de resíduos (particularmente de criação de animais), e mudanças no uso do solo são os principais fatores responsáveis para o aumento progressivo dos níveis de nitrato nas águas de abastecimento subterrâneas nos últimos 20 anos. Uma vez que o nitrato atinge esses aquíferos, eles permanecerão contaminados por décadas, mesmo que haja uma redução substancial no conteúdo de nitrato da superfície.

Toxicocinética O nitrato ingerido é absorvido rápida e completamente na porção superior do intestino delgado. O nitrito pode ser absorvido diretamente no estômago e no intestino, e uma parte reage com o conteúdo gástrico antes da absorção. O nitrato é rapidamente distribuído para os tecidos. Aproximadamente 25% do nitrato ingerido é secretado na saliva, onde é parcialmente (20%) reduzido a nitrito pela microflora oral; nitrato e nitrito são depois engolidos e reentram no estômago. A redução bacteriana do nitrato pode também acontecer em outras partes do trato gastrointestinal humano, mas normalmente não no estômago; exceção foi relatada em humanos com baixa acidez gástrica e em crianças que recebem alimentação industrializada. Em ratos, a redução do nitrato total é provavelmente menor do que em humanos, já que a secreção ativa e redução do nitrato na saliva não acontecem nesses animais.

O nitrito absorvido é rapidamente oxidado a nitrato no sangue. O nitrito na corrente sanguínea está envolvido na oxidação da hemoglobina (Hb) para metemoglobina (MHb): o Fe^{2+} presente no grupo heme é oxidado para sua forma Fe^{3+}, e o nitrito restante se liga fortemente a esta forma oxidada do heme. A forma Fe^{3+} não consegue transportar oxigênio em função da sua ligação forte com o oxigênio. Desta maneira, a metemoglobinemia pode ocasionar cianose.

Estudos com ratos mostraram que o nitrito atravessa a placenta e causa a formação de metemoglobinemia fetal. No estômago ele reage com compostos nitrosilados (p. ex., aminas secundárias e terciárias ou amidas no alimento) para formar compostos N-nitrosos. A nitrosação endógena ocorre no suco gástrico de humanos e animais, ambos *in vivo* e *in vitro*, principalmente em valores mais altos de pH, quando ambos compostos nitrito e nitrosilados estão presentes simultaneamente. A maior parte do nitrato ingerido é eventualmente excretada na urina como nitrato, amônia ou ureia, sendo a excreção fecal insignificante. Um pouco de nitrito é excretado.

Efeitos tóxicos O efeito à saúde mais preocupante de nitrato e nitrito é o desenvolvimento da metemoglobinemia, chamada de "síndrome do bebê azul." O nitrato é reduzido a nitrito no estômago de lactentes, e o nitrito tem a capacidade de oxidar a hemoglobina (Hb) para metemoglobina (MHb), que é incapaz de transportar o oxigênio para os tecidos. A redução do transporte de oxigênio é manifestada clinicamente quando as concentrações de MHb atingem 10% ou mais das concentrações da Hb normal; esta condição, chamada de metemoglobinemia, causa cianose e, a altas concentrações, asfixia. Os níveis normais de MHb em crianças menores de 3 meses de idade são inferiores a 3%.

A Hb das crianças recém-nascidas é mais suscetível à formação de MHb do que de adultos e acredita-se que este fato ocorra pela grande proporção de Hb fetal, ainda presente no sangue dos lactentes, que é mais facilmente oxidada a MHb. Além disso, há uma deficiência nos lactentes da MHb redutase, enzima responsável pela redução de MHb para Hb. A redução de nitrato para nitrito pelas bactérias gástricas é também mais alta em lactentes em função da baixa acidez gástrica. O nível de nitrato no leite materno é relativamente baixo; entretanto, quando as crianças são alimentadas com leite não materno, estão sob risco em função da potencial exposição ao nitrato e nitrito presentes na água de consumo e a quantidade relativamente alta em relação ao peso corpóreo. A redução de nitrato para nitrito nas crianças mais jovens não está muito bem quantificada, mas parece que infecções gastrointestinais exacerbam esta conversão. Outros grupos suscetíveis à formação de MHb são gestantes e indivíduos com deficiência das enzimas glicose-6-fosfato desidrogenase ou MHb redutase.

Estudos mostram que o nitrito reage com compostos nitrosilados formando compostos N-nitrosos no estômago humano. Muitos desses compostos N-nitrosos apresentaram carcinogenicidade em animais, e provavelmente são também carcinogênicos para humanos. Porém, grande parte dos estudos epidemiológicos apenas sugere a carcinogenicidade para humanos. Foram publicadas muitas revisões desses estudos epidemiológicos, a maioria deles são estudos de correlação geográfica relacionando ingresso estimado de nitrato e risco de câncer gástrico. Não foi encontrada evidência de associação entre câncer gástrico e consumo de água com concentrações de até 45 mg/L. Também não foi encontrada evidência em níveis mais altos, mas não se pode descartar uma possível associação em função da falta de dados adequados. O peso da evidência indica que é improvável que haja uma associação causal entre câncer gástrico e nitrato na água potável. Isso é consistente com a conclusão da IARC de que nitrato ou nitrito ingerido sob condições que resultam na nitrosação endógena é provavelmente carcinogênico para humanos (Grupo 2A), mas não nitrato sozinho.

No Brasil, a Portaria GM/MS n. 888, de 4 de maio de 2021 do Ministério da Saúde, estabelece os valores máximos permitidos na água de consumo humano para nitrato (expresso como N) de 10 mg/L e para o nitrito (expresso como N) 1 mg/L. A OMS (2017) sugere um valor máximo de 50 mg/L para o nitrato (expresso como íon nitrato ou 11 mg/L como N) e 3 mg/L para o nitrito (expresso como íon nitrito ou 0,9 mg/L como N), para proteção de lactentes contra a metemoglobinemia.

Contaminantes de água e solo e risco à saúde humana

Dentre as 10 substâncias mais frequentemente encontradas em locais de disposição e liberadas para o meio ambiente estão os metais chumbo, arsênio, mercúrio e cádmio, e os solventes clorados, como o clorofórmio. Estes contaminantes não serão discutidos individualmente neste capítulo, uma vez que os mecanismos gerais de transporte e mobilidade foram abordados nos itens Transporte e distribuição dos contaminantes e Processos que influenciam o comportamento e transporte dos contaminantes no ambiente e outros capítulos deste livro discutem a toxicidade de diversos desses compostos.

A presença de substâncias perigosas contaminando vários locais do meio ambiente tem sido fonte de preocupação mundial. A comunidade do entorno e as populações mais distantes encontram-se expostas, em geral, a baixas concentrações desses contaminantes, através da inalação de partículas ou vapores, pela ingestão de alimentos e água contaminados. Do ponto de vista da saúde pública, a contaminação da água é a principal fonte de exposição para a população. Os locais contaminados podem conter um grande número de agentes químicos capazes de promover câncer, desordens ao nível de sistema nervoso central (SNC) e alterações do aparelho reprodutor, dentre outros.

A relação entre a exposição aos contaminantes químicos estudados e seus possíveis efeitos (clínicos e subclínicos) sobre a saúde humana requer estudos epidemiológicos. É difícil, no entanto, estabelecer o binômio causa-efeito. Em geral, os efeitos não são agudos; na maioria das vezes, os efeitos crônicos são subliminares e de difícil detecção.

No ambiente ocupacional é mais fácil se estabelecer o binômio causa – efeito e a sintomatologia decorrente da exposição aguda e crônica às substâncias químicas. Na exposição ambiental, esse binômio, consequentemente a avaliação de risco, é difícil de ser determinado em decorrência da complexidade dessa exposição pela concomitância de toxicantes presentes no ar, água, solo e alimentos e dos fatores de confusão: hábito de fumar, uso de álcool, uso médico ou não-médico de fármacos e drogas de abuso.

O dano resultante da presença de substâncias perigosas em determinado local do meio ambiente depende da extensão da contaminação, da possibilidade de contato com a população, das vias de introdução, do número de suscetíveis no entorno – (crianças e grávidas), da toxicidade e persistência das substâncias aí presentes. Substâncias de elevada persistência podem provocar efeitos nocivos mesmo quando presentes em baixas concentrações.

Pode haver discrepância entre os achados decorrentes de estudos ocupacionais dos observados na população em geral. Por exemplo, o cromo hexavalente é responsável pela perfuração de septo nasal, ulcerações de pele e câncer pulmonar em trabalhadores expostos. Contrariamente, essas doenças não foram observadas na população residente nas imediações de áreas contaminadas. A forma química, a via de introdução e a concentração podem variar dependendo das condições do local de disposição e do comportamento da população do entorno, dificultando o estabelecimento do risco nessa exposição.

A população do entorno dos locais de disposição, apesar das limitações dos estudos epidemiológicos aí realizados, apresentou maior prevalência de anomalias cardíacas, cefaleia, fadiga, distúrbios neurológicos, câncer de esôfago, estômago, cólon, reto e bexiga, além de malformações congênitas – de pequenas a moderadas.

Não é só a população do entorno de locais contaminados que se encontra exposta a substâncias perigosas. Os funcionários dos aterros sanitários e industriais também constituem população de risco. Associações positivas foram determinadas entre a exposição no local de trabalho e sérios problemas de saúde, incluindo alterações do humor – ansiedade, depressão e irritabilidade, neurológicas – cefaleia, tontura e letargia, respiratórias – irritação de garganta, tosse e bronquite crônica, dermatológicas e problemas auditivos.

BIBLIOGRAFIA

AGENCY FOR TOXIC SUBSTANCES AND DISEASE REGISTRY. Toxicological Profile for Fluorides, Hydrogen Fluoride, and Fluorine. September, 2003. Disponível em: <https://www.atsdr.cdc.gov/toxprofiles/tp11.pdf>. Acesso em: nov. 2020.

BRASIL. Ministério da Saúde. Portaria GM/MS n. 888, de 4 de maio de 2021. Diário Oficial [da] República Federativa do Brasil, Poder Executivo, Brasília, DF, n. 85, 07 maio 2021. Seção 1, p. 127.

BHABANANDA, B. et al. The Fate of Chemical Pollutants with Soil Properties and Processes in the Climate Change Paradigm – A Review. *Soil Syst.*, v. 2, p. 51, 2018.

BRADLEY. P.M. Current Perspectives in Contaminant Hydrology and Water Resources Sustainability. *InTech,* 2013. 333 p. Disponível em: http://www.intechopen.com/books/subject/environmental-sciences. Acesso em: 30 jul 2013.

BOYD, R S. Heavy Metal Pollutants and Chemical Ecology: Exploring New Frontiers *J Chem Ecol* v. 36, p. 46-58, 2010.

BRUSSEAU, M.L.; PEPPER, I.L.; GERBA, C.P. *Environmental and Pollution Science.* 3.ed. New York: Academic Press, 2019.

CAMARGO, M.C.R.; TOLEDO, M.C.F. Avaliação da ingestão de hidrocarbonetos policíclicos aromáticos (HPAS) através da dieta, em diferentes regiões do Brasil. *Revista Brasileira de Toxicologia,* v. 14, n. 2, p. 23-30, 2001.

CARDOSO, L.M.N.; CHASIN, A.A.M. *Ecotoxicologia do cádmio e seus compostos.* Salvador: CRA, 2001. (Série Cadernos de Referência Ambiental, 6).

DEPARTMENT OF HEALTH AND HUMAN SERVICES. Centers for Disease Control and Prevention. *Fourth National Report on Human Exposure to Environmental Chemicals.* 2009. Disponível em: <www.cdc.gov/exposurereport/pdf/fourthreport.pdf>. Acesso em: 30 jul 2013.

ENGELMANN, C. The fate of DNAPL contaminants in non-consolidated subsurface systems – Discussion on the relevance os effective source zone geometrics for plume propagation. *J. Haz. Mat.*, v. 375, p. 233-240, 2019.

ENVIRONMENT AGENCY. *An illustrated handbook of DNAPL transport and fate in the subsurface.* Bristol, 2003.

ESSAID, H.I.; BEKINS, B.A.; COZZARELLI, I.M. Organic contaminant transport and fate in the subsurface: Evolution of knowledge and understanding, *Water Resour. Res.*, v. 51, p. 4861-4902, 2015.

EUROPEAN ENVIRONMENTAL AGENCY. *Hazardous substances in Europe's fresh and marine waters* An overview. Luxembourg: Publications Office of the European Union, 2011; EEA Technical report No 8/2011.

FERNÍCOLA, N.A.G.G.; OLIVEIRA, S.S. (coords.). *Poluentes Orgânicos Persistentes: POPs.* Salvador: CRA, 2002. (Cadernos de Referência Ambiental; v.13).

FITTS, CX. R. *Groundwatwe Sciwence.* 2 ed. New York: Academic Press, 2013.

JURADO, E.; ZALDÝVAR, J.; MARINOV, D.; DACHS, J. Fate of persistent organic pollutants in the water column: Does turbulent mixing matter? *Marine Poll. Bull.*, v. 54, p. 441-451, 2007.

KATAGI T. Bioconcentration, bioaccumulation, and metabolism of pesticides in aquatic organisms. *I.J.A.B.R.*, v. 2, n. 1, p. 9-15, 2012.

[ITRC] INTERSTATE TECHNOLOGY & REGULATORY COUNCIL. *Integrated DNAPL Site Characterization and Tools Selection* (ISC-1). Washington, D.C.: 2015.

[ITRC] INTERSTATE TECHNOLOGY & REGULATORY COUNCIL. *Light Non-Aqueous Phase Liquid (LNAPL) Site Management: LCSM Evolution, Decision Process and Remedial Technologies.* Washington, D.C. 2018. Disponível em: <https:// lnapl-3.itrcweb.org>. Acesso em: 20 ago 2020.

LAPWORTH, D.J.; BARAN, N.; STUART M.E.; WARD; R.S. Emerging organic contaminants in groundwater: A review of sources,fate and occurrence. *Environ.Pollution,* v. 163, p. 287-303, 2012.

MACKAY, D. et al. Bioconcentration, bioaccumulation, biomagnification and trophic magnification: a modelling perspective *Environ. Sci.: Processes Impacts*, v. 20, p. 72-85, 2018.

MAGALHÃES, V.M.A.; CHIAVONE FILHO, O.; RAMOS, M.M.G. Comportamento de contaminantes orgânicos em subsuperfície. *In*: NARDELI, J.V. (org.) *A diversidade de debates na pesquisa em química 2* [recurso eletrônico]. Ponta Grossa: Atena Editora, 2020. p. 57-75 Disponível em: <https://www.atenaeditora.com.br/post-artigo/33749>. Acesso em: 20 Ago 2020.

MANZETTI, S. et al. Chemical Properties, Environmental Fate, and Degradation of Seven Classes of Pollutants. *Chem. Res. Toxicol.*, v. 27, p. 713-737, 2014.

MCDONALD, S.; BISHOP, A.G.; PRENZLER, P.D.; ROBARDS, K. Analytical chemistry of freshwater humic substances. *Analytica Chimica Acta*, v. 527, p. 105-124, 2004.

MERCER, JW.; COHEN, R.M. A review of Immiscible fluids in the subsurface: properties, Models, Characterization and remediation. *J Contaminant Hydrol.*, v. 6, p. 107-163, 1990.

OLIN, S. (ed). Exposure to contaminants in drinking water: estimating uptake through the skin and by inhalation. ILSI – International Life Sciences Institute, Risk Science Institute Working Group. Washington, D.C. ILSI Risk Science Institute/ILSI Press. 1998. 232p.

OULTON, R.L.; KOHN, T.; CWIERTNY, D.M. Pharmaceuticals and personal care products in effluent matrices: A survey of transformation and removal during wastewater treatment and implications for wastewater management, *J. Environ. Monit.*, v. 12, p. 1956-1978, 2010.

PAL, A. et al. Impacts of emerging organic contaminants on freshwater resources: Review of recent occurrences, sources, fate and effects, *Sci. Tot. Environ.*, v. 408, p. 6062-6069, 2010.

PAOLIELLO, M.M.B.; CHASIN, A.A.M. *Ecotoxicologia do chumbo e seus compostos.* Salvador: CRA, 2001. (Série Cadernos de Referência Ambiental, 3).

PAQUIN, P.R. et al. The biotic ligand model: a model of the acute toxicity of metals to aquatic life. *Environ. Sc. Pol.*, v. 3, s. 175-182, 2000.

PAQUIN, P.R et al. The biotic ligand model: an historical overview. *Comp. Biochem. Physiol. C.*, v. 133, p. 3-35, 2002.

PEDROZO, M.F.M.; LIMA, I.V. *Ecotoxicologia do cobre e seus compostos.* Salvador: CRA, 2001. (Série Cadernos de Referência Ambiental, 2).

PEIJNENBURG, W. Fate of Contaminants in Soil. *In*: DOELMAN, P.; EIJSACKERS, H.J.P. *Vital soils.* Burlington: Elsevier Science & Technology, 2004. p. 245 – 279. Cap. 9.

PEREIRA NETTO, A.D. et al. Avaliação da Contaminação Humana por Hidrocarbonetos Policíclicos Aromáticos (Hpas) e seus Derivados Nitrados (Nhpas): Uma Revisão Metodológica. *Química Nova*, v. 23, n. 6, p. 765-773, 2000.

REIF R. et al. Occurrence and fate of pharmaceutical and personal care products in a sewage treatment works, *J. Environ. Monit.*, v. 13, p. 137-144, 2011.

RICHARDSON, S.D.; TERNES T.A. Water Analysis: Emerging Contaminants and Current Issues. *Anal. Chem.*, v. 83, p. 4614-4648, 2011.

SARKAR, S.K. et al. Occurrence, distribution and possible sources of organochlorine pesticide residues in tropical coastal environment of India: an overview. *Rev Environ Contam Toxicol.* v. 204, p. 1-132, 2010.

SHAPIRO, A.M.; EVANS, C.E.; HAYES, E.C. Porosity and pore size distribution in a sedimentary rock: Implications for the distribution of chlorinated solve. *J. Contaminant* Hydol., v. 203, p. 70-84, 2017.

SILVA, C.S.; PEDROZO, M.F.M. *Ecotoxicologia do cromo e seus compostos.* Salvador: CRA, 2001. (Série Cadernos de Referência Ambiental, 5).

STEWART, R. et al. *Environmental Science in the 21 st Century*: A new online Environmental Science book for College Students. Department of Geosciences. Texas A &M University, 2008.

TALABI, A.O.; KAYODE T. J. Groundwater Pollution and Remediation. *J. Water Res. Protec.* v. 11, p. 1-19, 2019.

TOMINAGA, M.Y.; MIDIO, A.F. Exposição humana a trialometanos presentes em água tratada. *Rev. Saúde Pública*, v. 33, n. 4, p. 413-421, 1999.

UNITED NATIONS ENVIRONMENT PROGRAMME, *Global Mercury Assessment 2013*: Sources, Emissions, Releases and Environmental Transport. UNEP Chemicals Branch, Geneva, 2013.

UNITED STATES ENVIRONMENTAL PROTECTION AGENCY. *Toxicological Review of Chloroform.* In Support of Summary Information on the Integrated Risk Information System (IRIS). October 2001. Washington, DC. Disponível em: https://cfpub.epa.gov/ncea/iris/iris_documents/documents/toxreviews/0025tr.pdf. Acesso em: nov 2020.

VIVIAN, R.B. *Análise de contaminação em solo e água subterrânea por hidrocarbonetos derivados de petróleo.* 2015. Dissertação, Centro de Tecnologia, Programa de Pós-Graduação em Engenharia Ambiental. Universidade Federal de Santa Maria, RS, 2015.

WADA, L.M. Estudo do comportamento de solos contaminados com óleo de isolamento de transformadores. 2011. Dissertação (Mestrado) – Departamento de Engenharia de Estruturas e Geotécnica Escola Politécnica da Universidade de São Paulo. São Paulo, 2011.

WORLD HEALTH ORGANIZATION. *Nitrate and nitrite in Drinking-water.* Background document for development of WHO Guidelines for Drinking-water Quality. Geneva, World Health Organization (WHO/SDE/WSH/07.01/16/Rev/1). 2011. Disponível em: <http://www.who.int/water_sanittion_health/dwq/chemicals/nitratenitrite2ndadd.pdf>. Acesso em: nov 2020.

WORLD HEALTH ORGANIZATION. *Trihalomethanes in Drinking-water.* Background document for development of WHO Guidelines for Drinking-water Quality. Geneva, World Health Organization (WHO/SDE/WSH/05.08/64). 2005. Disponível em: <http://www.who.int/water_sanitation_health/dwq/chemicals/THM200605.pdf>. Acesso em: nov 2020

WORLD HEALTH ORGANIZATION. *Guidelines for drinking-water quality: fourth edition incorporating the first addendum.* Geneva: World Health Organization; 2017. Licence: CC BY-NC-SA 3.0 IGO. Disponível em: <https://apps.who.int/iris/bitstream/handle/10665/254637/9789241549950-eng.pdf;sequence=1>. Acesso em: nov 2020.

19

Contaminantes Emergentes da Água

Daniel Junqueira Dorta
Danielle Palma de Oliveira

CONTEÚDO DESTE CAPÍTULO

INTRODUÇÃO

Nas últimas décadas, os avanços tecnológicos em diversas áreas como agricultura, medicina, indústria farmacêutica e de cosméticos e de eletroeletrônicos proporcionaram um inegável aprimoramento da qualidade de vida da população. No entanto, esses avanços são também responsáveis pelo surgimento de novos problemas que afetam o ambiente e comprometem o futuro das próximas gerações. Isso acontece pelo uso diário de milhares de produtos químicos sintéticos (a maioria deles orgânicos) pela sociedade, e esse número cresce vertiginosamente, principalmente em função das exigências do mercado consumidor em relação a tecnologias cada vez mais modernas, ocasionando obsolescência programada de diversos bens de consumo produzidos atualmente. Assim, dependendo das propriedades físico-químicas, o modo e o grau de utilização, essa grande quantidade de compostos químicos pode induzir efeitos imprevisíveis sobre o ambiente e a saúde humana em longo prazo.

Até alguns anos atrás, a grande preocupação da Toxicologia Ambiental era com os compostos sabidamente tóxicos presentes no meio ambiente em quantidade elevada. As ações tomadas por órgãos de controle e fiscalização, além de ações integradas de diversos países por meio de acordos internacionais fizeram com que o lançamento de várias substâncias tóxicas fosse reduzido. Entretanto, problemas ambientais novos ou recorrentes têm surgido e são denominados como "contaminantes ambientais emergentes" ou "contaminantes de preocupação emergente". Esses contaminantes devem ser estudados com cautela, pois englobam uma grande variedade de substâncias, provenientes de fontes de emissão difusa e, muitas vezes estão presentes no ambiente em baixas concentrações, mas que podem ocasionar os efeitos à saúde humana e aos ecossistemas. Além disso, artigos publicados recentemente mostram que as concentrações dessas substâncias têm aumentado em diversos compartimentos ambientais, compondo, muitas vezes, misturas muito complexas. A carência de dados toxicológicos, principalmente relacionados aos efeitos danosos e aos biomarcadores de exposição, além dos potenciais danos ao meio ambiente também são preocupações relacionadas a esses compostos.

"Contaminantes emergentes" são definidos como produtos químicos ou materiais caracterizados por apresentar uma ameaça real ou potencial para a saúde humana ou para o ambiente e, para a maioria deles, não existem normas definidas para proteção à saúde ou para o seu monitoramento ambiental, e por isso, não são legislados. Cabe aqui salientar que o termo "contaminante emergente" não significa necessariamente substâncias de origem antrópica (presentes em efluentes domésticos, hospitalares, industriais e decorrentes das atividades agropecuárias), mas também inclui compostos naturais com efeitos adversos previamente não reconhecidos nos ecossistemas, como as toxinas de algas, uma classe que ocorre naturalmente, mas pode ter impactos ecológicos adversos. Por fim, o termo "contaminantes emergentes" não se refere necessariamente a novos compostos, mas inclui também aqueles que passaram a ser reconhecidos como problemas ambientais após a evolução das técnicas de detecção e de avaliação de toxicidade.

Dessa maneira, esses compostos fazem parte de uma longa lista de substâncias que cresce anualmente e que inclui, entre outros, produtos farmacêuticos e cosméticos, plastificantes, praguicidas, retardantes de chama, surfactantes, drogas ilícitas, produtos de desinfecção de água, além de seus produtos de biotransformação. Embora muitas dessas substâncias sejam amplamente estudadas na Toxicologia, como abordado em outros capítulos deste livro, muitas delas estão presentes em águas superficiais, subterrâneas e água para consumo humano na forma de micropoluentes, ou seja, em concentrações na ordem de micro a nanogramas por litro. Dessa maneira, os efeitos tóxicos induzidos por baixas concentrações são diversos, embora muitas vezes sutis e de difícil correlação com a poluição ambiental, podendo variar desde alergias, alterações de comportamento até a desregulação endócrina, um dos efeitos de maior destaque atualmente.

DESREGULAÇÃO ENDÓCRINA

Alguns contaminantes ambientais interagem com o sistema hormonal (endócrino) de humanos e animais e, com isso, afetam a saúde, o crescimento e a reprodução, sendo assim considerados como interferentes endócrinos.

Tanto a Organização Mundial da Saúde (OMS) quanto a Environmental Protection Agency (USEPA) definem como desregulador ou interferente endócrino uma substância exógena ou mistura de substâncias que alteram as funções do sistema endócrino e, consequentemente, provocam efeitos adversos para a saúde de um organismo, de sua descendência, ou de populações.

Há muito tempo, sabe-se que a interação de substâncias químicas com o organismo pode desencadear diversos efeitos adversos, e, na história da Toxicologia contemporânea, destaca-se a ação do praguicida organoclorado DDT (diclorodifeniltricloroetano) e seus subprodutos sobre o sistema endócrino. O efeito estrogênico do DDT já foi comprovado por diversos estudos, mas, em 1962, quando a utilização mundial desse praguicida estava em seu ápice, Rachel Carson, uma bióloga e conhecida escritora de história natural da época, publicou o livro *Silent Spring*, que foi um dos primeiros relatos sobre a relação entre a presença desse organoclorado no ambiente e o declínio na população de algumas espécies animais, especialmente pássaros. Essa obra é até hoje reconhecida como um dos marcos importantes da Toxicologia Ambiental.

Muitas substâncias já foram identificadas com essa atividade, entre as quais outros praguicidas, plastificantes, surfactantes, organometais, hidrocarbonetos aromáticos halogenados, fitoestrógenos e produtos de uso pessoal. Muitas dessas substâncias exibem similaridade estrutural com o hormônio endógeno relacionado, porém essa não é uma característica imprescindível para que a desregulação endócrina ocorra. A clordecona, por exemplo, um composto organoclorado sintético empregado como inseticida, causa efeito semelhante ao β-estradiol, embora não possua estrutura química semelhante como pode ser observado na Figura 19.1.

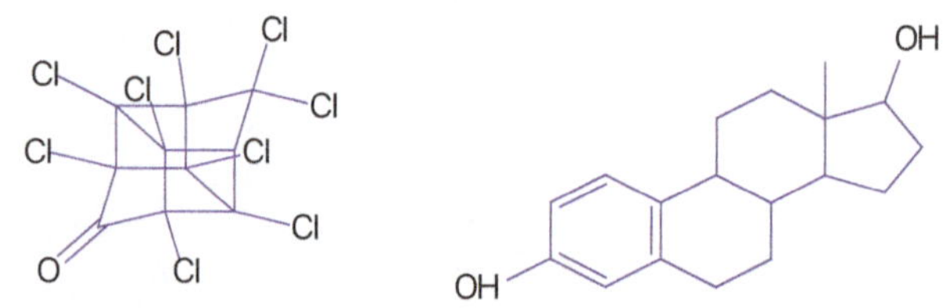

Clordecona   17β-estradiol

Figura 19.1 Fórmula estrutural do praguicida organoclorado clordecona, que apresenta atividade estrogênica e do hormônio endógeno 17β-estradiol.

A desregulação endócrina pode se manifestar mimetizando, antagonizando ou modificando os níveis de hormônios endógenos, seja por alteração na síntese, metabolismo, expressão, transporte ou ação. Três características são, no entanto, associadas ao efeito tóxico dos desreguladores endócrinos: a) a alta lipofilicidade; b) a capacidade de se ligarem de forma estável a macromoléculas como o DNA; e c) a capacidade de reagirem com sítios específicos de receptores e enzimas, sendo a toxicidade final o resultado da combinação desses fatores.

Entre os diversos efeitos observados em animais, pode-se destacar o funcionamento anormal da glândula tiroide, diminuição da fertilidade e da eclosão dos ovos de peixes, pássaros e répteis, alteração do sistema imune, feminização de peixes e répteis machos e indução ao hermafroditismo em diferentes espécies. Em humanos, já foi comprovado o aumento da incidência de câncer de testículo, de mama e de próstata, declínio das taxas e qualidade de espermatozoides, deformidades dos órgãos reprodutivos e disfunção da tiroide. Além disto, uma disfunção no sistema endócrino feminino pode resultar em irregularidades no ciclo menstrual, prejuízos na fertilidade, menarca e menopausa precoce, endometriose e ovários policísticos. No entanto, são os fetos e recém-nascidos os mais suscetíveis aos efeitos dos desreguladores endócrinos, já que podem resultar em danos permanentes pelo controle, diferenciação e desenvolvimento de órgãos. Adicionalmente, diversos autores vêm mostrando uma relação com a exposição a desreguladores endócrinos com o desenvolvimento de diabetes, obesidade, alterações cognitivas e comportamentais, além de Alzheimer e Parkinson.

CLASSES DE CONTAMINANTES EMERGENTES

Os contaminantes emergentes englobam uma gama de poluentes que vão de compostos inorgânicos, como percloratos, antimônio e cobalto, a compostos orgânicos, como benzotriazóis, almíscares, organofosforados, compostos alquílicos polifluorados e dioxinas, além de incluírem também nanopartículas e contaminantes microbianos (p. ex., adenovírus e calicivírus). Neste capítulo, serão abordadas as principais classes excetuando aquelas que já serão contempladas em outros capítulos deste livro, como praguicidas, medicamentos, drogas de abuso e toxinas de algas.

Retardantes de chama bromados

Os retardantes de chama são substâncias adicionadas a diversos bens de consumo tanto para evitar a combustão quanto para retardar a propagação da chama após a ignição, tendo a clara vantagem de aumentar as chances de escape e reduzir a intensidade de queimaduras em casos de incêndios. Esses compostos têm sido utilizados desde a década de 1960, atingindo um consumo de 2,25 milhões de toneladas em 2017, com uma tendência esperada de aumento de aproximadamente 3% ao ano até 2021. Os retardantes de chamas são classificados de acordo com sua estrutura química em: fosforados, inorgânicos (hidróxidos de alumínio, antimônio e estanho), nitrogenados e orgânicos halogenados (clorados e bromados). Entre esses, o hidróxido de alumínio é o composto mais utilizado, representando 38% do consumo mundial, seguido pelos retardantes de chama bromados (RCBs) com 17% do consumo mundial, o que equivale a uma produção de cerca de 382 mil toneladas a cada ano. Os RCBs dominaram o mercado mundial por muito tempo em função de seu baixo custo e alto desempenho, mas vem perdendo espaço em função das restrições e proibições impostas em várias partes do globo, como na Europa e Estados Unidos.

Esses compostos têm sido utilizados numa variedade de produtos comerciais incluindo plásticos, produtos têxteis, dispositivos eletroeletrônicos, espumas de isolamento acústico, além de revestimentos domésticos (como sofás e colchões) e automobilísticos (bancos e peças de acabamento interno).

A estabilidade química dessas substâncias e a intensa utilização são as principais razões pelas quais os RCBs têm recebido destaque nos debates ambientais no cenário internacional. Além disso, em função da alta lipofilicidade, muitos desses compostos são persistentes e apresentam alto potencial de bioacumulação e biomagnificação. Outra grande questão ambiental é que alguns RCBs são usados como aditivos aos bens de consumo, sendo misturados com os polímeros, porém nem sempre se ligam quimicamente com o produto final. Dessa maneira, a liberação dos RCBs pode ocorrer facilmente pela deposição inadequada em lixões de produtos que os contenham, durante o aquecimento que ocorre normalmente com a utilização de eletroeletrônicos (televisões e computadores) ou ainda enquanto desempenham sua principal função, ou seja, durante os incêndios. Sendo assim, é impossível evitar a sua dispersão no ambiente apenas por meio do tratamento de fontes pontuais, como nas águas residuais ou nas emissões atmosféricas.

Entre os RCBs produzidos, parte significativa é composta pelos éteres difenílicos polibromados (PBDEs), tetrabromobisfenol-A (TBBPA) e seus derivados, e outros compostos bromados, como o hexabromociclododecano (HBCD).

Atualmente, a produção e o uso de RCBs estão se tornando cada vez mais restritos pela União Europeia e foram voluntariamente retirados nos Estados Unidos depois de ter sido comprovada sua persistência no ambiente, com bioacumulação e toxicidade para a saúde humana e ecossistemas. Em 2009, foram incluídos no Anexo A da Convenção de Estocolmo sobre Poluentes Orgânicos Persistentes (POPs), os congêneres tetra-, penta-, hexa-, hepta- e octa-bromodifenil éteres (PBDEs). Esse anexo lista os POPs que países signatários, incluindo o Brasil, comprometem-se a eliminar a produção, uso e comercialização. Em 2013 foi incluído o HBCD nesta lista e, em 2017 o deca-bromodifenil éter. No Brasil, no entanto, não há uma regulamentação específica em relação aos RCBs.

É importante ressaltar que mesmo com a proibição destes compostos em muitos países, o aporte ao ambiente permanece aumentando, uma vez que há uma contínua liberação a partir dos produtos de consumo que são descartados e/ou reciclados.

Já para o TBBP-A não há ainda nenhuma restrição ou proibição de produção ou uso, porém países da União Europeia e os Estados Unidos têm desenvolvido programas para o monitoramento e avaliação de impactos ambientais e na saúde humana causada por esse composto, incluindo-o, por exemplo, na avaliação do REACH (*Registration, Evaluation, Authorisation and Restriction of Chemicals*) da Agência Europeia de Agentes Químicos (ECHA).

Toxicidade Já foi demonstrado que o TBBPA afeta o sistema endócrino pela interferência com os hormônios da tireoide, ligando-se à transtirretina, proteína que participa do transporte do hormônio da tireoide 3,3,5,5-tetraiodotironina (tiroxina, T4). Adicionalmente, foi comprovada a capacidade do TBBPA em ocasionar desregulação endócrina e estresse oxidativo em espécies aquáticas e a efeito teratogênico na espécie de rã *Xenopus tropicalis*.

Já a toxicidade do HBCD está relacionada com os efeitos sobre a função da tireoide, o desenvolvimento do cérebro, função neuronal, reprodução e desenvolvimento. Apesar de mostrar baixa toxicidade em diferentes espécies animais, pode resultar em hepatotoxicidade.

Além disso, a principal classe de retardantes de chama bromados utilizados no Brasil e em outros países, os PBDEs, apresenta efeitos tóxicos, tanto em animais quanto em humanos. Entre os efeitos observados, podem-se citar hepatotoxicidade, alterações imunológicas, neurotoxicidade, desregulação endócrina e desenvolvimento de câncer. Estudos recentes demonstraram que alguns PBDEs induzem disfunção mitocondrial, alterando a cadeia respiratória de células hepáticas, além de induzir apoptose destas células. Além disso, foram classificadas pela Agência Internacional de Pesquisa em Câncer (IARC) como pertencentes ao grupo 2A, ou seja, prováveis carcinógenos humanos.

A toxicidade reprodutiva desses compostos tem sido correlacionada com a indução do crescimento anormal dos órgãos reprodutivos femininos, mama e fígado provavelmente em função da ação dos PBDEs sobre os receptores de hormônios tireoidianos, estrogênio, progesterona e andrógenos, podendo atuar como agonistas ou antagonistas. Esses efeitos sobre os receptores provavelmente ocorrem porque alguns PBDEs e seus metabólitos apresentam semelhanças estruturais com os hormônios da tiroide 3,5-di-iodotironina (T2), 3,3,5-tri-iodotironina (T3) e 3,3,5,5-tetraiodotironina (T4).

A Figura 19.2 mostra a estrutura química do hormônio T4 e do congênere PBDE-100.

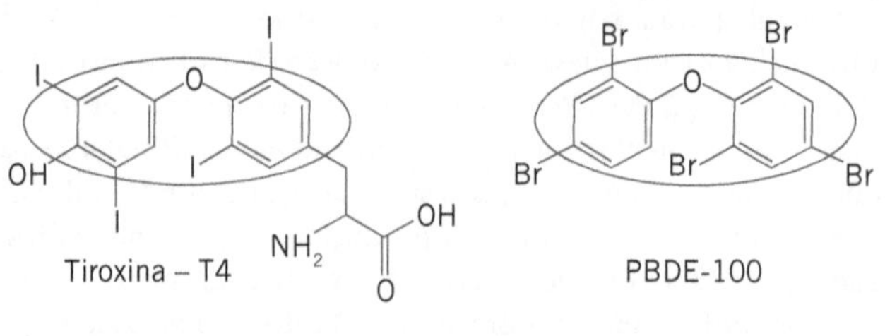

Figura 19.2 Fórmula estrutural do hormônio T4 e do congênere PBDE-100. Em destaque, pode ser observada a semelhança entre as estruturas do hormônio e do retardante de chama.

Plastificantes

Os plastificantes são compostos orgânicos de baixo peso molecular, adicionados aos materiais poliméricos para um processamento eficiente durante a produção de uma grande variedade de plásticos, sendo amplamente utilizados pelas indústrias, desde a automobilística até a de produtos médicos.

Existem vários tipos de plastificantes, entre os quais podem ser citados os ftalatos, fosfatos, benzoatos, ésteres de ácidos sulfônicos, sulfonamidas e elastômeros. Dentre esses, os ésteres de ácido ftálico são os plastificantes mais utilizados, com destaque para o di(2-etil-hexil)ftalato (DEHP) e o ftalato de dibutila (DBP). Este último pode ser utilizado também como fixador de perfumes, na moagem de pigmentos, como lubrificante têxtil, na produção de couro artificial e cobertura de papel.

Outro plastificante amplamente conhecido é o bisfenol A [BPA – 4,4'-(propano-2,2-diil)difenol)], utilizado principalmente na fabricação de plásticos de policarbonato, encontrados em equipamentos eletrônicos, automotivos, embalagens de alimentos e garrafas de água, e para síntese de resinas epóxi utilizadas em embalagens para produtos farmacêuticos, adesivos e selantes dentários. Pelo fato de o bisfenol A ser bastante empregado nos processos industriais e também por participar das formulações de produtos de uso doméstico, suas principais fontes no meio ambiente são os efluentes industriais, os esgotos domésticos, bem como os lodos provenientes das estações de tratamento de esgoto.

De acordo com a USEPA, a maioria dos plastificantes é classificada como poluentes orgânicos prioritários (POPs) e agem como desreguladores endócrinos. Considerando esses efeitos, a FDA (US Food and Drugs Administration) baniu o uso de bisfenol A em produtos plásticos destinados a bebês e, seguindo a mesma linha, o Brasil proibiu importação e fabricação de mamadeiras e chupetas que contenham BPA, considerando a maior exposição e suscetibilidade dos indivíduos usuários desses produtos. Essa proibição está vigente desde janeiro de 2012, por meio da Resolução RDC n. 41/2011 da Anvisa.

No entanto, após a restrição de uso de BPA por diversos países, este composto passou a ser substituído por análogos como o bisfenol B [2,2-bis(4-hidroxifenil)butano] e bisfenol F [bis(4-hidroxifenil) metano]. A produção e a utilização destes compostos como plastificantes em diversos ramos industriais vêm aumentando e esses congêneres já foram detectados em diferentes países como China e Croácia, em várias amostras, tanto humanas como ambientais, de acordo com uma revisão publicada em 2019.

Toxicidade Entre os efeitos comprovados dos plastificantes, foi demonstrado que o BPA possui um potencial estrogênico de 4 a 6 ordens de magnitude menor que o 17β-estradiol, ligando-se, no entanto, tanto ao receptor estrogênico α quanto ao β e, aumentando a expressão de proto-oncogenes como o *c-fos* e a secreção de prolactina em ratos fêmeas. Adicionalmente, apresentam atividade antiandrogênica e induzem a abertura vaginal precoce e o aumento nos níveis do receptor de progesterona, também em ratos.

Como os bisfenóis B e F são estruturalmente semelhantes ao BPA, a comunidade científica internacional tem demonstrado preocupação em relação a efeitos tóxicos semelhantes. De fato, diversos estudos em animais mostram que o bisfenol B possui atividade estrogênica e antiandrogênica, além de alterar os níveis de cortisol e corticosterona, enquanto o bisfenol F induz mutagenicidade e estresse oxidativo, além da desregulação endócrina e alterações neurocomportamentais.

Em ratos e camundongos, tanto o DEHP quanto o mono-(2-etillhexil)ftalato (MEHP) produzem efeitos tóxicos no fígado, rins e testículos. Adicionalmente, o DEHP altera o desenvolvimento reprodutivo em mulheres e suprime a síntese de estradiol e a ovulação em ratos fêmeas com tamanho reduzido de folículos pré-ovulatórios.

Surfactantes

Os surfactantes são considerados contaminantes emergentes que pertencem a um grupo de produtos químicos que têm propriedades tensoativas, ou seja, diminuem a tensão superficial de líquidos e possuem alta capacidade emulsificante. Esses produtos são utilizados em diversos setores industriais como na produção de detergentes de limpeza, produtos de higiene pessoal, têxteis, tintas, formulações de praguicidas, produtos farmacêuticos, mineração e indústrias de papel e celulose.

Os surfactantes são geralmente classificados de acordo com sua característica iônica em: 1) aniônicos como o alquilbenzeno linear sulfonado (ALS), dodecilsulfato de sódio e laurilsulfato de sódio; 2) catiônicos como o amônio quaternário e cloreto de benzalcônio; 3) não iônicos como alquilfenóis etoxilados e álcool etoxilado; e 4) anfotéricos como o óxido de amina.

Entre os surfactantes do tipo alquilfenóis, o 4-nonilfenol e 4-octilfenol são os compostos mais importantes para Toxicologia Ambiental em função de sua alta incidência de formação a partir de processos de biodegradação dos alquilfenóis etoxilados. A maioria dos subprodutos formados após o tratamento comumente aplicado nas estações de tratamento de esgoto (ETEs) é tóxica, mais lipofílica que os compostos originais, persistente no ambiente e capaz de se bioacumular em organismos aquáticos.

A toxicidade dos compostos pode variar entre homólogos dentro de um determinado tipo de surfactante e dependem da sua estrutura química. A toxicidade dos ALS, por exemplo, é modificada aumentando o comprimento da cadeia alquil, enquanto a toxicidade de surfactantes etoxilados não iônicos depende do comprimento da cadeia etoxilada.

Toxicidade Os surfactantes podem se ligar a macromoléculas bioativas, como peptídeos, enzimas e DNA, modificando suas funções biológicas por meio da alteração da estrutura terciária da cadeia peptídica e da carga da superfície de uma molécula. Além de alterarem a atividade de várias enzimas, os surfactantes ligam-se às proteínas e aos fosfolipídios de membrana, aumentando a permeabilidade e induzindo morte celular por perdas de íons e/ou aminoácidos.

Nos animais aquáticos, a toxicidade dos surfactantes geralmente se relaciona a um efeito sobre o mecanismo respiratório, uma vez que ocasiona uma desestabilização dessas membranas resultando em alteração da permeabilidade de membrana, lise de membrana e respiração celular interrompida. A morte geralmente surge por asfixia.

Além disso, os compostos 4-nonilfenol e 4-octilfenol induzem a feminilização de peixes machos, caracterizada pela produção de vitelogenina, proteína produzida por fêmeas adultas pela ação dos hormônios estrogênicos, classificando-os também como desreguladores endócrinos.

Estrogênios naturais e sintéticos

Apesar de não ser objetivo deste capítulo relatar os efeitos de medicamentos encontrados como contaminantes emergentes, já que as principais classes serão abordadas em outros capítulos deste livro, não poderiam deixar de ser citados os estrogênios naturais ou sintéticos, utilizados principalmente na pílula para a anticoncepção, na reposição terapêutica durante a menopausa ou na prevenção do aborto, como o 17α-etinilestradiol utilizado nas pílulas contraceptivas e o dietilestilbestrol que foi muito usado na prevenção do aborto na década de 1970 e de utilização proibida em muitos países na atualidade.

Nos dias atuais, há uma preocupação crescente com os possíveis efeitos sobre a saúde humana da exposição de longo prazo a baixas concentrações de produtos farmacêuticos no meio ambiente, incluindo os agentes estrogênicos, tanto que a Comissão Europeia publicou no início de 2019 a Abordagem Estratégica da União Europeia para Produtos Farmacêuticos no Ambiente que se propõe a: 1) promover o uso prudente de produtos farmacêuticos; 2) apoiar o desenvolvimento de produtos farmacêuticos que são menos prejudiciais para o meio ambiente; 3) melhorar avaliação ambiental; 4) melhorar a gestão de resíduos; 5) expandir o monitoramento ambiental; e 6) identificar lacunas de conhecimento.

Os estrogênios naturais são secretados pelos ovários e promovem o desenvolvimento das características femininas que aparecem no início da puberdade, além de estimular o desenvolvimento das glândulas mamárias durante a gravidez e induzir o cio dos animais. Os estrogênios naturais são o 17β-estradiol, a estrona e o estriol, sendo o 17β-estradiol o mais ativo destes e, os outros 2 são seus derivados. O estriol é o principal estrogênio encontrado na urina de mulheres grávidas, porém todos eles são excretados pela urina para o ambiente. Já os sintéticos são basicamente obtidos a partir de reações de alquilação ou esterificação dos hormônios naturais, prevenindo-os da metabolização rápida e possibilitando seu efeito prolongado.

Tanto os estrogênios naturais quanto os sintéticos são excretados na forma conjugada, ou seja, na forma inativa; no entanto, sob condições ambientais ou após o tratamento nas ETEs, estes conjugados são hidrolisados, liberando os hormônios na sua forma livre e ativa novamente.

Outra maneira importante pela qual estas substâncias chegam ao ambiente é mediante descarte inadequado de medicamentos.

Os estrogênios como o 17β-estradiol e 17α-etinilestradiol são lançados diariamente ao ambiente, não são totalmente eliminados nas ETEs pelo tratamento convencional e, consequentemente, acabam muitas vezes sendo encontrados na água superficial que é por vezes usada como suprimento de água potável para a população e animais. Os hormônios estriol e estrona também são encontrados em amostras de água superficial no país.

Toxicidade Diversos estudos, principalmente após o ano 2000, demonstraram que a presença desses compostos em corpos d'água induz interferência endócrina em peixes. O 17β-estradiol, por exemplo, induz a feminilização de peixes machos, caracterizada pela inibição do crescimento testicular, indução da síntese de vitelogenina, além de hermafroditismo. Como consequência, foi observado declínio na reprodução e mortalidade elevada dos descendentes.

Efeitos semelhantes já foram demonstrados em peixes expostos tanto à estrona, outro hormônio natural, quanto ao hormônio sintético, 17α-etinilestradiol, em concentrações frequentemente observadas no ambiente aquático.

Outro efeito importante em relação aos estrogênios é a sua relação com a formação de alguns tipos de câncer, como o de mama. Além disso, foram verificadas anomalias induzidas no sistema reprodutivo feminino de meninas nascidas de mães que fizeram uso do dietiestilbestrol (DES) na gravidez, como câncer vaginal e redução na fertilidade. Substâncias estrogênicas afetam ainda a neurogênese de peixes adultos.

Além dos hormônios estrogênicos, as progesteronas também apresentam um risco ambiental importante. As progesteronas similarmente aos seus efeitos nos seres humanos agem nos peixes interagindo com os seus receptores mesmo em níveis baixos de concentração. Sendo que os progestágenos sintéticos exibiram efeitos sobre a fertilidade e reprodução, alterações no desenvolvimento sexual e alteração dos níveis hormonais.

Já a 17α-metiltestosterona, um andrógeno sintético, utilizado em criação de tilápia com a finalidade de induzir a reversão do sexo em fêmeas jovens tem sido encontrada em sedimentos e corpos d'água no ambiente, e pode causar mudanças nos marcadores bioquímicos em peixes-zebra adultos, sugerindo a indução de distúrbios fisiológicos nesta espécie.

Nanomateriais e microplásticos

Os nanomateriais são partículas que apresentam geralmente tamanho de até 100 nm, e o termo se aplica apenas a partículas sintéticas, como óxidos metálicos, nanotubos de carbono e fulerenos, não sendo aplicado às partículas que ocorrem naturalmente ou que são subprodutos de outros processos, como fumos de solda e fumaça de incêndio.

Os nanomateriais são utilizados em diversas aplicações nas áreas da medicina, tecnologia e ciência. Assim, desde a década de 1990 houve um rápido aumento na aplicação das nanotecnologias e muitos outros produtos em nanoescala deverão aparecer nos próximos anos. No entanto, um dos efeitos colaterais do uso em larga escala da nanotecnologia é a liberação de nanomateriais para o ambiente, pois, uma vez que esses compostos são empregados em diversos ramos industriais, é esperado o aparecimento dos nanomateriais em seus efluentes.

Em termos de dimensão, os nanocompostos se assemelham a grandes complexos de moléculas proteicas; no entanto, elas diferem das proteínas, em função de sua composição química, forma, densidade, agregação, superfície, além das propriedades físico-químicas distintas.

Por ser um assunto novo e com grande variedade de características para cada produto, surgiu uma nova área da Toxicologia para estudar estes compostos, chamada de Nanotoxicologia.

A Nanotoxicologia avalia as características físico-químicas, vias de exposição, biodistribuição, toxicidade e aspectos regulatórios dos nanocompostos, além de propor protocolos de testes confiáveis e robustos para a garantia da proteção à saúde humana e ambiental.

Entre os nanomateriais de preocupação emergente, destacam-se os microplásticos, que são descritos como partículas de plásticos menores que 5 µm. Esses materiais podem ser classificados em microplásticos primários, que são aqueles já produzidos em escala nanométrica para compor determinados produtos e, microplásticos secundários que são resultantes da fragmentação de resíduos plásticos descartados no ambiente. Os microplásticos primários são comumente encontrados em produtos cosméticos e de higiene pessoal com função esfoliante e abrasivos.

Toxicidade Em função da grande diversidade de compostos produzidos em nanoescala e suas diferentes características físico-químicas, os efeitos observados variam muito de acordo com as características do composto. Existem, por exemplo, diversos estudos demonstrando que os nanotubos de carbono induzem apoptose em diversas linhagens celulares, como em células A549 de carcinoma do pulmão. Efeito semelhante também foi observado para nanopartículas de dióxido de titânio (TiO_2) que induziram apoptose por meio da desestabilização da membrana lisossômica e liberação de catepsina B. Os estudos também mostram que a via ativadora do processo de apoptose varia dependendo da natureza química das nanopartículas.

Além disso, vários trabalhos sugerem que as nanopartículas como fulerenos, nanopartículas de ouro e de óxido de ferro podem induzir morte celular por indução do processo de autofagia *in vitro*. Alguns nanomateriais têm ainda a capacidade de ocasionar acúmulo de espécies reativas de oxigênio e, consequente citotoxicidade *in vitro*.

Em humanos, as preparações em escala nanométrica de dióxido de silício (SiO_2) foram capazes de aumentar o metabolismo do ácido araquidônico, resultando na inflamação do pulmão e em doença pulmonar, bem como a expressão de genes diretamente relacionada ao processo inflamatório.

Há ainda relatos da ação das nanopartículas sobre a resposta imune, além do potencial de induzir um aumento significativo na frequência de micronúcleos. Esses estudos demonstraram que as nanopartículas têm a capacidade de atravessar barreiras biológicas, como a barreira hematoencefálica.

Com relação à presença de microplásticos nos ecossistemas aquáticos, uma grande preocupação é a possibilidade de ingestão por parte dos organismos que ali habitam, podendo ocasionar obstrução do trato digestivo, comprometendo a nutrição do animal. Consequentemente, diversos efeitos nas populações podem ser esperados como alterações hormonais, no crescimento, reprodução e até mesmo a morte. Em humanos, a exposição a microplásticos pode ocorrer tanto por via gastrointestinal quanto inalatória e diversos efeitos vêm sendo estudados. Os efeitos já discutidos para os plastificantes podem ocorrer após a exposição humana, mas, em função das dimensões dos microplásticos, a absorção pode ser mais efetiva, podendo resultar em doenças respiratórias e cardiovasculares, câncer de pulmão e desregulação endócrina.

Compostos perfluorados

Os compostos perfluorados são compostos orgânicos sintéticos polifluorados que apresentam propriedades como alta estabilidade e tensões superficiais extremamente baixas. Em função dessas características, por mais de 60 anos, esses compostos têm sido utilizados como surfactantes industriais e comerciais, além de serem utilizados como repelente de água e óleos, por exemplo, na produção de fluoropolímeros, utilizados como revestimento antiaderente. São utilizados ainda em tintas, para impregnação em produtos têxteis, azulejos, calçados, móveis e tapetes, em lubrificantes e ceras para pisos e carros e como impermeabilizante em estofados e tapetes. São também utilizados para revestir embalagens na indústria de alimentos, em pratos de papel, cortinas de banheiro, componentes eletroeletrônicos, espumas de combate a incêndios, tratamento de imagens, fluidos hidráulicos, produtos de limpeza domésticas e industriais e em formulações de inseticidas.

Uma vez que atingem o ambiente são de difícil degradação, pois não são degradados por hidrólise ou fotólise, sendo, por isso, extremamente persistentes. Por isso, o ácido perfluoroctano sulfonado (PFOS) e alguns de seus derivados também estão na lista de POPs da Convenção de Estocolmo. Podem ainda ser transportados por longas distâncias, sendo encontrados no solo, ar e água subterrânea.

Os principais representantes dessa classe são o PFOS, um produto de degradação ou metabólito estável de muitos compostos perfluorados e o ácido perfluoroctanoico (PFOA). A presença desses compostos em altas concentrações no ambiente, bem como em amostras de sangue e leite materno, tem sido frequentemente registrada na literatura. São capazes de se acumularem na cadeia alimentar, são bem absorvidos por via oral e lentamente eliminados do organismo, com um tempo de meia-vida de mais de 4 anos na espécie humana.

Toxicidade A exposição aos compostos perfluorados é conhecida por causar diversos efeitos à saúde humana e à de animais, incluindo toxicidade no desenvolvimento, neurotoxicidade, imunotoxicidade e hepatotoxicidade, podendo também agir como um desregulador endócrino. Tanto o PFOA quanto PFOS estão relacionados com o desenvolvimento de Transtorno do Déficit de Atenção com Hiperatividade (TDAH), embora o mecanismo não tenha sido totalmente elucidado. Com relação à toxicidade no desenvolvimento, estudos têm mostrado que a exposição de ratos ao PFOS durante a gestação pode ocasionar mortalidade fetal e baixo peso ao nascer, provavelmente em função de uma interação direta do PFOS com componentes do surfactante pulmonar.

Além disso, tanto o PFOS quanto outros compostos perfluorados já demonstraram capacidade de induzir produção de vitelogenina dependente de estrogênio em culturas primárias de hepatócitos de tilápia. Os níveis dos hormônios testosterona e estradiol foram afetados em ratos machos adultos expostos ao PFOS, com diminuição da testosterona e aumento do estradiol no plasma sanguíneo. De maneira similar, os hormônios tiroidianos T3 e T4 foram também alterados em animais expostos aos compostos perfluorados.

A exposição crônica aos PFOS e PFOA pode ainda ocasionar aparecimento de tumores em fígados de ratos, e estudos epidemiológicos demonstraram uma associação entre o câncer de bexiga e a exposição ao PFOS. O PFOA induz dano no DNA, como consequência da indução de estresse oxidativo. Além disso, a indução de apoptose em células normais induzida pelo PFOA parece contribuir com a carcinogênese.

Protetor solar/filtros UV

Os filtros UV utilizados como protetores contra os efeitos danosos provenientes da exposição ao sol têm sido encontrados em amostras de águas superficiais em vários países do mundo, incluindo o Brasil, e o interesse por essas substâncias ocorre em função da potencial ação desreguladora endócrina e outros efeitos tóxicos.

Existem 2 tipos de filtros UV: orgânicos, que desempenham seu papel por absorver a luz UV; e inorgânicos (TiO_2, ZnO), que agem refletindo e dispersando a luz UV. Os filtros orgânicos são muito utilizados em produtos de cuidados pessoais, como protetores solares, cosméticos, cremes, loções para a pele, batons, sprays de cabelo, tinturas de cabelo e xampus. Entre esses compostos, destacam-se a benzofenona-3 (BP-3), octil dimetil-p-aminobenzoato (ODPABA), 4-metilbenzilideno cânfora (4-MBC), metoxicinamato de etila (EHMC), octocrileno (OC), isoamil metoxicinamato (IAMC) e fenilbenzimidazol sulfônico (PBSA). A maior parte destes são compostos lipofílicos com sistemas aromáticos conjugados que absorvem a luz UV na faixa de comprimento de onda de 280 a 315 nm (UVB) e/ou 315 a 400 nm (UVA). Grande parte dos produtos de proteção solar contém compostos que atuam como filtros UV, muitas vezes em combinação com pigmentos inorgânicos.

Em função de sua utilização em uma ampla variedade de produtos de cuidados pessoais, esses compostos podem chegar ao ambiente aquático indiretamente pelo ato de tomar banho ou lavar roupas, e também através das estações de tratamento de águas residuais ou ainda diretamente, pelas atividades recreativas, como natação e banhos em lagos e rios.

Toxicidade Já foi demonstrado na literatura que alguns filtros UV apresentam efeitos estrogênicos similares ao estrogênio natural, além do potencial de induzir efeitos tóxicos sobre o desenvolvimento de animais. Alguns estudos mostram que já foram encontrados em amostras ambientais em concentrações próximas às que são capazes de causar efeitos deletérios em animais.

Alguns dos filtros UV são considerados tóxicos para as algas, porém alguns como o EHMC, IAMC e ODPABA são degradados rapidamente pela radiação UV, assim a fitotoxicidade correspondente às misturas destes compostos é baixa. Contudo, as substâncias OC, BP-3, e 4-MBC são estáveis à radiação, apresentando maior potencial tóxico.

Adicionalmente, já foi demonstrado na literatura que os compostos OMC e ODPABA podem reagir com o cloro livre encontrado em piscinas com pH 7,0, sendo mais rápida a reação do ODPABA em relação ao OMC. Ambos produzem subprodutos clorados como produtos intermediários que apresentam efeito mutagênico detectado no ensaio de mutagenicidade com *Salmonella*, empregando a linhagem TA 100.

Além dos efeitos diretos sobre os organismos expostos, a presença de filtros UV em corpos d'água prejudica a incidência dos raios UV, impactando organismos fotossintetizadores do fitoplâncton.

Bifenilas policloradas

As bifenilas policloradas (BPCs) constituem uma classe de compostos clorados sintéticos que são amplamente utilizados em transformadores, capacitores e outros equipamentos elétricos por agirem como isolante, além de apresentarem estabilidade a altas temperaturas e pressão, baixa flamabilidade e volatilidade. As BPCs têm ainda utilidade em um grande número de aplicações como na preparação de fluidos dielétricos, fluidos hidráulicos, fluidos em sistemas de transferência de calor, pigmentos, no resfriamento de motores elétricos, entre outros.

Em função da grande utilização de BPCs mundialmente, houve propagação não intencional para o ambiente, onde são altamente persistentes por serem pouco reativas e não sofrerem degradação pela ação de ácidos, bases ou calor.

A molécula básica das BPCs possui 2 anéis fenólicos que podem ter até 10 átomos de cloro substituintes em sua estrutura, possibilitando um total de 209 congêneres. As propriedades físico-químicas desses congêneres dependem muito do número de átomos de cloro, bem como da posição que ocupam na estrutura química, e essas características determinam seu grau de solubilidade. No entanto, são todos lipossolúveis e, por isso, têm a capacidade de bioacumulação e biomagnificação, sendo por isso o peixe contaminado uma das principais fontes de contaminação para o ser humano. No ambiente, sua maior concentração é encontrada no solo, onde tendem a se ligar à matéria orgânica, podendo permanecer neste compartimento por anos, sendo lentamente liberados para a água ou para o ar. No ambiente aquático é encontrado principalmente no sedimento e em partículas suspensas.

Em função de elevada persistência no ambiente e da toxicidade induzida por esses compostos, sua fabricação é proibida em países como Estados Unidos desde 1977. No Brasil, a Portaria Interministerial n. 19, de 2 de janeiro de 1981, proíbe a produção e a comercialização desses compostos em território nacional, mas permite que os equipamentos já instalados continuem em operação até a substituição do fluido dielétrico ou até o final da vida útil, constituindo, portanto, uma fonte de contaminação ainda hoje relevante, em função da possibilidade de acidente ou perda durante o manuseio de BPCs e/ou fluídos que os contenham, vaporização de componentes contaminados, vazamentos em equipamentos, armazenamento irregular e incineração. Adicionalmente, algumas BPCs podem ser geradas como subprodutos na produção de corantes e pigmentos usualmente utilizados atualmente.

Toxicidade A toxicidade das BPCs depende, principalmente, da posição dos átomos de cloro substituintes em sua molécula. Um alto número de átomos de cloro nas posições *orto* do composto confere alta toxicidade em relação à promoção de tumores e à neurotoxicidade, como alterações neuromotoras, além de déficit de atenção, aprendizado e memória, principalmente em crianças. Já aqueles que possuem os átomos de cloro na posição *meta* ou *para* apresentam maior afinidade pelos receptores de aril hidrocarbonetos que podem ocasionar uma interferência com a transcrição gênica. Estudos mais recentes mostram que existe uma correlação entre a exposição a BPCs e as desordens no neurodesenvolvimento como autismo, hiperatividade entre outros. Além dos efeitos citados, a exposição pré-natal às BPCs pode induzir problemas na gestação como baixo peso ao nascer. A exposição crônica de humanos pode ainda desencadear alterações hepáticas, imunológicas, oculares, dérmicas e na tireoide. Adicionalmente, estudos mostram que as BPCs aumentam a incidência de tumores e, por isso, foram classificadas pela IARC como pertencentes ao grupo 1, ou seja, carcinógenos humanos, induzindo melanomas malignos, linfoma não-Hodgkin e câncer de mama.

A exposição aguda de animais às BPCs produz efeitos hepáticos, hematológicos e endócrinos, danos renais e, eventualmente, morte. Em função da lipossolubilidade das BPCs, a ocorrência de fenômenos de bioacumulação e biomagnificação é esperada.

Adoçantes artificiais

A preferência pelo sabor adocicado é uma característica de diversas etnias da espécie humana e pode estar relacionada com a alta incidência de obesidade e diabetes em afro-americanos. Adicionalmente, muitas pessoas utilizam a sensação do sabor doce para compensar situações de estresse contribuindo para o ganho de peso da sociedade moderna. Visando reduzir o consumo de açúcar, muitas pessoas têm utilizado adoçantes artificiais como substituinte, mas mantendo o paladar adocicado, seja para controlar as síndromes metabólicas relacionadas ao consumo de glicose, seja para controlar a ingestão de calorias.

Segundo um levantamento realizado no Brasil com base em inquérito alimentar, cerca de 13% da população brasileira adulta utiliza adoçantes, especialmente mulheres e pessoas com mais de 60 anos, com destaque para as pessoas obesas e com comorbidades.

O aspartame é o adoçante artificial mais utilizado no mundo, seguido da sacarina, acessulfame e sucralose e, considerando o uso intenso, esses compostos vêm sendo encontrados em diversas amostras ambientais, incluindo água de abastecimento público em países como Suíça e China, demonstrando que são resistentes ao tratamento convencional de água.

Embora diversos estudos tenham evidenciado os efeitos tóxicos decorrentes da exposição de adoçantes em animais e em humanos já reportados na literatura, incluindo enxaqueca, mutagenicidade, câncer, atrofia testicular, hepatotoxicidade, entre outros, os possíveis efeitos relacionados à exposição ambiental ainda não estão elucidados.

Produtos secundários de desinfecção

A desinfecção de água é uma das maiores vitórias em termos de saúde pública, pois tem evitado inúmeras doenças e mortes causadas por patógenos que são veiculados por água contaminada, como febre tifoide e cólera. Cloro, ozônio, dióxido de cloro e cloraminas são os principais agentes utilizados na desinfecção de água, sendo que os produtos à base de cloro possuem a vantagem de manter a ação residual que garante a qualidade da água ao longo da rede de distribuição.

No entanto, a utilização de produtos para a desinfecção de água tem revelado outros problemas não intencionais à saúde que vêm causando preocupação na comunidade científica internacional, por oxidar a matéria orgânica e os compostos bromados presentes na água bruta, formando os produtos secundários de desinfecção. Entre esses compostos, a classe de maior relevância toxicológica é a dos tri-halometanos totais (THMs), formada por triclorometano ou clorofórmio (TCM), bromodiclorometano, dibromoclorometano, tribromometano ou bromofórmio (TBM). Esses compostos, além de outros produtos de desinfecção e desinfetantes são legislados por meio da Portaria n. 2.914, do Ministério da Saúde, que foi consolidada na Portaria de Consolidação n. 5 de 2017.

Toxicidade Desde a década de 1970, diversos efeitos tóxicos decorrentes da exposição aos produtos secundários de desinfecção já foram reportados, tanto em ensaios com animais quanto relacionados à exposição humana. Os riscos potenciais para a saúde decorrentes da exposição por via oral de água clorada incluem câncer de bexiga, aborto espontâneo e defeitos congênitos. Os riscos de exposições aos produtos de desinfecção em piscinas incluem asma e outros efeitos respiratórios.

▶ OCORRÊNCIA NO BRASIL

A preocupação com a presença de contaminantes emergentes de água teve como consequência a publicação de uma diversidade de trabalhos mostrando a ocorrência das diversas classes em várias matrizes ambientais. No Brasil, diversos grupos de pesquisa vêm reportando a detecção de compostos de preocupação emergente. Em 2017, foi publicada uma revisão a respeito da ocorrência destes compostos em várias regiões do país. De acordo com os autores, diferentes classes de compostos foram detectadas em 11 dos 26 estados da Federação, além do Distrito Federal, com destaque para as áreas mais densamente povoadas e industrializadas. As classes detectadas com maior frequência foram fármacos, produtos de uso pessoal, hormônios, drogas ilícitas, subprodutos de desinfecção de água, bisfenol A, ftalatos, alquilfenóis, compostos perfluorados e bifenilas policloradas. Contudo, em regiões com intensa atividade agropecuária, como Mato Grosso, foram detectados diferentes tipos de praguicidas em água subterrânea, revelando a importância da ocupação do solo na contaminação por esses compostos. Outro fato preocupante é que os contaminantes emergentes foram detectados em diversas matrizes ambientais, como efluentes brutos e tratados, além de amostras de água de abastecimento público, demonstrando que os tratamentos convencionais adotados nas estações de tratamento de água não são eficazes na remoção dos contaminantes emergentes.

Como já citado neste capítulo, diversas classes de compostos são consideradas como contaminantes emergentes e, desta maneira, estima-se que mais de 1.000 substâncias químicas possam ser encontradas em amostras ambientais, o que dificulta a implantação de estratégias de monitoramento, sendo um entrave adicional no estabelecimento de legislações que os comtemple. Dentro desse contexto, a cafeína assume um papel fundamental por ser considerada um marcador químico sensível e específico da atividade antrópica, além de ser um marcador da eficiência de tratamentos de amostras aquosas na remoção dos contaminantes emergentes. Por estes motivos, pesquisadores do Instituto Nacional de Ciências e Tecnologias Analíticas Avançadas (INCTAA) propuseram a inclusão da cafeína (Valor Máximo Permitido proposto de 0,1 µg/L) como parâmetro de potabilidade de água na Portaria n. 2.914 do Ministério da Saúde. Essa proposta passou por consulta pública em 2015, mas não foi incluída da Portaria de Consolidação do Ministério da Saúde de 2017.

BIBLIOGRAFIA

AGÊNCIA NACIONAL DE VIGILÂNCIA SANITÁRIA (Anvisa). Resolução RDC 41/2011. *Diário Oficial da União*, Seção 1, n. 180, p.54, 2011.

ALVES FILHO, M. O perigo dos emergentes. *Jornal da Unicamp*. n. 623, p. 6-7, 2015.

ARORA, S.; RAJWADE, J.M.; PAKNIKAR, K.M. Nanotoxicology and *in vitro* studies: the need of the hour. *Toxicology and Applied Pharmacology*, v. 258, p.151-165, 2012.

ARRAIS, P.S.D. et al. Utilização de adoçantes no Brasil: uma abordagem a partir de um inquérito domiciliar. *Cadernos de Saúde Pública*, v. 35, n. 11, e00010719. 2019.

ARTHUR, C.; BAKER, J.E.; BAMFORD, H.A. *Proceedings of the International Research Workshop on the Occurrence, Effects, and Fate of Microplastic Marine Debris*. Tacoma: University of Washington Tacoma, 2008.

BILA, D.M.; DEZOTTI, M. Desreguladores endócrinos no meio ambiente: efeitos e consequências. *Química Nova*, v. 30, n. 3, p. 651-666, 2007.

CETESB – Companhia Ambiental do Estado de São Paulo. Convenção de Estocolmo – A Convenção. Online. Disponível em: <https://cetesb.sp.gov.br/centroregional/a-convencao/>. Acesso em: nov 2020.

CETESB – Companhia Ambiental do Estado de São Paulo. Ficha de Informação Toxicológica – PFOS, PFOS-F e PFOA. Online. Disponível em: <https://cetesb.sp.gov.br/laboratorios/wp-content/uploads/sites/24/2018/07/PFOS-PFOS-F-PFOA.pdf>. Acesso em: nov 2020.

CSERHATI, T. Alkyl ethoxilated and alkylphenol ethoxylated nonionic surfactants: interaction with bioactive compounds and biological effects. *Environmental Health Perspectives*, v. 103, n. 4, p. 358-364, 1995.

DA SILVA, C.P.; EMÍDIO, E.S.; DE MARCHI, M.R. The occurrence of UV filters in natural and drinking water in São Paulo State (Brazil). *Environ Sci Pollut Res Int*. v. 22, n. 24, p. 19706-19715, 2015.

DE COSTER, S.; VAN LAREBEKE, N. Endocrine-Disrupting Chemicals: Associated Disorders and Mechanisms of Action. *Journal of Environmental and Public Health*. v. 2012, Article ID 713696, 2012.

EPA – USA Environmental Protection Agency. Research on Endocrine Disruptors. Online. disponível em: <https://www.epa.gov/chemical-research/research-endocrine-disruptors>. Acesso em: nov 2020.

EPA – USA Environmental Protection Agency. Research on Endocrine Disruptors. Online. Disponível em: <https://www.epa.gov/endocrine-disruption/what-endocrine-disruption#chemicals>. Acesso em: nov 2020.

EUROPEAN OILFIELD SPECIALITY CHEMICALS ASSOCIATION. Bioaccumulation Potential of Surfactants: A Review. 2006.

FARIAS, N.O. et al. Exposure to low concentration of fluoxetine affects development, behaviour and acetylcholinesterase activity of zebrafish embryos. *Comparative Biochemistry and Physiology Part C: Toxicology & Pharmacology*, v. 215, p. 1-8, 2019.

FLAME RETARDANTS – ONLINE. The flame retardants market. Online. 2017. Disponível em: <https://www.flameretardants-online.com/flame-retardants/market>. Acesso em: nov 2020.

FOSTER, P.M.D.; GRAY Jr., L.E. Toxic responses of reproductive system. *In*: KLASSEN, C.D. (ed.). *Casarett and Doull's toxicology*. The Basic Science of Poisons. 7.ed. New York: McGraw-Hill, 2008.

FRYE, C.A. et al. Endocrine disrupters: a review of some sources, effects and mechanisms of actions on behavior and neuroendocrine systems. *Journal of Neuroendocrinology*, v. 24, p. 144-158, 2011.

GOLOUBKOVA, T.; SPRITZER, P.M. Xenoestrogênios: o exemplo do bisfenol-A. *Arquivos Brasileiros de Endocrinologia e Metabologia*, v. 44, n. 4, p. 323-330, 2000.

IARC – International Agency for Research on Cancer. IARC Monographs Volume 107: Polychlorinated Biphenyls and Polybrominated Biphenyls. Online, 2015. Disponível em: https://www.iarc.fr/news-events/iarc-monographs-volume-107-polychlorinated-biphenyls-and-polybrominated-biphenyls/. Acesso em: nov 2020.

JIANG, J-Q.; ZHOU, Z.; SHARMA, V.K. Occurrence, transportation, monitoring and treatment of emerging micro-pollutants in waste water – A review from global views. *Microchemical Journal*, v. 110, p. 292-300, 2013.

KLOCKE, C.; LEIN, P.J. Evidence Implicating Non-Dioxin-Like Congeners as the Key Mediators of Polychlorinated Biphenyl (PCB) Developmental Neurotoxicity. *Int. J. Mol. Sci*. v. 21, p. 1013, 2020.

LUEBKER, D.J. et al. Neonatal mortality from in utero exposure to perfluorooctanesulfonate (PFOS) in Sprague–Dawley rats: Dose-response, and biochemical and pharmacokinetic parameters. *Toxicology*, v. 215, n. 1-2, p. 149-169, 2005.

MINISTÉRIO DA SAÚDE. Portaria de consolidação n. 5, de 28 de setembro de 2017 – Consolidação das normas sobre as ações e os serviços de saúde do Sistema Único de Saúde. Online. Disponível em: <https://portalarquivos2.saude.gov.br/images/pdf/2018/marco/29/PRC-5-Portaria-de-Consolida----o-n---5--de-28-de-setembro-de-2017.pdf>. Acesso em: nov 2020.

MONTAGNER, C.C.; VIDAL, C.; ACAYABA, R.D. Contaminantes emergentes em matrizes aquáticas do brasil: cenário atual e aspectos analíticos, ecotoxicológicos e regulatórios. *Quím. Nova*, v. 40, n. 9, p. 1094-1110, 2017.

MONTAGNERA, C.C.; VIDALA, C.; ACAYABA, R.D. contaminantes emergentes em matrizes aquáticas do Brasil: cenário atual e aspectos analíticos, ecotoxicológicos e regulatórios. *Quim. Nova*, v. 40, n. 9, p. 1094-1110, 2017.

NITSCHKE, M.; PASTORE, G.M. Biossurfactantes: propriedades e aplicações. *Química Nova*, v. 25, n. 5, p. 772-776, 2002.

OLIVATTO, G.P. et al. Microplásticos: Contaminantes de Preocupação Global no Antropoceno. *Rev. Virtual Quim*. v. 10, n. 6, p. 1968-1989, 2018.

ORGANIZATION FOR ECONOMIC CO-OPERATION AND DEVELOPMENT (OECD). *Detailed review paper on the state of the science on novel in vitro and in vivo screening and testing methods and endpoints for evaluating endocrine disruptors.* Mono(2012)23, 2012.

PENTEADO, J.C.P.; VAZ, J.M. O legado das bifenilas policloradas (PCBs). *Química Nova*, v. 24, n. 3, p. 390-398, 2001.

PESTANA, C.R. et al. Retardantes de chama bromados - uma revisão sobre éteres de difenilas polibromadas. *Revista Brasileira de Toxicologia*, v. 21, n. 2, p. 41-48, 2008.

PIERONI, M.C.; LEONEL, J.; FILLMANN, G. Retardantes de chama bromados: uma revisão. *Quím. Nova*, v. 40, n. 3, p. 317-326, 2017.

PINTADO-HERRERA, MG. et al.. Passive Samplers vs Sentinel Organisms: One-Year Monitoring of Priority and Emerging Contaminants in Coastal Waters. *Environmental Science & Technology*, v. 54, n. 11, p. 6693-6702, 2020.

PRAVEENA, S.M; CHEEMA, M.S.; GUO, H.R. Non-nutritive artificial sweeteners as an emerging contaminant in environment: A global review and risks perspectives. *Ecotoxicology and Environmental Safety*, v. 170, p. 699-707, 2019.

RICHARDSON, S.D.; KIMURA, S.Y. Water Analysis: Emerging contaminants and Current Issues. *Anal. Chem.* v. 92, n. 1, p. 473-505, 2020.

RICHARDSON, S.D.; TERNES, T.A. Water Analysis: Emerging Contaminants and Current Issues. *Analytical Chemistry*, v. 83, n. 12, p. 4614-4648, 2011.

RIOS, L.; MOORE, C.; JONES, P.R. Persistent organic pollutants carried by synthetic polymers in the ocean environment. *Marine Pollution Bulletin*, v. 54, n. 8, p. 1230-1237, 2007.

RIVERO-WENDT, C.L.G. et al. Steroid androgen 17 alpha methyltestosterone used in fish farming induces biochemical alterations in zebrafish adults. *Journal of Environmental Science and Health, Part A*. v. 55, n. 11, p. 1321-1332, 2020.

SANG, Z. et al. Evaluating the environmental impact of artificial sweeteners: A study of their distributions, photodegradation and toxicities, *Water Research*, v. 52, p. 260-274, 2014.

SCHIFFMAN, S.S. et al. Elevated and sustained desire for sweet taste in African-Americans: a potential factor in the development of obesity. *Nutrition*, v. 16, p. 886-93, 2019.

SCHRIKS, M. et al. Toxicological relevance of emerging contaminants for drinking water quality. *Water Research*, v. 44, p. 461-476, 2010.

SOLANO, M.L. et al. Potential endocrine disruptor activity of drinking water samples. *Endocrine Disruptors*, v. 3, n. 1, e983384, 2015.

STUART, M. et al. Review of risks from potential emerging contaminants in UK groundwater. *Science of the Total Environment*, v. 416, p. 1-21, 2012.

SUS - Sistema Único de Saúde. Consulta Pública n. 2, de 13/01/2015 - Procedimentos de controle e de vigilância da qualidade da água para consumo humano e seu padrão de potabilidade. Online. Disponível em: <http://200.214.130.94/consultapublica/display/dsp_print_completo.php?d=6308>. Acesso em: nov 2020.

TORRES, N.H. et al. Detection of hormones in surface and drinking water in Brazil by LC-ESI-MS/MS and ecotoxicological assessment with *Daphnia magna*. *Environ Monit Assess*. v. 187, n. 379, 2015.

TSUDA, S. Differential toxicity between perfluorooctane sulfonate (PFOS) and perfluorooctanoic acid (PFOA). *The Journal of Toxicological Sciences*, v. 41, p. SP27-SP36, 2016.

UNEP - United Nations Environment Programme and the World Health Organization. State of the science of endocrine disrupting chemicals 2012. Ed. Bergman, A.; Heindel, J.J.; Jobling, S.; Kidd, K.A.; Zoeller, R.T. 2013.

USMAN, A.; IKHLAS, S.; AHMAD, M. Occurrence, toxicity and endocrine disrupting potential of Bisphenol-B and Bisphenol-F: A mini-review. *Toxicology Letters*, v. 312, p. 222-227, 2019.

YU, M-H. Endocrine disruption. *In*: YU, M-H. *Environmental Toxicology. Biological and Health effects of pollutants*. 2.ed. Boca Raton: CRC Press, 2005.

20

Cianobactérias e Microalgas Tóxicas em Ambientes Aquáticos*

Paula Kujbida
Mariana de Almeida Torres
Ernani Pinto

CONTEÚDO DESTE CAPÍTULO

INTRODUÇÃO

As microalgas, componentes fundamentais dos ecossistemas aquáticos, são agrupadas em micro-organismos fotossintéticos procarióticos (cianobactérias, também conhecidas como "algas verde-azuladas – *Cyanophyceae* e eucarióticos (diatomáceas – *Bacillariophyta* – e dinoflagelados –*Dinophyta*). O domínio e a diversidade destes micro-organismos, que ocupam a posição de produtores primários nas cadeias alimentares, são comumente observados em pequenas poças, córregos, rios, oceanos e até em hábitats de climas extremos, o que os tornam organismos proeminentes para várias aplicações como bioenergia, cosméticos, produtos farmacêuticos, mercado de alimentos, agricultura e aquicultura. Porém, atualmente, perturbações ambientais na biosfera, incluindo a poluição presente nos recursos hídricos decorrente dos impactos antrópicos e das alterações climáticas globais como aquecimento, mudanças hidrológicas, aumento da frequência e persistentes períodos de secas mais intensas, afetam fortemente o crescimento de cianobactérias e microalgas em ecossistemas de água doce e marinhos. O grande aumento desses micro-organismos está relacionado ao surgimento do fenômeno de eutrofização artificial e pode representar significativa ameaça à saúde pública e ao meio ambiente.

A eutrofização de cursos d'água é o processo que consiste no aumento de nutrientes essenciais para o fitoplâncton e as plantas aquáticas superiores, principalmente nitrogênio, fósforo, potássio, carbono e ferro. Em condições normais, esse processo permite a depuração natural do ambiente aquático. Como desencadeadores da eutrofização natural, podem ser citados os nutrientes trazidos pelas chuvas e águas superficiais que causam erosão e lavam a superfície terrestre.

No entanto, a atividade antropogênica promove a chamada eutrofização artificial, também nomeada de eutrofização acelerada ou antrópica, como excessivas descargas de esgotos domésticos e industriais, abusiva utilização de adubos químicos,

* Colaboradora nas edições anteriores: Vania Rodriguez.

estrume e rejeitos de efluentes de agroindústrias, além da aquicultura. À medida que o tempo passa esses nutrientes se acumulam em ambientes aquáticos, havendo, então, o desenvolvimento cada vez maior das populações de fitoplâncton, fenômeno conhecido como floração. As florações podem ser causadas pela complexa interação entre altas concentrações de nutrientes, temperatura entre 15 °C e 30 °C, turbidez, meio neutro-alcalino, condutividade, salinidade, disponibilidade de carbono e fluxo lento ou estagnação de água.

As florações de cianobactérias e microalgas podem causar gosto e odor desagradáveis na água em razão da presença de geosmina e 2-metilisoborneol, além de alterar o equilíbrio ecológico do ecossistema aquático. Outro problema, entretanto, está no fato de algumas espécies serem produtoras de toxinas extremamente potentes, atingindo um conjunto de organismos muito além daqueles presentes nas comunidades aquáticas. A ocorrência dessas florações tóxicas não se restringe a locais específicos; prova disso é a diversidade de países nos quais sua presença tem sido documentada. No Brasil, reservatórios artificiais, várias lagoas costeiras, lagos, rios e estuários também já foram afetados.

As microalgas marinhas têm uma importância essencial no funcionamento dos ecossistemas dos oceanos. Como as cianobactérias em água doce, elas são seres fotossintéticos e produtores primários e assim servem de base à cadeia trófica marinha. A eutrofização dos ecossistemas costeiros pode resultar em florações de espécies de fitoplâncton que mudam a cor da superfície da água do mar. As primeiras florações reportadas foram de dinoflagelados marinhos ricos no pigmento vermelho carotenoídico peridinina, por isso o fenômeno foi denominado "maré vermelha". Apesar do nome, a coloração da água se difere dependendo da espécie causadora. A cianobactéria *Trichodesmium erythraeum* e o dinoflagelado *Noctiluca scintillans* são espécies que realmente deixam manchas vermelhas na superfície da água. Mas a mudança de cor pode ser para marrom, marrom-escuro ou verde, dependendo do pigmento da espécie. A maré vermelha causa formação de espuma, lodo e morte massiva de peixes e invertebrados por depleção de oxigênio. Esse impacto ao ecossistema prejudica o turismo e as atividades recreacionais e pesqueiras. Além disso, aproximadamente 27% dos micro-organismos causadores de maré vermelha é capaz de produzir toxinas, as quais podem ser bioacumuladas por moluscos bivalves sem estes manifestarem sinais visíveis, mas na quantidade suficiente para causar graves danos à saúde humana, e, até mesmo a morte, ao serem consumidos. Portanto, as microalgas marinhas, em especial as produtoras de ficotoxina, como várias espécies de dinoflagelados e de diatomáceas, são um dos principais problemas da exploração dos recursos marinhos. As ficotoxinas entram na cadeia alimentar como componentes do fitoplâncton. Os mariscos e algumas espécies de peixes e de caranguejos ingerem essas toxinas e atuam como vetores bioacumuladores, transmitindo-as para os seres humanos.

Assim, a proliferação de microalgas e cianobactérias é uma preocupação global crescente, e estudos preveem que florações destes micro-organismos, juntamente com a presença de toxinas, intensifiquem-se em frequência e duração com o aquecimento global e o aumento da eutrofização, afetando várias áreas econômicas como turismo, recreação, pesca comercial, gerenciamento e monitoramento da água.

▶ TOXINAS

As toxinas produzidas por cianobactérias e microalgas são consideradas produtos do metabolismo secundário, uma vez que não participam da divisão celular nem da produção de energia e podem permanecer no interior da célula ou serem liberadas para o meio externo. Esses toxicantes podem impactar o meio ambiente e, consequentemente, a saúde humana (Quadro 20.1).

Quadro 20.1 Toxinas produzidas por cianobactérias, diatomáceas e dinoflagelados que apresentam toxicidade em mamíferos.

Local	Toxina	Gênero produtor
Água doce	Microcistinas	*Microcystis; Oscillatoria; Anabaena; Nostoc; Snowella; Anabaenopsis; Hapalosiphon* (cianobactérias)
	Cilindrospermopsinas	*Cylindrospermopsis; Aphanizomenon; Anabaena; Raphidiopsis; Lyngbya; Umezakia* (cianobactérias)
	Nodularinas	*Nodularia* (cianobactérias)
	Saxitoxina e seus análogos	*Aphanizomenon; Anabaena; Lyngbya; Cylindrospermopsis* (cianobactérias)
	Anatoxina-*a*	*Anabaena; Aphanizomenon; Cylindrospermum; Microcystis; Planktothrix; Raphidiopsis; Oscillatoria* (cianobactérias)
	Guanitoxina	*Anabaena* (cianobactéria)
	Homoanatoxina-*a*	*Anabaena; Planktothrix; Raphidiopsis; Oscillatoria; Phormidium* (cianobactérias)
Água marinha	Saxitoxina e seus análogos	*Alexandrium; Gymnodinium; Pyrodinium* (dinoflagelados)
	Ácido domoico	*Pseudo-nitzschia* (diatomácea)
	Brevetoxinas	*Karenia* (dinoflagelado)

(continua)

Quadro 20.1 Toxinas produzidas por cianobactérias, diatomáceas e dinoflagelados que apresentam toxicidade em mamíferos. (*Continuação*)

Local	Toxina	Gênero produtor
	Ciguatoxinas	*Gambierdiscus* (dinoflagelado)
	Gambierol	
	Maitotoxinas	
	Azaspirácidos	*Protoceratium* (dinoflagelado)
	Pectenotoxinas	*Dinophysis* (dinoflagelado)
	Dinofisistoxinas	*Dinophysis; Prorocentrum* (dinoflagelados)
	Aplisiatoxina	*Lyngbya; Schizothrix; Oscillatoria* (cianobactérias)
	Lingbiatoxina	*Lyngbya* (cianobactéria)
	Iessotoxina	*Protoceratium* (dinoflagelado)

Fonte: Desenvolvido pela autoria.

O primeiro relato de morte de animais causada por floração de cianobactérias ocorreu em 1878, no sul da Austrália, onde ovelhas, cavalos e cães foram intoxicados após beberem água de um lago eutrofizado. Existem alguns exemplos na literatura que demonstram efeitos adversos à saúde pública pela ingestão de cianotoxinas. A maioria desses casos foi observada após a aplicação de sulfato de cobre em águas com elevada densidade fitoplanctônica. O emprego constante do sulfato de cobre para controlar o desenvolvimento das algas e cianobactérias não é recomendado, pois, quando morrem, as cianobactérias liberam toxinas para o meio aquoso.

Uma epidemia de hepato-enterite provocada por cianotoxinas foi constatada na Austrália em 1979. Os efeitos observados em 140 crianças e 10 adultos foram decorrentes de danos causados ao fígado, aos rins e aos intestinos. Essa epidemia foi associada com o consumo de água potável de uma reserva contendo floração de *Cylindrospermopsis raciborskii*. No Brasil, uma epidemia severa de gastrenterite na região de Paulo Afonso, no Estado da Bahia, foi relacionada com a construção da Represa de Itaparica em 1988. De 2 mil casos, restritos a áreas com fornecimento de água dessa represa, 88 resultaram em morte. Na água foram encontradas cianobactérias dos gêneros *Anabaena* e *Microcystis*. Outro desastroso incidente com cianotoxinas aconteceu em Pernambuco, em 1996, e relacionou 76 mortes com o uso de água contaminada com microcistinas (MCs) e cilindrospermopsinas (CYNs) em equipamento de diálise.

Trabalhos atuais mostram que toxinas produzidas por cianobactérias e microalgas podem ser bioacumuladas em vários organismos aquáticos e plantas, até mesmo em concentrações maiores do que as suas respectivas doses diárias toleráveis (TDI) previstas à exposição de seres humanos que consomem tais alimentos. Nenhum processo de bioamplificação tem sido descrito, provavelmente em função da natureza hidrofílica das toxinas e da presença de mecanismos de desintoxicação. Com relação ao efeito do cozimento no conteúdo de toxinas nos alimentos, não existem dados disponíveis para a maioria das toxinas. Testes mostraram que as concentrações de MCs foram reduzidas depois de ferver ou cozinhar alimentos em fornos de micro-ondas, porém, não há informações de que processos tradicionais como assar, fritar ou grelhar o alimento contaminado sejam eficazes.

Nos últimos anos, florações de cianobactérias tornou-se um fenômeno recorrente em vários países e o seu risco potencial para a saúde continua em grande parte desconhecido em função da falta de capacidade analítica. Muitos países desenvolvidos têm adotado estratégias para monitorar e controlar a proliferação de cianobactérias e microalgas, bem como monitorar algumas toxinas produzidas por esses micro-organismos em água potável e em alimentos. No entanto, em muitos países em desenvolvimento, onde o problema também está presente, há dificuldades na execução de programas de monitoramento e medidas preventivas.

TOXINAS FREQUENTES EM ÁGUA DOCE

Hepatotoxinas

Microcistinas

As microcistinas (MCs) pertencem a um grupo de no mínimo 70 variantes com base na estrutura de um heptapeptídeo monocíclico, com peso molecular entre 900 e 1.100 daltons (Da). Suas estruturas químicas são formadas por 5 aminoácidos (aa) praticamente invariáveis: D-alanina (posição 1); ácido D-metilaspártico (posição 3); ADDA (ácido 3-amino-9-metoxi-2,6,8-trimetil-10-fenil-4,6-dienoico) (posição 5); ácido D-glutâmico (Glu) (posição 6); e N-metildehidroalanina (Mdha) (posição 7) (Figura 20.1). Todas as variantes estruturais tóxicas das MCs contêm um aminoácido hidrofóbico, o ADDA. A MC-LR é a MC mais encontrada nos reservatórios de água e tem uma leucina (Leu) e uma arginina (Arg) nas 2 posições hipervariáveis na estrutura do anel (R_1 e R_3, respectivamente, na Figura 20.1). A substituição por outros aminoácidos nesses sítios ou a desmetilação de resíduos em outros sítios ocasiona vasta variabilidade estrutural.

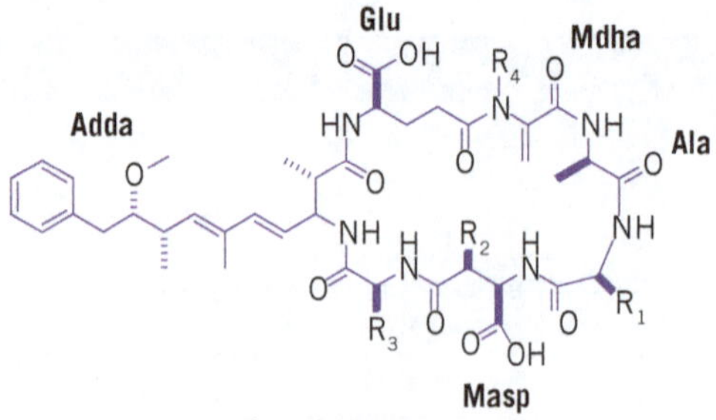

Microcistina

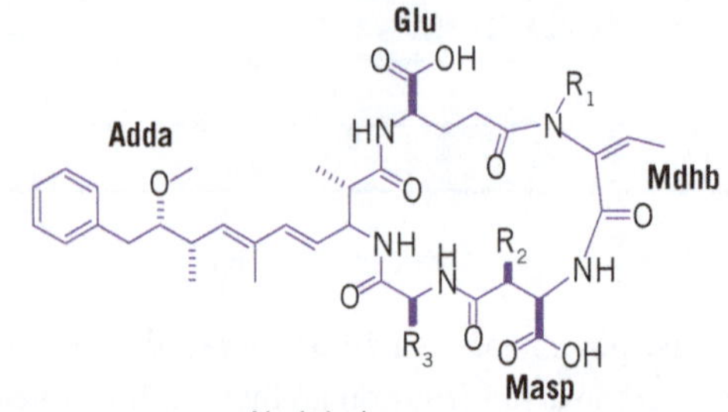

Nodularina

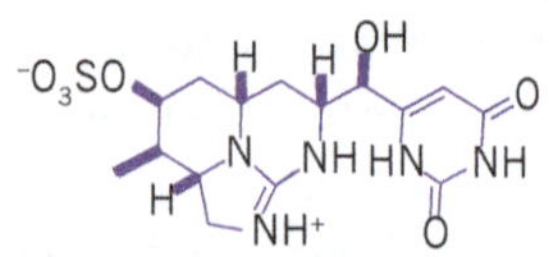

Cilindrospermopsina

Figura 20.1 Estruturas químicas gerais das principais hepatotoxinas produzidas por cianobactérias. A MC-LR, microcistina mais estudada, contém os aminoácidos leucina (L) e arginina (R) nas posições R_1 e R_3, respectivamente, e CH_3 nas posições R_2 e R_4. A nodularina mais comum apresenta, nas posições R_1 e R_2, o grupamento CH_3 e o aminoácido arginina na posição R_3.

A intoxicação por MCs envolve principalmente as seguintes vias de exposição: 1) pelo consumo de água, alimento ou suplemento alimentar contaminados pelas MCs; 2) durante o uso recreacional de corpos d'água, no qual pode haver um grande desenvolvimento de cianobactérias; 3) por hemodiálise, se a água usada no preparo da solução de diálise não for purificada adequadamente.

A distribuição de MCs é limitada em função da baixa capacidade dessas toxinas de atravessar membranas celulares. Estudos realizados com camundongos, por administração de MC-LR via intravenosa (IV) ou intraperitoneal (IP), demonstraram que o fígado é o órgão-alvo primário para toxicidade das MCs. Essas toxinas chegam ao fígado por um sistema de transporte ativo, o que requer a captação da MC por meio da membrana plasmática dos sinusoides para os hepatócitos. Foi identificado que os polipeptídeos transportadores de ânions biológicos (OATPs) são transportadores de MC-LR em hepatócitos de ratos e de seres humanos. Uma vez dentro da célula, as MCs se ligam covalentemente a proteínas citosólicas (proteínas fosfatases, PPs 1 e 2A), resultando em retenção no fígado. Camundongos tratados com [^{3}H]-MC-LR por via intraperitoneal (IP) mostraram que o tempo de meia-vida ($T_{1/2}$) no plasma foi de 29 minutos e de 42 minutos por administração intravenosa (IV). Da dose injetada (101 μg/kg de peso corpóreo), 56% foi encontrada no fígado, 7% no intestino e 0,9% nos rins, ao passo que em órgãos como coração, baço, pulmões e músculo esquelético a quantidade encontrada foi inferior a 1% da MC-LR radiomarcada. O metabolismo hepático da MC-LR foi estudado após injeção via IP em camundongos e ratos; a MC e seus metabólitos são excretados tanto como conjugados com glutationa com cisteína quanto como um dieno do aminoácido ADDA oxidado, os quais são excretados rapidamente por via biliar.

Muitos estudos de mecanismos de ação têm sido conduzidos para caracterizar os aspectos toxicológicos das MCs, mas ainda não estão totalmente elucidados. Esses trabalhos, que incluem investigações *in vivo* em animais, estudos *in situ* em sistemas de órgão isolados e ensaios *in vitro* com preparações de células isoladas, sugerem que a inibição de PPs e o estresse oxidativo são importantes eventos moleculares de toxicidade por MCs. A inibição de PPs tem efeitos dualistas nas células expostas às MCs, resultando tanto em aumento de apoptose quanto em proliferação celular. A apoptose observada em altas doses (≥ 32 μg/kg *in vivo*; ≥ 10 nM *in vitro*) é um resultado de hipóxia causada por obstrução do fluxo sanguíneo para os tecidos hepáticos. Já em baixas doses (≤ 20 μg/kg *in vivo*; ≤ 1 nM *in vitro*), é possível que a promoção de tumor observada seja pela ativação da via de sinalização de proteínas quinases ativadas por mitógenos (MAPKs), a qual estimula o aumento da fosforilação de proteínas-alvo, como proteínas supressoras de tumor, podendo resultar em proliferação celular e processos carcinogênicos. Porém, não está comprovado se, na exposição crônica a baixas concentrações de MCs, as PPs são inibidas em seres humanos.

Evidências sugerem que, além da inibição de PPs, o estresse oxidativo também tem importância na patogênese das MCs. Essas cianotoxinas podem induzir formação de espécies reativas de oxigênio (ERO), as quais incluem radicais superóxido, hidroxila e radicais de compostos orgânicos celulares, causando peroxidação de lipídios e oxidação de proteínas e DNA. Estudos mostraram que a geração dessas ERO está relacionada ao dano hepático induzido por MCs, as quais aumentam o estresse oxidativo ocasionando morte celular. Além de essas hepatotoxinas exaurirem a glutationa, resultando em dano oxidativo e morte celular, podem aumentar a produção de ERO pela ruptura da cadeia de transporte de elétrons mitocondrial. A ruptura ocasiona transição de permeabilidade de membrana e, consequentemente, ativação de calpaína e proteína quinase II dependente de calmodulina/Ca^{2+}, resultando, assim, em apoptose de hepatócitos.

O aspecto de intoxicação aguda pela exposição às MCs foi estudado *in vitro* e também *in vivo*. Observou-se que a DL_{50} via IP em camundongos varia de 50 μg a 60 μg de MC-LR/kg de peso corpóreo (p.c.), e é semelhante à de MC-LA, MC-YR e MC-YM. Já a da MC-RR é aproximadamente 10 vezes maior. Entretanto, em função das diferenças de lipofilicidade e polaridade entre as variantes de MCs, a DL_{50} via IP não pode predizer a toxicidade após administração oral. Como exemplo, um estudo de toxicidade aguda oral mostrou que a DL_{50} da MC-LR por essa via em ratos é maior do que 5.000 μg/kg de p.c., mas não há evidência de hidrólise de MC por peptidases estomacais.

A probabilidade de intoxicação humana por MCs aumenta com a alta densidade de proliferação e lise de cianobactérias produtoras dessa toxina. O caso de intoxicação fatal mais conhecido foi o de pacientes contaminados em uma clínica de hemodiálise, tragédia que ocorreu no Brasil em 1996, em Caruaru, no Estado de Pernambuco, e foi denominada "Síndrome de Caruaru". Os pacientes sofreram dano hepático e gastrointestinal (GTI), sendo que 76 dos 131 intoxicados morreram em até 20 meses. As MCs e a cilindrospermopsina foram detectadas em amostras de fígado dos pacientes que morreram. As análises histológicas dessas amostras revelaram intensa infiltração de neutrófilos no foco inflamatório. Estudos posteriores mostraram que MC-LA, MC-YR e MC-LR induzem migração de neutrófilos *in vivo* e *in vitro* e que esses leucócitos podem representar uma fonte a mais de dano tecidual. Essa sugestão está embasada na ativação de neutrófilos por essas MCs, gerando citocinas e ERO, que são compostos pró-inflamatórios que danificam tecidos, sugerindo a presença de neutrófilos no fígado como um possível mecanismo adicional de hepatotoxicidade das MCs.

As consequências da exposição crônica a baixas concentrações de MCs são discutíveis, pois os mecanismos envolvidos na acumulação, biotransformação e eliminação dessas toxinas ainda não foram totalmente elucidados. Porém, o principal problema levantado é a capacidade desses heptapeptídeos cíclicos de desenvolver tumor. A Agência Internacional de Pesquisa em Câncer (IARC) classificou, em 2018, a MC-LR como possivelmente carcinogênica para humanos (classe 2B). Além de induzir dano oxidativo ao DNA de hepatócitos humanos *in vitro* e genotoxicidade em hepatócitos de ratos *in vivo* e *in vitro*, as MCs demonstraram ação desreguladora endócrina em animais. Estudos epidemiológicos encontraram correlação entre a alta incidência de câncer de fígado primário na China e o consumo de água superficial não tratada (contaminada por MCs), em combinação com o consumo de cereais contaminados por um hepatocarcinogênio, a micotoxina aflatoxina B_1. Em estudo similar, na Flórida, foi encontrado elevado risco de carcinoma hepatocelular primário em consumidores de água proveniente de estações de tratamento de água superficial, em comparação às áreas em que a água tratada para consumo era de origem subterrânea.

Nodularinas

As nodularinas (NODs) são pentapeptídeos monocíclicos (Figura 20.1), com peso molecular médio de 834 Da. Suas estruturas químicas são formadas por 2 aminoácidos praticamente invariáveis: *D*-glutamato (posição 4) e ácido 2-metilamino-2-deidrobutírico (posição 5); e também por 3 aminoácidos variantes nas posições 1, 2 e 3, que normalmente são: *D*-ácido eritro-β-metilaspártico (posição 1), *L*-arginina (posição 2) e ADDA (posição 3). As 2 variantes de NODs encontradas na natureza são provenientes de desmetilações dos aminoácidos das posições 1 e 3, a NOD-Har (a qual possui homoarginina em vez de de arginina), além da NOD atóxica, que possui 6Z-estereoisômero do ADDA.

O mecanismo de hepatotoxicidade das NODs é muito similar ao das MCs. Porém, na inibição de PPs há somente a interação não covalente inicial (ADDA da NOD com triptofano da enzima). A indução de danos oxidativos (*in vitro* e *in vivo*) também foi observada em experimentos com roedores. Sabe-se também que as NODs são imunotóxicas, pois inibem linfoproliferação (*in vitro*) e diminuem a resposta imune humoral (*in vivo*). Há evidências de que as NODs são tóxicas agudamente para animais, após injeção IP, com DL_{50} entre 30 e 50 $\mu g.kg^{-1}$ de p.c. (e de 70 $\mu g.kg^{-1}$ de p.c. para NOD-Har). Foi observado também, em experimentação animal, que após exposição crônica a baixas doses, NODs podem promover tumor hepático. Porém, não há relatos de intoxicação em humanos após consumo de *N. spumigena*. A IARC classificou as NODs como não carcinogênica para seres humanos (Grupo 3).

Cilindrospermopsinas

As cilindrospermopsinas (CYNs) são alcaloides tricíclicos (Figura 20.1), com peso molecular médio de 415 Da, os quais são formados pela ligação de uma guanidina tricíclica com hidroximetiluracil. As variantes de CYNs conhecidas são: demetoxi-CYN, deoxi-CYN e 7-epi-CYN.

Após ingestão, a CYN é transferida a partir do trato gastrointestinal para a circulação sistêmica e é transportada principalmente para o fígado. No entanto, como já demonstrado em experiências com roedores, outros órgãos (rins, pulmões, timo, baço, glândulas adrenais e coração) também podem ser um alvo dessa toxina. O mecanismo de ação mais bem elucidado das CYNs é a inibição de síntese proteica, que é dependente do metabolismo do citocromo P-450. A exposição via oral (VO) à CYN pode ocasionar gastrenterite por essa toxina lesionar o revestimento do intestino e também causar hepatite pelas lesões de células do fígado. As alterações patomorfológicas induzidas pela CYN em hepatócitos podem ser divididas em 4 fases. A fase inicial é representada pela redução do tamanho de núcleo e desprendimento de ribossomos das membranas, bem como da sua acumulação no citoplasma. A segunda fase pode ser caracterizada por uma proliferação acentuada de membranas agranulares em função da peroxidação lipídica induzida por diminuição da quantidade do citocromo P-450. A terceira fase se manifesta por uma acumulação de gotículas de gordura na porção central de lóbulos hepáticos, provavelmente induzida por radicais livres. Na última fase, uma severa necrose hepática pode ser observada. Existe um conhecimento limitado sobre o potencial dessa toxina em causar neuro, imuno, dermato, citotoxicidade e toxicidade fetal em humanos. Recentemente, estudos envolvendo linhas de células humanas foram realizados e revelaram efeitos cito e genotóxico de CYNs.

Há evidências de que as CYNs são tóxicas agudamente para animais, com DL_{50} de 2.100 $\mu g.kg^{-1}$ de p.c., após injeção IP em camundongos. Para 7-epi-CYN, é de 200 $\mu g.kg^{-1}$ de p.c. Na Austrália, em 1979, 140 crianças e 10 adultos receberam tratamento hospitalar por terem adquirido uma gastrenterite rara, após beberem água de um reservatório com floração de *C. raciborskii*. As modificações celulares dessas vítimas foram muito semelhantes às obtidas nos estudos com animais de laboratório intoxicados por CYN. O segundo caso documentado de toxicidade de CYN em humanos – a Síndrome de Caruaru – aconteceu no Brasil em 1996.

Neurotoxinas

Anatoxina-*a* e homoanatoxina-*a*

A anatoxina-*a* (ANA-*a*) (Figura 20.2), um alcaloide de baixo peso molecular (165 Da), apresenta um anel heterocíclico nitrogenado (2-acetil-9-azabiciclo[4.2.1]non-2-eno), pk_a de 9,4 e estrutura química semelhante a da cocaína. Essa toxina se decompõe em condições alcalinas e na presença de bactérias do gênero *Pseudomonas* sp., sendo sua destruição acelerada pela luz solar. O seu homólogo (179 Da), homoanatoxina-*a* (homoANA-*a*) (Figura 20.2), tem um grupo propionil na cadeia lateral no lugar do grupo acetil da anatoxina-*a*, mas a toxicidade de ambas é similar (DL50 da ANA-*a* e homoANA-*a* 200 - 250 $\mu g.kg^{-1}$).

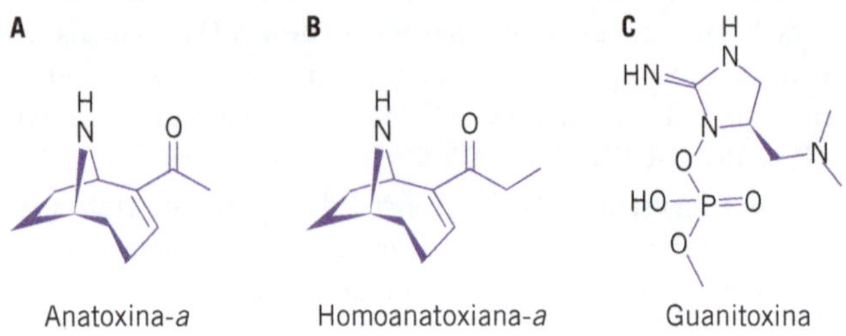

Figura 20.2 Estruturas químicas das toxinas: anatoxina-*a*, homoanatoxina-*a* e guanitoxina.

A ANA-*a* e a homoANA-*a* são potentes agonistas nicotínicos, pois se ligam irreversivelmente ao receptor nicotínico da acetilcolina na membrana pós-sináptica da junção neuromuscular e, consequentemente, o neurônio propaga continuamente impulsos neuronais, o que acaba resultando na despolarização do neurônio pela abertura de canais de cátions, além da dessensibilização do receptor, bloqueando a neurotransmissão. Em altas concentrações, vários neurônios serão afetados, resultando em paralisia, com morte em função de parada respiratória.

Foram relatadas mortes em animais domésticos, gado e aves aquáticas que consumiram água contendo a ANA-*a*, entre outras cianotoxinas, e os sinais de toxicidade foram neurológicos, principalmente, com mortes em função de paralisia respiratória. Até o momento, não existem dados disponíveis de avaliação de carcinogenicidade da ANA-*a* em estudos em animais nem em humanos.

Guanitoxina

A guanitoxina (GNT), nome recentemente dado à anatoxina-*a* (S), é um éster metilfosfato de uma *N*-hidroxiguanidina cíclica (Figura 20.2), com de massa molecular de 252 Da. Com relação à sua estabilidade, durante o armazenamento (a 3 °C ou até mesmo a –20 °C), e especialmente em solução alcalina (meia-vida de aproximadamente 1 hora em pH > 8,5), a GNT perde facilmente o grupo monometilfosfato assim como quando é submetida a temperaturas acima de 40 °C. Portanto, a GNT é mais estável em condições neutras e ácidas.

A GNT, semelhante aos praguicidas organofosforados, é uma inibidora irreversível da enzima acetilcolinesterase (AChE), o que resulta na não hidrólise da acetilcolina na fenda sináptica e, assim, o acúmulo desse neurotransmissor nos receptores muscarínicos não permitirá a repolarização da membrana pós-sináptica. Essa estimulação excessiva resulta no bloqueio neuromuscular, o qual pode ser cessado, pelo menos temporariamente, pela atropina.

Estudos experimentais mostram que a GNT causa hipersalivação, lacrimejamento, fasciculação, incontinência urinária, convulsões e morte por parada respiratória em mamíferos, além de inibição da AChE em peixes e caranguejos expostos a extratos de cianobactéria produtora de GNT. Foram relatadas também intoxicações por GNT em cães, patos, suínos e pássaros.

Saxitoxina

A saxitoxina (STX) e seus análogos (Figura 20.3), tetraidropurinas hidrossolúveis, são um grupo de toxinas alcaloídicas, divididas em 4 grupos: 1) carbamato (STX, neoSTX e goniautoxinas (GNTX1-4)); 2) N-sulfocarbamoil (GNTX5-6, C1-4); 3) decarbamoil (dc-) (dcSTX, dcneoSTX, dcGNTX1-4); e 4) deoxicarbamoil (do-) (doSTX, doneoSTX, doGNTX1-4). O grupo cetona di-hidróxi ou hidratado no anel 5 é essencial para a toxicidade dessas toxinas, a qual pode ser eliminada por uma redução catalítica desse grupo com hidrogênio, formando um grupo mono-hidróxi. Com exceção dos componentes do N-sulfocarbamoil, essas toxinas são termoestáveis em pH ácido, mas instáveis e facilmente oxidadas em pH alcalino.

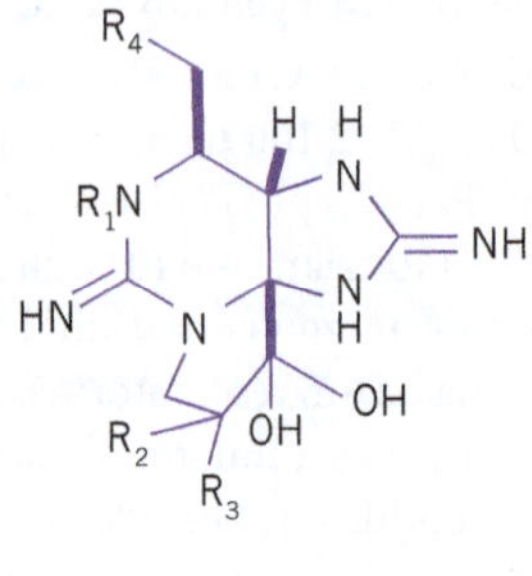

R_1	R_2	R_3	R_4: $-OC(=O)NH_2$	R_4: $-OC(=O)NHSO_3$	R_4: —OH
H	H	H	STX	GTX_5	dcSTX
H	H	OSO_3^-	GTX_2	C_1	$dcGTX_2$
H	OSO_3^-	H	GTX_3	C_2	$dcGTX_3$
OH	H	H	NEO	GTX_6	dcNEO
OH	H	OSO_3^-	GTX_1	C_3	$dcGTX_1$
OH	OSO_3^-	H	GTX_4	C_4	$dcGTX_4$

Figura 20.3 Estrutura química da saxitoxina e de seus análogos.

Essas toxinas apresentam o mesmo mecanismo de ação da tetrodotoxina (produzida pelo peixe-balão ou baiacu), ligam-se seletivamente e com alta afinidade ao sítio 1 dos canais de sódio voltagem-dependente de muitas membranas excitáveis e, consequentemente, bloqueiam a geração e a propagação de potenciais de ação em neurônios e fibras dos músculos esquelético e cardíaco. Esse bloqueio da transmissão nervosa induz paralisia muscular.

Nos bivalves, podem ser encontrados vários tipos de toxinas, dependendo da espécie de alga ingerida por esses moluscos. O grupo carbamato é o que apresenta toxicidade mais elevada, sendo a STX a toxina mais potente (a dose oral fatal para humanos é de 1 mg a 4 mg), seguido pelo grupo decarbamoil e o grupo N-sulfocarbamoil. As toxinas pertencentes a esse último grupo, que apresentam baixa toxicidade, são largamente convertidas em carbamatos por biotransformações que os bivalves realizam.

A STX e seus análogos são responsáveis pela intoxicação paralisante por consumo de mariscos (PSP, do inglês *Paralytic Shellfish Poisoning*). Os sintomas iniciais dessa intoxicação usualmente ocorrem de 30 minutos a 3 horas após ingestão de alimentos contaminados e se caracterizam por dormência nos lábios, gengivas e língua. Depois, os mesmos sintomas ocorrem também nas extremidades dos dedos das mãos e dos pés. Em intoxicações mais severas, há fraqueza muscular pela progressão da dormência para os braços, as pernas e o pescoço, além de dificuldade respiratória acentuada. Pode ocorrer morte por paralisia respiratória em poucos minutos ou até em algumas horas. Portanto, para ser efetivo, o tratamento de intoxicação aguda tem que ser rápido (a meia-vida dessas toxinas é curta; cerca de 90 minutos), com hospitalização e suporte ventilatório. Além dos sintomas neurológicos, algumas vítimas também têm náuseas, vômitos e diarreia.

Em 1987, na Guatemala, ocorreram 187 casos de PSP e 26 mortes após consumo de sopa de mariscos (*Amphichaena kindermani*). O número de óbitos foi maior entre crianças (50%) do que entre adultos (7%). Essas toxinas também já foram isoladas de peixes de água doce (tilápia).

TOXINAS FREQUENTES EM ÁGUA MARINHA

As toxinas marinhas constituem preocupação importante entre as questões de segurança alimentar, em função do grande número de intoxicações humanas constatadas em vários países. As intoxicações podem acontecer pelo consumo de frutos do mar contaminados com essas toxinas e são de gravidade e sintomas variados, podendo muitas vezes serem fatais. Essas toxinas geralmente são resistentes ao cozimento e ao congelamento, representando um sério risco à saúde pública. Geralmente são classificadas como intoxicações paralíticas, neurotóxicas, amnésicas ou diarreicas. As principais toxinas produzidas por microalgas marinhas e os seus respectivos mecanismos de toxicidade em mamíferos estão apresentadas no Quadro 20.2.

Quadro 20.2 Toxinas produzidas por microalgas marinhas e respectivos mecanismos de toxicidade em mamíferos.

Toxina marinha	Mecanismo de toxicidade
Ácido domoico (AD)	Atua como um neurotransmissor excitatório que potencializa o efeito de aminoácidos excitatórios naturais, como o glutamato. O AD age no sistema nervoso central por possuir alta afinidade aos receptores do glutamato, causando despolarização de membrana pós-sináptica de células neuronais, por abrir canais de membranas permeáveis ao Na^+ e ocasionar influxo desse íon, com subsequentes rupturas celulares.
Brevetoxinas (BTXs)	São neurotóxicas por ativarem persistentemente canais de sódio voltagem-dependente, originando uma descarga elétrica contínua. As BTX mantêm esses canais abertos, resultando no influxo permanente de íons Na^+ pela membrana celular e causando despolarização prolongada. A série de eventos tipicamente registrados em animais sofrendo envenenamento por BTX inclui hiperexcitabilidade de tecidos excitáveis, seguida por convulsões, paralisias e morte.
Dinofisistoxinas (DTXs)	Causam diarreia por ativarem a contração do músculo liso, pela inibição das PP1 e PP2a. Como consequência, a hiperfosforilação das proteínas que controlam a secreção de sódio por células intestinais e do citoesqueleto ou partes juncionais que regulam a permeabilidade do soluto é favorecida, causando liberação de sódio e subsequente perda passiva de fluidos, responsável pelo episódio de diarreia.
Gambierol Ciguatoxinas (CTXs)	São agentes neurotóxicos por ativarem persistentemente os canais de sódio. O mecanismo de ação das CTXs envolve a ativação de canais de Na^+ voltagem-dependente. Os efeitos cardiovasculares das CTXs são resultados de um efeito inotrópico positivo no miocárdio. As CTXs agem no mesmo sítio do receptor de canais de Na^+ que as BTX, mas a afinidade da CTX-1 pelos canais de Na^+ voltagem-dependente é em torno de 30 vezes mais alta do que a das BTX. Já o gambierol possui afinidade de ligação significativamente menor do que BTX e CTXs.
Aplisiatoxina	São potentes promotoras de tumor e ativadoras da proteína quinase c.
Azaspirácidos (AZAs)	O mecanismo de ação exato não está claro, mas sabe-se que essas toxinas se diferenciam das DTXs por não alterarem o potencial de membrana celular (não sendo neurotóxicas) e não inibirem PP, como o AO. Vários estudos sugerem o envolvimento dos AZAs na regulação de microfilamentos do citoesqueleto, por alterarem a concentração de F-actina.
Iessotoxinas	O mecanismo de ação não está completamente claro, mas sabe-se que inibem pp.
Lingbiatoxina	Uma dermatotoxina, liga-se fracamente aos receptores de forbol ésteres, portanto, são promotoras de tumor.

Fonte: Desenvolvido pela autoria.

As dinofisistoxinas (DTXs) possuem estrutura química semelhante a do ácido ocadaico (AO), uma toxina isolada das esponjas marinhas *Halichondria okadai* e *H. melanodocia* (Figura 20.4). São responsáveis pela intoxicação diarreica por consumo de mariscos (DSP, do inglês *Diarrhetic Shellfish Poisoning*). O primeiro surto de intoxicações ocorreu em 1976, quando foi afastada definitivamente a hipótese de contaminação bacteriana nos mariscos consumidos. A Europa é uma das regiões mundialmente mais afetadas pela DSP, sendo o AO a principal toxina implicada, seguida da DTX1 e da DTX2. O AO e as DTX são acumuladas no em tecido adiposo de moluscos bivalves, principalmente no hepatopâncreas. A dose letal (LD_{50}) de toxinas causadoras de DSP após IP em camundongos é de 200 mg/kg p.c. Em intoxicações agudas, os sintomas gastrointestinais (diarreia, náusea, vômitos e dor abdominal) podem surgir entre 30 minutos e 3 horas até as 24 horas seguintes à ingestão de alimentos contaminados com as toxinas, e a frequência pode ser de 10 a 20 vezes por dia nos casos graves. Os sintomas cessam ao fim de 3 dias. A dose mínima estimada para causar diarreia em adultos é de 40 μg para AO e 36 μg para DTX1. Existem evidências de que animais e humanos expostos cronicamente a toxinas causadoras de DSP podem desenvolver câncer, pois essas toxinas são potentes agentes causadores de tumor.

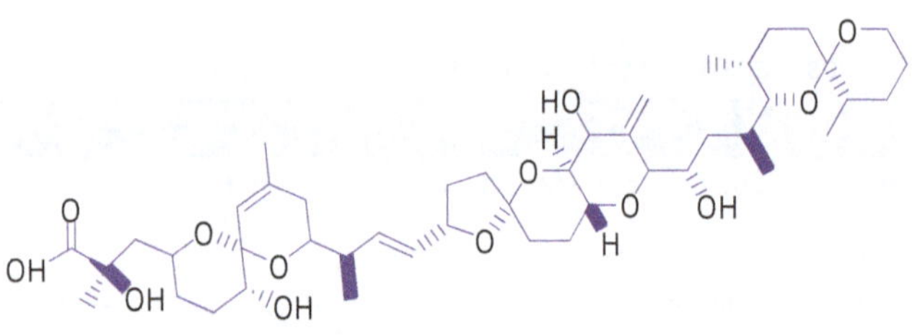

Figura 20.4 Estrutura química da dinofisistoxina (DTX1).

O ácido domoico (AD), um ácido tricarboxílico (Figura 20.5), é responsável pela intoxicação amnésica por consumo de mariscos (ASP, do inglês *Amnesic Shellfish Poisoning*). O primeiro incidente humano de ASP ocorreu em 1987, quando no mínimo 107 pessoas foram intoxicadas após consumirem mariscos oriundos da costa nordeste do Canadá, tendo sido registrada a morte de 3 idosos. Em intoxicação aguda, as vítimas de ASP, 15 minutos após o consumo de mariscos contaminados com AD, apresentam sintomas GTI (náuseas, vômitos, cólicas abdominais e diarreia) e neurológicos (perda de memória temporária, da qual advém o nome dessa intoxicação). Em casos de intoxicações severas, é descrita a ocorrência de confusão, mudez, disfunção autonômica, perda de respostas a estímulos de dor e choro descontrolado ou agressividade; às vezes, resultando em coma e morte como mostrado em casos de pacientes idosos. Em 1991, na Califórnia, pelicanos e cormorões foram mortos pela ingestão de peixes herbívoros contaminados por essa toxina, como a anchova, que, aparentemente, não foram afetados pelo AD.

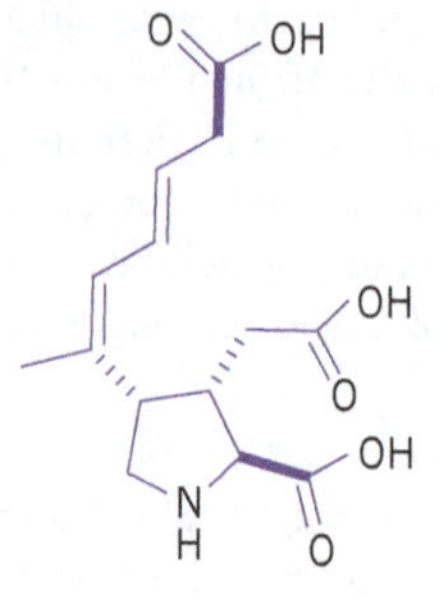

Figura 20.5 Estrutura química do ácido domoico.

As brevetoxinas (BTXs), poliésteres cíclicos metilados (Figura 20.6), são responsáveis pela intoxicação neurotóxica por consumo de mariscos (NSP, do inglês *Neurotoxic Shellfish Poisoning*), são conhecidas desde o início dos anos 1990 no sudeste dos Estados Unidos e oeste do México. Houve também evidências de eventos similares na Nova Zelândia. O surto de NSP envolve moluscos bivalves contaminados com BTXs bioacumuladas durante eventos de maré vermelha. Os sintomas de intoxicação aguda são muito semelhantes aos da PSP, exceto pelo fato de não ocorrer paralisia. Esses sintomas aparecem cerca de 3 horas após a ingestão e incluem dor abdominal e de cabeça, náuseas, vômitos, diarreia, bradicardia, percepção calor/frio invertida, dilatação da pupila, vertigens, mialgia e ataxia. Em aerossóis de água do mar, as BTXs provocam tosse, corrimento nasal, irritação ocular e espirros. Raramente é fatal.

As toxinas lipossolúveis ciguatoxinas (CTXs) e gambierol e as hidrossolúveis maitotoxinas (MTXs), poliéteres e termoestáveis (Figuras 20.6 e 20.7), são responsáveis pela intoxicação por ingestão de peixes contaminados (CFP, do inglês *Ciguatera Fish Poisoning*), possuem baixa toxicidade, porém são oxidadas à medida que são transferidas ao longo da cadeia alimentar, adquirindo maior toxicidade. Assim, além da bioacumulação, existe um fenômeno de bioamplificação da toxicidade, o que aumenta o risco. As CTXs contaminam grande diversidade de peixes de recifes de coral geralmente confinados a regiões do Oceano Pacífico, Oceano Índico ocidental e Mar do Caribe. Essas toxinas são transferidas da cadeia alimentar dos recifes de coral para peixes maiores. Os peixes mais associados à CFP são garoupa (*Cephalopholis argus*), barracuda (*Sphyraena barracuda*), pargo-de-mancha (*Lutjanus bohar*) e cangulo-real (*Balistes vetula*). Quando capturado, o peixe apresenta aparência saudável e sabor normal.

A CTX-1, a toxina mais encontrada em peixes carnívoros, contribui aproximadamente por 90% da letalidade total e possui um risco à saúde em concentrações maiores do que 0,1 ppb ($\mu g.kg^{-1}$). As MTXs também se bioacumulam nas vísceras de peixes herbívoros, mas não em doses suficientemente altas em peixes carnívoros a ponto de causar problemas ao consumo humano.

A CFP é caracterizada clinicamente por efeitos GTI (diarreia, vômitos, náuseas e dores abdominais), que se iniciam entre 30 minutos e 24 a 48 horas após ingestão do peixe contaminado,

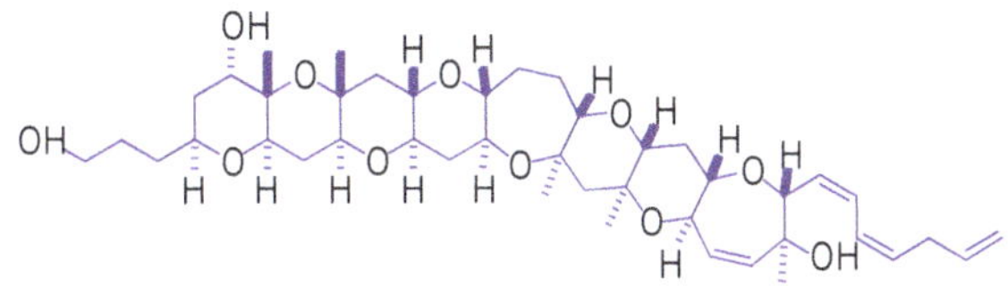

Gambierol

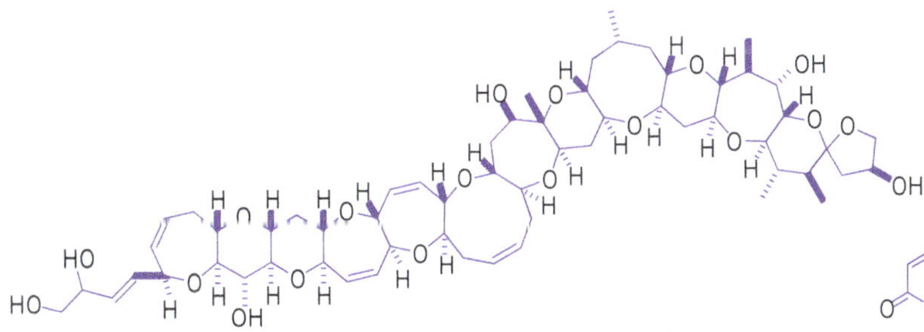

Ciguatoxina (CTX-1)

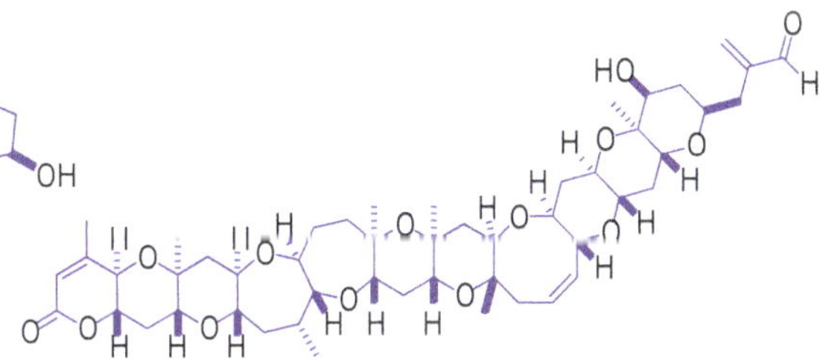

Brevetoxina (PbTx-2)

Figura 20.6 Estruturas químicas da brevetoxina (PbTx-2), da ciguatoxina (CTX-1) e do gambierol.

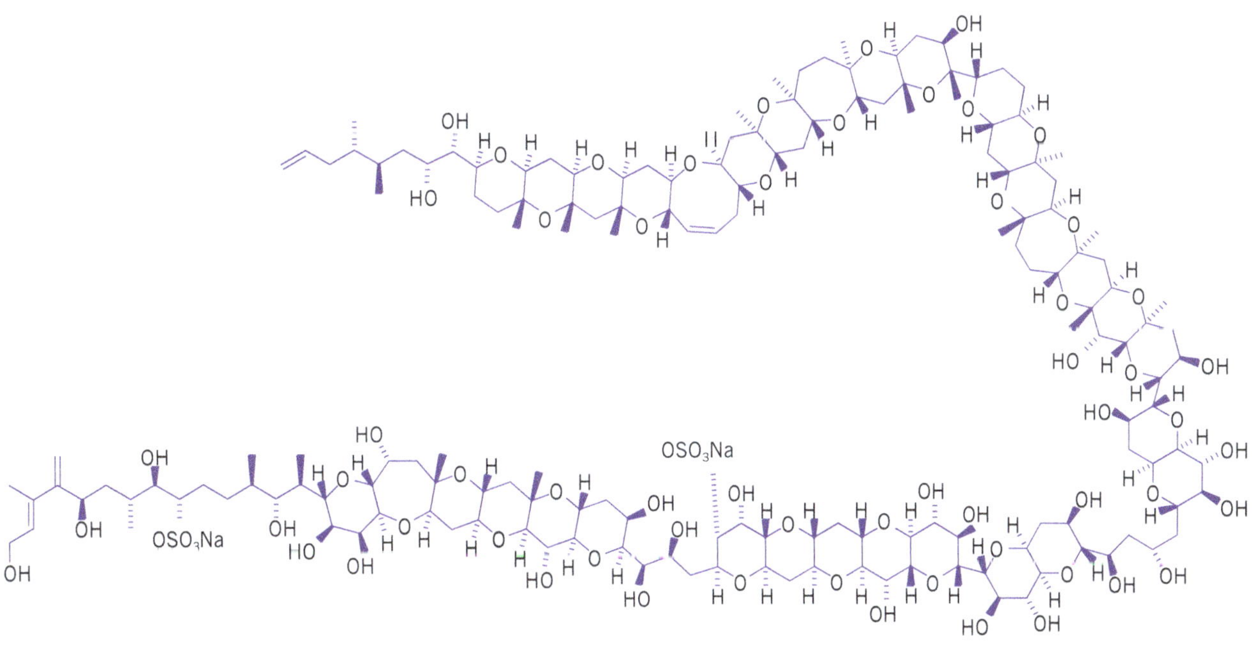

Figura 20.7 Estrutura química da maitotoxina.

duram alguns dias e podem ser acompanhados ou seguidos por efeitos neurológicos (dormência nos lábios, nas mãos e nos pés; percepção inversa da temperatura; prurido generalizado na pele; fadiga; dores musculares e nas articulações) e, ocasionalmente, por sintomas cardiovasculares. Os sintomas neurológicos são mais característicos e podem persistir por várias semanas. A administração intravenosa de manitol alivia os sintomas. Raramente ocorrem casos fatais.

Em 1995, na Holanda, foi constatado o primeiro episódio de intoxicação por azaspirácidos (AZAs), poliéteres ácidos (Figura 20.8), e, em 1997, os AZAs foram isolados de mariscos provenientes da Irlanda. Em intoxicações agudas por AZAs, os sintomas aparecem de 3 a 18 horas após ingestão de mariscos contaminados com estas toxinas (náuseas, vômitos, diarreia abundante e dores abdominais), sendo que a recuperação completa ocorre de 2 a 5 dias.

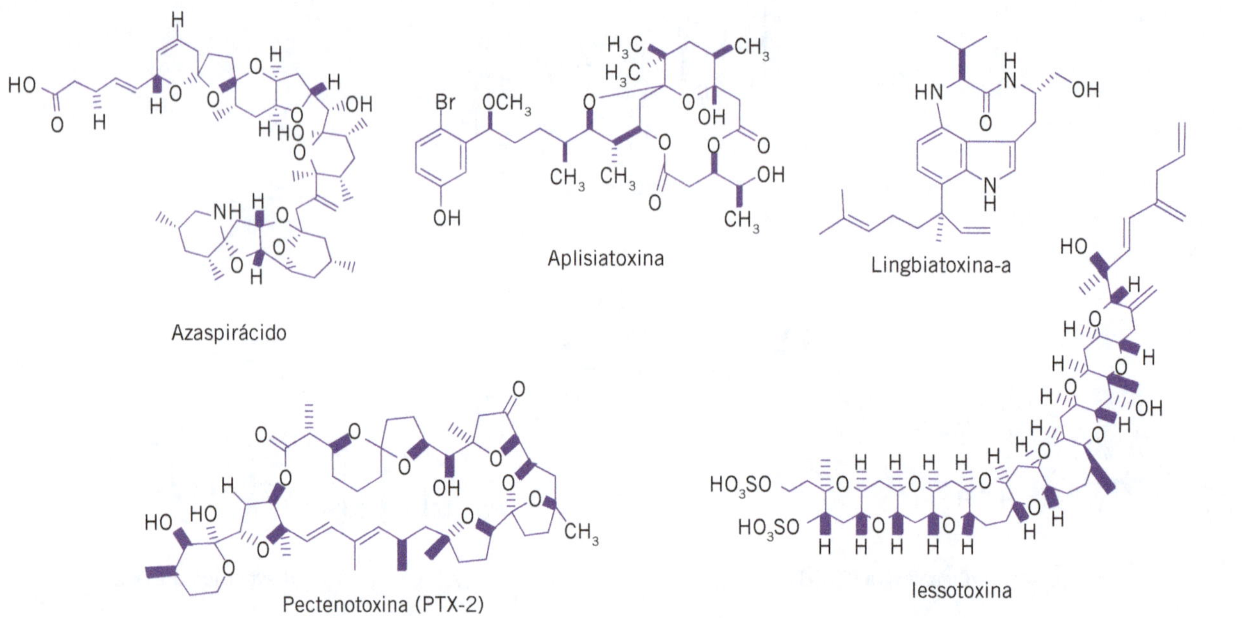

Figura 20.8 Estruturas químicas da lingbiatoxina-a, da aplisiatoxina, da pectenotoxina (PTX-2), da iessotoxina e do azaspirácido.

Foram relatados efeitos tóxicos em humanos, como dermatite e severa inflamação GTI por lingbiatoxinas que são alcaloides indólicos lipofílicos (Figura 20.8). A lingbiatoxina-a foi identificada como a causa da intoxicação fatal de homens que se alimentaram de carne da tartaruga marinha *Chelonia mydas* que estava contaminada por *Lyngbya*.

Uma mistura de aplisiatoxina (Figura 20.8) e debromoaplisiatoxina, que são bilactonas fenólicas, foi encontrada em amostras de *Lyngbya majuscula* provenientes do Japão, que foi implicada em casos de brotoejas e bolhas na pele de pessoas expostas a essa cianobactéria.

As pectenotoxinas (PTX) são poliéteres lipofílicos (Figura 20.8). Somente a PTX-2 é encontrada em algumas espécies do dinoflagelado *Dinophysis*. Acredita-se que as outras PTX são formadas por oxidação no hepatopâncreas de mariscos e ostras. Não há relatos de intoxicação humana atribuída à PTX, embora muitas sejam mais tóxicas a camundongos por via intraperitoneal do que por via oral. Estudos toxicológicos precisam ser realizados com as PTX, porém há dificuldade na obtenção dessas toxinas que não são produzidas em culturas de microalga em laboratório.

A iessotoxina (YTX) é um poliéter dissulfatado hepatotóxico (Figura 20.8), e seu análogo, a 45-hidroxiiessotoxina (OH-YTX), é um composto cardiotóxico. O mecanismo de ação das toxinas YTX e OH-YTX não está completamente claro, mas sabe-se que inibem PP. Comparando com a inibição do AO, este reduz 4 vezes mais a atividade da PP2A. Nenhum episódio de intoxicação humana com essas toxinas foi registrado.

▶ REGULAÇÕES E MONITORAMENTO

Embora existam outras vias de exposição, como inalação, contato com a pele e hemodiálise, a forma de exposição mais comum às toxinas produzidas por cianobactérias e microalgas é pelo consumo de água e de alimentos contaminados. Por essa razão, há grande interesse na regulamentação dessas toxinas na água e em alimentos para o consumo humano.

Algumas toxinas produzidas por cianobactérias não são facilmente removidas por processos convencionais de tratamento de água. No Brasil, por meio da Portaria de Consolidação (PRC) n. 5 (28/09/2017), Anexo XX, o Ministério da Saúde (MS) dispõe sobre os procedimentos de controle e vigilância da qualidade de água para consumo humano e seu padrão de potabilidade, instituindo como a água potável deve estar em conformidade com o padrão de substâncias que representam risco à saúde, obrigando o monitoramento de cianobactérias e cianotoxinas.

Para minimizar os riscos de contaminação da água para consumo humano com cianotoxinas, são exigidas análises de amostras de água bruta coletadas no ponto de captação do manancial superficial, com frequência mensal quando a densidade de cianobactérias for menor ou igual a 10.000 células/mL e semanalmente se for maior do que 10.000 células/mL. Em complementação, recomenda-se a análise de clorofila-a no manancial como indicador de potencial aumento da densidade de cianobactérias, o que permite maior agilidade no controle da qualidade da água captada. Se a concentração de clorofila-a em 2 semanas consecutivas tiver seu valor duplicado ou mais, deve-se proceder nova coleta de amostra para quantificação de cianobactérias no ponto de captação do manancial, para reavaliação da frequência de amostragem de cianobactérias. Quando a densidade de cianobactérias exceder 20.000 células/mL deve-se realizar análise de cianotoxinas na água do manancial, no ponto de captação, semanalmente. A análise de cianotoxinas na saída do tratamento será dispensada quando as concentrações dessas toxinas no manancial forem menores do que seus respectivos valores máximos permitidos (VMPs) para água tratada (Quadro 20.3).

Há a obrigatoriedade da avaliação de MCs no Brasil, desde 2004, por meio da Portaria n. 518 (25/03/2004) do MS. A partir da publicação da Portaria n. 2.914 (12/12/2011), houve a inclusão da obrigatoriedade da avaliação de SAX e também da recomendação das análises de CYNs e GNT, quando for detectada a presença de gêneros de cianobactérias potencialmente produtores dessas cianotoxinas no monitoramento do ponto de captação.

Quadro 20.3 Valores máximos permitidos para toxinas de cianobactérias em água potável.

Toxinas	Valor máximo permitido
Microcistinas	1 μg/L*[a]
Saxitoxinas	3 μg equivalente STX/L*
Cilindrospermopsinas	1 μg/L**

*Valor máximo permitido estabelecido pela PRC n. 5 (28/09/2017), Anexo XX, do MS para padrão de potabilidade da água para consumo humano.
**Há apenas uma recomendação no PRC n. 5 (28/09/2017), Anexo XX, para a determinação de cilindrospermopsinas, observando o valor-limite.
[a] O valor representa o somatório das concentrações de todas as variantes de microcistinas.
Fonte: Desenvolvido pela autoria.

Outra fonte de exposição a toxinas produzidas por cianobactérias e microalgas é a ingestão de alimentos contaminados. Muitos animais aquáticos são resistentes à presença desses compostos e podem acumulá-los em seus corpos, como os moluscos, os crustáceos e os peixes, sendo uma reserva de toxinas para animais superiores na cadeia trófica, incluindo os humanos. Além disso, plantas irrigadas com água contaminada também podem acumular cianotoxinas, aumentando os riscos de exposição.

Para proteger consumidores de efeitos adversos de toxinas marinhas e dulcícolas acumuladas em moluscos bivalves, crustáceos e peixes, quando ocorrem florações de microalgas e cianobactérias tóxicas onde esses animais estejam tradicionalmente reunidos ou sendo cultivados, é imprescindível o monitoramento dessas toxinas na água e nos produtos de aquicultura.

Alguns países implantaram programas de monitorização de água do mar e de moluscos bivalves, de acordo com legislações específicas estabelecidas e como ferramentas preventivas primárias. No Brasil, apesar de pesquisas científicas mostrarem que há acumulação de toxinas em moluscos e peixes cultivados no país, ainda não há legislação para controle e vigilância da qualidade de alimentos em relação às toxinas produzidas por cianobactérias e microalgas. O Quadro 20.4 mostra os limites máximos permitidos de toxinas marinhas na carne de mariscos pelo programa de monitorização da Nova Zelândia e da Comissão Europeia.

Quadro 20.4 Valores da concentração máxima permitida de toxinas marinhas na carne de mariscos pelo programa de monitorização da Nova Zelândia e (*) da Comissão Europeia.

Toxinas	Limite máximo permitido
Saxitoxina e seus análogos	80 μg STX eq./100 g carne
Ácido domoico	2 mg/100 g de carne
Brevetoxina	80 μg/100 g carne
Dinofisistoxina-1	20 μg/100 g carne
Iessotoxina	1 mg YTX eq./100 g carne
Azaspirácido	16 μg/100 g carne*

Fonte: Desenvolvido pela autoria.

OUTROS METABÓLITOS BIOATIVOS DE CIANOBACTÉRIAS

Estudos tem mostrado que os efeitos nocivos de cianobactérias não podem ser atribuídos apenas às cianotoxinas, pois outras substâncias bioativas produzidas por estes micro-organismos também possuem potencial para causar toxicidade em mamíferos, como a inibição enzimática, dermatotoxicidade, neurotoxicidade, citotoxicidade, desregulação hormonal, toxicidade reprodutiva e carcinogenicidade, além do impacto ecológico. Estes metabólitos bioativos apresentam uma grande diversidade estrutural, consistindo em sua maioria em oligopeptídeos os quais compartilham subestruturas conservadas, e permitem sua classificação em diferentes classes, sendo as principais: cianopeptolinas, aeruginosinas, ciclamidas, anabaenopeptinas, microgininas, spumiginas, namalides, microviridinas e criptoficinas. No Quadro 20.5, estão apresentadas as classes com potencial de toxicidade em mamíferos.

Quadro 20.5 Metabólitos bioativos produzidos por cianobactérias e respectivas bioatividades relacionadas ao potencial de toxicidade em mamíferos.

Classe	Estrutura química	Bioatividade
Aeruginosinas	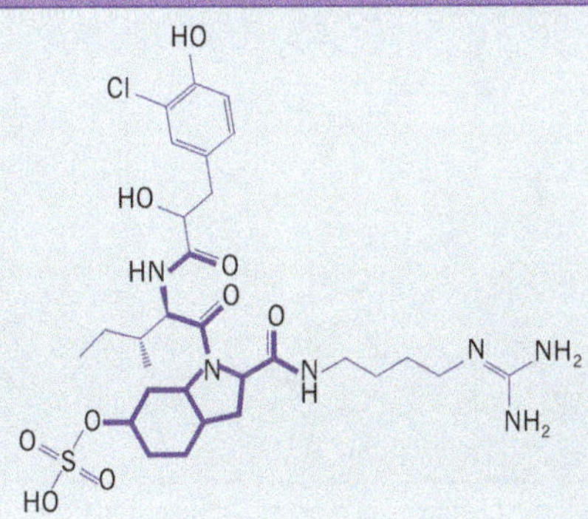 Aeruginosina 98A	Inibição de proteases (catepsina B, plasmina, trombina e tripsina)

(*continua*)

Quadro 20.5 Metabólitos bioativos produzidos por cianobactérias e respectivas bioatividades relacionadas ao potencial de toxicidade em mamíferos. (*Continuação*)

Classe	Estrutura química	Bioatividade
Anabaenopeptinas	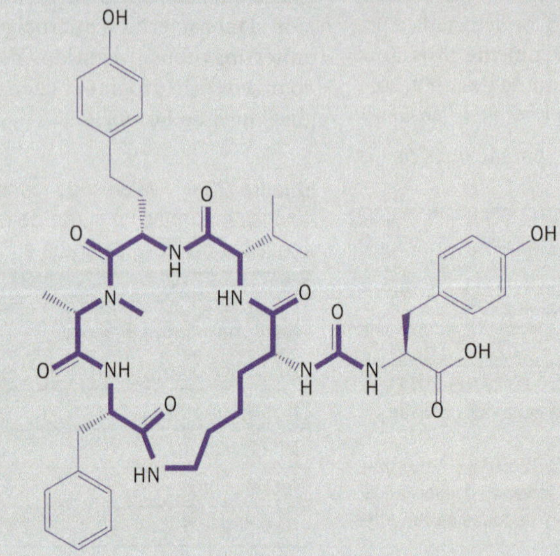 Anabaenopeptina A	Inibição de quimotripsina, carboxipeptidase A, elastase e proteínas fosfatases (PP1 e PP2)
Microgininas	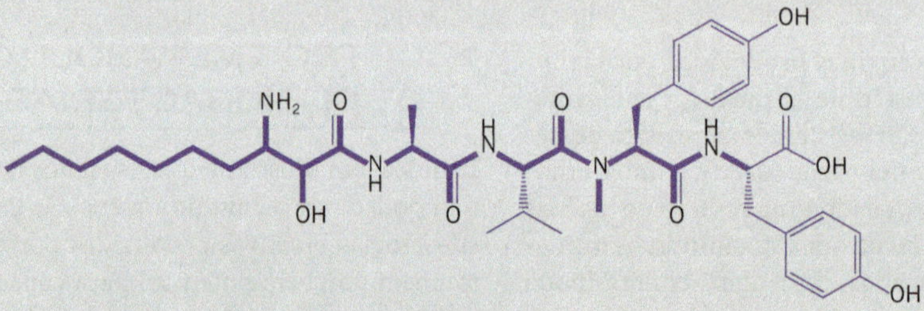 Microginina 713	Inibição de aminoprotease
Microviridinas	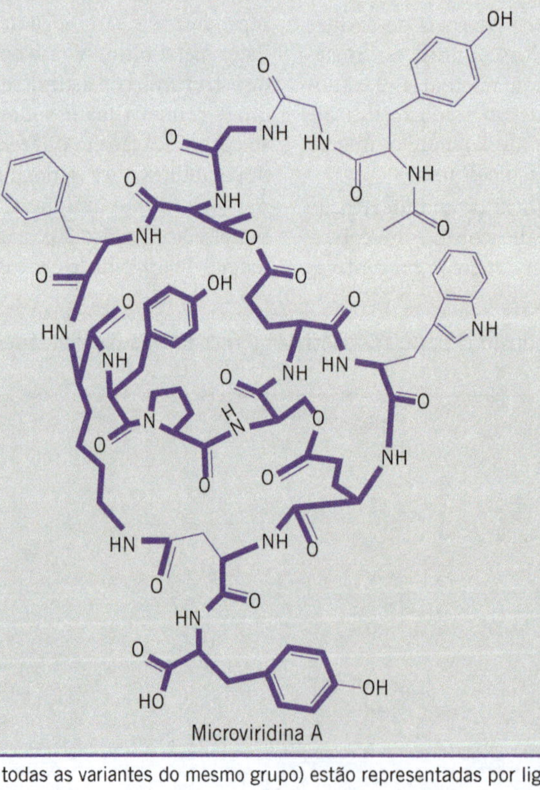 Microviridina A	Inibição de serina proteases (quimotripsina, elastase)

As estruturas centrais (conservada entre todas as variantes do mesmo grupo) estão representadas por ligações em negrito.

Fonte: Desenvolvido pela autoria.

O interesse científico por estes compostos tem crescido nas últimas 2 décadas em função de seu potencial farmacológico, a exemplo das criptoficinas, cuja citotoxicidade potente ocasionou um programa de desenvolvimento de medicamentos que resultou na avaliação clínica de um análogo semissintético para tratamento de câncer de pulmão e ovários. Atividades bioquímicas já identificadas em alguns compostos incluem atividade antiviral, anticâncer, antibiótica, antitumoral, antifúngica, fotoprotetora, imunossupressora, inibidora enzimática, citotóxica, anti-inflamatória, entre outras, que também podem ser exploradas pela indústria farmacêutica para desenvolvimento de novos medicamentos potencialmente benéficos para saúde humana.

Contudo, em função desta bioatividade, atenção deve ser dada quanto à presença destes outros cianopeptídeos nos ecossistemas aquáticos, especialmente em eventos de florações de cianobactérias em que a concentração celular será elevada e, por consequência, sua produção será aumentada. Pouco se questiona quanto aos riscos da exposição a estes metabólitos, ainda que muitos deles estejam presentes em corpos d'água em concentrações similares às microcistinas, por exemplo, e sejam capazes de inibir enzimas na mesma faixa nanomolar.

A produção de cianotoxinas é frequentemente acompanhada pela produção dessas outras substâncias bioativas, mas com a falta de padronização de procedimentos analíticos avançados, a ocorrência no ambiente de vários outros metabólitos de cianobactérias não é adequadamente avaliada. Portanto, com o crescente número de novos metabólitos secundários de cianobactérias e a descoberta de diferentes atividades biológicas, é essencial o uso de ferramentas analíticas de ponta como a metabolômica e métodos padronizados, a fim de caracterizar e quantificar peptídeos de cianobactérias e suas funções biológicas. Desta maneira, é possível a descoberta de novos candidatos do ponto de vista farmacêutico, bem como a priorização dos compostos para avaliação e gerenciamento de risco adequados, associados à presença desses compostos em ecossistemas aquáticos.

BIBLIOGRAFIA

APELDOORN, M.E.V. et al. Toxins of cyanobacteria. *Mol. Nutr. Food Res.*, v. 51, p. 7-60, 2007.

ARÁOZ, R.; MOLGÓ, J.; TANDEAU DE MARSAC, N. Neurotoxic cyanobacterial toxins. *Toxicon.*, v. 56, p. 813-825, 2010.

AZEVEDO, S.M.F.O. et al. Human intoxication by microcystins during renal dialysis treatment in Caruaru-Brasil. *Toxicology*, v. 181, p. 441-446, 2002.

BITTENCOURT-OLIVEIRA, M.C. et al. A novel rhythm of microcystin biosynthesis is described in the cyanobacterium *Microcystis panniformis* Komárek et al. *Biochem Bioph Res Comm*, v. 326, n. 3, p. 687-694, 2005.

BITTENCOURT-OLIVEIRA, M.C. et al. Cylindrospermopsin in water supply reservoirs in Brazil determined by immunochemical and molecular methods. *J. Water Resource Protection*, v. 3, n. 6, p. 349-355, 2011.

BITTENCOUT-OLIVEIRA, M.C.; MOLICA, R. Cianobactéria invasora: aspectos moleculares e toxicológicos de *Cylindrospermopsis raciborskii* no Brasil. *Biotecnologia Ciência e Desenvolvimento*, n. 30, p. 82-90, 2003.

BOTANA, L.M. (ed). *Phycotoxins: Chemistry and biochemistry.* Ames: Iowa: Blackwelll, 2007. 345p.

BOTHA, N. et al. The effect of intraperitoneally administered microcystin-LR on the gastrointestinal tract of Balb/c mice. *Toxicon*, v. 43, n. 3, p. 251-254, 2004.

BOUAÏCHA, N. et al. *Toxic Cyanoprokaryotes in resource waters: monitoring of their occurrence and toxin detection.* Paris: OECD, 1999. 1-9 p.

BRIAND, J. et al. Health hazards for terrestrial vertebrates from toxic cyanobacteria in surface water ecosystems. *Vet Res*, v. 34, n. 4, p. 361-367, 2003.

CAMPAS, M.; PRIETO-SIMÓN, B.; MARTY, J. Biosensors to detect marine toxins: Assessing seafood safety. *Talanta*, v. 72, v. 3, p. 884-895, 2007.

CARMICHAEL, W.W. Cyanobacterial secundary metabolites – the cyanotoxins. *J. App. Bacteriol.*, v. 72, n. 6, p. 445-459, 1992.

CARMICHAEL, W.W. et al. Human fatalities from cyanobacteria: chemical and biological evidence for cyanotoxins. *Environ. Health Persp.*, v. 109, v. 7, p. 663-668, 2001.

CHLIPALA, G.E.; MO, S.; ORJALA, J. Chemodiversity in freshwater and terrestrial cyanobacteria – a source for drug discovery. *Current Drug Targets*, v. 12, n. 11, p. 1654-1673, 2011.

CHORUS, I.; BARTRAM, J. (eds). *Toxic cyanobacteria in water – a guide to their public health consequences, monitoring and management.* London: Spon Press, 2003. 416 p.

CODD, G.A. et al. Cyanobacterial toxins, exposure routes and human health. *Eur. J. Phycol.*, v. 34, n. 4, p. 405-415, 1999.

CODD, G.A.; MORRISON, L.F.; METCALF, J.S. Cyanobacterial toxins: management for health protection. *Toxicol. App. Pharm.*, v. 203, n. 3, p. 264-272, 2005.

COOK, W.O. et al. Comparison of effects of anatoxin-a(s) and paraoxon, physostigmine and pyridostigmine on mouse brain cholinesterase activity. *Toxicon.*, v. 26, n. 8, p. 750-753, 1988.

COOK, W.O. et al. Reversal of cholinesterase inhibition and clinical signs and the postmortem findings in mice after intraperitoneal administration of anatoxin-a(s), paraoxon or pyridostigmine. *Vet. Hum. Toxicol.*, v. 33, n. 1, p. 1-4, 1991.

DAGUER, H. et al. Outbreaks, toxicology, and analytical methods of marine toxins in seafood. *Current Opinion Food Sc.*, p. 43-55, 2018.

DAWSON, R.M. The toxicology of microcystins. *Toxicon.*, v. 36, n. 7, p. 953-962, 1998.

DEVIRAM, G. et al. Applications of microalgal and cyanobacterial biomass on a way to safe, cleaner and a sustainable environment. *J.Cleaner Production*, v. 253, 119770, 2020.

DITTMANN, E.; WIEGAND, C. Cyanobacterial toxins – occurrence, biosynthesis and impact and human affairs. *Mol. Nutr. Food Res.*, v. 50, n. 1, p. 7-17, 2006.

DÖRR, F.A. et al. Microcystins in South American aquatic ecosystems: occurrence, toxicity and toxicological assays. *Toxicon.*, v. 56, n. 7, p. 1247-1256, 2010.

EPA. Health Effects Support Document for the Cyanobacterial Toxin Cylindrospermopsin. U.S. Environmental Protection Agency, Washington, DC, EPA- 820R15103, 2015.

EPA. Health Effects Support Document for the Cyanobacterial Toxin Microcystins. U.S. Environmental Protection Agency, Washington, DC, EPA- 820R15102, 2015.

EPA. Health Effects Support Document for the Cyanobacterial Toxin Anatoxin-A. U.S. Environmental Protection Agency, Washington, DC, EPA- 820R15104, 2015.

FAWELL, J.K. et al. The toxicity of cyanobacterial toxins in the mouse: Microcystin-LR. *Hum. Exp. Toxicol.*, v. 18, n. 3, p. 162-167, 1999.

FERRÃO-FILHO, A.S.; KOZLOWSKY-SUZUKI, B. Cyanotoxins: bioaccumulation and effects on aquatic animals. *Mar Drugs*, v. 9, n. 12, p. 2729-2772, 2011.

FILATOVA, D. et al. Analysis, levels and seasonal variation of cyanotoxins in freshwater ecosystems. *Trends in Environ. Anal. Chem.*, v. 26, e00091, 2020.

FIORE, M.F. et al. Guanitoxin, re-naming a cyanobacterial organophosphate toxin. *Harmful Algae*, v. 92, 101737, 2020.

GALVÃO, J.A. et al. Saxitoxins accumulation by freshwater tilapia (*Oreochromis niloticus*) for human consumption. *Toxicon.*, v. 54, n. 6, p. 891-894, 2009.

GUPTA, V. et al. New insights into the biodiversity and applications of cyanobacteria (blue-green algae) - prospects and challenges. *Algal. Res.*, v. 2, n. 2, p. 79-97, 2013.

GUTIERREZ-PRAENA, D. et al. Presence and bioaccumulation of microcystins and cylindrospermopsin in food and the effectiveness of some cooking techniques at decreasing their concentrations: A review. *Food and Chem. Toxicol.*, v. 53, p. 139-152, 2013.

HALLEGRAEFF, G.M.; ANDERSON, D.M.; CEMBELLA, A.D. (eds.). *Manual on harmful Marine microalgae.* Paris: UNESCO Publishing, 2004, 793 p.

ITO, E. et al. Neoplastic nodular formation in mouse liver induced by repeated intraperitoneal injections of microcystin-LR. *Toxicon.*, v. 35, n. 9, p. 1453-1457, 1997.

JANSSEN, E.M.L. Cyanobacterial peptides beyond microcystins – A review on co-occurrence, toxicity, and challenges for risk assessment. *Water Research*, v. 151, p. 488–499, 2019.

JOCHIMSEN, E.M. et al. Liver failure and death after exposure to microcystins at a hemodialysis center in Brazil. *New Engl. J. Med.*, v. 338, n. 13, p. 873-878, 1998.

KUJBIDA, P. et al. Effects of microcystins on human polymorphonuclear leukocytes. *Biochem. Bioph. Res. Comm.*, v. 341, n. 1, p. 273-277, 2006.

KUJBIDA, P. et al. Analysis of chemokines and reactive oxygen species formation by rat and human neutrophils induced by microcystin-LA, -YR and -LR. *Toxicon.*, v. 51, n. 7, p. 1274-1280, 2008.

KUJBIDA, P. et al. Microcystins-LA, -YR, and -LR action on neutrophil migration. *Biochem. Bioph. Res. Comm.*, v. 382, n. 1, p. 9-14, 2009.

LAGOS, N.; ANDRINOLO, D. Paralytic Shellfish Poisoning (PSP): Toxicology and Kinetics. *In*: BOTANA, L.M. Seafood and freshwater toxins: pharmacology, physiology, and detection. New York: Marcel Dekker, Inc., 2000. p. 203-256.

LEE, R.E. *Phycology*, Cambridge: Cambridge University Press, 1991. 44-5 p.

LU, H. et al. Characterization of organic anion transporting polypeptide 1b2-null mice: essential role in hepatic uptake/toxicity of phalloidin and microcystin-LR. *Toxicol. Sci.*, v. 103, n. 1, p. 35-45, 2008.

MACKINTOSH, C. et al. Cyanobacterial microcystin-LR is a potent and specific inhibitor of protein phosphatases 1 and 2A from both mammals and higher plants. *Fed. Eur. Biochem. Soc. Lett.*, v. 264, n. 2, p. 187-192, 1990.

MALIK, J.K. et al. Cyanobacterial (blue-green algae) toxins. *In*: GUPTA, R.C. (ed). *Handbook of Toxicology of Chemical Warfare Agents.* London; San Diego: Academic Press. 3 ed. p.467-478, 2020.

MANNING, S.R.; NOBLES, D.R. Impact of Global Warming on Water Toxicity: Cyanotoxins. *Current Opinion Food Sc.*, v. 18, p. 14-20, 2017.

MATSUNAGA, S. et al. Anatoxin-a(s), a potent anticholinesterase from Anabaena flos-aquae. *J. Am. Chem. Soc.*, v. 111, n. 20, p. 8021-8023, 1989.

MERILUOTO, J.; SPOOF, L.; CODD, G. A. *Handbook of cyanobacterial monitoring and cyanotoxin analysis.* West Sussex: John Wiley & Sons, 2018. 410 p.

MS. Portaria de Consolidação n. 5, Anexo XX, de 28 de setembro de 2020. Disponível em: <http:// http://bvsms.saude.gov.br/bvs/saudelegis/gm/2017/MatrizesConsolidacao/Matriz-5-Programas.html>. Acesso em: 27 julho 2020.

OSSWALD, J. et al. Toxicology and detection methods of the alkaloid neurotoxin produced by cyanobacteria anatoxin-a. *Environ. Inter.*, v. 33, n. 8, p. 1070-1089, 2007.

PAERL, H.W.; PAUL, V.J. Climate change: links to global expansion of harmful cyanobacteria. *Water Res.*, v. 46, n. 5, p. 1349-1363, 2012.

PÍREZ, M. et al. Limited analytical capacity for cyanotoxins in developing countries may hide serious environmental health problems: simple and affordable methods may be the answer. *J. Environ. Management*, v. 114, p. 63-71, 2013.

PONIEDZIALEKA, B.; RZYMSKI, P.; KOKOCINSKI, M. Cylindrospermopsin: water-linked potential threat to human health in Europe. *Environ. Toxicol. Pharmacol.*, v. 34, n. 3, p. 651-660, 2012.

POURIA, S. et al. Fatal microcystin intoxication in haemodialysis unit in Caruaru, Brasil. *Lancet*, v. 352, n. 9121, p. 21-26, 1998.

RODRÍGUEZ, S.V.C. et al. Aspectos toxicológicos e químicos da anatoxina-*a* e seus análogos. *Química Nova*, v. 29, n. 6, p. 1365-1371, 2006.

RUNNEGAR, M. et al. In-vivo and in-vitro binding of microcystin to protein phosphatase-1 and phosphatase-2A. *Biochem. Bioph. Res. Comm.*, v. 216, n. 1, p. 162-169, 1995.

SANT'ANA C.L.; AZEVEDO M.T.D. Contribution to the knowledge of potentially toxic cyanobacteria from Brazil. *Nova Hedwigia*, v. 71, n. 3-4, p. 359-385, 2000.

SINCLAIR, J.L. et al. Occurrence of cyanobacterial harmful algal blooms workgroup report. *Adv. Exp. Med. Biol.*, v. 619, p. 45-103, 2008.

UENO, Y. et al. Detection of microcystins, a blue-green algal hepatotoxin, in drinking water sampled in Haimen and Fusui, endemic areas of primary liver cancer in China, by highly sensitive immunoassay. *Carcinogenesis*, v. 17, n. 6, p. 1317-1321, 1996.

VAN APELDOORN, M.E. et al. Toxins of cyanobacteria. *Mol. Nutr. Food Res.*, v. 51, p. 7-60, 2007.

VAN EGMOND, H.; SPEIJERS, G.; VAN DEN TOP, H. Current situation on world-wide regulations for marine phycotoxins. *J. Nat. Toxins*, v. 1, p. 67-85, 1992.

WHO. World Health Organization. International Agency for Research on Cancer (IARC) monographs on the evaluation of carcinogenic risks to humans. v. 94. Ingested nitrate and nitrite and cyanobacterial peptide toxins, 2006.

ZEGURA, B.; LAH, T.T.; FILIPIC, M. The role of reactive oxygen species in microcystin-LR-induced DNA damage. *Toxicology*, v. 200, n. 1, p. 59-68, 2004.

ZHAN, L. et al. Genotoxicity of microcystin-LR in human lymphoblastoid TK6 cells. *Mutation Res.*, v. 557, n. 1, p. 1-6, 2004.

21

Toxinas de Animais Peçonhentos

Isis Machado Hueza

CONTEÚDO DESTE CAPÍTULO

INTRODUÇÃO

A Toxinologia é a ciência que estuda as toxinas, substâncias produzidas por seres vivos que causam efeitos nocivos ou tóxicos sobre outros seres vivos. Dessa maneira, toxinas são princípios ativos presentes em plantas com atividade tóxica, metabólitos produzidos por micro-organismos, como a toxina botulínica e também aquelas substâncias produzidas de forma especializada por insetos e animais superiores, como as aranhas e as serpentes.

Ainda, outro ponto a ser considerado quanto às definições de termos é a diferença entre veneno e peçonha. É muito comum encontrar na literatura o termo "animais venenosos" para serpentes e aranhas, em detrimento do uso correto de "animais peçonhentos". Enquanto a peçonha é a toxina produzida por órgãos glandulares especializados, o veneno é existente de forma constitutiva no tecido animal, como a tetrodotoxina existente em peixes da classe Tetraodontiformes, como o baiacu, ou "fugu" no Japão, que, segundo o *Tokyo Bureau of Social Welfare and Public Health*, tem causado numerosas vítimas fatais entre os apreciadores de sushi.

No Brasil, segundo dados do Ministério da Saúde, os acidentes com animais peçonhentos vitimam milhares de pessoas, perdendo apenas para os casos de intoxicação medicamentosa por erro de dose ou por tentativas de suicídio. Os animais de companhia como cães e gatos, assim como animais de criação também são vítimas dos animais peçonhentos, causando grande preocupação e prejuízos econômicos a seus proprietários.

▶ ACIDENTES OFÍDICOS

Acidentes ocasionados por cobras e serpentes são comuns em todo o mundo. Com exceção de poucas ilhas e regiões frias e de grandes altitudes, esses répteis são encontrados nos mais diversos e adversos tipos de ambientes, como florestas, desertos e inclusive oceanos.

Estima-se que há no mundo aproximadamente 3 mil espécies de serpentes, entre as quais cerca de 400 espécies são peçonhentas. No Brasil, estão classificadas 256 espécies de serpentes, sendo apenas 62 delas sabidamente perigosas aos seres humanos e aos animais. Ainda, dessas 62 espécies, 32 são do gênero *Bothrops* (jararacas, jararacuçus, cotiaras e urutus), 6 do gênero *Crotalus* (cascavel, cascavel de quatro ventas, boicininga, boiquira, maracá), 22 do gênero *Micrurus* (coral verdadeira) e 2 do gênero *Lachesis* (surucucu, pico-de-jaca).

Acredita-se que no mundo ocorram 421 mil acidentes ofídicos com serpentes peçonhentas, com cerca de 20 mil mortes ao ano. No entanto, este número pode ser maior, pois não são em todos os países ou em todas as regiões do mundo que a notificação dos acidentes aos órgãos nacionais competentes em vigilância sanitária é obrigatória ou ocorra de forma eficiente. No Brasil, a notificação de acidentes por animais peçonhentos tornou-se obrigatória pela Portaria do Ministério da Saúde em 1986. Desde então, o número de ocorrências desses tipos de acidentes aumentou, apresentando uma diminuição a partir de 2008 (Figura 21.1)

Com as notificações compulsórias, alguns aspectos relativos às ocorrências de acidentes ofídicos foram confirmados. Sabe-se que répteis são seres pecilotérmicos, logo, são mais ativos em períodos de calor. No Brasil, os períodos de calor estão associados àqueles das chuvas, possibilitando condições perfeitas para plantio e colheita e, consequentemente, maior oferta de alimentos para animais furtivos como os roedores, que estão na cadeia alimentar das serpentes. Assim, os dados epidemiológicos confirmaram que os períodos em que os acidentes ofídicos são mais frequentes, independente da região do país, concentram-se entre o fim de outubro e início de abril, coincidindo com os períodos em que há mais atividade humana nos campos.

De fato, estudos recentes da Secretaria de Vigilância em Saúde (SVS) do Ministério da Saúde, em 2019, que tiveram como objetivo melhor entender o panorama de acidentes laborais de trabalhadores rurais (trabalhadores do campo, florestas e águas) com animais peçonhentos entre os anos de 2007 e 2017, evidenciaram a notificação de 95.205 acidentes de trabalho envolvendo animais peçonhentos. Desses, 48% eram relacionados a acidentes ofídicos, 23% a escorpiônicos e 17% a acidentes com aranhas. Estudos anteriores do SVS com a população geral entre 2003 e 2009, haviam mostrado resultados diferentes, com acidentes escorpiônicos prevalecendo sobre acidentes ofídicos: 212.499 *versus* 188.148 casos. Esses resultados mostram que os trabalhadores rurais estão mais propensos a acidentarem-se com serpentes, enquanto a população em geral mais com escorpiões.

As principais serpentes de importância clínica do Brasil são aquelas dos gêneros *Bothrops*, cujos acidentes notificados no país chegam a 73,5% dos casos; *Crotalus*, com 7,5% de incidência; *Lachesis*, que soma 3% das notificações e finalmente as serpentes do gênero *Micrurus*, com a menor das incidências: 0,7% dos acidentes.

Acidente botrópico

Sem sombras de dúvidas, as principais serpentes peçonhentas do Brasil são do gênero *Bothrops*, da família Viperidae, que possuem fosseta loreal e são portadoras de presas solenóglifas. Até o presente momento, são classificadas cerca de 60 espécies deste gênero no território nacional, sendo algumas de suas representantes a *B. alternatus*, que habita desde o Rio Grande do Sul até o sul de Minas Gerais, a *B. jararacuçu* e a *B. jararaca*, as mais comuns da região Sudeste e também encontradas no Paraná e Santa Catarina, a *B. moojeni* e a *B. neuwiedi*, que habitam a região central e todo o Brasil, com exceção da região amazônica, respectivamente, e a *B. atrox*, que habita a região amazônica.

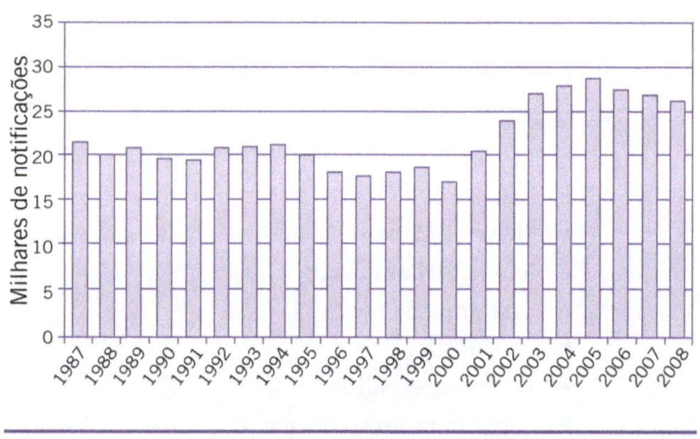

Figura 21.1 Acidentes ofídicos ocorridos no Brasil entre 1997 e 2008.
Fonte: SVS/MS.

De maneira geral, este gênero de serpente possui hábito noturno e tem preferência por ambientes úmidos e sombreados, como florestas primárias, capoeiras, mata ciliar, e também no interior de tulhas e celeiros, onde, além de abrigo, podem encontrar suas presas, roedores principalmente. Possui comportamento agressivo quando se sente ameaçada e geralmente, em humanos, as picadas ocorrem nas regiões distais dos membros, como pés, tornozelos, pernas, mãos e região de antebraço. Há casos de acidentes em regiões mais craniais, como cabeça e pescoço, já que algumas espécies de *Bothrops* têm o hábito de ficar em galhos para caçar pássaros. Em animais domésticos, os acidentes ocorrem geralmente na região de face, nos cães, em função do comportamento de farejar, e nos equinos, bovinos e outros ruminantes, em função do pastejo para se alimentar.

Peçonha

A peçonha da *Bothrops* é constituída por uma mistura complexa de proteínas com atividade proteolítica, podendo perfazer, dependendo da espécie, até 95% de seu peso seco. Ainda, possui como constituintes: aminoácidos livres, peptídeos, carboidratos, lipídios, aminas biogênicas e também alguns componentes inorgânicos. Dentre essas proteínas, tem-se:

Fatores hemorrágicos Metaloproteinases ácidas e metaloendopeptidases com atividade lítica sobre colágeno, principalmente aquele presente nas membranas basais dos tecidos, inclusive dos endotélios, permitindo assim, maior absorção e distribuição sistêmica da peçonha, favorecendo também processos hemorrágicos.

Proteases Botropasina, uma metaloproteína ácida com atividade lítica sobre caseína e outros substratos; hemotoxina, ativa sobre eritrócitos e com atividade hemolítica; bem como outras proteases com atividade pró-inflamatória e necrótica.

Hialuronidases Enzimas com atividade lítica sobre ácido hialurônico presente no colágeno.

Enzimas com atividade coagulante A peçonha da *Bothrops*, dependendo da espécie, pode apresentar 4 tipos de atividade sobre a coagulação sanguínea: a) conversão da protrombina em trombina na presença do fator V da coagulação (ativação indireta); b) sem a presença deste fator de coagulação (ação direta); c) indução da conversão do fator X em sua forma ativa; e d) atividade tipo trombina com a conversão do fibrinogênio em fibrina (botrojararacina, botrombina e jararagina C). Todos esses mecanismos resultam na coagulação disseminada e no esgotamento dos fatores de coagulação sistêmico, o que resulta em processos hemorrágicos.

Fosfolipases e esterases Enzimas indutoras de processo inflamatório via ácido araquidônico e consequentemente liberação de aminas vasoativas mastocitárias, a histamina, a serotonina e a bradicinina.

Patogenia

Após a inoculação da peçonha, esta promove atividade lítica sobre as proteínas e sobre os vasos sanguíneos presentes na área, com liberação massiva de fatores pró-inflamatórios e consequente inflamação e necrose. Gera, no local da picada, dor intensa e processo edematoso exacerbado, o que pode ocasionar isquemia de vasos e feixes nervosos próximos, agravando a irrigação de tecidos adjacentes ao local da picada e intensificando o processo necrótico e inflamatório denominado síndrome compartimental.

A presença de lesão tecidual facilita a absorção da peçonha permitindo que seus fatores coagulantes atuem, ocasionando coagulação intravascular disseminada (CID). Os trombos formados podem provocar isquemia de outros órgãos, inclusive podendo ocasionar nefropatia.

Há relatos de que a peçonha promove nefrotoxicidade direta decorrente de necrose tubular e endotelial, resultando em insuficiência renal aguda (IRA). O consumo dos fatores de coagulação tem como principal consequência a indução de processos hemorrágicos, tanto no local da picada quanto a distância, manifestada por equimoses e, também, epistaxes e gengivorragias.

Outro ponto que deve ser ressaltado na patogenia do acidente botrópico é a liberação massiva de metabólitos de ácido araquidônico e de TNF-α, o que promove hipotensão agravada pela hemorragia decorrente da CID (hipovolemia). Essas ocorrências podem resultar em choque e morte do indivíduo.

Sinais clínicos

Alguns fatores influenciam na gravidade do acidente botrópico e também das outras serpentes ou mesmo de outros animais peçonhentos, como aranhas e escorpiões, como a quantidade de peçonha injetada, a qual só pode ser estimada no decorrer das manifestações clínicas.

A idade da vítima ou ainda a relação peso corpóreo e a quantidade de peçonha injetada é de grande relevância. Por esse fato, acidentes ofídicos com crianças são sempre de grande apreensão médica. A idade da serpente pode interferir na patogenia, pois há estudos com filhotes de *Bothrops*, com comprimentos de até 35 cm, em que a peçonha é constituída principalmente por fatores coagulantes, logo as manifestações clássicas de dor e edema na região da picada podem não ser evidenciadas; no entanto, exames laboratoriais, principalmente o do tempo de coagulação (TC), podem se mostrar alterados.

Sem dúvidas, o local da picada, bem como o tempo transcorrido entre o acidente e os primeiros socorros com soroterapia são determinantes para a evolução do quadro clínico.

Assim, segundo a Secretaria da Vigilância em Saúde do Ministério da Saúde, as manifestações clínicas podem ser classificadas como:

Leve Dor local, edema, equimoses, manifestações hemorrágicas discretas ou ausentes com aumento no TC.

Moderado Dor intensa, edema e equimoses que podem ultrapassar a área afetada. Hemorragias locais ou sistêmicas com gengivorragia, epistaxe, hematúria e aumento no TC.

Grave Dor, edema endurado de outros segmentos, presença de equimoses e bolhas, isquemia e compressão de feixes vasculonervosos. Manifestações sistêmicas, como hipotensão arterial, oligúria (IRA), hemorragia e choque.

Exames laboratoriais

Tão logo seja descrito o histórico de acidente botrópico, realiza-se a punção venosa para a realização dos seguintes exames laboratoriais: hemograma completo com contagem de plaquetas, atividade de protrombina, tempo de tromboplastina parcial (PTT), função renal (ureia e creatinina) e urina tipo I.

As principais alterações observadas são: redução no número de eritrócitos decorrente da perda sanguínea, leucocitose com desvio à esquerda (inflamação), plaquetopenia (coagulação disseminada), aumento no tempo de protrombina e do PTT, alteração na função renal, a qual pode vir acompanhada de proteinúria, glicosúria e hematúria, evidenciando a lesão renal que pode evoluir para IRA.

Tratamento

A soroterapia com antiofídico é o tratamento indicado. Quando a serpente é identificada, é possível fazer o uso de soro antiofídico específico que é o antibotrópico (SAB). No entanto, nem sempre a serpente é identificada, como ocorre nos casos em que crianças se acidentam e não sabem descrever o animal agressor, ou ainda, quando a serpente é morta e muitas vezes com a destruição da cabeça, tornando muitas vezes difícil a identificação da espécie, e para estes casos é possível fazer uso de soros com anticorpos contra a peçonha de *Bothrops* associados com anticorpos antilaquético (SABL) ou anticrotálico (SABC).

A quantidade de ampolas a ser administrada está relacionada ao grau de gravidade da exposição à peçonha. Geralmente, quando o quadro é classificado como leve, empregam-se de 2 a 4 ampolas de soro por via intravenosa (IV). Quando se tem um quadro moderado, utilizam-se pela mesma via, de 4 a 8 ampolas e finalmente em casos graves, até 12 ampolas por via IV.

Outras medidas realizadas são a hidratação IV, drenagem postural do segmento, tratamento sintomático, dependendo do grau da dor, com analgésicos como dipirona, tramadol e outros. Antibioticoterapia pode ser necessária tendo em vista que serpentes possuem em sua cavidade oral microbiota patogênica ao ser humano. E quando da ocorrência da síndrome compartimental, que é raro, procede-se a fasciotomia e debridamento das áreas necrosadas.

Prognóstico

Quando a hospitalização e o tratamento específico ocorrem de forma satisfatória, os riscos referentes às sequelas da atividade da peçonha são amplamente minimizados. Estudos têm revelado que nos casos graves, mesmo sob terapia adequada, resultam em insucesso, ou seja, no óbito do paciente, 0,3% dos casos.

Acidente crotálico

Serpentes do gênero *Crotalus*, pertencentes à família Viperidae e subfamília *Crotalidae*, são de ampla distribuição nas Américas, habitando desde o sudoeste do Canadá até a região central da Argentina. Esta serpente possui 6 subespécies que são encontradas em território nacional, a *Crotalus durissus terrificus*, *Crotalus durissus marajoensis*, *Crotalus durissus ruruima*, *Crotalus durissus cascavella*, *Crotalus durissus collilineatus* e *Crotalus durissus trigonicus*. Diferentes das serpentes do gênero *Bothrops*, as popularmente denominadas cascavéis apreciam regiões secas ou semiáridas, com terrenos rochosos. As regiões de cerrado são também habitat para essas serpentes.

Elas têm como característica marcante, além da fosseta loreal e presas solenóglifas, a presença de um acessório córneo na ponta da cauda, que se acumula nas mudas de pele, cujo som é muito parecido com um chocalho ou guizo quando agitado. As cascavéis não possuem comportamento agressivo, no entanto, quando se sentem ameaçadas, enrolam-se em torno de si próprias, elevando a cabeça e agitando o guizo em sua cauda como forma de alerta.

Peçonha

A peçonha da cascavel é constituída por componentes inorgânicos, como alguns íons (Mg^{+2}, Ca^{+2}, Cu^{+2}) que funcionam como cofatores de uma série de enzimas presentes na peçonha. Também são encontrados carboidratos, toxinas e proteínas com atividade enzimática. As proteínas perfazem 90% do peso seco da peçonha.

As proteínas com atividade enzimática são várias e muitas delas coincidentes com aquelas presentes em peçonhas do gênero *Bothrops*, como a fosfolipase A2 e esterases, enzimas proteolíticas, como endopeptidases, colagenases, elastases, hialuronidases, entre outras. No entanto, diferente da *Bothrops*, a peçonha das cascavéis possui toxinas com importante atividade biológica, que são:

Crotoxina Principal toxina da peçonha, que compõe 50% das proteínas presentes. Essa toxina é na verdade constituída por 2 frações, a crotoxina A, também conhecida como crotapotina ou fração ácida, a qual sozinha não possui qualquer atividade enzimática, e a crotoxina B ou fração básica, que sozinha possui atividade hidrolítica semelhante à fosfolipase A2. No entanto, a crotoxina como um todo possui importante ação neurotóxica, impedindo a liberação pré-sináptica de acetilcolina. A crotoxina também parece participar no efeito tóxico sobre a musculatura esquelética.

Crotamina Polipeptídio constituído por 42 aminoácidos e com 5 kDa, que possui uma ampla variedade de efeitos biológicos, como a fácil penetração em diferentes tipos celulares, citotoxicidade sobre linhagens celulares tumorais. Como constituinte tóxico da peçonha crotálica, possui ação despolarizante de fibras musculares, ocasionando contração e paralisia da musculatura esquelética. Ainda, sugere-se que possui atividade miotóxica juntamente com a crotoxina, induzindo necrose de fibras musculares esqueléticas, caracterizada por dilatação do retículo sarcoplasmático, perda de função e morte celular necrótica.

Convulxina Como o próprio nome sugere, essa proteína promove alterações neurológicas que resultam na perda do equilíbrio, alterações visuais e convulsões.

Giroxina Enzima tipo trombina com atividade sobre fibrinogênio e formação de fibrina.

Patogenia

Diferentemente de acidente botrópico, a picada pela cascavel não é referida pelas vítimas como muito dolorosa, muitas vezes o local da picada apresenta apenas as perfurações das presas da serpente com eritema e pequeno edema circunvizinho. A parestesia também é uma queixa comum.

As manifestações clínicas da peçonha se iniciam dentro de 3 a 6 horas após o acidente e um dos primeiros sinais que se observa está relacionado à ação da crotoxina sobre a atividade colinérgica, principalmente da região da face, onde a inibição na liberação da acetilcolina na sinapse das junções neuromusculares promove paralisia flácida, o que dá ao paciente um aspecto de sonolência, o qual é denominado de fácies miastênica caracterizada por ptose palpebral, que pode ser bilateral ou não, flacidez da musculatura da face, inclusive para manter a boca fechada. Ainda é relatada pelos pacientes a ocorrência de visão turva e diplopia. Em casos graves, pode ser observada fraqueza muscular e dificuldade em respirar, em função da paralisia da musculatura respiratória: diafragma e músculos intercostais.

Já a ação conjunta da crotoxina e da crotamina sobre a musculatura esquelética inicia sua manifestação tóxica depois de 12 horas do acidente, com o surgimento de urina de cor vermelho-escura e queixa do paciente de dores musculares (mialgia) por todo o corpo. Antes de 1980, acreditava-se que esta coloração da urina era em função da presença de hemoglobina decorrente de hematúria, sendo que, na verdade, é resultante da mioglobina liberada pelas fibras musculares em necrose, caracterizando assim a miotoxicidade ou rabdomiólise provocada pela peçonha da *Crotalus*. Deve-se salientar que mioglobina possui atividade tóxica sobre os rins, e sua presença massiva na circulação pode ocasionar o desenvolvimento da insuficiência renal aguda (IRA), a qual é a maior preocupação clínica dos acidentes crotálicos e a principal causa dos óbitos.

Apesar da presença de proteínas tipo trombina, a ocorrência de coagulação sistêmica e de quadros hemorrágicos se dá apenas em 40% dos casos e com menor gravidade, diferente daquele observado no acidente botrópico.

Sinais clínicos

Os sinais clínicos do acidente crotálico estão relacionados à atividade anticolinérgica da peçonha, com presença de fácies miastênica, a qual pode permanecer por até 4 dias após o início do tratamento específico; mioglobinúria, dores musculares, aumento no tempo de coagulação (TC) e dificuldade respiratória também podem ocorrer. Os sinais clínicos são classificados em:

Leve Fácies miastênica e visão turva podem estar ausentes ou aparecer tardiamente, não ocorre mialgia, não há presença de mioglobinúria e tão pouco oligúria ou anúria.

Moderado Fácies miastênica discreta ou evidente, presença de visão turva, discreta mialgia, mioglobinúria pouco evidente ou discreta sem ocasionar oligúria ou anúria.

Graves Fácies miastênica e visão turva bem evidente, relato de mialgia, mioglobinúria e a oligúria/anúria que podem estar presentes ou não.

Exames laboratoriais

Após o relato e a identificação do acidente crotálico, procede-se a realização de hemograma completo, atividade de protrombina e TPP, bioquímica sérica para função renal, função hepática e eletrólitos (Ca^{+2} e K^{+}), pesquisa para creatinina quinase (CK), gasometria, eletrocardiograma e urina tipo 1.

As alterações sanguíneas observadas são: ocorrência de leucocitose com desvio à esquerda e aumento no TC. O aumento de fosfatase alcalina, o de aspartato aminotransferase (AST) e o de lactato desidrogenase (LDH), que, em conjunto com os altos valores de CK, direcionam o diagnóstico para lesão muscular; ainda, presença de hipocalcemia e de hipercalemia, prejuízo da função renal com aumento da ureia; mioglobinúria e, em algumas situações, é possível ver miocardiotoxicidade com alterações na onda ST do eletrocardiograma.

Tratamento

Feito o diagnóstico do acidente crotálico, o tratamento específico e imediato com soro anticrotálico (SAC) é imprescindível, uma vez que a precocidade no tratamento resulta em melhor prognóstico de cura. A quantidade de ampolas a serem administradas por via IV dependerá da evolução da sintomatologia. Utilizam-se nos casos de sintomatologia leve 5 ampolas, nos casos moderados 10 ampolas e nos casos graves até 20 ampolas.

Ainda, em função de possível ocorrência da IRA decorrente da ação nefrotóxica da mioglobina, a hidratação do paciente é fundamental. Em muitos casos em que a mioglobinúria é evidente, é comum fazer uso de bicarbonato de sódio via IV com o objetivo de manter o pH urinário em torno de 8,0, impedindo, dessa maneira, a deposição tubular da mioglobina e a evolução para IRA. No entanto, deve-se tomar cuidado quanto aos parâmetros clínicos que podem se mostrar alterados quando do uso dessa estratégia terapêutica, como a alcalemia e a consequente hipocalemia, que podem provocar pHs sanguíneos superiores a 7,0.

Apesar de raros os casos em que ocorre a paralisia da musculatura respiratória diafragmática e intercostal, a presença de suporte ventilatório artificial é sempre desejável.

Prognóstico

Segundo a Secretaria de Vigilância Sanitária do Ministério da Saúde (SVS/MS), a letalidade ocasionada pelo acidente crotálico, quando as vítimas não são submetidas ao tratamento adequado, pode alcançar índices superiores a 70% com essas serpentes, enquanto complicações decorrentes da evolução da intoxicação e suscetibilidade do indivíduo, mesmo quando tratado de forma correta, podem resulta em um índice de letalidade de quase 2% dos casos notificados.

Acidente laquético

As serpentes do gênero *Lachesis* têm como particularidade possuir apenas 1 espécie, a *L. muta* e 4 subespécies, a *L. m. melanocephala*, presente na Costa Rica, a *L. m. stenophryis*, também da Costa Rica e Panamá, e a *L. m. rhombeata* e *L. m. muta*, presentes no Brasil, em regiões de floresta amazônica, de mata atlântica e zona da mata, que se estende desde o norte do Rio de Janeiro até a região nordeste do Brasil (*L. m. rhombeata*), sendo também encontradas na Colômbia, no Peru, nas Guianas e na Bolívia. As representantes deste gênero no Brasil são popularmente denominadas de surucucu, pico-de-jaca, surucutinga e malha-de-fogo.

Estas serpentes são as maiores da família Viperidae existente na América Latina, podendo alcançar até 3,0 metros de comprimento. São habitantes de regiões úmidas e de florestas com baixa densidade populacional. Ainda, em 1989, o Instituto Brasileiro de Meio Ambiente (Ibama), listou a *L. m. rhombeata* como vulnerável à extinção. São serpentes de hábitos noturnos, e, por existirem em regiões de mata fechada, os acidentes com essas serpentes são raros; porém, são de gravidade e devem ser encarados como urgência médica, uma vez que, por serem avantajadas em seu porte, podem promover o bote e injetar grande quantidade de peçonha.

Peçonha

A peçonha da *Lachesis muta* spp. apresenta características muito semelhantes àquelas da peçonha do gênero *Bothrops*, apresentando efeito proteolítico, pró-inflamatório, necrótico, coagulante e hemorrágico. No entanto, apresenta uma característica diferenciada daquelas da *Bothrops*, que é o efeito neurotóxico, com sintomatologia vagal.

Serinoproteases Enzimas isoladas da peçonha da *L. muta* com estrutura e atividade muito semelhante à giroxina encontrada na peçonha do gênero *Crotalus*. São caracterizadas por possuírem ação catalítica sobre resíduos reativos de serina. Seu principal efeito está no envolvimento de desordens coagulativas, são ativadoras da proteína C e, consequentemente, ocorre a inibição dos fatores V e VIII e das vias intrínsecas e comuns da cascata de coagulação.

Fosfolipase A2 (LmTX-I) Esta enzima isolada da peçonha da *L. muta* mostrou potente ação inibitória sobre plaquetas (antitrombótica) e atividade anticoagulante. Sugere-se que essa enzima possua efeito miotóxico significante e seja responsável pela neurotoxicidade da peçonha.

L-aminoácido oxidases Flavoenzimas entre 50 e 70 kDa de massa molecular. Estudos sugerem que essas enzimas atuem induzindo a apoptose de uma série de tipos celulares, inclusive endoteliais.

Metaloproteinases dependentes de Zn^{+2} (LHF-I e LHF-II) Enzimas que fisiologicamente participam no remodelamento cicatricial, mas, como constituintes da peçonha, contribuem para o processo hemorrágico (por esta razão são denominadas de hemorraginas) e maior absorção da peçonha, uma vez que lesionam células endoteliais e contribuem para a ocorrência da mionecrose, dermonecrose e formação de bolhas.

Peptídeos potenciadores da bradicinina Oligopeptídeos com ação inibitória sobre a metabolização da bradicinina e principalmente sobre a conversão da angiotensina I em II.

Cininogenases Atuam sobre o cininogênio liberando peptídeos vasoativos, como a bradicinina e as calicreínas, participantes da queda da pressão arterial.

Patogenia

A quantidade de peçonha injetada, sua rápida absorção decorrente da ação lítica sobre os tecidos e o endotélio próximos ao local da picada podem determinar o grau de severidade da patogenia do envenenamento com a peçonha da *L. muta*.

Verifica-se um rápido desenvolvimento do processo inflamatório com dor e edema nas primeiras horas após o acidente; esses efeitos inflamatórios e necróticos e a possível evolução para a síndrome compartimental já foram citados anteriormente.

No entanto, a hipotensão desencadeada pelos constituintes neurotóxicos da peçonha é a maior preocupação, uma vez que a liberação massiva de aminas vasoativas e a inibição da conversão da angiotensina I em angiotensina II podem resultar no desenvolvimento de uma hipotensão bastante preocupante na vítima, que, se não tratada de maneira adequada, pode resultar em óbito em função do choque.

O efeito anticoagulante desencadeado pelas enzimas anteriormente citadas pode promover hemorragias e equimoses apenas no membro afetado ou, em alguns casos, é possível averiguar gengivorragias e epistaxes.

Sinais clínicos

Os sinais clínicos são muito semelhantes àqueles manifestados por pacientes vítimas de acidente botrópico. No entanto, a manifestação do tipo vagal, o que pode inferir em algum componente parassimpatomimético da peçonha, chama bastante atenção, sendo este sinal clínico muitas vezes suficiente para fechar o diagnóstico diferencial para acidente laquético em detrimento do botrópico, principalmente em regiões onde ambas as espécies podem ser encontradas. Estes sinais clínicos são: hipotensão arterial franca, bradicardia, sudorese, aumento do peristaltismo gástrico e relaxamento de esfíncteres, com manifestações de cólica abdominal, vômitos e diarreia. O Ministério da Saúde classifica os sinais em:

Leve Alterações neuroparalíticas discretas sem mialgia, escurecimento da urina ou oligúria.

Moderado Quadro local presente, pode haver sangramentos, sem manifestações vagais.

Grave Quadro local intenso, hemorragia intensa, com manifestações vagais.

Exames laboratoriais

Os exames laboratoriais complementares são semelhantes àqueles aplicados para o acidente botrópico, com testes de coagulação sanguínea, hemograma, funções hepáticas e renais e a gasometria arterial.

Tratamento

O tratamento específico é o de eleição, com soro antilaquético (SAL) em doses intravenosas de 5, 10 e 20 ampolas, para manifestações leves, moderadas e graves da intoxicação, respectivamente. É descrito na literatura que, em alguns casos, quando da ausência de SAL, fazer uso de SAB. Ainda, para os efeitos colinérgicos, o sulfato de atropina pode ser administrado para reverter a bradicardia e outros sinais vagais.

Prognóstico

Geralmente, quando o tratamento é realizado de maneira adequada e em tempo hábil, o prognóstico é bom. No entanto, em muitos locais, o socorro e o tratamento específico ficam prejudicados, já que muitos dos acidentes notificados ocorrem principalmente na região amazônica. Acredita-se, ainda, que muitos desses acidentes nessas regiões de difícil acesso não são notificados. O índice de letalidade do acidente laquético está em torno de 0,9% daqueles oficialmente notificados.

Acidente elapídico

As cobras-corais, também denominadas de ibiboca ou boicorá são pertencentes ao gênero *Micrurus* da família Elapidae. São serpentes de porte médio, alcançando até 1,20 m, havendo em nosso território 18 espécies, sendo as corais-verdadeiras mais comuns a *M. corallinus,* encontrada nas regiões sul e sudeste; a *M. frontalis,* também encontrada nas regiões sul, sudeste e na região centro-oeste, e a *M. lemniscatus,* mais encontrada nas regiões centro-oeste, nordeste e norte do país. Possuem coloração bastante característica, constituída de anéis circulares em torno do corpo de cores preta, vermelha e branca e/ou amarela, que, dependendo da espécie, dispõem-se das mais diferentes maneiras, sendo difícil identificá-las por este único parâmetro, inclusive, se são ou não peçonhentas (falsas-corais). Diferentes das outras serpentes peçonhentas do Brasil, as do gênero *Micrurus* não possuem fosseta loreal, as pupilas são redondas e as presas são do tipo proteróglifas (dispostas mais caudalmente na arcada dentária), e a cauda se afina de forma proporcional até sua porção terminal, e não de maneira abrupta como as serpentes peçonhentas de outros gêneros.

A peçonha e sua patogenia

Diferente do que se sabe de outras toxinas produzidas por serpentes da família Viperidae, poucos estudos bioquímicos foram realizados até o momento para investigar de maneira mais verticalizada os efeitos biológicos e farmacológicos dos constituintes da peçonha elapídica. No entanto, em função da neurotoxicidade observada nas vítimas pelo acidente elapídico, os estudos concentraram-se de maneira mais acentuada sobre esta.

Existem 2 tipos de neurotoxinas (NTXs) presentes na peçonha das corais, que dependendo da espécie envolvida atuam com mecanismos de ação diferenciados para promover a paralisia muscular resultante.

NTXs pré-sinápticas Peso molecular entre 12 e 60 kDa, atividade fosfolipásica, atuam sobre o influxo de Ca^{+2} para o interior da terminação axonal pré-sináptica colinérgica presente nas junções neuromusculares, impedindo que ocorra a migração das vesículas contendo acetilcolina para a terminação axonal e sua liberação na fenda sináptica, não ocorrendo a estimulação para a contração muscular. Esse efeito foi encontrado, até o momento, apenas na peçonha produzida por serpentes da espécie *M. corallinus.*

NTXs pós-sinápticas Encontradas na peçonha das *M. frontalis* e *M. lemniscatus,* são proteínas de baixo peso molecular (até 14 kDa) que atuam como antagonistas competitivos colinérgicos sobre receptores nicotínicos pós-sinápticos da junção neuromuscular.

Outros efeitos como a necrose de fibras musculares e a hemorragia foram descritos apenas em estudos experimentais, sendo relatadas alterações no sarcolema das miofibrilas e hemorragias viscerais em ratos.

Vale ressaltar que, apesar da ineficiência para injetar a peçonha, em função das suas presas serem proteróglifas e da menor quantidade de peçonha inoculada, o acidente é sempre de urgência para socorro e tratamento específico, pois sua peçonha é a de maior atividade tóxica para o ser humano.

Após a picada, a absorção da peçonha ocorre rapidamente, e os sintomas aparecem minutos ou até poucas horas após o acidente. A ação das NTXs, tanto as pré-sinápticas quanto as pós-sinápticas, causará paralisia aguda do tipo miastênica no sentido crânio-caudal, com flacidez e paralisia da musculatura da face, de músculos orofaríngeos, intercostais e diafragmático.

Sinais clínicos

É relatada dor discreta no local da picada com a parestesia surgindo logo nos primeiros minutos após o acidente. Não há ocorrência de edema exacerbado nem processos hemorrágicos. Náuseas e vômitos podem ocorrer seguidos de fraqueza muscular progressiva, oftalmoplegia com visão turva e de difícil acomodação, ptose palpebral (fácies miastênica), paralisia da musculatura velopalatina e mandibular, resultando em dificuldade em deglutir e seguida de dificuldade respiratória que, se não assistida, pode resultar em parada respiratória e morte.

Exames laboratoriais

Não existem exames laboratoriais específicos para o acidente elapídico; no entanto, em função da dificuldade respiratória, a gasometria arterial é sempre necessária para a avaliação do grau de oxigenação sanguínea e possível acidose metabólica.

Tratamento

Como foi dito anteriormente, todo acidente elapídico é considerado de gravidade, assim o uso de soroterapia específica com soro antielapídico (SAE) é necessário, sendo utilizadas 10 ampolas por via IV.

Ainda, é possível fazer uso de neostigmina, um anticolinesterásico, que, ao inibir reversivelmente a enzima acetilcolinesterase, faz com que haja aumento da acetilcolina na fenda simpática, aumentando assim a competição com as NTXs pós-sinápticas pelo sítio de ligação nos receptores nicotínicos da junção neuromuscular. A fisostigmina não é fármaco de escolha para o tratamento, pois pode desencadear *per se* efeitos centrais, já que passa a barreira hematoencefálica. Ainda, ao fazer uso da neostigmina, preceder com a administração IV de 0,6 mg de sulfato de atropina para reverter os efeitos muscarínicos causados por esse anticolinesterásico.

Prognóstico

De maneira geral, quando o atendimento médico é realizado em tempo satisfatório e sem intervenções "caseiras", com uso de torniquete, cortes circunvizinhos à picada e outras metodologias folclóricas, o prognóstico é geralmente bom. Os acidentes com as corais são raros e a taxa de mortalidade daqueles indivíduos sob tratamento é de 0,4% dos acidentes notificados ao Ministério da Saúde.

▶ ESCORPIONISMO

Dentre os acidentes com animais peçonhentos, aqueles envolvendo escorpiões são os que mais vêm crescendo no Brasil. Segundo o Ministério da Saúde, entre os anos de 2003 e 2009, o aumento de acidentes com escorpiões foi de quase 87% em todo o território nacional, com o registro de 24.486 casos em 2003 e 45.721 em 2009 (Tabela 21.1). Em 2011, o Nordeste foi a região que mais concentrou o número de acidentes com escorpiões no país, com 30.282 casos, enquanto só na Bahia foram registrados 13.428 casos.

Entre os motivos apontados pelo Ministério da Saúde para o aumento dos casos de escorpionismo, estão o desequilíbrio ecológico, a falta de saneamento básico próximo às residências localizadas nas periferias de grandes centros urbanos, o que atrai insetos – principais presas de escorpiões, e, principalmente, a presença de grande quantidade de entulhos que oferecem a estes animais o ambiente perfeito para se alojarem.

Escorpiões pertencem ao filo Arthropoda, classe Arachnidae e ordem Scorpiones. No Brasil, as principais espécies de escorpiões pertencem à família *Buthidae*, sendo as espécies do gênero *Tityus* aquelas de importância médica, a saber: *T. serrulatus, T. bahiensis, T. stigmurus, T. trivitatus, T. cambridgei* e *T. metuendus.*

Anatomicamente o corpo do escorpião é constituído por uma carapaça (prossoma) onde estão inseridos: as quelíceras (aparelho bucal triturador), os pedipalpos caracterizados pelo formato de pinça para a apreensão de insetos e ainda, longitudinalmente à carapaça, os 4 pares de patas. O abdome (opistossoma) é formado pelo tronco (mesossoma) e pela cauda (metassoma), a qual é segmentada e possui na sua porção final o télson ou vesícula de onde se eleva o aguilhão ou ponta do ferrão.

A peçonha e sua patogenia

A peçonha dos escorpiões da espécie *Tityus* (tityustoxina) é constituída por um complexo de substâncias com atividade biológica, sendo muitas delas com propriedades farmacológicas bastante complexas e heterogêneas. Além da presença de fosfolipases, hialuronidases e outras proteínas com atividade inflamatória, as neurotoxinas são de grande importância na manifestação sintomática desenvolvida pelas vítimas.

Apesar de haver diferenças na constituição das peçonhas entre as diferentes espécies de *Tityus*, as neurotoxinas atuam principalmente sobre canais iônicos presentes nas membranas de células excitáveis. Estudos evidenciam que as neurotoxinas dos escorpiões podem atuar de maneira seletiva sobre canais de potássio, cloreto e cálcio. No entanto, sua ação sobre os canais de sódio é a de maior destaque para a patogenia do acidente escorpiônico. A ação da peçonha sobre os canais de sódio promove no indivíduo a despolarização das membranas excitáveis e, consequentemente, a liberação massiva de neurotransmissores pós-ganglionares, como catecolaminas e acetilcolina, e decorrente estimulação simpática e parassimpática, ocasionando o desenvolvimento de sintomatologia complexa.

Essa complexidade de sinais se deve aos efeitos farmacológicos das neurotoxinas sobre os diferentes sistemas, como alterações gástricas decorrentes da maior contratilidade gastrointestinal com cólicas, dor abdominal, vômitos, sialorreia e eventualmente diarreia. Tem efeito cardiotóxico, caracterizado por ação direta das toxinas sobre o tecido cardíaco ocasionando um cronotropismo positivo, com alteração da contratilidade cardíaca, o que pode resultar, de maneira somatória aos efeitos das catecolaminas, em arritmias e extrassístoles, taquicardias e alterações nos traçados T e ST do tipo isquêmicas. Ainda, a hipertensão arterial, que somada aos efeitos cardíacos, pode resultar no desenvolvimento de edema agudo de pulmão, a principal *causa mortis* do acidente com escorpiões. A ação parassimpática promove, sobre o sistema respiratório, taquipneia e hiperpneia espaçadas com período de apneia (respiração de *Cheyne-Stokes*), a qual pode ser agravada pelo aumento das secreções brônquicas e pulmonares. Os efeitos da peçonha sobre o sistema nervoso central gera ocorrência de tremores, espasmos musculares e mioclonias. Agitação, confusão mental, prostração, cefaleia e convulsões também podem se desenvolver.

Sinais clínicos e tratamento

A dor imediata no local da picada é referenciada como intensa em 100% dos casos. O tratamento será instaurado de acordo com a classificação do grau de severidade do acidente escorpiônico.

Leve Principalmente dor com parestesia local. Vômitos ocasionais, ansiedade e agitação, que muitas vezes é decorrente do estresse do acidente, podem surgir. Geralmente nesses casos o tratamento é sintomático, com uso de analgésicos e anestésicos locais (sem uso de vasoconstrictor). É aconselhado que o paciente permaneça no hospital por pelo menos 6 horas para prevenir a evolução de uma sintomatologia com maior gravidade.

Moderada Além dos sintomas já citados anteriormente, podem ocorrer sialorreia discreta, sudorese, náuseas e vômitos. A agitação, com aumento da pressão arterial, taquicardia e taquipneia também são frequentes. Frente a esse quadro sintomático, o uso de soro específico é mandatório, mediante aplicação IV de 2 a 3 ampolas de soro antiescorpiônico (SAEsc) ou soro antiaracnídeo (SAA).

Tabela 21.1 Casos de acidentes com escorpiões (2003 a 2009).

Região	2003	2004	2005	2006	2007	2008	2009
Norte	1.380	1.603	1.917	2.047	2.013	2.110	2.485
Nordeste	10.478	13.132	16.143	19.063	19.415	18.161	21.238
Sudeste	11.276	13.546	15.836	14.418	13.884	16.138	19.184
Sul	479	540	677	768	985	996	964
Centro-oeste	873	1.245	1.366	1.355	1.134	1.451	1.850
Brasil	24.486	30.066	35.939	37.651	37.431	38.856	45.721

Fonte: SVS/MS.

Grave Nas intoxicações graves, os sintomas já citados são acrescidos de vômitos profusos e frequentes, sialorreia, sudorese intensa, hipotermia, taqui e bradicardia com presença de arritmias, aumento da pressão arterial, ocorrência de tremores e espasmos musculares intensos cuja evolução pode ocasionar insuficiência cardíaca e edema agudo de pulmão. Nesses casos, o tratamento se faz com 4 a 6 ampolas de SAEsc ou SAA por via IV. O paciente deve ser monitorado de maneira intensiva para observação da evolução do quadro.

Quando as alterações cardíacas surgem, com bradicardia e diminuição do débito cardíaco com bloqueio AV, o uso de atropina 0,01 a 0,02 mg/kg tem sido preconizado. Nos casos de hipertensão com ou sem edema pulmonar, o nifepidino (bloqueador dos canais de Ca^{+2}), 0,5 mg/kg por via sublingual pode ser de escolha.

A maioria dos acidentes (95% a 97% dos casos) é classificada como leve, no entanto casos envolvendo crianças são sempre de maior preocupação, pois a tendência do quadro sintomático é evoluir para moderado ou grave, sendo essas vítimas as mais propensas ao óbito por acidentes escorpiônicos.

Prognóstico

O prognóstico da intoxicação por escorpiões é influenciado por alguns fatores, principalmente aquele relacionado à idade da vítima. Crianças menores de 8 anos são muito mais sensíveis em desenvolver as maneiras mais graves do escorpionismo que um indivíduo adulto. Alguns relatos ainda indicam que o tamanho do escorpião possa estar diretamente associado à evolução da sintomatologia, pois quanto maior o animal maior é a quantidade de peçonha injetada. Ainda, o transcorrer do tempo entre o acidente e o tratamento específico também é fator que contribuirá para o êxito do tratamento.

ARANEÍSMO

As aranhas pertencem ao filo dos Arthropoda, subfilo Chelicerata, classe Arachnida, ordem Araneae. São descritas no mundo aproximadamente 40 mil espécies de aranhas, e há muitas ainda a serem identificadas e classificadas. Morfologicamente as aranhas possuem corpo dividido em cefalotórax e abdome, 4 pares de patas inseridas na porção cefalotorácica, quelíceras – que podem se projetar à frente enquanto as presas se insinuam para baixo (aranhas migalomorfas) ou podem ser posicionadas de forma vertical em paralelo às presas que se movem lateralmente como pinça (aranhas araneomorfas) –, pedipalpos, até 8 olhos na porção cranial superior, e a fiandeira, aparelho especializado na confecção da seda.

As aranhas são encontradas em praticamente todo o mundo, com exceção da Antártida, nos mais diversificados habitats, inclusive na água. Geralmente, as aranhas abrigam-se em árvores ou locais altos onde podem tecer suas teias (teias geométricas ou irregulares), em tocas e buracos no solo, nas fendas de árvores e reentrâncias de plantas – como nas bromélias ou nas bananeiras –, sob pedras e entulhos, e em locais peridomiciliares e domiciliares, de preferência aqueles com poucos cuidados, já que são nesses locais que as aranhas encontram suas presas, como borboletas, gafanhotos, baratas entre outros.

Os principais gêneros de aranha responsáveis em causar lesões de importância médica segundo a Organização Mundial da Saúde (OMS) são *Phoneutria* (aranha-armadeira, aranha-das-bananas), *Loxosceles* (aranha-marrom), *Lactrodectus* (viúva-negra) e *Atrax* (aranha-teia-de-funil), sendo esta última encontrada na Austrália. No Brasil, segundo o Sistema de Informação de Agravos de Notificação (Sinan/MS), em 2011 foram notificados 26.143 casos envolvendo aranhas em um total de 136 mil notificações de acidentes por animais peçonhentos, perfazendo aproximadamente 20% desse tipo de acidente. A região Sul registra o maior número de acidentes com aranhas do país, com 18.052 casos, sendo que somente o estado do Paraná colaborou com o registro de 9.326 casos de acidente com aranhas. Geralmente o acidente com aranhas não causa óbito, mas dependendo da gravidade, pode promover morbidade severa e trazer sequelas importantes à vítima. Mais uma vez, deve-se ressaltar que a relação peso corpóreo e a quantidade de peçonha injetada é de grande relevância, principalmente quando os acidentes envolvem crianças.

Gênero *Phoneutria*

As aranhas do gênero *Phoneutria*, da família Ctenidae, são aranhas com corpo de dimensões de até 3 cm, e com envergadura de suas patas alcançando até 15 cm. Possuem comportamento agressivo quando se sentem ameaçadas, colocando-se em posição de ataque, apoiam-se nos 2 pares de patas posteriores e erguem as anteriores, exibindo suas presas na tentativa de picar ou "armando o bote", daí a origem de seu nome, "aranha-armadeira". Não fazem teia e possuem hábitos noturnos, buscando, no período diurno, locais escuros, como reentrâncias de plantas, buracos, e também em domicílios, como em sapatos, entre roupas, dentro de móveis etc.

Os acidentes com a *Phoneutria* ocorrem principalmente entre os meses de abril e maio, período de acasalamento. No interior das residências, os acidentes ocorrem mais durante o manuseio de objetos em locais ermos, limpeza da residência, nas fruteiras e ao calçar sapatos. Já no campo, os acidentes ocorrem durante a colheita de frutas e verduras. Dessa maneira, os principais locais onde ocorre o acidente são nas extremidades dos membros.

A peçonha e sua patogenia

A peçonha da *Phoneutria* é constituída de frações neurotóxicas (PhTx1, PhTx2 e PhTx3). Estudos têm revelado que a PhTx3 interfere em canais de Ca^{+2}, enquanto as 2 primeiras possuem atividade sobre canais de Na^+ agindo de diferentes maneiras sobre o tecido neuronal. Mas de maneira geral, essas neurotoxinas promovem ativação nos canais de Na^+, induzindo a despolarização de fibras nervosas e terminações neuromusculares e autonômicas. Interferem também na liberação de catecolaminas ao interferir nesses canais de Na^+, promovendo cronotropismo e inotropismo positivo que podem evoluir para taquicardias e arritmias, podendo também ser consideradas, dessa maneira, como cardiotóxicas.

Sinais clínicos e tratamento

As alterações locais são mais comuns do que as sistêmicas, perfazendo 90% a 95% dos casos. Cuidado sempre deve ser tomado com crianças acidentadas. Os sinais locais iniciam-se logo e são caraterizados por dor intensa, edema e eritema circunvizinho ao local da picada, eventualmente alguma agitação pode ser observada; esses sinais são classificados como sintomatologia leve, instaurando-se apenas tratamento sintomático. Quando a dor é muito intensa, com início das alterações gástricas, como náuseas e vômito, sialorreia, dor abdominal, sudorese e alterações cardiovasculares manifestadas por hipertensão e taquicardia, essa sintomatologia é classificada como moderada já sendo indicado o uso de soro antiaracnídeo (SAA) de 2 a 4 ampolas (IV). No quadro classificado como grave, os sinais indicativos são, além desses descritos acima, vômitos profusos, priapismo, arritmias cardíacas, insuficiência cardíaca e consequente edema pulmonar agudo, sendo necessário o uso de 5 a 10 ampolas de SAA.

Prognóstico

Geralmente o prognóstico é bom e, mesmo ciente de que os óbitos são raros, deve-se sempre assistir com preocupação acidentes com crianças, pessoas de baixo peso corpóreo e idosos.

Gênero *Loxosceles*

Aranhas do gênero *Loxosceles* são encontradas principalmente nas regiões sul e sudeste do Brasil, sendo caracterizadas pela presença de pelos no corpo, dimensões pequenas (medem entre 1 cm e 3 cm de comprimento total) e cor marrom, daí a origem de seu nome, "aranha-marrom". São aranhas que constroem teias irregulares e são de hábitos noturnos. São encontradas em terrenos não muito úmidos nem muito secos, escondendo-se entre plantas, fendas, sob entulhos, junto a árvores e suas folhas e flores. Habitam também terrenos peridomiciliares e intradomiciliares, em cantos de armários e gaveteiros. Não possuem comportamento agressivo e somente causam acidente quando são pressionadas contra o corpo ao manipular utensílios ou vestimentas onde elas se encontram abrigadas. Por isso, em regiões onde essas aranhas são prevalecentes (sul e sudeste), é sempre aconselhável verificar roupas, toalhas e outras vestimentas antes de sua utilização.

A peçonha e sua patogenia

Essa aranha produz uma peçonha constituída de uma série de peptídeos e proteínas com atividade enzimática caracterizada pela sua ação proteolítica, hemolítica e coagulante, que resulta em dermonecrose no local da picada e eventualmente hemólise intravascular. Sua peçonha é constituída por proteases, hidrolases, peptidases, hialuronidases, colagenases e também por um componente de atividade em destaque, a enzima denominada de esfingomielinase-D, a qual atua sobre constituintes das membranas celulares e matriz extracelular. Consequente à cascata de seu efeito proteolítico, a peçonha acaba desencadeando a ativação do sistema complemento e, consequentemente, a migração de neutrófilos. A atividade lítica dessas enzimas e ainda as atividades citotóxicas de leucócitos ativados pelo complemento sobre tecidos adjacentes à lesão, com liberação de quimiocinas e indução da agregação plaquetária, promovem isquemia local que resulta em necrose seca, característica da peçonha loxoscélica. Há estudos que evidenciam que o acesso da peçonha à corrente sanguínea pode ocasionar formação de trombos em vênulas de órgãos nobres, como pulmões, fígado e rins. Ainda, em função da ativação do sistema do complemento pela via alternativa, esta pode resultar em lise de eritrócitos, cuja hemoglobina liberada pode vir a ocasionar lesão tubular renal.

Sinais clínicos e tratamento

Os acidentes loxoscélicos são geralmente indolores nas primeiras horas após a picada, cuja evolução pode se manifestar de 2 formas, a forma cutânea e a forma cutâneo-visceral.

- **Loxoscelismo cutâneo.** O paciente geralmente não se queixa de dor no local do acidente; porém após 4 a 6 horas surgem edema e eritema circunvizinho ao local. Entre 8 e 12 horas após o acidente, aparece a dor no local, com sensação de queimação. No local da picada, a área eritematosa se expande e apresenta uma característica de mesclas pálidas ao redor do tecido eritematoso, denominada de "placa marmórea". Entre 36 e 48 horas após a picada, é possível observar no local da inserção das presas a presença de conteúdo sero-hemorrágico e o início do processo necrótico, que avança pelo espaço circunvizinho (fasceíte necrosante). Aos 7 dias do acidente, a placa necrótica se limita e pode se desprender do tecido, exibindo abaixo, lesão ulcerativa com aspecto muito semelhante a da leishmaniose cutânea. A cicatrização completa dependerá da extensão da lesão e da presença ou ausência de infecções secundárias na área acometida. Cerca de 98% dos casos de acidente com a aranha-marrom evoluem para a forma cutânea.
- **Loxoscelismo cutâneo-visceral.** Esta forma de evolução do acidente loxoscélico é pouco frequente e é considerada a mais grave. Sua sintomatologia já se inicia após 24 horas do acidente, havendo, além das alterações já citadas anteriormente, alterações sistêmicas sugestivas de hemólise, surgindo anemia, icterícia e hemoglobinúria que pode evoluir para IRA.

Em função do surgimento sempre tardio da notificação do acidente por *Loxosceles*, o tratamento específico com soro antiaracnídeo acaba sendo ineficaz, sendo instaurado, geralmente, o tratamento sintomático. No entanto, quando verificados os sintomas moderados caracterizados pela dor intensa e início de sintomas sistêmicos, com febre, mal-estar, exantema e surgimento de petéquias, faz-se o uso de soro antiaracnídeo ou antiloxoscélico, empregando-se 5 ampolas do soro, por via IV, e, ainda, uso de anti-inflamatórios esteroides (prednisona) e analgésicos.

A sintomatologia da forma cutâneo-visceral é referenciada como, além das acima destacadas, ocorrência de oligúria que pode evoluir para anúria (IRA), icterícia e alterações indicativas de hemólise. Nestes casos, considerados os mais graves do loxoscelismo, recomenda-se, além do uso de soroterapia específica (10 ampolas por via IV), anti-inflamatórios esteroides e, sobretudo, hidratação parenteral com correção de possíveis distúrbios eletrolíticos.

Prognóstico

O prognóstico da forma cutânea é geralmente bom, podendo, muitas vezes, conforme o local e a extensão da área necrótica, haver comprometimento funcional. Já no caso da forma cutâneo-visceral, caso a evolução da sintomatologia se agrave para hemólise intravascular e IRA, o prognóstico é sempre reservado.

Gênero *Lactrodectus*

Aranhas do gênero *Lactrodectus* são popularmente conhecidas por viúvas-negras e, no caso das *L. curacaviensis*, por serem de cor preta e vermelha, também são denominadas "flamenguinhas", enquanto as aranhas das espécies *L. geometricus* são chamadas de "viúvas-marrons". São aranhas pequenas, sendo as fêmeas muito maiores que os machos e as principais responsáveis pelos acidentes que raramente ocorrem no Brasil. Alcançam cerca de 1 cm a 1,5 cm e têm como característica da espécie o desenho de uma ampulheta na face ventral do abdome. Encontram-se distribuídas em todo o território nacional, principalmente nas faixas litorâneas do país.

A peçonha

A peçonha da *Lactrodectus* é constituída por uma série de proteínas e peptídeos com atividade biológica, como hialuronidases, fosfodiesterases entre outras, sendo a α-latradoxina a porção mais tóxica da peçonha dessa aranha. Esta toxina possui atividade neurotóxica bastante potente, caracterizada por atuar nas fibras sensitivas próximas ao local da picada e também em fibras pré-sinápticas, ocasionando um aumento do Ca^{+2} intracelular na terminação nervosa e uma liberação de neurotransmissores adrenérgicos e colinérgicos e também promovendo alterações nos canais de sódio e potássio.

Sinais clínicos e tratamento

A dor é característica do acidente lactrodéctico, surgindo logo nos primeiros minutos após a picada. Os sintomas são: sudorese, dores musculares, hipertermia, abdome agudo, opistótono, ptose e edema palpebral, trismo dos masseteres e contratura facial, priapismo, hipertensão arterial, arritmias e taquicardias decorrentes das alterações nos níveis de sódio e potássio. O tratamento é sintomático conforme a classificação:

Leve Dor intensa no local da picada com edema circunvizinho, sudorese e parestesia de membros. O tratamento é feito com analgésicos e observação para possível evolução grave dos sintomas.

Moderado Além dos sintomas anteriores, dor abdominal, dores musculares, dificuldade em locomover-se e febre. O tratamento é específico com soro antilatrodéctico (uma ampola por via intramuscular) e analgésicos.

Grave Todos os sintomas relatados anteriormente, adicionados das alterações cardíacas e hipertensivas, priapismo, contratura facial e trismo. O tratamento é feito com uso de soroterapia específica (1 a 2 ampolas por via intramuscular) e ainda analgésicos e sedativos.

Prognóstico

O prognóstico é geralmente bom, sendo raros os relatos de sintomatologia grave.

▶ ERUCISMO

Erucismo é o termo utilizado para acidentes causados por lagartas, que nada mais são do que a forma larval de insetos da ordem Lepidoptera, ou seja, as borboletas e mariposas. Os principais gêneros de importância médica são a *Premolis* e a *Lonomia*, sendo os relatos de acidentes com estas últimas mais frequentes, principalmente no estado de Minas Gerais.

Dependendo da região onde se encontram, as lagartas são popularmente conhecidas como: taturana, mandrová, orunga, ruga, lagarta-de-fogo entre outros nomes. As lagartas do gênero *Lonomia* são caracterizadas por serem de coloração marrom-esverdeada, com listras longitudinais de tom marrom-escuro e amarelo-ocre, com cabeça de cor âmbar e espinhos ramificados e pontiagudos no formato de "pinheirinhos".

São encontradas principalmente nas regiões sul e sudeste do país, e os casos de intoxicação se acumulam nos períodos quentes do ano, quando há abundância de vegetação decorrente do período das águas. As lagartas do gênero *Lonomia* se alimentam de folhas e têm como hábito se agregar, ou seja, as lagartas quando em repouso, aglomeram-se umas às outras, fazendo com que ocorra a superexposição à peçonha quando do contato com estes animais. A peçonha é inoculada na pele da pessoa por meio dessas cerdas, podendo, dependendo da gravidade, causar alterações sistêmicas ou apenas efeitos locais.

A peçonha

Os constituintes farmacológicos presentes na peçonha da *Lonomia* ainda não são totalmente conhecidos, no entanto estudos com a espécie *Lonomia achelous* da Venezuela revelaram que o contato com a peçonha promove intensa ação fibrinolítica e, consequentemente, eventos de coagulação intravascular disseminada e quadros hemorrágicos decorrentes do esgotamento do fibrinogênio. Bioquimicamente, verificou-se que essa espécie de *Lonomia* apresentava peçonha com atividade tipo uroquinase, fator Xa-*like*, ativadora de plasminogênio.

Sinais clínicos e tratamento

As manifestações clínicas podem ser apenas locais, sendo relatadas dor local, "queimação" e a ocorrência de eritema e edema com formações de bolhas (raro); podem vir acompanhadas de prurido local ou não. Dependendo da extensão do contato, esses sintomas podem regredir no intervalo de 24 horas. Quanto às manifestações sistêmicas, além da referida dor, o paciente queixa-se de cefaleia, apresenta mal-estar, náuseas e dor abdominal. As manifestações hemorrágicas estão presentes, sendo geralmente observadas gengivorragias, equimoses espontâneas ou por traumas, epistaxe; pode ocorrer hematúria, hematêmese e hemoptise, que pode resultar em um quadro de IRA, principal complicação por acidentes com *Lonomia*. Ainda, relata-se que alguns óbitos foram resultantes de hemorragias intracranianas. O tratamento é instaurado conforme quadro sintomático, sendo:

Leve Apenas manifestação dolorosa local, sendo realizados nestes casos a higienização do local, o uso de compressas frias ou geladas, a analgesia ou anestesia local e também o uso de anti-histamínicos em função do prurido.

Moderado Diagnosticados o acidente, o surgimento de distúrbio na coagulação e as alterações no TC, com presença de sangramentos (gengivorragia), empregam-se 5 ampolas de soro específico antilonômico (SALon).

Grave Ocorrendo complicações decorrentes das alterações de coagulação, alterações no TC, com sangramentos em vísceras (sinais clínicos), utilizar SALon, 10 ampolas, e tratamento sintomático e de suporte para evitar a evolução para IRA.

▶ BIBLIOGRAFIA

ANDRADE FILHO, A.; CAMPOLINA, D.; DIAS, M.B. *Toxicologia na prática clínica*. Belo Horizonte: Folium, 2001.

ARANTES, E.C.; SAMPAIO, S.V.; VIEIRA, C.A.; GIGLIO, J.R. What is tityustoxin? *Toxicon*, v. 30, n. 7, p.786-789, 1992.

BARHANIN, J.; GIGLIO, J.R.; LÉOPOLD, P.; SCHIMD, A.; SAMPAIO, S.V. *Tityus serrulatus* venom contains two classes of toxins. *J. Biol. Chem.*, v. 57, n. 21, p. 12553-12558, 1982.

BARRAVIERA, B. Estudo clínico dos acidentes ofídicos. *J. Bras. Med.*, v. 65, p. 209-250, 1993.

BERTAZZI, D.T.; ASSIS-PANDOCHI, A.I.; AZZOLINI, A.E.; TALHAFERRO, V.L.; LAZZARINI, M.; ARANTES, E.C. Effect of *Tityus serrulatus* scorpion venom and its major toxin, TsTX-I, on the complement system *in vivo*. *Toxicon*, v. 41, n. 4, p. 501-508, 2003.

BRASIL. MINISTÉRIO DA SAÚDE. Secretaria de Vigilância em Saúde. *Guia de Vigilância Epidemiológica* 7.ed. Brasília: Ministério da Saúde, Brasil, 2009.

BRASIL. MINISTÉRIO DA SAÚDE. Secretaria de Vigilância em Saúde. *Boletim Epidemiológico 11*. v. 50. Brasília: Ministério da Saúde, Brasil, 2019.

CAMPBELL, J.A.; LAMAR, W.W. *The venomous reptiles of Latin America*. New York: Cornell University Press, 1989.

CARDOSO, J.L.C.; FRANCA, F.O.S.; WEN, F.H.; MÁLAQUE, C.M.S.; HADDAD Jr, V. *Animais peçonhentos no Brasil*: biologia, clínica e terapêutica dos acidentes. São Paulo: Sarvier, 2003.

CARRIJO-CARVALHO, L.C.; CHUDZINSKI-TAVASSI, A.M. The venom of the *Lonomia caterpillar*: An overview. *Toxicon*, v. 49, n. 6, p. 741-757, 2007.

DO NASCIMENTO CORDEIRO, M.; RICHARDSON, M.; GILROY, J.; GOMES DE FIGUEIREDO, S.; BEIRAO, P.S.L.; DINIZ, C.R. Properties of the venom from the South American 'armed' spider *Phoneutria nigriventer* (Keyserling, 1891). *Journal of Toxicology - Toxin Reviews*, v. 14, n. 3, p. 309-326, 1995.

GENDRON, B.P. *Loxosceles reclusa* envenomation. *Am. J. Emerg. Med.*, v. 8, n. 1, p. 51-54, 1990.

GUTIÉRREZ, J.M.; WILLIAMS, D.; FAN, H.W.; WARRELL, D.A. Snakebite envenoming from a global perspective: towards an integrated approach. *Toxicon*, v. 56, n. 7, p.1223-1235, 2010.

JORGE, M.T.; RIBEIRO, L.A. Acidentes por animais peçonhentos. *Rev. Ass. Med. Bras.*, v. 36, p. 66-77, 1990.

LUCAS, S. Spiders in Brazil. *Toxicon*, v. 26, n. 9, p. 759-772, 1988.

MAGALHÃES, A.; MONTEIRO, M.R.; MAGALHÃES, H.P.B.; MARES-GUIA, M.; ROGANA, E. Thrombin-like enzyme from *Lachesis muta muta* venom: isolation and topographical analysis of its active site structure by means of the binding of amidines and guanidines as competitive inhibitors. *Toxicon*, v. 35, n. 10, p. 1549-1559, 1997.

MARETIC, Z. Latrodectism: variations in clinical manifestations provoked by *Latrodectus* species of spiders. *Toxicon*, v. 21, n. 4, p. 457-466, 1983.

MARSH, N.A. Snake venoms affecting the haemostatic mechanism - a consideration of their mechanisms, practical applications and biological significance. *Blood Coagulat. Fribrin*, v. 5, n. 3, p. 399-410, 1994.

MOTA, I.; BARBARO, K.C. Biological and biochemical properties of venoms from medically important *Loxosceles* (araneae) species in Brazil. *Journal of Toxicology - Toxin Reviews*, v. 14, p. 401-421, 1995.

NENCIONI, A.L.A.; CARVALHO, F.F.; LEBRUN, I.; DORCE, V.A.C.; SANDOVAL, M.R.L. Neurotoxic effects of three fractions isolated from *Tityus serrulatus* scorpion venom. *Pharmacol. Toxicol.*, v. 86, n .4, p. 149-155, 2000.

PACE, L.B.; VETTER, R.S. Brown recluse spider (*Loxosceles reclusa*) envenomation in small animals. *J. Vet. Emerg. Crit. Care*, v.19, n.4, p.329-336, 2009.

PINHO, F.M.O.; PEREIRA, I.D. Ofidismo. *Rev. Ass. Med. Brasil*, v.47, n.1, p.24-29, 2001.

PINTO, A.F.M.; BERGER, M.; RECK JR., J.; TERRA, R.M.S.; GUIMARÃES, J.A. *Lonomia obliqua* venom: *in vivo* effects and molecular aspects associated with the hemorrhagic syndrome. *Toxicon*, v.56, n.7, p.1103-1112, 2010.

PRADO-FRANCESCHI, J.; VITAL BRAZIL, O. Convulxin, a new toxin from the venom of South American rattlesnake *Critalus durissus terrificus*. *Toxicon*, v.19, n.6, p.875-877, 1981.

QUEIROZ, L.S.; NETO, H.S.; ASSAKURA, M.T. Pathological changes in muscle caused by haemorrhagic and proteolytic factors from Bothrops jararaca snake venom. *Toxicon*, v. 23, n. 2, p. 341-345, 1985.

RAW, I.; ROCHA, M.C.; ESTEVES, M.I.; KAMIGUTI, A.S. Isolation and characterization of a thrombin-like enzyme from the venom of *Crotalus durissus terrificus*. *Braz. J. Med. Biol. Res.*, v. 19, n. 3, p. 333-338, 1986.

REZENDE JR., L.; CORDEIRO, M.N.; OLIVEIRA, E.B.; DINIZ, C.R. Isolation of neurotoxic peptides from the venom of the 'armed' spider *Phoneutria nigriventer*. *Toxicon*, v. 29, n. 10, p. 1225-1233, 1991.

SAMS, H.H.; DUNNICK, C.A.; SMITH, M.L.; KING JR., L.E. Necrotic arachnidism. *J. Am. Acad. Dermatol.*, v. 44, n. 4, p. 561-573, 2001.

SANCHEZ, E.F.; FREITAS, T.V.; FERREIRA-ALVES, D.L.; VELARDE, D.T.; DINIZ, M.R.; CORDEIRO, M.N.; AGOSTINI-COTTA, G.; DINIZ, C.R. Biological activities of venoms from South American snakes. *Toxicon*, v. 30, n. 1, p. 95-103, 1992.

SCHVARTSMAN, S. *Plantas venenosas e animais peçonhentos*. São Paulo: Sarvier, 1992.

WARRELL, D.A. Snake bite. *The Lancet*, v. 375, p. 77-88, 2010.

WHITE, J. Bites and stings from venomous animals: a global overview. *Ther. Drug Monit.*, v. 22, p. 65-68, 2000.

22

Produtos de Uso Domiciliar

Sônia Aparecida Dantas Barcia
*Samuel Schvartsman**

CONTEÚDO DESTE CAPÍTULO

INTRODUÇÃO

Desde os primórdios da Toxicologia no Brasil, o Professor Doutor Samuel Schvartsman já citava em suas publicações a ocorrência de intoxicações por produtos químicos de uso domiciliar. Nesse grupo de substâncias incluem-se os produtos encontrados na parte interior e exterior dos domicílios, bem como aqueles que fazem parte da rotina das crianças e das atividades de lazer. A quantidade de produtos nesse grupo é enorme, as substâncias químicas que os constituem muitas vezes não são discriminadas pelos fabricantes e a velocidade com que novas substâncias e produtos se agregam na rotina diária da população dificulta a determinação dos efeitos tóxicos e o tratamento nos casos de intoxicação.

* *In memoriam.*

Com o passar dos anos e com as inúmeras propostas de se estabelecer um banco de dados nacional, as fichas de notificação oscilaram em classificar esse grupo de substâncias em domissanitários, produtos químicos de uso domiciliar, saneantes etc. A partir da publicação da Portaria n. 104/GM/MS que torna as Intoxicações Exógenas de notificação compulsória no Sistema de Informação de Agravos de Notificação – Sinan, essas substâncias passam a ser enquadradas como produto de uso domiciliar.

Eventos tóxicos com produtos de uso domiciliar são relativamente comuns, pois o domicílio/residência é o local onde ocorre a maioria dos casos reportados pelos Centros de Informação e Assistência Toxicológica. Dados nacionais atualizados não se encontram disponíveis em uma única fonte e os bancos existentes apresentam várias dificuldades em sua comparação e compatibilidade. Analisando as tabelas disponíveis no Sistema

Nacional de Informações Tóxico-Farmacológicas (Sinitox) pode-se dizer que as intoxicações por produtos de uso domiciliar ocorrem mais em crianças, meninas adolescentes e em mulheres adultas. Há certa coerência nesses dados, uma vez que é de se esperar maior convívio de pessoas com essas características com os produtos de uso domiciliar. São problemas essencialmente urbanos, pouco referidos como acidentes ocupacionais ou tentativas de suicídio.

De acordo com a orientação do Núcleo de Toxicovigilância do Estado de São Paulo e o Programa Municipal de Prevenção e Controle de Intoxicações da Prefeitura de São Paulo, podem-se classificar os produtos de uso domiciliar nos seguintes subgrupos: saneantes, combustíveis domésticos, produtos para bricolagem ou pequenos reparos, material escolar/escritório e brinquedos.

SANEANTES

De acordo com a RDC n. 59, 17 de dezembro de 2010, da Anvisa, produtos saneantes são substâncias ou preparações destinadas a aplicação em objetos, tecidos, superfícies inanimadas e ambientes, com finalidade de limpeza e afins, desinfecção, desinfestação, sanitização, desodorização e odorização, além de desinfeção de água para consumo humano, hortifrutícolas e piscinas.

Segundo esse conceito, os saneantes podem incluir: 1) sabões e detergentes; 2) desinfetantes; 3) agentes de limpeza; 4) inseticidas domésticos; 5) raticidas domésticos; e 6) repelentes domésticos, entre outros.

Outra questão importante com relação aos saneantes é abordada em material educativo da Anvisa desde 2003, na Cartilha de Orientações para os Consumidores de Saneantes, que se refere a produtos clandestinos que podem reutilizar embalagem *pet*, por exemplo, facilitando a ocorrência de acidentes e dificultando o diagnóstico e o tratamento em função da falta de rótulo adequado e controle de qualidade.

Intoxicações por sabões e detergentes

Sabões são sais de ácidos graxos produzidos pela ação de um álcali sobre óleos ou gorduras naturais ou sobre ácidos graxos deles obtidos. Detergente é o produto destinado a remover sujidades e gorduras, à higiene de recipientes e vasilhas e à aplicação no uso doméstico. Popularmente, o termo detergente significa um produto de limpeza doméstico com base em surfactantes em combinação com diversos ingredientes inorgânicos. Surfactante é um agente capaz de baixar a tensão superficial da água, facilitando as atividades de limpeza pela produção de espuma.

Sabão de limpeza doméstica ou sabão em pedra pode conter, além de sais de ácidos graxos, uma quantidade extra de sais alcalinos (fosfatos, silicatos, carbonatos etc.) principalmente nos de fabricação caseira. Seus riscos toxicológicos são relativamente pequenos. Nos raros casos de ingestão acidental, podem ocorrer distúrbios digestivos com cólicas abdominais, vômitos e diarreia. Podem ter efeito irritante sobre a pele e as mucosas, particularmente quando sua composição é mais alcalina.

Atualmente, em função do reaproveitamento do óleo de frituras, é comum encontrar sabões de fabricação caseira ou artesanal. O excesso de álcali utilizado na sua fabricação associado à falta de controle de qualidade resulta no aparecimento de efeitos irritantes ao contato dérmico e na ingestão, com maior frequência.

Surfactantes são geralmente classificados de acordo com sua carga elétrica em 3 categorias: aniônicos, catiônicos e não iônicos.

Surfactantes aniônicos incluem diversos tipos de agentes químicos, entre os quais os sulfonatos alquilbenzênicos de cadeia linear (LAS - *Linear Alkylbenzene Sulfonates*). Os de cadeia ramificada (ABS - *Alkylbenzene Sulfonates*) foram restringidos em virtude de sua lenta degradação ambiental e consequente poluição das coleções líquidas.

Apresentam toxicidade relativamente baixa. São irritantes moderados da pele e possuem ação desengordurante. Nos raros casos de ingestão podem ter ação emetizante, o que dificulta a absorção de quantidades maiores e ausência de efeitos sistêmicos.

Surfactantes catiônicos, como os cloretos de benzalcônio, benzetônio e cetilpiridínio, são mais usados como desinfetantes ou germicidas. São mais tóxicos do que os aniônicos. Soluções concentradas são irritantes cutâneos primários, mas a absorção percutânea é insignificante. A ingestão de soluções concentradas determina lesões intensas da mucosa digestiva, com sialorreia, disfagia, dor retroesternal, náuseas e vômitos.

Já foram descritos casos graves de intoxicação, geralmente consequentes do uso intravenoso, instilações vaginais ou ingestão de soluções muito concentradas. Nesses casos, além dos distúrbios digestivos, podem ocorrer hipotensão arterial, confusão mental, apreensão, fraqueza muscular, paresias, paralisias e dificuldade respiratória. O óbito é usualmente por asfixia, às vezes precedido por convulsões.

Surfactantes não iônicos, como os alquiletoxilados, os estearatos de sorbitano e de polioxietileno, são mais usados na formulação de cosméticos, medicamentos e como aditivos alimentares. São menos tóxicos, mas também apresentam propriedades irritantes sobre pele e mucosas. Nos raros casos de ingestão, podem ocorrer náuseas, vômitos e cólicas abdominais.

Intoxicações por desinfetantes

Desinfetantes são produtos que se destinam a destruir, indiscriminada ou seletivamente, micro-organismos, quando aplicados em objetos ou em ambientes. Os principais produtos desinfetantes para uso domiciliar são baseados principalmente em agentes liberadores de cloro, compostos de amônia, óleo de pinho, compostos fenólicos e formaldeído.

Compostos liberadores de cloro

Os mais usados são formulações contendo até 5% de hipoclorito de sódio, cloreto de sódio e um agente alcalino tipo hidróxido ou carbonato de sódio. Sua atividade é estabelecida em termos de cloro disponível ou cloro ativo.

Seu principal efeito lesivo é a irritação ou a corrosão da pele e mucosas, consequente a um mecanismo duplo: ação oxidante do cloro liberado e ação dos agentes alcalinos. Parece que as soluções ácidas são mais perigosas, por liberarem cloro livre e ácido hipocloroso. Este, pouco ionizável, pode penetrar mais profundamente nas mucosas. Misturado com produtos contendo amônia, pode liberar cloramina, poderoso irritante de mucosas.

A ingestão de soluções de hipoclorito, um acidente infantil relativamente frequente, pode determinar dores na boca, esôfago e estômago, disfagia, sialorreia e, nos casos mais graves, confusão mental, delírio, coma, hipotensão arterial e choque. Pode ocorrer edema de glote. Esofagite ulcerativa e estenose cicatricial de esôfago já foram descritas.

Produtos clandestinos denominados "Cloro" podem apresentar alta concentração de hipoclorito de sódio ou cloro dissolvido, e podem ocasionar intoxicações mais graves.

Compostos à base de amônia

Produtos que contêm água de amônia ou dióxido de amônia encontram-se proibidos para uso domiciliar, mas ainda podem ser encontrados em composições clandestinas. São líquidos muito voláteis, que liberam gás amônia (NH3). Tanto o líquido como o gás são poderosos irritantes. O contato com a pele determina queimaduras intensas ou dermatite de contato. Inalação do gás ocasiona processos irritativos de vias aéreas superiores, pneumonite química e até edema agudo de pulmão. A ingestão produz sintomatologia característica da ingestão de álcalis. Absorção de doses elevadas, que é excepcional, pode determinar hipotonia, convulsões e coma. Os desinfetantes atuais apresentam compostos quaternários de amônio.

Produtos à base de óleo de pinho

O óleo de pinho é uma mistura de álcoois, hidrocarbonetos e éteres terpênicos. É encontrado em concentrações de até 40% nos produtos de limpeza genérica e até 80% quando é o componente principal de desinfetantes. Em grande número de produtos, o óleo de pinho está associado com outros compostos, como álcoois, derivados de petróleo, compostos fenólicos, surfactantes etc., o que torna a intoxicação mais complexa.

Quando o óleo de pinho é o ingrediente principal, pode-se observar após exposição excessiva, irritação da mucosa ocular, respiratória e/ou digestiva. Após ingestão podem ocorrer dor na boca, esôfago, estômago, disfagia, sialorreia e vômitos. Manifestações sistêmicas após absorção intensa incluem inicialmente irritabilidade, excitação, hiper-reflexia e, a seguir, depressão do sistema nervoso central e distúrbios respiratórios.

Compostos fenólicos

Constituem extenso grupo de substâncias utilizadas para os mais variados fins medicinais e industriais, como desinfetantes, germicidas, vermífugos, agrotóxicos, anestésicos e conservantes. Atualmente, são de uso restrito na desinfecção de pisos, esgotos e instalações sanitárias, mas podem estar presentes em produtos clandestinos.

Fenol, impropriamente chamado de ácido fênico ou carbólico, é uma substância sólida, esbranquiçada, aromática e solúvel em água. É incluído no mesmo grupo (fenóis monoídricos) o fenilfenol ou o ortofenilfenol. Cloro e bromofenóis também são usados como desinfetantes.

Entre as misturas fenólicas são comuns a creolina, mistura com 10% de cresóis, 46% de hidrocarbonetos e sabões, e o lisol, mistura com 50% de cresóis (orto, meta e para) e sabão de potassa emulsionado com óleo de linhaça.

As soluções fenólicas são fortemente irritantes. Em contato com a pele determinam lesões corrosivas e, a seguir, anestesia por destruição das terminações nervosas. A absorção pelos ferimentos da pele ou mesmo pela pele íntegra é considerada tão ou mais intensa que aquela por via digestiva.

Após ingestão, podem-se observar lesões cáusticas da boca, faringe, esôfago e estômago, com sintomatologia caracterizada por dores intensas, náuseas, vômitos, hematêmese e também por hipotensão arterial e choque.

As manifestações sistêmicas são de aparecimento rápido, mas podem ocorrer até 2 dias após a absorção. Os casos graves incluem intensa depressão do sistema nervoso central, distúrbios cardíacos e possível parada respiratória. Nos casos menos graves, após a sintomatologia local de irritação, observam-se hiperexcitabilidade inicial, cefaleia, paralisias, tremores, convulsões e coma. Distúrbios respiratórios e renais são frequentes e a urina assume uma coloração escura.

Fenol e derivados são tóxicos protoplasmáticos, apresentando a propriedade de combinar-se com proteínas teciduais.

Formaldeído

Apresenta-se em temperatura ambiente como um gás de odor pungente e irritante. Formol é a solução aquosa de formaldeído, usualmente a 35%, na qual é adicionado metanol para evitar polimerização.

A exposição aos vapores determina intensa irritação das vias aéreas superiores, irritação ocular e cefaleia. Podem ocorrer reações alérgicas como asma brônquica e dermatites. Contato direto com a pele determina irritação, dermatite, descoloração e necrose.

A ingestão pode ocasionar vômitos sanguinolentos, dores abdominais, disfagia, diarreia, sialorreia e também distúrbios respiratórios e lesões renais. Acidose metabólica é consequente à conversão do formaldeído em ácido fórmico. Nos casos graves, podem ocorrer coma, hipotensão arterial e insuficiência renal aguda.

Intoxicações por agentes de limpeza

Considerando suas finalidades bastante variadas, e que as formulações incluem um número grande e diversificado de ingredientes ativos, bem como de solventes ou veículos, serão estudados apenas os produtos cáusticos/corrosivos de acordo com a RDC n. 32, junho de 2013 – Anvisa, não apenas por apresentarem significativo potencial de risco, como por seu largo uso domiciliar.

Ácidos

Entre os produtos domésticos que costumam apresentar concentrações elevadas de substâncias ácidas, alguns são descritos no Quadro 22.1.

Quadro 22.1 Produtos de uso doméstico que apresentam concentrações elevadas de substâncias ácidas.

Produtos	Ingredientes ativos
Produtos para higiene de piscinas	Hipoclorito de cálcio ou de sódio
Limpadores de pedras	Ácido sulfônico, clorídrico, fluorídrico, fosfórico
Tira manchas	Ácidos fosfórico, oxálico

Fonte: Desenvolvido pela autoria.

Os ácidos produzem necrose por coagulação. O coágulo formado diminui a probabilidade de aprofundamento da lesão. Após ingestão ocorre dor intensa com espasmo reflexo da glote. A dor é referida na boca, garganta, região retroesternal e estômago. É seguida por vômitos com sangue precipitado e restos de mucosa ("borra de café"). Lesões esofágicas são moderadas, pois o trânsito é relativamente rápido. No estômago, as lesões costumam ser distais.

Ultrapassada a fase inicial, o aparecimento de febre pode indicar mediastinite ou peritonite. Após aparente recuperação, é possível o aparecimento de estenose cicatricial do esôfago em intervalos de dias a meses.

Inalação de fumos e vapores produz intensa irritação respiratória com tosse, dispneia, aumento das secreções brônquicas e, algum tempo depois, edema pulmonar. Os distúrbios podem se associar com cefaleia, tontura, fraqueza e hipotensão arterial. O contato com a pele determina queimaduras extremamente dolorosas.

Álcalis

Entre os produtos de uso doméstico que costumam apresentar concentrações elevadas de substâncias alcalinas, alguns estão descritos no Quadro 22.2.

Quadro 22.2 Produtos de uso doméstico que apresentam concentrações elevadas de substâncias alcalinas.

Produtos	Ingredientes ativos
Desentupidores	Hidróxido de sódio ou de potássio
Detergentes de máquina de lavar	Tripolifosfato de sódio, metassilicato de sódio, carbonato de sódio, silicato de sódio
Limpadores de fornos	Hidróxido de sódio
Soluções de limpeza	Carbonatos, silicatos

Fonte: Desenvolvido pela autoria.

Álcalis produzem necrose de liquefação, saponificando os lipídios e solubilizando as proteínas, favorecendo o aprofundamento das lesões, ao contrário do que acontece com os ácidos.

Após a ingestão aparece dor intensa, com espasmo reflexo da glote. A dor é referida na boca, garganta, região retroesternal e estômago. Em virtude da destruição das terminações nervosas, pode não haver relação entre a dor referida e o local da lesão.

A lesão química apresenta uma característica pseudomembrana de coloração cinza. Presença de lesões na boca indica comprometimento esofágico na maioria dos casos. Ingestão de produtos líquidos pode produzir lesões esofágicas sem lesão da boca ou da faringe.

Edema e inflamação da boca, língua, faringe posterior e laringe diminuem o calibre das vias aéreas, facilitando o aparecimento de complicações pulmonares.

Aparecimento de febre, dor retroesternal e abdominal é indicativo de possível perfuração esofágica com mediastinite. Esofagoscopia é exame indispensável em todos os pacientes que apresentam lesão de boca ou sintomatologia sugestiva, e deve ser realizada nas primeiras 48 horas. Estenose cicatricial do esôfago é a sequela mais comum.

Inalação de fumos e vapores produz intensa irritação respiratória, com tosse, dispneia, aumento das secreções brônquicas e até edema agudo pulmonar. Manifestações sistêmicas podem estar associadas, incluindo cefaleia, tontura, fraqueza e hipotensão arterial. A entrada na traqueia geralmente determina morte imediata por sufocação.

O contato com a pele produz queimadura muito dolorosa, há um edema inicial com formação de vesículas, ocorrendo, a seguir, necrose de liquefação. A cicatrização é por segunda intenção, isto é, ocorre através de um processo lento iniciando-se pela formação de tecido granular na parte mais profunda da ferida e finalizando com a reconstituição da epiderme. Todo o processo pode levar de dias a meses de acordo com a extensão e profundidade da lesão.

Intoxicações por inseticidas domésticos

Inseticidas para uso doméstico e para plantas cultivadas em vasos ou jardins residenciais devem, de acordo com a legislação sanitária, ter ingredientes ativos ou formulações que apresentem potencial de risco relativamente baixo para o homem. Atualmente o principal grupo químico utilizado para essas finalidades é o do píretro e piretroides, mas ainda podem ser encontrados produtos contendo substâncias do grupo dos organofosforados e carbamatos. Orientações relacionadas ao risco no uso de inseticidas ilegais ou clandestinos podem ser encontradas na Cartilha de Orientações para os Consumidores de Saneantes (Anvisa).

Píretro e piretroides

Píretros são preparados extraídos de algumas espécies de plantas da família *Asteraceae* antigamente conhecida como família *Compositae*. Seus extratos purificados, chamados comercialmente de piretrinas, são misturas de princípios ativos mais ou menos puros.

Piretroides são compostos sintéticos desenvolvidos particularmente a partir da piretrina natural. Entre seus ingredientes ativos, largamente utilizados como inseticidas domésticos, podem ser citados: aletrina, cipermetrina, deltametrina, resmetrina e bioresmetrina.

Os principais efeitos lesivos descritos, após exposição a esse grupo químico, são as reações alérgicas de frequência e intensidade variáveis conforme o princípio ativo. Foram relatadas dermatites de contato, com eritema, vesículas ou bolhas, bem como espirros, secreção nasal sérica, obstrução nasal e broncoespasmo. Também são possíveis reações anafiláticas graves.

Após absorção por via respiratória ou ingestão, podem ocorrer manifestações sistêmicas, principalmente neurológicas, incluindo hiperexcitabilidade, cefaleia, tontura, hiper-reflexia, distúrbios do equilíbrio e, algumas vezes, paresias. Este grupo de inseticidas é também utilizado nos aparelhos elétricos, em geral repelentes de insetos, bem como em medicamentos para pediculose e produtos para a higiene de animais domésticos.

Compostos organofosforados

Entre os organofosforados de uso domiciliar ou peridomiciliar permitidos têm-se: bromofós, DDVP ou diclorvos, fenitrotion, malation, temefós e triclorfon.

Compostos organofosforados são agentes colinérgicos indiretos. Inibem a colinesterase, impedindo a inativação da acetilcolina. Consequentemente, esta atua de modo mais intenso e prolongado nas sinapses colinérgicas. Na presença de fosfatos orgânicos, a colinesterase se fosforila, fixa o átomo de fósforo no seu centro esterásico e hidrolisa o éster fosfórico.

Existem 2 tipos de colinesterase: a verdadeira ou eritrocitária encontrada no tecido nervoso de todos os animais e nos eritrócitos da maioria, e a pseudocolinesterase ou colinesterase plasmática, encontrada em pequena quantidade no tecido nervoso de todos os animais e em maior quantidade no plasma da maioria. Ambos possuem centros ativos e são inibidos pelos fosforados.

O acúmulo de acetilcolina produz um quadro clínico que esquematicamente compreende 3 grupos de sinais e sintomas:

1. Síndrome muscarínica, que inclui: distúrbios cardiocirculatórios (diminuição da contratilidade cardíaca, bradicardia e hipotensão arterial); distúrbios gastrointestinais (aumento dos movimentos peristálticos e do tônus intestinal, aumento das secreções digestivas, diarreia, vômitos e cólicas abdominais); distúrbios das glândulas exócrinas (sudorese, sialorreia e lacrimejamento) e outros distúrbios, como miose bilateral, broncoconstrição e hipersecreção brônquica.
2. Síndrome nicotínica: tremores da língua, lábios, olhos e pálpebras; espasmos e tremores da musculatura esquelética; flacidez e paralisia muscular, espasmos, fibrilações e fasciculações musculares.
3. Síndrome do sistema nervoso central: cefaleia, inquietude, insônia, tremores, ataxia, confusão mental, convulsões e coma.

A determinação da atividade da colinesterase é considerada importante exame laboratorial para confirmação do diagnóstico. Seus resultados devem ser interpretados com cautela em virtude dos numerosos fatores influenciadores.

Neurotoxicidade tardia e síndrome neurotóxica intermediária não foram relatadas, até o momento, com o uso domiciliar dos fosforados permitidos.

Carbamatos

Carbamatos são ésteres do ácido carbâmico. Entre os ingredientes, cujo uso domiciliar ou peridomiciliar é permitido, citam-se: carbaril, dioxacarb e propoxur.

Assim como os fosforados, os carbamatos são inibidores da colinesterase. A inibição que produzem não costuma ser reversível e é de duração relativamente curta. A sintomatologia tóxica é semelhante à descrita com os fosforados, mas geralmente são menos intensos os distúrbios do sistema nervoso central e a síndrome nicotínica.

A determinação da atividade da colinesterase deve ser interpretada com maior cautela, pois a inibição da enzima é, de um modo geral, rapidamente reversível. O encontro de uma atividade normal, por si só, não exclui o diagnóstico.

Intoxicações por raticidas domésticos

Os raticidas podem ser classificados em 2 grupos:

1. Raticidas legais ou de dose múltipla que atuam após ingestão continuada durante vários dias. Seu potencial de risco para o homem é menor e, por essa razão, são padronizados para uso em residências. Seus compostos ativos são cumarínicos ou super varfarinas.
2. Raticidas ilegais ou de dose única. Princípios ativos como o fluoroacetato de sódio e a estricnina têm toxicidade elevada para roedores e homem, sendo proibido seu uso domiciliar. No início da década de 1990 surgiu no mercado clandestino um raticida denominado Chumbinho, e as várias análises realizadas para determinar seu princípio ativo mostraram a presença de inseticidas do grupo dos carbamatos. Nos anos seguintes as intoxicações por Chumbinho tornaram-se um problema de saúde pública em função de sua grande incidência, gravidade dos casos e número de óbitos. Ainda hoje, existem produtos sendo comercializados com a mesma denominação contendo os mais diversos princípios ativos com toxicidades variáveis. Outros raticidas ilegais como norbormida e Cila vermelha são tóxicos seletivos para roedores. Apesar de permitidos, seu uso domiciliar é relativamente pequeno. Orientações relacionadas ao risco no uso de raticidas ilegais ou clandestinos podem ser encontradas na Cartilha de Orientações para os Consumidores de Saneantes (Anvisa).

Pela legislação, os raticidas para uso domiciliar são usados geralmente sob a forma de iscas. Os derivados da cumarina são: cumacloro, cumafeno, cumafuril, cumatetralil e brodifacum, e derivados da indandiona, a clorfacinona, difacinona e pindona.

Sua ação tóxica é consequente à alteração dos mecanismos de coagulação sanguínea, por interferirem na síntese hepática da protrombina e dos fatores VII, IX e X. Aumentam também a fragilidade capilar. As manifestações hemorrágicas somente são observadas após ingestão de doses muito grandes (tentativas de suicídio) ou após ingestão continuada durante vários dias. Incluem hemorragia nasal e gástrica, hematúria, enterorragia, petéquias e, ocasionalmente, equimoses cutâneas.

Intoxicações por repelentes domésticos

A naftalina é o mais antigo repelente e um dos principais pelo seu largo uso domiciliar e por sua importância toxicológica.

Naftalina ou naftaleno é um sólido de cor branca, odor característico, que pode ser moldado de várias formas. As bolas geralmente utilizadas na proteção de roupas são constituídas por naftaleno ou por naftaleno e paradiclorobenzeno.

A ingestão de pequenas quantidades não determina manifestações tóxicas ou apenas produz náuseas, vômitos e cólicas abdominais, a não ser que o paciente apresente deficiência em glicose-6-fosfato desidrogenase (G-6-PD).

Doses maiores podem produzir, além dos distúrbios gastrointestinais, alterações neurológicas caracterizadas por depressão do sistema nervoso central, bem como abalos musculares e convulsões.

Após intervalo de tempo variável podem ocorrer as alterações sanguíneas: anemia hemolítica e/ou metemoglobinemia, particularmente em deficientes de G-6-PD. Insuficiência renal aguda é uma complicação possível.

O extrato de citronela, *Cymbopogon nardus* (L.) Rendle, bem como vários outros extratos vegetais têm sido utilizados como repelentes naturais. A aplicação de óleos concentrados pode gerar irritação e dermatite de contato. A inalação pode ocasionar crises alérgicas.

INTOXICAÇÕES POR COMBUSTÍVEIS DE USO DOMICILIAR

Nos centros urbanos, o combustível mais comum é o gás que alimenta a chama dos fogões. Nas regiões periféricas e rurais ainda encontramos o uso de outros combustíveis para a alimentação de lampiões. Há casos em que a gasolina e álcool automotivo estocados em residências foram os responsáveis por intoxicações, principalmente por estarem armazenados em garrafas pets.

Gás de cozinha

O gás de cozinha em geral é distribuído na forma liquefeita, sob pressão, em botijões. O nome técnico é gás liquefeito de petróleo e é constituído por propano e butano, derivados de petróleo de baixo peso molecular. Sua composição inicial é inodora, mas por motivos de segurança são adicionados compostos a base de enxofre para que vazamentos possam ser identificados.

Nos centros urbanos existe a distribuição de gás encanado. Este produto é semelhante ao gás natural utilizado como combustível automotivo e seu principal componente é o metano, hidrocarboneto encontrado em bolsões de gás e liberado pela decomposição de material orgânico.

Quando o gás vaza, acumula-se na parte inferior do ambiente, por ser mais pesado que o ar. Caso não haja ventilação o gás se expande até substituir o ar presente no local, deslocando o oxigênio. Além do risco de explosão, pode ocorrer a inalação ocasionando quadros de intoxicação. Nos casos de intoxicação leve os sintomas são náuseas, vômitos e dor de cabeça. As intoxicações graves apresentam perda dos sentidos, arritmias, isquemia miocárdica, edema pulmonar, convulsões e óbito.

Querosene

O querosene é composto por uma mistura de hidrocarbonetos alifáticos e aromáticos, com cadeia carbônica entre 9 e 16 átomos de carbono. Essa mistura corresponde à faixa extraída do petróleo entre a gasolina e o diesel. Os principais casos de intoxicação ocorrem após a ingestão. A ação irritante local pode resultar em náuseas e vômitos tendo como consequência a broncoaspiração. Mesmo os vapores que sobem pelo aparelho digestivo podem provocar pneumonite química caracterizada por febre, tosse, dispneia, hiperemia, hemorragia interalveolar e depósito de fibrina nos alvéolos, com diagnóstico radiológico pela presença de áreas de condensação de dimensões e localização variada. Nos casos graves pode ocorrer ação sistêmica com depressão do sistema nervoso central, inicialmente com tontura, prostração e sonolência, podendo evoluir para convulsões. Nos casos de inalação, o risco de depressão do sistema nervoso central é menor predominando os sintomas pulmonares.

INTOXICAÇÃO POR PRODUTOS DE BRICOLAGEM

Produtos de bricolagem abrangem grande variedade de produtos e substâncias, usados em pequenos reparos realizados no domicílio e nas atividades de lazer dos moradores. A identificação dos principais produtos deste grupo, responsáveis pelas intoxicações encontra-se prejudicada pela indisponibilidade de dados. Assim, são abordados neste capítulo alguns produtos mais frequentes nos domicílios e que apresentam risco de intoxicações.

Tintas

Existem tintas com vários tipos de componentes, e podem ser classificadas em 2 grandes grupos: as solúveis em água e as solúveis em solventes orgânicos.

As tintas solúveis em água geralmente apresentam baixo risco de intoxicação seja por via respiratória, cutânea ou por ingestão. O principal efeito é irritante local, podendo ocasionar lesões leves na mucosa ocular, dermatites e irritações na pele, náuseas e vômitos quando ingeridas.

As tintas solúveis em solventes orgânicos apresentam um potencial de risco maior em função de os solventes serem voláteis e que podem resultar na depressão respiratória por inalação. Os solventes utilizados na composição das tintas podem abranger derivados de petróleo, óleos vegetais e minerais, mas nas residências é comum encontrarem-se tíner e aguarrás, utilizados na remoção da tinta residual de utensílios e superfícies. Por serem constituídos por misturas de derivados de petróleo, álcoois e cetonas, são altamente irritantes cutâneos, pois destroem a camada de gordura que reveste a pele. Casos em que crianças apresentam áreas cobertas por tinta podem ocasionar tosse, dispneia e broncoespasmo. A retirada do produto **não** deve ser feita com solventes orgânicos, pois agrava a exposição respiratória, além de contaminar o ambiente e os profissionais de saúde. A utilização de óleos de origem vegetal é a opção de menor risco para o paciente e a equipe de saúde, pois são capazes de dissolver esse tipo de tinta.

Com relação aos pigmentos, vários metais podem ser utilizados em sua composição para a obtenção da cor desejada. De acordo com o Inmetro, as tintas não podem apresentar chumbo acima do limite estabelecido pela legislação. O mesmo se aplica a presença de benzeno, tolueno e xilenos.

Cal, cimento e gesso

A cal é uma substância a base de óxido de cálcio, utilizada desde a antiguidade como água de cal para pintar ou "caiar" paredes e troncos de vegetais ou madeiras. Na forma de pó chegou a ser utilizada como arma de guerra. É normalmente comercializada na forma de pó fino, mas pode ser encontrada dissolvida em água na forma de cal hidratada, que possui característica cáustica por seu pH elevado.

O cimento é um produto constituído principalmente de silicato de cálcio. De acordo com a finalidade de uso são adicionadas substâncias como argila, gesso, sais de ferro etc., que alteram a velocidade de secagem e aglomeração. Encontra-se na forma de pó finamente pulverizado e possui característica cáustica.

O gesso é composto de sulfato de cálcio di-hidratado ou hemidratado, encontrado na forma de pó fino, em geral, de coloração branca e característica cáustica. É utilizado há mais de 8.000 anos na confecção de estátuas, paredes, tetos e rebocos na construção em geral.

Quando adicionados à água, tanto a cal quanto o cimento e o gesso reagem liberando calor, podendo causar queimaduras. O contato na forma de pó ocasiona dermatites e irritações locais. Quando ocorre a exposição respiratória ao pó, as partículas maiores são retidas na mucosa das vias aéreas superiores causando dor e irritação. Partículas menores podem atingir os alvéolos, desencadeando dispneia e broncoespasmo, associados ou não a resposta alérgica.

INTOXICAÇÕES POR MATERIAL ESCOLAR E DE ESCRITÓRIO

Os materiais de uso escolar ou de escritório, em geral não devem oferecer risco de intoxicação significante. De acordo com a NBR n. 15236 de 2020 e a Emenda n. 1 de 2020, da Associação Brasileira de Normas Técnicas, todo material utilizado por indivíduos menores de 14 anos devem conter em seu rótulo dizeres específicos com relação ao risco oferecido a cada faixa etária e isso se aplica a produtos nacionais e importados, sendo o importador o responsável pelo cumprimento da lei, sendo que nela encontram-se a lista de substâncias e suas concentrações permitidas.

A partir da publicação da emenda, as massas de modelar passaram a ser considerados brinquedos e não mais material escolar. De acordo com o Centro de Controle de Intoxicações de São Paulo (CCIPMSP), a toxicidade desses produtos é baixa, porém, em alguns casos podem apresentar náuseas e vômitos, sendo a maioria assintomática. O contato dérmico e ocular pode provocar irritações locais. O risco maior de intoxicações ocorre com produtos contrabandeados ou de entrada ilegal no país que podem conter metais tóxicos em concentrações maiores que as permitidas no país.

INTOXICAÇÕES POR BRINQUEDOS

As intoxicações por brinquedos estão relacionadas com a presença de elementos químicos como antimônio, arsênio, bário, cádmio, cromo, chumbo, mercúrio e selênio, presentes na composição do plástico e das partes coloridas. A principal faixa etária envolvida é a de 0 a 4 anos pelo fato de as crianças explorarem o mundo através da boca. Desde 1998 com a publicação da Portaria 177 do Inmetro, existem normas brasileiras em conformidade com o Mercosul e com normas internacionais de segurança aplicada a brinquedos. A mais recente é a Portaria n. 217, de 18 de junho de 2020 que atualiza os critérios para a presença de substâncias químicas e seu nível de tolerância, além de estipular que todo brinquedo produzido ou comercializado no país deve obedecer aos critérios estabelecidos, e determina os prazos para adequação a normatização. A fiscalização dos brinquedos ocorre em 2 fases: a primeira são os testes e avaliações realizados antes da introdução do brinquedo no mercado, a segunda são os testes e avaliações de conformidade realizados em brinquedos que já se encontram no mercado para atestar a manutenção da conformidade. Quando aprovados, os brinquedos recebem o Selo de Identificação de Conformidade do Inmetro. Os brinquedos importados são testados e avaliados e quando em conformidade com a Legislação recebem o selo. De acordo com o Inmetro, cerca de 8,5 milhões de brinquedos são fiscalizados por ano, sendo que 0,8% dos brinquedos comercializados não apresenta o selo de qualidade, e representa risco à população infantil. A presença de brinquedos contrabandeados e cópias de baixa qualidade também podem oferecer riscos de intoxicação.

Os distúrbios gastrointestinais são os principais sintomas associados a essas intoxicações, principalmente por brinquedos que apresentam líquidos em seu interior. Componentes de experimentos químicos para crianças devem apresentar a composição e a concentração dos elementos presentes e a orientação no caso de intoxicação.

BIBLIOGRAFIA

ABRACIT – Associação Brasileira de Centros de Informação e Assistência Toxicológica e Toxicologistas Clínicos. Disponível em: <http://abracit.org.br/wp/> Acesso em: 20 ago. 2020.

ANVISA – Agência Nacional de Vigilância Sanitária. *Cartilha: Orientações para os Consumidores de Saneantes,* 2012. Disponível em: <https://www.gov.br/anvisa/pt-br>. Acesso em: 20 ago. 2020.

ANVISA. RDC n. 40, de 5 de junho de 2008, RDC n. 14, de 28 de fevereiro de 2007, RDC n. 34, de 16 de agosto de 2010, RDC n. 59, de 17 de dezembro de 2010, RDC n. 32, de 27 de junho de 2013, RDC n. 3, de 27 de janeiro de 2014, RDC n. 110, de 6 de setembro de 2016. Disponíveis em: <http://portal.anvisa.gov.br>. Acesso em: 21 ago. 2020.

BUENO, V.S.; ANDRADE, C.F.S. *Avaliação preliminar de óleos essenciais de plantas como repelentes para Aedes albopictus (Skuse, 1894) (Diptera: Culicidae)* Disponível em: <https://www.scielo.br/pdf/rbpm/v12n2/v12n2a14.pdf> Acesso em 10 set. 2020.

Domingues, P.F. *Desinfecção e Desinfetantes.* Disciplina de Zootécnica Faculdade de Medicina Veterinária e Zootecnia. UNESP – Botucatu. Disponível em: <https://docplayer.com.br/7369001-Desinfeccao-e-desinfetantes.html>. Acesso em: 21 ago. 2020.

ELLENHORN, M.J.; BARCELOUX, D.J. *Medical Toxicology.* New York: Elsevier, 1988.

GANDOLFI, E. *O desafio da informação em Toxicovigilância.* TOXINFORME Informativo do Núcleo de Toxicovigilância. SETOX n. 02, dezembro 2016. Disponível em: <http://www.cvs.saude.sp.gov.br/up/Toxinforme%20Ano%202,%20n%C2%BA%2001.%202016%20dezembro.pdf> Acesso em: 21 ago. 2020.

GANDOLFI, E.; HASHIMOTO, A.H. *INTOXICAÇÃO – Orientações para notificação no SINAN.* Caderno de Toxicovigilância Vol. II, Governo do Estado de São Paulo. Centro de Vigilância Sanitária. Núcleo de Toxicovigilância.2016. Disponível em: <http://www.cvs.saude.sp.gov.br/zip/Cad_Toxico_II-notifica%C3%A7%C3%A3o_SINAN.pdf>. Acesso em: 12 set. 2020.

HERNANDEZ, E.M.M.; RODRIGUES, R.M.R; TORRES, T.M. *Manual de Toxicologia Clínica: Orientações para assistência e vigilância das intoxicações agudas.* 2017. Disponível em: <https://www.prefeitura.sp.gov.br/ cidade/secretarias/upload/saude/arquivos/manual_toxicologia_clinica-covisa-2017.pdf> Acesso em: 12 set. 2020.

INMETRO - Instituto Nacional de Metrologia, Qualidade e Tecnologia. Portaria n.177, de 30 de novembro de 1998, Portaria n. 481, de 07 de dezembro de 2010, Portaria n. 529, de 16 de outubro de 2015, Portaria n. 217, de 18 de junho de 2020. Disponíveis em: <http://www.inmetro.gov.br> Acesso em 30 ago 2020.

MCKELVEY, W. et al. *Early Reports from an Urban Pesticide Tracking System.* New York: Department of Health and Mental Hygiene, 2005.

MINISTÉRIO DA SAÚDE. Gabinete do Ministro. *Portaria n. 104, de 25 de janeiro de 2011.* Disponível em: <http://bvsms.saude.gov.br/bvs/saudelegis/gm/2011/prt0104_25_01_2011.html>. Acesso em: 21 ago. 2020.

MINISTÉRIO DA SAÚDE. Secretaria de Vigilância em Saúde. *Guia de vigilância em saúde.* 3.ed., Brasília, vol. Único, 2019. Disponível em: <https://portalarquivos2.saude.gov.br/images/pdf/2019/junho/25/guia-vigilancia-saude-volume-unico-3ed.pdf> Acesso em: 21 ago. 2020.

Programa MUNICIPAL DE PREVENÇÃO E CONTROLE DE INTOXICAÇÕES (pmpci/ccd/covisa/pmsp). *Intoxicações - Manual de Vigilância 2012.* Disponível em: <https://www.prefeitura.sp.gov.br/cidade/secretarias/upload/chamadas/manual_pmpci_1348855965.pdf>. Acesso em 12 set. 2020.

SCHVARTSMAN, S. *Intoxicações Agudas.* 4.ed., São Paulo: Sarvier, 1991.

SCHVARTSMAN, S. *Produtos Químicos de Uso Domiciliar.* 2.ed., São Paulo: Sarvier, 1988.

SINAN - Sistema de Informação de Agravos de Notificação. Disponível em: <http://portalsinan.saude.gov.br/> Acesso em: 20 ago. 2020.

SINAN - Sistema de Informação de Agravos de Notificação. *Intoxicação Exógena.* Disponível em: <https://portalsinan.saude.gov.br/intoxicacao-exogena>. Acesso em: 21 ago. 2020.

SINITOX - Sistema Nacional de Informação Toxicofarmacológica. Disponível em: <https://sinitox.icict.fiocruz.br/dados-nacionais>. Acesso em: 20 ago. 2020.

SINITOX. *Estatística Anual dos Casos de Intoxicações e Envenenamentos.* Brasil, 1999. Rio de Janeiro: FIOCRUZ/CICT, 2000.

WATSON, W.A. et al. *2004 Annual Report of the American Association of Poison Control Centers Toxic Exposure Surveillance System.* New York: Elsevier, 2005.

WHO. *Environmental Health Criteria 63. Organophosphorus Insecticides.* Geneva: WHO, 1986.

WHO. *Environmental Health Criteria 64. Carbamate Insecticides.* Geneva: WHO, 1986.

23

Plantas Ornamentais e Medicinais

Sônia Aparecida Dantas Barcia
*Samuel Schvartsman**

CONTEÚDO DESTE CAPÍTULO

INTRODUÇÃO

Existem numerosas espécies vegetais tóxicas. A toxicidade dos vegetais é variada, incluindo desde vegetais que podem provocar intoxicação cianídrica (*Manihot* sp.) até plantas alucinógenas (*Ipomea* sp.). As intoxicações podem ocorrer pela ingestão acidental da planta ou de partes, podendo ocorrer pelo hábito alimentar, pelo uso medicinal ou até mesmo pela exposição ocupacional.

De acordo com Diaz (2016), a *American Association of Poison Control Centers* (AAPCC) apresenta 8% das suas notificações anuais relacionada com a ingestão de plantas. De acordo com dados do Centro de Controle de Intoxicações da Prefeitura do Município de São Paulo (CCI/PMSP), até 2010, as intoxicações por plantas foram responsáveis por aproximadamente 1,5% dos atendimentos realizados. Apesar de não haver dados recentes, o risco de intoxicações agudas e crônicas por plantas aumentou, em função do estímulo dos meios de comunicação em relação ao uso de plantas medicinais, de plantas não convencionais como alimentos e da adaptação de espécies estrangeiras e nativas como ornamentais.

Pela experiência no CCI/PMSP e de acordo com Diaz, o diagnóstico da intoxicação por plantas é difícil de ser realizado, por muitas vezes não apresentar inicialmente um quadro clínico específico, pela dificuldade na identificação da planta quando é citado o nome popular e pelo fato de a própria população não conhecer as espécies tóxicas e o risco que as plantas utilizadas como alimentos não convencionais e medicinais oferecem, tanto na exposição aguda como na exposição crônica.

O tratamento em geral é sintomático, mas o uso de carvão ativado, laxantes e a terapia com antídotos podem ser indicados em casos graves e específicos. É importante ter sempre disponível o telefone do Centro de Informação e Assistência Toxicologia (CIAT) mais próximo, pois ele pode auxiliar na identificação da planta por conhecer as que oferecem risco na região e indicar o tratamento mais adequado ao caso.

Assim, neste capítulo serão destacados os riscos com o uso das plantas medicinais, o risco com o uso de plantas não convencionais como alimentos e as principais intoxicações por plantas ornamentais.

* *In memoriam.*

RISCO DE INTOXICAÇÃO POR PLANTAS MEDICINAIS

O uso de plantas com a finalidade terapêutica tem sido muito estimulado nos últimos anos através dos vários meios de comunicação. Revistas, reportagens, sites e aplicativos se multiplicam a cada dia e muitos não apresentam dados confiáveis, pois citam apenas nomes populares e, às vezes, o nome não corresponde ao vegetal da imagem.

As intoxicações por plantas medicinais podem ocorrer em função de:

Identificação errônea da espécie vegetal Existem várias espécies vegetais que apresentam o mesmo nome popular, como o boldo, a erva cidreira e a erva-de-são-joão. A troca da espécie correta por outra implica em não se obter o efeito terapêutico, bem como a apresentação de efeitos adversos e tóxicos. Deve-se buscar sempre dados sobre o material vegetal por seu nome científico.

Compra de matéria vegetal incorreta Vários fornecedores disponibilizam matérias primas vegetais sem a identificação da espécie e/ou profissional responsável. Um vendedor sem compromisso com o comprador pode vender o mesmo material como ervas diferentes. O material seco e esfarelado não permite a correlação com a espécie vegetal, muitas vezes sendo necessária análise microscópica e comparativa com dados contidos na Farmacopeia Brasileira ou outras referências internacionais. Deve-se procurar sempre produtos com etiqueta de identificação contendo o nome científico da planta, bem como do profissional responsável com a identificação do seu número de inscrição no Conselho Regional.

Presença de contaminantes do solo e do ar incorporados à planta As substâncias com ação medicinal (princípios ativos) são produzidas pelas espécies vegetais de acordo com os nutrientes disponíveis no solo, assim, se o solo for rico em metais pesados, estes podem estar presentes em quantidade inadequada no material vegetal, podendo o uso crônico resultar em intoxicações ou no aparecimento de efeitos adversos ligados à exposição ao metal e não às substâncias que realmente compõem o vegetal. O mesmo pode ocorrer também com agrotóxicos e outros poluentes ambientais.

Alterações na quantidade do princípio ativo terapêutico/tóxico A produção dos princípios ativos está relacionada com a quantidade de água (umidade), altitude, horas de iluminação, estação do ano, tipo de solo e fase de crescimento do vegetal. De acordo com esses fatores, uma planta cultivada em local úmido como litoral terá composição diferente da mesma espécie cultivada em região serrana, de modo que uma pode apresentar efeito terapêutico e a outra pode não apresentar efeito terapêutico e apresentar efeito tóxico.

Preparo incorreto da forma farmacêutica a ser utilizada Os princípios ativos podem estar distribuídos em todas as partes do vegetal ou podem estar concentrados em uma determinada parte. Por exemplo, a *Achillea millefolium* L., conhecida como "novalgina", apresenta o princípio ativo terapêutico concentrado nas flores, mas muitos utilizam as folhas, erroneamente. Assim, o chá poderá ou não conter a ação terapêutica desejada. Outro caso ocorre com as preparações caseiras de tinturas, como no caso das plantas conhecidas popularmente como arnica, onde não existe uma quantidade de material vegetal definida. O uso tópico dessas tinturas não apresenta grande risco, porém nunca devem ser utilizadas por via oral.

Erro na dose administrada Nos preparados industrializados, a quantidade do princípio ativo encontra-se padronizada, mas no uso de material vegetal muitas vezes essa quantidade não é conhecida. Quando se trata do uso do vegetal fresco a quantidade utilizada para o preparo de um chá ou xarope pode variar muito de pessoa para pessoa, da mesma maneira a quantidade do preparado ingerido por dose como o número de doses por dia utilizado. Por exemplo, a *Brugmansia suaveolens* (Humb. & Bonpl. ex Willd.) Bercht. & C. Presl, conhecida como saia branca, tem a administração do chá indicada nas gripes e resfriados pela ação vasoconstrictora dos alcaloides tropânicos presentes, mas se a quantidade de folhas utilizada for maior do que a correta, o indivíduo poderá apresentar alucinações e outros efeitos anticolinérgicos indesejáveis.

Interação medicamentosa Pacientes que não consideram o uso de plantas medicinais como um tratamento importante, podem omitir ou fornecer informações incorretas a seu médico, o que pode ocasionar mudanças errôneas na terapêutica. É comum, em pacientes idosos, por exemplo, o uso de plantas medicinais concomitantes ao uso de medicamentos para o controle da pressão e da glicemia, mas muitas vezes eles não relatam a seus médicos o uso dessas plantas, por julgarem desnecessário. Salienta-se ainda que as plantas medicinais podem interferir na metabolização de vários medicamentos, alterando o nível sérico para mais ou para menos, o que pode resultar, em alguns casos, na intoxicação medicamentosa.

RISCO DE INTOXICAÇÃO POR PLANTAS ALIMENTÍCIAS NÃO CONVENCIONAIS (PANC)

As PANC são espécies vegetais que apresentam uso alimentício regionalizado. Algumas são consideradas ervas daninhas ou invasoras e por muitos anos seu valor nutricional foi negligenciado. Esse termo vem ganhando força desde 2008 após a divulgação de um documentário promovido pela Companhia Nacional de Abastecimento (CONAB) e o pelo Programa das Nações Unidas para Desenvolvimento (PNUD) onde profissionais ligados à área de nutrição, agronomia e biologia reportaram sobre várias espécies que apresentam alto valor nutricional e são pouco conhecidas e utilizadas.

De acordo com Kinupp & Lorenzi, existem mais de 6 mil espécies que podem ser utilizadas como alimentos e são pouco conhecidas. Destas, 350 fazem parte do livro *Plantas Alimentícias não Convencionais no Brasil*, publicado pelo Instituto Plantarum de Estudos da Flora Ltda. A população nem sempre tem acesso a informações de qualidade, mas o modismo, a busca por alimentos alternativos com o apoio das correntes vegetarianas e veganas expandiram as informações disponíveis pelas mídias, sendo que muitas delas não apresentam informações confiáveis e podem ocasionar risco de intoxicações.

Da mesma maneira que para as plantas medicinais, a informação que veicula apenas o nome popular pode ocasionar graves trocas em relação ao material vegetal verdadeiro, assim como a quantidade utilizada e a maneira de preparo como alimento. É de conhecimento público que a mandioca pode resultar em intoxicação, assim como a ingestão excessiva de feijão é contraindicada em função da presença de substâncias tóxicas. O uso do confrei, *Symphytum officinale* L., como salada, chá, em sopas e refogados, foi proibido na década de 1990, podendo ser utilizado somente em formulação homeopática ou para uso tópico em função de sua propriedade hepatotóxica e carcinogênica com o uso crônico.

TOXICIDADE DAS PLANTAS

A toxicidade das plantas ou vegetais podem ser classificadas didaticamente de várias maneiras: pelo grupo químico dos princípios ativos tóxicos, pela ação tóxica, por síndromes tóxicas (Toxidromes) ou ainda de uma maneira mista (ação tóxica e grupos químicos a elas associados).

Plantas que produzem distúrbios locais

Nesse grupo são abordadas plantas que contêm substâncias com características físico-químicas capazes de agir diretamente sobre pele e mucosas, sendo baixo o risco de efeitos sistêmicos.

Plantas irritantes de pele/mucosa

Plantas que contêm oxalato de cálcio Todas as plantas da família Araceae podem gerar irritações. São exemplos de plantas ornamentais:

Dieffenbacchia picta Schott e *D. seguine* Schott. Nomes populares: aningá-do-Pará, comigo-ninguém-pode. Apresentam folhas vistosas, oblongas, pecioladas, verde-escuras com manchas esbranquiçadas de vários aspectos.

Caladium bicolor (Ait) Venten. Nome popular: tinhorão. Apresenta folhas vistosas, sagitiformes com manchas avermelhadas e brancas.

Monstera deliciosa L. Nomes populares: banana-de-macaco, Inibé. Apresenta folhas grandes, vistosas e fenestradas. Flor com espata branca e espádice cilíndrico verde. Fruto maduro com odor adocicado.

Philodendron bipinnatifidum L. Nomes populares: banana-de-macaco, cipó-imbé, guaimbé, imbé, filodendro. São diversas variedades, algumas com folhas inteiras, outras com folhas partidas.

Zantedeschia aethiopica Spr. Nomes populares: copo-de-leite. Apresenta grandes folhas cordiformes, sagitadas, espata branca e espádice cilíndrico amarelado.

Intoxicações por *Dieffenbachia* são provavelmente os acidentes por plantas mais descritos. Suas propriedades tóxicas se dão em função, principalmente, da existência em todas as suas partes, particularmente no caule, folhas e flores, de ráfides de oxalato de cálcio, que têm ação mecânica irritativa, pois se fincam na mucosa e na pele, dificultando a sua ingestão. Admite-se, no entanto, a existência de outros princípios tóxicos, como o ácido oxálico e saponinas, e uma ação que induz na liberação de histamina.

A ingestão de qualquer parte da planta ou o simples ato de mastigá-la é seguida rapidamente por intensas manifestações de irritação de mucosas: edema de lábios, língua e palato, com dor, queimação, sialorreia e disfagia. Em virtude do grande edema, o paciente fica impossibilitado de falar. A afonia pode ser em função também do edema da faringe ou das cordas vocais, para a qual contribuem também os fatores alergizantes.

Nos casos graves pode ocorrer edema de glote e se não for realizada traqueostomia, resultar em óbito. A intubação não é indicada em função da presença de cristais que, ao se movimentarem, podem agravar ainda mais o quadro.

Plantas que contêm ésteres diterpênicos Todas as plantas da família Euphorbiaceae podem ocasionar irritações quase exclusivamente na pele, pois dificilmente entram em contato com mucosas.

Euphorbia pulcherrima Willd. Nomes populares: papagaio, rabo-de-arara. Arbusto com flores vistosas, vermelhas ou amarelas. Produz uma seiva abundante e leitosa.

Euphorbia milii L. Nomes populares: coroa-de-cristo, cristo-gigante. Planta com espátulas rígidas, pontiagudas e pequenas flores de coloração avermelhada. Produz uma seiva abundante e leitosa.

Euphorbia tirucalli L. Nomes populares: pau-pelado, cachorro-pelado, árvore-lápis, graveto-do-diabo. Árvore de até 9 m de altura, troncos cilíndricos e verdes, com folhas apenas no início do crescimento.

A ação tóxica deve-se à presença de ésteres diterpênicos, cujo principal representante é o euforbol. O contato do látex com a pele causa lesões irritativas, desde simples eritema até vesículas e pústulas. As lesões são pruriginosas e, às vezes, dolorosas.

O contato com a mucosa ocular pode resultar em inchaço das pálpebras, ceratite, irite, diminuição da acuidade visual e conjuntivites. Nos casos mais graves, pode ocorrer ceratoconjuntivite e cegueira temporária.

Plantas que contêm saponinas Existem várias famílias que apresentam esse grupo de substâncias. As principais espécies encontradas no Brasil são:

Hedera helix L. Nomes populares: hera, heradeira, hera dos muros, hedra, hereira. Trepadeira de caule lenhoso pode atingir 30 m de comprimento, fixa-se em muros e outras plantas pelas raízes laterais aéreas. Suas folhas são simples e verde-escuras.

Ficus pumila Linn. Nomes populares: unha-de-gato, herinha. Trepadeira de caule lenhoso com raízes adventícias e folhas pequenas. Na fase adulta pode apresentar fruto semelhante ao figo, rico em exsudato e não comestível.

Sansevieria trifasciata Hort ex Paine. Nomes populares: espada de São Jorge, espada de Ogum, língua de sogra. Herbácea perene, acaule, folhas espessas com 50 cm a 90 cm de comprimento, verdes rajadas de cinza. As inflorescências espigadas são longas, com flores brancas pequenas e frutos laranja avermelhados.

Sansevieria trifasciata Hort ex Paine var "Laurentii". Nomes populares: espada de Santa Barbara, Espada de Iansã, rabo de lagarto. Herbácea perene, acaule, folhas espessas com 50 cm a 90 cm de comprimento, verdes rajadas de cinza com as bordas amarelas. As inflorescências são longas, com flores brancas pequenas e frutos laranja avermelhados.

Sansevieria trifasciata Hort ex Paine var "Hahnii". Nomes populares: roseta de São Jorge, roseta de Ogum, espadinha. Herbácea perene, acaule, folhas espessas com 10 cm a 20 cm de comprimento, verdes rajadas de cinza, dispostas em formato de rosa.

Luffa operculata (L.) Cogn. Nomes populares: buchinha do norte, purga de paulista, bucheira, cabacinho. Trepadeira com caule delgado, folhas recortadas em 3 a 5 lóbulos, com gavinhas. As flores são amarelas e o fruto é fusiforme, verde com espinhos curtos e, quando seco, marrom.

As saponinas agem dissolvendo a camada de gordura depositada sobre a pele. Nas mucosas, pode alterar a camada lipoproteica das células ocasionando destruição celular, tendo como consequência a destruição tecidual com rompimento dos pequenos vasos, principalmente nos casos de inalação dos vapores do extrato aquoso feito do fruto buchinha do norte. O contato do exsudato das espécies citadas com a pele determina lesões irritativas, desde simples eritema até vesículas e pústulas. As lesões são pruriginosas, às vezes dolorosas e podem persistir por semanas sem o tratamento adequado.

Plantas que produzem gastrenterite

São plantas que apresentam efeito irritante local, mas que também são normalmente ingeridas. Existem vários princípios tóxicos capazes de provocar distúrbios gastrointestinais, distribuídos em várias espécies vegetais. Alguns como as toxalbuminas já foram isolados e identificados em várias espécies, em função do interesse econômico e da gravidade dos sintomas. Outros, em função de sua baixa incidência ou baixa gravidade não foram isolados nem identificados.

Plantas que contêm Toxalbumina *Ricinus comunis* L. Nomes populares: mamona, mamoneiro, carrapateiro, palma-cristi. Arbusto com cerca de 2 m de altura, folhas palmatiformes verdes, fruto arredondado espinhoso com 3 sementes brilhantes e acinzentadas. Princípio tóxico: ricina.

Abrus precatorius L. Nomes populares: olho de cabra, jequiriti, ervilha de rosário. Trepadeira com folhas compostas com folíolos de aproximadamente 1 cm, flores roxas pequenas em cachos axilares e sementes vermelho-escarlate com uma parte preta, usadas na confecção de biojóias. Princípio tóxico: abrina.

Jatrophas curcas L. Nomes populares: pinhão paraguaio, pinhão de purga, figo do inferno, pinhão branco. Pequena árvore de até 6 m de altura, abundante nas regiões de mata atlântica, com folhas ovadas, às vezes com 3 a 7 lobos, comprimento de 10 a 25 cm e largura de 9 a 15 cm, inflorescência com múltiplas ramificações, flores verdes ou branco-amareladas e fruto ovoide, carnoso, com 3 sementes escuras. Princípio tóxico: curcina.

As toxalbuminas são proteínas vegetais que se ligam aos ribossomos impedindo a síntese proteica e resultando em apoptose celular. Elas encontram-se concentradas nas sementes das espécies vegetais. A quantidade de toxalbumina liberada no organismo depende da quantidade de sementes ingeridas e do estado de mastigação. Quanto maior o rompimento da integridade da semente, maior será a quantidade de toxalbumina liberada. Quando as sementes são pulverizadas e inaladas podem ocasionar edema agudo de pulmão e evoluir a óbito, tendo sido utilizada como arma química. Os sintomas podem iniciar a partir de 30 minutos após a ingestão, mas podem aparecer após um período de latência de até 48 horas. O aparecimento de náuseas e vômitos é comum após a ingestão de várias espécies vegetais e, no caso das toxalbuminas, a gravidade é indicada pela presença de hematêmese e diarreia sanguinolenta. Os distúrbios gastrointestinais podem ser tão intensos a ponto de determinarem graves alterações hidreletrolíticas que, quando não tratadas, desencadeiam alterações cardiovasculares e neurológicas, resultando em óbito.

Plantas que contêm princípios irritantes *Allamanda cathartica* L. Nomes populares: alamanda, dedal-de-dama, santa-maria. Apresenta flores campanuladas de coloração amarela ou alaranjada. Princípio tóxico: plumericina (derivado terpênico).

Hippeastrum sp. Nomes populares: açucena, açucena-dos-campos, açucena-dos-jardins, açucena-reticulada. As folhas nascem de um bulbo e as flores têm cores variadas: arroxeadas, avermelhadas, esverdeadas com estrias ou róseas. Princípios tóxicos: alcaloides amarilidáceos.

Caesalpinia pulcherrima (L.) Sw. ou *Poinciana pulcherrima* L. Nomes populares: flor-do-paraíso, flor-de-pavão. Pequeno arbusto de flores amareladas com estames vermelhos. Princípios ativos: taninos e substâncias irritantes gastrointestinais.

Essas plantas ornamentais apresentam em comum o fato de que, quando alguma de suas partes, bulbo, folha, resina ou semente, conforme a espécie, é ingerida, produzem intensos efeitos irritantes sobre a mucosa intestinal. O quadro tóxico é caracterizado por cólicas abdominais, náuseas, vômitos e diarreia. Nos casos de desidratação não tratada, o paciente pode evoluir a óbito. Para os alcaloides amarilidáceos existe a descrição de casos de degeneração hepática aguda.

Plantas que produzem distúrbios sistêmicos

Plantas que contêm alcaloides tropânicos

São várias espécies da família *Solanaceae*:

Brugmansia suaveolens (Humb. & Bonpl. ex Willd.) Bercht. & C. Presl = *Datura suaveolens* Humb. & Bonpl. ex Willd. Nomes populares: aguadeira, buzina, saia-branca, trombeta, trombeteira, zabumba. Arbusto de 2 a 3 m de altura, que apresenta vistosas flores pendentes, brancas, de até 30 cm de comprimento.

Datura metel L. Nomes populares: manto-de-cristo, rainha-da-noite, saia-de-noiva, saia-roxa, três-saias, trombeta-roxa, trombeteira-do-juízo, trombeteira-roxa, zabumba-roxa, zabunda-roxa. Arbusto de até 1,5 m de altura, com flores branco-arroxeadas.

Datura stramonium L. Nomes populares: aubaitinga, erva-do-diabo, erva-dos-feiticeiros, erva-dos-mágicos, figueira-do-inferno. Pode atingir até 1,5 m de altura. Flores estreitas, eretas, brancas, com até 10 cm de comprimento.

Cestrum nocturnum L. Nomes populares: dama-da-noite, jasmim-verde. Arbusto com flores pequenas esverdeadas, de aroma intenso e agradável.

Solanum pseudocapsicum L. Nomes populares: peloteira, tomatinho. Arbusto de até 1 m de altura com flores de cálice verde e corola branca.

As propriedades tóxicas desses vegetais decorrem da presença de vários alcaloides semelhantes à atropina, sendo uma mistura de hiosciamina e escopolamina em proporções variadas. O principal efeito é anticolinérgico, sendo o quadro clínico, após a ingestão, caracterizado por: pele seca, hipertermia, mucosas secas, rubor de face, pupilas dilatadas, taquicardia, retenção urinária, distúrbios do comportamento, agitação psicomotora, confusão mental e alucinações. A substância e seus metabólitos são secretados na bile e reabsorvidos na mucosa intestinal, o que faz com que o quadro clínico possa se estender por vários dias, sendo indicado o uso de carvão ativado e laxante.

Plantas que contêm cardioativos

São vegetais da flora brasileira presentes em terrenos baldios e nos jardins. O contato do látex com a mucosa digestiva produz dor com queimação na boca e região retroesternal, sialorreia, náuseas, vômitos, cólicas abdominais e diarreia muco-sanguinolenta em função de sua ação irritante com características cáustico/corrosivas. Posteriormente, quando a dose ingerida for maior e as substâncias atingirem a circulação sanguínea, podem aparecer manifestações cardíacas semelhantes às observadas na intoxicação digitálica. Distúrbios do ritmo são comuns, incluindo bloqueios, principalmente atrioventricular e sinais de irritação ventricular, com contrações ventriculares prematuras ou taquicardia ventricular paroxística, extrassístoles, taquicardia, fibrilação atrial ou ventricular. Nos óbitos, a parada cardíaca se dá em sístole. As substâncias tóxicas podem ser classificadas em 3 grupos de acordo com suas características químicas: glicosídeos cardenolideos, glicosídeos bufadienolideos e graianotoxinas. Os glicosídeos ou heterosídeos agem inibindo a Na^+/K^+-ATPase e as graianotoxinas agem bloqueando os canais de cálcio.

Plantas que contêm glicosídeos cardenolideos *Nerium oleander* L. Nomes populares: espirradeira, loandro, loureiro-rosa, oleânder. Planta herbácea com inflorescências terminais, flores geralmente rosadas, corola grande e vistosa. Todas as suas partes são tóxicas, em função da presença de glicosídeos cardioativos como a oleandrina, neriósido e folineurina. Outros, como a rosagenina, demonstraram intensa ação tóxica em animais de laboratório.

Thevetia neriifolia Jussieu. Nomes populares: chapéu-de-napoleão, jorro-jorro, noz-de-cobra. Planta arbustiva, com flores vistosas amareladas e frutos de maneira peculiar como a sugerida pelo seu nome popular. A ação tóxica é pelos glicosídeos cardioativos como a tevetina, tevetoxina e neriifolina.

Asclepia curassavica L. Nomes populares: paina de sapo, oficial-de-sala, cavalheiro-de-sala, cega-olhos, mané-mole-mar, falsa-erva-de-rato. Planta herbácea com aproximadamente 1 m de altura, caule ereto, folhas lanceoladas verdes com flores com corolas vermelhas e lobos da corona amarelos. A ação tóxica deve-se à presença de asclepiadina e outros glicosídeos cardenolideos.

Podem ocorrer também distúrbios neurológicos, incluindo tontura, alterações do equilíbrio, midríase, torpor e coma. O contato com a mucosa ocular, mesmo dos dedos que manusearam o látex, pode produzir lacrimejamento, fotofobia e congestão conjuntival.

Plantas que contêm glicosídeos bufadienolideos *Kalanchoe blossfeldiana* Poelln. Nomes populares: flor do papai, calancoê. Planta suculenta, herbácea com 20 cm a 30 cm de altura, folhas carnosas de margem denteada, inflorescência terminal com várias flores que podem ser brancas, amarelas, laranjas, vermelhas ou cor de rosa. Princípios ativos: lanceotoxina A, lanceotoxina B e helebrigenina.

Kalanchoe pinnata Lam. Nomes populares: folha da fortuna, folha da costa, fortuna. Planta suculenta, herbácea, com poucas ramificações e aproximadamente 1 m de altura, inflorescência apical com poucas flores de cor rosa arroxeada. Princípios ativos: briofilina B e briofilina C.

A *K. pinnata* é utilizada como diurética em algumas regiões, o que se justifica pela ação dos bufadienolideos sobre o fluxo cardíaco, mas não deve ser utilizada por pacientes que já apresentam alterações cardíacas. A ingestão acidental da folha das espécies do gênero *Kalanchoe* pode provocar alterações no ritmo cardíaco, além de dor com queimação na boca e região retroesternal, sialorreia, náuseas, vômitos.

Plantas que contêm graianotoxinas *Rhododendron simsii* Planch. Nomes populares: azaleia, azaleia belga. Arbusto obtido por hibridação de espécies de *Rhododendron* com caule lenhoso muito ramificado, altura entre 1 m e 2 m, folhas oblongas, flores coloridas que variam entre branco, rósea, vermelho, podendo apresentar pétalas em dobro. Princípio tóxico: graianotoxina I e graianotoxina II.

Rhododendron yedoense Maxim. ex Regel. Nomes populares: azaleia coreana. Arbusto lenhoso, com muitas ramificações e folhas lanceoladas. As flores são simples, apicais e apresentam coloração rósea-lilás. Princípio tóxico: graianotoxina I e graianotoxina II.

Apesar das azaleias serem plantas invasoras e amplamente utilizadas como ornamentais, os casos de intoxicação em humanos descritos na literatura internacional se dá em função do uso terapêutico da planta em quantidades inadequadas. A quantidade de graianotoxinas comumente presente nas folhas e flores não são capazes de ocasionar quadros graves de intoxicação. O interesse por sua toxicidade se deu pelo aparecimento de casos graves de intoxicação após o uso de mel/néctares em que os insetos concentraram a graianotoxina presente nas flores e no pólen. Casos de ingestão em grande quantidade de folhas e flores são descritos em animais domésticos e em rebanhos em vários países e por várias espécies de *Rhododendron*. O quadro clínico inicial e nas intoxicações leves é composto por náuseas e vômitos. Os casos graves apresentam alterações no ritmo cardíaco e aumento do tônus muscular em função do bloqueio dos canais de cálcio.

Plantas que contêm glicosídeos cianogênicos

A principal representante deste grupo é a mandioca (*Manihot* sp.). De acordo com a Embrapa não existe diferença entre espécies ou variedades, todas as mandiocas apresentam glicosídeos cianogênicos, a diferença encontra-se na quantidade presente: até 50 ppm de ácido cianídrico por 100 g de polpa, é considerada mandioca mansa, acima deste valor a mandioca é considerada brava e só poderá ser utilizada após processo de eliminação das substâncias tóxicas. Outras espécies que apresentam glicosídeos cianogênicos são:

Sambucus sp. Nomes populares: sabugueiro ou sabugueirinho. São arbustos de até 3 m de altura com troncos eretos e ramificados, folhas pinadas e flores brancas em corima. Os frutos são bagas de cor negra, violeta, redondas.

Hydrangea sp. Nomes populares: hortências ou hortênsias. São arbustos de 1 a 3 m de altura com caules ramificados, flores agrupadas em inflorescências terminais, flores pequenas com brácteas que variam de branco a lilás, de acordo com o pH do solo.

O quadro clínico inicia-se com distúrbios gastrointestinais como náuseas, vômitos, cólicas abdominais e diarreia, e evolui com distúrbios neurológicos como torpor, opistótono, contratura dos masseteres, midríase e coma. As convulsões epileptiformes podem não estar presentes. Ocorrem também distúrbios respiratórios que se iniciam com dispneia e acúmulo de secreções, seguidos por bradpneia, apneia, cianose e distúrbios cardiovasculares que terminam em hipotensão e óbito. Os casos mais comuns ocorrem com famílias inteiras onde se pode observar o óbito de um de seus membros no local da ingestão. O tratamento eficaz envolve antidoto terapia.

Plantas que contêm alcaloides pirrolizidínicos

São vegetais que ocorrem principalmente na América do Sul, tendo como seu principal representante o gênero *Senecio*, composto por mais de 200 espécies.

Senecio brasiliensis Less. Nomes populares: flor-das-almas, cardo-morto, cravo-do-campo, erva-lanceta, flor-de-finados, malmequer, maria-mole, tasneirinha. Arbusto com cerca de 1 m de altura, com caule ramificado, folhas pinatissectas, discolores, face adaxial verde-escura e abaxial cinérea, segmentos oblongos inteiros e com densas capitulescências corimbiformes com flores amarelas odoríferas. Princípios tóxicos: senecionina, retrorsina, integerrimina e usaramina

Senecio mandraliscae (Tineo) H. Jacobsen. Nomes populares: bálsamo alemão, bálsamo azul. Planta suculenta, herbácea com até 30 cm de altura, folhas de cor azul acinzentado, carnosas, lineares e cilíndricas, flores pequenas e brancas sem importância ornamental. Princípios ativos: alcaloides pirrolizidínicos.

Senecio serpens G. D. Rowley. Nome popular: senécio azul, bálsamo azul. Planta suculenta, herbácea com até 35 cm de altura, com touceiras de até 60 cm linear, folhas de cor azul acinzentado, carnosas, lineares e cilíndricas, flores pequenas e brancas sem importância ornamental. Princípios ativos: alcaloides pirrolizidinicos.

Symphytum officinale L. Nomes Populares: confrei, consólida, língua de vaca, orelha de burro. Planta herbácea com até 90 cm de altura, folhas simples ovaladas ou lanceoladas com a presença de pilosidade, inflorescência em cimeiras com flores violáceas ou róseas. Princípios tóxicos: simfitina, equimidina e viridiflorina.

A intoxicação aguda caracteriza-se por hepatoesplenomegalia, hemorragia, ascite e necrose hepática. A maneira subaguda é caracterizada pela incidência de hepatomegalia e ascite, oclusão das veias hepáticas e a toxicidade crônica com surgimento da doença veno-oclusiva hepática (DOV). Os casos mais graves resultam em óbito. A maioria dos casos ocorre em animais, mas o maior risco se encontra no uso crônico destas plantas como medicinais ou como comestíveis.

Plantas que contêm alcaloides piridínicos

Entre os alcaloides que pertencem a esse grupo podem ser citados a lobelina e a nicotina. Por sua importância com relação aos receptores do sistema simpático e parassimpático, a nicotina tornou-se o principal representante deste grupo, e outras substâncias, como a citisina, são classificadas como semelhantes à nicotina. Os efeitos iniciais são estimulantes tanto do sistema cardíaco, respiratório e gastrointestinal, iniciando com náuseas e vômitos. De acordo com a dose, o efeito torna-se depressor para os 3 sistemas e os casos graves apresentam falência cardiorrespiratória principalmente por estresse muscular. A concentração dessas substâncias nas partes das plantas é muito variável, porem em algumas espécies vegetais encontram-se concentradas nas folhas e em outras nas sementes.

Nicotiana tabacum L. Nome popular: fumo, tabaco. Planta arbustiva de até 2 m de altura, com folhas lanceoladas, inflorescências apicais paniculadas com flores róseas, frutos com muitas sementes pequeníssimas. Princípio tóxico: nicotina.

Spartium junceum L. Nome popular: giesta, esparto ou retama. Planta arbustiva com aproximadamente 2,5 m de altura, com ramos finos e flexíveis, folhas pequenas e lancioladas, inflorescência em racemos terminais, com flores de coloração amarela e muito perfumadas. Os frutos são vagens finas e lineares com sementes achatadas. Princípio tóxico: citisina.

A exposição à nicotina pode ocorrer por via respiratória, digestiva ou por via dérmica no uso dos adesivos para tratamento antitabagismo. Os sintomas iniciais são distúrbios gastrointestinais, seguidos de suores frios, palidez, tontura, confusão mental. Nos casos graves podem ocorrer convulsões, fibrilações musculares, coma com evolução para paralisia muscular e óbito.

Plantas que contêm antraquinonas

As espécies ricas em antraquinonas como a *Rhamnus purshiana* D.C., conhecida como cáscara sagrada, e a *Senna alexandrina* Mill, conhecida como sene, não são nativas nem cultivadas no Brasil. Outras espécies destes gêneros podem ser encontradas, mas poucos dados de toxicidade estão publicados.

Aloe vera L. Nomes populares: babosa, babosa verdadeira, babosa medicinal. Planta herbácea, suculenta com aproximadamente 1 m de altura, folhas dispostas em rosetas, carnosas e com espinhos nas bordas, inflorescências em uma espiga de até 1 m de altura, cada flor pendente, de cor amarela. Princípio ativo: aloe-emodina.

Aloe ferox Mill. Nomes populares: babosa grande, babosa do cabo. Planta herbácea, comumente encontrada em jardins com porte de até 1 m de altura, sendo que na natureza pode atingir até 2 m de altura, folhas em formato rosáceo de coloração azul-acinzentada, retorcidas, as margens com serras avermelhadas, inflorescência em forma de candelabro com flores laranja avermelhadas. Princípio ativo: aloe-emodina.

A alo-emodina é uma das principais antraquinonas utilizadas como laxante. Apesar de estar presente nas espécies de Aloe, sua quantidade no vegetal fresco não é suficiente para ser utilizado com fins terapêuticos, porém o uso da mucilagem dessas espécies é muito indicado para vários usos, inclusive para bebidas. Os casos de intoxicação ocorrem por erro no preparo ou uso do vegetal fresco, com aparecimento de cólicas intestinais e diarreia severa, com consequente perda de fluidos e eletrólitos, podendo ocasionar quadros graves de desidrataçao. O uso crônico de antraquinonas está associado com a perda de potássio e alterações cardíacas, além de malformações do cólon e do reto.

BIBLIOGRAFIA

DIAZ, J.H. *Poisoning by Herbs and Plants: Rapid Toxidromic Classification and Diagnosis.* Wilderness & Environmental Medicine, v. 27, p. 136-152, 2016.

DYER S. Plant Exposures: Wilderness Medicine. *Emerg Med Clin N Amer.*, v. 22, p. 240, 2004.

ELLENHORN, M.J.; BARCELOUX, D.J. *Medical Toxicology.* New York: Elsevier, 1988.

FARIAS, S.S. *Determinação de possíveis inibidores da ricina através do uso do Docking Molecular.* Universidade Federal de Campina Grande, Sumé-PB, 2018.

FROHNE, D.; PFÄNDER, H.J. *Poisonous Plants.* 2.ed. Germany, Timber Press, 2005.

HARAGUCHI, L.M.M.; CARVALHO, O.B. *Plantas Medicinais.* São Paulo, 2010. Disponível em: <https://www.prefeitura.sp.gov.br/cidade/secretarias/meio_ambiente/publicacoes_svma/index.php?p=24220>. Acesso em: 20 ago. 2020.

HERNANDEZ, E.M.M.; RODRIGUES, R.M.R; TORRES, T.M. *Manual de Toxicologia Clínica: Orientações para assistência e vigilância das intoxicações agudas.* 2017. Disponível em: <https://www.prefeitura.sp.gov.br/cidade/secretarias/upload/saude/arquivos/manual_toxicologia_clinica-covisa-2017.pdf> Acesso em: 12 set. 2020.

HOENE, F.C. *Plantas e Substâncias Vegetais Tóxicas.* São Paulo: Graphicars, 1939.

KINUPP, V.F.; LORENZI, H. *Plantas Alimentícias Não Convencionais (PANC) no Brasil.* São Paulo: Instituto Plantarum de Estudos da Flora, 2014.

MATOS, F.J. et al. *Plantas tóxicas: estudo de fitotoxicologia química de plantas brasileiras.* São Paulo: Instituto Plantarum de Estudos da Flora, São Paulo 2011.

MENON-MIYAKE, M.A. et al. Efeitos da Luffa operculata sobre o epitélio do palato de rã: aspectos histológicos. *Rev Bras Otorrinolaringol.*, v. 71, n. 2, 132-8, 2005.

NANUSHA, M. *Cytisine – a quinolizidine alkaloid – A teratogenic, respiratory stimulant (with nicotine-like activity) and a hallucinogenic alkaloid.* Disponível em: <https://natoxaq.ku.dk/toxin-of--the-week/cytisine/>. Acesso em: 30 set 2020.

NELSON, L.S.; SHIH, R.D.; BALICK, M.J. *Handbook of Poisonous and Injurious Plants.* 2nd ed. New York: Springer, 2007.

SANDINI, T.M.; Berto, M.S.U.; SPINOSA, H.S. Senecio Brasiliensis e Alcaloides Pirrolizidínicos: Toxicidade em Animais e na Saúde Humana. *Biotemas*, v. 26, n. 2, p. 83-92, junho de 2013.

SCHVARTSMAN, S. *Intoxicações Agudas.* 4.ed., São Paulo: Sarvier, 1991.

SCHVARTSMAN, S. *Plantas Venenosas e Animais Peçonhentos.* São Paulo: Sarvier, 1992.

SILVA, S.R. et al. *Plantas medicinais do Brasil: aspectos gerais sobre legislação e comércio.* Disponível em: <http://150.165.254.38/nephf/contents/documentos/artigos/fitoterapia/plantas-medicinais-do-brasil.pdf> Acesso em: 20 set 2020.

SIMÕES, C.M.O. et al. *Farmacognosia: da planta ao medicamento.* 6 ed. Florianópolis: Editora da Universidade Federal de Santa Catarina, 2007.

SINITOX. *Estatística Anual dos Casos de Intoxicações e Envenenamentos.* Brasil, 1999. Rio de Janeiro: FIOCRUZ/CICT, 2000.

TURNER, N.J.; ADERKAS, P.V. *The North American Guide to Common Poisonous Plants and Mushrooms* London: Timber Press, 2009.

WAGSTAFF, D. J. *International poisonous plants checklist – An evidence-based reference.* London: CRC Press, 2008.

WATSON, W.A.; LITOVITZ, T.L.; RODGERS JR, G.C. et al. *2004 Annual Report of the American Association of Poison Control Centers Toxic Exposure Surveillance System.* New York: Elsevier, 2005.

WINK, M.; WYK, B.E.V. *Mind-Altering and Poisonous Plants of the World.* London: Timber Press, 2008.

PARTE 3

TOXICOLOGIA OCUPACIONAL

24

Monitoramento Ambiental e Biológico

Henrique V. Della Rosa
Isarita Martins
Maria Elisa Pereira Bastos de Siqueira
Sérgio Colacioppo

CONTEÚDO DESTE CAPÍTULO

INTRODUÇÃO

Toxicologia Ocupacional é a área da Toxicologia em que se estudam os efeitos nocivos produzidos pela interação dos agentes químicos presentes em ambientes de trabalho com os indivíduos a eles expostos. Contudo, deve-se inicialmente considerar que a Toxicologia Ocupacional deve ser entendida como pertencente a um escopo maior da Ciência.

A Saúde Pública, ciência multidisciplinar por excelência, abrange os diversos campos de conhecimento, entre eles a Saúde do Trabalhador, que, apesar de mais restrita, se comparada com a Saúde Pública, ainda é multidisciplinar e, por sua vez, abrange diversas ciências como Patologia e Medicina Ocupacional, Ergonomia, Segurança do Trabalho, Fisiologia e Trabalho em Turnos, incluindo também a Higiene Ocupacional e a Toxicologia Ocupacional.

A Higiene Ocupacional visa reconhecer, avaliar e controlar os riscos ocupacionais. Entre estes riscos estão os agentes químicos que são também objeto de estudo da Patologia e Medicina do Trabalho. Assim, a Toxicologia Ocupacional assume importante papel na equipe de Saúde do Trabalhador fornecendo os conhecimentos fundamentais para que a Higiene Ocupacional e a Medicina do Trabalho possam controlar adequadamente a eventual exposição ocupacional a agentes químicos.

O posicionamento da Toxicologia Ocupacional como integrante da Saúde Pública é bastante adequado, uma vez que a Saúde Pública foi originada na Medicina Preventiva e para o efetivo diagnóstico, tratamento e controle de diversas doenças, há necessidade de diferentes profissionais atuando em diversos campos, sendo o principal deles a erradicação ou a prevenção das doenças. Daí a criação da Medicina Preventiva e posteriormente da Saúde Pública, dentro do espírito de prevenção das doenças, exatamente como atuam a Higiene Ocupacional e a Toxicologia Ocupacional.

As alterações do estado de saúde relacionadas com o ambiente de trabalho ou a atividade podem ser prevenidas por meio de medidas que incluem a eliminação ou a substituição da substância nociva responsável pelo efeito tóxico. Entretanto, nem sempre é possível remover por completo a causa responsável pelas alterações do estado de saúde, sendo assim fundamental o acompanhamento dos níveis de exposição aos agentes químicos, sempre que houver conhecimento adequado, metodologia validada e valores de referência para comparação. Este acompanhamento é feito com o *Monitoramento Ambiental* (MA) e o *Monitoramento Biológico* (MB) que são entendidos como:

- **Monitoramento.** Atividade sistemática, contínua ou repetitiva, relacionada com o estado de saúde, finalizando, quando necessário, com a adoção de medidas corretivas.
- **Monitoramento ambiental.** Determinação dos agentes químicos presentes na atmosfera do ambiente de trabalho visando avaliar o risco à saúde, comparando os resultados obtidos com as referências apropriadas, que são os Limites de Exposição Ocupacional;
- **Monitoramento biológico.** Determinações periódicas dos agentes químicos oriundos do ambiente de trabalho e/ou de seus metabólitos, nos tecidos, nas secreções ou no ar expirado dos indivíduos expostos, visando avaliar a exposição e o risco à saúde, comparando os resultados obtidos com as referências apropriadas. Os parâmetros utilizados nesses estudos são definidos como "indicadores biológicos", "bioindicadores" ou ainda "biomarcadores".

MONITORAMENTO AMBIENTAL

A Higiene Ocupacional é a ciência devotada ao reconhecimento, à avaliação e ao controle dos riscos ocupacionais e do estresse, originados no local de trabalho ou atividade e que podem causar doença, comprometer a saúde e o bem-estar ou gerar significante desconforto entre os trabalhadores ou membros de uma comunidade.

Trata-se de uma ciência muito ampla, pois há grande diversidade de riscos presentes em locais de trabalho. A Higiene Ocupacional lida com os agentes físicos como ruído, calor, radiações ionizantes, mecânicos (p. ex., esforço físico) e biológicos (p. ex., micro-organismos). Lida ainda com os efeitos combinados de diferentes agentes estressores como exposição simultânea a solventes, ruído ou trabalho em turnos em diferentes horas do dia e da noite. Os xenobióticos presentes no ambiente podem também oferecer risco à saúde do trabalhador.

Os agentes químicos representam a maioria dos riscos usualmente encontrados, tanto pela frequência de uso quanto pela diversidade de substâncias eventualmente presentes em um local de trabalho ou atividade. De acordo com o CAS (*Chemical Abstract Service*) hoje são conhecidas mais de 110 milhões de substâncias químicas diferentes, das quais cerca de 300 mil possuem alguma utilização industrial.

Pela sua importância, o monitoramento da exposição ocupacional é parte integrante e fundamental dos programas destinados à prevenção dos riscos à saúde dos trabalhadores, sendo preconizada e exigida pela Norma Regulamentadora n. 9, do Ministério do Trabalho, que estabelece os princípios básicos para a avaliação e o monitoramento da exposição ocupacional a agentes químicos, físicos e biológicos. Não se trata de uma atividade isolada e deve estar adequadamente articulada com as outras maneiras de monitoramento, conforme o esquema:

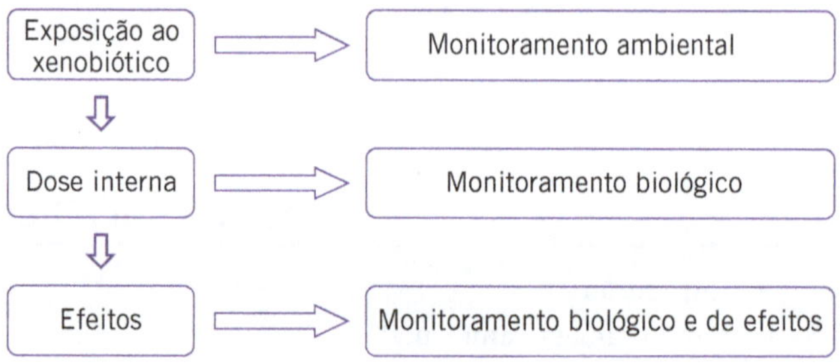

O monitoramento da exposição ocupacional a agentes químicos, denominado simplesmente monitoramento ambiental (MA), diferencia-se do biológico por ocupar-se do xenobiótico fora do organismo. Não deve, contudo, ser confundido com o monitoramento do ambiente geral, como o ar de uma comunidade. O presente capítulo trata da exposição ocupacional, ou seja, decorrente de uma atividade profissional.

O monitoramento biológico pode e deve avaliar todos os trabalhadores expostos, uma vez que o efeito ou mesmo a doença não "desaparece" rapidamente e os efeitos ou intensidades observadas nos indivíduos expostos podem ser diferentes dependendo de situações particulares de cada um. No entanto, a exposição ambiental que originou os efeitos ou a doença pode não mais existir no momento em que se detecta alguma alteração no monitoramento biológico, assim, idealmente o monitoramento ambiental deveria ter sido realizado anteriormente e a única maneira adequada é realizá-lo sistematicamente, ao longo dos anos.

Pode-se desejar ter o registro de todas as exposições de todos os trabalhadores e em todos os dias e horas passadas. Contudo, isso significa avaliar a exposição de todos os trabalhadores diariamente e durante toda a jornada de trabalho enquanto a empresa existir. Além da impossibilidade prática e econômica dessas medidas, a enorme quantidade de dados assim gerados teria um valor discutível, pois haveria com certeza grande repetição de resultados semelhantes.

Da mesma maneira que em uma fábrica de fósforos não se testam todos os palitos, mas apenas uma alíquota com base em critérios estatísticos de amostragem, procedimentos semelhantes são aplicados à Higiene Ocupacional, avaliando-se apenas alguns trabalhadores durante o tempo suficiente para que se estime a exposição com uma confiança predeterminada e adequada estatisticamente.

Uma vez que o Monitoramento Ambiental (MA) se baseia em amostragem obtida no tempo e no espaço, não é absoluto e, embora seja possível fazer uma estimativa bastante próxima da realidade, é impossível afirmar que todos os trabalhadores estão nas mesmas condições de exposição durante todo o tempo. Assim, o monitoramento biológico e a vigilância da saúde, realizados *em todos os trabalhadores*, são fundamentais para a mais completa proteção da saúde.

Origem da doença provocada por um agente químico

Uma doença ocupacional provocada por um agente químico pode ter início a partir do momento em que há uma exposição significativa, ou seja, aproximação ou contato do trabalhador com o agente de determinada maneira que haja possibilidade de uma ação tóxica local nas vias de penetração (pele, vias respiratórias e via digestiva), ou ainda haja possibilidade de absorção para a corrente sanguínea e chegada aos sítios de ação na forma química e na quantidade e tempo suficiente para que se produza um efeito sistêmico.

Recorda-se que toxicidade é a capacidade de uma substância produzir um efeito *quando chega ao sítio de ação*. Mas, do ponto de vista da Higiene e Toxicologia Ocupacional, tão importante quanto a toxicidade de uma substância química é o *risco* por ela oferecido. *Risco* é a capacidade, ou probabilidade, de a substância sair de onde se encontra, penetrar no organismo e *atingir o sítio de ação* numa concentração e tempo suficientes para produzir um efeito. A toxicidade é uma propriedade constante e imutável da substância, o risco é variável e pode ser avaliado e controlado.

Uma substância, mesmo de elevada toxicidade, pode apresentar pequeno risco, como no caso do ozônio, que é instável. Contudo, uma substância de toxicidade moderada pode oferecer risco elevado, como no caso do gás cianídrico, que é absorvido com facilidade e atinge rapidamente os sítios de ação em quantidades muito superiores às doses mínimas e frequentemente resulta em óbito.

A maneira de manuseio da substância e as condições de trabalho e ambientais são determinantes no risco de exposição ocupacional. Assim, devem ser considerados os fatores intervenientes quando da avaliação ou monitoramento ambiental, como:

- atividades, tarefas ou funções exercidas pelos trabalhadores;
- área ou local de trabalho;
- número de trabalhadores presentes e possivelmente expostos;
- movimentação dos trabalhadores pelos locais de trabalho;
- movimentação dos materiais (fontes de gases, vapores, poeiras etc.);
- condições de ventilação ou movimentação do ar, da temperatura e da pressão atmosférica;
- ritmo de produção;
- outros agentes químicos ou físicos possivelmente presentes que possam interferir nas avaliações ou na exposição.

Com as informações citadas, passa-se à fase seguinte, na qual se estabelece a estratégia de amostragem, definindo:

- Equipamentos a serem utilizados na coleta e análise da substância. Podem-se utilizar equipamentos de coleta de curta ou longa duração, a metodologia de análise pode ser desde um método qualitativo simples como a gravimetria ou até microanálises laboratoriais qualitativas e quantitativas muito sensíveis, mas complexas e caras.
- Pessoal para coleta e acompanhamento para interpretar adequadamente os resultados.
- Critérios estatísticos para dividir a população em grupos homogêneos em relação ao risco e amostrar um número adequado de trabalhadores.
- Número de amostras a serem coletadas em cada trabalhador ou ponto fixo e tempo de coleta de cada uma. O tempo de coleta depende do método analítico da substância, da toxicidade (de curto, médio ou longo prazo), do tipo de limite de exposição ocupacional existente e do processo produtivo, entre outros fatores.

Tanto os fatores intervenientes na exposição ocupacional quanto na estratégia de amostragem devem ser adequadamente estudados e registrados de maneira a haver possibilidade de reproduzir as avaliações no futuro, pois, de acordo com os preceitos de monitoramento, deve-se criar uma série histórica de dados que reflita a exposição ocupacional dos trabalhadores durante todo o período de existência de uma empresa e os dados devem ser comparáveis ao longo do tempo e dentro de um programa de MA e do PGR – Programa de Gerenciamento de Riscos, recentemente adotado pela legislação brasileira. (NR-9).

Uma vez coletadas e analisadas as amostras, os resultados devem ser comparados com os Limites de Exposição Ocupacional. Para tanto, deve se conhecer um pouco desse importante tema que envolve a Higiene e a Toxicologia Ocupacionais.

Limites de exposição ocupacional

A legislação brasileira preconiza os *Limites de Tolerância* que constam da Portaria Ministerial 3.214, do Ministério do Trabalho e Previdência, de dezembro de 1978. A Norma Regulamentadora n. 15 (NR-15), anexo 11, fixa as substâncias cuja insalubridade é caracterizada por Limites de Tolerância e fornece uma tabela de valores que, se ultrapassados, caracterizam a insalubridade, um adicional ao salário do trabalhador exposto e correspondente a 10%, 20% ou 40% do salário-mínimo. Esse adicional é apenas uma compensação e não visa necessariamente proteger sua saúde, embora a norma, em seu início, cite que o Limite de Tolerância se refere à proteção da saúde do trabalhador durante sua vida laboral.

A NR-15 basicamente utilizou os limites da American Conference of Governmental Industrial Hygienists (ACGIH) dos Estados Unidos, de 1977, com uma discutível redução proporcional de todos os valores a 78% como maneira de adaptação de 40 para 48 horas semanais de exposição. Desde sua criação em 1978, pouquíssimas atualizações foram feitas, apresentando, assim, pouco valor do ponto de vista técnico.

Entre as referências estrangeiras mais atualizadas, atualmente a melhor alternativa são os *Threshold Limit Values* (TLVs), editados anualmente pela ACGIH, uma entidade que congrega pesquisadores, professores e especialistas renomados em Higiene e Toxicologia Ocupacional. Não sendo um órgão do governo, sofre menos com as pressões político-sociais e publica anualmente sua lista de TLVs para agentes químicos e físicos, considerando as melhores informações científicas disponíveis mundialmente. A Associação Brasileira de Higienistas Ocupacionais (ABHO) traduz e edita anualmente o livreto dos TLVs, e distribui para o Brasil e outros países de língua portuguesa.

Para os agentes químicos, os TLVs referem-se a concentrações de substâncias químicas dispersas no ar e representam condições sob as quais se supõe que quase todos os trabalhadores possam estar expostos dia após dia, sem efeitos adversos à saúde.

Observa-se que os TLVs:

- referem-se a substâncias dispersas no ar, e não a líquidos ou sólidos;
- não há garantia absoluta, pois *se supõe*;
- trata-se de *quase* todos os trabalhadores. Os mais sensíveis ou hipersuscetíveis não estão protegidos;
- referem-se a *trabalhadores*, ou seja, indivíduos adultos e com condição de saúde compatível com o trabalho, excluindo-se, portanto, idosos, crianças, doentes entre outros;
- embora possa ser cogitada alguma possível diferença de sensibilidade ou resistência entre homens e mulheres, os TLVs não fazem distinção quanto ao gênero;
- no caso da mulher grávida, são aplicados à mulher, e não ao feto, que não está "protegido" pelos TLVs.

Dependendo do tipo de efeito e da toxicidade da substância, os TLVs podem ser:

TLV-TWA (*Time Weighted Average* – Média Ponderada pelo Tempo) Aplicado às substâncias que produzem efeitos em médio e longo prazo e que são a maioria, podendo a exposição ser ligeiramente acima do TLV por um curto período, com o correspondente período abaixo e, na média, o limite deve ser obedecido. Curtos períodos um pouco acima do limite não oferecem risco de aparecimento de efeitos, como no exemplo: TLV-TWA do benzeno = 0,5 ppm; TLV-TWA do chumbo = 0,05 mg/m^3, pois os efeitos destas substâncias e nestes níveis somente ocorrem após algumas semanas de exposição a 8 horas por dia.

Notas: *ppm = partes da substância por milhão de partes de ar*
mg/m^3 = miligramas da substância por metro cúbico de ar

TLV-STEL (*Short Term Exposure Limit* – Limites de Exposição de Curto Período) Refere-se às concentrações que os trabalhadores podem estar expostos continuamente por um curto período, sem sofrerem: 1) irritação; 2) lesão tecidual crônica ou irreversível; e 3) narcose que comprometa a segurança.

O TLV-STEL é complemento do TLV-TWA, não o substitui e não deve ser ultrapassado, podendo apenas ser atingido por 15 minutos, 4 vezes ao dia, com intervalos de 60 minutos e a média deve obedecer o TLV-TWA.

Para algumas substâncias, existem TLV-STEL específicos e indicados na tabela na coluna respectiva. Grande número de substâncias, porém, não possui TLV-STEL definido na tabela, pois não há informação científica para a indicação de um limite para curta duração, assim, para estas substâncias, utiliza-se uma regra geral de variação de até 3 vezes o TLV-TWA. Por exemplo: chumbo = 0,15 mg/m^3 (não possui TLV-STEL definido, portanto utiliza-se o TLV-TWA de 0,05 multiplicado por 3).

TLV-C (*Ceiling* – Teto) Substâncias de elevada toxicidade ou risco que produzam efeitos em curto prazo, possuem um limite teto, ou seja, a concentração não pode ser ultrapassada em momento algum da jornada de trabalho. Por exemplo: TLV-C do acetaldeído = 25 ppm; TLV-C da acroleína = 0,1 ppm.

Nível de ação

O nível de ação (NA), do ponto de vista técnico e conforme definido na legislação brasileira (NRs 9 e 7), deve ser considerado como o nível de concentração ambiental representativo da zona respiratória de um trabalhador a partir do qual é considerado exposto ao agente químico em questão, e a partir do NA devem ser iniciadas as ações de Monitoramento do Ambiente de Trabalho, Monitoramento Biológico e de Vigilância da Saúde.

Um resultado acima do NA em uma avaliação ambiental da exposição ocupacional significa que há probabilidade de, pelo menos, 5% dos valores reais estarem acima do próprio Limite de Exposição Ocupacional (LEO) em um dia não avaliado. De maneira geral, esse nível é, por convenção, 50% do LEO.

Tendo em vista a variabilidade mais comum nos resultados de avaliações, 50% do LEO são recomendados. Contudo, podem-se ter outros valores, como o caso específico de operações de solda em que há grande variabilidade nas exposições. Constata-se que o nível de ação é de 0,15, ou seja, são considerados expostos todos os soldadores com resultados acima de 15% do LEO.

Índice de exposição

Para cada substância existe um LEO específico e centenas de substâncias podem estar presentes nos locais de trabalho. Assim, podem-se ter tabelas com muitos números e com alguma dificuldade de se fazer as devidas comparações com os limites individuais.

Por exemplo, em um ambiente, encontram-se 2 éteres em concentrações diferentes, éter etílico: 180 ppm e éter fenílico: 5 ppm. O éter fenílico encontra-se em concentração mais baixa, oferecendo, aparentemente, menor risco. Porém, ao se considerar os respectivos Limites de Exposição Ocupacional, a situação torna-se inversa, pois o limite para o primeiro é de 400 ppm e para o segundo, de apenas 1 ppm.

Para melhor entendimento e apresentação dos resultados, é frequente a utilização do Índice de Exposição (IE) que é definido como a razão entre o resultado obtido e o correspondente LEO. Assim, o IE facilita a interpretação dos resultados quando não se tem em mente todos os limites envolvidos e, na prática, representa a porcentagem que determinado resultado está em relação ao respectivo limite de exposição.

No exemplo apresentado: IE para o éter etílico = 180/400 = 0,45, abaixo do NA (metade do limite) e IE para o éter fenílico = 5/1 = 5, ou seja, 5 vezes o LEO.

Substâncias com efeitos aditivos

Diversas substâncias agem da mesma maneira no organismo humano, produzindo os mesmos efeitos, e se tiverem seus respectivos limites estabelecidos em função deste mesmo efeito, os resultados de uma avaliação ambiental devem ser somados, como:

- **Irritantes.** Ácidos e aldeídos, dióxido de enxofre, solventes orgânicos e cloro.
- **Ação sobre os pulmões.** Fumos metálicos de ferro, manganês e cobre originados em operações de solda.
- **Febre dos fumos.** Óxido de diversos metais e de plásticos.
- **Depressores do sistema nervoso central.** Hidrocarbonetos aromáticos, álcoois, éteres e diversos solventes orgânicos.

Embora a presença de substâncias com efeitos aditivos seja comum, este fato não é considerado na legislação brasileira atual e não é técnica, nem eticamente correta a simples comparação direta da concentração de cada substância apenas com o respectivo limite de exposição.

Nesses casos, deve-se considerar a exposição de maneira global a todos os componentes, mas como cada substância tem seu próprio limite, a única maneira adequada de se efetuar o somatório é por intermédio do IE (total) calculado como somatório dos índices de exposição de cada substância, a partir da seguinte fórmula:

$$IEt = C1 / L1 + C2 / L2 + ... + Cn / Ln$$

Em que:

IEt = índice de exposição (total);

C = concentração medida do componente;

L = limite de exposição do componente.

Para um dado efeito, quando o índice de exposição (individual ou somatório) for superior a 0,5, tem-se uma exposição acima do nível de ação e consideram-se os trabalhadores expostos, conforme indicado anteriormente e, se for superior a 1, há exposição excessiva.

Fixação de um Limite de Exposição Ocupacional (LEO) e adaptação a situações particulares

Tanto a fixação dos LEOs quanto as exposições em que estes têm como base são estimativas que, na maioria das vezes, não permitem estabelecer correlações dose-efeito e dose-resposta adequadas. Isso equivale a dizer que os limites têm sido estabelecidos segundo um critério mais especulativo e político-social do que técnico e científico, conforme já afirmou Torkelson em 1983 e, atualmente, a situação ainda não é muito diferente.

Esse fato nos faz admitir que, por exemplo, um LEO de 100 ppm não significa exatamente 100 ppm, mas algo entre 90 e 110 ppm ou mesmo um intervalo ainda maior. Assim, 100 seria o valor central de uma faixa da qual não se sabe exatamente a amplitude. Os valores estimados como LEO possuem uma faixa de variação suficientemente ampla para englobar pequenas variações que podem ser observadas no organismo humano, como gênero, raça e idade, ou ainda fatores relativos ao ambiente ou à ocupação, como clima, organização do trabalho, turnos de trabalho e duração das jornadas, ou seja, essas variações podem ser relativamente pequenas e mascaradas pelas incertezas que se tem na fixação do LEO.

Com o avanço das pesquisas, a Higiene Ocupacional e a Toxicologia Ocupacional, cada vez mais técnicas e científicas, gradualmente podem fornecer estimativas mais precisas da exposição real dos trabalhadores. Esta situação tem se modificado ao longo dos anos e os LEOs têm se atualizado sistematicamente, com base em observações de alterações da saúde cada vez mais precoces e respectiva tendência geral de redução dos valores recomendados de LEOs, com raras exceções de aumento.

Embora lentamente, caminha-se para uma diminuição da amplitude de variação do LEO, aumentando gradativamente sua precisão e exatidão, não chegando a uma concentração única, precisa e exata, mas tendendo a isso. Assim, as incertezas oriundas de avaliações inadequadas ou incompletas vão desaparecendo e o LEO se aproximando mais de um valor exato e preciso. Daí a necessidade da revisão e edição anual dos TLVs, como faz a ACGIH.

Paralelamente, com o desenvolvimento da Higiene Ocupacional, as exposições a concentrações muito acima dos LEOs vêm lentamente sendo controladas ou mesmo eliminadas, e tornam-se mais frequentes as exposições com valores mais próximos ou mesmo abaixo do LEOs. Desta maneira, outros fatores intervenientes começam a ser observados e estudados como no caso da *Cronotoxicologia* e as modificações nas jornadas de trabalho que originam *exposições não usuais*, ou seja, diferentes das 8 horas diárias e 40 horas semanais.

A adaptação dos LEOs às jornadas não usuais tem sido estudada há algum tempo, sendo o trabalho clássico de Brief e Scala, em 1975, um dos primeiros a considerar a extensão da jornada de trabalho como determinante para a redução proporcional do LEO, com uma fórmula relativamente simples para cálculo do fator de redução f:

$$f = \frac{8}{h} \times \frac{24h}{16}$$

Onde: h é o número de horas da jornada e o fator de redução pode ser aplicado a um LEO "média ponderada" pelo tempo ou teto, com exceção dos agentes que produzem irritação apenas.

Na Portaria Ministerial n. 3.214, de 1978, em sua Norma Regulamentadora n. 15, anexo 11, tem-se uma edição reduzida e simplificada dos TLV de 1977, apresentando Limites de Tolerância apenas para substâncias que na época possuíam tubos indicadores (colorimétricos) para avaliação instantânea e redução dos valores com um fator de 0,78, que teria sido calculado em virtude da diferença na jornada de 40 horas para 48 horas semanais.

A partir desse estudo pioneiro de Brief e Scala, diversos outros trabalhos têm sido realizados no sentido de completar ou melhorar a adaptação, introduzindo conceitos como a meia-vida biológica da substância envolvida. Um aprofundamento nesse assunto e considerações mais detalhadas sobre a proteção oferecida pelos TLVs atuais podem ser observados em diversos trabalhos. Contudo, muitas vezes, a incerteza do valor indicado como LEO pode ser em muito superior às adaptações que se queiram fazer e, para substâncias de meia-vida biológica muito curta, não parece adequada qualquer adaptação em relação à duração da jornada e aos efeitos de longo prazo.

Extrapolação de valores para a população brasileira

A extrapolação para o homem dos resultados de pesquisas em laboratório com animais, na expectativa de reproduzir todas as condições enfrentadas por um trabalhador ainda é bastante difícil, mesmo com auxílio da epidemiologia e da estatística. Podem ser observadas variações em função das condições de vida e se considerar a necessidade de criação de LEOs genuinamente brasileiros e, ainda mais, regionais, pois um valor único não poderia ser aplicado da mesma maneira no norte e no sul do Brasil.

Observa-se que a realidade brasileira é rica em contrastes, pois é possível encontrar trabalhadores com baixo nível de instrução e que executam trabalho braçal em um ambiente com diversos riscos ocupacionais, e trabalhadores extremamente qualificados com qualidade de vida bem superior, atuando em indústrias sofisticadas com características de primeiro mundo.

Para os trabalhadores do primeiro grupo, assuntos como salário, alimentação, segurança pública ou saneamento básico, tornam-se fundamentais para a sobrevivência e a continuação do trabalho. Para este grupo, uma atuação básica da equipe de Saúde do Trabalhador e algumas ações de Higiene e Toxicologia Ocupacional que reduzam o risco de acidentes do trabalho e a exposição ocupacional a agentes químicos para valores mais próximos dos LEOs serão de grande valia.

Para os trabalhadores do segundo grupo, podem ser necessárias ações como a adaptação do LEO a uma condição de trabalho não usual. Em todos os casos, o conhecimento da cronotoxicologia é muito importante para reduzir o risco do aparecimento de uma doença ocupacional.

Cronotoxicologia e ritmicidade biológica

O conceito de homeostase que prevalece em biologia infere que as funções fisiológicas e bioquímicas sejam relativamente constantes ao longo das 24 horas do dia, ou mesmo em outros períodos, como mês ou ano. Esta definição derivou de pesquisa realizada por Claude Bernard, na França, e Walter Cannon, nos Estados Unidos, no fim do século XIX e início do século XX. Naquela época, porém, a pesquisa humana era conduzida num simples horário do dia, geralmente durante o dia, e não à noite e raramente os estudos eram feitos em horários adicionais durante as 24 horas ou, intencionalmente, durante vários horários diferentes, com o intuito de acessar as possíveis variações temporais em organismos vivos.

Os métodos de pesquisa utilizados na época também eram precários. Por exemplo, eram necessárias grandes quantidades de sangue para a realização de análises laboratoriais, como glicose no soro, para as quais era preciso aproximadamente um litro de sangue. Além disso, não existia tecnologia para avaliar funções biológicas selecionadas, em animais de laboratório ou em humanos, continuadamente por 24 horas ou mais, bem como computadores e softwares que fizessem sofisticadas análises estatísticas de séries temporais e de ritmos.

Hoje, a situação é muito diferente. A tecnologia atual permite a coleta de dados com grande número de variáveis biológicas em animais de laboratórios e seres humanos durante 24 horas, e os modernos métodos analíticos requerem somente quantidades diminutas de sangue, urina, saliva ou tecidos. Os resultados de numerosas, na realidade milhares, investigações cronobiológicas (do ritmo biológico) revelam que o conceito de homeostase está incompleto.

Os mecanismos homeostáticos são responsáveis pela regulação de distúrbios momentâneos nas funções biológicas, ao passo que os ritmos e relógios biológicos que nos dirigem preparam o organismo previamente para a realização das necessidades previsíveis no tempo, relativas ao ambiente externo. Entre essas, o padrão de 24 horas, que influencia as atividades e o trabalho durante o dia e o sono à noite; a reprodução, com referência ao ciclo menstrual de mulheres jovens; e as mudanças climáticas durante as estações do ano que interferem na nutrição ao longo do ano.

Atualmente, os cientistas estão cientes de que as funções biológicas têm uma organização temporal definida, isto é, uma estrutura no tempo – que influencia cada aspecto da vida, incluindo a resposta das pessoas às substâncias potencialmente nocivas encontradas no ambiente de trabalho, um assunto fundamental para a Higiene e a Toxicologia Ocupacional.

A influência dos ritmos circadianos na Medicina Clínica está sendo cada vez mais considerada, pois frequentemente determinam quando os sinais e/ou os sintomas de uma condição patológica emergem e a resposta dos pacientes aos testes de diagnóstico e às medicações varia de acordo com a hora do dia, o período do ciclo menstrual e a época do ano.

A estrutura do tempo biológico do organismo afeta a capacidade dos trabalhadores em turnos fixos ou rodiziantes, de se adaptarem ao horário noturno e pode ter um papel importante na suscetibilidade e resistência dos trabalhadores a contaminantes potencialmente nocivos no ambiente de trabalho. Essa é uma questão importante e que geralmente não é muito considerada quando se estabelecem padrões de exposição do ambiente de trabalho. Em muitas indústrias, o tradicional turno de 8 horas tem sido substituído por turnos estendidos com duração de 10 ou 12 horas e, em alguns casos, até de 24 horas, em outros casos ainda há redução para 6 horas diárias e diversas combinações possíveis.

Uma vez que os Limites de Exposição Ocupacional do ponto de vista técnico e legal são usados pela Higiene e pela Toxicologia Ocupacional visando a segurança na exposição a agentes químicos, os horários de turnos de trabalho estendidos deveriam também ser considerados. Entretanto, o ajustamento desses valores com base somente no aumento da duração da jornada de trabalho além das 8 horas pode não ser suficientemente protetor. O aumento da duração da jornada de trabalho assim como o trabalho noturno possibilitam exposições a substâncias potencialmente perigosas em horários do ciclo circadiano diferentes do usual, quando a capacidade de biotransformação e de excreção de um xenobiótico pode estar reduzida, aumentando a possibilidade de aparecimento de efeito, tendo inclusive sido relacionado o trabalho em turnos com carcinogênese.

A ritmicidade biológica influencia a resposta dos trabalhadores aos vários tipos de substâncias químicas em função do tempo biológico em que ocorrem as exposições. Uma revisão desse assunto e as características dos ritmos e relógios biológicos e da estrutura do tempo biológico, bem como os conceitos de cronofarmacologia (ritmo-dependência da cinética e dos efeitos de medicação e outras substâncias químicas), cronotoxicidade (ritmo-dependência da suscetibilidade e resistência a agentes químicos, físicos e biológicos) e o relacionamento com a prática da Higiene e Toxicologia Ocupacional, podem ser encontrados em Colacioppo e Smolensky, 2003.

Hábito de fumar e limites de exposição ocupacional

O tabagismo é também um problema de Higiene e Toxicologia Ocupacional, pois, apesar de proibido em locais de trabalho, é possível ainda haver o "fumante passivo" ou, ainda, o próprio fumante reclamar de alguma contaminação química de seu local de trabalho. Na Tabela 24.1, entre as centenas de substâncias existentes na fumaça de cigarro, foram selecionadas apenas as que possuem um LEO.

Tabela 24.1 Concentrações em ppm encontradas em fumaça de cigarro e os limites de exposição ocupacional da ACGIH e da NR-15.

Substância	Fumaça de um cigarro	TLV	NR-15
CO_2	92.000	5.000	3.900
CO	42.000	25	39
Acetileno	31.000	18% O_2 (*)	19% O_2 (*)
Formol	30	0,1 A1	1,6 T
Acetaldeído	3.200	25 C	78
Acroleína	150	0,1 C	–
Metanol	700	200	156
Acetona	1.100	250	780
Amônia	300	25	20
NO_2	250	0,2	4 T
H_2S	40	1	8
HCN	1.600	4,7 C	8

TLV: *Threshold Limit Values*, NR-15: Norma Regulamentadora n. 15; C: *Ceiling*; T: Teto; A1: Carcinogênico, (*): Asfixiante simples.
Fonte: Adaptada de American Conference of Governmental Industrial Hygienists (ACGIH).

Como se observa pela enorme diferença dos valores, é fácil concluir que o trabalhador simplesmente "apaga" todos os esforços do monitoramento ambiental e biológico da equipe de saúde quando acende um cigarro.

Recorda-se ainda que algumas substâncias existentes no ar do ambiente de trabalho ao serem aspiradas pelo cigarro passam pela brasa a uma temperatura de cerca 800 °C o que pode provocar sua decomposição térmica. No caso de um solvente clorado este pode ser transformado em *fosgênio* que é muito mais tóxico (usado inclusive como arma química) e oferece grande risco de edema pulmonar.

Frequência da monitorização

De acordo com os resultados obtidos na avaliação ambiental e dentro do Programa de Gerenciamento de Riscos (PGR), são recomendadas novas avaliações segundo julgamento profissional e geralmente com periodicidade bienal em todos os setores ou atividades com valores abaixo e próximos ao nível de ação.

Quando há concentrações entre o nível de ação e o LEO, recomenda-se uma frequência semestral ou anual, dependendo da toxicidade do agente químico envolvido e da variabilidade encontrada nos resultados.

Dessa maneira, pode-se ter uma série histórica de dados da exposição ocupacional, que permitirá introduzir medidas de controle sempre que necessárias e, no futuro, estabelecer ou refutar o nexo causal entre trabalho e agravos à saúde dos trabalhadores.

Nas situações com resultados acima do LEO, recomenda-se uma reavaliação após a implantação de medidas de controle.

As frequências de avaliação anteriormente descritas podem variar, ainda, de acordo com a toxicidade da substância e das condições de trabalho. Por exemplo, o cloro liquefeito em uso em uma estação de tratamento de água deve ter avaliação instantânea e contínua, 24 horas por dia, pois um pequeno vazamento pode significar a morte de um operador, não havendo tempo para coleta de amostras, análises ou cálculos. Em outro exemplo, num local de trabalho confinado com um sistema de ventilação não muito confiável, a avaliação deve ser mais frequente que em outro, usando os mesmos processos e substâncias, porém mais aberto e com ventilação mais confiável.

Independentemente do controle periódico, novas avaliações devem ser realizadas sempre que surgir algum fator interveniente na exposição, como mudança de processo, rotina de trabalho, matéria-prima, fornecedores, equipamentos, entre outros.

Comparação entre a avaliação ambiental e a avaliação biológica

Concluída a avaliação ambiental, com a devida interpretação dos resultados em conjunto com o pessoal de Higiene, Toxicologia e Medicina Ocupacional, é conveniente comparar os resultados da avaliação ambiental com os da avaliação biológica e a situação de saúde dos trabalhadores envolvidos. Deve-se observar que não se trata de estabelecer uma correlação dose-efeito ou dose-resposta, já que isso é feito em institutos de pesquisa e já se sabe que, para uma dada substância, ao se aumentar a exposição ocupacional, elevam-se os efeitos individuais e a resposta da população.

Na prática, deve-se estar alerta e eventualmente esperar discrepâncias nas comparações dos resultados, ou seja, é possível que numa avaliação ambiental se encontre valores elevados da estimativa da exposição, porém na avalição biológica e vigilância da saúde os resultados não apresentem alteração correspondente. Numa situação como essa, deve-se procurar os fatores intervenientes que por um lado podem aumentar a estimativa da exposição ambiental, e por outro, podem diminuir os efeitos à saúde.

Resultados elevados nas avaliações ambientais podem acontecer em função de erros na coleta de amostras, por descuido em seguir a metodologia ou por contaminações. Podem ainda ocorrer alterações intencionais, por exemplo, quando um trabalhador "força" uma situação para que pareça pior que a real e para fazer jus ao adicional de insalubridade e aposentadoria especial. Nestes casos os resultados da monitorização biológica podem ser reduzidos e aceitáveis.

Situações inversas também podem ser observadas, quando não se encontra uma explicação no ambiente de trabalho para os sinais ou sintomas encontrados pela equipe médica, como no caso de uma exposição que ocorre no domicílio do trabalhador ou em uma segunda ocupação, fora da empresa que está sendo estudada. É possível ainda que a explicação para este caso seja a medicação utilizada pelo trabalhador, como no caso em que o uso de um colírio mercurial originava valor elevado de mercúrio na urina, ou em outro caso, havia ingestão de alimentos contaminados por chumbo, por absoluta falta de higiene no aquecimento das marmitas sobre um formo de derretimento de chumbo.

A avaliação ambiental e a biológica podem ser contemporâneas, porém, não há necessidade de serem simultâneas, ou seja, realizadas no mesmo dia. Se a avaliação ambiental for feita de maneira correta representará qualquer dia ou semana do ano, inclusive os dias em que a avaliação biológica for feita.

A avaliação ambiental é realizada por amostragem, necessitando da avaliação biológica para complementar a vigilância da saúde do trabalhador, pois alguma particularidade em seu trabalho que possa aumentar ou diminuir sua exposição pode não ser detectada na avaliação ambiental.

Deve-se considerar ainda que a avaliação biológica refere-se à exposição pretérita, horas, dias ou semanas, dependendo do agente, e a avaliação ambiental basicamente refere-se à exposição ocupacional no dia em que foi feita, podendo ser extrapolada para os demais dias de exposição dependendo de se ter contornado todos os fatores intervenientes na exposição.

Outro fato a ser considerado é que a avaliação ambiental se limita à penetração da substância por via respiratória, mas, como se sabe, para algumas substâncias é possível haver penetração por outras vias e, há ainda diferenças individuais quanto ao metabolismo e à fisiologia, ou mesmo, algum estado patológico particular do trabalhador. Essas variáveis somente podem ser avaliadas e contornadas com um exame médico periódico *sem amostragem*, ou seja, de todos os expostos e submetidos ao monitoramento biológico.

▶ MONITORAMENTO BIOLÓGICO

Aspectos gerais

Como o objetivo principal da Toxicologia Ocupacional é a prevenção das alterações da saúde dos trabalhadores expostos às substâncias químicas, o qual não pode ser atingido se os níveis de exposição são mantidos em valores que possam constituir-se em risco inaceitável para a saúde ou a vida, é fundamental que seja realizada a avaliação do risco, por meio do monitoramento biológico, além do ambiental. Nessa etapa, realiza-se a avaliação da exposição para identificar e quantificar as substâncias químicas no organismo, visando verificar se há uma correlação entre a exposição ocupacional e a resposta apresentada aos toxicantes no ambiente de trabalho, conforme demonstrado na Figura 24.1. Há ainda que se considerar a relação concentração-resposta hormética, cuja ocorrência tem sido documentada por vários modelos biológicos e para diversos tipos de exposição, entre elas a ocupacional. Os efeitos em múltiplos pontos de uma curva podem ser interpretados como maléficos ou benéficos, dependendo do contexto biológico em que ocorram. A hormese parece ser um fenômeno relativamente comum, mas ainda não foi incorporado em práticas regulatórias.

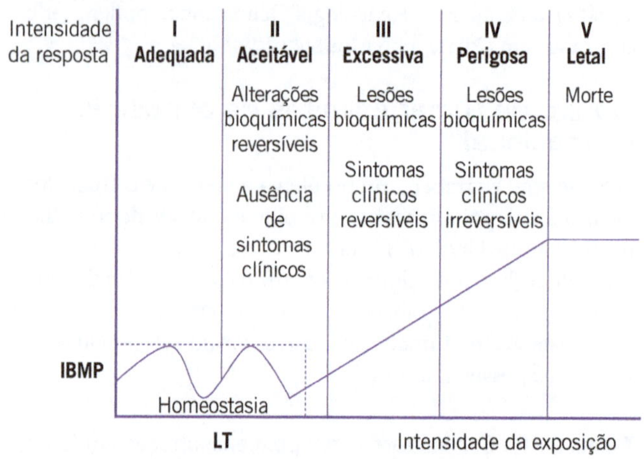

Figura 24.1 Correlação entre a intensidade de exposição ocupacional e a intensidade da resposta biológica.
Fonte: Desenvolvida pela autoria.

O Monitoramento Biológico (MB) ou biomonitoramento deve ser entendido como avaliações periódicas dos trabalhadores às substâncias químicas, por meio de determinações quantitativas desses toxicantes, na forma inalterada e/ou biotransformada e/ou parâmetros biológicos (p. ex., bioquímicos, hematológicos), que permitam avaliar precocemente alterações no estado de saúde, decorrentes da exposição ocupacional. Essas determinações são definidas como indicadores biológicos ou bioindicadores e visam avaliar a exposição e o risco à saúde dos trabalhadores, comparando-se os resultados obtidos com referências apropriadas que, no Brasil, a partir da atualização da Norma Regulamentadora n. 7, em 9 de março de 2020, são definidas como Valor do Indicador Biológico de Exposição (IBE).

No MB é importante notar que, uma vez implantado, não deverá ser interrompido, mas sim aprimorado em função dos novos conhecimentos científicos adquiridos. Assim, para essa implantação, serão necessários e importantes:

- conhecer detalhadamente a toxicocinética e a toxicodinâmica das substâncias presentes no ambiente de trabalho;
- a existência de indicadores biológicos e de métodos de análises adequados;
- a possibilidade de se obter prontamente o material biológico mais adequado;
- o conhecimento da relação dose-efeito e dose-resposta.

Durante a condução do MB devem ser considerados todos os princípios éticos, partindo-se da premissa, descrita no código de ética da International Commission on Occupational Health (ICOH), que "Bioindicadores devem ser escolhidos por sua validade e relevância para a proteção da saúde do trabalhador em questão, com o devido respeito à sua sensibilidade, especificidade e valor preditivo". Nesse documento são descritos os seguintes princípios, acordados internacionalmente:

- o biomonitoramento não deve ser usado como testes de triagem ou para fins de seguro;
- o conhecimento da suscetibilidade não justifica a discriminação de oportunidades de trabalho;

- deve ser dada prioridade à amostragem não invasiva (urina) e facilmente coletada (local);
- testes invasivos ou que apresentam um risco à saúde exigem uma análise de risco-benefício e consentimento por parte do trabalhador.

A vigilância da saúde do trabalhador deve ser considerada separadamente do biomonitoramento, uma vez que seu objetivo é identificar alterações do estado de saúde na fase pré-clínica, e não as alterações biológicas precoces. O monitoramento ambiental e biológico, bem como a vigilância da saúde, são atividades complementares destinadas a um único objetivo: a prevenção de doenças produzidas pela exposição ocupacional a agentes químicos. Pela aplicação regular desses procedimentos, são obtidas informações acerca das seguintes relações:

- entre a exposição externa e a concentração da substância nas amostras biológicas;
- entre a concentração da substância nas amostras biológicas e os efeitos, com as alterações do estado de saúde.

Indicadores biológicos

Vários são os parâmetros biológicos que podem estar alterados como consequência da interação entre o agente químico e o organismo. Esses parâmetros são conhecidos como indicadores biológicos da exposição, ou seja, relacionam-se proporcionalmente à intensidade da exposição e/ou à intensidade de efeitos.

Há 3 tipos de indicadores biológicos: de exposição, de efeito e de suscetibilidade, de acordo com os conceitos do *National Research Council*, em documento publicado em 1987. Um mesmo indicador pode ser classificado em 2 tipos, como exemplo a carboxiemoglobina em relação à exposição ao monóxido de carbono, um indicador tanto de exposição quanto de efeito. Por sua vez, um bioindicador pode ser útil na detecção precoce da doença, uma vez que seus níveis vão aumentando proporcionalmente à intensidade da exposição e, por consequência, pode haver a ocorrência do efeito tóxico. Todavia, isoladamente, o indicador não deve ser usado para fins de diagnóstico de intoxicação, que só deve ser feito pelo médico do trabalho, a partir dos dados do bioindicador e dos sinais e sintomas apresentados pelo indivíduo.

O "ensaio do cometa" e a avaliação de troca de cromátides-irmãs são testes que têm sido utilizados, no monitoramento biológico, para avaliar o risco decorrente da exposição aos agentes químicos genotóxicos e podem ser ferramentas úteis na aplicação de medidas preventivas contra o risco carcinogênico no ambiente de trabalho.

Indicadores biológicos de dose interna

Em Toxicologia Ocupacional, a dose refere-se à concentração de determinada substância nos sítios do organismo onde ocorre o efeito. Como não se pode medir a dose diretamente, esta será medida indiretamente, por meio dos indicadores de dose interna, que podem ser expressão de uma simples exposição a uma substância química, do seu acúmulo ou da dose interna "real". Todavia, a maioria dos bioindicadores reflete a quantidade de xenobiótico absorvida pelo organismo. Esses bioindicadores não se correlacionam com a intensidade dos efeitos biológicos observados nos indivíduos expostos, o que, possivelmente, se deve à impossibilidade de se realizarem análises em matrizes biológicas em que os bioindicadores refletiriam melhor os efeitos, como vísceras, tecidos, entre outros.

O bioindicador de dose interna correlaciona-se com a concentração da substância química presente no ambiente de trabalho, como o ácido fenilmercaptúrico na urina, um dos produtos de biotransformação do benzeno. Para a proposição e a aplicação de indicadores dessa categoria, é necessário conhecer previamente a toxicocinética da substância, uma vez que muitos desses indicadores são os produtos de biotransformação, excretados na urina dos trabalhadores expostos. Assim, muitos deles não são seletivos, isto é, não representam apenas a exposição à determinada substância, o que torna complexa a interpretação dos resultados. Para tanto, visando a especificidade, tem sido recomendada a avaliação da exposição utilizando-se a substância química inalterada.

De acordo com seu significado, é possível distinguir 3 subtipos de bioindicadores de dose interna:

- **Indicador de dose usual.** Correlaciona-se com a concentração da substância química no ambiente de trabalho, como o cádmio na urina.
- **Indicador de exposição acumulativa.** Representa o acúmulo progressivo do xenobiótico no organismo, como as bifenilas policloradas (PCB), que se acumulam em tecido adiposo. Todavia, esses bioindicadores nao são comumente utilizados para o monitoramento biológico pela dificuldade na obtenção de amostras, como tecido adiposo e tecido ósseo, não havendo, até o presente momento, técnicas não invasivas disponíveis para as práticas rotineiras de biomonitoramento.
- **Indicador de dose interna "real".** Permite avaliar a concentração do xenobiótico biologicamente ativa, como o chumbo plasmático, na forma livre, que é difusível e está em equilíbrio com a quantidade do metal absorvido, eliminado e acumulado nos tecidos. Por limitações de ordem analítica, esse chumbo plasmático livre não é determinado rotineiramente.

Indicadores biológicos de efeito

Outro aspecto do biomonitoramento está embasado no conhecimento dos efeitos biológicos precoces que se instalam em decorrência da exposição a um agente tóxico. Para serem utilizados na prevenção de intoxicações, advindas da exposição ocupacional, esses tipos de bioindicadores são válidos quando demonstram efeitos ainda considerados não nocivos, ou seja, não associados a alterações funcionais das células, e sua proposição e utilização são feitas com base no conhecimento de toxicodinâmica, isto é, do mecanismo de ação tóxica do xenobiótico no órgão crítico, frequentemente incerto, o que pode explicar o número limitado desses bioindicadores.

De acordo com seu significado, é possível distinguir 2 subtipos de bioindicadores de efeito:

- **Indicadores de efeito crítico.** Demonstram as alterações que se instalam no órgão crítico, onde se atinge a concentração crítica do toxicante, isto é, a concentração na qual as células mais sensíveis do órgão sofrem alterações reversíveis ou irreversíveis. A determinação da atividade enzimática da colinesterase eritrocitária (colinesterase "verdadeira") na avaliação da exposição aos praguicidas organofosforados seria um tipo deste bioindicador.

- **Indicadores de efeito pré-clínico.** Permitem identificar as alterações no órgão-alvo, geralmente ainda reversíveis e que precedem o aparecimento do quadro clínico. Como exemplos desse tipo de bioindicador, podem ser citadas as determinações de proteínas de baixo peso molecular, como a proteína ligada ao retinol (RBP, do inglês *retinol binding protein*) e a β_2-microglobulina, que expressam alterações nos túbulos renais, principalmente nos proximais, decorrente da exposição ao cádmio.

Indicadores biológicos de suscetibilidade

O termo bioindicador de suscetibilidade exprime uma condição congênita ou adquirida. Essa categoria pode evidenciar alterações na absorção, na distribuição e nas interações com macromoléculas, assim como a capacidade de produzir modificações no organismo. Permite, assim, identificar previamente os trabalhadores que são suscetíveis à substância química. A determinação da capacidade de acetilação de moléculas, como os metabólitos de algumas aminas aromáticas (4-aminobifenilas), que resulta na probabilidade do desenvolvimento de câncer de bexiga, é um exemplo desse indicador. Outros exemplos são a determinação da atividade de glicose 6-fosfato desidrogenase no sangue (na avaliação de suscetibilidade aos agentes metemoglobinizantes) e a determinação da α_1-antitripsina sérica (na avaliação de suscetibilidade aos gases e vapores irritantes). Apesar de promissores na prevenção de intoxicações ocupacionais, o uso desses bioindicadores em exames admissionais é questionável quando são considerados os princípios éticos e o direito ao trabalho.

Interpretação dos resultados

Os indicadores de exposição podem ser utilizados com vários escopos, como:

- controle periódico individual de trabalhadores;
- avaliação da exposição de grupos de trabalhadores;
- avaliação epidemiológica.

O controle periódico individual se impõe quando os níveis da substância tóxica no ambiente de trabalho estão próximos do limite de exposição. Para um controle satisfatório, é sugerido que sejam utilizados, concomitantemente, um indicador de exposição e um de efeito, e os dados obtidos devem ser confrontados com os valores-limite fixados para essa substância. Em condições ideais, a interpretação e a comunicação dos resultados do MB devem ser feitas pelo médico especializado em Medicina do Trabalho, que é um profissional capacitado para atuar em Saúde Ocupacional e informado sobre toda a situação de exposição e de saúde dos trabalhadores. Os dados individuais devem ser comunicados apenas para o trabalhador em questão. Contudo, os dados do grupo podem ser comunicados ao empregador e aos representantes dos trabalhadores.

A interpretação dos resultados do programa de biomonitoramento pode ser feita com base individual quando os bioindicadores são suficientemente específicos e seus níveis apresentam baixa variabilidade individual.

Contudo, a interpretação com base de grupo é mais usual e, geralmente, expressa resultados mais fidedignos. Nesse caso, se todos os trabalhadores do grupo apresentam valores abaixo dos valores-limite, a situação de exposição é aceitável. Todavia, se a maioria dos resultados estiver acima dos valores-limite, há necessidade de intervenção e melhoria das condições de exposição, permitindo a individualização daqueles que exercem uma atividade com maior exposição ou absorvem maior quantidade do toxicante. Por meio da análise de grupo de trabalhadores, será possível também estimar as condições de higiene do ambiente de trabalho. Para que a avaliação do grupo possa fornecer resultados úteis, é necessário que ele seja suficientemente numeroso e homogêneo em relação à exposição, ao sexo e para um dado agente tóxico. As informações serão mais efetivas quando os níveis de exposição são mais constantes no tempo. Valores pouco significativos poderão ocorrer nas avaliações em locais onde os trabalhadores mudam frequentemente de cargo e seção. Para uma correta avaliação de grupo, não será suficiente exprimir os dados só como valores médios ou faixas, mas deve-se considerar também a distribuição de frequência dos valores do indicador biológico.

A análise de grupo de trabalhadores com enfoque epidemiológico torna-se essencial quando se utilizam indicadores biológicos cujos resultados podem ser influenciados por fatores não ligados à exposição, como os alimentares, a concentração, a diluição da urina, entre outros, e para os quais existe ampla faixa dos valores de normalidade.

Limites biológicos de exposição

Os limites biológicos de exposição consideram as concentrações do indicador biológico que, supostamente, não representam risco à saúde para a maioria dos trabalhadores. Esses limites devem ser vistos como níveis de advertência, propostos com base no conhecimento da relação dose-resposta, portanto, com correlação direta aos limites do agente químico no ambiente de trabalho, conforme demonstrado na Figura 24.1. Não são valores que separam exposição segura de exposição de risco, ou seja, não garantem que mesmo o trabalhador que apresente, periodicamente, valores do bioindicador abaixo do limite não venha a ter alterações em seu estado de saúde.

Esses limites podem ser derivados matematicamente dos limites de exposição ambiental, por verificação da concentração do agente químico, ou seu produto de biotransformação, na matriz biológica, após 8 horas de exposição média ponderada pelo tempo ao nível do limite ambiental da substância química. A proteção para a saúde representada por esses limites depende da adequação dos limites ambientais e da possibilidade de se estimarem correlações entre os dois. Esses valores são estabelecidos com base na relação entre os níveis de exposição ao agente químico e o teor do bioindicador, ou naquela entre a concentração do bioindicador e os efeitos biológicos.

Os limites podem, também, ser estabelecidos com base em estudos epidemiológicos, clínicos e toxicológicos, ou seja, na relação entre a concentração de uma substância química nos fluidos biológicos e as consequências para a saúde. São idealmente derivados do estudo do acompanhamento, por um prazo longo, dos trabalhadores expostos 8 horas por dia, 5 dias na semana, por toda a vida profissional, abaixo dos quais não se observa nenhum efeito adverso à saúde e são valores difíceis de serem obtidos com confiança.

Para alguns agentes químicos absorvidos exclusivamente pela pele, a única maneira de se fixar limites biológicos é pela determinação da concentração de agentes químicos, ou de seus produtos de biotransformação, em trabalhadores expostos.

Na maioria dos países, os limites biológicos de exposição constituem recomendações que devem ser utilizadas por profissionais capacitados para a tomada de decisões relativas à proteção à saúde dos trabalhadores. No Brasil, o limite biológico de exposição é chamado Valor do Indicador Biológico de Exposição (IBE) e consta da Norma Regulamentadora n. 7, portaria n. 6734/2020, publicada pela Secretaria Especial de Previdência e Trabalho, do Ministério da Economia.

Nos Quadros 1 e 2 dessa norma, podem ser observados os parâmetros para o monitoramento biológico de algumas substâncias químicas, entre tantas outras a que os trabalhadores estão ocupacionalmente expostos. Para cada agente químico, consta nesse quadro o número CAS, bioindicador que deve ser usado, o momento da coleta, o valor do IBE e algumas observações para sua interpretação.

Valores de referência

Os valores de referência (VR) são quesitos indispensáveis ao monitoramento biológico de substâncias químicas cujo bioindicador está presente no material biológico independentemente da exposição ocupacional. Os níveis nos indivíduos expostos que permitem o estabelecimento de estratégias de controle devem ser confrontados com os níveis desse mesmo bioindicador, determinados em uma população de indivíduos saudáveis, semelhante à exposta, cuja característica principal é a de não estar exposta, ocupacional ou ambientalmente, por nenhuma situação particular, à substância química considerada. Idealmente, os VR devem ser determinados em populações que não difiram daquelas expostas ocupacionalmente em características que afetam o indicador biológico.

As características da população de referência devem ser bem definidas, por meio de aplicação de questionários, exames bioquímicos e hematológicos que permitam reconhecer os fatores ambientais, fisiológicos, patológicos, hábitos pessoais, alimentares, entre outros, que possam influenciar os VR dos bioindicadores. O número de indivíduos deve ser suficiente para representar a população de determinada região e proporcionar a obtenção de valores fidedignos. Esses estudos devem ser refeitos periodicamente, uma vez que as condições ambientais podem sofrer variações.

Fatores que podem influenciar o monitoramento biológico

O biomonitoramento pode ser realizado para um número reduzido de toxicantes, por falta de bioindicadores adequados. Além disso, para a implementação do biomonitoramento são quesitos indispensáveis a presença do bioindicador em material biológico adequado, sendo o sangue, a urina e o ar expirado as amostras utilizadas com maior frequência. A urina, considerada amostra não invasiva, quando colhida em um período de 24 horas, fornece dados bastante compatíveis com a exposição ao toxicante.

Além disso, ao analisar os resultados, é necessário considerar o fato de que numerosos fatores fisiológicos, patológicos e hábitos individuais podem influenciar os níveis dos indicadores, independentemente da exposição ocupacional. Entre esses fatores, destacam-se dieta, sexo, idade, hábito de fumar, consumo de bebidas alcoólicas e uso de fármacos. Por exemplo, a alimentação e o consumo de fármacos podem influenciar de maneira notável os teores de produtos de biotransformação de toxicantes presentes no ambiente de trabalho, sendo, portanto encontrados muitas vezes em concentrações altas na urina de indivíduos não ocupacionalmente expostos à substância em questão, o que limita seu uso como bioindicador, no MB.

O comportamento dos indicadores biológicos pode também diferir entre homens e mulheres. Como exemplo, os valores mais elevados de protoporfirina eritrocitária em mulheres expostas ao chumbo inorgânico, submetidas à mesma situação de exposição ocupacional que os homens.

Entre os hábitos individuais que podem interferir nos níveis dos indicadores, destacam-se, sem dúvida, o tabagismo e o consumo de bebidas alcoólicas. Nos fumantes, os níveis de cádmio no sangue e na urina, de carboxiemoglobina e benzeno no ar exalado são mais elevados em relação aos identificados em indivíduos não fumantes, dada a introdução direta no organismo dessas substâncias oriundas da combustão do tabaco. O álcool, por um mecanismo direto, pode inibir a enzima δ-aminolevulínico desidratase (ALA-D) independentemente de exposição ao chumbo. Acrescente-se que o álcool pode interferir no metabolismo dos solventes, alterando o significado dos correspondentes indicadores biológicos. Verificou-se em voluntários que a ingestão de álcool altera notavelmente o metabolismo do xileno, determinando um aumento de sua concentração no sangue e uma redução nos níveis de ácido metil-hipúrico na urina. Em indivíduos expostos ao tricloroetileno, a ingestão de álcool, mesmo que em pequenas quantidades, provoca um aumento de eliminação do solvente com o ar expirado.

Contudo, não somente fatores exógenos estão relacionados às alterações nos níveis dos bioindicadores, mas também, os fatores endógenos, como a secreção de hormônios, que também podem influenciar a eliminação (biotransformação e excreção) dos xenobióticos, uma vez que estudos demonstram sua interferência na expressão da atividade de isoenzimas do sistema microssomal hepático.

Alguns fatores patológicos também podem ocasionar falsas interpretações no biomonitoramento, como a elevada protoporfirina eritrocitária, sem exposição ao chumbo, em indivíduos sideropênicos. Ainda, é necessário considerar, entre outras, as alterações renais e no trato respiratório que podem influenciar os valores dos indicadores determinados, respectivamente, na urina e no ar expirado, e as alterações hepáticas, que influenciam a biotransformação dos xenobióticos e a atividade de isoenzimas.

Vantagens e desvantagens do monitoramento biológico

A prática do MB oferece diversas vantagens em relação ao MA na avaliação da dose e do risco à saúde. A principal vantagem consiste no fato de que os parâmetros medidos, os indicadores biológicos, estão mais diretamente associados com os efeitos nocivos à saúde e oferecem melhor estimativa do risco para a saúde, em relação aos parâmetros estudados por meio da prática do monitoramento ambiental.

O MB considera a quantidade do xenobiótico absorvida não apenas pela via respiratória, mas também pela pele e via gastrointestinal. Por exemplo: 1) a dimetilformamida é absorvida principalmente através da pele – dessa maneira, a determinação da concentração ambiental conduzirá a uma subestimação da exposição, mais corretamente avaliada através da determinação nos fluidos biológicos; 2) a determinação do chumbo no ar do ambiente de trabalho constitui uma subestimação da real exposição toda vez que não se considera que este metal pode contaminar as mãos dos trabalhadores, podendo ser inalado com o fumo do cigarro. Contudo, toda vez que existe uma correlação entre níveis ambientais de uma substância e a quantidade dessa substância absorvida por qualquer via de absorção possível, a única determinação da concentração ambiental da substância pode não expressar a exposição.

Dessa maneira, depende não apenas dos diversos comportamentos pessoais dos indivíduos, como também de sua higiene pessoal e das diferenças que cada um pode apresentar quanto à capacidade de absorção, das variações ligadas à atividade física e daquelas ligadas ao sexo, à idade e às características genéticas.

Em razão da capacidade de exprimir a absorção, independentemente da via através da qual se verifica, o MB oferece a vantagem de poder explorar a eficiência das medidas de proteção pessoal, como máscaras e luvas. Finalmente, o biomonitoramento considera a exposição total ao xenobiótico, que pode se encontrar no ambiente de trabalho ou de vida, além de ser a expressão dos hábitos pessoais e alimentares, o que não é possível exprimir por meio apenas da determinação dos níveis ambientais da substância.

Todavia, diversos são os fatores que limitam a prática do MB. Um deles é representado pela existência de um número relativamente limitado de indicadores disponíveis frente ao número sempre crescente na utilização do processo produtivo. O conhecimento necessário para o emprego corrente de um bioindicador considera múltiplos aspectos relativos, sobretudo, as características toxicocinéticas e toxicodinâmicas do xenobiótico, as quais ainda são escassas para elevado número de substâncias de uso industrial, além da limitação dos estudos das possíveis interferências, os casos de exposição ocupacional a múltiplas agentes químicos.

De uma maneira geral, não é possível realizar o MB de toxicantes dotados de efeito irritante no sítio de absorção ou que demonstrem pequena possibilidade de absorção. Nesse caso, a dose interna não pode expressar o risco para a saúde e a única relação quantitativa utilizável é aquela entre os níveis ambientais e a intensidade de manifestações locais. Igualmente problemática é a utilização dos indicadores na vigência da exposição às substâncias com ação sensibilizante, mutagênica e carcinogênica em função do insuficiente conhecimento da relação dose-efeito.

Com o melhoramento das condições do ambiente de trabalho há uma progressiva diminuição dos níveis de exposição e, consequentemente, necessidade da utilização de métodos analíticos, nem sempre disponíveis, para a determinação de concentrações cada vez menores, que podem se somar ou se confundir com os níveis encontrados em situações de exposição não ocupacional.

Vigilância da saúde

A manutenção do estado de saúde dos trabalhadores expostos a substâncias químicas – e, de maneira ainda mais abrangente, na população exposta a xenobióticos de natureza variada – requer uma abordagem multidisciplinar aplicada para prevenir qualquer alteração biológica que possa ser decorrente de uma exposição excessiva a esses agentes.

O conceito de vigilância da saúde (*health surveillance*) pode assumir vários significados de acordo com as diferentes situações na qual ela atua. No âmbito do seminário *Assessment of Toxic Agents at the Workplace*, organizado pela *Commission of the European Communities*, pelo US National Institute for Occupational Safety and Health (NIOSH) e pela *Occupational Safety and Health Administration* (OSHA), realizado em 1980 em Luxemburgo, a vigilância da saúde foi conceituada como: *realização de exames médicos – fisiológicos – periódicos dos trabalhadores expostos, efetuados com a intenção de proteger a saúde e prevenir a doença ligada com a atividade de trabalho, ao passo que a patologia ocupacional está fora do escopo dessa definição.* Em outras palavras, o conceito de vigilância da saúde (vigilância médica) assume validade diferente desde que realizada com a finalidade de prevenir, individualizar e intervir sobre a moléstia ocupacional e, dessa maneira, incluir o diagnóstico da moléstia. Assim, a vigilância da saúde pode ser conceituada como uma *atividade sanitária desenvolvida pelo médico do trabalho com o objetivo de evidenciar precocemente as alterações do estado da saúde que podem ser consequência da exposição a uma substância química e que podem contraindicar a exposição a essa substância.*

Enquanto o MB planeja individualizar condições de exposição inseguras para a saúde (exposição excessiva), a vigilância da saúde tem como escopo avaliar o estado de saúde e identificar os indivíduos que apresentam alterações precoces (Figura 24.2). Por esse motivo, é necessário conhecer os resultados de exames de outros parâmetros que poderão ocasionar a descoberta de efeitos pré-clínicos e de alterações funcionais, que necessitam de intervenções preventivas apropriadas. A vigilância da saúde deve ser, portanto, distinguida do diagnóstico da doença que ocorre habitualmente pela inadequação das medidas preventivas.

A Organização Internacional do Trabalho (OIT – International Labour Office) publicou o *Technical and Ethical Guidelines for Worker's Health Surveillance*, no qual se verifica um conceito articulado com o objetivo da vigilância da saúde, especificando que os programas deverão ser utilizados com finalidades preventivas e com os seguintes objetivos:

- descrever as condições de saúde da população de trabalhadores e dos grupos socioeconômicos por meio da estimativa da ocorrência de doenças e infortúnios;
- estimular os estudos de epidemiologia ocupacional com o objetivo de identificar os fatores de risco relativos;
- prever a ocorrência de infortúnios e doenças com o objetivo de focalizar intervenções preventivas específicas;
- predispor pesquisas que permitam finalizar com a eliminação das causas de infortúnio e doença e melhorar o prognóstico por meio da cura e da reabilitação;
- avaliar a eficiência das medidas preventivas planejadas.

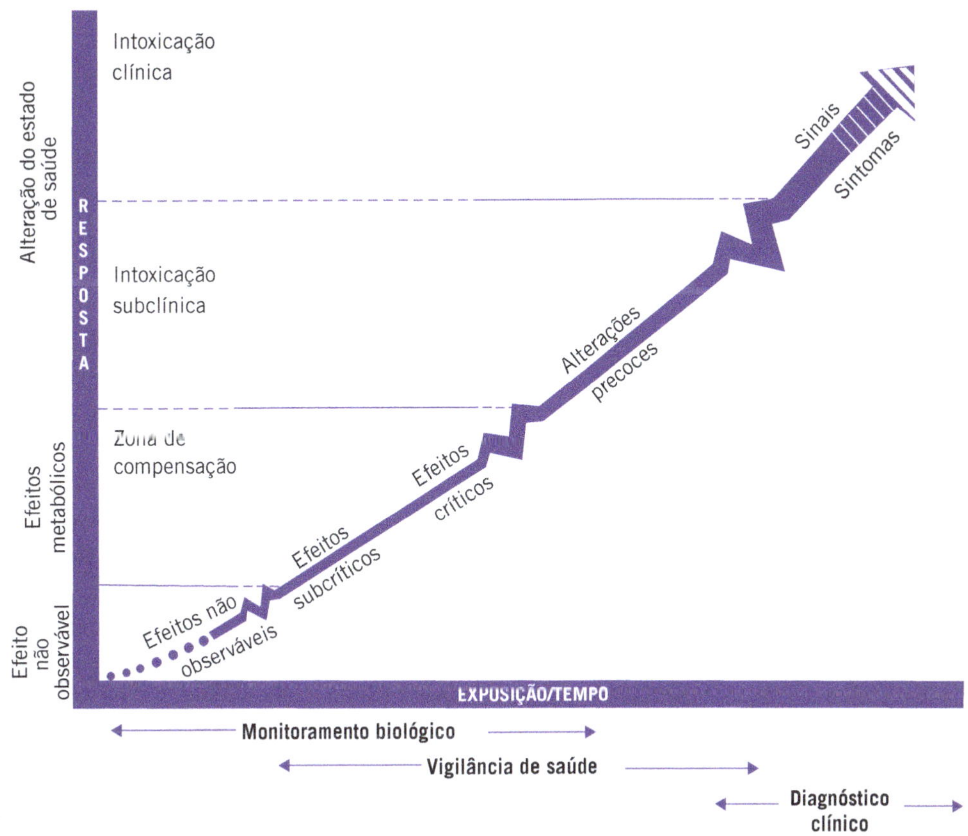

Figura 24.2 Correlação entre os processos de monitoramento biológico, a vigilância da saúde e o diagnóstico clínico e a resposta biológica.

Fonte: Extraída de Franco, G.; Alessio, L. Il monitoraggio biologico: concetti generali. *Advances in occupational medicine*, v. 1, p. 1-15, 2000 (com autorização dos autores).

BIBLIOGRAFIA

AITIO, A.; KALLIO, A. Exposure and effect monitoring: a critical appraisal of their practical application. *Toxicology Letters*, v. 108, p. 137-147, 1999.

ALDRIDGE, W.N. Defining thresholds in occupational and environmental toxicology. *Toxicology Letters*, v. 77, p. 109-118, 1995.

ALESSIO, L. et al. *Monitoraggio biologico negli ambienti di lavoro. Principi – Metodi – Applicazioni.* Milano: Collana Franco Angeli, 1984. 23-56 p.

AMERICAN CONFERENCE OF GOVERNMENTAL INDUSTRIAL HYGIENISTS (ACGIH). *Limites de exposição (TLVs) para substâncias químicas e agentes físicos e índices biológicos de exposição.* Cincinnati (OH); 2019. Tradução da Associação Brasileira de Higienistas Ocupacionais: São Paulo (SP); 2019.

APOSTOLI, P. Elements in environmental and occupational medicine. *Journal of Chromatography B.*, v. 778, p. 63-97, 2002.

APOSTOLI, P. Rischi correlati all'esposizione lavorativa a metalli. Linee Guida SIMLII per i medici del lavoro, Pavia 19-20 maggio 2003.

APOSTOLI, P. et al. Biological monitoring of occupational exposure to inorganic arsenic. *Occupational Environmental Medicine*, v. 12, p. 825-832, 1998.

APOSTOLI, P. et al. *Il monitoraggio biologico in medicina del lavoro. Trattato Italiano di Medicina di Laboratorio*, vol. II, Padova: Piccin, 1993, p.1-64.

APOSTOLI, P.; CORTESI, I. *Quadro sulle criticità ambientali delle acciaierie elettriche. Atti del Convegno Nazionale su "Quadro di riferimento sull'impatto ambientale dell'industria metallurgica"*, Brescia, 12 giugno 2003.

APOSTOLI, P. et al. Multiple exposure to arsenic, antimony and other elements in art glass manufacturing. *American Journal of Industrial Medicine*, v. 34, p. 65-72, 1998.

APOSTOLI, P.; MINOIA, C.; GILBERTI, M.E. *Determination of beryllium in urine by Zeeman graphite furnace atomic adsorption spectrometry in chemical laboratory and toxicology.* London: Pergamon Press, 1992. p. 495-516.

BERGDAHL, I.A. et al. Lead concentration in human plasma, urine, and whole blood. *Scandinavian Journal of Work Environmental Health*, v. 23, p. 289-293, 1997.

BOCCA. B. et al. Development of methods for the quantification of essential and toxic elements in human biomonitoring. *Annali dell'Istituto Superiore di Sanità*, v. 41, p. 165-70, 2005.

BRASIL, Ministério da Economia. *Portaria SEPRT n. 6.734, Norma Regulamentadora n. 7 e anexos.* Programa de Controle Médico de Saúde Ocupacional. Brasília (DF), *DOU*, de 09 de março de 2020.

BRASIL, Ministério do Trabalho e Emprego. *Portaria Interministerial n. 3.214, Norma Regulamentadora n. 7 e anexos.* Programa de Controle Médico de Saúde Ocupacional. Brasília (DF), *DOU*, de 13 de junho de 2011.

BRASIL. Secretaria de Segurança e Saúde no Trabalho, *Portaria 24, de 29 de dezembro de 1994, Diário Oficial*, Brasília, 1994, p.21278-21282.

BRIEF, R.; SCALA, R.A. Occupational exposure limits for novel work schedules. *American Industrial Hygiene Association Journal*, v. 6, p. 467-469, 1965.

BRODEUR, J. et al. Adjustment of permissible exposure values to unusual work schedules. *American Industrial Hygiene Association Journal*, v. 62, p. 584-594, 2001.

BURTAN, R.C.; HAIMES, S.C. Occupational medical surveillance. *In*: CLAYTON, G.D.; CLAYTON, F.E. (eds.). *PATTY 's Industrial Hygiene and Toxicology*, v. 2, part D. New York: Wiley & Sons, p.31-3197, 1994.

BUSCHINELLI, J.T. *Manual de orientação sobre controle médico ocupacional da exposição a substâncias químicas*. São Paulo: Fundacentro, 2014.

BUSCHINELLI, J.T.P.; KATO, M. *Monitoramento biológico de exposição a agentes químicos*. São Paulo: Fundacentro, 1989.

COLACIOPPO, S. Avaliação da exposição profissional a fumos metálicos em operações de solda. *Revista Brasileira de Saúde Ocupacional*, v. 49, n. 13,1985.

COLACIOPPO, S. Limites de exposição. *In*: FISCHER, F.M.; GOMES, J.R.; COLACIOPPO, S. (orgs.). *Tópicos de saúde do trabalhador*. São Paulo: Hucitec, 1989.

COLACIOPPO, S.; SMOLENSKY, M.H. A importância do estudo da ritmicidade biológica para a Higiene e Toxicologia Ocupacional. *In*: FISCHER, F.M.; MORENO, C.R.; ROTEMBERG, L. (eds.). *Trabalho em turnos e noturno na sociedade 24 horas*. São Paulo: Atheneu, 2003.

COOK, R.; CALABRESE, E.J. A importância da hormese para a saúde pública. *Ciência e Saúde Coletiva*, v. 12, p. 955-963, 2007.

CRALLEY, L.S.; CRALLEY, L.V. *Patty's Industrial Hygiene and Toxicology*. New York (NY): John Wiley; 2010.

DE BOER, J.L. et al. Practical and quality-control aspects of multi-element analysis with quadrupole ICP-MS with special attention to urine and whole blood. *Analytical and Bioanalytical Chemistry*, v. 379, p. 872-80, 2004.

DEEDWANIA, P.C. (Ed.). *Circadian rhythms of cardiovascular disorders*. Armonk: Futura Press Inc., 1997.

DELLA ROSA, H. V. et al. *Monitoramento Ambiental e Biológico. In: Fundamentos de Toxicologia*. 4.ed. São Paulo: Atheneu, 2014. 252-275 p.

DELLA ROSA, H.V.; SIQUEIRA, M.E.P.B.; FERNICOLA, N.A.G.G. *Monitorização biológica da exposição humana a agentes químicos*. São Paulo: Fundacentro: México, ECO/OPS, 1991. 67 p.

FISCHER, F.M. et al. Toluene-induced hearing loss among rotogravure printing workers. *Scandinavian Journal of Work Environmental Health*, v. 23, n. 4, p. 289-298, 1997.

FISHBEIN, L. Exposure from occupational *versus* other sources. *Scandinavian Journal of Work Environmental Health*, v. 18, p. 5-16, 1992.

FOÀ, V.; ALESSIO, L. Biological monitoring. General principles. *In*: STELLMANN, L. (ed.). *Encyclopaedia of occupational health and safety*. 4.ed. Vol. I. Geneva: ILO, 1998. p. 27.2-27.6.

FOÀ, V.; COLOMBI, A. Tossicologia professionale. *In*: AMBROSI, L.; FOÀ, V. (Eds.). *Trattato di Medicina del Lavoro*. Torino: Utet, 1996. p.149-170.

FRANCO, G.; ALESSIO, L. Il monitoraggio biologico: concetti generali. *In*: *Advances in occupational medicine*, v. 1, p. 1-15, 2000.

FUKUI, Y. et al. Comparison of colorimetric and HPLC methods for determination of delta-aminolevulinic acid in urine with reference to dose-response relationship in occupational exposure to lead. *Industrial Health*, v. 43, p. 691-698, 2005.

GOLDONI, M. et al. Exhaled breath condensate as a suitable matrix to assess lung dose and effects in workers exposed to cobalt and tungsten. *Environmental Health Perspectives*, v. 112, p. 1293-1298, 2004.

HAUS, E.; TOUITOU, Y. (eds.). *Biologic rhythms in clinical and laboratory medicine*. Heidelberg: Springer-Verlag; 1992.

INTERNATIONAL LABOUR OFFICE (OIT). *Technical and ethical guidelines for worker's health surveillance*. Geneva: ILO, 1998.

JAYJOCK, M.A.; LEWIS, P.G.; LYNCH, J.R. Quantitative level of protection offered to workers by ACGIH threshold limit values occupational exposure limits. *American Industrial Hygiene Association Journal*, v. 62, p. 4-11, 2001.

KLASSEN, C.D.; AMDUR, M.O.; DOULL, J. (eds.). *Casaret and Doull's Toxicology. The basic science of poisons*. 9.ed., N.Y.: MacMillan, 2018.

KONSTANDI, M.; CHENG, J.; GONZALEZ, F. J. Sex steroid hormones regulate constitutive expression of Cyp2e1 in female mouse liver. *American journal of physiology. Endocrinology and metabolism*, v. 304, n. 10, p. E1118–28, 2013.

LAUWERYS, R.R.; HOET, P. *Industrial chemical exposure: guidelines for biological monitoring*. 3rd ed. CRC Press, 2001. 664p.

LAUWERYS, R.R; PERRINE, H. *Industrial chemical exposure: guidelines for biological monitoring*. 2nd ed., Boca Raton: Lewis Publishers, 1993.

LIEDEL, N.A. et al. *Occupational exposure sampling strategy manual*. NIOSH National Institute for Occupational Safety and Health. Cincinnati (OH): DHEW (NIOSH) publication 77-173; 1977.

MANNO, M. et al. Biomonitoring for occupational health risk assessment (BOHRA). *Toxicology Letters*, v. 192, p. 3-16, 2010.

MARTIN, RJ (ed.). *Nocturnal asthma. Mechanisms and treatment*. Mt. Kisco, New York: Futura Press Inc.; 1993.

MUTTI, A. Biological monitoring in occupational and environmental toxicology. *Toxicology Letters*, v. 108, p. 77-89, 1999.

National Research Council (NRC) - Committee on Biological Markers. Biological markers in environmental health. *Environmental Health Perspectives*, v. 74, p. 3-9, 1987.

NERI, G.; APOSTOLI, P. Risultati della ricerca cofinanziata MIUR – Esposizione ambientale ed occupazionale a piombo inorganico: studio degli effetti tossici conseguenti alle dosi correnti e delle relative misure preventive. Indicatori di effetto sull'eme. *Atti del congresso nazionale*, p. 6-7, Brescia, 2004.

ONG, C.N. Reference values and action levels of biological monitoring in occupational exposure. *Toxicology Letters*, v. 108, p. 127-135, 1999.

PATTY; F.A. (ed.) *Industrial Hygiene and Toxicology*. New York: Interscience Publisher; 1948.

SARDAS, S. Genotoxicity tests and their use in occupational toxicology as biomarkers. *Indoor and Built Environment*, v. 14, p. 521-525, 2005.

SCHMIDT, C.W. Sign of the time. Biomarkers in perspective. *Environmental Health Perspectives*, v. 114, p. A701-A705, 2006.

SCHRAMEL, P.; WENDLER, I.; ANGERER, J. The determination of metals (antimony, bismuth, lead, cadmium, mercury, palladium, platinum, tellurium, tin and tungsten) in urine samples by inductively coupled plasma-mass spectrometry. *International Archives of Occupational and Environmental Health*, v. 69, p. 219-223, 1997.

SCHULTE, P.A. Biomarkers. *In*: BROOKS, S.M. (ed.). *Environmental medicine*. St. Louis: Mosby, 1995. p.698-704.

SMITH, D. et al. The relationship between lead in plasma and whole blood in women. *Environmental Health Perspectives*, v. 110, p. 263-265, 2002.

SMOLENSKY, M.H. Circadian rhythms in medicine with applications to hypertension. *American Journal of Hypertension*, v. 14, p. 280S-290S, 2001.

Torkelson, T.R. Redirection of industrial health. *American Industrial Hygiene Association Journal*, v. 44, p. 9-13, 1983.

UNITED STATES ENVIRONMENTAL PROTECTION AGENCY (USEPA). *The total exposure assessment methodology (TEAM) study: summary and analysis*. Washington, DC, EPA 1987, pp 1-3.

VERMA, D.K. Adjustment of occupational exposure limits for unusual work schedules. *American Industrial Hygiene Association Journal*, v. 61, p. 367-374, 2000.

Viau, C. Biomonitoring in occupational health: scientific, socio--ethical, and regulatory issues. *Toxicology Appllied Pharmacology*, v. 207, n. 2, p. S347-S353, 2005.

WHITE, W.B. (Ed.). *Blood pressure monitoring in cardiovascular medicine and therapeutics*, Totowa NJ: Humana Press; Inc. 2001.

WORLD HEALTH ORGANIZATION (WHO). Hoet, P. General Principles. *In*: *Biological monitoring of chemical exposure in workplace*. WHO: Geneve, 1996. p.1-19.

25

Agentes Metemoglobinizantes

Natália Valadares de Moraes
José Salvador Lepera

CONTEÚDO DESTE CAPÍTULO

INTRODUÇÃO

Agentes metemoglobinizantes são substâncias capazes de induzir a oxidação de um dos átomos de ferro do grupamento *heme* na hemoglobina, do estado ferroso (Fe^{2+}) para o férrico (Fe^{3+}), produzindo um pigmento vermelho escuro – marrom chocolate – conhecido como metemoglobina (MHb). Diferentemente da hemoglobina, a MHb não consegue se ligar ao oxigênio, ao gás carbônico ou ao monóxido de carbono em função da carga positiva do ferro, mas tem grande afinidade por ânions como fluoreto, cloreto e cianeto. No tetrâmero da hemoglobina, a presença de MHb tem efeito alostérico de deslocar a curva de dissociação com o oxigênio para a esquerda, reduzindo a liberação de oxigênio para os tecidos. Em condições normais, os níveis de metemoglobina no sangue mantém-se inferiores a 1%. A metemoglobinemia, síndrome clínica causada pelo aumento da concentração de MHb no sangue, é frequentemente resultante da exposição a agentes químicos oxidantes, mas pode ter origem genética, alimentar ou idiopática.

Alguns dos agentes químicos metemoglobinizantes reagem especificamente com a hemoglobina. Outros interagem também com outros componentes celulares, danificando enzimas e organelas. Por essa razão, a metemoglobinemia é normalmente acompanhada de algum grau de hemólise. Os eritrócitos têm risco aumentado de estresse oxidativo, e isso ocorre por várias razões: a) os eritrócitos carregam oxigênio em alta concentração e estão continuamente expostos a radicais livres; b) a hemoglobina é suscetível à autoxidação e pode funcionar como oxidase e como peroxidase; e c) o sangue transporta diversos xenobióticos oxidantes que o organismo absorve. Os eritrócitos são também mais suscetíveis aos agentes oxidantes por serem incapazes de reparar os danos por ressíntese e por terem a membrana mais vulnerável à peroxidação, em função da presença de cadeias laterais de ácidos graxos poli-insaturados e de grupos aminoacil.

A ligação do oxigênio à hemoglobina se dá em ambiente altamente hidrofóbico e envolve substancial transferência de carga do ferro hêmico ao O_2, formando efetivamente o ânion superóxido. Usualmente, o elétron deslocado retorna ao ferro quando o O_2 é liberado. A complexação do ferro às cadeias laterais imidazólicas do *heme* estabiliza a forma funcional da hemoglobina e diminui a tendência de autoxidação do ferro. Além disso, a histidina distal protege o Fe^{2+} por atuar como coletor de prótons e evitar a oxidação que estes poderiam catalisar.

Quando há um distúrbio na região hidrofóbica, ligeiras modificações do *heme* podem permitir o acesso de pequenos ânions ou de água, com consequente oxidação do ferro, formando MHb e liberando um radical superóxido. No eritrócito, há um equilíbrio entre a produção espontânea de MHb e os ânions superóxido a partir da oxidação da hemoglobina e a restauração da hemoglobina ao seu estado funcional normal. Este equilíbrio é controlado pelas defesas antioxidantes. Qualquer situação patológica ou agente tóxico que influencie esse equilíbrio, quer aumentando o estresse oxidativo, quer impedindo as defesas antioxidantes, aumentará a produção de MHb e a geração de espécies reativas de oxigênio.

▶ MECANISMOS DE REDUÇÃO DA METEMOGLOBINA

O eritrócito dispõe de sistemas redutores capazes de restaurar eficientemente a função da hemoglobina, mantendo os níveis de MHb em cerca de 1% em relação a hemoglobina total. A forma predominante de redução endógena é realizada pelo sistema enzimático citocromo-b5/citocromo-b5 redutase (cit-b5/cit-b5 redutase). Em menor proporção, a redução de MHb também ocorre por mecanismos indiretos envolvendo ácido ascórbico e glutationa. Outros agentes redutores endógenos incluem a flavina reduzida, a cisteamina e a cistina reduzida nas moléculas proteicas. Embora essas moléculas tenham papel secundário na redução, indivíduos com completa deficiência congênita de cit-b5 redutase são capazes de manter os níveis de MHb em até 10%. Isso indica que essas vias secundárias podem reduzir quantidades expressivas de MHb quando a via cit-b5 redutase está comprometida.

Sistema redutase NADH-dependente

O principal mecanismo de redução da MHb é via NADH-MHb redutase, também chamada de cit-b5 redutase ou diaforase I. Os elétrons necessários à redução derivam do NADH gerado durante a glicólise. A redução da MHb é mediada pelo citocromo b5, que é reduzido pela citocromo-b5 redutase e, em sua forma ferrosa, reduz a MHb (Figura 25.1). A oxiemoglobina (HbO_2) coexistindo com concentrações equimolares de NADH retarda a autoxidação e a formação de MHb induzida por atividade pseudocatalase (CAT) e pseudosuperóxido dismutase (SOD).

Os indivíduos com deficiência na atividade NADH-citocromo b5 redutase apresentam sensibilidade anormal a nitritos e outras substâncias metemoglobinizantes. Esses indivíduos podem apresentar graves prejuízos na oxigenação de tecidos quando expostos a agentes metemoglobinizantes em níveis que seriam inofensivos a indivíduos com atividade de NADH-citocromo b5 redutase normal.

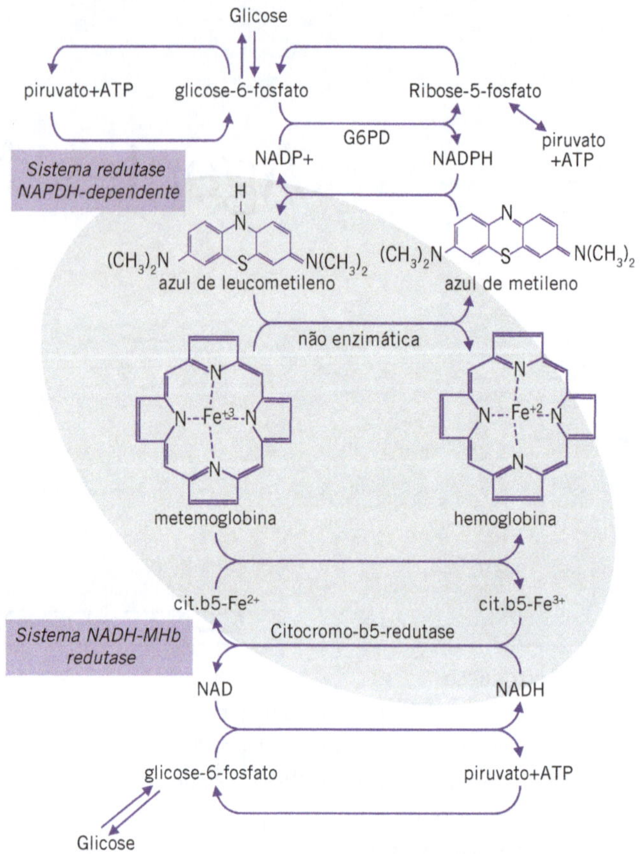

Figura 25.1 Redução da metemoglobina.
ATP: trifosfato de adenosina; G6PD: glicose-6-fosfato desidrogenase; MHb: metemoglobina, NAD: nicotinamida adenina dinucleotídeo; NADP: fosfato de nicotinamida adenina dinucleotídeo.
Fonte: Desenvolvida pela autoria.

Sistema redutase NADPH-dependente

O sistema MHb redutase NADPH-dependente foi identificado a partir de sua capacidade de promover a redução da MHb pelo azul de metileno (Figura 25.1). É conhecido também como sistema NADPH-flavina redutase e diaforase II. A importância fisiológica desse sistema para a redução da MHb é insignificante. Sua função primária parece estar relacionada à biotransformação de xenobióticos oxidantes e se caracteriza como uma redutase genérica com afinidade por corantes, como o azul de metileno e a divicina.

Diante da excepcional afinidade do azul de metileno reduzido pela MHb, a administração de 1 a 2 mg/kg por via intravenosa é o tratamento de escolha para a metemoglobinemia. Entretanto, indivíduos com deficiência de glicose-6-fosfato desidrogenase (G6PD) apresentam capacidade reduzida de formação de NADPH e, portanto, são refratários ao tratamento com azul de metileno. Nestes indivíduos, o tratamento com azul de metileno pode resultar em hemólise.

Mecanismos indiretos de proteção

Agentes com propriedade bioquímica antioxidante atuam sobre agentes oxidantes, reduzindo o estresse oxidativo e, portanto, previnem indiretamente a metemoglobinemia. Quantitativamente, o mais importante antioxidante celular é a glutationa, que atua na preservação de grupamentos sulfidrila das proteínas, prevenindo dano oxidativo celular.

Outras enzimas envolvidas no metabolismo de radicais livres incluem a superóxido dismutase, a catalase e a glutationa peroxidase. A despeito do papel dessas enzimas diante de agentes potencialmente metemoglobinizantes, a deficiência congênita de todas elas é conhecida e não há associação, em nenhum caso, à metemoglobinemia. Isso provavelmente se dá em função da eficiência do sistema cit-b5/cit-b5 redutase na redução da MHb.

▶ METEMOGLOBINEMIAS

Pode-se caracterizar metemoglobinemia quando percentual superior a 1,5% da hemoglobina encontra-se na sua forma oxidada. Além da exposição a agentes químicos, as metemoglobinemias podem ter causa idiopática, podem ser produzidas pela dieta ou ainda por causa genética. A metemoglobinemia mais frequente é resultante da exposição a agentes metemoglobinizantes.

A segunda causa em frequência é a chamada idiopática, embora tenha associação com acidose sistêmica. Pode desenvolver-se em crianças menores de 6 meses, por acidose metabólica que, mais comumente, é resultante de diarreia e desidratação. Diversos fatores podem predispor crianças pequenas a desenvolverem metemoglobinemia: 1) níveis eritrocitários de cit-b5/cit-b5 redutase de apenas 50% a 60% em relação ao adulto; 2) maior suscetibilidade da hemoglobina fetal à oxidação; e 3) pH do trato gastrointestinal mais elevado que pode promover o crescimento de micro-organismos Gram-negativos conversores de nitratos da dieta em nitritos, que são potentes metemoglobinizantes.

A terceira causa é a dieta e está associada com a presença de nitratos na água de poços da zona rural, provavelmente originados de fertilizantes. Essa exposição afeta particularmente as crianças e, em geral, o diagnóstico é retardado e a sintomatologia é recorrente.

A forma hereditária é rara, tem distribuição mundial e pode ocorrer com hemoglobinas M, com formas instáveis da hemoglobina ou até mesmo com as formas normais. Em todos os casos, há diminuição da capacidade redutora da hemácia. O componente dominante no quadro dessas metemoglobinemias é a hemólise. Hemoglobinas M são variantes em que há substituição de aminoácidos de uma das subunidades (α ou β) que favorecem condições de ligação covalente com o ferro, estabilizando-o na forma oxidada. Pode ocorrer com substituição da histidina proximal ou distal por tirosina, cuja região fenólica reage com o ferro. Similarmente, as hemoglobinas instáveis são variantes com grande suscetibilidade a agentes oxidantes. As metemoglobinemias com molécula normal de hemoglobina ocorrem por deficiência enzimática de citocromo-b5 ou da citocromo-b5 redutase. Os indivíduos com essa deficiência têm níveis moderadamente elevados de MHb, que são bem tolerados.

A deficiência da MHb-redutase NADPH-dependente também é descrita na literatura, porém não é responsável por aumento nos níveis de metemoglobina no sangue. Quando indivíduos com deficiência de MHb-redutase NADPH-dependente apresentam metemoglobinemia induzida por exposição a agentes oxidantes não respondem à terapia convencional com azul de metileno.

▶ SÍNDROME TÓXICA

A manifestação clínica das metemoglobinemias elevadas é a cianose refratária à oxigenoterapia. A curva de dissociação da oxiemoglobina é deslocada para a esquerda quando um dos átomos de ferro do grupo *heme* é oxidado, em função do aumento de afinidade dos átomos remanescentes para com o oxigênio. A hipóxia por metemoglobinemia é, portanto, mais pronunciada do que a provocada pela perda equivalente de hemoglobina. A cianose pode ser aparente com metemoglobinemias em níveis de MHb inferiores a 10%, mas geralmente é evidente com níveis maiores que 30%, embora possa ser ainda assintomática. Acima de 30% de MHb, aparecem os principais sintomas; e níveis de 60% a 70% são considerados fatais (Quadro 25.1). Nos casos mais graves de metemoglobinemia, observa-se encefalopatia hipóxica e infarto do miocárdio.

Quadro 25.1 Sintomas associados com os níveis de metemoglobina no sangue.

Concentração de MHb (g/dL)	% MHb*	Sintomas
< 1,5	< 10	Nenhum
1,5 a 3,0	10 a 20	Cianose perceptível na pele
3,0 a 4,5	20 a 30	Ansiedade, tontura, cefaleia, taquicardia
4,5 a 7,5	30 a 50	Fadiga, confusão, vertigem, taquipneia, taquicardia elevada
7,5 a 10,5	50 a 70	Coma, convulsões, arritmias, acidose
> 10,5	> 70	Morte

* 15 g/dL de hemoglobina como referência; teores menores podem exacerbar os sintomas.

Fonte: Desenvolvido pela autoria.

Os agentes metemoglobinizantes têm outras ações sobre o organismo que podem agravar a síndrome tóxica. Como exemplo, substâncias que podem produzir óxido nítrico no organismo, como nitritos e ésteres dos ácidos nítrico e nitroso, são potentes vasodilatadores e produzem hipotensão, taquicardia reflexa e outras disfunções circulatórias.

A carga positiva do ferro altera a absorção espectral das hemoproteínas, resulta em pigmento com cor vermelho escuro – marrom chocolate característica. Laboratorialmente, os níveis de MHb podem ser avaliados por espectrofotometria visível, permitindo confirmar o diagnóstico e instituir a terapia. Em meio ácido, a absorção máxima característica é observada entre 630 nm e 635 nm, e desaparece por adição de cianeto. Nesta região espectral, a absorção da oxiemoglobina é mínima. Deve ser lembrado que na metemoglobinemia a gasometria arterial pode mostrar saturação de oxigênio falsamente normal e que a cianose pode ser sinal de doença cardiopulmonar. Nesses casos, uma amostra de sangue, com a cor escura característica, retomará rapidamente a cor normal por simples agitação no ar, o que não ocorre com a MHb. A técnica de separação eletroforética também diferencia hemoglobina da MHb.

A maioria das metemoglobinemias não tem consequência clínica adversa e requer apenas terapia de suporte. Em indivíduos normais, a taxa de conversão de MHb à hemoglobina é da ordem de 15% a cada hora, assumindo que não há produção concomitante de MHb e reação com cinética de primeira ordem. Assim, espera-se que um indivíduo com 20% de MHb venha a apresentar 17% uma hora mais tarde. Casos graves, como a exposição excessiva a agentes metemoglobinizantes ou em crianças pequenas, podem resultar em hipóxia e necessitar de tratamento rápido. É aconselhável que um toxicologista clínico conduza o diagnóstico e o tratamento. Não sendo possível, deve-se buscar orientação adequada junto a um centro regional de controle de intoxicações.

A literatura mostra que casos de metemoglobinemia com níveis de MHb de 20% acompanhados de sintomas, ou níveis de MHb acima de 30%, ainda que assintomáticos, têm indicação de terapia. Independentemente do agente causal, a metemoglobinemia pode ser revertida pela administração intravenosa de azul de metileno na dose de 1 a 2 mg/kg de peso. Doses cumulativas de azul de metileno excedendo 7 mg/kg podem provocar sintomas como dispneia, dor torácica, tremores, cianose e anemia hemolítica. O azul de metileno em excesso tem ação metemoglobinizante. Como a eficácia do azul de metileno depende da disponibilidade de NADPH (Figura 25.1), deve-se excluir a deficiência de glicose-6-fosfato desidrogenase (G-6-PD), o que poderá agravar a metemoglobinemia. Alternativamente, o ácido ascórbico e a riboflavina podem ser usados no tratamento.

Portadores de metemoglobinemia hereditária por deficiência de cit-b5/cit-b5 redutase são geralmente assintomáticos. Nesses casos, a reversão da cianose aparente pode ser feita com 200 mg a 300 mg de azul de metileno, diariamente, por via oral. Essa dose não apresenta toxicidade e é geralmente suficiente para reduzir a metemoglobinemia a níveis não cianóticos. As metemoglobinemias relacionadas à hemoglobina M não têm tratamento disponível.

▶ METEMOGLOBINA COMO INDICADOR BIOLÓGICO NA EXPOSIÇÃO OCUPACIONAL

A metemoglobinemia pode ocorrer cronicamente, como resultado da exposição aos agentes metemoglobinizantes. A MHb no sangue é um indicador de efeito inespecífico da exposição a uma variedade de agentes químicos, para os quais há variações de natureza toxicocinética e toxicodinâmica. A formação de MHb pode não ser a consequência mais importante da exposição a um agente químico, ainda que ele seja metemoglobinizante. Portanto, a avaliação dos níveis de MHb no sangue pode não ser o indicador mais adequado para proteger a saúde das pessoas expostas.

A literatura apresenta valores de referência médios de MHb de 0,78 (± 0,37)% e o percentil 95 foi de 1,28%. Valores de referência de 2% ou até 3,8% foram relatados em adultos saudáveis. Essa variabilidade é característica em valores de referência para indicadores biológicos, quando são consideradas populações distintas. No Brasil, a nova redação da Norma Regulamentadora n. 07 – Programa de Controle Médico de Saúde Ocupacional (Portaria n. 6.734 de 9 de março de 2020) – adota o nível de MHb de até 1,5% da hemoglobina como indicador biológico de exposição excessiva para fins de avaliação biológica da exposição ocupacional à anilina, ao nitrobenzeno e aos outros agentes metemoglobinizantes. Os valores da norma vigente no Brasil foram recentemente atualizados conforme as recomendações da *American Conference of Governmental Industrial Hygienists* (ACGIH). A ACGIH ressalta que o indicador não é adequado para quantificar a exposição, uma vez que o indicador é considerado semiquantitativo e pode ser encontrado em populações não expostas ocupacionalmente. A ACGIH propõe o *Biological Exposure Index* (BEI) de 1,5% de MHb como porcentagem da hemoglobina total, que deve ser determinada durante ou ao final da jornada de trabalho.

▶ AGENTES METEMOGLOBINIZANTES

A causa mais comum de metemoglobinemia é a exposição a agentes oxidantes, que podem ser classificados como agentes oxidantes diretos, agentes oxidantes indiretos e aqueles que requerem biotransformação para se tornarem agentes metemoglobinizantes. Os oxidantes diretos reagem diretamente com a hemoglobina para formar MHb. Na oxidação indireta, os agentes metemoglobinizantes reagem com o oxigênio, formando o radical superóxido (O_2^-), ou com a água, produzindo o peróxido de hidrogênio (H2O2). Estes, por sua vez, oxidam a Hb ou desestabilizam o grupamento *heme*, de modo a permitir a oxidação. Muitos agentes produzem MHb após serem biotransformados. Logo, em função da variabilidade individual, nem todo indivíduo exposto a esses agentes vai desenvolver metemoglobinemia de modo equivalente. O Quadro 25.2 apresenta algumas fontes que podem resultar em exposição a agentes metemoglobinizantes.

Entre os produtos químicos de uso industrial, encontram-se muitas substâncias para as quais, ao menos em parte, a toxicidade se dá em função da formação de MHb. O Quadro 25.3 não é uma lista completa e apenas ilustra a variedade de substâncias e alguns de seus usos. Considerada a exposição ocupacional, os mais importantes metemoglobinizantes são os compostos nitroaromáticos e aminoaromáticos, alguns dos quais serão apresentados de maneira mais detalhada.

Quadro 25.2 Fontes de exposição e agentes metemoglobinizantes.

Possível fonte	Agente ativo
Antimaláricos	Cloroquina, primaquina
Anestésicos locais	Benzocaína, lidocaína
Analgésicos/antipiréticos	Fenacetina, paracetamol
Antibióticos	Sulfonamidas
Vasodilatadores	Nitrito de amila, nitroglicerina
Outros medicamentos	Ácido *p*-aminosalicílico, fenazopiridina, resorcinol, fenitoína
Conservantes em alimentos	Nitrato e nitrito de sódio
Tintas, corantes	Anilinas, nitrobenzeno
Silos	Dióxido de nitrogênio
Água, alimentos *in natura*	Nitrato de fertilizantes
Poluição (ambiente)	Gases de escapamentos de carros

Fonte: Desenvolvido pela autoria.

Quadro 25.3 Agentes metemoglobinizantes e seus usos industriais.

Substâncias	Uso industrial
2-Nitropropano	Tintas vinílicas, nitrocelulósicas, borracha clorada, adesivos
Anilina	Corantes, fármacos, praguicidas, borracha
Anisidina	Azocorantes e guaiacol
Cicloexilamina	Anticorrosivo em caldeiras, borracha, praguicidas
Cloratos	Fogos de artifício
Dimetilanilina	Fibras de vidro, antibióticos, vanilina, corantes
Dinitrobenzenos	Corantes, celuloides, explosivos
Dinitrotolueno	TDI[1], TDA[2], munição e explosivos
MBOCA[3]	Espumas de poliuretano e resinas epóxi
N-Metilanilina	Aceptor de ácidos em síntese
Nitroanilinas	Corantes, antioxidantes, medicina veterinária
Nitrobenzeno	Derivados da celulose, paracetamol
Nitroclorobenzenos	Corantes, borracha, praguicidas
Nitrotolueno	Borracha, corantes têxteis, praguicidas
Óxido nítrico	Ácido nítrico (presente em gases de solda)
Perclorilfluoreto	Agente fluoretador em síntese
Propilenoglicol-dinitrato	Propelente de torpedos
Tetranitrometano	Explosivo, aditivo do diesel
Toluidinas	Borracha, praguicidas, fármacos, corantes
Trifluoreto de nitrogênio	Combustíveis especiais, sínteses orgânicas
Trinitrotolueno	Explosivos
Xilidinas	Fármacos e corantes

1: tolueno di-isocianato; 2: tolueno diamina; 3: 4,4'-metileno BIS (2-cloroanilina).
Fonte: Desenvolvido pela autoria.

Anilina

Propriedades físico-químicas A anilina (massa molar 93,12 g/mol) é um líquido oleoso e incolor que escurece rapidamente pela exposição à luz e ao ar. Os pontos de fusão e ebulição são, respectivamente, –6,2 °C e 184,4 °C, e a pressão de vapor é menor que 1 torr à temperatura ambiente. É solúvel em diversos solventes orgânicos, em álcool, e ligeiramente solúvel em água (34 g/L a 20 °C).

Usos e fontes de exposição É utilizada como matéria-prima na síntese de muitos compostos, incluindo corantes, fármacos, produtos antioxidantes e aceleradores para a indústria da borracha, produtos químicos para fotografia, isocianatos, fungicidas e herbicidas.

Toxicocinética A exposição à anilina pode ocorrer por via gastrointestinal, dérmica e pulmonar. Em exposição ocupacional, estima-se que cerca de 25% da absorção ocorra pela via respiratória, 25% por penetração dos vapores pela pele e 50% por contato do líquido com a pele. A absorção cutânea aumenta com elevação da temperatura e da umidade relativa do ar. Foram descritas taxas de absorção entre 0,5 mg/cm²/h (contato de uma esponja embebida com a pele do antebraço) e 3,0 mg/cm²/h (imersão das mãos em anilina pura ou em solução).

A anilina é biotransformada no fígado por hidroxilação do anel aromático, resultando em aminofenóis que se conjugam com sulfato e glicuronídeo. No homem, o principal produto de biotransformação encontrado na urina é o *p*-aminofenol, representando cerca de 30% da dose. Algumas espécies animais promovem hidroxilação das posições *orto* e *meta* e, ainda, N-acetilação. No fígado, ocorre também a N-oxidação, produzindo a fenilidroxilamina, que é captada pelos eritrócitos e oxidada a nitrosobenzeno, com formação concomitante de MHb. O nitrosobenzeno pode formar ligações covalentes com proteínas do eritrócito e produzir dano celular.

A anilina é eliminada, inalterada e em pequenas quantidades, pelo ar exalado e pela urina.

Mecanismo de ação tóxica A toxicidade da anilina é atribuída ao produto de sua N-oxidação. No fígado, a fenilidroxilamina é produzida em pequenas quantidades, sendo captada pelos eritrócitos e extensivamente oxidada a nitrosobenzeno. Essa oxidação envolve a produção de radicais livres, que reagem com o oxigênio, produzindo espécies ativas que oxidam o ferro, gerando MHb. No eritrócito, existe um mecanismo de redução da fenilidroxilamina a partir do nitrosobenzeno, restituindo a capacidade metemoglobinizante. A demanda por glicose desse sistema redutor aponta para o envolvimento da via pentose-fosfato, provavelmente utilizando NADPH.

Toxicidade A DL_{50} oral da anilina para ratos é de 440 mg/kg. Na intoxicação aguda, a morte é atribuída à hipóxia decorrente da metemoglobinemia. Nas exposições repetidas à anilina pode aparecer cefaleia, fraqueza, tontura, ataxia, dispneia de esforço, vômito e irritação ocular. A atribuição dos efeitos da anilina apenas à formação de MHb é controversa. Há descrição de morte em que se identificou cirrose e atrofia hepática e, também, de depressão do sistema nervoso central em exposições crônicas.

Em diversas espécies de animais expostos à anilina, em concentrações de 19 mg/m³ de ar, diariamente, foram observados apenas ligeiros aumentos dos níveis de MHb. Não há evidência de teratogênese induzida pela anilina, porém ela atravessa a placenta e produz metemoglobinemia fetal. A experimentação animal, conduzida com cloridrato de anilina, por via oral, não apresentou evidência de carcinogênese em camundongo. No rato, houve associação dose-dependente com sarcomas no baço e em outros órgãos. Em trabalhadores expostos a uma combinação de anilina e *o*-toluidina, em indústria de borracha, foi observada associação da exposição com câncer de bexiga.

Possíveis exposições não ocupacionais A anilina está presente em alguns corantes de uso doméstico. Pode ser produzida pela biotransformação de diversas substâncias, como metilanilinas e etilanilinas, acetanilida, fenacetina e fenazopiridina. Também é produto de degradação de vários praguicidas, como *propan* e *fenuron*, e pode ser contaminante de águas e vegetais.

Avaliação ambiental O Limite de Exposição Ocupacional (LEO) proposto pela ACGIH para a anilina é de 7,6 mg/m^3, como média ponderada pelo tempo (*TLV-TWA*) para 8 horas diárias e 40 horas semanais de exposição, assinalando absorção cutânea. Esse valor objetiva a prevenção da metemoglobinemia. A anilina é considerada carcinógeno confirmado em animais com relevância desconhecida em humanos.

No Brasil, consta da norma a concentração de 15 mg/m^3 como Limite de Tolerância (LT, média aritmética das concentrações) para uma jornada de até 48 horas semanais, assinalando-se a absorção também pela pele.

Avaliação biológica A anilina tem extensiva absorção cutânea, o que recomenda a avaliação biológica frequente da exposição ocupacional, que pode ser realizada pela determinação dos níveis de *p*-aminofenol na urina, após hidrólise, em amostra coletada ao fim da jornada de trabalho. O *p*-aminofenol é produto de biotransformação de diversos compostos, incluindo fármacos, corantes, isocianatos e alguns praguicidas. É, portanto, inespecífico, e a sua utilização como indicador biológico deverá considerar a exposição simultânea a outros agentes químicos. Uma dose oral de acetaminofeno de 650 mg produz concentração urinária de *p*-aminofenol de até 400 mg/L e não retorna ao nível anterior até 24 horas após a ingestão. A formação e a excreção de *p*-aminofenol a partir da anilina são rápidas, com 90% da eliminação no dia da exposição. Essa cinética não varia com a via de exposição ao agente. A excreção de *p*-aminofenol em indivíduos não expostos a substâncias que o originem por biotransformação é inferior a 5 mg/L de urina. Estudos experimentais em modelos animais e humanos, com diferentes concentrações de anilina, indicam que a eficiência da biotransformação a *p*-aminofenol aumenta com a exposição.

Para a exposição à anilina, a ACGIH propõe o BEI de 50 mg/L para o indicador *p*-aminofenol na urina, para amostras coletadas ao final da jornada de trabalho. Outros indicadores biológicos de exposição incluem a anilina total na urina (após hidrólise) e a anilina liberada da hemoglobina no sangue. Entretanto, estes são considerados indicadores não quantitativos, uma vez que os dados disponíveis na literatura não são suficientes para determinar o valor limite.

No Brasil, a norma vigente adota como indicadores biológicos de exposição à anilina o *p*-aminofenol na urina (com hidrólise) e MHb no sangue, com valores de 50 mg/L e 1,5 % da hemoglobina, respectivamente. A MHb não é um indicador quantitativo da exposição à anilina, porque não há informação suficiente sobre as relações dose-efeito e dose-resposta em humanos, embora constitua a primeira manifestação da exposição excessiva. O teor de MHb na amostra pode sofrer variação com os procedimentos de obtenção, transporte e armazenamento. O momento da coleta da amostra para análise não é crítico, mas recomenda-se efetuá-la após a jornada de trabalho.

Nitrobenzeno

Propriedades físico-químicas O nitrobenzeno (massa molar: 123,11 g/mol) é um líquido oleoso, incolor a amarelado, com odor característico que é detectável em concentrações de 5 ppb no ar. O ponto de ebulição é de 211 °C, e a pressão de vapor é de 0,28 torr a 25 °C. É miscível em óleo e em solventes orgânicos e ligeiramente solúvel na água (2 g/L a 20°C).

Usos e fontes de exposição O nitrobenzeno é utilizado na produção de ésteres e acetatos de celulose, é intermediário na síntese do paracetamol, além de servir como essência em perfumaria.

Toxicocinética O nitrobenzeno é absorvido principalmente pelas vias respiratória e dérmica. Estudos com voluntários expostos a 6 ppm, por 6 horas, apontam retenção pulmonar de 73% a 87%. Os vapores podem ser absorvidos pela pele em quantidades variáveis com a concentração no ar, atingindo 9 mg/h em níveis de exposição de 20 mg/m^3. A via não é afetada pela temperatura, porém o aumento da umidade relativa do ar facilita a absorção. No estado líquido, a absorção varia de 0,2 a 3 mg/cm^2/h.

As principais reações de biotransformação do nitrobenzeno são a hidroxilação aromática direta, com produção de dinitrofenóis e, após redução à anilina, com produção de aminofenóis. A redução à anilina ocorre primariamente no fígado, por meio de nitrorredutases, com a formação de intermediários instáveis, inclusive a fenilidroxilamina. A hidroxilação aromática é catalisada por uma peroxidase em presença de oxigênio. Os produtos de biotransformação são excretados pela urina, como conjugados glicuronídeos, sulfatos ou mercapturatos. Todos, exceto a fenilidroxilamina, são detectáveis na urina de humanos expostos. O *p*-nitrofenol é o principal produto e representa em média 15% da quantidade absorvida, enquanto o *p*-aminofenol representa menos de 10%.

O nitrobenzeno acumula-se no organismo em exposições repetidas, e sua meia-vida biológica é de cerca de 86 horas em exposições agudas ou subcrônicas. A excreção do toxicante inalterado pelo ar exalado e pela urina é desprezível, e os produtos de biotransformação urinários representam cerca de 30% da quantidade absorvida.

Mecanismo de ação tóxica A formação de MHb induzida pelo nitrobenzeno é associada à biotransformação hepática com formação de intermediários reativos, inclusive da fenilidroxilamina.

Toxicidade A DL50 oral para o rato é de 600 mg/kg. Exposições a concentrações de 15 a 30 mg/m^3 provocam metemoglobinemia em humanos. Alguns autores indicam que em exposições abaixo de 5 mg/m^3 os sintomas são raros. As exposições elevadas produzem franca metemoglobinemia e, se prolongadas, produzem dano hepático. Na exposição ocupacional, a anemia tem sido descrita como componente principal do quadro, associada a sintomas neurotóxicos (vertigens, cefaleia e náuseas), hepatotóxicos (bilirrubinemia, redução de atividade da protrombina e hepatomegalia), irritação ocular e dermatites de contato, além de metemoglobinemia. Embora não haja relação dose-efeito estabelecida em humanos, o nitrobenzeno é considerado mais potente que a anilina, para produzir metemoglobinemia e anemia.

Avaliação ambiental A ACGIH propõe 5 mg/m^3 (1 ppm) como limite de exposição ocupacional (*TLV-TWA*), com indicação de absorção também pela pele, objetivando prevenir a ocorrência de metemoglobinemia.

Avaliação biológica Pode ser realizada pela determinação dos níveis sanguíneos de MHb. A metemoglobinemia, embora inespecífica, representa a primeira manifestação de toxicidade do nitrobenzeno. A ACGIH recomenda 1,5% de MHb como BEI, mesmo valor adotado no Brasil (Portaria n. 6.734, de 9 de março de 2020).

Dimetilanilina

Propriedades físico-químicas A dimetilanilina (massa molar: 121,18 g/mol) é um líquido oleoso, com cor que varia do amarelado ao castanho. Tem densidade de 0,956 g/cm^3 a 20 °C, funde a 2,5 °C e entra em ebulição a 192,8 °C. É imiscível com a água e miscível com álcool e solventes orgânicos. Reage violentamente com ácidos fortes e explosivamente com oxidantes fortes.

Usos e fontes de exposição A dimetilanilina é intermediária na fabricação da vanilina e de corantes. É catalisadora do endurecimento de resinas sintéticas e utilizada como aceptor ou removedor de ácidos na síntese de penicilinas semissintéticas e cefalosporinas.

Toxicocinética A dimetilanilina é absorvida principalmente por via pulmonar e dérmica. Experimentos com várias espécies animais indicam que a biotransformação ocorre por N-desmetilação, N-oxidação e hidroxilação aromática. A administração da dimetilanilina em cães e coelhos promove a excreção urinária de 4-aminofenol, 4-dimetilaminofenol, 2-aminofenol e n-metilanilina.

Toxicidade A DL_{50} oral é de 1.300 mg/kg para ratos e de 1.375 mg/kg para camundongos. Por via dérmica, a DL_{50} foi estimada em 1.770 mg/kg em coelhos. Em um estudo com exposição de ratos por 100 dias a 0,3 mg/m^3, ocorreu anemia, metemoglobinemia, leucopenia e hipofunção da glândula adrenal e do fígado. A ação metemoglobinizante da dimetilanilina é similar à da anilina. A exposição em curto prazo induz irritação dos olhos e da pele. A exposição em longo prazo está associada com ocorrência de lesões hepáticas, renais e pulmonares. O limite de exposição ocupacional proposto pela ACGIH é de 25 mg/m^3 (5 ppm) para o LEO como média ponderada pelo tempo para jornadas de trabalho de 40 horas (TLV-TWA) e 50 mg/m^3 (10 ppm) para o LEO para exposições de curta duração (TLV-STEL). A ACGIH recomenda o monitoramento biológico de trabalhadores expostos a dimetilanilina por meio da avaliação dos níveis de MHb no sangue.

Dinitrobenzeno

Propriedades físico-químicas O dinitrobenzeno (massa molar: 168,11 g/mol) é geralmente uma mistura dos isômeros *orto*, *meta* e *para*. As formas *orto* e *para* apresentam-se como cristais brancos, e a forma *meta* é amarela. A densidade é de 1,57 g/cm^3 para as formas *orto* e *meta* e de 1,63 g/cm^3 na forma *para*. Sofrem fusão em temperatura acima de 90 °C e entram em ebulição acima dos 300 °C; são solúveis em solventes orgânicos e pouco solúveis na água.

Usos e fontes de exposição O dinitrobenzeno é utilizado na produção de corantes e de explosivos, como substituto da cânfora na produção de celuloides e em síntese orgânica.

Toxicidade O dinitrobenzeno é classificado como substância de elevada toxicidade, é bem absorvido pela pele e tem capacidade metemoglobinizante muito superior à da anilina. Para o isômero *meta*, a DL_{50} oral para ratos é de 83 mg/kg e a menor DL_{50} oral para o homem é estimada em 28 mg/kg. Em exposições ocupacionais, têm sido descritas metemoglobinemia, anemia, dano hepático, redução da acuidade visual com descoramento e esclerose da conjuntiva. A ACGIH propõe 1 mg/m^3 (0,15 ppm) como LEO para o dinitrobenzeno (TLV-TWA), visando proteger os trabalhadores da metemoglobinemia e lesões oculares. A ACGIH recomenda ainda o monitoramento biológico da exposição a dinitrobenzeno com avaliação dos níveis de metemoglobina no sangue, com BEI de 1,5% MHb em relação a hemoglobina total.

Dinitrotolueno (DNT)

Propriedades físico-químicas O DNT (massa molar: 182,15 g/mol) é uma mistura de isômeros composta geralmente de 76% de 2,4-DNT, 19% de 2,6-DNT e 5% de outros isômeros. Os isômeros puros são cristais amarelos e a mistura, quando aquecida, forma um líquido oleoso e combustível. A densidade da mistura é de 1,52 g/cm^3, funde no intervalo de 54 °C a 70 °C e se decompõe a 300 °C em monóxido e dióxido de carbono e em óxidos de nitrogênio. A pressão de vapor é 0,018 torr a 20 °C, e a densidade dos vapores é 6 vezes maior do que a do ar. É solúvel em acetona, éter, álcool, e pouco solúvel na água. Reage explosivamente com oxidantes enérgicos.

Usos e fontes de exposição O principal uso do DNT comercial é a produção de TDI e TDA, matérias-primas para a fabricação de espumas de poliuretano. O isômero 2,4-DNT é usado na formulação de corantes, na indústria de munições e de explosivos de uso comercial e militar.

Toxicocinética O DNT pode ser absorvido pelas vias gastrointestinal, dérmica e respiratória. Estudos em exposições ocupacionais apontam que a absorção do DNT é rápida e que a via cutânea é muito significativa, inclusive em concentrações atmosféricas abaixo do limite de exposição recomendado. Em humanos, a biotransformação é rápida e promove o aparecimento do ácido 2,4-dinitrobenzoico como principal produto na urina (cerca de 52% do total), seguido do ácido 2-aminobenzoico (cerca de 37%) e do glicuronato de dinitrobenzol (cerca de 9,5%). Estudos em animais mostram que a principal via de excreção é a urinária.

Toxicidade A exposição ao DNT produz metemoglobinemia com cianose, acompanhada de cefaleia, fraqueza, náusea, tontura e dispneia, podendo haver inconsciência e morte. A metemoglobinemia é sinal precoce da toxicidade. Em humanos, a exposição prolongada produz anemia e está associada à redução da contagem e a alterações da morfologia de espermatozoides. O DNT é considerado suspeito de induzir carcinogênese em humanos, no fígado e na bexiga urinária, e está associado de maneira dose-dependente com aumento de mortalidade por doença cardíaca isquêmica. A intoxicação aguda manifesta depressão do sistema nervoso central, com incoordenação, depressão respiratória e cianose. A DL_{50} oral varia de acordo com o isômero considerado, sendo o 3,5-DNT o de maior toxicidade (216 mg/kg, oral, em ratas). O 2,4-DNT tem DL50 oral em camundongos de 1.954 mg/kg.

Avaliação das exposições A ACGIH propõe 0,2 mg/m^3 como TLV-TWA, com indicação da absorção cutânea, classificação A3 (carcinogênese confirmada em animais com relevância desconhecida em humanos). A ACGIH recomenda ainda o monitoramento dos níveis de MHb no sangue com BEI de 1,5%. Entretanto, a indução de MHb não é considerado o efeito crítico para o qual o TLV-TWA é baseado.

2,4,6-Trinitrotolueno (TNT)

Propriedades físico-químicas O TNT (massa molar: 227,13 g/mol) é um sólido inflamável, sem odor, de cor amarelada, com densidade de 1,654 g/cm^3 a 20 °C, tem ponto de fusão de 80 °C e é explosivo a 240 °C. O risco de explosão é considerado moderado, ocorrendo por queima, aquecimento ou concussão. A pressão de vapor é de 0,046 torr a 20 °C; é solúvel em acetona, benzeno, éter, e insolúvel na água.

Usos e fontes de exposição O TNT é usado como explosivo.

Toxicidade O TNT tem DL_{50} oral de 1.320 mg/kg para o rato e de 660 mg/kg para cães. A exposição humana a concentrações superiores a 1,5 mg/m^3 produz sintomas decorrentes de alterações vasomotoras e metemoglobinemia. Sinais e sintomas como dermatite, cianose, gastrite, atrofia hepática e anemia aplástica são descritos em trabalhadores expostos, com observação ocasional de leucopenia, depressão variável do sistema nervoso central, neurites periféricas, irregularidades cardíacas e irritação do trato urinário. Trabalhadores jovens, com menos de 30 anos, tendem a apresentar hepatite tóxica, enquanto os mais idosos tendem a mostrar franca anemia aplástica. O TNT pode ser absorvido pela pele. Há descrição de níveis de MHb de 43% em 24 horas, por exposição simultânea pelas vias respiratória e dérmica.

Monitorização das exposições ocupacionais A ACGIH propõe a limitação da exposição ao máximo de 0,1 mg/m^3 (TLV-TWA), com indicação de absorção pela pele. Considera-se que essa concentração protege os trabalhadores da hepatotoxicidade e da hematotoxicidade, incorporando uma margem de segurança, em face de estes efeitos terem sido observados em concentrações de 7 mg/m^3. Embora a formação de MHb não seja o efeito tóxico crítico para o TNT, a ACGIH recomenda o monitoramento dos níveis de MHb no sangue, com BEI de 1,5% em relação a hemoglobina total.

MBOCA [4,4-Metileno BIS (2-Cloroanilina)]

Propriedades físico-químicas O MBOCA (massa molar: 267 g/mol) é um sólido cristalino castanho claro ou incolor, com odor de anilina. Tem densidade de 1,44 g/cm^3 a 4 °C, funde a 110 °C, é pouco volátil à temperatura ambiente e é solúvel em diversos solventes orgânicos.

Usos e fontes de exposição O MBOCA é usado como agente de cura em resinas epóxi e poliuretanas, utilizadas na fabricação de espumas para aplicações especiais. A sua adição permite variar a dureza, flexibilidade e a resistência ao impacto desses produtos.

Toxicocinética A absorção por via dérmica é principal no ambiente ocupacional. Estudos com animais indicam a ocorrência de N-hidroxilação e C-hidroxilação, seguidas de conjugação com glicuronídeo e sulfato. Embora os dados indiquem extenso metabolismo em animais, em humanos o MBOCA é excretado em grande quantidade na forma inalterada na urina. Além do MBOCA inalterado, observa-se também a presença dos derivados N-acetil e N,N'-diacetil na urina humana. Em um trabalhador acidentalmente exposto ao MBOCA, os estudos toxicocinéticos indicaram meia-vida de 23 horas, na urina.

Toxicidade Em animais, a intoxicação aguda manifesta-se por prostração, cianose, hipotermia, hematúria e lacrimejamento em doses superiores a 750 mg/kg. As referências à DL_{50} oral para ratos situam-na entre 750 e 2.100 mg/kg. MBOCA é considerado genotóxico em animais e em células humanas. Os ensaios de carcinogênese mostram que a substância é claramente carcinogênica para ratos, camundongos e cães, após administração oral. Entretanto, a associação da exposição ao MBOCA com neoplasia na bexiga humana, obtida em estudo com trabalhadores expostos, ainda é controversa. Ressalta-se que, para muitos carcinógenos para a bexiga humana, a latência média é de 20 anos ou mais. Trabalhadores expostos a concentrações não determinadas de MBOCA, TDI e resinas de poliéster apresentaram hematúria, que se reverteu em uma semana.

Avaliação das exposições ocupacionais A ACGIH propõe 0,11 mg/m^3 (0,01 ppm) como TLV-TWA, com indicação de absorção também pela pele, e classifica-o como suspeito de carcinogênese humana (grupo A2). O monitoramento biológico da exposição é usado em alguns países. Dada a importância da via cutânea para a absorção nas exposições ocupacionais, é recomendada a vigilância da excreção do MBOCA total (após hidrólise) na urina ao final da jornada de trabalho. Entretanto, ainda não há dados suficientes para estabelecer um valor limite para o BEI com base nos efeitos à saúde ou na exposição no TLV-TWA.

Medicamentos

O uso de medicamentos em doses terapêuticas pode estar associado a quadros de metemoglobinemia, sendo que os casos mais frequentes estão relacionados ao uso dos anestésicos locais benzocaína, prilocaína e lidocaína; medicamentos empregados no tratamento da malária (primaquina e cloroquina); e dapsona, utilizada no tratamento da hanseníase. Outros medicamentos associados à formação de MHb são: probenecida, metoclopramida, fenitoína, fenacetina, sulfonamidas, entre outros. A metemoglobinemia induzida por medicamentos pode ser crônica ou aguda nos casos de intoxicação intencional ou acidental. Clinicamente, a toxicidade da metemoglobinemia é relacionada aos teores de MHb no sangue.

Os mecanismos bioquímicos envolvidos na redução da formação de metemoglobina induzida por fármacos têm sido frequentemente investigados. Para os fármacos metabolizados a agentes metemoglobinizantes via CYP, como a dapsona, a inibição do metabolismo oxidativo tem sido avaliada para o tratamento da metemoglobinemia induzida pelo fármaco.

Entretanto, ainda não há dados em humanos suficientes para alternativa terapêutica. O tratamento farmacológico disponível inclui a administração de azul de metileno que age via metemoglobina redutase NADPH-dependente. Outros mecanismos de atenuação da formação de metemoglobina pela administração de antioxidantes (vitamina E, L-arginina, ácido ascórbico) se mostraram eficazes em modelos animais, mas ainda requerem dados de eficácia em humanos.

Prilocaína

Uso terapêutico A prilocaína é um anestésico local do tipo amida de ação intermediária. Bloqueia a condução da dor porque diminui a permeabilidade de membranas excitáveis ao Na^+. A prilocaína pode ser usada sem vasoconstritor, pois causa pouca vasodilatação. A metemoglobinemia induzida pela prilocaína é um efeito adverso dose-dependente e em geral ocorre após doses de 8 mg/kg.

Farmacocinética A concentração plasmática máxima de aproximadamente 1,0 μg/mL é atingida entre 10 e 20 minutos após a administração de 200 mg de prilocaína. Cerca de 40% a 55% da prilocaína liga-se às proteínas no plasma, principalmente à α-glicoproteína ácida. A prilocaína tem elevado volume de distribuição aparente de 190 L a 260 L e sua meia vida é de 1,6 hora. Estudos mostram que ambos os enantiômeros da prilocaína contribuem para o efeito terapêutico. A meia-vida de eliminação da (R)-prilocaína (87 minutos) é menor que a da (S)-prilocaína (124 minutos), em função de maior *clearance* da (R)-prilocaína (2,6 L/min) se comparado ao da (S)-prilocaína (1,9 L/min). Seu metabolismo ocorre no fígado e nos rins. A metemoglobinemia induzida pela prilocaína tem sido atribuída à formação hepática do metabólito *o*-toluidina, formado por ação de carboxilesterases. A formação do metabólito metemoglobinizante é mais rápida para a (R)-prilocaína do que para a (S)-prilocaína. A *o*-toluidina é posteriormente biotransformada pelo CYP2E1, com formação dos metabólitos 2-amino-3-hidroxitolueno e 2-amino-5-hidroxitolueno, que são indutores da formação de MHb mais potentes que o fármaco inalterado.

Toxicidade A formação de metemoglobina não é um efeito adverso limitante em indivíduos saudáveis, entretanto o uso da prilocaína na anestesia obstétrica é limitado, em função da formação de metemoglobina no recém-nascido. Relatos de casos mostram a ocorrência de cianose central em neonatos, acompanhada ou não de dificuldades respiratórias no período de 2 a 6 horas após o nascimento. Esses neonatos apresentam níveis de metemoglobina de 28% a 42%, resultantes da administração de prilocaína à mãe durante o trabalho de parto. A metemoglobinemia em neonatos é observada principalmente quando as mães são tratadas com doses superiores a 600 mg de prilocaína. O uso concomitante de prilocaína com outros fármacos metemoglobinizantes, como sulfonamidas e antimaláricos, deve ser realizado com cuidado.

Benzocaína

Uso terapêutico A benzocaína é um anestésico local, cuja estrutura corresponde a um éster do ácido paraminobenzoico. Apresenta baixa solubilidade e geralmente é encontrado na forma de preparações de uso tópico, como géis, cremes, pomadas e *sprays*. É frequentemente utilizada em tratamentos dentários, durante a intubação endotraqueal, ou para o alívio da dor resultante de queimaduras, coceiras e picadas de insetos. A benzocaína pode ser aplicada diretamente sobre a lesão e, em função da lenta absorção, apresenta efeito anestésico prolongado.

Farmacocinética A benzocaína é bem absorvida pelas membranas mucosas e pela pele. Durante a absorção percutânea é extensamente metabolizada por N-acetilação, mas também é substrato de esterases. O principal metabólito descrito é em ensaios de metabolismo na pele a N-acetilbenzocaína.

Toxicidade O mecanismo de formação da MHb induzida pelo uso de benzocaína não é muito claro. Acredita-se que a formação de MHb está relacionada ao estresse oxidativo induzido pela benzocaína e/ou seus metabólitos ou pela indução da formação de peróxido de hidrogênio (H_2O_2) e ânion superóxido (O_2^-), que promovem a conversão dos átomos de ferro da hemoglobina do estado ferroso para o estado férrico. A metemoglobinemia induzida pela benzocaína geralmente se desenvolve entre 20 e 60 minutos após a administração e os seus sintomas estão diretamente relacionados à capacidade reduzida de transporte de oxigênio pela hemoglobina. A metemoglobinemia induzida pela benzocaína pode ocorrer em indivíduos de qualquer idade, mas aproximadamente 50% dos casos se referem a crianças e idosos. Os principais fatores de risco para neonatos e crianças de até 1 ano incluem a maior razão de superfície corpórea/massa corpórea em relação aos adultos e a imaturidade no sistema metemoglobina redutase NADH-dependente. Portanto, neonatos e crianças apresentam maior risco para o desenvolvimento de metemoglobinemia induzida por benzocaína, mesmo quando o ajuste de dose dos anestésicos locais é realizado. O tratamento com azul de metileno reverte a metemoglobinemia induzida pela benzocaína, mas não é indicado para indivíduos com deficiência na atividade do sistema metemoglobina redutase NADPH-dependente.

Primaquina

Uso terapêutico A primaquina é eficaz na profilaxia e no tratamento da malária causada pelo *Plasmodium vivax* e *P. ovale*.

Farmacocinética A primaquina é bem absorvida após administração oral, com biodisponibilidade de 96%. Após dose única, a concentração plasmática máxima é alcançada aproximadamente 3 horas após a administração. Sua meia-vida de eliminação é de cerca de 6 horas. A primaquina é um fármaco quiral disponível na forma de racemato. É metabolizada principalmente ao metabólito não tóxico carboxiprimaquina por via não dependente de citocromo P-450 (CYP). Apenas uma pequena fração da dose é metabolizada pelas enzimas CYP a derivados hidroxilados que contribuem para os efeitos tóxicos da primaquina no sangue. A disposição cinética dos enantiômeros da primaquina foi avaliada em voluntários sadios e os dados sugerem metabolismo mais rápido de (–)-(R)-primaquina a (–)-(R)-carboxiprimaquina em comparação com (+)-(S)-primaquina ou que (+)-(S)-primaquina pode ser rapidamente convertida em outro metabólito ou distribuída aos tecidos.

Toxicidade Os metabólitos hidroxilados da primaquina (5-hidroxiprimaquina e 6-desmetil-5-hidroxi primaquina) tem propriedade oxidante e promovem oxidação da hemoglobina, formação de espécies reativas de oxigênio e depleção de agentes redutores, como os tióis, e finalmente resultam em formação de MHb e anemia hemolítica. A intensidade da metemoglobinemia pode variar dependendo da deficiência de G6PD e das condições fisiológicas do paciente. Dados experimentais mostraram que a (+)-(S)-primaquina é um indutor de MHb mais potente que a (–)-(R)-primaquina em macacos. Quando administrada em doses terapêuticas, a primaquina não oferece riscos aos pacientes. Entretanto, doses elevadas ou o uso prolongado podem resultar em cianose, anemia e metemoglobinemia. Pacientes com deficiência na atividade NADH metemoglobina redutase ou pacientes com deficiência de G6PD podem apresentar metemoglobinemia grave quando expostos a doses terapêuticas.

Dapsona

Uso terapêutico O uso da dapsona na profilaxia e no tratamento da hanseníase tem sido associado a efeitos adversos dose-dependentes, como a anemia hemolítica e a metemoglobinemia, principalmente em indivíduos com deficiência na atividade de G6PD.

Farmacocinética Em doses terapêuticas, a dapsona apresenta biodisponibilidade oral de aproximadamente 93%. Sua biotransformação por acetilação é dependente de N-acetiltransferases, com formação de monoacetildapsona. O metabolismo mediado pelo sistema citocromo P-450, com formação dos derivados N-hidroxilamina (dapsona hidroxilamina e monoacetildapsona hidroxilamina), é considerado o responsável pelos efeitos tóxicos no sistema hematológico, como a metemoglobinemia e a anemia hemolítica. Estudos experimentais mostraram que agentes inibidores do metabolismo via enzimas CYP, como a cimetidina, reduziram o efeito metemoglobinizante da dapsona. O *clearance* da dapsona é de 0,6 mL/min/kg e seu volume de distribuição é de 1,0 L/kg, em doses terapêuticas. Sua meia-vida é de aproximadamente 22 horas.

Toxicidade A hemotoxicidade está diretamente relacionada à N-hidroxilação da dapsona, que resulta na formação de metabólitos reativos, as N-hidroxilaminas. Os metabólitos dapsona-hidroxilamina e monoacetildapsona-hidroxilamina são equipotentes na capacidade de formação de MHb. A anemia hemolítica e a metemoglobinemia associadas ao uso da dapsona são decorrentes de processos oxidativos que aumentam a rigidez das membranas das hemácias, favorecem a recaptação esplênica e os processos de hemólise. A metemoglobinemia induzida pela dapsona pode ser reduzida com a administração concomitante de cimetidina, em função da inibição do metabolismo oxidativo da dapsona ao metabólito tóxico N-hidroxilamina.

Relatos de casos mostram que pacientes transplantados submetidos à hemodiálise desenvolveram dispneia, acompanhada de elevação dos níveis de metemoglobina, após 9 dias de tratamento com dapsona. Um paciente HIV positivo tratado com dapsona apresentou cefaleia, náusea, taquicardia, cianose e concentração de metemoglobina de 23,9%, 6 dias após o início do tratamento. O tratamento foi interrompido e a redução da concentração de metemoglobina ocorreu dentro de 24 horas.

Nitrito e nitrato

Usos e fontes de exposição O nitrato, empregado principalmente em fertilizantes inorgânicos, é absorvido pelas plantas durante o crescimento e usado na síntese de compostos orgânicos nitrogenados. O excesso de nitrato é lixiviado do solo e move-se para a água subterrânea. Outras fontes de nitrato são o esgoto e a erosão de depósitos naturais. O nitrato e/ou nitrito são empregados ainda como aditivos alimentares, com o objetivo de fixar a cor de carnes, prevenir o crescimento de micro-organismos e realçar o sabor dos alimentos.

Toxicocinética O nitrato presente na água de beber é reduzido a nitrito *in vivo* por ação de bactérias como a *Escherichia coli*, no trato gastrointestinal. A conversão de nitrato a nitrito (aproximadamente 5% a 10% da dose) aumenta significativamente a toxicidade do nitrato. O nitrito entra nos eritrócitos rapidamente em uma taxa constante de 0,256 min^{-1} e interage com a hemoglobina dentro dos eritrócitos, formando MHb e óxido nítrico. O nitrito pode ainda reagir com a oxiemoglobina para formar MHb e nitrato. Aproximadamente 60% a 70% da dose de nitrato ingerida são eliminados na urina dentro de 24 horas. A meia-vida do nitrato inalterado é de menos de 1 hora, mas a meia-vida dos seus metabólitos pode variar de 1 a 8 horas.

Toxicidade Os casos de metemoglobinemia resultantes da ingestão de água contaminada por altas concentrações de nitrato são mais frequentes em neonatos e crianças do que em adultos. O consumo de água contaminada por nitrato é fator de risco para o quadro de metemoglobinemia conhecido como "síndrome do bebê azul". As crianças de até 1 ano são mais suscetíveis à toxicidade aguda do nitrato, em função da imaturidade do sistema metemoglobina redutase, mas também em razão do maior pH no trato gastrointestinal, que permite o crescimento de bactérias que convertem o nitrato em nitrito. A síndrome é caracterizada por coloração da pele azul-acinzentada, irritação, letargia, e pode evoluir rapidamente para coma e morte quando não é diagnosticada e tratada adequadamente.

Outra via metabólica de importância toxicológica é a reação entre o nitrito (nitrosação) com moléculas endógenas (aminas secundárias e terciárias) com formação de nitrosaminas estáveis que podem apresentar efeitos tóxicos carcinogênicos. Após ativação metabólica, as nitrosaminas podem formar metabólitos eletrofílicos que se ligam ao DNA.

Concentrações de nitrato de 10 mg/L ou maiores podem causar hipóxia. Os níveis naturais de nitrato na água de superfície geralmente são baixos (menos de 1 mg/L), mas em efluentes de algumas plantações podem chegar a 30 mg/L. A Agência de Proteção Ambiental dos Estados Unidos (USEPA) recomenda o nível máximo de contaminantes de 10 mg/L para o nitrato (como N) e de 1 mg/L para o nitrito (como N). No Brasil, a Portaria de Consolidação n. 5, de 28 de setembro de 2017, consolidou normas de controle e vigilância da qualidade da água para o consumo humano e seu padrão de potabilidade da água, e recomenda os valores máximos permitidos de 10 mg/L para o nitrato (como N) e 1 mg/mL para o nitrito (como N).

BIBLIOGRAFIA

AGENCY FOR TOXIC SUBSTANCES AND DISEASE REGISTRY (ATSDR). *Case studies in environmental medicine:* nitrate/nitrite toxicity. Atlanta: ATSDR, 2015.

AMERICAN CONFERENCE OF GOVERNMENTAL INDUSTRIAL HYGIENISTS (ACGIH) 2017 & TLVs® and BEIs®. Based on the documentation of the threshold limit values for chemical substances and physical agents and biological exposure indices. Cincinnati, 2017.

BHUTANI, A.; BHUTANI, M.S.; PATEL, R. Methemoglobinemia in a patient undergoing gastrointestinal endoscopy. *Ann. Pharmacoth.*, v. 26, n. 10, p. 1.239-40, 1992.

BRASIL, Ministério da Economia/Secretaria Especial de Previdência e Trabalho. Portaria n. 6.734, de 9 de março de 2020. Nova redação da Norma Regulamentadora n. 7 – Programa de Controle Médico de Saúde Ocupacional – PCMSO (DOU n. 50, de 13/03/2020, Seção: 1, página: 15).

BRASIL, Ministério da Saúde, Portaria de Consolidação n. 5 de 28 de setembro de 2017. Consolidação das normas sobre as ações e os serviços de saúde do Sistema Único de Saúde. Anexo 7 do Anexo XX. Padrão de potabilidade para substâncias químicas que representam risco à saúde.

COLEMAN, M.D.; COLEMAN, N.A. Drug-induced methaemoglobinaemia. Treatment issues. *Drug Saf.*, v. 14, n. 6, p. 394-405, 1996.

CURRY, S. Methemoglobinemia. *Ann. Emerg. Med.*, v. 11, n. 4, p. 214-21, 1982.

GANESAN, S. et al. Cytochrome P450-dependent toxic effects of primaquine on human erythrocytes. *Toxicol. Appl. Pharmacol.*, v. 241, n. 2, p. 14-22, 2009.

GUAY, J. Methemoglobinemia related to local anesthetics: a summary of 242 episodes. *Anesth. Analg.*, v.108, n.3, p.837-45, 2009.

HIGUCHI, R. et al. Prilocaine- and lidocaine-induced methemoglobinemia is caused by human carboxylesterase-, CYP2E1-, and CYP3A-mediated metabolic activation. *Drug Metab. Dispos.*, v. 41, n. 6, p.1220-30, 2013.

HON, Y.Y. et al. Characterization of erythrocytic uptake and release and disposition pathways of nitrite, nitrate, methemoglobin, and iron-nitrosyl hemoglobin in the human circulation. *Drug Metab. Dispos.*, v. 38, n. 10, p. 1707-13, 2010.

KLAASSEN, C.D. (ed.). *Casarett and Doull's toxicology: the basic science of poisons.* 9th ed., 2019.

KROSS, B.C.; AYEBO, A.D.; FUORTES, L.J. Methemoglobinemias: nitrate toxicity in rural America. *Am. Farm. Physician*, v. 46, n. 1, p. 183-8, 1992.

LANEY, R.F.; HOFFMAN, R.S. Methemoglobinemia secondary to automobile exhaust fumes. *Am. J. Emerg. Med.*, v. 10, n. 5, p. 426-8, 1992.

LAWERYS, R.R.; HOFFMAN, R.S. *Industrial chemical exposure:* guidelines for biological monitoring. 2nd ed. London: Lewis Publishers, 1993.

LEHR, J.; MASTERS, A.; POLLACK, B. Benzocaine-induced methemoglobinemia in the pediatric population. *J. Pediatr. Nurs.*, v. 27, n. 5, p. 583-588, 2012.

MALFARÁ, W.R. et al. Effects of H(2)-receptor antagonists on dapsone-induced methaemoglobinaemia in rats. *Pharmacol Res.*, v. 45, n. 4, p. 269-273, 2002.

MANSOURI, A., LURIE, A.A. Concise review: methemoglobinemia. *Am. J. Hematol.*, v. 42, p. 7-12, 1993.

RECHETZKI, K.F. et al. Reference values for methemoglobin concentrations in children. *Rev. Bras. Hematol. Hemoter.*, v. 34, n. 1, p. 14-16, 2012.

REITER, W.M.; CIMOCH, P.J. Dapsone-induced methaemoglobinaemia in a patient with P. carinii pneumonia and AIDS. *N. Engl. J. Med.*, v. 317, n. 27, p. 1740-1, 1987.

SAUNDERS, D. et al. Pharmacokinetics and pharmacodynamics of (+)-primaquine and (–)-primaquine enantiomers in rhesus macaques (Macaca mulatta). Antimicrobial agents and chemotherapy, v. 58, n. 12, p. 7283-7291, 2014.

STETTLER, L.E. et al. Biological monitoring of occupational exposures to ortho-toluidine and anilin. *Scand. J. Work Environ. Health*, v. 18, s. 2, p. 78-81, 1992.

TEKWANI, B.L. et al. Enantioselective pharmacokinetics of primaquine in healthy human volunteers. Drug *metabolism and disposition: the biological fate of chemicals*, v. 43, n. 4, p. 571-577, 2015.

U.S. ENVIRONMENTAL PROTECTION AGENCY (USEPA). 2018 Edition of the Drinking Water Standards and Health Advisories Tables, Office of Water, Washington DC. 2018. Disponível em: <https://www.epa.gov/sites/production/files/2018-03/documents/dwtable2018.pdf> Acesso em: 4 ago. 2020.

USLU, S.; COMERT, S. Transient neonatal methemoglobinemia caused by maternal pudental anesthesia in delivery with prilocaine: report of two cases. *Minerva Pediatr.*, v. 65, n. 2, p. 213-7, 2013.

VAN DER MEER, A.D. et al. Pharmacokinetics of prilocaine after intravenous administration in volunteers: enantioselectivity. *Anesthesiology*, v. 90, n. 4, p. 988-92, 1999.

WARD, K.E.; MCCARTHY, M.W. Dapsone: induced methemoglobinemia. *Ann. Pharmacother.*, v. 32, n. 5, p. 549-53, 1998.

WRIGHT, R.O; LEWANDER, W.J.; WOOLF, A.D. Methemoglobinemia: etiology, pharmacology, and clinical management. *Ann. Emerg. Med.*, v. 34, n. 5, p. 646-56, 1999.

YAMADA, M. et al. Antioxidative Pseudoenzymatic Mechanism of NAD(P)H Coexisting with Oxyhemoglobin for Suppressed Methemoglobin Formation. *Biochemistry.*, v. 58, n. 10, p. 1400-1410, 2019.

26

Solventes Orgânicos

Edna Maria Alvarez Leite

CONTEÚDO DESTE CAPÍTULO

INTRODUÇÃO

No início dos anos 1990 surgiu um novo conceito em Química, a chamada Química Verde, que vem se solidificando gradativamente ao longo dos anos. Esse conceito se fundamenta em 12 princípios básicos que buscam a aplicação de técnicas e métodos químicos que diminuam ou mesmo eliminem a produção, o uso e o descarte de matérias primas e os produtos ou os subprodutos perigosos para a saúde humana e o meio ambiente.

Um dos princípios da Química Verde refere-se ao uso de solventes no meio ocupacional e ambiental. Grande quantidade de solventes orgânicos é utilizada pelo homem, e milhões de toneladas de resíduos químicos provenientes desses usos são descartadas, poluindo o ambiente e trazendo significativo risco tóxico para o homem e seu ecossistema. Várias pesquisas foram e são realizadas, então, na busca dos chamados Solventes Verdes, que se caracterizam por baixa toxicidade, boa acessibilidade, eficiência, possibilidade de reutilização além da possibilidade de melhorar e diminuir os passos existentes em um dado processo químico/industrial. Eles surgem para substituir ou minimizar o uso dos solventes orgânicos convencionais, nas várias atividades em que são utilizados.

Na literatura científica, encontram-se estudos que buscam, não apenas encontrar alternativas ao uso dos solventes convencionais, mas também avaliar os eventuais solventes verdes propostos. Nas chamadas guias SSG (*solvent selection guides*) são apresentados critérios/parâmetros para avaliação da chamada "verdura intrínseca dos solventes", ou seja, a(s) característica(s) capaz(es) de minimizar o risco EHS[1]. A verdura do solvente é tida como uma propriedade oposta à periculosidade.

1 EHS (*environment, health and safety*) às vezes expressa como HSE (*health safety environment*), no Brasil SSMA (saúde, segurança, meio ambiente) – termo geral usado para se referir a leis, regras, regulamentos, profissões, programas e esforços no local de trabalho para proteger a saúde e a segurança dos funcionários e do público, bem como o meio ambiente, dos riscos associados ao local de trabalho.

Nessas SSG, os solventes estudados são, geralmente, agrupados em categorias como "recomendado", "problemático", "perigoso" e "muito perigoso". Muitas vezes, no entanto, as guias apresentadas por diferentes autores ou organizações mostram discrepâncias na classificação da verdura de alguns solventes, provavelmente em decorrência da metodologia e dos critérios de classificação utilizados nesses estudos.

A substituição dos solventes convencionais pelos solventes verdes ainda não é, infelizmente, uma realidade na maioria das indústrias de diferentes países.

▶ SOLVENTES ORGÂNICOS

Solvente orgânico é a designação genérica dada a um grupo de substâncias químicas orgânicas, cuja estrutura é baseada na presença de carbono e que apresenta lipossolubilidade e volatilidade variáveis, pequeno tamanho molecular, geralmente líquido à temperatura ambiente, incolores e sem carga. Em geral, a lipossolubilidade dos solventes aumenta com o aumento do número de carbonos enquanto sua volatilidade diminui.

Os solventes podem ser definidos como um *líquido que tem a capacidade de dissolver, suspender ou extrair outros materiais sem provocar alterações químicas nesses materiais*. Na Tabela 26.1 estão listadas algumas propriedades físico-químicas de determinados solventes orgânicos.

O uso de solventes orgânicos no meio ocupacional representa significativo risco à saúde do trabalhador, posto ser o espectro de utilização destes compostos bastante amplo. Podem ser empregados como substâncias puras ou na forma de mistura, e suas características físico-químicas lhes conferem a propriedade de solubilizar, dispersar ou diluir outras substâncias, especialmente as insolúveis em água. No Quadro 26.1 estão listados alguns dos usos ocupacionais mais comuns de alguns solventes orgânicos.

Quadro 26.1 Usos ocupacionais mais comuns de alguns solventes orgânicos.

Composto	Uso ocupacional
Acetona	Solvente para limpeza
Benzeno	Siderurgia, petroquímica, combustível
Bissulfeto de carbono	Produção de *rayon* viscose, explosivos, tintas, vulcanização da borracha, galvanoplastia
n-Hexano	Colas, extração vegetal, nafta, lacas
Metil-*n*-butilcetona	Resíduo na fabricação de pasta de madeira, gaseificação do carvão, óleo de xisto betuminoso
Percloroetileno	Lavagem a seco, desengordurante, indústria têxtil
Estireno	Fibra de vidro, construção naval
Tolueno	Tintas, óleo combustível, lacas, diluentes
1,1,1-Tricloroetano	Desengordurante e propelente
Tricloroetileno	Tintas, vernizes, solventes de borracha
Xileno	Tintas, lacas, vernizes, adesivos
Propilenoglicol	Fibras, resinas poliéster, anticongelante, refrigerante
Éter metil terc-butílico (MTBE)	Combustível

Fonte: Desenvolvido pela autoria.

Os solventes orgânicos podem estar presentes no ar ambiental principalmente em áreas urbanas próximas aos locais de produção, processamento e armazenamento desses compostos e em locais de descarte dos produtos. Além disso, apesar da volatilidade inerente aos solventes, parte do que foi descartado no solo poderá migrar e contaminar as águas.

Os solventes orgânicos fazem parte do grupo denominado VOC (*Volatil Organic Compound*) que englobam aqueles compostos orgânicos cuja composição química permite sua evaporação em condições normais de temperatura e pressão. Os VOCs podem estar presentes no ambiente interno (*indoor*) ou externo (*outdoor*). No ambiente *indoor* o maior enfoque dado a eles decorre da possibilidade de causarem efeitos adversos nos indivíduos expostos, enquanto no ambiente *outdoor* a importância maior advém da capacidade desses compostos causarem poluição fotoquímica.

A Organização Mundial da Saúde (OMS) classifica os compostos orgânicos voláteis em 3 grupos distintos, conforme proposto pela EPA (*United States Environmental Protection Agency*) (Quadro 26.2).

Quadro 26.2 Classificação dos compostos orgânicos voláteis

Classe	Abreviação	Ponto de ebulição (°C)	Exemplos de solventes
Muito voláteis	VVOC	< 0 a 50-100	Formaldeído, cloreto de metila
Voláteis	VOC	50-100 a 240-260	Tolueno, acetona, estireno, percloroetileno, etanol
Semivoláteis	SVOC	240-260 a 380-400	Nitrobenzeno, hexaclorobenzeno

Fonte: Adaptado de EPA, 2012, update 2017.

Os solventes orgânicos podem ser classificados em classes químicas, de acordo com a estrutura e o grupamento funcional presente (Quadro 26.3).

Quadro 26.3 Classificação química dos solventes orgânicos.

Classe química	Exemplos
Hidrocarbonetos alifáticos	*n*-hexano, benzina
Hidrocarbonetos aromáticos	Benzeno, tolueno, xileno, estireno
Hidrocarbonetos halogenados	Dicloroetileno, tricloroetileno, tetracloroetileno, monoclorobenzeno, cloreto de metileno
Álcoois	Metanol, etanol, isopropanol, álcool amílico, etilenoglicol
Cetonas	Metilisobutilcetona, ciclo-hexanona, metiletilcetona, acetona
Éteres	Éter isopropílico, éter etílico

Fonte: Adaptado de Joshi e Adhikari, 2019.

Embora todos os solventes orgânicos sejam tóxicos, dependendo das condições de exposição e dos fatores individuais, alguns apresentam maior potencial tóxico do que outros.

Tabela 26.1 Propriedades físico-químicas de alguns solventes orgân cos.

Solventes	Fórmula	Ponto de ebulição (°C)	Ponto de fusão (°C)	Densidade (g/mL)	Solubilidade em H_2O (g/100g)	Pressão de vapor 20°C em hPa (mmHg)	Viscosidade mPa.s
Acetato de etila	$C_4H_8O_2$	77	-83,6	0,894	8,7	97 (72,8)	0,43
Acetona	C_3H_6O	56,2	-94,3	0,786	M	240 (180)	0,30
Acetonitrila	C_2H_3N	81,6	-46	0,786	M	97 (72,8)	0,34
Álcool benzílico	C_7H_8O	205,4	-15,3	1,042	3,5	0,094* (0,071)	5,7
Anilina	C_6H_7N	184,4	-6,0	1,022	3,4	0,4 (0,3)	3,8
Benzeno	C_6H_6	80,1	5,5	0,879	0,18	101 (75,8)	0,60
Bissulfeto de carbono	CS_2	46,3	-111,6	1,26	I	533 (399,8)	0,36
1-Butanol	$C_4H_{10}O$	117,6	-89,5	0,81	7,7	6,3 (4,7)	2,59
2-Butanol	$C_4H_{10}O$	99,5	-114,7	0,808	18,1	18,3* (13,7)	3,1
Cicloexano	C_6H_{12}	80,7	6,6	0,779	0,005 (I)	104 (78)	0,89
Cloreto de metileno	CH_2Cl_2	39,8	-96,7	1,326	1,32	475 (356)	0,42
Clorofórmio	$CHCl_3$	61,2	-63,5	1,498	0,8	210 (157,5)	0,54
Dietilenoglicol	$C_4H_{10}O_3$	245	-10	1,118	M	0,027 (0,02)	30,2
Dimetilformamida	C_3H_7NO	153	-61	0,944	M	3,5 (2,6)	0,80
Estireno	C_8H_8	145,2	-31	0,909	0,3	8,5 (6,4)	0,69
Etanol	C_2H_6O	78,5	-114,1	0,789	M	59 (44,2)	1,08
Éter dietílico	$C_4H_{10}O$	34,6	-116,3	0,713	7,5	587 (440)	0,22
Etilenoglicol	$C_2H_6O_2$	197	-13	1,115	M	0,092* (0,7)	16,1
Metanol	CH_4O	64,6	-98	0,791	M	128 (96)	0,54
Metiletilcetona	C_4H_8O	79,6	-85,9	0,806	100	133,3 (99,98)	0,43
Metilbutilcetona	$C_6H_{12}O$	127	-56,9	0,812	1,4	6,7 (5,0)	0,63
Metilisobutilcetona	$C_6H_{12}O$	116,2	-84,7	0,802	20	13,3 (9,98)	0,59
n-hexano	C_6H_{14}	68,2	-94	0,659	0,0013 (I)	266,6 (199,96)	0,32
Piridina	C_5H_5N	115,5	-42	0,982	M	20 (15)	0,88
Tetracloroetileno	C_2Cl_4	121	-22	1,63	0,016	26,7 (20,1)	0,84
Tetracloreto de carbono	CCl_4	76,7	-22,4	1,59	0,08	120 (90)	0,90
Tricloroetileno	C_2HCl_4	87	-73	1,46	0,11	79,9 (59,9)	0,58
Tolueno	C_7H_8	110,6	-93	0,867	0,05	29 (21,8)	0.55
p-xileno	C8H10	138,3	13,3	0,861	0,02	15 (11,3)	0,65

mPa.s: mili pascal/segundo = 1 cp; hPa: hectopascal (0,750062 mmHg); M: miscível; (I): imiscível; *25 °C.

Fonte: Desenvolvida pela autoria.

Alguns dos principais determinantes para a toxicidade dos mesmos são: o número de átomos de carbono presentes em suas fórmulas químicas, a presença de halogênio, de saturação e as duplas ou triplas ligações.

Fatores e características gerais de importância no estudo toxicológico dos solventes orgânicos

Fase de exposição

A intensidade da exposição aos solventes orgânicos é influenciada por suas propriedades físico-químicas. Além da lipossolubilidade que desempenha papel importante na fase de exposição, há outros fatores que exercem influência:

a) **Pressão de vapor:** corresponde à pressão exercida por um vapor quando está em equilíbrio termodinâmico com o líquido que o originou. Ela varia com a temperatura e é expressa normalmente em milímetros de mercúrio (mm Hg) ou em hectopascal (hPa) e, representa, em termos quantitativos, a volatilidade do solvente. Quanto maior a pressão de vapor, maior a volatilidade do solvente, e constitui um fator importante a ser considerado no controle da exposição ocupacional.

b) **Ponto de ebulição:** corresponde à temperatura na qual a pressão de vapor de um solvente atinge a pressão externa, levando-o à ebulição. Expresso, geralmente, em graus centígrados (ºC) numa atmosfera de 760 mmHg, o ponto de ebulição se correlaciona inversamente com a pressão de vapor.

c) **Densidade:** é a relação entre o peso de um dado volume de substância e igual volume de água a 4 ºC, ou em outra temperatura estabelecida. Os solventes que possuem densidade menor do que 1,0 são menos densos do que a água e, caso não sejam miscível com ela, estarão na camada superior da mistura água-solvente. Características opostas apresentam os solventes que possuem densidade maior do que 1,0.

d) **Velocidade de evaporação:** a velocidade com a qual um solvente se volatiliza, geralmente, é mais elevada para aqueles que apresentam ponto de ebulição mais baixo, e representa uma das propriedades físico-químicas mais importantes a ser considerada, quando da seleção de um solvente para um dado processo industrial. Essa velocidade é expressa em $g/m^2/h$. A velocidade mais utilizada não é a absoluta, mas sim a de evaporação relativa, calculada em função da velocidade de evaporação de um determinado solvente, geralmente o *n*-acetato de butila ou o éter dietílico.

e) **Densidade de vapor:** corresponde ao peso de um volume de vapor comparado com o peso de igual volume de ar seco, medidos nas mesmas condições de temperatura e pressão. Considerando que a densidade do ar é estabelecida como sendo igual a 1, os vapores de solventes que possuem densidade maior do que a unidade, ou seja, vapores mais densos do que o ar, tenderão a se concentrar no fundo dos recipientes de armazenamento ou nas camadas inferiores do ambiente ocupacional. É importante considerar esse fator quando se pensa em instalar exaustores no ambiente de trabalho.

Toxicocinética

Os solventes orgânicos devem transpor várias membranas biológicas para atingir os órgãos alvos. A lipossolubilidade, o pequeno tamanho molecular e a ausência de carga da maioria dos solventes orgânicos fornecem a eles a capacidade de transporem essas membranas de maneira fácil pelo processo de difusão passiva. Nas avaliações cinéticas de xenobióticos no organismo, têm sido propostos os chamados modelos PBTK (*Physiologically based toxicokinetic*) que são modelos matemáticos desenvolvidos para fornecer previsões das concentrações de xenobióticos no sangue e nos tecidos, em função do tempo. Entretanto, existem poucos modelos PBKT para os solventes orgânicos.

Absorção e distribuição dos solventes orgânicos

Do ponto de vista ocupacional, as principais vias de introdução dos solventes orgânicos são a pulmonar e a cutânea, destacando-se a pulmonar. No entanto, a ingestão acidental, a alimentação no local de trabalho e os hábitos higiênicos inadequados podem resultar na absorção oral (trato gastrointestinal) dos solventes.

Absorção pulmonar Os solventes orgânicos ao se volatilizarem, poderão ser inalados pelos trabalhadores expostos e, consequentemente, atingirem os alvéolos pulmonares. É na região alveolar que a absorção ocorrerá de maneira significativa, embora pequenas quantidades dos solventes inalados possam sofrer absorção também nas vias aéreas superiores.

Nos alvéolos, as 2 fases que estão em contato, o ar alveolar e o sangue capilar, são separadas por uma dupla barreira representada pelo epitélio alveolar e o endotélio capilar. Esta barreira, em função de sua pequena espessura e elevada área superficial é pouco efetiva, do ponto de vista de proteção contra a penetração de xenobióticos, permitindo que o solvente presente nos alvéolos entre em contato quase direto com o sangue capilar. A extensão e a velocidade da absorção são, basicamente, influenciadas pelo comportamento do sangue frente ao toxicante: se inerte – o solvente orgânico se solubiliza no sangue, se reativo – há ligação química entre o solvente e os componentes sanguíneos.

Para os solventes que não se ligam quimicamente ao sangue, 2 fatores contribuem para a velocidade e a intensidade da absorção pulmonar: a) pressão parcial (concentração) do solvente no ar alveolar e no sangue; e b) a solubilidade do composto no sangue.

A pressão parcial do solvente no ar alveolar e no sangue determina a direção da difusão entre estes 2 meios. Assim, se a pressão parcial de um dado solvente X é maior no ar alveolar do que no sangue, a tendência é ocorrer a absorção. Se, ao contrário, a pressão parcial de X for maior no sangue do que no ar alveolar, deverá ocorrer a eliminação.

Relembrando a composição mista do sangue que é de 3/4 de água e 1/4 de compostos orgânicos, é fácil deduzir que para os xenobióticos, que não reagem quimicamente com os componentes sanguíneos, a solubilidade no sangue é fator essencial, mais do que uma elevada lipossolubilidade ou hidrossolubilidade, para a sua boa absorção pulmonar. Esta característica pode ser avaliada pelo coeficiente de distribuição **ar alveolar/sangue** (K) ou de partição **sangue/ar** (PC), medidos no momento de equilíbrio, ou seja, quando a entrada e a saída dos compostos no ar e no sangue estão em equilíbrio.

A análise da cinética desses solventes quanto à absorção pulmonar pode ser feita avaliando qualquer um desses 2 coeficientes, embora o coeficiente de partição **sangue/ar** tem sido o mais encontrado na literatura, expresso de diferentes maneiras, como $\lambda_{b:a}$, PC, K_{blood}, log K_{blood}.

Quanto maior o coeficiente PC maior a solubilidade do composto no sangue. Assim, os solventes que possuem PC elevado poderão ser facilmente absorvidos, terão sua concentração sanguínea rapidamente aumentada, a saída para os tecidos será lenta e o equilíbrio entre a concentração sanguínea e a tecidual será tardiamente obtido. Em contrapartida, os solventes poucos solúveis no sangue (PC baixo) apresentarão características opostas.

A solubilidade de um solvente no sangue é essencial, quando se analisa a influência de fatores fisiológicos, como frequência cardíaca e frequência respiratória sobre a absorção pulmonar. Estes fatores são importantes para a Toxicologia Ocupacional, posto que algumas atividades desenvolvidas pelos trabalhadores podem resultar na alteração destes parâmetros fisiológicos. É o caso, por exemplo, de trabalhadores expostos aos solventes que realizam atividades pesadas. Nesse caso, tanto a frequência respiratória quanto a cardíaca estarão aumentadas, resultando numa maior quantidade de solvente que alcança os alvéolos e um maior fluxo sanguíneo que passa por eles. Se esses fatores pudessem ser analisados separadamente, poder-se-ia observar que o aumento da frequência respiratória teria maior influência na absorção dos solventes muito solúveis no sangue, enquanto a frequência cardíaca influenciaria mais a absorção dos solventes que são pouco solúveis no sangue.

É importante lembrar que, caso a relação de partição analisada seja o coeficiente de partição ar alveolar/sangue (K), a interpretação da solubilidade e do comportamento dos solventes no sangue e tecidos deverão ser realizadas de maneira inversa a descrita acima.

Na Tabela 26.2 estão listados alguns coeficientes de partição sangue/ar alveolar.

Tabela 26.2 Valores expressos em log do coeficiente de partição sangue/ar alveolar (log PC) para alguns solventes orgânicos.

Solventes	Log PC
1,1,1 Tricloroetano	0,63[b]
2-Metilpentano	-0,39[b]
Benzeno	1,05[b]
Bissulfeto de carbono	0,56*[a]
Butanona	2,24[b]
Ciclopropano	-0,21[b]
Cloreto de vinila	0,05*[a]
Cloreto de metileno	1,12[b]
Éter etílico	1,11[b]
Hexano	0,21[b]
Metanol	3,41[b]
o Xileno	1,42[b]
Tetracloroetano	1,11*[a]
Tolueno	1,14[b]

*originalmente expresso em valores de PC.

Fontes: a: extraído de Kramer *et al.*, 2016; b: extraído de Abrahan *et al.*, 2008.

Absorção cutânea O estudo da absorção cutânea dos vapores e da forma líquida dos solventes é importante no meio ocupacional porque, enquanto a inalação dos vapores pode ser prevenida (ou minimizada) com o uso de máscaras ou respiradores, a penetração pela pele é mais complicada de ser evitada. Salvo o uso de luvas, as demais vestimentas para evitar o contato cutâneo (p. ex., roupas impermeáveis aos vapores), são pouco práticas e muito quentes para um pais tropical como o Brasil.

Muito embora a pele humana íntegra represente uma efetiva barreira contra a penetração de xenobióticos, os solventes orgânicos têm a capacidade de penetrá-la por difusão passiva.

De maneira geral, a intensidade da absorção cutânea é diretamente proporcional ao coeficiente de partição óleo/água e inversamente proporcional ao peso molecular dos compostos, sendo que os solventes muito lipossolúveis, especialmente os de pequeno tamanho molecular, são capazes de transpor a barreira cutânea por difusão passiva. Os solventes hidrossolúveis e de pequeno peso molecular podem penetrar pela pele íntegra por meio do processo de filtração.

Estudos experimentais demonstram que a absorção cutânea dos solventes pode seguir um desses 3 padrões:

a) pico de concentração plasmática alcançado em 60 ou menos minutos após a exposição, seguido de um rápido declínio dos níveis sanguíneos no período restante da exposição. Este padrão é característico de solventes que apresentam maior lipossolubilidade.
b) pico de concentração plasmática obtido em 60 ou menos minutos, permanecendo em equilíbrio durante algumas horas seguintes à exposição.
c) a concentração plasmática aumenta ao longo do período de exposição. É o caso dos solventes mais hidrossolúveis.

A absorção dos solventes pela pele íntegra não é homogênea e pode ser influenciada por uma série de fatores ligados à pele exposta, às condições da exposição, ao solvente em questão e ao indivíduo exposto (fatores individuais).

Os apêndices cutâneos, em especial os folículos pilosos, podem contribuir para a maior absorção cutânea, ao transportarem os solventes do extrato córneo diretamente para a derme. O couro cabeludo, por exemplo, representa a região do corpo humano onde poderá ocorrer a maior taxa de absorção cutânea, enquanto as palmas das mãos e as solas do pé, regiões glabras, são insignificantes em termos da entrada de xenobióticos para o organismo.

Outro fator a considerar na absorção pela pele é o conteúdo hídrico do extrato córneo. Uma maior hidratação deste extrato pode aumentar a permeabilidade da pele e, consequentemente, a difusão de substâncias químicas através dela.

Um dos fatores ligado à pele que tem sido pouco considerado é a oclusão, que ocorre quando um solvente fica preso entre a pele e a roupa do indivíduo exposto. Um exemplo de oclusão ocorre em trabalhadores que manuseiam solventes com luvas inadequadas, ou seja, luvas que permitem que o líquido penetre em seu interior e fique preso entre a sua superfície interna e a pele do indivíduo. Essa oclusão impede o solvente de se evaporar e é capaz de aumentar uma absorção cutânea até 5 vezes mais do que numa exposição não oclusiva.

Fatores individuais como o pH e a temperatura da pele são também capazes de influenciar a absorção cutânea. O pH do extrato córneo tem caráter ácido (pH 4 a 5) e assim, dificulta a absorção de substâncias de caráter alcalino. Quando algum fator (oclusão, micro-organismos etc.) atua aumentando o pH da pele, haverá, consequentemente, maior possibilidade das substâncias alcalinas serem absorvidas. O aumento na temperatura da pele também atua favorecendo a absorção cutânea. A idade é outro fator individual que pode influenciar nessa absorção. Nos idosos, por exemplo, observa-se uma pele mais seca, com menos lípides e redução gradativa da rede capilar que irriga a pele, características suficientes para alterar a absorção de xenobióticos por ela. Doenças como a psoríase e a dermatite atópica comprometem a integridade da pele e, consequentemente, aumentam a absorção cutânea.

A coexposição a irritantes, surfactantes, outros solventes, além do uso de alguns medicamentos, poderá alterar a absorção cutânea. De uma maneira geral são agentes com capacidade de lesar a camada epidérmica da pele, remover lípides da mesma, causar irritação, hiperplasia celular e dilatação dos poros. É importante ressaltar que todos esses fatores que influem na absorção cutânea dos solventes, atuam logicamente, na absorção dos xenobióticos em geral.

O Quadro 26.4 mostra alguns dos fatores que podem influenciar na absorção cutânea dos xenobióticos em geral e dos solventes em particular.

Quadro 26.4 Fatores que podem influenciar a absorção cutânea dos solventes.

Fatores ligados à exposição	Tipo de tarefa executada, duração da atividade, uso de roupas de proteção, concentração do solvente, higiene (ausência de banho ou uso de roupas contaminadas).
Fatores ligados à substância	Peso molecular, estrutura molecular, hidrossolubilidade, lipossolubilidade, ação irritante, presença de outras substâncias.
Fatores ligados à pele	Local do contato, espessura, umidade, oclusão, perfusão, pilosidade, espessura dos poros, sudorese, metabolismo da pele.

Fonte: Adaptado de Sempler, 2004.

Distribuição Grande parte dos solventes orgânicos absorvidos é distribuída para os tecidos, especialmente os ricos em lípides, em função da sua lipossolubilidade. Essa distribuição é influenciada também pelo fluxo sanguíneo dos tecidos e coeficiente de partição sangue/tecido. Uma parte do solvente absorvida pela via pulmonar pode ser eliminada inalterada no ar expirado, sem sofrer distribuição ou mesmo, após a distribuição, mas sem biotransformação.

A ligação dos solventes às proteínas plasmáticas não é muito significativa, especialmente no caso dos solventes mais lipofílicos, que tendem a se solubilizarem na parte lipídica do sangue. Os solventes mais hidrofílicos podem se ligar a componentes plasmáticos, apesar de poder existir uma fração significativa deles transportados pelos eritrócitos. Acumulam-se gradativamente no tecido adiposo permanecendo inativos nesse local. A redistribuição pode ocorrer, posteriormente, mas de maneira lenta, em função da pequena perfusão sanguínea no local e o elevado coeficiente de partição tecido adiposo/sangue.

A maioria dos solventes tem a capacidade de transpor a barreira hematoencefálica podendo alcançar rapidamente concentrações significativas no cérebro. São capazes, também, de transpor a placenta quando gestantes se expõem a eles.

Biotransformação e excreção

A toxicidade de vários solventes orgânicos está diretamente relacionada à sua biotransformação. A ação mielotóxica do benzeno, a neurotoxicidade do *n*-hexano, e a nefrotoxicidade do etilenoglicol têm sido atribuídas aos produtos ativos formados na primeira fase da biotransformação denominada fase I ou de funcionalização. Recordando, nessa fase, grupamentos polares são adicionados à molécula dos solventes formando metabólitos que podem ser mais ativos (tóxicos) que seus precursores. Esses metabólitos formados têm a capacidade de se ligarem a compostos endógenos do organismo (ácido glicurônico, sulfatos, glutationa etc.) numa segunda fase da biotransformação (fase de conjugação), formando metabólitos geralmente inativos.

As reações de biotransformação dos solventes ocorrem, na grande maioria, no fígado, embora possam ocorrer transformações em outros locais como pulmões, rins, medula óssea e outros. A biotransformação hepática dos solventes é realizada principalmente por processos enzimáticos envolvendo o sistema citocromo P-450 (Cit. P-450 ou CYP). Existem, na espécie humana, dezenas de isoformas CYP, mas as mais importantes para a biotransformação dos xenobióticos em geral e dos solventes em particular são as isoformas CYP3A4, CYP2D6, CYP2C9, CYP2C19, CYP2E1 e CYP1A2. Entre essas, a CYP2E1 parece ser a mais efetiva na biotransformação de xenobióticos de baixo peso molecular, como são os solventes orgânicos. Essa isoforma é encontrada principalmente no fígado, mas pode estar presente, também, mesmo que em menor quantidade, nos pulmões, rins e cérebro.

Os solventes podem ser excretados na urina, na forma inalterada (geralmente em pequenas proporções) ou como metabólitos que podem estar, ou não, conjugados. A maior parte dos solventes inalterados é excretada no ar expirado.

Fatores que podem influenciar a fase toxicocinética dos solventes

Vários fatores podem alterar os processos metabólicos constituintes da fase toxicocinética desses compostos, podendo influenciar a toxicidade dos mesmos. Os principais são:

Fatores ambientais A temperatura ambiente elevada tende a aumentar a sudorese do indivíduo e, consequentemente, diminuir o fluxo urinário normal podendo resultar em uma menor excreção de metabólitos dos solventes por esta via.

Medicamentos Alguns medicamentos, como o fenobarbital e a carbamazepina são indutores enzimáticos enquanto outros, como o cloranfenicol e a cimetidina, têm ação inibidora de enzimas. Se as enzimas inibidas ou induzidas participarem da biotransformação de solventes, essa será alterada, resultando em maior ou menor formação de metabólitos.

Fatores individuais A influência da idade dos indivíduos expostos tem sido estudada há algum tempo. Sabe-se que, com a idade, alterações corporais como o ganho de tecido adiposo, perda de massa muscular e de água corpórea, diminuição do fluxo sanguíneo hepático e renal, entre outras, geralmente aparecem. Essas alterações poderão influenciar na distribuição, biotransformação e excreção dos solventes orgânicos.

Gênero A distribuição da água corpórea, a quantidade de lípides e a superfície corpórea são parâmetros distintos na constituição do homem e da mulher. Alguns estudos têm demonstrado que as mulheres apresentam diferentes volumes de distribuição para os solventes polares (menor) e apolares (maior) quando comparados com os dos homens.

Dieta Dietas pobres em proteínas poderiam diminuir a atividade enzimática e, consequentemente, as reações de biotransformação. Essa ação poderá aumentar a toxicidade dos solventes. Outros componentes da dieta que podem ter papel importante na biotransformação de solventes são os minerais e as vitaminas, especialmente aqueles que funcionam como cofatores de enzimas (ferro, zinco, cobre etc.).

Ritmo circadiano Sua influência sobre a toxicocinética dos solventes tem sido estudada em animais de laboratórios, mas ainda não existem dados significativos em humanos. O conhecimento desse fator seria importante no meio ocupacional, lembrando que existem muitos trabalhadores que exercem suas atividades durante o turno da noite.

Tabagismo A composição do cigarro é bastante variada e contém uma série de produtos tóxicos como os hidrocarbonetos policíclicos aromáticos e outros que podem induzir sistemas enzimáticos principais ou induzir vias metabólicas secundárias. Isso sugere que o hábito de fumar pode gerar um aumento na capacidade dos fumantes em biotransformar os solventes orgânicos e estudos experimentais confirmam essa possibilidade.

Álcool O consumo de bebidas alcoólicas pode ser o fator de maior importância dentre aqueles que alteram a biotransformação dos solventes orgânicos. Existem dados na literatura que relatam as ações inibitórias do etanol sobre o metabolismo do tricloroetileno, tolueno, xilenos, estireno e metiletilcetona.

Fatores genéticos A existência de polimorfismo em enzimas como a álcool desidrogenase, a aldeído desidrogenase e a glutationa-*S*-transferase theta tem sido observada em diferentes grupos étnicos, e poderão gerar uma maior ou menor resposta biológica do indivíduo a um dado solvente.

Patologias Tem sido observado que a insuficiência hepática é, geralmente, acompanhada pela diminuição na capacidade do organismo em biotransformar xenobióticos, enquanto o hipertiroidismo estimula a atividade de enzimas microssômicas e, consequentemente, a biotransformação de solventes que necessitam destas enzimas para a sua eliminação química.

Fatores relacionados à exposição Entre esses se destaca a interação entre solventes. Indivíduos que trabalham expostos a um solvente orgânico são, frequentemente, expostos de maneira simultânea ou sequencial aos vapores de outro solvente orgânico. Esta exposição mista pode resultar em inibição ou indução de etapas da biotransformação dos mesmos. As inibições resultantes de exposições mistas a solventes são mais frequente quando os compostos são biotransformados por um mesmo sistema enzimático. Como as enzimas em geral e as oxidases de função mista em particular possuem pequena especificidade, não é surpreendente que um solvente possa competir com outro pelo sítio de biotransformação disponível e, até mesmo, que ocorra saturação enzimática. Um exemplo de inibição decorrente de exposição mista é obtido pela associação do tolueno e benzeno. Neste caso é observada inibição competitiva na biotransformação de ambos os solventes, sendo a intensidade desta inibição dependente da concentração absorvida dos compostos. Quanto maior a concentração do benzeno menor será a biotransformação do tolueno e vice-versa. A exposição conjunta ao *m*-xileno e ao etilbenzeno também resulta em inibição competitiva das biotransformações, enquanto a exposição à metiletilcetona e ao *m*-xileno parece resultar na inibição da biotransformação apenas do primeiro solvente.

Toxicodinâmica

Sabe-se que na maioria das exposições agudas a elevadas concentrações de solventes, ocorre ação depressora do sistema nervoso central (SNC). A neurotoxicidade também é observada em exposições crônicas a concentrações baixas ou moderadas, geralmente ocorrendo no SNC e sistema nervoso periférico (SNP). Os solventes que apresentam essas ações tóxicas são denominados solventes neurotóxicos e podem agir de diversas maneiras, alterando, por exemplo, a resposta de tecidos e células cerebrais, de receptores iônicos e até mesmo do processo cognitivo e comportamental. Os efeitos neurotóxicos podem variar em função do tipo de solvente inalado, mas alguns sintomas observados em exposições agudas são típicos, como, euforia, tontura, desorientação, náusea, fadiga, comprometimento de julgamento, perda de coordenação, entre outros. Em casos graves, os sintomas podem evoluir para perda da consciência, convulsão e até morte por parada respiratória ou cardíaca.

Nas exposições prolongadas, como são as ocupacionais, o aparecimento dos sintomas pode ser um pouco mais demorado, algumas vezes dificultando a associação entre o quadro clínico e a exposição ao solvente.

Alguns estudos têm relatado o desenvolvimento da chamada síndrome encefalopatia crônica induzida por solvente (CSE), caracterizada pelo aparecimento de sintomatologia inespecífica como dor de cabeça, fadiga, irritabilidade, cansaço, problemas de concentração podendo, ou não, ser acompanhada por alterações na função neuropsicológica (velocidade do processamento de informações, desempenho motor e memória imediata). A CSE passou a ser reconhecida como doença ocupacional pela *International Labour Organization* em 2010, sendo aceito que ela não se diferencia individualmente e é interrompida após o fim da exposição.

Os solventes orgânicos, em função de sua lipossolubilidade são capazes de extrair gorduras e óleos da pele e mucosas, podendo desenvolver, quando manuseados, ação irritante cutânea caracterizada por dermatite. Seus vapores podem causar irritação dos olhos, nariz e trato respiratório.

Exposição ocupacional

Em função das suas propriedades físico-químicas, como a lipossolubilidade e a volatilidade, o uso ocupacional dos solventes orgânicos é bastante amplo. Como mencionado no Quadro 26.1, são vários e diferentes os usos industriais dos solventes orgânicos (tintas e vernizes, síntese de polímeros, plásticos, produtos agrícolas, produtos farmacêuticos, agente de limpeza de peças mecânicas etc.). Além disso, existem solventes que, embora não utilizados em um processo industrial, podem ser produzidos durante etapas desse processo, como o benzeno em indústrias siderúrgicas que usam carvão mineral. Esse amplo espectro de utilização dos solventes, envolve milhões de trabalhadores expostos e representa, de fato, um risco tóxico significativo para esses trabalhadores. É essencial, portanto, a realização de uma adequada avaliação, monitorização e controle dos meios ocupacionais em questão.

No Brasil, a monitorização dos níveis ocupacionais dos agentes químicos, entre eles os solventes, é regida pelas chamadas Normas Regulamentadoras (NR) e, especialmente para os solventes orgânicos, 2 dessas Normas são essenciais: Norma Regulamentadora n. 15 – Atividades e Operações Insalubres de 1978 e Norma Regulamentadora n. 7 – Programa de Controle Médico de Saúde Ocupacional – PCMSO de 2020.

No anexo 11 da NR-15 estão listados, no Quadro 1, os chamados LT – Limite de Tolerância, que representam as concentrações permitidas das substâncias químicas no ar ocupacional, textualmente, "concentração ou intensidade máxima ou mínima, relacionada com a natureza e com o tempo de exposição ao agente, que não causará dano à saúde do trabalhador, durante a sua vida laboral". Os LTs fixados são válidos apenas para jornadas de trabalho de até 48 horas por semana.

Na Norma Regulamentadora n. 7, a monitorização da exposição é realizada em amostras biológicas dos trabalhadores expostos por meio da medida dos chamados Indicadores Biológicos de Exposição – IBE em urina, sangue ou ar exalado. Na última atualização da NR-7 (março de 2020) foram excluídos os termos IBMP – Índice Biológico Máximo Permitido, que representava a concentração máxima permitida para o indicador biológico e também o Valor de Referência – VR, que expressava a quantidade do IBE que poderia ser encontrada em amostras biológicas de indivíduos não expostos ocupacionalmente. No lugar de VR, a NR-7 passa a utilizar o termo EPNE – Encontrado em População Não Exposta Ocupacionalmente, ou seja, o mesmo significado dos antigos valores de referência, mas os EPNE não são quantificados como eram os antigos VRs. Os termos indicador biológico de exposição ou de dose interna e indicador biológico de efeito foram abolidos na NR-7 e, no lugar, foram estabelecidos 2 novos termos para os indicadores biológicos:

IBE/EE – indicadores biológicos de exposição excessiva: conceituados como indicadores que *não têm caráter diagnóstico ou significado clínico. Avaliam a absorção dos agentes por todas as vias de exposição e indicam, quando alterados, depois de descartadas outras causas não ocupacionais que justifiquem o achado, a possibilidade de exposição acima dos limites de exposição ocupacional.*

IBE/SC – indicadores biológicos com significado clínico (SC) são aqueles que *evidenciam disfunções orgânicas e efeitos adversos à saúde.*

A legislação brasileira, quanto às concentrações permitidas nas monitorizações das exposições aos agentes químicos (especialmente a biológica) foi, no geral, fundamentada em dados provenientes da *American Conference of Governmental Industrial Hygienists* – (ACGIH), mais especificamente em relação a 2 tipos de concentração adotados pelo organismo americano, os valores TLV-TWA e BEI. O TLV-TWA (*Threshold Limit Value-Time-Weighted Average*) refere-se à concentração do xenobiótico no ar ocupacional, que se acredita, não trará efeitos adversos aos trabalhadores expostos dia após dia, a uma exposição de 8 horas por dia, 40 horas semanais. Os valores BEI (*Biological Exposure Indices*) geralmente representam os níveis determinantes que são mais prováveis de serem observados em amostras biológicas coletadas de trabalhadores saudáveis, que foram expostos ao xenobiótico na mesma medida que na exposição estabelecida pelo TLV-TWA. Os BEIs preveem melhor os efeitos na saúde do que os níveis de ar e eles geralmente indicam uma concentração abaixo da qual quase todos os trabalhadores não devem sentir efeitos adversos à saúde.

ASPECTOS TOXICOLÓGICOS DE ALGUNS SOLVENTES ORGÂNICOS ESPECÍFICOS

Benzeno

O benzeno é um líquido incolor, volátil, inflamável, menos denso do que a água, praticamente insolúvel em água e solúvel em vários solventes orgânicos como éter, clorofórmio, álcool, bissulfeto de carbono, entre outros.

Foi bastante utilizado, anos atrás, em diversos processos ocupacionais, mas seu emprego vem diminuindo em função da comprovação da sua ação carcinogênica. No Brasil, essa diminuição se deu inicialmente pela proibição do seu uso como solvente industrial estabelecida na Portaria n. 3 de março de 1982 do Ministério de Trabalho. Apesar disso, esse hidrocarboneto ainda representa risco ocupacional para milhares de trabalhadores, em função da sua produção a partir do petróleo, do carvão mineral e de sua presença no condensado de gás natural.

As principais fontes de exposição ocupacional ao benzeno são:

a) Indústrias petroquímicas que atualmente utilizam a maior parte da produção brasileira de benzeno. Durante a produção e transformação petroquímica, os trabalhadores se expõem, principalmente, nas etapas de transferência e estocagem dos produtos, amostragem para o controle de qualidade e paradas para manutenção das unidades de refinaria. É utilizado como matéria-prima para a produção de etilbenzeno, estireno, poliestireno, polipropileno, prolactanas, náilon, cumeno, entre outros. A Portaria Interministerial n. 775/2004 proíbe, no entanto, a comercialização de todo produto acabado que contenha benzeno em sua composição, sendo admitida, porém, *a presença desta substância, como agente contaminante, em percentual não superior a 0,1%.*
b) Siderurgias que utilizam carvão mineral.
c) Transporte, estocagem, manuseio da gasolina. No Brasil, o teor máximo de benzeno na gasolina foi estabelecido pela Agência Nacional de Petróleo (ANP) que dispôs um limite máximo de 1% em volume para a gasolina tipo C. A Porta-

ria Interministerial n. 775/2004 mantém esse valor e ainda estabelece como teor máximo de benzeno para todos os combustíveis derivados do petróleo.

Toxicocinética O benzeno pode ser absorvido pelas vias cutânea, pulmonar e oral. Pela via pulmonar, o benzeno é rapidamente absorvido sendo que cerca de 50% a 90% do benzeno inalado poderá ser absorvido por essa via. A absorção é maior nos primeiros minutos após exposição (70% a 80% da concentração inalada) diminuindo gradativamente com o passar do tempo (1 hora após a exposição, a quantidade de benzeno absorvida decai para cerca de 50%).

Grande parte do benzeno que entra em contato com a pele pode ser volatilizado antes de ser absorvido. A velocidade da absorção cutânea do solvente determinada experimentalmente na pele humana e, em condição de saturação, foi igual a 0,4 $mg/cm^2/h$.

A absorção pelo trato gastrointestinal, nos casos de ingestão do solvente, é elevada, especialmente se o benzeno estiver veiculado com água. Sua concentração sanguínea atinge um pico máximo em alguns minutos, mas decai com a saída rápida do composto para os tecidos ricos em lípides.

Apenas 12% do benzeno absorvido é eliminado inalterados no ar expirado e somente 0,1% a 0,2% na urina. A maior parte da fração absorvida, aproximadamente 84% a 89%, é biotransformada no fígado e, em menor proporção, na medula óssea dos indivíduos expostos. Embora bastante estudada, uma vez que a ação tóxica benzênica é resultante da ação de seus metabólitos, a biotransformação desse composto ainda não está inteiramente esclarecida.

O principal metabólito benzênico, do ponto de vista quantitativo, é o fenol. Segundo alguns autores, a formação fenólica resultaria de um rearranjo, não enzimático, do benzeno epóxido formado pela ação do CYP2E1 e que se encontra em equilíbrio com outra forma instável do composto, o benzeno oxepina. Uma segunda hipótese para a formação do fenol seria a hidroxilação do anel aromático por um grupo hidroxila formado a partir do peróxido de hidrogênio gerado pela ação do CYP2E1 e NADPH no organismo. Existe, ainda, a possibilidade de o fenol ser formado por meio dos 2 mecanismos.

As principais vias de biotransformação do solvente são apresentadas na Figura 26.1.

Estudos experimentais demonstram existir inibição competitiva entre o benzeno e o tolueno, ou seja, a presença de um solvente diminui a biotransformação do outro. A coexposição às substâncias indutoras do sistema CYP, como o etanol e a acetona aumentam a biotransformação do benzeno e a sua ação tóxica, enquanto inibidores enzimáticos como o dietilditiocarbamato inibem a biotransformação benzênica, diminuindo também sua toxicidade.

A maior parte do benzeno absorvido, no entanto, sofre biotransformação e é excretada conjugada com sulfatos e ácido glicurônico na urina. A proporção dos metabólitos urinários depende de fatores individuais e do tipo de exposição. Os metabólitos hidroxilados podem ser excretados livres ou conjugados com glicuronídeos ou sulfatos na urina. Em exposições ocupacionais observa-se, em média, a excreção de 70% a 85% do fenol urinário (forma livre mais conjugada), 5% a 10% de hidroquinona (livre mais a forma conjugada), igual proporção de catecol e ácido *trans, trans*-mucônico e de 1% como ácido fenilmercaptúrico.

Toxicodinâmica O benzeno é irritante de pele e mucosas e, em exposições agudas, é também depressor do SNC. Apresenta propriedades radiomiméticas, ou seja, potencial para gerar radical oxigênio livre, o que explicaria várias de suas ações tóxicas.

O benzeno é biotransformado no fígado, mas seu sítio de ação principal é a medula óssea, onde exerce ação mielotóxica, alterando o sistema hematopoiético. É aceito que a migração dos metabólitos benzênicos principais para a medula óssea, e mesmo um aumento da atividade de biotransformação do composto na medula, teria um papel significativo na mielotoxicidade do composto.

O benzeno é capaz de atuar deprimindo a medula óssea, em intensidade dependente de fatores individuais, concentração e duração da exposição. Esse dano pode ser progressivo, resultando em degeneração gradual e aplasia medular. As alterações iniciais da ação mielotóxica do benzeno se manifestam com o aparecimento de anemia aplástica, trombocitopenia (com bloqueio megacariocítico) e leucopenia (com maior frequência granulopênica). Com a progressão da exposição pode ocorrer pancitopenia com aplasia medular, caracterizada por infiltração gordurosa e necrose, geralmente fatal. Os indivíduos que superam a anemia aplástica, exibem frequentemente um quadro pré-neoplásico (mielodisplasia) que pode progredir para o aparecimento de leucemia mieloide aguda, ou seja, caracterizada pelo aumento de células morfologicamente semelhante aos mieloblastos.

Essas alterações hematológicas aparecem, geralmente, meses ou anos após a exposição ocupacional. Evidências epidemiológicas demonstram, por exemplo, que a exposição crônica a elevadas concentrações benzênicas pode desencadear episódios de leucemia, até mesmo anos após o término da exposição ocupacional.

O mecanismo (ou mecanismos) que ocasionam a ação mielotóxica do benzeno ainda é desconhecido. Várias evidências experimentais indicam que a ação do benzeno e de alguns dos seus metabólitos é necessária para ocorrer a mielotoxicidade do solvente. Vários metabólitos benzênicos são capazes de se ligarem covalentemente às proteínas, DNA e RNA, interrompendo o funcionamento do chamado microambiente hematopoiético, com inibição de enzimas e destruição ou alteração do crescimento de certas células, ou seja, alterando cromossomos e gerando alterações morfológicas e interferência com a mitose.

Segundo alguns estudos, os metabólitos do tipo quinônicos (catecol e hidroquinona) e o aldeído mucônico seriam os metabólitos responsáveis pela ação mielotóxica do solvente. A ligação covalente das hidroquinonas às proteínas de fibras fusiformes, inibindo a replicação celular, seria um exemplo desse envolvimento do metabólito na ação tóxica do solvente.

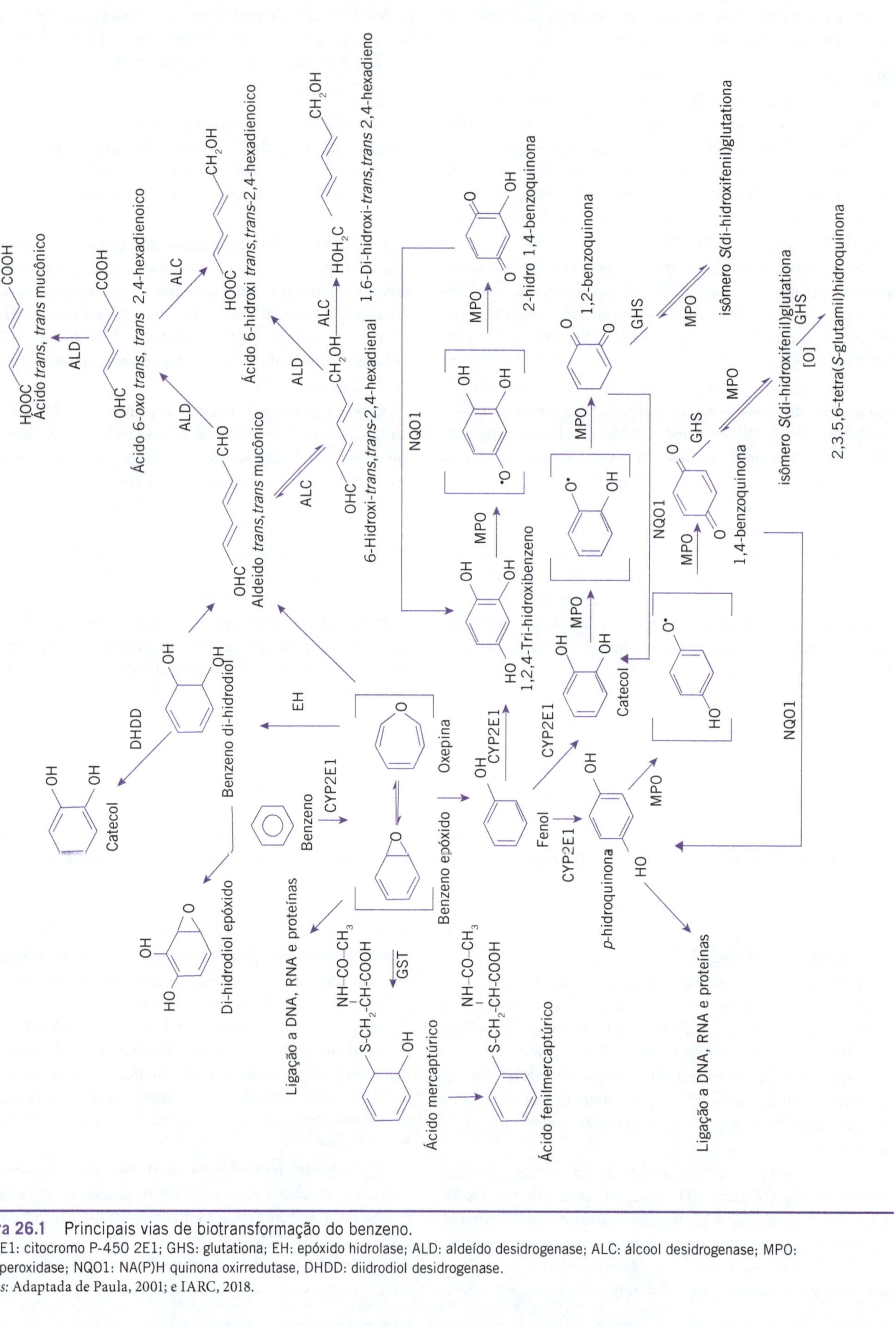

Figura 26.1 Principais vias de biotransformação do benzeno.

CYP2E1: citocromo P-450 2E1; GHS: glutationa; EH: epóxido hidrolase; ALD: aldeído desidrogenase; ALC: álcool desidrogenase; MPO: mieloperoxidase; NQO1: NA(P)H quinona oxirredutase, DHDD: diidrodiol desidrogenase.

Fontes: Adaptada de Paula, 2001; e IARC, 2018.

Outra possibilidade seria a benzoquinona, um agente alquilante tóxico, que poderia reagir com grupos tióis (SH) e inibir a formação e a organização dos microtúbulos, por meio de um mecanismo dependente de sulfidrila. Dados obtidos *in vivo* têm demonstrado que esse composto pode inibir a replicação do DNA, contribuindo para anormalidades no citoesqueleto de células.

O aldeído mucônico tem sido também indicado com um possível agente causador da mielotoxicidade benzênica. Esse composto, em virtude de sua estrutura química, é um agente alquilante reativo multifuncional com habilidade para produzir ligação cruzada entre componentes celulares como proteína e DNA.

Outra possibilidade aceita é que a ação carcinogênica do benzeno seria mediada pelo seu metabólito reativo benzeno epóxido, que teria estabilidade suficiente ($t_{1/2}$ de 7 a 9 minutos) para ser distribuído pelo organismo. Outros estudos mostram que o aldeído mucônico possuindo ação genotóxica, poderia desenvolver papel significativo também na ação carcinogênica do benzeno.

O benzeno é capaz de transpor a placenta e provocar ação tóxica no feto, embora não seja considerado um agente teratogênico. Não existem evidências também de que o solvente interfira com a reprodução humana ou a possibilidade de desenvolver ação carcinogênica em outros órgãos que não seja a medula óssea.

O benzeno está classificado, pela IARC (*International Agency for Research on Cancer*), no Grupo 1, ou seja, substância carcinogênica para humanos, e a leucemia associada a ele é a mielogênica aguda. A ACGIH (*American Governmental Industrial Hygienists*) também classifica o benzeno em seu Grupo A1 – carcinógeno humano confirmado.

Sintomatologia Em casos de exposições agudas, o benzeno inalado em altas concentrações poderá provocar depressão do SNC com aparecimento de sonolência, tontura, dor de cabeça, tremores, delírios, ataxia, convulsões, perda da consciência, parada respiratória e morte. Tem sido relatado o aparecimento de fibrilações ventriculares nas exposições ao benzeno concomitantes a elevadas concentrações de catecolaminas. A ação irritante do benzeno pode provocar o desenvolvimento de edema pulmonar e hemorragias locais.

Os sintomas iniciais da intoxicação em longo prazo provocada pelo solvente não são característicos de uma ação mielotóxica. São relatados fadiga, palidez, que progride ao longo da intoxicação, cefaleia, perda do apetite e irritabilidade. Em etapas mais adiantadas da intoxicação, entretanto, o desenvolvimento de trombocitopenia é traduzida em hemorragias diversas como epistaxes, menorragia e hemorragia gengival. Com a leucopenia instalada, são frequentes os casos de infecções bacterianas e lesões necróticas de mucosas.

Monitorização da exposição ocupacional

Monitorização ambiental – concentrações permitidas Apesar dos vários estudos existentes na literatura especializada, relacionados à exposição benzênica e suas consequências tóxicas, algumas questões continuam sem resolução. Uma delas refere-se ao nível de exposição ao benzeno que poderia ser considerado seguro, em termos da saúde do trabalhador exposto. Considerando que o benzeno é uma substância comprovadamente carcinogênica, não existiria uma concentração abaixo da qual não se esperaria efeitos tóxicos nos expostos, ou seja, o LT deveria ser zero. Embora seja nessa direção que os países desenvolvidos estejam caminhando, ainda é inviável, do ponto de vista ocupacional e econômico, que nenhuma concentração de benzeno seja permitida no ar. Assim, observa-se, ao longo das últimas décadas, que as concentrações permitidas de benzeno no ambiente ocupacional vêm diminuindo gradativamente.

No Brasil, foi criado o chamado valor de referência tecnológica (VRT), um novo conceito de concentração permitida no ar ocupacional especificamente para o benzeno. O VRT refere-se à concentração de benzeno no ar considerada exequível do ponto de vista técnico, mas que não exclui o risco á saúde dos trabalhadores expostos. No conceito de VRT está ainda especificado que, por ser o benzeno *uma substância comprovadamente carcinogênica, para a qual não existe limite seguro de exposição, todos os esforços devem ser despendidos continuamente no sentido de buscar a tecnologia mais adequada para evitar a exposição do trabalhador ao benzeno.*

A única categoria de VRT existente é o chamado VRT-MPT (valor de referência tecnológico – média ponderada) que corresponde à concentração média de benzeno no ar, ponderada pelo tempo, para uma jornada de trabalho de 8 horas. Os valores adotados para o VRT-MPT são de 1,0 ppm para as indústrias químicas e petroquímicas e 2,5 ppm para as indústrias siderúrgicas.

A ACGIH, em 2020, indica como TLV-TWA para o benzeno no ar, um valor de 0,5 ppm. Esse comitê americano indica, ainda, um valor STEL (*Short-Term Exposure Limit*) de 2,5 ppm para o solvente no ar.

Monitorização biológica A monitorização biológica da exposição ocupacional ao benzeno é realizada apenas empregando-se indicadores biológicos de exposição. Alguns estudos têm proposto a determinação urinária da 8-hidroxi-2-desoxiguanosina (8-OHdG) como um possível indicador de efeito – no Brasil, os chamados IBE/SC –, uma vez que tem sido encontrada boa correlação entre a determinação desse composto na urina e os níveis de exposição ao benzeno. Entretanto, até o momento, a 8-OHdG não foi adotada como indicador no Brasil e tampouco nos Estados Unidos, pela ACGIH.

Em dezembro de 2001, por recomendação da Comissão Nacional Permanente do Benzeno (CNP-Bz), o governo brasileiro decidiu indicar a determinação do ácido *trans, trans*-mucônico urinário como o biomarcador a ser utilizado no país, quando da realização da monitorização biológica da exposição ocupacional ao benzeno. Na atualização da NR-7, publicada em março de 2020, a determinação urinária do ácido s-fenilmercaptúrico (S-PMA) passou a ser também indicada como IBE/EE.

Determinação do ácido trans, trans-mucônico urinário (ATTM) Esse metabólito representa um biomarcador de exposição, não existindo estudos que o associe à ação tóxica do benzeno no organismo, muito embora ele seja formado a partir do aldeído *trans, trans*-mucônico, um dos produtos de biotransformação do benzeno indicado como um possível responsável pela ação tóxica do solvente. A utilização do ATTM urinário como biomarcador de exposição ao benzeno apresenta vantagens e desvantagens inerentes.

Dentre as maiores vantagens, destacam-se a sensibilidade e a simplicidade analítica de sua determinação urinária e a sua boa correlação com os níveis do solvente no ar. O ATTM apresenta correlação com o benzeno presente no ar ocupacional quando o nível ambiental do composto é igual ou mesmo inferior a 1,0 ppm. Considerando que no Brasil, o VRT do solvente no ar varia de 1,0 a 2,5 ppm, o ATTM-u apresenta-se como um biomarcador com sensibilidade suficiente para ser indicado na monitorização biológica da exposição ao benzeno.

Existem, entretanto, algumas desvantagens que devem ser consideradas quanto ao uso deste metabólito como biomarcador de exposição ao solvente. A principal delas é o fato do ATTM estar presente na urina de indivíduos não expostos ao benzeno e ter sua concentração urinária influenciada por fatores e características individuais, como o hábito de fumar e a dieta. Os indivíduos fumantes expostos ao benzeno excretam maior quantidade de ATTM do que não fumantes. Com relação à dieta, é importante considerar que o ácido sórbico, utilizado como preservante em alguns alimentos é também biotransformado a ATTM. Este aditivo e seus sais podem ser utilizados na preservação de pães e massas, óleos e gorduras, queijos, extratos de tomate, sucos de frutas, geleias, entre outros, assim a ingestão desses alimentos influenciará a concentração urinária do ATTM.

Em estudo realizado na região metropolitana de Belo Horizonte, em 2003, foi encontrado, em indivíduos não fumantes, um valor basal médio de ATTM igual a 0,09±0,01 mg/g de creatinina e em outras regiões do país, um valor basal desse metabólito variando de 0,03 a 0,26 mg/g de creatinina. Na NR-7 de 2020, esse IBE/EE veio com as notações EPNE (encontrado em população não exposta ocupacionalmente) e NE (não específico - pode ser encontrado em exposições a outras substâncias).

O tolueno pode inibir a biotransformação do benzeno ocasionando uma menor formação do ATTM. Este fato deve ser considerado nos casos em que ocorra uma exposição conjunta aos 2 solventes.

O valor máximo permitido do ATTM-u é de 750 µg/g de creatinina, em amostra de urina colhida ao fim da jornada de trabalho. As amostras coletadas devem ser enviadas ao laboratório armazenadas a 4 °C dentro de no máximo 7 dias, condições nas quais o ATTM permanece estável quimicamente. Caso as amostras não possam ser enviadas ao laboratório dentro desse prazo, elas devem ser congeladas a –20 °C até o momento do envio, desde que esse envio não ultrapasse 30 dias após a coleta do material.

A ACGIH, em 2020, propôs como biomarcador de exposição ao benzeno a determinação do ATTM na urina coletada ao fim da jornada de trabalho, indicou um BEI de 500 µg/g de creatinina e ressaltou que o biomarcador com a notação B, ou seja, *background* (possui valor basal maior do que 20% do valor BEI estabelecido).

Determinação do ácido s-fenilmercaptúrico urinário (S-PMA-u) Esse metabólito é um biomarcador sensível, apresenta meia-vida em torno de 9,1 horas, e as taxas urinárias mais elevadas foram detectadas em amostras colhidas ao fim da jornada de trabalho. Como vantagens do seu uso podem ser citadas a correlação existente entre sua concentração urinária e baixos níveis de benzeno no ar (≤ 0,3 ppm), e sua correlação com o ATTM-u. Algumas limitações no uso do *S*-PMA-u como biomarcador de exposição ao benzeno está na influência do cigarro sobre seus valores urinários (fumantes eliminam mais *S*-PMA na urina do que não fumantes). Os resultados mais confiáveis de *S*-PMA-u são obtidos por cromatografia gasosa ou líquida acoplada a detector de espectrometria de massas (CG/MS, LC/MS). A necessidade do emprego de detectores de massa eleva o custo da análise e pode inviabilizá-lo em alguns laboratórios.

A NR-7 estipulou um prazo de 18 meses a partir de março de 2020, data de sua publicação no Diário Oficial da União, para que a implantação desse indicador seja efetivada. A Norma especifica que *o benzeno pode ser monitorado por meio do ATTM. Quando a dosagem do S-PMA estiver disponível, poder-se-á optar pelo uso deste, a critério do médico.*

A concentração máxima desse IB/EE permitida no Brasil é de 45 µg/g de creatinina em urina de não fumantes. Ele é assinalado com a notação EPNE (encontrado em populações não expostas ocupacionalmente).

A ACGIH também adota esse biomarcador e propõe como valor BEI 25 µg/g de creatinina em urina colhida ao fim da jornada de trabalho estabelecendo também a notação B (*background*) para o indicador.

Tolueno

Tolueno é um líquido incolor ou de coloração âmbar clara (produto comercial), inflamável, cheiro adocicado semelhante ao do benzeno, também conhecido como fenilmetano, metilbenzeno e monometilbenzeno. São produtos comerciais o Toluol® e o Metacide®. O tolueno é volátil e apresenta significativa lipossolubilidade. O tolueno pode se inflamar em temperaturas bem menores do que a do seu ponto de ebulição, pois apresenta um ponto de inflamação igual a 4,4 °C.

O tolueno é altamente reativo com várias substâncias, especialmente aquelas que contêm nitrogênio em suas moléculas. O composto puro apresenta traços de benzeno como impureza (< 0,01%) e o comercial, utilizado em alguns processos industriais, podem conter até 25% de benzeno. O tolueno ocorre naturalmente no petróleo e pode ser liberado durante a refinação do óleo em gasolina e outros combustíveis. É um subproduto do processo de fabricação do coque a partir do carvão. Outras fontes de exposição ocupacional ao tolueno decorrem do seu uso como solvente para óleos, borracha natural e sintética, resinas, carvão, piche, betume e acetilcelulose. É utilizado, também, como diluente para tintas de impressão (como as empregadas em fotogravuras) e vernizes. Esse solvente tem sido encontrado em produtos cosméticos para as unhas e, embora a penetração desse composto por essa estrutura pareça ser insignificante, é importante considerar a sua volatilização e a exposição das manicures e pedicures. Na indústria química o tolueno é matéria prima para a síntese orgânica do cloreto de benzila, ácido benzoico, sacarina, cloramina T, trinitrotolueno, tolueno di-isocianato, entre outros.

Toxicocinética A absorção ocorre principalmente pela via pulmonar. O solvente é rapidamente absorvido nos primeiros 10 a 15 minutos de exposição, observando-se acelerada elevação em sua concentração sanguínea. Em seguida, a absorção torna-se mais lenta até atingir o equilíbrio em torno de 25 minutos após o início da exposição. Neste momento, a absorção do tolueno corresponde a cerca de 40% a 60% da quantidade inalada e permanece praticamente constante ao longo do restante da exposição. A proporção de solvente absorvida aumenta, significativamente (1,4 a 2 vezes), quando os trabalhadores estão exercendo atividades que exigem esforço físico. Estudos feitos em voluntários demonstram que o tolueno líquido, mas não os seus vapores, pode ser absorvido pela pele íntegra. Esta absorção é pequena, em função da volatilidade do tolueno, mas é bastante rápida, em função de sua lipossolubilidade (velocidade de absorção estimada em 14 a 23 $mg/cm^2/h$). No caso de ingestão do tolueno em acidentes de trabalho, por exemplo, pode ocorrer absorção pelo trato gastrointestinal, mas a velocidade de absorção nesse caso é inferior à observada na absorção pulmonar.

A distribuição do tolueno no organismo é bastante rápida. Estudos realizados em animais de laboratório e no homem têm demonstrado a presença do solvente em vários tecidos vascularizados e ricos em lípides, como tecido adiposo, medula óssea, fígado, rins, cérebro e sangue. Na espécie humana, estudos sugerem que o tolueno se concentra especialmente no cérebro após absorção pulmonar e no fígado após absorção pelo trato gastrointestinal. O tolueno é capaz de transpor a placenta atingindo a corrente sanguínea fetal em concentrações próximas a 75% daquela encontrada no sangue da gestante. O solvente tem sido detectado também no leite materno.

A saída do tolueno da corrente sanguínea ocorre em 3 fases. A fase inicial ou fase α, corresponde à saída do solvente para os tecidos ricamente vascularizados e apresenta uma $t_{1/2}$ igual a 3 minutos. A segunda fase, denominada fase rápida ou β, corresponde à passagem do solvente para os tecidos moles (p. ex., músculos) e possui $t_{1/2}$ em torno de 40 minutos. A última fase, chamada fase lenta ou γ, corresponde à distribuição do tolueno para o tecido adiposo e medula óssea ($t_{1/2}$ de 738 minutos).

Aproximadamente 80% do tolueno absorvido sofrerá oxidação do grupamento metila do solvente, pela ação do sistema CYP. Cerca de 60% a 70% do tolueno é biotransformado por essa via, originando o álcool benzílico. Esse metabólito é por sua vez oxidado pelas enzimas álcool desidrogenase e aldeído desidrogenase com a formação, respectivamente, do aldeído e do ácido benzoico. Este ácido pode se conjugar com a glicina, formando o ácido hipúrico que é o principal metabólito urinário, em termos quantitativos, do tolueno. Em menor proporção (3% a 20%) do ácido benzoico formado pode se conjugar com o ácido glicurônico, produzindo benzoilglicuronídeos.

Uma via secundária da biotransformação do tolueno é a hidroxilação em seu anel aromático, também pela ação do sistema enzimático CYP, mais especificamente na espécie humana, pela ação da CYP2E1, originando os epóxidos intermediários 2,3-tolueno epóxido e 3,4-tolueno epóxido. Esses epóxidos, por sua vez, originam o *orto* e *para*-cresol que são, do ponto de vista quantitativo, menos importantes do que o ácido hipúrico. (menos de 1% da quantidade de tolueno absorvido sofrerá biotransformação por essa via). Os cresóis podem ser eliminados na urina após conjugação com sulfatos e ácido glicurônico.

Uma etapa de conjugação dos metabólitos do tolueno com a glutationa também pode ocorrer em menor escala. A formação do ácido *S*-benzilmercaptúrico, resultante da conjugação do álcool benzílico com a glutationa e a do ácido S-*p*-toluilmercaptúrico, proveniente da conjugação do 3,4-tolueno epóxido com a glutationa são metabólitos resultantes dessa via de biotransformação. Alguns estudos têm proposto a determinação urinária do ácido mercaptúrico como potencial biomarcador a ser utilizado na monitorização biológica da exposição ocupacional ao solvente.

A excreção do tolueno e seus metabólitos do organismo é rápida. Entre 18 e 24 horas após a exposição pulmonar todo composto absorvido já foi, praticamente, eliminado do organismo. Aproximadamente 7% a 20% do tolueno absorvido são eliminados inalterados no ar expirado; a proporção de ácido hipúrico excretado na urina é grande, mas variável de 31% a 80%. Os metabólitos fenólicos e os mercaptúricos são excretados na urina em pequenas proporções. Cerca de 1% de *p*-cresol, 0,1% de *o*-cresol e não mais do que 2% dos ácidos *S*-benzilmercaptúrico e *S*-*p*-toluilmercaptúrico são encontrados na urina de indivíduos expostos ao solvente.

Na Figura 26.2, estão esquematizadas as principais vias de biotransformação do tolueno.

A toxicocinética do tolueno é bastante influenciada por alguns fatores como a frequência cardíaca e respiratória, o volume de gordura corpórea, a alimentação, o ciclo circadiano e a interação com outros xenobióticos.

Estudos realizados em humanos demonstram que o etanol inibe a biotransformação do tolueno e aumenta o tempo de eliminação do solvente do organismo. Isso irá implicar em maior concentração sanguínea do tolueno e aumento de sua toxicidade.

A interação com outros solventes como *n*-hexano, benzeno, xileno, metiletilcetona e álcool isopropílico pode resultar em alterações significativas na toxicocinética do tolueno. Por exemplo,

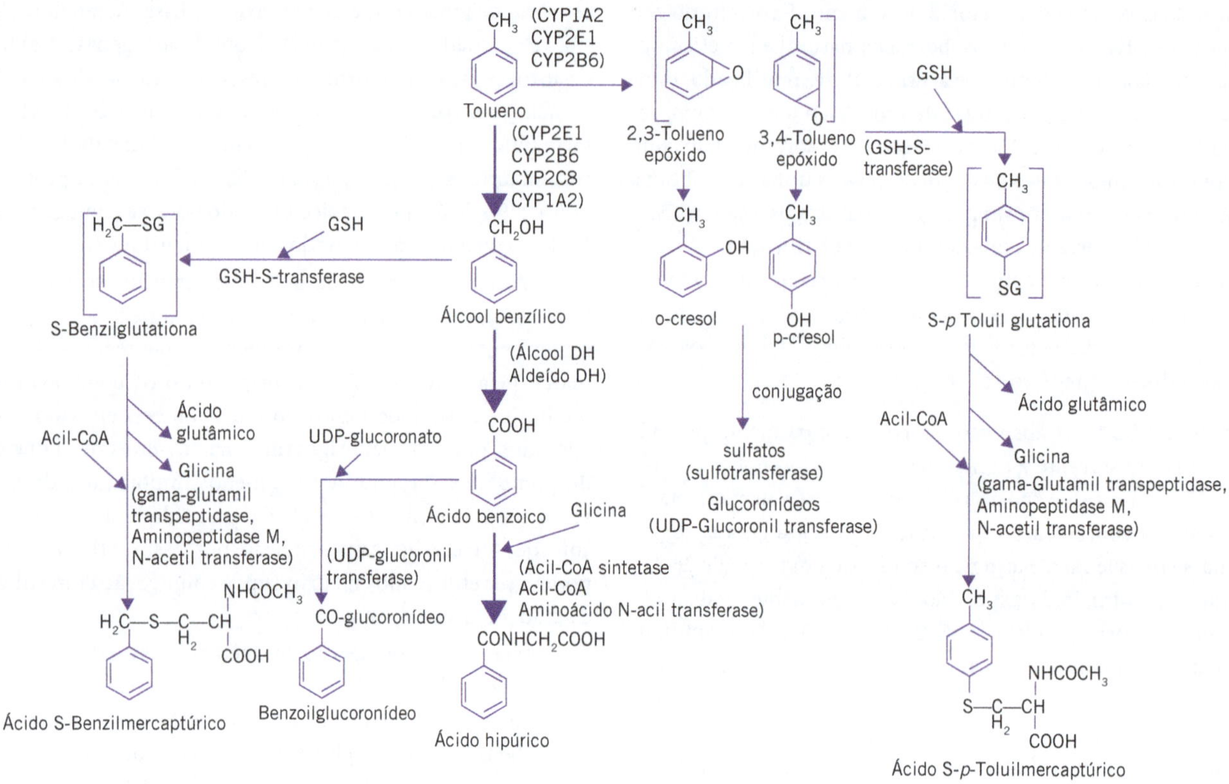

Figura 26.2 Principais vias de biotransformação do tolueno no organismo.
Fontes: Adaptada de EPA, 2005; e Bruckner *et al.*, 2019.

a coexposição crônica e simultânea do tolueno e benzeno relata uma inibição mútua na biotransformação dos 2 solventes, resultando em menor excreção dos metabolitos urinários fenol e ácido hipúrico, respectivamente. Em elevadas concentrações, a metiletilcetona e o álcool isopropílico podem interferir com a biotransformação do tolueno, especialmente se este hidrocarboneto aromático estiver, também, em altas concentrações.

Tem sido relatado, em alguns estudos, que as enzimas participantes da biotransformação do tolueno, apresentam menor atividade durante o período escuro do ciclo de 24 horas, o que pode implicar em maior risco neurotóxico para as pessoas que se expõem ao solvente durante o período noturno.

Toxicodinâmica O tolueno apresenta-se como um agente neurotóxico e irritante de pele e mucosas, em exposições agudas e crônicas. Em concentrações mais elevadas pode exercer ação nefrotóxica e hepatotóxica.

A ação neurotóxica central do tolueno, em exposições em longo prazo, pode ser desenvolvida em 2 fases. Em baixa concentração ocorre estimulação do SNC, com aparecimento de euforia e excitação, mas em concentração elevadas o tolueno atua deprimindo esse sistema ocasionando desorientação, tremores, alucinações, ataxia, convulsão e coma, em casos mais graves. Essa ação parece estar relacionada à interação física ou química com membranas e neurotransmissores.

O cerebelo parece ser a área do cérebro afetada com o aparecimento de danos neurológicos reversíveis ou irreversíveis, incluindo degeneração cerebelar e cortical. Em casos mais severos, evidências radiológicas revelaram atrofia cerebelar irreversível.

Estudos realizados em trabalhadores expostos ao tolueno revelam um menor desempenho desses indivíduos em alguns testes neurocomportamentais efetuados, especialmente aqueles dependentes da agilidade manual, da memória verbal e da habilidade visual. São relatadas, ainda, alteração em outras funções neurológicas como a perda auditiva e de visualização de cores.

É provável que a ação tóxica do tolueno sobre o miocárdio resulte da maior sensibilização cardíaca à adrenalina e aos estímulos simpáticos, que podem resultar em arritmias, fibrilações e, inclusive, a morte.

Esse solvente possui ação irritante sobre a pele e as mucosas. O contato com o solvente pode resultar na remoção de lípides naturais da epiderme e produzir dermatites irritativas de contato. Pode provocar irritação nas mucosas das vias aéreas superiores quando inalado e do trato gastrointestinal se ingerido. O mecanismo da ação tóxica do tolueno no sistema óptico ainda não é totalmente conhecido. Além da ação tóxica central, a ação irritante sobre a conjuntiva, a interferência com o mecanismo dopaminérgico das células da retina ou a desmielinização das fibras do nervo óptico seriam os mecanismos capazes de provocar a perda da visão de cores observada em trabalhadores expostos a elevadas concentrações do solvente.

A IARC classifica o tolueno em seu Grupo 3 – como "não classificável como carcinogênico para humanos". A ACGIH também o classifica como não carcinogênico para humanos, Grupo A4.

Sintomatologia De maneira geral, os sintomas tóxicos decorrentes da ação do tolueno são dependentes das concentrações de exposição. Com relação aos sintomas neurológicos, eles são inespecíficos, uma vez que podem ocorrer na população em geral, causados por diversos fatores.

Em situações de exposição aguda, os efeitos iniciais decorrentes da ação neurotóxica central do tolueno são semelhante aos desenvolvidos pelo etanol e incluem euforia, dor de cabeça, pressão forte no peito, fraqueza, fadiga e náusea. Sintomas de exposição mais severa incluem distúrbio da visão e da fala, tremores, depressão respiratória, confusão mental, andar cambaleante, paralisias e convulsões. Os sintomas da intoxicação aguda pelo tolueno são reversíveis ao fim da exposição, mas tornam-se muito mais severos e persistentes com o aumento da concentração e/ou duração da exposição.

A narcose é considerada um efeito agudo do tolueno em exposições crônicas a elevadas concentrações. A intoxicação crônica com o tolueno pode produzir ainda, anorexia, astenia, hematúria, albuminúria e uremia.

Alterações neurológicas como demência, encefalopatia crônica (refletindo distúrbios intelectual e emocional) e alteração das funções neurovegetativas são mencionadas como resultado de exposição em longo prazo e à alta concentração de tolueno. Esses efeitos são, no entanto, mais comuns entre os chamados "cheiradores de cola", indivíduos dependentes químicos de solventes, dentre eles o tolueno. Embora existam evidências sugerindo que esses efeitos possam também resultar da exposição ocupacional elevada, há controvérsias em relação à extensão e severidade dessas debilidades neurológicas.

Outros sintomas decorrentes da exposição aguda ao tolueno são rabdomiólise (lesão muscular com liberação de conteúdo intracelular, incluindo mioglobina, creatinoquinase, lactato desidrogenase e eletrólitos), danos hepáticos e renais, acidose severa, distúrbio de fluidos e de eletrólitos, neuropatia periférica, entre outros. Os vapores do solvente podem causar irritação nos olhos, lacrimejamento e lesão reversível na córnea.

Em intoxicações muito graves, o tolueno pode resultar em morte em decorrência de arritmias cardíacas, depressão do SNC, asfixia, insuficiência renal e hepática.

Monitorização da exposição ocupacional

Monitorização ambiental – concentrações permitidas LT = 78 ppm (290 mg/m^3). O solvente é classificado com o grau de insalubridade médio (Quadro 1 do Anexo 11 da NR-15).

ACGIH 2020 estabelece, como TLV-TWA para o tolueno, um valor de 20 ppm, não sendo especificado qualquer valor STEL. A ACGIH anunciou que promoverá uma alteração nos dados do tolueno em seus próximos lançamentos do documento *Threshold Limit Values* (TLVs) *and Biological Exposure Indices* (BEIs) incluindo a anotação OTO (ototoxicante), frente a resultados de trabalhadores com problemas auditivos quando expostos ao solvente.

Monitorização biológica São propostos vários indicadores biológicos para a avaliação da exposição ocupacional ao solvente, como as determinações de tolueno no sangue, tolueno na urina, *orto*-cresol urinário e tolueno no ar expirado. Estudos recentes mostram que o metabólito ácido *S*-benzilmercaptúrico em amostras de urina pode constituir um novo indicador biológico para o tolueno.

Não estão ainda estabelecidos biomarcadores que se correlacionem com a ação do solvente no sítio alvo, os chamados indicadores biológicos de exposição com significado clínico (IBE/SC). Alguns testes de função hepática como a concentração urinária de ácidos biliares e do -hidroxicortisol podem se correlacionar com a ação hepatotóxica crônica de misturas de alguns solventes, entre eles o tolueno.

A determinação do *orto*-cresol urinário, tolueno no sangue e tolueno na urina, são os biomarcadores indicados na NR-7 de 2020. Nela está especificado que o prazo máximo para o início do uso do *orto*-cresol urinário como indicador biológico é de 6 meses e do tolueno na urina e no sangue é de até 36 meses, contados a partir de março de 2020, data em que a atualização da NR-7 foi publicada no Diário Oficial da União. A legislação dispõe ainda que, *até esses indicadores estarem disponíveis a exposição ao tolueno deve ser monitorada por meio do ácido hipúrico.*

Determinação do ácido hipúrico urinário (AH-u) A determinação urinária desse metabólito como indicador biológico de exposição ao tolueno está sendo descartada no Brasil, em função de suas várias limitações. Entretanto, até que os novos indicadores se tornem usuais, essa determinação deverá ser continuada.

A concentração do AH na urina coletada ao fim da jornada de trabalho correlaciona-se com a exposição média ao tolueno no dia, quando avaliada em termos coletivos, ou seja, em grupos de trabalhadores. Uma das desvantagens do uso do AH-u como indicador biológico é o fato desse metabólito ser encontrado na urina de indivíduos não expostos ao tolueno, formado a partir de vários alimentos que contenham ácido benzoico e/ou seus precursores.

Entre esses alimentos destacam-se frutas como ameixa seca, uvas passas, pêssegos e grãos verde de café, que apresentam substâncias precursoras do ácido benzoico e os alimentos e bebidas conservadas com benzoatos. A ingestão de suco de frutas, alguns tipos de pães e derivados, *ketchup*, mostarda e refrigerantes irão aumentar significativamente a formação e excreção do ácido hipúrico. Os refrigerantes, por exemplo, podem produzir uma concentração de ácido hipúrico igual àquela excretada após exposição ocupacional a 200 mg/m^3 de tolueno.

Outro fator a ser considerado quando se realiza a monitorização biológica da exposição por meio do AH-u é o uso de medicamentos pelos indivíduos. A isocarboxazida (antidepressivo inibidor da monoaminoxidase), a dietilpropiona, os medicamentos que contenham femprobamato (alguns miorrelaxantes e ansiolíticos), assim como outros fármacos e a cocaína poderão aumentar a excreção fisiológica desse metabólito urinário. Além disso, o AH em urina de indivíduos expostos só se distingue significativamente do valor basal quando a exposição ocupacional ocorre em concentrações iguais ou superiores a 30 ppm de tolueno no ar. Assim, em função do elevado e variável valor basal do ácido hipúrico urinário, este indicador perde sua validade em termos da monitorização de exposições individuais leves.

Outro ponto a ser considerado é a coexposição ao etanol e ao benzeno. Esses 2 compostos possuem a capacidade de inibir a biotransformação do tolueno, alterando assim a excreção urinária do ácido hipúrico de outros metabólitos do solvente.

A coleta da urina para a determinação do ácido hipúrico deverá ser feita ao fim da jornada de trabalho e a amostra enviada ao laboratório resfriada a 4 °C, no máximo 2 dias após a coleta. Caso a amostra não possa ser enviada ao laboratório nesse prazo, a mesma deverá ser mantida a –20 °C por um período de até 6 dias após a coleta. O transporte das amostras deverá ser feito nas mesmas condições de temperatura do armazenamento.

Em função da influência da dieta sobre o valor do ácido hipúrico urinário, recomenda-se que os trabalhadores evitem ingerir alimentos ou medicamentos interferentes, no mínimo um dia antes da coleta da amostra. Os valores permitidos para o ácido hipúrico urinário serão aqueles que já haviam sido estabelecidos na NR-7 anterior, ou seja, 2,5 mg/g de creatinina.

Determinação do *orto*-cresol urinário Este metabólito está presente em pequenas quantidades ou mesmo ausente na urina de indivíduos não expostos ao tolueno e não fumantes, o que representa uma vantagem em relação à grande variação individual detectada no caso do ácido hipúrico. Uma desvantagem do uso do *o*-cresol reside no fato da sua excreção urinária estar aumentada em até 3 vezes na urina de fumantes, provavelmente em função da concentração desse composto no próprio cigarro. Outra possível desvantagem no uso do *orto*-cresol poderia ser a sua pequena quantidade excretada na urina o que exigiria aparelhos de elevada sensibilidade para a sua determinação.

Esse IBE está assinalado na NR-7 como IBE/EE e como EPNE (encontrado na população não exposta ocupacionalmente). A coleta de urina deve ser feita no fim da jornada de trabalho, mantendo-a armazenada em temperatura não superior a 4 °C. A amostra deverá ser enviada para o laboratório no máximo 3 dias após a coleta, mantendo-se a temperatura de armazenamento. Na análise para a determinação desse indicador urinário, a NR-7 exige que a amostra biológica sofra tratamento de hidrólise. Nessas condições de coleta e de análise, o valor estabelecido, no Brasil, para o *orto*-cresol na urina dos trabalhadores expostos ao tolueno é de 0,3 mg/g de creatinina.

Determinação do tolueno no sangue (TOL-sg) Várias vantagens podem ser citadas para o uso desse biomarcador, como a especificidade, a não interferência do hábito de fumar e a correlação com baixas concentrações do solvente no ar (1 ppm). Uma desvantagem do uso do TOL-sg poderia ser a rápida saída do solvente da corrente circulatória, o que dificultaria a tomada de amostras biológicas. De fato, vários dados têm revelado que o tolueno determinado no sangue, coletado ao fim da jornada de trabalho, tem pequena correlação com a exposição ocupacional ao solvente em função, basicamente, das pequenas $t_{1/2}$ α e β de distribuição do tolueno. A correlação entre esses 2 parâmetros ocorreria se as amostragens fossem feitas no momento da exposição, o que do ponto de vista prático é inviável frente às medidas de cuidado e higiene exigidas em uma coleta de sangue e a interferência que essa coleta poderia trazer ao bom desenvolvimento do processo ocupacional.

Considerando a redistribuição do solvente dos tecidos ricos em lípides para o sangue e a existência da $t_{1/2}\gamma$ de distribuição, a determinação do TOL-sg em amostra coletada ao fim de um intervalo de tempo de exposição, por exemplo, no último dia da jornada semanal de trabalho poderia ser um bom indicador biológico nas exposições à baixa concentração do solvente no ar ocupacional.

Em 2020, a legislação brasileira passou a adotar esse parâmetro como IBE/EE na exposição ocupacional ao solvente, desde que a amostra seja coletada no início da última jornada de trabalho da semana. O valor do TOL-sg adotado na NR7, 2020 é de 0,02 mg/L.

Determinação do tolueno na urina (TOL-u) Essa determinação vem sendo indicada como o biomarcador mais adequado para a monitorização biológica de exposição ao solvente. Dados encontrados na literatura indicam que esse biomarcador reflete uma exposição recente, é seletivo e apresenta uma boa correlação com a concentração do solvente no ar ambiental, mesmo quando essa última está abaixo do limite de tolerância. Esse dado é importante, uma vez que o metabólito urinário proposto como biomarcador (*orto*-cresol) apresenta uma menor correlação com os níveis do solvente no ar. Outra vantagem do uso do TOL-u como biomarcador é o fato de não ser necessária a correção dos resultados obtidos pela concentração de creatinina.

Uma das dificuldades encontradas na utilização desse biomarcador, a pequena quantidade do solvente inalterado excretada na urina, tem sido contornada com o advento de métodos e equipamentos analíticos que apresentam elevada sensibilidade. Em decorrência da elevada volatilidade do solvente é importante manter atenção redobrada durante a coleta, transporte e manuseio da amostra, de modo a evitar que eventuais perdas ocorridas durante essas etapas determinem um resultado analítico irreal.

A NR-7 de 2020 determina a coleta da amostra urinária ao fim da jornada de trabalho e estabelece para esse IBE/EE um valor permitido de 0,03 mg/L.

A ACGIH não indica em sua lista de BEI a determinação do ácido hipúrico urinário como biomarcador de exposição ao tolueno, justamente em decorrência da sua inespecificidade e grande variação individual. Ela adota a determinação do *orto*-cresol urinário, o tolueno no sangue e o tolueno da urina como biomarcadores na monitorização biológica dessa exposição. Na determinação do *o*-cresol urinário, a ACGIH também indica a realização de hidrólise na amostra biológica a ser utilizada, a coleta da urina ao fim da jornada de trabalho e um valor BEI igual a 0,3 mg/g de creatinina. Esse biomarcador vem assinalado com a notação B (*background*), ou seja, o metabólito pode estar presente em amostras de indivíduos não expostos ocupacionalmente ao tolueno, numa concentração superior a 20% do valor do BEI.

A determinação do tolueno no sangue deverá ser realizada em amostra coletada antes do início da última jornada semanal de trabalho e o BEI proposto é de 0,02 mg/L. Para o tolueno na urina, a amostra deve ser colhida ao fim da jornada de trabalho e o BEI proposto é igual a 0,03 mg/L.

Xilenos

Os xilenos ou dimetilbenzenos (isômeros *orto, meta* e *para*) são líquidos incolores, de cheiro adocicado, de elevada lipossolubilidade e baixa solubilidade em água, que se apresentam como uma mistura de seus 3 isômeros: *orto*-xileno – *o*X, *meta*-xileno – *m*X e *para*-xileno – *p*X. O ponto de ebulição do solvente pode variar entre 138 °C e 144 °C, de acordo com o isômero. Ocorrem naturalmente no petróleo, carvão e alcatrão de madeira e são derivados, principalmente, do tratamento catalítico do petróleo bruto.

A proporção dos isômeros *orto-*, *meta-* e *para-* na composição do xileno (Figura 26.3) é, aproximadamente, de 10% a 20%, 70% e 20%, respectivamente. São todos praticamente insolúveis em água e muito solúveis em álcool, acetona, éter, clorofórmio, benzeno, entre outros. O isômero *p*-xileno se destaca, tanto do ponto de vista quantitativo quanto de importância ocupacional. Os vapores do solvente apresentam-se mais densos do que o ar.

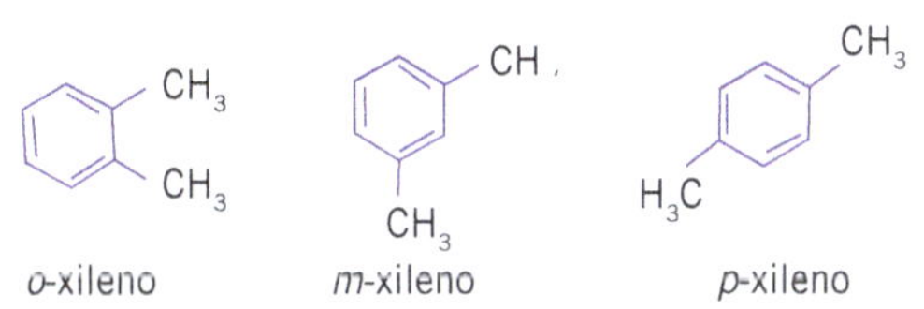

Figura 26.3 Estrutura química dos isômeros do xileno.

O xileno é utilizado em vários processos industriais como fabricação de plásticos, fibras sintéticas, couros, tecidos e papéis. Tem utilidade como agente de limpeza e desengordurante e é muito usado como diluente para lacas, vernizes e tintas, especialmente as tintas a base de resinas sintéticas como as acrílicas. Na indústria química, o xileno é matéria prima para várias sínteses e, em algumas delas, os isômeros em separado são os utilizados (o *o*X é usado na síntese do anidrido ftálico, o *m*X principalmente na síntese do ácido isoftálico e o *p*X na do tereftalato de polietileno – PET). É importante lembrar que pode ocorrer exposição ocupacional aos xilenos também em laboratórios de histopatologia.

Toxicocinética O xileno pode sofrer absorção através das vias cutânea e pulmonar, sendo essa última a de maior importância do ponto de vista ocupacional. A absorção pulmonar é rápida e influenciada pela atividade física. Dados obtidos de indivíduos em repouso expostos ao solvente revelam que a concentração no ar alveolar atinge o equilíbrio cerca de 10 minutos após o início da exposição. Não tem sido encontrada diferença na velocidade de absorção entre os isômeros do xileno.

O xileno pode ser absorvido pela via cutânea numa velocidade e extensão menores do que as observadas na absorção pulmonar. Tanto os vapores de xileno quanto o composto em sua forma líquida podem ser absorvidos quando em contato com a pele íntegra. Essa absorção pode aumentar em cerca de 3 vezes se a pele estiver lesada.

Estudos realizados com indivíduos que imergiram ambas as mãos no solvente líquido por 15 minutos indicam uma velocidade de absorção na pele íntegra variando entre 3 e 4 μg/cm²/min. A absorção cutânea dos vapores de xileno (estudo realizado especificamente com o *meta*-xileno) é estimada como 0,1% a 2% da quantidade inalada pelo indivíduo exposto. São esparsos os dados referentes à possível absorção do solvente pelo TGI. Alguns estudos experimentais realizados em animais e dados provenientes da ingestão acidental do solvente pelo homem relatam a detecção dos metabólitos do xileno em amostras de urina, indicando ser possível a absorção pelo TGI.

O xileno é distribuído rapidamente para os tecidos, concentrando-se naqueles que apresentam maiores teores de lípides, como o cérebro e o tecido adiposo (4% a 10% do solvente absorvido pode se concentrar nesse último) e nos órgãos ricamente irrigados, como o fígado e os rins. O solvente transpõe a barreira placentária e está também presente no leite materno. Vários fatores podem influenciar a distribuição do solvente no organismo e, consequentemente, a sua eliminação. Entre eles, o peso corpóreo (teor de gordura), ventilação pulmonar, coeficiente de partição sangue/ar, taxa de extração hepática, entre outros.

A principal reação de biotransformação ocorre no fígado é a oxidação dos grupamentos metila dos isômeros, pela ação do CYP (isoforma CYP2E1) originando os respectivos álcoois metilbenzila e, posteriormente, os ácidos *orto-*, *meta- e para*-metilbenzoicos, também denominados ácidos *o-*, *m-*, *p*-toluicos. Os ácidos toluicos conjugam-se com a glicina originando, respectivamente, os ácidos *orto-*, *meta-* e *para*-metil-hipúrico, principais metabólitos urinários dos respectivos isômeros. Uma parte do ácido *orto*-toluico pode ser excretada pelos rins na forma inalterada ou conjugada com o ácido glicurônico e/ou sulfatos. A excreção urinária dos ácidos metil-hipúricos representa 95% do total da concentração de xileno absorvida.

A segunda via de biotransformação do xileno é a oxidação do anel aromático também pela ação do CYP (provavelmente o CYP1A2), produzindo metabólicos fenólicos, denominados xilenóis, que são excretados na urina conjugados com sulfato e/ou ácido glicurônico.

O composto inalterado pode ainda ser eliminado no ar expirado e na urina; a porcentagem de solvente que deixa o organismo por essas vias é em torno de 5% a 10% do total absorvido com a predominância da eliminação o ar expirado (menos de 1% é excretado como xileno na urina). A eliminação do xileno ocorre no mínimo em 2 fases distintas, caracterizadas por diferentes $t_{1/2}$. A primeira fase, rápida, com $t_{1/2}$ em torno de 1 hora e a segunda, mais lenta, com $t_{1/2}$ de 20 ou mais horas. A cinética de eliminação do xileno estaria concordante com a distribuição do solvente; a fase rápida corresponderia à saída dos órgãos parenquimatosos e a mais lenta decorreria da saída do solvente dos músculos e tecido adiposo. A eliminação total dos metabólitos do xileno ocorre, em média, em 35 horas, mas vários fatores individuais podem alterar esse parâmetro.

Na Figura 26.4 está esquematizada a biotransformação dos xilenos.

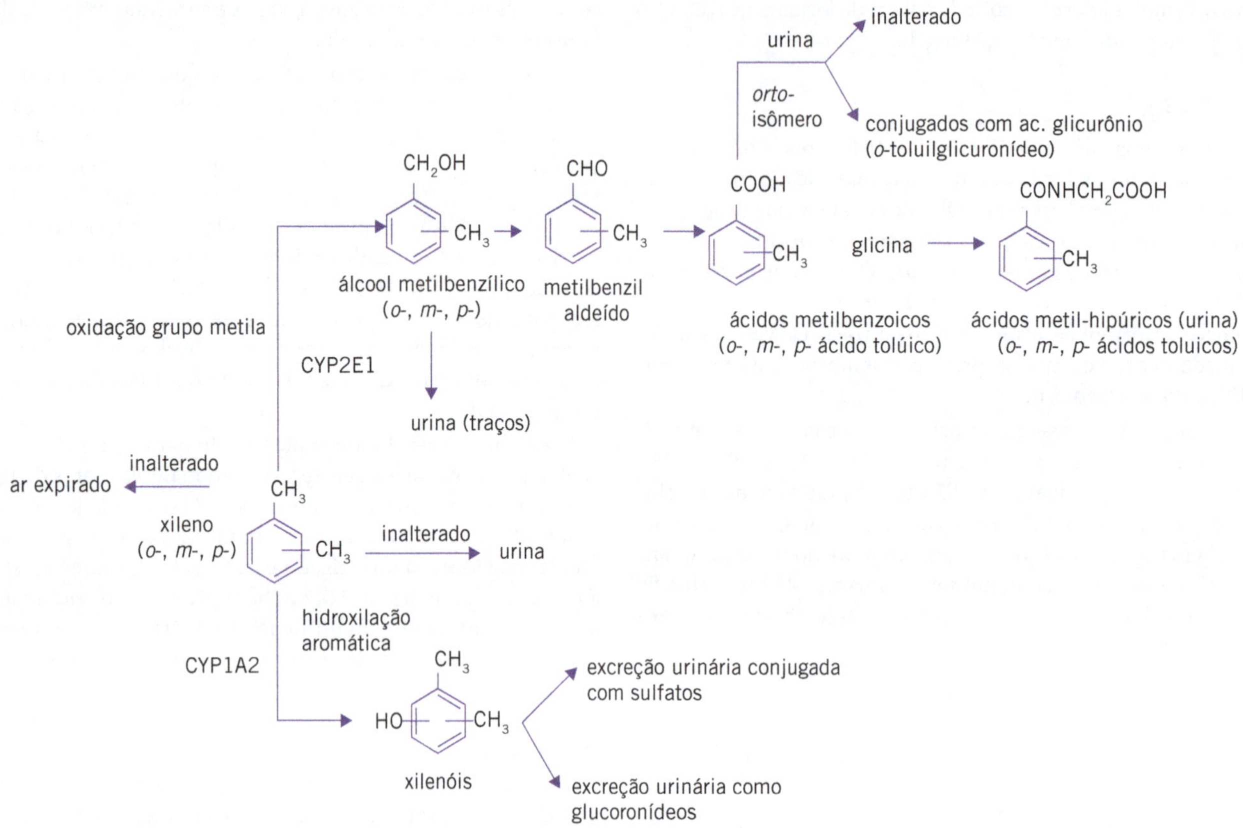

Figura 26.4 Principais vias de biotransformação do xileno.
Fontes: Adaptada de ATSDR, 2007; e Kuranchiel *et al.*, 2019.

Estudos têm demonstrado uma inibição metabólica competitiva na coexposição ao xileno e a outros xenobióticos que também são biotransformados pelo sistema CYP. Como exemplo pode ser citado a exposição concomitante ao xileno e à metiletilcetona, quando se observa a inibição das enzimas envolvidas na biotransformação do xileno.

A ingestão de bebidas alcoólicas influencia a biotransformação do xileno induzindo-a ou inibindo-a, dependendo de diferentes fatores, como as concentrações dos 2 compostos, a duração da exposição e o momento da ingestão alcoólica, ou seja, se essa ocorreu antes ou durante a exposição ao xileno.

Toxicodinâmica O xileno apresenta ação irritante sobre os olhos, pele e mucosas especialmente as das vias aéreas superiores. Sua principal ação tóxica é sobre o SNC, caracterizando-se como um agente neurotóxico central, tanto em exposições agudas como crônicas. Nas exposições elevadas e em longo prazo, o solvente pode exercer ação inicial excitatória, seguida de depressão.

O mecanismo da ação neurotóxica desse composto não é ainda bem esclarecido, mas em decorrência da sua elevada lipossolubilidade e a consequente capacidade de interferir com as membranas biológicas, algumas hipóteses são apresentadas:

- interferência com a membrana das células nervosas alterando suas propriedades e, consequentemente, transmissão do impulso nervoso entre células próximas;
- alteração nos níveis de vários neurotransmissores e da composição lipídica de várias regiões do cérebro;
- inibição da transmissão gabaérgica no cerebelo.

Bruckner *et al.* (2019) comentam que o xileno parece ter baixo potencial para exercer ação tóxica em outros órgãos, além do SNC. No entanto, outros autores relatam, em exposições a elevadas concentrações do solvente, o aparecimento de ação hepatotóxica e nefrotóxica. A ação tóxica no fígado seria caracterizada pelo aparecimento de vacuolização hepatocelular e elevação das transaminases séricas e, também, o aparecimento de apoptoses em decorrência da elevação dos níveis de produção de caspase-3 e caspase-9[2]. Nos rins a ação tóxica resultaria em alterações nos túbulos distais. São encontrados na literatura questionamentos referentes a essas ações do solvente, sendo levantada a hipótese delas serem decorrentes de exposições concomitantes a outros xenobióticos e não causadas pelo próprio xileno.

O solvente puro não apresenta ação mielotóxica, mas o produto comercial (xilol) pode ocasionar o aparecimento de efeitos hematotóxicos em função da significativa concentração de benzeno existente como impureza no mesmo. O xileno foi clas-

2 São enzimas do grupo das caspases, um tipo de protease, ou seja, classe de enzimas que decompõe outras proteínas. As caspases estão envolvidas na iniciação e execução de apoptose.

sificado pela IARC em 2020 no Grupo 3, ou seja, não classificado como carcinogênico humano. A ACGIH, também em 2020, classifica o xileno em seu Grupo A4, ou seja, um agente para o qual não existem dados em humanos, *in vitro* ou em animais, que permitam classificá-lo como carcinogênico.

Sintomatologia Os principais sintomas observados na intoxicação crônica pelos xilenos são cefaleia, fadiga, sonolência, vertigens, distúrbios cardiovasculares, dispneia, náuseas, vômitos, desconforto epigástrio, conjuntivite, fotofobia e hemorragias nasais. Em casos graves, a depressão do SNC pode ocasionar o aparecimento de confusão mental, narcose, coma e morte. O contato prolongado com a pele pode provocar dermatites ocupacionais e eczemas.

Monitorização da exposição ocupacional

Monitorização ambiental – concentrações permitidas A legislação brasileira estabelece no Quadro 1, do Anexo 11 da NR-15 do Ministério do Trabalho, um LT para o xileno de 78 ppm ou 340 mg/m^3.

O valor TLV-TWA proposto pela ACGIH em 2020, para todos os isômeros do xileno é de 100 ppm e o valor STEL: 150 ppm.

Monitorização biológica O principal biomarcador adotado para a monitorização biológica da exposição ao xileno é a determinação urinária do metabólito ácido metil-hipúrico (AMH). A proposta da determinação do xileno inalterado no sangue como biomarcador de exposição é limitada pela rápida saída do solvente da corrente circulatória.

Ácido metil-hipúrico urinário (AMH-u) É o biomarcador proposto pela legislação brasileira. Esse metabólito está ausente na urina de indivíduos não expostos ao xileno e se correlaciona bem, tanto com o nível de xileno no ar ocupacional, quanto com a concentração total do solvente absorvida pelo indivíduo exposto. Uma vez que o ácido metil-hipúrico é totalmente eliminado na urina em 24 a 48 horas, sua determinação expressa sempre uma exposição muito recente, como aquela ocorrida no dia da coleta da amostra. É recomendado que a coleta da urina seja realizada ao fim da jornada de trabalho embora o ideal fosse coletá-la durante as últimas 4 horas dessa jornada, considerando a rápida excreção do metabólito na urina. A amostra deve ser armazenada em temperatura de no máximo 4 °C e enviada ao laboratório até 6 dias após a coleta, mantendo-se a temperatura de armazenamento.

O valor do IBE/EE na legislação brasileira é de 1,5 g/g de creatinina (Quadro I, Anexo I, NR-7, MT/Br, 2020).

A ACGIH, em 2020, também indica a determinação do ácido metil-hipúrico como biomarcador a ser utilizado na monitorização biológica da exposição ao xileno, seja ele em grau comercial ou grau técnico. A amostra deve ser coletada ao fim da jornada de trabalho e o BEI proposto é de 1,5 g/g de creatinina.

Estireno

O estireno, também denominado feniletileno, vinilbenzeno ou etinilbenzeno é um líquido viscoso, incolor em temperatura ambiente, com forte odor aromático e doce. Apresenta moderada volatilidade, pequena solubilidade em água, é solúvel em álcool, éter, acetona e bissulfeto de carbono. O coeficiente O/A do estireno expresso em valor log é igual a 2,95, revelando a lipossolubilidade do solvente.

O estireno apresenta grande poder reativo, polimeriza-se e se oxida facilmente. Ele pode ser encontrado no ambiente não ocupacional tendo sido detectado no sangue de indivíduos em função da sua presença no cigarro e nos gases de exaustão dos automóveis, por exemplo. A principal fonte de poluição ambiental no caso do estireno é o descarte industrial no ar, água ou solo.

Ocupacionalmente, o estireno é utilizado na produção de polímeros plásticos (poliestireno) e de resinas empregadas, principalmente, no isolamento ou na fabricação de barcos de fibra de vidro. Participa da síntese de copolímeros como estireno-acrilonitrilo e acrilonitrilo-butadieno-estireno, que são utilizados para a fabricação de tubos, componentes de automóveis e copos de plástico. É empregado também na fabricação da borracha estireno butadieno que é usada na fabricação de pneus, mangueiras para fins industriais, sapatos e na energia eólica. Os copolímeros de estireno são frequentemente usados em toner líquido para fotocopiadoras e impressoras. A reação de polimerização do estireno, lenta à temperatura ambiente, é acelerada por ação direta da luz e do calor (especialmente acima de 66 °C).

Toxicocinética O estireno pode ser absorvido pelas vias pulmonar e cutânea. Mais da metade da concentração do estireno (60% a 70%) inalado será absorvida pelo trato pulmonar. Nos alvéolos essa absorção é aumentada quando o indivíduo exposto realiza algum esforço físico durante a exposição. O coeficiente de partição sangue/ar do estireno na espécie humana, calculado no momento do equilíbrio é em torno de 69.

A velocidade de absorção cutânea do estireno na espécie humana é mais lenta do que em animais de laboratórios. No homem essa velocidade foi calculada como sendo 1 ± 0,5 μg/cm^2/min quando da imersão de uma das mãos no estireno líquido; nos animais de laboratório essa velocidade é estimada em 9 a 15 mg/m^2/h. A quantidade de solvente absorvida pela pele íntegra corresponde apenas a cerca de 0,1% a 2% da concentração absorvida pela via pulmonar.

Uma vez absorvido, o estireno é rapidamente distribuído pelo organismo, concentrando-se nos tecidos ricos em lípides. O solvente se concentra também no fígado, cérebro e rins. A saída do estireno da corrente circulatória ocorre em 2 fases: a primeira é rápida, com $t_{½}$ igual a 1 minuto e a segunda, mais lenta, com $t_{½}$ em torno de 40 minutos.

O principal órgão de biotransformação do solvente é o fígado, embora possa ocorrer também nos pulmões e na cavidade nasal em casos de uma exposição pulmonar.

Estudos realizados em humanos indicam que a biotransformação do estireno é dependente da concentração absorvida e pode ser inibida pela coexposição ao tolueno, triclorometileno, etilbenzeno e acetona. O etanol tem também a capacidade de inibir, significativamente, a biotransformação desse solvente. Em altas concentrações do solvente, o sistema enzimático envolvido em sua biotransformação pode ser gradativamente saturado, diminuindo a concentração de metabólitos excretados e aumentando a fração do composto inalterado eliminado pelo organismo.

Existem várias vias de biotransformação do estireno, mas a principal delas é a oxidação da cadeia lateral do composto, pela ação da CYP2E1 no fígado e a CYP2F2 nos pulmões, originando o estireno 7,8-óxido. Esse óxido de estireno, por sua vez, pela ação da epóxido hidrolase, forma o estireno glicol, convertido a seguir em ácido mandélico e ácido fenilglioxílico, os principais metabólitos urinários do solvente. Em menor proporção, pela ação da álcool desidrogenase e conjugação com a glicina, esse óxido poderá originar o ácido hipúrico. A Figura 26.5 apresenta as principais vias de biotransformação do estireno.

Cerca de 2% a 3% do total de estireno absorvido pode ser eliminado de forma inalterada no ar expirado enquanto 85% do total absorvido pode ser excretado como ácido mandélico e 10% como ácido fenilglioxílico, ambos pela via renal. Traços do ácido mercaptúrico e 4-vinilfenol também têm sido detectados no organismo de indivíduos expostos (menos de 1% do total de metabólitos formados).

Cerca de 80% do estireno absorvido é eliminado do organismo nas primeiras 24 horas após a exposição, mas em seguida, em função de seu armazenamento no tecido adiposo, a excreção se torna mais lenta, com $t_{1/2}$ entre 2 e 4 dias. A excreção dos metabólitos urinários ocorre em 2 fases distintas, a primeira dentro das primeiras 6 a 7 horas após a exposição e a segunda 16 horas após o término da primeira.

Toxicodinâmica O estireno possui ação irritante de pele e mucosas. Apresenta neurotoxicidade central e periférica. Acredita-se que os efeitos centrais predominem em exposições agudas recentes, enquanto os periféricos aparecem em exposições crônicas ocorridas em semanas anteriores. O mecanismo da ação neurotóxica do solvente não está totalmente esclarecido. Alguns estudos indicam que a alteração na atividade dopaminérgica cerebral é mediada provavelmente pela diminuição na modulação desse neurotransmissor que é realizada pela pituitária, possa ser um mecanismo viável. Essa hipótese tem sido

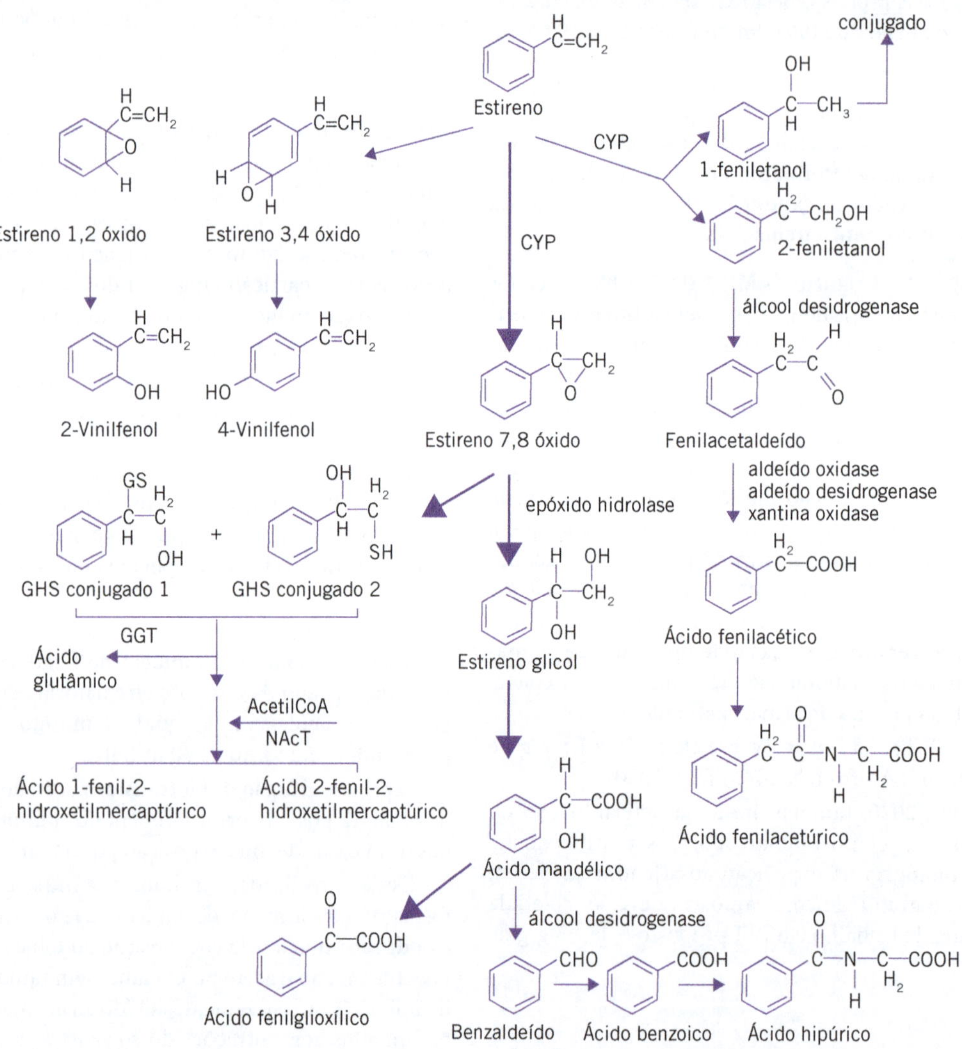

Figura 26.5 Principais vias de biotransformação do estireno.
GSH-glutationa, CYP-citocromo P-450, GGT-gama glutamil transpeptidade, NAcT-N acetiltransferase.
Fontes: Adaptada de ATSDR, 2010; e Vulimiri *et al.*, 2017.

embasada por dados experimentais obtidos em animais, como a depleção de dopamina no cérebro de coelhos expostos ao estireno e aumento de receptores dopaminérgicos no cérebro de ratos.

Existem controvérsias também, em relação à capacidade do estireno de alterar a velocidade de condução motora dos nervos periféricos, mas se aceita que este solvente, em concentrações em torno de 100 ppm, possa diminuir a velocidade de condução nervosa sensorial.

O solvente apresenta ação tóxica no sistema óptico, provocando alterações semelhantes àquelas desenvolvidas pelo bissulfeto de carbono. Observa-se deficiência na capacidade de discriminação de cores, especialmente entre vermelho e verde e entre azul e amarelo.

O estireno é hepatotóxico em animais de laboratório. O estresse oxidativo seguido por alterações em enzimas como a glicose-6-fosfatase (G6Pase) e a glicogênio fosforilase (GP) tem sido apresentando como possível mecanismo de sua ação tóxica sobre o fígado. Acredita-se que a depleção da glutationa reduzida (GSH) também possa estar relacionada à ação hepatotóxica do estireno, uma vez que as lesões hepáticas detectadas são experimentalmente diminuídas, quando se administra substâncias precursoras do GSH como a metionina.

Outra ação tóxica desenvolvida pelo solvente pode ocorrer no trato pulmonar, com o aparecimento de asma e de bronquiolite obstrutiva em indivíduos expostos no meio ocupacional. Uma revisão publicada em 2019 relata que a exposição ao estireno aumenta o risco potencial de desenvolvimento de doenças respiratórias não malignas e da morbimortalidade associada a elas.

Em 2011, o *National Toxicology Program* (NTP) classificou o estireno como um composto que apresenta razoável evidência de ser um carcinogênico para humanos e a *Agency for Toxic Substances and Diseases Registry* (ATSDR) passou a incluir o solvente no Grupo 2B – possivelmente carcinogênico para humanos. A ACS – *America Cancer Society também* classificou, em 2019, o estireno como provável carcinogênico para o homem. A ACGIH, 2020, classifica o composto em seu Grupo A3 – carcinógeno animal confirmado com relevância desconhecida para humanos.

Sintomatologia A exposição cutânea aguda ao solvente resulta em eritema, dermatite e remoção lipídica da epiderme. A inalação de altas concentrações pode ocasionar o aparecimento de vertigem, astenia, hemorragias, irritação das mucosas oculares (vermelhidão, edema, dor no local) e respiratórias, neste caso podendo, inclusive, resultar no aparecimento de edema pulmonar. Na exposição crônica observa-se cefaleia, tonturas, fadiga, irritabilidade, perda de memória, anorexia, astenia, sensação de embriaguez, diminuição da capacidade de discriminar cores, atraso no tempo de reação, comprometimento auditivo, entre outros sintomas que são acentuados com o aumento da concentração sanguínea do solvente.

Os sintomas respiratórios observados em decorrência da ação tóxica pulmonar do estireno foram, entre outros, resposta inflamatória, diminuição da função pulmonar, asma e hipersensibilidade induzida. Em alguns casos são detectadas alterações hematológicas reversíveis, como anemia, leucopenia e linfocitose significativamente aumentada. Alterações gastrointestinais também têm sido relatadas.

Monitorização da exposição ocupacional

Monitorização ambiental – concentrações permitidas LT = 78 ou 328 mg/m^3 (Quadro 1, Anexo 11, NR-15, MT/Br). O valor TLV-TWA proposto pela ACGIH em 2020, para o estireno (monômero), é de 10 ppm e o valor STEL: 20 ppm. Esse organismo propõe ainda um TLV-TWA de 1 ppm para o óxido de estireno.

Monitorização biológica Têm sido proposta a determinação conjunta do ácido mandélico e do fenilglioxílico na urina e a concentração do estireno inalterado na urina, no sangue venoso ou no ar expirado como indicadores biológicos.

Estudos têm sido realizados na busca de um biomarcador de efeito para o estireno e a determinação da atividade da monoaminoxidase tipo B (MAO-B) tem se mostrado adequada como biomarcador de efeito neurotóxico para o solvente. A atividade desta enzima decresce com o aumento da concentração de estireno no sangue.

A legislação brasileira propôs, em 2020, como indicadores biológicos, a determinação urinária conjunta dos metabólitos ácido mandélico e ácido fenilglioxílico ou a determinação do estireno na urina.

Determinação conjunta dos ácidos mandélico e do fenilglioxílico urinários O ácido mandélico é o principal metabólito do estireno e estudos têm demonstrado sua correlação com níveis de 25 ppm ou menos do solvente no ar. O ácido fenilglioxílico, por sua vez, é excretado na urina em concentrações significativamente menores do que a do ácido mandélico, mas, em contrapartida, sua excreção urinária diminui mais lentamente após a exposição. A determinação do somatório desses 2 metabólitos urinários, portanto, pode expressar a exposição ocupacional ao estireno de maneira mais adequada do que a determinação separada de cada uma deles.

É importante ressaltar que a estabilidade química dos 2 metabólitos em temperatura ambiente é pequena e que a ingestão de bebidas alcoólicas tem papel fundamental na quantidade excretada. A exposição conjunta do estireno com a acetona (geralmente utilizada em etapas de limpeza de equipamentos) pode resultar na diminuição da excreção dos 2 metabólitos e, consequentemente, influenciar a monitorização biológica utilizando esse IBE/EE.

Esse biomarcador é considerado "não específico", uma vez que a exposição a outros compostos como ao etilbenzeno pode resultar na excreção dos mesmos metabólitos na urina. Para a determinação do IBE/EE a urina deve ser coletada ao fim da jornada de trabalho. É recomendável que a amostra urinária seja acondicionada em recipiente escuro e armazenada imediatamente em refrigerador a 4 °C; nessas condições o envio da amostra ao laboratório deverá ocorrer no máximo em 3 dias.

O valor do IBE estabelecido no Quadro 1 do Anexo I da NR-7 de 2020 é de 400 mg/g de creatinina, o mesmo proposto pela ACGIH em 2020.

Determinação do estireno na urina O estireno é um indicador biológico específico, que apresenta boa correlação com a exposição ocupacional, mas a sua determinação exige certos cuidados. A excreção do estireno inalterado na urina é pequena, fato que exige a utilização de métodos bastante sensíveis para a sua determinação. Além disso, a coleta, o transporte e o armazenamento da amostra devem ser realizados com bastante atenção, para que não ocorra perda do solvente durante essas etapas. A urina deve ser colhida ao fim da jornada de trabalho. A NR-7 de 2020 passou a adotar essa determinação como IBE/EE estabelecendo um valor permitido de 40 μg/L, o mesmo proposto pela ACGIH em 2020.

n-hexano

O *n*-hexano, ou simplesmente hexano, é um hidrocarboneto alifático saturado produzido durante o craqueamento catalítico ou térmico seguido de destilação fracionada do petróleo. É um líquido incolor, de odor característico, muito volátil, inflamável, praticamente insolúvel na água e solúvel na maioria dos solventes orgânicos. O produto comercial é formado por cerca de 50% de *n*-hexano e contém ainda os isômeros do *n*-hexano (2-metilpentano, 3-metilpentano, 2,2-dimetil butano, 2,3-dimetil butano), cicloexano, metilciclopentano, pequenas quantidades de pentano, isômeros do heptano, acetona, cloreto de metileno, tricloroetano e 1% a 6% de benzeno.

O produto purificado contém de 95% a 99,5% de *n*-hexano com aproximadamente 0,0005% de material não volátil e traços de seus isômeros e de benzeno. Tanto o *n*-hexano puro quanto o produto comercial possuem grande espectro de utilização ocupacional, sendo empregados na fabricação de calçados (como cola), na industrialização da borracha (fabricação de borrachas, pneus, plásticos), em processos de laminação de materiais plásticos (polietileno e polipropileno), em tintas e seus solventes, na extração de óleos vegetais (indústria de alimentos), na fabricação de móveis e na indústria têxtil (como agente de limpeza), na indústria química e na petroquímica. É utilizado, também, em artes gráficas.

O *n*-hexano é o representante mais tóxico dentre os solventes alifáticos da classe dos alcanos e é importante ressaltar o seu uso por crianças e adolescentes, denominados *cheiradores de cola*. Esse é ainda um sério problema social presente no Brasil e em outros países. Os *cheiradores de cola* se expõem agudamente ao *n*-hexano utilizado como diluente de colas e vernizes, em busca dos efeitos moderadamente estimulantes provocados pelo solvente. Não são raros os casos de intoxicações decorrentes desse uso social do hexano.

Toxicocinética A principal via de absorção do *n*-hexano é a pulmonar. Entre 17% e 25% do total inalado é rapidamente absorvido pelo trato pulmonar, atingindo um pico de concentração sanguínea em torno de 60 a 120 minutos após o início da exposição; a partir daí estabelece-se o equilíbrio. A absorção pulmonar do solvente é aumentada quando a atividade física dos indivíduos expostos também aumenta.

A real significância da absorção cutânea do *n*-hexano, nos casos de exposições crônicas, não é ainda bem conhecida. Estudos realizados *in vitro* com pele humana, revelam que a absorção cutânea do *n*-hexano é baixa (cerca de 0,83 $\mu g/cm^2/h$), mas é provável que ocorra mais rapidamente nos primeiros 30 minutos de exposição.

A absorção de *n*-hexano pelo trato gastrointestinal pode ocorrer após a ingestão, geralmente acidental, do solvente pelo trabalhador. Estudos em animais também relatam a presença de metabólitos do solvente identificados na urina daqueles que receberam *n*-hexano pela via oral.

Após a absorção, o *n*-hexano é largamente distribuído no organismo, apresentando afinidade por tecidos com elevado conteúdo lipídico (cérebro, rins, baço, fígado), mas não é significativamente armazenado no tecido adiposo.

O *n*-hexano atravessa facilmente a placenta, determinando no sangue fetal concentrações semelhantes às encontradas no sangue materno.

O solvente é rapidamente biotransformado por sistemas enzimáticos (Cit. P-450 e álcool desidrogenase) produzindo metabólitos hidroxilados inativos e cetocompostos que são, provavelmente, os responsáveis pela ação neurotóxica do solvente.

Estudos têm demonstrado não haver diferenças qualitativas, mas sim quantitativas entre a biotransformação do *n*-hexano em animais e no homem. As principais diferenças observadas referem-se às quantidades de 2,5-hexanodiona (2,5-HD) e de 2-hexanol eliminados na urina; na espécie humana a quantidade de 2,5-HD excretada chega a ser 20 a 30 vezes maior que a do 2-hexanol, enquanto ratos e cobaias eliminam uma concentração de 2-hexanol cerca de 3 vezes maior que a da 2,5-HD. A 2,5-HD é considerada, do ponto de vista toxicológico, o principal metabólito urinário do *n*-hexano na espécie humana, em função de atividade tóxica.

Os metabólitos do *n*-hexano são excretados principalmente na urina, conjugados ou não com sulfatos e ácido glicurônico. Um esquema da biotransformação do *n*-hexano pode ser observado na Figura 26.6.

Toxicodinâmica Estudos realizados em humanos e animais indicam que o *n*-hexano apresenta uma baixa toxicidade aguda. O contato prolongado e intenso do solvente com a pele pode resultar em perda de ácidos graxos da camada epidérmica e evoluir para lesões e eritemas. Também em elevadas concentrações o *n*-hexano pode desenvolver ação irritante nas mucosas nasal, bucal, do trato respiratório e da córnea, mas o potencial de irritação do solvente não é considerado elevado em exposições crônicas. A principal ação tóxica do *n*-hexano, nesse tipo de exposição, ocorre no sistema nervoso. O *n*-hexano e alguns de seus produtos de biotransformação como 2-hexanona (metil *n*-butilcetona), 2-hexanol, 2,5-hexanodiol e 2,5-hexanodiona são capazes de desenvolver neurotoxicidade periférica de instalação subaguda ou crônica, com neuropatia motora e sensomotora. Entre os metabólitos neurotóxicos do *n*-hexano o mais ativo é a 2,5-hexanodiona.

Os principais organismos internacionais de estudos sobre carcinogenicidade como *American Cancer Society* (ACS), *International Agency for Research on Cancer* (IARC) e *U.S. Environmental Protection Agency* (EPA), assim com a *American Conference of Governmental Industrial Hygienists* (ACGIH), não classificam o *n*-hexano como agente carcinogênico.

Sintomatologia

Intoxicações agudas A ingestão acidental do solvente pode provocar náuseas, irritação gastrointestinal e efeitos característicos de leve depressão do sistema nervoso central. A inalação dos vapores do *n*-hexano produzirá tonturas, euforia e parestesias das extremidades. Em concentrações elevadas, o *n*-hexano desenvolve vertigem e marcada anestesia.

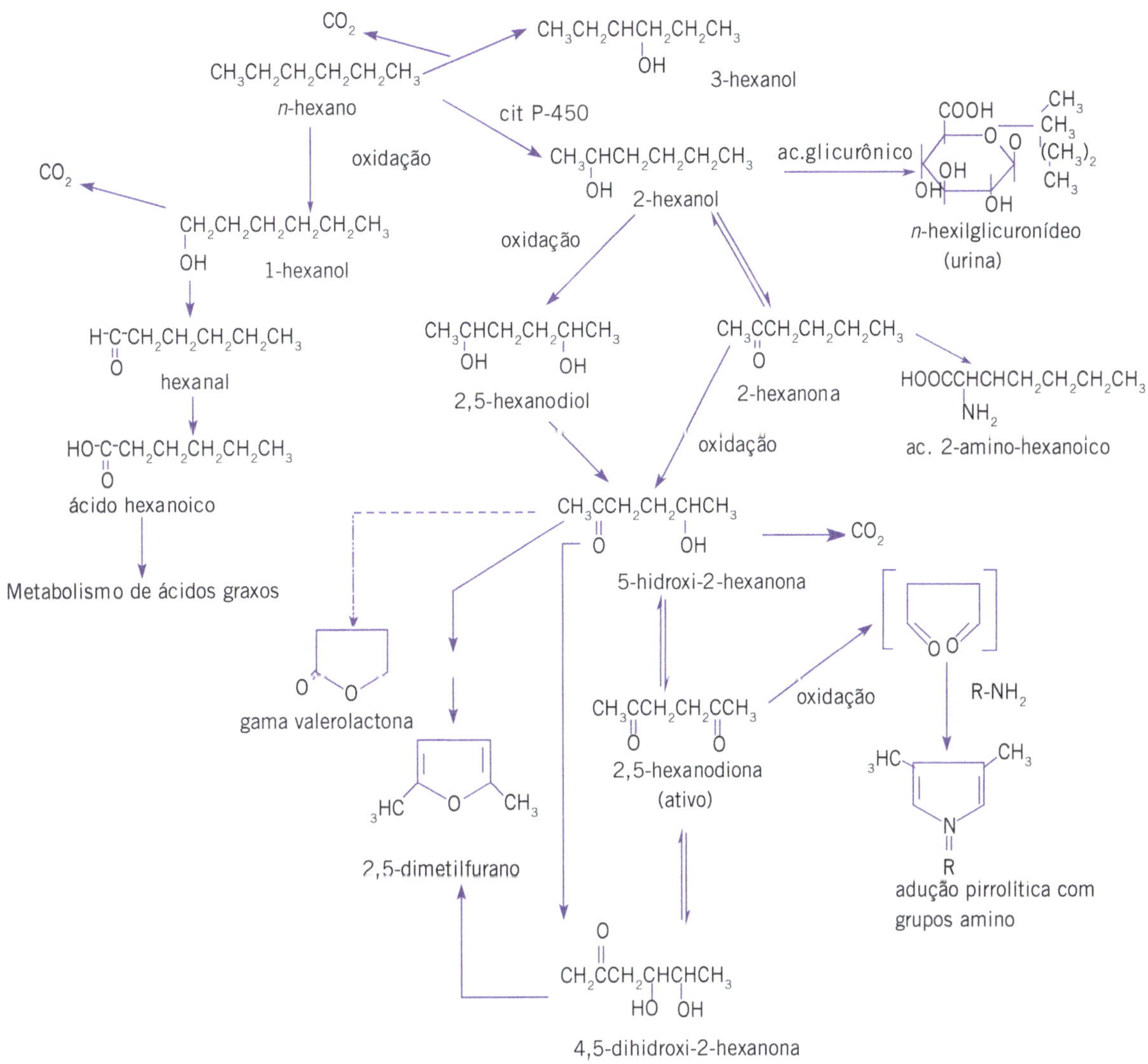

Figura 26.6 Principais vias de biotransformação dos *n*-hexano.
Fontes: Adaptada de EPA, 2005; e Salamon *et al.*, 2019.

Intoxicações crônicas A neuropatia periférica desenvolvida pelo solvente instala-se de maneira lenta e progressiva. O quadro neurotóxico periférico é caracterizado por alterações sensoriais simétricas nas mãos e pés, evoluindo para parestesia muscular distal e perda dos reflexos tendinosos profundos. Os primeiros sintomas aparecem meses ou anos após o início da exposição, correspondendo, geralmente, às alterações sensoriais, com aparecimento de câimbras e dormência nos dedos das mãos (distribuição "em luvas") e dos pés ("em meias"). Continuando a exposição, ocorre perda sensorial tátil, dolorosa e térmica, envolvendo novamente, os pés e as mãos, podendo ser acompanhada pela abolição do reflexo aquileno. A fraqueza muscular observada nos músculos intrínsecos das mãos e extensores longos, ou flexores dos dedos, pode alcançar braços, antebraços e coxas, evoluindo para paralisia. São relatados também, perda e atrofia muscular.

Casos mais graves de intoxicação podem resultar em alterações visuais e perda de memória, em função da degeneração de estruturas do hipotálamo, anorexia e perda de peso. Em exposições excessivas, como no caso dos *cheiradores de colas*, a neuropatia é subaguda podendo resultar em tetraplegia que se instala cerca de 2 meses após o início dos sintomas. Têm sido descritas alterações visuais na distinção de cores secundárias, e mais raramente, alterações visuais com estreitamento do campo de visão, atrofia óptica e neurite óptica.

Mesmo após o término da exposição ao *n*-hexano, a neuropatia periférica desenvolvida continua em progressão, geralmente por mais 1 a 4 meses. A recuperação é lenta, e, dependente da extensão das lesões, com sintomas que demoram meses ou mesmo anos para desaparecerem. Uma alteração sensorial-motora leve ou moderada pode ser recuperada em 1 a 2 anos, e mesmo lesões mais graves como a tetraparalisia pode ser recuperada cerca de 4 anos após o fim da exposição. No entanto, outras alterações como um menor desenvolvimento motor, câimbras musculares e percepção visual anormal de cores podem permanecer como sequelas irreversíveis.

Monitorização da exposição ocupacional

Monitorização ambiental – concentrações permitidas A legislação brasileira não cita o *n*-hexano no Anexo 11 da Norma Regulamentadora n. 15.

A ACGIH 2020 adota um valor TLV-TWA de 50 ppm.

Monitorização biológica Os biomarcadores para monitorização biológica da exposição ao *n*-hexano são a determinação urinária da 2,5 hexanodiona ou do 2-hexanol (amostra coletada ao fim da jornada de trabalho) e a determinação do *n*-hexano inalterado no ar expirado (amostra durante a exposição) e no sangue (amostra ao fim da jornada de trabalho). Destes, o indicador biológico mais utilizado é a 2,5 hexanodiona urinária, apesar dessa determinação não ser específica, uma vez que na exposição à metil *n*-butilcetona esse metabólito é também excretado na urina.

Determinação urinária da 2,5 hexanodiona (2,5-HD-u) Esse biomarcador não é específico do *n*-hexano, uma vez que a 2,5 hexanodiona pode ser formada também na biotransformação da metil-*n*-butilcetona e da metiletilcetona. A excreção urinária desse metabólito ativo atinge seu pico máximo 16 a 24 horas após exposição única e sua determinação correlaciona-se com a concentração do *n*-hexano. Essa correlação *n*-hexano no ar/2,5-HD na urina é bastante variável em função de fatores como: a) variação na metodologia de amostragem do ar ocupacional; b) variação no dia, hora e técnica da coleta da urina; c) variação da concentração de *n*-hexano e outros solventes nas misturas comerciais utilizadas ocupacionalmente; d) absorção cutânea que está relacionada ao uso ou não de luvas protetoras, principalmente em exposições agudas; e) transporte e armazenamento das amostras biológicas; f) exposição simultânea a outros solventes (principalmente tolueno, metil *n*-butilcetona, metiletilcetona e acetona).

Embora o *n*-hexano não conste na NR-15 brasileira, a sua monitorização biológica é contemplada no Quadro I do Anexo I da NR-7, 2020. O IBE/EE adotado é a determinação urinária do metabólito 2,5 hexanodiona. A NR-7 não especifica sobre o método analítico a ser usado, ou seja, sobre a ausência ou não da hidrólise ácida no tratamento da amostra. A urina deve ser colhida ao fim da jornada de trabalho e o valor permitido para o IBE/EE é de 0,5 mg/L de urina.

A ACGIH 2020 também indica a 2,5-HD na urina como biomarcador de exposição ao *n*-hexano e especifica que a amostra biológica não deve ser hidrolisada. Nessas condições é indicado um BEI de 0,5 mg/L.

Cetonas

Metil-*n*-butilcetona (MBK)

A metil-*n*-butilcetona, denominada também de 2-oxohexano, propilacetona e MBK (*Methyl n-Butyl Ketone*), é um líquido incolor e volátil. Foi muito utilizada como solvente para resinas a base de nitrocelulose, vernizes e tintas, mas esse uso industrial tem diminuído muito nos últimos anos em função de sua toxicidade. Nos Estados Unidos, por exemplo, seu emprego como solvente industrial está proibido desde os anos 1980.

É formada como produto residual resultante de algumas atividades industriais, como a fabricação de pasta de madeira (polpação da madeira), em plantas de gaseificação do carvão e em operações/processamento de óleo de xisto betuminoso.

Toxicocinética A metil-*n*-butilcetona pode ser absorvida pelas vias pulmonar, cutânea e gastrointestinal, sendo a primeira a mais significativa do ponto de vista ocupacional. Entre 75% e 92% do solvente inalado poderão ser absorvidos pelos pulmões. A absorção gastrointestinal pode ocorrer nos casos de ingestão de água ou alimentos contaminados e ocorre de maneira significativa, cerca de 60% da quantidade ingerida será absorvida por essa via.

É biotransformada no fígado sob ação do sistema de oxidase de função mista, originando, após reação de redução, o 2-hexanol, e, por meio de oxidação, o 5-hidroxi-2-hexanona. Os principais metabólitos séricos são o 2-hexanol, a 5-hidroxi-2-hexanona e a 2,5-hexanodiona, sendo todos eles detectados, também, na urina. A excreção urinária do 2-hexanol é pequena e pode ocorrer na forma livre ou conjugada com ácido glicurônico. A 5-hidroxi-2-hexanona e a 2,5 hexanodiona são excretadas na urina conjugadas com o ácido glicurônico ou com sulfatos, sendo que a excreção do 2,5-HD (metabólito ativo) ocorre de maneira lenta. Pequena proporção do solvente inalterado pode ser eliminada no ar expirado. A Figura 26.7 mostra as principais vias de biotransformação da metil-*n*-butilcetona.

Toxicodinâmica A ação tóxica da metil-*n*-butilcetona é exercida pelo seu metabólito ativo 2,5-hexanodiona (2,5-HD) que atua principalmente no sistema nervoso periférico. Não existe, ainda, consenso sobre qual seria a principal característica da neuropatia desenvolvida pelo solvente; se a axonopatia distal centro-periférica ou a atrofia axonal.

Estudos em animais têm demonstrado ação do solvente também no sistema nervoso central. Exposições elevadas ao solvente podem produzir ação irritante local no nariz e nos pulmões.

A capacidade desse solvente em provocar danos testiculares tem sido relatada em animais. A ACGIH, ao propor os valores permitidos para a metil-*n*-butilcetona, tomou como base a neuropatia periférica e os danos testiculares. Alguns trabalhos realizados em meados dos anos 2000 mencionam a ocorrência de hiperplasia dos túbulos renais e maior incidência de adenomas e carcinomas em animais expostos a concentrações elevadas. A IARC, no entanto, não classifica esse solvente em relação à carcinogenicidade. A EPA comenta que as informações existentes são inadequadas para avaliar seu potencial carcinogênico.

Sintomatologia Os efeitos tóxicos causados pela metil-*n*-butilcetona desenvolvem-se vários meses após o início da exposição crônica. A sintomatologia inicia-se com uma inexplicável perda de peso e seguem-se sintomas próprios de uma neuropatia sensorial distal, como a parestesia dos pés e das mãos. A fraqueza muscular inicia-se também nos membros inferiores e em casos mais graves pode migrar para pernas e coxas. Ocorre perda sensorial com o mesmo padrão simétrico e moderada redução na velocidade de condução nervosa nos nervos periféricos. Observa-se diminuição ou perda da capacidade de discriminar dor, tato, temperatura ou vibração. Ao terminar a exposição, os sinais neurológicos começam a desaparecer, mas, em casos graves, pode persistir uma moderada

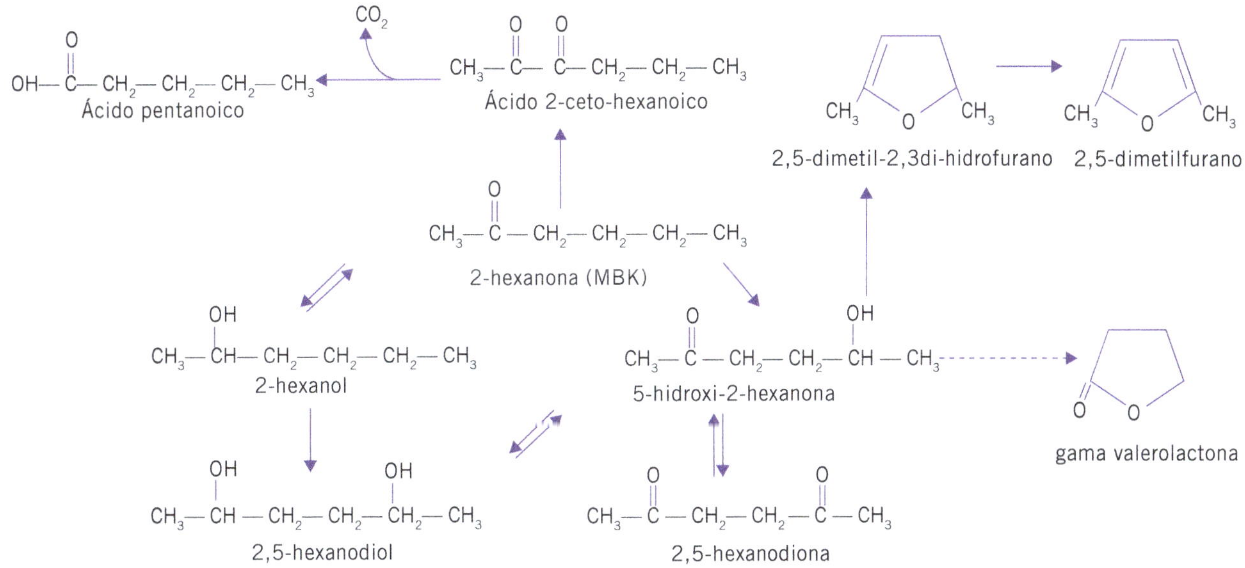

Figura 26.7 Principais vias de biotransformação da metil-*n*-butilcetona.
Fontes: Adaptada de EPA, 2008; e ATSDR, 2020.

neuropatia caracterizada por perda sensorial distal e fraqueza muscular.

Monitorização da exposição ocupacional

Monitorização ambiental – Concentrações permitidas A metil-*n*-butilcetona não está citada no Quadro 1 do Anexo 11 da NR-15 do Ministério do Trabalho, ou seja, não existe uma concentração limite permitida (LT) no ar para este solvente.

A ACGIH 2020 adota como TLV-TWA o valor de 5 ppm e como valor STEL, 10 ppm.

Monitorização biológica A legislação brasileira, em sua NR-7 de 2020, passa a estabelecer condições para a monitorização biológica da exposição ocupacional à metil-*n*-butilcetona. A quantificação da 2,5-hexanodiona em amostra urinária é o IBE/EE estabelecido. A amostra de urina deve ser colhida ao fim da última jornada de trabalho da semana e o valor permitido para esse IBE/EE é de 0,4 mg/L. É importante ressaltar que, durante o método analítico, a amostra não deverá sofrer processo de hidrólise.

A ACGIH também propõe a determinação urinária da 2,5-HD como biomarcador de exposição. A amostra deve ser coletada ao fim da exposição do último dia da jornada semanal de trabalho. A ACGIH igualmente recomenda que a amostra biológica não deva sofrer hidrólise durante sua análise. Nessas condições, o BEI proposto é de 0,4 mg/L.

Metiletilcetona (MEK)

A metiletilcetona, também denominada 2-butanona e MEK (*Methyl Ethyl Ketone*), é um líquido incolor, com odor pungente e adocicado semelhante ao da acetona. Apresenta um coeficiente óleo/água de 0,29. É muito solúvel na água, álcool, éter e benzeno. Seus vapores são irritantes e explosivos.

A metiletilcetona pode ser utilizada como solvente de diferentes produtos como nitrocelulose, lacas, tintas de impressão, removedores de tinta, películas de vinil, poliestireno, borracha clorada, poliuretano, revestimentos acrílicos, entre outros. É empregada ainda na produção de couros sintéticos, papel transparente e papel alumínio, como solvente de extração, na desparafinagem de óleos lubrificantes e como solvente para a produção de pólvora sem fumaça.

Toxicocinética A ATSDR publicou, em maio de 2019, a atualização do seu documento *Toxicological Profile for 2-butanone*. Nessa atualização são apresentados vários modelos PBPK para a metiletilcetona, incluindo modelos em humanos, após exposição pulmonar. Algumas observações foram obtidas desses estudos, como a possível saturação da biotransformação do composto e a diferença na eliminação urinária da 2-butanona entre mulheres e homens e entre crianças e adultos.

A metiletilcetona pode ser absorvida pelas vias oral, pulmonar e cutânea. No caso da inalação, 41% a 56% do solvente poderão ser absorvidos. Essa absorção é rápida e atividades físicas ou trabalhos pesados, situações em que ocorre aumento da ventilação pulmonar, podem influenciar a absorção pelos pulmões. A concentração sanguínea do solvente apresenta boa correlação com a exposição e com os níveis urinários do solvente inalterado. O coeficiente sangue/ar do solvente é elevado, indicando boa solubilidade no sangue. Foi observado, em exposições ocupacionais, que após o fim de uma exposição excessiva, a saída da metiletilcetona do sangue é lenta indicando uma possível saturação da biotransformação do solvente.

A absorção cutânea também é rápida sendo maior na pele úmida do que na seca. Após 2 a 3 minutos do contato da metiletilcetona com a pele seca já pode ser encontrada concentração do solvente no ar expirado.

São poucos os estudos de distribuição da metiletilcetona em humanos, mas estudos *in vitro* determinando os coeficientes de partição sangue/ar indicam que o solvente apresenta rápida distribuição para vários tecidos como rins, fígado, cérebro, coração e tecido adiposo. Apesar disso, o valor do coeficiente de distribuição sangue/tecido obtido em animais se aproxima da unidade, indicando, assim, que a metiletilcetona não se acumula em nenhum desses tecidos.

A biotransformação da metiletilcetona ocorre principalmente no fígado por ação do Cit. P-450, originando o metabólito 3-hidroxi-2-butanona que, sofrendo redução, é transformado em 2,3-butanodiol ambos excretado na urina. Uma pequena fração da metiletilcetona absorvida pode sofrer redução originando o metabólito 2-butanol que é rapidamente oxidado novamente à metiletilcetona. Estudos em animais demonstram que os metabólitos urinários podem ser conjugados com ácido glicurônico e sulfato. O solvente absorvido pode também ser incluído no metabolismo intermediário normal transformando-se em compostos simples como o CO_2 e a água.

Estudos realizados em ratos, após exposição oral à metiletilcetona, indicam que 30% da concentração absorvida é convertida em 2,3-butanodiol, cerca de 4% em 3-hidroxi-2-butanona e outros 4% em 2-butanol. A biotransformação do solvente está esquematizada na Figura 26.8.

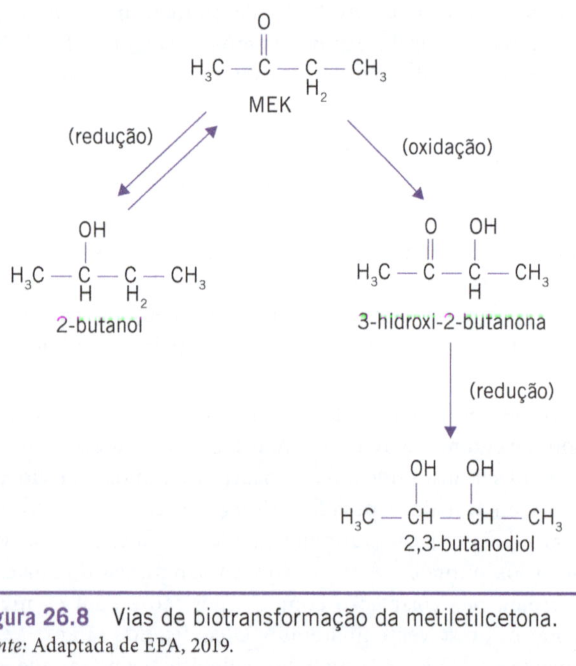

Figura 26.8 Vias de biotransformação da metiletilcetona.
Fonte: Adaptada de EPA, 2019.

Menos de 5% da concentração de metiletilcetona absorvida é excretada inalterada ou sob a forma dos metabólitos 3-hidroxi-2-butanona e 2,3-butanodiol na urina. A forma inalterada do solvente é excretada principalmente no ar expirado. Observa-se uma estreita correlação entre a concentração inalterada na urina e os níveis do solvente no ar. A concentração urinária da metiletilcetona é elevada imediatamente após a exposição, mas retorna aos níveis basais (anterior à exposição) poucas horas após a finalização da mesma. Grande parte do solvente absorvido é transformada em CO_2 e água, sendo eliminada do organismo desta maneira.

Toxicodinâmica As 2 principais ações da metiletilcetona são a irritação de pele e mucosas e a neurotoxicidade, especialmente quando a absorção ocorre pela via pulmonar. A ação irritante pode ocorrer mesmo em exposições não muito elevadas. A metiletilcetona pode atuar no SNC e SNP. No SNC não foram encontradas alterações neurocomportamentais muito significativas nos indivíduos expostos, mas foi observado que a metiletilcetona é capaz de potencializar a neurotoxicidade de solventes como etanol, *n*-hexano e 2-hexanona.

Estudos realizados em voluntários demonstram que em exposições isoladas são pequenas ou ausentes as ações hepatotóxica e nefrotóxica do solvente, mas ele é capaz de potencializar a ação hepatotóxica de outros solventes como o clorofórmio e o tetracloreto de carbono. A EPA classifica o solvente como não carcinogênico para humanos; a IARC e a ACGIH não incluem o solvente entre seus grupos de carcinogenicidade.

Sintomatologia Os sintomas resultantes da ação sobre o SNC e o SNP são dor de cabeça, tontura, cansaço e náusea, narcose, parestesia das extremidades, diminuição da visão, podendo ocorrer ainda, acidose, náusea e vômitos.

Efeitos irritantes de olhos, garganta e vias aéreas superiores são comuns de acontecerem e exposições mais elevadas à metiletilcetona podem resultar e dermatites e irritação dos ouvidos.

Os principais sintomas tóxicos observados em exposições crônicas são dor de cabeça, tontura, falta de equilíbrio, perda da memória, fadiga, tremores, espasmos musculares, distúrbios na visão, irritação na garganta e taquicardia. Algumas alterações neurocomportamentais, pequenas ou moderadas, como a diminuição da atenção, da memória curta e da velocidade psicomotora, foram encontradas. Polineuropatia sensorial e motora foi encontrada em alguns testes de velocidade da condução nervosa realizados.

Monitorização da exposição ocupacional

Monitorização ambiental – concentrações permitidas A legislação brasileira cita a MEK no Anexo 11 da NR-15 brasileira estabelecendo como LT o valor de 155 ppm. A ACGIH 2020 estabelece um valor TLV-TWA de 200 ppm e um valor STEL de 300 ppm.

Monitorização biológica A NR-7 brasileira estabelece a determinação da metiletilcetona inalterada na urina, como biomarcador de exposição ao solvente. A determinação deve ser realizada na amostra coletada ao fim da jornada de trabalho e o biomarcador é classificado como indicadores de exposição excessiva (EE), não específico, ou seja, pode ser encontrado na exposição à outra substância. O valor permitido para esse IBE/EE é de 2 mg/L.

A determinação urinária do composto inalterado é, também, o biomarcador adotado pela ACGIH para a realização da monitorização biológica da exposição ocupacional a MEK. A amostra deve ser coletada ao fim da jornada de trabalho, o biomarcador é classificado como inespecífico e o BEI indicado é de 2 mg/L.

Metilisobutilcetona (MIBK)

Entre os vários sinônimos da metilisobutilcetona destacam-se hexanona, isopropilacetona, metil-2-oxopentano, 2-metil-4--pentanona e MIBK (*Methyl Isobuthyl Ketone*). É um líquido incolor, com odor adocicado, mais denso que a água e o ar, quando na forma de vapor. É solúvel em água e clorofórmio e miscível com outros solventes orgânicos.

É utilizada industrialmente em adesivos presentes em embalagens utilizadas no empacotamento, armazenamento e transporte de alimentos, como solvente para resinas, borrachas, tintas, sistemas de revestimento a base de celulose, em formulações de agrotóxicos e acabamento de produtos de couro. Tem sido utilizada ainda, como um agente de separação de metais de suas soluções salinas e em minas, como componente da mistura utilizada para a extração de impurezas metálicas do urânio.

A metilisobutilcetona pode estar presente, naturalmente, em vários produtos alimentícios como suco de laranja e limão, uvas, vinagre, mamão, ameixas, gengibre, sementes de gergelim, diversos tipos de queijos, leite, carne assada e cozida, frango, fígado de porco, caranguejos, moluscos, cerveja, conhaque, café, chá, entre outros.

Toxicocinética A metilisobutilcetona pode ser absorvida pelas vias pulmonar, cutânea e oral sendo a primeira a mais importante do ponto de vista ocupacional. A absorção pulmonar é rápida com a retenção aumentando linearmente com a concentração da metilisobutilcetona no ar. Esse perfil de absorção determina uma concentração no sangue que se eleva rapidamente no início da exposição (pico de concentração obtido em torno de uma hora após o início da mesma), se estabiliza e atinge um equilíbrio em torno de 4 horas após o início da exposição. Após o fim da exposição, os níveis sanguíneos decaem rapidamente.

A velocidade da absorção cutânea da metilisobutilcetona foi estudada em animais de laboratório e estabelecida em torno de 1,0 μmol/min/cm². A absorção pelo trato gastrointestinal é rápida e poderá, no caso de ingestão do solvente, desempenhar um papel importante na intoxicação do indivíduo exposto.

A metilisobutilcetona é rápida e amplamente distribuída pelo organismo, mais ligada às proteínas do que solubilizada no sangue, alcançando órgãos ricos em lípides (cérebro) e de eliminação (fígado e rins), mas não existem indícios de concentração do solvente no organismo. A metilisobutilcetona pode transpor a placenta atingindo a corrente circulatória fetal.

A biotransformação da metilisobutilcetona no homem ocorre no fígado, sob ação do CYP450 e da álcool desidrogenase. As principais vias de biotransformação são apresentadas na Figura 26.9.

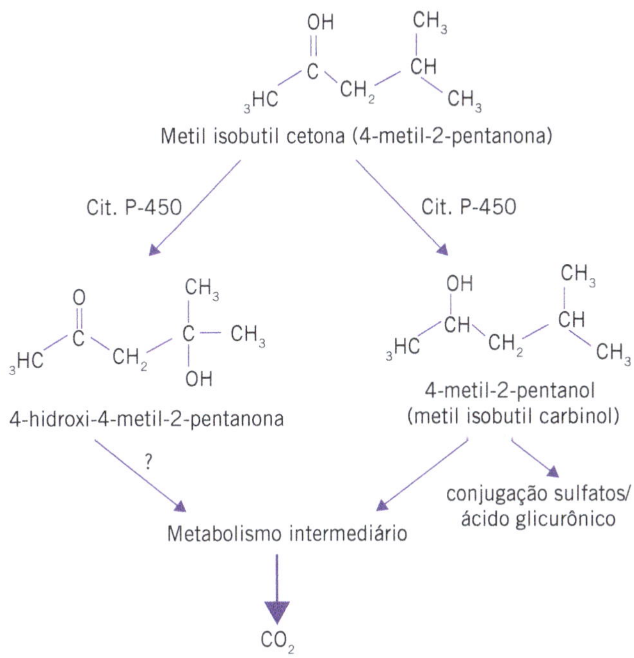

Figura 26.9 Prováveis vias de biotransformação da metilisobutilcetona.
Fonte: Adaptada de IARC, 2013.

A principal via de eliminação da metilisobutilcetona é a pulmonar. Menos de 1% da quantidade absorvida pode ser excretada inalterada na urina nas primeiras 3 horas após a exposição. O principal metabólito do solvente, o 4-hidroxi-2--metil-2-pentanol, é excretado em torno de 16 horas após o fim da exposição e o metabólito secundário 4-metil-2-pentanol (metil butilcarbinol) pode ser detectado sempre em quantidade traço no organismo. É aceito que a eliminação da metilisobutilcetona da corrente circulatória ocorre em 2 fases; a primeira rápida com $t_{1/2}$ entre 11 a 13 minutos após o início da exposição e a segunda mais lenta, com $t_{1/2}$ entre 60 e 75 minutos, dependendo da concentração presente no ar (nível de exposição dos indivíduos).

Toxicodinâmica A metilisobutilcetona e seus principais metabólitos têm se mostrado capazes de induzir enzimas do sistema CYP tanto no fígado quanto nos rins. Essa capacidade indutora poderá resultar no aumento da hepatotoxicidade de xenobióticos em geral e de solventes em particular que são biotransformados, por mecanismo de ativação, pela CYP e que estejam presentes em exposição múltipla com a metilisobutilcetona.

Esse solvente apresenta ação neurotóxica depressora do SNC e irritante da via pulmonar, pele e mucosas, quando inalado em elevadas concentrações. O possível mecanismo neurotóxico estaria associado à alteração na integridade das membranas dos nervos, aumentando a permeabilidade das mesmas e interferindo com a função de receptores proteicos e enzimas neurológicas.

Dados experimentais relatam uma ação hepatotóxica e nefrotóxica dessa cetona, mas não está claro se essas ações seriam realmente causadas pela metilisobutilcetona ou por outras substâncias que estariam presentes, junto com solvente, nos estudos realizados.

Não existem dados que indiquem uma ação genotóxica ou mutagênica da metilisobutilcetona, assim como não são encontradas evidências de desenvolvimento de câncer em humanos expostos a ela. Em contrapartida, pesquisas realizadas com animais demonstram o desenvolvimento de lesões carcinogênicas. Tem sido proposto, que entre os prováveis mecanismos da carcinogenicidade do solvente está a ativação inicial dos receptores nucleares CAR e PXR[3], com proliferação de células do fígado e, em consequência, desenvolvimento de tumores hepáticos. Frente aos dados experimentais, a IARC, em 2020, classificou a metilisobutilcetona em seu Grupo 2B – possivelmente carcinogênico para o homem, e a ACGIH, em 2020, classificou-a em seu Grupo A3 – carcinógeno animal confirmado com relevância desconhecida para humanos.

Sintomatologia Na exposição aguda à metilisobutilcetona tem sido relatada sensação de irritação dos olhos e mucosas, assim como sintomas neurológicos passageiros como dor de cabeça, tonturas, *náuseas*, vômitos, incoordenação e narcose. Os efeitos neurológicos são mais evidentes quando os indivíduos exercem atividade física durante a exposição, mas, segundo vários estudos, nenhuma alteração neurocomportamental estaria associada à exposição ao solvente. Na exposição em longo prazo, como é a ocupacional, a ação irritante do solvente é aumentada com sensação de queimação nos olhos, nariz e garganta. São relatados náuseas, dor de cabeça, fraqueza, insônia e dor intestinal, sintomas que desaparecem quando cessa a exposição. Estudos realizados em trabalhadores expostos a elevadas concentrações do solvente por um longo período de tempo, relatam o aparecimento de uma síndrome cognitiva que poderia ser explicada pelo comprometimento da memória operacional.

Monitorização da exposição ocupacional

Monitorização ambiental – concentrações permitidas A legislação brasileira não inclui a metilisobutilcetona em sua NR-15. No entanto, apresenta o limite de 20 ppm para o metilisobutilcarbinol que, no organismo, pode ser transformado na metilisobutilcetona.

A ACGIH, em 2020, propôs um valor TLV-TWA de 20 ppm e uma concentração STEL de 75 ppm.

Monitorização biológica A NR-7 de 2020 passou a adotar a determinação do solvente inalterado na urina, como IBE/EE. Está especificado o prazo máximo de 6 meses (a partir de março de 2020, data da publicação da Norma no Diário Oficial da União) para que esse indicador comece a ser utilizado na monitorização biológica do solvente. A amostra biológica deve ser coletada ao fim da jornada de trabalho. O valor do IBE/EE permitido é de 1,0 mg/L. Considerando a pequena quantidade de solvente eliminado inalterado na urina, são necessários vários cuidados durante a coleta, o transporte e o armazenamento da amostra, além da utilização de métodos analíticos bastante sensíveis.

O indicador biológico adotado pela ACGIH, em 2020, é também a determinação do solvente inalterado em amostras urinárias que devem ser coletadas ao fim da jornada de trabalho. Nessas condições o BEI indicado é de 1,0 mg/L.

Metanol

Também denominado álcool metílico, carbinol ou álcool da madeira, o metanol é o representante quimicamente mais simples dentre os solventes alcoólicos. É um líquido claro, incolor, inflamável (possui chama invisível), volátil e seus vapores podem ser explosivos. É muito solúvel em água e em quase todos os solventes orgânicos.

O estudo toxicológico do metanol é importante não só em função do seu uso ocupacional, mas também em decorrência do seu uso fraudulento em bebidas alcoólicas, da ingestão acidental ou em decorrência da alimentação. O homem pode se expor ao álcool metílico ao ingerir algumas bebidas dietéticas como suco de frutas, refrigerantes e bebidas fermentadas que contenham aspartame, uma vez que esse adoçante, quando em temperaturas de 30 °C, libera em torno de 10% de metanol. Esse solvente foi usado no Brasil, anos atrás, como combustível de veículos automotores, mas é atualmente proibido.

O metanol pode ser utilizado na síntese química de produtos como formaldeído, ácido acético, metacrilatos, etilenoglicol e éter metil terc-butílico (MTBE). É utilizado também em fluidos de copiadoras, na fabricação de perfumes, na indústria farmacêutica e na produção de plásticos, celuloides e impermeabilizantes. É empregado ainda na produção de biodiesel no Brasil, que é obtido pelo método de transesterificação, que consiste na reação química de triglicerídeos com metanol ou etanol.

Toxicocinética O metanol pode ser absorvido pelas vias oral, respiratória e cutânea. Nos pulmões, cerca de 60% a 80% do solvente inalado poderá sofrer absorção, atingindo rapidamente a corrente circulatória. A absorção do metanol pelo trato gastrointestinal é muito rápida ocorrendo em cerca de 10 minutos, e a ingestão de 15 mL a 30 mL de metanol já pode resultar em quadros tóxicos graves.

O metanol pode ser absorvido pela pele, tanto na forma líquida quanto na de vapores, principalmente quando o contato ocorre com elevadas concentrações do solvente. A velocidade dessa absorção cutânea na pele humana é estimada como sendo igual a 0,19 mg/cm²/min.

O metanol não se liga às proteínas plasmáticas e, solubilizado no sangue, é distribuído rapidamente para os tecidos que apresentam elevado conteúdo hídrico; a concentração do solvente em tecidos ricos em lípides, como o adiposo, é muito pequena.

Cerca de 90% do metanol absorvido é biotransformado no fígado, mas em casos de ingestão, a biotransformação pode já ser iniciada no estômago. O solvente é oxidado pela ação da

---

3 Receptor de androstano constitutivo (CAR) e Receptor pregnano X (PXR) são receptores nucleares importantes no processo de biotransformação (detoxificação) de xenobióticos, presentes em abundância na células hepáticas e renais. Os 2 receptores ativam, por exemplo, a expressão das enzimas CYP 2A.

álcool desidrogenase, dando origem ao aldeído fórmico (formaldeído) que segue sendo oxidado, agora pela ação da aldeído desidrogenase, até a formação do ácido fórmico (ácido metanoico) que, dependendo do pH do meio, pode formar sais formato (formiato). Em seguida, o formato é convertido em CO_2 em 2 etapas dependentes do tetra-hidrofolato (THF). Numa primeira etapa o formato é convertido em *10*-formil-THF pela ação da formil-THF sintetase que, em seguida, é oxidado pela formil-THF desidrogenase. Após algumas reações folato-dependentes, esse metabólito poderá formar o CO_2.

A etapa de oxidação que ocasiona a formação de ácido fórmico é muito rápida na espécie humana e por isso, mesmo após exposições elevadas ao metanol, é difícil demonstrar a presença do formaldeído no organismo exposto. A etapa de oxidação do ácido fórmico a CO_2 e água, é por sua vez, lenta e, como consequência, ocorrerá o acúmulo do ácido fórmico em tecidos do organismo.

Em uma via secundária de biotransformação, o metanol pode sofrer a ação de enzimas microssômicas que podem ter sido induzidas pelo etanol (quando a principal via de oxidação etanólica é saturada ocorre indução das enzimas CYP para auxiliar em sua biotransformação). O polimorfismo nessas enzimas microssômicas e nas enzimas envolvida no metabolismo via folato, tem influência na biotransformação e consequentemente, na toxicidade do metanol.

A biotransformação do álcool metílico ocorre mais lentamente na presença do álcool etílico, uma vez que a afinidade da enzima álcool desidrogenase é cerca de 10 vezes maior pelo etanol do que pelo metanol, além da existência da inibição competitiva entre os 2 álcoois (Figura 26.10).

Durante muitos anos foi discutido se o mecanismo tóxico do metanol seria desencadeado pelo metabólito formaldeído ou pela acidose desenvolvida com o acúmulo de ácido fórmico. De toda maneira, a via de formação do ácido fórmico representa uma via de ativação da biotransformação, até o momento em que o formato é transformado pelo sistema THF em CO_2, que é uma via de desativação.

A taxa de eliminação do metanol é de ordem zero sendo igual a cerca de 8 a 9 mg/dL/h. O metanol inalterado é pouco eliminado pelos rins e pelos pulmões e a proporção dessa eliminação varia de acordo com a quantidade absorvida do solvente (cerca de 2% a 20% do total absorvido podem ser eliminados no ar expirado e de 2% a 5% na urina). A meia-vida ($t_{1/2}$) de eliminação do solvente do organismo está em torno de 2,5 a 3 horas quando a concentração do metanol é menor do que 100 mg/kg de peso corpóreo.

Toxicodinâmica O quadro tóxico mais grave provocado pelo metanol está comumente associado à ingestão. Esse solvente é depressor do SNC, exercendo ações neurotóxicas imediatas e tardias. O mecanismo de ação tóxica está relacionado à sua biotransformação e acredita-se que o ácido fórmico seja o metabólito de maior importância toxicológica. Esse ácido é responsável pelo aparecimento de acidose metabólica associada ao

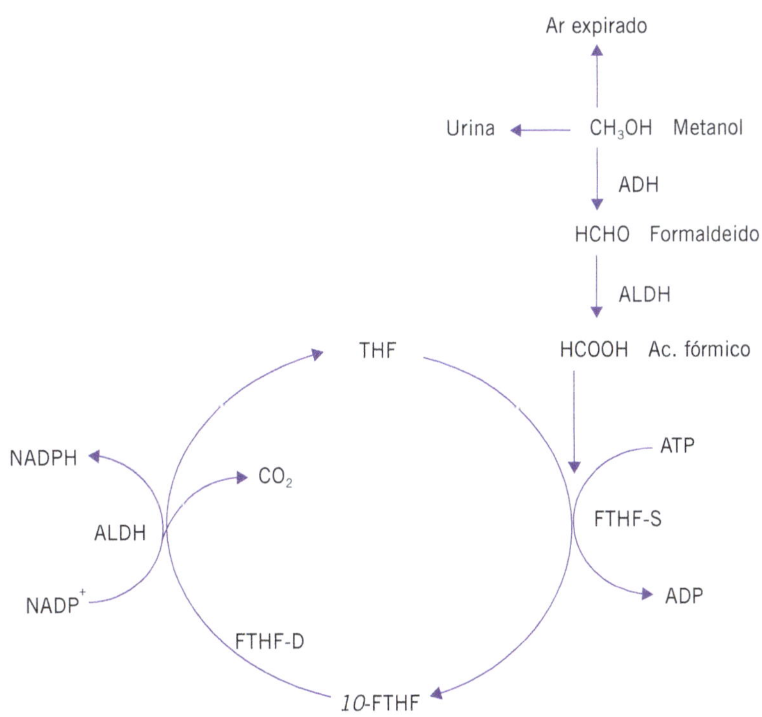

Figura 26.10 Biotransformação do metanol no organismo humano.
10-FTHF: 10-formil-tetraidrofolato; ADH: álcool desidrogenase; ALDH: aldeído desidrogenase; FTHF-S: *10*-formil-tetraidrofolato sintetase; FTHF-D: *10*-formil-tetraidrofolato descarboxilase; $NADP^+$: nicotinamida adenina dinucleotídeo fosfato; NADPH: nicotinamida adenina dinucleotídeo fosfato reduzido; ATP: trifosfato de adenosina; ADP: difosfato de adenosina.
Fontes: Adaptada de Marchitti *et al.*, 2008; e Bruckner *et al.*, 2019.

gap aniônico[4]. À medida que o metanol é biotransformado, originando o ácido fórmico, há aumento no *gap* aniônico, posto que a eliminação desse ácido seja lenta, ocorrendo, portanto, acúmulo do mesmo no organismo. Acredita-se que a acidose metabólica de intervalo aniônico elevado decorre não só do acúmulo do ácido fórmico e do folato, mas também da interrupção da fosforilação oxidativa causada pela inibição da citocromo oxidase, causada pelo formato. Esse mecanismo de ação dos metabólitos metanólicos resultaria, como resultado fim, no aparecimento da toxicidade ocular, mais especificamente na retina. Os casos mais graves de acidose metabólica, onde o pH do sangue alcança valores inferiores a 7 têm sido, via de regra, fatais.

Não existem registros referentes à ação carcinogênica do metanol, mas estudos experimentais apontam para a ação embriotóxica e teratogênica deste solvente, quando em altas concentrações. A reabsorção embrionária, a diminuição no peso e as malformações fetais têm sido relatadas em decorrência da ação tóxica do metanol, em estudos experimentais. Os efeitos teratogênicos observados como defeitos oculares e neuronais, abertura do palato e hidronefrose, mostraram-se dependentes da frequência da exposição, do nível de absorção do solvente e do período da gestação.

Sintomatologia

Intoxicação aguda A maioria dos casos de intoxicação metanólica ocorre após exposição aguda, geralmente decorrente da ingestão acidental ou fraudulenta do solvente. Os sintomas neurotóxicos iniciais são cefaleia, ataxia e dificuldade em respirar. Especialmente após absorção gastrointestinal podem ocorrer também gastrite aguda ou pancreatite, anorexia, dor abdominal intensa, vômito e diarreia. Segue-se um período de latência assintomático de algumas horas (12 a 24 horas) e, subsequentemente, há o aparecimento de acidose e efeitos neurológicos tardios graves, como toxicidade ocular, coma e, em casos extremos, morte, geralmente em decorrência de edema cerebral, parada respiratória e cardíaca. A toxicidade ocular do metanol aparece, geralmente, 18 a 48 horas após absorção do solvente (via oral), com embaçamento da visão, dor ocular, fotofobia, percepção de pontos luminosos, diminuição da acuidade e do campo visual, edema da retina, cegueira parcial ou completa (irreversível). Doses tão baixas quanto 0,1 mL/kg já podem ocasionar cegueira e a dose letal oral, mencionada na literatura, é em torno de 1,0 mL/kg. As lesões oculares desenvolvidas pelo solvente afetam a retina, mais precisamente o disco e o nervo óptico (edema do disco, hiperemia e alterações morfológicas na cabeça e porção intraorbital do nervo óptico).

A intoxicação metanólica pode ser sintetizada em 4 fases distintas, como mostrado no Quadro 26.5.

4 A eletroneutralidade do organismo humano é mantida pela igualdade da soma dos cátions (Na^+) com o somatório dos ânions (Cl^- + HCO_3^-), porém, a soma do cloro com o bicarbonato no plasma não se iguala ao valor do sódio plasmático. O montante de anion "faltante", ou seja, que não é medido, corresponde ao chamado "*anion gap*", hiato aniônico ou "intervalo aniônico".

Quadro 26.5 Principais fases da toxicidade metanólica.

Fase	Características
Depressão do SNC	Iniciada 30 minutos a 2 horas após exposição. Aparecem cefaleia, náuseas, vômitos e leve embriaguez. Os sintomas são menos intensos e duradouros do que os desenvolvidos pela ingestão de etanol.
Período de latência após depressão do SNC	Duração variada, 12 a 24 horas após exposição ou até mesmo 48 horas. Não há relato de sinais e sintomas tóxicos.
Acidose metabólica severa, após período de latência	Náuseas, vômitos, dor de cabeça, sintomas iniciais do quadro de toxicidade óptica desenvolvido pelo solvente.
Toxicidade ocular que pode ser seguida de cegueira, coma e, em casos extremos, morte	Distúrbios visuais desenvolvidos de 12 a 48 horas após exposição podem variar de fotofobia moderada com visão borrada e desfocada, até marcada redução da acuidade visual e cegueira (distúrbios podem tomar a forma de um escotoma central ou de completa cegueira após atrofia do nervo óptico).

Fontes: Adaptado de HSA, 2007; e GOV.UK, 2017c.

Intoxicação crônica São poucos os estudos relacionados à sintomatologia tóxica decorrente da exposição em longo prazo ao metanol, provavelmente porque os níveis sanguíneos do solvente, obtidos nesses casos são, em média, quase 20 vezes menores do que aqueles observados nas intoxicações agudas. Nas exposições crônicas, pode ser observada leve irritação da pele aos vapores do metanol, conjuntivites, distúrbios estomacais, dores de cabeça recorrentes, vertigens, insônia, além de um largo espectro de distúrbios ópticos.

Monitorização da exposição ocupacional

Monitorização ambiental – concentrações permitidas LT = 156 ppm ou 200 mg/m³ (Anexo 11 da NR-15, MT/Br).

A ACGIH estabeleceu, em 2020, um valor TLV-TWA de 200 ppm e um STEL de 250 ppm. Essa organização americana adiciona, ainda, em seus dados referentes ao metanol, a notação *skin* que é incluída quando existe uma contribuição significativa da via cutânea (mucosas, membranas e olhos) na exposição total ao solvente.

Monitorização biológica A determinação do metanol inalterado na urina é o biomarcador adotado pela legislação brasileira e pela maioria dos organismos internacionais.

O metanol urinário apresenta boa correlação com a concentração do solvente no sangue (IBE/EE), mas apresenta, como uma de suas desvantagens, o fato da sua excreção não ser constante ao longo da jornada de trabalho. A concentração e a velocidade de excreção do metanol inalterado na urina aumentam ao longo da jornada de trabalho, atingindo um máximo ao final desta; por esse motivo é recomendado que a determinação desse biomarcador seja realizada em amostras coletadas ao fim da jornada de trabalho.

Existem alguns casos, entretanto, especialmente quando a exposição inicial ao metanol é elevada, em que o pico de excreção urinária pode ocorrer durante a jornada de trabalho. Esse fato, junto à variação da excreção urinária do solvente, indica que o mais confiável seria coletar a urina de 2 em 2 horas, durante a jornada, calculando-se, após as análises, o valor médio do metanol urinário; esse tipo de coleta é considerado inviável, do ponto de vista prático.

Outra desvantagem do uso desse IBE/EE é o fato dele não ser específico e de poder estar presente na urina de indivíduos não expostos ocupacionalmente ao solvente.

Cuidados especiais devem ser tomados com a amostra biológica, especialmente durante a sua coleta, transporte e manuseio, buscando evitar a perda de metanol em decorrência de sua volatilidade e da geralmente baixa concentração do solvente na urina. É recomendado que o recipiente de coleta seja totalmente preenchido com a amostra e não deve ser aberto até o momento da análise. As amostras devem ser imediatamente colocadas sob refrigeração (temperatura máxima de 4 °C) e nessa condição, ser enviadas ao laboratório no máximo 24 horas após a coleta.

O valor máximo desse IBE/EE, permitido pela NR-7 de 2020 é de 15 mg/L.

A ACGIH indica também a determinação do metanol inalterado na urina como biomarcador de exposição ao solvente. É indicado que esse biomarcador é inespecífico e recomendado a coleta da amostra ao fim da jornada de trabalho. O valor BEI proposto é de 15 mg/L.

Etilenoglicol

O etilenoglicol (EG), também conhecido como monoetilenoglicol (MEG) ou simplesmente glicol é um poli álcool de cadeia alifática saturada. É um líquido incolor, inodoro, com sabor agridoce, mais denso do que a água, pouco volátil em temperatura ambiente. Quando aquecido pode se decompor emitindo fumaça ácida e fumos irritantes que são perigosos para a saúde humana. É miscível em todas as proporções com a água, o glicerol, o etanol, o metanol e a acetona, mas imiscível com éter, clorofórmio, bissulfeto de carbono e benzeno. Em função de sua pequena volatilidade, o risco tóxico não é muito grande quando utilizado em operações ocupacionais realizadas à temperatura ambiente, mas esse risco aumenta significativamente quando ocorre elevação da temperatura.

O etilenoglicol pode ser utilizado ocupacionalmente na fabricação de plásticos, filmes para embalagens, resinas poliéster insaturadas, capacitadores eletrolíticos, agentes secantes e na fabricação de diacetato de glicol. É constituinte de anticongelantes e fluidos hidráulicos, e empregado ainda como solvente para nitrocelulose, acetato de celulose, cosméticos (até no máximo 5%), tintas e laquês.

Pode ocorrer exposição não ocupacional ao etilenoglicol, especialmente casos de ingestões acidentais decorrentes da utilização do glicol como adulterantes de bebidas alcoólicas.

Toxicocinética A principal via de absorção do etilenoglicol é o trato gastrointestinal onde o solvente ingerido é rápida e praticamente absorvido na totalidade, por meio de difusão passiva. As absorções pulmonar e cutânea do solvente, embora viáveis, ocorrem numa taxa menor e mais lenta do que a observada no TGI.

Observa-se que, em temperatura ambiente, a absorção pulmonar do etilenoglicol não é muito significativa, em função de sua baixa volatilidade. Utilizando voluntários, foram realizados estudos para avaliar a absorção pulmonar do solvente. Após exposição de 4 horas a 31 mg/m^3, a absorção do etilenoglicol foi rápida e completamente distribuída, mas a eliminação do plasma também ocorreu rapidamente, com uma $t_{1/2}$ calculada de 1,6 a 2,6 horas. É importante considerar, no entanto, a possibilidade de ocorrer inalação de aerossóis ou material particulado de etilenoglicol durante as atividades ocupacionais.

A absorção cutânea é também pequena, embora mais significativa que a pulmonar, ocorrendo mais frequentemente em casos de exposição oclusiva. Voluntários foram utilizados também em estudos referentes à absorção cutânea e os resultados demostraram que o pico plasmático do etilenoglicol, quando colocado em contato com a pele durante 4 a 6 horas, foi atingido aproximadamente ao fim da exposição. No sangue, o etilenoglicol não se liga às proteínas plasmáticas. Sua distribuição pelo organismo é rápida (cerca de 70% a 85% do total absorvido serão distribuídos de imediato) especialmente para os tecidos mais hidratados e vascularizados como os rins. Apesar da grande distribuição, o solvente não se armazena significativamente no organismo, em função da sua rápida biotransformação e eliminação.

O etilenoglicol tem a capacidade de transpor a placenta e atingir a corrente circulatória fetal.

A biotransformação ocorre por meio de um mecanismo de ativação e a proporção de metabólitos formados varia de acordo com a espécie e a concentração do glicol. O etilenoglicol é biotransformado pela ação da álcool desidrogenase, originando o glicoaldeído e esse, pela ação da aldeído desidrogenase formará o ácido glicólico (GA). A biotransformação prossegue com a oxidação do GA até ácido glioxílico pela ação da glicolato oxidase ou até ácido oxálico pela ação da glicolato descarboxilase. O ácido glioxílico poderá dar origem ao CO_2, metabólito excretado no ar expirado, ou, pela ação da glicolato oxidase, poderá formar o ácido oxálico. A etapa limitante da biotransformação do etilenoglicol parece ser a passagem do ácido glicólico a ácido glioxílico, que é uma via saturável.

Em exposições a elevadas concentrações do solvente, quando ocorre saturação dessa etapa, observa-se acúmulo do GA, maior excreção do EG inalterado na urina e diminuição da eliminação pela via pulmonar. Cerca de 1/4 da concentração absorvida do etilenoglicol pode ser excretada inalterada pela via urinária e essa excreção aumenta com o aumento da absorção. Algumas espécies animais mostram-se mais resistentes à ação tóxica do etilenoglicol do que o homem, e nelas se observa uma eliminação pulmonar do CO_2 bastante significativa.

A biotransformação do etilenoglicol é diminuída pela ingestão etanólica. Como os 2 compostos são metabolizados pelo mesmo sistema enzimático, existe eficiente mecanismo de inibição competitiva entre eles.

Fármacos como o 4-metilpirazol, potente inibidor da álcool desidrogenase, irão também reduzir a biotransformação do solvente.

A Figura 26.11 apresenta as principais vias de biotransformação do etilenoglicol no organismo.

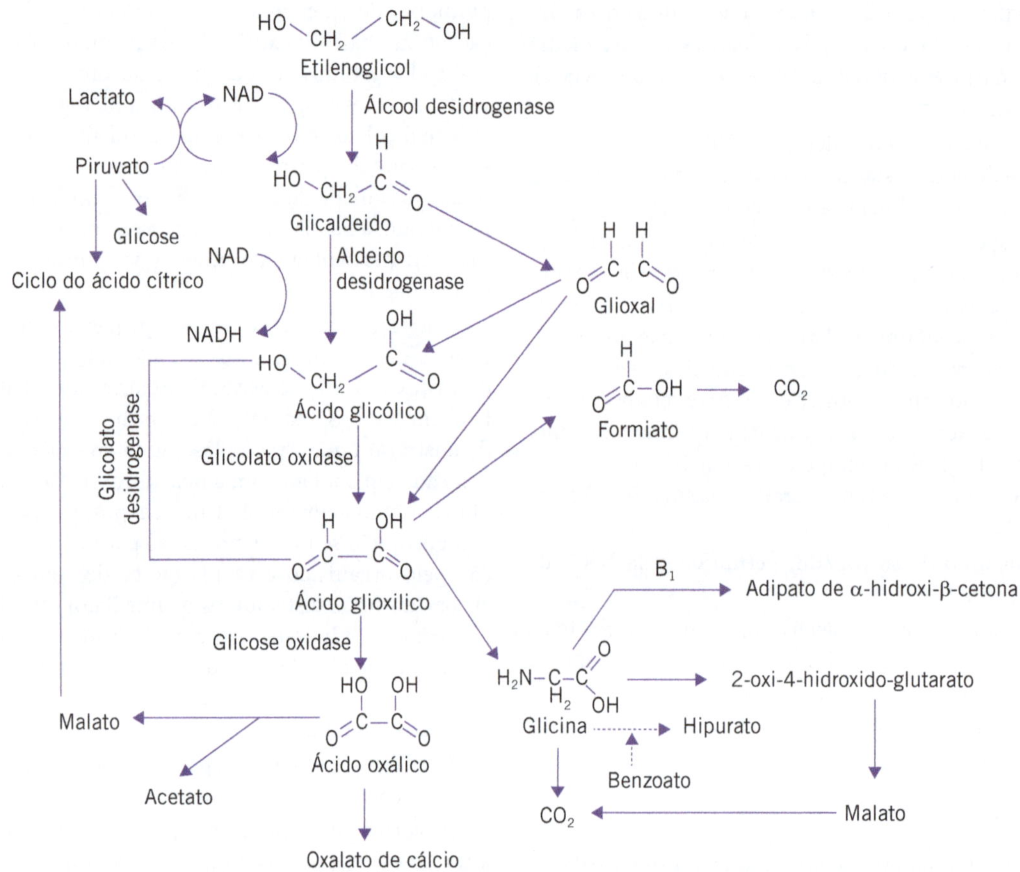

Figura 26.11 Vias de biotransformação do etilenoglicol.
Fonte: Adaptada de ATSDR, 2010; e Bruckner *et al.*, 2019.

A eliminação do etilenoglicol ocorre principalmente pelas vias pulmonar e renal. Cerca de 60% a 75% da concentração absorvida são eliminados no ar expirado como dióxido de carbono. A excreção urinária do etilenoglicol inalterado corresponde a 10% a 20% do total absorvido. Cerca de 10% a 30% do total biotransformado são excretados como ácido glicólico e apenas 2% como ácido oxálico.

Toxicodinâmica As principais ações tóxicas desse glicol são desenvolvidas por seus metabólitos e não pelo composto inalterado. Algumas características da intoxicação provocada pelo etilenoglicol confirmam esse fato: a) a existência de um período de latência entre a exposição e o aparecimento dos sintomas tóxicos; b) a ausência de correlação entre a concentração sanguínea do composto e a sua toxicidade; c) o fato de a inibição da oxidação do etilenoglicol ser capaz de prevenir o aparecimento de efeitos tóxicos.

A principal ação tóxica do etilenoglicol em exposições agudas é sobre os rins, mas esse solvente pode ainda exercer ação irritante sobre pele e mucosas, depressão do SNC e hematotoxicidade. A ação nefrotóxica ainda não está totalmente elucidada. É consenso, no entanto, que o processo envolve a necrose das células do túbulo proximal, ocasionando perda da função renal. Estudos realizados no início dos anos 2000 indicaram que o ácido glicólico, o glicoaldeído e o ácido glioxílico seriam os compostos nefrotóxicos do solvente. O mecanismo mais aceito atualmente é a precipitação de cristais de oxalato de cálcio monoidratado (COM) nas células tubulares. Por esse mecanismo, o ácido oxálico formado na biotransformação do etilenoglicol ao ser excretado pelos rins, se concentraria na urina tubular onde, quelando-se com o íon Ca^{+2} formaria os cristais de COM no epitélio tubular. Esses cristais seriam aderidos à membrana plasmática das células tubulares e em seguida captados por endocitose. Ocorreria assim uma obstrução mecânica nos túbulos, produção de radicais livres e peroxidação lipídica com consequente necrose celular, apoptose e degeneração tubular, ou seja, uma insuficiência renal aguda.

A deposição dos cristais de oxalato de cálcio monoidratado pode ocorrer também nas paredes dos vasos sanguíneos do SNC, provocando inflamação, edema e algumas vezes, neuropatia.

O etilenoglicol desenvolve uma importante acidose metabólica em decorrência do aumento da produção e do acúmulo de ácido glicólico (GA) e, provavelmente, de ácido láctico também. O acúmulo do GA é atribuído à sua lenta passagem para ácido glioxílico enquanto o acúmulo de ácido láctico decorreria do aumento na relação NADH/NAD, detectada durante a biotransformação do etilenoglicol. Com o aumento dessa relação haveria formação acelerada do lactato a partir do piruvato e o consequente acúmulo do primeiro composto.

Estudos *in vitro* demonstram que concentrações elevadas do etilenoglicol são capazes de produzir metemoglobinemia, seguida da desnaturação total da hemoglobina. Segundo alguns autores, o MEG seria capaz de inibir a curva de dissociação da oxiemoglobina.

A dose letal mínima do EG em humanos é estimada em 1,4 mL/kg, ou seja, cerca de 100 mL para um adulto de 70 kg.

Sintomatologia Os efeitos tóxicos provocados etilenoglicol podem ser agrupados em 3 estágios, embora sobreposições possam ocorrer:

- **Primeiro estágio:** de 30 minutos a 12 horas após a exposição. O solvente inalterado produz distúrbios gastrointestinais, depressão do SNC e hiperosmolaridade.
- **Segundo estágio:** de 12 a 48 horas após a exposição. Os metabólitos produzem severa acidose metabólica do tipo íon *gap* com hiperventilação compensatória. Essa acidose é causada, principalmente, pelo acúmulo do ácido glicólico, embora os ácidos glioxílicos, oxálicos e lácticos também possam contribuir em menor proporção, para essa acidose. Ocorre deposição de cristais de oxalato de cálcio no cérebro, pulmões, rins e coração. É chamado estágio cardiovascular.
- **Terceiro estágio:** de 24 a 72 horas após exposição. Dano renal como resultado da ação direta de cristais de oxalato de cálcio monoidratado.

Intoxicação aguda Os efeitos neurológicos causados pelo etilenoglicol são leves, inicialmente, e podem progredir para efeitos mais graves. Aparecem sintomas como sede, salivação, anorexia e vômitos. O quadro tóxico pode evoluir para diminuição nos reflexos, ataxia, distúrbio na fala, sonolência, coma (provavelmente pelo desenvolvimento de edema cerebral) e até mesmo a morte.

Manifestações tóxicas oculares como nistagmo, oftalmoplegia, edema palpebral e atrofia óptica, embora menos frequentes, também podem ocorrer.

O desenvolvimento da acidose metabólica pode resultar em dispneia, hiperventilação, taquicardia, cianose e hipertensão. A precipitação de oxalato de cálcio em diferentes tecidos e sua excreção na urina pode provocar o aparecimento de efeitos tóxicos tardios como a hipocalcemia, com consequente arritmia, contrações tetânicas e câimbras generalizadas; necrose tubular aguda; cristalúria; hipercalemia entre outros.

Alguns expostos relatam relaxamento muscular, provavelmente em função de miosites. A inflamação muscular parece ser a causa da falha cardíaca observada em alguns intoxicados graves.

Intoxicação crônica São poucos os sintomas tóxicos relacionados com a exposição crônica ao etilenoglicol, como cefaleia, dores nas costas e irritação ocular. O contato prolongado com o solvente pode resultar em ressecamento da pele e desenvolvimento de dermatite. Quando ocorre exposição à concentração mais elevada do solvente, pode ocorrer irritação do trato respiratório com sensação de queima na garganta e traqueia, especialmente ao tossir. Essa ação irritante no trato pulmonar, no entanto, pode ser uma explicação para a pequena incidência de efeitos sistêmicos significativos durante a exposição ocupacional ao etilenoglicol, uma vez que os expostos, ao sentirem os sintomas irritantes, tendem a se afastar do local rapidamente.

Monitorização da exposição ocupacional

Monitorização ambiental – concentrações permitidas O etilenoglicol não está relacionado no Anexo 11 da NR-15.

A ACGIH (2020) estabelece para a exposição aos vapores do etilenoglicol um valor TLV-TWA de 25 ppm e um valor STEL igual a 50 ppm. No caso exposição ao etilenoglicol na forma de material particulado ou aerossol, não existe valor TLV-TWA, apenas um valor STEL de 100 mg/m^3.

Monitorização biológica O etilenoglicol não consta do Quadro I do Anexo I da NR-7 brasileira, ou seja, nenhum biomarcador é adotado no Brasil para a monitorização dos indivíduos expostos a esse solvente. Assim como a legislação brasileira, a ACGIH em 2020, também não especificou biomarcadores e concentrações permitidas para a realização da monitorização biológica da exposição ao EG.

Dietilenoglicol

O dietilenoglicol (DEG) é um líquido claro, sem odor, bastante solúvel na água. Esse solvente é utilizado na produção de resinas de poliéster e poliuretanos, como solvente para goma-laca, agente de secagem para gases naturais e industriais, umectante para cortiça e papel, fluido para freios e como líquido de arrefecimento de radiadores automotivos. O dietilenoglicol pode ser usado ainda, em fábricas de cerveja, para o resfriamento de serpentinas das máquinas, especialmente no resfriamento rápido do mosto e dos tanques de fermentação/maturação. Esse uso foi o responsável pela contaminação de uma cerveja artesanal produzida na cidade de Belo Horizonte, no estado de Minas Gerais, que resultou na intoxicação de 29 pessoas e na morte de 7 delas.

A inalação do dietilenoglicol pode ocorrer nos casos em que ele é aquecido ou quando são geradas névoas do solvente.

Toxicocinética A principal via de absorção do dietilenoglicol é pelo trato gastrointestinal (TGI) onde é rápida e amplamente absorvido. Pode ser absorvido também, em menor quantidade, pelo trato pulmonar. Estudos realizados com camundongos relatam a capacidade do dietilenoglicol em ser absorvido pela via cutânea, mas a absorçao por essa via é pequena e lenta. Em função de sua hidrossolubilidade é distribuído em toda a água e órgãos do corpo, especialmente os mais bem vascularizados. É biotransformado no fígado, inicialmente pela ação das enzimas álcool desidrogenase e do aldeído desidrogenase, originando, respectivamente, um aldeído intermediário (2-hidroxietoxi acetaldeído) e o ácido 2-hidroxietoxiacético (HEAA), principal metabólito do solvente em termos quantitativos. O HEAA pode continuar a ser oxidado até ácido diglicólico, outro metabólito urinário do solvente. Uma via secundária da biotransformação parece ser a transformação do 2-hidroxietoxi acetaldeído em etilenoglicol e esse, após algumas reações, transformar-se-ia em dióxido de carbono. A pequena eliminação do CO_2 no ar expirado após exposição ao dietilenoglicol sugere que a biotransformação desse solvente em dietilenoglicol não é muito significativa.

As principais vias de biotransformação do dietilenoglicol estão representadas na Figura 26.12.

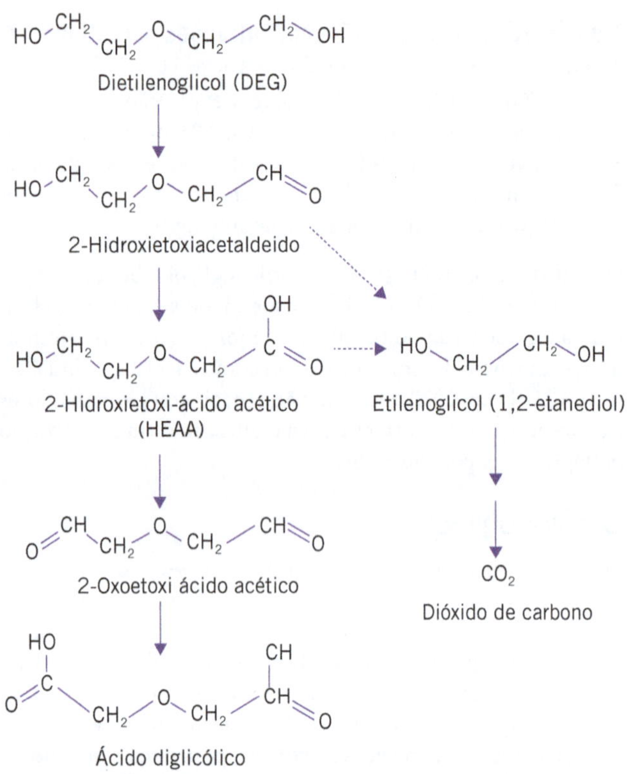

Figura 26.12 Biotransformação do dietilenoglicol.
Fonte: Adaptada de Fowles *et al.*, 2017.

A principal via de eliminação do dietilenoglicol é a via urinária. A excreção na urina do composto inalterado e de seu metabólito HEAA corresponde a mais de 85% do total absorvido. O ácido diglicólico também é excretado na urina em porcentagem bem inferior. Uma pequena fração do dietilenoglicol pode ser eliminada pelas fezes (< 1%) e aproximadamente 10% é eliminado como CO_2 no ar expirado.

Toxicodinâmica O dietilenoglicol é um agente neuro, hepato e nefrotóxico, com ações rápidas e na maioria das vezes bastante graves, com uma dose letal média em torno de 1,1 g/kg de peso em adultos.

A ação nefrotóxica desse solvente resulta da sua biotransformação, especialmente pela formação dos metabólitos 2-hidroxietoxi-ácido acético (HEAA) e ácido diglicólico (DGA) que geram o aparecimento de acidose e nefrotoxicidade, respectivamente.

Estudos têm demonstrado que, embora os níveis de HEAA sejam maiores que o do DGA no sangue, eles se igualam nos rins em função do grande poder de concentração do DGA no tecido renal.

Alguns autores propõem que a necrose tubular observada na intoxicação aguda de dietilenoglicol seria resultante de disfunção mitocondrial por diferentes mecanismos entre eles a quelação do Ca^{2+} livre que regula o mecanismo das mitocôndrias.

O dietilenoglicol apresenta também ação neurotóxica e hepatotóxica, essa última causada pelo acúmulo do DGA no fígado. Não existem relatos sobre uma possível ação carcinogênica do solvente.

Sintomatologia A intoxicação aguda pelo dietilenoglicol, após absorção pelo TGI, inicia-se em torno de 72 horas após a ingestão, com náuseas, vômitos e dor abdominal. Ocorre oligúria que rapidamente progride à insuficiência renal aguda. Os indivíduos que se recuperam do dano renal se tornam, frequentemente, dependentes de diálise. Não ocorrendo a morte pela ação nefrotóxica seguem-se efeitos neurológicos como encefalopatia, paralisia facial unilateral, alteração no estado de consciência, paralisia descendente e crise convulsiva. Há o aparecimento de neurite óptica com edema de retina, visão borrada e amaurose. Os indivíduos que conseguem se recuperar desse quadro neurotóxico poderão apresentar sequelas neurológicas que tendem a melhorar com o tempo. Observam-se efeitos cardiovasculares e respiratórios em função da acidose metabólica desenvolvida. Sintomas como hepatite e pancreatite também podem ser observadas.

No caso de inalação não foram observados sintomas irritantes do trato pulmonar, em estudos experimentais ou em voluntários expostos aos vapores do solvente. Foi detectada apenas ligeira ação irritante quando ocorreu exposição aos vapores aquecidos do dietilenoglicol, o que não é comum durante o uso ocupacional desse solvente.

Monitorização da exposição ocupacional

Monitorização ambiental – concentrações permitidas O dietilenoglicol não está listado na NR-15. A ACGIH, 2020, a OSHA – *Occupational Safety and Health Administration* e a Comissão Europeia não mencionam o dietilenoglicol entre as substâncias com valores/limites estabelecidos para o ambiente ocupacional. Somente a AIHA – *American Industrial Hygiene Association* e as organizações ocupacionais oficiais do Reino Unido, Alemanha, Dinamarca e Suécia mencionam valores ocupacionais permitidos.

Até 2013, a AIHA publicou seus valores WEEL – (*Workplace Environmental Exposure Level*), mas a partir daí ela passou a adotar os valores OELs – (*Occupational Exposure Limits*) estabelecidos pela OARS – *The Occupational Alliance for Risk Science.* Surge então a tabela de valores permitidos OARS-WEEL para substâncias presentes no meio ocupacional, cuja última atualização ocorreu em 2020.

Ao estabelecer o valor WEEL para o DEG, em 2013, a AIHA destacou que "devido à falta de dados sobre exposição ao dietilenoglicol pela via pulmonar em humanos, o valor WEEL para o composto foi baseado em extrapolações de efeitos sistêmicos observados após absorção pelo TGI, em estudos experimentais utilizando animais de laboratório".

O valor OARS-WEEL estabelecido para o DEG, em exposições com 8 horas de duração (8 h – TWA) é de 10 mg/m^3. Não são estabelecidos valores permitidos em exposições curtas (*short time* TWA) e tampouco valores tetos (*ceiling* TWA).

Monitorização biológica Nenhuma menção referente a indicadores biológicos para a monitorização biológica da exposição ocupacional ao dietilenoglicol foi encontrada na legislação brasileira (NR-7) e tampouco na lista BEI da ACGIH. Alguns autores registram que as determinações do solvente inalterado no sangue e na urina seriam uma boa estimativa da exposição, posto que a maior parte do solvente absorvido é eliminado inalterado.

Solventes clorados

Os efeitos tóxicos dos solventes clorados variam em função do número de átomos de cloro presente na sua molécula. Produzem, de uma maneira geral, depressão do SNC, ação hepatotóxica e nefrotóxica. Alguns, como o clorofórmio, desenvolvem ação tóxica sobre o miocárdio e outros como tetracloreto de carbono e tricloroetileno, apresentam potencial carcinogênico.

Cloreto de metileno ou diclorometano

O cloreto de metileno é um líquido incolor e volátil, a densidade de seus vapores é aproximadamente 3 vezes maior do que a do ar. Seu odor é agradável, semelhante ao clorofórmio e apresenta pequena solubilidade em água, mas é miscível com vários solventes orgânicos como álcoois, éter etílico e cetonas. Apresenta pequeno risco de incêndio por ser um líquido pouco inflamável, mas seus vapores em elevadas concentrações podem ser explosivos.

A exposição ocupacional pode ocorrer durante a produção, transporte e manuseio do solvente. O trabalhador pode se expor, por exemplo, quando esta descarregando o solvente de contêineres utilizados para o transporte ou quando está armazenando o solvente em tanques intermediários ou ainda durante a lavagem desses tanques. Além disso, pode ocorrer exposição durante a utilização do composto como solvente no processamento de plásticos, removedores de tintas e vernizes, agentes desengordurantes, líquidos de limpeza de peças metálicas e placas eletrônicas etc. O cloreto de metileno foi muito empregado como propelente em aerossóis para uso pessoal, como *sprays* para cabelos, uso que é hoje proibido. A partir dos anos 1980, o uso ocupacional desse solvente vem sofrendo acentuada diminuição, em função de legislações mais rígidas, da existência de outros agentes propelentes em *sprays* e a de sua ação carcinogênica.

Em 2016, o Congresso Americano determinou que a EPA realizasse avaliações de risco de substâncias químicas, para determinar a existência do chamado "risco irracional", ou seja, risco não razoável de causar danos à saúde ou ao meio ambiente nas condições de uso, incluindo nessa determinação populações potencialmente expostas ou suscetíveis.

O cloreto de metileno foi então incluído entre os 10 agentes químicos da primeira lista elaborada pela EPA nesse estudo. Os resultados mostraram que o seu uso não apresenta risco irracional para o ambiente em nenhuma das atividades em que é empregado. Também não apresenta risco irracional para a saúde humana em algumas de suas utilizações, como na sua manufatura doméstica, distribuição no comércio e como agente químico laboratorial. Ao contrário, foram inúmeras as atividades ocupacionais em que o risco foi considerado não razoável pela EPA, como o uso em adesivos e selagens, tintas e revestimentos, limpeza a frio, produtos de acabamento para tecidos e couros, produtos automotivos, propelentes, fabricação de plásticos e borracha etc.

A próxima fase do estudo será o gerenciamento do risco nas operações em que o uso do cloreto de metileno foi considerado irracional.

Toxicocinética O cloreto de metileno pode ser absorvido pelas vias pulmonar (inalação de seus vapores) e cutânea principalmente em função da manipulação do solvente em sua forma líquida. A principal é a pulmonar, que ocorre rapidamente, com o equilíbrio sanguíneo sendo atingido em torno de 15 a 30 minutos em exposições agudas e de 1 a 2 horas em exposições crônicas. A absorção pulmonar está diretamente correlacionada à concentração do solvente no ar inalado e à existência, ou não, de atividade física durante a exposição.

O cloreto de metileno é um líquido bastante volátil, assim, apenas pequena quantidade do solvente que entrar em contato com a pele sera absorvida. Estudos realizados em animais indicam uma constante de permeabilidade média em torno de 0,28 cm/h. A absorção cutânea tornar-se-á importante, no entanto, em situações de contatos repetidos com o solvente, imersão cutânea e nas exposições com oclusão, ou seja, quando respingos do solvente ficam presos entre a pele e as roupas do trabalhador, não podendo ser evaporado. A oclusão não é rara de ocorrer quando o operário manuseia o solvente em sua forma líquida com luvas inadequadas ou mal colocadas.

O solvente pode ser também absorvido pelo trato gastrointestinal, por meio de difusão passiva. O veículo no qual o cloreto de metileno está associado pode influenciar na velocidade dessa absorção, sendo que os veículos aquosos proporcionam uma absorção mais rápida do que os oleosos.

É rapidamente distribuído para os tecidos, podendo ser detectado no fígado, pulmões, rins, cérebro, músculos e tecido adiposo. Entretanto, estudos realizados em voluntários demonstraram que o solvente não se armazena no organismo, após exposições repetidas. O solvente é capaz de transpor a barreira hematoencefálica e também a placenta.

A biotransformação do cloreto de metileno é realizada principalmente no fígado, mas pode ocorrer também, em menor quantidade, nos pulmões, cérebro, rins e pâncreas. Ela ocorre por 3 vias distintas: a oxidativa, a de conjugação com a glutationa (GHS) e a via nucleotídica.

Observa-se que em exposições a baixas concentrações do solvente, a principal via de biotransformação é a oxidativa, mas essa é uma via de baixa capacidade e, em exposições mais elevadas ao solvente, as enzimas envolvidas podem ser saturadas e a biotransformação é desviada para a via de conjugação com a glutationa. Essa via apresenta-se como um caminho de alta capacidade na biotransformação do cloreto de metileno, capaz de biotransformar o solvente quando em elevadas concentrações, mas possui baixa afinidade por ele. A conjugação com a glutationa apresenta quase 10 vezes menos afinidade pelo cloreto de metileno do que a CYP. Como terceira e menor via de biotransformação do cloreto de metileno, acredita-se que o metabólito cloreto de formila, formado na via de oxidação do solvente, reagiria com um nucleofílico como a glutationa reduzida.

As enzimas envolvidas na oxidação do solvente são as do sistema CYP, principalmente a CYP2E1. Essa é uma via de ativação uma vez que dela resulta a formação do monóxido de carbono (CO) via cloreto de formila que é um intermediário reativo. O CO é um dos principais responsáveis pela toxicidade do solvente. Essa via pode ser diminuída na presença de álcool ou dissulfiram e aumentada na coexposição com benzeno, tolueno, xilenos e metanol.

Na conjugação com a glutationa, a enzima envolvida é a teta-glutationa transferase (GSTT1-1). Dessa conjugação resulta a formação de 2 intermediários reativos, o *S*-(clorometil) glutationa e o formaldeído. Esses 2 compostos continuariam a ser biotransformados até a produção de dióxido de carbono.

Na Figura 26.13 estão sintetizadas as principais vias de biotransformação do cloreto de metileno.

A eliminação do cloreto de metileno é rápida e ocorre, basicamente, pelos pulmões, seja na forma inalterada ou como os metabólitos, CO e CO_2. Pequena quantidade do solvente pode ser excretada inalterada na urina (menos que 5%) e pelas fezes (2%). Entre 25% e 30% do solvente absorvido são eliminados no ar expirado como CO. Já 97% do monóxido de carbono formado na biotransformação do cloreto de metileno advém da via oxidativa. A concentração urinária do cloreto de metileno se correlaciona diretamente com os níveis de exposição ao solvente.

Toxicodinâmica Os pulmões, sangue, SNC e fígado são os principais locais de ação tóxica do cloreto de metileno, destacando-se a neurotoxicidade em exposições agudas e a hepatotoxicidade nas exposições crônicas. Se ingerido, o solvente pode causar irritação gástrica e, em casos mais severos, ação nefrotóxica.

O monóxido de carbono formado é capaz de se associar à hemoglobina produzindo a carboxiemoglobina (HbCO), responsável por uma das ações tóxicas do solvente. A $t_{1/2}$ da HbCO é de 10 a 12 horas, ou seja, o dobro da observada quando da exposição direta ao CO. Isto é explicado pelo fato da biotransformação do cloreto de metileno continuar por 2 a 4 horas após a exposição.

Em alguns casos registrados de óbitos decorrentes da exposição excessiva ao cloreto de metileno, a concentração de HbCO encontrada foi em torno de 30%; em casos menos graves a concentração variava de 4% a 15%. Os trabalhadores que realizam esforço físico durante a exposição podem apresentar maior porcentagem de HbCO do que aqueles que trabalham em atividades com menor atividade física. Da mesma maneira, fumantes apresentarão maior porcentagem de HbCO do que não fumantes.

Como o cloreto de metileno transpõe a placenta é importante lembrar que a hemoglobina fetal tem maior afinidade pelo CO do que a hemoglobina do adulto. Assim os sintomas neurológicos e cardiotóxicos causados pela carboxiemoglobinemia são mais intensos nos fetos e recém-nascidos que apresentam elevados níveis de hemoglobina fetal residual.

O mecanismo da ação neurotóxica do cloreto de metileno ainda não está bem esclarecido. Acredita-se que essa ação esteja ligada às propriedades lipofílicas do solvente, que possibilitam sua passagem por membranas celulares, entre elas as neuronais. No interior dos neurônios, o cloreto de metileno poderia atuar interferindo com a transmissão nervosa ou então agir diretamente sobre os receptores neurológicos. Vários estudos indicam, também, que a ação neurotóxica do cloreto de metileno estaria associada à hipóxia causada pela presença da HbCO.

A toxicidade do solvente nos pulmões, que pode inclusive resultar em óbito em exposições elevadas, também não tem ainda seu mecanismo de ação totalmente esclarecido.

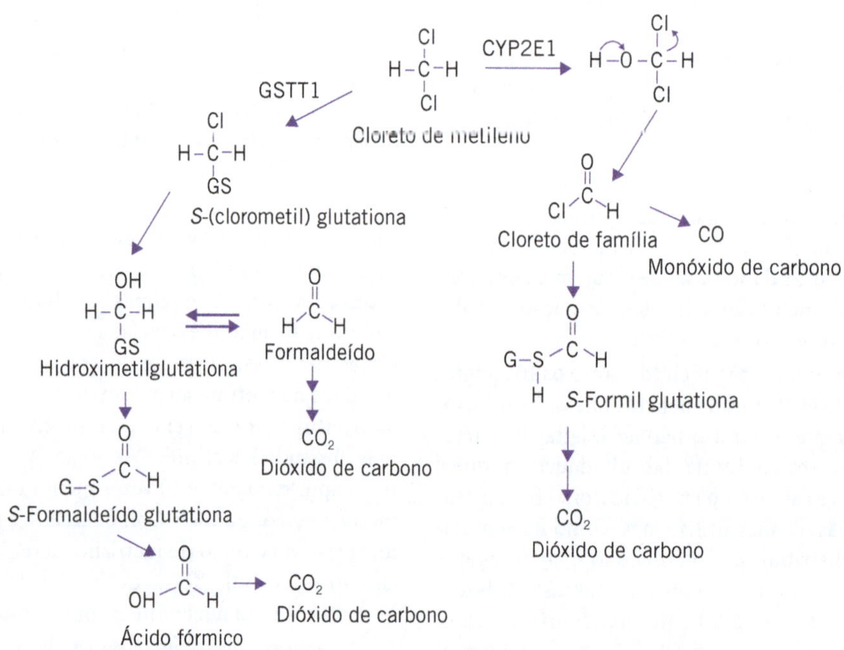

Figura 26.13 Principais vias de biotransformação do cloreto de metileno.
Fontes: Adaptada de EPA, 2011; e Bruckner *et al.*, 2019.

Os metabólitos *S*-(clorometil) glutationa e formaldeído produzidos pela via da GSTT1-1 têm sido estudados em relação à possível participação de ambos na toxicidade do solvente. Esses compostos são reativos com DNA e poderiam estar envolvidos na possível ação carcinogênica do solvente. Considerando a existência do polimorfismo da GSTT1-1 em humanos, alguns autores propõem, inclusive, a existência de grupos de expostos com maior ou menor risco de desenvolverem câncer, após exposição ao cloreto de metileno.

A EPA classifica o cloreto de metileno como provável carcinogênico em humanos, possivelmente através de um modo de ação mutagênico. A IARC também classifica o solvente em seu Grupo 2A (provável carcinogênico em humanos). Em contrapartida, a ACGIH em sua publicação de 2020 classifica esse solvente em seu Grupo A3 (carcinógeno animal confirmado com relevância desconhecida para humanos). Segundo esse comitê americano o cloreto de metileno, em doses relativamente elevadas, é carcinogênico para animais, mas não existiriam estudos epidemiológicos disponíveis que confirmassem um risco carcinogênico aumentado em trabalhadores expostos, exceto quando introduzido por vias e doses excepcionais.

Sintomatologia A ação neurotóxica do cloreto de metileno, especialmente em exposições agudas, resulta em sintomas como cefaleia, apatia, confusão, tontura, náusea, vômito e fadiga. Esses sintomas neurológicos são intensificados em função da hipóxia causada pela carboxiemoglobinemia, que produz também sintomas cardiovasculares. Exposições a concentrações mais elevadas do solvente podem resultar em redução das performances psicomotora e auditiva, incoordenação, parestesias, inconsciência e até mesmo óbito.

Os efeitos neurológicos são menos intensos em exposições crônicas, mas tonturas, vertigens, perda de memória, alterações de personalidade e depressão são sintomas relatados por indivíduos expostos ocupacionalmente ao cloreto de metileno.

Nos casos em que ocorrer exposição direta dos olhos ao cloreto de metileno, sua ação irritante poderá provocar irritação ocular com aparecimento de lacrimejamento, vermelhidão, ardência, inchaço e visão turva. A inalação do solvente geralmente provoca irritação nas vias aéreas superiores e o contato com a pele, dependendo do tempo e da intensidade do contato, poderá ocasionar aparecimento de irritação leve à severa. A ingestão do cloreto de metileno provoca náuseas, dores gastrointestinais e vômitos, que se inalados poderão ocasionar o aparecimento de pneumonia química.

Monitorização da exposição ocupacional

Monitorização ambiental – concentrações permitidas LT = 156 ppm ou 560 mg/m³ (Anexo 11, NR-15, MT/Br).

O valor limite TLV-TWA estabelecido pela ACGIH em 2020 é de 50 ppm. Não existe valor STEL estabelecido para o solvente.

Monitorização biológica São indicadores biológicos para monitorização da exposição a presença do cloreto de metileno no ar expirado ou na urina. A determinação da carboxiemoglobinemia era o biomarcador utilizado no Brasil, mas com a atualização da NR-7 em março de 2020, a determinação urinária do solvente inalterado passou a ser o IBE/EE adotado.

Cloreto de metileno urinário Esse indicador biológico apresenta boa correlação com exposições leves e moderadas, mas não com exposições muito elevadas ao solvente. A possível explicação para o fato seria a saturação do sistema enzimático que biotransforma o solvente, resultando em uma excreção aumentada do composto inalterado na urina e, consequentemente, a não correlação com a exposição ocupacional. A amostra biológica deve ser coletada ao fim da jornada de trabalho e o valor permitido para esse biomarcador é de 0,3 mg/L.

A ACGIH em 2020, também adota a determinação do cloreto de metileno inalterado na urina como biomarcador. Essa organização inclui nos dados sobre o biomarcador a notação Sq (semiquantitativo), indicação de que a interpretação quantitativa do indicador é ambígua. A urina deve ser coletada ao fim da jornada de trabalho e o BEI estabelecido é igual a 0,3mg/L.

Tricloroetileno (TRI)

Também denominado tricloreto de etileno ou tricloroeteno, é um líquido incolor, não corrosivo, de odor adocicado e sabor adocicado e abrasivo. É volátil, a densidade de vapor é 4,5 vezes maior do que a densidade do ar, solúvel em acetona, etanol, éter etílico e clorofórmio. O solvente é considerado não inflamável e explosões somente poderão ocorrer em situações de calor extremo (faíscas, soldas) ou em ambientes que apresentam aumento de O_2. Em temperaturas elevadas, entretanto, o tricloroetileno se decompõe produzindo ácido clorídrico, cloreto de acetileno, ácido dicloroacético e fosgênio.

A exposição ambiental, não ocupacional, mas de origem antropogênica ao solvente decorre da evaporação do mesmo em atividades de limpeza de peças, durante o tratamento de esgotos e em aterros sanitários. Pode ser liberado em mananciais de água com rejeitos industriais, assim como migrar para as águas subterrâneas existentes abaixo de aterros sanitários, por exemplo. O tricloroetileno é um dos contaminantes orgânicos mais frequentemente encontrados nas águas subterrâneas. Esse dado é importante uma vez que grande parte do sistema público de águas advém do subsolo (nos Estados Unidos essa proporção chega a ser de 98%).

A contaminação ambiental não antropogênica é pouco significativa embora o tricloroetileno possa ser produzido por um tipo de microalga vermelha e outras algas de clima subtropical. O uso industrial do tricloroetileno como solvente vem diminuindo ao longo dos anos, mas ainda pode representar risco ocupacional para os trabalhadores. Pode ser utilizado como solvente de borrachas, óleos, resinas, limpeza de lentes e filmes/chapas fotográficas; na fabricação de produtos de limpeza (removedores, fluidos para carpetes); produção de praguicidas, ácido cloroacético e colas para PVC. Atualmente o risco industrial advém, principalmente, da sua utilização como desengraxante na limpeza de peças metálicas.

Toxicocinética É absorvido rapidamente pelos pulmões, trato gastrointestinal (ingestão acidental ou de água contaminada) e pele. O tricloroetileno não se liga quimicamente ao sangue e possui baixa solubilidade no mesmo. Essas características determinam uma absorção pulmonar inicialmente rápida, que diminui ao longo da exposição. A concentração absorvida pelos pulmões é dependente de fatores como a duração da exposição, a concentração do solvente no ambiente e a ventilação alveolar. A absorção pulmonar é em torno de 37% a 64% com o pico de concentração sanguínea sendo obtido entre 1 e 2 horas após o início da absorção.

A absorção cutânea ocorre rapidamente após o contacto da pele com o solvente líquido ou com seus vapores, embora exista para o homem, uma grande variedade interindividual na velocidade dessa absorção. A taxa média de penetração do tricloroetileno pela via cutânea *é em torno de* 0,049 cm/h. O solvente é muito lipossolúvel e, em contato com a pele pode provocar dano ao extrato córneo aumentando a sua própria absorção cutânea.

Independente da via de introdução, o tricloroetileno absorvido é rapidamente distribuído pelo organismo, especialmente para órgãos com elevado conteúdo lipídico, como o tecido adiposo (onde pode se armazenar) e o fígado. O solvente também pode ser distribuído para coração, músculos, cérebro, pulmões e rins.

O solvente é capaz de atravessar a placenta e alcançar níveis no sangue do cordão umbilical fetal tão elevados quanto os detectados no sangue da gestante.

Entre 40% e 75% do tricloroetileno absorvido sofre biotransformação, que ocorre principalmente no fígado. A biotransformação ocorre por 2 vias principais, oxidação pelo sistema CYP (fase I da biotransformação) e a conjugação com a glutationa (fase II ou de conjugação). A maior parte dos estudos referentes à biotransformação não mencionam a possibilidade de ocorrer saturação das vias metabólicas. Relatos de saturação da via oxidativa foram encontrados apenas em exposições a concentrações muito elevadas, encontradas apenas quando do antigo emprego como anestésico.

A via oxidativa da biotransformação do solvente (Figura 26.14A) ocorre no fígado, basicamente pela ação do sistema CYP. Várias enzimas desse sistema, como a CYP1A1/2, CYP2B1/2 e a CYP2E1 têm sido associadas a essa via, mas as maiores evidências indicam que a CYP2E1 é a isoenzima, predominantemente, responsável pela bioativação do tricloroetileno. Tem sido demonstrado que a CYP2E1 pode apresentar significativa variabilidade entre os indivíduos e essa poderia ser uma das explicações para a variação interindividual observada na biotransformação do tricloroetileno.

A biotransformação via citocromo P-450 inicia-se com a formação de intermediários transitórios, o tricloroetileno – Cit. P-450 oxigenado (tricloroetileno ligado a um oxigênio ativado do CYP) e o óxido de tricloroetileno (um epóxido). O primeiro intermediário, muito instável, é rapidamente convertido em cloral, que na presença da água forma o hidrato de cloral. O cloral hidratado sofrerá reações de redução e oxidação originando, respectivamente, o tricloroetanol (TCE) e ácido tricloroacético (TCA). O TCE pode dar início à fase II da biotransformação do solvente, ao se ligar ao ácido glicurônico formando o glicuronídeo correspondente. A partir do intermediário tricloroetileno – Cit. P-450 oxigenado, pode ser formado o segundo intermediário instável, o tricloroetileno epóxido, que originará o cloreto de cloroacetila. Esse cloreto sofre rearranjo produzindo o ácido dicloroacético (DCA), que pode ser formado, também, a partir da desalogenação do TCA. O ácido dicloroacético pode ser biotransformado em ácido glioxílico, com posterior formação do ácido oxálico e CO_2 ou ser oxidado a ácido monocloracético (MCA) que também originará o ácido oxálico.

A conjugação com a glutationa é uma via quantitativamente menor e mais lenta do que a catalisada pelo Cit. P-450, mas, segundo vários estudos, estaria relacionada à citotoxicidade e à carcinogenicidade do solvente.

A biotransformação do tricloroetileno via conjugação com a glutationa (Figura 26.14B), inicia-se pela ação da glutationa *S*-transferase formando a *S*-(1,2-diclorovinil) glutationa (1,2 DCVG), que, em seguida, pela ação da cisteína-glicina dipeptidase (CGDP) e da γ-glutamil transpeptidase (GGTP), conjuga-se com a cisteína, produzindo a *S*-(1,2-diclorovinil)-*L*-cisteína (DCVC). Esse derivado é considerado um metabólito crítico na direção a ser tomada por essa via de biotransformação, uma vez que pode ser desativado ou ativado no organismo. No primeiro caso, o DCVC sofre uma N-acetilação, pela ação da NAT (*N*-acetil transferase) produzindo os mercapturatos, *N*-acetil-*S*-(1,2-diclorovinil)-l-cisteína (1,2-NAcDCVC) e *N*-acetil-*S*-(2,2-diclorovinil)-l-cisteína (2,2-NAcDCVC). O primeiro isômero é mais polar e nos rins ele poderá sofrer desacetilação ou ser excretado dessa maneira na urina. Paralelamente, uma via de ativação do DCVC pode ocorrer por meio da ação de enzimas renais, formado espécies reativas que desenvolvem ação tóxica sobre os rins. A enzima β-liase tem sido apontada como uma provável catalisadora dessa reação, mas a participação de flavinas mono-oxigenases (FMO) na bioativação do DCVC tem sido proposta também, especialmente na espécie humana. Essas monoxidases, atuando sobre o DCVC daria origem à *S*-(1,2-diclorovinil)-*L*-cisteína sulfóxido (DCVCS) e esta às espécies reativas.

Os principais metabólitos urinários do tricloroetileno, sob o ponto de vista quantitativo, provém da via oxidativa de biotransformação e são o tricloroetanol (TCE), o ácido uroclorálico e o ácido tricloroacético (TCA). Menos importantes quantitativamente são os metabólitos urinários ácido monocloroacético e *N*-(hidroxiacetil)-aminoetanol.

As vias de biotransformação do tricloroetileno estão representadas na Figura 26.14.

Estudos realizados empregando-se modelos de simulação fisiológica computadorizados possibilitaram avaliar a influência de fatores individuais, como o gênero, peso e conteúdo lipídico corpóreo, sobre a toxicocinética do solvente. Foi observado que as mulheres absorvem menor quantidade de vapores de tricloroetileno do que os homens, o que pode ser explicado pela menor ventilação alveolar feminina. No entanto, em função de maior massa lipídica existente nas mulheres, o solvente é mais rapidamente distribuído e concentrado no tecido adiposo. Em consequência, durante o período da exposição, a concentração de TRI no sangue é menor na mulher do que no homem. Esta proporção é invertida ao longo do período pós-exposição, uma vez que o tricloroetileno concentrado no tecido adiposo é progressivamente liberado para a corrente sanguínea explicando a maior concentração sanguínea do solvente no sexo feminino, do que no sexo masculino neste período. A concentração no organismo feminino, 16 horas depois de cessada a exposição, é cerca de 30% maior do que a encontrada no masculino.

A porcentagem de lípides corpóreos seria, também, uma explicação para a maior concentração sanguínea do solvente

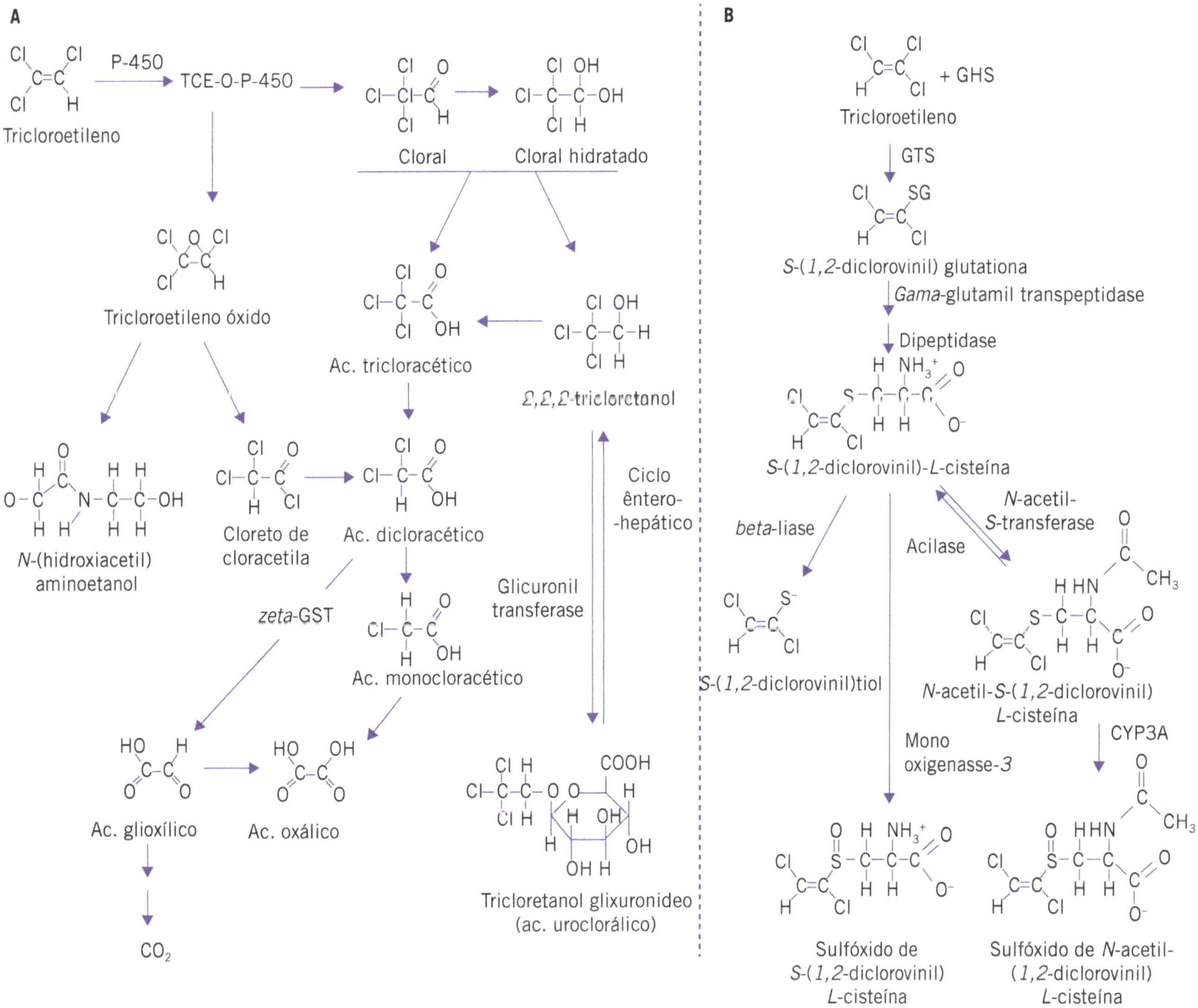

Figura 26.14 Vias de biotransformação do tricloroetileno.
A: via CYP; B: via conjugação com glutationa; GSH: glutationa; GST: glutationa-*S*-transferase.
Fonte: Adaptada de ATDRS, 2019.

no indivíduo magro do que no obeso, assim como pela maior eliminação urinária dos metabólitos do no primeiro caso.

O etanol tem significativa participação na biotransformação do tricloroetileno. A ingestão de doses moderadas de álcool antes do início da exposição ou no horário do almoço resulta em uma concentração sanguínea de tricloroetileno inalterado até 70% mais elevada do que a normal, assim como a diminuição da taxa de excreção urinária dos metabólitos triclorados. Este efeito do etanol persiste até o início da próxima jornada de trabalho. Quando, no entanto, a ingestão etanólica ocorre no fim da exposição, esta interferência sobre a biotransformação do tricloroetileno é pouco significativa. O alcoolismo pode produzir efeito indutor sobre a biotransformação desse solvente clorado, especialmente quando a exposição a ele é elevada.

Estudos experimentais demonstram que concentrações elevadas de tricloroetileno podem inibir sua própria biotransformação por meio de saturação enzimática.

A principal via de excreção do tricloroetileno do organismo é a renal. O TRI é excretado na urina, na forma de TCE conjugado ou não com ácido glicurônico (30% a 50% do total biotransformado), TCA (10% a 30%) e MCA (3% a 4%). Aproximadamente 11% do TRI absorvido e 2% do metabólito tricloroetanol podem ser excretados no ar expirado. É possível encontrar TRI inalterado no ar expirado mesmo muitas horas após o fim da exposição, uma vez que a $t_{½}$ de eliminação do solvente do tecido adiposo é relativamente longa (3,5 a 5 horas). Estudos têm mostrado que 0,05% do TRI absorvido é excretado na urina como derivados da glutationa, 48 horas após a exposição. Fatores que influenciam na biotransformação do solvente, como carga de trabalho, gênero, ingestão de álcool durante a exposição, peso corpóreo, entre outros, irão influenciar também a eliminação do TRI inalterado pela via pulmonar, assim como a excreção renal dos metabólitos TCA e TCE.

A velocidade de excreção renal do TCE e TCA é varia de acordo com a intensidade e duração da exposição. Em exposições repetidas, a excreção do TCE na urina cresce diariamente até o 3º dia da exposição, quando a velocidade de excreção atinge o equilíbrio. A excreção do TCA é mais lenta do que a do TCE. Por se ligar às proteínas plasmáticas e teciduais, o TCA é acumulado no organismo ao longo da semana, atingindo um pico de concentração em torno do 5º dia de exposição. Em média, a meia vida de eliminação do TCE é de cerca de 10 horas e do TCA de mais de 50 horas. Tem sido relatada uma maior excreção urinária do TCE nos homens do que nas mulheres, mas essa influência do gênero na excreção renal não foi detectada no caso da eliminação do TCA.

Pequenas concentrações de TCA podem ser excretadas também pelo suor e fezes a partir do 3º dia após a exposição.

Toxicodinâmica A toxicidade do tricloroetileno parece não ser muito dependente da via de absorção. Os efeitos tóxicos resultantes da exposição são semelhantes após absorção pulmonar, TGI e cutânea, embora, nessa última via, a sintomatologia observada possa diferir um pouco do padrão, uma vez os principais efeitos são locais; os efeitos sistêmicos só aparecem quando a exposição cutânea é muito elevada.

As principais ações tóxicas do TRI ocorrem no sistema nervoso, fígado, rins, sistema imunológico, sistema reprodutor masculino e no desenvolvimento fetal.

A atividade tóxica mais significativa do tricloroetileno é a ação depressora sobre o SNC e desenvolvimento de neuropatias periféricas leves. O mecanismo da ação neurotóxica do TRI não é totalmente conhecido, mas é provável que ele decorra de uma diminuição na transmissão sináptica em decorrência da menor sensibilidade dos receptores pós-sinápticos. O estresse oxidativo pode estar também envolvido nessa ação tóxica do TRI.

A ação hepatotóxica do TRI pode ser explicada pelo aumento do estresse oxidativo neste órgão. Estudos experimentais demonstraram a diminuição da concentração de NADPH e aumento nos níveis de malonildialdeído nas células microssômicas hepáticas, indicando maior consumo celular de O_2. Não existem relatos referentes ao desenvolvimento de peroxidação lipídica, mesmo em indivíduos expostos a elevadas concentrações do solvente. A hepatotoxicidade do TRI tem sido atribuída aos seus metabólitos hidrato de cloral, TCA e DCA, uma vez que essa ação tóxica foi intensificada em animais tratados com indutores do sistema CYP.

O tricloroetileno pode apresentar ação tóxica sobre rins, geralmente atribuída ao metabólito DCVC, por mecanismo ainda não totalmente esclarecido. Uma ação citotóxica do metabólito, ocasionando uma proliferação celular compensatória pode ser um modo de ação nefrotóxica. A EPA concluiu que o TRI causaria câncer renal por meio do modo de ação mutagênico do DCVC.

Em exposições muito elevadas, o TRI pode aumentar a sensibilidade do músculo cardíaco à ação das catecolaminas endógenas, causando taquicardia ou mesmo sintomas mais graves como fibrilações. Estudos em animais experimentais demonstraram que é o próprio tricloroetileno, e não os seus metabólitos, que produz a sensibilização cardíaca. Foi observado que produtos químicos que inibiam a biotransformação do tricloroetileno eram capazes de exacerbar a ação do solvente sobre o coração, em contrapartida, xenobióticos que aumentavam a biotransformação do TRI diminuíam sua potência.

Na pele, o TRI pode agir como irritante primário ou como agente sensibilizante, desenvolvendo dermatite generalizada. O potencial irritante desse solvente clorado, no entanto, é menor do que aquele observado para os outros componentes do grupo.

A IARC e a ACS classificam o TRI em seu Grupo 1 (carcinogênico para humanos). A EPA, além de classificá-lo como carcinogênico para humanos, propõe ser a mutagenicidade o modo de ação para o desenvolvimento da ação carcinogênica. Essa agência ainda propõe que a concentração de 0,0041 mg/m^3 seria capaz de desenvolver câncer. A exposição ao tricloroetileno tem sido associada ao desenvolvimento de câncer, hepático, pulmonar e renal na espécie humana. Existem, ainda, dados que relatam o aumento do risco de aparecimento de linfoma não Hodgkin nos indivíduos expostos. As 2 vias principais de biotransformação do tricloroetileno estão envolvidas na carcinogenicidade do solvente. Os metabólitos reativos da via de conjugação com a glutationa, relacionam-se com o desenvolvimento de tumor renal e os metabólitos reativos da via oxidativa, com o desenvolvimento de câncer hepático e pulmonar. É proposto que o câncer pulmonar desenvolvido pelo TRI seria decorrente do seu metabólito cloral. As células claras pulmonares são capazes de oxidar o solvente em cloral e esses se acumulariam no local pela eficiente biotransformação e pequena atividade da álcool desidrogenase responsável pela redução do cloral a tricloroetanol. Essas células pulmonares também não possuem a enzima glicuronil transferase que eliminaria o TCE como glicuronídeo, sendo esse mais um fator de acúmulo do cloral no pulmão.

Ao contrário dos organismos mencionados acima, a ACGIH em sua publicação de 2020 classificou o TRI apenas em seu Grupo 2 (suspeita de carcinógeno humano).

Vários dados têm indicado a ação tóxica do TRI sobre a função reprodutiva de trabalhadores masculinos expostos ao solvente que apresentaram diminuição da libido, diminuição da densidade, mobilidade e qualidade do esperma e do nível de hormônios sexuais. Alguns autores mencionam ainda uma interferência do TRI no sistema reprodutor feminino (aumento no risco relativo de abortos espontâneos e diminuição da taxa de sucesso de implantações depois de fertilização realizadas *in vitro*), mas essa ação é ainda bastante discutida.

O TRI tem sido relacionado, ainda, à ação tóxica sobre o sistema imunológico, com o desenvolvimento de esclerodermia (inflamação crônica do tecido conjuntivo relacionada a fatores autoimunes).

Sintomatologia

Intoxicação aguda Os sintomas decorrentes da exposição aguda, no caso de ingestão acidental de pequenas quantidades do solvente, ainda não são muito bem conhecidos, mas nos casos mais graves, o aparecimento de efeitos neurotóxicos centrais, como sonolência, incoordenação motora e até morte por colapso cardiovascular podem ocorrer. No caso de inalação do solvente, além da irritação de nariz e garganta, efeitos neurotóxicos centrais também têm sido relatados, como cefaleia, tontura, cansaço, sonolência e confusão. Em exposições mais elevadas, há comprometimento da visão, audição, equilíbrio, aumento do risco de aparecimento de perda da memória recente. Danos hepáticos, renais e alterações no ritmo cardíaco também são observados. O óbito pode ocorrer por causa de parada respiratória e cardíaca.

O contacto do solvente com a pele, na forma de líquido ou vapor, resulta em irritação cutânea de moderada a severa, com aparecimento de dor, vermelhidão e edema.

Intoxicação crônica A sintomatologia tóxica é bastante variada em função da duração e intensidade da exposição e de fatores individuais (gênero, idade, ingestão de álcool etc.).

Os sintomas mais comuns são tontura, cefaleia, fadiga, náusea, perda de memória, irritabilidade, depressão e redução da capacidade de pensar ou raciocinar. São detectadas alterações psicológicas, observando-se dificuldade de compreensão, distúrbios da memória e alteração do estado afetivo. Alterações na visão e no sono, irritabilidade, perda de apetite também são relatados. Os nervos da face e da cabeça podem ser afetados causando paralisia facial e do pescoço. A ação irritante é moderada, com lacrimejamento, irritação ocular, conjuntivite, sinusite, tosse e bronquite. São relatados ainda, esclerodermia e diminuição da libido. Há aumento no risco de aparecimento de câncer, especialmente o hepático e renal, e linfoma não-Hodgkin.

Monitorização da exposição ocupacional

Monitorização ambiental – concentrações permitidas
LT = 78 ppm ou 420 mg/m^3 (Anexo 11, NR-15, MT/Br).

TLV-TWA: 10 ppm e STEL: 25 ppm (ACGIH, 2020).

Monitorização biológica A legislação brasileira, até a atualização da NR-7, indicava como "indicador de dose interna" a determinação dos chamados "triclorocompostos totais – TCT", que correspondem ao somatório dos metabólitos urinários TCE e TCA. Na NR-7 de 2020, os indicadores biológicos adotados passaram a ser a determinação do TCA urinário ou do TCE sanguíneo.

- **TCA urinário (TCA-u).** Considerando a cinética de eliminação do TCA do organismo, a sua determinação urinária deverá ser realizada em amostras coletadas ao fim da exposição do último dia da jornada de trabalho semanal. O TCA-u não é um indicador biológico específico uma vez que pode ser encontrado na urina de indivíduos expostos a outras substâncias, como o tetracloroetileno. A NR-7 de 2020 identifica esse IBE/EE com a notação NE (não específico). A amostra de urina coletada, caso não seja enviada de imediato ao laboratório, deverá ser armazenada em temperatura de 4 °C. O envio deverá ocorrer em até 6 dias após a coleta, cuidando-se para manter a mesma temperatura de armazenagem durante o transporte. O valor permitido para o TCA-u é de 15 mg/L.
- **Tricloroetanol no sangue (TCE-sg).** O TCE deve ser determinado em amostra de sangue colhido ao fim da exposição da última jornada de trabalho semanal. Assim como o TCA-u, o TCE-sg também não é um IBE/EE específico. Importante destacar que o método analítico selecionado para a sua determinação não deverá conter etapa de hidrólise, uma vez que durante esse tratamento analítico o TCE poderá ser transformado em TCA. A NR-7 estabelece como limite permitido para a determinação do TCE-sg o valor de 0,5 mg/L.

A ACGIH em 2020 indica a determinação de 4 biomarcadores na monitorização biológica da exposição ocupacional ao tricloroetileno: ácido tricloroacético urinário (TCA-u), o tricloroetanol no sangue (TCE-sg), tricloroetileno no sangue (TRI-sg) e tricloroetileno no ar expirado (TRI-ar). Os 2 últimos, determinados em amostras coletadas ao fim da exposição do último dia da jornada de trabalho semanal, são indicados apenas como semiquantitativos, sem o estabelecimento de um valor BEI para eles. No caso da determinação do TCA-u, também determinado em amostra urinária colhida ao fim da exposição do último dia da jornada semanal, a ACGIH propõe um valor BEI de 15 mg/L e destaca que o indicador é não específico. Na determinação do TCE-sg a ACGIH destaca a importância de não se realizar método com hidrólise e propõe um BEI de 0,5 mg/L. A amostra de sangue deverá ser coletada ao fim da exposição do último dia da jornada de semanal de trabalho e há a informação de que o biomarcador é não específico.

Percloroetileno (PERC) ou tetracloroetileno

O percloroetileno é um líquido incolor, com odor adocicado, lipossolúvel e não inflamável. É volátil, mais denso do que a água O PERC é miscível com etanol, éter etílico e óleos.

O PERC é utilizado industrialmente como desengordurante, lubrificante, solvente para limpeza de manchas e carpetes, preparação e limpeza de superfícies metálicas, na fabricação de móveis de madeira, em tintas e em removedores de tintas. Na indústria química é produto intermediário na síntese dos fluorocarbonos e participa da fabricação de plásticos e borrachas. Na indústria têxtil é empregado não apenas na lavagem a seco, mas também no processamento e acabamento de tecidos. O PERC é ainda empregado na fabricação e na manutenção automotiva.

Toxicocinética Pode ser absorvido pela pele intacta, pulmões e também pelo trato gastrointestinal, quando ingerido. A absorção pulmonar é influenciada pela da taxa de ventilação, a duração da exposição e a concentração do solvente no ar inspirado. Essa absorção é rápida e o pico de concentração sanguínea é alcançado em torno de 6 horas após o início da exposição. O PERC apresenta um coeficiente de partição sangue/ar alveolar que varia entre 10 e 20, ou seja, 10 a 20 vezes mais concentrado no sangue do que no ar alveolar quando o estado de equilíbrio é alcançado.

A absorção cutânea do percloroetileno, embora possível, é muito pequena quando comparada com a absorção pulmonar; aproximadamente 1% da concentração passível de ser absorvida pelos pulmões sofreria a absorção pela pele íntegra.

O PERC absorvido é distribuído para a maioria dos tecidos do organismo, especialmente aqueles ricos em lípides, concentrando-se no tecido adiposo, cérebro e fígado. Em função de sua lipossolubilidade, o solvente pode ser também concentrado no leite, inclusive o materno.

Em decorrência da longa permanência do PERC no tecido adiposo, exposições repetidas ao solvente resultam em seu acúmulo no organismo, observando-se o aumento gradativo da concentração sanguínea do PERC ao longo das exposições continuadas. Mesmo após o fim da exposição, o solvente continua presente na corrente sanguínea durante dias, em função de sua lenta liberação do tecido adiposo.

A biotransformação do PERC ocorre principalmente no fígado e não é muito extensa, apenas cerca de 1% a 3% do total absorvido será biotransformado. Uma explicação viável para a baixa transformação do PERC no organismo seria o seu sequestro pelo tecido adiposo, decorrente da elevada lipossolubilidade do solvente. Além disso, essa biotransformação é também mais facilmente saturável, quando comparada com as biotransformações de compostos similares como o tricloroetileno.

A biotransformação do PERC desempenha um importante papel no desenvolvimento de sua toxicidade. Com exceção de efeitos tóxicos que aparecem apenas em concentrações muito elevadas do solvente, todos os demais decorrem da ação de seus metabólitos. O PERC, a exemplo do tricloroetileno, possui 2 vias principais de biotransformação: a via oxidativa e a via de conjugação com a glutationa. A via oxidativa, em termos quantitativos, é mais importante do que a via de conjugação e os metabólitos formados são geralmente mais estáveis e menos ativos. É interessante observar que as reações de conjugação que são, na maioria das vezes, mecanismos de desativação funcionam no caso específico do tetracloroetileno, como uma bioativação.

O solvente é biotransformado, inicialmente, a percloroetileno epóxido que segue sendo biotransformado por diferentes vias. A principal via de biotransformação desse epóxido (e do solvente) corresponde à formação do tricloreto de etanoíla (TCAC) e, posteriormente, o ácido tricloroacético (TCA) que é o principal metabólito urinário do solvente, em termos quantitativos. O TCA pode ser convertido em ácido dicloroacético (DCA), excretado em pequenas quantidades na urina. O percloroetileno epóxido pode, ainda, sofrer desalogenação originando o dicloreto de oxalila (OxDC) ou então ser convertido, por uma via secundária, ao tricloroacetil aminoetanol (TCAcAmEtOH); ambos os metabólitos são excretados em pequenas quantidades na urina. Uma pequena parte do tetracloroetileno epóxido pode ser transformada em cloral e cloral hidratado que originaria o tricloroetanol (TCE) que, em geral se conjuga com o ácido glicurônico (TCEG).

A conjugação do PERC com a glutationa (GSH) é catalisada pela glutationa *S*-transferase e resulta na formação do *S*-(1,2,2-triclorovinil) glutationa (TCVG). Esse metabólito, pela ação das enzimas γ-glutamiltransferase e dipetidase, forma o conjugado *S*-(1,2,2-triclorovinil)-*L*-cisteína (TCVC), que pode seguir 3 caminhos metabólicos distintos: um mecanismo de desativação originando o mercapturato *N*-acetil-*S*-(1,2,2-triclorovinil)-*L*-cisteína (NAcTCVC) e 2 outros mecanismos de ativação. Na primeira via de ativação, pela ação de uma β-liase, há a formação do tricloroviniltiol e na segunda, geralmente pela ação da flavina mono-oxigenase 3, origina-se o sulfóxido de *S*-(1,2,2-triclorovinil)-*L*-cisteína (TCVCS). O mercapturato (NAcTCVC) pode, pela ação da acilase, regenerar o metabólito TCVC ou então, pela ação da CYP3A4, originar sulfóxido de *N*-acetil-*S*-(1,2,2-triclorovinil)-*L*-cisteína (NAcTCVCS), um metabólito altamente reativo e citotóxico.

A quantidade de metabólitos urinários resultantes da biotransformação do PERC, pela via de conjugação, corresponde apenas entre 0,3% e 1,0% do total de metabólitos formados na biotransformação do solvente. As principais vias de biotransformação do tetracloroetileno são mostradas na Figura 26.15.

A principal via de eliminação do tetracloroetileno é a pulmonar. A maior parte do solvente presente no organismo é eliminada inalterada no ar expirado e apenas uma pequena parte de seus metabólitos é excretada por essa via. A eliminação pulmonar do solvente inicia-se 12 a 14 horas após o início da exposição e continua durante 50 a 65 horas depois do fim da mesma. Aceita-se que a cinética de eliminação pulmonar do solvente se dá em 3 fases distintas decorrentes dos diferentes tempos de saída do PEC do sangue (fase 1), músculos (fase 2) e tecido adiposo (fase 3).

A eliminação do solvente inalterado pelo leite materno é significativa. Estudos demonstram que crianças amamentadas por mães expostas ocupacionalmente ao PERC apresentam níveis sanguíneos elevados deste composto.

A excreção de metabólitos urinários é pequena e bastante lenta. Somente 1% a 3% do TCA, principal metabólito quantitativo do PERC, é detectado na urina dos indivíduos expostos e continua ocorrendo por aproximadamente 6 dias.

Toxicodinâmica O tetracloroetileno apresenta ação sistêmica após inalação, ingestão e contato prolongado com a pele. Em exposições elevadas, o solvente pode causar depressão do SNC, irritação na pele e mucosas, especialmente no trato respiratório superior, nos olhos (lesão da córnea) e, em casos de ingestão, no TGI. Na exposição crônica, o PERC desenvolve, além da neurotoxicidade, a ação tóxica sobre fígado e rins, que está associada à sua biotransformação. Portanto, fatores que podem alterar essa biotransformação como, fatores genéticos e de gênero, entre outros, podem alterar a suscetibilidade intra e interespécies ao tetracloroetileno. O homem, por exemplo, apresenta-se menos suscetível à ação nefro e hepatotóxica do PERC que o observado em estudos experimentais realizados em ratos e camundongos.

Com relação à neurotoxicidade, estudos realizados em trabalhadores mostraram que esse solvente é capaz de alterar o controle dopaminérgico da secreção de prolactina e aumentar a concentração desta no organismo. O tetracloroetileno tem sido capaz de afetar, negativamente, o rendimento neurocomportamental dos expostos, sugerindo uma alteração na velocidade de condução do impulso nervoso. A ação local irritante do PERC tem sido atribuída ao seu elevado potencial desengordurante.

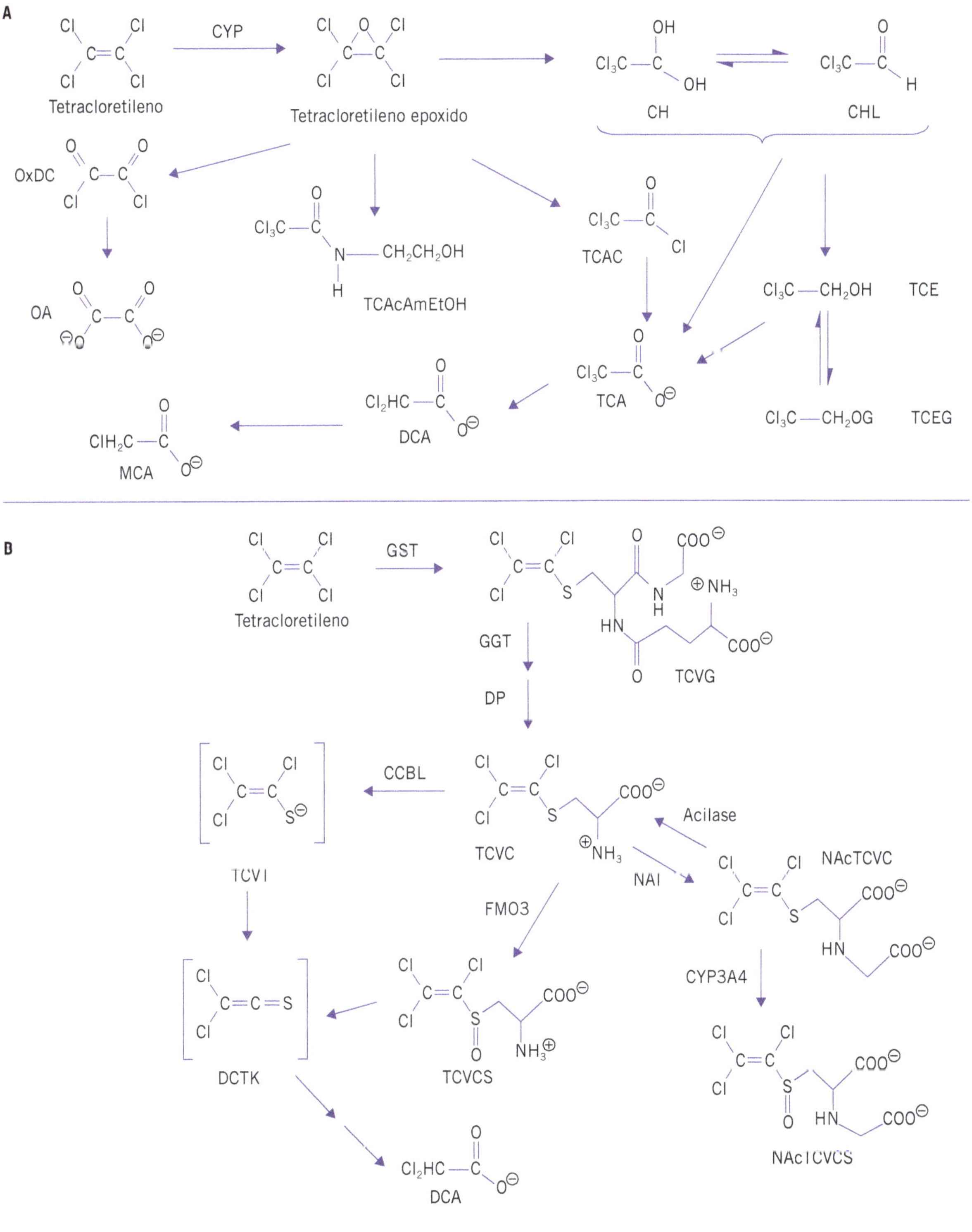

Figura 26.15 Principais vias de biotransformação do percloroetileno.

(A) via oxidativa. Abreviaturas: CYP: citocromo P-450; CHL: cloral; CH: cloral hidratado; TCAC: tricloreto de etanoíla; TCAcAmEtOH: tricloracetil aminoetanol; OxDC: dicloreto de oxalila; TCA: ácido tricloroacético; DCA: ácido dicloroacético; MCA: ácido monocloroacético; TCE: tricloroetanol; TCEG: glicuronídeo do tricloroetanol; AO: oxalato.

(B) via conjugação com glutationa. Abreviaturas: NAT: *N*-acetiltransferase; CYP3A: citocromo P-450 3A; DCA: ácido dicloroacético; DCTK: 1,1-diclorotiocetona; DP: dipetidase; GGT: γ-glutamiltransferase; GSH: glutationa; FMO3: flavina mono-oxigenase 3; GST: glutationa *S*-transferase; CCBL: β-liase cisteína conjugada; TCVC: *S*-(1,2,2-triclorovinil)-*L*-cisteína; TCVG: *S*-(1,2,2-triclorovinil) glutationa; TCVCS: sulfóxido de *S*-(1,2,2-triclorovinil)-*L*-cisteína; NAcTCVC: *N*-acetil-*S*-(1,2,2-triclorovinil)-*L*-cisteína; NAcTCVCS: sulfóxido de *N*-acetil-*S*-(1,2,2-triclorovinil)-*L*-cisteína.

Fonte: Adaptada de IARC, 2014.

Estudos em animais demonstram o potencial carcinogênico do solvente, embora não existam, até o momento, evidências de uma maior incidência de tumores em indivíduos expostos. A IARC classifica o PERC no Grupo 2A - provavelmente cancerígeno para humanos, mas relata que existem fortes evidências de que o solvente possa causar câncer em humanos, embora essas evidências ainda não sejam conclusivas. A ACGIH, 2020, classifica o PERC em seu Grupo A3 - carcinógeno animal confirmado com relevância desconhecida para humanos.

Sintomatologia

Intoxicação aguda Os efeitos resultantes da ação neurotóxica do PERC incluem excitação, tontura, sonolência, ataxia e disartria. Em exposições mais elevadas pode resultar em coma, depressão respiratória e morte.

Apresenta ação irritante especialmente nos olhos, pele, nariz e trato respiratório em geral, quando inalado. Após ingestão de doses elevadas o tetracloroetileno pode provocar náuseas, irritação do trato gastrointestinal e vômito. Se aspirado durante o vômito poderá ocorrer pneumonia química.

Intoxicação crônica Exposições cutâneas prolongadas podem provocar dermatites com eritema e bolhas. Casos mais graves resultam em ressecamento, fissuras e aparecimento de processos infecciosos. Os relatos referentes aos sintomas resultantes da ação nefro e hepatotóxica do PERC são controversos, mas no caso da ação sobre os rins, o aparecimento de proteinúria e hematúria tem sido mencionado.

Monitorização da exposição ocupacional

Monitorização ambiental – concentrações permitidas LT = 78 ou 525 mg/m^3 (Anexo 11, NR-15, MT/Br).

A ACGIH estabeleceu para o solvente, em 2020, um TLV-TWA de 25 ppm e um valor STEL de100 ppm.

Monitorização biológica A monitorização biológica da exposição ocupacional ao PERC pode ser realizada por meio da determinação do solvente inalterado no ar expirado (PERC-ar) ou no sangue (PERC-sg) e esses são os IBE/EE indicados pela legislação brasileira. Considerando que esses 2 indicadores foram introduzidos na NR-7 na atualização de 2020, foi estabelecido um prazo de carência de até 36 meses para que essas determinações entrem na rotina de monitorização biológica dos trabalhadores expostos ao PERC. Durante esse tempo de carência, essa monitorização deverá ser realizada por meio da determinação urinária do ácido tricloroacético (TCA) nas condições especificadas na versão anterior da NR-7: amostra coletada ao fim do último dia da jornada da semana e um valor permitido de 3,5 mg/L de urina.

PERC-ar A determinação do PERC inalterado na parte final do ar expirado é um IBE/EE específico e sua concentração permitida na legislação brasileira é de 3 ppm. A amostra deverá ser coletada antes do início da jornada subsequente, ou seja, 16 horas após o fim da exposição. Recomenda-se não coletar a amostra quando o afastamento da exposição for superior a 16 horas, como no início da jornada semanal.

PERC-sg A determinação do PERC no sangue é também um IBE/EE específico cujo valor permitido no Brasil é de 0,5 mg/L. O sangue deve ser colhido antes da jornada de trabalho, ou seja, 16 horas após o fim da exposição.

A ACGIH em 2020 indica como biomarcadores de exposição:

Determinação do percloroetileno inalterado no ar expirado final A amostra deve ser coletada 16 horas após o fim da exposição, ou seja, antes do início da jornada de trabalho subsequente. O BEI estabelecido é de 3 ppm.

Determinação do PERC no sangue A amostra também deve ser colhida 16 horas após o fim da exposição e o BEI indicado é de 0,5 mg/L.

Tetracloreto de carbono (TETRA)

É um líquido claro, inodoro, praticamente insolúvel na água, muito solúvel no álcool e éter etílico, com elevada lipossolubilidade e volatilidade. Seus vapores são 5 vezes mais densos do que o ar. Apresenta estabilidade química e não é inflamável, mas em elevadas temperaturas pode ser decomposto formando, entre outras substâncias, o fosgênio.

Esse solvente foi largamente empregado na produção dos hidrobromofluorcarbonos (HBFCs), dos hidrofluorcarbonos (HFCs) e dos clorofluorcarbonos (CFCs ou fréons) empregados como gases de refrigeração e muitos deles na produção de espuma. Esses compostos assim como o TETRA são denominados SDO (substâncias destruidoras da camada de ozônio) e fazem parte da lista de substâncias que, dentro do Protocolo de Montreal, assinado em 1987, deveriam ter redução progressiva da produção e consumo nos países signatários do protocolo. O Brasil assinou o Protocolo de Montreal em 1990 e, segundo informações publicadas pelo Programa Brasileiro de Eliminação dos HCFCs, do Ministério do Meio Ambiente, o CCl_4 "foi completamente eliminado do país a partir de 2008", "o uso dos CFCs foi proibido em 2010" e a utilização dos HCFCs "está em processo de escalonamento de redução do consumo, com eliminação prevista para 2040".

O CCl_4 foi muito utilizado também em processos industriais como, limpeza de peças metálicas, lavagem a seco, composição de espuma extintora de incêndios, na fumigação em grãos e na indústria química. Esses usos foram sendo finalizados gradativamente e substituídos por outros compostos de menor toxicidade, como o tricloroetileno e o 1,1,1-tricloroetano.

Em alguns países, o CCl_4 continua a ser usado na produção de fréons menos destrutivos. Além disso, o uso ocupacional desse solvente pode ainda ser significativo, no caso de operários que trabalham no tratamento de dejetos químicos.

O TETRA se encontra entre as 10 primeiras substâncias químicas que a EPA-US selecionou para estudar e avaliar o risco não razoável para o ambiente e o homem, dentro de legislação aprovada pelo senado americano em 2016. A agência divulgou, em 2020, que o estudo estava sendo realizado para publicação próxima.

Toxicocinética Embora o uso ocupacional do TETRA tenha diminuído significativamente, é importante considerar que ele é um composto muito estável (tempo de vida no ambiente em torno de 26 anos) podendo, portanto, se acumular no ar atmosférico e na água subterrânea, passando a representar um risco para a população em geral. A exposição humana não ocupacional pode ocorrer pela inalação de ar ou ingestão de água contaminada. A ingestão média diária de tetracloreto de carbono na população em geral é estimada em 0,1 mg/kg sendo que cerca de 0,01 mg/kg advém da ingestão de água contaminada.

A absorção do CCl_4 ocorre rapidamente pelo trato pulmonar (inalação de vapores), trato gastrointestinal (em casos de ingestão acidental) e pela pele.

A absorção pulmonar é rápida com o equilíbrio sendo alcançado em torno de 10 a 15 minutos. Estudos *in vitro* indicam que o coeficiente de partição sangue/ar do TETRA varia de 2,73 a 4,20 na espécie humana e, aproximadamente, 65% da quantidade do solvente inalado sofrerá absorção por essa via.

A velocidade da absorção oral depende de vários fatores, mas, geralmente, o pico de concentração sanguínea é alcançado entre 3 e 6 minutos após a ingestão.

A absorção cutânea do CCl_4 é significativa e ocorre rapidamente, basicamente em função da sua elevada lipossolubilidade, podendo ser detectado no organismo das pessoas expostas pela via cutânea cerca de 10 min após a exposição. Alguns autores estimam que a imersão de ambas as mãos do trabalhador no solvente, por cerca de 30 min, resultaria em uma absorção equivalente à inalação de 100 ppm a 150 ppm, pelo mesmo período de tempo.

Após a absorção, o CCl_4 é rapidamente distribuído para os tecidos, apresentando tropismo pelo fígado, rins, pulmões, medula espinhal, coração, músculos, suprarrenais, sangue, baço, cérebro e tecido adiposo, onde se concentra principalmente no córtex e cerebelo. A velocidade de distribuição para o tecido adiposo é mais lenta do que aquela observada para os outros tecidos. A maior concentração do TETRA é encontrada no fígado. Estudos realizados em animais demonstram que as concentrações teciduais máximas são alcançadas mais rapidamente após exposição oral do que pulmonar.

A biotransformação do TETRA no organismo ocorre principalmente no fígado, mas pode acontecer também em outros locais, como rins e pulmão, onde enzimas CYP estão presentes. A CYP2E1 parece ser a isoenzima mais atuante na biotransformação do solvente, embora a CYP3A também possa participar dessa biotransformação.

A biotransformação do TETRA é apresentada na Figura 26.16.

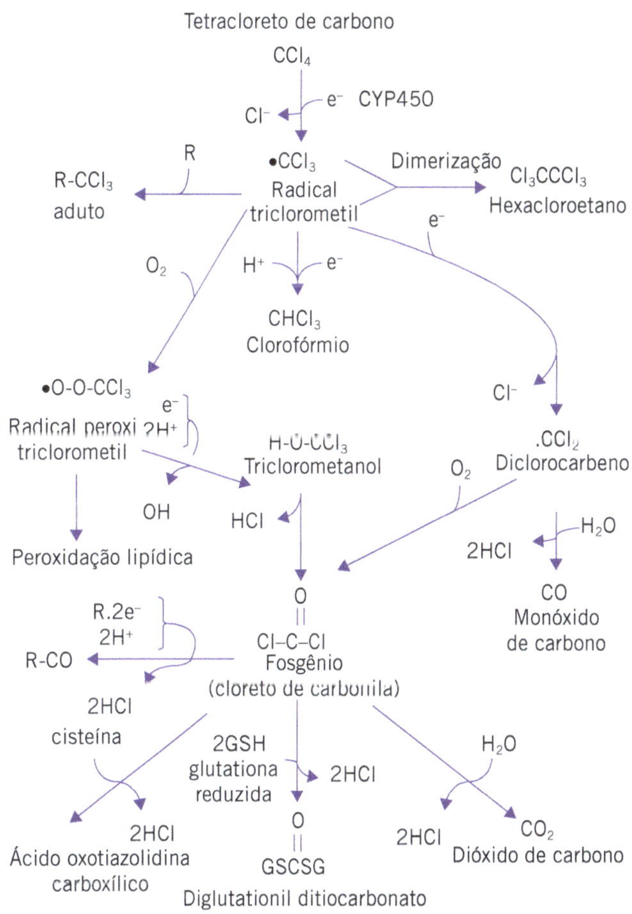

Figura 26.16 Biotransformação do tetracloreto de carbono.
Fonte: Adaptada de EPA, 2010.

A principal via de eliminação do CCl_4 é a pulmonar, mas excreção pelas fezes e urina também são relatadas. Estudos realizados com humanos e animais mostraram que, independentemente da via de introdução, o TETRA inalterado e a pequena proporção de seus metabólitos voláteis são eliminados no ar expirado (em torno de 80% a 90% da quantidade absorvida). Os metabólitos não voláteis do TETRA, por sua vez, serão excretados pelas fezes (cerca de 7% do total biotransformado) e em menor quantidade na urina (menos de 1%).

Toxicodinâmica O TETRA pode exercer ação depressora do SNC e irritante da pele e dos olhos, especialmente em concentrações elevadas, mas as ações tóxicas no fígado e rins, especialmente no fígado, são as principais. O CCl_4 é considerado um hepatotóxico por excelência, mas sua ação nefrotóxica também é significativa.

No fígado o solvente poderá desenvolver esteatose, peroxidação lipídica e intensa fibrose. A evolução das lesões hepáticas parece estar bem estabelecida por meio de estudos experimentais. Segundo alguns estudos, os primeiros sinais de lesão hepatocelular incluem dissociação de polissomos e ribossomos do retículo endoplasmático rugoso, desordem do retículo endoplasmático liso, inibição da síntese de proteínas (provavelmente em decorrência da hipometilação do RNA) e acúmulo de triglicerídeos resultando em esteatose. A necrose de célula única, evidente 5 a 6 horas após a exposição, progride para necrose centrolobular máxima em 24 a 48 horas. Há liberação de enzimas citoplasmáticas resultante da morte celular e a concentração sérica dessas enzimas cresce em paralelo com a progressão da necrose hepática.

A hepatotoxicidade desenvolvida pelo CCl_4 decorre da ação de seus metabólitos ativos, formados durante a via de bioativação. Os radicais livres triclorometil ($CCl_3^•$) e peroxi triclorometil ($CCl_3OO^•$), ambos muito instáveis, ligam-se covalentemente a diferentes componentes da membrana, como proteínas e ácidos graxos poli-insaturados, ocasionando lipoperoxidação, perda da integridade da membrana e extravasamento de enzimas. Os subprodutos da peroxidação lipídica como alguns aldeídos reativos, por exemplo, podem formar adutos com proteínas e com o DNA, ocasionando citotoxicidade e carcinogenicidade, respectivamente.

O consumo de bebidas alcoólicas é um importante fator de risco para o desenvolvimento de efeitos tóxicos severos após exposição ao CCl_4, uma vez que o álcool induz o Cit. P_{450} (CYP 2E1), aumentando a formação dos metabólitos ativos.

Estudos experimentais demonstram que nos casos em que a exposição ao CCl_4 está associada à ingestão de etanol, são encontradas concentrações do malonildialdeído (MDA) hepático significativamente aumentadas. Esta substância é utilizada, normalmente, para avaliar a peroxidação lipídica do fígado e o seu aumento é um indício de que o etanol pode aumentar a hepatotoxicidade do solvente, por meio da peroxidação lipídica, mesmo quando a exposição ocupacional é baixa.

O CCl_4 pode desenvolver ação nefrotóxica, produzindo lesões glomerulares e, principalmente, tubulares (túbulo proximal) que aparecem em torno de 2 a 3 semanas após a exposição ao solvente.

Existe relato na literatura de casos de câncer hepático associado à cirrose desenvolvida após exposição ao TETRA, mas na realidade faltam evidências conclusivas em relação à carcinogenicidade do composto na espécie humana. Considerando a significativa ação carcinogênica do CCl_4 em animais, a IARC e a ACGIH em 2020 e a EPA em 2005 classificam esse solvente em seus grupos de carcinogenicidade.

A IARC classifica o TETRA em seu Grupo 2B – possivelmente carcinogênico para humanos (substâncias que apresentam forte evidência, em sistemas experimentais, de terem características semelhantes às de outros agentes carcinogênicos). Já a ACGIH classifica no Grupo A2 – suspeita de carcinógenos humano (aquelas substâncias para as quais as evidência de carcinogenicidade em humanos são limitadas, mas as evidências em animais são suficientes e relevantes para a espécie humana). A partir de 2005 a EPA alterou a denominação de seus grupos de carcinogenicidade passando a empregar as siglas CH (*carcinogenic to humans*), LH (*likely to be carcinogenic*), SE (*suggestive evidence of carcinogenic potential*), InI (*inadequate information to assess carcinogenic potential*) e NH (*not likely to be carcinogenic*). O TETRA está classificado pela EPA como LH, onde estão as substâncias que aparentam ser carcinogênicas.

Sintomatologia

Em exposições elevadas ao TETRA observam-se sintomas neurológicos decorrentes da depressão do SNC, como sonolência, tontura e incoordenação, que em casos mais graves resultam em coma. O contato direto com o solvente, além de irritação ocular, pode ocasionar o aparecimento de dermatites em decorrência da sua ação desengordurante.

Produz icterícia, hepatomegalia, esteatose hepática, não sendo rara a cirrose hepática. Podem ocorrer vômitos, diarreia, proteinúria, cilindrúria, hematúria e em casos graves, oligúria ou anúria resultando em hipertensão e edema pulmonar.

Monitorização da exposição ocupacional

Monitorização ambiental – concentrações permitidas LT = 8 ppm ou 50 mg/m³ (Anexo 11, NR-15, MT/Br).

TLV-TWA (ACGIH, 2020) = 5 ppm, STEL = 10 ppm.

Monitorização biológica A legislação brasileira e também a ACGIH, ambas publicadas em 2020, não mencionam indicadores biológicos que possam ser utilizados na monitorização biológica da exposição ocupacional ao CCl_4, embora alguns autores proponham as determinações do composto inalterado no ar expirado e no sangue como possíveis biomarcadores.

Bissulfeto de carbono

O bissulfeto de carbono (CS_2), também denominado dissulfeto de carbono, sulfeto de carbono ou anidrido ditiocarbônico, é um líquido incolor ou ligeiramente amarelado, altamente inflamável, muito volátil, imiscível com a água e de elevada lipossolubilidade. O produto puro apresenta odor adocicado semelhante ao do clorofórmio, enquanto o produto menos refinado tem odor desagradável (como o odor de repolho apodrecido).

O solvente é utilizado principalmente na produção do *rayon* obtido pelo método da viscose (chamado *rayon viscose*), do papel/filme de celofane, na produção de sulfito de sódio, agentes flotantes minerais, tioureia e hoje, em menor proporção, do CCl_4. Pode ser utilizado, também, como solvente de resinas, borracha (processo de vulcanização) e gorduras. A exposição mais significativa de trabalhadores a este solvente, no entanto, ocorre durante a fabricação das fibras de *rayon viscose*.

Toxicocinética A principal absorção do solvente ocorre por via pulmonar. A retenção pulmonar do solvente, apesar de uma considerável variação individual, é de aproximadamente 80% no início da exposição. Em seguida essa retenção passa a diminuir de maneira constante até o equilíbrio que é alcançado em torno de 1 a 2 horas após exposição.

O bissulfeto de carbono pode ser absorvido pela pele íntegra, numa velocidade que varia de 0,23 a 0,79 mg/cm²/h, velocidade essa que se torna maior se o contato ocorrer com a pele lesada. Em casos de ingestão acidental, a absorção do CS_2 no trato gastrointestinal pode ocorrer, mas é pouco significativa.

Alguns estudos indicam que, no sangue, o bissulfeto de carbono encontra-se 2 vezes mais concentrado nos eritrócitos do que no plasma. Sua distribuição pelo organismo é rápida e ampla, concentrando-se em órgãos ricos em lipídios, especialmente cérebro e tecido adiposo. A rápida saída do sangue é explicada pela sua elevada lipossolubilidade e afinidade por aminoácidos e proteínas, no entanto, traços do solvente ainda podem ser encontrados na corrente circulatória mesmo várias horas após o fim da exposição.

Outros estudos realizados em animais de laboratório revelam que o CS_2 é redistribuído no organismo, deixando, também rapidamente, os órgãos para os quais foi distribuído. A exceção são os rins e o fígado onde pode ser detectado de 25% a 30% do solvente absorvido até 8 horas após a exposição.

Este solvente atravessa facilmente a placenta, em qualquer estágio da gestação, podendo ser encontrado juntamente com alguns de seus metabólitos, em diferentes tecidos fetais. O CS_2 foi detectado, também, no leite de lactantes expostas ocupacionalmente ao solvente.

Cerca de 70% a 90% do solvente absorvido sofre biotransformação no organismo, mas o mecanismo completo dessa biotransformação não é ainda totalmente esclarecido. As principais vias de biotransformação do CS_2 estão mostradas na Figura 26.17.

Estudos realizados em animais indicam que a eliminação do CS_2 do organismo é rápida, com t½ sanguínea sendo estimada em menos de uma hora. Os metabólitos do solvente podem ser excretados na urina, conjugados com sulfatos ou na forma livre. Cerca de 2% a 6% do total do CS_2 absorvido é excretado como TTCA urinário, sendo ele inclusive, utilizado como indicador quando da realização da monitorização biológica da exposição ao solvente.

O CS_2 inalterado pode ser eliminado no ar expirado em proporções que dependem da via de absorção. Observa-se que nos casos em que a absorção tenha ocorrido pelo trato pulmonar, cerca de 10% a 30% do solvente inalterado poderá ser eliminado também pelos pulmões. Essa porcentagem de eliminação diminui para cerca de 3%, quando a absorção ocorre por via cutânea. A excreção do CS_2 inalterado na urina é mínima (cerca de 1%). Pode ocorrer ainda, eliminação do metabólito CO_2 no ar expirado.

Toxicodinâmica A neurotoxicidade é a principal ação tóxica do CS_2 no organismo, após absorção pulmonar e pelo TGI. Observa-se, especialmente após exposições elevadas, depressão do sistema nervoso periférico e central que pode produzir danos cerebrais, geralmente caracterizados por encefalopatia com degeneração neuronal caracterizada por perda de células e vacuolização celular difusa. A neuropatia periférica causada pelo solvente é do tipo axônica distal centro periférica. Observa-se diminuição na velocidade de condução das fibras nervosas motoras lentas e rápidas. Há, também, redução na velocidade de condução sensorial nas mãos e braços. Essas alterações são lentamente reversíveis, podendo, até mesmo, permanecer como sequelas irreversíveis.

O solvente apresenta ação irritante na pele e mucosas, tendo sido relatado queimaduras na pele após respingo do solvente no corpo e bolhas nos dedos de trabalhadores que estavam com as mãos mergulhadas no CS_2 líquido. A ação tóxica grave do solvente nos olhos, que resulta em danos ópticos graves inclusive cegueira, não tem sido mais observada nas últimas décadas, em função da diminuição nos níveis de exposição ao longo dos anos. No entanto, ainda são relatados danos nos capilares da retina, alterações na mobilidade ocular, na sensibilidade da córnea e conjuntiva, distúrbios na visualização de cores e na adaptação ao ambiente escuro, além da diminuição na exatidão visual.

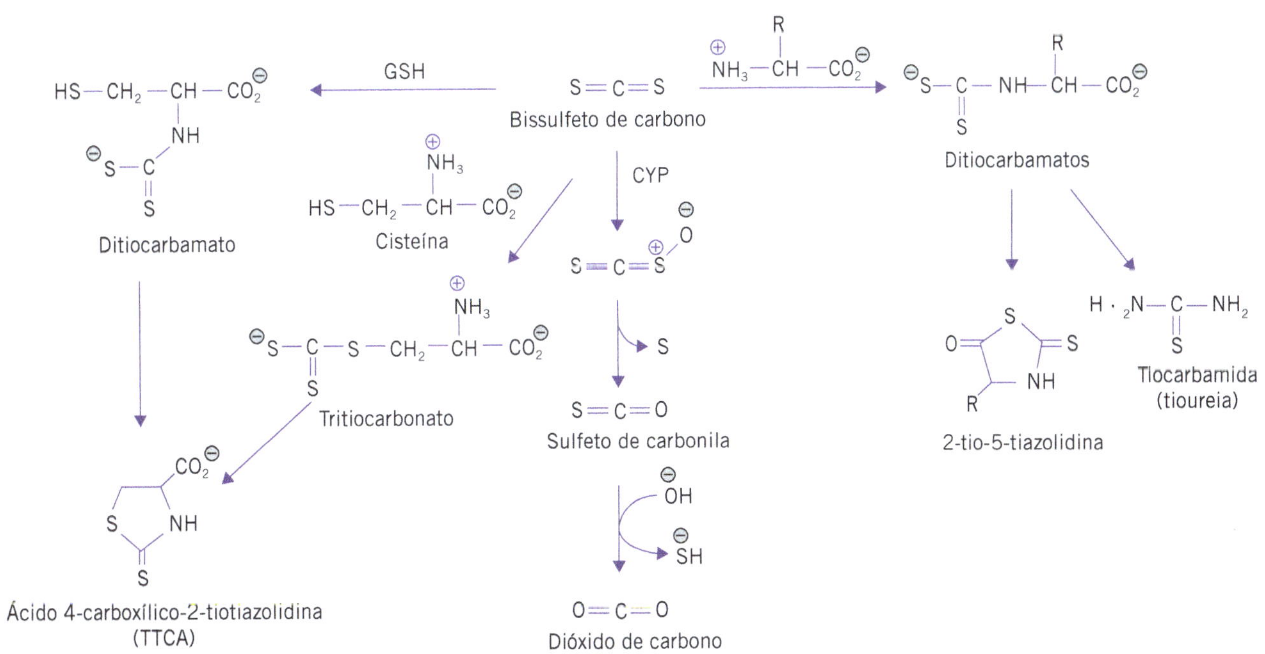

Figura 26.17 Principais vias de biotransformação do CS_2.
Fonte: Adaptada de Bruckner *et al.*, 2019.

O sistema ótico também parece ser afetado pelo solvente em exposições em longo prazo. Ocorre diminuição na capacidade de distinguir intensidades de sons e de escutar tons de alta frequência. Embora alguns autores tendam a não associar essas alterações auditivas à toxicidade do CS_2, pesquisas realizadas no início dos anos 2000 confirmaram a existência de correlação entre perda de audição e concentração do solvente em exposições crônicas.

A possibilidade do CS_2 apresentar ação tóxica sobre a função reprodutora, masculina e feminina vem sendo estudada há anos e é aceita por vários autores. No sistema reprodutor masculino o bissulfeto de carbono causaria diminuição da libido e impotência, mas nenhuma diferença no número e na forma dos espermatozoides tem sido encontrada quando se compara o sêmen de indivíduos expostos e não expostos. Menos conclusivos são os estudos relacionados à ação no sistema reprodutor feminino, mas têm sido observadas anormalidades no ciclo menstrual das mulheres expostas ao solvente. Não existem relatos de infertilidade nos indivíduos expostos e tampouco de ação fetotóxica em humanos, mas essas já foram detectadas em animais de laboratório. É controvertida, também, a possível toxicidade cardiovascular do CS_2. Alguns estudos epidemiológicos têm demonstrado que a exposição crônica aos solventes, mesmo em baixas concentrações, é um fator de risco para o desenvolvimento de doenças cardiocoronarianas, com aumento nos níveis de colesterol e da pressão sanguínea, além do aumento do risco de doenças cardíacas. O CS_2 pode provocar ainda alterações endócrinas, cardiovasculares, gastrointestinais e renais.

Com relação à possível ação carcinogênica em humanos, o CS_2 não aparece em nenhum dos grupos da classificação elaborada pela IARC e, tampouco na realizada pela EPA-US. A ACGIH, em 2020, classificou o solvente em seu Grupo A4 – não classificável como carcinogênico humano.

Sintomatologia

O sistema nervoso central é o principal alvo de toxicidade em humanos, após a exposição ao bissulfeto de carbono. Foi relatada depressão grave após inalação ou exposição oral a elevados níveis do solvente, resultando em distúrbios psiquiátricos, coma, colapso cardiovascular, parada respiratória e até morte. Danos ao cérebro e aos nervos, visão de cores prejudicada, perda de audição, sintomas semelhantes aos de Parkinson, dores de cabeça, tontura, fraqueza, dificuldade de lembrar e se concentrar, alterações de humor, ansiedade, fadiga, dificuldade para dormir e fala arrastada podem ocorrer. Os sintomas decorrentes da neuropatia periférica desenvolvida pelo solvente progridem de câimbras nas pernas até dores musculares, parestesias e fraqueza muscular nas extremidades. Existem relatos de perda da libido e alterações hormonais após exposições prolongadas ao solvente.

Alguns estudos clínicos em pacientes intoxicados mencionam a ocorrência de sinais e sintomas gastrointestinais como anorexia, dor estomacal, gastrite. Tem sido relatado hepatomegalia, aumento das transaminases e perda de peso. Indivíduos expostos cronicamente ao solvente podem apresentar ainda aumento na concentração sérica de colesterol HDL e plasmática de triglicérides, desenvolvimento de arteriosclerose e do risco de doenças cardiocoronarianas.

Monitorização da exposição ocupacional

Monitorização ambiental – concentrações permitidas O LT estabelecido no Anexo 11 da NR-15 do Ministério do Trabalho/Br é de 16 ppm (47 mg/m^3).

A ACGIH, 2020 adota TLV-TWA de 1 ppm, e não propõe valor STEL.

Monitorização biológica A monitorização biológica da exposição ao bissulfeto de carbono é realizada no Brasil, desde 1994, por meio da determinação urinária do metabólito TTCA (ácido 4-carboxílico 2-tiotiazolidina, denominado apenas como ácido 2 tio-tiazolidina). Essa determinação apresenta boa correlação com a exposição ocupacional ao solvente, mas possui algumas desvantagens, como a sua pequena meia-vida biológica, na espécie humana. A urina deverá ser coletada ao fim da jornada de trabalho, evitando coletar amostra no primeiro dia de trabalho semanal. Se o envio da amostra ao laboratório não puder ser imediato, manter a urina em temperatura de 4 °C e enviá-la, no máximo, 3 dias após a coleta.

O TTCA é definido na legislação brasileira como IBE/EE e é considerado um biomarcador não específico, uma vez que na exposição a outros compostos, como ao fungicida Captan® e ao dissulfiram, também ocorrerão formação e excreção urinária desse composto. Além disso, existe a possibilidade do TTCA ser excretado na urina de indivíduos não expostos ocupacionalmente ao CS_2, como quando há ingestão de vegetais da família *Brassicaceae*, entre eles o repolho. Por esses motivos a NR-7 inclui as notações NE (não específico) e EPNE (encontrado em população não exposta ocupacionalmente) em relação ao TTCA urinário. O valor permitido na urina, de acordo com a legislação brasileira de 0,5 mg/g de creatinina.

A determinação do TTCA em urina coletada ao fim da jornada de trabalho é, também, o biomarcador indicado pela ACGIH em 2020. O BEI estabelecido para o indicador é de 0,5 mg/g de creatinina. Esse biomarcador é notificado com as letras B (*background*), ou seja, existe na urina de indivíduos não expostos ocupacionalmente ao CS_2, e Ns (*not specific*) uma vez o TTCA, como já mencionado pode ser excretado na urina após exposição a outras substâncias.

Ainda hoje, não se conhece um parâmetro que possa ser utilizado como biomarcador que se relacione com a ação tóxica do solvente, os chamados no Brasil IBE/SC (indicadores biológicos com significado clínico).

▶ BIBLIOGRAFIA

ABDUSSALAM-MOHAMMEDA, W.; ALIA, A.Q.; ERRAYESB, A.O. Green Chemistry: Principles, Applications, and Disadvantages. *Chemical Methodologies*, v. 4, p. 408-423, 2020.

ABRAHAM, M.H.; IBRAHIM, A.; ACREE Jr, W.E. Air to lung partition coefficients for volatile organic compounds and blood to lung partition coefficients for volatile organic compounds and drugs. *Eur. J. Med. Chem.*, v. 43, p. 478-485, 2008.

ACGIH – American Conference of Governmental Industrial Hygienists. *2020 – Threshold limit values for chemical substances and physical agents and biological exposure indices.* Cincinnati: ACGIH, 2020.

AMERICAN CANCER SOCIETY – *Known and Probable Human Carcinogens*, 2019. Disponível em: <https://www.cancer.org/cancer/cancer-causes/general-info/known-and-probable-human-carcinogens.html>. Acesso em: 14 Jul. 2020.

ANASTAS, P.T.; WARNER, L. *Green Chemistry Theory and Practice*. New York: Oxford University Press, 1998.

ASHURST, J.V.; NAPPE, T.M. *Methanol Toxicity*. *In*: StatPearls [Internet]. Treasure Island (FL): StatPearls Publishing; 2020 Disponível em: <https://www.ncbi.nlm.nih.gov/books/NBK482121/>. Acesso em: 21 Jul. 2020.

ASSIS, C.S.; JESUS, L.D.F.; MIRANDA, A.C.; MOREIRA, M.F.R. Uso do metanol e risco de exposição dos trabalhadores de uma usina de biodiesel. *Rev Bras Med Trab*, v.15, n.1, p. 29-41, 2017.

ATSDR – Agency for Toxic Substances and Disease Registry. Disponível em: <https://www.atsdr.cdc.gov>.

BARROCA, M.M.; SILVEIRA, J.N.; ALVAREZ LEITE, E.M. Influência da hidrólise ácida na quantificação de 2,5-hexanodiona em urina de indivíduos expostos ocupacionalmente ao *n*-hexano. *Rev. Bras. Ciênc. Farm./J. Pharm. Sci.*, v. 36, n. 2, p. 253-258, 2000.

BONANNI, R.C. et al. Biomonitoring for Exposure Assessment to Styrene in the Fibreglass Reinforced Plastic Industry: Determinants and Interferents. *Ann. Occup. Hyg.*, v. 59, n. 8, p. 1.000-1.011, 2015.

BRASIL – Agência Nacional do Petróleo, Gás Natural e Biocombustíveis. Resolução ANP n. 40 DE 25/10/2013.

BRASIL – Ministério da Economia – Secretaria Especial de Previdência e Trabalho. Portaria n. 6.734, de 9 de março de 2020. Aprova a nova redação da Norma Regulamentadora n. 07 – Programa de Controle Médico de Saúde Ocupacional – PCMSO.

BRASIL – Ministério da Saúde – O Benzeno no Brasil. 2017. Disponível em: <https://www.saude.gov.br/vigilancia-em-saude/vigilancia-ambiental/vigipeq/contaminantes-quimicos/benzeno/benzeno-no-brasil>. Acesso em: 20 Jul. 2020.

BRASIL – Ministério do Trabalho – Norma Regulamentadora n. NR-15. – Atividades e Operações Insalubres. Portaria MTb n. 3.214, de 08 de junho de 1978. Última atualização, 2019.

BrASIL – Ministério do Trabalho e Emprego e Ministério da Saúde – Portaria Interministerial MTE/MS n. 775 de 28/04/2004. Dispões sobre a proibição, em todo o Território Nacional, da comercialização de produtos acabados que contenham "benzeno" em sua composição.

BRASIL – Secretaria de Segurança e Saúde no Trabalho – Portaria nº 14 de 1995- Anexo 13-A Benzeno.

BRUCKNER, J.V.; ANAND, S.S.; WARREN, D.A. Toxic Effects of Solvents and Vapors. In KLAASSEN, C.D. *Casarett and Doull's toxicology. The basic science of poisons*. 9.ed. New York: McGraw-Hill Education, 2019.

CAPELLA, K.M. et al. Ethylbenzene and Styrene Exposure in the United States based on Urinary Mandelic Acid and Phenylglyoxylic Acid: NHANES 2005 – 2006 and 2011 – 2012. *Environ. Res.* v. 171, p. 101-110, 2019.

CCOHS – Canadian Centre for Occupational Health and Safety. Trichloroethylene, 2013. Disponível em: <http://www.ccohs.ca/oshanswers/chemicals/chem_profiles/trichloroethylene.html>. Acesso em: 27 Jun. 2020.

CDC – Centre for Disease Control and Prevention. Methanol: Systemic Agent. 2013. Disponível em: <http://www.cdc.gov/niosh/ershdb/EmergencyResponseCard_29750029.html>. Acesso em: 16 Jul. 2020.

CETESB – Companhia Ambiental do Estado de São Paulo – Manual de Produtos Químicos – 2017. Disponível em: <https://produtosquimicos.cetesb.sp.gov.br/Ficha>. Acesso em: 17 Jun. 2020.

CETESB – Companhia Ambiental do Estado de São Paulo – Lista completa de todos os produtos químicos. Disponível em: <https://sistemasinter.cetesb.sp.gov.br/produtos/produto_consulta_completa.asp?qualpagina=1&sqlQuery=sp%5FTBPRODIDENTIFICACAO%5Fsel>. Acesso em: 17 Jun. 2020.

CHOI, A. et al. Evaluation of the suitability of establishing biological exposure indices of Styrene. *Saf. Health Work*, v. 10, n. 1, p. 101-108, 2019.

COSTA, D.F.; GOLDBAUM, M. Contaminação química, precarização, adoecimento e morte no trabalho: benzeno no Brasil. *Ciênc. Saúde Coletiva*, v. 22, n. 8, p. 2.681-2.692, 2017.

CRUZAN, G. et al. Based on an analysis of mode of action, styrene-induced mouse lung tumors are not a human cancer concern. *Regulatory Toxicology and Pharmacology*, v. 95, p. 17-28, 2018.

DICK, F.D. Solvent neurotoxicity. *Occup Environ Med*, v. 63, p. 221-226, 2006.

ECHA – European Chemicals Agency. 4-methylpentan-2-one. 2018. Disponível em: <https://echa.europa.eu/registration-dossier/-/registered-dossier/14866/9/?documentUUID=349509bc-fce6-4213-a7e5-8009eeb0be58>. Acesso em: 15 Jul. 2020.

EPA – United States Environmental Protection Agency. Disponível em: https://www.epa.gov/. Vários acessos.

FOWLES, J. et al. A toxicological review of the ethylene glycol series: Commonalities and differences in toxicity and modes of action, Toxicology Letters, v. 278, p. 66-83, 2017.

GAD, S.E.; SULLIVAN, D.W. Methyl Ethyl Ketone. In *Encyclopedia of Toxicology*, p. 297-299, 2014.

GELBKEL, H-P. et al. A critical review finds styrene lacks direct endocrine disruptor activity. *Critical Review in Toxicology*, v, 45, n. 9, p. 727-764, 2015.

HAHN, T.; BOTZENHART, K.; SCGWEINSBERG, F. Toxicokinetics, toxicodynamics and toxicology. Cap 20-Toxic Effects of solvent exposure. *In*: WYPYCH, G. *Handbook of Solvents*, v. 2. 3rd ed. Toronto: ChemTec Publishing, 2014.

HPA – Health Protection Agency – HPA. Disponível em: <https://www.gov.uk/government/organisations/public-health-england>.

HUGHES, B.J. et al. Methyl isobutyl ketone-induced hepatocellular carcinogenesis in B6C3F1 mice: A constitutive androstane receptor (CAR)-mediated mode of action. *Regulatory Toxicol. Pharmacol.*, v. 81, p. 421-429, 2016.

IARC – International Agency for Research on Cancer. Disponível em: <https://monographs.iarc.fr/>.

ILO – International Labour Organization. Identification and recognition of occupational diseases: criteria for incorporating diseases in the ILO list of occupational diseases, vol 74. Occupational safety and health series. International Labour Office, Geneva. 2010. Disponível em: <http://www.ilo.org/wcmsp5/groups/public/---ed_protect/---protrav/---safework/documents/publication/wcms_150323.pdf>. Acesso em: 17 Jun. 2020.

IQBAL, A.; GLAGOLA, J.J.; NAPPE, T.M. Ethylene Glycol Toxicity *In*: StatPearls [Internet]. Treasure Island (FL): StatPearls Publishing; 2020. Disponível em: <https://www.ncbi.nlm.nih.gov/books/NBK537009/>. Acesso em: 28 Jul. 2020.

JAFFE, T.A. et al. Acute and delayed toxicity from co-ingestion of methylene chloride and methanol. *Toxicol. Commun.*, v. 3, n. 1, p. 79-84, 2019.

JOSHI, D.R.; ADHIKARI, N. An Overview on Common Organic Solvents and Their Toxicity. *J. Pharm. Res. Int.*, v. 28, n. 3, p. 1-18, 2019.

KEYES, D.C.; van DEVOORT, J.T.; BENITEZ, J.G. Ethylene Glycol Toxicity. Clinical Presentation. Disponível em: <https://emedicine.medscape.com/article/814701-overview#a1>. Acesso em: 29 Jul. 2020.

KLASSEN, C.D. (editor). *Casaret and Doull's Toxicology, The basic sience of poison*. 9th ed. New York: McGraw-Hill Education, 2019. 1639 p.

KRAMER, C. et al. Prediction of blood:air and fat:air partition coefficients of volatile organic compounds for the interpretation of data in breath gas analysis. *Kramer J. Breath Res*., v. 10, n. 1, 2016.

KRZYSZTOF, S.; von MACH-SZCZYPIŃSKI, J.; von MACH-SZCZYPIŃSKI J. Health effect of chronic exposure to carbon disulfide (CS_2) on women employed in viscose industry. *Medycyna Pracy*, v. 69, n. 3, p. 329-335, 2018.

KURANCHIEL, F.A. et al. Occupational exposure of benzene, toluene, ethylbenzene and xylene (BTEX) to pump attendants in Ghana: Implications for policy guidance. *Cogent Environ. Sci*., v. 5: 1603418, 2019.

LAW, R.M.; NGO, M.A.; MAIBACH, H.I. Twenty Clinically Pertinent Factors/Observations for Percutaneous Absorption in Humans. *Am. J. Clin. Derm*., v. 21, p. 85-92, 2020.

MARCHITTI, S. et al. Non – P450 aldehyde oxidizing enzymes: The aldehyde dehydrogenase superfamily. *Expert Opinion on Drug Metabolism & Toxicology*, v. 4, p. 697-720, 2008.

MUROV, S. Properties of Solvents Used in Organic Chemistry. Modesto Junior College, 2020 Disponível em: <http://murov.info/orgsolvents.htm>. Acesso em: 15 Jun. 2020.

NATIONAL CENTER FOR BIOTECHNOLOGY INFORMATION. *National Library of Medicine – PubChem*. Disponível em: https://pubchem.ncbi.nlm.nih.gov/.

NCDEQ – North Caroline Departament of Environmental Quality. Trichloroethylene (TCE) Inhalation Immediate *Action Levels and Response Guidance for Indoor Air Protective of Cardiac Developmental Defects*. 2018. Disponível em: <https://files.nc.gov/ncdeq/GenX/SAB/DEQ-TCE-IA-AL-Report-101518.pdf>. Acesso em: 31 Jul. 2020.

NETT, R.J. et al. Non-malignant respiratory disease among workers in industries using styrene – a review of the evidence. *Am. J. Ind. Med*., v. 60, p. 163-180, 2017.

NIAZ, K. et al. A review of environmental and occupational exposure to Xylene and its health concerns. *Excli. J*., v. 14, p. 1167-1186, 2015.

NIAZ, K. et al. Molecular mechanisms of action of styrene toxicity in blood plasma and liver. *Environ. Toxicol*., v. 32, n. 10, p. 2.256-2.260, 2017.

NIOSH – National Institute for Occupational Safety and Health – Organic Solvents. 2018. Disponivel em: <https://www.cdc.gov/niosh/topics/organsolv/>. Acesso em: 13 Jun. 2020.

OARS – Occupational Alliance for Risk Science – OARS WEEL Table, 2020. Disponível em: <https://www.tera.org/OARS/#committee>. Acesso em: 15 Jul. 2020.

OXI – Occidental Chemical Corporation. Safety Data Sheet: Methylene Chloride. 2019. Disponível em: <https://sds.oxy.com/private/document.aspx?prd=M47008~~PDF~~MTR~~ANSI~~EN~~2019-07-24%2011:14:21.000~~methylene%20chloride>. Acesso em 23 Jul. 2020.

PAULA, F.C.S. et al. Avaliação do ácido trans, trans-mucônico urinário como biomarcador de exposição ao benzeno. *Rev Saúde Pública*, v. 37, n. 6, p. 780-785, 2003.

PENA-PEREIRA, F.; TOBISZEWSKI, M. *The Application of Green Solvents in Separation Processes*. Elsevier Inc., 2017.

PINTO, J.R.M.; RIBEIRO, M.G.T.C.; MACHADO, A.A.S.C. O desafio na escolha dos solventes em síntese – o workup como exemplo. *Quim Nova*, v. 42, n. 8, p. 971-982, 2019.

RIO, E.D.; ROJO, R.; VILANOVA, E. Carbon Tetrachloride. *In*: Wexler, P.; Anderson, B.D. *Encyclopedia on Toxicology*, p. 687-690, 2014.

RUTCHIK, J.S. Organic Solvent Neurotoxicity Clinical Presentation. Medscape, 2018 Disponível em: <https://emedicine.medscape.com/article/1174981-clinical>. Acesso em 21 Jun. 2020.

SAINIO, M.A. Neurotoxicity of solvents. *In*: LOTTI, M.; BLEECKER, M.L. *Handbook of clinical neurology*. Amsterdam: Elsevier; v. 131, p. 93-110, 2015.

SALAMON, F. et al. Urinary levels of free 2,5-Hexanedione in Italian subjects non-occupationally exposed to n-Hexane. *App. Sci*., v. 9, n. 24, p. 5.277, 2019.

SEMPLE, S. Dermal exposure to chemicals in the workplace: Just how important is skin absorption? *Occup Environ Med*, v. 61, p. 376-382, 2004.

SNELLINGS, W.M. et al. Human health assessment for long-term oral ingestion of diethylene glycol. *Toxicol. Letters*, v. 15, p. 66-83, 2017.

TARCZYKOWSKA, A. Green solvents. *J. Educ. Health Sport*., v. 7, n. 9, p. 224-232, 2017.

TOBISZEWSKI, M. et al. A solvent selection guide based on chemometrics and multicriteria decision analysis. *Green Chem*., v. 17, p. 4.773-4.785, 2015.

van VALEN, E. et al. Chronic solvent-induced encephalopathy: course and prognostic factors of neuropsychological functioning. *Int. Arck Occup Environ Health*, v. 91, n. 7, p. 843-858, 2018.

VULIMIRI, S.V. et al. Chapter 21 – Reproductive and developmental toxicity of solventes and gases. *In*: GUPTA, R.C. (editor). *Reproductive and Developmental Toxicology* 2nd ed. Elsevier: London. p. 1446, 2017.

WANG, C.; CHEN, S.; WANG Z. Electrophysiological Follow-Up of Patients with Chronic Peripheral Neuropathy Induced by Occupational Intoxication with *n*-Hexane. *Cell Biochem Biophys*., v. 70, n. 1, p. 579-585, 2014.

YANG. Y.; BAI, P.; GUO, X. Separation of Xylene Isomers: A Review of Recent Advances in Materials. *Ind. Eng. Chem. Res*., v. 56, p. 14.725-14.753, 2017.

27

Praguicidas*

Herling Gregório Aguilar Alonzo
Cristiana Leslie Corrêa

CONTEÚDO DESTE CAPÍTULO

* Colaborador na 1ª edição: Lourival Larini.

INTRODUÇÃO

Os praguicidas, segundo a Organização para Agricultura e Alimentação das Nações Unidas (FAO, do inglês *Food and Agriculture Organization*), são produtos químicos ou quaisquer substâncias, ou mistura de substâncias, destinados à prevenção, à destruição ou ao controle de qualquer praga, incluindo os vetores de doenças humanas ou de animais, que causam prejuízo ou interferem de qualquer outra maneira na produção, na elaboração, na armazenagem, no transporte ou na comercialização de alimentos, para os homens ou os animais, de produtos agrícolas e da madeira, ou que podem ser administrados aos animais para combater insetos, aracnídeos ou outras pragas dentro ou sobre seus corpos.

Esse termo inclui também as substâncias destinadas a regular o crescimento das plantas, desfolhantes, dessecantes, agentes para reduzir a densidade ou evitar a queda prematura dos frutos, e aquelas substâncias aplicadas nas culturas, antes ou após a colheita, para proteger o produto durante o depósito ou o transporte. São usados, sobretudo na agricultura, para combater pragas, ervas daninhas ou doenças nas plantas e como agentes de controle de vetores nos programas de saúde pública e, em menor quantidade, na pecuária e na silvicultura.

Definição semelhante à da FAO é usada na legislação brasileira, para agrotóxico, que substituiu o termo defensivo agrícola, para denominar os venenos agrícolas, colocando em evidência a toxicidade desses produtos ao meio ambiente e à saúde humana. Essa definição exclui os fertilizantes e os produtos químicos administrados a animais para estimular o crescimento ou modificar o comportamento reprodutivo.

Existem diferentes classes de praguicidas, baseadas no tipo de praga a ser controlada e na sua estrutura química, que incluem, entre outros: inseticidas (organoclorados, organofosforados, carbamatos, piretroides, neonicotinoides); herbicidas (cloroacetanilidas, ácidos ariloxialcanoicos, triazinas, ureia e glicina substituída); e fungicidas (triazol, ditiocarbamatos, benzimidazol, dicarboximidas). A classificação completa pode ser encontrada no *Compendium of Pesticide Common Names – Pesticide Classification*.

Quanto à toxicidade para a saúde humana, a classificação toxicológica vigente no Brasil considera os dados de toxicidade aguda pelas vias oral, dérmica e inalatória (com base na DL/CL 50). Dessa maneira, foram definidas 5 categorias, mais uma "não classificado", com a respectiva faixa colorida na embalagem, a saber:

- **Categoria 1.** Produto Extremamente Tóxico – Faixa Vermelha;
- **Categoria 2.** Produto Altamente Tóxico – Faixa Vermelha;
- **Categoria 3.** Produto Moderadamente Tóxico – Faixa Amarela;
- **Categoria 4.** Produto Pouco Tóxico – Faixa Azul;
- **Categoria 5.** Produto Improvável de Causar Dano Agudo – Faixa Azul; e
- Produto Não Classificado – Faixa Verde.

Além disso, a classificação toxicológica de uma formulação deverá ser precedida pela avaliação toxicológica do ingrediente ativo, que analisará os potenciais carcinogênico, mutagênico, de toxicidade para a reprodução e para o desenvolvimento neurotóxico e de desregulação endócrina, sendo grande parte deles impeditiva de registro, caso seja confirmado o potencial.

A Agência de Proteção Ambiental dos Estados Unidos (EPA, do inglês *Environmental Protection Agency*) também agrupa os praguicidas em diferentes categorias: químicos (organofosforados, carbamatos, organoclorados, piretroides etc.); biológicos (microbianos – bactérias, protetores incorporados nas plantas por engenharia genética, bioquímicos – feromônios); e instrumentos/dispositivos para controle de pragas.

Por se tratar de substâncias químicas amplamente utilizadas no mundo e pelo fato de serem responsáveis por inúmeros casos de intoxicações e danos ambientais, os praguicidas constituem um importante tópico de estudo dentro da Toxicologia. No Brasil, as intoxicações por praguicidas ocupam a terceira posição entre os agentes causais. Entre 2007 e 2017, o Sistema Nacional de Agravos de Notificação (Sinan) registrou 102.379 casos, 56% deles como tentativas de suicídio, destas 61% com raticidas, que incluem o "chumbinho" (principalmente aldicarbe); seguidas dos acidentes com 27,6%; e finalmente, 16% por outras causas, que incluem, uso habitual, ambiental, violências, entre outras. A exposição no trabalho aparece em 20% do total de casos, ocorrida, principalmente, em acidentes, uso habitual e ambiental, envolvendo praguicidas de uso agrícola, com 85% dos casos.

INSETICIDAS INIBIDORES DA COLINESTERASE

As propriedades inseticidas dos organofosforados foram descobertas em 1937 por Shrader, que, em 1941, desenvolveu o inseticida sistêmico OMPA (Shadran) e, em 1944, o primeiro praguicida organofosforado a ser comercializado, cujo princípio ativo era o tetraetilpirofosfato (TEPP). Posteriormente, foram sintetizados compostos com maior estabilidade, como o paration e o paraoxon, e de menor toxicidade, entre eles o fention, o clortion e o malation. Na década de 1950, foram sintetizados os compostos heterocíclicos, aromáticos e naftilcarbamatos, com potente ação anticolinesterase e maior seletividade contra os insetos. Entre eles, encontramos o 1-naftil N-metil carbamato (carbaril) e o propoxifenil N-metil carbamato.

Os compostos organofosforados e os carbamatos são largamente utilizados no controle e no combate a pragas, principalmente como inseticidas (agrícola, doméstico e veterinário) e como acaricidas, nematicidas, fungicidas e herbicidas, no controle de parasitas em fruticultura, horticultura, cultura do algodão, cereais, sementes e plantas ornamentais.

Atualmente, existem no mercado cerca de 15 princípios ativos de organofosforados, em 86 formulações, e 7 princípios ativos de carbamatos, em 56 formulações. A listagem dos praguicidas utilizados no Brasil por monografias, princípio ativo e nomes comerciais está disponível nos sites da Agência Nacional de Vigilância Sanitária (Anvisa) e do Ministério da Agricultura, Pecuária e Abastecimento (MAPA).

Classificação e propriedades físico-químicas

Os inseticidas organofosforados são ésteres amido ou tiol-derivados dos ácidos fosfórico, fosfônico (fosforoso), fosforotioico e fosfonotioico e podem ser representados pela fórmula geral apresentada na Figura 27.1. São rapidamente hidrolisados, tanto no meio ambiente como nos meios biológicos, e altamente lipossolúveis, com alto coeficiente de partição óleo/água.

O grupo dos carbamatos é formado por derivados do ácido N-metilcarbâmico e dos ácidos tiocarbamatos e ditiocarbamatos. Como estes últimos não são inibidores das colinesterases, têm usos e toxicidade diferentes e, por isso, são discutidos a parte. Entre os derivados do ácido N-metilcarbâmico, estão os N-substituídos ou metilcarbamatos (carbaril); carbamatos fenil-substituídos (propoxur); e os carbamatos cíclicos (carbofurano). São utilizados como inseticidas e nematicidas (agrícola e doméstico).

Os carbamatos têm baixa pressão de vapor e pouca solubilidade em água, são moderadamente solúveis em benzeno e tolueno, e altamente solúveis em metanol e acetona.

Toxicocinética

Os praguicidas organofosforados e os carbamatos são absorvidos através da pele, pelos tratos respiratório e gastrointestinal, processo muitas vezes favorecido pelos solventes presentes na formulação. Durante os processos industriais de fabricação, na formulação, na aplicação agropecuária ou no controle de vetores em saúde pública as principais vias de exposição são a respiratória e a cutânea. A absorção cutânea é maior em temperaturas elevadas ou quando existem lesões na pele. Há diferentes taxas de absorção entre os vários tipos de compostos, mas todos podem resultar em quadros de intoxicação, especialmente entre trabalhadores.

Nos casos de ingestão voluntária (tentativas de suicídio) e involuntária (acidentes, geralmente com crianças, contaminação de alimentos e/ou água e homicídios) o principal local de absorção é o trato digestivo. No caso dos trabalhadores a absorção por esta via ocorre em ambientes de trabalho com higiene precária ou quando os trabalhadores fumam, bebem ou se alimentam em áreas contaminadas.

Depois de absorvidos, os organofosforados e seus produtos de biotransformação são rapidamente distribuídos por todos os tecidos. Os carbamatos são rapidamente distribuídos no organismo, e suas concentrações tendem a ser maiores nos órgãos e tecidos envolvidos na biotransformação dos xenobióticos. Não existem evidências de bioacumulação.

Os compostos sofrem biotransformação, principalmente no fígado, formando produtos menos tóxicos e mais polares, eliminados facilmente do organismo. Os organofosforados são objeto de várias vias metabólicas mediadas por diversas enzimas, em diferentes pontos da molécula. Assim, com os organofosforados ou seus metabólitos, ocorrem reações de oxidação, redução, hidrólise e conjugação. Somente uma reação, a dessulfuração oxidativa mediada pelo citocromo P-450, ou seja, a oxidação de P=S (formas tions) para P=O (formas oxons) resulta na formação de metabólitos com maior toxicidade para insetos e mamíferos. Esses análogos oxidados podem ser rapidamente hidrolisados por hidrolases encontradas nos tecidos dos mamíferos. Os insetos são mais sensíveis a esses agentes porque frequentemente apresentam deficiência dessas enzimas.

Também ocorrem reações de dealquilação e dearilação oxidativa envolvendo a coenzima NADPH, o sistema citocromo P-450 e o sistema de regeneração-NADPH como provedores de elétrons e oxigênio para produzir metabólitos polares.

A hidrólise dos ésteres do ácido fosfórico e do fosforotioico ocorre por meio de várias hidrolases teciduais (carboxiesterases não específicas, arilesterases, fosforilfosfatases, fosfotriesterases e carboxiamidas) amplamente encontradas nos reinos animal e vegetal, sendo a atividade altamente dependente do tipo de radical. O exemplo disso é a reação que ocorre com o malation: quando uma enzima do grupo carboxilesterase hidrolisa 1 dos 2 grupos carboxílico-éster-etilado, gera o malation ou o malaoxon alfa-monoácidos, que são biologicamente inativos.

Da mesma maneira, os ésteres carbâmicos podem reagir em vários pontos da molécula, dependendo do tipo de radical acoplado na estrutura básica. Além da hidrólise do grupo éster-carbâmico – espontânea ou pelas carboxilesterases teciduais –, com liberação de fenol substituído, de dióxido de carbono e de metilamina, acontecem várias outras reações de oxidação e redução envolvendo o citocromo P-450.

A eliminação desses compostos ocorre principalmente pela urina e pelas fezes, sendo que 80% a 90% da dose absorvida são eliminados em 48 horas. Uma pequena proporção dessas substâncias e de suas formas ativas (oxons) é eliminada, sem modificação, na urina.

A meia-vida desses praguicidas, após administração única, varia de minutos a poucas horas, dependendo do composto e da via de entrada.

Inseticidas organofosforados

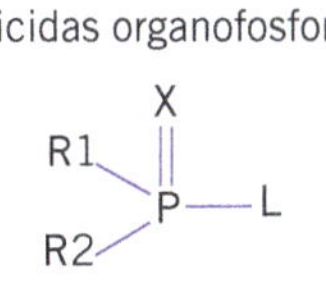

X – Oxigênio (O) ou enxofre (S)

R1 e R2 – Substituintes químicos menos reativos

L – Substituinte químico mais reativo

Inseticidas carbamatos

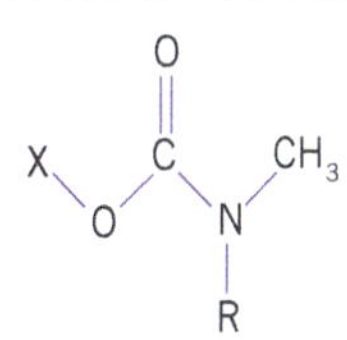

X – Substituinte químico mais reativo (oxima, grupamento aromático)

R – Substituinte químico menos reativo (H, CH_3)

Figura 27.1 Estrutura geral dos inseticidas organofosforados e carbamatos.

Toxicodinâmica

Os organofosforados e os carbamatos exercem sua ação principalmente por meio da inibição enzimática, o que determina a sua toxicidade. Entre as enzimas, as esterases e, mais especificamente, a acetilcolinesterase, são o principal alvo da toxicidade. A acetilcolinesterase é responsável pela hidrólise da acetilcolina, portanto sua inibição resulta no acúmulo de acetilcolina nas terminações nervosas.

A acetilcolina é o mediador químico necessário para a transmissão do impulso nervoso em todas as fibras pré-ganglionares do sistema nervoso autônomo, em todas as fibras parassimpáticas pós-ganglionares e em algumas fibras simpáticas pós-ganglionares; além disso, é o transmissor neuro-humoral do nervo motor do músculo estriado (placa mioneural) e de algumas sinapses interneuronais no sistema nervoso central (SNC). A transmissão do impulso nervoso requer que a acetilcolina seja liberada no espaço intersináptico ou entre a fibra nervosa e a célula efetora. Depois, a acetilcolina se liga a um receptor colinérgico, gerando, dessa maneira, um potencial pós-sináptico e a propagação do impulso nervoso. A acetilcolina é imediatamente liberada e hidrolisada pela acetilcolinesterase.

A colinesterase reage através do sítio aniônico, do sítio esteárico e pela força de van der Waals com a acetilcolina dando lugar ao complexo enzima-substrato; em seguida, é liberada a colina, mas a enzima fica acetilada. A enzima acetilada reage com água para recuperar a enzima e libera ácido acético.

As colinesterases pertencem ao grupo das enzimas B-esterases que reagem com os compostos organofosforados, ficando firmemente e, em alguns casos, irreversivelmente fosforiladas e, portanto, inibidas nesse processo. As 2 enzimas descritas são:

- a acetilcolinesterase (AChE), também conhecida como colinesterase verdadeira, colinesterase específica, acetilidrolase, colinesterase eritrocitária etc., é encontrada no tecido nervoso, na junção neuromuscular e nos glóbulos vermelhos, sendo sintetizada na eritropoiese, com renovação de 90 a 120 dias. Sua função nos glóbulos vermelhos é ainda desconhecida;
- a butirilcolinesterase (Bu-ChE), chamada pseudocolinesterase, colinesterase inespecífica, colinesterase plasmática ou sérica, acilcolina, acilidrolase etc., tem a capacidade de hidrolisar uma grande variedade de ésteres, incluindo a acetilcolina. Está localizada principalmente no plasma, no fígado, no pâncreas, na mucosa intestinal e na substância branca do SNC. É sintetizada no fígado, com renovação de 30 a 60 dias.

A acetilcolinesterase tem 2 sítios ativos: um aniônico; e outro esterásico. Os organofosforados se unem somente no sítio esterásico, onde o fósforo forma uma união covalente e estável, dando lugar ao ácido éster-fosfórico (enzima fosforilada). Na presença de alguns inibidores, esse ácido é hidrolisado lentamente, levando dias ou semanas, e, com outros compostos, a reação de esterificação é virtualmente irreversível, podendo durar meses, sendo determinada pelo tempo requerido para a síntese de novas moléculas de acetilcolinesterase.

Quando há inibição prolongada, ocorrem alterações nos grupos básicos, e a enzima fosforilada não pode ser recuperada com a ajuda de reativadores. Esse fenômeno de desnaturação da enzima é conhecido como envelhecimento.

Os carbamatos reagem com e são hidrolisados pelas esterases. Existe inibição da enzima acetilcolinesterase, mas a reativação é rápida e espontânea. Esse processo ocorre primeiramente formando um complexo reversível carbamato-acetilcolinesterase, seguido da reação de carbamilação irreversível da enzima, e, finalmente, a descarbamilação, por hidrólise, sendo liberada a acetilcolinesterase original e o carbamato fica dividido e sem atividade anticolinesterase.

Alguns compostos têm a capacidade de reativar a enzima fosforilada porque podem exercer uma atração nucleofílica, para o centro ativo da enzima, maior do que a dos organofosforados. Essas substâncias possuem na estrutura um grupo amônia-quaternário e um ácido nucleofílico (ácidos, hidroximas, oximas e compostos semelhantes). A reativação é uma reação de equilíbrio, na qual a oxima reage com a enzima fosforilada ou com o organofosforado livre, tendo como produto uma oxima fosforilada que, na presença de água, degrada-se rapidamente.

Alguns praguicidas organofosforados podem ocasionar o desenvolvimento de uma neuropatia tardia, independentemente da inibição da acetilcolinesterase. Trata-se da fosforilação de uma esterase específica do tecido nervoso denominada esterase-alvo neuropática (NTE, do inglês *Neuropathy Target Esterase*). Após essa fosforilação, há um segundo passo, que é a transformação do alvo fosforilado em uma forma envelhecida, resultado da liberação de um grupo ligado ao fósforo, sendo que um grupo fosforil, com carga negativa, permanece unido à proteína.

A reação de envelhecimento é tempo-dependente e ocorre somente com certos organofosforados dos grupos dos fosfatos, dos fosfonatos e dos fosforamidatos.

Embora a função bioquímica da NTE seja de uma fosfolipase/lisofosfolipase, ainda não foram claramente definidas sua fisiologia e fisiopatologia. No homem, está presente no tecido nervoso, no fígado, no tecido linfático, nos linfócitos e nas plaquetas.

A maioria dos organofosforados não é teratogênica em animais, porém alguns são associados ao baixo peso e/ou à mortalidade neonatal elevada. Também, a grande maioria dos organofosforados utilizados não apresenta potencial carcinogênico.

Quadro clínico

Os sintomas podem aparecer em poucos minutos ou até 12 horas depois da exposição dependendo do agente químico, da via e do grau de absorção. Existem casos descritos de início mais demorado (24 até 48 horas) e/ou recaídas. A ingestão ou inalação conduzem a um início mais rápido de efeitos clínicos em comparação à exposição cutânea. A intensidade dos sintomas depende da toxicidade, da quantidade, da taxa de absorção, da taxa de biotransformação e de exposições prévias a inibidores da colinesterase. Os sinais e sintomas são característicos: inicialmente, há estimulação da transmissão colinérgica; seguida da depressão da transmissão; e finalmente paralisia das sinapses nervosas nas terminações motoras.

Os sinais e os sintomas que resultam do acúmulo de acetilcolina nas terminações nervosas, decorrente da inibição da acetilcolinesterase, compõem a *síndrome colinérgica*, constituída por efeitos muscarínicos, nicotínicos e do SNC. As primeiras manifestações geralmente são muscarínicas. É comum encontrar miose intensa (pupila puntiforme ou cabeça de alfinete) e sinal muscarínico que é típico e ajuda no diagnóstico. Todavia, nem sempre ela está presente, as pupilas podem estar normais, dilatadas ou anisocóricas. A midríase (pupilas dilatadas) pode ser encontrada em pacientes com intoxicação severa e/ou de longa evolução. Também ocorrem o lacrimejamento, a visão turva e a fotofobia. As 2 últimas podem persistir durante vários meses.

Na exposição inalatória leve a vapores de organofosforados ou carbamatos, os sintomas aparecem rapidamente, inicialmente rinorreia e salivação excessiva, com irritação das membranas mucosas respiratórias superiores e broncoespasmo, seguidos de sintomas sistêmicos, se houver exposição a concentrações importantes.

Nos casos de intoxicações moderadas e graves, ocorrem, no trato respiratório, aumento das secreções bronquiais, laringoespasmo, broncoespasmo, opressão torácica e dispneia. Também, nos casos graves, são observados taquipneia, falha respiratória e edema pulmonar não cardiogênico. A causa principal de morte na intoxicação aguda por organofosforados é a insuficiência respiratória aguda, em função de uma ou da combinação das seguintes situações: depressão do SNC; paralisia respiratória; broncoespasmo; síndrome da angústia respiratória aguda (SARA); ou aumento de secreções bronquiais. Além disso, deve ser considerada a pneumonite química, que pode ocorrer pelo hidrocarboneto usado como veículo.

Nos casos de intoxicação moderada e grave, no sistema cardiovascular ocorrem bradicardia e hipotensão ou taquicardia e hipertensão dependendo do tempo de evolução. Outros efeitos menos comuns associados com a intoxicação são as arritmias e as alterações no eletrocardiograma (ECG), que incluem: bradicardia ou taquicardia sinusal; atraso na condução atrioventricular e/ou intraventricular; ritmo idioventricular; extrassístole ventricular multiforme prematura; taquicardia ou fibrilação ventricular; *torsades de pointes*; prolongamento dos intervalos PR, QRS e/ou QT; e mudanças na onda ST-T. As complicações cardíacas e a morte súbita podem acontecer depois do controle do quadro clínico inicial.

Os efeitos muscarínicos mais frequentes no trato gastrointestinal são náuseas, vômitos, cólicas abdominais e diarreia. A incontinência fecal ocorre nos casos graves. Além disso, foram descritos pancreatite hemorrágica aguda e íleo por intoxicação com organofosforados e carbamatos.

No trato genitourinário, na maioria dos casos de intoxicação, existe aumento da frequência urinária e/ou incontinência. Em alguns casos de intoxicação com certos organofosforados, é possível a associação com a nefropatia de complexos imunes, insuficiência renal, proteinúria e cristalúria.

Em vários casos de intoxicação grave, foi registrada a acidose metabólica. Ocorrem também alterações do tempo de protrombina (diminuído ou aumentado) e aumento ou diminuição dos fatores de coagulação, mas raramente têm importância clínica.

Na pele e nos fâneros ocorrem sudorese e palidez cutânea. Também foram descritas sensibilização e reações de hipersensibilidade, como urticária, angioedema e eritema, depois da exposição principalmente ao malation.

No sistema endócrino, foi registrada a hiperglicemia em casos graves de crianças intoxicadas com organofosforados e carbamatos, que pode ser resultado da pancreatite aguda. Também pode ser observada a hipoglicemia.

As manifestações iniciais de intoxicação, relacionadas com o SNC, incluem cefaleia, tonturas, desconforto, agitação, ansiedade, tremores, dificuldade para se concentrar e visão turva. Podem ser seguidos de torpor, ataxia, vertigem, confusão mental e dificuldade para se sentar ou parar. Além disso, podem aparecer fraqueza muscular, fadiga, fasciculações, câimbras, reflexos tendinosos profundos fracos ou ausentes, coma, hipotermia e depressão do centro respiratório, comuns nos casos de exposição moderada e grave, particularmente nas crianças. A depressão do SNC e as convulsões são mais frequentes em crianças do que em adultos.

A *síndrome intermediária* é caracterizada pelo aparecimento de fraqueza muscular proximal e de paralisia dos nervos cranianos, sem alterações sensitivas, que ocorrem de 12 horas a 7 dias depois da exposição, em alguns casos logo após a resolução dos sintomas muscarínicos iniciais ou, em outros, concomitante aos sinais muscarínicos e antes da aparição da polineuropatia tardia. A síndrome foi descrita por exposição a compostos dimetil, como fention, dimetoato, monocrotofós, metamidofós, diazinon (composto dietil), triclorfon, malation, sumition e metil paration, entre outros.

O quadro clínico inclui dificuldade para respirar, movimentar o pescoço e levantar a cabeça, oftalmoparesia, movimentos oculares lentos, fraqueza dos músculos da face, dificuldade para deglutir, fraqueza nas extremidades (principalmente proximal), arreflexia, paralisia da musculatura respiratória e morte. Esse quadro não responde ao tratamento com atropina e pralidoxima, fato que pode ser atribuído ao excesso persistente de acetilcolina nos receptores nicotínicos. O mecanismo definitivo é desconhecido, mas a miopatia necrosante observada em alguns casos pode estar envolvida na patogênese.

A *polineuropatia tardia* é uma manifestação rara, mas sua incidência pode estar sendo subestimada. Os organofosforados associados com a polineuropatia tardia em humanos são: clorofos, clorpirifos, diclorvos, dipterex, EPN (fosfonotioato), fention, isofenfos, leptofos, malation, mecarbam, merfos, metamidofós, mipafox, triclorofon, tricloronato, TOCP (triortocresil fosfato). Entre os carbamatos: carbaril, carbofurano e m-tolilmetilcarbamato.

A maioria dos casos foi registrada em adultos, embora tenha sido descrito o caso de 1 criança. Essa neuropatia é simétrica, sensitivo-motora distal e geralmente aparece de 6 a 21 dias depois da exposição por qualquer via, envolvendo as extremidades inferiores e eventualmente as superiores. Inicia-se com dores musculares, fraqueza distal progressiva, ataxia e diminuição dos reflexos tendinosos, seguidos de paralisia flácida, espasticidade e quadriplegia. Também pode haver perda da sensibilidade, sensação de queimação e formigamento. Os casos graves podem progredir para paralisia completa, problemas respiratórios e morte. O quadro patológico é típico de uma axonopatia distal com degeneração nervosa proximal progressiva. A recuperação pode ser lenta (semanas a meses) e incompleta.

Na evolução da intoxicação aguda por organofosforados, foram apontadas algumas manifestações tardias, meses depois da intoxicação aguda ou por exposições repetidas, caracterizadas por cefaleia persistente, perda da memória, confusão, fadiga e alterações psiquiátricas e neuropsicológicas, que compõem a síndrome denominada "transtorno neuropsiquiátrico crônico por organofosforados".

Outros sintomas decorrentes da exposição em longo prazo a organofosforados incluem cefaleia, fraqueza, sensação de peso na cabeça, diminuição da memória, alerta e atenção, alterações do sono, irritabilidade e perda do apetite. Além disso, alterações psíquicas, nistagmo, tremores nas mãos e outros distúrbios neurológicos, como neurites, paresia e paralisia, também têm sido descritos.

Tratamento

O tratamento das intoxicações agudas por organofosforados e carbamatos pode ser dividido em medidas de ordem geral e medidas específicas, que, segundo a gravidade do caso, deverão ser realizadas ao mesmo tempo.

Medidas de ordem geral Como primeira medida nos casos graves, deve-se desobstruir e aspirar as secreções, manter as funções respiratória e cardiovascular. Uma boa oxigenação é fundamental para evitar convulsões e atingir a atropinização. É necessária a proteção da via respiratória e, nos pacientes torporosos ou em coma, deve-se realizar a intubação orotraqueal e a ventilação mecânica sempre que necessária.

Antes de qualquer manobra de descontaminação é obrigatório controlar as convulsões, inicialmente usando diazepam. Não se deve provocar êmese, em função da evolução do quadro clínico, da toxicidade dos compostos e porque esses praguicidas frequentemente são formulados com solventes orgânicos, cujos vapores, ao serem inalados e/ou aspirados, podem ocasionar desenvolvimento de pneumonite química. Pode ser considerado o uso da lavagem gástrica somente nos casos de ingestão de dose potencialmente letal de praguicidas em que a exposição tenha ocorrido 60 minutos (até 1 hora) antes do atendimento, desde que eles não tenham sido diluídos em solventes orgânicos e corrosivos. Caso considere a realização da lavagem gástrica, avalie as contraindicações, os potenciais benefícios e riscos da técnica e priorize o suporte vital e o tratamento específico. Deve-se proteger a via aérea do paciente e o procedimento deve ser realizado em pacientes conscientes e que consentem a sua realização. Pode-se administrar carvão ativado em pessoas que ingeriram uma grande quantidade de praguicidas altamente tóxicos, que são adsorvidos (vide bula do produto) pelo carvão ativado e que forem atendidas nos primeiros 60 minutos após a exposição.

Nos casos de exposição ocular, respiratória e cutânea, depois das medidas de emergência e da descontaminação, e segundo o quadro clínico, deve-se efetivar os procedimentos específicos e o tratamento sintomático apresentado a seguir.

Medidas específicas A atropinização é feita imediatamente após o diagnóstico clínico da síndrome colinérgica relacionada à intoxicação por organofosforados ou carbamatos, para reverter os efeitos muscarínicos da intoxicação, simultaneamente com as medidas de descontaminação e de ordem geral. A atropina é um fármaco de ação anticolinérgica (compete pelos mesmos sítios da acetilcolina), de efeito antimuscarínico e atua no tratamento sintomático da intoxicação por praguicidas inibidores da colinesterase. A atropina não reverte os efeitos nicotínicos, por isso deve ser administrada somente nos quadros em que os sintomas muscarínicos são evidentes. Tem papel fundamental no controle imediato do paciente intoxicado, principalmente no que tange ao suporte cardiorrespiratório. Os pacientes intoxicados são, em geral, tolerantes aos efeitos da atropina.

A dose total varia de caso para caso e sempre deve ser estabelecida de acordo com a necessidade de cada paciente. Inicialmente, a dose é de 0,6 mg a 3 mg (0,03 a 0,06 mg/kg para criança), aplicada via intravenosa, a cada 5 ou 10 minutos e, em alguns casos, pode-se optar por administração contínua em bomba de infusão, até conseguir manter a atropinização, indicada pela desaparição dos estertores e quando a maioria das secreções secar. Estes são considerados os melhores critérios de avaliação, em vez da frequência cardíaca e do tamanho das pupilas, pois a taquicardia e a midríase podem ser sinais nicotínicos em intoxicados graves. Se os sintomas colinérgicos reaparecerem a qualquer momento, recomeçar as doses em bolus até o paciente estar atropinizado novamente e aumentar a taxa de infusão em 20% por hora.

Uma vez alcançada a atropinização e/ou a estabilização do paciente, as doses serão ajustadas lentamente (dose menor/intervalo de tempo maior) para evitar o efeito rebote dos sintomas, e a medicação deverá ser mantida pelo menos até 24 horas, após completa resolução dos sintomas.

As oximas como antídoto complementar para o tratamento de intoxicação aguda com organofosforados têm sido utilizadas em decorrência de seu papel na reativação da acetilcolinesterase fosforilada, liberando-a para a sua função normal. A pralidoxima é a oxima disponível no Brasil. Entretanto, o Ministério da Saúde não recomenda seu uso porque ensaios clínicos randomizados com diferentes doses e tipos de organofosforados não mostraram benefícios da intervenção na redução da mortalidade, necessidade de ventilação mecânica ou síndrome intermediaria. É importante destacar, que as oximas não interagem com a acetilcolinesterase carbamilada da mesma maneira que com a acetilcolinesterase fosforilada, e são contraindicadas nos casos de intoxicação por carbamatos.

Na intoxicação por organofosforados e carbamatos, estão contraindicados: morfina, succinilcolina, suxametônio e demais relaxantes musculares despolarizantes, teofilina, fenotiazinas e reserpina.

A alta hospitalar é indicada quando o paciente persiste assintomático pelo menos por 24 horas depois da última dose de atropina e as colinesterases estão em elevação, ou quando existe resolução das manifestações tardias, de outras patologias e/ou complicações, segundo critério do médico responsável. Vale salientar que a primeira consulta ambulatorial deve acontecer em no máximo 10 dias, especialmente nos casos em que a intoxicação ocorreu com produtos associados com a polineuropatia tardia.

No ambulatório, além de avaliação clínica periódica (inicialmente a cada 1 ou 2 semanas) e determinações das colinesterases, o paciente deverá ficar afastado do contato com inibidores da colinesterase até que a atividade da enzima alcance um patamar estável e as várias determinações não apresentem diferenças maiores que 10%. As colinesterases voltam aos níveis basais em períodos diferentes. A acetilcolinesterase eritrocitária recupera-se em 90 a 120 dias. Em pacientes que não receberam tratamento, essa enzima aumenta em torno de 1% por dia. A colinesterase plasmática volta aos níveis basais em 4 a 6 semanas. É recomendável que esse acompanhamento seja realizado durante 3 ou 4 meses.

PIRETRINAS E PIRETROIDES

Os piretroides são um grupo de inseticidas sintéticos introduzido no mercado na década de 1970, que surgiu de outra classe de praguicidas, as piretrinas naturais ou piretrum (mistura de 6 ésteres: piretrinas I e II, cinerinas I e II, e jasmolinas I e II), inseticidas extraídos das flores de crisântemo (*Tanacetum cinerariaefolium*), após modificações feitas para melhorar sua estabilidade no ambiente. Atualmente, são utilizados na agricultura, na pecuária, nos domicílios, nas campanhas de saúde pública e no tratamento de ectoparasitoses, inclusive em seres humanos.

Os piretroides, de acordo com sua estrutura química, são divididos em 2 tipos: Tipo I, aqueles que não têm um ciano substituto na posição alfa; e Tipo II, os que têm um ciano substituto na posição alfa.

Toxicocinética

Tanto as piretrinas quanto os piretroides são prontamente absorvidos via oral e, em pequena quantidade, via dérmica. No homem, a biodisponibilidade cutânea dos piretroides é de 1% contra 36% na absorção gástrica. De modo geral, a taxa de absorção desses compostos é aumentada pelos solventes orgânicos presentes nas formulações comerciais.

Após a absorção, distribuem-se rapidamente no organismo. A alta lipossolubilidade e a presença de uma glicoproteína transportadora favorecem a entrada dos piretroides no cérebro.

Estudos sobre biotransformação demonstraram que as piretrinas sofrem, principalmente, reações de oxidação, e os piretroides, de hidrólise. Essas reações acontecem tanto no fígado como no plasma e são seguidas por hidroxilação e conjugação com sulfatos, ácido glicurônico, aminoácidos e conjugação lipofílica com colesterol, bile e triglicérides. A presença de um grupo alfa-ciano nos piretroides tipo II diminui a taxa de hidrólise e de oxidação.

A maioria dos produtos de biotransformação dos piretroides é rapidamente excretada pelos rins.

Toxicodinâmica

As piretrinas e os piretroides são tóxicos seletivos e potentes do canal de sódio. É reconhecida a ação rápida das piretrinas e seus derivados, induzindo uma paralisia temporária (*knockdown*) principalmente nos insetos voadores. Os piretroides prolongam a corrente de sódio durante o potencial de ação. O tempo médio de abertura do canal de sódio fica aumentado, a amplitude e a duração dos potenciais de ação são pouco afetados, porém há um fluxo de inativação anormal. Em suma, são neurotóxicos para insetos e mamíferos. Os mecanismos de ação propostos para os dois tipos de piretroides são:

- **tipo I.** Afetam os canais de sódio em membranas de células nervosas, causando descargas neuronais repetidas e um período maior de repolarização;
- **tipo II.** Produzem maior atraso na inativação do canal de sódio, ocasionando uma persistente despolarização da membrana, sem descargas repetitivas.

A interação com os canais de sódio não é o único mecanismo de ação proposto para os piretroides. Outros mecanismos são: antagonismo ao ácido gama-aminobutírico (GABA); estimulação dos canais de cloro modulados pela proteína-quinase C; modulação da transmissão colinérgica nicotínica; aumento da liberação de noradrenalina; e ações no íon cálcio.

Quadro clínico

Para a maioria dos piretroides, os quadros de toxicidade aguda são leves a moderados em decorrência da absorção deficiente por algumas vias e da rápida biotransformação. Os sinais e os sintomas ocasionados por intoxicação aguda pelos vários tipos de piretrinas e piretroides são bastante similares e cujo início depende da via e da dose. As manifestações mais comuns na exposição dérmica são: eritema; vesículas, parestesias e sensação de queimação; e prurido nas áreas atingidas, principalmente na pele do rosto, do pescoço, do antebraço e das mãos. Esses sintomas pioram com o suor ou água morna. Após a inalação, os achados clínicos mais comuns são coriza, congestão nasal e sensação de "garganta arranhada", tosse e falta de ar. Também, cefaleia, tontura, zumbido, náuseas, dormência membros superiores e inferiores, pneumonia eosinofílica aguda, convulsões e anafilaxia.

Pessoas sensíveis podem apresentar quadro de hipersensibilidade (cutânea e/ou respiratória) logo após adentrarem locais onde foram feitas aplicações. As reações de hipersensibilidade incluem espirros, respiração ofegante, broncoespasmo, rinite, sinusite, faringite, bronquite e pneumonite. A intensidade geralmente é de leve a moderada, porém podem existir quadros graves.

Nas intoxicações pela via digestiva, geralmente mais graves, ocorrem sialorreia, dor epigástrica, náuseas e vômitos, que se iniciam em um período de 10 a 60 minutos após a ingestão. Os sintomas sistêmicos mais importantes são sonolência, cefaleia, anorexia, fadiga e fraqueza. Fasciculações musculares intensas nas extremidades e alterações do nível de consciência, que variam de sonolência a torpor e coma, são observados nos casos mais graves. Pacientes que ingeriram entre 200 mL e 500 mL evoluíram para coma em um período de 15 a 20 minutos. Podem ocorrer convulsões tônico-clônicas, variando na frequência durante vários dias ou semanas.

A presença de determinados solventes na formulação, como é o caso de etilenoglicol e hidrocarbonetos alifáticos e aromáticos, pode agravar os quadros de intoxicação com esses produtos. Por exemplo, quadros de pneumonite podem advir da inalação e/ou aspiração dos solventes orgânicos presentes na formulação. Juntamente com alguns adjuvantes, alguns solventes têm um potencial tóxico mais grave do que o inseticida em si. Isto deve ser considerado nos diagnósticos e condutas terapêuticas.

Na exposição de longo prazo, casos de sensibilização cutânea e respiratória têm sido descritos. Além disso, nos últimos

15 anos vêm sendo levantado o potencial de efeitos neurotóxicos, reprodução, diabetes e risco aumentado para câncer de próstata, mas são necessários mais estudos em grupos expostos em longo prazo.

Tratamento

Não há antídoto específico. Pacientes assintomáticos devem ser observados no mínimo durante 6 horas após a exposição. A primeira medida essencial é manter as funções vitais e o controle das convulsões com diazepam. Para o contato dérmico, deve-se lavar o local com água fria e sabonete. Os cremes à base de vitamina E e os hidratantes são indicados para o controle dos sintomas locais. As reações de hipersensibilidade devem ser tratadas com adrenalina, inibidores H1, inibidores H2 e corticoide, segundo a intensidade dos sintomas.

A descontaminação gástrica em caso de doses maciças, por meio de lavagem, pode ser uma alternativa e deve ser realizada até uma hora após a ingestão. Não há evidências suficientes para amparar o uso de carvão ativado em pacientes intoxicados por piretroides, apesar de alguns relatos apresentados na literatura. O broncoespasmo deve ser tratado com broncodilatadores. Nos casos graves, deve-se associar corticoide sistêmico.

▶ INSETICIDAS NEONICOTINOIDES

Os neonicotinoides (sinônimos: cloronicotinas, nitroguanidinas, clorotiazóis, nitroiminas) constituem uma classe de inseticidas desenvolvidos na década de 1980, sintetizados a partir da nicotina natural. Alguns princípios ativos incluem imidacloprido, tiametoxam, clotianidina, dionotefurano, nitempiram, acetamiprido e tiacloprido. Atualmente são utilizados na agricultura e horticultura.

Toxicocinética

Apresentam absorção escassa pela via cutânea. No trato gastrointestinal, a absorção chega a 92%. Têm distribuição no organismo e alcançam pico plasmático em 2,5 horas. Ocorre biotransformação hepática por reações de oxidação, conjugação e hidroxilação. Os metabólitos, assim como o produto inalterado (em torno de 10% a 16%), são excretados preferencialmente pelos rins.

Toxicodinâmica

Os neonicotinoides imitam a acetilcolina e competem com ela pelos seus receptores nicotínicos na membrana pós-sináptica. A ativação dos receptores de acetilcolina é prolongada de modo anormal, causando hiperexcitabilidade do SNC em função da transmissão contínua e descontrolada de impulsos nervosos.

Quadro clínico

Neonicotinoides têm toxicidade baixa após contato dérmico, moderada após ingestão e variável após inalação. Os sintomas resultantes da intoxicação incluem cefaleia, taquicardia, tremores, fraqueza muscular, letargia, convulsões (eventualmente, colapso do SNC) e morte. Casos de tentativas de suicídio evoluíram com sonolência, tonturas, vômitos, desorientação e febre. Uma mulher de 69 anos, após ingestão de imidacloprido 9,6%, apresentou desorientação, sudorese, vômitos, taquipneia, fibrilação ventricular e morte em 12 horas. Um homem de 24 anos, que acidentalmente inalou o produto contendo 17,8% imidacloprido enquanto trabalhava em sua fazenda, apresentou desorientação, agitação, incoordenação, sudorese e falta de ar após a exposição.

Tratamento

Não há antídoto específico. Pacientes assintomáticos devem ser observados no mínimo durante 6 horas após a exposição. A primeira medida essencial é manter as funções vitais e o controle das convulsões com diazepam e tratamentos de suporte e sintomático. Importante salientar que é contraindicado o uso de oximas porque não têm nenhuma relação com o mecanismo de ação.

▶ INSETICIDAS ORGANOCLORADOS

Os inseticidas organoclorados foram amplamente utilizados no mundo na agricultura, na silvicultura, na saúde pública e nos domicílios. A partir da década de 1970, a maioria deles foi proibida ou restringida em muitos países por apresentarem bioacumulação, biomagnificação e persistência por várias décadas, e consequentes danos aos seres vivos e ao ambiente em geral. Raramente podem ser encontrados em produtos, antigos remanescentes em depósitos ou que entraram ilegalmente no país.

Esses compostos são estruturas cíclicas, com peso molecular entre 300 e 500, têm limitada volatilidade e podem ser agrupados nas seguintes categorias: 1) diclorodifeniltricloroetano (DDT) e análogos; 2) hexaclorocicloexano (lindano); 3) ciclodienos (aldrin, dieldrin, endrin, endossulfan, clordano, heptacloro e mirex); e 4) toxafeno e compostos relacionados. Esses compostos apresentam diferenças em relação à dose tóxica, à absorção cutânea, à acumulação no tecido adiposo, ao metabolismo e à eliminação. No entanto, os sinais e sintomas de toxicidade em humanos são similares.

Toxicocinética

Todos os compostos podem ser absorvidos através da pele, do trato digestivo e do respiratório. A absorção pode ser modificada pelo veículo (solventes), pela presença de gorduras e pelo estado físico do praguicida. O DDT é o menos absorvido pela pele; já o dieldrin é muito bem absorvido. A volatilidade desses compostos é limitada, mas partículas suspensas no ar podem ser inaladas e/ou ingeridas e absorvidas.

Esses agentes são altamente lipossolúveis, sendo distribuídos e depositados no tecido adiposo. O DDT, na sua forma inalterada ou na forma de diclorodifenildicloroetileno (DDE) e *p,p'*-DDE, deposita-se em todos os tecidos, como: medula óssea; fígado; rins; coração; SNC; e, em maiores proporções, no tecido adiposo. Alguns compostos podem permanecer acumulados no organismo indefinidamente. Concentram-se no leite materno e no tecido fetal.

A maioria dos organoclorados são indutores das enzimas do sistema microssômico hepático, interferindo em seu próprio metabolismo e no de outras substâncias químicas e medicamentos que utilizam o mesmo sistema enzimático, acarretando efeitos às vezes deletérios para o organismo.

A maioria dos organoclorados são declorinados, oxidados e posteriormente conjugados. A principal via de eliminação é a biliar, porém quase todos têm produtos de biotransformação quantificáveis na urina. O DDT, após a biotransformação para 2,2-bis (4-clorofenil) ácido acético (DDA), é eliminado na urina, e, nos casos de ingestão de grandes quantidades, é excretado sem alterações nas fezes. Vale ressaltar que muitos dos compostos não biotransformados são reabsorvidos no intestino (circulação entero-hepática), retardando, portanto, a excreção nas fezes.

Toxicodinâmica

Os inseticidas organoclorados são estimulantes do SNC. Atuam alterando as propriedades eletrofisiológicas da membrana dos neurônios e das enzimas relacionadas, como Na^+-ATPase e K^+-ATPase, modificando a cinética do fluxo dos íons Na_+ e K^+. Além disso, promovem distúrbios no transporte do cálcio ou na atividade da Ca^{++}, Mg^{++}-ATPase. O DDT atua particularmente na membrana axonal, prolongando a abertura dos canais de sódio. Os ciclodienos, o mirex e o lindano atuam nos terminais pré-sinápticos. O lindano, o toxafeno e os ciclodienos promovem inibição do fluxo nos canais de cloro regulados pelo ácido gama aminobutírico (GABA), presente no SNC.

Além disso, vários organoclorados (DDT/DDE, clordano, toxafeno, mirex, lindano e endossulfan) são considerados desreguladores endócrinos, ou seja, têm a capacidade de interferir no desenvolvimento e na função dos tecidos e órgãos e, portanto, podem alterar a suscetibilidade a diferentes tipos de doenças ao longo da vida das populações expostas.

Quadro clínico

Os inseticidas organoclorados induzem a um estado de hiperexcitabilidade do SNC. A sintomatologia pode iniciar de 30 minutos a várias horas após a exposição. A intensidade do quadro clínico dependerá da natureza do composto, da via e do grau da exposição e do tipo de diluente utilizado na formulação. As convulsões podem ser a primeira manifestação de intoxicação, sem que sejam precedidas de outros sintomas de hiperexcitabilidade do SNC, como ocorre, principalmente, com os ciclodienos e o toxafeno. O paciente apresenta cefaleia, tremores difusos, ataxia, hiperestesia na boca e no rosto, parestesias (principalmente na língua, na face, no pescoço e nas extremidades), hiperreflexia, agitação psicomotora, vertigens, obnubilação, distúrbios de memória e, algumas vezes, só contraturas mioclônicas e outras convulsões tônico-clônicas generalizadas, violentas, repetidas e prolongadas. As convulsões causadas pelos ciclodienos podem se repetir durante vários dias.

Muitas vezes, os primeiros sintomas estão relacionados com o trato digestivo, como náuseas, vômitos, desconforto abdominal e diarreia. As manifestações neurológicas ocorrem a seguir e são as mais importantes, podendo evoluir para óbito, em virtude de sua interferência na troca pulmonar de gases ou da acidose metabólica grave. Também ocorrem arritmia pela sensibilização miocárdica e febre secundária ou de origem central, ou pelo aumento da atividade muscular, ou em função da pneumonite por aspiração.

A exposição em longo prazo ao DDT e análogos tem sido relacionada com perda de peso, anorexia, debilidade muscular, anemia leve, alterações no eletroencefalograma (EEG), hiperexcitabilidade, ansiedade e tensão nervosa. Os ciclodienos estão relacionados com cefaleia, tonturas, hiperexcitabilidade, tremores, fraqueza muscular, contraturas musculares, ataxia, incoordenação motora, insônia, ansiedade, nervosismo, irritabilidade, depressão, perda da memória recente, alterações no EEG, perda de consciência, convulsões epileptiformes, dor torácica, artralgia, lesões cutâneas, alterações hepáticas e alterações na espermatogênese, bem como outras doenças e alterações decorrentes da desregulação endócrina.

Tratamento

Não há antídoto específico. Pessoas expostas a quantidades importantes de organoclorados por qualquer via devem ser observadas no mínimo até 12 horas após a exposição. A primeira medida essencial é manter as funções vitais e o controle das convulsões, inicialmente com benzodiazepínicos, seguidos de fenobarbital, quando for necessário.

Depois, deve-se proceder à remoção do agente tóxico. A descontaminação cutânea é importante e sempre deve ser realizada (com remoção das roupas e banhos rigorosos e repetidos com água e sabonete). É contraindicado provocar o vômito, em função do risco de convulsões e de depressão do SNC. A lavagem gástrica deve ser realizada até uma hora após a ingestão. Catárticos à base de óleo não devem ser utilizados, porque aumentam a absorção. Outros cuidados precisam ser realizados quando necessários, como controle dos vômitos, das arritmias cardíacas e rabdomiólise ou da síndrome de aspiração, entre outros.

▶ REPELENTE DE INSETOS DIETILTOLUAMIDA (DEET)

O DEET (N,N-dietil-m-toluamida), largamente usado como repelente de insetos, é formulado para ser aplicado diretamente na pele ou nas roupas. É comercializado em uma ampla gama de produtos, cujas concentrações variam entre 5% e 100%. As marcas disponíveis no Brasil variam entre 5% e 15% (Off® e Autan®) na forma de *spray*, aerossol e loção hidratante, sendo que alguns contêm etanol, álcool isopropílico e propelente.

Toxicocinética

Estudos em animais mostram que o DEET é absorvido através da pele e dos tratos gastrointestinal e respiratório, e uma hora depois alcança o pico máximo de concentração no sangue. Distribui-se amplamente no organismo, sendo encontrado nas glândulas lacrimais, na mucosa nasal, no fígado, na bile, no intestino, nos rins, na urina e, principalmente, na tireoide e no tecido adiposo. Também atravessa a barreira placentária.

No homem, sofre biotransformação hepática por meio de oxidação e hidroxilação. Os produtos da biotransformação são eliminados principalmente pela urina e, em menor quantidade, nas fezes, em um período de 1 a 3 dias. Porém, foram detectados resíduos na pele, no músculo e no tecido adiposo até 3 meses depois do contato.

Quadro clínico

O mecanismo de ação ainda não foi esclarecido. O DEET é irritante primário da pele e das mucosas. Também foram registradas urticária de contato, erupção bolhosa, dor, necrose e cicatrizes principalmente na região antecubital, na poplítea e na inguinal, e reações anafiláticas após a aplicação do produto.

Após a aplicação cutânea excessiva ou ingestão de quantidades grandes, foram registrados vômitos, náuseas, dor abdominal, hepatite tóxica, hipotensão, bradicardia e encefalopatia tóxica caracterizada por sonolência, tonturas, irritabilidade, fraqueza, ataxia, tremores, confusão, agitação, cefaleia, atetose, contratura muscular e coma. Também há registro de convulsões tônico-clônicas generalizadas 30 minutos após a ingestão ou aplicação na pele.

Após a utilização de DEET por vários dias ou semanas, especialmente em crianças, foram observadas alterações comportamentais como desorientação, incoordenação, movimentos bruscos e alteração da fala.

Tratamento

Não existe antídoto. Cuidados básicos de manutenção das funções vitais são essenciais na abordagem inicial do paciente intoxicado. Devem-se controlar as convulsões com benzodiazepínicos e, no caso de reação anafilática, realizar tratamento de urgência convencional. A descontaminação das áreas deve ser rigorosa: retirar as roupas, dar banho ou lavar as áreas com água e sabonete. Em caso de contato ocular, é preciso realizar lavagem com soro fisiológico e providenciar uma avaliação especializada, se necessário. Ao persistirem a irritação ou outras lesões de pele, deve-se iniciar tratamento com anti-histamínicos e corticoides locais ou via oral.

É contraindicado o esvaziamento gástrico por indução de vômitos em função do risco de convulsões. A lavagem gástrica deve ser realizada até uma hora depois da ingestão de quantidade maciça de DEET. Outros cuidados de suporte ou tratamento sintomático devem ser realizados quando necessários.

▶ HERBICIDA PARAQUAT

O paraquat, pertencente ao grupo dos dipiridilos, é um sal de amônio quaternário bastante solúvel em água e insolúvel em solventes orgânicos. É um herbicida de contato não seletivo amplamente usado na agricultura com vários nomes comerciais: Gramoxone®; Gramocil®; Promato®; Paradox®; Severo®; Paraquat®; Gramoking® etc., e também em misturas com outros princípios ativos, como o Secamato®.

O produto é comercializado na forma líquida, com concentração de 20% a 40%, variando na cor desde o vermelho até o verde. Os fabricantes acrescentam substâncias com odor desagradável para evitar a ingestão acidental e também substâncias eméticas potentes, para que, tão logo o produto seja ingerido, induzam vômitos, reduzindo o tempo de permanência no trato gastrointestinal. Seu uso tem sido proibido ou restringido em vários países, inclusive no Brasil.

Toxicocinética

É pouco absorvido por via digestiva (menos que 30% da dose ingerida), inalatória ou através da pele íntegra. A absorção é maior quando o estômago está vazio e pode ser aumentada pela irritação ou lesão das mucosas causadas pelo próprio paraquat. Apesar da pequena taxa de absorção, atinge rapidamente altos níveis séricos.

Após a absorção, não se liga às proteínas plasmáticas e se distribui amplamente em todo o organismo, mas as maiores concentrações são encontradas principalmente nos rins, nos pulmões (pneumócitos I e II) e nos músculos. Os músculos atuam como reservatório, de onde o paraquat é liberado lentamente. Isso pode explicar, em parte, sua detecção no plasma e na urina várias semanas ou meses após a ingestão. Atravessa a barreira placentária e atinge concentrações mais elevadas no feto do que na própria mãe. Algumas evidências *in vitro* mostram a possibilidade de que apenas uma pequena fração é biotransformada. A maior parte, mais de 90%, da dose absorvida de paraquat é eliminada intacta pelos rins nas primeiras 12 a 24 horas depois da ingestão, porém a meia-vida é prolongada, maior que 24 horas, quando a função renal fica comprometida. A fração não absorvida é eliminada nas fezes.

Toxicodinâmica

As atividades cáusticas do paraquat produzem lesões locais após exposição oral, cutânea, respiratória, ocular e vaginal. O mecanismo de ação ainda não está completamente elucidado. As lesões nos rins, no coração, no fígado, no pâncreas e nos músculos parecem ser explicadas pela alta afinidade do paraquat com os processos de óxido-redução, desencadeando a formação de radicais livres. Isto ocorre na presença de NADPH e do citocromo P-450 redutase. O radical formado é altamente instável e transfere um elétron para o oxigênio molecular, formando o radical ânion superóxido, que é uma espécie altamente reativa. Desta maneira, o paraquat entra no ciclo contínuo de oxirredução ou ciclo redox.

Os radicais ânion-superóxidos formados no ciclo redox do paraquat reagem com outros, formando o peróxido de hidrogênio e o oxigênio molecular, em uma reação que pode ocorrer espontaneamente ou na presença da enzima superóxido-dismutase. Em condições normais, o peróxido de hidrogênio é inativado pela catalase e pela glutationa peroxidase, mas, quando esses mecanismos estão sobrecarregados ou esgotados, fica livre e causa os efeitos tóxicos nas células. Na presença do ferro, o radical ânion-superóxido reage com peróxido de hidrogênio, gerando outro radical mais potente, o hidroxilo. Este radical interage com biomoléculas, como as proteínas ou as cadeias lipídicas das membranas biológicas, iniciando a lipoperoxidação, que danifica a membrana celular. A morte celular ocorre quando as funções são alteradas pela reação das espécies reativas de oxigênio com o DNA, as proteínas e as membranas celulares.

Em contraste com a rápida produção das espécies reativas de oxigênio, é limitada a capacidade dos sistemas antioxidantes, como as enzimas superóxido-dismutase, catalase e glutationa-peroxidase, e as vitaminas C e E. Além disso, esses sistemas requerem um período de tempo para sua adaptação ou para voltarem ao equilíbrio.

Quadro clínico

O paraquat é um praguicida extremamente tóxico para o ser humano, com a dose letal de 10 mL a 15 mL de solução a 20%.

A maioria dos casos de intoxicação ocorre por ingestão acidental ou proposital do produto.

O quadro clínico inicial depende da via de exposição. Na exposição ocular ocorre lesão corrosiva significativa da córnea (com opacificação) e conjuntiva, que pode alcançar seu grau máximo em até 24 horas. A severidade da corrosão e das lesões oculares depende da concentração do produto.

Em contato com a pele, as concentrações elevadas podem causar corrosão intensa e formação de bolhas; os sintomas progridem rapidamente em 24 horas. Toxicidade sistêmica com pele intacta é pouco comum. No entanto, a exposição prolongada a soluções concentradas pode conduzir a danos à pele e subsequente absorção e circulação sistêmica. Também, em trabalhadores agrícolas, são observados ressecamento, descamação, dermatite e lesões nas unhas depois do contato com o produto, especialmente se este local não é lavado imediatamente. As unhas apresentam deformações, linhas brancas horizontais, superfície irregular e alterações no crescimento.

Na exposição por inalação não tem sido registrada toxicidade pulmonar significativa, em virtude, provavelmente, do fato de que as gotas de paraquat, quando pulverizado, são muito grandes, não chegando às vias aéreas inferiores. Os pacientes podem desenvolver a irritação das vias respiratórias superiores com manifestações como: hemorragia nasal; inflamação; ulceração; tosse; e dor torácica.

Os sinais e sintomas iniciais após ingestão de paraquat são dor e queimação na boca, na garganta e no abdome pelo efeito corrosivo nas mucosas. Também faz parte do quadro, diarreia, às vezes, sanguinolenta. Além disso, sintomas gerais como tonturas, cefaleia, febre, mialgias, letargia e coma são comuns. O coma pode ocorrer na fase final da intoxicação, em consequência da hipóxia.

O fígado é afetado na maioria dos casos moderados e graves. Ocorre a destruição de hepatócitos, ocasionando quadro de icterícia, que se instala nas primeiras 24 horas. Os rins são acometidos precocemente, apresentando hematúria, proteinúria, azotemia, piúria, oligúria, anúria e diminuição da eliminação do paraquat. Tanto as lesões hepáticas quanto as renais são autolimitadas. Quando o paciente recebe tratamento imediato, é possível a recuperação em 7 a 10 dias.

As alterações pulmonares manifestam-se 2 a 4 dias depois da ingestão, ou mais tardiamente, em torno do 7º ao 14º dia. Podem ser evidenciadas por tosse, dispneia, taquipneia, queda da curva de saturação da hemoglobina, crepitações nas bases pulmonares, diminuição da tolerância a esforço físico e, finalmente, cianose periférica. Esse quadro é progressivo e agrava-se à medida que a fibrose pulmonar se torna intensa, comprometendo a troca gasosa pulmonar.

Nos casos de intoxicação grave, a principal complicação precoce é o choque. A morte se deve à falência de múltiplos órgãos, resultado da ação tóxica direta do paraquat. Nos demais casos, a morte sobrevém geralmente por insuficiência respiratória progressiva.

A experiência clínica permitiu estabelecer a seguinte escala, segundo a gravidade do quadro clínico, em indivíduos que ingeriram paraquat.

1. Ingestão de menos de 20 mg do íon paraquat por kg de peso (menos de 10 mL de paraquat 20% para uma pessoa de 70 kg) – os pacientes permanecem assintomáticos ou apresentam sintomas restritos ao trato gastrointestinal, como corrosão e úlceras na mucosa orofaríngea, náuseas, vômitos, dores abdominais, diarreia etc., com recuperação sem sequelas após o tratamento.
2. Ingestão de 20 mg a 40 mg do íon paraquat (10 mL a 20 mL de paraquat 20% para uma pessoa de 70 kg) – os pacientes geralmente vão a óbito em 5 dias ou semanas depois da ingestão. O quadro clínico inclui lesões corrosivas do trato gastrointestinal, necrose tubular aguda e fibrose pulmonar. Em geral, as lesões renais regridem. A morte é decorrência das lesões pulmonares.
3. Ingestão de mais de 40 mg de paraquat por kg de peso – na maioria das vezes, os pacientes morrem 1 a 5 dias depois da ingestão por falência de múltiplos órgãos ou pelas lesões corrosivas no trato gastrointestinal. A morte após perfuração esofágica ou mediastinite ocorre 2 a 3 dias após a ingestão.

Tratamento

O tratamento do paciente intoxicado por paraquat mostra muitas controvérsias, sobretudo porque ainda existem dúvidas em relação ao mecanismo de ação. No entanto, medidas de emergência devem ser tomadas após a suspeita de intoxicação, mesmo em pacientes assintomáticos, nos quais deve ser descartada a exposição e o período de observação não pode ser menor do que 24 horas.

O diagnóstico pode ser confirmado com a dosagem sérica de paraquat por meio de espectrofotometria, cromatografia gasosa ou radioimunoensaio, mas nem sempre está disponível um laboratório equipado com esses equipamentos. Um teste de fácil execução é o teste colorimétrico álcali-ditionita que pode ser utilizado para identificar de maneira rápida a presença de paraquat no conteúdo gástrico ou na urina pela mudança de coloração entre azul e preto.

Não existe antídoto específico; cuidados básicos de manutenção das funções vitais são essenciais na abordagem inicial do paciente intoxicado. Não se deve administrar oxigênio suplementar enquanto o paciente não apresentar hipoxemia. Altas concentrações de oxigênio no pulmão aumentam os danos induzidos pelo paraquat. Existe benefício em manter o paciente em locais com menor concentração de oxigênio ambiental (15% a 16%). Caso o paciente evolua para insuficiência respiratória, deve-se instituir ventilação mecânica.

A descontaminação da pele é feita com água e sabonete e as roupas contaminadas precisam ser retiradas. Em caso de contato ocular, os resíduos devem ser retirados com água limpa e o paciente, em seguida, avaliado e tratado por oftalmologista.

Antes da chegada ao hospital, caso não tenha ocorrido espontaneamente, a indução do vômito deve ser realizada até uma hora após a ingestão, mesmo em se tratando de uma substância cáustica. Isso porque a toxicidade sistêmica é mais prejudicial do que seu efeito local no trato digestivo. A lavagem gástrica deve ser realizada o mais precocemente possível, em até uma hora depois da ingestão e até que seja recuperado conteúdo límpido.

Um adsorvente, seguido de um laxativo (citrato de magnésio, manitol ou sulfato de magnésio), deve ser administrado via oral ou pela sonda o mais rápido possível. A terra de Füller

(1 a 2 g/kg), a bentonita (1 a 2 g/kg) e o carvão ativado (1 a 2 g/kg) em solução são efetivos para diminuir a absorção do paraquat presente no trato digestivo.

As funções renal, hepática, cardíaca e respiratória e o balanço hidreletrolítico devem ser monitorados cuidadosamente. Os cuidados de suporte e paliativos são os mais importantes no manejo dos pacientes intoxicados por paraquat.

Está indicada a diurese forçada por meio de solução salina, manitol ou furosemida. Deve ser feito balanço hídrico rigoroso. Além disso, hemodiálise ou hemofiltração deve ser iniciada precocemente e mantida por 2 a 5 dias. A plasmaferese é outra medida de depuração esporadicamente utilizada. Também, altas doses de imunossupressores (ciclofosfamida e corticoides), que diminuiriam a produção de superóxido e outros radicais de oxigênio, prevenindo o edema do pulmão, têm sido utilizadas, assim como terapia antioxidante com desferroxamina, acetilcisteína e vitamina C.

O prognóstico, de modo geral, dependerá da quantidade de paraquat ingerida, da existência de alimentos no estômago e do tempo decorrido até a descontaminação gástrica. A quantificação do paraquat em plasma até 28 horas permite estimar o prognóstico. A grande maioria dos pacientes apresenta fibrose pulmonar irreversível.

▶ HERBICIDA GLIFOSATO®

O glifosato ou sal isopropilamina de N-(fosfonometil) glicina é um herbicida sistêmico não seletivo usado no controle de uma ampla variedade de ervas anuais, bienais e perenes. É utilizado nas culturas de frutas, vegetais, grãos, algodão, silvicultura, pastagens, ervas aquáticas etc. Alguns nomes comerciais incluem: Glifosato®, Grassato®, Astral®, Arrange®, Rodeo®, Montana®, Roundup®, Credit®, Direct®, Crucial® e Stinger®.

Trata-se de substância viscosa, clara, solúvel em água e inodora, mas pode ter outras características, dependendo da formulação ou do fabricante. Em geral, a formulação comercial contém o surfactante polioxietilenamina.

Toxicocinética

A exposição cutânea é a mais frequente nos trabalhadores. A inalação é considerada mínima em decorrência da baixa pressão de vapor. Nos casos de acidentes e exposição intencional, a ingestão é mais frequente.

Em estudos *in vitro* com tecidos humanos, a absorção cutânea foi menor do que 2%. Em ratos, a absorção chegou a 35% a 40%, quando administrado via oral.

Após a absorção, é distribuído no organismo, sendo encontrado principalmente nos intestinos, nos ossos, no cólon e nos rins. Aparentemente, a biotransformação do glifosato em animais é mínima, em torno de 1% para o ácido aminometilfosfônico (AMPA), portanto quase 100% da quantidade encontrada nos tecidos correspondem ao produto original. A maior proporção é eliminada nas fezes, e o glifosato absorvido é rapidamente eliminado sem alterações na urina.

Toxicodinâmica

A molécula do herbicida glifosato é um organofosfonato, que não reage com ou inibe a colinesterase, não existindo, portanto, o quadro clínico característico do acúmulo de acetilcolina no espaço intersináptico. Os sinais e sintomas são decorrentes do efeito irritante sobre a pele e as mucosas. O surfactante (polioxietilenamina) presente na formulação pode ter algum papel na toxicidade após a ingestão. Em testes *in vitro* com mitocôndrias isoladas de fígado de rato, o glifosato atua desacoplando a fosforilação oxidativa e interferindo na reação trans-hidrogenase energia-dependente.

Quadro clínico

Os sinais e os sintomas são decorrentes do efeito irritante sobre a pele e as mucosas, tanto do glifosato como do surfactante aniônico, a polioxietileneamina.

Sintomas gerais como diminuição da temperatura e da atividade espontânea foram identificados, assim como hipertermia e hipotensão, principalmente em casos de ingestão de grandes quantidades do produto.

O glifosato é moderadamente irritante das mucosas. Podem ocorrer conjuntivite e edema periorbitário após exposição ocular. Após a inalação, surgem irritação e erosão das mucosas do trato respiratório, com dor e sensibilidade na garganta e na via respiratória superior. Raramente há cianose e broncoespasmo.

A exposição cutânea ao produto comercial pode causar piloereção, eritema e dermatite de contato. Não foram observados sintomas sistêmicos após a exposição cutânea. A dermatite de contato foi registrada em trabalhadores agrícolas cronicamente expostos à formulação comercial.

Após a ingestão de quantidades grandes, podem ser observadas tardiamente alterações da consciência e do estado mental, provavelmente em consequência da hipóxia e da hipotensão. No trato gastrointestinal, os sinais e os sintomas mais frequentes são náuseas e vômitos, hiperemia da mucosa, odinofagia, disfonia, aumento da salivação, erosão e ulceração, esofagite e gastrite. Nos casos graves, podem ser observados hemorragia, íleo paralítico, diarreia, desidratação e distúrbios hidreletrolíticos, necrose das membranas mucosas e melena. Também pode ocorrer elevação da amilase sérica, das bilirrubinas e da desidrogenase láctica.

Há ocorrência de hematúria e necrose tubular aguda, com oligúria e anúria, aparentemente secundárias e/ou exacerbadas pelo choque hipovolêmico, além disso, disritmias, incluindo taquicardia, palpitações, arritmia ventricular, bradicardia e parada cardíaca, e edema agudo de pulmão não cardiogênico, pneumonia e pneumonite por aspiração.

Foi registrada acidose metabólica em 78% dos casos de intoxicação grave ou fatal. Também foram registradas, poucas horas depois da ingestão, leucocitose e hiperpotassemia, que pode, também, ser consequência de insuficiência renal.

O prognóstico é ruim nos casos que evoluem com insuficiência respiratória, edema de pulmão, insuficiência renal ou acidoses que requerem hemodiálise e/ou hiperpotassemia.

Exposições em longo prazo estão relacionadas com irritação cutânea, ocular e cefaleia em trabalhadores agrícolas.

Tratamento

Não há antídotos específicos que possam ser utilizados nos casos de intoxicação por produtos comerciais formulados à base de glifosato. Nos casos de exposição ocular, deve-se irrigar com água corrente ou solução fisiológica, durante 15 minutos. Na exposição cutânea, é preciso retirar as roupas contaminadas e dar banho. É necessário um exame minucioso, preferivelmente por especialista, se a dor e a irritação persistirem depois da descontaminação.

Nos casos eventuais de inalação acidental da névoa, além do afastamento da área para um local arejado, raramente é necessário tratamento sintomático. Os sinais de comprometimento respiratório devem ser monitorados.

No caso da ingestão, não se recomenda o uso rotineiro da lavagem gástrica para intoxicação por praguicidas. Entretanto, pode-se considerar a sua realização em casos de ingestão de doses potencialmente letais, em pacientes atendidos em até 60 min da exposição, com histórico de ingestão de grandes quantidades de praguicidas que não tenham sido diluídos em solventes orgânicos ou corrosivos. Deve-se avaliar se os benefícios da prática superam os danos, devendo ser priorizado o tratamento por meio de cuidados de suporte vital.

No caso da ingestão de preparações em concentrações baixas (< 10%), indica-se tratamento sintomático. A descontaminação gástrica (êmese, aspiração ou lavagem) não é necessária, mesmo que a vítima não tenha vomitado espontaneamente.

A ingestão de produto com concentrações de glifosato entre 10% e 40% ou mais usualmente provoca êmese espontânea.

Em geral, os sinais e sintomas da intoxicação aguda por glifosato aparecem em um período de 24 horas e progridem rapidamente. O tratamento é sintomático e depende da quantidade ingerida e da gravidade do quadro clínico, podendo variar de observação mínima por 24 horas até internação na unidade de terapia intensiva. São importantes os monitoramentos hemodinâmico, do balanço hidreletrolítico, dos gases arteriais e das funções respiratória, renal e hepática.

▶ HERBICIDAS CLOROFENOXIACÉTICOS

Esses compostos ficaram conhecidos porque faziam parte do "agente laranja" utilizado como desfolhante durante a Guerra do Vietnã. Atualmente, são amplamente usados no controle de plantas de folhas largas em áreas de pastagem, cultura de cereais, ao longo de rodovias e terrenos públicos. Os clorofenoxiacéticos incluem ácidos, sais, aminas e ésteres. O herbicida mais comumente usado é o ácido 2,4 diclorofenoxiacético (2,4-D). Outros exemplos são o ácido 2,4,5 triclorofenoxiacético (2,4,5-T), o ácido 4-cloro-2-metilfenoxiacético (MCPA), o ácido 2-(2-metil-4-clorofenóxi) propiônico (Mecoprop®) e o ácido 2-(2,4-diclorofenóxi) propiônico. Vale ressaltar que alguns desses compostos podem conter dioxinas como contaminantes, ou seja, impurezas formadas no processo de fabricação e armazenagem. Entre as múltiplas marcas comerciais, estão 2,4-D®, Cortador®, Campeon®, Prime®, Troller® etc. Muitas vezes são formulados com outros herbicidas ou fertilizantes para o controle das ervas nas culturas, como Tordon®; Arrange®, Campo® e Aminol®.

Toxicocinética

Esses compostos são bem absorvidos pela via digestiva e pela via inalatória, mas apresentam reduzida absorção pela pele. Não são acumulados em tecido adiposo e ligam-se amplamente a proteínas. Embora alguns ácidos sofram conjugação, a biotransformação no organismo é limitada e são excretados sem alterações pela urina. A meia-vida do 2,4-D no organismo humano é de 13 a 39 horas, ao passo que a do 2,4,5-T é de cerca de 24 horas. Em geral, a meia-vida diminui quando o pH é alcalino.

Toxicodinâmica

O mecanismo de ação não é conhecido exatamente, mas estudos experimentais apontam para: danos estruturais e no transporte na membrana plasmática; interferência nas rotas metabólicas celulares dependentes da acetilcoenzima A (acetil-CoA); desacoplamento da fosforilação oxidativa pela interferência no metabolismo celular ou pela disrupção das membranas intracelulares.

Como esses herbicidas são estruturalmente parecidos com o ácido acético, supõe-se que são capazes de formar análogos de acetil-CoA (p. ex., 2,4-D-CoA), podendo entrar na rota de síntese da acetilcolina e atuar como falsos mensageiros nas sinapses muscarínicas e nicotínicas que, em parte, explicam a miotonia, as contraturas musculares e as arritmias cardíacas ocasionadas pela exposição a esses agentes. Além disso, podem entrar na via metabólica da acetil-CoA e interferir no metabolismo energético e na utilização do carbono no ciclo do ácido cítrico e, talvez, alterar os níveis do colesterol e a betaoxidação dos ácidos graxos.

A rápida depleção do ATP compromete uma variedade de funções celulares, como a manutenção dos gradientes iônicos por meio da função dependente de ATP-translocases (p. ex., Na^+/K^+ ATPase); a síntese de proteína de DNA; a polimerização de microtúbulos e microfilamentos, que compromete o citoesqueleto e o formato celular; que explica os efeitos neuromusculares, a miotonia e os distúrbios na regulação do Ca^{++}.

Quadro clínico

Os herbicidas clorofenoxiacéticos são irritantes da pele e mucosas, quadro que pode ser acentuado pelos adjuvantes presentes na formulação. A inalação da névoa causa sensação de queimação no trato respiratório, acompanhada, às vezes, de tosse, dispneia e tonturas. Exposições cutâneas e respiratórias curtas podem causar: náuseas, vômitos, dor abdominal, diarreia, cefaleia, mialgia, fraqueza muscular e sintomas respiratórios semelhantes aos da crise asmática.

As manifestações sistêmicas foram descritas a partir de casos graves observados após a ingestão de grandes quantidades. Algumas horas depois da ingestão, o paciente apresenta odor característico (odor fenólico), cefaleia, vômitos, diarreia, hemorragia ocasional, alterações neuromusculares (astenia, rigidez e contrações musculares, fasciculações, ataxia, arreflexia e miotonia), alteração do comportamento, letargia, torpor e coma, nos casos graves. Em alguns casos, o comprometimento do SNC pode ser observado por meio de hipertonia, hiperreflexia, espasmos clônicos, miose, nistagmo, alucinações e convulsões.

Além disso, ocorrem taquicardia, hipotensão, sudorese, hipertermia e acidose metabólica grave. A perda de líquidos pelo trato gastrointestinal pode ocasionar choque hipovolêmico, mas também pode ser resultante da hipotensão decorrente da diminuição da resistência vascular periférica ou da toxicidade cardíaca direta.

Na fase aguda, não há depressão respiratória e a hiperventilação deve-se à acidose metabólica grave ou ao desacoplamento da fosforilação oxidativa causada pelo composto. Ocorre também o coma associado à insuficiência respiratória e, ocasionalmente, edema pulmonar. A hipóxia se dá pela hipoventilação decorrente da depressão do SNC e pelo comprometimento da musculatura respiratória, que faz parte da miopatia generalizada.

Pode-se observar insuficiência renal e aumento da atividade das enzimas hepáticas, trombocitopenia, anemia hemolítica, hipercalemia e hipocalcemia.

Na maioria dos óbitos, houve insuficiência renal, acidose, alteração dos eletrólitos e falência de múltiplos órgãos.

Estudos sugerem a associação entre 2,4-D e efeitos neurológicos, como: neuropatia periférica; desmielinização e degeneração ganglionar no SNC; diminuição da velocidade de condução; miotomia; e alterações neurocomportamentais.

Com relação à toxicidade para o sistema endócrino, o 2,4-D é apontado como desregulador endócrino, já que afeta vários processos hormonais e hormônio dependentes, com efeitos estrogênicos, androgênicos e antitiroide.

Estudos epidemiológicos apontam uma associação entre a exposição aos herbicidas clorofenoxiácidos com vários tipos de câncer, como sarcoma de tecidos moles e linfoma não Hodgkin. Entretanto, outros constituintes e contaminantes presentes nas formulações requerem investigação. A IARC classifica o 2,4-D como possível carcinogênico para humanos (grupo 2B) e considera fortes as evidências de que o 2,4-D induz estresse oxidativo.

Tratamento

O diagnóstico é feito pelo quadro clínico e pelo relato de exposição ao composto. Não existe antídoto. Deve-se realizar banho com água e sabonete e retirar as roupas contaminadas, no caso de exposição cutânea.

Quando ingerido, não há evidências suficientes para amparar o uso da lavagem gástrica e carvão ativado em pacientes intoxicados por 2,4-D e seus derivados. Contudo, a lavagem gástrica pode ser uma alternativa a ser utilizada, com cautela, caso a vítima tenha ingerido um grande volume de solução. Nesse caso, o procedimento deve ser realizado em até 1 hora (60 min) da ingestão do agente, seguido de uma dose de carvão ativado. Este procedimento tem por base alguns relatos na literatura e em indícios de uma possível redução da biodisponibilidade observada em estudos com outros agentes.

Nos pacientes intoxicados com esses compostos, além dos cuidados gerais e de suporte, a diurese forçada pode ser indicada para aumentar a taxa de excreção, que é predominantemente renal, mantendo-se o débito urinário de 3 a 4 vezes o considerado adequado para o paciente. O monitoramento do balanço hidreletrolítico é imprescindível para evitar complicações. Nos casos graves, tem sido utilizada com sucesso a alcalinização da urina, administrando-se bicarbonato de sódio.

A fisioterapia é importante no tratamento e no acompanhamento dos pacientes com polineuropatia periférica decorrente da exposição a esses compostos.

▶ FUNGICIDAS

Os fungicidas são amplamente usados na indústria, na agricultura, na jardinagem e no ambiente doméstico com vários propósitos, incluindo: 1) proteção de sementes durante armazenagem, transporte e germinação; 2) proteção de culturas maduras, de mudas, de frutos, de flores, de culturas em geral e de pastagens; 3) proteção de paredes (quando adicionados às tintas), carpetes e móveis.

Os fungicidas são derivados das mais variadas estruturas químicas. Encontramos compostos inorgânicos simples, como o enxofre e o sulfato de cobre, como também compostos aril ou alquil-mercuriais (proibidos no Brasil), organoestânicos, fenóis clorados e derivados ácido-tiocarbâmicos contendo metais. Aqui, serão abordados os ditiocarbamatos e os compostos do cobre, os mais frequentemente encontrados no mercado.

Ditiocarbamatos

Podem ser divididos em 2 grupos: 1) dimetilditiocarbamato; e 2) etilenobisditiocarbamato (EBDC), dependendo do cátion metálico presente na substância química. Em sua maioria são formulados em pó, pó molhável e suspensão aquosa. Aos dimetilditiocarbamatos pertencem o Ferbam®, o Metan-Sodium®, o Thiram® e o Ziram®. Um dos metabólitos da biotransformação desses produtos é o dissulfeto de carbono, que tem quadro clínico característico. Aos etilenobisditiocarbamatos pertencem o Maneb®, o Zineb®, o Mancozebe® etc. Seu metabólito da biotransformação é a etilenotioureia (ETU), que é carcinogênica em animais.

Esses fungicidas são irritantes da pele e das mucosas. São poucos os casos de intoxicação sistêmica em humanos, provavelmente porque sua absorção é limitada e variável entre os compostos.

No caso dos dimetilditiocarbamatos, especialmente o Thiram®, inibem a enzima acetaldeído desidrogenase, responsável pela conversão do acetaldeído em ácido acético, e promovem o aparecimento de um quadro clínico característico, semelhante ao efeito do dissulfiram (Antabuse®), o etil análogo do Thiram®: náuseas, vômitos, cefaleia intensa latejante, tonturas, fraqueza, confusão mental, dispneia, dor torácica e abdominal, sudorese e vermelhidão cutânea. Essa reação tem sido observada em trabalhadores que ingeriram bebidas alcoólicas após a exposição ao Thiram®. Após a ingestão de Thiram®, aparecem náuseas, cefaleia, tremores, encefalopatia, insuficiência renal e hepática e polineuropatia periférica.

O Ziram® e o Ferbam® são irritantes, e hemólise já foi registrada em um caso de intoxicação com Ziram®. A inalação prolongada do Ferbam® e do Ziram® foi relacionada com distúrbios neurológicos e visuais. No caso do Metam-Sodium®, os efeitos registrados são decorrentes da formação do gás metilisocianato em contato com a água, extremamente irritante das mucosas, principalmente do trato respiratório, causando edema agudo de pulmão.

Os casos envolvendo a exposição humana ao grupo do etilenobisditiocarbamato são muito raros na literatura. Esses compostos não inibem as colinesterases nem a acetaldeído desidrogenase. Com a exposição ao Maneb®, foram descritas insuficiência renal e alteração neurocomportamental. Além disso, o Maneb® contém manganês na sua composição e é associado com manganismo, alterações psicológicas e motoras nas pessoas a ele expostas por um longo prazo.

Em caso de intoxicação, não existe antídoto para esses compostos, sendo contraindicado o uso de atropina. Em situação de exposição ocular, o tratamento inicial é de descontaminação, irrigação com água ou soro fisiológico. Deve-se retirar as roupas contaminadas e lavar com água e sabonete as partes do corpo atingidas pelo produto. Ao persistirem sintomas de irritação local ou lesões locais, deve-se iniciar o tratamento e o acompanhamento especializados. A lavagem gástrica e a administração de uma dose de carvão ativado podem ser indicadas até uma hora depois da ingestão de quantidade potencialmente letal do composto. Além disso, depois da alta, é preciso evitar o uso de bebidas alcoólicas no mínimo durante 3 semanas.

Compostos de cobre

Existe um grande número de fungicidas à base de cobre no mercado. Os produtos comercializados podem ser pós, cristais, pó molhável e sais solúveis, quase sempre da cor azul ou verde. O sulfato de cobre, o cloreto e o oxicloreto de cobre são os sais mais usados como fungicidas na agricultura, entre outros múltiplos empregos. O íon cobre é o responsável pela toxicidade desses compostos.

O cobre é um elemento essencial (2 a 3 mg/dia adultos) nos organismos vivos, sendo necessário na formação da hemoglobina e para os ossos. Além disso, faz parte de várias enzimas, como a citocromo oxidase, a catalase, a peroxidase, entre outras.

Esses compostos são bem absorvidos pelo trato gastrointestinal, principalmente no estômago, pelo pH ácido. Na circulação, apresenta importante ligação com a albumina e é transportado para o fígado, os rins, o cérebro e a córnea, neles ficando armazenado. O cobre é incorporado a um grande número de enzimas. É excretado pela bile, consequentemente pelas fezes e, em menor proporção, pelos rins.

O efeito corrosivo nas mucosas do trato gastrointestinal pode ocasionar um choque hipovolêmico, considerado o dano mais importante no organismo. O mecanismo de ação bioquímico, após a ingestão de grandes doses, ainda não é conhecido.

O quadro clínico, após ingestão de uma dose elevada de algum derivado do cobre, envolve sintomas digestivos imediatos, sabor metálico, vômitos intensos verde azulados, às vezes com sangue, epigastralgia, dor abdominal e diarreia. Algum tempo depois, observam-se hemólise, hemoglobinúria, anemia e icterícia, e posteriormente, insuficiência hepática e renal (necrose tubular aguda). A dose letal para um adulto pode estar em torno de 10 g ou 140 mg/kg. Em contato com a pele, causa dermatite irritativa de contato.

O tratamento inicial sintomático é a descontaminação das áreas de contato. O vômito não deve ser induzido como medida de descontaminação. Entretanto, também não é indicada a sua inibição, caso ele ocorra de maneira espontânea em pacientes intoxicados. Não se têm evidências sobre os benefícios da lavagem gástrica e o uso de carvão ativado. Deve-se manter boa hidratação e reposição hidreletrolítica. Entre os antídotos, são utilizados o dimercaprol (BAL), o edetato cálcico dissódico e a D-penicilamina, utilizada via oral quando possível.

Triazóis

Os fungicidas pertencentes a esse grupo são sistêmicos em plantas, com ação protetora, curativa e erradicante, e incluem: propiconazol, tebuconazol, epoxiconazol e metconazol, entre outros. Esses compostos são esteroides que atuam como inibidores da desmetilação na via metabólica do ergosterol para a biossíntese do esterol. Esses fungicidas são muito ativos contra os fungos da ferrugem da soja. Também são muito efetivos contra várias doenças em uma ampla gama de culturas, inclusive milho, cereais, amendoim, frutos e ornamentais.

De maneira geral, apresentam baixa toxicidade aguda para mamíferos, provavelmente porque são rapidamente excretados. São considerados potentes indutores do sistema enzimático hepático citocromo P-450. Em geral, não apresentam potencial genotóxico *in vitro* e *in vivo*. Podem causar alterações hormonais em função de sua ação inibidora da enzima aromatase, que é responsável pelo equilíbrio entre os hormônios sexuais masculinos e femininos, por meio da conversão hormonal de androgênios para estrogênios.

Os sinais e os sintomas clínicos no homem não foram encontrados na literatura. O diagnóstico é estabelecido pela confirmação da exposição e do quadro clínico e o tratamento é sintomático. Não existem exames laboratoriais específicos.

▶ RATICIDAS

A variedade de compostos destinados para matar ratos e outros roedores é ampla, com grande diferença na composição química e na toxicidade. Os compostos inorgânicos incluem arsênico, tálio, fósforo, carbonato de bário, fosfeto de alumínio e fosfeto de zinco. Entre os orgânicos, estão o fluoroacetato de sódio, a alfa-naftil-tioureia (ANTU), os anticoagulantes de curta e longa duração, a cila (*red squill*), a estricnina, a norbormida e o Vacor® (N-3-piridilmetil N'-p-nitrofenilureia – PNU). Muitas dessas substâncias tiveram seu uso proscrito em função da alta toxicidade ou à baixa especificidade, porém ainda podem ser encontrados em fabricações ilegais, contrabando ou estoques antigos.

Nas últimas 4 décadas, o "chumbinho" tornou-se um problema de saúde pública, responsável por grande número de casos de intoxicação e de óbitos no país. Trata-se de um produto ilegal usado como raticida à base de carbamatos e organofosforados (ver "Inseticidas inibidores da colinesterase"), sendo que, em cerca de 50% das amostras analisadas, foi encontrado o aldicarbe (carbamato) e, em menor proporção, carbofurano (carbamato), terbufós (organofosforado), forato (organofosforado), monocrotofós (organofosforado) e metomil (carbamato).

O grupo dos anticoagulantes, representado pela varfarina e análogos (cumarinas e indandionas), é o mais utilizado na atualidade e o mais frequentemente envolvido nas exposições e intoxicações registradas nos centros de informação e assistência toxicológica no brasil.

A partir da descoberta da cumarina e do dicumarol, quase uma centena de compostos sintéticos foi estudada como medicamentos e/ou raticidas. A varfarina foi introduzida como raticida em 1948, mas foi descontinuada porque sua eficácia depende da ingestão repetida e algumas populações de ratos desenvolveram resistência. A partir da pesquisa de alternativas, 2 novas classes foram introduzidas no mercado: as 4-hidroxicumarinas (antagonistas da vitamina K de segunda geração ou supervarfarínicos - brodifacum, bromadiolona, cumacloro e difenacum); e as indandionas (clorofacinona, difacinona e pindona), raticidas anticoagulantes de ação prolongada e maior potência, mas com maior risco para os humanos.

Os raticidas são utilizados na agropecuária, na indústria, no ambiente doméstico e em campanhas de saúde pública. Em geral, são comercializados em grãos, iscas, *pellets*, blocos etc., em cores diferentes como lilás, vermelho, laranja e verde azulado. A concentração pode variar entre 0,005% e 2%. Alguns fabricantes têm adicionado substâncias amargas à formulação, como o Bitrex® (benzoato de denatônio), para diminuir o risco de acidentes.

Toxicocinética

A intoxicação pode ocorrer após a ingestão, considerada a mais frequente, e por exposição inalatória e cutânea. Os derivados cumarínicos são bem absorvidos pelo trato gastrointestinal em 2 a 3 horas. Após a absorção, 99% da varfarina é ligada às proteínas, principalmente à albumina, e distribuída em todo o organismo.

A varfarina é biotransformada no fígado e nos rins. Existe conjugação com o ácido glicurônico, sendo que esses conjugados passam para a bile e logo são reabsorvidos na circulação entero-hepática. Após essa passagem, os produtos da biotransformação inativos são eliminados (92% na urina e o restante, sem alteração, nas fezes). Vale ressaltar que existem vários medicamentos que podem aumentar ou diminuir os efeitos dos cumarínicos. Supõe-se que a cinética dos supervarfarínicos seja semelhante à da varfarina, porém com duração muito maior dos efeitos.

Toxicodinâmica

As cumarinas e indandionas atuam por meio da inibição da enzima K_1 epóxido-redutase e vitamina K redutase do ciclo da vitamina K no fígado, que ocasiona a depleção da vitamina KH_2, forma ativa da vitamina K, e, consequentemente, à diminuição dos fatores de coagulação II, VII, IX e X ativos, ocasionando a prolongação do tempo de protrombina. Além disso, agem diretamente nos vasos, aumentando a permeabilidade capilar no organismo.

O distúrbio hemorrágico tem início após a degradação dos fatores de coagulação já produzidos e circulantes, pois a falta de vitamina K só interfere na ativação de novos fatores de coagulação. O prolongamento do tempo de protrombina é esperável somente quando a meia-vida dos fatores de coagulação estiver em torno de 25% do seu valor. São os seguintes os valores: fator VII - de 4 a 7 horas; fator IX - 24 horas; fator X - de 36 a 48 horas; e fator II - 50 horas.

Quadro clínico

O paciente, após ingestão única de raticida, pode apresentar-se assintomático, principalmente se for acidental (ingestão de pequena quantidade). Doses de 5 a 10 mg/dia de varfarina em uma semana e menos de 1 mg de difenacum, em um adulto, ou 0,014 mg/kg, em uma criança, são capazes de desencadear sintomas. Ingestão em longo prazo, mesmo em pequenas doses, tem maior risco de provocar distúrbios hemorrágicos.

Os sintomas iniciam-se, em média, 1 a 2 dias depois da ingestão. Mais raramente, nos casos de grande ingestão, os sintomas ocorrem em 12 horas. Após a ingestão, podem ocorrer sintomas inespecíficos como náusea, vômitos e cólica abdominal; o mecanismo ainda é desconhecido. A coagulopatia é o quadro clínico mais frequente, caracterizado por sangramentos espontâneos, sangramento gengival, equimoses e hematomas (principalmente nos joelhos, cotovelos e nádegas), hemorragia subconjuntival, macroematúria acompanhada de dor na região lombar, epistaxes, hemorragia vaginal e gastrointestinal. Além disso, aparecem sintomas de anemia, como fadiga e dispneia. Os casos mais graves apresentam hemorragia na cavidade abdominal ou intracraniana e podem evoluir para choque e óbito.

Tratamento

O vômito não deve ser induzido como medida de descontaminação. Entretanto, também não é indicada a sua inibição, caso ele ocorra de maneira espontânea em pacientes intoxicados. Não é recomendável a realização rotineira de lavagem gástrica em pacientes intoxicados considerando as evidências disponíveis. Deve-se realizar a lavagem gástrica em casos de ingestão de dose potencialmente letal em até uma hora depois da exposição, seguida de administração de carvão ativado após a exposição. Se a dose ingerida for pequena (algumas iscas) podem ser dispensadas medidas de descontaminação gástrica. Nos casos de ingestão repetida ou de paciente com risco de sangramento, não é recomendada a indução de vômito em função da probabilidade de hemorragias, principalmente acidente vascular cerebral decorrente do aumento da pressão intracraniana.

Em caso de sangramento excessivo, pode ser necessária a transfusão de plasma fresco congelado ou de fatores de coagulação associados a cristaloides, para evitar choque hipovolêmico. Nesse caso, deve-se administrar paralelamente vitamina K_1 (Kanakion®). A administração da vitamina K_1 só é indicada quando houver prolongamento do tempo de protrombina e/ou sangramento ativo. O uso profilático da vitamina K_1 mascara o problema, pois o tempo de protrombina perde valor como parâmetro na avaliação da gravidade da intoxicação passadas 48 horas da ingestão, devendo o paciente ser monitorado por, no mínimo, 5 dias.

As doses de vitamina K_1 variam entre 5 mg e 10 mg para adultos e 1 mg e 5 mg para crianças, podendo ser repetidas a cada 6 ou 8 horas, se necessário. A duração do tratamento varia entre 40 e 300 dias. As vias de administração usadas geralmente são a intramuscular, nos casos de baixo risco de sangramento, e a intravenosa lenta (vitamina K_1 diluída em água destilada), nos pacientes com sangramento ativo.

Quanto aos exames, o tempo de protrombina é importante na avaliação do paciente. Quando estiver alterado, deve ser repetido de 6 em 6 horas até sua estabilização, podendo, a partir de então, ser realizado diariamente. A Razão Normalizada Internacional (RNI) pode ser o indicador mais fidedigno do estado de coagulação no paciente. Hemograma, plaquetas, tempo de sangramento, tempo parcial de tromboplastina, concentração de fibrinogênio e/ou tomografia computadorizada devem ser realizados para auxiliar o acompanhamento ou afastar outros diagnósticos.

Os pacientes que ingeriram grande quantidade ou que estejam sintomáticos devem permanecer em tratamento e observação até a melhora do coagulograma e/ou melhora clínica. A alta do paciente assintomático que ingeriu pequena quantidade do agente tóxico pode ocorrer após os cuidados básicos. Em ambos os casos, deve haver a prévia orientação do paciente e/ou responsável para fazer a observação domiciliar e retornar ao serviço em caso de novos sintomas, ou após 48 horas da ingestão, para nova avaliação clínica e laboratorial, se necessário.

OUTROS PRAGUICIDAS

Considerando que um grande número de praguicidas não foi abordado neste capítulo, recomenda-se consultar os Centros de Informação e Assistência Toxicológica. Pacientes que tiveram assistência remota do Centro de Informações Toxicológicas reduziram a média do tempo de internação em 3,43 dias (IC 95%: −6,10 a −0,77) do que aqueles que não receberam nenhuma assistência desses centros. Além disso, podem ser acessados os bancos de dados da Organização Mundial da Saúde (OMS), ATDR e da Biblioteca Nacional de Medicina dos Estados Unidos (PubMed).

Vale salientar que, em função dos avanços tecnológicos, principalmente a nanotecnologia, novos praguicidas estão sendo introduzidos no mercado. No caso dos nanopraguicidas, deve-se considerar que as características físico-químicas e toxicocinéticas das nanopartículas são diferentes e, na maioria dos casos, desconhecidas, portanto, a toxicodinâmica e os efeitos tóxicos agudos e crônicos nas populações expostas e no ambiente merecem atenção especial das instituições de pesquisa e regulação.

MONITORAMENTO DE TRABALHADORES EXPOSTOS A PRAGUICIDAS

O monitoramento de populações expostas a praguicidas é uma atividade da Vigilância e Atenção à Saúde, que consiste na avaliação regular do estado de saúde dos expostos e inclui: a) identificação dos grupos expostos (considerando a população adscrita e os processos produtivos no território); b) triagem epidemiológica, clínica e laboratorial; e c) acompanhamento/seguimento clínico e monitorização biológica (biomarcadores de exposição e efeito/órgão-alvo). Dependendo da relação de trabalho, tradicionalmente, incluem-se: 1) exame pré-ocupacional; 2) exame periódico; e 3) exame de retorno.

A triagem é realizada com os trabalhadores que desenvolvem atividades com praguicidas, como os pequenos agricultores. Nesta, são levantados: 1) dados de identificação e contato, importante para realização de atividades de vigilância em saúde; 2) dados demográficos e sobre a caracterização da exposição; 3) dados clínicos (sintomas e doenças), principalmente os relacionados com o contato/manuseio e/ou durante a permanência em ambientes onde são usados praguicidas; e, finalmente, 4) dados sobre resultados de algum exame laboratorial de triagem (p. ex., a colinesterase plasmática nos expostos a inibidores da colinesterase). Os dados dos blocos 2 a 3 são considerados críticos para dar seguimento, sendo que um bloco positivo é suficiente para dar prosseguimento à investigação clínica.

O exame pré-ocupacional, voltado para as pessoas que serão contratadas para trabalhar em um ambiente com exposição a praguicidas (p. ex., candidatos para trabalhar no controle de vetores), e o acompanhamento/seguimento clínico são procedimentos realizados para estabelecer o estado de saúde basal do trabalhador e candidato, bem como identificar as pessoas com suscetibilidade aos praguicidas.

Além de registrar a anamnese completa, incluindo história reprodutiva (homens e mulheres), ocupacional e ambiental detalhadas, deverá ser feito um exame físico minucioso, incluindo exame neurológico. É recomendado realizar testes de função hepática, função renal e hemograma completo, quantificação das colinesterases plasmática e eritrocitária (expostos a inibidores da colinesterase) e outros exames laboratoriais podem ser considerados a partir dos achados na história e no exame físico.

O seguimento/exame periódico deverá ser realizado considerando as condições de saúde da população de risco e os padrões de exposição (p. ex., controle de vetores, antes, durante e depois da temporada; pequenos agricultores hortifrutigranjeiros, 2 ou 3 vezes ao ano), sendo que a frequência e o que será avaliado dependerão de critérios técnicos estabelecidos. Sugere-se a realização do seguimento/exame periódico no mínimo 1 a 3 vezes por ano.

Além da avaliação geral, o seguimento/exame periódico deverá ter como base a história ocupacional detalhada com especial ênfase na possível ocorrência de sintomas e episódios de intoxicação aguda leve ou moderada. Para isso, pode ser considerada a classificação de casos como provável, possível ou improvável/desconhecido, recomendada pelo grupo de trabalho do Fórum Intergovernamental de Segurança Química da OMS, que define a intoxicação aguda por praguicidas como "qualquer agravo ou efeito na saúde resultado da exposição, suspeita ou confirmada, a um praguicida em até 48 horas, exceto as varfarinas, supervarfarinas e cumarinas, em que os achados laboratoriais ou aparecimento dos sintomas podem ser adiados por mais de 48 horas". Os efeitos na saúde podem ser locais (cutânea e ocular) e/ou sistêmico (respiratórios, neurotóxicos, cardiovasculares, endócrinos, gastrointestinais, reações alérgicas e nefrotóxicos).

O exame de retorno deve ser realizado depois de qualquer estado de saúde ou problema médico relevante, sendo indicada a avaliação médica completa para estabelecer novos valores basais.

Conforme previsto na legislação, as atividades com praguicidas não podem ser realizadas por pessoas menores de 18 anos e maiores de 60 anos e mulheres grávidas ou amamentando. Também, pessoas para quem o trabalho com substâncias químicas é contraindicado pelas condições de saúde, incluindo dependentes do álcool. No caso de mulheres em idade reprodutiva, deve ser garantido o direito ao conhecimento dos riscos para a saúde e reprodução associados ao contato com praguicidas e acompanhamento cuidadoso para evitar a exposição aos produtos antes de acontecer a gravidez.

As contraindicações para trabalhar com praguicidas são: desnutrição, doenças do SNC, problemas mentais e epilepsia, problemas endócrinos, doenças infecciosas crônicas, asma, problemas respiratórios crônicos, doenças cardíacas, problemas circulatórios, problemas gastrointestinais (úlcera), gastrenterocolite, doenças hepáticas e renais, problemas oculares (conjuntivite crônica e ceratite) e pessoas com atividade das colinesterases diminuída (congênita ou adquirida).

A disponibilidade de biomarcadores de exposição e efeito/órgão-alvo é restrita a algumas classes de praguicidas em virtude do não conhecimento detalhado da farmacocinética, nem do mecanismo de ação tóxica no organismo, dificultando, assim, o estabelecimento de indicadores biológicos adequados e a definição de valores de referência para essas substâncias.

Tradicionalmente, a monitorização biológica é realizada para os inseticidas inibidores da colinesterase. A inibição da atividade das colinesterases tem correlação com a intensidade e a duração da exposição aos inseticidas organofosforados e carbamatos. Assim, a determinação da atividade dessas enzimas serve de apoio no diagnóstico dos casos de intoxicações agudas e no seguimento dos trabalhadores expostos.

A colinesterase eritrocitária ou acetilcolinesterase geralmente constitui um indicador mais específico e sensível do que a colinesterase plasmática ou pseudocolinesterase, pois a molécula-alvo é a mesma responsável pela toxicidade aguda no SNC. Entretanto, compostos como o malation, o diazinon e o diclorvos inibem primeiramente a colinesterase plasmática, fazendo deste parâmetro o indicador mais sensível de exposição, todavia essa inibição pode não vir associada com sinais e sintomas de intoxicação.

A validade da utilização da atividade da colinesterase para a monitorização biológica na exposição a anticolinesterásicos é limitada em função das variações biológicas, intra e interindividuais, na população sadia. A eficácia do teste pode ser melhorada, adotando-se, como referência, valores de pré-exposição do mesmo indivíduo, para comparação com os valores após a exposição.

Podem-se encontrar valores baixos de atividade da colinesterase plasmática em pessoas portadoras de doenças hepáticas, como a hepatite, a cirrose ou outra forma de icterícia, uma vez que essa enzima é sintetizada no fígado, bem como uremia, câncer, insuficiência cardíaca ou reações alérgicas. Também são encontrados valores diminuídos nas mulheres durante a menstruação e a gravidez. Pode haver um aumento da atividade da colinesterase plasmática no hipertireoidismo ou em outras situações nas quais o metabolismo está aumentado.

Valores baixos da colinesterase eritrocitária são encontrados em indivíduos com leucemias e neoplasias; altos valores são encontrados em pessoas com policitemias, talassemias ou discrasias sanguíneas congênitas.

A Norma Regulamentadora n. 7 (NR-7) estabelece que o valor de referência para esse indicador biológico de efeito deve ser obtido por meio dos exames pré-ocupacionais, sendo os índices biológicos máximos permitidos iguais a 30%, 50% e 25% de depressão da atividade inicial para os indicadores colinesterase eritrocitária, colinesterase plasmática e colinesterase total, respectivamente.

No caso dos carbamatos, outro método de monitorização biológica utilizado, porém de menor importância, é a determinação de produtos de biotransformação na urina. Como exemplo, tem-se a determinação do 1-naftol, para avaliar a exposição ao carbaril. Todavia, a correlação entre a concentração dessa substância na urina e a sintomatologia clínica não pode ser feita com segurança.

Para as demais classes de praguicidas, ainda não foram estabelecidos indicadores biológicos de exposição que sejam técnica e economicamente factíveis e que proporcionem boa correlação entre a exposição externa, a dose interna e os efeitos nocivos, e, por isso, não serão descritos neste capítulo.

Em geral, tanto o acompanhamento médico quanto a monitorização biológica apresentam como objetivo principal a proteção à saúde do trabalhador exposto aos praguicidas, tendo em vista a ampla utilização e a toxicidade inerente às diversas substâncias químicas pertencentes a esse grupo.

Finalmente, para fins previdenciários deve ser feita a Comunicação e Acidente de Trabalho (CAT) e para ações do setor saúde deve ser feita a notificação ao Sistema Nacional de Agravos de Notificação, considerando as intoxicações exógenas, incluindo as intoxicações por praguicidas, que fazem parte da Lista Nacional de Notificação Compulsória desde 2010. No momento está vigente a Portaria n. 204 de fevereiro de 2016, que estabelece a notificação semanal dos casos de Intoxicação Exógena (por substâncias químicas, incluindo praguicidas, gases tóxicos e metais pesados). A comunicação obrigatória à autoridade de saúde deve ser realizada pelos médicos, profissionais de saúde ou responsáveis pelos estabelecimentos de saúde, públicos ou privados, sobre a ocorrência de suspeita ou confirmação de doença, agravo ou evento de saúde pública por praguicidas.

BIBLIOGRAFIA

AARON, C.K.; HOWLAND, M.A. Insecticides: organophosphates and carbamates. *In*: GOLDFRANK, L.R. et al. *Goldfrank's Toxicologic emergencies*. 6th ed. Stamford, Connecticut: Appleton & Lange, 1998. p. 1429-50.

ALONZO, H.G.A. Intoxicações agudas por praguicidas nos centros de toxicologia de seis hospitais universitários do Brasil em 1994. Campinas, 1995. [Tese mestrado - Unicamp.]

ALONZO, H.G.A; COSTA, A.O. *Bases da Toxicologia Ambiental e Clínica para Atenção à Saúde - Exposição e Intoxicação por Agrotóxicos*. São Paulo: Hucitec, 2019.

ANDRADE FILHO, A.; CHARNIZON, D.; AMARAL, M.S.G. Intoxicação por paraquat. *In*: ANDRADE FILHO, A.; CAMPOLINA, D.; DIAS, M.B. *Toxicologia na prática clínica*. 2.ed. Belo Horizonte: Folium, 2013. p. 533-42.

BARON, R.L. Carbamate insecticides. *In*: HAYES, W. J.; LAWS, E. R. *Handbook of pesticide toxicology*. San Diego: Academic Press, Inc., 1991. p. 1125-1190. v.3.

BATEMAN, D.N. Management of pyrethroid exposure. *Clinical Toxicology*, v. 38, n. 2, p. 107-9, 2000.

BRADBERRY, S.M. et al. Mechanisms of toxicity, clinical features, and management of acute chlorophenoxy herbicide poisoning: a review. *Clinical Toxicology*, v. 38, n. 2, p. 111-22, 2000.

BRASIL. MINISTÉRIO DA SAÚDE. Portaria n. 43, de 16 de outubro de 2018, Portaria n. 79, de 14 de dezembro de 2018, Portaria n. 5, de 16 de março de 2019, Portaria n. 6, de 5 de fevereiro de 2019, Portaria n. 17, de 25 de março de 2019. Diretrizes Brasileiras para diagnóstico e tratamento das intoxicações por agrotóxicos.

BRASIL. ANVISA - RDC n. 294, DE 29 DE JULHO DE 2019. Dispõe sobre os critérios para avaliação e classificação toxicológica, a, priorização da análise e comparação da ação toxicológica de agrotóxicos, componentes, afins e preservativos de madeira, e dá outras providências. Diário Oficial da União, Brasília - DF, n. 146, 31 de julho de 2019, Seção 1.

BRASIL. MINISTÉRIO DA SAÚDE. Sistema de Informação de Agravos de Notificação (Sinan). [Atualizado em 2019.] Disponível em: <http://www2.datasus.gov.br/DATASUS/index.php?area=0203>. Acesso em: 8 julho. 2020.

CAMPOLINA, D.; ANDRADE, A.F.Z.B.; LIMA, S.P.P.; ANDRADE FILHO, A. Raticidas. *In*: ANDRADE FILHO, A.; CAMPOLINA, D.; DIAS, M.B. *Toxicologia na prática clínica*. 2.ed. Belo Horizonte: Folium, 2013, p. 609-26.

COMPENDIUM OF PESTICIDE COMMON NAMES – Pesticide Classification, Disponível em: <http://www.alanwood.net/pesticides/index.html>. Acesso em; 11 nov. 2020.

COSTA, L.G. Current issues in organophosphate toxicology. *Clin. Chim. Acta*, v. 366, n. 1-2, p. 1-13, 2006.

COSTA, L.G. Toxic effects of pesticides. *In*: KLASSEN, C.D.; WATKINS, J.B. (Eds.). *Casarettt & Doull's Essentials of Toxicology*. 2.ed. United States: McGraw Hill – Lange, 2010. p. 309-22.

De BLEECKER, J.; van DEN NEUCKER, K.; WILLEMS, J. The intermediate syndrome in organophosphate poisoning: presentation of a case and review of the literature. *J. Toxicol. Clin. Toxicol.*, v. 30, n. 3, p. 321-329, 1992.

De BLEECKER, J.L. Organophosphate and carbamate poisoning. *In*: ENGEL, A.G. (ed.). *Handbook of clinical neurology, neuromuscular junction disorders*. Vol. 91 (3rd series).

DIAS, M.B.; PRATA, P.H.L.; SATO, A.S. Organoclorados, piretrinas e piretróides. *In*: ANDRADE FILHO, A.; CAMPOLINA, D.; DIAS, M.B. *Toxicologia na prática clínica*. 2.ed. Belo Horizonte: Folium, 2013. p. 519-26.

DURKIN, P.R. Glyphosate Human Health and Ecological Risk Assessment. FINAL REPORT. 2011. USDA/Forest Service, Southern Region Atlanta, Georgia. Disponível em: <http://www.fs.fed.us/foresthealth/pesticide/pdfs/Glyphosate_SERA_TR-052-22-03b.pdf>. Acesso em: 2 jul. 2013.

ECHOBICON, D.J. Toxic effects of pesticides. *In*: KLASSEN, C.D. (Ed.). *Casarett and Doull's Toxicology: the basic science of poisons*. 5th ed. New York: McGraw-Hill Inc., 1996. p. 643-89.

ECHOBICON, D.J. Organophosphorus ester insecticides. *In*: ECHOBICON, D.J.; JOY, R.M. (eds.). *Pesticides and neurological diseases*. Florida: CRC Inc., 1982. p. 151-203.

EDWARDS, I.R.; FERRY, D.G.; TEMPLE, W.A. Fungicides and related compounds. *In*: HAYES, W.J.; LAWS, E.R. *Handbook of pesticide toxicology*. San Diego: Academic Press, Inc., 1991. p. 1409-70. v.3.

ELLENHORN, M.J. SHONWALD, S.; ORDOG, G., WASSERBERGER, J. Pesticides. *In*: *Ellenhorn's Medical toxicology: diagnosis and treatment of human poisoning*. 2.ed. Baltimore: Williams & Wilkins, 1997. p. 1614-63.

FARMER, D. Inhibitor of aromatic acid biosynthesis (Glyphosate). *In*: KRIEGER, R et al. (eds.). *Hayes' Handbook of Pesticide Toxicology*. 3.ed. United States: Elsevier, 2010. p. 1967-72.

FLOMENBAUM, N.E. Rodenticides. *In*: GOLDFRANK, L.R. et al. *Goldfrank's Toxicologic emergencies*. 6.ed. Stamford, Connecticut: Appleton & Lange, 1996. p. 1459-73.

GALLO, M.A.; LAWRYK, N.J. Organic phosphorus pesticides. *In*: HAYES, W.J.; LAWS, E.R. *Handbook of pesticide toxicology*. San Diego: Academic Press, Inc., 1991. p. 917-1123. v.2.

HADDAD, L.M. Organophosphates and other insecticides. *In*: HADDAD, L.M; WINCHESTER, J.F. *Clinical management of poisoning and drug overdose*. 2.ed., Philadelphia: Saunders Company, 1990, p. 1076-87.

HE, F. Synthetic pyrethroids. *Toxicology*, v. 91, p. 43-50, 1994.

HOWLAND, M.A. Insecticides: chlorinated hydrocarbons, pyrethrins, and DEET. *In*: GOLDFRANK, L.R. et al. *Goldfrank's Toxicologic emergencies*. 6.ed. Stamford, Connecticut: Appleton & Lange, 1998. p. 1451-8.

HURT, S. et al. Dialkyldithiocarbamates. *In*: KRIEGER, R. et al. (eds.). *Hayes' Handbook of Pesticide Toxicology*. 3.ed. Riverside: Elsevier, 2010. p. 1689-710.

INTERNATIONAL LABOUR OFFICE (OIT). Organophosphorus pesticides. *Encyclopedia of occupational health and safety*. 2.ed, V. I &II. Geneva, Switzerland: International Labour Office, 1991.

JEYARATNAM, J.; MARONI, M. Organophosphorous compounds. *Toxicology*, v. 91, p. 15-27, 1994.

JOHNSON, M.K. Delayed neuropathy caused by some organophosphorus esters: mechanism and challenge. CRC Critical Care Reviews. *Toxicology*, v. 3, p. 289-316, 1975.

JONES, G.M.; VALE, J.A. Mechanisms of toxicity, clinical features, and management of diquat poisoning: a review. *Clinical Toxicology*, v. 38, n. 2, p. 123-8, 2000.

KARALLIEDDE, L.; SENANAYAKE, N.; ARIARATNAM, A. Organophosphorus insecticide poisoning. *Br. J. Anaesth.*, v. 63, p. 736-50, 1989.

KEIFER, M.C.; WESSELING, K.; McCONNELL, R. Pesticides and related compounds. *In*: ROSENSTOCK, L. et al. *Textbook of clinical occupational and environmental medicine*. 2.ed. New York: Elsevier Saunders, 2005. p. 1099-126.

KNOWLES, C.O. Miscellaneous pesticides: repellents, DEET. *In*: HAYES, W.J.; LAWS, E.R. *Handbook of pesticide toxicology*. San Diego: Academic Press, Inc., 1991. p. 1499-505. v.3.

KOLMODIN-HEDMAN, B. Phenoxyacetates. *Toxicology*, v. 91, p. 87-91, 1994.

LIESIVUORI, J.; SAVOLAINEN, K. Dithiocarbamates. *Toxicology*, v. 91, p. 37-42, 1994.

LOTTI, M. Clinical Toxicology of anticholinesterase agents in humans. *In*: KRIEGER, R. et al. (eds.). *Hayes' Handbook of Pesticide Toxicology*. 3.ed. Riverside: Elsevier, 2010. p. 1543-89.

LOTTI, M.; BECKER, C.E.; AMINOFF, M.J. Organophosphate polyneuropathy: pathogenesis and prevention. *Neurology*, v. 34, p. 658-62, 1984.

MACHEMER, L.H.; PICKEL, M. Carbamate insecticides. *Toxicology*, v. 91, p. 29-36, 1994.

PELFRÈNE, A. Rodenticides. *In*: KRIEGER, R. et al. (eds.). *Hayes' Handbook of Pesticide Toxicology*. 3rd. ed. Riverside: Elsevier, 2010. p. 2153-217.

PELFRENE, A.F. Synthetic organic rodenticides. *In*: HAYES, W.J.; LAWS, E.R. *Handbook of pesticide toxicology*. San Diego: Academic Press, Inc., 1991. p. 1271-316. v.3.

POND, S.M. Herbicides: paraquat and diquat. *In*: GOLDFRANK, L.R. et al. Goldfrank's Toxicologic emergencies. 6.ed. Stamford, Connecticut: Appleton & Lange, 1998. p. 1475-84.

RAY, D.E.; FORSHAW, P.J. Pyrethroid insecticides: poisoning syndromes, synergies, and therapy. *J. Toxicol. Clin. Toxicol.*, v. 38, n. 2, p. 95-101. 2000.

RAY, D.E.; FRY, J.R. A reassessment of the neurotoxicity of pyrethroid insecticides. *Pharmacol. Ther.*, v. 111, n. 1, p. 174-93. 2006.

RAY, D.E. Pesticide derived from plants and other organisms. *In*: HAYES, W.J.; LAWS, E.R. *Handbook of pesticide toxicology*. San Diego: Academic Press, Inc., 1991. p. 585-636. v.2.

RAY, D.E.; FORSHAW, P.J. Pyrethroid insecticides: poisoning syndromes, synergies, and therapy. *Clinical Toxicology*, v. 38, n. 2, p. 95-101, 2000.

REIGART, J.R.; ROBERTS, J.R. *Recognition and management of pesticide poisonings*. 6th ed., Baltimore: United Book Press, MD, 2013. 272 p.

SABAPATHY, N.N. Quaternary ammonium compounds. *Toxicology*, v. 91, p. 93-8, 1994.

SAVAGE, E.P. et al. Chronic neurological sequelae of acute organophosphate pesticide poisoning. *Arch. Environ. Health*, v. 43, p. 38-45, 1988.

SHEETS, L. Imidacloprid: a neonicotinoid insecticide. *In*: KRIEGER, R et al. (eds.). *Hayes' Handbook of Pesticide Toxicology*. 3rd ed. Riverside: Elsevier, 2010. p. 2055-64.

SINGH, S; SHARMA, N. Neurological syndromes following organophosphate poisoning. *Neurol India*, v. 48, p. 308, 2000.

SMITH, A.G. Chlorinated hydrocarbon insecticides. *In*: HAYES, W.J; LAWS, E.R. *Handbook of pesticide toxicology*. San Diego: Academic Press, Inc., 1991. p. 731-916. v.2.

SODERLUND, D. Toxicology and mode of action of pyrethroid insecticides. *In*: KRIEGER, R et al. (eds.). *Hayes' Handbook of Pesticide Toxicology*. 3rd. ed. Riverside, 2010. p. 1665-88

SUDAKIN, D.; OSIMITZ, T. DEET. In: KRIEGER, R et al. (eds.). *Hayes' Handbook of Pesticide Toxicology*. 3.ed. Riverside: Elsevier, 2010. p. 2111-26.

SUMNER, D.D.; STEVENS, J.T. Herbicides. *In*: HAYES, W.J.; LAWS, E.R. *Handbook of pesticide toxicology*. San Diego: Academic Press, Inc., 1991. p. 1317-408. v.3.

TAYLOR, P. Anticholinesterase agents. *In*: HARDMAN, J.G. et al. (eds.). *Goodman & Gilman's – The pharmacological basis of therapeutics*. 9.ed., New York: McGraw-Hill, 1996. p. 161-176.

TORDOIR, W.F.; van SITTERT, N.J. Organochlorines. *Toxicology*, v. 91, p. 51-7, 1994.

UNITED NATIONS ENVIRONMENT PROGRAMME (UNEP) AND THE WORLD HEALTH ORGANIZATION (WHO). State of the science of endocrine disrupting chemicals 2012/edited by Ake Bergman, Jerrold J. Heindel, Susan Jobling, Karen A. Kidd and R. Thomas Zoeller. WHO Press. Geneva, Switzerland. 2013.

US ENVIRONMENTAL PROTECTION AGENCY (USEPA) – Office of Pesticide Programs. A Review of the Relationship between Pyrethrins, Pyrethroid Exposure and Asthma and Allergies. September 2009; Disponível em: <http://www.epa.gov/oppsrrd1/reevaluation/pyrethrins-pyrethroids-asthma-allergy-9-18-09.pdf>. Acesso em: 2 jul. 2013.

VAN SITTERT, N.J.; TUINMAN, C.P. Coumarin derivatives (rodenticides). *Toxicology*, v. 91, p. 71-6, 1994.

VELOSO, M.V.P. et al. Herbicidas. *In*: ANDRADE FILHO, A.; CAMPOLINA, D.; DIAS, M.B. *Toxicologia na prática clínica*. 2·ed. Belo Horizonte: Folium, 2013, p. 353-62.

PARTE 4

TOXICOLOGIA SOCIAL E MEDICAMENTOS

28

Drogas de Abuso*

Rosana Camarini
Tania Marcourakis

CONTEÚDO DESTE CAPÍTULO

▶ INTRODUÇÃO

A **Toxicologia Social** é a área da Toxicologia que estuda os efeitos nocivos decorrentes do *uso não médico* nem terapêutico de fármacos ou drogas, causando danos não somente ao indivíduo, mas também à sociedade. Alguns fármacos também apresentam potencial de abuso e dependência e, eventualmente, podem ser usados para fins não médicos e não prescritos.

O termo *drug*, em inglês, pode tanto se referir a um fármaco quanto a uma substância de uso lícito (álcool, nicotina) ou de uso ilícito (cocaína, heroína). Em português, *droga* refere-se às substâncias psicoativas com capacidade de gerar abuso e transtornos por uso de substâncias.

Em 2013, a Associação Psiquiátrica Americana (*American Psychiatric Association – APA*), atualizou a publicação do Manual Diagnóstico e Estatístico de Transtornos Mentais (*Diagnostic and Statistical Manual of Mental Disorder* – DSM-V) e alterou a terminologia associada às drogas de abuso, substituindo as categorias de abuso de substância e dependência por uma única categoria: **transtorno por uso de substâncias**, com 3 níveis de gravidade – leve, moderada e grave. A seguir encontram-se algumas definições relativas a este transtorno.

Drogadição é um termo usado para definir comportamentos compulsivos de busca e consumo por drogas de abuso, associados a uma perda do controle sobre o uso, resultando em escolhas patológicas da droga em detrimento do próprio bem-estar ou mesmo de outros indivíduos. Dessa maneira, trata-se de um transtorno crônico com dimensões biopsicossociais, com características internas (que dependem do indivíduo), externas (ambiente) e da interação indivíduo-ambiente. Alguns dos sintomas incluem o gasto excessivo de tempo na procura pela droga; a negligência de comportamentos direcionados ao emprego, escola e atividades familiares; o descuido em evitar danos físicos pessoais em decorrência da busca pela droga; e a manifestação

* Colaboradora nas edições anteriores: Regina Lucia de Moraes Moreau.

de desejo pela droga. Dependendo da droga, pode ocorrer tolerância e abstinência. A drogadição é uma doença crônica e sujeita à recaída, até mesmo anos após a retirada da droga.

Dependência se refere às adaptações decorrentes do uso prolongado da droga, requerendo quantidades maiores da droga para atingir o efeito inicial (tolerância). Reflete em sintomas físicos se o uso da droga é cessado abruptamente (abstinência).

Todas as drogas de abuso têm em comum a capacidade de agir no sistema nervoso central (SNC) produzindo sensações de prazer e alívio de estados emocionais negativos, na abstinência. Portanto, a característica comum entre essas substâncias, ou seja, o que as diferenciam de outras e que justifica a classificação delas em um grupo específico, é o fato de todas terem potencial para induzir um comportamento compulsivo de procura e consumo, a despeito dos efeitos adversos e das consequências negativas ao indivíduo ou à sociedade.

TRANSTORNOS POR USO DE SUBSTÂNCIAS E CRITÉRIOS DIAGNÓSTICOS

A Organização Mundial da Saúde é responsável pela classificação estatística internacional de doenças e problemas relacionados à saúde, usando para isso, uma publicação conhecida por Classificação Internacional das Doenças (CID). Na 10ª versão do CID há uma categoria de transtornos mentais e de comportamento, em que estão listados os transtornos em função do uso de substâncias psicoativas: transtornos mentais e comportamentais decorrentes do uso de álcool; opioides; canabinoides (maconha); sedativos e hipnóticos; cocaína; outros estimulantes incluindo a cafeína[1]; alucinógenos; fumo (tabaco); solventes voláteis; múltiplas drogas e uso de outras substâncias psicoativas.

O DSM – livro usado por clínicos e psiquiatras para diagnóstico de doenças psiquiátricas – segue as orientações da APA. A 5ª edição do DSM (DSM-V) trouxe mudanças nos critérios e na forma de diagnóstico da drogadição – referida atualmente como **transtornos por uso de substância**, com maior ênfase no comportamento compulsivo pela busca da droga.

O CID é o manual adotado no Brasil pelo Sistema Único de Saúde (SUS), e uma nova versão, o CID-11 (OMS, 2019), incorporou inovações nos critérios de diagnóstico de doenças. Dentre os transtornos em função de uso de substâncias ou comportamentos aditivos, foram adicionados os transtornos por jogos eletrônicos e de azar. A nova edição está prevista para entrar em vigor em 2022.

De acordo com o DSM-V, o transtorno por uso de substâncias pode ser classificado de acordo com o número de critérios apresentados, como leve (2 ou 3 critérios), moderado (4 ou 5 critérios) ou grave (6 ou mais), durante os últimos 12 meses (APA, 2013). Os critérios são semelhantes aos descritos no CID-10, com pequenas diferenças na terminologia, de acordo com o Quadro 28.1.

1 Não são diagnosticadas como transtorno por uso de substâncias, de acordo com o DSM-V.

Quadro 28.1 Critérios DSM-V para transtornos por uso de substâncias (3 ou mais critérios ocorrendo durante os últimos 12 meses).

1. Tolerância, definida por qualquer um dos seguintes aspectos:
   a. necessidade de quantidades progressivamente maiores da substância para atingir a intoxicação ou o efeito desejado;
   b. acentuada redução do efeito com o uso continuado da mesma quantidade de substância.
2. Síndrome de abstinência, manifestada por qualquer dos seguintes aspectos:
   a. síndrome de abstinência característica para a substância;
   b. a mesma substância (ou uma substância estreitamente relacionada) é consumida para aliviar ou evitar sintomas de abstinência.
3. Desejo persistente ou esforços malsucedidos para reduzir ou controlar o uso da substância.
4. Uso frequente da substância em quantidades maiores ou por períodos mais prolongados do que o pretendido.
5. Muito tempo é gasto em atividades necessárias para a obtenção da substância, no uso da substância ou na recuperação de seus efeitos.
6. Fissura ou um forte desejo ou necessidade de usar a substância.
7. Uso recorrente da substância, resultando no fracasso em desempenhar papéis importantes no trabalho, na escola ou em casa.
8. Uso continuado da substância, apesar de problemas sociais e interpessoais persistentes ou recorrentes causados ou exacerbados por seus efeitos.
9. Importantes atividades sociais, profissionais ou recreacionais são abandonadas ou reduzidas em virtude do uso da substância.
10. Uso recorrente da substância em situações nas quais isso representa perigo para a integridade física.
11. O uso da substância é mantido apesar do reconhecimento de ter problemas físicos ou psicológicos persistentes ou recorrentes, causados ou agravados pelo uso.

Fonte: Manual diagnóstico e estatístico de transtornos mentais. 5. ed. APA, 2013.

DROGADIÇÃO E ESTÁGIOS

Há uma grande diferença entre o usuário e o dependente. Indivíduos escolhem começar a usar drogas pelos mais diferentes motivos e, no início, esta é uma decisão voluntária. Mas há um ponto em que o usuário se torna dependente, porém esta fronteira não é nítida e varia conforme o indivíduo. Nesse ponto, o usuário perde a capacidade voluntária de controlar o consumo. Assim, uma vez cruzada a linha invisível da dependência, a capacidade de retorno ao consumo ocasional ou controlado é definitivamente perdida pelo indivíduo.

Teorias têm sido propostas para explicar a transição do consumo controlado para a perda do controle, com base em um ciclo de 3 fases que se torna mais grave com o decorrer do tempo e envolve alterações neuroplásticas nos sistemas de recompensa, de estresse e da função executiva (Figura 28.1).

As primeiras teorias postulavam que o comportamento compulsivo se desenvolvia porque os efeitos gratificantes inicialmente produzidos por uma droga facilitariam a instalação da drogadição, uma vez que atuariam como reforçadores, motivando a autoadministração dessas substâncias para a obtenção de uma recompensa. Essa ideia de reforço positivo das drogas de abuso foi amplamente vista como a primeira motivação para o uso da droga. Embora o reforço positivo esteja inicialmente envolvido no desenvolvimento da drogadição, o consumo de drogas em longo prazo geralmente resulta na ocorrência de manifestações físicas (p. ex., taquicardia) e psíquicas (p. ex., ansiedade) aversivas quando o uso é interrompido. Como consequência, a droga é consumida de maneira contínua como um meio de evitar as consequências aversivas da abstinência (ou seja, o reforço negativo). Assim, o comportamento compulsivo provavelmente inclui uma mudança gradual de reforço positivo (impulsividade) para reforço negativo (compulsividade). Embora ambas as teorias de reforço positivo e reforço negativo forneçam alguma base para explicar o início e a manutenção do comportamento compulsivo, essas teorias não conseguem explicar totalmente muitos aspectos da drogadição. Um desses aspectos é a recaída, mesmo na ausência de sintomas de abstinência. Dessa maneira, outras teorias surgiram postulando que o uso prolongado de drogas conduz a uma série de neuroadaptações, que contribuem para a natureza duradoura do estado compulsivo.

O encéfalo e outros tecidos adaptam-se à presença continuada da droga, mobilizando progressivamente processos fisiológicos opostos às alterações causadas por elas, de maneira a contrabalançar o efeito. Esses processos neuroadaptativos tendem a compensar o efeito da droga e produzir um estado funcional aparentemente normal durante a vigência da droga, num estado de alostasia. Esse estado representa um desvio do ponto de ajuste da recompensa com a evolução da doença. É definido como um processo para atingir a estabilidade por meio de alterações fisiológicas e comportamentais. Envolve uma reavaliação e ajuste contínuos dos parâmetros direcionados a um novo ponto de ajuste (*set point*).

Koob e Le Moal (2008) postularam que o uso da droga produz um desequilíbrio no sistema de recompensa encefálico e os processos alostáticos individuais não conseguem ser mantidos, resultando na perda de controle sobre o consumo da droga e o uso compulsivo. O modelo alostático dos sistemas do circuito motivacional foi proposto para explicar as mudanças persistentes na motivação que estão associadas com dependência e fissura na drogadição.

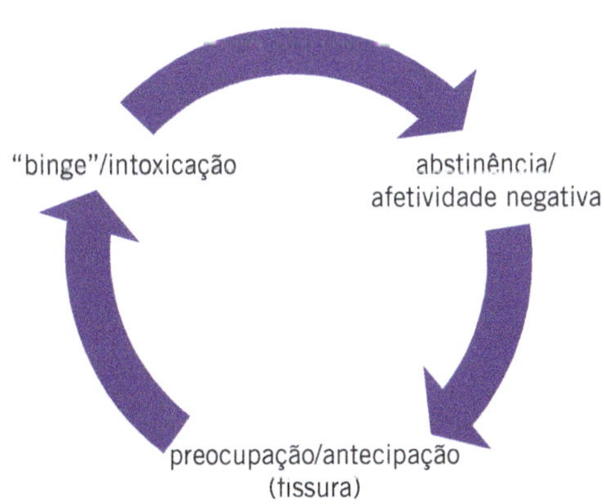

Figura 28.1 Esquema conceitual das bases neurobiológicas da transição para o transtorno por uso de substâncias.
Fonte: Adaptada de Koob e Volkow, 2016.

Estágio de "binge"/intoxicação

A primeira fase, de contato esporádico e recreacional com a droga, em que o indivíduo gosta de seus efeitos, representa um processo de aprendizagem da recompensa que a droga proporciona. Recompensa é definida como qualquer evento que aumente a probabilidade de resposta com um componente hedônico positivo. Os estudos têm mostrado o envolvimento do sistema dopaminérgico mesocorticolímbico nas propriedades de recompensa de praticamente todas as drogas de abuso. A ativação desse sistema proporciona a liberação de dopamina no estriado ventral, a qual se correlaciona com a sensação subjetiva de prazer, o chamado "barato". Dois principais neurotransmissores medeiam os efeitos de recompensa das drogas de abuso, são eles a dopamina e os peptídeos opioides, apesar de outros neurotransmissores e neuromoduladores terem algum papel no circuito que inclui várias entradas e saídas do prosencéfalo basal.

A tomada de decisão, ou seja, quando um desejo é convertido em ação, depende de um circuito não completamente elucidado. Sabe-se, no entanto, que além do córtex frontal, um grupo de estruturas subcorticais (como os núcleos da base) participa desse comportamento.

Estágio da abstinência/afetividade negativa

Esse estágio consiste em um estado afetivo negativo caracterizado por irritabilidade crônica, mal-estar, disforia, estresse e perda de motivação para as recompensas naturais. Estudos de neuroimagem em humanos mostram diminuição da sensibilidade dos circuitos de recompensa encefálicos à estimulação de recompensas naturais durante este estágio. A exposição crônica às drogas de abuso causa alterações neuroquímicas conhecidas por neuroadaptações, que ocorrem em sistemas envolvidos na recompensa aguda induzida pela droga. Essas neuroadaptações ocorrem em resposta à ação primária da droga na célula numa tentativa de neutralizar seus efeitos. A persistência dos efeitos opostos intracelulares produz uma resposta de abstinência, quando a droga é retirada. Essas alterações envolvem processos alostáticos que fazem com que o indivíduo passe a necessitar da droga e aumenta a propensão às recaídas (Figura 28.2).

Nessa fase ocorre diminuição das transmissões dopaminérgicas e serotoninérgicas no núcleo *accumbens*, durante a abstinência. Outras alterações incluem diminuição na transmissão GABAérgica e aumento na transmissão glutamatérgica mediada pelo receptor NMDA, no núcleo *accumbens*. A descompensação emocional envolvida nesse estágio também altera circuitos não envolvidos nos circuitos da recompensa, como o eixo hipotálamo-pituitária-adrenal e o sistema de estresse do encéfalo mediado pelo fator de liberação de corticotrofina (CRF – do inglês *corticotropin releasing factor*), que se encontram desregulados pela administração crônica da maior parte das drogas de abuso. Esse estado aversivo se manifesta tanto na abstinência aguda quanto na prolongada. A partir do momento em que a tolerância e a abstinência se desenvolvem, o estado emocional negativo ganha força. A combinação dos processos

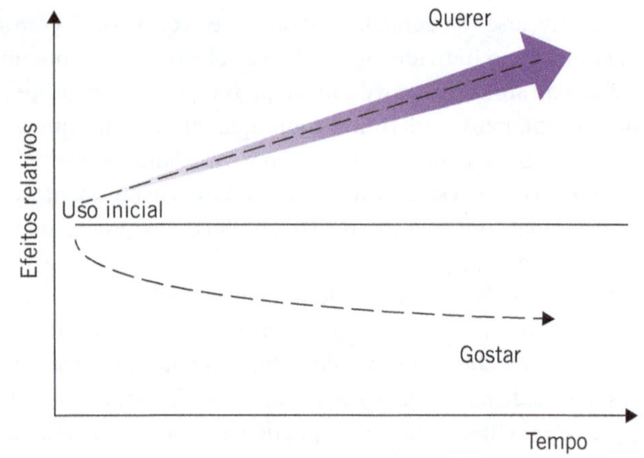

Figura 28.2 Esquema representativo do "gostar" e "querer" no transtorno por uso de substâncias. A teoria da saliência do incentivo de Robinson e Berridge (1993) mostra como o "querer" se dissocia do "gostar" com o passar do tempo em função da sensibilização do sistema mesolímbico do encéfalo
Fonte: Traduzida e adaptada de Berridge e Robinson, 2016.

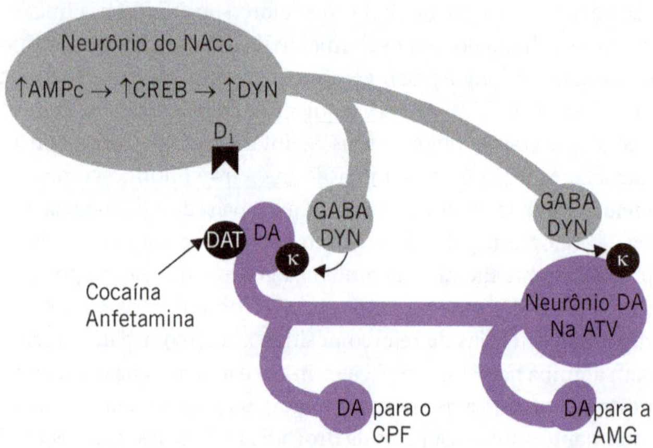

Figura 28.3 Esquema da diminuição de liberação de dopamina promovida pela ativação do sistema da dinorfina (DYN) no núcleo *accumbens* (NAcc). A ativação de CREB pelo aumento da AMPc aumenta a expressão do gene da pró-dinorfina, ocasionando liberação de dinorfina que é transportada para o terminais pré-sinápticos, inclusive para os axônios que fazem feedback nos neurônios dopaminérgicos (DA) na área tegmental ventral (ATV). O aumento da expressão de dinorfina mediada pelo CREB reduz a liberação de DA no núcleo *accumbens*. Esse efeito ocorre em função da ligação da dinorfina nos receptores opioides inibitórios κ (kappa) localizados nos terminais DA no NAcc e/ou nos corpos celulares da ATV. O efeito inibitório da DYN na ATV influencia a transmissão DA no córtex pré-frontal (CPF), amigdala (AMG) e outras estruturas que recebem projeção a partir desta região.
Fonte: Adaptada de Muschamp e Carlezon, 2013.

oponentes "antirrecompensa" e o recrutamento dos sistemas do estresse nos circuitos motivacionais compostos pelo estriado ventral, amigdala estendida (núcleo central da amígdala, substância inominata, concha do núcleo *accumbens* e núcleo do leito da estria terminal) e habênula consiste em um poderoso desencadeante do reforço negativo que contribui para o comportamento compulsivo de busca pela droga e pela drogadição. A habênula lateral é uma das regiões que exerce um potente controle negativo sobre os disparos de neurônios dopaminérgicos na área tegmental ventral. Um dos mecanismos envolvidos nesse processo inclui a ativação do sistema da dinorfina no núcleo *accumbens*, o qual, por controle retroativo, diminui a atividade dopaminérgica mesolímbica. Assim, a dinorfina produz efeitos disfóricos responsáveis pelo estado emocional negativo (Figura 28.3).

Nesse estágio, postula-se que a abstinência prolongada incorpora elementos de estados emocionais negativos e fissura disparada por pistas e contextos associados ao consumo da droga, que formam a base para o estágio de preocupação/antecipação.

Estágio da preocupação/antecipação

Esse estágio tem sido considerado o elemento-chave da recaída em humanos e define a drogadição como um transtorno crônico de recaída.

Nesse estágio, o controle da função executiva tem um papel fundamental no comportamento "com um objetivo direcionado" (*goal-directed*) e os circuitos de destaque são os provenientes do córtex pré-frontal que envia projeções glutamatérgicas para neurônios dopaminérgicos na área tegmental ventral e suas projeções para os núcleos da base. Também envolve as projeções glutamatérgicas do córtex pré-frontal que controlam o sistema estriatal-pálido-tálamo-córtex pelas vias diretas (mediadas por receptores dopaminérgicos D_1) e indiretas (por receptores D_2). A reinstalação da procura pela droga induzida por pistas ambientais envolve projeções glutamatérgicas do córtex pré-frontal pré-límbico, amígdala basolateral e subiculum ventral para o núcleo *accumbens*. Também inclui modulações dopaminérgicas na amígdala basolateral e no estriado dorsal. Já a reinstalação da procura pela droga induzida por estresse depende da ativação de CRF e norepinefrina na amígdala estendida e na área tegmental ventral.

Em humanos, estudos de neuroimagem relatam déficits na função executiva de pacientes adictos e diminuição na atividade do córtex frontal em dependentes de cocaína após desintoxicação. Entretanto, quando expostos aos estímulos que induzem fissura (imagem da droga ou pistas que remetem à droga), essa região é ativada. Portanto, prejuízos na função executiva refletem-se em diminuição na atividade do córtex frontal interferindo na tomada de decisão e controle inibitório. Isso mostra a importância do córtex frontal na motivação para procurar a droga.

A ínsula, por sua vez, tem sido implicada na fissura por comida ou drogas de abuso. Além de seu envolvimento em funções interoceptivas (processo que integra sinais internos e estímulos externos para manter a homeostase), essa região influencia na tomada de decisão. Após tomar a droga, a ínsula exerce um papel no estado emocional que os efeitos da droga proporcionam. Esse papel na interocepção resulta em um comportamento de procura contínua pela droga.

Resumidamente, são postulados 2 sistemas que controlam comportamentos direcionados com suas respectivas vias de sinalização: a via PARE que impede o consumo excessivo de uma droga ou limita sua ingestão a níveis moderados, e a via SIGA, que impulsiona a escalada do consumo da droga a níveis excessivos, contribuindo para a manutenção da fissura e recaída. A manipulação de elementos moleculares das vias PARE e SIGA podem fornecer benefícios para o tratamento dos transtornos por uso de substâncias. O equilíbrio do circuito resulta em controle inibitório adequado e tomada de decisão, além do funcionamento normal das vias de recompensa, motivação, estresse e memória. As drogas de abuso são capazes de desequilibrar esse balanço dos circuitos.

Esses estágios pioram com o tempo e envolvem mudanças alostáticas nos sistemas de recompensa e estresse. Estas fases não podem ser consideradas exclusivas, na medida em que elas interagem umas com as outras e culminam no comportamento persistente da drogadição.

PROCESSOS NEUROADAPTATIVOS

Uma série de modificações e adaptações fisiológicas às drogas é passível de acontecer com seu uso repetido.

O fenômeno de tolerância é caracterizado pela diminuição de um efeito a despeito da dose ser mantida, indicada por um desvio farmacológico para a direita na curva dose-resposta. Torna-se necessário um aumento de dose para se obter o grau de efeito inicial.

A tolerância pode ocorrer por vários mecanismos, podendo ser inata ou adquirida (aguda, farmacodinâmica, farmacocinética), aprendida (comportamental ou condicionada) ou cruzada.

Tolerância inata Refere-se à sensibilidade determinada geneticamente a uma droga que é observada desde a primeira vez que é administrada. Isso significa que o indivíduo já nasce com um potencial de tolerância predeterminado.

Tolerância aguda É a tolerância que se desenvolve rapidamente em uma única ocasião, como em um "binge" onde o usuário administra uma excessiva quantidade de droga em um período curto de tempo. Por exemplo, a cocaína geralmente é usada num padrão "binge". Há um decréscimo da sensação de euforia (*rush*) nas doses subsequentes durante o "binge" comparada com a primeira dose. Com relação ao álcool, a tolerância aguda se refere a uma redução do comprometimento ou de seus efeitos, após exposição única, no mesmo nível de alcoolemia nos ramos descendente *versus* ramo ascendente da curva de álcool no sangue.

Tolerância farmacodinâmica Refere-se à redução de efeitos em virtude de alterações adaptativas induzidas pela droga no local de ação, como alterações na quantidade, afinidade ou sensibilidade de receptores. Por exemplo, alterações induzidas pela droga na densidade do receptor, por internalização, após administração de benzodiazepínicos.

Tolerância farmacocinética Refere-se às alterações na distribuição ou no aumento do metabolismo de uma droga, diminuindo as concentrações sanguíneas de uma determinada dose. É consequência da indução de sistemas existentes no fígado, principalmente do citocromo P-450 (CYP). Por exemplo, barbitúricos são indutores de enzimas hepáticas, estimulando a própria biotransformação, ocasionando menores concentrações plasmáticas e redução de seus efeitos.

Tolerância aprendida Corresponde à diminuição dos efeitos da droga decorrente de respostas compensatórias adquiridas por experiência pregressa. A ***tolerância aprendida comportamental*** se desenvolve com experiências repetidas e descreve a capacidade de desenvolver uma tarefa sob a ação da droga, na tentativa de manter o nível funcional, apesar do estado de intoxicação. Essa tolerância ocorre quando a administração da droga precede determinadas circunstâncias comportamentais. Por exemplo, um indivíduo que aprende uma determinada tarefa sob os efeitos de uma droga terá mais facilidade em executá-la do que aquele que a executou pela primeira vez sob os efeitos dessa mesma droga. A ***tolerância aprendida condicionada*** ocorre quanto pistas ambientais ou rituais são conectados consistentemente com a administração da droga. É um mecanismo aprendido que se desenvolve se a droga é sempre administrada na presença de um estímulo ambiental específico (p. ex., odor da preparação da droga, visão da seringa etc.). Esses estímulos sinalizam a presença da droga e as adaptações fisiológicas no organismo do usuário começam a ocorrer mesmo antes da substância alcançar o seu sítio de ação. Se a droga é sempre precedida do mesmo estímulo, a resposta adaptativa pode ser aprendida e este fato previne a manifestação total dos efeitos da substância (tolerância). Esse mecanismo de tolerância condicionada segue o princípio de Pavlov e resulta em uma tolerância à droga nas circunstâncias em que a substância é "esperada". Quando a mesma é recebida em uma situação "inesperada", a tolerância é reduzida e os efeitos são aumentados. Dessa maneira, os estímulos ambientais transformam-se em estímulos condicionados.

Tolerância cruzada Ocorre quando o uso repetido de uma determinada droga produz tolerância aos efeitos de uma outra droga, em decorrência de estruturas, mecanismos de ação, ou vias de metabolização semelhantes entre elas. A tolerância cruzada pode ser farmacodinâmica ou metabólica. No primeiro caso, as propriedades farmacológicas são semelhantes entre as drogas. Se 2 drogas causam efeitos farmacológicos em função de mecanismos semelhantes, as possíveis alterações adaptativas que surgem do uso de uma delas, também irá conferir tolerância à outra. Desse modo, aqueles que desenvolvem tolerância para o etanol, o fazem também para os barbitúricos e benzodiazepínicos (depressores do SNC). O mesmo pode ocorrer entre a morfina e os opioides sintéticos (meperidina) e semissintéticos (heroína). Com relação à tolerância cruzada metabólica, como sistemas enzimáticos do citocromo P-450 atuam sobre uma variedade de compostos, a indução causada por uma droga aumenta a velocidade de biotransformação de uma série de substâncias que nunca haviam sido administradas. Indivíduos tolerantes ao etanol biotransformam mais rapidamente os barbitúricos e, consequentemente, são mais tolerantes a eles. Indivíduos tolerantes ao etanol também são tolerantes aos anestésicos gerais inalados (éter, clorofórmio, halotano). No caso do etanol e barbitúricos, 2 mecanismos independentes (tolerância farmacocinética e farmacodinâmica) contribuem para a menor intensidade e menor duração da resposta a uma dada dose da droga.

Outra maneira de neuroadaptação decorrente da administração repetida de drogas é a sensibilização.

Sensibilização ou tolerância reversa Em estudos pré-clínicos, é comumente medida monitorando-se a atividade locomotora do animal, portanto, a sensibilização comportamental é traduzida por um aumento da resposta estimulante motora diante da exposição frequente a uma determinada droga. Esse fenômeno foi primeiramente descrito para drogas psicoestimulantes clássicas (anfetaminas e cocaína) e morfina. Em 1980, a demonstração da sensibilização comportamental ao etanol foi publicada, pela primeira vez, por 2 pesquisadoras brasileiras: Jandira Masur e Roseli Boerngen. Além da sensibilização comportamental, a administração repetida de drogas de abuso pode produzir sensibilização neuroquímica. Um exemplo é a sensibilização do sistema mesolímbico dopaminérgico, medida pelo aumento das concentrações de dopamina e seus metabólitos no núcleo *accumbens*.

O papel da sensibilização na drogadição ganhou força com a teoria da sensibilização do incentivo, em 1993, por Robinson e Berridge. Os autores propuseram que esse fenômeno engloba uma "sensibilização aos efeitos motivacionais da droga e de estímulos associados à mesma". De acordo com esta teoria, a exposição repetida às drogas de abuso pode tornar a droga mais atraente para alguns indivíduos suscetíveis. Os autores cunharam o termo "saliência do incentivo" para um processo que significa "querer a droga", caracterizado por um aumento da motivação para a procura. Este atributo está relacionado com neuroadaptações críticas que influenciam os sistemas de recompensa a se tornarem hipersensíveis aos efeitos das drogas. Ainda, supõe-se que a sensibilização dos sistemas neurais ocasione um padrão compulsivo de procura pela droga, a partir do qual o indivíduo passa a "querer" e "necessitar" a droga, independente de "gostar" da mesma. Esta teoria foi atualizada com ênfase num componente de aprendizagem (pavloviano) no desenvolvimento da sensibilização induzida pela droga. As drogas de abuso possuem um efeito importante na resposta a estímulos previamente neutros com os quais as drogas acabam sendo associadas. Esses estímulos são "pistas" que reforçam o condicionamento em relação à droga conforme a teoria da sensibilização do incentivo. Uma característica importante deste fenômeno é sua persistência, podendo se manifestar por anos após a interrupção da droga. Embora os estudos comportamentais não tenham chegado a uma conclusão sobre a relação direta entre sensibilização e consumo de droga ou recaída, dados da literatura mostram uma sobreposição nos neurocircuitos da sensibilização e da recaída.

Síndrome de abstinência Alterações no alvo de ação da droga são a base para a tolerância farmacodinâmica. Quando a droga é retirada, as mesmas alterações dão origem a uma reação de rebote, porque já não são mais equilibradas pelo efeito da droga. As respostas fisiológicas/psicológicas de rebote constituem, portanto, uma síndrome de abstinência que pode variar de acordo com as ações farmacológicas da droga: sonolência/insônia, tremores, irritabilidade, distúrbios gastrointestinais, alucinações e crises epilépticas. Por exemplo, a morfina diminui a motilidade gastrointestinal, provocando constipação e induz miose; sua síndrome de abstinência provoca hipermotilidade intestinal, diarreia e midríase. A intensidade da reação de abstinência também guarda relação com o curso temporal da ação da droga. Uma droga que tenha ação relativamente lenta e por tempo relativamente longo em função de sua lenta distribuição, alta ligação às proteínas plasmáticas e biotransformação ou excreção demorada, frequentemente dá origem a sintomas de abstinência menos intensos do que outra que age de maneira rápida, intensa e breve. Presumivelmente, a eliminação mais demorada da droga permite alguma medida de readaptação fisiológica enquanto sua concentração está decaindo.

Deve ser enfatizado que a tolerância e a síndrome de abstinência são fenômenos resultantes de adaptações fisiológicas reversíveis, que ocorrem como uma consequência natural da exposição a uma droga e que não implicam necessariamente em drogadição. Podem acontecer em animais de experimentação e em seres humanos que fazem uso de certos medicamentos repetidamente. Até pacientes que são medicados por indicação médica apropriada e na dose correta podem apresentar tolerância ou síndrome de abstinência, quando a administração da droga é interrompida abruptamente.

▶ VARIÁVEIS QUE INFLUENCIAM O DESENVOLVIMENTO DA DROGADIÇÃO

Nem todos os usuários de drogas de abuso se tornam adictos. O desenvolvimento da drogadição depende de diversas variáveis, que podem ser didaticamente divididas naquelas relacionadas à droga, ao usuário e ao ambiente (Figura 28.4).

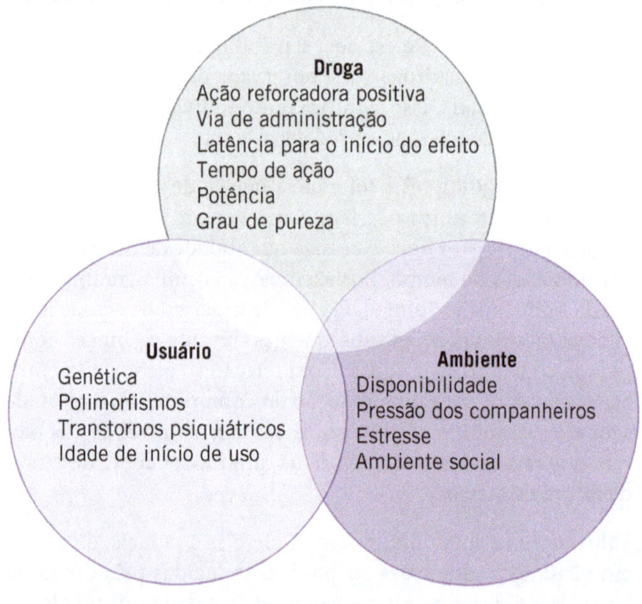

Figura 28.4 Variáveis que influenciam no desenvolvimento da drogadição.
Fonte: Desenvolvida pela autoria.

Relacionadas à droga

Propriedades reforçadoras A utilização dos modelos animais para estudo da drogadição tem demonstrado suas propriedades reforçadoras. Dessa maneira, em experimentos pré-clínicos, animais de laboratório são capazes de se autoadministrar a maioria das drogas, incluindo opioides, álcool, nicotina, anfetaminas e cocaína. Essas drogas também induzem a preferência condicionada de lugar, mostrando que o animal prefere o ambiente previamente associado com a droga em estudo.

Embora as drogas de abuso geralmente tenham efeitos comportamentais e perfis farmacológicos distintos, uma característica comum que compartilham é o aumento da atividade do sistema mesocorticolímbico dopaminérgico. A dopamina é necessária para os efeitos recompensadores das drogas de abuso e está envolvida com as vias de reforço positivo (Figura 28.5).

Embora reforçadores naturais também produzam um aumento na liberação de dopamina, o efeito não é tão significativo e ao contrário das drogas, sofre habituação. Os alimentos aumentam em 45% as concentrações de dopamina no núcleo *accumbens*, ao passo que a anfetamina e a cocaína elevam essas concentrações em 500%. Essas diferenças indicam que drogas de abuso se apropriam do sistema normalmente implicado na recompensa e nos efeitos reforçadores de estímulos envolvidos nas funções de sobrevivência. Além disso, esse efeito é persistente e se soma à consolidação de respostas a estímulos associados à droga (pistas ambientais), promovendo ainda mais sua utilização.

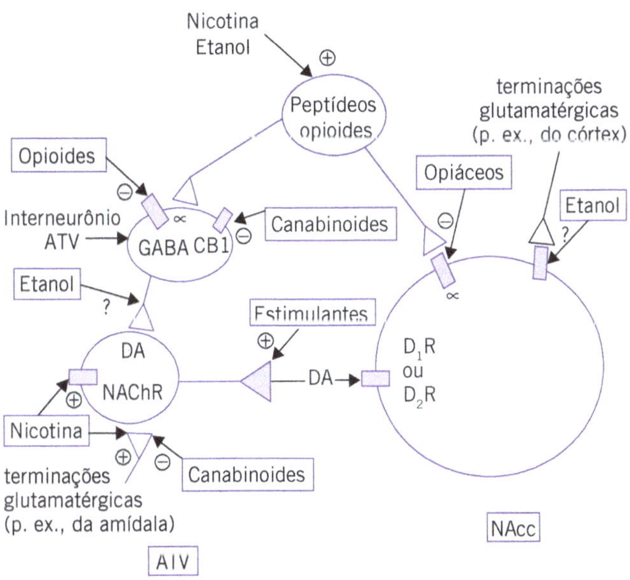

Figura 28.5 Esquema simplificado das ações agudas das drogas de abuso convergindo sobre o circuito comum da área tegmental ventral-núcleo *accumbens* (ATV-NAcc).
DA, dopamina; D_1R, D_2R, receptores dopaminérgicos; CB1, receptores canabinoides; NAChR, receptores colinérgicos nicotínicos; μ, receptor opioide.
Fonte: Adaptada de Nestler, 2005.

Estimulantes aumentam diretamente a transmissão dopaminérgica no NAcc. A cocaína inibe a recaptura de dopamina, o que prolonga os efeitos da dopamina liberada. Já a anfetamina, além de inibir a recaptura de dopamina, também aumenta sua liberação no terminal sináptico. Opioides fazem o mesmo indiretamente: eles inibem os interneurônios GABAérgicos na ATV, que expressam receptores opioides μ que, por sua vez, desinibem os neurônios dopaminérgicos na ATV. Dessa maneira, aumentam, indiretamente, a liberação de dopamina no NAcc. Os opioides também estimulam diretamente os receptores opioides expressos pelo NAcc, produzindo recompensa de uma maneira independente de dopamina. A nicotina parece ativar diretamente os receptores colinérgicos nicotínicos na ATV, causando a liberação de dopamina e, indiretamente, estimulação de seus receptores nas terminações glutamatérgicas que inervam as células dopaminérgicas. O etanol tem efeitos dependentes de dose. Em doses baixas, sua ação predominante é sobre receptores de $GABA_A$ na pré-sinapse e pode inibir os terminais GABAérgicos na ATV e, assim, desinibir os neurônios dopaminérgicos na ATV. O etanol também inibe as terminações glutamatérgicas (antagonista alostérico de NMDA) que inervam os neurônios no NAcc. Muitos outros mecanismos são propostos para explicar as ações do etanol. Os mecanismos para os canabinoides parecem complexos e envolvem a ativação dos receptores CB1 nas terminações GABAérgicas e glutamatérgicas na ATV. A inibição de CB1 (Gi) do interneurônios GABAérgico promove a liberação de dopamina pelos neurônios dopaminérgicos, produzindo uma sensação de recompensa. Contudo, a inibição de glutamato atenua a atividade dopaminérgica, induzindo efeitos aversivos. Finalmente, há evidências que a nicotina e o etanol podem ativar vias dos peptídeos opioides e que estas e outras drogas de abuso (como os opioides) podem ativar vias dos canabinoides endógenos (não ilustrado).

Potencial para a drogadição As propriedades farmacocinéticas da droga também influenciam na propensão à drogadição. Quanto mais rápido uma droga produzir seus efeitos reforçadores, maiores são as chances de originar um comportamento de consumo repetido comparado à outra droga que apresente um início lento de ação. Em geral, as drogas de ação curta são mais prováveis de induzir drogadição do que as de ação prolongada. A depuração de uma droga de ação prolongada resulta em lenta diminuição da concentração sanguínea da droga ao longo do tempo, evitando a abstinência aguda. Já as de ação curta requerem a repetição da administração para a manutenção do efeito prazeroso, além de evitar os efeitos desagradáveis da abstinência aguda.

A via de administração também exerce um efeito importante sobre a velocidade do efeito da droga. Uma droga administrada pela via intravenosa, por ser injetada diretamente na circulação, atinge o encéfalo com rapidez. Drogas administradas pela via pulmonar, como a nicotina, *cannabis* e o *crack* são inaladas diretamente para os pulmões, alcançando facilmente a circulação e também o encéfalo. A intensidade de efeito de drogas inaladas é apenas ligeiramente menor comparada com a via intravenosa, porque uma fração é perdida e exalada com o resto dos componentes da fumaça. O efeito da droga quando administrada pela via intranasal, ou seja, quando aspirada pelas narinas, da maneira como geralmente a cocaína é utilizada, é menos intenso do que pela via intravenosa ou pulmonar. A menor intensidade do efeito se deve à etapa de absorção nas mucosas nasais antes de atingir a circulação e às suas propriedades vasoconstritoras. A via oral é a mais lenta de todas, porque a droga não somente demora para atingir a circulação, como também começa a ser biotransformada pelas enzimas no estômago e intestino bem como no fígado (efeito de primeira passagem). A metanfetamina, por exemplo, pode ser fumada, aspirada, ingerida ou injetada por via intravenosa. Se a droga é fumada ou injetada, o usuário sente quase imediatamente um intenso *rush* que dura poucos minutos. Aspirar metanfetamina produz sensações de euforia dentro de 3 a 5 minutos, enquanto pela via oral este tempo é de 15 a 20 minutos. Além disso, esses efeitos não são tão intensos quanto por via intravenosa ou pulmonar.

Relacionadas ao usuário

A drogadição tem um componente genético significativo. É estimado que 40% a 60% da vulnerabilidade à drogadição pode ser atribuída aos fatores genéticos. Entretanto, a interação genética-ambiente deve ser considerada. Estudos com gêmeos adultos mostraram que somente fatores genéticos não são suficientes para determinar o abuso de uma substância específica. As influências ambientais e a disponibilidade da droga parecem ser importantes para determinar o uso ou não de algum tipo de droga. A influência da genética e do ambiente parece ser diferente para o abuso de cocaína e heroína. Estudos mostram que a genética contribui 2/3 para a vulnerabilidade ao abuso de cocaína, contra 1/5 para o abuso de heroína. Com relação ao etanol, 40% a 50% do risco para a adição ao álcool se dá em função de fatores genéticos.

Filhos de pais com transtorno por uso de álcool mostram uma probabilidade maior de desenvolver a doença, mesmo quando adotados ao nascimento por pais não dependentes de álcool. No entanto, é apenas um risco aumentado e não 100% de determinismo. Mesmo gêmeos idênticos que, obviamente, compartilham a mesma herança genética, não apresentam 100% de concordância quando um deles torna-se dependente.

A maioria dos estudos que investigam o papel de genes que codificam enzimas metabolizadoras do álcool no risco de transtornos por uso de álcool em diferentes etnias tem focado em polimorfismos genéticos das enzimas álcool desidrogenase (ADH) e aldeído desidrogenase (ALDH): *ADH1B*, *ADH1C* e *ALDH2*. Existem 3 alelos diferentes do gene *ADH1B*, o qual apresenta 2 SNPs (polimorfismo de nucleotídeo único, do inglês *single nucleotide polymorphism*) nas regiões codificantes que alteram a transcrição de 2 aminoácidos da proteína. O alelo de referência é o *ADH1B*1*, que codifica a subunidade β1 com uma arginina nas posições 48 (Arg48) e 370 (Arg370). O *ADH1B*2*, um alelo comum em asiáticos, codifica a subunidade β2 com uma histidina na posição 48 (His48). O alelo *ADH1B*3*, que codifica a subunidade β3 com uma cisteína na posição 370 (Cys370), é encontrado principalmente em pessoas de ascendência africana. Substituições de aminoácidos nas posições 48 (*ADH1B*2*) e 370 (*ADH1B*3*) resultam em atividade enzimática 70 a 80 vezes superior em comparação com a produzida pelo alelo *ADH1B*1*. A rápida conversão de etanol em acetaldeído provoca rubor e efeitos aversivos faciais (*flushing*) após o consumo de álcool e protege contra o transtorno por uso de álcool. Indivíduos asiáticos que são homozigotos para essa variante (His48/His48) da *ADH1B*2* (*ADH1B*2/*2*) têm uma redução de 5 vezes no risco para a adição ao álcool em comparação com indivíduos que são heterozigotos para esta variante (Arg48/His48 – *ADH1B*1/*2*). Outro polimorfismo conhecido é no gene *ALDH2*, que codifica a família da aldeído desidrogenase 2 (mitocondrial), cujo alelo de referência é o *ALDH2*1*. O alelo *ALDH2*2*, que substitui o glutamato por lisina na posição 504 (Lys504), resulta em uma proteína quase inativa, dificultando a metabolização do acetaldeído em ácido acético. Esse alelo é relativamente comum em asiáticos, mas quase ausente em pessoas de ascendência europeia ou africana e está fortemente associada com um risco reduzido para a adição ao álcool. Um estudo no Japão avaliou o genótipo de pacientes com transtorno por uso de álcool e não encontrou nenhum paciente com a variante *ALDH2*2/*2*, sugerindo que a homozigose da *ALDH2*2* pode proteger contra o desenvolvimento da doença.

Alguns traços de personalidade pré-existentes distinguem indivíduos propensos à drogadição. Há um alto grau de correlação positiva entre traços de personalidade relacionados à "busca de novidade" com os de "busca de sensação impulsiva". São indivíduos que buscam novidade, sensações intensas e estão dispostos a correr riscos físicos, sociais, legais e financeiros por causa dessas experiências combinadas com a impulsividade.

O uso de drogas é frequentemente iniciado durante a adolescência. Entre os fatores que contribuem para o uso acentuado de drogas na adolescência estão as mudanças maturacionais que ocorrem no encéfalo nesse período. Alterações de desenvolvimento no encéfalo incluem poda sináptica, redução do volume da massa cinzenta cortical e subcortical, aumento da massa branca, maturação de axônios e mielinização. O córtex pré-frontal é o último a se desenvolver totalmente em várias espécies, incluindo roedores, primatas não humanos e humanos. É uma região conhecida por seu papel na tomada de decisão e memória, com alta correlação entre roedores e primatas. A "busca por novidade", o maior comportamento exploratório e de risco, a instabilidade emocional e as alterações hormonais estão entre as características tipicamente observadas na adolescência durante o desenvolvimento desta fase e são moldadas até atingir a fase adulta. Estudos pré-clínicos indicam que as neuroadaptações que ocorrem em adolescentes expostos à nicotina, aos canabinoides, à heroína, ao álcool, aos psicoestimulantes entre outros são diferentes daquelas que ocorrem durante a fase adulta. As pesquisas mostram que a precocidade da exposição às drogas estaria envolvida com uma maior vulnerabilidade à drogadição.

Indivíduos que sofrem de uma variedade de transtornos mentais, como depressão, ansiedade e esquizofrenia têm uma probabilidade maior de se exporem às drogas de abuso e desenvolverem drogadição. Da mesma maneira, usuários de drogas de abuso e adictos têm maior prevalência de doenças mentais do que o resto da população. Essas comorbidades provavelmente refletem a interação entre fatores ambientais, genéticos e neurobiológicos que influenciam a exposição às drogas de abuso e doenças mentais.

Relacionadas ao ambiente

Entre os fatores ambientais que influenciam o desenvolvimento da dependência, a disponibilidade da droga de abuso é o mais evidente, pois é fato que quanto maior a disponibilidade, maior a chance de contato com a droga e de desenvolver transtornos por uso de substâncias. A pressão dos companheiros ou grupo também exerce uma grande influência para o consumo. Um dos principais fatores conhecidos por contribuir nas recaídas é o estresse. Os estresses agudo e crônico contribuem com a liberação intensa de glicocorticoides, que são conhecidos por aumentarem a sensibilidade do núcleo *accumbens* ao abuso de drogas, uma vez que facilita a liberação da dopamina nesta região. Eventos estressores e as drogas de abuso compartilham substratos neurais comuns. Por exemplo, ocorre sensibilização comportamental cruzada entre estresse e muitas drogas de abuso, uma vez que as 2 situações ativam o sistema dopaminérgico mesolímbico. Um fator importante que tem sido levantado são os eventos traumáticos durante a infância. Esse tipo de evento tem sido associado ao início precoce de uso de drogas de abuso e de desenvolvimento de drogadição. Crianças que sofreram maus tratos possuem 19 vezes mais chance de desenvolverem transtorno por uso de substâncias na idade adulta.

▶ MECANISMOS MOLECULARES DA DROGADIÇÃO

Enquanto as drogas de abuso diferem em relação aos seus mecanismos de ação farmacológicos, a exposição crônica resulta em adaptações moleculares comuns nos neurônios espinhosos médios, provavelmente relacionada ao fato da maioria das drogas de abuso estimularem a dopamina. As características comportamentais que permeiam a drogadição, como perda de controle e compulsão, desenvolvem-se progressivamente durante o decurso de exposições repetidas a uma droga de abuso e a probabilidade de recaída é alta, mesmo após meses ou anos de abstinência. A exposição repetida de uma droga de abuso altera a quantidade e mesmo os tipos de genes expressos em regiões específicas do encéfalo, com consequentes mudanças nas proteínas sintetizadas.

A regulação da transcrição gênica é um dos mecanismos pelos quais uma exposição repetida a uma droga de abuso pode alterar a expressão gênica no encéfalo. A transcrição e a expressão de genes nos neurônios são reguladas por numerosos fatores de transcrição, que são proteínas nucleares que se ligam a regiões de certos genes para aumentar ou diminuir sua expressão. Os genes são regulados por centenas de fatores de transcrição. Com relação ao transtorno por uso de substâncias, destacam-se o CREB e Delta FosB. Esse foco nos fatores de transcrição tem base na noção de que alterações induzidas por drogas de abuso no âmbito da expressão gênica poderiam explicar a estabilidade das anormalidades comportamentais associadas à drogadição.

CREB (*Cyclic-AMP Response-Element-Binding Protein* – proteína de ligação ao elemento de resposta ao AMPc)

CREB é um fator de transcrição que se liga a uma região CRE (elemento de resposta ao AMPc) no DNA, regulando a expressão de genes envolvidos no controle do metabolismo celular; sobrevivência celular; função de circuitos encefálicos envolvidos na regulação de processos fisiológicos, como memória, fisiopatológicos, como ansiedade, depressão e drogadição, entre outros processos. A típica sequência de eventos pode ser simplificada da seguinte maneira: um sinal chega à superfície da célula, ativa o correspondente receptor, que ocasiona a produção de um segundo mensageiro, como o AMPc ou Ca^{2+} que, por sua vez, ativa proteínas quinases. Essas se translocam até o núcleo da célula onde ativam o fator de transcrição CREB por fosforilação na Ser133. O CREB fosforilado se liga nos sítios CRE e interage com a proteína CBP (proteína de ligação do CREB) que estimula o complexo de transcrição basal.

A administração de muitas drogas de abuso estimula a via do AMPc que, por sua vez, ativa o CREB no núcleo *accumbens*. Esses efeitos são mediados parcialmente pelo peptídeo opioide dinorfina que é expresso no núcleo *accumbens*. A dinorfina causa disforia por diminuir a liberação de dopamina no núcleo *accumbens*, sendo considerada uma via antirrecompensa. Essa ação sugere que a ativação do CREB induzida pela droga no núcleo *accumbens* representa uma adaptação homeostática negativa na qual há uma diminuição da sensibilidade a uma subsequente exposição à substância. Desta maneira, a ativação do CREB pode estar envolvida na plasticidade transcricional relacionada à drogadição e, assim, mediar uma forma de tolerância aos efeitos gratificantes da droga de abuso. De fato, drogas como a cocaína aumentam a atividade da via AMPc-PKA no núcleo *accumbens*, a qual induz a ativação da transcrição de genes-alvo mediados pelo CREB. A regulação da via do AMPc, CREB e dinorfina é relativamente de curta duração e volta ao normal dentro de dias ou uma semana após interrupção de uso da droga. Como resultado, essas alterações podem contribuir ao estado emocional negativo durante a primeira fase de abstinência, mas não medeiam diretamente as anormalidades comportamentais mais estáveis associadas à dependência que fazem os dependentes voltarem ao uso da droga (recaída).

Um dos genes regulados pelo CREB é o fator neurotrófico derivado do encéfalo, BDNF (do inglês *Brain-Derived Neurotrophic Fator*). A exposição crônica às drogas de abuso impacta nas concentrações de BDNF em humanos (plasma) e em roedores (diferentes regiões encefálicas). Salienta-se, no entanto, que o BDNF não apresenta um papel universal, mas sim desempenha várias funções na drogadição, que dependem da região encefálica, da fase da adição e da droga em questão.

O balanço entre o aumento da expressão transcricional de genes pró e antidrogadição induzidos pela CREB parece ter uma função importante na determinação da vulnerabilidade à drogadição.

Delta FosB (ΔFosB)

O ΔFosB é um membro da família Fos de fatores de transcrição. Ele pode formar heterodímeros com as proteínas da família Jun e formar os complexos Ativador da Proteína 1 (AP-1), o qual se liga nos elementos AP-1 na região promotora de genes que contêm esse elemento. A administração aguda de vários tipos de drogas de abuso causa uma indução rápida (1 ~ 4 horas) de vários membros da família Fos (por exemplo, c-Fos, FosB, Fra-1, Fra-2) no núcleo *accumbens*. Essa indução é temporária – permanece de 4 a 12 horas após a administração da droga –, em função da instabilidade dessas proteínas e seus RNAm.

Em contraste, as isoformas de ΔFosB são menos sensíveis à degradação proteica em função de um truncamento no seu C-terminal o que confere maior estabilidade a esta proteína. Assim, a ΔFosB começa a se acumular com as repetidas exposições à droga, podendo tornar a proteína tipo-Fos predominante nesses neurônios. Essa estabilidade reside na proteína ΔFosB *per se* e não em seu RNAm, que é relativamente instável como os outros membros da família Fos. Como resultado, a ΔFosB pode persistir por semanas ou mesmo por períodos maiores após o consumo da droga. Esse fenômeno é uma resposta comum a muitas classes de drogas de abuso, sendo que a administração crônica, mas não aguda, de cocaína, anfetamina, opioides, nicotina, etanol induzem a ΔFosB no núcleo *accumbens*. Muito tem se investigado a respeito dos alvos transcricionais que são influenciados pela ΔFosB. Entre os alvos transcricionais desse fator de transcrição destacam-se genes relacionados à estrutura dos espinhos dendríticos, como a sinaptotagmina; proteínas associadas aos microtúbulos (MAPs); quinase-5 dependente de ciclina (CDK5) e quinesinas. Portanto, tem sido postulado que, por meio da regulação de diversos genes, assim como de proteínas que regulam a epigenética, esse fator de transcrição pode funcionar como um regulador de alterações induzidas pelas drogas tanto na plasticidade estrutural quanto sináptica.

Outros marcadores: DARPP-32 (fosfoproteína regulada por dopamina e AMPc-32kDa, do inglês *Dopamine and cyclic AMP-regulated neuronal phosphoprotein*); ERK (quinase regulada por sinal extracelular, do inglês *extracellular signal-regulated kinase*); MEF2 (fator ativador de miócito-2, do inglês *myocyte enhancer factor-2*)

A DARPP-32 é uma molécula envolvida na cascata de eventos intracelulares da sinalização de receptores dopaminérgicos e seu papel na mediação dos efeitos de muitas drogas de abuso tem sido bastante explorado. É predominantemente expressa em neurônios espinhosos médios estriatais. Nessas células, modula a sinalização de outras vias. A DARPP-32 é fosforilada no resíduo de treonina 34 (Thr34) pela PKA, após ativação da via de sinalização do AMPc, por receptores dopaminérgicos D_1. A forma fosforilada no sítio Thr34 (pThr34 DARPP-32) inibe a proteína fosfatase-1 (PP1). Contudo, a fosforilação da DARPP-32 no sítio Thr75 inibe a PKA e atenua a funcionalidade da pThr34 DARPP-32. As drogas de abuso compartilham a capacidade de modular a transmissão dopaminérgica, e o papel da DARPP-32 em mediar a transmissão dopaminérgica tem sido estudado para psicoestimulantes, nicotina, cafeína, etanol e opioides. A DARPP-32 é um outro importante regulador da fosforilação do CREB.

Uma das vias de sinalização importante para os efeitos comportamentais em longo prazo das drogas de abuso é a cascata da ERK, que é ativada em resposta às drogas de abuso. A ERK é um dos membros da via de sinalização da MAPK (*mitogen-activated protein kinase*) e sua ativação tem um papel importante em efeitos comportamentais de longo prazo das drogas de abuso. A fosforilação da ERK em resíduos de treonina e tirosina requer a ativação de receptores dopaminérgicos D_1 e receptores glutamatérgicos do tipo NMDA e é prevenida em animais *knockout* para a DARPP-32. Para serem desativadas, necessitam da desfosforilação desses resíduos por fosfatases específicas. Entre essas fosfatases de tirosina estão a STEP (*Proteintyrosine phosphatase striatum-enriched*), cuja atividade é regulada pela DARPP-32; e as fosfatases de serina/treonina, PP1 e PP2. Além de regular a desfosforilação da ERK, a PP1 também desativa receptores glutamatérgicos do tipo NMDA. Dessa maneira, a DARPP-32 é um importante regulador da ativação da ERK por controlar seu estado de fosforilação, via ação sobre a atividade da PP1 e do STEP. A cascata de sinalização da MAPK/ERK culmina em fosforilação do CREB e é uma via importante de várias formas de plasticidade sináptica induzida pela cocaína e também de seus efeitos recompensadores. A Figura 28.6 mostra, de maneira simplificada, a via de sinalização do CREB.

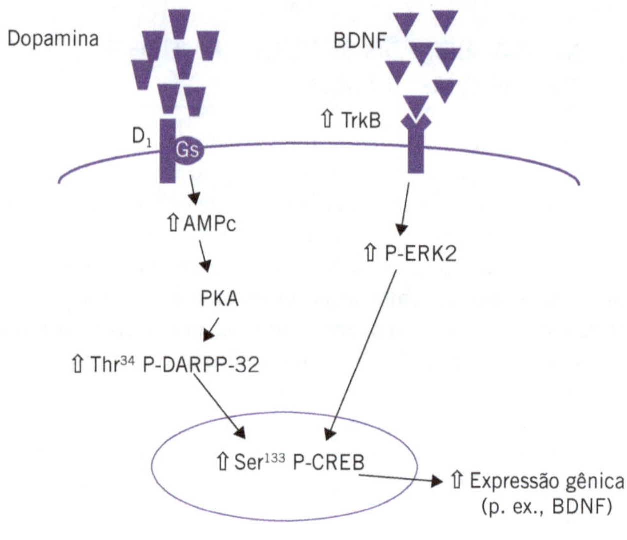

Figura 28.6 Esquema simplificado da via de sinalização envolvendo CREB.

TrkB: receptor da tirosina quinase B; D_1: receptor dopaminérgico do tipo 1; Gs: proteína G estimulatória; P-CREB: proteína de ligação ao elemento de resposta ao AMPc – fosforilado; P-DARPP-32: Fosfoproteína regulada por dopamina e AMPc-32kDa – fosforilada; P-ERK2: quinase regulada por sinal extracelular 2 – fosforilada; PKA: proteína quinase A, BDNF, fator neurotrófico derivado do encéfalo.

Fonte: Desenvolvida pela autoria.

MEF2 (fator ativador de miócito-2, do inglês *myocyte enhancer factor-2*) é uma família de fatores de transcrição formada por 4 proteínas nucleares chamadas MEF2A-D, que foram originalmente identificadas no tecido muscular. Sua expressão em neurônios em diversas regiões do encéfalo foi descrita posteriormente. MEF2 regula a transcrição de diversos genes, incluindo os que regulam o desenvolvimento e função das sinapses. Entre os genes que contribuem para o enfraquecimento das sinapses, destaca-se a Homer 1a e entre os que as fortalecem, o BDNF. Isso sugere uma ação complexa na plasticidade sináptica por este fator de transcrição. Estudos mostram que a cocaína suprime a atividade de MEF2 no estriado, sendo essa ação relacionada à ativação de receptores dopaminérgicos D_1 induzida pela cocaína e ativação da via do AMPc, resultando na inibição de calcineurina, uma proteína fosfatase dependente de cálcio. Essa redução da atividade de MEF2 tem uma função-chave no aumento das espinhas dendríticas induzido pela cocaína nos neurônios espinhosos médios.

Epigenética e drogadição

A evolução do processo da drogadição induz adaptações epigenéticas no circuito de recompensa. As adaptações epigenéticas medeiam mudanças duradouras em funções encefálicas que contribuem com as alterações comportamentais que definem a drogadição. A regulação epigenética modula a expressão gênica por meio de modificações moleculares dinâmicas da cromatina no interior do núcleo da célula. Os principais mecanismos epigenéticos são metilação do DNA, modificação de histonas, silenciamento gênico associado a RNA não codificante, além de modulação na expressão de microRNAs. Com relação à drogadição, o consumo voluntário e repetido de drogas de abuso induz alterações na cromatina em regiões e tipos celulares específicos.

Alterações em processos epigenéticos relacionados ao DNA em neurônios do circuito da recompensa, pelas drogas de abuso, contribuem para a função celular aberrante que conduz à fisiopatologia da drogadição. Por exemplo, o estado epigenético pode ser perturbado por drogas de abuso por modificações pós-traducionais das histonas (acetilação, metilação, fosforilação, ribosilação, ubiquitinação, sumoilação, entre outras). Essas adaptações, em conjunto com indução de fatores de transcrição (p. ex., ΔFosB, como citado acima), medeiam mudanças transcricionais em muitos genes, incluindo aqueles que codificam receptores de neurotransmissores, proteínas do citoesqueleto e canais iônicos, entre muitos outros. A consequência cumulativa destas adaptações transcricionais é uma morfologia alterada de neurônios espinhosos médios no núcleo *accumbens* que recebem eferências dopaminérgicas da área tegmental ventral, como aumento da densidade de espinhas dendríticas. Esse é um dos processos que permeiam as más adaptações fisiológicas e comportamentais da drogadição.

▶ MODELOS ANIMAIS

Uma variedade de modelos animais, cada vez mais sofisticados, tem proporcionado um meio inestimável para a compreensão da neurobiologia da drogadição, bem como alavancam o desenvolvimento de novos tratamentos.

Os modelos ideais deveriam exibir validade aparente, validade preditiva e reprodutibilidade. Alguns são controlados pelo pesquisador e são úteis na compreensão das mudanças adaptativas associadas com a administração prolongada das drogas, como o desenvolvimento de tolerância, a sensibilização e a síndrome de abstinência. Outros são propostos para estudar o uso compulsivo, recaídas e perda de controle, que são componentes específicos da drogadição em humanos.

As propriedades reforçadoras positivas das drogas podem ser avaliadas pela indução da autoadministração operante ou não operante, sendo a operante a mais aceitável como medida do comportamento de busca pela droga. Nessa abordagem, a droga pode ser obtida por via oral, intubação gástrica, por injeção intravenosa ou por injeção intracraniana. A autoadministração não operante mede o comportamento de consumo, mas não o de procura pela droga.

O teste de preferência condicionada de lugar (que envolve condicionamento clássico pavloviano) ou a facilitação da autoestimulação elétrica intracraniana são também usados para medir as propriedades reforçadoras positivas das drogas. Contudo, suas propriedades reforçadoras negativas podem ser avaliadas em modelos de aversão condicionada de lugar, pelo teste da aversão condicionada ao sabor ou com a retirada de uma droga após uso crônico, medindo-se os sinais e sintomas de abstinência.

Com relação ao álcool, algumas estratégias são usadas para aumentar o consumo da droga. Por exemplo, o modelo do "beber no escuro" (*drink-in the dark*) considera a natureza noturna dos roedores, permitindo que o animal consuma a droga em quantidades maiores. Outra estratégia para aumentar o consumo de álcool é a reexposição a soluções da droga após períodos de abstinência, o chamado "efeito da privação do álcool" (*alcohol deprivation effect*).

Diferentes procedimentos têm sido propostos como "modelos de impulsividade em roedores". Para entender a perda de controle e comportamentos de dependência, um componente importante da impulsividade é a chamada "escolha impulsiva", que é definida operacionalmente como uma preferência anormal por recompensas pequenas, mas imediatas, em detrimento de recompensas maiores, porém de acesso mais demorado.

Modelos com características de comportamento aditivo procuram mimetizar a busca pela droga seguida por recaída. A procura pela droga é acessada pelo modelo de reinstalação, que inclui os seguintes estágios: autoadministração operante até um nível desejado (bater em uma barra para receber a droga), seguido de uma fase de extinção, em que a droga não é mais oferecida. Finalmente, o comportamento é resgatado (reinstalação) mediante a apresentação de um gatilho específico. Os gatilhos capazes de induzir reinstalação do comportamento de procura pela droga são: estresse, dicas e injeções da droga.

Em roedores, o consumo compulsivo por drogas pode ser definido como um uso descontrolado, apesar das consequências negativas. Por exemplo, o uso compulsivo de álcool é medido em animais que persistem em beber, apesar da adulteração da solução alcoólica com quinina. Esse comportamento surge após uma exposição longa de consumo ao etanol e pode se evidenciar mesmo após meses de abstinência. Para drogas injetáveis, respostas instrumentais (pressionar uma barra, por exemplo) resistentes a uma punição (p. ex., choque) são consideradas medidas de compulsão. Dessa maneira, modelos que mimetizam a compulsividade da drogadição em roedores têm como critérios: persistência em autoadministração da droga apesar de receber um leve choque nas patas; persistência em apertar a barra, mesmo quando a droga é sinalizada como indisponível; motivação para receber a droga mesmo diante de tarefas complexas (apertar a barra em razão progressiva).

É preciso salientar que a utilidade e as limitações dos modelos animais são motivos de debate.

▶ BIBLIOGRAFIA

AHMED, S.H. et al. Non-pharmacological factors that determine drug use and addiction. *Neurosc. Biobehav. Rev.*, v. 110, p. 3-27, 2020.

BALI, P.; KENNY, P.J. Transcriptional mechanisms of drug addiction. *Dialogues Clin. Neurosc.*, v. 21, p. 379-87, 2019.

BERRIDGE, K.C.; ROBINSON, T.E. Liking, wanting, and the incentive-sensitization theory of addiction. *Am Psychol.*, v. 71, p. 670-679, 2016.

FELTENSTEIN, M.W.; SEE, R.E. Systems level neuroplasticity in drug addiction. *Cold Spring Harb. Perspect. Med.* 3:a011916, 2013.

FELTENSTEIN, M.W.; SEE, R.E. The neurocircuitry of addiction: an overview. *Br. J. Pharmacol.*, v. 154, p. 261-74, 2008.

HAMILTON, P.J.; NESTLER, E.J. Epigenetics and addiction. *Curr. Opin. Neurobiol.*, v. 59, p. 128-136, 2019.

HYMAN, S.E.; MALENKA, R.C.; NESTLER, E.J. Neural mechanisms of addiction: the role of reward-related learning and memory. *Annu. Rev. Neurosci.*, v. 29, p. 565-598, 2006.

KOOB, G.F. Addiction is a reward deficit and stress surfeit disorder. *Front. Psychiatry*, v.4, n.72, p.1-18, 2013.

KOOB, G.F.; LE MOAL, M. Review. Neurobiological mechanisms for opponent motivational processes in addiction. *Philos Trans R Soc Lond B Biol Sci.*, v. 363, p. 3113-3123, 2008.

KOOB, G.F.; VOLKOW, N.D. Neurobiology of addiction: a neurocircuitry analysis. *Lancet Psychiatry*, v. 3, p. 76073, 2016.

LE MOAL, M.; KOOB, G.F. Drug addiction: pathways to the disease and pathophysiological perspectives. *Eur. Neuropsychopharmacol.* v. 17, p. 377-93, 2007.

LUSCHER, C.; ROBBINS, T.W.; EVERITT, B.J. The transition to compulsion in addiction. *Nat. Rev. Neurosci.*, v. 21, p. 247-263, 2020.

MASUR, J.; BOERNGEN, R. The excitatory component of ethanol in mice: a chronic study. *Pharmacol Biochem Behav*, v. 13, p. 777-780, 1980.

MUSCHAMP, J.W.; CARLEZON, WA Jr. Roles of nucleus accumbens CREB and dynorphin in dysregulation of motivation. *Cold Spring Harb Perspect Med.* v. 3, n. 2, p. a012005, 2013.

NESTLER, E.J. Is there a common molecular pathway for addiction? *Nature Neurosci*, v. 8, n. 11, p. 1445-1449, 2005.

ROBINSON, T.E.; BERRIDGE, K.C. The neural basis of drug craving: An incentive-sensitization theory of addiction. *Brain Res. Brain Res. Rev.*, v. 18, p. 247-91, 1993.

SANCHIS-SEGURA, C.; SPANAGEL, R. Behavioural assessment of drug reinforcement and addictive features in rodents: an overview. *Addict. Biol.*, v. 11, p. 2-38, 2006.

UHL, G.R.; KOOB, G.F.; CABLE, J. The neurobiology of addiction. *Ann. New York Acad. Sci.*, v. 1461, p. 5-28, 2019.

STEKETEE, J.D. Cortical mechanisms of cocaine sensitization. *Crit Rev Neurobiol*, v. 17, p. 69-86, 2005.

YGER, M.; GIRAULT, J-A. DARPP-32, jack of all trades…master of which? *Front. Behav. Neurosci.*, v. 5, n. 56, p. 1-14, 2011.

WANG, J.C.; KAPOOR, M.; GOATE, A.M. The genetics of substance dependence. *Annu. Rev. Genomics Hum. Genet.*, v. 13, p. 241-261, 2012.

29

Opioides*

Tania Marcourakis
Mauricio Yonamine
Vitor Bruno

CONTEÚDO DESTE CAPÍTULO

HISTÓRIA E EPIDEMIOLOGIA

Determinar quando e onde o uso do extrato seco da planta *Papaver somniferum* (papoula), conhecido como ópio, teve seu início não é uma tarefa fácil, uma vez que os registros a respeito são imprecisos. A primeira imagem do uso do ópio remonta aos sumerianos, que habitavam a região que hoje conhecemos como Iraque. Essa população é considerada a primeira a cultivar a papoula e isolar o ópio das cápsulas de suas sementes no fim do terceiro milênio a.C. O valor medicinal do ópio, contudo, foi somente descrito por volta de 1500 a.C., no papiro de Ebers, no Antigo Egito. Na mitologia grega, há uma passagem na *Odisseia*, obra de Homero (928 a.C.-898 a.C.), que sugere que Helena de Troia teria administrado um preparado (ópio) para Telêmaco e seus amigos para ajudá-los a esquecer do sofrimento causado pela ausência de Odisseu. O filósofo grego Teofrasto (372 a.C.-287 a.C.) atribuiu a descrição de Homero à sua imaginação, porém, ele mesmo era um conhecedor dos usos do ópio. O ópio foi levado para a Índia e para a China por comerciantes árabes no século VIII e entre os séculos X e XIII já estava presente em todo o continente europeu. Apesar de Paracelsus (1493-1541) ter alterado o nome do medicamento preparado com ópio para láudano (tintura desodorizada do ópio; 10 mg de morfina por mL) e elixir paregórico (tintura canforada de ópio; 0,4 mg de morfina por mL), o conteúdo permanece praticamente o mesmo, ou seja, derivados de fenantreno, como a morfina e a codeína. Assim, durante séculos, desde o papiro de Ebers, o ópio tem sido utilizado de 2 maneiras distintas: uso médico, para o tratamento da dor, e uso não médico (abuso), para produzir efeitos psicoativos.

Em 1806, o farmacêutico alemão Friedrich Sertürner relatou o isolamento de uma substância cristalina do ópio e a chamou de morfina, em homenagem ao deus grego dos sonhos,

* Colaboradores nas edições anteriores: Georgino Honorato de Oliveira e Márcia Maria de Almeida Camargo.

Morfeu. Alguns anos depois, em 1832, houve o isolamento da codeína pelo químico francês Pierre Robiquet. O ópio e seus derivados também foram destaque em diversos aspectos da história. Nos anos de 1830, o abuso de ópio foi tão problemático na China que o governo chinês tentou proibir a importação de ópio pela *British East India Company.* Esse fato ocasionou a Guerra do Ópio entre China e Reino Unido, sendo que a China saiu derrotada e, pelo Tratado de Nanquim, Hong Kong foi cedido à Inglaterra e os portos da China foram abertos ao comércio europeu e norte-americano. Em 1850, por sua vez, após o advento da seringa hipodérmica e das agulhas ocas, injeções de preparações hidrossolúveis de morfina começaram a ser administradas em pequenos procedimentos cirúrgicos, no tratamento da dor pós-cirúrgica e da dor crônica. Assim, a morfina foi amplamente utilizada durante a Guerra Civil dos Estados Unidos (1861-1865), o que também acabou desencadeando transtornos mentais em soldados que receberam tanto a droga pela via subcutânea quanto ópio pela via oral – para o tratamento da dor crônica provocada pelos ferimentos causados na guerra. Uma vez que foi verificado que a morfina possuía o mesmo potencial de abuso que o ópio, iniciou-se uma corrida pelo desenvolvimento de substâncias mais eficazes e sem potencial de gerar drogadição. Duas estratégias foram adotadas pelos químicos farmacêuticos: modificar sistematicamente a estrutura química da morfina, a fim de alterar suas propriedades farmacológicas; ou prospectar novas estruturas químicas com propriedades analgésicas potentes, porém, sem potencial de abuso. Assim, em 1874, a heroína foi sintetizada pelo químico britânico Charles Romley Alder Wright e passou a ser utilizada como antitussígeno e sedativo, sendo mais potente do que a morfina e considerada na época isenta de potencial de abuso. Entretanto, não só a heroína, mas todos os compostos sintéticos desenvolvidos posteriormente, e utilizados na prática médica, compartilham as mesmas propriedades dos opioides clássicos, inclusive seu potencial de causar drogadição.

Em 1939, a busca por um substituto sintético da atropina culminou na descoberta, por acaso, da petidina – o primeiro opioide com estrutura química diferente da morfina. A metadona, outro composto estruturalmente não relacionado com a morfina, porém, com propriedades farmacológicas semelhantes a ela, foi sintetizada em 1946. A síndrome de abstinência que ocorre quando o consumo de metadona é interrompido tem início mais lento, duração mais longa e é menos intensa do que a que ocorre com a morfina. Essas características, aliadas ao fato de que a metadona pode ser administrada por via oral, tornou este fármaco um importante agente na terapia de substituição em pacientes com transtorno por uso de morfina. O primeiro antagonista opioide, a nalorfina, foi sintetizado em 1942. Foi verificado que esse composto era capaz de reverter a depressão respiratória provocada pela morfina e precipitar a síndrome de abstinência em adictos. Em função de sua ação agonista-antagonista mista, a nalorfina também possui ação analgésica. Apesar de possuir uso limitado como analgésico, por produzir ansiedade e disforia, sua descoberta foi importante para o desenvolvimento de outros compostos, como a naloxona – um antagonista opioide.

Atualmente, a aplicação clínica mais comum dos opioides é para o alívio da dor aguda ou crônica. Os opioides estão disponíveis em diversas formulações, as quais permitem sua administração por todas as vias: epidural, inalatória, intranasal, intratecal, oral e parenteral (p. ex., subcutânea, intravenosa, intramuscular, retal e transdérmica). Além do efeito analgésico, certos opioides, como a codeína e a hidrocodona, são amplamente utilizados como antitussígenos, enquanto o difenoxilato é usado como antidiarreico.

Em função da preocupação com o alto potencial de abuso desses compostos, o *Harrison Narcotic Act*, decretado em 1914 nos Estados Unidos, tornou ilegal o uso não médico de opioides no país. Contudo, o uso habitual e recreacional de opioides tem se tornado epidêmico nos Estados Unidos e em outros países, apesar das extensivas tentativas de conter sua disponibilidade. De fato, o abuso de substâncias psicoativas está entre as principais causas de letalidade nos Estados Unidos e os opioides contam com grande parte dos casos. Em 2009, as mortes por drogas prescritas, principalmente opioides, ultrapassaram as mortes causadas por acidentes de trânsito. No período de 1999 a 2018, a estimativa de mortes por sobredosagem de opioides, nos Estados Unidos, foi de 450 mil pessoas. Apesar dos muitos usuários, inicialmente, utilizarem oxicodona ou hidrocodona como analgésico, a maioria, dos que abusam de opioides, obtém a droga ilicitamente. Médicos e farmacêuticos têm sido acusados criminalmente de cumplicidade pela prescrição e pela dispensação inapropriadas dessa substância para pacientes que têm a intenção de vendê-la ou utilizá-la de modo abusivo. O fenômeno da prescrição liberal e excessiva de opioides também provocou o aumento da procura por drogas ilícitas, como a heroína e, subsequentemente, por opioides sintéticos ainda mais potentes, como a fentanila e seus derivados.

Nas últimas décadas, novas formulações de opioides têm sido introduzidas no mercado, com a finalidade de reduzir seu potencial de abuso, como as formulações resistentes à violação, para diminuir a possibilidade de destruição e dissolução do comprimido para administração intranasal ou injeção. Entretanto, os benefícios reais desse tipo de formulação são incertos, pois verifica-se que a maioria dos usuários ingere o medicamento inteiro.

No Brasil, o III Levantamento Nacional sobre o Uso de Drogas (III LNUD, 2018) mostrou que a prevalência de consumo de heroína entre pessoas de 12 a 65 anos, ao longo da vida, foi de 0,3%; nos últimos 12 meses, de 0,05%; e nenhum relato de uso nos últimos 30 dias. Quando questionado a respeito do uso de analgésicos opioides, nessa mesma população, foi relatado uso na vida de 2,9%; nos últimos 12 meses, 1,4%; e, nos últimos 30 dias, 0,6%. Apesar de não identificar uma "epidemia dos opioides" no Brasil até o momento, o relatório destaca que muita atenção deve ser dada a essa classe de medicamentos.

Outro ponto importante refere-se à terminologia adotada para retratar essa classe de compostos. O termo "opiáceo" fica restrito aos alcaloides naturalmente presentes no ópio – como a morfina, a codeína e a tebaína. Já o termo "opioide" é mais amplo e se refere não somente aos compostos naturais presentes no ópio, mas também a uma classe maior de compostos sintéticos com pouca similaridade estrutural (como a petidina e a fentanila) ou semissintéticos (como a heroína e a oxicodona), capazes de se ligar aos receptores opioides, produzindo efeitos análogos. Opioides também incluem os peptídeos que ocorrem naturalmente nos animais, como as endorfinas e a nociceptina/orfanina FQ.

O termo "narcótico" (do grego *narkes* = sono, entorpecimento) refere-se aos fármacos que induzem sono e muitas vezes são utilizados para designar os opioides, a exemplo do que faz a Agência Mundial Antidopagem (ver Capítulo 45 – Dopagem no Esporte). As leis e o público em geral também têm utilizado o termo "narcótico" para indicar qualquer substância psicoativa ilícita, embora não seja o termo mais indicado para esta finalidade. No decorrer deste capítulo, será utilizado o termo "opioide" independentemente de o agente ser derivado do ópio ou não.

RECEPTORES OPIOIDES

Com base na especificidade estereoquímica necessária para a atividade opioide e na capacidade de uma molécula em alterar seu espectro de ação (de ação analgésica para antagonista) em função das relativamente pequenas alterações na estrutura química ao redor do átomo de nitrogênio, Beckett e Casy, em 1954, propuseram que a ação dessas substâncias seria por meio de um receptor de membrana. Apesar do pioneirismo desses autores, as limitações de ensaios *in vivo* dificultaram a progressão de seus estudos. Na década de 1970, a identificação de receptores opioides no encéfalo e na medula espinhal deu início à compreensão da farmacologia e da fisiologia dos opioides. Em 1976, Gilbert e Martin sugeriram a existência de 3 tipos de receptores que explicariam os efeitos da morfina e de seus correlatos: o receptor mu ou mi (μ), que responderia preferencialmente à morfina; o receptor kappa (κ), que responderia preferencialmente à cetociclazocina; e o receptor sigma (σ), que responderia ao SKF-10.047 – um benzomorfano considerado um agonista específico para este receptor. Posteriormente, foram identificados mais 2 receptores: o delta (δ), por Lord e seu grupo em 1977, e o receptor de nociceptina/orfanina FQ, por Mollereau em 1994, o qual não responde ao clássico antagonismo pela naloxona. Atualmente, sabe-se que os receptores σ são estruturalmente muito diferentes dos receptores opioides μ, κ e δ. Mais ainda, estes últimos são suscetíveis ao antagonismo pela naloxona, ao passo que o σ não possui esta propriedade. Acredita-se que a ativação do receptor σ seja responsável pelos efeitos alucinógenos produzidos pelo SKF-10.047 e não pelos seus efeitos sedativos. Estudos em roedores confirmaram posteriormente a existência de somente 3 genes responsáveis pela codificação dos receptores opioides clássicos, os receptores μ, κ e δ. Em 2000, o *Committee on Receptor Nomenclature and Drug Classification*, da *International Union of Pharmacology* (IUPHAR), alterou a nomenclatura desses receptores, respectivamente, para MOP, KOP e DOP, sendo que OP refere-se aos receptores de peptídeos opioides. Entretanto, a adoção dessa nomenclatura encontra certa resistência, possivelmente em função da grande quantidade de publicações prévias que utilizaram a nomenclatura com símbolos gregos. Desta maneira, são usados neste capítulo a nomenclatura derivada do alfabeto grego: μ, κ e δ.

Inicialmente, a razão para a dificuldade do estabelecimento de um elaborado sistema de receptores se dava em função dos ligantes endógenos não terem ainda sido identificados. A evidência para a existência desses ligantes endógenos somente foi revelada em 1975, com a descoberta da metaencefalina, da euencefalina, da betaendorfina e da dinorfina – que posteriormente foram denominadas de endorfinas (morfina endógena). A descoberta da nociceptina/orfanina FQ, um opioide endógeno minoritário, foi o que ocasionou a identificação de seu receptor NOP. Uma vez que existem múltiplos receptores opioides e que cada um promove diferentes efeitos, determinar o receptor, ao qual um determinado opioide preferencialmente se liga, possibilita predizer seu efeito clínico. Contudo, a ligação geralmente não é limitada a um único tipo de receptor e a relativa afinidade aos diferentes receptores opioides contabiliza para o efeito geral da substância.

Receptor δ (delta)

As encefalinas são os principais ligantes endógenos dos receptores δ. Esses receptores são discretamente distribuídos no sistema nervoso central (SNC), com maior densidade nas estruturas do prosencéfalo e com relativamente baixa densidade na maior parte das regiões do rombencéfalo. Esses receptores são encontrados principalmente no neocórtex, no caudado putamen, na amígdala, no núcleo *accumbens* e no bulbo olfatório, enquanto no tálamo e no hipotálamo, a concentração desses receptores é moderada. A localização dos receptores δ na medula espinhal concentra-se no corno dorsal – região importante para os efeitos analgésicos dos agonistas desses receptores. Assim, esses receptores são importantes na analgesia espinhal e supraespinhal, na supressão da tosse e na motilidade gastrointestinal, na alteração do humor e na regulação cardiovascular. Receptores δ podem mediar a liberação da dopamina na via nigroestriatal, onde modulam a atividade motora, porém, não modulam a dopamina na via mesolímbica e têm pouco papel no reforço comportamental.

Receptor κ (kappa)

O receptor opioide κ foi primeiramente descrito com base nos estudos com cetociclazocina em cães. Estudos subsequentes confirmaram as dinorfinas A e B, assim como a α-neoendorfina como seus ligantes endógenos, apesar de peptídeos curtos derivados da pró-dinorfina possuírem afinidade comparável em receptores μ e κ. Os receptores κ são principalmente encontrados na coluna espinhal, em regiões antinociceptivas do encéfalo e na substância negra. Esses receptores são responsáveis por diversos efeitos dos opioides, como analgesia espinhal, miose e diurese, sendo essa última mediada pela inibição da liberação do hormônio antidiurético. O receptor κ não é associado com significativa depressão respiratória ou constipação – efeitos esses mediados pelo receptor μ. Foram identificados 3 subtipos de receptores κ. O κ1 é o responsável pela analgesia espinhal, a qual não é revertida por antagonistas seletivos μ. Essa observação destaca a importância desse receptor na mediação da analgesia. Apesar da função do receptor κ2 não ser totalmente conhecida, a estimulação de receptores κ2 encefálicos, por fármacos como pentazocina e salvinorina A, produz alucinações em contraposição à euforia produzida pelos agonistas μ. Já os receptores κ3 estão presentes em todo o encéfalo e sua ativação é responsável pela analgesia supraespinhal. A nalorfina, um agonista-antagonista opioide, exerce seu efeito por meio do receptor κ3. Já o efeito analgésico da nalbufina, outro agonista-antagonista, se dá por meio do agonismo em κ1 e κ3. Um aspecto interessante é que ambas as substâncias são antagonistas da morfina no receptor μ.

Receptor μ (mu ou mi)

O receptor μ foi originalmente caracterizado com base em sua afinidade para a morfina. Em geral, todos os opioides endógenos possuem alguma afinidade pelo receptor μ, porém, praticamente nenhum deles possui seletividade por este receptor. Somente 2 ligantes endógenos, endorfina-1 e endorfina-2, cuja presença foi relatada no encéfalo, parecem mediar seus efeitos exclusivamente por meio do receptor opioide μ. Da mesma maneira que os receptores δ e κ, os receptores μ, também podem ser encontrados nas camadas superficiais do corno dorsal da medula espinhal. Em outras regiões, como na substância cinzenta periaquedutal e nos núcleos da rafe, podem ser encontrados em concentração moderada. Esses receptores assumem função importante no controle da dor e da analgesia nessas regiões. Mais ainda: os receptores μ regulam o trânsito intestinal, as funções respiratória e cardiovascular, a alimentação, a regulação térmica, a secreção hormonal e o humor, assim como o sistema imune.

Receptor de nociceptina/orfanina FQ

O receptor de nociceptina/orfanina FQ foi identificado em 1994. A identificação simultânea do endógeno ligante chamado de nociceptina, por pesquisadores franceses, e da orfanina FQ, por pesquisadores suíços, permitiu a sua designação. Os opioides sintéticos ou naturais e os antagonistas naloxona e naltrexona também não possuem afinidade por este receptor. Sua insensibilidade ao antagonismo provocado pela naloxona, tido como característica fundamental de receptores opioides atrasou sua aceitação como receptor opioide. A localização desses receptores ocorre principalmente em algumas regiões: córtex, núcleo olfatório anterior, septo lateral, prosencéfalo ventral, *locus coeruleus*, hipocampo, hipotálamo, área tegmental ventral, amígdala, substância negra, núcleos do tronco encefálico, corno dorsal da medula espinhal, assim como em células do sistema imune. Essa distribuição difusa sugere que o receptor de nociceptina/orfanina FQ possui muitas atuações, incluindo comportamento agressivo e motor, recompensa, nocicepção, resposta ao estresse e controle das funções autonômicas e imunológicas. Esse receptor possui os mesmos mecanismos de transdução que os outros receptores opioides.

▶ MECANISMOS DE AÇÃO AGUDOS E CRÔNICOS

Como todos os receptores metabotrópicos, os receptores opioides são receptores de membrana compostos por 7 domínios transmembranas e acoplados à proteína G em um domínio intracelular. A proteína G permanece ancorada na membrana e é formada pelas subunidades α, β e γ, sendo que essas 2 últimas formam o dímero β/γ. No caso dos receptores opioides, a proteína G acoplada a eles é inibitória (Gi/o) e, quando ativados agudamente pelo agonista, a subunidade α da proteína G troca o GDP ligado a ela por GTP e se dissocia do dímero β/γ. A subunidade α-GTP inibe então a adenilil ciclase, diminuindo a síntese do segundo mensageiro AMPc, assim como toda a cascata ativada por ele. Contudo, ocorre ativação da via das MAP quinases. Mais ainda: por meio da interação da subunidade β/γ, esses receptores facilitam a abertura de canais de potássio, causando hiperpolarização, e inibem a abertura dos canais de cálcio, o que inibe a liberação de neurotransmissores – por diminuir a excitabilidade da membrana plasmática. Para melhor entendimento dessas ações, é importante considerar que a localização dos receptores μ nas diferentes partes do neurônio possui diferentes ações funcionais. A ativação de receptores localizados no compartimento somatodendrítico diminui a excitabilidade, enquanto os receptores localizados nos terminais inibem a liberação do neurotransmissor, a qual pode diminuir a excitação *downstream* ou causar uma excitação indireta por meio da desinibição da transmissão inibitória. De fato, este último é o mecanismo associado ao efeito reforçador dos opioides. Os opioides se ligam aos receptores μ na área tegmental ventral (ATV), a qual desinibe o disparo dos neurônios dopaminérgicos, ocasionando liberação de dopamina no núcleo *accumbens* (Figura 29.1). Outro mecanismo é a ativação direta dos receptores μ nos neurônios do núcleo *accumbens*, um mecanismo independente de dopamina. Qualquer perturbação desses neurônios, ativados pelos opioides, ocasiona ruptura dessas respostas reforçadoras. Mais detalhes a respeito desse mecanismo podem ser vistos no Capítulo 28 – Drogas de Abuso.

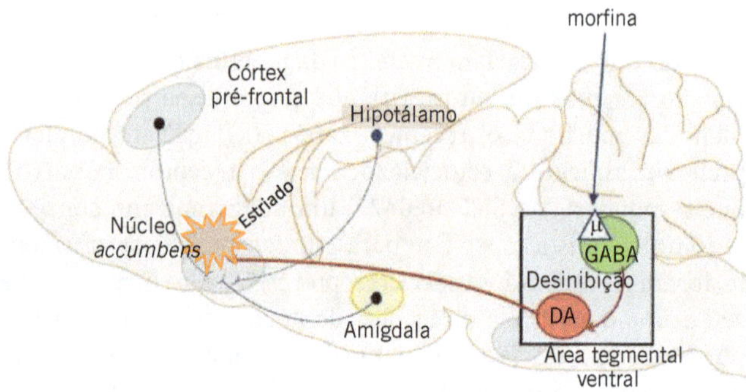

Figura 29.1 Ao ligar-se no receptor opioide μ, a morfina inibe a liberação do neurotransmissor inibitório GABA, desinibindo o neurônio dopaminérgico na área tegmental ventral (ATV) a liberar dopamina no núcleo *accumbens*.
Fonte: Desenvolvida por Vitor Bruno, adaptada de Listos *et al.*, 2019.

O uso repetido dos opioides ocasiona o fenômeno de tolerância e a necessidade do aumento da dose para que o mesmo efeito seja alcançado. O desenvolvimento de tolerância ocorre para os efeitos analgésico, euforizante e sedativo – além de outros efeitos depressores dos opioides no sistema nervoso central. Também promove desenvolvimento de tolerância aos efeitos letais dos opioides. Indivíduos com transtorno por uso de opioides podem fazer uso de doses extremamente altas, como 2 g de morfina administrados por via intravenosa em um período de 2 a 3 horas, sem alterações significativas na pressão arterial ou na frequência cardíaca. O efeito da tolerância pode ser observado quando se considera a dose letal de morfina em usuários não tolerantes: aproximadamente 30 mg por via parenteral ou 120 mg por via oral. A tolerância aos opioides também pode ser caracterizada por um encurtamento da duração da ação e pode apresentar diferenças individuais. Alguns usuários podem tornar-se muito tolerantes aos efeitos de depressão respiratória ou letal dos opioides, mas continuar a apresentar sedação, miose e constipação.

Muitos usuários diários de metadona relatam constipação por até 8 meses, enquanto insônia permanece em 10% a 20% e sudorese excessiva na metade dos pacientes.

A velocidade de desenvolvimento da tolerância depende não só da dose, mas também do padrão de uso e do ambiente. Assim, é possível manter o efeito analgésico desejado por longo tempo fazendo-se o uso de doses terapêuticas de maneira intermitente. Entretanto, quando os opioides são administrados continuamente, rapidamente ocorre o desenvolvimento de tolerância. Também ocorre tolerância cruzada entre os opioides que exercem sua ação por meio do mesmo subtipo de receptor, como morfina e fentanila – que são agonistas de receptores opioides μ.

Os mecanismos pelos quais os opioides produzem tolerância têm sido investigados e o foco tem sido nas alterações neuroadaptativas provocadas por essas substâncias – o que indica uma tolerância farmacodinâmica. O comportamento da via do AMPc foi extensivamente estudado nos neurônios do *locus coeruleus*, tendo sido levantada a hipótese de que as adaptações dessa via contribuem para os mecanismos de tolerância e drogadição dos opioides. Assim, agudamente, os opioides diminuem o disparo dos neurônios do *locus coeruleus*, entretanto, esse disparo se recupera em direção ao normal com a exposição continuada. Mais ainda: a administração de antagonista do receptor opioide μ aumenta o disparo várias vezes acima do normal. Essas alterações no estado funcional da via do AMPc são mediadas pela indução da adenilil ciclase e da proteína quinase A (PKA) em resposta à administração crônica de opioides. A indução dessas enzimas favorece a recuperação gradual da atividade funcional da via do AMPc que ocorre durante a exposição crônica dos opioides (tolerância e drogadição). No caso da interrupção de uso dos opioides, ou seja, na abstinência, ocorre ativação dessa via. Durante a administração crônica dos opioides, diversas isoformas de adenilil ciclase e de subunidades de PKA são induzidas nos neurônios do *locus coeruleus* – que podem explicar as mudanças na atividade funcional da via do AMPc observadas durante o desenvolvimento da tolerância, drogadição e durante a síndrome de abstinência (Figura 29.2). Apesar de inicialmente avaliadas no *locus coeruleus*, essas mesmas alterações na via do AMPc foram observadas em diversas regiões, tanto do sistema nervoso central quanto no periférico, e, assim, explicam os diferentes aspectos da ação dos opioides.

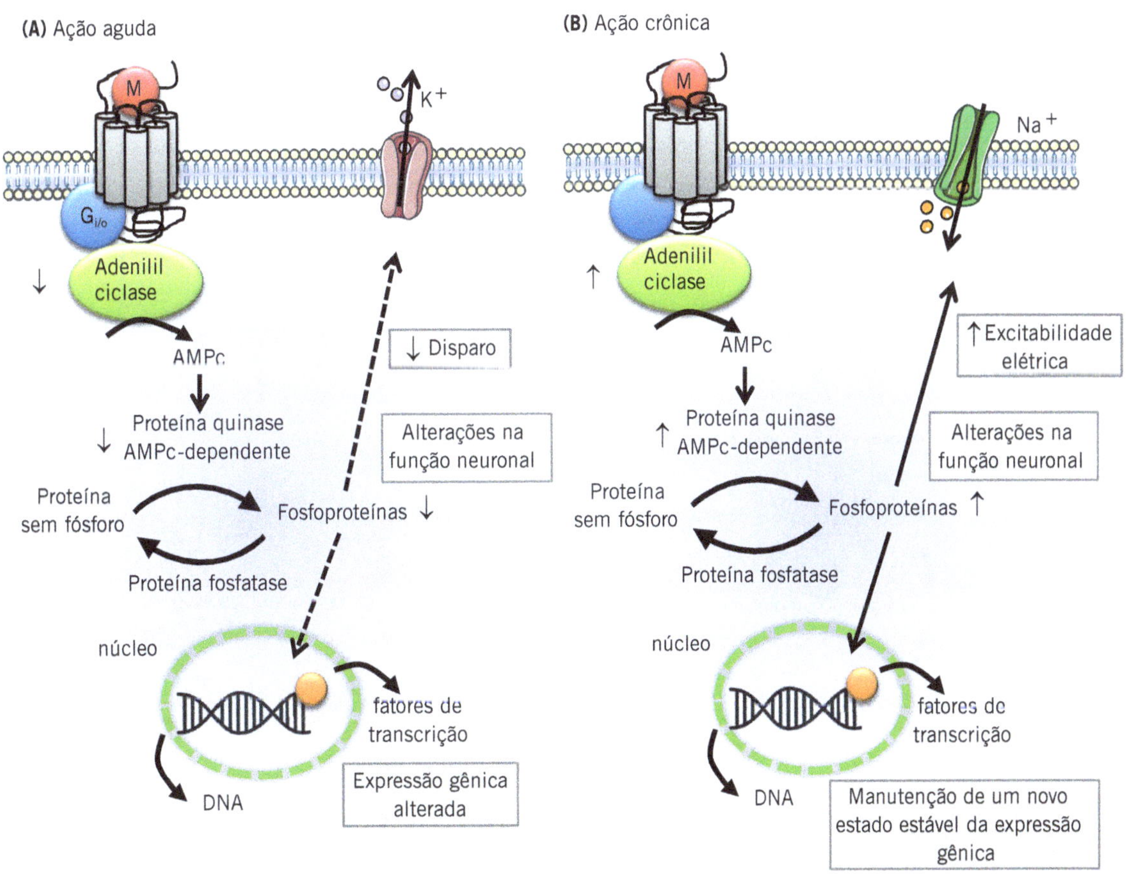

Figura 29.2 Mecanismos de ação da exposição aguda e crônica a opioides no *locus coeruleus*. (A) Na exposição aguda aos opioides, como a morfina (M), ocorre a inibição da atividade da adenilil ciclase, via proteína Gi/o, e, consequentemente, a redução de AMPc e fosfoproteínas, alterando a expressão gênica. (B) Contudo, em casos de exposição crônica aos opioides, ocorre a ativação da adenilil ciclase e o aumento de AMPc e proteínas fosforiladas. Como consequência desse aumento de atividade, ocorre a manutenção de um novo estado estável da expressão gênica.
Fonte: Desenvolvida por Vitor Bruno com imagens de Servier Medical ART.

A ativação dos receptores μ altera, portanto, as cascatas de sinalização, a atividade e a ativação transcricional, podendo ocasionar modificações epigenéticas. Como resultado, ocorre a síntese de novas proteínas, gerando alterações sinápticas no núcleo *accumbens* que servem como base para novas memórias. Assim, o tratamento com morfina altera vários reguladores transcricionais, incluindo acetiltransferases, diacetilases, metiltransferases, desmetilases e DNA metiltransferases, sendo que todos eles alteram a conformação da cromatina. Um fator de transcrição que tem sido bastante estudado nesse tipo de modulação é a proteína de ligação ao elemento de resposta ao AMPc (CREB, do inglês *Cyclic-AMP Response-Element-Binding Protein*). A fosforilação do CREB no *locus coeruleus* segue o mesmo perfil que do AMPc, encontra-se inibida com a administração aguda de opioides, recupera-se com o tratamento crônico e aumenta acima do normal durante a abstinência. Da mesma maneira, a transcrição de proteínas mediadas por CREB, não só no *locus coeruleus*, encontra-se aumentada pela administração crônica de opioides – e aumenta ainda mais com sua retirada. De fato, o uso de oligonucleotídeos antisenses, que inativam CREB no *locus coeruleus*, bloqueia a capacidade dos opioides administrados cronicamente em aumentar alguns componentes da via do AMPc. Mais ainda: essas mesmas adaptações nessa via foram detectadas no núcleo *accumbens*, reforçando a importância dessa via na drogadição.

Atualmente, tem sido aceito que a tolerância aos opioides é um processo complexo e multifacetado que envolve a ação de múltiplos mecanismos regulatórios os quais ocorrem ao nível de células individuais responsivas aos opioides e de circuitos neuronais. A fosforilação de diversos sítios do C-terminal do receptor opioide μ tem sido considerada uma etapa crítica para a dessensibilização aguda do receptor e para o desenvolvimento de tolerância. Apesar de os estudos mostrarem que a estimativa de perda da função dos receptores μ é semelhante nos casos de dessensibilização rápida, tolerância de curto prazo e tolerância de longo prazo, parece haver diferença entre esses fenômenos. A dessensibilização do receptor μ ocorre dentro de segundos ou minutos após o início da exposição aos agonistas opioides e pode ser recuperada em aproximadamente uma hora. Contudo, após tratamento crônico com morfina, os receptores μ se recuperam em 2 fases: na primeira fase, ocorre recuperação 2 horas após a retirada de morfina e, acredita-se, que seja a recuperação da dessensibilização; já a segunda fase possui duração mais longa (muitas horas) e representa a tolerância. Interessante destacar que, apesar de vários agonistas opioides se ligarem ao receptor μ, os diferentes agonistas podem, seletivamente, ativar uma ou várias vias de transdução de sinal, o que dá origem a sinalização seletiva para cada agonista a partir de um mesmo receptor.

O mecanismo proposto para a rápida dessensibilização do receptor μ (Figura 29.3) envolve sua fosforilação, que pode ocorrer por meio das quinases de receptores acoplados à proteína G (GRK, do inglês *G protein-coupled receptor kinase*) ou por outras enzimas, não GRK como c-Jun N-terminal quinase (JNK), proteína quinase C (PKC), PKA, cálcio/calmodulina quinase II (CaMKII), e pelas proteínas quinases ativadas por mitógenos (MAPK). Essas fosforilações podem ser homólogas, quando provenientes do próprio receptor, ou heterólogas, quando ocorrem pela ativação inicial de outro receptor. Apesar de todas elas contribuírem para o quadro de tolerância, pode haver uma via preferencial para cada agonista do receptor μ, assim como uma seletividade de células neuronais; por exemplo, a dessensibilização do receptor opioide μ induzida pela morfina e metadona é mais pronunciada nos neurônios do

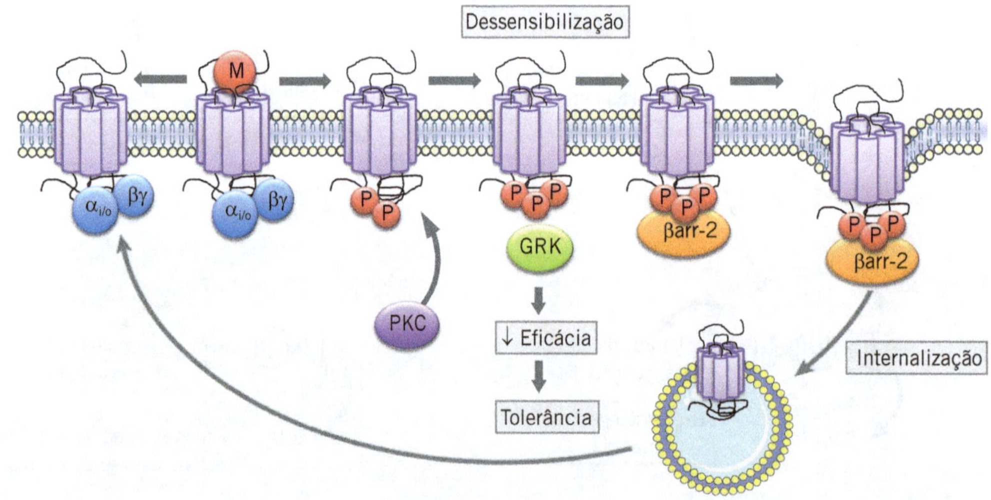

Figura 29.3 Mecanismo de tolerância à morfina. A morfina (M) se liga ao receptor opioide μ. A estimulação crônica desses receptores ocasiona sua fosforilação por meio de proteínas quinases como a proteína quinase C (PKC) e de quinases de receptores acoplados à proteína G (GRK), o que induz ao desacoplamento da proteína G e o recrutamento da β-arrestina-2 (βarr-2). O aumento desse desacoplamento reduz a eficácia da morfina e seus efeitos celulares, ocasionando tolerância. Esse processo pode causar a internalização do receptor, mediada por clatrina, que pode ser degradado ou ser reciclado para a membrana plasmática.
Fonte: Desenvolvida por Vitor Bruno, adaptada de Williams *et al.*, 2013.

locus coeruleus e da substância cinzenta periaquedutal. Existem em torno de 20 potenciais sítios nas regiões intracelulares do receptor μ que contribuem para a dessensibilização e a endocitose, particularmente para locais de fosforilação de GRK propostos perto do C-terminal. As GRK são uma família de 7 proteínas quinases serina/treonina que reconhecem e fosforilam especificamente receptores acoplados à proteína G quando o agonista se encontra ligado. O aumento da expressão dessa enzima tem sido associado ao aumento da dessensibilização dos receptores μ e, consequentemente, ao mecanismo de tolerância à morfina.

Quanto maior a eficácia do agonista, maior é a eficiência da fosforilação do receptor. O receptor fosforilado torna-se sítio de ligação para as β-arrestinas, as quais bloqueiam a ativação da proteína G, gerando dessensibilização homóloga, uma vez que parte da ativação do próprio receptor. Como resultado da ligação da β-arrestina, os receptores fosforilados podem ser direcionados ou não para endocitose mediada por clatrina. Caso eles não sofram endocitose, a fosforilação dos receptores vai diminuindo e se recupera da dessensibilização na superfície da membrana plasmática. Os estudos têm mostrado que a afinidade da β-arrestina associada ao receptor opioide μ é o que define se irá ocorrer ou não endocitose e sua duração. Quando a ligação é relativamente fraca, ela pode se dissociar rapidamente do receptor, antes da endocitose, expondo, assim, os resíduos C-terminais fosforilados às enzimas fosfatases que são as responsáveis por sua desfosforilização. Foi verificado que, no caso da administração crônica de morfina, ocorre baixa recuperação da endocitose no *locus coeruleus*, a qual se mostrou dependente da β-arrestina 2, o que contribui para o mecanismo de tolerância à analgesia da morfina; porém, o mesmo efeito não foi detectado para a fentanila, a metadona e a oxicodona.

▶ TRANSTORNO POR USO DE OPIOIDES

O fato de os efeitos dos opioides serem altamente reforçadores faz com que essa classe de substância tenha alto potencial de abuso, o que ocasiona a drogadição e a recaída – mesmo após longos períodos de abstinência. O início do uso de opioides geralmente ocorre com a prescrição de medicamentos para dor e a necessidade de aumento da dose para reduzir os sintomas, em função da tolerância. Em alguns casos, os pacientes não conseguem mais pagar por seus medicamentos para dor ou sua prescrição é interrompida e ocorre a busca por substâncias mais baratas e ilegais, como a heroína. Outra maneira de início é com o uso recreacional antes do uso compulsivo. O transtorno por uso de opioides tem se tornado um problema de saúde pública nos Estados Unidos. De acordo com o Manual Diagnóstico e Estatístico de Transtornos Mentais (*Diagnostic and Statistical Manual of Mental Disorder* – DSM-V, 2013), esse transtorno é caracterizado pelo uso compulsivo de opioides, fissura e distúrbio mental em função do uso recorrente de opioide, uso da droga em situação fisicamente perigosa, tolerância, síndrome de abstinência, recaída recorrente, entre outros. Uma das características desse transtorno é que há grande probabilidade de recaída em longo prazo, apesar do tratamento, em função das vulnerabilidades do indivíduo.

A vulnerabilidade neurobiológica para o desenvolvimento do transtorno por uso de opioides consiste, em parte, nas alterações que ocorrem em relação à função e à estrutura das sinapses do sistema dopaminérgico mesocorticolímbico – essencial na tradução da motivação em "objetivo direcionado" (*goal-oriented behavior*). O núcleo *accumbens*, que possui função crítica na integração dos processos emocional e motivacional, é importante na mediação dessa motivação no processamento de reforçadores naturais, como alimento e sexo. Estudos de neuroimagem em humanos mostram alteração na conectividade funcional entre o núcleo *accumbens* e outras regiões em pacientes com transtorno por uso de opioides. A exposição crônica aos opioides gera eventos neuroplásticos característicos no sistema mesocorticolímbico que parecem ter influência determinante nos sintomas comportamentais associados a este quadro. Acredita-se que alterações nos neurônios espinhosos médios do núcleo *accumbens* e suas projeções dopaminérgicas a partir da área tegmental ventral sejam as responsáveis por facilitar esse comportamento. Mais ainda, neurônios glutamatérgicos do córtex pré-frontal, da amígdala basolateral, do hipocampo e do tálamo se projetam para esses mesmos neurônios espinhosos médios, sendo alvos importantes para a plasticidade sináptica. Um exemplo desse tipo de alteração é a diminuição das proteínas PSD-95 e Homer-1, proteínas relacionadas ao citoesqueleto pós-sináptico no núcleo *accumbens*, provocada pela morfina e pela cocaína. Essas 2 substâncias também reduzem GTPases, como RhoA e Rac1, envolvidas na regulação do citoesqueleto de actina.

Os opioides também ativam fatores de transcrição como DeltaFosB e CREB, os quais também ativam genes que regulam a estrutura do citoesqueleto, além de outros genes. Estima-se que o fator de transcrição DeltaFosB seja o responsável pela modulação de ¼ de todos os genes associados com as plasticidades estrutural e sináptica. Estudos relataram que os níveis de atividade de CREB no núcleo *accumbens* podem ser regulados tanto pelo estímulo ambiental reforçador quanto pelo aversivo, incluindo a administração de morfina. Outro importante fator de transcrição que é modulado pelos opioides é o Ativador da Proteína 1 (AP-1), composto por heterodímeros da família Fos, junto com a família Jun. A administração aguda de morfina induz a expressão dos genes de ativação imediata da família do c-Fos no núcleo *accumbens*. Entretanto, essa ativação é de curta duração (horas), mas seus efeitos podem ser estendidos com a ativação das proteínas do DeltaFosB, que são isoformas modificadas do FosB que se acumulam na administração crônica e produzem alterações comportamentais e neuroplásticas de longa duração, ou seja, mesmo por semanas ou meses após a última exposição à droga. Para mais detalhes, ver Capítulo 28 – Drogas de Abuso.

Kolb e Himmelsbach, em 1938, foram os primeiros a avaliar quantitativamente a síndrome de abstinência aos opioides em humanos e a delinear as diferenças temporais nas síndromes de abstinência após tratamento crônico com diferentes agentes opioides, mostrando que o pico de gravidade do sintoma estava relacionado à taxa de eliminação de cada substância. Eles também mostraram que a gravidade da síndrome de abstinência era dependente da dose de manutenção da substância que o paciente fazia uso antes de sua retirada. Os sintomas da síndrome de abstinência aos opioides são dependentes do tempo desde a última administração. Nos primeiros estágios da abstinência à heroína (6 a 8 horas depois da última dose), comportamentos com "objetivo direcionado" (*goal-oriented behavior*) são mais proeminentes e possuem um pico 36 a 72 horas após a última dose. Sinais autonômicos surgem após 8 a 12 horas da última dose e incluem bocejos, sudorese, rinorreia e lacrimejamento. Esses sinais autonômicos leves aumentam de intensidade durante as primeiras 24 horas e depois se estabilizam. A seguir, sintomas físicos surgem com pico em 36 a 48 horas e permanecem até 72 horas. Esses sintomas incluem dilatação da pupila, calafrios, ondas de frio e de calor, perda de apetite, cãibras musculares, tremores e insônia. Outros sintomas incluem: aumento da pressão arterial, da frequência cardíaca, da frequência respiratória e da temperatura corporal, além de náuseas e vômitos. Os pacientes em abstinência relatam que se sentem gelados, alternando com sensação de rubor e sudorese excessiva. Ondas de calafrios são constantes e possuem a aparência de pele de "peru depenado". Acompanham esse quadro os sintomas subjetivos, como dores que mimetizam uma gripe. Outros sintomas são espasmos musculares, contração muscular descontrolada e movimentos de chute. Diarreia e desidratação ocorrem 24 a 36 horas depois da interrupção de uso da substância, sendo que o pico dos sintomas físicos da abstinência é de aproximadamente 48 a 72 horas após a última dose. Caso não haja tratamento, os sintomas de abstinência permanecem por 7 a 10 dias. Esse estado é altamente aversivo e motiva o usuário a voltar a usar a droga. Alguns sintomas permanecem mesmo em pacientes sem uso da droga, o que foi chamado de abstinência prolongada, e incluem: hipertermia, midríase, aumento da pressão arterial, aumento da frequência respiratória, aumento da dor, sensibilidade ao estresse e disforia. Na abstinência prolongada, ocorre a presença de sintomas mesmo depois da diminuição da síndrome de abstinência aguda. Existem evidências de alterações metabólicas em estágio tardio da abstinência prolongada. Nessa etapa, ocorre uma inversão dos sinais agudos da abstinência: hipotermia ao invés de hipertermia, miose ao invés de midríase, hipotensão ao invés de hipertensão, por exemplo. Também foram descritos componentes motivacionais nesta etapa da abstinência, como humor "cinza" – quando poucos estímulos ou atividades produzem prazer.

Apesar de a abstinência provocada por outros opioides poder ser qualitativamente semelhante, a farmacocinética dessas substâncias tem papel importante na determinação da duração e da intensidade. Por exemplo, a metadona, um opioide de longa duração, que é utilizada como terapia de substituição à heroína, produz uma síndrome de abstinência, mesmo em altas doses, mais lenta em seu desenvolvimento e menos intensa do que a da heroína, porém mais prolongada.

A síndrome de abstinência também pode ocorrer em neonatos cujas mães são portadoras do transtorno por uso de opioides, causando a síndrome de abstinência neonatal. Entre os sintomas mais comuns dessa síndrome, destacam-se: excesso de choro, tremores, aumento do tônus muscular, pele avermelhada ou sangrando por conta do contato da face ou extremidade no lençol em função de excesso de movimento, crises epilépticas generalizadas, hipertermia e excesso de bocejos, sudorese e rinorreia. No caso da heroína ou outros opioides de curta duração, os sintomas podem surgir nas 48 a 72 horas após o nascimento.

▶ FÁRMACOS UTILIZADOS NO TRATAMENTO DO TRANSTORNO POR USO DE OPIOIDES

Existem 2 abordagens para o tratamento de pacientes com transtorno por uso de opioides: a detoxificação e a terapia de manutenção. A detoxificação, abordagem mais apropriada para pacientes motivados, pode ser realizada pela indução da abstinência total da droga ou pelo uso de antagonistas opioides. A terapia de manutenção, por sua vez, pode incluir o uso de antagonistas opioides de ação prolongada, como a naltrexona, com o objetivo de diminuir a probabilidade de o paciente retornar ao abuso da droga (recaída). Entretanto, o mais comum é que a terapia de manutenção envolva a terapia de substituição com outros opioides agonistas de receptor μ – como a metadona e a buprenorfina.

Metadona

A metadona é um agonista de receptor opioide μ de ação prolongada, utilizada no tratamento da dor crônica e como agente para a terapia de substituição no tratamento do transtorno de uso de opioides. Sua ação farmacológica é semelhante à morfina e os efeitos analgésicos se dão em função, principalmente, da forma L-metadona, que é de 8 a 50 vezes mais potente do que a forma D-metadona. Pelo fato de a metadona possuir boa disponibilidade oral, longa meia-vida e menor potencial de induzir euforia, ela tem sido utilizada especialmente na terapia de substituição do abuso de heroína. Após administração repetida, há acúmulo gradativo da metadona nos tecidos. Com a interrupção da administração, baixas concentrações são mantidas no plasma, pela liberação lenta desses locais de acúmulo. Esse fenômeno explica o provável mecanismo pelo qual a síndrome de abstinência da metadona é relativamente leve e duradoura.

Contudo, é importante ter cuidado ao aumentar a dose de metadona nas terapias de substituição. Esse procedimento pode induzir depressão respiratória – que pode ser fatal. Além disso, a metadona está associada à síndrome do QT longo, em função do bloqueio do efluxo de potássio das células do miocárdio. A consequente arritmia pode provocar síncope e morte súbita. O risco de morte é consideravelmente aumentado quando se utiliza a metadona com fármacos que também prolongam o intervalo QT.

Buprenorfina

Este fármaco é um antagonista de receptor κ e agonista parcial do receptor μ. A injeção e a película transdérmica são formas farmacêuticas indicadas para o tratamento da dor. Administrada pela via sublingual, é utilizada para diminuir os sintomas de abstinência de opioides. Apesar de também ter potencial para uso abusivo, possui melhor perfil de segurança do que a metadona. Mesmo altas doses de buprenorfina podem produzir depressão respiratória em menor intensidade do que a metadona e não há efeitos relatados no intervalo QT. Quando mortes relacionadas ao uso de buprenorfina ocorrem, estas estão associadas ao uso inapropriado de injeções de comprimidos triturados e posteriormente dissolvidos em solução ou ao uso concomitante de outros fármacos, principalmente os benzodiazepínicos.

EFEITOS ADVERSOS DOS OPIOIDES

Quando utilizados em doses terapêuticas e sob acompanhamento médico, os opioides são considerados seguros. Efeitos tóxicos, quando ocorrem, geralmente são decorrentes do abuso, de suscetibilidades individuais ou de interações medicamentosas. Na sua maioria, os efeitos adversos são previsíveis e têm como base a farmacodinâmica dos opioides como a depressão respiratória. Contudo, mais importante do que identificar especificamente o opioide envolvido na intoxicação, é determinar se, de fato, o paciente apresenta uma intoxicação por opioide. De maneira geral, os pacientes intoxicados desenvolvem uma série de sinais, conhecidos como síndrome opioide – composta principalmente por: depressão respiratória, depressão do sistema nervoso central, miose e hipoperistaltismo.

Depressão respiratória A depressão respiratória raramente ocorre (0,002% a 1,2%) com doses analgésicas terapêuticas e na ausência de outras condições, como: doença pulmonar obstrutiva crônica, apneia do sono e obesidade mórbida. Entretanto, é a principal causa de morte após uso abusivo de opioides. Experimentos utilizando vários agonistas e antagonistas associam o opioide μ aos efeitos depressores respiratórios causados pela morfina. Por meio desses receptores, os agonistas opioides reduzem a ventilação pela diminuição da sensibilidade dos quimiorreceptores medulares ao aumento de CO_2 no sangue (hipercapnia), além de deprimirem a resposta ventilatória à hipóxia. A combinação entre a perda do controle hipóxico e hipercárbico ocasiona a perda do estímulo respiratório e a apneia prevalece. De maneira geral, o paciente com depressão respiratória retoma a ventilação normal espontaneamente ou após a administração de um antagonista opioide. Ocasionalmente, secreção espumosa avermelhada está presente nas vias aéreas ou no tubo endotraqueal de um paciente. No caso de óbito, pode ocorrer a liberação pela boca ou pelas narinas de um exsudato chamado de "foam cone", o que seria uma consequência de anóxia após edema pulmonar.

Sistema cardiovascular Em doses terapêuticas, os opioides têm poucos efeitos na pressão sanguínea e na frequência cardíaca, mas podem causar hipotensão ortostática, principalmente em idosos. Assim, a vasodilatação decorrente do uso de opioides é secundária e pode resultar em leve redução da pressão sanguínea. Esse efeito ocorre em decorrência da liberação de histamina pelos mastócitos e pela diminuição da vasoconstrição reflexa em função do aumento de pCO_2. A redução da frequência cardíaca pode ser resultado da própria redução da estimulação central. A presença de adulterantes ou a administração de outras drogas de maneira concomitante pode produzir importante toxicidade cardiovascular. Por exemplo: a heroína adulterada com quinina é associada à disritmia cardíaca. A cocaína adicionada à heroína, preparação conhecida como *speedball*, pode causar infarto do miocárdio. Alguns opioides em concentrações terapêuticas, especialmente no uso crônico de metadona, podem interferir com a repolarização cardíaca normal e produzir prolongamento do intervalo QT, um fator que predispõe ao desenvolvimento de "torsade de pointes" com taquicardia ventricular e parada cardíaca.

Miose O conhecido efeito de miose causado pelos opioides pode ser explicado pelo bloqueio da inibição mediada pelo interneurônio GABAérgico, o qual regula o fluxo parassimpático, ou pela hiperpolarização dos nervos simpáticos. Contudo, nem todos os pacientes que usam opioides apresentam miose; por exemplo: a miose causada pela meperidina é menos pronunciada do que outros opioides convencionais. No caso de doses tóxicas, a morfina e seus derivados produzem constrição extrema da pupila, tornando-a puntiforme ou como "cabeça de alfinete", sendo esse o sinal característico de intoxicação por esses agentes. Entretanto, no caso de pacientes gravemente intoxicados, ocorre midríase como resultado secundário à hipóxia cerebral. Adicionalmente, a presença de adulterantes ou o uso concomitante de outras substâncias também pode alterar os efeitos na pupila. Por exemplo: a combinação de heroína e cocaína pode produzir miose ou midríase, dependendo da contribuição de cada xenobiótico. Da mesma maneira, pacientes que ingeriram difenoxilato e atropina (uma associação comum em formulações farmacêuticas) ou heroína adulterada com escopolamina podem apresentar midríase.

Crises epilépticas O uso terapêutico dos opioides raramente induz crises epilépticas. De maneira geral, uma das explicações para a excitação neuronal responsável pela ocorrência das crises epilépticas seria o bloqueio da inibição do interneurônio GABAérgico que controla o disparo das células piramidais do hipocampo. Em pacientes com *overdose* aguda de opioides, as crises epilépticas são causadas pela hipóxia. Crises epilépticas podem ser observadas em pacientes intoxicados por meperidina, tapentadol ou tramadol. Nem sempre os fármacos antiepilépticos são eficazes no caso de crise epiléptica provocada por opioides. A naloxona, por exemplo, é moderadamente eficaz nas crises epilépticas causadas pela petidina.

Distúrbios de movimento Poucos efeitos no tônus muscular são observados nas doses necessárias para analgesia, porém, pode ocorrer rigidez muscular aguda após rápida injeção IV de alguns opioides potentes, especialmente fentanila e seus derivados. Esta condição é frequente durante a indução de anestesia em neonatos. A rigidez envolve inicialmente o tronco e pode prejudicar os movimentos do tórax de maneira a provocar hipoventilação. A rigidez da parede torácica pode contribuir para a letalidade associada com o abuso de fentanila. O mecanismo pelo qual ocorre a rigidez muscular não está esclarecido, mas pode estar relacionado ao bloqueio de receptores de dopamina no gânglio basal. Outros mecanismos postulados envolvem antagonismo de GABA e agonismo NMDA.

Efeitos gastrointestinais Os opioides diminuem as secreções e a motilidade gastrointestinal, o que explica seu efeito antidiarreico. Apesar de o difenoxilato e a loperamida, opioides de ação periférica, serem amplamente utilizados como antidiarreicos, a constipação induzida pelos opioides é frequentemente considerada um efeito indesejado. A constipação acomete cerca de 40% a 90% dos pacientes e pode ocorrer depois de uma única dose. Esse efeito adverso é mediado pelo receptor μ no músculo liso da parede do intestino e diminui com a administração oral de naloxona, porém não sofre tolerância com o uso crônico de opioides. As náuseas e os vômitos surgem em aproximadamente 10% a 40% dos pacientes, porém a tolerância se instala rapidamente. Esse efeito é decorrente da ativação da zona de gatilho quimiorreceptora do vômito que fica na área postrema do bulbo. Historicamente, a apomorfina foi utilizada no passado como rápido agente emético. A êmese induzida pela apomorfina é mediada pelo agonismo nos subtipos de receptor D2 dentro da zona de gatilho quimiorreceptora da medula. Contudo, seu uso clínico foi descontinuado para esta finalidade em função do seu potencial em deprimir o estado de consciência do paciente.

Retenção urinária A retenção urinária atinge de 4% a 18% dos pacientes com dor aguda e ocorre tolerância a esse efeito. Ocorre redução do tônus e da força de contração da musculatura da bexiga, assim como da vontade de urinar. Os receptores opioide μ tanto centrais quanto periféricos são os responsáveis por esse efeito adverso, o qual pode ser parcialmente revertido com o uso de antagonistas.

Prurido Os opioides podem causar prurido e coceira. O prurido pode ser consequência da liberação de histamina pelos mastócitos. Esse mecanismo explica o prurido causado pela morfina e petidina, porém, no caso de fentanila e sufentanila, apesar de apresentar menos prurido, o mecanismo parece ser independente da liberação de histamina.

Efeitos endócrinos Opioides podem se ligar em receptores opioides hipotalâmicos, diminuindo a secreção do hormônio liberador de gonadotrofina. Assim, o uso crônico é associado com a hipofunção do eixo hipotalâmico-hipofisário-gonadal. Em torno de 87% dos pacientes que fazem uso de metadona com dose diária acima de 100 mg apresentam disfunção erétil importante e 100% apresentam redução da concentração de testosterona. No caso de mulheres, pode ocorrer diminuição na concentração de estrógenos, ocasionando depressão, dismenorreia, disfunção sexual e osteopenia. Homens e mulheres podem apresentar diminuição da libido e infertilidade. Além disso, os opioides diminuem a secreção do hormônio liberador de corticotrofina do hipotálamo, ocasionando redução do hormônio adrenocorticotrófico (ACTH) liberado pela hipófise. Assim, a função adrenal é comprometida, o que pode gerar insuficiência adrenal de relevância clínica. Em geral as concentrações de prolactina também aumentam, podendo ocasionar a ginecomastia.

▶ MANEJO DO PACIENTE INTOXICADO

Os achados clínicos da intoxicação aguda por opioides não são específicos, o que dificulta o diagnóstico correto. Outros fármacos como a clonidina, a fenciclidina (PCP), os fenotiazínicos e os benzodiazepínicos, podem produzir efeitos similares. Nesses casos, a diferenciação pode ser feita por outras evidências características da intoxicação por esses fármacos. Por exemplo, pacientes intoxicados com PCP quase sempre apresentam nistagmo; a intoxicação com fenotiazinas provoca hipotensão e anormalidades no eletrocardiograma; e pacientes intoxicados por benzodiazepínicos podem apresentar coma com sinais vitais normais. Contudo, dificuldade maior pode ser a diferenciação da toxicidade induzida por clonidina – que também não apresenta outro sinal específico.

Os principais efeitos da intoxicação aguda de opioides são depressão respiratória e depressão do SNC. De maneira geral, a morte em decorrência de intoxicação por opioides ocorre em função da obstrução ou da parada respiratória. Apesar de o uso da máscara de ventilação e a intubação endotraqueal para oxigenação serem geralmente suficientes para prevenir a morte, esses procedimentos podem ser evitados pela administração de um antagonista. Antes da disponibilidade da naloxona, a nalorfina e a levalorfano eram utilizados para reverter os efeitos desencadeados pelo uso de opioides. No entanto, ambos os fármacos são agonistas parciais do receptor opioide μ, fazendo com que o tratamento não fosse eficaz mesmo quando utilizados em altas doses. A naloxona, por sua vez, é um antagonista do receptor opioide e, por possuir alta afinidade pelo receptor μ, reverte prontamente os efeitos centrais e periféricos da intoxicação aguda causados por essas substâncias.

Para reverter a intoxicação por opioides, a naloxona não é administrada pela via oral, em função do extenso metabolismo hepático de primeira passagem e pela baixa biodisponibilidade (inferior a 1%). A biodisponibilidade pelas vias intranasal e sublingual também é baixa (cerca de 4% a 30% e de 10% a 28%, respectivamente). No entanto, é bem absorvida quando administrada pela via parenteral ou quando inalada (nebulização). O início dos efeitos relatados da naloxona varia dependendo da via de administração: 1 a 2 minutos pela via intravenosa; cerca de 5 minutos pela via subcutânea; 6 minutos pela via intramuscular; 4 minutos pela via intranasal; cerca de 1 minuto pela via endotraqueal; 5 minutos pela via inalatória; e 30 segundos quando administrada de forma sublingual. Uma vez absorvida, a naloxona atravessa a barreira hematoencefálica em função de sua alta lipofilicidade e atinge uma proporção encéfalo-soro 15 vezes maior do que a da morfina.

O objetivo da terapia com naloxona é o restabelecimento da adequada ventilação espontânea. Atualmente, as recomendações de dose inicial de naloxona para reverter a intoxicação por opioides variam de 0,04 mg a 2 mg. Além disso, a indicação clínica de administração também é variável entre os diversos textos médicos e especialidades. Por exemplo: recomenda-se o uso de 0,05 mg de naloxona para reverter a depressão do SNC em pacientes com transtorno por uso de opioides com depressão respiratória mínima, ao passo que geralmente são administrados 0,4 mg para pacientes que não são dependentes. Ainda, em pacientes com apneia ou quase apneia com cianose, a administração de 2 mg de naloxona é recomendada, independentemente do histórico de uso de drogas. A base para esta recomendação não é clara, especialmente porque um paciente com apneia pode ser tratado com ventilação manual.

Muitos pacientes respondem com doses de 0,04 mg a 0,05 mg de naloxona administrada pela via intravenosa, apesar de a necessidade de auxílio na ventilação poder ser mais prolongada, pois o início de efeitos pode ser mais lento do que se fossem utilizadas doses mais altas. A administração desta maneira efetivamente evita a intubação endotraqueal e permite a rápida identificação de pacientes que não fizeram uso de opioides. A administração de naloxona em pacientes com dependência a opioides pode resultar na precipitação da síndrome de abstinência. A agitação, a hipertensão e a taquicardia resultantes podem produzir significativa angústia no paciente, complicar o manejo para a equipe clínica e ocasionalmente ser um fator de risco de morte. Adicionalmente, a êmese, uma característica comum da abstinência de opioides, pode ser particularmente perigosa em pacientes que não voltam à consciência rapidamente após a administração de naloxona. Por exemplo: pacientes com uso concomitante de etanol ou sedativos e aqueles com traumatismo craniano estão em potencial risco para a aspiração pulmonar de vômito se as vias aéreas estiverem desprotegidas.

A administração de naloxona pode também ser eficaz para redução de danos, diminuindo o número de *overdoses* fatais de opioides. Nos Estados Unidos, este conhecimento resultou em uma expansão de seu uso para além do pessoal paramédico, incluindo socorristas não paramédicos e pessoas próximas ao usuário de drogas. Até o momento, estudos não relataram eventos com risco à vida ou com mortes no período imediato de 12 a 48 horas após a administração pré-hospitalar de naloxona entre pacientes com *overdose* de opioide.

OPIOIDES ESPECÍFICOS

Morfina, codeína e heroína

Apesar da disponibilidade atual de vários novos agentes opioides, a morfina permanece como protótipo dos analgésicos opioides. O perfil de eficácia e segurança de novos opioides é sempre comparado à morfina, sendo considerada como o agente de primeira linha para o tratamento da dor moderada a grave. Em doses terapêuticas, a morfina geralmente induz à analgesia sem perda de consciência, também não ocorrendo prejuízos na fala ou no humor ou prejuízos na coordenação motora, embora frequentemente haja sonolência. A morfina é frequentemente administrada por via oral ou pela via intravenosa, contudo, dependendo da necessidade, também pode ser administrada por outras vias, como subcutânea, transdérmica, sublingual, intramuscular, epidural, intratecal e intra-articular. Em função de sua baixa lipossolubilidade, a morfina atravessa lentamente a barreira hematoencefálica. Sua absorção oral é lenta e apresenta baixa disponibilidade, em função do intenso efeito de primeira passagem. De fato, calcula-se que 40% a 60% da dose oral de morfina não atingirá a circulação sistêmica. Contudo, pela via subcutânea, mais da metade da quantidade injetada estará disponível na circulação sanguínea em menos de 30 minutos. A morfina é biotransformada no fígado predominantemente por reação de fase II, por meio de glicuronidação pela enzima UGT2B7, formando 2 principais produtos de biotransformação: a morfina-3-glicuronídeo (M3G) e, em menor extensão, a morfina-6-glicuronídeo (M6G), ambas excretadas na urina e na bile. Contudo, esses metabólitos também podem ser reabsorvidos pela circulação entero-hepática e encontrados no plasma em altas concentrações. Ao contrário da M3G, que é praticamente inativa, a M6G possui efeitos agonistas no receptor μ no SNC e sua potência é estimada em mais de 20 vezes do que a própria morfina livre. Contudo, embora já tenham sido detectados em fluido cefalorraquidiano, os glicuronídeos são compostos polares que possuem certa dificuldade em atravessar membranas biológicas. A morfina é considerada o típico agonista μ com o qual todos os outros opioides são comparados. Também possui atividade nos receptores δ e κ. O efeito agonista em μ é o responsável pela maior parte das propriedades analgésicas, sendo que a atividade em todos os receptores opioides explica os efeitos adversos mais comuns. Concentrações séricas terapêuticas estão na ordem de 0,08 a 0,12 mg/L, enquanto valores entre 0,15 e 0,5 mg/L são considerados tóxicos.

A codeína é um agonista de receptor opioide μ, mas apresenta apenas cerca de 10% da potência analgésica da morfina. Contudo, é convertida em morfina por O-desmetilação, pela ação da CYP2D6. Estima-se que 5% a 10% da população não possui a capacidade de realizar essa biotransformação, em função de polimorfismos genéticos. Isso faz com que essas pessoas não tenham resposta analgésica apropriada com o uso da codeína. Contudo, pacientes metabolizadores ultrarrápidos de CYP2D6 podem produzir grandes quantidades de morfina a partir de codeína, que pode resultar em toxicidade com risco de morte. Entretanto, essa via de biotransformação da codeína é minoritária, sendo a N-desmetilação para norcodeína pela CYP3A4 e glicuronidação as mais prevalentes, porém, produzindo metabólitos inativos.

A heroína (3,6-diacetilmorfina) é um composto semissintético, obtido a partir da esterificação dos grupos hidroxila da morfina em reação com anidrido acético. A heroína é uma droga de abuso ilícita, geralmente administrada pelas vias intravenosa, intranasal e pulmonar (fumada). A heroína encontra-se disponível na forma de base livre ou sal. O sal na forma de cloridrato de heroína (forma mais comum antes de 1980) é encontrado como pó branco ou bege e sua hidrossolubilidade permite a administração IV. Atualmente, a heroína base é a maneira mais prevalente no mundo e encontra-se muitas vezes como um produto marrom ou preto. Como é insolúvel em água, usuários que a administram por via intravenosa a aquecem até a liquefação ou misturam com ácidos orgânicos como limão ou vinagre. O amplo uso de heroína pela via IV tem gerado complicações médicas, particularmente endocardite e Aids, em adição a *overdoses* fatais e não fatais. Outra alternativa de uso tem sido a administração pela via pulmonar (fumada), uma vez que a base de heroína é volátil e estável ao calor. Esse modo de uso vem ganhando popularidade nos Estados Unidos nos últimos anos, assim como a administração intranasal da heroína em comunidades suburbanas, uma vez que foi reconhecida a sua eficácia e facilidade de uso. De fato, opioides vendidos sob prescrição médica a usuários, como a oxicodona e a hidrocodona, tem alterado o consumo para heroína tão logo o suprimento dos medicamentos prescritos diminui e o preço aumenta.

A heroína em si possui pouca atividade pelo receptor opioide, exercendo sua ação por meio da biotransformação em seus metabólitos ativos, a 6-acetilmorfina e a morfina. Possui meia-vida bastante curta (cerca de 3 minutos) e é rapidamente biotransformada por colinesterases plasmáticas e carboxilesterases hepáticas a 6-acetilmorfina, um agonista μ mais potente do que a morfina. A subsequente metabolização da 6-acetilmorfina em morfina é um pouco mais lenta, com posterior glicuronidação, gerando M3G e M6G. Assim como ocorre no metabolismo da morfina, os conjugados M3G e M6G são excretados na urina e na bile.

Usuários afirmam que a heroína provoca, rapidamente, intenso estado de euforia, geralmente descrito como *rush*. Esse efeito é relacionado com a alta lipossolubilidade da heroína (em função da adição de grupamentos ésteres na molécula de morfina), proporcionando rápida penetração da barreira hematoencefálica e subsequente ativação metabólica no SNC. Como visto anteriormente, alguns usuários de heroína têm utilizado a droga juntamente com cocaína. Interessantemente, cocaína e heroína competem pelo metabolismo das mesmas esterases. Esta interação pode proporcionar consequências clínicas e farmacocinéticas em pacientes que usam *speedball*, podendo aumentar a meia-vida e os efeitos de ambas as drogas. Na Figura 29.4, são apresentadas as principais vias de biotransformação de heroína, codeína e morfina no organismo humano.

Oxicodona

A oxicodona é um opioide semissintético, obtido a partir do alcaloide tebaína, encontrado no ópio. Exerce sua ação analgésica por meio dos receptores opioides μ e δ e possui alta biodisponibilidade oral. A oxicodona sofre biotransformação hepática em oximorfona, que é um opioide μ mais potente. A oxicodona tem sido disponibilizada na forma farmacêutica de liberação controlada que contém maior quantidade do opioide. Até recentemente, usuários eram capazes de destruir o comprimido e liberar grande quantidade de opioide para ser administrado por via intravenosa ou por via intranasal. Novas formulações resistentes tornaram a liberação física ou química do opioide difícil, limitando esta prática. Atualmente, a oxicodona é um dos fármacos mais utilizados de maneira abusiva nos Estados Unidos; os transtornos por uso de opioides e os casos de intoxicação e mortes em função do abuso de oxicodona têm sido comuns nesse país.

Fentanila e análogos

A fentanila e seus análogos – sufentanila, alfentanila e remifentanila (Figura 29.5) – são opioides sintéticos relacionados à fenilpiperidina. As ações desses compostos são semelhantes às de outros agonistas do receptor opioide μ. Estima-se que, após administração sistêmica, a fentanila possua aproximadamente 50 a 100 vezes a potência da morfina, enquanto a sufentanila é cerca de 1.000 vezes mais potente que a morfina. Tanto a fentanila quanto a sufentanila são fármacos importantes na prática anestésica, em razão do seu início de ação

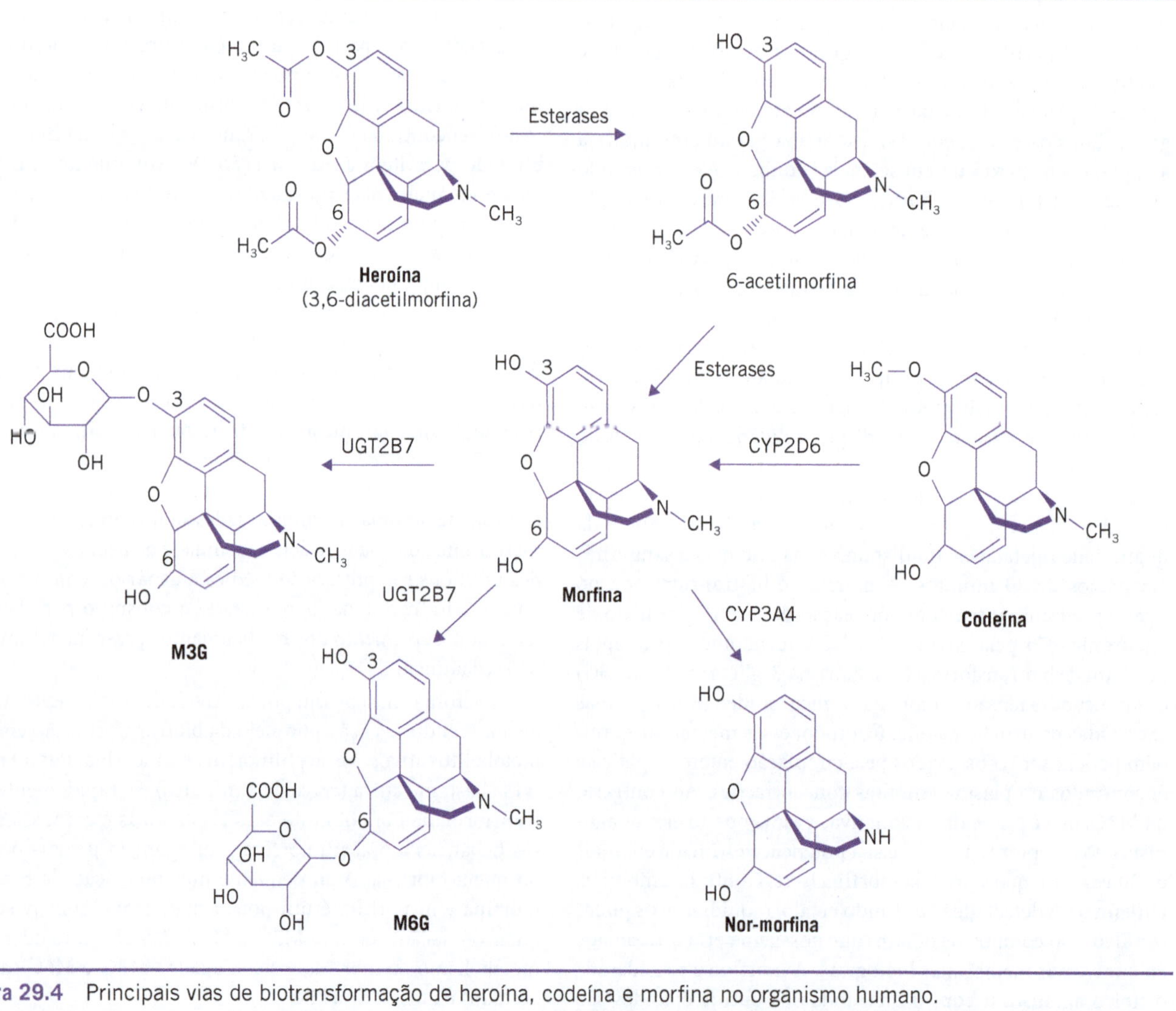

Figura 29.4 Principais vias de biotransformação de heroína, codeína e morfina no organismo humano.

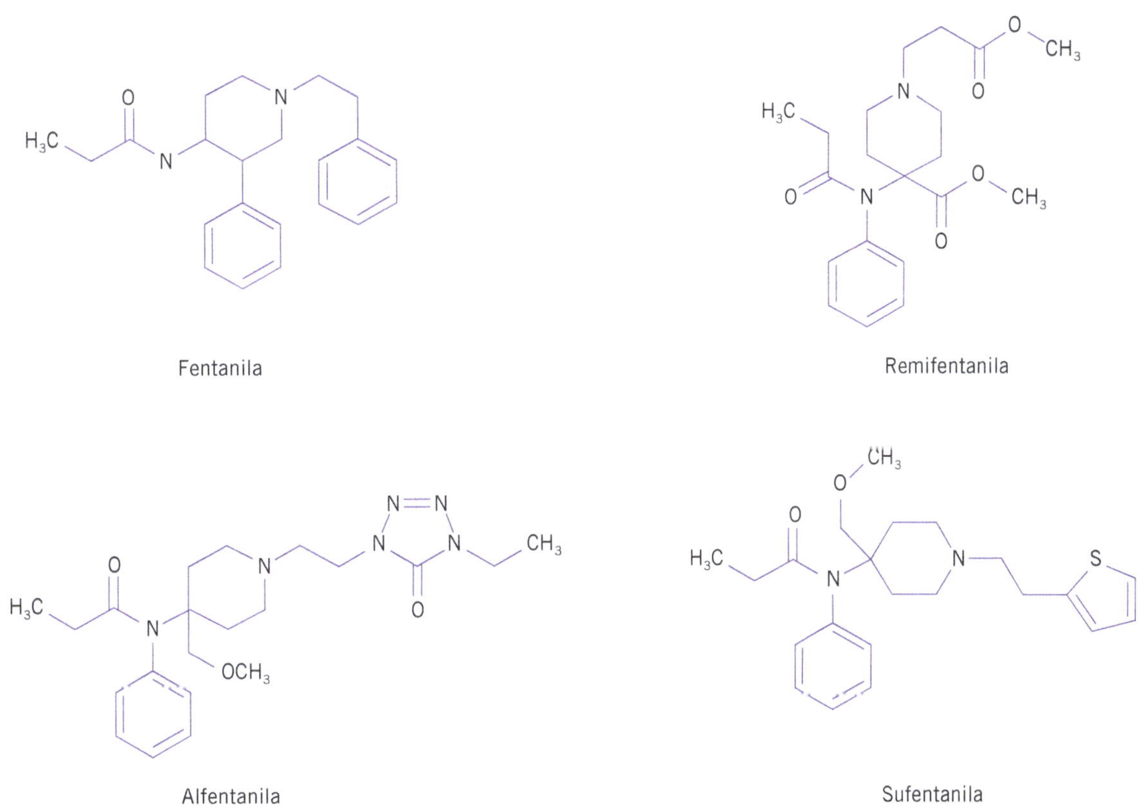

Figura 29.5 Estruturas químicas de fentanila e seus análogos remifentanila, alfentanila e sufentanila.

rápido, com curta duração de ação; da segurança cardíaca; e da possibilidade de redução das doses de anestésicos voláteis. Na década de 1990, a indústria farmacêutica disponibilizou adesivos transdérmicos de fentanila para o tratamento de dores crônicas. Contudo, tem sido verificado o abuso deste tipo de apresentação farmacêutica, quer seja pela aplicação de 2 ou mais adesivos na pele, quer seja pela extração da fentanila do adesivo e posterior administração por outra via. Além disso, há relatos da autoadministração por mastigação dos adesivos, prática que pode ser fatal.

Nos Estados Unidos, de tempos em tempos, o abuso de opioides produz considerável aumento no número de fatalidades. Em função da excepcional potência dos análogos de fentanila, usuários rapidamente desenvolvem depressão respiratória. Na Califórnia, em 1979, o aumento de mortes entre usuários de heroína foi atribuído ao aparecimento da alfa-metilfentanila, vendida com o nome de "China Branca". Eventos similares de intoxicações por "China Branca" ocorreram em Pittsburgh, em 1988, e na Filadélfia, em 1992, embora o adulterante nesses casos tenha sido outro análogo (a 3-metilfentanila). Entre os anos de 2005 e 2007, mais de 1.000 mortes ocorreram na Filadélfia, em Chicago e em Detroit em função do uso de heroína adulterada ou substituída por fentanila. Atualmente, temos presenciado ainda a escalada mundial da introdução de novas substâncias psicoativas no mercado ilícito de drogas, sendo os novos derivados da fentanila (p. ex., acetilfentanila, furanilfentanila, ocfentanila, acrilfentanila) um motivo de preocupação.

Petidina (meperidina), difenoxilato e loperamida

A petidina é um agonista de receptores μ e produz manifestações clínicas típicas de outros opioides. Contudo, a miose é menos pronunciada e, quando ocorre, é menos persistente que aquela observada para morfina. Da mesma maneira, a petidina não causa tanta constipação intestinal quanto a morfina, mesmo quando administrada por longo período. Esse efeito está relacionado à sua maior lipossolubilidade e à sua capacidade de penetrar no SNC, o que permite doses mais baixas para produzir analgesia. A petidina é prontamente absorvida após administração oral e é rapidamente distribuída para todos os tecidos. Sofre efeito de primeira passagem e sua biodisponibilidade é de cerca de 55%. Seus principais produtos de biotransformação são o produto desmetilado, a norpetidina e o produto de hidrólise, o ácido petidínico e seu conjugado com ácido glicurônico (Figura 29.6). A norpetidina é um metabólito ativo, que possui meia-vida mais longa (15 a 20 horas) comparada com a petidina (3 horas) e que pode causar excitação do SNC, provocando delírios, tremores, mioclonia e crises convulsivas. Apesar de ser considerada primariamente como opioide, a petidina é também capaz de bloquear a recaptação neuronal de serotonina. Especialmente em pacientes que utilizam fármacos inibidores da MAO, a associação com a petidina pode desencadear a síndrome serotoninérgica, caracterizada por rigidez muscular, hipertermia, alteração do estado mental e convulsões – e pode ser fatal.

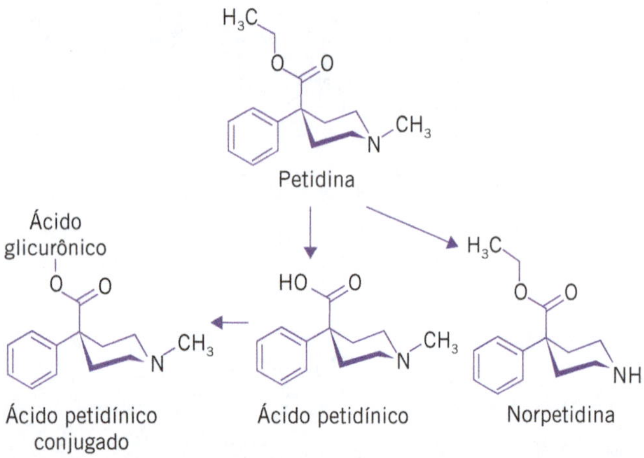

Figura 29.6 Principais vias de biotransformação de petidina no organismo humano.

Apesar de o difenoxilato ser estruturalmente semelhante à petidina, possui propriedades físico-químicas diferentes. Mesmo os sais de difenoxilato são insolúveis em água, o que praticamente inviabiliza seu abuso por via intravenosa. Sua finalidade terapêutica se resume à sua ação como agente antidiarreico, efeito que presumidamente ocorre pela sua ação agonista em receptores opioides μ presentes no trato gastrointestinal. Embora sua absorção pela via oral seja geralmente baixa, formulações farmacêuticas com difenoxilato também contêm atropina, que, para crianças, pode resultar em absorção sistêmica importante. Quando quantidades significativas são absorvidas, pacientes podem experimentar efeitos tóxicos decorrentes da ação opioidérgica do difenoxilato ou, mais provavelmente, em função da ação do produto de biotransformação hepático, a difenoxina, que é um opioide mais potente e possui maior meia-vida plasmática do que o próprio fármaco inalterado. Nestes casos, o uso de naloxona é eficaz em reverter os efeitos agonistas opioides - como a depressão respiratória.

Assim como o difenoxilato, a loperamida é outro análogo insolúvel da petidina utilizado para tratar diarreia. A loperamida também não é bem absorvida após administração oral e, em função da ação da glicoproteína P, não penetra bem no SNC. De fato, estudos mostram que mesmo altas doses administradas em humanos não produziram os efeitos prazerosos típicos dos opioides. A relativa escassez de eventos adversos relatados em pacientes sugere que o perfil de segurança desse fármaco seja bom.

Tramadol e tapentadol

O tramadol é um fraco agonista do receptor opioide μ. Entretanto, seu produto de biotransformação, formado via CYP2D6, O-desmetiltramadol (ODT), possui cerca de 200 vezes maior afinidade pelo receptor μ do que o próprio fármaco inalterado (Figura 29.7). Adicionalmente, parte de seu efeito analgésico é atribuído à sua ação como inibidor da recaptação de norepinefrina e serotonina. Sua eficácia terapêutica para o alívio de dores leves a moderadas é comparável à morfina e à petidina. Para o tratamento de dores mais graves ou crônicas, contudo, o tramadol é considerado menos eficaz. Em geral, o tramadol produz menos potencial de causar depressão respiratória do que os agonistas de receptores μ de potência analgésica equivalente. Em casos nos quais ocorre depressão respiratória, o efeito pode ser revertido pela administração de naloxona. Contudo, crises epilépticas associadas ao tramadol não são responsivas à naloxona, mas podem ser suprimidas com o uso de benzodiazepínicos. A superdose de tramadol geralmente não é considerada de risco de morte. Entretanto, metabolizadores ultrarrápidos da CYP2D6 podem apresentar complicações em doses terapêuticas em função da formação expressiva de ODT. Pacientes que usam IMAO ou ISRS podem ainda apresentar risco aumentado de toxicidade serotoninérgica, se houver associação com o tramadol. Existe potencial de abuso do tramadol, mas sua extensão não é definida. Usuários de opioides somente reconhecem o tramadol como uma droga de abuso quando administrada em altas doses (aproximadamente 6 vezes maiores do que as doses terapêuticas).

O tapentadol é estruturalmente semelhante ao tramadol, mas possui atividade mais potente em receptores opioides μ (comparável à oxicodona). Contudo, é um fraco inibidor da recaptação de monoaminas. Embora seu potencial de abuso exista, os dados epidemiológicos do uso não médico de tapentadol ainda são bastante escassos.

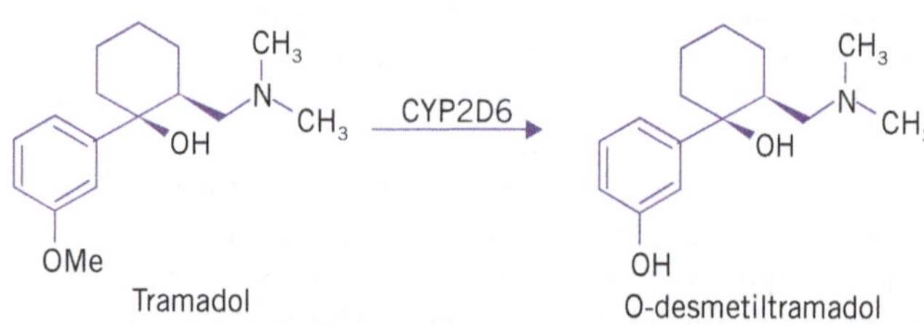

Figura 29.7 Biotransformação de tramadol em O-desmetiltramadol por meio da CYP2D6.

Dextrometorfano

Com base em sua estrutura química, o dextrometorfano é comumente considerado um opioide, apesar de sua farmacologia ser mais complexa. De fato, ele é isômero óptico do levorfanol, um potente analgésico opioide. Contudo, ele possui baixa afinidade pelos receptores opioides e seu principal uso terapêutico se concentra na sua ação antitussígena. É um antagonista de receptores NMDA, o que explica efeitos similares à cetamina em doses altas, como euforia e alucinações. Por esta razão, existe certa propensão ao abuso que é facilitado pela disponibilidade do fármaco em preparações para combater a gripe. Como droga de abuso, o dextrometorfano é conhecido com os nomes de DXM, DEX e *roboshots*.

BIBLIOGRAFIA

BORSODI, A. et al. Opioid receptors (version 2019.4) *In:* The IUPHAR/BPS Guide to Pharmacology Database. IUPHAR/BPS Guide to Pharmacology CITE. 2019; 2019(4). Disponível em: <https://doi.org/10.2218/gtopdb/F50/2019.4>. Acesso em: 2 fev. 2021.

BROWNSTEIN, M.J. A brief history of opiates, opioid peptides, and opioid receptors. *Proceedings of the National Academy of the United States of America*, v. 90, p.5391-5393, 1993.

COX, B.M. A concise review of concepts in opioid pharmacology up to the discovery of endogenous opioids. *Molecular Pharmacology*, v. 98, p. 392-400, 2020.

COX, B.M. International union of basic and clinical pharmacology review. Challenges for opioid receptor nomenclature: IUPHAR review 9. *British Journal of Pharmacology*, v. 172, p. 317-323, 2015.

DUARTE, D.F. Uma breve história do ópio e dos opioides. *Revista Brasileira Anestesiologia*, v. 55, p. 135-146, 2005.

KIM, H.K.; NELSON, L.S. Reducing the harm of opioid overdose with the safe use of naloxone: a pharmacologic review. *Expert Opinion on Drug Safety*, v. 14, n. 7, p. 1137-1146, 2015.

KOOB, G.F., ARENDS, M.A., LE MOAL, M. *Drugs, addiction, and the brain*. Cambridge: Elsevier, 2014. 133-171 p.

KRAYCHETE, D.C. et al. Recommendations for the use of opioids in Brazil: part IV. Adverse opioid effects. *Revista Dor São Paulo*, v. 15, p. 215-223, 2014.

LISTOS, J. et al. The Mechanisms Involved in Morphine Addiction: An Overview. *Int J Mol Sci.*, v. 20, n. 17, p. 4302, 2019.

LISTOS, J. et al. The Mechanisms Involved in Morphine Addiction: An Overview. *Int J Mol Sci.*, v. 20, n. 17, p. 4302, 2019.

MOFFAT, A.C.; OSSELTON, M.D.; WIDROP, B. *Clarke's Analysis of Drugs and Poisons*, v.1 and 2, 4th ed. Pharmaceutical Press: London, 2011.

NELSON, L.S., OLSEN, D. Opioids. *In*: HOFFMAN, R.S., HOWLAND, M.A., LEWIN, N.A., NELSON, L.S., GOLDFRANK, L.R. *Goldfrank's Toxicology emergencies*. New York: McGraw Hill, 15, 10th ed. p. 918-945, 2011.

NESTLER, E. Historical review: Molecular and cellular mechanisms of opiate and cocaine addiction. *Trends in Pharmacological Sciences*, v. 25, p. 210-218, 2004.

PATHAN, H.; WILLIAMS, J. Basic opioid pharmacology: an update. *British Journal of Pain*, v. 6, p. 11-16, 2012.

RITTER, J.M. et al. *Rang and Dale Farmacologia*, 9th ed. Rio de Janeiro: Guanabara Koogan, 2020.

THOMPSON, B.L., OSCAR-BERMAN, M., KAPLAN, G.B. Opioid-induced structural and functional plasticity of medium-spiny neurons in the nucleus accumbens. *Neuroscience and Biobehavioral Reviews*, v. 120, p. 417-430, 2021.

VALENTINO, R.J.; VOLKOW, N.D. Opioid research: past and future. *Molecular Pharmacology*, v. 98, p. 389-391, 2020.

WILLIAMS, J.T. et al. Regulation of μ-opioid receptors: desensitization, phosphorylation, internalization, and tolerance. *Pharmacological Reviews*, v. 65, p. 223-254, 2013.

YAKSH, T., WALLACE, M. Opioides, analgesia e tratamento da dor. *In*: BRUNTON, L.L., HILAL-DANDAN, R., KNOLLMANN, B.C. *Goodman & Gilman: as bases farmacológicas da terapêutica*. 13. ed. Rio de Janeiro: McGraw-Hill, 2019.

30

Estimulantes do Sistema Nervoso Central*

Alice A. da Matta Chasin
Erasmo Soares da Silva
Virgínia Martins Carvalho

CONTEÚDO DESTE CAPÍTULO

INTRODUÇÃO

Do ponto de vista da Toxicologia Social, considera-se como estimulante toda substância utilizada voluntariamente com a finalidade de obtenção de estados alterados de consciência, caracterizados por euforia e sensação de aumento da capacidade física e mental decorrente da estimulação do sistema nervoso central (SNC).

Em nosso meio, são utilizados para esse fim fármacos proscritos, como a cocaína, e fármacos como os anfetamínicos, cuja comercialização, ora permitida, ora proibida constitui um problema de saúde pública. Outros, entre os quais os xantínicos e a nicotina, apesar de atuarem farmacologicamente como estimulantes centrais, apresentam padrão de uso diverso.

De acordo com o último relatório mundial sobre drogas (UNODOC, 2020) no cenário mundial, a problemática dos estimulantes recai sobre a cocaína e mais recentemente sobre a metanfetamina, sendo que o uso de ambas é crescente em seus principais mercados. De acordo com o mesmo documento, cerca de 19 milhões de pessoas usaram cocaína em 2018, estimulados pela popularidade da droga na América do Norte e na Europa Ocidental e cerca de 27 milhões de pessoas usaram anfetamínicos no mesmo ano, sendo a metanfetamina a mais consumida no Sudeste Asiático. Os mercados de cocaína e metanfetamina se retroalimentaram, sendo observados aumentos e declínios paralelos; quando o consumo de uma droga aumenta o da outra diminui e vice e versa. Na América do Norte entre 2015 e 2018 houve aumento do consumo de metanfetamina, enquanto diminuição do uso de estimulantes com registro farmacêutico.

O Brasil é uma das nações que apresentam as maiores taxas de prevalência do uso de cocaína aspirada e fumada, tornando-se um dos maiores mercados consumidores dessa droga. Essa situação faz com que as ações antidrogas sejam objeto constante

* Colaboradora na 1ª edição: Myriam C. Salvadori.

de estudo e de debate nas esferas políticas e sociais. Segundo o 3º Levantamento Nacional sobre o Uso de Drogas pela População Brasileira, coordenado pela Fundação Oswaldo Cruz, cujos dados foram levantados entre maio e outubro de 2015, a prevalência de dependência foi de 3,21% para cocaína na forma de pó, 1,55% para *crack* (cocaína fumável) e 0,21% para estimulantes anfetamínicos com registro sanitário. Conjuntamente, as maneiras de apresentação da cocaína ocuparam o segundo lugar em prevalência, após a maconha, quando considerado o grupo de pessoas que reportaram o uso de alguma droga, exceto álcool e tabaco, nos últimos 12 meses. A pesquisa foi realizada com base em amostragem de domicílios segundo critérios similares aos da Pesquisa Nacional por Amostra de Domicílios do IBGE e, portanto, não incluem população em situação de vulnerabilidade social que residem em "situação de rua" ou em abrigos sociais, população carcerária e outras nas quais se encontram muitos usuários abusivos de *crack* e outras drogas. Esses dados mostram a gravidade do problema desses estimulantes em nosso meio.

A regulação sanitária dos estimulantes do sistema nervoso central é realizada pela Agência Nacional de Vigilância Sanitária (Anvisa) que adota a Portaria n. 344/98 como norma de referência. Nesta norma, os fármacos e os insumos são classificados em listas, sendo que a cocaína e as substâncias anfetamínicas proibidas (metanfetamina) estão alocadas na lista F (substâncias de uso proscrito) e as substâncias anfetamínicas de uso médico controlado estão alocadas na lista B2 (derivados anfetamínicos como femproporex e anfepramona) e na lista A3 (metilfenidato). A planta cujas folhas são empregadas na preparação da cocaína e do *crack* está alocada na lista E (Lista de plantas proscritas que podem originar substâncias entorpecentes e/ou psicotrópicas) com a denominação *Erythroxylum coca* Lam.

Embora possuam características por vezes comuns em termos toxicológicos, os padrões de uso apresentados pelos anfetamínicos e pela cocaína, bem como as peculiaridades relacionadas aos complexos fenômenos de tolerância, dependência etc., diferem substancialmente, o que orienta uma abordagem em separado desses fármacos.

▶ COCAÍNA

A cocaína (COC) é um dos alcaloides presentes nas folhas provenientes de 2 espécies do gênero *Erythroxylum*, vulgarmente denominado coca: a *Erythroxylum novogranatense*, com teores entre 0,17% e 0,76% de COC, cultivada principalmente em regiões de clima mais seco da Colômbia e Venezuela; a *Erythroxylum novogranatense*, variedade *trujillo*, com 0,64% de COC, cultivada principalmente na costa desértica do norte do Peru e no Vale do Marañón; e a *Erythroxylum coca*, com teores entre 0,13% e 0,68% de COC, que cresce principalmente em regiões úmidas e tropicais do leste dos Andes, sul do Equador, Bolívia e algumas partes da Bacia Amazônica. A cocaína é um entre dezenas de alcaloides presentes na folha de coca, sendo que os outros como cinnamoilcocaína, benzoilecgonina, metilcocaína, pseudotropina, benzoiltropina, tropacocaína, α e β-truxilina, higrina e cuscohigrina são consideravelmente menos tóxicos e psicotrópicos do que ela. A presença desses alcaloides nas formas apreendidas nas ruas, muitas vezes serve de base para evidenciar o perfil químico das amostras e, frequentemente ensejar ações de inteligência policial.

O uso medicinal e alimentício da planta de coca é um patrimônio cultural dos povos andinos, legalizado no Peru e na Bolívia, e aceito em contexto cultural na Colômbia. O uso medicinal de plantas em vez de compostos isolados é comum em diversas culturas e tem como característica única o potencial "efeito comitiva" ou *entourage effect* caracterizado teoricamente pela interação farmacológica de vários compostos ativos, o que hipoteticamente potencializaria alguns efeitos desejáveis, enquanto diminuiria efeitos adversos.

O consumo da coca como droga vegetal, que ocorre na forma de chá ou pelo ato de mascar as folhas, foi estimado entre 30 e 60 g/dia de folhas na forma mascada por povos nativos. Entre os usos medicinais da coca foram referidos o manejo de distúrbios gastrointestinais (cólicas, náuseas, vômitos, indigestão e constipação), desconforto associado à altitude em função do ar rarefeito (dor de cabeça, náuseas, confusão mental etc.), dores de dente e lesões da mucosa oral, controle da fome etc. A ingestão na forma de chá, embora possa oferecer resultados positivos para metabólitos da cocaína nas análises de urina, não está implicada nos efeitos psicoativos comuns às outras maneiras de uso e não há registro na literatura sobre as evidências de que seu uso habitual possa causar dependência ou abstinência de retirada observada em usuários de cocaína. Isso pode ser atribuído às doses extremamente baixas de cocaína que serão absorvidas por via oral no consumo da folha de coca.

A compreensão do processo de obtenção da cocaína a partir das folhas de coca torna mais clara a diferenciação toxicológica dos padrões de consumo de coca como planta de uso tradicional e a cocaína como droga de abuso.

As folhas secas são misturadas com solução alcalina e em seguida é adicionado um solvente orgânico (gasolina, querosene etc.). Como a cocaína é uma substância com caráter alcalino fraco (pKa = 8,6), nesta fase está na forma não ionizada, e ocorre sua migração para a fase orgânica. A fase orgânica, por sua vez, é submetida à adição de uma solução ácida, resultando na migração do analito de interesse na forma ionizada para a fase aquosa. A adição de uma base (cal ou amônia) faz com que a cocaína retorne à forma não ionizada e ocorra sua precipitação na forma de pasta. A pasta pode sofrer ainda um processo de purificação pela adição de ácido e um composto oxidante, como o permanganato de potássio, seguido de filtração e adição de amônia para obtenção da cocaína básica. Esta, por sua vez, será utilizada na produção de sais pela adição de solvente (éter, acetona etc.) e ácido clorídrico ou sulfúrico para obtenção do cloridrato ou sulfato de cocaína, respectivamente. Enquanto as formas básicas se prestam a ser fumadas, as formas de sais são empregadas na autoadministração oral, intranasal e intravenosa.

O processo de extração da pasta de coca tem sido melhorado ao longo dos anos. Na região do Pacífico colombiano, estimou-se que uma tonelada de folhas frescas de coca rendeu em média 2,4 kg de pasta de coca em 2014, enquanto a mesma quantidade de folhas frescas rendeu 1,6 kg e 1,7 kg de pasta de coca em 2005 e 2009, respectivamente. Considerando estudos de estimação de produção com pureza média da cocaína básica de 81% e taxa de conversão da cocaína básica para cloridrato de cocaína de 1:1, a produção de cocaína básica na Colômbia em

2014 foi equivalente a 442 toneladas de cloridrato de cocaína puro (8,3 kg de cocaína básica e 6,7 kg de cloridrato de cocaína por hectare de coca plantada).

A cocaína é um potente anestésico local e atua como poderoso agente simpatomimético com efeitos estimulantes no SNC, sendo considerada o mais potente estimulante central de ocorrência natural, razão pela qual é utilizada como fármaco de abuso. Seu uso remonta às populações pré-incaicas que, segundo achados arqueológicos, já mascavam as folhas de coca em cerimônias religiosas. A prática de fumar folhas de coca com finalidades religiosas e terapêuticas data de mais de 5 mil anos. No fim do século XIX, preconizava-se o emprego de cigarros de coca no tratamento de asma e febre do feno na Europa e nos Estados Unidos, onde também eram fumados com finalidade recreacional.

Após séculos de uso, a cocaína foi isolada de folhas de coca e caracterizada por Albert Niemann, em 1860, e atribui-se a Freud a popularização da cocaína no meio científico, sendo famosos seus escritos de 1884 sobre as propriedades da COC de aliviar a depressão e curar a dependência à morfina. Paradoxalmente, uma das primeiras vítimas da farmacodependência à COC foi Halsted, cirurgião americano, que buscava exatamente curar-se de sua dependência à morfina.

Embora postulada como "perigosa" pelo próprio Freud após a morte de um amigo, passou a fazer parte de vários elixires, medicamentos e bebidas, como a Coca-Cola®. O aumento do uso ocasionou, em 1891, os primeiros relatos sobre intoxicações relacionadas à cocaína, incluindo 13 mortes, o que eventualmente contribuiu para sua proibição pelo Harrison Act em 1914, que a catalogou com as mesmas restrições e penalidades imputadas à morfina.

O uso não médico se tornou infrequente e clandestino até seu recrudescimento na década de 1970 em função, em parte, do conceito infundado de ser a cocaína segura e desprovida da propriedade de causar dependência, quando utilizada recreacionalmente.

Padrões de uso

A cocaína é mais frequentemente encontrada como pó cristalino, cloridrato de cocaína, (COC.HCl) obtido pelo tratamento da pasta de coca purificada com ácido clorídrico, ou ácido sulfúrico, no caso do sulfato de cocaína. Sob esta forma, não se presta a ser fumada, pois não se volatiliza e se decompõe com o aumento da temperatura. Comumente é autoadministrada por aspiração nasal, por via oral ou intravenosa, sendo bem absorvida na corrente sanguínea por meio da mucosa nasal.

Na forma de base livre (COC-base), a cocaína apresenta baixo ponto de fusão (96 °C a 98 °C contra os 197 °C do cloridrato); volatiliza-se a aproximadamente 90 °C e, quando aquecida, permite que seus vapores sejam inalados no ato de fumar. A forma mais comum pela qual se comercializa a base livre é o chamado *crack* ou menos frequentemente *merla* no Brasil, e *bazuco* em alguns países andinos. Atualmente, preconiza-se que as formas em que a cocaína ocorra como base livre recebam a denominação comum de "cocaína fumável". No Brasil as cocaínas fumáveis apresentam normalmente características da pasta base de coca, que é o produto obtido a partir da primeira extração das folhas apresentando vários compostos derivados de petróleo e outros adulterantes.

A denominação *crack*, tão difundida no Brasil, surgiu nos Estados Unidos e é uma expressão onomatopaica que remete ao som da crepitação decorrente do aquecimento da droga em função da presença do cloreto de sódio, impureza que surge no processo de conversão da cocaína, normalmente COC.HCl, que é procedida pela dissolução do pó em água, adição de agente alcalinizante (hidróxido de sódio ou bicarbonato de sódio) e aquecimento. Inúmeras denominações de rua são utilizadas para se referir à cocaína na forma de base livre consumida por via inalatória (fumada), dentre elas *crack*, *merla*, *base*, *freebase*, *bazuco*, *oxi* etc. Essas designações utilizadas nas ruas, muitas vezes reproduzidas em textos científicos, não apresentam um critério específico de classificação, pois a droga apresenta composições variadas. Por vezes, surge um novo nome de rua para designar a mesma droga, induzindo ao erro de se considerar uma antiga como uma "nova droga", como foi o caso do *oxi*, que após ter sido considerado uma nova droga mais potente que o *crack*, recentemente foi caracterizado como sendo a mesma droga denominada *crack* em São Paulo.

De maneira geral, o *crack* apresenta-se como cristais irregulares em forma de "pedras", nome pelo qual é vulgarmente referido. A pasta de coca apresenta concentrações de cocaína que variam de 40% a 91%, dependendo de estar bruta ou em estágio mais adiantado de purificação. O nome *freebasing* foi referido como sendo cocaína na forma de base livre obtida pelo próprio usuário, pela mistura da solução de COC.HCl com bicarbonato de sódio ou amônia, e extração da base formada pela adição de éter, filtragem e posterior evaporação. A *merla*, referida em algumas regiões do Brasil, apresenta consistência pastosa sendo considerada um subproduto da cocaína obtida por meio do tratamento do remanescente das folhas de coca, após o processo de refino (chamada de cocaína oxidada) e pela adição de ácido sulfúrico, querosene, cal e pó barrilha (produto utilizado para limpar piscinas).

Em São Paulo, a sinonímia *crack* foi consagrada pela sociedade para se referir ao uso da cocaína fumada, no entanto parece que a droga vem apresentando mudanças em sua composição. Provavelmente, no início o nome foi empregado quando a droga era obtida por meio da cocaína, mas atualmente alguns trabalhos indicam que a droga de rua comercializada como *crack* trata-se, realmente, da pasta de coca. Os trabalhos de caracterização mostram que a droga apresenta coloração amarelada, muitas vezes pastosa e com forte odor de solventes orgânicos.

Tanto os sais de cocaína como a cocaína base podem ser adulterados com várias substâncias, compondo-se assim a "droga de rua". Entre os adulterantes mais comumente encontrados na droga de rua, encontram-se os anestésicos locais (benzocaína, procaína, tetracaína, bupivacaína, etidocaína, lidocaína, mepivacaína, dibucaína, prilocaína), os estimulantes (cafeína, teofilina, ergotamina, estricnina, efedrina, fenilpropanolamina, metilfenidato e anfetamina) e piracetam; quanto aos diluentes, citam-se a glicose, a lactose, a sacarose, o manitol, o amido, o talco, os carbonatos, os sulfatos e o ácido bórico. A análise de adulterantes nas amostras apreendidas, uma das maneiras de repressão ao tráfico, posto que identifica o perfil químico de substâncias encontradas na droga de rua, já está consolidada como estratégia de combate utilizado na inteligência policial. Em estudo realizado pela análise crítica de artigos publicados de 2000 a 2018 sobre adulterantes em amostras de cocaína na forma de pó ou fumável, verificou-se que os principais adulterantes encontrados foram: aminopirina, benzocaína, cafeína, carisoprodol, cloridrato de cetamina, diltiazem, fenacetina, hidroxizina, levamisol, lidocaína, procaína, prilocaína e metotrimeprazina, sendo a fenacetina (54%), lidocaína (11%) e cafeína (4%) os mais prevalentes.

A cocaína apresenta longa história de uso e, na era moderna, as vias de autoadministração mais frequentes são a intranasal e a intravenosa, para a forma de cloridrato, e a respiratória (ato de fumar) para a forma básica. Nos últimos anos, tem havido uma mudança drástica nos padrões de uso da COC quanto à via de administração: em função do advento do *crack*, passou-se da intranasal e/ou intravenosa para a via respiratória.

As razões para o fato parecem estar embasadas no alto potencial de abuso deste modo de uso, em que os efeitos prazerosos buscados são mais rápidos e intensos quando comparados à via intravenosa. Ressalte-se ainda o acréscimo de fatores ambientais e sociais como conveniência e facilidade de aquisição, bem como a não necessidade da parafernália relativa às drogas injetáveis, e a segurança quanto à baixa possibilidade de transmissão de doenças por esta via.

A prática de se usar a cocaína na forma fumada data da década de 1980 quando se relatou que o *crack* havia se tornado sério problema nas principais cidades americanas e na Europa. Na cidade de São Paulo, a primeira apreensão de *crack* analisada nos laboratórios do então Serviço Técnico de Toxicologia Forense (STTF) ocorreu no final de 1992 e, à semelhança do que vem ocorrendo em outros países, o número de apreensões de *crack* subiu significativamente, superando, por vezes, aqueles relativos à forma de sais de cocaína. Carvalho (2006) analisou 37 amostras de urina fornecidas pelo Núcleo de Toxicologia Forense do Instituto Médico-Legal de São Paulo, 13 *post mortem* e 24 provenientes de indivíduos vivos, e verificou o uso de *crack* em 23% do grupo *post mortem* e 33% do grupo de indivíduos vivos.

Uma das substâncias mais comumente associadas à cocaína é o etanol, sendo comum o uso de cocaína para reverter os sinais e sintomas de ebriedade causados pelo álcool. Sabe-se que dessa interação, resulta o aparecimento de um terceiro produto, o cocaetileno, produto de transesterificação mais apolar e com maior afinidade pelo SNC, que compartilha muitas propriedades da cocaína e apresenta efeito mais duradouro, explicando assim o porquê de a associação ser tão frequente.

Além da associação cocaína/etanol, outras são também deliberadamente buscadas, como com a *Cannabis sativa*, no *grimmie*, que objetiva, segundo relatos, o aumento do prazer ou diminuição da excitação e da compulsão pelo uso continuado. Já a prática de misturar cocaína com cigarros de tabaco não parece ter outra finalidade senão a possibilidade de o cigarro funcionar como veículo e poder ser fumado publicamente. Há também referência sobre a associação com ansiolíticos e antidepressivos, visando diminuir a ansiedade, a agitação ou a depressão que se seguem a seu uso.

É preciso, ainda, considerar as associações que ocorrem inadvertidamente, quer com os adulterantes ou diluentes da cocaína, quer pelo uso concomitante com outras substâncias, cujas associações poderão significar interações importantes.

Dada a facilidade para utilização do *crack*, é importante considerar a população potencialmente exposta, que, segundo alguns autores, compõe-se basicamente de indivíduos jovens do sexo masculino, idade inferior a 25 anos e baixa condição socioeconômica. Conforme constatação recente, em nosso meio, é grande o número de menores de idade envolvidos com a prática de fumar *crack*.

O material utilizado na confecção dos cachimbos, geralmente lata de cerveja ou refrigerante, copo de água, embalagem de Yakult®, pedaço de cano de ferro ou PVC (cotovelo), pedaço de isqueiro ou torneira, não protege do calor gerado para a sublimação da droga sendo comuns as queimaduras. Elas não se restringem à boca, mas atingem também dedos e nariz, tornando-se sinais característicos do usuário de *crack*.

O consumo de cocaína na forma fumável representa um alto custo para o usuário, isto pode induzi-lo às práticas delituosas e degradantes com graves implicações sociais e legais, como a prostituição, o tráfico e o furto. Além do alto risco de violência e morte entre os usuários (o homicídio parece ser a causa jurídica mais comum entre os usuários), há o risco de contágio de doenças sexualmente transmissíveis, principalmente o HIV.

Outra população de usuários de cocaína que representa grave problema de saúde pública são as mulheres em idade fértil. Foi observado que a dependência à cocaína fumada induz a um quadro de risco para gestações não desejadas, pois o padrão de consumo está associado a estupro, prestação de favores sexuais e prostituição sem uso de preservativos. Em mulheres usuárias de *crack*, foi observado alto número de filhos e expressivo número de abortos provocados. A prática de abandono é comum e impulsionada pelo quadro de dependência, pela falta de condições financeiras e, para algumas, pelo desamor que nutrem pelas crianças indesejadas. Entre os muitos efeitos perinatais decorrentes desse uso, citam-se: retardamento do desenvolvimento fetal, malformações congênitas, placenta abrupta, cardiomiopatias, distúrbios de comportamento, microcefalia e até mesmo morte intrauterina. O número relativamente alto de casos relacionados com a exposição materno-fetal ocasionou a criação da expressão "bebês da cocaína", que, segundo Sturner *et al.*, constituíram o flagelo dos anos 1990.

A frequência de uso é um dado epidemiológico de difícil obtenção, pois são poucos os trabalhos que enfocam esse parâmetro de exposição. Essa informação fica mais restrita ao cumprimento ético-protocolar realizado nos experimentos com humanos. Assim, por exemplo, voluntários referem uso de aproximadamente 4 g a 5 g de cocaína em pó, intranasalmente, por semana, e até 120 mg diários, intravenosamente, ou ainda a utilização de *crack* até 3 vezes em um único dia. Em estudo realizado com mulheres, em condição de prostituição e usuárias de *crack*, referiu-se o consumo de 6 a 10 pedras por dia.

Toxicocinética

A velocidade de absorção e a concentração plasmática máxima da cocaína dependem das vias de introdução (intranasal, oral, intravenosa e respiratória), sendo as mais referidas a intranasal e a respiratória por meio do ato de fumar.

A administração da cocaína na forma fumada pode ser comparada à via intravenosa em termos de velocidade de absorção, pico de concentração plasmática, duração e intensidades dos efeitos. O ato de fumar COC na forma de base livre oferece o meio mais rápido de penetração do fármaco na corrente sanguínea, por meio da absorção pelos alvéolos pulmonares. Isso resulta em maior rapidez de aparecimento e intensidade de efeitos experimentados pelo usuário, se comparado aos propiciados pela via intravenosa. A cocaína fumada leva cerca de 8 segundos para produzir seus efeitos. Esse tempo contrasta com as outras vias que, em média, levam 3 a 5 minutos no caso da via intravenosa e de 10 a 15 minutos para a via intranasal. Todavia, as vias intravenosa e respiratória apresentam padrões cinéticos similares. Há referências de que efeitos intensos ocorrem em 1 a 2 minutos, com concentrações plasmáticas de pico de 300 a 900 ng/mL. A duração dos efeitos é considerada curta para as 2 vias, sendo que aqueles relacionados à via respiratória são considerados mais pronunciados e rápidos que os observados pela via intravenosa. Daí a mudança de padrão de uso verificada nos últimos anos, pois a não estigmatização relacionada ao uso de agulhas e a possibilidade de busca imediata de doses adicionais do fármaco constituem um componente particular de reforço.

A biodisponibilidade da COC fumada é de aproximadamente 70%, o que é explicado pelo fato de que há cerca de 26% de perda da cocaína na forma básica, antes de ser inalada, e de que essa perda pode se dar por decomposição ou condensação no dispositivo utilizado para este fim. A biodisponibilidade pela via intranasal é referida como sendo da ordem de 60% a 80%.

Quando o indivíduo fuma a cocaína, absorve, além da própria base livre de COC, o éster metilanidroecgonina, produto de combustão da COC. A eficiência do ato de fumar (disponibilidade química), no que se refere à velocidade e à quantidade de COC a ser liberada para a corrente sanguínea em condições de produzir o efeito desejado, depende de vários fatores, como a porção do fármaco sujeita à combustão, a temperatura usada para vaporizar a COC, o recipiente em que ocorre o aquecimento e a condensação da base livre nos dispositivos utilizados para fumar. Além disso, a quantidade de COC inalada depende também da efetividade da tragada e, portanto, varia com a experiência do usuário.

A prática do "cafungar", termo que refere o ato de aspirar a cocaína na forma de pó, consiste em se dispor os cristais de cloridrato (ou sulfato) de cocaína enfileirados em superfície lisa, cada fileira com aproximadamente 10 mg a 30 mg que são aspirados de maneira que a absorção ocorre pela mucosa nasal. A prática é geralmente feita em grupos, em média de 3 vezes por reunião e em intervalos de 20 a 30 minutos, tempo que geralmente duram os efeitos relacionados à euforia. A utilização da COC pela via intranasal (aspiração nasal), ou pela mucosa bucal, propicia a absorção através das membranas naso-orofaríngeas, com baixa velocidade de absorção em função das propriedades vasoconstritoras do fármaco. A administração por esta via produz teores plasmáticos menores, por tempo mais prolongado, em função da velocidade mais lenta de absorção. A concentração plasmática de pico ocorre, em média, após 30 minutos e está condicionada às diferenças na efetividade da técnica da aspiração (deglutição parcial da dose) do fármaco e às características individuais do usuário, que produzem diferentes níveis de vasoconstrição da mucosa, apresentam a possibilidade de biotransformação na própria mucosa etc. Embora mais lenta no aparecimento dos efeitos, esta via apresenta-os em termos de magnitude, comparável aos relativos à via intravenosa. Doses de aproximadamente 0,4 mg/kg de peso corpóreo (30 mg a 40 mg) são associadas a pico de concentração plasmática de 50 ng/mL, enquanto aquelas correspondentes a 1 a 2 mg/kg estão associadas a 100 a 200 ng/mL.

A via oral foi questionada como viável em termos da estabilidade química do fármaco e de sua biodisponibilidade, no entanto mostra-se também efetiva. Após uma fase de aproximadamente 30 minutos, em que não há detecção plasmática, a absorção gastrointestinal é rápida, e o pico de concentração plasmática geralmente ocorre entre 45 e 90 minutos. O retardamento da absorção pela via oral, em relação ao que ocorre na mucosa naso-orofaríngea, é explicado pela ionização da cocaína no meio ácido do estômago e pela demora em atingir o meio menos ácido do intestino delgado, local onde a forma não ionizada prevalece, ocasionando uma maior velocidade de absorção.

A cocaína liga-se às proteínas plasmáticas apresentando alta afinidade pela alfa-1-glicoproteína ácida, e baixa, porém significativa, pela albumina. A fração livre situa-se entre 67% e 68% da quantidade absorvida, na faixa de concentração de 300 a 1.500 ng/mL, e, embora independa da concentração, varia com a mudança de pH (77% e 49%, respectivamente, em pH sanguíneo 7,0 e 7,8).

O acúmulo verificado no fígado é compatível com a suposição de que há receptores hepáticos com alta afinidade pela cocaína. A incorporação da COC no cabelo se dá por mecanismos ainda não totalmente determinados. Supõe-se que ocorra por difusão passiva para o folículo piloso.

O caráter lipofílico da cocaína faz com que a substância atravesse prontamente a barreira hematoencefálica (BHE), e acumule-se no SNC.

Há várias referências sobre a detecção de COC e produtos de sua biotransformação em sangue de cordão umbilical, líquido amniótico, urina, mecônio, cabelo e tecidos de neonatos. A cocaína atravessa a barreira placentária numa velocidade de 80% daquela relativa à antipirina, marcador de simples difusão, e apresenta características de transporte passivo, o que é consistente com o caráter lipídico deste fármaco.

Foi também reportada a presença de COC no sêmen de usuários após experimentos controlados, em que a exposição ocorreu pelas vias intranasal, respiratória e intravenosa.

A eliminação da cocaína é predominantemente controlada pela sua biotransformação que, em função das características da molécula, é muito extensa, sendo apenas pequenas quantidades excretadas inalteradas na urina (em média menos que 10%).

O *clearance* renal da cocaína é de aproximadamente 6% do total que, por sua vez é consideravelmente maior do que aquele que pode ser atribuído ao fluxo hepático (aproximadamente 50% do total). Isso sugere mecanismos extra-hepáticos e extrarrenais de *clearance* do fármaco. Com efeito, a COC, que é quimicamente a benzoilmetilecgonina, após absorvida, é rapidamente biotransformada a éster metilecgonina (EME), que constitui 32% a 49% da excreção urinária da cocaína e benzoilecgonina (BE), 29% a 45% da excreção urinária. Além do EME e BE, seus principais produtos de biotransformação, há outros, como ecgonina, norcocaína (NCOC) e benzoilnorecgonina em menor porcentagem (Figura 30.1).

A presença de NCOC no cérebro reflete as concentrações plasmáticas e não parece haver evidências de envolvimento do sistema P-450 cerebral na biotransformação oxidativa da cocaína. As concentrações de BE no SNC refletem a biotransformação no próprio compartimento, visto que este metabólito é polar e incapaz de atravessar a BHE.

Em 1979, foi demonstrada, pela primeira vez, a formação do éster etílico da benzoilecgonina nos casos em que houve o consumo concomitante de cocaína e etanol. Este produto, denominado de benzoiletilecgonina ou cocaetileno (CE), é resultado da etil transesterificação, em que o grupo carboximetil da cocaína é transesterificado a carboxietil na presença de etanol, mediada por carboxilesterases. Um dos aspectos mais importantes da formação do CE é a constatação de que este produto possui ação farmacológica comparável à da COC.

Dada sua semelhança estrutural com a COC, o CE segue padrões cinéticos similares do precursor, apresentando a particularidade de maior lipossolubilidade e, portanto, maior persistência no organismo (maior meia-vida biológica). Assim, à semelhança da COC, apresenta alta afinidade pela alfa-1-glicoproteína ácida, atravessa a barreira placentária em velocidade semelhante à da cocaína e sofre biotransformação pelas mesmas vias que a cocaína, resultando em benzoilecgonina, éster etilecgonina, norcocaetileno e outros produtos ativos resultantes da sua oxidação (Figura 30.1).

Quando a COC é fumada, outro produto que também aparece na urina é o éster metilanidroecgonina (metilecgonidina, EMA), uma substância que se forma pela degradação térmica. A metilecgonidina já foi identificada em várias amostras biológicas de usuários fumantes de *crack* e é considerada um marcador dessa forma de uso. A metabolização do EMA segue vias semelhantes à da COC, é convertido no organismo a anidroecgonina por hidrólise enzimática, pela via das butirilcolinesterases e não pela via enzimática. Analogamente à formação de CE, o EMA sofre transesterificação na presença de etanol, sendo convertido em éster etilanidroecgonina que permite estimar o consumo de cocaína fumada concomitante ao etanol. Ainda o éster metilnoranidroecgonina, formado por desmetilação, pode ser convertido, na interação com etanol, a éster etilnoranidroecgonina ou este pode ser formado por N-desmetilação do éster etilanidroecgonina. Este metabolismo ainda não está bem esclarecido, o que se sabe é que a extensão da biotransformação do EMA depende da atividade enzimática nos órgãos, e esta atividade diminui na seguinte ordem: fígado > pulmões > rins > cérebro.

Além das controvérsias sobre os modelos farmacocinéticos, dados sobre a meia-vida plasmática de eliminação da COC diferem nos experimentos descritos na literatura, talvez em função das variações individuais nos níveis de colinesterases.

Os parâmetros cinéticos para a cocaína variam de acordo com a via de administração. Embora se utilize o modelo monocompartimental para seu estudo, há autores que postulam a utilização do modelo bicompartimental ou ainda tricompartimental em função da velocidade com que ocorrem sua distribuição e biotransformação.

Os dados sobre a meia-vida plasmática de eliminação da COC diferem nos experimentos descritos na literatura. Para a via intranasal, a maioria dos trabalhos refere estar entre 50 e

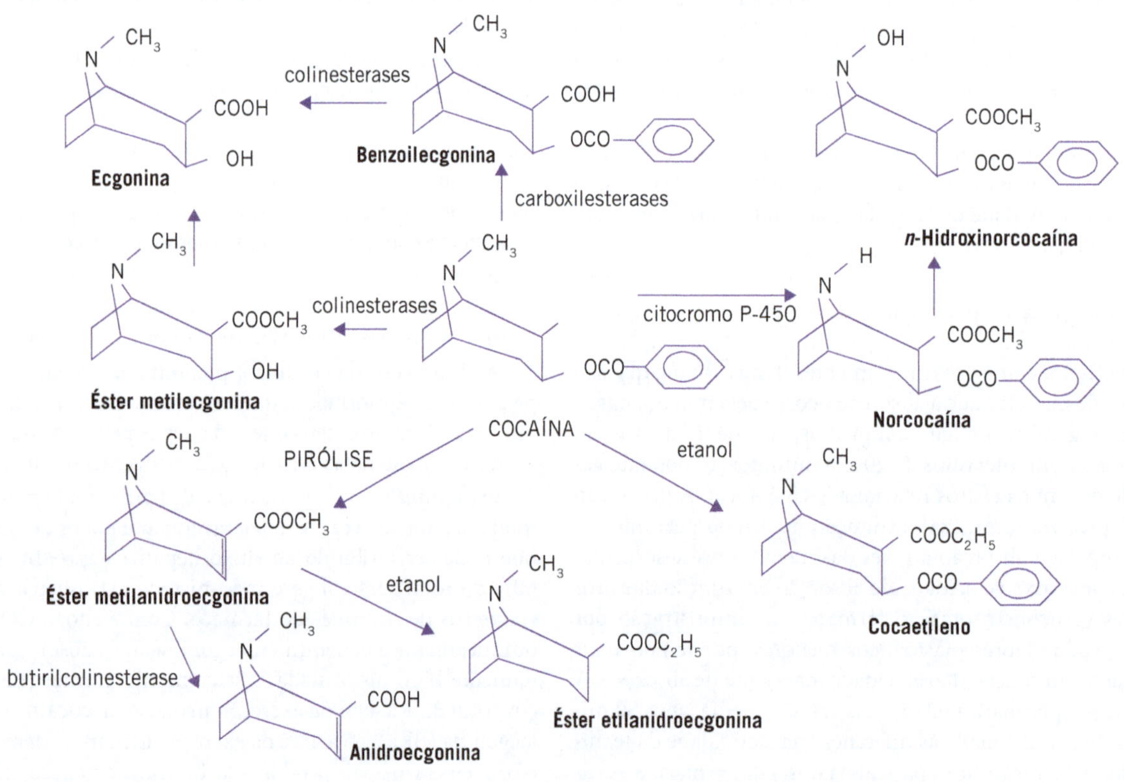

Figura 30.1 Produtos de biotransformação, pirólise e transesterificação da cocaína.

78 minutos; para a respiratória e intravenosa, os tempos relativos à meia-vida biológica constantes dos trabalhos consultados se encontram, respectivamente, entre 38 e 58 e 40 a 67 minutos.

Com relação ao CE, estudos demonstram um valor de meia-vida de eliminação que varia de 138 a 155 minutos. Cerca de 3% a 5% da dose de COC são convertidos ao etil composto.

O volume de distribuição aparente (V_d) da COC é de aproximadamente 2 L/kg (1,5 a 2,7 L/kg) e para a BE é de 0,7 L/kg. O V_d da COC é menor que de outros fármacos que apresentam ampla distribuição. Isso significa que apresenta menor potencial de acumulação, embora estudos *post mortem* mostrem concentrações muito maiores no cérebro e no fígado do que no sangue.

Toxicodinâmica

A cocaína é um estimulante com alto potencial de abuso, cujo mecanismo de ação é a inibição da recaptação de dopamina por meio do antagonismo do transportador de dopamina. Após a utilização da COC em doses recreacionais, há elevação temporária das concentrações de norepinefrina (NE) e dopamina (DA) com subsequente redução a valores abaixo dos normais. Estas concentrações podem ser relacionadas, respectivamente, com os estados de euforia e depressão experimentados pelos usuários de cocaína.

O provável mecanismo de ação no SNC é o bloqueio da recaptação de DA nas fendas sinápticas, que parece ocorrer em função da ligação da cocaína aos sítios transportadores de dopamina. O acúmulo de dopamina nos receptores pós-sinápticos D1 e D2 parece ser o mecanismo fisiopatológico pelo qual ocorre a euforia. A consequência do acúmulo do neurotransmissor é a indução dos receptores pré-sinápticos decorrentes do mecanismo de autorregulação e subsequente depleção do neurotransmissor. Da mesma maneira, a estimulação adrenérgica parece ocorrer pelo mesmo mecanismo, sendo que no uso crônico de cocaína, tanto a NE quanto a DA se tornam significativamente reduzidas no cérebro. A diminuição da dopamina cerebral pode resultar em anormalidade das vias dopaminérgicas, ocasionando complicações psiquiátricas.

Cerca de 75% da dopamina no cérebro encontram-se na via nigroestriatal, cujos corpos celulares se situam na substância negra, e seus axônios terminam no corpo estriado. A segunda via importante é a via mesolímbica/mesocortical (corpos celulares do mesencéfalo), cujos feixes se projetam para o sistema límbico. A terceira via é a do sistema túbero-hipofisário, um grupo de neurônios que segue seu trajeto do núcleo arqueado do hipotálamo para a eminência mediana e a hipófise, cujas secreções são por ele controladas. Há também vários neurônios dopaminérgicos locais no córtex olfatório e bulbo, bem como na retina.

Sabe-se atualmente que existem 2 famílias de receptores de dopamina: um grupo onde se enquadram os receptores D1 e D5 e outro onde se enquadram os receptores D2, D3 e D4. Os receptores D2 estão presentes em maior concentração no corpo estriado e núcleo *acumbens* e a sua estimulação é associada a comportamento psicótico. Os D1 predominam no córtex pré-frontal e modulam o comportamento cognitivo relacionado à memória trabalhada. Os receptores D3 estão localizados no núcleo *acumbens* e adjacentes à região mesolímbica, apresentando a mais alta afinidade para dopamina em relação aos outros receptores do tipo D, e têm um papel importante no mecanismo de vício da cocaína. O Quadro 30.1 relaciona a distribuição de receptores de dopamina com o efeito produzido.

Quadro 30.1 Efeitos gerados pela dopamina em função do local da interação com receptores.

Distribuição de receptores	Função
Córtex	Reatividade, humor, cognição
Sistema límbico	Emoção, comportamento estereotipado
Núcleos da base	Controle motor
Hipotálamo	Controle autônomo e endócrino
Hipófise	Controle endócrino

Fonte: Desenvolvido pela autoria.

Os mecanismos relacionados ao bloqueio da recaptação de serotonina não estão bem estabelecidos. Sabe-se apenas que, à semelhança da dopamina e norepinefrina, há interferência nos sítios transportadores com possível bloqueio da recaptação e, com o uso crônico, há diminuição na biossíntese do neurotransmissor.

A cardiotoxicidade da cocaína é comprovada e o exato mecanismo pelo qual ocorre ainda não está totalmente elucidado. Infere-se, porém, dos resultados experimentais, que há um sinergismo das ações simpatomimética (inibição da recaptação de catecolaminas) e anestésica (bloqueio dos canais de Na^+). A inibição do influxo de sódio nas células cardíacas prejudica a condução do impulso nervoso, criando substrato ideal para a ação da norepinefrina de gerar taquicardia e eventualmente fibrilação ventricular. Essa ação adrenérgica é corroborada pela estimulação central do hipotálamo e da medula que, além da taquicardia, origina constrição vascular periférica e subsequente elevação da pressão sanguínea e da velocidade do pulso verificadas na intoxicação por cocaína. A estimulação adrenérgica aumenta os níveis de cálcio intracelular e o antagonismo da cocaína às substâncias bloqueadoras dos canais de cálcio. O aumento do fluxo de cálcio (Ca^{2+}) através das membranas celulares é tido como outro provável mecanismo de ação.

Há ainda estudos demonstrando a possibilidade de envolvimento de receptores de glutamato nos efeitos gerados pela cocaína. O glutamato é um neurotransmissor envolvido em transmissões sinápticas excitatórias rápidas, na maioria das sinapses do SNC. Os receptores de glutamato concentram-se principalmente no córtex, núcleos da base e nas vias sensoriais.

Demonstra-se que a letalidade e os efeitos convulsivantes gerados pela administração de dose aguda de cocaína são diminuídos quando se realiza um pré-tratamento com antagonistas de receptores de glutamato. Parece, entretanto, que o comportamento estereotipado está mais relacionado às vias dopaminérgicas, pois ele pode ser inibido por um antagonista dopaminérgico como o haloperidol.

Em 1990, foi proposto que o EMA poderia ter efeito colinérgico em função da similaridade de sua estrutura química com a arecolina e com a anatoxina. A suposição pôde ser fortalecida por estudos realizados por Erzouki *et al.*, em 1995, em que a administração intravenosa do fármaco em coelhos pareceu diminuir a pressão arterial média, os batimentos cardíacos e a taxa respiratória. Esses resultados corroboraram os achados em outros estudos, nos quais foi verificada a ação muscarínica *in vitro*, e os achados de Scheidweiler *et al.* (2003), que verificaram, após administração do fármaco em carneiros, rápida hipotensão, efeito esse antagonizado competitivamente pelo metilbrometo de atropina. O efeito inotrópico negativo do EMA em miocárdio ventricular, resultante da estimulação dos receptores muscarínicos que é concentração-dependente e potenciada pelo óxido nítrico, ocorre em função da inibição da disponibilidade de cálcio durante o processo de excitação-contração. Isto sugere que os efeitos cardiotóxicos da COC combinados com os efeitos do EMA, no caso de uso de cocaína por via respiratória (fumada), geram complicação cardiopulmonar aguda mais intensa do que outras vias de administração da COC.

Doses usadas e o fenômeno de tolerância

Os dados resultantes das investigações toxicocinéticas são, obviamente, relacionados a experimentos controlados e, embora visem simular situações reais de uso, não o fazem com 100% de êxito, uma vez que a droga de rua é frequentemente adulterada e, portanto, com teores variáveis de COC.

Nos experimentos com voluntários humanos, procura-se relacionar as concentrações sanguíneas com os efeitos observados e que são, normalmente, aqueles buscados pelos usuários. COOK *et al.*, em 1985, demonstraram que 50 mg de base livre fumada em intervalos de 30 segundos e por 5 minutos, induzem a efeitos psicológicos e cardíacos da mesma ordem de magnitude que 20 mg de COC.HCl por via intravenosa. Com efeito, nos experimentos que enfocam dados sobre o hábito de fumar *crack* ou o uso intravenoso da COC, as quantidades variam entre 25 e 50 mg, enquanto na aspiração nasal as doses individuais se encontram entre 30 e 70 mg. Essa situação parece mimetizar o uso na farmacodependência e há referências de que a média de uso por farmacodependente seja de 4 g a 5 g por semana. No entanto, as doses toleradas podem variar muito. É referida intoxicação aguda com dose de 30 mg por via nasal, enquanto usuários crônicos utilizam até 5 g de droga diariamente. São referidas concentrações sanguíneas tóxicas entre 0,25 e 5,0 μg/mL, adotando-se como concentração fatal clássica valores ≥ 1,0 a 5,0 μg/mL de sangue.

A tolerância aos efeitos comportamentais da cocaína parece ocorrer em usuários crônicos após consumo de altas doses e consiste na diminuição dos efeitos eufóricos e fisiológicos. Os fumantes de base livre reportam uso de quantidades que excedem a 1 g, considerada letal para indivíduo adulto. Os experimentos de Emmett *et al.* e Katz *et al.*, ambos em 1993, demonstraram haver tolerância aos efeitos da cocaína em exposições crônicas. A tolerância é, entretanto, considerada modesta quando comparada à que ocorre com outros estimulantes, como os anfetamínicos.

Com relação às respostas cardiovasculares, parece haver o desenvolvimento de taquifilaxia, e o mecanismo hipotético parece estar relacionado com envolvimento de receptores alfa-2 pré-sinápticos. Há referências também à ocorrência de tolerância reversa ou sensibilização que se caracteriza de 2 maneiras: a) excitação aumentada obtida com doses menores em usuários crônicos, fato que poderia ser explicado pela diminuição na biossíntese de serotonina, que ocasiona potencialização da ação excitatória da dopamina; e b) aumento da suscetibilidade ao aparecimento de convulsões em doses consideradas recreacionais, sem que haja alteração dos níveis sanguíneos e cerebrais da COC (*kindling* farmacológico), que também ocorre, por vezes, após o uso crônico.

Dependência e síndrome de abstinência

As vias dopaminérgicas parecem estar envolvidas com os mecanismos da euforia e do comportamento compulsivo em busca da cocaína, que caracterizam o fenômeno de dependência desenvolvido pelo fármaco. A cocaína é considerada uma das substâncias com maior potencial de abuso, e isso se deve à sua poderosa capacidade de produzir reforço positivo (efeito desejado), o que é atribuído à potenciação da neurotransmissão dopaminérgica dos neurônios mesocorticais e mesolímbicos.

A depleção da dopamina, após o aumento que ocorre no início da exposição à COC, está relacionada com o comportamento de busca: o usuário crônico autoadministra repetidamente o fármaco para aumentar os níveis de DA. A cronicidade desse processo, ou seja, reforço/comportamento de busca, expresso por aumento/diminuição dos níveis de DA, constitui a base bioquímica do ciclo euforia/disforia, que caracteriza o desenvolvimento da farmacodependência à cocaína. Há dados de estudos em animais que confirmam que anticorpos anticocaína podem inibir os efeitos de reforço da cocaína num modelo de autoadministração em animais.

A retirada da cocaína após o uso crônico pode resultar em depressão, fadiga, irritabilidade, perda do desejo sexual ou impotência, tremores, dores musculares, distúrbios da fome, mudanças do eletroencefalograma (EEG) e dos padrões de sono. Esses sinais e sintomas constituem, caracteristicamente, reforços negativos que fazem da interrupção do uso de cocaína um difícil empreendimento individual e configuram a síndrome de abstinência, marcada pelo fenômeno de neuroadaptação em que há aumento da densidade e indução de receptores em função dos mecanismos de autorregulação.

Ressalte-se que o mecanismo de farmacodependência não é totalmente esclarecido em função da deficiência dos modelos animais em reproduzir experimentalmente os fatores sociais e psicológicos e do fato de que, em humanos, há a autoadministração de múltiplas drogas, o que claramente têm papel importante na farmacodependência humana. Como exemplo, pode-se citar o ato de fumar base livre que, por constituir via de administração "socialmente" aceita, posto que não necessita da parafernália associada a drogas ilícitas (agulhas, seringas etc.), propicia a busca imediata de doses adicionais do fármaco e é, por isso, considerado um componente particular do reforço, associado ao uso compulsivo e mais intenso, que contribui para acelerar o desenvolvimento de farmacodependência. Adicionalmente, é necessário considerar que o rápido aparecimento dos efeitos no centro do prazer mediado pelo neurotransmissor dopamina faz da cocaína fumada uma droga extremamente "atraente" para o usuário. No início, o *crack* provoca sensações de extremo prazer que são denominadas *rush* ou *flash*; essas sensações são de intensa euforia, ilusão de onipotência e autoconfiança.

Os ciclos intermitentes de consumo repetido da droga denominam-se padrão "binge" e podem durar dias. O término do *rush* é caracterizado por disforia, compulsão e fissura para a nova administração da droga (*craving*). Quando o indivíduo está na fase de *craving*, pode se tornar agressivo e utilizar qualquer recurso para obter a droga como roubar, vender seus pertences e dos familiares e prestar favores sexuais.

Geralmente, o usuário no padrão "binge" não se alimenta, não dorme, não tem cuidados básicos de higiene e perde o interesse por sua aparência física. Além do *craving*, uma gama enorme de outros efeitos pode surgir e se intensificar com o uso crônico: agitação, disforia, paranoia, delírio e alucinações. Destaca-se, dentre esses efeitos, a paranoia, que se caracteriza por um medo terrível de serem descobertos (principalmente pela polícia ou por um parente), descrevendo o temor de serem apanhados fazendo uso da droga. Gradualmente os usuários desenvolvem tolerância e necessitam de doses cada vez maiores; contudo, apresentam maior frequência e maior grau de ansiedade, paranoia e depressão com o uso crônico, assim como surgem pensamentos paranoicos muito intensos.

No estudo do *craving*, resultados interessantes têm sido obtidos na aplicação de técnicas de neuroimagem. Indivíduos dependentes de cocaína frequentemente experimentam esta sensação (*craving*) quando são expostos a desencadeantes ambientais, como estímulo audiovisual que pode ser provocado por vídeo contendo imagens e sons relacionados à cocaína. Técnicas de tomografia por emissão de pósitrons e ressonância magnética funcional demonstraram que o estímulo audiovisual pode estar relacionado com o aumento do metabolismo regional de glicose no córtex pré-frontal dorsolateral, na amídala e no cerebelo; além disso, foi evidenciado o aumento de fluxo sanguíneo após estimulação audiovisual nas áreas límbicas, particularmente o cíngulo anterior e a amídala. Esses achados demonstram que os fatores externos apresentam papel importante nas recaídas.

Efeitos tóxicos decorrentes do uso abusivo

As consequências do uso abusivo de cocaína se expressam no aparecimento de efeitos tóxicos, cuja intensidade varia de acordo com as condições de exposição. É muito frequente a ocorrência de intoxicação aguda e de morte súbita consequentes de complicações cardiovasculares e cerebrovasculares, relacionadas ao efeito simpatomimético que resulta em aumento da taxa cardíaca, do consumo de oxigênio e da pressão arterial. A estimulação no SNC está relacionada a aumento da temperatura, convulsões e comprometimento respiratório que com os efeitos no sistema nervoso periférico podem resultar em morte.

Os distúrbios decorrentes do uso agudo e crônico são de natureza diversa, ressaltando-se os de ordem psiquiátrica, respiratória e cardiovascular, entre outros.

A euforia que se segue ao uso de COC é intensa e ocorre em bases previsíveis. Há profunda alteração de humor frequentemente acompanhada de sensação de aumento de energia, vigília e autoconfiança, com comportamento grandiloquente. Além disso, promove a sensação de supressão de medo e pânico, o que aumenta a euforia. As funções da memória nos processos de julgamento se tornam prejudicadas e o usuário aparenta confusão mental. Pode ocorrer agitação, convulsão e comportamento violento com paranoia.

Após a utilização de doses recreacionais de COC, a habilidade de dirigir fica seriamente afetada por comportamentos imprudentes e agressivos, associados ao senso de poder e atitudes bizarras. É ainda frequente o comprometimento da percepção visual com aparecimento de halos de luz no campo visual, sintomatologia esta que claramente reflete os riscos eminentes que advêm do ato de dirigir sob a influência dessa substância.

Há ocorrência de manifestações auditivas e visuais psicóticas e de desilusão paranoica, o que pode levar, em alguns casos, a comportamento suicida ou homicida. Pode ocorrer desorientação mental, comprometimento da memória imediata e disfunção cerebral com aparecimento de psicose tóxica com alucinações tácteis (sensação de insetos rastejando sobre a pele) que podem, por vezes, originar ulcerações na pele decorrentes das tentativas de se livrar dos parasitas imaginários. Anormalidades de humor e comportamentais, normalmente observadas em farmacodependentes de COC, são similares às de pacientes com depressão e esquizofrenia, nos quais se identificou diminuição dos níveis de serotonina cerebral.

A inibição da monoaminoxidase ocasiona desequilíbrio na produção de radicais livres, o que gera estresse oxidativo e neuroinflamação. Administração contínua de cocaína em animais demonstrou contribuir para um aumento de 50% na permeabilidade da BHE, com diminuição concomitante da resistência elétrica trans endotélio e ruptura capilar neurovascular. Há também estudos que relatam neuroinflamação e interrupção da BHE induzida por cocaína e mediada pela ativação de células microgliais cerebrais que, na exposição à cocaína, secretam várias citocinas, quimiocinas e outros fatores neurotóxicos.

A utilização de pequenas doses aumenta a libido e os prazeres sexuais pelo retardamento da ejaculação, e o uso crônico eventualmente culmina em impotência sexual ou falta de libido. Outro efeito que vem sendo associado ao consumo de cocaína é a "síndrome do delírio excitatório" (*excited delirium syndrome*), que é caracterizada por delírio, agitação, hipertermia e um comportamento violento que pode culminar em morte súbita. Embora, inicialmente essa síndrome tenha sido descrita em indivíduos que sofreram coerção física, como uso de choque (arma de choque do tipo *Taser*), foi demonstrado que as vítimas apresentaram estado clínico instável com imediata piora e alto risco de óbito, mesmo em casos de intervenção médica ou quando a coerção física não foi utilizada na abordagem dos indivíduos. O termo delírio pode ser definido como uma síndrome, ou grupo de sintomas causados por um distúrbio de consciência durante o funcionamento normal do cérebro. No delírio hiperativo, ocorre uma mudança de consciência e resposta ao ambiente, que se manifestam como agitação, alucinações, desilusões e psicoses decorrentes da capacidade do fármaco em causar descargas de dopamina no SNC.

Os distúrbios respiratórios estão diretamente relacionados com a via de administração. Assim, a aspiração frequente, na forma de cloridrato, promove hiperemia reativa da mucosa nasal, com aparecimento de rinite, em função de vasoconstrição. A inalação pode provocar deposição de adulterantes nos seios etmoidais, ocasionando aparecimento de sinusite.

Os danos respiratórios mais importantes decorrentes do hábito de fumar *crack* são conhecidos como "pulmões de *crack*". Entre os efeitos, inclui-se o aparecimento de bronquiolite obstrutiva, infiltrados e granulomas pulmonares, broncoespasmos, dispneia, tosse, opacidades pulmonares e rinorreia de líquido pleural.

Quando o adulterante é o talco, pode ocasionar fibrose pulmonar. Dependendo da procedência da forma básica utilizada, outros compostos são passíveis de inalação. A pasta de coca, por exemplo, além dos alcaloides da planta, apresenta resíduos de querosene, gasolina, chumbo e manganês.

Distúrbios cardiovasculares Os efeitos no sistema vascular independem da via de administração pela qual se dá a exposição.

A capacidade que a COC apresenta de aumentar a frequência cardíaca e a pressão sistólica, bem como a sobrecarga cardíaca pela vasoconstrição periférica, resulta num aumento da demanda cardíaca de oxigênio. Aumenta também a resistência vascular coronariana, reduzindo o aporte de sangue para o miocárdio. Foi demonstrada a sua ação como pró-coagulante, aumentando a agregação plaquetária. A combinação desses efeitos pode resultar em eventos isquêmicos cardíacos, como infarto do miocárdio ou angina *pectoris*.

A taquicardia resulta tanto da ação periférica, por aumento da estimulação dos receptores β-adrenérgicos no miocárdio, como por estimulação central hipotalâmica. Os experimentos mostram que o limiar de fibrilação ventricular é diminuído na estimulação cardíaca simpática. Este fato parece explicar o desequilíbrio homeostático do cálcio intracelular, que contribuiria para o início e manutenção da fibrilação ventricular, com comprometimento ainda maior na já comprometida condução do impulso nervoso, em função do bloqueio dos canais de sódio. O coração pode responder à intensa estimulação ventricular ectópica com taquicardia, fibrilação ventricular e parada cardíaca. Citam-se também aparecimento de miocardite, cardiomiopatia e endocardites, essas últimas relacionadas à via intravenosa.

A hipertensão decorrente da estimulação adrenérgica é apontada como o principal fator na patogênese do infarto ou da hemorragia cerebral, por causar vasoconstrição ou vasoespasmo, principalmente em adulto jovem, cujo desenvolvimento parece estar associado a anormalidades cerebrovasculares, incluindo aneurismas. A literatura refere que o acidente vascular cerebral (AVC) pode ser isquêmico ou hemorrágico e que sua patogenesia parece ter relação com a forma de uso.

Os farmacodependentes em COC frequentemente são fumantes habituais de maconha ou tabaco. A COC, assim como o tetraidrocanabinol, apresenta efeitos cardiovasculares, o que indica haver uma possibilidade de potencialização entre os 2 agentes, como de fato observaram Foltin *et al.* em experimento em que foi demonstrado haver aumento adicional na frequência cardíaca e pressão sanguínea em relação aos efeitos observados com cada um dos agentes em separado. Alguns estudos avaliam que os efeitos deletérios da cocaína na oxigenação do miocárdio são exacerbados pela utilização concomitante de cigarros de tabaco.

Pode ocorrer potencialização com outros anestésicos locais utilizados como adulterantes, sendo que pode advir dessa interação colapso cardiovascular com assistolia e óbito.

A interação com álcool etílico é muito frequente e pode resultar em efeitos cardiovasculares (frequência cardíaca e pressão sanguínea) mais acentuados que aqueles observados com cada agente em separado. Embora o mecanismo preciso pelo qual ocorra essa interação não esteja ainda bem esclarecido, uma das possibilidades é a formação de um produto resultante da transesterificação enzimática hepática da COC na presença de etanol – o cocaetileno (CE) – que pode promover os efeitos aditivos ou sinérgicos.

O cocaetileno acha-se presente em concentrações significantes em amostras de cérebro provenientes de necrópsias de casos de *overdose* por cocaína. Estudos *in vitro* demonstram ser o CE equipotente à cocaína no bloqueio de recaptação pré-sináptica da dopamina.

Distúrbios hepáticos Os produtos de biotransformação resultantes da bioativação oxidativa hepática (N-hidroxinorcocaína, nitróxido de norcocaína e íon nitrosônico) apresentam o potencial de se ligarem covalentemente a proteínas celulares, resultando no desenvolvimento de necrose hepática. Embora persistam divergências sobre as comprovações da relação direta de causa e efeito para os danos hepáticos associados a esses produtos, há crescentes evidências clínicas do efeito hepatotóxico. Já foram referidos aumentos de aspartato aminotransferase e de bilirrubina, bem como necrose de parênquima hepático.

Experimentos em ratos e camundongos revelaram que, após exposição aguda à COC, evidenciou-se dano hepático por aumento significativo dos níveis de transaminase e degeneração gordurosa do hepatócito, acompanhada de necrose parenquimal.

É importante ressaltar que outros distúrbios podem ocorrer decorrentes da presença de adulterantes na droga. Os profissionais de saúde deverão estar cientes dos efeitos adversos e das interações pela presença desses adulterantes inadvertidamente utilizados junto com a droga. É o caso do levamisol, um medicamento anti-helmíntico de uso veterinário e humano que aparece com frequência cada vez maior nas amostras de droga de rua de cocaína e no *crack* e, em certa medida, na heroína e na fentanila. O levamisol pode causar efeitos adversos graves à saúde, incluindo redução na contagem de glóbulos brancos (leucopenia e agranulocitose), podendo o paciente apresentar infecções potencialmente fatais de desenvolvimento rápido. Trata-se de doença muito grave que precisa de tratamento em hospital. Podem ocorrer também efeitos cutâneos adversos induzidos pelo levamisol que variam de erupções cutâneas de cor roxa (púrpura), úlceras de perna e tecido necrosado visível e são geralmente de natureza vascular. Em muitos pacientes com necrose cutânea, as infecções são comuns e pode ser necessária cirurgia reconstrutiva.

▶ ANFETAMÍNICOS

Dá-se o nome "estimulantes – tipo anfetamina" ao grupo de substâncias compostas de estimulantes sintéticos que inclui a anfetamina, metanfetamina e ao grupo das anfetaminas anel-substituídas como o "ecstasy" (metilenodioximetanfetamina – MDMA) e seus análogos.

O termo "anfetamínicos" refere-se ao grupo de substâncias composto pela anfetamina e seus derivados (Quadro 30.2). Quimicamente, apresentam o esqueleto básico da β-fenetilamina e, farmacologicamente, atuam como aminas simpatomiméticas. As anfetaminas anel-substituídas, dadas suas características farmacológicas enantiômero-dependentes, serão abordadas no Capítulo 38 – Drogas Sintéticas e Novas Substâncias Psicoativas.

Quadro 30.2 β-fenetilamina e seus derivados.

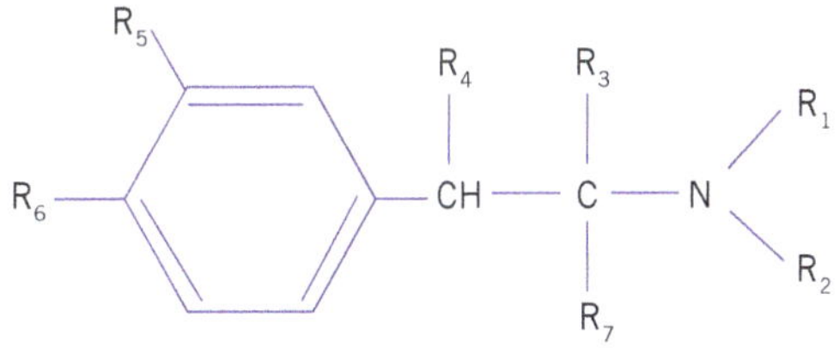

Substância	R1	R2	R3	R4	R5	R6	R7
Anfetamina	H	H	H	H	H	H	CH_3
Clorfentermina	H	H	CH_3	H	H	Cl	CH_3
Dietilpropiona	CH_2CH_3	CH_2CH_3	H	O	H	H	CH_3
Efedrina	H	CH_3	H	OH	H	H	CH_3
Fenfluramina	CH_2CH_3	H	H	H	CF_3	H	CH_3
Fenilefrina	H	CH_3	H	OH	OH	H	H
Feniprazina	H	NH_2	H	H	H	H	CH_3
Femproporex	CH_2CH_2CN	H	H	H	H	H	CH_3
Fentermina	H	H	CH_3	H	H	H	CH_3
Metanfetamina	CH_3	H	H	H	H	H	CH_3
Sibutramina	CH_3	CH_3	H	Ciclobutil	H	Cl	$CH_2CH(CH_3)_2$

Fonte: Desenvolvido pela autoria.

O mazindol, frequentemente classificado como medicamento anfetamínico juntamente com o femproporex e a anfepramona, cujo consumo integra estatísticas oficiais das chamadas "drogas anorexígenas tipo-anfetamina", embora seja um anorexígeno, não é relacionado quimicamente com as anfetaminas.

A anfetamina foi sintetizada em 1887, em laboratórios da Alemanha, por Lazar Edeleanu, porém, seus efeitos farmacológicos só foram estudados a partir do fim da década de 1920, época em que foi largamente utilizada no tratamento da obesidade, narcolepsia, hipotensão e síndrome de hiperatividade em crianças. A metanfetamina foi sintetizada em 1919, e seu dextroisômero é considerado o derivado anfetamínico com maior potencial de abuso. Data de 1937 a primeira referência à comercialização controlada da anfetamina, o que se deu em razão de suas propriedades estimulantes e reforçadoras.

Durante a Segunda Guerra Mundial, os alemães e aliados usavam a anfetamina para combater a fadiga e melhorar o estado de alerta de suas tropas. Os japoneses utilizavam anfetamina não apenas em suas tropas, mas também em trabalhadores civis, para aumentar a produtividade. Foi necessário grande esforço para conter o uso disseminado dessa substância, por meio de estrito controle de produção, programas maciços de educação e severas penalidades. Antes do recrudescimento da popularidade da cocaína na década de 1970, a metanfetamina era responsável por cerca de 80% dos casos de adolescentes usuários de drogas nos Estados Unidos.

No Brasil, anfepramona, femproporex e mazindol chegaram a ter seu uso e produção proibidos pela Resolução n. 52/2011 da Anvisa, a qual foi sustada pelo Decreto Legislativo n. 273/2014. Com relação ao metilfenidato, este se encontra incluído na lista A3 de substâncias psicotrópicas da Portaria SVS/MS n. 344/98.

Padrões de uso

Os anfetamínicos são utilizados tanto por prescrição médica quanto em situação de autoadministração para manter estados de vigília. Noto *et al.* (2002) realizaram um levantamento em 2 municípios do Estado de São Paulo, onde foram avaliadas prescrições de psicofármacos retidas em drogarias, farmácias de manipulação, postos públicos e hospitais no ano de 1999; de 108.215 prescrições, 26.930 eram de anorexígenos (dentre os quais destacaram-se femproporex e dietilpropiona) correspondendo a cerca de 25% do total de prescrições avaliadas.

Entre os estimulantes, os anfetamínicos ainda constituem um sério problema mundial. É um grupo que normalmente está presente entre os encontrados nos programas de verificação de drogas no ambiente de trabalho. No Brasil, é importante fármaco de abuso entre os caminhoneiros que fazem uso dos chamados "rebites" para enfrentar as extenuantes jornadas.

Em estudo realizado por Silva *et al.* (1997), verificou-se que 4,14% das 483 amostras de urina, provenientes de caminhoneiros de várias regiões do Brasil, foram positivas para um ou mais fármacos de abuso, sendo que, entre elas, a frequência de derivados anfetamínicos em associação ou como único grupo encontrado foi de 85%. Outro estudo realizado por Nascimento *et al.* (2007), em Minas Gerais, por meio de preenchimento de questionários, demonstrou que 66% dos caminhoneiros, na região de Passos, consumiram anfetaminas durante os percursos de viagem. Esses resultados são alarmantes, uma vez que as amostras foram cedidas voluntariamente e os questionários preenchidos, mostrando assim que não há percepção por parte do motorista de que se trata de uso indevido de droga e, mais, que essa conduta constitui, à semelhança do uso do etanol, direção perigosa.

Takitane *et al.* (2013) realizaram um estudo em que foram avaliados 134 motoristas de caminhão que trafegam em 2 rodovias de São Paulo, onde foram efetuadas análises toxicológicas para detecção de anfetaminas na urina dos caminhoneiros, sendo que 10,8% apresentaram presença desses fármacos na urina. Segundo os autores, o uso foi justificado para reduzir o sono, aumentar a jornada, o rendimento e a produtividade no trabalho, o que os leva a cumprir uma jornada de até 16 horas diárias, realizar o trabalho em turnos, assim como ter um período médio de sono de apenas 5 horas diárias. De fato, estudos realizados em simuladores têm descrito que pequenas doses de anfetaminas podem melhorar certas funções cognitivas e, consequentemente, o desempenho na direção. No entanto, acredita-se – por relatos informais – que o uso de anfetaminas entre esses profissionais não seja um uso leve. Nesse sentido, é preocupante que o uso excessivo de anfetaminas tenha o efeito oposto ao desejado, já tendo sido descrita uma relação positiva entre o aumento da concentração sanguínea de anfetaminas e a piora de desempenho na direção.

Oliveira *et al.* (2015) avaliaram por entrevistas 514 motoristas de caminhão, do sexo masculino em 3 rodovias do estado de São Paulo (Rodovia Presidente Dutra, Rodovia Fernão Dias e Rodovia Cônego Domênico Rangoni), entre os anos de 2012 e 2013, onde 58% relataram ter feito uso de anfetaminas em algum momento na vida, 29% nos últimos doze meses e 14,4% no mês.

Achados dessa natureza são de extrema importância uma vez que o uso de anfetaminas entre motoristas de caminhão aumenta em 78% a chance de desenvolvimento de comportamentos de risco no trânsito, o que pode ser fatal.

Pinheiro *et al.* (2015) avaliaram por questionário 114 motoristas de caminhão na rodovia MG 367, na cidade de Diamantina, onde verificou-se que 15% faziam uso de anfetaminas, dos quais 41% usavam diariamente, e tendo como principal acesso ao produto postos de combustíveis e amigos. Em outro estudo realizado na BR 251, no município de Montes Claros (MG), Fonseca *et al.* avaliaram 306 caminhoneiros, dos quais 22,2% admitiram usar anfetaminas, sendo mais comum entre os profissionais mais jovens e com maior carga horária de trabalho. Belan *et al.* (2017) estudaram a prevalência de uso de anfetaminas entre 80 caminhoneiros, sendo 40 em 2013 e 40 em 2016, a fim de avaliar as mudanças ocorridas após a legislação sobre a necessidade de exames laboratoriais para presença de drogas e as limitações da comercialização de anfetaminas. Comparando-se 2013 e 2016, houve uma redução de 31 para 24 indivíduos. Os postos de combustíveis continuam sendo os principais locais relatados onde se adquire estes fármacos. Este trabalho foi realizado em função da RDC 50/2014, que dispõe sobre medidas de controle de comercialização, prescrição e dispensação de medicamentos que contenham as substâncias anfepramona, femproporex, mazindol e sibutramina, seus sais e isômeros, bem como seus intermediários. Observa-se que mesmo com a ilegalidade, a informalidade dessas drogas tem aumentado e sites passam a oferecer cada vez mais produtos com entrega rápida sem apresentação de receituário médico.

Em outro estudo realizado por Santos *et al.* (2017), 161 motoristas de caminhão nas proximidades da cidade de Anápolis-Goiás na BR-153 foram entrevistados, dos quais 32,9% admitiram ter feito uso de anfetaminas nos últimos 3 meses. Relataram também não encontrar dificuldades para adquirir a anfetamina sendo os postos de gasolina os locais mais citados.

A anfetamina é o protótipo de uma classe de compostos não catecolamínicos que produz acentuada ação estimulante no SNC, mais persistente que a da cocaína, o que torna os anfetamínicos atrativos como fármacos de abuso. Por aumentar o estado de alerta físico e mental, os anfetamínicos são muito populares entre os indivíduos que necessitam de vigília prolongada, como motoristas e estudantes. Alguns estudos realizados em populações de estudantes de medicina demonstraram um significativo aumento de uso de anfetaminas após o início do curso.

Com o uso de anfetaminas, o desempenho mental melhora em tarefas tediosas simples, muito mais do que em tarefas difíceis; e foram, então, usadas para melhorar o desempenho de soldados, pilotos militares e outros que necessitam permanecer alertas em condições extremamente fatigantes.

No Brasil, a anfetamina e seus derivados utilizados como anorexígenos ou nos distúrbios de hiperatividade em crianças têm sua comercialização sujeita às exigências da Portaria n. 344/98 da Secretaria da Vigilância Sanitária, enquanto aqueles utilizados em formulações como descongestionantes nasais, por exemplo, nafazolina, efedrina e fenilefrina, são de venda livre. A metanfetamina e os anfetamínicos com propriedades alucinógenas são de uso proscrito em nosso país.

O início do tratamento farmacológico para controle da obesidade é indicado quando não houver eficácia do tratamento não medicamentoso em pacientes com IMC igual ou superior a 30 kg/m^2 e em pacientes com o IMC igual ou superior a 25 kg/m^2 que possuam outros fatores de risco, como hipertensão, diabete *mellitus* tipo 2, hiperlipidemia, apneia do sono, gota, ou que possuam circunferência abdominal maior ou igual a 102 cm em homens e 88 cm em mulheres. Os compostos mais procurados para a perda de peso são o femproporex, a sibutramina, o mazindol e a anfepramona, que, utilizados em diferentes concentrações, são capazes de inibir o apetite.

Em função da abrangência do consumo de medicamentos derivados de anfetaminas no Brasil e aos efeitos colaterais que podem ocorrer durante o tratamento, a Agência Nacional de Vigilância Sanitária (Anvisa) decidiu proibir o uso dos anorexígenos. Em 6 de outubro de 2011, a Diretoria Colegiada da Anvisa decidiu pela retirada dos medicamentos inibidores de apetite do tipo anfetamínico do mercado (femproporex, mazindol e anfepramona). A partir da publicação da RDC n. 52/11, esses medicamentos teriam seus registros cancelados, e ficariam proibidos a produção, o comércio, a manipulação e o uso desses produtos. Assim, 60 dias após sua publicação no DOU (10/10/2011), a portaria entrou em vigor. Apenas 8 meses depois, a RDC n. 37/12, publicada em 03/07/2012, e a RDC n. 39/12, publicada 9 de julho do mesmo ano, classificou o femproporex, mazindol e anfepramona na lista B2 (sujeitos à notificação de receita B2). Em 2016, a RDC n. 133/16 estabeleceu limites nas doses para prescrição e dispensação (femproporex: 50 mg/dia; fentermina: 60 mg/dia; anfepramona:120 mg/dia; mazindol: 3 mg/dia e sibutramina: 15 mg/dia) sendo que a receita deve ter no máximo a quantidade total de doses prevista para até 30 dias de tratamento, exceto para sibutramina (quantidade máxima de doses para 60 dias). Esta resolução estabeleceu como mecanismo de monitoramento dos eventos adversos a notificação ao Sistema Nacional de Notificações para a Vigilância Sanitária (Notivisa).

Entre os anfetamínicos, particularmente o metilfenidato é indicado no tratamento da síndrome hipercinética (disfunção cerebral mínima) – doença da infância caracterizada por hiperatividade, incapacidade de concentração e alto grau de comportamento impulsivo, conhecida como Transtorno de Déficit de Atenção e Hiperatividade (TDAH), e também para o tratamento da narcolepsia, as 2 patologias nas quais a FDA aprova seu uso. No Brasil, é o medicamento de eleição e seu consumo vem crescendo ao longo dos anos, com um aumento na produção de 40 kg em 2002 para 226 kg em 2006. Faz parte da lista de medicamentos utilizados pelos serviços do Sistema Único de Saúde (SUS) no Município de São Paulo para o tratamento do TDAH. O diagnóstico é clínico, deve preencher critérios e se basear na Classificação Internacional de Doenças (CID – 10) e/ou no Manual de Diagnóstico e Estatística das Doenças Mentais (DSM-V).

A aplicação terapêutica do metilfenidato deve-se às suas propriedades de diminuir a inquietação motora e de aumentar a concentração, a atenção e a memória. Na narcolepsia, ele produz estimulação do SNC, aumento da vigília, diminuição da sensação de fadiga e elevação do estado de ânimo, entendido como alegria e ligeira euforia. Há estudos relatando melhora na sonolência gerada pela narcolepsia de 65% a 85% de indivíduos em tratamento.

A ação clínica do metilfenidato no tratamento do TDAH tem como base a modulação noradrenérgica no *locus cœruleus*, localizado no tronco encefálico, e suas inervações para o córtex pré-frontal. Essas regiões estão associadas com o processamento seletivo das informações recebidas e tem importante papel na manutenção da atenção. Efeitos colaterais e adversos, como, redução do apetite, insônia, cefaleia e dor abdominal, foram definidos. Embora a farmacodependência não tenha sido um agravo referenciado no uso clínico em crianças, a concepção de que o metilfenidato não causa dependência é controversa, pelo menos em uso em longo prazo. Segundo a Associação Médica Brasileira e o Conselho Federal de Medicina, o metilfenidato é uma anfetamina de uso médico e pode causar dependência, assim como qualquer anfetamina. Esta indicação também é encontrada na bula do medicamento.

O uso não médico do metilfenidato está associado à sua utilização por pessoas saudáveis com a finalidade de aprimoramento cognitivo, melhorando principalmente o desempenho acadêmico. Nos Estados Unidos, Canadá e Inglaterra, essa prática é chamada de *pharmacological cognitive enhancement.* No Brasil, há referência que essa prática ocorre e é anedotalmente conhecida como "doping intelectual". O uso indiscriminado do metilfenidato se faz principalmente por estudantes universitários, empresários e profissionais da área de saúde, os quais têm um conhecimento mais aprofundado sobre a droga em relação à população em geral.

Cândido *et al.* (2020) realizaram um estudo com estudantes da Universidade Federal de Minas Gerais, onde foram incluídos 378 alunos, dos quais 5,8% (22) declararam ter feito uso de metilfenidato para neuro-aprimoramento, sendo 41% (9/22) nas 4 semanas anteriores à pesquisa, e 27% (6/22) não apresentaram prescrição médica para adquiri-lo.

Coli *et al.* (2016) realizaram um estudo entre acadêmicos de uma faculdade de medicina no sul de Minas Gerais, onde foram incluídos 120 alunos. Foi verificada prevalência de 25% para o uso não prescrito do metilfenidato, com uma maior proporção para o sexo masculino, onde a maioria relata obter a substância por meio de doação de amigos. Entre os efeitos colaterais a ansiedade foi o mais citado (23,33% dos usuários).

Rocha (2016) realizou um estudo em estudantes da Universidade de Santa Cruz do Sul, com 264 universitários, sendo encontrada frequência de uso de metilfenidato de 19,3% (n = 51), sendo que 80,4% (n = 41) era uso não prescrito.

Willi e Salvi (2018) avaliaram essa forma de uso do metilfenidato em estudantes do Centro Universitário Luterano (Paraná), onde verificaram que 30% relataram fazer uso do metilfenidato, mas apenas 7,69% possuíram diagnóstico médico para TDAH.

A metanfetamina (MT), que foi introduzida na terapêutica em 1930 como descongestionante nasal, tornou-se substância largamente utilizada na Segunda Guerra Mundial. No Brasil, na década de 1960, a MT era vendida na forma de um medicamento (Pervitin®) muito apreciado por jovens que dele faziam uso para aumentar sua capacidade produtiva. Em pouco tempo, o Pervitin® passou a apresentar padrão de abuso, originando vários casos de dependência descritos na literatura científica brasileira. Em função dos problemas causados, a MT foi banida no Brasil e em vários países da Europa, assim como nos Estado Unidos. Porém, seu uso como droga de abuso recrudesceu nos últimos anos.

Há ainda referências ao preparo de solução saturada e alcalinizada de cloridrato de metanfetamina que, depois de aquecida e resfriada, forma cristais denominados *ice drops*, que são fumados; à semelhança do que ocorre com o *crack*, corresponde a um preocupante padrão de uso. Além de *ice* é também denominado de *chalk*, *speed*, *meth*, *glass*, *crystal*, dentre outros.

Formulações de anfetamínicos obtidas ilicitamente são, em geral, úmidas e com odor desagradável, característico da presença de resíduos de solventes. Como são substâncias de produção ilícita, sem controle de qualidade, é comum haver variação na concentração do fármaco e presença de subprodutos e intermediários resultantes do emprego de matérias-primas impuras, reações incompletas ou insuficiente purificação do produto final. Praticamente todas as misturas ilícitas contêm anfetamínicos na forma de cloridrato, sulfato ou fosfato e se encontram como pós, comprimidos ou cápsulas. Essas formulações são utilizadas tanto por via oral quanto por injeção intravenosa. São, às vezes, veiculadas em papel impregnado, mesmo processo utilizado com o LSD. Em alguns países, a metanfetamina é distribuída como cloridrato em solução aquosa, denominada de *gold fish.* Há referências ao uso por inalação, que teve sua origem quando da introdução, em 1959, do inalante Benedrex®, especialidade farmacêutica contendo 250 mg de propilexedrina e compostos aromáticos. Atualmente, na Europa e em menor grau nos Estados Unidos, a anfetamina e a metanfetamina, na forma de seus respectivos sais, estão sendo utilizadas por aspiração nasal.

Entre os estudantes brasileiros do 1º e 2º graus das 10 maiores capitais do país, 4,4% revelaram já ter experimentado pelo menos uma vez na vida uma droga tipo anfetamina. O uso frequente (6 ou mais vezes ao mês) foi relatado por 0,7% dos estudantes. Este uso foi mais comum entre as meninas.

Portugal *et al.* (2008) realizaram uma pesquisa com estudantes de Farmácia da Universidade Federal do Espírito Santo, onde foram entrevistados 148 alunos, constatando que 8,5% dos entrevistados do sexo masculino e 8% dos entrevistados do sexo feminino fizeram uso de anfetaminas alguma vez na vida, totalizando 12 indivíduos; sendo que 6 deles iniciaram o uso em idade igual ou inferior a 18 anos. Estudo semelhante, realizado entre 221 estudantes de psicologia da mesma universidade, em 2011, mostrou que 5,88% deles em algum momento na vida haviam feito uso de derivados anfetamínicos, ao passo que, entre os estudantes de odontologia (n = 174), em 2010, verificou-se uma incidência de 10,9% de uso desses fármacos alguma vez na vida.

Muitos indivíduos abusam simultaneamente de barbitúricos, ansiolíticos e álcool, além dos próprios estimulantes, tanto para combater a insônia quanto a agitação que experimentam. Os barbitúricos, de modo particular, são utilizados em combinação com os anfetamínicos para aumentar os efeitos subjetivos dos estimulantes.

Em função das propriedades estimulantes da atividade motora, os anfetamínicos são muito utilizados em competições esportivas, como agentes de dopagem, com vistas à melhora de desempenho. O aumento de resistência demonstrado em humanos e animais pode parecer pequeno, da ordem de poucos pontos percentuais, porém é suficiente para fazer a diferença entre a medalha de ouro e o sexto lugar; a fama e o anonimato. Dados registrados ao longo de um período de 100 anos, relativos ao tempo gasto para correr 1.609 m (1 milha), demonstram que, em média, houve um decréscimo de 0,4 segundo por ano, o que corresponde a dizer que são necessários 6 a 7 anos para produzir uma melhora de 1%. Os anfetamínicos concedem essa melhora de desempenho em questão de minutos, daí seu grande uso, principalmente nas décadas de 1960 e 1970, apesar de ser uma prática totalmente ilegal e não ética. Atualmente, a metodologia sensível de detecção dessas substâncias no controle da dopagem provocou uma substancial diminuição no abuso desses agentes nos esportes.

A 3,4-metilenodioximetanfetamina (MDMA) e a 3,4-metilenodioxietilanfetamina (MDEA), denominadas popularmente *ecstasy* e *eve*, respectivamente, e, ainda, a 3,4-metilenodioxianfetamina (MDA) se enquadram na categoria das chamadas *designer drugs* e apresentam efeitos psicotrópicos específicos, dos quais emana sua utilização como drogas de abuso. Esses efeitos são descritos como capacidade aumentada da comunicabilidade, empatia e autoconhecimento, o que distingue essa classe de compostos das substâncias estimulantes e alucinógenas típicas. Atualmente, existem alguns estudos relacionados à possibilidade de uso desse tipo de substância no tratamento do transtorno do estresse pós-traumático como um coadjuvante da psicoterapia. Essas substâncias são consideradas como "anfetaminas alucinógenas" e serão estudadas no Capítulo 38, referente às drogas sintéticas.

Características estruturais relacionadas com a atividade dos anfetamínicos

A anfetamina é a β-fenilisopropilamina racêmica e apresenta a estrutura básica de uma amina simpatomimética. É um fármaco singular com relação à sua simplicidade de estrutura e multiplicidade de efeitos biológicos. Essa característica fez com que essa molécula fosse alvo de inúmeras modificações visando acentuar alguns de seus efeitos e abolir outros.

O isômero *l* (levoanfetamina) é discretamente mais potente na produção de efeitos periféricos, enquanto o isômero *d* (dextroanfetamina) é 3 ou 4 vezes mais potente na estimulação do SNC. A *l*-anfetamina é conhecida como benzedrina e a *d*-anfetamina por dexedrina. Metanfetamina, fenmetrazina, metilfenidato e dietilpropiona produzem, em doses equipotentes, efeitos similares ao da anfetamina. Fenfluramina, fenilpropanolamina e mazindol são representantes com menores efeitos subjetivos.

A estrutura β-fenetilamina (Quadro 30.2) é crucial para a maioria de suas propriedades farmacológicas e bioquímicas. A natureza das substituições nas posições *m* e *p* do anel benzênico e no carbono β da cadeia lateral determina se um fármaco simpatomimético terá ação direta ou indireta. Para agir diretamente nos receptores adrenérgicos, um composto deve ter substituições em pelo menos 2 dessas posições (fenilefrina). Os compostos que têm apenas uma ou nenhuma substituição nessas 3 posições da molécula serão de ação indireta, isto é, não agem diretamente sobre os receptores adrenérgicos, porém são capazes de produzir efeitos simpáticos por liberarem norepinefrina de suas vesículas de armazenamento nos neurônios adrenérgicos (anfetamina, metanfetamina, efedrina). Alguns estudos demonstram que anfetaminas halogenadas na posição *p* apresentam efeitos semelhantes a agentes liberadores de 5-HT (serotonina). A *p*-cloroanfetamina produz em cérebro de ratos uma depleção reversível de serotonina em curto prazo, e irreversível em longo prazo.

Tentativas de diminuir os efeitos colaterais indesejáveis, bem como o potencial de abuso da anfetamina, ocasionaram a produção de análogos com substituições no anel aromático e na cadeia lateral.

A adição de grupos metóxi altera drasticamente o espectro de ação dos derivados anfetamínicos. A metoxilação progressiva do anel aromático praticamente abole a habilidade desses compostos de inibir a recaptação de NE e de liberar NE de seus sítios de ligação. Assim, esses fármacos exercem seus efeitos característicos por interação direta com o receptor. A substituição de um grupo metóxi na posição *m* do anel aromático confere propriedades alucinógenas a esses compostos. Como exemplo de anfetamínicos alucinógenos, pode-se citar: 2,5-dimetoxi-4-metilanfetamina (DOM), 3,4-metilenodioxianfetamina (MDA), 2,5-dimetoxianfetamina (DMA), 3-metóxi-4,5-metilenodioxianfetamina (MMDA), 4-metoxianfetamina (PMA), 3,4,5-trimetoxianfetamina (TMA), 4-bromo-2,5-dimetoxianfetamina (DOB), 2,5-dimetoxi-4-etilanfetamina (DOET) e 3,4-metilenodioximetanfetamina (MDMA), vulgarmente conhecida como *ecstasy* ou "êxtase".

Toxicocinética

A anfetamina é rapidamente absorvida pelo trato gastrointestinal. Após administração de 10 mg a 15 mg, o pico de concentração plasmática ocorre em 1 a 2 horas, sendo que a absorção geralmente se completa em 4 a 6 horas. Metilfenidato e fenfluramina produzem pico de concentração plasmática em cerca de 3 horas após a administração. A ligação às proteínas plasmáticas varia de 15% a 16% (metilfenidato, anfetamina) a 34% (fenfluramina). Os anfetamínicos são amplamente distribuídos e, segundo Pardrigge e Conor, já nos idos da década de 1970 (1972), relacionavam as altas concentrações cerebrais a transportes especiais de penetração na barreira hematoencefálica, que ocorrem concomitantemente à difusão passiva. Esse mecanismo explicaria a rápida velocidade de penetração da anfetamina (pKa de 9,9) no cérebro, a despeito de, no pH do sangue (7,4), cerca de 99,7% estar sob a forma ionizada. Atualmente, já está bem caracterizado o fato de que as anfetaminas são transportadas ativamente para o interior do neurónio pré-sináptico através dos transportadores membranares das monoaminas, fato esse que tem implicações no mecanismo de ação desses fármacos.

Os anfetamínicos são biotransformados primordialmente no fígado e, a despeito das diferenças inerentes às diversas estruturas, apresentam como principais vias de biotransformação a hidroxilação aromática (na posição 4 do anel), β-hidroxilação na cadeia lateral, desaminação oxidativa, N-desalquilação, no caso dos anfetamínicos N-substituídos, N-oxidação e conjugação com o átomo de nitrogênio. Os produtos hidroxilados são normalmente excretados conjugados com sulfato. A maioria do anfetamínicos, durante a fase de biotransformação, pode ser convertida em anfetamina e/ou metanfetamina. O femproporex, por exemplo, pode dar origem a 14 produtos de biotransformação e, após a ingestão de 20 mg de femproporex, os produtos de biotransformação metanfetamina e anfetamina podem ser detectados por mais de 58 horas. O metilfenidato apresenta como principal produto de biotransformação o ácido ritalínico (75% da excreção urinária), sendo que somente cerca de 1% é excretado na forma inalterada. A Figura 30.2 apresenta as reações de biotransformação da anfetamina e metanfetamina.

Normalmente, 30% da dose terapêutica de anfetamina é excretada inalterada na urina em 24 horas, porém a real quantidade de excreção urinária é dependente do pH da urina. Em pH ácido (5,5 ~ 6,0), 60% da dose de anfetamina é excretada inalterada em 48 horas, enquanto em pH básico (7,5 ~ 8,0), apenas 3% a 7% é eliminada inalterada no mesmo período. Consequentemente, a meia-vida de eliminação varia de 7 a 8 horas, em urina acídica, e de 18 a 33 horas, em urina alcalina. Para cada aumento de unidade de pH, há um aumento de, em média, 7 horas na meia-vida plasmática. A redução da quantidade inalterada excretada em pH básico se deve ao fato de que, ocorrendo uma reabsorção renal da anfetamina neste pH, esta se torna mais disponível para ser biotransformada.

Toxicodinâmica

A anfetamina e seus análogos atuam como aminas simpatomiméticas nos receptores α e β adrenérgicos e, com potências variáveis, de acordo com as diferentes estruturas.

Muitos autores creditam as ações dos anfetamínicos à similaridade estrutural com a dopamina e norepinefrina. Poderiam, assim, funcionar como falsos neurotransmissores. O mecanismo de ação mais provável parece ser a liberação direta dos neurotransmissores das vesículas sinápticas, bem como a inibição da recaptação deles, com consequente aumento de sua concentração sináptica. Além disso, os anfetamínicos são inibidores da MAO, enzima responsável pela oxidação da norepinefrina e serotonina.

As anfetaminas são transportadas ativamente para o interior do neurônio pré-sináptico através dos transportadores membranares das monoaminas. Nestes podem ser encontrados um *pool* citosólico de monoaminas bem como também um *pool* vesicular. Estas vesículas armazenam monoaminas para liberação quando estimuladas por um potencial de ação. O

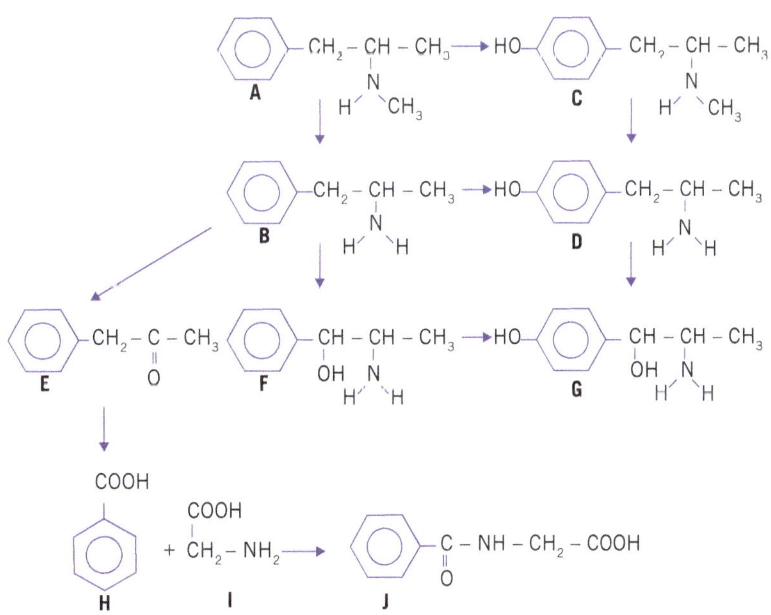

Figura 30.2 Esquema de biotransformação da metanfetamina e anfetamina. (A) metanfetamina; (B) anfetamina; (C) 4-hidroximetanfetamina; (D) 4-hidroxianfetamina; (E) fenilacetona (fenil-2-propanona); (F) norefedrina: (G) 4-hidroxinorefedrina; (H) ácido benzoico; (I) glicina; (J) ácido hipúrico.
Fonte: Adaptada de Musshoff, 2000.

transporte das monoaminas do *pool* citosólico para as vesículas dá-se pelo transportador vesicular de monoaminas (VMAT2) e, uma vez que as anfetaminas também têm afinidade para este transportador, estas impedem a translocação de monoaminas para o interior das vesículas, aumentando o seu *pool* citosólico. Quanto mais moléculas de anfetaminas entrarem para o neurónio pré-sináptico, mais monoaminas são deslocadas do *pool* citosólico. Como as anfetaminas bloqueiam simultaneamente a sua entrada para as vesículas para serem armazenadas, o resultado é uma inversão da direção dos transportadores membranares que realizam recaptação de neurotransmissores, de modo a transportar monoaminas para a sinapse.

A anfetamina aumenta a concentração de dopamina na sinapse, por um mecanismo que pode ser bloqueado por um inibidor da recaptura de dopamina. Quando presentes em baixa concentração, a anfetamina extracelular é intercambiada com a dopamina intracelular por intermédio de um transportador de dopamina; entretanto, em altas concentrações, por ser altamente lipofílica, difunde-se através da membrana plasmática para o interior dos terminais nervosos e libera dopamina a partir de sítios de ligação intraneuronais. Além disso, há evidências de que os derivados anfetamínicos podem alterar a fosforilação do transportador de dopamina na sinapse, alterando sua função. São sugeridos ainda mecanismos relacionados à formação de espécies ativas de oxigênio.

A norepinefrina cerebral é responsável pela estimulação locomotora induzida pela anfetamina, enquanto a dopamina relaciona-se ao comportamento estereotipado verificado na psicose anfetamínica e ao comportamento psicótico semelhante à esquizofrenia.

A norepinefrina liberada atua em receptores α-1, α-2, β-1, β-2 e β-3. Receptores α-2 podem ter localização pós-sináptica, além de ser um receptor pré-sináptico. Adreno-receptores β-1 localizam-se principalmente nos neurônios, e os β-2 também estão presentes em vasos e células gliais. Receptores β-3 foram identificados por clonagem molecular em roedores e parecem estar envolvidos na termogênese.

Todos esses receptores estão acoplados à proteína G. No neocórtex no tálamo o estímulo em α-1 facilita a despolarização por diminuir o efluxo de íons potássio. Também ativa a fosfolipase C, aumentando a síntese de neuromediadores IP3 (1,4,5 trifosfato de inositol) e DAG (1,2 diacilglicerol). Receptores α-2 são inibitórios e possuem mecanismos heterogêneos. Inibem a enzima adenilatociclase, seguindo o aumento do efluxo de íons potássio ou a redução do influxo de íons cálcio. Todos os 3 subtipos de β-adreno-receptores aumentam a atividade da adenilatociclase, incrementando a síntese de AMP-cíclico. O receptor β-1 facilita o disparo de neurônios estimulados por vias excitatórias, reduzindo a hiperpolarização (diminui o efluxo de íons potássio) induzida por despolarizações repetidas.

A administração de anfetamínicos em longo e curto prazo em animais de experimentação produz modificação nas concentrações de NE, DA e seus metabólitos. Há referências, também, à diminuição de serotonina cerebral e de seu metabólito, o ácido 5-hidroxindolacético, após a administração de doses relativamente altas, durante 10 dias.

Os efeitos comportamentais gerados pelas anfetaminas estão provavelmente associados à liberação de dopamina, e não de norepinefrina. A evidência disso é obtida pela constatação de que a destruição do feixe noradrenérgico central não afeta a estimulação locomotora produzida pela anfetamina, ao passo que a destruição do núcleo *accumbens*, que contém dopamina, ou a administração de agentes antipsicóticos que antagonizam a dopamina inibem essa resposta. A exemplo da cocaína, a liberação neuronal de glutamato e a ligação a seus receptores contribuem para a resposta biológica das anfetaminas.

Uma vez que as anfetaminas aumentam a concentração de norepinefrina nas sinapses, efeitos cardiovasculares podem surgir a partir de seu uso. Altas concentrações de norepinefrina e epinefrina circulantes podem induzir efeitos tóxicos no coração, inclusive morte de células do músculo cardíaco. Muitas catecolaminas e fármacos relacionados têm demonstrado induzir crescimento hipertrófico de miócitos cardíacos *in vitro*. Altas concentrações desses compostos no sistema cardiovascular geram aumento da frequência cardíaca, aumento do consumo de oxigênio no miocárdio e aumento da pressão arterial sistólica. Esses eventos podem gerar hipóxia no miocárdio, ocasionando uma lesão necrótica no coração. Outros mecanismos de toxicidade de catecolaminas no músculo cardíaco incluem: insuficiência coronariana por vasospasmo, diminuição do nível de fosfatos de alta energia causado por disfunção mitocondrial, alteração do metabolismo lipídico, resultando em acúmulo de ácidos graxos, alteração do cálcio intracelular e desencadeamento de estresse oxidativo com produção de espécies ativas de oxigênio.

As catecolaminas induzem apoptose de miócitos cardíacos, semelhante ao observado para norepinefrina, em miócitos ventriculares de ratos machos. Esse efeito pode ser inibido por agonistas de receptores β-adrenérgicos, inibidores de proteína quinase A e bloqueadores de canais de cálcio. Contudo, ativadores da adenilatociclase reproduzem os efeitos da norepinefrina. A ativação de receptores β-adrenérgicos aumenta o AMP-cíclico e fosforila canais de cálcio, aumentando o influxo destes íons na célula. Ocorre também a ativação de endonucleases, proteases e outras enzimas e proteínas envolvidas no processo de apoptose.

O uso de anfetaminas aumenta o transporte de serotonina em regiões límbicas do encéfalo. Por conta deste mecanismo de ação, indivíduos sob o efeito de anfetamina comumente apresentam emoções bastante intensificadas, sendo este um dos motivos que contribui para o quadro de dependência.

Estudos realizados com a metanfetamina demonstram capacidade de alteração na barreira hematoencefálica. As células do endotélio dos capilares sanguíneos no sistema nervoso apresentam entre si as junções de oclusão – no inglês *tight junctions*, que conectam anatomicamente células adjacentes, atuando na redução da passagem de agentes químicos por essa junção. A metanfetamina pode alterar a estrutura de proteínas presentes nessas junções, de modo a aumentar a permeabilidade da barreira hematoencefálica. Em ratos, tem sido demonstrado que a metanfetamina induz o transportador de glicose no sistema nervoso e a alteração da captação desta está relacionado com a diminuição da integridade da barreira hematoencefálica.

Dependência e tolerância

Os anfetamínicos, em particular a anfetamina e a metanfetamina, apresentam alto potencial de abuso e, consequentemente, propiciam desenvolvimento de farmacodependência.

Assim como ocorre com a cocaína, os mecanismos envolvidos nas propriedades de reforço dos anfetamínicos parecem se relacionar com o aumento extracelular de dopamina no núcleo *accumbens* (área límbica) e núcleo caudado (área subcortical motora). O exato mecanismo pelo qual ocorre, entretanto, ainda não está elucidado. Infere-se que não sejam exatamente os mesmos que os da cocaína e, ainda, que não sejam dependentes das quantidades de DA liberadas, pois, além de inibidora da recaptação de DA, a anfetamina é também potente liberadora do neurotransmissor, o que acarreta seu acúmulo nas terminações dopaminérgicas. Com efeito, a literatura cita que a liberação de DA induzida pela anfetamina no núcleo *accumbens* é aumentada cerca de 10 vezes, enquanto, para a cocaína, o aumento é da ordem de 3,5 vezes após a utilização de doses relacionáveis com reforço, a saber: 1 mg/kg para anfetamina e 5 mg/kg para a cocaína.

Embora seja comprovada a capacidade geradora de dependência dos anfetamínicos, há controvérsias quanto ao desenvolvimento ou não de neuroadaptação.

Após períodos prolongados de consumo desses psicoestimulantes, os usuários apresentam períodos de exaustão muito semelhantes aos da depressão. Nos quadros de abstinência provocados pelas anfetaminas, os sintomas mais comuns são fadiga, fissura intensa, cefaleia, ansiedade, agitação, pesadelos, anedonia, humor depressivo e hiperfagia. Quadros mais intensos de abstinência são observados em usuários de metanfetaminas por via injetável, como paranoia e prejuízo cognitivo.

A síndrome de abstinência de metanfetaminas pode ser dividida em 2 fases:

- **Fase aguda:** dura cerca de 7 a 10 dias, após 24 horas da última dose de anfetamina; apresenta sintomas graves, como aumento do sono e do apetite, sintomas semelhantes aos da depressão, porém menos intensos, além de ansiedade e fissura.
- **Fase subaguda:** a sintomatologia inicial descrita anteriormente diminui até atingir níveis estáveis que caracterizam uma fase subaguda, com duração de pelo menos 2 semanas. O clínico deve estar atento ao surgimento de quadros de depressão clínica nessa fase.

Essa síndrome pode durar de 30 a 90 dias e inclui sentimentos de depressão e letargia, chamada de síndrome de abstinência protraída. Nessa fase, o usuário pode vir a cometer suicídio.

A tolerância aos efeitos subjetivos e anorexígenos dos anfetamínicos dá-se profunda e rapidamente, sendo considerada a ocorrência de taquifilaxia. A tolerância se desenvolve rapidamente para os efeitos simpaticomiméticos periféricos e anorexigênicos, mas mais lentamente para os outros efeitos (estimulação locomotora, euforia e comportamento estereotipado). Doses de anfetamina normalmente utilizadas, nas prescrições médicas ou na autoadministração, encontram-se entre 20 mg e 40 mg, via oral, diariamente, e é frequente o aumento de doses a valores situados entre 50 mg e 150 mg por essa via.

No intuito de obter ou prolongar a chamada fase *rush*, nome dado às sensações referidas como extremamente prazerosas obtidas após a injeção de fármacos de abuso, usuários crônicos chegam a utilizar doses repetidas de anfetamina ou metanfetamina que atingem 1 g por episódio ou 5 g a 15 g por dia. A DL_{50} da anfetamina gira em torno de 20 a 25 mg/kg e estudos com animais sugerem que doses de 5 mg/kg podem causar a morte, sendo a menor dose letal relatada de 1,5 mg/kg.

Os derivados anfetamínicos orais que são prescritos nos programas de redução de peso têm eficácia curta em função do desenvolvimento de tolerância. Apenas uma porcentagem pequena dos pacientes expostos a esses supressores de apetite desenvolve mais tarde um aumento progressivo da dose ou comportamento de busca da droga com vários médicos. Esses pacientes podem preencher os critérios para os diagnósticos de abuso ou dependência.

Observa-se que pouca pesquisa formal tem sido conduzida para avaliar a eficácia de qualquer regime farmacoterapêutico a ser utilizado na síndrome de abstinência de anfetamínicos. Muitas das condutas provêm da prática e da observação clínica de pacientes que se apresentam em salas de emergência ou ambulatórios de dependência química com quadro de fadiga, humor depressivo e pensamentos negativos ou pessimistas. Na grande maioria dos casos, os sintomas são resolvidos em curto período de tempo, sendo necessárias apenas medidas de suporte, como um ambiente calmo, alimentação, hidratação e descanso.

Com relação ao metilfenidato, vale ressaltar que as áreas cerebrais envolvidas nos efeitos clínicos desse fármaco são as mesmas nas quais outras substâncias geram os diferentes mecanismos de dependência química. O aumento nos níveis de dopamina em áreas do sistema límbico é semelhante aos obtidos em efeitos reforçadores gerados por outras substâncias de abuso. Portanto, é necessário cautela na utilização de fármacos que atuam nessas áreas cerebrais.

Não existem tratamentos específicos para a síndrome de abstinência por anfetamínicos, pois em geral os sintomas são autolimitados e normalmente não necessitam de internação.

O uso de antipsicóticos é reservado para os quadros de psicose, agitação ou delírio, onde o haloperidol é comumente utilizado. A tioridazina é outro antipsicótico que pode ser útil em casos de agitação e ansiedade, na dose média de 300 a 600 mg/dia, fracionada de 2 a 4 vezes. Pacientes com problemas hepáticos, renais e com baixo peso devem receber doses diárias menores.

A olanzapina em comprimidos orodispersíveis ou na forma injetável via intramuscular, em doses habituais, é suficiente para estabilizar o quadro. Utiliza-se em torno de 10 mg intramuscular, repetindo a dose em 1 ou 2 horas. Na forma orodispersível, existem comprimidos de 5 mg e 10 mg.

Os benzodiazepínicos de meia-vida curta podem ser utilizados para diminuir a sintomatologia durante a síndrome de abstinência. O lorazepam ou o diazepam podem ser administrados para agitação e ansiedade.

Na década de 1970, os antidepressivos tricíclicos, em especial a imipramina e a desipramina, foram utilizados com base na observação clínica. Os efeitos positivos sobre a anergia e psicoastenia são observados nas primeiras semanas.

Casos com sintomas mais graves podem necessitar de internação, principalmente pacientes que evoluem com ideação suicida. Em função dos frequentes pensamentos relacionados ao suicídio em indivíduos que apresentam síndrome de abstinência, evitar esse ato torna-se a meta mais importante nessa fase. A presença do comportamento suicida tem sido considerada em alguns estudos como indicador de risco, inferior apenas na presença de transtornos psiquiátricos, por exemplo, porém ainda não há um consenso na literatura que revele qual seria o perfil do indivíduo que apresente maior risco. Tem sido descrito que usuários de metanfetamina tiveram um risco até 80% maior de tentativa de suicídio do que aqueles que não faziam uso.

Efeitos tóxicos decorrentes do uso abusivo

A toxicidade da anfetamina ocorre principalmente nos sistemas cardiovascular e neuropsíquico. Conforme já citado, os anfetamínicos aumentam seletivamente a liberação de dopamina e norepinefrina e bloqueiam a recaptação destas catecolaminas nas sinapses, resultando em hiperestimulação dos receptores dopaminérgicos e adrenérgicos. Como consequência fisiopatológica, tem-se, respectivamente, uma intensa estimulação central e da atividade física.

A intoxicação aguda produzida pelos anfetamínicos produz sintomatologia clínica similar àquela decorrente do uso de cocaína. Primeiramente, ocorre acentuação dos efeitos farmacológicos no SNC e no sistema cardiovascular. Podem surgir hipertermia, edema cerebral, hemorragia intracraniana difusa ou colapso cardiovascular, sendo esta a principal causa da morte. Ocorre sudorese abundante com consequente taquipneia e taquicardia e pode advir falência renal como decorrência do colapso circulatório. As principais manifestações clínicas relacionadas à severidade da síndrome aguda estão relacionadas no Quadro 30.3.

Quadro 30.3 Classificação da severidade da intoxicação por anfetaminas.

Manifestação clínica	Severidade
Agitação, irritabilidade, insônia, tremor, hiperreflexia, sudorese, midríase, rubor.	+
Hiperatividade, confusão, hipertensão, taquipneia, taquicardia, extrassístoles, febre fraca, sudorese.	++
Delírio, mania, autoescoriações, hipertensão pronunciada, taquicardia, arritmia.	+++
Delírio, mania, autoescoriações, hipertensão pronunciada, taquicardia, arritmia, hiperpirexia, acidemia, falência renal, convulsão ou coma, colapso circulatório ou morte.	++++

Fonte: Desenvolvido pela autoria.

Os anfetamínicos, à semelhança dos demais estimulantes, induzem melhora da autoestima e do estado de vigília, aumento das atividades física e mental, e euforia. À medida que se instaura a tolerância e há o aumento da dose, sobrevêm ansiedade, disforia, confusão mental, depressão, náuseas, cefaleia e fadiga. O usuário mostra-se agitado, trêmulo, eloquente, desconfiado e ansioso, sendo que alguns se tornam hostis e agressivos. Embora a memória, a orientação e o discernimento estejam, em geral, preservados, altas doses ou uso muito frequente podem resultar em suicídio ou desenvolvimento de ideias homicidas pelo indivíduo. Talvez, em função do rápido aparecimento de tolerância, as fatalidades não são muito comuns e ocorrem, em geral, com usuários novatos.

Com o uso de grandes doses de anfetamina, ocorre comportamento estereotipado. Em roedores, observam-se ações repetitivas, como lamber, roer, levantar as patas traseiras e movimentos repetidos da cabeça e dos membros. Estas atividades são geralmente impróprias para o ambiente, e com doses aumentadas de anfetamina elas prejudicam mais e mais o comportamento do animal. Estes efeitos comportamentais são evidentemente produzidos pela liberação de catecolaminas no cérebro, pois o pré-tratamento com 6-hidroxidopamina, que depleta o cérebro de noradrenalina e dopamina, abole o efeito da anfetamina.

Alguns estudos demonstram que usuários crônicos de metanfetamina podem apresentar uma redução neuronal nos transportadores de dopamina, gerando um acúmulo deste no neurônio pré-sináptico, podendo causar falhas cognitivas e motoras, aumentando a possibilidade, inclusive, do surgimento de sintomas parkinsonianos em idades mais avançadas.

Usuários crônicos de metanfetamina apresentam alterações metabólicas cerebrais tanto em regiões associadas à transmissão dopaminérgica quanto naquelas não associadas. Além dos sistemas já citados, podem-se observar também alterações no sistema serotoninérgico. Várias doses de metanfetamina podem ocasionar uma diminuição da atividade da triptofano hidroxilase em nervos serotoninérgicos de cérebro de ratos, com consequente diminuição de serotonina.

Estudos recentes demonstram a relação entre o uso da metanfetamina e a presença de cardiomiopatias em indivíduos com idade igual ou inferior a 45 anos. As alterações incluem hipertensão, taquicardia, vasoespasmo, infarto do miocárdio e hipertensão pulmonar.

Alucinações, ideias paranoicas e comportamento bizarro podem advir do uso crônico. Doses relativamente baixas, como 50 mg por 5 dias, podem desencadear paranoia. A psicose oriunda dos anfetamínicos se configura, tipicamente, por comportamento agressivo, hostil, estereotipado, hiperatividade física e ansiedade. Ocorrem alucinações tácteis e à semelhança do que se observa com a cocaína, há desenvolvimento de escoriações dérmicas decorrentes das tentativas de retirada do parasita imaginário.

Os sintomas psicóticos em consumidores crônicos de metanfetamina são mais comuns durante os períodos de consumo, existindo uma probabilidade 5 vezes superior de um surto psicótico ocorrer nos períodos de consumo em relação aos períodos de não consumo. O aumento do desenvolvimento de sintomas psicóticos é fortemente dependente da dose de metanfetamina consumida.

O abuso crônico da metanfetamina está associado a déficit em testes neuropsicológicos, uma vez que provoca deterioração dos terminais nervosos da dopamina e serotonina. Estima-se que cerca de 40% dos consumidores de metanfetamina têm anormalidades em testes neuropsiquiátricos.

Ainda poderão ocorrer estados de desnutrição e complicações como infarto agudo do miocárdio, cegueira cortical transitória, cardiopatias irreversíveis, vasoespasmos sistêmicos e edema pulmonar agudo.

Além dos distúrbios neuropsíquicos, há ainda aqueles pertinentes aos padrões de uso. Assim como usuários de outras substâncias injetáveis, os usuários crônicos de anfetamina por via intravenosa estão sujeitos a adquirir hepatite, endocardite bacteriana, *cor pulmonale*, resultantes de granuloma de corpo estranho, angeíte necrosante e imunodeficiência adquirida (Aids).

BIBLIOGRAFIA

ABDALLA, R.R. et al. Prevalence of cocaine use in Brazil: Data from the II brazilian national alcohol and drugs survey (BNADS). *Addictive Behaviors*, v. 39, p. 297- 301, 2014.

ANDRADE, L.S. et al. Ritalina uma droga que ameaça a inteligência. *Revista de Medicina e Saúde de Brasília*. v. 7, n. 1, p. 99-112, 2018.

BARRETO, I.F. O uso da folha de coca em comunidades tradicionais: perspectivas em saúde, sociedade e cultura. *História, Ciências, Saúde* – Manguinhos, Rio de Janeiro, v. 20, n. 2, p. 627-41, 2013.

BARRIER: A Brief Overview. *Front. Neurosci.*, v. 14, Article 513, 2020.

BASTOS, F.I.P.M. et al. *III Levantamento Nacional sobre o uso de drogas pela população brasileira.* Rio de Janeiro: FIOCRUZ/ICICT, 2017. 528 p. Disponível em: <https://www.arca.fiocruz.br/handle/icict/34614>. Acesso em: 4 out. 2020.

BELAN, T.O. et al. Prevalência do uso de anfetaminas por caminhoneiros. *Acta Biomed. Bras.*, v. 8, n. 2, 2017.

BILLMAN, G. Mechanisms responsible for the cardiotoxic effects of cocaine. *The FASEB Journal*, v. 4, p. 2469-2475,1990.

BIONDICH, A.S.; JOSLIN, J.D. Coca: The History and Medical Significance of an Ancient Andean Tradition. *Emerg. Med. Int.*, v. 2016, p. 1-5, 2016.

BRANT, L.C.; CARVALHO, T.R.F. Metilfenidato: medicamento *gadget* da contemporaneidade. *Interface – Comunic. Saúde, Educ.*, v. 16, n. 42, p. 623-636, 2012.

BRUNT, T.M. et al. Adverse effects of levamisole in cocaine users: a review and risk assessment. *Archives of Toxicology*, v. 91, p. 2303-2313, 2017.

CÂNDIDO, R.C.F. et al. Prevalência e fatores associados ao uso de metilfenidato para neuroaprimoramento farmacológico entre estudantes universitários. *Einstein* (São Paulo). v.18 n.1-7, p. eAO4745, 2020. Disponível em: https://journal.einstein.br/wp-content/uploads/articles_xml/2317-6385-eins-18-AO4745/2317-6385-eins-18-AO4745-pt.x57660.pdf. Acesso em: 27 jun. 2020.

CARVALHO, D.G. *Determinação dos componentes do cloridrato de cocaína ilegalmente comercializado na região metropolitana de São Paulo no ano de 1997.* São Paulo, 2000, p.86. Dissertação de Mestrado – Universidade de São Paulo.

CARVALHO, V.M. *Pesquisa dos bioindicadores de uso do crack em amostras de urina de indivíduos submetidos a exame médico-legal. São Paulo,* 2006, p.112. Dissertação de Mestrado – Universidade de São Paulo.

CARVALHO, V.M. et al. Cocaine *post mortem* distribution in three brain structures: A comparison with whole blood and vitreous humour. *Journal of Forensic and Legal Medicine*, v. 20, n. 3, p. 143-145, 2013.

CHASIN, A.A.M.; MIDIO, A.F. Exposição humana à cocaína e ao cocaetileno: disposição e parâmetros toxicocinéticos. *Rev. Farm. Bioquim. Univ. S. Paulo*, v. 33, n. 1, p. 1-12, 1997.

COLI, A.C.M.; SILVA, M.P.S.; NAKASU, M.V.P. Uso não Prescrito de Metilfenidato entre Estudantes de uma Faculdade de Medicina do Sul de Minas Gerais. *Revista Ciências em Saúde*. v. 6, n. 3, p.121, 2016.

CONE, E.J. Pharmacokinetics and pharmacodynamics of cocaine. *J. Anal. Toxicol.*, v. 19, p. 459-478, 1995.

COOK, C.E.; JEFFCOAT, R.; PEREZ-REYES, M. Pharmacokinetic studies of cocaine and phencyclidine in man. *Pharmacokinetics and Pharmacodynamics of Psychoactive Drugs* BARNETT, G.; CHIANG, C.N. Eds; Foster City: Biomedical Publications, CA, 1985.

DEAN, R.A. et al. Human liver cocaine esterases: etanol-mediated formation of ethylcocaine. *The FASEB Journal*, v. 5, n. 12, p. 2735-9, 1991.

EMMETT-OGLESBY, M.W. et al. Tolerance to self-administration of cocaine in rats: time course and dose response determination using a multi-dose method. *Drug Alcohol Depend*, v. 32, n. 3, p. 247-56, 1993.

ERZOUKI, H.K. et al. Effects of cocaine, cocaine metabolites and cocaine pirolysis products on the hindbrain cardiac and respiratory centers of the rabbit. *Life Sciences*, v. 57, p. 1861-1868, 1995.

FLECKENSTEIN, A.E.; GIBB, J.W.; HANSON, G.R. Differential effects of stimulants on monoaminergic transporters: pharmacological consequences and implications for neurotoxicity. *Eur. J. Pharmacol.*, v. 406, p. 1-13, 2000.

FOLTIN, R.W. et al. D. Marijuana and cocaine interactions in humans: cardiovascular consequences. *Pharmacol. Biochem. Behav.*, v. 28, p. 459-64, 1987.

FONSECA, J.G. et al. Fatores associados ao uso de anfetaminas entre caminhoneiros. *Revista Interdisciplinar de Estudos da Saúde*, v. 8, n. 1, p. 116-25, 2019.

FREESE, T.E.; MIOTTO, K.; REBACK, C.J. The effects and consequences of selected club drugs. *J. Subst. Abuse Treat.*, v. 23, p. 151-156, 2002.

GONÇALVES, J. Uso de anfetaminas em crianças com perturbação de hiperatividade e défice de atenção (PHDA). Trabalho submetido para obtenção do grau de Mestre em Ciências Farmacêuticas, Instituto Superior de Ciências da Saúde Egas Moniz, 56p., 2016.

GUIMARÃES, L.C.; MOREIRA, A.K. Anfetaminas: mecanismos neurais e potencial de abuso. Psicologia.pt ISSN1646-6977, 2017. Disponível em: https://www.psicologia.pt/artigos/textos/A1105.pdf, acesso em: 08 jul. 2020.

HARDY S.E. Methylphenidate for the Treatment of Depressive Symptoms, Including Fatigue and Apathy, in Medically Ill Older Adults and Terminally Ill Adults. *The American J. of Geriatric Pharmacotherapy.*, v. 7, n. 1, p. 34-59, 2008.

HEARN, W.L. et al. Cocaethylene: a unique cocaine metabolite displays high affinity for the dopamine transporter. *J.Neurochemistry*, v. 56, n. 2, p. 698-701, 1991.

HUANG, L. et al. Effect of cocaine and methylecgonidine on intracellular Ca^{2+} and myocardial contraction in cardiac myocytes. *Am. J. Physiol.*, v. 273, p. H893-H901, 1997.

INCIARDI, J.A. Crack, crack house sex, and HIV risk. *Arch. Sex. Behav.*, v. 24, n. 3, p. 249-269, 1995.

INTER-AMERICAN DRUG ABUSE CONTROL COMMISSION/INTER-AMERICAN OBSERVATORY ON DRUGS. Análisis de caracterización química de cocaínas fumables: Compendio sub-regional. Mayo de 2016. OAS. Documentos oficiales, OEA/Ser.L/XIV V.6.49. Disponível em http://www.cicad.oas.org/oid/pubs/ChemicalCompositionofCFESP.pdf. Acesso em: 16 ago. 2020.

ISENSCHMID, D.S. et al. Concentration of cocaine and metabolites in plasma of humans following intravenous administration and smoking of cocaine. *J. Anal. Toxicol.*, v. 16, n. 5, p. 311-314, 1992.

ITABORAHI, C.; ORTEGA, F. O metilfenidato no Brasil: uma década de publicações. *Ciência e saúde coletiva*, v. 18, n. 3, 2013.

IVERSEN, D.; IVERSEN, L.L. Dopamine: 50 years in perspective. *Trends in Neurosciences,* v. 30, n. 5, p. 188-193, 2007.

JATLOW, P.I. Cocaine: analysis, pharmacokinetics and metabolic disposition. *Yale J. Biol. Med.*, v. 61, p. 105-13, 1988.

JATLOW, P.I. Drug of abuse profile: cocaine. *Clin. Chem.*, v. 33, n. 11B, p. 66B-71B, 1987.

JEFFCOAT, A.R. et al. Cocaine disposition in humans after intravenous injection, nasal insufflation (snorting) or, smoking. *Drug Metab. Dispos.*, v. 17, p. 153-9, 1989.

JOHANSON, C.E.; FISCHMAN, M.W. The pharmacology of cocaine related to its abuse. *Pharmacol. Rev.*, v. 41, p. 3-52, 1989.

JONES, L.F. Central mechanisms of action involved in cocaine induced tachycardia. *Life Sci.*, v. 46, p. 723-8, 1990.

JUFER, R.A. et al. Elimination of cocaine and metabolites in plasma, saliva, and urine following repeated oral administration to human volunteers. *J. Anal. Toxicol.*, v. 24, p. 467-77, 2000.

KANTAK, K.M. et al. Evaluation of anti-cocaine antibodies and a cocaine vaccine in a rat self-administered model. *Psychopharmacology,* v. 148, p. 251-262, 2000.

KATZ, J.L. et al. Cocaine tolerance and cross tolerance. *J. Pharmacol Exp Ther.,* v. 264, p. 183-92, 1993.

KLEERUP, E.C. et al. Chronic and acute effects of "Crack" cocaine on diffusing capacity, membrane diffusion, and pulmonary capillary blood volume in the lung. *Chest,* v. 122, n. 2, p. 629-638, 2002.

KLONOFF, D.C.; ANDREWS, B.T.; OBANA, W.G. Stroke associated with cocaine use. *Arch. Neurol.*, v. 46, p. 989-93, 1989.

KUCZENSKI, R.; SEGAL, D.S. Differential Effects of Amphetamine and Dopamine Uptake Blockers (Cocaine, Nomifensine) on Caudate and Accumbens Dialysate Dopamine and 3-Methoxytyramine. *J Pharmacol Exp Ther.*, v. 262, n. 3, p. 1085-1094, 1992.

KUHAR, M.J.; RITZ, M.C.; BOJA, J.W. The dopamine hypothesis of the reinforcing properties of cocaine. *Trends in neurosciences (TINS),* v. 14, n. 7, p. 299-302, 1991.

KUHN, F.E. et al. Cocaine produces coronary artery vasoconstriction independent of an intact endothelium. *Chest.*, v. 102, n. 2, p. 581-585, 1992.

MARQUES, R.M. et al. Abuso e dependência: anfetamina. *Projeto diretrizes, Associação Médica Brasileira e Conselho Federal de Medicina*, agosto de 2002. Disponível em: <http://www.projetodiretrizes.org.br/projeto_diretrizes/003.pdf>. Acesso em: mar. 2007.

MASH, D.C. et al. Potency of cocaethylene at monoamine neurotransmitter uptake sites and neuroreceptors in the human brain. *In*: Annual Meeting American Academy of Forensic Sciences. 43. Anaheim, 1991. *Proceedings*. 1991. p.174 [Resumo K20].

MILLER, N.S.; GOLD, M.S.; MILLMAN, R.B. Cocaine: general characteristics, abuse and addiction. *N. Y. St. J. Medic.*, v. 29, p. 390-395, 1989.

MITHOEFER, M.C. Um Manual para Psicoterapia Assistida por MDMA no Tratamento de Transtorno de Estresse Pós-Traumático. Multidisciplinary Association for Psychodelic Studies, versão 8.1, 2017.

MOREIRA, F.; ALVES, A.A. Utilização de anfetaminas como anorexígenos relacionados à obesidade. *Revista Cientifica da FHO*/Uniararas, v. 3, n. 1, p. 84-91, 2015.

NAKAHARA, Y.; ISHIGAMI, A. Inhalation efficiency of free-base cocaine by pyrolysis of "crack" and cocaine hydrochlride. *J. Anal. Toxicol.*, v. 15, p. 105-109, 1991.

NASCIMENTO, E.C.; NASCIMENTO, E.; SILVA, J.P. Uso de álcool e anfetaminas entre caminhoneiros de estrada. *Rev. Saúde Pública,* v. 41, n. 2, 2007.

OLIVEIRA, L.G. et al. Condições ocupacionais e o risco de uso de anfetaminas entre motoristas de caminhão. *Rev. Saúde Pública,* v. 49, n. 18, 2015.

PIMENTEL, E. et al. Effects of Drugs of Abuse on the Blood--Brain. *Front. Neurosci.*, 21 May 2020. Disponível em: <https://doi.org/10.3389/fnins.2020.00513>. Acesso em: 4 out. 2020.

PINHEIRO, M.L.P. et al. Consumo de anfetaminas e álcool por caminhoneiros. *J.Nurs.*, v. 9, n. 7, p. 8519-25, 2015.

PINTON, F.A.; BOSKOVITZ, E.P.; CABRERA, E.M.S. Uso de drogas entre os estudantes de medicina da Faculdade de Medicina de São José do Rio Preto, SP no ano de 2002. *Arq. Ciênc. Saúde*; v. 12, n. 2, p. 91-96, 2005.

PORTUGAL, F.B. et al. Uso de drogas por estudantes de Farmácia da Universidade Federal do Espírito Santo. *J. Bras. Psiquiatr.*, v. 57, n. 2, p. 127-132, 2008.

RIPPLE, M.G. et al. Detection of cocaine and its metabolites in human amniotic fluid. *Anal.Tox.*, v. 16, n. 5, p. 328-330, 1992.

RITZ, M.C.; CONE, E.J.; KUHAR, M.J. Cocaine inhibition at dopamine, norepinephrine and serotonin transporters: a structure activity study. *Life Sci.*, v. 46, n. 9, p. 635-645, 1990.

ROBERTS, S.M. et al. Cocaethylene hepatotoxicity in mice. *Biochem Pharmacol.*, v. 43, n. 9, p. 1989-1995, 1992.

ROCHA, B. Avaliação da frequência do uso do metilfenidato por estudantes de ensino superior. Santa Cruz do Sul: Universidade de Santa Cruz do Sul - UNISC, 2016. Disponível em: <http://hdl.handle.net/11624/1429>. Acesso em: 29 jul. 2020.

SANTOS, A.M.S. et al. Uso de drogas por caminhoneiros que trafegam na rodovia BR-153. *Revista Médica de Minas Gerais,* v. 27, 2017

SANTOS, M.V.F.; PEREIRA, D.S.; SIQUEIRA, M.M. Uso de álcool e tabaco entre estudantes de Psicologia da Universidade Federal do Espírito Santo. *J. Bras. Psiquiatr.*, v. 62, n. 1, p. 22-30, 2013.

SCHEIDWEILER, K.B. et al. Pharmacokinetics and pharmacodynamics of methylecgonidine, a crack cocaine pyrolyzate. *J. Pharm. Exp. Ther.*, v. 307, n. 3, p. 1179-1187, 2003.

SCHWARTZ, R.H.; LUXENBERG, M.G.; HOFFMANN, N.G. Crack use by American middle-class adolescent polidrug abusers. *J. Pediat.*, v. 1, p. 150-155, 1991.

SHIMOMURA, E.T.; HODGE, G.D.; PAUL, B.D. Examination of *post mortem* fluids and tissues for the presence of methylecgonidine, ecgonidine, cocaine, and benzoylecgonine using solid-phase extraction and gas chomatography-mass spectrometry. *Clin. Chem.*, v. 47, p. 1040-1047, 2001.

SILVA Jr., R.C. et al. Demystifying "oxi" cocaine: Chemical profiling analysis of a "new Brazilian Drug" from Acre State. *Forensic Science International*, v. 221, n. 1-3, p. 113-119, 2012.

SILVA, O.A.; GREVE, J.M.D.; YONAMINE, M. Drug abuse among truck drivers in three different regions of Brazil. *Proceedings of XXXV TIAFT (The International Association of Forensic Toxicologists Annual Meeting).* Pádua, Italy, p.496-499, 1997.

SILVA, O.B.; FUCHS, F.D. Fármacos de uso não médico. *In*: FUCHS, F.D.; WANNMACHER, L.; FERREIRA, M.B.C. *Farmacologia Clínica: Fundamentos da terapêutica racional.* 3.ed., Rio de Janeiro: Guanabara Koogan, 2004. p.605-623.

SILVA, P.S.; LIMA, M.D.C.; SOUGEY, E.B. Alucinógenos, anfetaminas e comportamento suicida: revisão integrativa da literatura. *Revista HUPE*, v. 15, n. 1, p. 28-36, 2016.

SOFUOGLU, M. et al. Depressive sympyomsmodulate the subjective and physiological response to cocaine in humans, *Drug and Alcohol Dependence*, v. 63, p. 131-137, 2001.

STURNER, W.Q. et al. Cocaine babies: the scourge of the '90s. *J. Forensic Sci.*, v. 36, p. 34-39, 1991.

TAKEKAWA, K. Cocaine and its metabolites. *In*: SUSUKI, O.; WATANABE, K. *Drugs and Poisons in Humans a Handbook of Practical Analysis*. Heidelberg: Springer, 2005. p.207-218.

TAKITANE, J. et al. Uso de anfetaminas por motoristas de caminhão em rodovias do Estado de São Paulo: um risco à ocorrência de acidentes de trânsito? *Ciência e saúde coletiva*, v. 18, n. 5, p. 1247-1254, 2013.

TEIXEIRA, R.F. et al. Uso de substâncias psicoativas entre estudantes de odontologia da Universidade Federal do Espírito Santo. *Ciência e saúde coletiva*, v. 15, n. 3, p. 655-662, 2010.

UNITED NATION OFFICE ON DRUGS AND CRIME (UNODC). Recommended methods for the Identification and Analysis of Cocaine in Seized Materials. Manual for use by national drug analysis laboratories. New York: United Nations, 2012, 48 p.

UNITED NATION OFFICE ON DRUGS AND CRIME (UNODC). World Drug Report 2015 (United Nations Publication). Disponível em: <https://www.unodc.org/documents/wdr2015/World_Drug_Report_2015.pdf>. Acesso em: 24/08/2020.

UNITED NATION OFFICE ON DRUGS AND CRIME (UNODC). World Drug Report 2020 (United Nations Publication). Disponível em: < https://wdr.unodc.org/wdr2020/field/WDR20_BOOKLET_1.pdf>. Acesso em: 30/08/2020.

VOLKOW, N.D. et al. Higher cortical and lower subcortical metabolism in detoxified methanphetamine abusers. *Am. J. Psychiatry*, v. 158, p. 383-389, 2001.

WILLE, A.R.F.; SALVI, J.O. Prevalência do uso de metilfenidato em acadêmicos de um centro universitário em JI-Paraná, Rondônia. *Brazilian Journal of Surgery and Clinical Research*, v. 24, n. 3, p. 13-19, 2018.

WOOLF, J.H. et al. Negative inotropic effect of methylecgonidine, a major product of cocaine base pyrolysis, on ferret human myocardium. *J.Card. Pharm.*, v. 30, p. 352-359, 1997.

WOOLVERTON, W.L.; JOHNSON, K.M. Neurobiology of Cocaine Abuse. *TIPS Trends Pharmacol Sci.*, v. 13, n. 5, p. 193-200, 1992.

XI, Z.X. et al. Blockade of mesolimbic dopamine D3 receptors inhibits stress-induced reinstatement of cocaine-seeking in rats. *Psychopharmacology*, v. 176, p. 57-65, 2004.

YANG, Y. et al. Evidence for cocaine and methylecgonidine stimulation of M(2) muscarinic receptors in cultured human embryonic lung cells. *Brit. J. Pharm.*, v. 132, p. 451-460, 2001.

YEO, K.K. et al. The association of Methamphetamine use and cardiomyopathy in young patients. *Am. J. Med.*, v. 120, p. 165-171, 2007.

31

Barbitúricos

Maria das Graças Almeida
Gabriel Araújo da Silva
Jefferson Romáryo Duarte da Luz

CONTEÚDO DESTE CAPÍTULO

INTRODUÇÃO

Os sedativos hipnóticos são fármacos comumente prescritos para o tratamento da insônia, da ansiedade, da crise de epilepsia e utilizados de maneira ilícita pelos seus efeitos sedativo e eufórico, bem como na tentativa de suicídio. O ácido barbitúrico (2,4,6- trioxo-hexaidropirimidina) é formado pela condensação do ácido malônico com a ureia (Figura 31.1). Descoberto em 1864, por Adolf von Baeyer, por ser clinicamente desprovido de ação depressora sobre o sistema nervoso central (SNC), despertou pouco interesse. Entretanto, a presença de substituintes alquil ou aril no carbono 5 conferem diferentes atividades sedativo-hipnóticas ou anticonvulsivantes. O primeiro barbitúrico introduzido no arsenal terapêutico, em 1903, foi o ácido dietilbarbitúrico (barbital). Poucos anos depois, surgiu o fenobarbital, com atividade anticonvulsivante, utilizado até os dias atuais. O amobarbital foi usado por via intravenosa como anestésico geral em 1928, sendo substituído pelo hexobarbital e, a seguir, pelos derivados tiobarbitúricos. No início dos anos de 1970, as intoxicações letais por superdose de derivados barbitúricos chegaram a ser a maior causa de morte induzida por fármacos.

Na década de 1950, começaram a surgir os hipnóticos não barbitúricos, como glutetimida e metaqualona, que não mostraram nenhuma vantagem em relação aos barbitúricos e, à semelhança destes, apresentavam a propriedade de causar dependência.

Em 1961, foi lançado o clordiazepóxido, iniciando-se uma nova fase da história dos sedativos-hipnóticos. Dezenas de benzodiazepínicos foram sintetizados e testados e, hoje, comprovadamente, são tidos como hipnóticos com grande margem de segurança, apesar de causarem dependência. O reconhecimento dos problemas de superdose, em função da estreita janela terapêutica, além do seu potencial de abuso, fez com que os barbitúricos fossem substituídos pelos benzodiazepínicos, mais eficientes e seguros. Isso resultou em redução de mais de 50% nos óbitos induzidos por barbitúricos, e, quando monitorados adequadamente, na maioria dos casos, a mortalidade é menor do que 2% em pacientes hospitalizados por ingestão de doses excessivas de barbitúricos.

No entanto, anticonvulsivantes/sedativos/hipnóticos ainda respondem por aproximadamente 30% das intoxicações por medicamentos, e os barbitúricos constituem ainda um dos grupos de fármacos com a maior incidência de intoxicação, em função da falta de especificidade de efeitos no SNC e do seu baixo índice terapêutico, quando comparados aos benzodiazepínicos, e ao grande número de interações medicamentosas. Mesmo com elevada toxicidade, as indicações terapêuticas como anticonvulsivantes e sedativos-hipnóticos são importantes.

O fenobarbital tem sido usado como terapia de primeira linha padrão para convulsões por décadas, sobretudo em neonatos, e é o medicamento mais frequentemente usado em todo o mundo para essa finalidade terapêutica. Também tem seu uso clínico recomendado na terapia da abstinência de opioides em neonatos. Estudos recentes indicam o uso seguro e eficaz de barbitúricos no tratamento de síndrome de abstinência do álcool, e assim como os benzodiazepínicos, é um tratamento bem tolerado e eficaz. Em particular, o fenobarbital pode ser útil em pacientes com suspeita de não resposta aos benzodiazepínicos, bem como em pacientes com abstinência do álcool complicada e que podem estar em maior risco durante a desintoxicação. Porém, esse uso clínico ainda requer ensaios prospectivos randomizados, para melhor identificar os pacientes ideais para várias maneiras de tratamento da abstinência alcoólica, incluindo pacientes que podem se beneficiar melhor de estratégias alternativas de tratamento, com o uso de barbitúricos.

Outro uso clínico do fenobarbital, *off-label*, é no tratamento de intoxicação aguda ou de abstinência de ácido gama-hidroxibutírico (GHB), droga de abuso e também utilizada na prática de crimes de violação sexual e furtos (popularmente chamada de "Boa noite, Cinderela"). Não existem protocolos oficiais de desintoxicação para a síndrome de abstinência do GHB, mas sua terapia tem como base os benzodiazepínicos. Quando o benzo-

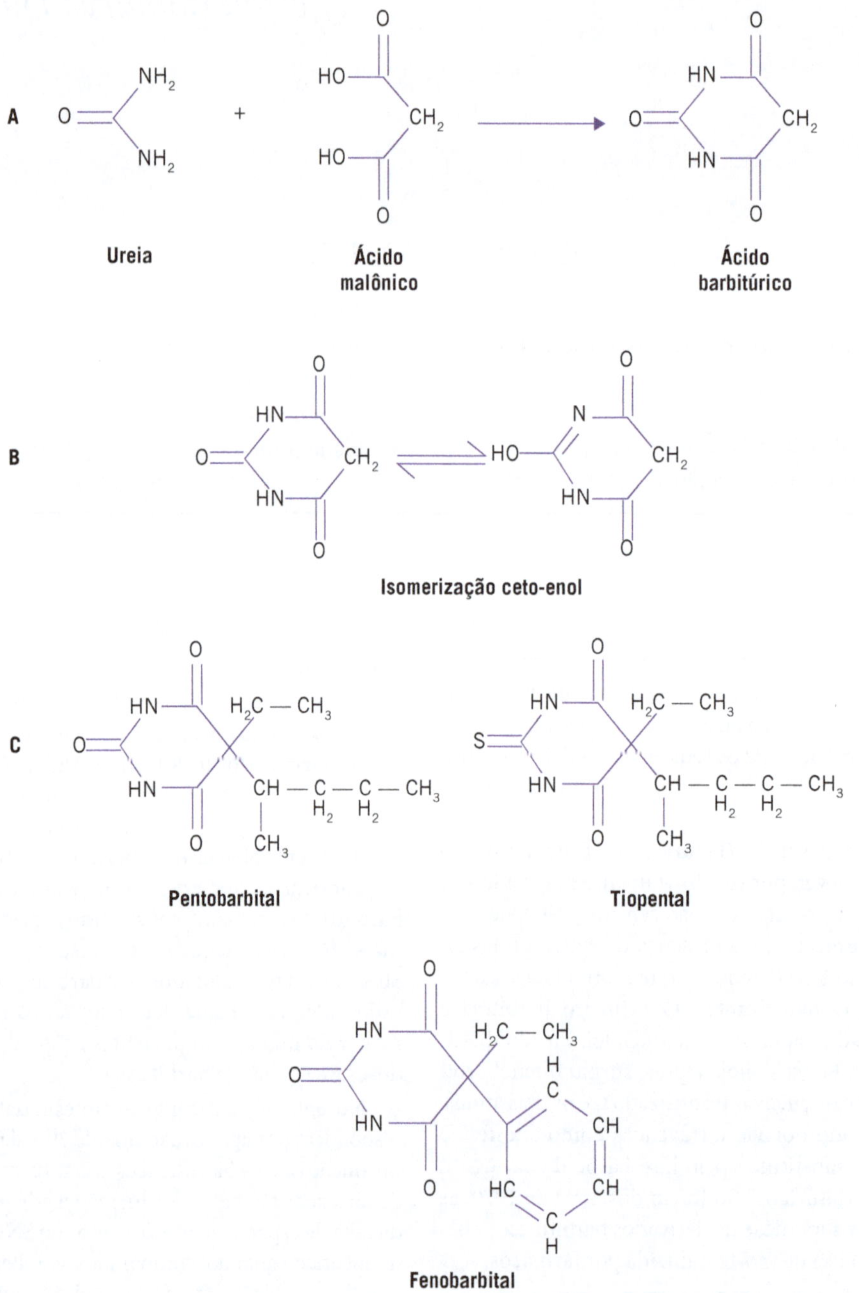

Figura 31.1 Barbitúricos: (A) síntese, (B) isomerização e (C) estrutura dos fármacos dessa classe comercializados no Brasil.

diazepínico isoladamente não é eficaz, pode ser combinado com barbitúricos (fenobarbital) ou antipsicóticos.

Atualmente, 3 barbitúricos são comercializados no Brasil. O pentobarbital e o tiopental são utilizados em apresentações intravenosas de uso restrito aos hospitais, principalmente centros de terapia intensiva, como anestésicos, tanto de indução quanto de manutenção, e como sedativos-hipnóticos. O fenobarbital, com meia-vida de 80 a 120 horas, é indicado como anticonvulsivante oral, sendo o barbitúrico mais utilizado e também o agente causador da maioria das intoxicações por barbitúricos.

Relação estrutura-atividade e classificação dos barbitúricos

A descoberta do ácido barbitúrico como produto da reação do ácido malônico com a ureia foi um grande avanço, pois mesmo clinicamente desprovido de ação depressora sobre o SNC, a adição de um grupo alquil ou aril ao carbono na posição 5 confere ao composto propriedades sedativas. Assim, o barbital resulta da substituição de 2 hidrogênios por grupos etila, formando o ácido dietilbarbitúrico. Esse composto sintetizado por Fischer foi descrito em 1903 e, em função de sua ação inicial lenta, seu efeito prolongado e sua insolubilidade, não poderia ser utilizado por via intravenosa. Como sedativo, após administração oral, o barbital tornou-se popular por muitos anos, sendo inclusive utilizado como recurso para suicídios.

A substituição de um dos hidrogênios do carbono, na posição 5 da molécula de fenobarbital, por um grupo etil e outro hidrogênio por um grupo fenil confere ao conjunto uma atividade anticonvulsivante. Apresenta boa eficácia no controle de convulsões, mas a meia-vida de 80 a 120 horas restringe seu uso. Para diminuir a meia-vida dos barbitúricos, a solubilidade lipídica foi aumentada, o que elevou a potência hipnótica com diminuição da duração da ação, facilitando a biotransformação. Assim, o hexobarbital, o primeiro derivado barbitúrico de ação curta, resultou da adição de um grupo metil em um átomo de nitrogênio. O hexobarbital tornou-se muito popular como agente indutor de ação curta, sendo utilizado por cerca de 10 milhões de pacientes em 1944. Os tiobarbitúricos são formados pela substituição do oxigênio do carbono na posição 2 por um átomo de enxofre. O tiopental, um tiobarbitúrico de elevada lipossolubilidade e consequente ação mais curta, com redução da meia-vida de 30 a 50 horas para 10 a 15 horas, é mais potente. Apesar de os primeiros derivados barbitúricos alcançarem alguma popularidade, os tiobarbitúricos tornaram-se universalmente aceitáveis.

Com base na meia-vida de eliminação em animais, os barbitúricos são classificados em 4 categorias (Quadro 31.1). Entre os derivados de ações curta e intermediária, têm-se o pentobarbital, o secobarbital, o amobarbital e o butobarbital, caracterizados como "drogas de abuso". O fenobarbital e o metilfenobarbital, associados aos problemas decorrentes da terapia e tentativas de suicídio, representam os barbitúricos de ação longa.

Quadro 31.1 Derivados barbitúricos e sua classificação quanto à duração da ação.

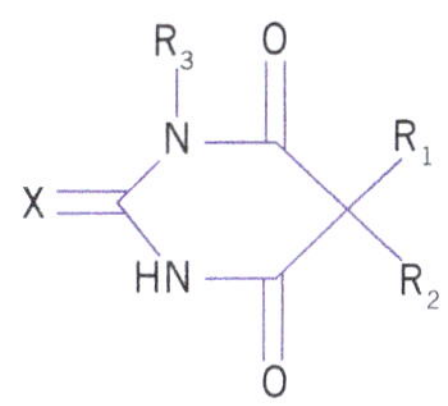

Barbitúricos	Duração de ação (horas)	R_1	R_2	R_3	X
Ação ultracurta					
Tiopental	0,3	Etil	1-metilbutil	H	S
Tiamical	0,3	Alil	1-metilbutil	H	S
Metolexital	0,3	Alil	1-metil-2-pentanil	CH_3	O
Ação curta					
Hexobarbital	3	Metil	1-ciclo-hexenil	CH_3	O
Pentobarbital	3	Etil	1-metilbutil	H	O
Secobarbital	3	Alil	1-metilbutil	H	O
Ação intermediária					
Aprobarbital	3-6	Alil	Isopropil	H	O
Butabarbital	3-6	Etil	Secbutil	H	O
Ação longa					
Barbital*	6-12	Etil	Etil	H	O
Mefobarbital*	6-12	Etil	Fenil	CH_3	O
Fenobarbital*	6-12	Etil	Fenil	H	O
Primidona* Piridona*	6-12	Etil	Fenil	H	O

* Fármacos responsáveis pela diurese alcalina.
Fonte: Desenvolvido pela autoria

▶ TOXICOCINÉTICA

Absorção e distribuição

Os derivados barbitúricos de ação longa ou intermediária, assim como os de ação curta, têm absorção rápida e completa (principalmente pelo intestino delgado), com início da ação variando de 10 a 60 minutos, dependendo da via de administração. As características físico-químicas do composto, o tipo da formulação e a presença de alimentos no estômago também influenciam a velocidade da absorção. No caso do fenobarbital, a absorção oral é completa, apesar de lenta. Quando utilizado como sedativo-hipnótico ou para tratamento da epilepsia, a administração é via oral, ao passo que a via intravenosa é utilizada para a indução ou a manutenção de anestesia, como no caso do tiopental.

Os barbitúricos são amplamente distribuídos no organismo, atravessando todas as barreiras, inclusive a placentária. Os fatores que influenciam a distribuição são a lipossolubilidade, a ligação com proteínas e o grau de ionização. Os derivados barbitúricos de ação ultracurta são altamente lipossolúveis, distribuindo-se na massa cinzenta do cérebro em poucos segundos após a sua administração. Os compostos menos lipossolúveis, como o fenobarbital, acumulam-se lentamente no cérebro e, em decorrência da lenta biotransformação, permanecem no organismo por mais tempo, dependendo da excreção urinária para o término de seus efeitos.

No estado de equilíbrio, a concentração mais alta de barbitúricos em tecido não adiposo é no fígado e no rim. O volume aparente de distribuição varia de 0,6 a 2,6 L/kg. O fenobarbital atravessa a barreira placentária, equilibrando-se com o fluido fetal. Além disso, cerca de 1,5% da concentração encontrada de fenobarbital no plasma está presente no leite materno.

Os depósitos de gordura podem conter altas concentrações barbitúricas, principalmente os de ação ultracurta, em função de sua lipossolubilidade. Os barbitúricos são redistribuídos no organismo e quando saem do SNC para outros tecidos seus efeitos depressores diminuem ou cessam. Assim, o término do efeito dos barbitúricos decorre mais de sua redistribuição do que de sua biotransformação.

Biotransformação e excreção

O processo de biotransformação da maioria dos barbitúricos de ações intermediária e curta ocorre principalmente no fígado (cerca de 90% a 99%). Contudo, existem outros locais de biotransformação, como: rim, cérebro, coração, intestino, músculo e baço. A reação mais importante nesse processo é a oxidação da cadeia lateral, a qual reduz a atividade farmacológica, sendo esta a via mais importante da biotransformação de barbitúricos. Essa oxidação ocorre no maior dos 2 grupos substituídos em C5, sendo que os derivados de ação curta são oxidados a compostos mais polares e inativos, como álcool, cetonas, fenóis ou ácido carboxílico. No processo de biotransformação do amobarbital, um derivado de ação intermediária, é formado um produto de biotransformação, o 3-hidroxiamobarbital, com um terço da ação do composto inalterado seguindo a cinética de saturação a doses terapêuticas.

A biotransformação de derivados barbitúricos de ação longa não é completa quando comparada com a de outros barbitúricos. A hidroxilação do fenobarbital é de cerca de 60% a 75% da dose absorvida. Sua biotransformação ocorre no fígado, sob ação do sistema enzimático, principalmente do CYP2C9 e uma menor participação das CYP2C19 e CYP2E1. O fenobarbital é também um importante indutor de enzimas, como a uridina difosfato glicuroniltransferase (UGT), e das subfamílias CYP2C e CYP3A. Outros barbitúricos também induzem enzimas hepáticas, como as CYP1A2 e CYP3A4. A indução dessas enzimas tem como consequência o aumento da taxa de biotransformação de alguns fármacos, além de substâncias endógenas como hormônios esteroides e vitaminas K e D. Essa taxa de biotransformação aumentada é responsável em parte pela tolerância metabólica dos derivados barbitúricos. Registros na literatura indicam que o efeito indutor desses compostos não está associado somente às mono-oxigenases, mas também ao aumento da atividade da enzima ácido delta aminolevulínico sintetase (ALA-S), enzima mitocondrial, como também da aldeído desidrogenase, uma enzima citosólica responsável por uma das reações de biotransformação do álcool. O mefobarbital e o metarbital são desmetilados para produtos ativos, fenobarbital e barbital, respectivamente. A dessulfuração é a reação de biotransformação responsável pela formação de oxibarbitúricos, a partir de tiobarbitúricos, compostos de ação ultracurta.

Diversas interações droga-droga, droga-alimentos ou droga-procedimentos foram relatadas para a classe de barbitúricos, principalmente para o fenobarbital. O fenobarbital é metabolizado pela CYP2C9 e CYP2C19, que podem sofrer alterações em sua atividade por polimorfismos genéticos, uso de antifúngicos, antimicrobianos ou antirretrovirais, e com o uso de terapias por hipotermia, por exemplo, para o tratamento encefalopatia neonatal. Porém em neonatos, não está claro que o uso de hipotermia terapêutica afeta significativamente a eliminação hepática, não alterando a farmacocinética do fenobarbital, portanto, sua dosagem pode não precisar de ajuste para uso concomitante com a hipotermia.

A excreção é realizada principalmente pela urina através da filtração glomerular, sendo parte do fármaco excretado reabsorvido no túbulo contornado proximal. Os barbitúricos com coeficiente óleo/água baixo, como o fenobarbital, são excretados inalterados pelo rim ou parcialmente biotransformados como barbital (25% a 40%), metarbital (60% a 90%) e aprobarbital (7% a 18%). Aqueles de média e curta duração também são excretados pela urina, parcialmente inalterados e biotransformados. Já os barbitúricos de ação ultracurta são excretados pela urina, principalmente sob a forma de produtos de biotransformação. Todavia, dos barbitúricos com significativa ligação com as proteínas, como o tiopental, com 80% de ligação, a excreção renal é pequena e depende de oxidação hepática para uma depuração.

Outra característica importante na eliminação dos barbitúricos em casos de intoxicação é o pH urinário. A urina alcalina favorece a ionização de vários derivados barbitúricos e, portanto, dificulta sua reabsorção tubular. A eliminação dos barbitúricos é bem mais rápida nos indivíduos jovens do que nos idosos e lactentes. Durante a gestação, a meia-vida do barbitúrico é também aumentada, bem como em indivíduos com doença hepática crônica.

▶ TOXICIDADE

Os barbitúricos são depressores do SNC e, primariamente, exercem seus efeitos sedativos e anestésicos por potencialização da ação do ácido gama-aminobutírico (GABA) no receptor GABAérgico, no que se refere à inibição pré e pós-sináptica. Esses efeitos depressores incluem desde ligeira sedação e hipnose até coma profundo. Além disso, os barbitúricos também afetam a afinidade de outras substâncias que se ligam aos outros sítios dos receptores GABAérgico, como aumento da ligação de benzodiazepínicos e inibição da ligação de picrotoxina. Então, os barbitúricos potencializam ligações de agonistas dos receptores $GABA_A$ e inibem as ligações dos antagonistas. A atividade noradrenérgica pode ser seletivamente deprimida. A alta incidência dos efeitos adversos associados à terapia com barbitúricos inclui depressão cardiorrespiratória, enfraquecimento das funções das células brancas, hipocalcemia e disfunção hepática e renal. Em consequência, o uso de tiopental e de outros barbitúricos para a sedação em pacientes com problemas neurológicos críticos tem diminuído.

A toxicidade depende do tipo de barbitúrico. Para o fenobarbital, a dose letal mínima estimada é de 1,5 g, mas, com o desenvolvimento de tolerância, há casos de ingestão de 16 g com recuperação. A concentração crítica tóxica varia entre 4 e 90 μg/mL e a letal, de 4 a 120 μg/mL. Os barbitúricos de ação curta são mais potentes e, consequentemente, mais tóxicos que os de ação prolongada.

O início dos sintomas, após a ingestão, depende do tipo de barbitúrico. Nos casos de superdose de barbitúricos de ação longa, começam dentro de 2 horas. A intoxicação leve a moderada lembra muito a embriaguez por álcool, em que o indivíduo fica com fala enrolada, ataxia, vertigem e confusão.

Os efeitos dos barbitúricos no SNC podem ser classificados em 4 estágios.

Estágio 1 O indivíduo apresenta estupor, mas responde ao comando verbal.

Estágio 2 O paciente não responde a todos os estímulos, mas seus reflexos e sinais vitais estão intactos.

Estágio 3 O paciente não responde aos estímulos e aos reflexos, mas apresenta sinais vitais estáveis.

Estágio 4 O paciente não responde aos estímulos e aos reflexos e seus sinais vitais estão instáveis.

Os efeitos tóxicos provocados pelos barbitúricos estão relacionados com a dose, entretanto a relação dose-resposta é muito difícil de ser estabelecida em função do fenômeno de tolerância. No aspecto clínico, a intoxicação se manifesta por uma alteração da consciência e depressão dos centros respiratórios e vasomotores, sendo todas essas alterações reversíveis.

Apesar de o coma ser o principal sinal de intoxicação aguda por barbitúricos, não é característico, sendo necessário o diagnóstico laboratorial. Mesmo em uma intoxicação severa, a recuperação geralmente ocorre sem sequela neurológica. Quando o paciente sobrevive por vários dias de coma, podem ocorrer danos por anóxia com necrose cortical laminar, na porção H_1 do hipocampo, e perda de células de Purkinje do cerebelo (massa cinzenta).

Logo no início do coma, os derivados barbitúricos abolem o centro do movimento respiratório, sendo a depressão respiratória a causa mais comum de óbito em pacientes sem suporte ventilatório. Em cerca de 6,5% dos casos de intoxicação aguda por barbitúricos, os pacientes apresentam lesões na pele caracterizadas pela presença de bolhas grandes. Portanto, quando um indivíduo dá entrada em um hospital, inconsciente e apresentando eritema com bolhas, deve ser realizada uma triagem para barbitúricos, apesar de outros medicamentos também provocarem quadro semelhante, como diuréticos e analgésicos.

▶ TOXICIDADE NEONATAL

Alguns autores correlacionam um possível efeito teratogênico dos barbitúricos se usados nos 3 primeiros meses da gravidez. Essa relação ainda não é conclusiva, mas, quando utilizados no final da gravidez, poderão provocar depressão respiratória, sedação, defeitos de coagulação e síndrome de abstinência no neonato. Alguns desses sintomas podem persistir por alguns meses, interferindo no desenvolvimento do cérebro e, consequentemente, no comportamento da criança. Os derivados barbitúricos de ação longa, como o fenobarbital, passam mais para o leite materno que os de ação curta ou intermediária.

O fenobarbital tem sido usado como terapia de primeira linha padrão para convulsões neonatais por décadas e é o medicamento mais frequentemente usado em todo o mundo. Isso é provavelmente atribuído aos dados de eficácia disponíveis, farmacocinética previsível com meia-vida longa que torna viável o monitoramento e, provavelmente, acima de tudo, longa experiência em seu uso. Os recém-nascidos que recebem fenobarbital já estão em alto risco de atraso no desenvolvimento e no comprometimento do comportamento por causa da lesão hipoxi-isquêmica primária e/ou do efeito de crises convulsivas repetidas no cérebro em desenvolvimento. Ainda não se sabe se o fenobarbital piora ou melhora potencialmente o resultado do desenvolvimento em longo prazo, quando eficaz no controle de convulsões neonatais.

▶ DEPENDÊNCIA

O uso contínuo de barbitúrico, em curtos intervalos de tempo, acarreta tolerância, desenvolvendo resistência aos efeitos hipnóticos. No caso desses fármacos, observam-se a tolerância farmacocinética, também conhecida como tolerância metabólica, e a tolerância farmacodinâmica.

A tolerância metabólica é explicada em parte pelo aumento da atividade de algumas isoenzimas do CYP hepático, induzidas pelos derivados de barbitúricos. Como consequência, o processo de biotransformação do fármaco é acelerado, resultando na sua eliminação mais rápida, diminuindo o tempo de ação terapêutica e, portanto, sendo necessário aumentar a dose para manter as concentrações nos tecidos.

A tolerância a esses fármacos é diretamente proporcional à rapidez de seu efeito e inversamente proporcional à sua meia-vida. Dessa maneira, há uma preferência pelos barbitúricos de ação curta e ultracurta, como o pentobarbital e o tiopental, do que pelo fenobarbital. Parece que essa tolerância não está relacionada com o fenômeno de dependência física e de tolerância farmacodinâmica (neuroadaptação), que envolve uma adaptação do tecido nervoso à presença do barbitúrico. Ocorre tolerância cruzada com outros depressores, como o álcool etílico e os anestésicos gerais de inalação. A tolerância aguda pode ocorrer após a administração de uma dose única elevada, sendo que o SNC é passível de se tornar resistente aos efeitos da substância, mesmo somente com uma única administração.

A dependência física e psicológica com o uso prolongado de barbitúricos é bem estabelecida. A retirada abrupta do fármaco pode gerar síndrome de abstinência, na qual o indivíduo apresenta debilidade, ansiedade, alucinações, delírios e convulsões. Se a dependência está bem estabelecida, a descontinuação do fármaco pode produzir a síndrome de abstinência dentro de 24 horas após a sua retirada. O sistema múltiplo de órgãos afetados pela retirada dos barbitúricos inclui ativação do SNC, irritabilidade do trato gastrointestinal e hiperatividade simpática. A síndrome de abstinência (Quadro 31.2) pode aparecer também com o uso de analgésicos em combinação com barbitúrico, como também em neonatos cujas mães ingeriram barbitúricos como anticonvulsivantes ou como droga de abuso. Os sintomas nos recém-nascidos são similares aos da síndrome de abstinência aos opiáceos (hiperatividade, choro excessivo, tremor, hiperreflexia, vômitos, suor). A hiperexcitabilidade nos neonatos aparece em torno do sétimo dia após o nascimento e pode persistir por vários meses.

Para barbitúricos de ação intermediária e curta, náusea, vômito, hipotensão ortostática e agitação desenvolvem-se 12 a 16 horas após a retirada do fármaco.

Quadro 31.2 Síndrome de abstinência.

Moderada	Hipotensão postural, irritabilidade, náusea, vômito e anorexia, tremores, fraqueza, ansiedade (duração é variável, acima de 14 dias).
Severa	Estado epilético, convulsão, contração mioclônica (a duração não excede a 8 dias).
Drástica	Morte, hiperpirexia, *delirium tremens*, alucinação (duração a partir de 14 dias).

Fonte: Desenvolvido pela autoria.

TRATAMENTO

A intoxicação barbitúrica pode ocorrer de 3 maneiras: tentativas de suicídio (a grande maioria); automatismo (perda de controle sobre a quantidade ingerida após os primeiros comprimidos); e, por último, a intoxicação acidental, principalmente em crianças. Como não há antídoto para os barbitúricos, existem diversos esquemas e condutas terapêuticas para o tratamento de suas intoxicações.

- **Terapia de suporte.** Estabilização e manutenção de sinais vitais (hipotermia, hipertermia, letargia, agitação). Sendo a parada respiratória a principal causa da morte, a adequação da ventilação deve ser o primeiro passo. Administração intravenosa de solução de Ringer nos pacientes hipertensos e de glicose, naloxona e tiamina a todos os que apresentem depressão do SNC.
- **Descontaminação do trato gastrointestinal.** Como os barbitúricos diminuem a motilidade gastrointestinal e retardam o esvaziamento gástrico, é indicada a lavagem gástrica e êmese para pacientes conscientes. Os barbitúricos são bem adsorvidos por carvão ativado, sendo este administrado na dose de 1 g/kg de peso.
- **Aumento da eliminação.** Doses repetidas de carvão ativado reduzem a meia-vida sérica do fenobarbital administrado por via intravenosa ou oral. A alcalinização urinária aumenta de 5 a 10 vezes a velocidade da excreção do fenobarbital e do metarbital. A diurese forçada requer um fluxo de 3 a 4 mL/kg/minuto e um pH acima de 7,5. No caso do fenobarbital com pKa de 7,2 em pH 7,5, 96% de suas moléculas estão na forma não ionizada, portanto de fácil absorção. Quando se eleva o pH urinário, com a administração de solução de bicarbonato de sódio, o fenobarbital fica na forma ionizada em uma proporção de 85% e, portanto, sua excreção é acelerada (Tabela 31.1).

Tabela 31.1 Excreção do fenobarbital de acordo com o tratamento.

Tipo	(mL/s)
Depuração espontânea	60
Diuréticos salinos	150
Bicarbonato de sódio	240
Bicarbonato + manitol	300
Lactato + ureia	1.020*
Furosemida	480
Diálise peritoneal	480
Hemodiálise	1.620 a 3.000
Hemoperfusão com carvão ativado	3.600
Hemoperfusão sobre resina	4.800

* Pode causar desidratação celular.
Fonte: Desenvolvida pela autoria

A hemodiálise é mais eficaz para os derivados barbitúricos de ação longa. O sangue entra em contato com uma membrana, que permite a passagem de substâncias com peso molecular abaixo de 500 dáltons e mais solúveis em água. A concentração da substância no dialisado se equilibra com o plasma. O dialisado é removido, um novo equilíbrio se forma e, assim, sucessivamente, o agente tóxico vai sendo removido. A hemodiálise só deverá ser usada quando o paciente não responder à terapia de suporte ou quando a concentração sanguínea do barbitúrico estiver acima de 10 a 15 mg/dL.

Na hemoperfusão, o sangue passa através de uma coluna de carvão ou resina absorvente. Alguns agentes tóxicos são muito bem removidos por essa técnica. No caso dos derivados barbitúricos, é mais eficaz para os compostos de ação curta e intermediária em que a resina XAD-4 remove eficientemente os barbitúricos lipossolúveis. Essa medida deve ser reservada para pacientes com intoxicação severa e que não respondem à terapia de suporte. Não existem antídotos para os barbitúricos e não é aconselhável administrar estimulantes, como cafeína ou coramina, pois tendem a aumentar as complicações.

BIBLIOGRAFIA

BASTOS, F.I.P.M. et al. *III Levantamento nacional sobre o uso de drogas pela população brasileira*. Rio de Janeiro: Fundação Oswaldo Cruz, 2017.

BORTELLO, M.E.; BOCHNER, R. Impacto dos medicamentos nas intoxicações humanas no Brasil. *Cad. Saúde Pública*, v. 15, p. 859-869, 1999.

CHEN, G.; KOZELL, L.B.; BUCK, K.J. Substantia nigra pars reticulate is crucially involved in barbiturate and ethanol withdrawal in mice. *Behavioural Brain Research*, v. 218, p. 152-157, 2011.

CORDATO, J.D. et al. Barbiturates for acute neurological and neurosurgical emergencies – do they still have a role? *J. Clin. Neurosciences*, v. 10, n. 3, p. 283-88, 2003.

DENNIS, S.C.; MIHIC, S.J.; HARRYS, R.A. Hipnóticos e sedativos. *In*: GOODMAN AND GILMAN. *As bases farmacológicas da terapêutica*. 11.ed. McGraw-Hill, Interamericana Editores, cap. 16, p. 359-82, 2006.

EL-DIB, M.; SOUL, I.S. The use of phenobarbital and other anti-seizure drugs in newborns. *Seminars in Fetal and Neonatal Medicine*, v. 22, n 5, p. 321-327, 2017.

ELLENHORN, M.J.; BARCELOUX, D.G. *Medical toxicology, diagnosis and treatment of human poison*. New York: Elsevier Science Publishing Company, Inc., 1998.

EKINS, S. et al. Three-and four dimensional-quantitative structure activity relationship (3D/4D-QSAR) analyses of CYP2C9 inhibitors. Drug Metabolism and Disposition, v. 28, n. 8, p. 994-1002, 2000.

GANDOLFI, E.; ANDRADE, M.G.G. Eventos toxicológicos relacionados a medicamentos no Estado de São Paulo. *Rev. Saúde Pública*, v. 40, p. 1056-64, 2006.

GOLD, K.J.; SEN, A.; SCHWENK, T.L. Details on suicide among US physicians: data from the National Violent Death Reporting System. *General Hospital Psychiatry*, v. 35, p. 45-49, 2013.

GREENBLATF, D.J.; HARMATZ, J.S.; SHADER, R.I. Clinical pharmacokinetics of anxiolytics and hypnotics in the elderly – therapeutic considerations (Part II). *Clin. Pharmacokinet.*, v. 21, n. 4, p. 262-73, 1991.

GREGUS, Z. Mechanism of toxicology. *In*: CLAASSEN, C.D. *Casarett and Doull's, Toxicology. The basic science of poison*, 7th ed. New York: Macmillan Publishing Co., Inc., 2007.

GUILLÉN-SANS, R.; CHOZAS, G. Historical aspects and applications of barbituric acid derivatives. A review. *Phamazia*, v. 43, p. 827-9, 1988.

HÉRNANDEZ, E. et al. Hemodialysis for treatment of accidental hypothermia. *Nephron.*, v. 63, p. 211-6, 1993.

ITO, T. et al. Pharmacology of barbiturate tolerance/dependence: $GABA_A$ receptors and molecular aspects. *Life Sciences*, v. 59, p. 169-195, 1996.

KOUKOURITAKI, S.B. et al. Developmental expression of human hepatic CYP2C9 and CYP2C19. *Journal of Pharmacology and Experimental Therapeutics*, v. 308, n. 3, p. 965-974, 2004.

LARINI, L. Compostos barbitúricos. *In*: LARINI, L. *Toxicologia*. 3. ed. São Paulo: Manole, 1997.

LAVINE, D.A.; KRUSE, J.A. Cellular mechanisms of anaesthesia. *Current Anaesthesia and Critical Care*, v. 8, p. 198-201, 1997.

MAALOUF, F.I. et al. Outpatient pharmacotherapy for neonatal abstinence syndrome. *The Journal of pediatrics*, v. 199, p. 151-157, 2018.

MARINELLI, E. et al. Gamma-hydroxybutyrate abuse: pharmacology and poisoning and withdrawal management. *Archives of Industrial Hygiene and Toxicology*, v. 71, n. 1, p. 19-26, 2020.

MATHERS, D.A.; WAN, X.; PUIL, E. Barbiturate activation and modulation of $GABA_A$ receptors in neocortex. *Neuropharmacology*, v. 52, p. 1160-68, 2007.

MATHIAS, T.L.; GUIDONI, C.M.; GIROTTO, E. Tendências de eventos toxicológicos relacionados a medicamentos atendidos por um Centro de Informações Toxicológicas. *Revista Brasileira de epidemiologia*, v. 22, p. e190018, 2019.

MALK, K.; METSÄRANTA, M.; VANHATALO, S. Drug effects on endogenous brain activity in preterm babies. *Brain and Development*, v. 36, n. 2, p. 116-123, 2014.

MO, Y.; THOMAS, M.C.; KARRAS JR, G.E. Barbiturates for the treatment of alcohol withdrawal syndrome: a systematic review of clinical trials. *Journal of Critical Care*, v. 32, p. 101-107, 2016.

NELSON, A.C. et al. Benzodiazepines vs barbiturates for alcohol withdrawal: analysis of 3 different treatment protocols. *The American Journal of Emergency Medicine*, v. 37, n. 4, p. 733-736, 2019.

NISAVIC, M. et al. Use of phenobarbital in alcohol withdrawal management–a retrospective comparison study of phenobarbital and benzodiazepines for acute alcohol withdrawal management in general medical patients. *Psychosomatics*, v. 60, n. 5, p. 458-467, 2019.

PACIFICI, G.M. Clinical pharmacology of phenobarbital in neonates: effects, metabolism and pharmacokinetics. *Current pediatric reviews*, v. 12, n. 1, p. 48-54, 2016.

PANDIT, J.J. Intravenous anaesthetic agents. *Pharmacology*, Oxford: Elsevier Ltd., p.144-150, 2010.

PANTEL, N.J. et al. Phenobarbital alters hepatic Mrp2 function by direct and indirect interactions. *Molecular Pharmacology*, v. 64, n. 1, p. 154-59, 2003.

QUIGNOT, N. et al. Inter-phenotypic differences in CYP2C9 and CYP2C19 metabolism: Bayesian meta-regression of human population variability in kinetics and application in chemical risk assessment. *Toxicology Letters*, 2020.

RABBANI, M. et al. Possible involvement of NMDA receptor mediated transmission in barbiturate physical dependence. *Br. J. Pharmacol.*, v. 111, p. 89-96, 1994.

RANG, H.P.; DALE, M.M. *Farmacologia*. 2 ed., Rio de Janeiro: Guanabara-Koogan, 1991.

RODICHOK, L.D. A case of barbiturate poisoning with a readily accessible laboratory reagent. *Clin. Toxicol.*, v. 30, n. 3, p. 445-58, 1992.

TOSCANO, M.M. et al. Intoxicações exógenas agudas registradas em centro de assistência toxicológica. *Saúde e Pesquisa*, v. 9, n. 3, 2016.

VAN DEN ANKER, J. et al. Developmental changes in pharmacokinetics and pharmacodynamics. *The Journal of Clinical Pharmacology*, v. 58, p. S10-S25, 2018.

WESTHORPE, R.N.; BALL, C. The intravenous barbiturates. *International Congress Series*, v.1242, p.57-69, 2002.

YANAY, O.; BROGAN, T.V.; MARTIN, L.D. Continuous pentobarbital infusion in children is associated with high rates of complications. *J. Crit. Care*, v. 19, p. 174-78, 2004.

YU, S.; HO, I.K. Effects of acute barbiturate administration, tolerance and dependence on brain GABA system: comparison to alcohol and benzodiazepines. *Alcohol*, v. 7, p. 261-272, 1990.

ZANINI, C.; OGA, S.; BATISTUZZO, J.A.O. (Eds.). *Farmacologia aplicada*. 6.ed., São Paulo: Atheneu, 2018.

32

Benzodiazepínicos

Irene Videira de Lima
Suelly Lima Natal

CONTEÚDO DESTE CAPÍTULO

INTRODUÇÃO

Os benzodiazepínicos estão entre os fármacos mais prescritos e utilizados em todo o mundo. Desde a introdução do clordiazepóxido, em 1961, dezenas desses compostos foram sintetizados e testados e estão em uso clínico atualmente. São utilizados como ansiolíticos, anticonvulsivantes, relaxantes musculares e hipnóticos. Esses fármacos normalmente induzem esses efeitos em maior ou menor grau, dependendo da dose.

Da classe dos benzodiazepínicos, 34 constam na lista de substâncias controladas pela DEA (*Schedule IV of Controlled Substances Act – Drug Enforcement Agency*) – por meio do Código de Regulação Federal dos Estados Unidos. Alprazolam, clonazepam, diazepam, lorazepam e temazepam são os mais prescritos e também os mais frequentemente encontrados como droga de rua.

Levantamento efetuado pelo NSDUH (*National Survey on Drug Use and Health*) entre os anos de 2015 e 2016 indicou que 30,6 milhões de americanos adultos reportaram o uso de benzodiazepínicos, sendo que 25,3 milhões obtiveram o fármaco por meio de prescrição médica e 5,3 milhões por outros meios. Os adultos com idade entre 59 e 64 anos, formaram o grupo com a maior prevalência de uso médico e aqueles com idade entre 18 e 25 anos, demonstraram ser o grupo mais relacionado com uso não médico.

Em 2018, dados do centro europeu para monitoramento de drogas – EMCDDA (*European Monitoring Center for Drugs and Drug Addiction*) demonstram uma variedade de benzodiazepínicos usados ilicitamente em países europeus, os mais comumente detectados em análises toxicológicas *post mortem* com histórico de uso de drogas foram alprazolam, clonazepam, diazepam, flunitrazepam e oxazepam.

No Brasil, 36 fármacos da família dos benzodiazepínicos constam da lista B1 – Lista das Substâncias Psicotrópicas e estão sujeitos à notificação de Receita B, conforme Portaria n. 344/98 e RDC n. 368/2020 da Anvisa (Agência Nacional de Vigilância Sanitária), do Ministério da Saúde.

De acordo com o *V Levantamento Nacional sobre o Consumo de Drogas Psicotrópicas entre Estudantes de Ensino Fundamental e Médio da Rede Pública de Ensino nas 27 Capitais Brasileiras*, realizado pelo Centro Brasileiro de Informações sobre Drogas Psicoativas/Escola Paulista de Medicina (Cebrid/EPM), os ansiolíticos ocuparam o 3º lugar, com 4,1%. O consumo predominou no sexo feminino.

Resultados da II Pesquisa Brasileira sobre Álcool e Drogas do Instituto Nacional de Ciência e Tecnologia para Políticas Públicas do Álcool e outras Drogas (INPAD/Unifesp) publicada em 2018 demonstraram o consumo de 6,1% de benzodiazepínicos num período de 12 meses anterior à pesquisa, na população estudada.

O termo benzodiazepínico se refere a uma classe de compostos cuja estrutura possui um anel benzênico acoplado a um anel diazepínico e um grupamento aril substituinte na posição 5 da diazepina, compondo um terceiro anel, com a estrutura 5-aril-1,4 benzodiazepínico. De acordo com os grupamentos substituintes nas diversas posições da estrutura fundamental, há vários derivados de benzodiazepínicos: 2-ceto (diazepam, flunitrazepam); 3-hidroxi (lorazepam, oxazepam); 7-nitro (nitrazepam, flunitrazepam, clonazepam); 7-cloro (diazepam, fludiazepam); triazol (alprazolam, triazolam); imidazol (midazolam, climazolam); oxazol (haloxazolam), entre outros (Figura 32.1, Quadro 32.1).

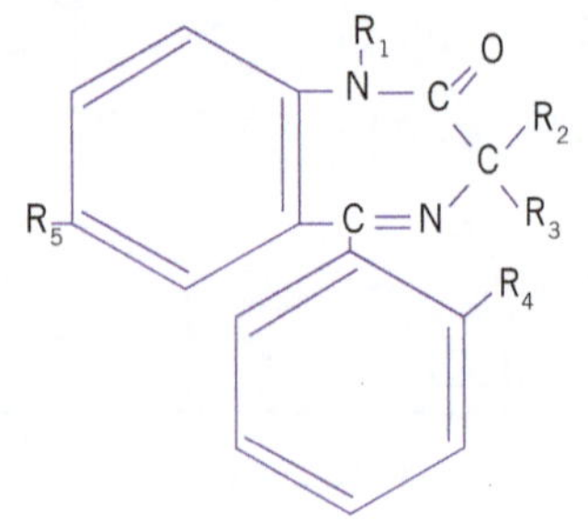

Figura 32.1 Estrutura química dos 1,4-benzodiazepínicos.

Quadro 32.1 Principais fármacos pertencentes ao grupo dos benzodiazepínicos.

Fármaco	R_1	R_2	R_3	R_4	R_5
Alprazolam	Anel triazol[1]	H	H	H	Cl
Bromazepam	H	H	H	N	Br
Camazepam	CH_3	H	$OCON(CH_3)_2$	H	Cl
Clonazepam	H	H	H	Cl	NO_2
Clorazepato	H	H	COOH	H	Cl
Clordiazepóxido[2]	–	H	H	O	Cl
Diazepam	CH_3	H	H	H	Cl
Fludiazepam	CH_3	H	H	F	Cl
Flunitrazepam	CH_3	H	H	F	NO_2
Flurazepam	$(CH_2)_2N(C_2H_5)_2$	H	H	F	Cl
Halazepam	CH_2CF_3	H	H	H	Cl
Lorazepam	H	H	OH	Cl	Cl
Lormetazepam	CH_3	OH	H	Cl	Cl
Medazepam	CH_3	H	H	H	Cl
Midazolam	Anel imidazol[3]	H	H	F	Cl
Nimetazepam	CH_3	H	H	H	NO_2
Nitrazepam	H	H	H	H	NO_2
Oxazepam	H	H	OH	H	Cl
Prazepam	CH_2C2H_5	H	H	H	Cl
Temazepam	CH_3	H	OH	H	Cl

[1] Anel triazol acoplado; [2] Substituição de = O no anel diazepina por $-NHCH_3$; [3] Anel imidazol acoplado.
Fonte: Desenvolvido pela autoria.

▶ TOXICOCINÉTICA

Absorção e distribuição

Após administração oral, os benzodiazepínicos são geralmente bem absorvidos pelo trato gastrointestinal. A absorção pode ser influenciada por alimentos, terapia associada e formulação. Fármacos que alteram o pH gástrico podem influenciar a absorção por via oral. Para os comumente utilizados, a concentração máxima sanguínea é atingida entre 40 minutos (medazepam, temazepam) e aproximadamente 2,5 horas (clonazepam). Outras vias podem ser utilizadas: a intramuscular, de absorção lenta, exceto para o lorazepam; a intravenosa, não inteiramente desprovida de riscos, já que a introdução muito rápida pode levar a um período de apneia; e a via retal, útil quando se quer obter um efeito rápido em circunstâncias em que a administração intravenosa é impraticável ou indesejável.

Após administração de dose oral única (ou intravenosa), a duração de ação normalmente depende da taxa e da extensão da distribuição. Com administrações repetidas, outros fatores, particularmente a biotransformação, assumem importância maior.

Os benzodiazepínicos são bem distribuídos pelos tecidos orgânicos e possuem suficiente lipossolubilidade para atingir o cérebro. A maioria deles é altamente ligada às proteínas plasmáticas; a fração livre varia de 2% (diazepam) a 15% (clonazepam). Um volume de distribuição típico é de 1,5 L/kg aproximadamente.

Biotransformação e excreção

Os benzodiazepínicos são biotransformados pelas enzimas hepáticas, envolvendo as vias oxidativas (N-desmetilação, hidroxilação ou ambas) e não oxidativas (nitro redução, conjugação glicurônica etc.). Os produtos formados podem ter atividade farmacológica similar àquela do composto original. A complexidade desses processos pode ser exemplificada pela biotransformação do diazepam (7-cloro-1,3-diidro-1-metil-5-fenil-2H-1,4-benzodiazepin-2-ona), que origina 3 principais produtos: nordiazepam, oxazepam e temazepam.

Os derivados benzodiazepínicos, portanto, dão origem a outros membros da classe durante o processo de biotransformação.

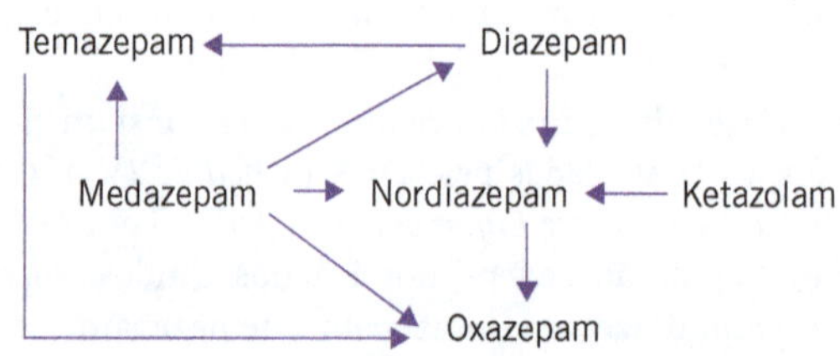

Os benzodiazepínicos sofrem extenso metabolismo de 1ª passagem. Através da circulação porta, chegam ao fígado, onde são biotransformados. O grau de eliminação pré-sistêmica varia muito entre os membros da classe. Clorazepato, prazepam e flurazepam sofrem maior efeito de 1ª passagem do que o lorazepam e diazepam. Aqueles que mostram grande eliminação pré-sistêmica têm alterações na concentração plasmática após administração oral; uma pequena concentração do fármaco original normalmente é acompanhada de quantidades maiores do produto de biotransformação no plasma.

O período de ação depende em parte da meia-vida de eliminação e da presença ou ausência de metabólitos ativos. Fármacos com $t_{1/2}$ longa normalmente têm longo período de ação e se associam com sedação prolongada.

Os benzodiazepínicos de longa ação e a maioria dos de ação ultracurta estão sujeitos à biotransformação oxidativa com frequentes variações individuais nos parâmetros farmacocinéticos, atribuídos a fatores como idade, dano hepático e uso concomitante de indutores/inibidores enzimáticos. Os fármacos de ação intermediária/curta são biotransformados preferencialmente pelas vias não oxidativas, com pequenas variações atribuídas aos fatores supracitados.

A biotransformação, por sua vez, pode ser estimulada por meio de indutores enzimáticos, como os barbitúricos; efeito oposto pode ocorrer na presença de fármacos como o dissulfiram e a cimetidina, que são inibidores enzimáticos.

Genericamente, a eliminação da maioria dos benzodiazepínicos é similar àquela vista com o diazepam; são excretados preferencialmente pelas vias urinárias na forma de múltiplos produtos de biotransformação e, em menor concentração, nas fezes. Porcentagem muito pequena da forma inalterada aparece na urina.

TOXICODINÂMICA

Os benzodiazepínicos interagem com um importante neurotransmissor inibitório do SNC, o ácido gama amino butírico (GABA) amplamente distribuído no córtex, no cerebelo e nas estruturas límbicas, áreas envolvidas em processos emocionais e cognitivos, bem como na produção de convulsão.

Há 2 tipos de receptores de GABA: $GABA_A$ e $GABA_B$. Os benzodiazepínicos atuam sobre os receptores $GABA\text{-}_{A,}$ produzindo efeito sedativo, anticonvulsivante, ansiolítico e também relaxamento muscular.

O mecanismo molecular da transmissão GABAérgica envolve a formação de um complexo entre o receptor de GABA e o canal de cloreto, o qual, na ausência de GABA, encontra-se na sua conformação fechada, isto é, impermeável a íons. Quando o GABA se liga ao receptor, a estrutura tridimensional do complexo é alterada, resultando na abertura do canal de cloreto, permitindo o influxo desse ânion, gerando inibição sináptica rápida e hiperpolarização de membrana celular. A direção do fluxo é determinada pelo gradiente de concentração e pelo potencial de membrana. A condutância do cloreto induzida pelo GABA deprime a excitabilidade da membrana celular.

O receptor GABA A contém uma região específica de ligação para os benzodiazepínicos e outras moléculas como barbitúricos e etanol. Os benzodiazepínicos atuam sobre os receptores GABA A, produzindo efeitos sedativo, anticonvulsivante e ansiolítico, além de relaxamento muscular.

Os benzodiazepínicos não agem diretamente sobre o fluxo de cloreto, enquanto os barbitúricos ativam diretamente o canal de cloreto e causam depressão respiratória. Portanto, os benzodiazepínicos são mais eficazes e seguros do que os barbitúricos como hipnóticos. Ultimamente, as pesquisas têm indicado a existência de receptores específicos para os benzodiazepínicos no SNC, sugerindo a existência de substâncias endógenas muito semelhantes a esses fármacos.

DOSES USADAS E O FENÔMENO DA TOLERÂNCIA

O primeiro fenômeno que se observa com o uso crônico dos benzodiazepínicos é o desenvolvimento da tolerância, cuja velocidade de instalação varia para diferentes efeitos. Os efeitos de sedação/ataxia são os primeiros a serem atenuados; efeitos anticonvulsivantes são reduzidos mais vagarosamente; e efeitos ansiolíticos demoram mais para desaparecer. Maior risco de desenvolvimento de tolerância ocorre com o uso de doses maiores do que as terapêuticas e por longos períodos.

A tolerância observada com os benzodiazepínicos é diferente daquela observada com os barbitúricos. Não depende de indução enzimática. Ocorre uma tolerância do tipo funcional, cujos mecanismos envolvem alterações de número ou sensibilidade de receptores de benzodiazepínicos, modificações no acoplamento de GABA ao seu receptor ou mudanças na neurotransmissão noradrenérgica ou serotoninérgica em sistemas em que o GABA interage.

DEPENDÊNCIA E A SÍNDROME DA ABSTINÊNCIA

O segundo fenômeno observado com o uso crônico dos benzodiazepínicos é a dependência, manifestada por sintomas de abstinência. Pacientes tratados por períodos prolongados, acima de 6 meses, com doses terapêuticas mostram evidência de dependência física. Entretanto, maior risco de desenvolvimento de dependência ocorre com o uso prolongado de doses maiores do que as terapêuticas. A dose diária, a duração do tratamento, a meia-vida de eliminação e a potência do fármaco contribuem para a dificuldade na interrupção do uso. Acrescente-se o fato de que o nível inicial da psicopatologia e a personalidade do indivíduo contribuem para a severidade dos sintomas de abstinência.

A dependência física é maior com benzodiazepínicos de meia-vida de eliminação curta, desenvolve-se mais rapidamente, os sintomas de abstinência são mais intensos e, em geral, mais graves após a interrupção abrupta do que após a interrupção gradual do fármaco.

A dependência psíquica também ocorre com o uso prolongado de benzodiazepínicos, embora eles tenham baixo potencial de abuso quando comparados a outros, como os barbitúricos, opiáceos e álcool etílico. A experiência subjetiva de uma combinação de efeitos de agonistas pode ser prazerosa e resultar em dependência psíquica e abuso numa população de risco, como os dependentes de etanol e usuários de opiáceos.

Os sintomas de abstinência decorrentes da interrupção do uso desses fármacos incluem: disforia, ansiedade (maior do que na condição preexistente), agitação, insônia, vertigens, anorexia, náuseas ou vômitos, hiperreflexia, convulsões etc. Essa síndrome tem sido observada tanto em animais de experimentação quanto em humanos.

Para entender os mecanismos que envolvem os fenômenos da tolerância, dependência e síndrome de abstinência, é necessário compreender a complexidade do receptor de benzodiazepínico.

Uma das características desses receptores é que eles permitem a fixação de diferentes ligantes, entre eles substâncias que apresentam efeitos opostos àqueles apresentados pelos benzodiazepínicos. Esses receptores permitem a ligação de agonistas (benzodiazepínicos convencionais), agonistas parciais de menor eficácia, antagonistas sem ação intrínseca, mas que bloqueiam a ação dos agonistas por competição direta nos sítios receptores (p. ex., flumazenil), agonistas inversos, que têm ação oposta à dos agonistas, e agonistas inversos parciais, de menor eficácia. As ações do agonista inverso são bloqueadas pelo antagonista, mostrando que agem no mesmo receptor.

As mudanças neurofisiológicas são a primeira resposta à ocupação crônica dos receptores de benzodiazepínicos. O mecanismo efetor que acopla o sítio de ligação dos receptores de benzodiazepínicos e o complexo receptor de GABA-canal de cloreto é alterado, reduzindo a eficácia do agonista e aumentando a eficácia do agonista inverso. Essas mudanças podem ocorrer rapidamente e sugerem mais uma mudança alostérica do que a produção de receptores diferentes.

O receptor de benzodiazepínico interage com outros neurotransmissores. Alucinações e ideias paranoides vistas na síndrome de abstinência parecem estar relacionadas com a neurotransmissão dopaminérgica; perda de apetite, mudanças no humor e disforia parecem ser mediadas por processos via opioide endógeno.

CONSEQUÊNCIAS TOXICOLÓGICAS DO USO E DO ABUSO

Os benzodiazepínicos são fármacos relativamente seguros. Depressão respiratória e cardiovascular ocorrem somente em circunstâncias especiais, como em injeção intravenosa muito rápida ou diante de uma disfunção hepática. A administração intravenosa de fármacos de ação ultracurta (como o triazolam) pode resultar em apneia e óbito. A via intravenosa também está associada com maior grau de hipotensão do que as demais vias.

Intoxicações graves e letais causadas pelo uso isolado de benzodiazepínicos são raras; normalmente, essas intoxicações envolvem o uso concomitante de outros depressores do SNC, como etanol, barbitúricos e opiáceos. Pelo fato de terem efeito aditivo de sedação quando associados a outros depressores do SNC, os pacientes devem ser informados sobre o risco em potencial quando da ingestão de álcool etílico durante terapia com esses fármacos.

Os benzodiazepínicos são frequentemente usados em associação com antidepressivos. Esse tipo de associação pode ter significado clínico quando o antidepressivo é a fluvoxamina, um potente inibidor da biotransformação oxidativa. Desse modo, os derivados benzodiazepínicos que são biotransformados por essa via, como alprazolam, bromazepam, diazepam etc., têm sua concentração plasmática aumentada.

Os principais efeitos colaterais observados com o uso desses fármacos são sedação e letargia, interferência com o tempo de reação e coordenação motora, podendo resultar em risco para indivíduos que exercem atividades envolvendo precisão ou rapidez de reflexos. Doses elevadas (20 a 40 vezes maiores que as habituais) são necessárias para o acometimento de efeitos mais graves. Nessas doses, poderá ocorrer hipotonia muscular, dificuldade para ficar de pé e andar, hipotensão e desmaios.

Há relatos de que os benzodiazepínicos podem acarretar comportamento agressivo e/ou suicida. A indução da violência, porém, é considerada extremamente pequena e idiossincrática, exceto possivelmente em pacientes com personalidade pró-violência.

A interrupção do uso após terapia prolongada pode levar a 3 tipos de síndromes: *recorrência*, em que os sintomas da doença voltam a se manifestar; *rebote*, que se caracteriza pelo retorno dos sintomas originais para os quais foram prescritos, numa intensidade maior; e *síndrome de abstinência*, que é o aparecimento de novos sintomas após a descontinuação ou redução das doses. A probabilidade de aparecimento dessas síndromes é maior quando existe a interrupção abrupta do tratamento realizado com benzodiazepínico de $t_{1/2}$ curta (como o alprazolam) do que os de $t_{1/2}$ longa (como o diazepam).

A possibilidade de desenvolvimento de dependência deve sempre ser considerada, principalmente quando há fatores de risco. Pacientes idosos são especialmente vulneráveis aos efeitos dos benzodiazepínicos; com o aumento da idade, há aumento da meia-vida de eliminação. Portanto, o binômio risco-benefício deve sempre ser considerado na terapia prolongada com esses fármacos, principalmente os de longa ação.

TRATAMENTO ANTIDOTAL DA INTOXICAÇÃO AGUDA

Para tratamento da intoxicação aguda, o flumazenil, antagonista seletivo do receptor GABA, é o antídoto específico disponível atualmente. Ele bloqueia, especificamente, por inibição competitiva, os efeitos dos benzodiazepínicos, mas deve ser usado com cautela. O flumazenil somente deve ser usado quando, sabidamente, a overdose se dá em função unicamente a benzodiazepínicos. Se usado, a dose inicial é de 0,1 a 0,2 mg IV em 15 a 30 segundos e repetida conforme a necessidade até a quantidade máxima de 1 mg.

O flumazenil é contraindicado em pacientes com aumento da pressão intracraniana, com história de epilepsia ou naqueles com exposição a antidepressivos tricíclicos.

DESIGNER DRUGS DA CLASSE DOS BENZODIAZEPÍNICOS

As *Designer drugs* (drogas planejadas, drogas sintéticas) são também referidas como NPS (*New Psychotropic Substances*). *Designer* benzodiazepínicos são análogos sintéticos ou derivados daqueles fármacos já existentes e são obtidos por modificações feitas na estrutura clássica desses compostos. São, portanto, estruturalmente muito semelhantes aos fármacos aprovados por legislação, mas não estão regulamentados para uso médico. A indústria clandestina sintetiza e coloca à venda, burlando a legislação.

Algumas são aprovadas para uso médico em determinados países, como exemplo o fenazepam que era aprovado para uso na antiga União Soviética e o etizolam aprovado para uso no Japão. São conhecidas dezenas dessas drogas sintéticas do grupo dos benzodiazepínicos em todo o mundo e as análises toxicológicas de fluidos biológicos para detecção dessas substâncias constitui um desafio analítico. São exemplos: clonazolam, clonitrazepam, cloniprazepam, diclazepam, flualprazolam, flubromazolam, flutazolam.

USO DOS BENZODIAZEPÍNICOS COMO DROGAS FACILITADORAS DE CRIMES

O termo DFCs (Drogas Facilitadoras de Crimes) é utilizado para caracterizar crimes como assalto, roubo ou estupro com a administração de uma substância capaz de alterar a *performance* de uma pessoa, incapacitando-a de tomar decisões. Outro termo usado é DFSA (*Drug facilitated sexual assault* – Drogas facilitadoras de crimes sexuais) para caracterizar esses crimes. São também conhecidas nos Estados Unidos como *rape drug.*

Há relatos de que fármacos do grupo dos benzodiazepínicos são utilizados com a finalidade da prática de violência sexual. Os crimes praticados enquanto a vítima está sob a ação desses fármacos incluem estupro ou outra agressão sexual, bem como roubo e extorsão. O agressor administra substâncias psicoativas à vítima, dificultando o seu controle físico e emocional. Há um déficit da memória de curta duração, ou seja, a pessoa não se recorda do ocorrido.

O flunitrazepam é o derivado benzodiazepínico comumente associado a esse tipo de crime. Fármacos como bromazepam, clonazepam, diazepam, nitrazepam, entre outros, associados ou não a bebidas alcoólicas são também utilizados com a mesma finalidade.

No Brasil, essa prática é conhecida como golpe "Boa noite, Cinderela". Em função do constrangimento da vítima e da dificuldade de processar informações, poucas são as pessoas que registram queixas nas delegacias.

BIBLIOGRAFIA

BENZODIAZEPINES – *Profile.* Disponível em: <http://www.cesar.umd.edu/cesar/drugs/benzos.pdf>. Acesso em: 08 mar. 2013.

BRASIL. Agência Nacional de Vigilância Sanitária (Anvisa). Resolução da Diretoria Colegiada RDC n. 368 de 7/4/2020. Disponível em: <https://portal.anvisa.gov.br/legislação>. Acesso em: 11 jul. 2020.

DAVANE, C.L.; WARE, M.R.; LYDIARD, R.B. Pharmacokineties, Pharmacodynamics and treatment issues of benzodiazepines: alprazolam, adinazolam and clonazepam. *Psychopharmacology Bulletin*, v. 27, n. 4, p. 463-73, 1991.

DICKSON, P.H. et al. Urinalysis of α-hydroxyalprazolam, α-hydroxitriazolam and other bendiazepine compounds by CG/EIMS, J. *Anal Toxjcol*, v. l6, n. 2, p. 67-71, 1992.

DRUG FACT SHEET – DRUG ENFORCEMENT ADMINISTRATION (DEA). BENZODIAZEPINES. *Overview.* Disponível em: <http://www.justice.gov/dea/druginfo/drug_datc_Sheets/Benzodiazepines.pdf>. Acesso em: 15 jun. 2013.

EUROPEAN MONITORING CENTER FOR DRUGS AND DRUGS ADDICTION (EMCDDA) – *The misuse of benzodiazepines among high-risk opioid users in Europe.* Disponível em: <https://www.emcdda.europe.eu>. Acesso em: 8 jul. 2020.

GALDUROZ, J.C.F. et al. *V Levantamento Nacional Sobre o Consumo de Drogas Psicotrópicas entre Estudantes do Ensino Fundamental e Médio na Rede Pública de Ensino nas 27 Capitais Brasileiras.* São Paulo: Cebrid/Unifesp, 2004. 379p.

GREENBLATf, D.J.; HARMATZ, J.S.; SHADER, R.I. Clinical pharmakokinetics of anxiolytics and hypnotics in the elderly – Therapeutic Considerations (Part II). *Clin. Pharmacokjnet.*, v. 21, n. 4, p. 262-73, 1991.

HAEFEY, W. Benzodiazepine receptor and ligands: structural and functional differences *In*: HINDMARCH, I.; BEAUMONT, G.; BRANDON, S.; LEONARD, B.E. (eds.) *Benzodiazepines: current concepts.* New York: John Wiley and Sons, 1990.

HEIDE, G. et al. Blood Concentration of Designer Benzodiazepines: relation to impairment and findings in forensic cases. *Journal of Analytical Toxicology*, 1-10, 2020. Disponível em: <https://doi.Org/101093/jat/bkaa043>. Acesso em: 22 jul. 2020.

JAGS 2012 SPECIAL ARTICLES – American Geriatrics Society update beers criteria for potentially inappropriate medication use in older adults. The American Geriatrics Society 2012 beers criteria update expert panel. *Journal Compilation* 2012. Disponível em: <http://www.americangeriatrics.org/files/documents/beers/2012BeersCriteria_JAGS.pdf>. Acesso em: 25 jun. 2013.

KINTZ, P.; MANGIN, P. Plasma determination of flumazenil, a benzodiazepine antagonist, by immunotoxicology and by capillary gas drug chromatography/mass spectrometry. *J. Anal Toxicol*, v. 15, n. 4, p. 202-3, 1991.

HERNANDEZ, E.M.M.; RODRIGUES, R.M.R.; TORRES, T.M. *Manual de Toxicologia Clínica: Orientação para Assistência e Vigilância das Intoxicações Agudas.* São Paulo: Secretaria Municipal de Saúde, 2017. 465 p.

MARIN, M.J.; VAN WUK, X.M.R. The evolution of Designer Benzodiazepines. *American Association of Community Colleges.* 2019. Disponível em: <https://www.aacc.org>. Acesso em: 20 jul. 2020.

MIHIC, S.J.; HARRIS, R.A. Hypnotics and Sedatives. *In*: BRUNTON, L.; CHASNER, B.; KNOLLMAN, B. *Goodman and Gilman eds: The Pharmacological Basis of Therapeutics.* 12th ed. New York: McGrawHill, 2010, cap 17. P.457-480.

MOLINOFF, P.B. Neurotransmission and the Central Nervous System. *In*: BRUNTON, L.; CHASNER, B.; KNOLLMAN, B. *Goodman and Gilman's:eds The Pharmacological Basis of Therapeutics.* 12th ed. New York: McGraw-Hill, 2010, p.376-378.

NATIONAL INSTITUTE ON DRUGS ABUSE (NIDA). Research monograph, number 33 [printed in 1981] 110p. Disponível em: <http://www.nida.nih.gov/pdf/Monographs/33.pdf>. Acesso em: 20 mai. 2013.

NATIONAL SURVEY ON DRUGS USE AND HEALTH (NSDUH) – MAUST, D. T.; LIN, L.A.; BLOW, F.C.B. Benzodiazepines. Use and Misuse Among Adults in the *United States Psychiatry Services.* Ps.psychiatryonline.org. Disponível em: <https://doi.org/101176//appi.ps.201800321>. Acesso em: 20 jul.2020.

NILSSON, A. Pharmacokinetics of benzodiazepines and their antagonists. Disponível em: <http://www.sciencedirect.com/science/article/Pii/SM.J.: O950350105800467>. Acesso em: 28 jul. 2013.

PAIM, T.L. et al. Prevalence of and pathways to benzodiazepines use in Brasil: the role of depressiom, sleep and sedentary lifestyle.. *Brazilian Journal of Psychiatry*, v. 41, n. 1, p. 44-50, 2019.

RANG, H.P.; DALE, M.M. *Farmacologia.* 5. ed., Rio de Janeiro: Guanabara-Koogan, 2012.

RICKELS, K.; CASE, W.G.; SCHWEIZER, E. Withdrawal from benzodiazepines. *In*: HINDMARCH, I.; BEAUMONT, G.; BRANDON, S.; LEONARD, B.E. (eds.) *Benzodiazepines: current concepts*, New York: John Wiley and Sons, 1990.

TJADEN, V.R. et al. Determination of some benzodiazepines and metabolites in serum, urine and saliva by high-performance chromatography. *J. Chromatogr.*, v. 181, n. 2, p. 227-41, 1980.

U.S. DEPARTMENT OF JUSTICE. DRUGS ENFORCEMENT ADMINISTRATION. Title 21 United States Code. 2016 Edition

UNITED NATIONS OFFICE ON DRUGS AND CRIME (UNODC). Guidelines for the forensic analysis of drugs facilitating sexual assault and other criminal acts. New York: United Nations, 2011. Disponível em: <http://www.unod.org/documents/scientif/forensic_analys_of_drugs_facilitating_sexual_assault_and_other_criminal_acts.pdf>. Acesso em: 30 jul. 2020.

WESTON, S.J. et al. Collection of a analytical data for benzodiazepines and benzophenones. *J. Chromatogr*, v. 538, p. 277-84, 1991.

33

Etanol*

André Malbergier

CONTEÚDO DESTE CAPÍTULO

HISTÓRICO E EPIDEMIOLOGIA

O álcool é uma das substâncias psicoativas mais consumidas pela sociedade, sendo o seu uso estimulado em algumas situações, como festas e comemorações. As bebidas alcoólicas são consumidas pelo homem desde o início da história, com os primeiros relatos datados de cerca de 6.000 anos atrás no antigo Egito. As mais antigas eram fermentadas e de baixo teor alcoólico. Na Idade Média, os árabes introduziram a técnica de destilação na Europa para aumentar a concentração de álcool nas bebidas. Acreditava-se que o álcool era um elixir da vida, um remédio para quase todas as doenças, como pode ser percebido pela origem galênica do termo *whisky*, que significa "água da vida".

Desde o início do seu consumo por todas as diferentes sociedades, os efeitos do álcool sobre o indivíduo e sua capacidade de alterar o comportamento já eram conhecidos. Mesmo aceito socialmente, o consumo de álcool sofreu restrições que tentavam controlar ou prevenir o uso indevido.

A Lei Seca nos Estados Unidos é um bom exemplo de tentativa de restrição do consumo de álcool. Na época dos primeiros colonos americanos, as bebidas alcoólicas consumidas eram na forma de cerveja (90%) e vinho (5%), e a embriaguez não era tolerada. A partir de 1725, houve aumento do consumo de destilados, até o ponto de serem as bebidas alcoólicas mais consumidas. Paralelamente, o consumo em excesso também aumentou e, apesar de ainda ser reprovável em várias situações, passou a ser tolerado e até admirado como sinal de masculinidade. Em 1789, iniciou-se um movimento de oposição ao uso indiscriminado e excessivo de destilados, que culminou com a 18ª Emenda Constitucional dos Estados Unidos, em janeiro de

* Colaboradores nas edições anteriores: Sandra Scivoletto e Adriana Pileggi.

1919, proibindo a produção, a venda ou o transporte de bebidas causadoras da intoxicação, com exceção para uso médico ou religioso, dando início à "Prohibition Era" (a era da proibição). Esse "nobre experimento", como foi chamado, estendeu-se por 13 anos, até a Lei Seca ser revogada, em 1933.

Também nos Estados Unidos, em 1935, dois alcoolistas desesperançosos - Bob Smith e Bill Wilson - conseguiram permanecer sóbrios ajudando-se mutuamente e fundaram os Alcoólicos Anônimos. Em 1951, a Organização Mundial da Saúde (OMS) admitiu que o alcoolismo era um problema médico, e, em 1956, a Associação Médica Americana (AMA, do inglês *American Medical Association*) declarou o alcoolismo uma doença passível de tratamento em hospitais gerais. O alcoolismo foi reconhecido como doença psiquiátrica em 1965 pela Associação Psiquiátrica Americana (APA, do inglês *American Psychiatric Association*).

No Brasil, antes da chegada dos portugueses, os índios produziam o cauim (do tupi *ka'wi*), uma bebida fermentada preparada a partir da mandioca cozida ou de suco de frutos como o caju ou o milho, que eram mastigados e depois misturados e fervidos em um vasilhame especial de cerâmica. Com a chegada dos portugueses, foram trazidos vinhos, cervejas, aguardentes e outros destilados, de altos teores alcoólicos e suscetíveis à incandescência, das quais alguns colonizadores se utilizavam para ameaçar os índios e conquistar suas terras, daí o termo "água de fogo".

A instalação dos primeiros engenhos para produção de açúcar de cana e aguardente tornou os destilados nacionais, obtidos da fermentação e destilação da borra do melaço, mais acessíveis para a população de menor poder aquisitivo. Os senhores de engenho e os fazendeiros ofereciam a aguardente, também conhecida como cachaça, aos escravos com fins medicinais e também para alegrá-los por ocasião de festas religiosas. Gradativamente, a cachaça foi se tornando mais popular, sua oferta aumentando e passando a ser consumida também pelos portugueses. Com a popularidade alcançada em todo o país e pelo preço acessível, a cachaça, bebida de alto teor alcoólico, contribuiu muito para o agravamento do consumo de álcool pela população brasileira.

A cachaça e as outras bebidas alcoólicas com teor maior do que 14% são produzidas por meio da destilação. Nesse processo, a bebida fermentada é aquecida até o ponto em que o álcool evapora e é separado da água. O álcool evaporado é, então, condensado e coletado, produzindo a bebida destilada. O produto varia de acordo com a bebida fermentada que a originou, como o conhaque, o destilado do vinho, e o uísque, do malte.

As bebidas fermentadas (vinhos e cervejas) são obtidas por meio da produção do etanol resultante da quebra de açúcares feita pelas leveduras.

A concentração de álcool varia muito de bebida para bebida. A cerveja apresenta as mais baixas concentrações, por volta de 5%. Os vinhos variam de 9% a 12,5% e os licores, aguardentes e uísques, em torno de 40%.

Uma dose padrão de álcool, segundo o Instituto Nacional sobre Abuso de Álcool e Alcoolismo (NIAAA - *National Institute on Alcohol Abuse and Alcoholism*), agência norte-americana para pesquisa na área, equivale a 350 mL de cerveja, 150 mL de vinho e 40 mL de destilados.

O álcool é a substância psicoativa mais consumida no mundo, excetuando-se a cafeína. Estima-se que, no Brasil, segundo o último levantamento nacional realizado pela Fiocruz e publicado em 2017, 46 milhões de pessoas tinham usado álcool nos 30 dias anteriores à pesquisa. A prevalência do consumo em "binge" (o *binge drinking* - beber pesado episódico - é definido como o consumo de mais de 4 doses para homens e 3 doses para mulheres em um curto espaço de tempo) foi de 16,5%, correspondendo a aproximadamente 25 milhões de habitantes. É importante ressaltar que a prevalência de *binge drinking* foi estimada para a população geral. Caso se considerem, como denominadores, apenas os indivíduos que fizeram uso de álcool nos últimos 12 meses, a prevalência de *binge drinking* seria de 38,4%, indicando que mais de 1/3 das pessoas que bebem o fazem, pelo menos em alguns momentos, em grandes volumes, gerando mais riscos relacionados ao consumo. Os dados desse levantamento indicaram que a mediana da idade do primeiro consumo foi de 13,5 anos.

Indivíduos do sexo masculino bebem mais frequentemente do que as mulheres. Na vida, 74,3% dos homens referiram ter feito algum consumo de álcool. Esse número foi de 59,0% entre as mulheres. Do mesmo modo, homens reportaram maior frequência de consumo nos últimos 12 meses, nos últimos 30 dias e em "binge" do que as mulheres.

Ainda segundo essa pesquisa, em indivíduos entre 18 e 65 anos, o uso de álcool nos últimos 30 dias foi mais frequente entre pessoas com nível superior completo ou mais (43,9%), comparado a todas as outras categorias de escolaridade. Do mesmo modo, a proporção de indivíduos sem instrução ou com ensino fundamental incompleto apresentou a menor proporção de consumo de álcool nos últimos 30 dias (27,2%).

Aproximadamente 14% dos homens brasileiros de 12 a 65 anos dirigiram após consumir bebida alcoólica nos 12 meses anteriores à entrevista. Já entre as mulheres, essa estimativa foi de 1,8%.

A Figura 33.1 apresenta a prevalência de consumo de bebidas alcoólicas na vida, em 12 meses, em 30 dias e em "binge" no Brasil.

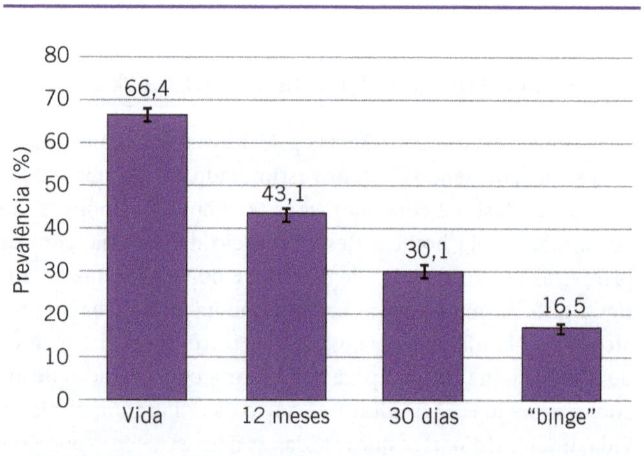

Figura 33.1 Prevalência de consumo de bebidas alcoólicas na vida, nos últimos 12 meses, nos últimos 30 dias e em "binge" no Brasil.

Fonte: ICICT, Fiocruz. III Levantamento Nacional sobre o Uso de Drogas pela População Brasileira.

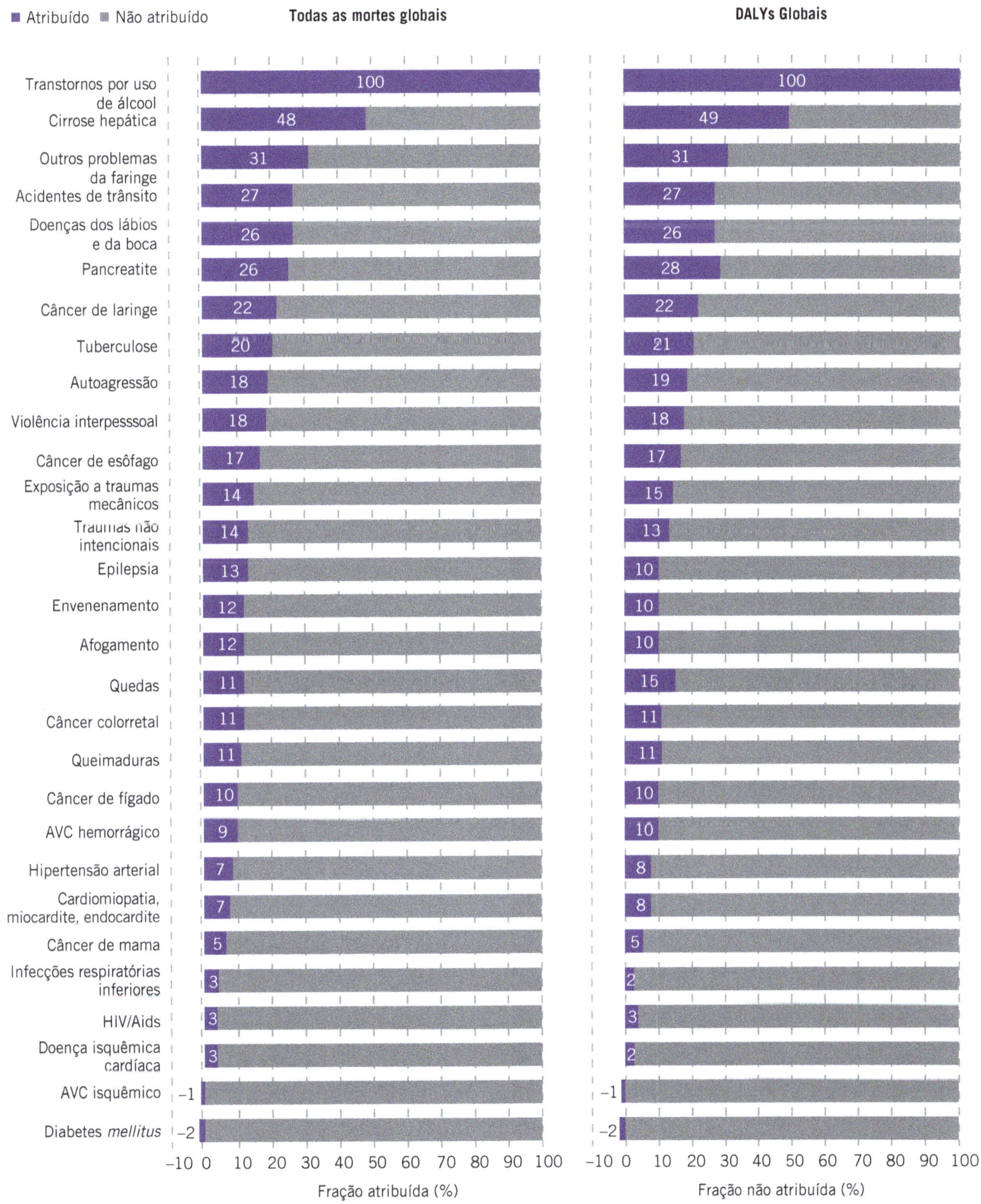

Figura 33.2 Frações atribuíveis ao álcool (AAFs) para causas selecionadas de morte, doença e lesão (2016).

DALYs = Anos de vida ajustados por incapacidade.

Nota: Para o acidente vascular cerebral isquemico e diabetes *mellitus*, os FAAs foram negativos, o que significa que, no geral, o consumo de álcool tem um efeito benéfico sobre essas doenças.

Fonte: World Health Organization. Global status report on alcohol and health 2018. Disponível em: <https://www.who.int/substance_abuse/publications/global_alcohol_report/en/>. Acesso em: 10 nov. 2020.

No mundo, o consumo de álcool contribui para 3 milhões de mortes (5,3% do total de mortes) a cada ano, além de gerar incapacidade, morbidade e sofrimento. No geral, o uso abusivo de álcool é responsável por 5,1% da carga global de doenças (7,1% para homens e 2,2% para as mulheres).

Em 2016, o uso de álcool foi o principal fator de risco de morte e incapacidade prematura na faixa etária de 15 a 49 anos, sendo responsável por 10% de todas as mortes nesse grupo. Populações desfavorecidas e especialmente vulneráveis apresentam taxas mais altas de morte e hospitalização relacionadas ao álcool.

A Figura 33.2 mostra os eventos e as doenças associados ao uso de álcool, e a Figura 33.3 mostra as causas das mortes associadas ao uso de álcool.

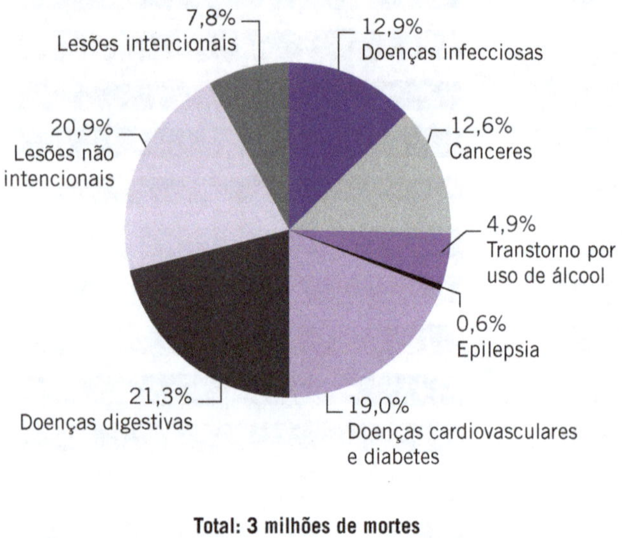

Figura 33.3 Porcentagem de mortes atribuíveis ao álcool por categoria de doenças (2016).
Fonte: World Health Organization. Global status report on alcohol and health 2018. Disponível em: <https://www.who.int/substance_abuse/publications/global_alcohol_report/en/>. Acesso em: 10 nov. 2020.

Um quarto (25,5%) de todo o álcool consumido no mundo é na forma de álcool não registrado, ou seja, álcool que não é contabilizado nas estatísticas nacionais oficiais e produzido, distribuído e vendido fora do controle governamental.

Em todo o mundo, 44,8% do total de álcool é consumido na forma de destilados, seguidos pela cerveja (34,3%) e pelo vinho (11,7%).

▶ ABSORÇÃO E DISTRIBUIÇÃO

O etanol (CH_3CH_2OH) é uma substância de baixo peso molecular, hidrossolúvel, sendo rapidamente absorvida no estômago (20%) e no intestino delgado (80%). A concentração plasmática máxima é atingida entre 30 e 90 minutos após a ingestão. O álcool também pode ser absorvido pela aspiração de seu vapor.

A absorção de álcool é rápida no início do uso e declina posteriormente, mesmo que a concentração no estômago ainda esteja alta. Vários fatores podem influenciar a absorção, sendo que o tempo de esvaziamento gástrico e o início da absorção intestinal podem ser considerados os principais fatores determinantes das taxas variáveis de absorção de álcool encontradas em diferentes indivíduos ou circunstâncias. Se o tempo de esvaziamento gástrico é retardado, por exemplo, pela presença de alimentos, a absorção intestinal também o será. Uma vez no intestino delgado, o etanol é absorvido rápida e completamente, independentemente da presença de alimentos no intestino ou no estômago.

Nos últimos anos, outro fator que vem chamando a atenção de vários pesquisadores e profissionais de saúde é a alteração da farmacocinética do álcool em indivíduos que realizaram cirurgia bariátrica (especialmente a técnica de gastroplastia em Y de Roux). Nesses pacientes, as concentrações de álcool no sangue atingem um pico maior e muito mais rápido (5 minutos após a ingestão da dose total de álcool) do que em um grupo de controles não operados, mas de mesma idade e sexo.

A distribuição do etanol absorvido também é rápida, com os níveis nos tecidos semelhantes aos níveis plasmáticos. Por ser hidrossolúvel, o etanol distribui-se por praticamente todos os tecidos, intra ou extracelularmente, variando de acordo com a composição hídrica dos tecidos. A maior concentração ocorre, em ordem decrescente, no sangue, no cérebro, nos rins, nos pulmões, no coração, nas paredes intestinais, nos músculos estriados e no fígado, com níveis bastante baixos nos ossos e no tecido adiposo. Em uma pessoa de 70 kg, o volume de distribuição é de cerca de 50 L.

O etanol se difunde rapidamente através da barreira hematoencefálica, atingindo o sistema nervoso central (SNC). É possível estabelecer uma relação entre níveis plasmáticos e efeitos comportamentais, mais claramente quando a alcoolemia está em ascensão e menos evidente na fase de declínio.

▶ BIOTRANSFORMAÇÃO E EXCREÇÃO

Entre 90% e 98% do etanol ingerido é biotransformado no fígado por meio da oxidação. Diferentemente da maioria das substâncias, a taxa de oxidação do álcool segue uma cinética de ordem-zero, ou seja, é relativamente constante ao longo do tempo e independe das suas concentrações plasmáticas.

A quantidade de etanol oxidada em certo intervalo de tempo é proporcional ao peso corpóreo do indivíduo e, provavelmente, ao peso do fígado. Um adulto metaboliza, em média, cerca de 120 mg/kg por hora, ou seja, 7 a 12 gramas de álcool em uma hora.

A principal via de biotransformação do álcool envolve a enzima álcool desidrogenase (ADH), que contém zinco e catalisa a conversão do etanol em acetaldeído (CH_3CHO), conforme a reação a seguir:

$$CH_3CH_2OH + NAD^+ \xrightarrow{ADH} CH_3CHO + NADH + H^+$$

Nessa reação, o hidrogênio é transferido do álcool para o cofator dinucleotídeo adenina nicotinamida (NAD), formando NADH. Existem polimorfismos da ADH e da aldeído desidrogenase (ALDH), a enzima responsável por catalisar a oxidação do aldeído. As variantes dessas enzimas possuem diferentes propriedades catalíticas e são encontradas com frequências diferentes nos vários grupos raciais, podendo ser responsáveis, em parte, pelas variações nas taxas de biotransformação observadas em indivíduos diferentes. A deficiência de uma variante de ALDH está associada ao acúmulo progressivo de acetaldeído e, consequentemente, aos sintomas adversos após a ingestão de álcool. Acredita-se que o aumento da eliminação de álcool em alcoolistas deva ser consequente ao aumento da atividade da ALDH.

O álcool também pode ser biotransformado por meio do sistema CYP450, que utiliza o NADPH em vez do NAD como cofator:

$$CH_3CH_2OH + NADPH + H^+ + O_2 \longrightarrow CH_3CHO + NADP^+ + H_2O$$

Em baixas concentrações de etanol, a ADH parece ser o principal sistema oxidante, enquanto o CYP450 desempenharia papel importante em concentrações mais altas, especialmente em indivíduos que fazem uso regular de álcool. O consumo crônico de álcool também promove um aumento significativo da atividade do CYP450 pela indução enzimática. Outros fármacos, como os barbitúricos, também provocam a indução enzimática desse sistema.

Uma terceira via de biotransformação do etanol é a catalase, que participa com, no máximo, 10% da biotransformação. No interior dos peroxissomas, o etanol é oxidado com formação de aldeído, sendo necessário o consumo de peróxido de hidrogênio, que é transformado em água. A produção de peróxido de hidrogênio pelo hepatócito é muito lenta, o que limita a atividade da catalase.

O aldeído resultante das três vias de biotransformação do etanol é oxidado a acetato por uma reação catalisada pela ALDH, encontrada na matriz e na membrana externa, no retículo endoplasmático e no citosol do hepatócito. Sua atividade é maior no citosol do que no retículo endoplasmático. O acetato resultante dessa reação é posteriormente convertido em acetilcoenzima A, com desdobramento de trifosfato de adenosina (ATP) em monofosfato de adenosina (AMP). Este último pode ser utilizado na produção de novo ATP ou ser degradado em purinas e ácido úrico. A acetilcoenzima A participa no ciclo de Krebs, entrando no ciclo dos ácidos tricarboxílicos, sendo convertida em dióxido de carbono (CO_2) e água.

Normalmente, 2% do etanol ingerido não é oxidado. Quando grande quantidade é consumida, ou em outras circunstâncias especiais, a taxa de etanol não oxidado pode atingir 10%. A maior parte do etanol não oxidado é excretada pelos rins e pulmões, sendo uma pequena fração encontrada em secreções como suor e saliva.

▶ MECANISMO DE AÇÃO DO ETANOL NO SISTEMA NERVOSO CENTRAL

Um dos principais locais de ação do etanol é a membrana celular. Por muito tempo, achou-se que o álcool, assim como os barbitúricos e anestésicos voláteis, exercia sua ação depressora do SNC dissolvendo o componente lipídico, reduzindo, assim, a viscosidade da membrana celular. Esse efeito fluidificante foi relacionado às alterações de funções específicas da membrana, incluindo receptores de neurotransmissores, várias enzimas, a cadeia de transporte mitocondrial e os canais iônicos, como os de cálcio. Vários autores mostraram a correlação existente entre o nível de intoxicação e a extensão da desordem da membrana celular resultante da ação do etanol.

Técnicas mais refinadas de pesquisa mostraram que a interação do etanol e de outras substâncias relacionadas não era uniforme na camada dupla lipídica. Os diferentes efeitos que ocorrem em regiões ou domínios refletem a distribuição não homogênea de fosfolípides e colesterol na membrana, somados ao fato de que componentes hidrofóbicos de algumas proteínas de membrana podem ser locais adicionais de ação desses anestésicos e do etanol. Ainda que os efeitos anestésicos ou de altas concentrações possam ser consequentes de uma maior fluidificação da membrana e relacionados ao número de moléculas dissolvidas, a ação de doses subanestésicas depende da estrutura tridimensional das moléculas envolvidas.

O álcool aumenta a inibição sináptica mediada pelo ácido gama-aminobutírico (GABA) e pelo fluxo de cloreto, ação também estudada como mecanismo de ação. Essa e outras ações sedativas e motoras do álcool são inibidas pela bicuculina, um antagonista específico dos receptores GABAérgicos. O etanol inibe alostericamente a ligação de certos agentes convulsivantes. Doses elevadas de álcool aumentam a permeabilidade ao cloro na ausência de GABA. Essas ações são semelhantes às de barbitúricos, anestésicos e outros álcoois alifáticos, e não estão relacionadas à fluidificação da membrana celular. Os efeitos são semelhantes aos de fármacos que alteram o sistema GABAérgico, como os benzodiazepínicos, que mimetizam ou intensificam muitos dos efeitos agudos causados pelo álcool.

O álcool atua em diversos sistemas de neurotransmissores e neurorreceptores.

Sistema adrenérgico O uso crônico de álcool aumenta a síntese e a liberação de noradrenalina. Isso resulta em uma diminuição da sensibilidade pós-sináptica, evidenciada pela diminuição da resposta do AMP cíclico à noradrenalina. Nos quadros de abstinência em seres humanos, o aumento da concentração de noradrenalina e de MHPG (metabólito) é verificado no líquor, retornando a níveis normais em alguns dias.

Evidências indicam que o estresse e a ansiedade (eventos associados ao sistema adrenérgico) podem influenciar o desenvolvimento do transtorno pelo uso de álcool. Existem adaptações persistentes em regiões cerebrais que modulam o comportamento e a resposta fisiológica à ansiedade e o comportamento de beber durante a exposição prolongada ao álcool e na abstinência.

Ácido gama-aminobutírico (GABA) Elevação, diminuição e ausência de alterações no sistema GABA são relatadas após ingestão aguda de álcool. No uso crônico, os achados são mais consistentes e indicam uma redução do GABA no cérebro. Níveis plasmáticos diminuídos de GABA são encontrados principalmente em alcoolistas, quando comparados com a população geral. O sistema GABA está envolvido em alguns dos sintomas da intoxicação pelo álcool.

O subtipo A do receptor GABA é sensível a doses de álcool ingeridas durante o beber social, enquanto outros subtipos respondem em doses de intoxicação. Os efeitos do uso crônico do etanol são influenciados por adaptações na função, na expressão e na localização do receptor GABA A, que contribuem para a tolerância, dependência e abstinência do álcool.

Sistema opioide Várias investigações têm associado o álcool e os opioides. Efeitos agudos, tolerância e antagonismo pelo naltrexona (hoje utilizado no tratamento do alcoolismo) são exemplos das semelhanças entre as substâncias. Estudos do efeito do álcool em receptores opioides apresentam resultados contraditórios. Em geral, o uso agudo de álcool diminui a ligação das encefalinas aos receptores, ao passo que aumenta os níveis de betaendorfinas. No uso crônico, os níveis de betaendorfinas tendem a diminuir. O sistema opioide endógeno modularia a liberação de dopamina no núcleo *accumbens*, o que estaria relacionado à necessidade de repetir o uso. Há evidências relacionando o sistema opioide (receptores e peptídeos opioides) ao processo de recompensa e reforço. Independentemente de seu sítio de ação inicial, muitas drogas de abuso, incluindo o álcool, acarretam aumento da concentração de dopamina no núcleo *accumbens*, fato relacionado aos processos de recompensa e reforço. A ativação dos receptores opioides na área ventral tegumentar ou no núcleo *accumbens* aumenta a concentração de dopamina no núcleo *accumbens*; dessa maneira, a estimulação do sistema opioide pode mediar os efeitos de reforço e recompensa dessas substâncias.

Serotonina Alterações no sistema serotoninérgico afetam o consumo de álcool em animais e seres humanos. A elevação dos níveis de serotonina pelo uso de inibidores seletivos da recaptura da serotonina diminui a preferência e o consumo de álcool nos animais, possivelmente por sua ação no sistema dopaminérgico na região mesolímbica. A ondansetrona, um antagonista 5HT3, apresenta alguma eficácia no tratamento do transtorno pelo uso de álcool, principalmente nos casos de início precoce.

Dopamina Os estudos relacionando o uso de álcool e o sistema dopaminérgico são conflitantes. Há evidências de que os sistemas opioide e serotoninérgico exercem influência no consumo de álcool por meio da modulação sobre a liberação de dopamina no núcleo *accumbens*, área relacionada com o prazer e a necessidade de repetir o uso de diversas substâncias e comportamentos, como sexo, alimentação e uso de drogas. O aumento da dopamina extracelular estaria relacionado com o desejo de repetir o uso.

Acetilcolina O álcool, em doses agudas, diminui a atividade colinérgica, ao passo que, em uso crônico, produz tolerância. Alcoolistas idosos tendem a apresentar menor número de receptores muscarínicos no hipocampo do que os jovens.

Glutamato Em ratos, o uso agudo de álcool reduz os níveis de glutamato no córtex e no cerebelo, ao passo que, no uso crônico, os níveis encontram-se elevados no córtex, no hipocampo e na substância *nigra*. Como o glutamato é um neurotransmissor excitatório, alguns autores sugerem que as alterações nesse sistema sejam uma adaptação aos efeitos depressores do etanol.

Cálcio O cálcio tem uma importante participação na função de neurotransmissão e pode desempenhar um papel no efeito hipnótico do álcool.

TOXICIDADE AGUDA

O SNC é o órgão mais rapidamente afetado pelo álcool quando comparado a qualquer outro órgão ou sistema. O álcool causa sedação, diminuição da ansiedade, fala pastosa, ataxia, prejuízo da capacidade de julgamento e desinibição do comportamento. Muitas pessoas pensam que o álcool é um estimulante, mas, na verdade, é um depressor do SNC. A aparente estimulação, que ocorre com doses baixas, é resultado da depressão, no cérebro, de mecanismos inibitórios de controle, fazendo com que outras áreas do SNC tenham suas atividades desinibidas.

Os efeitos do álcool incluem prejuízo na atenção, cognição e destreza (que são importantes para atividades como dirigir um carro); impulsos agressivos e perda de controle do comportamento (importante para a violência criminal).

As alterações no comportamento e nas funções cognitivas e motoras dependem de vários fatores, como dose ingerida, fatores genéticos, velocidade de absorção, peso, experiências prévias com álcool, aspectos do ambiente e a sensibilidade do indivíduo, assim como o desenvolvimento da tolerância. Em média, a ingestão de uma dose de *whisky* (~ 14 g de etanol) com o estômago vazio produz concentrações máximas sanguíneas de 0,2 a 0,3 g/L. Com a mesma dose ingerida durante ou após a refeição, a concentração máxima sanguínea passa a ser de 0,1 a 0,2 g/L.

Há uma relação entre os níveis plasmáticos de etanol e os efeitos clínicos observados. Na concentração de 0,5 g/L de álcool no sangue, a capacidade de julgamento e crítica diminui. Com concentração de 1,0 g/L, a coordenação motora de movimentos voluntários torna-se visivelmente prejudicada, e são frequentes as quedas, algumas vezes com hematomas ou cortes (um indicador de episódios crônicos de intoxicação pode ser a presença de hematomas na face, principalmente na área dos olhos). Nos Estados Unidos, para fins legais, define-se a intoxicação quando o nível sérico de álcool se encontra na faixa de 1,0 a 1,5 g/L. Em 2,0 g/L, o controle motor do SNC é atingido, além de o controle emocional ficar prejudicado. Algumas pessoas tornam-se loquazes e expansivas, ao passo que outras se retraem, ficam mal-humoradas, irritáveis ou introspectivas, podendo um mesmo indivíduo apresentar episódios de choro e riso intermitentes. O álcool pode causar perda do autocontrole, liberando impulsos agressivos, o que, em alguns casos, pode trazer risco para a integridade física do paciente e pessoas próximas. Com 3,0 g/L, o indivíduo geralmente está confuso e, com 4,0 g/L, pode encontrar-se em coma, ocorrendo a morte por depressão respiratória em níveis próximos a 5,0 g/L. Clinicamente, a intoxicação é caracterizada por comportamento mal adaptativo após recente ingestão de álcool, cujos sinais mais marcantes são ataxia, nistagmo, fala pastosa ou indistinta, rubor facial, irritabilidade e atenção prejudicada. Os efeitos psicológicos e comportamentais em vários níveis sanguíneos de álcool são mostrados no Quadro 33.1. Segundo a 10ª edição da Classificação Internacional de Doenças (CID-10), a intoxicação aguda é um fenômeno transitório, cuja intensidade diminui com o tempo e os efeitos desaparecem na ausência de uso posterior de álcool; a recuperação é completa, exceto quando surgem lesões teciduais ou complicações.

Quadro 33.1 Efeitos do consumo de álcool em um indivíduo que não desenvolveu tolerância.

Concentração de álcool no sangue (g/L)	Efeitos
0,2	Atingido aproximadamente depois de um drinque; usuários leves ou moderados sentem alguns efeitos: sensação de calor e relaxamento.
0,4	A maioria das pessoas sente-se relaxada, alegre e falante; a pele pode ficar ruborizada.
0,5	Primeiras alterações significativas começam a ocorrer; despreocupação, vertigem, desinibição e menor controle dos pensamentos podem ser sentidos; o autocontrole e a capacidade de julgamento estão diminuídos; a coordenação pode estar levemente comprometida.
0,6	Julgamento e crítica encontram-se prejudicados; a avaliação das capacidades individuais e o processo de tomada de decisões racionais são afetados (p. ex., ser capaz de dirigir).
0,8	Comprometimento evidente da coordenação motora e diminuição da velocidade dos reflexos; a capacidade para dirigir torna-se suspeita; sensação de dormência das bochechas e dos lábios; mãos, braços e pernas começam a formigar até ficarem dormentes (este nível é considerado legalmente incapacitante no Canadá e em alguns estados dos Estados Unidos).
1,0	Discurso vago, indistinto, com dificuldade na articulação das palavras; "lentificação" dos reflexos e deterioração do controle dos movimentos voluntários tornam-se evidentes (este nível é considerado embriaguez na maioria dos estados dos Estados Unidos).
1,5	Prejuízo definitivo do equilíbrio e do movimento.
2,0	Centros de controle motor e emocional são consideravelmente afetados; fala pastosa, cambaleante, perda do equilíbrio (quedas são frequentes) e visão dupla podem ocorrer.
3,0	Dificuldade de entendimento do que é visto ou ouvido, os indivíduos ficam confusos ou em estupor, e pode ocorrer perda da consciência.
4,0	Geralmente o indivíduo está inconsciente; a pele fica fria e úmida.
4,5	A frequência respiratória diminui, podendo ocorrer apneia.
5,0	Morte por depressão do centro respiratório.

Fonte: Adaptado de Milhorn Jr., 1990.

As reações individuais a um mesmo nível sanguíneo de álcool variam consideravelmente. A tolerância causada pelo uso persistente e excessivo aumenta os níveis nos quais as reações ocorrem. Os sinais clínicos de intoxicação relacionam-se mais com os níveis plasmáticos de álcool na sua fase em ascensão do que na fase de diminuição. Alguns autores descrevem uma tolerância em curto prazo: a mesma pessoa pode parecer menos intoxicada depois de beber por muitas horas do que no início da ingestão. Porém, essa descrição é bastante criticada por outros autores, que questionam a existência do quadro.

Algumas pessoas apresentam sinais de intoxicação após a ingestão de uma quantidade de álcool menor do que a necessária para causar intoxicação na maioria das pessoas. Nestes casos, segundo a CID-10, o diagnóstico mais apropriado seria o de *intoxicação patológica*. Geralmente, o quadro clínico caracteriza-se pelo início abrupto de agressão e, frequentemente, comportamento violento, que não é típico do indivíduo quando sóbrio; isso deve, obrigatoriamente, seguir-se à ingestão de pequena quantidade de álcool, como referido anteriormente. Essa condição deve ser diferenciada de outras patologias que causam alterações abruptas de comportamento, como epilepsia do lobo temporal e alterações interictais.

Dependendo do indivíduo e da dose ingerida, o álcool pode produzir amnésia (*blackouts*). As memórias remota e imediata permanecem preservadas, porém há um déficit específico da memória de curta duração, ou seja, o indivíduo não se recorda do que ocorreu há 5 ou 10 minutos. As outras habilidades intelectuais podem ser mantidas e o indivíduo ser capaz de realizar tarefas complicadas, parecendo normal para um observador casual. Atualmente, evidências sugerem que os *blackouts* alcoólicos representam um prejuízo na consolidação de novas informações.

Os sinais e sintomas da intoxicação pelo álcool são bastante conhecidos, porém podem ser confundidos com sintomas de outras patologias, ocasionando um diagnóstico errôneo de intoxicação. Por exemplo, o coma diabético, intoxicação por outras drogas e acidentes cardiovasculares podem ser diagnosticados erroneamente como intoxicação pelo álcool. O odor característico da respiração, que não é provocado pelo vapor do etanol, mas sim por outras substâncias presentes nas bebidas alcoólicas ou até mesmo por outras causas (como cetoacidose diabética), não é um sinal muito confiável, podendo ocasionar falsos diagnósticos. A determinação da presença e da quantidade de etanol em fluidos corpóreos é geralmente importante do ponto de vista médico-legal. A concentração de etanol pode ser obtida diretamente pela dosagem no sangue ou, mais frequentemente, estimada pela concentração existente no ar expirado, técnica utilizada pelos bafômetros no Brasil. No ar expirado, a concentração de etanol equivale a 0,05% daquele presente no sangue. Raramente empregada é a dosagem de álcool na urina, cuja concentração de etanol equivale a 130% da sanguínea.

Fisicamente, a intoxicação pode afetar a respiração, a frequência cardíaca, a temperatura do corpo, o reflexo de vômito e pode resultar em coma e morte. Em comparação com outras substâncias psicoativas, o álcool está entre as mais letais em termos de quão perto estão as quantidades usadas para efeitos psicoativos e a quantidade média letal. Existe risco de morte com doses 10 vezes maiores (360 g de álcool) do que o consumo de menos de 3 drinques (36 g).

A intoxicação pelo álcool está associada à violência. Uma revisão da literatura recente concluiu que a relação entre todos os tipos de agressão e o uso de álcool é inequívoca, embora provavelmente mediada por diferenças individuais e fatores contextuais. Essa relação é mais clara em homens. Embora estudos anteriores discutissem predominantemente o papel do álcool na violência homem com homem nas ruas, tem havido um foco crescente nos últimos anos sobre o papel do álcool na violência na família e nas relações íntimas, incluindo violência sexual. Existe uma relação direta entre doses e frequência de uso de álcool e violência sexual perpetrada por homens. O homicídio, a forma mais grave de agressão, também apresenta grande relação com o consumo de álcool. Em Curitiba, foram estudados processos de homicídio cujos resultados apontaram para 58,9% dos homicidas e 53,6% das vítimas sob efeito do álcool à época do delito. Tanto o uso do álcool pelo assassino quanto pela vítima (ou ambos) foram associados a um maior risco de homicídios.

Outro tema importante na toxicidade aguda do álcool é sua relação com acidentes de trânsito. Estudo multicêntrico sobre alcoolemia em vítimas de acidente de trânsito, realizado em serviços de emergência e institutos médico-legais de Brasília, Curitiba, Recife e Salvador, detectou a presença de álcool no sangue em 61,4% das vítimas não fatais e em 52,9% das fatais.

O principal foco em políticas e programas preventivos tem sido o motorista. Todavia, também se deve atentar para o pedestre, que, alcoolizado, acaba colocando em risco a si e a outros ao atravessar a rua. Uma pequena contribuição para as estatísticas pode vir também de passageiros alcoolizados em um veículo, que distraem ou interferem na condução do motorista.

O álcool prejudica a atenção e as habilidades do motorista, e há uma relação direta entre o número de doses ingeridas e os riscos associados a essa ingestão. No Brasil, o abuso de álcool dobra a chance de o indivíduo se envolver em acidentes de trânsito.

Como visto, as alterações de comportamento associadas à ingestão de álcool são muito variadas. As mais leves não requerem tratamento específico. Geralmente é suficiente esperar que o organismo do indivíduo metabolize o álcool ingerido. Entretanto, alguns indivíduos podem estar agitados e violentos, colocando em risco a sua própria integridade e a de outras pessoas próximas. Nesses casos, o emprego de neurolépticos sedativos pode ser feito, mas com o máximo de cautela, tendo em vista que a pessoa embriagada já ingeriu grande quantidade de um agente depressor do SNC. É aconselhável evitar o uso de benzodiazepínicos nesses pacientes, uma vez que potencializam os efeitos depressores do álcool, aumentando o risco de parada respiratória.

Os pacientes confusos ou comatosos devem receber o mesmo tratamento empregado nas situações de depressão aguda do SNC causada por anestésicos ou hipnóticos. Alterações metabólicas, como a cetoacidose alcoólica, podem ocorrer, assim como desidratação, hipoglicemia e alterações eletrolíticas.

O uso de glicose por via intravenosa pode ser feito somente após a administração da tiamina, uma vez que esta é consumida na metabolização da glicose, e, se a reserva de tiamina do indivíduo estiver baixa – o que pode ocorrer em alcoolistas graves –, a depleção de tiamina pode acarretar o quadro de encefalopatia de Wernicke e/ou síndrome de Korsakoff. As correções de outras deficiências, como as de zinco, folato, magnésio, cálcio e fosfato, também devem ser realizadas.

Os sinais vitais (frequências cardíaca e respiratória e pressão arterial) devem ser monitorados nos casos em que há grande ingestão de etanol, pois há o risco de depressão do centro respiratório – deve-se ter disponível a aparelhagem necessária para ventilação mecânica –, arritmias cardíacas e pneumonia aspirativa. Uma vez que o álcool é solúvel em água, pode ser removido por hemodiálise nos casos de intoxicação muito grave.

Um evento comum em pessoas que usaram grandes quantidades de álcool é a "ressaca". Apesar de muito comum, sua fisiopatologia ainda é pouco conhecida. Acredita-se que fatores inflamatórios, alterações de neurotransmissores e receptores, disfunção mitocondrial e metabólitos do álcool participem da gênese do mal-estar que aparece em torno de 10 horas após o uso de bebida.

A procura de setores de emergência por usuários de álcool pode ser uma oportunidade para a sensibilização do paciente quanto ao uso da substância, aos comportamentos de risco e às consequências médicas e psicossociais associadas a esse uso. Estratégias de intervenção devem ser oferecidas em sessões individuais de 5 a 15 minutos, com o objetivo de motivar o paciente a se tratar.

TOXICIDADE CRÔNICA

Praticamente nenhum sistema do organismo é poupado dos efeitos deletérios do álcool. Em indivíduos saudáveis que consomem álcool com moderação, a maioria das alterações patológicas que ocorrem no organismo é reversível. Todavia, quando ingerido em maiores quantidades ou por indivíduos com patologias prévias, as lesões nos diversos órgãos tornam-se mais graves e irreversíveis.

As alterações orgânicas mais comumente encontradas em indivíduos que fazem uso crônico de álcool em altas doses são:

Sistema hematológico

Ocorre elevação do volume corpuscular médio (VCM) em virtude da deficiência do ácido fólico, ocasionando, em muitos casos, anemia megaloblástica, plaquetopenia e leucopenia.

Sistema gastrointestinal

Os consumidores frequentes de álcool estão propensos a desenvolver gastrite e úlceras de estômago e duodeno, pela ação irritativa do álcool sobre as mucosas, e pancreatite aguda e crônica, podendo acarretar quadros de má absorção e diabetes. No fígado, o álcool demonstrou ter a capacidade de causar danos hepatocelulares por mecanismos associados ao seu metabolismo e à desnutrição. As consequências mais comuns são: esteatose hepática, hepatite alcoólica e cirrose, que tem caráter irreversível. Mesmo em doses pequenas, o álcool interfere na neoglicogênese hepática e na produção de gorduras. As alterações hepáticas, em geral, progridem da esteatose para a hepatite e, posteriormente, para a cirrose, que se inicia pela deposição de fibras ao redor das veias centrais (esclerose hialina central). O consumo crônico do álcool associado à cirrose e às hepatites B e C são as causas mais importantes do câncer hepatocelular. A insuficiência hepática pode provocar um quadro de encefalopatia grave e potencialmente letal, além de outros efeitos sistêmicos de falência hepática. A hepatite alcoólica e cirrose hepática estão associadas à alta mortalidade (que pode atingir 50% na hepatite alcoólica aguda) e sobrevida média de 2 anos para pacientes cirróticos.

O álcool está associado à maior incidência de câncer em todos os níveis do trato digestivo, principalmente de boca, esôfago e estômago, especialmente nos indivíduos que também fumam.

Sistema neurológico

O uso crônico do álcool provoca, em aproximadamente 5% a 15% dos alcoolistas, um quadro de neuropatia periférica, resultante da deterioração dos nervos periféricos dos membros superiores e inferiores (neuropatia em "bota e luva"). O álcool está associado às alterações cognitivas (memória, concentração, atenção etc.), algumas temporárias e outras permanentes. Essas alterações são provocadas pelo efeito direto do álcool sobre o SNC, bem como pela deficiência de vitaminas como a tiamina (B1). Nesse quadro, denominado síndrome de Wernicke-Korsakoff, a administração de glicose sem o uso prévio da tiamina, muito comum em prontos-socorros, está relacionada com o desencadeamento dessa síndrome. Em sua fase aguda, o quadro é caracterizado por confusão mental, ataxia e nistagmo ou alterações oculares. Esse quadro pode evoluir para uma alteração crônica da memória, em muitos casos irreversível e incapacitante. Com o uso crônico do álcool, pode surgir um quadro demencial com prejuízos principalmente da memória, concentração e atenção. O indivíduo torna-se apático e com o pensamento empobrecido. Estudo recente encontrou o alcoolismo como causa comum de demência não degenerativa e não vascular. Outra alteração potencialmente irreversível é a degeneração cerebelar, provocando um quadro de incoordenação motora. As alterações neurológicas são causadas por múltiplos fatores, dentre os quais se destacam os traumas frequentes, deficiência de vitaminas, desnutrição e efeito direto do álcool.

Sistema cardiovascular

Numerosos estudos epidemiológicos observaram uma relação complexa entre álcool e o sistema cardiovascular, dependendo dos volumes e padrões de ingestão.

Altas doses usadas com frequência estão associadas à inflamação do músculo cardíaco (miocardiopatia), doença cardíaca hipertensiva, fibrilação e *flutter* atrial e AVC (acidente vascular cerebral) hemorrágico. O uso pesado do álcool está associado à disfunção endotelial e a anormalidades hemodinâmicas, vasculares e metabólicas que indicam um risco cardiovascular desfavorável. Por outro lado, é importante destacar que vários estudos relacionam o uso de álcool, em baixas doses, à elevação do HDL (lipoproteína de alta densidade) e à redução da agregação plaquetária, protegendo contra a formação das placas de ateroma e reduzindo a probabilidade de doenças cardio e cerebrovasculares.

Sistema endócrino-reprodutivo

O uso crônico de álcool pode provocar diminuição da libido, impotência, esterilidade e hipogonadismo. O consumo crônico do álcool tem efeito negativo em hormônios masculinos reprodutivos e na qualidade do sêmen.

Câncer

Existe uma relação causal estabelecida entre o uso de álcool e o desenvolvimento de câncer na orofaringe, laringe, esôfago, fígado, cólon, reto e mama. Os riscos são geralmente maiores para mulheres do que para homens. Até o consumo moderado de álcool aumenta o risco de desenvolver câncer de mama.

Os mecanismos biológicos do efeito carcinogênico do álcool ainda não são totalmente compreendidos, mas várias vias foram identificadas. O álcool demonstrou danificar permanentemente os filamentos de DNA na célula e inibir os processos de reparo do DNA, particularmente por meio do acetaldeído – produto do metabolismo do álcool. O uso de álcool também pode ocasionar deficiências nutricionais que afetam as vias de processamento do DNA. O álcool também interfere nas vias do estrogênio, aumentando o risco de desenvolvimento de câncer de mama em mulheres.

Síndrome alcoólica fetal

O uso de álcool por mulheres tem impacto no comportamento sexual, na gestação e na saúde do feto. A associação do consumo de álcool com o sexo desprotegido aumenta o risco de gravidez indesejada. O consumo do álcool também está associado ao reconhecimento da gravidez mais tardiamente e consequentemente a maior risco de exposição do feto à substância.

O uso de álcool também é considerado um fator de risco para eventos adversos durante a gravidez. Seu consumo aumenta as chances de abortamento espontâneo, nascimento prematuro, crescimento intrauterino diminuído, baixo peso ao nascer e natimorto.

Além desses eventos, o bebê nascido de mãe que consumiu álcool durante a gravidez pode apresentar um quadro denominado síndrome alcoólica fetal (SAF). O quadro é caracterizado por danos causados pelo álcool ao feto e inclui características físicas, mentais, comportamentais e dificuldades de aprendizagem com possíveis implicações ao indivíduo por toda a vida. Os recém-nascidos apresentam, em geral, baixo peso para a idade gestacional, malformações faciais, entre as quais ausência de filtro labial, fissuras palpebrais diminuídas e lábio leporino, defeitos do septo ventricular, malformações de pés e mãos e retardo mental de gravidade variável. Dois fatores corroboram a participação do álcool na gênese das alterações: a) a capacidade do álcool de provocar lesão em praticamente todos os sistemas do organismo; b) a passagem livre do álcool pela barreira placentária. Ainda permanecem incertos a dose, a frequência e o período de utilização do álcool, necessários para provocar a síndrome. Diante dessa incerteza, sugere-se a abstinência total nesse período.

Estima-se que a prevalência do uso de álcool durante a gravidez na população em geral é de 9,8%, e, dependendo do país, o uso excessivo pode variar entre 0,2% e 13,9%. A prevalência estimada da FAS na população geral é estimada em 14,6 por 10 mil pessoas.

Impacto do álcool na adesão ao tratamento de outras doenças

O consumo de álcool, além de gerar vários problemas nos diversos sistemas do organismo, pode ser também responsável pelo agravamento de doenças preexistentes ou não diretamente relacionadas ao seu consumo. Esses impactos negativos podem ocorrer por várias vias. Destaca-se, dentre as mais importantes, a baixa adesão às orientações médicas e ao uso dos medicamentos prescritos para o tratamento dessas patologias. Infecções pelo HIV e hepatite C, hipertensão e diabetes são exemplos de doenças cujos tratamentos são muitas vezes prejudicados pelo consumo de bebidas alcoólicas.

O Quadro 33.2 resume as alterações orgânicas associadas ao consumo de álcool.

Quadro 33. 2 Alterações orgânicas ligadas ao transtorno pelo uso do álcool.

Neurológicas	Wernicke-Korsakoff, demência alcoólica, degeneração cerebelar, encefalopatia hepática, neuropatia periférica, mielinólise pontina central.
Metabólica/renal	Cetoacidose alcoólica, hipomagnesemia, hipocalcemia, hipofosfatemia, síndrome hepatorrenal.
Gastrointestinal	Esteatose hepática, hepatite alcoólica, cirrose, úlcera gástrica e/ou intestinal, pancreatite.
Dermatológica	Rubor facial, hiperemia conjuntival, edema de pálpebras, dermatite seborreica, eritema palmar, aranhas vasculares.
Cardiovascular	Miocardiopatia, hipertensão.
Nutricional	Beribéri, deficiência de riboflavina, deficiência de piridoxina, pelagra.
Câncer	Cavidade oral, do esôfago, fígado, possivelmente pâncreas, cólon, reto, próstata, estômago e tireoide.
Musculoesquelético	Miopatia, necrose asséptica do quadril, gota.
Hematológico/ imunológico	VCM elevado, leucopenia, distúrbios da coagulação, tendência a infecções.
Endócrino/ reprodutivo	Diminuição do nível de hormônio antidiurético (HAD), pseudoCushing, hipoglicemia, feminilização em homens, diminuição da libido, impotência.

VCM: volume corpuscular médio.
Fonte: Desenvolvido pela autoria.

▶ TOLERÂNCIA E TRANSTORNO PELO USO DE ÁLCOOL

Os critérios para a dependência de substâncias psicoativas foram alterados na 5ª versão do Manual Diagnóstico e Estatístico da Associação Americana de Psiquiatria (DSM, do inglês *Diagnostic Statistical Manual of Mental Disorders*), em 2013. O próprio termo dependência foi substituído por "transtorno pelo uso de álcool" (TUA). Os critérios diagnósticos do TUA são:

Padrão mal adaptado de uso de álcool, acarretando prejuízo ou sofrimento significativo manifestado por dois (ou mais) dos seguintes critérios (que devem estar presentes em um período de 12 meses):

1. uso em maiores quantidades ou por um período maior do que o desejado;
2. desejo de diminuir ou interromper o uso da substância sem sucesso;
3. muito tempo é gasto em atividades necessárias para a obtenção da substância, na utilização da ou na recuperação de seus efeitos;
4. fissura ou *craving* – um forte desejo ou urgência para usar o álcool;
5. prejuízos importantes nas atividades ocupacionais, domésticas ou acadêmicas em virtude do uso da substância;
6. permanência do uso apesar de ele provocar problemas nas relações pessoais;
7. abandono de atividades sociais, ocupacionais ou recreativas pelo uso do álcool;
8. manter o uso apesar dos riscos associados;
9. manter o uso da substância apesar de ter um problema físico ou psicológico sabidamente causado ou exacerbado por ela;
10. tolerância, definida por qualquer um dos seguintes aspectos: (a) necessidade de quantidades progressivamente maiores da substância para adquirir a intoxicação ou o efeito desejado; (b) acentuada redução do efeito com o uso continuado da mesma quantidade;
11. abstinência, manifestada por qualquer dos seguintes aspectos: (a) síndrome de abstinência característica para a substância; (b) a mesma substância (ou uma substância estreitamente relacionada) é consumida para aliviar ou evitar sintomas de abstinência.

As principais mudanças com relação ao seu antecessor (DSM-IV) foram:

1. Não há mais a distinção entre abuso e dependência. Os quadros são denominados "transtornos relacionados ao uso de substâncias". Foram utilizados 11 critérios para definir o problema.
2. O critério de abuso do DSM-IV "problemas legais recorrentes" foi excluído no DSM-5.
3. *Craving* ou fissura ou forte desejo para o uso ou urgência para o uso foi incluído como critério diagnóstico.
4. O diagnóstico é baseado em um *continuum* de gravidade. O indivíduo com 0-1 critério (de um total de 11) é considerado não afetado; indivíduos com 2-3 critérios são considerados com gravidade leve; 4-5, moderada; acima de 6, grave.

A prevalência de transtornos relacionados ao uso de álcool, tendo como base os critérios do DSM-5, foi de 10,8%, com uma correspondência de prevalência com os critérios do DSM-IV de 9,7%, ocorrendo um aumento de 11,3% em uma amostra da população americana. Aqueles que tiveram a troca de diagnóstico de afetados por não afetados tiveram uma tendência ao uso pesado, particularmente beber e dirigir, e os que passaram de não afetados para afetados eram órfãos de diagnóstico. A retirada do critério legal de abuso teve pouco impacto na prevalência, e a inclusão do *craving* como critério diagnóstico teve leve impacto no aumento da prevalência.

Conforme descrito no item "Mecanismo de ação do etanol no sistema nervoso central", o álcool fluidifica as membranas, dissolvendo o componente lipídico e diminuindo a viscosidade. Com o tempo, a membrana celular torna-se mais rígida e menos sensível ao efeito fluidificante do álcool. Essas alterações seriam consistentes com o desenvolvimento de tolerância (considerando a menor sensibilidade da membrana, seria preciso maior quantidade de álcool), e, na ausência do álcool, o desarranjo da membrana pode contribuir para o aparecimento dos sintomas de abstinência. De fato, membranas de células sinápticas de animais tolerantes ao álcool mostram resistência aos efeitos do etanol. Todavia, esse mecanismo é incapaz de explicar toda a complexidade dos fenômenos de tolerância e dependência física.

Estudos em animais mostram que os sistemas noradrenérgicos e serotoninérgicos são essenciais no desenvolvimento da tolerância. Vários dados sugerem que esses mecanismos também estejam envolvidos em humanos. Genes que determinam menor atividade da MAO e, consequentemente, o acúmulo de noradrenalina e serotonina são mais frequentes em grupos alcoolistas do que nos controles.

Apesar de intensamente estudados, há pouca evidência de que os sistemas GABA-benzodiazepínicos tenham importância crucial no desenvolvimento da dependência física. As maiores evidências recaem sobre o aumento de receptores muscarínicos e alterações de funcionamento de sistemas noradrenérgicos no cérebro após ingestão crônica de álcool.

A aceleração do *turnover* da noradrenalina no SNC tem sido insistentemente encontrada durante a ingestão crônica de álcool em humanos e animais, e parece participar no aparecimento dos sintomas de abstinência.

Síndrome de abstinência

A interrupção abrupta da ingestão crônica do álcool pode resultar em síndrome de abstinência, que se inicia algumas horas após a última ingestão e dura de 5 a 7 dias.

De início, o paciente sente-se ansioso, trêmulo, com dificuldade para dormir e desconforto gastrointestinal. O quadro pode agravar-se com o aparecimento de irritabilidade e agitação, sudorese, febre, taquicardia, aumento da pressão arterial, náusea e vômitos. Em sua evolução, o paciente pode tornar-se confuso, desorientado, delirante e com alucinações, caracterizando o quadro de *delirium tremens*. Convulsões, infecções (com temperatura superior a 40 °C), desnutrição, distúrbios hidreletrolíticos são fatores relacionados ao aumento do risco de desenvolver o quadro de *delirium tremens* (Quadro 33.3). Cabe lembrar que o próprio *delirium tremens* pode causar aumento da temperatura e distúrbios hidreletrolíticos, capazes de agravar a evolução do quadro.

As convulsões são relativamente comuns em quadros graves sem tratamento e tendem a ocorrer nas primeiras 7 a 48 horas de abstinência. Aquelas que ocorrem após 48 horas de abstinência são provavelmente causadas por outras drogas, trauma craniano ou distúrbios metabólicos.

▶ GENÉTICA

Estudos com gêmeos e com filhos adotados demonstraram que a genética exerce papel importante no desenvolvimento do transtorno pelo uso de álcool do álcool, contribuindo com 50% a 60% da variância na população. Padrões de consumo de álcool como quantidade, frequência de consumo e de intoxicação e medidas de metabolismo do álcool parecem também estar sob influência genética.

Apesar das fortes evidências das contribuições genéticas na suscetibilidade ao transtorno pelo uso do álcool, a identificação de genes específicos é difícil. Diversos genes estão relacionados e contribuem para o desenvolvimento do TUA em um indivíduo. Hoje, sabe-se que os genes não determinam a presença do transtorno, mas influenciam a predisposição ou o risco. Quando este se desenvolve, a carga genética modula a gravidade da doença. O ambiente também influi substancialmente no padrão de consumo e interage com a genética no desenvolvimento do problema. Estudos em gêmeos sugerem que influências ambientais podem proteger ou exacerbar a vulnerabilidade genética ao desenvolvimento do TUA. Portanto, a especificidade da influência genética varia muito, já que esta pode abranger desde genes que codificam uma suscetibilidade neuroquímica maior do cérebro, genes que atuam na atividade de uma enzima específica envolvida na biotransformação do etanol até fatores mais genéricos, como influência hereditária sobre as características de personalidade, o que, por sua vez, influencia a forma de consumo de etanol e a probabilidade de ocorrerem alterações comportamentais prejudiciais após o uso (p. ex., quadros de agressividade).

Há uma substancial heterogeneidade nos fenótipos no TUA, com pacientes diferindo em algumas dimensões, como idade de início de problemas com o álcool, história de consumo e comorbidades.

Quadro 33.3 Sintomas da síndrome de abstinência do álcool.

Tempo de abstinência (horas)	Sintomas	Duração e evolução
6 a 24	Ansiedade; irritabilidade; agitação; anorexia; tremores; hipertensão; sudorese; taquicardia; hiper-reflexia; febre; distúrbios do sono; náusea e vômitos; desorientação leve; ilusões; alucinações.	48 a 72 horas de duração. Pode progredir para sintomas mais graves (5% evoluem para *delirium tremens*).
7 a 48	Convulsões tônico-clônicas generalizadas; distraibilidade; sugestionabilidade.	Pico em 36 horas; 30% desenvolvem *delirium tremens*.
73 a 96	*Delirium tremens*: confusão; desorientação; delírios; alucinações; agitação; tremores; febre; sudorese; taquicardia; midríase.	24 a 72 horas de duração. 1% de mortalidade.

Fonte: Adaptado de Ciraulo e Renner, 1991.

Existem evidências de maior influência genética em determinados subgrupos de alcoolismo, como os que apresentam idade precoce de início de uso, impulsividade e traços antissociais de personalidade.

Os estudos mais recentes procuram identificar genes relacionados ao TUA por meio de algumas estratégias, entre elas o estudo de fenótipos e endofenótipos.

Existem polimorfismos que contribuem para a vulnerabilidade ao transtorno. Evidências relacionam ADH1B e ALDH2 à proteção, pois a presença dessas variantes produz aumento do acetaldeído, causando reação aversiva e menor associação com o transtorno pelo uso de álcool. Recentemente, estudos demonstraram o papel da ADH4 na etiologia do alcoolismo, com algumas variantes associadas a um maior risco. Eles procuraram encontrar variações em alguns receptores, como os de dopamina, GABA, serotonina e opioide, que estariam relacionadas com o transtorno pelo uso do álcool, mas os resultados ainda são preliminares.

Fatores ambientais de estresse podem influenciar o uso, o desenvolvimento do TUA e as recaídas no álcool. O aumento de noradrenalina pelo sistema adrenérgico é uma resposta biológica comum e imediata ao estresse. Os genes SLC6A2 e ADRA2A relacionados ao sistema adrenérgico foram estudados em um grupo de dependentes do álcool e outro de controle, normal. Dois polimorfismos rs36020 e rs36029 do gene SLC6A2 foram mais prevalentes no grupo de dependentes do álcool, e dois polimorfismos rs521674 e rs602618 do gene ADRA2A foram associados à história familiar de alcoolismo.

▶ TRATAMENTO FARMACOLÓGICO DO TRANSTORNO PELO USO DO ÁLCOOL

O uso de fármacos para tratamento do alcoolismo vem sendo estudado como tentativa de aumentar a eficácia terapêutica. As drogas mais comuns são:

Dissulfiram Esse medicamento inibe a ação da ALDH, que metaboliza o acetaldeído, promovendo o acúmulo dessa substância e acarretando o aparecimento de efeitos tóxicos: mal-estar, náuseas, vômitos, alterações hemodinâmicas e *flushing*. O paciente deve estar ciente dos riscos associados ao uso da medicação e, se possível, supervisionado por um familiar. Essa medicação reforça o controle sobre o desejo de consumir álcool, já que o paciente sabe que terá os efeitos tóxicos se consumir a bebida. A dose diária é de 250 mg, e deve-se atentar para a potencial hepatotoxicidade do medicamento. Existem evidências de melhor eficácia terapêutica quando administrado sob supervisão, o que reforça a ideia de que a aderência ao tratamento é uma questão importante no uso do dissulfiram.

Naltrexona É um antagonista opioide com maior seletividade para o receptor μ. Atualmente, a eficácia e a segurança da medicação estão bem documentadas. Estudos de metanálise que incluem trabalhos com resultados positivos e negativos do uso da medicação demonstram a eficácia do naltrexona no tratamento do transtorno pelo uso de álcool do álcool, diminuindo recaídas e o número de doses em dias de consumo. Há também alguns estudos que não mostraram eficácia da medicação. Parece ser mais eficaz em pacientes em que o desejo de beber é intenso. Evidências iniciais sugerem que a naltrexona atua bloqueando os efeitos euforizantes do álcool, e estudos em laboratório demonstram que a medicação diminui o *high* (efeito prazeroso) produzido pela administração do etanol, principalmente em sujeitos com história familiar positiva para consumo do álcool. As doses utilizadas são de 50 mg a 100 mg, e os efeitos colaterais mais comuns são cefaleia, náuseas, vômitos e fadiga. Também se deve atentar aos riscos de hepatotoxicidade da medicação.

Acamprosato Droga com estrutura semelhante à de neurotransmissores aminoácidos como a taurina ou o ácido gama-aminobutírico (GABA), incluindo uma acetilação que permite a passagem pela barreira hematoencefálica. Estudos revelaram que o acamprosato é um agonista que estimula a atividade do neurotransmissor inibidor GABA e antagoniza os aminoácidos excitatórios, em particular o glutamato. Essa substância diminui o desejo de beber e suprime a hiperatividade que ocorre durante a fase de abstinência. Estudo recente de uma mutação que resulta em uma expressão atenuada do transportador de glutamato da glia, que, por sua vez, ocasiona um elevado nível de glutamato extracelular e a um excessivo consumo voluntário de etanol, mostrou que, nos mutantes, os níveis elevados de glutamato e o consumo excessivo de álcool foram normalizados pela administração de acamprosato. A eficácia terapêutica do acamprosato está bem demonstrada. Estudos de metanálise demonstram que as taxas de abstinência em 6 meses são significantemente maiores nos pacientes tratados com acamprosato quando comparados ao placebo. A dose utilizada é de 2 g/dia dividida em 3 tomadas diárias. Os efeitos colaterais mais comuns são: cefaleia, diarreia e lesões de pele. Esse medicamento, hoje, não se encontra disponível comercialmente no Brasil.

Outros fármacos que parecem ter algum benefício clínico são topiramato e baclofeno. Todavia, ainda não são aprovados pela Anvisa para uso no TUA.

▶ COMORBIDADE COM OUTROS TRANSTORNOS PSIQUIÁTRICOS

O uso excessivo de álcool afeta diretamente a função cerebral e altera vários sistemas cerebrais envolvidos no desenvolvimento de muitos transtornos mentais comuns.

Depressão maior

Os distúrbios do humor são indiscutivelmente a queixa psiquiátrica mais comum entre pacientes com transtornos pelo uso de álcool em busca de tratamento, afetando de 40% a 80% deles em algum momento de suas vidas.

Existe alguma controvérsia quanto à relação de causa e efeito precisa entre depressão e alcoolismo. Alguns autores apontam que os episódios depressivos frequentemente precedem o início do alcoolismo, especialmente em mulheres. Entre os homens, aproximadamente 60% dos alcoólatras experimentam um episódio depressivo maior induzido pelo álcool. Outros indivíduos provavelmente têm um transtorno depressivo maior independente – isto é, eles experimentaram um episódio depressivo maior antes do início do alcoolismo e continuam a exibir sinais e sintomas depressivos mesmo durante longos períodos de abstinência.

Transtorno bipolar

Apesar de poucos estudos clínicos, os levantamentos epidemiológicos mostram altas taxas de prevalência dessa comorbidade tanto em amostras da comunidade como em amostras clínicas. Em serviços de tratamento, a prevalência de transtornos associados ao uso de substancias em indivíduos com transtorno bipolar (TAB) varia de 18% a 75%. Nos serviços de tratamento para dependentes, as taxas de TAB variam de 2% a 31%.

Transtornos de ansiedade

Em geral, os transtornos de ansiedade não parecem ocorrer em taxas muito mais altas entre os indivíduos com TUA do que entre a população em geral. Por exemplo, os resultados de uma pesquisa nacional nos Estados Unidos indicaram que, entre os pacientes com diagnóstico de TUA, 19,4% também tinham algum transtorno de ansiedade. Isso corresponde a apenas 1,5 vez a taxa de transtornos de ansiedade na população em geral. Todavia, transtornos de ansiedade específicos, como transtorno de pânico, fobia social e transtorno do estresse pós-traumático, parecem ter uma coocorrência aumentada em indivíduos com transtorno pelo uso de álcool.

É importante diferenciar sintomas de ansiedade autolimitados, que ocorrem durante a síndrome de abstinência do álcool e que geralmente duram de dias a várias semanas, dos quadros de ansiedade independentes, que, em geral, são caracterizados por sintomas anteriores ao início do consumo excessivo de álcool e que persistem durante a abstinência prolongada.

Transtorno de personalidade antissocial (TPAS)

Estudos epidemiológicos estimam que os homens e as mulheres com TUA têm 4 a 8 vezes e 12 a 17 vezes mais probabilidade de apresentarem transtorno de personalidade antissocial (TPAS) em comparação aos não alcoólatras, respectivamente. Assim, aproximadamente 15% a 20% dos homens alcoólatras e 10% das mulheres alcoólatras têm TPAS. Pacientes com TPAS são propensos a desenvolver dependência de álcool em uma idade mais precoce, a serem mais graves e também a abusar de outras drogas.

Tentativas de suicídio e suicídio

Uma vasta literatura mostra que a intoxicação por álcool pode aumentar a disforia cognitiva, a impulsividade e a intensidade de ideação suicida. As tentativas de suicídio após o uso de álcool podem acontecer em indivíduos com ou sem um diagnóstico de TUA. A ingestão aguda de álcool aumenta em 7 vezes o risco de realizar uma tentativa de suicídio. Esse risco aumenta para 37 vezes se o indivíduo apresenta uso pesado.

O suicídio é a terceira causa de morte atribuível ao álcool em populações jovens. Vários estudos apontam que, entre as vítimas de suicídio, entre 33% e 75% deles apresentavam algum nível de álcool no sangue. O álcool também pode influenciar a gravidade e o potencial de letalidade do método da tentativa de suicídio. Em um estudo com indivíduos com depressão, uso de álcool e/ou drogas estiveram presentes no momento da tentativa para 25% dos indivíduos que tentaram suicídio por método com baixa letalidade, 36% dos que tentaram suicídio por método de alta letalidade e 52% daqueles que morreram por suicídio.

▶ EFEITOS TÓXICOS DECORRENTES DA INTERAÇÃO COM OUTRAS SUBSTÂNCIAS

O etanol pode interagir com fármacos do ponto de vista farmacocinético (competição pelas enzimas responsáveis pela metabolização) e/ou sob o ponto de vista farmacodinâmico (potencialização ou diminuição da ação dos fármacos nos órgãos-alvo). Os efeitos depressores causados pelo consumo de quantidades moderadas de álcool, principalmente o comprometimento da coordenação motora e da capacidade de julgamento, são potencializados pela ingestão de sedativos-hipnóticos, anticonvulsivantes, antidepressivos, ansiolíticos ou narcóticos.

A interação entre o álcool e outras drogas também se dá em quatro situações diferentes: 1) uso agudo de ambos; 2) uso crônico do álcool e agudo da droga; 3) uso agudo do álcool e crônico da droga; e 4) uso crônico de ambos. São vários os fatores que interferem nessas interações, como os tipos de substâncias ingeridas, as doses de cada uma delas, as vias de administração e a presença de patologias orgânicas e/ou psiquiátricas. Em geral, o consumo crônico de álcool induz o metabolismo hepático, aumentando o efeito de primeira passagem e diminuindo a concentração de xenobióticos na circulação. Entretanto, o álcool compete pelas enzimas do sistema citocromo P-450, responsáveis pela biotransformação de muitas substâncias, o que acarreta aumento da quantidade de drogas ou fármacos disponível na circulação. Por exemplo, a ingestão aguda de álcool diminui a metabolização da fenitoína, aumentando sua meia-vida. Entretanto, o seu consumo continuado acarreta a indução enzimática, que pode resultar, durante um período de abstinência de álcool, em aumento da biotransformação da fenitoína, com consequente diminuição de sua meia-vida.

Outros efeitos adversos, geralmente não usuais, podem ocorrer quando o consumo de álcool é associado ao de outras substâncias. Por exemplo, pacientes que fazem uso de hipoglicemiantes orais podem apresentar sintomas desagradáveis, semelhantes àqueles que ocorrem nos pacientes tratados com dissulfiram, após a ingestão de álcool. Do mesmo modo, interações similares podem ocorrer com alguns antibióticos e agentes anti-inflamatórios. A combinação de álcool com hipoglicemiantes orais pode causar flutuações imprevisíveis da glicemia, aparentemente por causa da associação de um efeito hipoglicemiante do álcool. Além desse efeito, o consumo crônico de álcool pode diminuir a meia-vida desses fármacos. A ação hipoglicemiante da insulina também pode ser diminuída significativamente.

Merece especial atenção a grande discussão popular sobre a interação entre álcool e antibióticos. Uma revisão recente avaliou o tema. Os dados disponíveis indicam que penicilinas orais, cefdinir, cefpodoxima, fluoroquinolonas, azitromicina, tetraciclina, nitrofurantoína, secnidazol, tinidazol e fluconazol podem ser usados com segurança com o consumo concomitante de álcool. Os dados são ambíguos para sulfametoxazol-trimetoprima. A eritromicina pode ter eficácia reduzida com o consumo de álcool, e a doxiciclina pode ter eficácia reduzida no alcoolismo crônico. O álcool com baixo teor de tiramina pode ser consumido com oxazolidinonas. A reação do tipo dissulfiram, embora classicamente associada ao metronidazol, ocorre com frequência incerta e gravidade variada. As cefalosporinas com uma cadeia lateral de metiltiotetrazol (MTT) ou um anel de metiltiodioxotriazina (MTDT), cetoconazol e griseofulvina apresentam risco aumentado de uma reação semelhante ao dissulfiram. Álcool e interações antimicrobianas geralmente carecem de evidências.

O álcool interage não apenas com os fármacos psicotrópicos, mas também com uma ampla variedade de medicamentos.

A cinética do etanol pode ser alterada pela ingestão concomitante de leite e pelo prolongamento do tempo de esvaziamento gástrico. O leite retarda o esvaziamento gástrico, diminuindo a absorção de etanol.

O Quadro 33.4 mostra os efeitos de algumas interações do etanol com outras drogas.

Quadro 33.4 Efeitos da interação do etanol com outras drogas.

Drogas	Efeitos da interação
Ácido ascórbico	O ácido ascórbico aumenta a depuração do etanol e os níveis séricos de triglicérides; melhora a coordenação motora e a discriminação de cores após o consumo de álcool.
Analgésicos/narcóticos	O volume de distribuição da meperidina intravenosa aumenta com o consumo excessivo de álcool (o significado clínico dessa interação é desconhecido).
Antidepressivos	Aumento dos efeitos sedativos do etanol e do comprometimento psicomotor. Intoxicação aguda pelo álcool: prejudica o metabolismo dos antidepressivos. Consumo crônico de álcool: aumenta o metabolismo dos antidepressivos.
Antipirina	Consumo crônico de álcool (mais que 1 mL/kg/dia): aumento do metabolismo da antipirina.
Barbitúricos	Intoxicação aguda pelo álcool: inibe o metabolismo do pentobarbital. O fenobarbital diminui a concentração sanguínea de etanol. Consumo crônico de álcool: aumenta o metabolismo hepático do pentobarbital. Ocorre depressão cumulativa do SNC.
Benzodiazepínicos	Aumento do comprometimento psicomotor. Depressão respiratória.
Bromocriptina	O álcool aumenta os efeitos colaterais gastrointestinais da bromocriptina.
Cafeína	Não apresenta efeitos sobre os prejuízos psicomotores causados pelo etanol.
Cimetidina	Potencializa os efeitos do álcool. Aumenta as concentrações plasmáticas máximas do álcool e a área sob a curva concentração/tempo. Produz efeitos tóxicos no SNC pelo aumento da concentração sérica de cimetidina.
Clorofórmio	O etanol aumenta a hepatotoxicidade do clorofórmio.
Fenotiazinas	Potencializam os efeitos psicomotores do álcool.
Glutetimida	Aumenta a depressão do SNC. Aumento da concentração sérica de etanol e diminuição da de glutetimida.
Hidrato de cloral	Ocorre aumento de um metabólito do hidrato de cloral, o tricloroetanol, e do etanol plasmáticos. Há uma depressão combinada do SNC. Ocorrem vasodilatação, taquicardia, cefaleia.
Meprobamato	Depressão sinergística do SNC.
Metoclopramida	Aumento dos efeitos sedativos do álcool.
Paracetamol	Intoxicação aguda pelo álcool: teoricamente protege contra a toxicidade do paracetamol, pois menos metabólito hepatotóxico é gerado. Consumo crônico excessivo de álcool: aumenta a suscetibilidade à hepatotoxicidade induzida pelo paracetamol.
Paraldeído	Possibilidade de ocorrer acidose metabólica.
Quinacrina	Provável inibição da oxidação do acetaldeído.
Salicilatos	O etanol pode aumentar as chances de hemorragia gastrointestinal e aumenta o sangramento gástrico causado pelo ácido acetilsalicílico.
Tetracloroetileno	Depressão combinada do SNC.
Tolazolina	Provável inibição da oxidação do acetaldeído, provocando sintomas semelhantes aos causados pelo dissulfiram após a ingestão de álcool.
Tricloroetileno	Podem ocorrer fogacho, lacrimejamento, vista turva e taquipneia nos indivíduos expostos ao tricloroetileno que fazem uso de álcool.

SNC: sistema nervoso central.
Fonte: Adaptado de Barnhill *et al.*, 1991.

▶ BIBLIOGRAFIA

ADDOLORATO, G. et al. Baclofen Study Group. Dose-response effect of baclofen in reducing daily alcohol intake in alcohol dependence: secondary analysis of a randomized, double-blind, placebo-controlled trial. *Alcohol*, v. 46, n. 3, p. 312-317, 2011.

AGRAWAL, A.; HEATH, A.C.; LYNSKEY, M.T. DSM-IV TO DSM-5: the impact of proposed revisions on diagnosis of alcohol use disorders. *Addiction*, v. 106, n. 11, p. 1935-1943, 2011.

AMARAL, R.A.; MALBERGIER, A.; ANDRADE, A.G. Management of patients with substance use illnesses in psychiatric emergency department. *Rev. Bras. Psiquiatr.*, v. 32, n. 2, p. 104-111, 2010.

AMERICAN PSYCHIATRIC ASSOCIATION. *Diagnostic and Statistical Manual of Mental Disorders*, 5.ed. Washington, DC, 2013.

AMERICAN PSYCHIATRIC ASSOCIATION. Practice guideline for the pharmacological treatment of patients with alcohol use disorders. APA, 2020.

BAGNARDI, V. et al. Alcohol consumption and site-specific cancer risk: a comprehensive dose-response meta-analysis. *Br J Cancer*, v. 112, n. 3, p. 580-593, 2015.

BALTIERI, D.A.; FOCCHI, G.R.A. Tratamentos farmacológicos das dependências de álcool, cocaína e opioides. *Jornal Brasileiro de Dependências Químicas*, v. 2, n. 1, p. 7-11, 2001.

BARNHILL, J.G.; CIRAULO, A.M.; CIRAULO, D.A. Importancia das interacoes nas dependencias quimicas. *In*: CIRAULO, D.A.; SHADER, R.I.; GREENBLATT, D.J.; CREELMAN, W. (Ed.). *Manual de interações medicamentosas em psiquiatria*. Porto Alegre: Artes Medicas, 1991.

BASTOS, F. et al. (Org.). III Levantamento Nacional sobre o Uso de Drogas pela População Brasileira. Rio de Janeiro: Fiocruz/ICICT, 2017. 528 p.

BORGES, G. et al. A meta-analysis of acute use of alcohol and the risk of suicide attempt. *Psychol Med.*, v. 47, n. 5, p. 949-957, 2017.

CAMPBELL, E.J.; LAWRENCE, A.J.; PERRY, C.J. New steps for treating alcohol use disorder. *Psychopharmacology*, v. 235, p. 1759-1773, 2018.

CIRAULO, D.A.; RENNER, J.A. Alcoholism. *In*: CIRAULO, D.A.; SHADER, R.I. (ed.). *Clinical manual of chemical dependence*. Washington: American Psychiatric Press Inc., p. 37-38, 1991.

CHALUB, M.; TELLES, L.E.B. Álcool, drogas e crime. *Rev. Bras. Psiquiatr.*, v. 28, n. 2, p. 69-73, 2006.

CHAN, L.N.; ANDERSON, G.D. Pharmacokinetic and pharmacodynamic drug interactions with ethanol (alcohol). *Clin Pharmacokinet*, v. 53, n. 12, p. 1115-1136, 2014.

CHIVA-BLANCH, G.; BADIMON, L. Benefits and risks of moderate alcohol consumption on cardiovascular disease: current findings and controversies. *Nutrients*, v. 12, n. 1, p. 108, 2019.

CLARKE, T.K. et al. Multiple polymorphisms in genes of the adrenergic stress system confer vulnerability to alcohol abuse. *Addict Biol.*, v. 17, n. 1, p. 202-208, 2012.

DAMACENA, G.N. et al. Alcohol abuse and involvement in traffic accidents in the Brazilian population, 2013. *Ciência & Saúde Coletiva*, v. 21, n. 12, p. 3777-3786, 2016.

DENNY, L.; COLES, S.; BLITZ, R. Fetal alcohol syndrome and fetal alcohol spectrum disorders. *Am Fam Physician*, v. 96, n. 8, p. 515-522, 2017.

DI GENNARO, C.; BIGGI, A.; BARILLI, A.L. Endothelial dysfunction and cardiovascular risk profile in long-term withdrawing alcoholics. *J. Hypertens.*, v. 25, n. 2, p. 367-373, 2007.

DICK, D.M.; FOROUD, T. Candidates genes for alcohol dependence: a review of genetic evidence from human studies. *Alcohol Clin. Exp. Research*, v. 27, n. 5, p. 868-879, 2003.

DUNN, W.; SHAH, V.H. Pathogenesis of alcoholic liver disease. *Clin Liver Dis.*, v. 20, n. 3, p. 445-456, 2016.

EDWARDS, A.C. et al. Alcohol use disorder and risk of suicide in a Swedish population-based cohort. *Am J Psychiatry*, v. 177, n. 7, p. 627-634, 2020.

GBD 2016 Alcohol and Drug Use Collaborators. The global burden of disease attributable to alcohol and drug use in 195 countries and territories, 1990-2016: a systematic analysis for the Global Burden of Disease Study 2016, v. 5, n. 12, p. 987-1012, 2018.

GIANOULAKIS, C. Endogenous opioids and addiction to alcohol and other drugs of abuse. *Curr. Top Med Chem.*, v. 9, n. 11, p. 999-1015, 2009.

GONÇALVES, P.D. et al. The association between low alcohol use and traffic risk behaviors among Brazilian college students. *Alcohol*, v. 46, n. 7, p. 673-679, 2012.

GREGORIO, V.D. et al. The alcohol consumption is amended after bariatric surgery? An integrative review. ABCD. *Arquivos Brasileiros de Cirurgia Digestiva* (São Paulo), v. 29, S. 1, p. 111-115, 2016.

GRISWOLD, M.G. et al. Alcohol use and burden for 195 countries and territories, 1990-2016: a systematic analysis for the Global Burden of Disease Study 2016.*The Lancet*, v. 392, n. 10152, p. 1015-1035, 2018.

GUINDALINI, C. et al. Association of genetic variants in alcohol dehydrogenase 4 with alcohol dependence in Brazilian patients. *Am. J. Psychiatry*. v. 162, n. 5, p. 1005-1007, 2005.

HEILIG, M.; EGLI, M. Pharmacological treatment of alcohol dependence: target symptoms and target mechanisms. *Pharmacolo gy & Therapeutics*, v. 111, p. 855-876, 2006.

IVEZAJ, V. et al. Changes in alcohol use after metabolic and bariatric surgery: predictors and mechanisms. *Curr Psychiatry Rep.*, v. 21, n. 9, p. 85, 2019.

JOHNSON, B.A. et al. Pharmacogenetic approach at the serotonin transporter gene as a method of reducing the severity of alcohol drinking. *Am. J. Psychiatry*. v. 168, n. 3, p. 265-275, 2011.

JOHNSON, B.A. et al. Topiramate for alcoholism advisory board; topiramate for Alcoholism Study Group. Improvement of physical health and quality of life of alcohol-dependent individuals with topiramate treatment: US multisite randomized controlled trial. *Arch. Intern. Med.*, v. 168, n. 11, p. 1188-1199, 2008.

JOHNSON, B.A.; SENEVIRATN, C. Alcohol-medical drug interactions. *In*: SULLIVAN, E.V.; PFEFERBAUM, A. (Ed.). *Handbook of clinical neurology, alcohol and the nervous system*, v. 125 (3rd series). Elsevier B.V., 2014.

JONAS, D.E. et al. Pharmacotherapy for adults with alcohol use disorders in outpatient settings: a systematic review and meta-analysis. *JAMA*, v. 311, n. 18, p. 1889-1900, 2014.

JUNG, Y. et al. Assessment of the association of D2 dopamine receptor gene and reported allele frequencies with alcohol use disorders: a systematic review and meta-analysis. *JAMA* Netw Open. 2019.

KASH, T.L. The role of biogenic amine signaling in the bed nucleus of the stria terminals in alcohol abuse. *Alcohol.*, v. 46, n. 4, p. 303-308, 2012.

KLIMKIEWICZ, A. et al. Suicide attempts during heavy drinking episodes among individuals entering alcohol treatment in Warsaw, Poland. *Alcohol*, v. 47, n. 5, p. 571-576, 2012.

KNOPMAN, D.S.; PETERSEN, R.C.; CHA, R.H. Incidence and causes of nondegenerative nonvascular dementia: a population based study. *Arch. Neurol.*, v. 63, n. 2, p. 218-221, 2006.

KUMAR, S. et al. The role of GABA(A) receptors in the acute and chronic effects of ethanol: a decade of progress. *Psychopharmacology (Berl)*, v. 205, n. 4, p. 529-564, 2009.

KUYPERS, K. et al. Intoxicated aggression: do alcohol and stimulants cause dose-related aggression? A review. *Eur Neuropsychopharmacol.*, v. 30, p. 114-147, 2020.

LAHOOD, A.J.; KOK, S.J. Ethanol toxicity. 2020 Apr 17. *In:* StatPearls [Internet]. Treasure Island (FL): StatPearls Publishing; 2020 Jan-. PMID: 32491313.

LARANJEIRA, R. et al. Alcohol use patterns among Brazilian adults. *Rev. Bras. Psiquiatr.*, v. 32, n. 3, p. 231-241, 2010.

LISTABARTH, S. et al. Does thiamine protect the brain from iron overload and alcohol related dementia? *Alzheimer's Dement*, 18 ago. 2020. doi: 10.1002/alz.12146.

MALBERGIER, A. Abordagem clínica da dependência de drogas, álcool e nicotina. *In: Manual para profissionais de saúde mental.* Barueri, SP: Manole, 2018.

MALBERGIER, A.; SILVEIRA, C.M. Transtorno relacionado ao uso do álcool. *In:* FORLENZA, O.V. et al (Ed.). *Clínica psiquiátrica de bolso.* 2.ed. Barueri, SP: Manole, p. 308-327, 2018.

MERGENHAGEN, K.A. et al. Fact versus fiction: a review of the evidence behind alcohol and antibiotic interactions. *Antimicrob Agents Chemother.*, v. 64, n. 3, e02167-19, 2020.

MILHORN JR., H.T. CNS depressants: alcohol. *In: Chemical dependence* – diagnosis treatment and prevention. New York: Springer-Verlag, p. 128, 1990.

MUTHUSAMI, K.R.; CHINNASWAMY, P. Effect of chronic alcoholism on male fertility hormones and semen quality. *Fertil Steril*, v. 84, n. 4, p. 919-24, 2005.

NATIONAL INSTITUTE ON ALCOHOL ABUSE AND ALCOHOLISM. Disponível em: <https://www.niaaa.nih.gov>. Acesso em: 10 nov. 2020.

PALMER, E. et al. Alcohol hangover: underlying biochemical, inflammatory and neurochemical mechanisms. *Alcohol.*, v. 54, n. 3, p. 196-203, 2019.

PARIKH, S.; HYMAN, D. Hepatocelular cancer: a guide for internist. *Am. J. Med.*, v. 120, n. 3, p. 194-202, 2007.

POPOVA, S. et al. Estimation of national, regional, and global prevalence of alcohol use during pregnancy and fetal alcohol syndrome: a systematic review and meta-analysis. *The Lancet Global Health*, v. 5, n. 3, e290-e299, 2017.

RAHMAN, M.A. et al. Extracellular vesicles: intercellular mediators in alcohol-induced pathologies. *J Neuroimmune Pharmacol.*, v. 15, n. 3, p. 409-421, 2020.

SAITZ, R. Medications for alcohol use disorder and predicting severe withdrawal. *JAMA*, v. 320, n. 8, p. 766-768, 2018.

SALLOUM, I.M.; THASE, M.E. Impact of substance abuse on the course and treatment of bipolar disorder. *Bipolar Disord.*, v. 2, p. 269-280, 2000.

SCHÜTZE, M. et al. Alcohol attributable burden of incidence of cancer in eight European countries based on results from prospective cohort study. *BMJ*, v. 342, d1584, 2011.

SHIVANI, R.; GOLDSMITH, R.J.; ANTHENELLI, R.M. Alcoholism and psychiatric disorders: diagnostic challenges. *Alcohol Research & Health*, v. 26, n. 2, p. 90-98, 2002.

SRISURAPANONT, M.; JARUSURAISIN, N. Naltrexone for the treatment of alcoholism: a meta-analysis of randomized controlled trials. *Int. J. Neuropsychopharmacol*, v. 8, n. 2, p. 267-80, 2005.

SUNDERMANN, A.C. et al. Week-by-week alcohol consumption in early pregnancy and spontaneous abortion risk: a prospective cohort study. *Am J Obstet Gynecol.* 2020 Jul 13:S0002-9378(20)30725-0.

WORLD HEALTH ORGANIZATION. Global status report on alcohol and health 2018. Disponível em: <https://www.who.int/substance_abuse/publications/global_alcohol_report/en/>. Acesso em: 10 nov. 2020.

34

Inalantes

Maria de Fátima M. Pedrozo
Maria das Graças Silva de Jesus

CONTEÚDO DESTE CAPÍTULO

INTRODUÇÃO

Os inalantes são usados para obtenção de um estado psíquico alterado e englobam grande número de substâncias químicas, encontradas em diferentes produtos (colas, tíner, esmaltes, tintas, propelentes contidos em aerossóis e fluidos de isqueiros, entre outros). Estima-se que haja mais de mil produtos contendo substâncias voláteis comercializados atualmente.

O termo "inalante" define a exposição pela via de administração das substâncias e se refere à absorção pulmonar dos vapores, pelas fossas nasais (*sniffing*) ou pela boca (*huffing*). Embora outras drogas de abuso possam também ser inaladas, convencionou-se não incluir nessa classe aquelas que devam ser queimadas ou aquecidas, como tabaco e *crack*.

A inalação deliberada de vapores de substâncias químicas remonta a antigas civilizações, na busca de experiências místicas. Na história mais recente, o uso voluntário começa a se difundir a partir de 1940, coincidindo com o desenvolvimento industrial e a consequente fabricação em série de produtos contendo substâncias voláteis e tornando-se popular entre os adolescentes nas décadas seguintes.

Atualmente, essa prática é um problema que abrange numerosos países; estudos epidemiológicos têm demonstrado que o uso de inalantes é um fenômeno comum, especialmente entre a população mais jovem e entre crianças carentes, reiterando o fato de serem considerados "*kids drugs*" e a única classe de drogas cuja prevalência de uso declina marcadamente com o aumento da idade. Na maioria dos países latino-americanos, a prevalência é significativamente elevada, com maior consumo pelo sexo masculino; entre as crianças de rua brasileiras, o fenômeno não só é bastante difundido como também intenso, à semelhança de países como Bolívia, Peru e México.

No Brasil, diversos levantamentos sobre o consumo de drogas de abuso, entre elas os inalantes, foram realizados nos últimos 20 anos com o intuito de estabelecer políticas públicas efetivas na redução dessa prática.

Essas pesquisas periódicas realizadas pelo Centro de Informações sobre Drogas Psicotrópicas (Cebrid) com a população estudantil do Ensino Fundamental e Médio da rede pública colocam os inalantes no terceiro lugar de consumo, precedido somente por álcool e tabaco. Embora essa posição tenha sido mantida desde 1986 (I Levantamento), observa-se uma redução do uso de inalantes nesse mesmo segmento populacional quando comparado com o resultado obtido em 2010 (VI Levantamento).

O último levantamento nacional (Cebrid - Carlini *et al.*, 2010) abrangeu as 27 capitais brasileiras e incluiu estudantes das redes pública e privada de ensino. Álcool e tabaco continuam sendo as drogas de maior prevalência de uso na vida, em todas as capitais, seguidas pelos inalantes. Um fato que chama a atenção é a maior porcentagem de alunos das escolas privadas usando drogas, inclusive inalantes.

Dados comparativos entre os dois últimos levantamentos (2004 e 2010), abrangendo estudantes da rede pública, mostram uma redução estatisticamente significativa na proporção daqueles que relataram uso de inalantes tanto *na vida* (15,5% e 8,1%, respectivamente) quanto *no ano* (14,1% e 4,9%, respectivamente); apenas em Brasília e em Campo Grande, foi observado um aumento do consumo nos 12 meses que antecederam a última pesquisa.

Estudos sobre a prevalência do uso de drogas entre a comunidade acadêmica também têm sido realizados e, apesar de suas limitações, possibilitam a comparação de resultados.

O primeiro levantamento sobre consumo de álcool, tabaco e outras drogas entre universitários brasileiros (Grupo Interdisciplinar de Estudos de Álcool e Drogas/Instituto de Psiquiatria do Hospital das Clínicas da Faculdade de Medicina da Universidade de São Paulo [GREA/IPq-HCFMUSP] - Andrade *et al.*, 2010) revelou que 48,7% já consumiram, ao menos uma vez, alguma substância psicoativa (à exceção de álcool e tabaco), sendo as regiões Sul e Sudeste as de maior prevalência. A maconha é a droga mais consumida (26,1%), seguida pelos inalantes (20,4%), e seu uso é mais frequente antes do ingresso na universidade. Embora a maconha seja a substância mais mencionada, é superada pelos inalantes no Nordeste (para uso na vida e no ano) e pelos anfetamínicos na região Sudeste (para uso nos últimos 30 dias). O uso de inalantes é mais prevalente no sexo masculino, em todas as medidas de uso (na vida, no ano, no mês).

A pesquisa que comparou as prevalências de uso de drogas entre estudantes de graduação da USP nos anos 1996 e 2001 (Stempliuk *et al.*, 2005) revelou um aumento estatisticamente significativo do uso de inalantes. Seu uso passou de 17,9% a 24,5%; nos últimos 12 meses, de 8,18% a 13,5%; e, nos últimos 30 dias, de 4,1% a 6,5%. Entretanto, ao longo dos últimos anos, houve um decréscimo no consumo de inalantes nesse mesmo segmento populacional. Entre 2001 e 2009, a prevalência de *uso na vida* caiu de 24,5% para 19,4%. Segundo Andrade *et al.*, o uso nos últimos 12 meses passou de 13,5% para 5,8%; e de 6,5% para 3,6%, quando referente aos *últimos 30 dias*.

Em 2009, Oliveira *et al.* estudaram a prevalência de uso de drogas entre estudantes de Medicina da USP, no período compreendido entre 1996 e 2001. Nos resultados encontrados, constatou-se aumento do consumo de inalantes, especialmente entre alunos do sexo masculino e dos primeiros anos de graduação. No período, o *uso na vida* dessas substâncias passou de 19,0% para 32,9%; e de 15,0% para 24,3%, nos *últimos 12 meses*. Em 2001, o uso de inalantes foi mais comum entre os alunos de Medicina do que entre outros estudantes da USP e entre os jovens de mesma faixa etária na população em geral, superando o consumo de tabaco e maconha.

Estudo comparativo sobre o uso de drogas entre a comunidade acadêmica brasileira com jovens da população geral e com universitários norte-americanos, conduzido por Eckschmidt *et al.* (2013), apontou que universitários do nosso país usam mais inalantes que a população geral de faixa etária correspondente (21,6% *versus* 10,8%) e consomem quase duas vezes mais inalantes que os universitários norte-americanos (21,6% *versus* 11,3%).

No continente europeu, o levantamento mais recente realizado em 35 dos 50 países desse continente foi finalizado em 2015, compreendendo o período de 1995 a 2015. Foi realizado pela *European School Survey Project on Alcohol and Other Drugs* (ESPAD) e contou com 96.046 estudantes respondentes de 15 a 16 anos. A prevalência média de uso de inalantes em toda a vida foi de 7%, com grandes diferenças entre os países avaliados. A Croácia apresentou as porcentagens mais elevadas (25%), seguida da Eslovênia (14%). As taxas mais baixas (1% a 2%) foram encontradas nas Ilhas Faroe, na Antiga República Iugoslava da Macedônia e na Moldávia. A prevalência média foi a mesma para ambos os sexos e se manteve mais ou menos estável durante o período de observação, com ligeiro declínio verificado no sexo masculino.

Nos Estados Unidos, o levantamento mais recente sobre o uso de drogas foi realizado pelo *Monitoring The Future* (MTF), em 2019. Participaram desse levantamento 42.500 estudantes do segundo grau, da 8ª, 10ª e 12ª séries, de 396 escolas públicas e privadas do país. Para as três séries em conjunto, o uso anual de inalantes declinou significativamente a partir do pico alcançado no final dos anos 1990. A prevalência em 2019 - de 4,7% para o 8º ano, de 2,8% para o 10º ano e de 1,9% para o 12º ano - é cerca de 3 vezes menor que os níveis alcançados em 1995, respectivamente, de 12,8%, de 9,6% e de 8% para alunos do 8º, 10º e 12º anos de ensino. Entretanto, a partir de 2016, um aumento discreto no uso foi observado (Figura 34.1A), coincidindo com um declínio na percepção de risco de uso dessas substâncias (Figura 34.1B), que atingiu os menores níveis em 2019. Esses dados, segundo o MTF, são preocupantes pela possibilidade de recrudescência do uso de inalantes.

O último levantamento nacional americano quanto ao consumo de drogas foi realizado em 2018, pelo *Substance Abuse and Mental Health Services Administration* (SAMHSA), com 67.791 respondentes de 12 anos ou mais. Extrapolando os dados obtidos (%) para a população geral americana, aproximadamente 2 milhões de pessoas nessa faixa etária usaram inalantes no último ano, correspondendo a 0,7% da população geral do país (Figura 34.2). A Tabela 34.1 apresenta a tendência de consumo de inalantes por faixa etária no período de 2015 a 2018. Os achados evidenciaram um aumento no uso no último ano em comparação com 2016 e 2017, em todos os grupos etários, exceto nos de 18 a 25 anos.

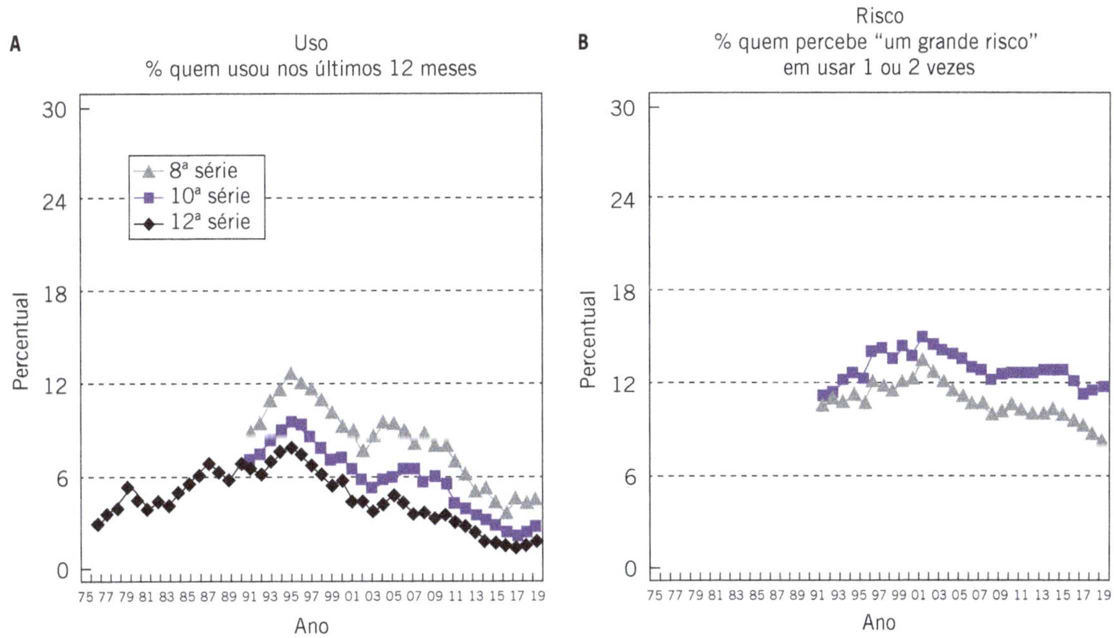

Figura 34.1 (A) Inalantes: tendências de uso. (B) Inalantes: percepção de risco.
Fonte: Adaptada de Miech *et al.*, 2020.

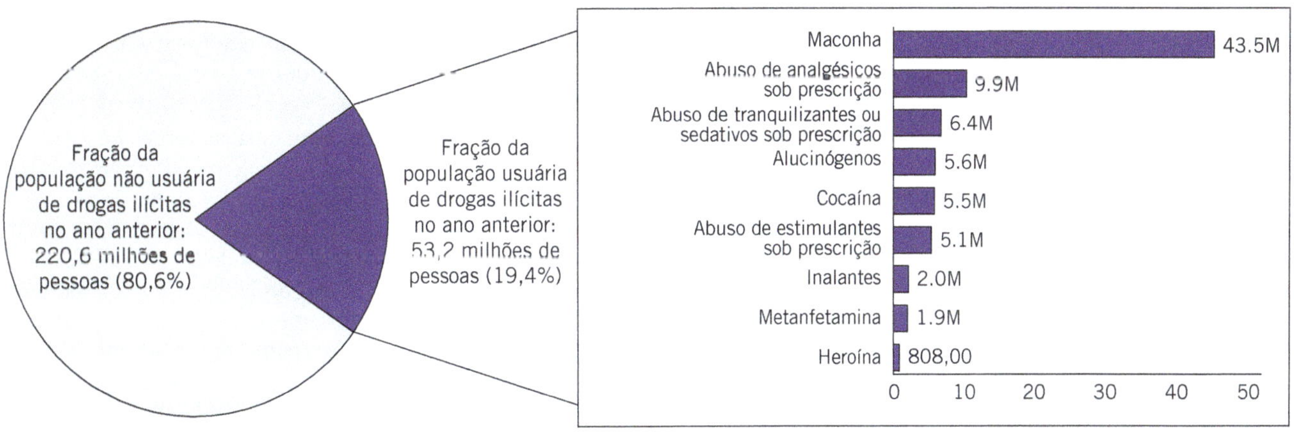

Figura 34.2 Uso de drogas ilícitas no ano anterior entre pessoas com 12 anos ou mais (2018).
Rx = prescrição.
Nota: Os números estimados de usuários de diferentes drogas ilícitas no ano anterior não são mutuamente exclusivos porque usuários podem ter utilizado mais de um tipo de droga ilícita.
Fonte: Adaptada de SAMHSA – Substance Abuse and Mental Health Services Administration. Disponível em: https://store.samhsa.gov/product/key-substance-use-and-mental-health-indicators-in-the-united-states-results-from-the-2018-national-survey-on-Drug-Use-and-Health/PEP19-5068.

Tabela 34.1 Uso de inalantes no último ano entre diferentes faixas etárias, nos Estados Unidos, no período de 2015 a 2018.

Faixa etária (anos)	Usuários (%)/ano do levantamento			
	2015	2016	2017	2018
12 ou mais	0,7	0,6	0,6	0,7
12 a 17	2,7	2,2	2,3	2,7
18 a 25	1,4	1,4	1,6	1,5
25 ou mais	0,3	0,3	0,3	0,4

Fonte: SAMHSA, 2019.

PRODUTOS MAIS UTILIZADOS, PRINCIPAIS COMPONENTES E MODOS DE USO

Segundo a diretriz da Associação Brasileira de Psiquiatria e da Associação Médica Brasileira – ABP (2012), os inalantes são divididos em 3 grupos:

Grupo I a) solventes voláteis: butano, propano, tolueno, cloreto de metila, acetato de etila, tetracloroetileno (encontrados em *sprays* diversos, tintas, removedores de manchas, líquido para correção de texto, desengraxantes, colas e cimento de borracha); b) combustíveis: butano e propano (encontrados nos isqueiros, gasolina e propulsores de carros de corrida); c) anestésicos: éter, cloreto de etila e halotano.

Grupo II Óxido nitroso (encontrado no gás hilariante, anestésicos e aerossóis).

Grupo III Voláteis, como nitrito de amila, ciclo-hexil, nitrito de butila, álcool isopropílico, nitrito de isobutila (encontrados em *poppers*, limpadores de cabeçote, purificadores de ar e odorizadores de ambiente).

Podem, ainda, ser divididos em 4 categorias gerais, com base no modo como são normalmente encontrados em produtos domésticos, industriais e médicos:

- Solventes voláteis: são líquidos que vaporizam à temperatura ambiente. Essa categoria engloba grande número de produtos; a maioria deles apresenta mistura de vários compostos voláteis. Incluem tíner e removedores de tintas, fluidos de limpeza a seco, desengordurantes, gasolina, colas, fluidos corretivos, esmaltes etc.
- Aerossóis: são líquidos ou sólidos em suspensão contidos em frasco pressurizado. A fonte propelente é usualmente um gás liquefeito, e é esse o componente procurado pelo usuário. Incluem tintas, desodorantes e produtos para cabelos em *spray*.
- No Brasil, há o uso da chamada "buzina". Esse produto – comercializado como item de comunicação e sinalização nas atividades de pesca, náuticas e de turismo ecológico – é constituído por um frasco que contém uma mistura de propano e butano embalado sob pressão e uma buzina de membrana que, sob o impulso do gás, produz um som estridente. Nos *sites* de relacionamentos na internet há páginas de comunidades cujos membros descrevem os efeitos obtidos com o uso do produto.
- Gases: incluem anestésicos de uso médico (éter, clorofórmio, halotano e óxido nitroso) e gases usados em produtos comerciais ou caseiros, como butano e propano presentes em gases combustíveis e fluidos de isqueiros.
- O óxido nitroso, conhecido como "gás hilariante", é usado mais por profissionais como médicos e dentistas, para alívio do estresse. Alguns usuários relatam experiências similares àquelas obtidas com as drogas psicodélicas, sendo comuns as alucinações auditivas. Estudos recentes têm demonstrado sua utilidade no tratamento da síndrome de abstinência acarretada pelo etanol, *Cannabis*, nicotina e opiáceos.
- Nitritos orgânicos voláteis são agrupados em uma classe especial de inalantes. Foram originalmente utilizados para aliviar dores no peito associadas com angina *pectoris*, em decorrência de suas propriedades vasodilatadoras. Hoje, todavia, são usados como drogas de abuso por adolescentes ou homossexuais para intensificar o desempenho sexual e o prazer. Incluem os nitritos de amila, isoamila, butila e isobutila.

Teoricamente, qualquer produto químico que contenha um ou mais componentes voláteis pode ser utilizado para inalação, mas a escolha quase sempre recai sobre aqueles que contêm alta concentração dessas substâncias, baixo custo, fácil aquisição e uso. As colas são os produtos com maior popularidade em todo o mundo.

Segundo pesquisas disponíveis no Brasil, os produtos mais utilizados são lança-perfume, cola-de-sapateiro e cheirinho da loló (versão caseira alternativa do lança-perfume, contendo uma mistura de duas ou mais das seguintes substâncias: éter etílico, etanol e clorofórmio).

A popularidade dos inalantes, todavia, varia com a população exposta. Entre os estudantes brasileiros do sexo masculino, a escolha recai sobre lança-perfume, cheirinho da loló, éter, benzina e tíner, ao passo que as meninas buscam produtos de beleza como acetona e esmaltes. A cola-de-sapateiro é a preferida pelas crianças de rua. O uso do lança-perfume é bastante difundido entre universitários brasileiros (incluindo alunos de medicina) e pré-universitários; estima-se que metade dos estudantes que já fizeram uso de inalantes experimentou esse produto. O Quadro 34.1 apresenta alguns dos produtos mais utilizados como inalantes e seus principais componentes.

Quadro 34.1 Alguns dos produtos mais utilizados como inalantes e seus principais componentes.

Produtos	Principais componentes voláteis
Cheirinho da loló	*Etanol*, éter etílico, *clorofórmio*
Lança-perfume	Cloreto de etila
Líquido corretivo	1,1,1-*tricloroetano*, diclorometano, acetato de amila
Removedores para tintas	*Tolueno*, *diclorometano*, acetato de etila, vários álcoois
Esmaltes de unha e removedores	*Acetona*, *acetato de etila* e butila, *etanol*, tolueno, xileno
Tintas e diluentes	Acetona, ésteres, MEK, hexano, tolueno, tricloroetileno, xilenos
Agentes desengraxantes/produtos de limpeza a seco	*Tricloroetileno*, *tetracloroetileno*, 1,1,1-*tricloroetano*, diclorometano
Adesivos de contato	Hexano, *tolueno*, *benzina*, *etanol*, *MEK*, *isopropanol*, *acetatos de etila*, *butila*, metila e propila, metanol, diclorometano, acetona
Cola para borracha	*Tolueno*, *xileno*

(*continua*)

Quadro 34.1 Alguns dos produtos mais utilizados como inalantes e seus principais componentes. (*Continuação*)

Produtos	Principais componentes voláteis
Cola-de-sapateiro	*n*-hexano, tolueno, *MEK*, acetato de etila
Colas para PVC	Acetona, MEK, cicloexano, *tricloroetileno*
Cola para marcenaria	Xilenos
Cola doméstica	*Tolueno, acetona, isopropanol*, MEK, MIBK, glicol, nafta
Cola de aeromodelismo	MEK, hexano, *tolueno, acetona, nafta*, acetato de etila
Cola líquida para plásticos	1,1,1-*tricloroetano*, isopropanol, benzina, *etanol, butanol, acetatos de etila*, butila e *metila, hidrocarbonetos aromáticos C_9 a C_{12}*
Odorizante de ambientes, *spray* fixador de cabelos, desodorantes	*Halons* 11, 12, 22, éter dimetílico, *butano*, propano, *isobutano*
Gasolina	Composição variável dependendo da fonte do petróleo e do método de refino. Constitui-se principalmente de hidrocarbonetos alifáticos (C_4 a C_{12}), podendo conter hidrocarbonetos aromáticos em pequenas quantidades como xileno, tolueno, benzeno, parafinas e naftenos
Benzina	Destilado de petróleo que consiste em hidrocarbonetos alifáticos de C_5 e C_6
Tíner	Composição variada dependendo do nome comercial do produto. Pode conter álcoois (etanol, metanol, butanol, isopropanol), cetonas (acetona, MEK, MIBK), acetatos alifáticos, tolueno, xileno e vários outros hidrocarbonetos aromáticos ou alifáticos
Gases combustíveis de isqueiro	*Butano*, propano, isobutano
Agentes anestésicos	*Óxido nitroso, halotano, enflurano, isoflurano*, cloreto de etila, éter etílico, *halons* 11, 12, 22

* As substâncias que aparecem em itálico são as mais citadas.
MEK: metiletilcetona; MIBK: metilisobutilcetona.
Fonte: Desenvolvido pela autoria.

Geralmente, a forma física do produto determina a escolha do método empregado na inalação. Para aqueles viscosos, como as colas, o modo mais difundido é sua deposição em pequeno saco plástico que tem a extremidade franzida (*bagging*); este é colocado sobre boca e nariz, e os vapores emitidos são, então, inalados. Comumente, líquidos e aerossóis são inalados da própria embalagem (*chroming*) ou um pedaço de pano é embebido com o produto e aplicado sobre o rosto. A maneira usual de utilizar fluido de isqueiro é colocar sua válvula entre os dentes e pressioná-la para a liberação do gás. Os nitritos são dispensados em ampolas de vidro, quebradas entre os dedos, tendo seus vapores subsequentemente inalados; como droga de rua, são chamados de *poppers* ou *snappers*, uma referência ao estalido produzido pela quebra da ampola.

▶ PERFIL DO USUÁRIO E PADRÕES DE USO

Dados sobre substâncias voláteis de abuso (SVA) são, quase sempre, de pobre qualidade, em parte porque seu uso não é considerado infração penal, pois vários usuários estão abaixo da idade mínima coberta pelas pesquisas de uso de drogas (o uso pode ocorrer em idades inferiores aos 10 anos). O abuso de inalantes no mundo ocorre principalmente entre jovens de grupos pobres; é provável que a pobreza e a marginalização, mais que os atributos culturais, sejam fatores predisponentes para esse comportamento. SVA têm sido identificadas tanto como causa quanto como consequência do baixo rendimento escolar e pelo abandono escolar precoce.

Os inalantes apresentam algumas características que os diferenciam de outras drogas de abuso: maior incidência de uso entre a população mais jovem; há centenas de produtos de venda livre que podem ser inalados, e os usuários prestam pouca atenção às diferenças de composição química entre eles; início do uso mais cedo que o observado para outras drogas psicoativas, mas apresenta tendência de queda com o avançar da idade.

A literatura descreve o abuso de inalantes como uma atividade predominantemente de adolescentes e pré-adolescentes, estando a faixa etária de maior prevalência situada entre os 13 e os 15 anos. Não obstante, óbitos associados ao uso de substâncias voláteis envolvendo crianças de 5 e 7 anos foram registrados, respectivamente, no Reino Unido e nos Estados Unidos. Alguns estudos sugerem que o abuso entre adultos é mais difundido do que o normalmente esperado, dependendo da atividade ocupacional executada, como o ocorrido entre os trabalhadores industriais e na população carcerária.

A maioria dos jovens experimenta apenas uma ou poucas vezes os solventes mais populares; um pequeno grupo se torna usuário pesado, inalando diariamente quantidades elevadas por período prolongado de tempo. Contribuem para a iniciação à prática e para a contínua popularidade dessas substâncias o baixo preço e a disponibilidade desses produtos (fácil aquisição e venda livre), bem como as experiências quase sempre agradáveis, obtidas rapidamente.

Nota-se que as diferenças de consumo entre meninos e meninas têm variado com o tempo e o país. Dados da década de 1970, nos Estados Unidos, indicavam uso prevalente pelo sexo masculino, mas nas duas últimas décadas essas diferenças foram gradualmente diminuindo e tornaram-se mínimas em 2019. O mesmo foi observado em grande parte dos países europeus, exceto pela marcada diferença encontrada na Croácia (19% meninos *versus* 32% garotas).

Pesquisas abordando os fatores que contribuem para o abuso de inalantes sugerem que as condições socioeconômicas adversas são mais relevantes que os fatores raciais ou culturais. A pobreza, a grande incidência de desemprego e o alcoolismo no ambiente doméstico, famílias desestruturadas, a carência de um relacionamento afetivo ou relatos de abuso infantil e a baixa escolaridade são, amiúde, citados como fatores predisponentes ao abuso. A influência dos amigos tem se mostrado um fator crítico tanto na iniciação quanto na manutenção do uso de inalantes (a prática nunca se inicia como atividade solitária). Jovens com amigos/irmãos que usam inalantes são menos propensos a perceber o risco associado com o uso experimental e regular desses produtos e relatam maior intenção de uso futuro quando comparados com adolescentes sem envolvimento com usuários.

Os motivos relatados para o uso são: alívio para o tédio; pressão dos companheiros; curiosidade; necessidade de atenção e aceitação. Crianças que vivem nas ruas citam, além da falta de suporte emocional e financeiro, a redução da sensação de fome.

Dados representativos da população adolescente encarcerada nos Estados Unidos mostram 3 diferentes classes de uso: 1) usuários experimentais (curiosidade sobre os efeitos dos inalantes, tédio e pressão *dos companheiros* são os maiores motivos apresentados; o uso é esporádico); 2) usuários "ativos" (a facilidade de obtenção dos produtos inalantes é preponderante para o uso); 3) aqueles que fazem uso significativamente maior de múltiplos inalantes (suas motivações incluem tentativa para lidar com vários tipos de dificuldades como problemas familiares, sentimentos de raiva e tristeza).

Considerando que o consumo de inalantes é muito comum entre a população jovem carente e crianças de rua, chama a atenção o fato de esses produtos terem seu uso difundido entre alunos das escolas privadas e universitários brasileiros, uma vez que, de maneira geral, vêm de famílias de média/alta renda. Como destacam Oliveira *et al.* (2009), "é uma surpresa que as mesmas substâncias sejam consumidas por diferentes estratos sociais mesmo se usadas apenas para celebrações, como comumente reportado pelos estudantes de medicina".

A utilização dos inalantes e outras drogas psicotrópicas entre universitários, particularmente entre os estudantes de Medicina, não reflete o maior acesso da comunidade acadêmica a informações científicas; pelo contrário, estudos sugerem que eles se julgam menos suscetíveis às consequências adversas do uso. Além da curiosidade, os motivos apresentados para o consumo são: melhorar a *performance* acadêmica; reduzir a fadiga e aumentar a sensação de bem-estar; aliviar o estresse; e compensar a falta de lazer.

Em geral, a maioria dos jovens experimenta os inalantes em grupo e, então, após um longo período de engajamento, evolui para o uso individual. Os "aspectos sociais" do uso de substâncias voláteis incluem as dicas trocadas entre os usuários para a obtenção da excitação máxima e o compartilhamento do *buzz* (sensações experimentadas com o uso dos inalantes). Os padrões de uso, no entanto, parecem diferir de acordo com o grupo envolvido: enquanto, para os estudantes, a inalação ocorre principalmente em seus próprios lares, solitariamente, e se caracteriza pela utilização experimental de produtos já existentes em suas casas (acetona, gasolina, esmaltes, tintas), para meninos de rua ele aparece como um fenômeno grupal, crônico e "de rua", com produtos adquiridos pela compra ou por furto.

Entre as características psicológicas mencionadas, ao se descrever a personalidade do usuário, incluem-se imaturidade, desmotivação, sentimento de inferioridade, ansiedade, depressão e inabilidade para lidar com problemas e frustrações. Tendência ao isolamento, rebeldia e maior comportamento autodestrutivo (suicídio, automutilação) são também mencionados na literatura.

Segundo Schütz, Chilcoat e Anthony, as evidências obtidas em estudos epidemiológicos indicam forte relação entre uso de substâncias voláteis e iniciação ao uso de drogas injetáveis. Em geral, os estudos transversais realizados para verificar a prevalência de drogas de abuso demonstram que o uso de inalantes é, com o tabaco, a *Cannabis* e o álcool, a porta de entrada para outras drogas ilegais. Os solventes – utilizados, primeiramente, por curiosidade ou para fugir do tédio e dos problemas – têm, uma vez experimentados, o elemento curiosidade diminuído, e o próprio uso pode se tornar entediante, levando o indivíduo a procurar outras drogas que promovam sensações mais intensas. Estudos realizados pelo departamento de saúde britânico sugerem que os jovens que já utilizaram ou utilizam inalantes podem ser classificados em três grupos: 1) ocasionais ou curiosos (experimentam poucas vezes); 2) degrau para outras drogas ou fazem uso concomitante; e 3) dependentes ou problemáticos, que fazem uso por longos períodos.

A análise qualitativa dos dados obtidos nos levantamentos realizados no Reino Unido mostrou que, entre os jovens, o abuso de inalantes em associação a outras drogas tende a ser incomum entre os novos usuários. No entanto, os usuários mais frequentes podem combinar os inalantes com maconha para aumentar os efeitos, e, entre os usuários mais velhos, os inalantes podem ser substituídos por drogas mais pesadas ou utilizados para potencializar seus efeitos.

Mesmo na ausência de uma relação causal entre os diferentes tipos de drogas de abuso, a frequência com que esses padrões progressivos de abuso de substâncias ocorrem pode indicar que o uso de inalantes é um fator de risco para o abuso subsequente de drogas ilegais. Assim, a identificação precoce desse uso pode evidenciar os grupos de risco e deflagrar as intervenções.

TOXICODINÂMICA

Os mecanismos de ação dos inalantes não estão ainda bem esclarecidos. Eles têm recebido menos atenção pelos pesquisadores do que outras substâncias psicoativas. Além disso, limitadas pesquisas foram conduzidas para investigar o impacto do abuso de inalantes durante a adolescência – período no qual os processos envolvidos na maturação do cérebro são particularmente vulneráveis –, apesar do fato de adolescentes representarem o principal grupo de usuários.

A maioria dos estudiosos considera a natureza dos efeitos agudos dos solventes orgânicos semelhante à de outros depressores, como benzodiazepínicos, barbitúricos e etanol. Com base em seus efeitos físicos, assumiu-se que os solventes induzem alterações bioquímicas similares às promovidas pelo etanol e anestésicos, ou seja, com envolvimento de ação GABAérgica. Em camundongos, os efeitos estímulo-discriminatórios do etanol podem ser substituídos por vários anestésicos e solventes, como o tolueno. Segundo Brouett e Anton, uma teoria proposta para os solventes voláteis seria a interação dessas substâncias com receptores GABA e glutamato; outra hipótese envolveria a "fluidificação" das membranas neuronais, ocasionando a diminuição do transporte em nível axonal. A dissolução da bainha de mielina resulta em danos neuronais. A perda de neurônios no cerebelo, no cérebro e no sistema nervoso periférico tem sido postulada para explicar sintomas como incoordenação motora, tremores, alucinações, visão "borrada" e prejuízo de memória, observados em usuários de inalantes.

De fato, a exposição crônica deliberada ao tolueno está associada à deficiência neurológica causada por danos à bainha de mielina no SNC, particularmente à substância branca. O mecanismo do dano ainda não é bem compreendido, mas possíveis fatores incluem processos oxidativos, toxicidade para os oligodendrócitos ou desestabilização da mielina por meio do efeito solvente. Embora não esteja claro se as concentrações de tolueno alcançadas durante inalação deliberada sejam suficientes para extrair lipídios da bainha de mielina, a miscibilidade alterada poderia ser considerada um fator potencial na desestabilização dessas membranas. Análise da composição lipídica em cérebros de ratos expostos a esse solvente revelou quebra de fosfolipídios. Processos oxidativos ocorrem logo após a exposição; ratos expostos ao tolueno mostraram níveis elevados de espécies reativas de oxigênio no cérebro e aumento da lipoperoxidação.

O tolueno tem ação direta e indireta sobre as vias gabaérgicas e glutamatérgicas. A ação direta inclui inibição dos receptores NMDA e aumento dos receptores GABA; a ação indireta inclui produção elevada de endocanabinoides (ECs), que reduzem a liberação pré-sináptica de glutamato, causando uma redução da transmissão sináptica glutaminérgica. Há, ainda, evidências de que essa substância, após a inalação aguda, promova o aumento nos níveis de dopamina no *estriatum* e na área tegmental ventral (AVT) do cérebro.

Esta alteração na atividade dos neurotransmissores dopamina, GABA e NMDA em áreas como o córtex pré-frontal, promovida pelo tolueno e outros voláteis, pode explicar o quadro de psicose observado no uso crônico dessas substâncias. Mustonen *et al.* encontraram significativa associação entre o uso recorrente de inalantes (5 vezes ou mais) na adolescência e subsequente início de psicose.

De modo geral, os inalantes apresentam elevada seletividade de ação sobre os canais iônicos dependentes de ligantes (neurotransmissores) ou dependentes de voltagem da membrana, que são reguladores críticos da atividade neuronal; mudanças na função ou expressão desses canais alteram o funcionamento do cérebro e provocam mudanças de comportamento. Perda de neurônios na substância *nigra* pode levar ao Parkinson.

A atividade sobre o sistema mesocorticolímbico[1] explica a farmacodependência induzida pelo abuso dessas substâncias. Os axônios dos neurônios da área tegmental ventral (AVT) atravessam amplas áreas do cérebro e fazem sinapse com neurônios em outras regiões, incluindo o córtex pré-frontal (CPF) e o núcleo *accumbens* (N. Acc). O aumento da transmissão dopaminérgica na AVT está associado com mecanismos de recompensa do cérebro (recompensa positiva), observado no abuso de várias drogas, incluindo os inalantes, e explica o efeito reforçador dessas substâncias no chamado sistema de recompensa. Esse neurocircuito exerce papel central sobre o comportamento motivacional e sobre vários tipos de processos cognitivos e de recompensa. As modificações moleculares e bioquímicas induzidas pelos inalantes nesse sistema, particularmente no hipocampo, exercem função essencial sobre o aprendizado e a memória. A perda de células e a reorganização das estruturas neuronais podem explicar a associação entre o uso crônico de inalantes e déficit cognitivo significativo, anormalidades na estrutura e na função cerebral, redução da perfusão cerebral e do fluxo sanguíneo.

Solventes clorados parecem ter vários alvos moleculares no cérebro. Estudos concentrados primariamente nas mudanças neuropatológicas indicam que cerebelo e o hipocampo são os alvos dos solventes clorados. O hipocampo está envolvido nas funções cognitivas, e várias mudanças foram observadas nessa região após exposição a solventes clorados, como a diminuição das fibras mielinizadas do hipocampo de ratos expostos ao tricloroetano (TCE), nos períodos intrauterino e de desmame. Tipicamente, quando estímulos são captados pelos neurônios periféricos, o sinal percorre os nervos mielinizados do SNC, onde os estímulos são processados pelo cérebro. Foi demonstrado que os solventes clorados interagem com canais de sódio nos neurônios periféricos e que elevadas concentrações de solventes podem mudar a estrutura da bainha de mielina, resultando, ambos, em diminuição na velocidade da condução nervosa.

Pesquisas recentes sugerem que a exposição crônica ao TCE pode acarretar a perda dos neurônios dopaminérgicos na substância *nigra* e predispor o indivíduo ao parkinsonismo clínico. Dados obtidos de estudos epidemiológicos em trabalhadores expostos cronicamente ao TCE sugerem haver relação entre exposição e desenvolvimento de transtornos motor-neurodegenerativos (tremores, rigidez e outros sintomas motores). Diversos mecanismos têm sido propostos para isso, mas a via final para todos eles é o estresse oxidativo mitocondrial, que induz neurodegeneração, predominantemente envolvendo a substância *nigra*, como observado em estudos experimentais conduzidos com animais. Entre as hipóteses, uma está relacionada com o metabolismo desse solvente.

A biotransformação do TCE via Cit. P-450 origina cloral – considerado um dos precursores do 1-tricloro-metil-1,2,3,4-tetraidro-β-carbolina (TaClo), toxina mitocondrial que pode induzir apoptose por meio de estresse oxidativo, disfunção mitocondrial e indução de enzimas apoptóticas.

A neuropatia periférica provocada pelo *n*-hexano é resultante da interação de seu produto de biotransformação 2,5-hexanodiona com a bainha de mielina dos neurônios periféricos. A atrofia dos axônios é uma alteração precoce responsável pela diminuição na condução do impulso nervoso. A 2,5-hexanodiona é uma dicetona eletrofílica que reage covalentemente com os grupos amino nucleofílicos da lisina, formando adutos 2,5-dimetilpirrólicos nos neurofilamentos e outras proteínas.

1 O sistema mesocorticolímbico inclui amígdala, hipocampo, córtex pré-frontal (CPF), núcleo *accumbens* (N. Acc.), globo pálido ventral (VP) e área tegmental ventral (VTA). Os neurônios dopaminérgicos da área tegmental ventral modulam as informações através do circuito límbico via projeções para o núcleo *accumbens*, amígdala, hipocampo, córtex pré-frontal e globo pálido ventral.

Uma vez formados, os adutos pirrólicos sofrem reações oxidativas, resultando em ligações cruzadas com as proteínas dos neurofilamentos. A formação dos adutos pirrólicos provoca a perda de cargas positivas e a criação de sítios de reação hidrofóbicos, o que, provavelmente, ocasiona as alterações nas características fisiológicas dos neurofilamentos (solubilidade, potencial eletrostático e estrutura tridimensional). Se as proteínas quimicamente modificadas desse neurofilamento não interagirem apropriadamente com a rede citoesquelética, ocorrerá a atrofia do axônio.

No caso dos nitritos, presumivelmente os efeitos vasodilatadores e o relaxamento da musculatura lisa explicariam a redução da inibição sexual, o relaxamento do esfíncter anal e o prolongamento do orgasmo.

A inalação de nitritos pode estar associada com anemia hemolítica em pacientes deficientes em glicose-6-fosfato desidrogenase (G6PD). A anemia seria consequência do estresse oxidativo das células vermelhas acarretado pelo uso dessas substâncias e exacerbado pela deficiência enzimática. É sabido também que os nitritos são capazes de interagir com compostos endógenos (que apresentam nitrogênio trivalente na molécula), formando nitrosaminas, conhecidos agentes carcinogênicos.

O óxido nitroso parece mediar a liberação de β-endorfinas e ter capacidade para se ligar diretamente a receptores opiáceos. Essas múltiplas propriedades explicariam seu emprego como anestésico e sua utilidade no tratamento da síndrome de abstinência acarretada por diferentes classes de drogas, bem como por suas propriedades psicogênicas. Embora o mecanismo seja pouco entendido, as disfunções sensoriais e motoras observadas em usuários de óxido nitroso (potente agente oxidante) parecem ser resultantes da deficiência de vitamina B12 - consequência da oxidação do cobalto do grupo prostético da cobalamina. A vitamina B12, no organismo humano, funciona como cofator essencial para duas enzimas: *metionina sintetase* e *L-metilmalonil-coA mutase* são ambas, direta ou indiretamente, envolvidas no metabolismo da homocisteína (Hcy). A *metionina sintetase* promove a metilação da Hcy à metionina; esta, uma vez formada, é condensada com o trifosfato de adenosina (ATP), resultando na S-adenosilmetionina (SAM). A SAM é o único doador de grupamentos metil para numerosas reações de metilação, incluindo algumas essenciais para a manutenção da mielina. Assim, a deficiência crônica de vitamina B12 propicia o desenvolvimento de sintomas neurológicos pela provável aceleração da desmielinização neuronal, permitindo progressivos e irreversíveis danos neurológicos.

Adicionalmente, a indução de toxicidade causada pelo óxido nitroso proposta na literatura inclui: efeitos inibidores nos receptores NMDA (n-metil-d-aspartato); efeitos estimuladores nos neurônios dopaminérgicos; estimulação da via neuronal noradrenérgica; estimulação adrenérgica e da via GABAérgica. Acredita-se que o efeito ansiolítico do óxido nitroso seja resultado da ativação dos receptores GABA no mesmo sítio de ligação dos benzodiazepínicos. No entanto, não está claro se o óxido nitroso atua direta ou indiretamente sobre esse sítio.

EFEITOS TÓXICOS DECORRENTES DO ABUSO

A manifestação dos efeitos tóxicos está relacionada a vários fatores, incluindo estrutura química do composto, quantidade inalada, frequência da exposição, coexposição e suscetibilidade individual.

Efeitos comuns a quaisquer solventes são resultantes de exposições a altas concentrações e, basicamente, são caracterizados por depressão do SNC.

Pouco se conhece sobre os efeitos tóxicos em longo prazo decorrentes do uso abusivo, uma vez que as informações disponíveis são baseadas em estudos ocupacionais ou em experiências com animais de laboratório, e ambos são de relevância limitada do ponto de vista da exposição intencional. Tipicamente, o uso voluntário de substâncias voláteis envolve concentrações maiores e períodos de tempo menores que os da exposição ocupacional (Tabela 34.2). Estudos com animais são baseados em compostos relativamente puros, ao passo que a inalação intencional quase sempre envolve misturas de solventes ou exposição concomitante a vários produtos; a complexidade dos componentes envolvidos e a presença de impurezas ocasionam a possibilidade de efeitos aditivos, sinérgicos ou de potencialização não previstos.

Tabela 34.2 Comparação entre os limites de exposição ocupacional para algumas substâncias voláteis e as concentrações necessárias para a obtenção dos efeitos euforizantes e anestésicos.

Substância volátil	Limite de exposição ocupacional	Concentração disponível para obtenção do efeito euforizante (ppm)	Concentração requerida para obtenção do efeito anestésico (ppm)
Tolueno	50	4.000 (1 hora)	10.000 a 30.000 (poucos minutos)
Hexano	50	5.000 (10 minutos)	2.500 a 10.000 (12 horas) 10.000 a 25.000 (30 a 60 minutos)
Tricloroetano	350	5.000 (5 minutos) 2.000 (15 a 30 minutos)	10.000 a 26.000*
Tricloroetileno	50	1.000 (2 horas) 6.000 a 70.000*	6.000 a 225.000*

* Casos relatados sem descrição do tempo de exposição.
Fonte: Desenvolvida pela autoria.

Efeitos tóxicos em curto prazo

A inalação de altas concentrações de substâncias voláteis acarreta uma fase excitatória inicial similar à induzida pela ingestão de álcool, geralmente seguida por uma fase de depressão do SNC.

Na fase excitatória, encontram-se os efeitos procurados pelo usuário. Os efeitos psíquicos caracterizam-se por um período inicial de euforia, desinibição e bem-estar, alcançados segundos após a inalação e persistindo por minutos ou horas, em geral 15 a 45 minutos. São relatados sentimentos de invulnerabilidade, tranquilidade, paz de espírito, grandiosidade, onipotência, hilaridade, sensação de flutuação com distúrbios de espaço e tempo. Alucinações visuais são comuns, geralmente agradáveis ou heroicas, mas outras vezes assustadoras. Segundo alguns autores, a ocorrência de alucinações é considerada a maior diferença entre os sintomas de embriaguez alcoólica e os da intoxicação causada pela inalação de solventes. Não há quase "ressaca", ou, pelo menos, se há, é moderada, sendo a cefaleia o sintoma mais mencionado.

No período de depressão do SNC pode ocorrer confusão, desorientação, obnubilação, perda do autocontrole, diplopia, cefaleia, palidez, redução acentuada do alerta, sonolência, incoordenação muscular, ataxia, fala pastosa, nistagmo, diminuição dos reflexos. Nos casos mais severos, essa depressão é acentuada, chegando até à inconsciência, depressão respiratória e, eventualmente, parada respiratória pelo fato de o usuário continuar a inalar vapores mesmo após a perda da consciência.

A inalação de concentrações elevadas de solventes – particularmente os clorados – ou aerossóis pode induzir arritmias cardíacas e ocasionar a falência desse órgão, acarretando a morte em poucos minutos. Essa síndrome, conhecida como *sudden sniffing death*, pode resultar de uma única sessão de uso de inalantes.

A influência dessas substâncias sobre a função cardíaca parece envolver múltiplos mecanismos:

- a estabilização da membrana do miocárdio à despolarização, acarretando o bloqueio da transmissão dos impulsos elétricos e a diminuição da contratilidade do miocárdio, com o aumento do risco de arritmias;
- o esforço físico, as situações estressantes e o pânico em decorrência do abuso podem precipitar a arritmia pelo aumento da norepinefrina circulante;
- a sensibilização do miocárdio à ação da norepinefrina, causada principalmente por hidrocarbonetos halogenados, agrava-se na presença de hipóxia;
- a inibição vagal do coração consequente ao rápido resfriamento da laringe pelo borrifo dos gases frios resulta em bradicardia e, nos casos mais severos, parada cardíaca temporária ou permanente.

Os inalantes também podem causar morte por:

- anóxia, quase sempre associada com a inalação de substâncias voláteis de um saco plástico colocado na cabeça; nesse caso, com a diminuição do nível de consciência, o indivíduo se torna progressivamente incapaz de removê-lo, e, salvo a intervenção de uma segunda pessoa, a morte pode ocorrer em consequência da diminuição de oxigênio do ar inspirado;
- asfixia pela obstrução das vias aéreas em decorrência da aspiração do próprio vômito ou pela aderência da cola na boca e no nariz;
- asfixia pela oclusão das vias respiratórias em virtude de seu rápido resfriamento como consequência do borrifo de gases frios diretamente na boca (fréons contidos em produtos aerossóis e butano em gás de isqueiro), resultando em espasmo da laringe ou formação de edema causado pelas queimaduras provocadas pelo frio;
- traumatismos ocasionados por acidentes, em consequência da ataxia e do prejuízo do julgamento que acompanham a intoxicação.

Outros sérios efeitos agudos incluem as queimaduras, ocasionadas pelas explosões acidentais, e as reações asmáticas ou alérgicas com o uso de propelentes.

Enquanto a maioria dos usuários de inalantes busca um efeito eufórico, os usuários de nitrito – que tendem a ser de idade mais adulta – procuram a melhora da experiência sexual. A inalação de nitritos causa dilatação dos vasos sanguíneos, aumento do ritmo cardíaco e excitação, que podem perdurar vários minutos.

Efeitos tóxicos em longo prazo

O uso prolongado de inalantes afeta vários órgãos, podendo acarretar danos no cérebro, no coração, no pulmão, no fígado, nos rins e na medula óssea, entre outros.

O sistema nervoso é particularmente suscetível à ação de substâncias altamente lipofílicas, como os solventes orgânicos, pela facilidade com que atravessam suas membranas celulares. Pesquisas realizadas em animais e em humanos indicam que o uso crônico de solventes voláteis, como tolueno, causa destruição extensa de fibras nervosas, similar àquela observada em doenças neurológicas como a esclerose múltipla.

Os efeitos neurotóxicos refletem os danos acarretados em partes do cérebro, envolvendo a visão, a audição, o movimento e a cognição. A sintomatologia decorrente desses distúrbios inclui perda da acuidade visual, anosmia e surdez, alteração da postura, nistagmo, ataxia, incoordenação dos membros e tremores persistentes, apatia, prejuízo intelectual e da memória, cefaleia, instabilidade emocional, perda de concentração, irritabilidade e hostilidade. A ototoxicidade provocada pelo tolueno está bem documentada em trabalhadores expostos a concentrações maiores do que 50 ppm, particularmente na coexposição a ruído ou outros solventes. A alteração na visão de cores é um efeito particularmente sensível na avaliação do impacto neurológico decorrente da exposição ao tolueno. A literatura sugere que esse efeito seja observado após a exposição crônica a concentrações de tolueno superiores a 100 ppm. No entanto, alguns autores relataram associação entre a disfunção na visão de cores e a exposição a tolueno na concentração de 36 ppm.

A neuropatia periférica pode se manifestar como fraqueza muscular, ausência ou diminuição dos reflexos de tendão ou parestesias. O *n*-hexano é conhecido por acarretar síndrome neurotóxica manifestada por um lento desenvolvimento de fraqueza muscular que tende a progredir até a paralisia e a perda de sensibilidade, particularmente dos membros inferiores, e tetraplegia nos casos mais severos. Histologicamente, é caracterizada por alterações nos axônios, incluindo mudanças degenerativas na bainha de mielina, edema e acúmulo de neurofilamentos. A ação tóxica se deve à formação de 2,5-hexanodiona, produto de biotransformação comum ao *n*-hexano e à metilbutilcetona. Exposição concomitante a esses dois solventes eleva a concentração do produto tóxico final, com aumento da severidade da neuropatia. Efeitos sinérgicos são observados entre: metilbutilcetona (MBK) e metiletilcetona (MEK); *n*-hexano e MEK; MBK e metilisobutilcetona (MIBK). Por causa de sua neurotoxicidade, em alguns países, o *n*-hexano foi substituído nas colas-de-sapateiro pelo cicloexano.

As sequelas neurológicas parecem depender da suscetibilidade individual, da interação entre solventes, além da duração e intensidade da prática. A recuperação dos danos pode ocorrer, embora lentamente; danos irreversíveis podem se seguir após o uso contínuo por vários anos.

A toxicidade cardíaca inclui edema do miocárdio, miocardite irreversível, fibrose e falência cardíaca congestiva.

O contato de solventes com a pele pode provocar prurido, eritema e queimaduras; quando ocorre exposição crônica, dermatites são frequentes. Produtos que agem sobre a pele são irritantes para as mucosas. Na sintomatologia decorrente do uso crônico, destacam-se rinite crônica, ulcerações nasais e orais, halitose, tosse, aumento da expectoração, conjuntivite, hemorragia nasal periódica. Usuários habituais desenvolvem eczema perioral, em consequência do contato frequente com a cola depositada em sacos plásticos.

Evidências sugerem que a inalação crônica de solventes, particularmente os hidrocarbonetos clorados, pode acarretar dano hepático manifestado por hepatomegalia e cirrose. O risco de ocorrência de distúrbios nesse órgão é maior nos usuários com problemas preexistentes ou em casos de ingestão de etanol.

A nefrotoxicidade pode acarretar acidose tubular, cálculo renal, proteinúria, hematúria, hipofosfatemia, hipocalemia.

Além da ação dos clorofluorcarbonos, partículas metálicas presentes em alguns aerossóis também contribuem para a deterioração da função pulmonar por ocluírem a superfície alveolar, acarretando edema pulmonar e enfisema.

O uso de inalantes por longos períodos pode resultar na supressão da medula óssea, ocasionando leucopenia, anemia, trombocitopenia e hemólise.

Praticamente todos os solventes voláteis atravessam a placenta e, portanto, podem afetar o desenvolvimento fetal. O abuso de inalantes durante a gestação pode aumentar os riscos de aborto espontâneo e de anormalidades no crescimento e desenvolvimento, similares à síndrome fetal alcoólica, que se manifesta como baixo peso do recém-nascido, microcefalia, fissuras palpebrais diminuídas, lábio leporino, achatamento do septo nasal, além de malformações menores dos membros.

Alguns estudos revelam a possibilidade de indução de doenças autoimunes quando da exposição a solventes orgânicos voláteis. A condição é caracterizada por glomerulonefrite e lesão pulmonar. A nefrite geralmente progride até o óbito consequente à insuficiência renal; os pulmões, na necrópsia, apresentam-se hemorrágicos. O mecanismo ainda é incerto, mas parece resultar de danos nas membranas glomerulares e alveolares, que se tornam antigênicas, induzindo à formação de anticorpos.

Os nitritos podem promover a supressão de células do sistema imune e gerar nitrosaminas durante o processo de biotransformação, predispondo o usuário ao câncer. Além da diminuição de células T, a indução da vasodilatação pode aumentar a disponibilidade dos vírus do herpes e do HIV, que promovem o desenvolvimento do sarcoma de Kaposi. As pesquisas demonstram que o uso de nitritos como afrodisíacos está quase sempre associado com práticas sexuais sem proteção necessária, aumentando o risco de se contrair e de difundir doenças infecciosas como Aids e hepatite.

TOLERÂNCIA E SÍNDROME DE ABSTINÊNCIA

A frequência e a intensidade da exposição aos inalantes, bem como os efeitos neurocomportamentais agudos que promovem, influem no aparecimento de tolerância e dependência. A tolerância pode ocorrer, mas é difícil de ser estimada no homem. Parece instalar-se 1 a 2 meses após a exposição repetida. Tem sido demonstrada a tolerância ao tolueno após seu uso regular durante 3 meses.

A dependência manifesta-se pela compulsão em inalar essas substâncias para compensar a ansiedade e a depressão experimentadas com a descontinuidade do uso. A prática, como descrito anteriormente, passa a ser solitária, e não mais em grupo. A transição do uso experimental para um típico padrão de abuso e/ou dependência em geral ocorre de modo bastante rápido e progressivo, em média um ano após o início do uso.

Estudos com animais de experimentação demonstram que a exposição prolongada a substâncias voláteis, particularmente ao tolueno, tem promovido alterações persistentes na função e na ligação de receptores de dopamina, exacerbando as respostas neuroquímicas e comportamentais subsequentes à administração de cocaína em ratos. Esses achados sugerem alterações neuronais promovidas por solventes em áreas cerebrais críticas, aumentando a suscetibilidade a outras substâncias psicoativas e, assim, predispondo o indivíduo à dependência.

Na descrição clínica sobre a dependência dos inalantes, o *Diagnostic and Statistical Manual of Mental Disorders*, 4ª edição (DSM-IV), afirma que "uma possível e moderada síndrome de abstinência tem sido relatada, mas não tem sido bem documentada e não parece ser clinicamente significativa". Entretanto, recentes pesquisas sugerem que os sintomas de abstinência podem ser clinicamente significativos entre usuários "pesados" de inalantes. Casos estudados revelam aumento da irritabilidade, ansiedade, déficits de atenção e concentração, inquietação, insônia, cefaleia, náusea, vômitos, alucinações, taquicardia, depressão e desejo intenso da droga entre as sessões de uso dos inalantes.

Pesquisas envolvendo animais demonstram sintomas de dependência e de abstinência. Exemplificando: camundongos expostos ao TCE, durante quatro dias, apresentaram uma síndrome caracterizada por convulsões quando privados desse solvente, as quais diminuíram cerca de 30 a 60 minutos após nova exposição ao TCE ou quando expostos ao tolueno.

Argumentam diversos autores que o DSM-V deveria levar em consideração as pesquisas com subgrupos populacionais em que os inalantes são consumidos por longos períodos de tempo e/ou em quantidades maiores do que o originalmente esperado (adolescentes/crianças de rua, população carcerária, minorias étnicas) com pesquisas epidemiológicas da população geral, para se ter dados mais representativos da dependência aos inalantes.

Nenhuma síndrome de abstinência tem sido identificada com o uso de óxido nitroso.

Nenhum medicamento tem se mostrado eficiente no tratamento da síndrome de abstinência ou na dependência aos inalantes.

PREVENÇÃO E REDUÇÃO DE DANOS

As informações sobre o consumo de drogas em determinada população (perfil do usuário, prevalência e padrões de uso, comportamento de risco etc.) fornecem subsídios para definir o tipo de intervenção (prevenção/tratamento) a ser realizada.

O uso de inalantes – não só pela toxicidade associada à exposição em curto e longo prazo, como também, principalmente, pela relação entre esse abuso e o uso concomitante e/ou consecutivo de álcool, drogas injetáveis ou ilícitas – é um problema de Saúde Pública. Não pode ser considerado inócuo, e pais, educadores e autoridades devem estar atentos para o problema.

A natureza e a legalidade da aquisição dos produtos utilizados, a elevada incidência de uso nos próprios lares e a curta duração dos efeitos determinam a complexidade das ações preventivas. Intervenções voltadas para a minimização do consumo e/ou problemas de saúde associados ao consumo indevido de drogas dizem respeito à prevenção desse uso abusivo.

No aspecto preventivo, quatro ações podem ser realizadas: 1) redução do suprimento, com limitação da disponibilidade de substâncias voláteis pela restrição do acesso ou pela substituição de alternativas menos tóxicas; 2) redução da demanda com adoção de medidas que desencorajem o uso abusivo; 3) redução do dano, sem necessariamente reduzir a prevalência do abuso; 4) suporte legal fortalecendo as sanções relacionadas ao abuso de solventes.

Alguns países investem muito pouco na regulação do suprimento de colas, uma vez que o usuário substituirá o produto por outro, muitas vezes, mais tóxico, como ocorreu no Reino Unido quando essa legislação foi implementada. Nesse período, aumentou o número de mortes pela inalação de butano e de solventes em aerossol.

Na redução do suprimento, 3 tipos de abordagens podem ser implementados: 1) modificação do produto por substituição dos componentes mais tóxicos, adição de substância que promova efeito dissuasivo ou modificação da embalagem; 2) suprimentos de combustível mantidos lacrados; e 3) medidas de restrição de venda.

As limitadas evidências disponíveis sugerem que a abordagem mais eficiente seja a substituição de componentes mais tóxicos por outros de menor toxicidade. Os líquidos corretivos, por exemplo, tiveram a sua fórmula modificada: o 1,1,1,-tricloroetano (volátil) foi substituído por água. Em alguns países, como na Itália, o *n*-hexano foi substituído nas colas-de-sapateiro pelo cicloexano, menos neurotóxico. A adição de substâncias de odor desagradável, como o óleo de mostarda, às colas e a outros produtos foi adotada pelo Estado de Nova York, na década de 1970. Contudo, estudos demonstrando a carcinogenicidade da substância determinaram a abolição da medida, em 1982. No Reino Unido, o bitrex (benzoato de N-benzil-2--(2,6dimetilfenilamino)-N,N-dietil-2-oxoetanaminio), de sabor amargo, é adicionado aos refis de isqueiro. Não é possível, no entanto, a sua inclusão nos aerossóis.

A modificação da embalagem é mais prática e inclui: alteração do sistema do aerossol para prevenir que propelentes gasosos sejam extraídos do contêiner em separado do produto; uso de outros propelentes, como dióxido de carbono, que não promovam sensações prazerosas; e dispensadores que limitem a quantidade de produto liberada a concentrações inferiores às necessárias para a promoção da intoxicação. Esses métodos são tecnicamente factíveis para alguns produtos aerossóis, mas não para todos, e tornam o produto mais caro. Rótulos com pictogramas de "tóxico" e "perigoso à saúde", contendo frases de risco como "o abuso de solventes pode provocar a morte instantânea", são preconizados, ainda que se desconheça a efetividade dessa medida.

As medidas para redução da demanda incluem programas preventivos, como intervenções recreacionais e educacionais, aconselhamento e suporte familiar, tratamento e reabilitação.

Vários programas que envolvem as comunidades têm se apresentado efetivos. Programas educacionais que enfatizam o potencial impacto das substâncias voláteis nas atividades dos adolescentes, como na capacidade de realizar esportes, são mais efetivos do que os programas informativos sobre os inalantes conhecidos. Esclarecimento de pais e profissionais quanto a esse tipo de abuso tem se mostrado positivo.

As atividades recreacionais são alternativas ao abuso, embora dificilmente atraiam os usuários crônicos.

O principal objetivo não é reduzir o consumo *per se,* mas o risco de consequências adversas quando o indivíduo decide fazer uso abusivo de solventes. Nesse contexto, as opções incluem: evitar inalar em espaços pequenos onde a diminuição da concentração de oxigênio leve à perda de consciência e inalar em áreas próximas a estradas onde acidentes fatais possam ocorrer; inalar na presença de uma pessoa que não utilize o produto para que esta possa procurar ajuda, se necessário; evitar cobrir a cabeça com saco plástico para intensificar a exposição e evitar o uso concomitante de outras drogas.

Precauções devem ser adotadas para evitar a asfixia resultante do desfalecimento do usuário com o contêiner contra a sua zona respiratória, a aspiração do próprio vômito, a queimadura acidental, entre outros.

Outra medida questionada é o aviso ao usuário de que algumas substâncias voláteis são mais tóxicas do que outras. O *British Advisory Council on the Misuse of Drugs* concluiu que o risco de utilizar qualquer solvente volátil é elevado, portanto é pretensiosa a segurança de alguns solventes considerados menos tóxicos. Por exemplo, o tolueno promove dano ao SNC; porém, no Reino Unido, a nebulização dos gases butano e propano, presentes em isqueiros, é a primeira causa de morte súbita por abuso de solventes.

Para que a intervenção legal dê resultados contra o abuso de solventes, várias precondições devem ser obedecidas, como: policiamento adequado; agentes comunitários adequadamente treinados; interação entre os policiais e as agências de saúde.

No Brasil, entre as tentativas de controle da disponibilidade e uso de drogas pela sociedade contemporânea, destacam-se a repressão ao tráfico, o controle policial voltado ao usuário e a restrição à venda. Diversos estudos demonstraram as limitações associadas a essas tentativas e à instituição do consumo clandestino, o que gera a violência associada ao tráfico e favorece a exclusão social. As crianças em situação de rua, particularmente aquelas em maior grau de exclusão social, parecem ser indiferentes às medidas de controle.

Observa-se que a restrição ao acesso a certo produto determina a sua substituição por outro disponível, quase de imediato. Na cidade de São Paulo, entre 1987 e 1989, a cola-de-sapateiro era o produto mais usado pelas crianças em situação de rua. Em 1990, intensificou-se o controle da venda aos menores de 18 anos, diminuindo-se a disponibilidade das colas. Em 1993, constatou-se que o consumo de cola havia praticamente desaparecido, sendo substituído pelo de esmaltes. Novo levantamento realizado em 2003 verificou que as colas voltaram a ser utilizadas como antes, refletindo a descrença na lei e sua baixa eficiência como medida de longo prazo.

No Brasil, leis estaduais proíbem a comercialização de cola aos menores de 18 anos. No Estado de São Paulo, existe a Lei n. 6.210, de 02/11/1988, regulamentada pelo Decreto n. 31.872, de 16/07/1990. Em 2005, a Agência Nacional de Vigilância Sanitária (Anvisa) publicou a Resolução RDC n. 345, dispondo sobre produtos que contenham substâncias inalantes (colas, tíner, adesivos e corretivos). A resolução proíbe a venda para menores de 18 anos e determina que estabelecimentos comerciais que trabalhem com esses produtos providenciem para cada uma das embalagens um número de controle individual, que permita relacioná-la à nota fiscal de compra. Assim, o monitoramento da quantidade disponível em estoque pode ser realizado e a identificação do comprador é feita por meio do preenchimento de uma ficha, elaborada pela Anvisa, na qual conste o número do documento de identidade e assinatura do comprador e dados como data da venda, nome do estabelecimento, número de controle e produto vendido. Também regulamentou alterações de rótulos e demais impressos que devem trazer advertências sobre riscos à saúde já mencionados.

Assim, percebe-se que medidas isoladas de intervenções educacionais podem ocasionar a utilização de um novo produto, como ocorreu em São Paulo no início da década de 1990 e no Reino Unido.

A utilização indevida de um produto comercial deve ser objeto de um conjunto de intervenções ajustadas às características de cada região e/ou população de risco, entre elas a substituição de um componente desse produto. As iniciativas isoladas são ineficazes. Os problemas observados na substituição dos produtos mostram que as intervenções devem enfatizar principalmente o jovem e seu contexto social. O Brasil, país de dimensão continental, apresenta diferenças regionais marcantes, refletidas nas características culturais regionais, como práticas religiosas e escolaridade, passando pelo cenário de consumo de drogas.

O conhecimento dessas características é fundamental para a instituição de políticas públicas preventivas. Modelos que integrem várias intervenções ajustadas às características de cada região e/ou população de risco são fundamentais para a efetividade das ações.

▶ BIBLIOGRAFIA

ANDERSON, C.E.; LOOMIS, G.A. Recognition and prevention of inhalant abuse. *Am. Fam. Physician*, v. 68, n. 5, p. 869-874, 2003.

ANDRADE, A.G.; DUARTE, P.C.V.; OLIVEIRA, L.C. (Org.). I Levantamento Nacional sobre o Uso de Álcool, Tabaco e Outras Drogas entre Universitários das 27 Capitais Brasileiras. GREA/IPQ-HCFMUSP. Brasília: SENAD, 2010. 284 p. Disponível em: <www.senad.gov.br>. Acesso em: 20 maio 2013.

BEAUVAIS, F. et al. Inhalant abuse among American Indian, Mexican American, and non-Latino white adolescents. *Am. J. Drug Alcohol Abuse*, v. 28, n. 1, p. 171-187, 2002.

BROUETTE, T.; ANTON, R. Clinical review of inhalants. *Am. J. Addiction*, v. 10, p. 79-94, 2001.

CARLINI, E.A. et al. VI Levantamento Nacional sobre o Consumo de Drogas Psicotrópicas entre Estudantes do Ensino Fundamental e Médio das Redes Pública e Privada de Ensino nas 27 Capitais Brasileiras – 2010/São Paulo: Cebrid – Centro Brasileiro de Informações sobre Drogas Psicotrópicas: Unifesp – Universidade Federal de São Paulo, 2010.

CARLINI-COTRIM, B. Inhalant use among Brazilian youths. *In*: KOZEL, N.; SLOBODA, Z.; DELA ROSA, M. (Ed.). *Epidemiology of inhalant abuse*: an international perspective. Rockville: NIDA, p. 64-78, 1995.

D'ABBS, P.; MAC LEAN, S. Volatile substance misuse: a review of interventions. Monograph Series n. 65. *Australian Government Department of Health and Ageing*, 2008.

DÉA, H.R.F.D. et al. Você já cheirou lança-perfume? Um estudo sobre uso de inalantes por alunos das escolas públicas dos bairros de classe média de São Paulo. *Psicol. Rev.*, v. 8, p. 23-40, 1999.

DEL BIGIO, M.R. Toluene abuse and white matter degenerations. *Neuropath. Drugs Addict. Subst. Misuse*, v. 2, p. 1004-1011, 2016.

DICK, F.D. Solvent neurotoxicity. *Occup. Environ. Med.*, v. 63, p. 221-226, 2006.

ECKSCHMIDT, F.; ANDRADE, A.G.; OLIVEIRA, L.G. Comparação do uso de drogas entre universitários brasileiros, norte-americanos e jovens da população geral brasileira. *J. Bras. Psiquiatr.*, v. 62, n. 3, p. 199-207, 2013.

FERIGOLO, M. et al. Aspectos clínicos e farmacológicos do uso de solventes. *J. Bras. Psiquiatr.*, v. 49, n. 9, p. 331-341, 2000.

FERIGOLO, M. et al. Prevalência do consumo de drogas na Febem, Porto Alegre. *Rev. Bras. Psiquiatr.*, v. 26, n. 1, p. 10-16, 2004.

FINCH, C.K.; LOBO, B.L. Acute inhalant-induced neurotoxicity with delayed recovery. *Ann. Pharmacother*, v. 39, p. 169-172, 2005.

FLANAGAN, R.J.; IVES, R.J. Volatile substance abuse. *Bull. Narc.*, New York, v. 46, n. 2, p. 49-78, 1994.

GALDUROZ, J.C.F. et al. V Levantamento Nacional sobre o Consumo de Drogas Psicotrópicas entre Estudantes do Ensino Fundamental e Médio da Rede Pública de ensino nas 27 capitais brasileiras. Cebrid, 2004. Disponível em: <http://www.unifesp.br/dpsicobio/cebrid/levantamento_brasil2/index.htm>. Acesso em: 16 mar. 2007.

GHODSE, H. Trends in UK deaths associated with abuse of volatile substances, 1971-2009. Volatile Substance Abuse (VSA) Mortality Project. London: International Centre for Drug Policy, St George's, University of London, 2012. Report 24.

GRUENEWALD, P.J. et al. Reducing adolescent use of harmful legal products: intermediate effects of a community prevention intervention. *Subst. Use Misuse.*, v. 44, n. 14, p. 2080-2098, 2009.

HONG, S.B. et al. Decreased thalamic volumes in adolescent inhalant users from Korea and Australia. *World J. Biol. Psychiatry*, v. 15, p. 636-640, 2014.

HOWARD, M.O. et al. Inhalant use among incarcerated adolescents in the United States: prevalence, characteristics, and correlates of use. *Drug Alcohol Depend.*, v. 93, p. 197-209, 2008.

JESUS, M.G.S. *Método de triagem para identificação de solventes voláteis utilizados como inalantes de abuso em sangue por cromatografia gasosa*. São Paulo, 1997. [Dissertação de Mestrado – Faculdade de Ciências Farmacêuticas da Universidade de São Paulo.]

KERRIDGE, B.T. et al. Dimensionality of hallucinogen and inhalant/solvent abuse and dependence criteria: implications for the diagnostic and statistical manual of mental disorders. 5.ed. *Addictive Behaviors*, v. 36, p. 912-918, 2011.

KIELBASA, W.; FUNG, H.L. Pharmacokinetics of a model organic nitrite inhalant and alcohol metabolite in rats. *Drug Metab. Disp.*, v. 28, p. 386-391, 2000.

KURTZMAN, T.L.; OTSUKA, K.N.; WAHL, R.A. Inhalant abuse by adolescents. *J. Adolesc. Hth.*, v. 28, p. 170-180, 2001.

LI, D. et al. Nitrite inhalants use and HIV infection among men who have sex with men in China. *Biomed Research International*, 2014. Disponível em: <htpps://www.hindawi.com/journals/bmri/2014/365261/>. Acesso em: 10 jul. 2020.

LIPARI, R.N. Understanding adolescent inhalant use. The CBHSQ Report: June, 13, 2017. Disponível em: <https://samhsa.gov/data/sites/default/files/report_3095/ShortReport-3095.html>. Acesso em: 3 jul. 2020.

LOPACHIN, R.M.; DECAPRIO, A.P. Protein adduct formation as a molecular mechanism in neurotoxicity. *Toxicol. Sc.*, v. 86, n. 2, p. 14-225, 2005.

LUBMAN, D.I.; HIDES, L.; YUCEL, M. Inhalant misuse in youth: time for a coordinated response. *M. J. A.*, v. 185, p. 327-330, 2006.

MARQUES, A.C.P.R. et al. ABP. Abuso e dependência de inalantes. Projeto Diretrizes. São Paulo: Associação Médica Brasileira de Psiquiatria, 2012.

MAXWELL, J.C. Deaths related to the inhalation of volatile substances in Texas: 1988-1998. *Am. J. Drug Alcohol Abuse*, v. 27, n. 4, p. 689-697, 2001.

MICHELLI, D.; FORMIGONI, M.L.O.S. Drug use by Brazilian students: associations with family, psychosocial, health, demographic and behavioral characteristics. *Addiction*, v. 99, p. 570-578, 2004.

MIECH, R.A. et al. *Monitoring the future national survey results on drug use, 1975-2019:* Volume I, Secondary school students. Ann Arbor: Institute for Social Research, The University of Michigan, 2020. Disponível em: <http://monitoringthefuture.org/pubs.html#monographs >. Acesso em: 17 jul. 2020.

MORI, R.C. *Volatile substance abuse today:* a qualitative study. London: Department of Health, 2006.

MUSTONEN, A. et al. Adolescent inhalant use and psychosis risk – A prospective longitudinal study. *Schizophrenia Research*, v. 201, p. 360-366, 2018.

NATIONAL INSTITUTE ON DRUG ABUSE (NIDA). *Monitoring the future*. Institute for Social Research. The University of Michigan. Ann Arbor, Michigan Printed. February 2012. Disponível em: <http://www.monitoringthefuture.org/pubs/monographs/mtf-overview2011.pdf>. Acesso em: 31 mar. 2013.

NATIONAL INSTITUTE ON DRUG ABUSE (NIDA). *Monitoring the future*. Institute for Social Research. The University of Michigan. Ann Arbor, Michigan Printed. February 2013. Disponível em: <http://www.monitoringthefuture.org/pubs/monographs/mtf-overview2012.pdf>. Acesso em: 31 mar. 2013.

NONNEMAKER, J.M. et al. Inhalant use initiation among U.S. adolescents: evidence from national survey of parents and youth using discrete-time survival analysis. *Addictive Behaviors*, v. 36, p. 878-881, 2011.

NOTO, A.R. et al. Levantamento Nacional Sobre o Uso de Drogas entre Crianças e Adolescentes em Situação de Rua nas 27 Capitais Brasileiras. 2003, São Paulo: Cebrid – Centro Brasileiro de Informação sobre Drogas Psicotrópicas: Unifesp – Universidade Federal de São Paulo.

OLIVEIRA, L.G. et al. Drug consumption among medical students in São Paulo, Brazil: influences of gender and academic year. *Rev. Bras. Psiquiatr.*, v. 31, n. 3, p. 227-239, 2009.

ORR, S.K.; SHEWAN, D. *Substance misuse research:* review of evidence relating to volatile substance abuse in Scotland. Edinburgh: Scottish Executive Substance Misuse Research Programme, 2006.

PANIZ, C. et al. Fisiopatologia da deficiência de vitamina B12 e seu diagnóstico laboratorial. *J. Bras. Patol. Med. Lab.*, v. 41, n. 5, p. 323-334, 2005.

PEDROZO, M.F.M.; SIQUEIRA, M.E.P.B. Solventes de cola: abuso e efeitos nocivos à saúde. *Rev. Saúde Pública, São Paulo*, v. 23, n. 4, p. 336-340, 1989.

PERRON, B.E.; HOWARD, M.O. Perceived risk of harm and intentions of future inhalant use among adolescent inhalant users. *Drug Alcohol Depend.*, v. 97, p. 185-189, 2008.

PERRON, B.E. et al. Inhalant withdrawal as a clinically significant feature of inhalant dependence disorder. *Med. Hypotheses*, v. 73, p. 935-937, 2009.

PERRON, B.E.; VAUGHN, M.G.; HOWARD, M.O. Reasons for using inhalants: evidence for discrete classes in a sample of incarcerated adolescents. *J. Subst. Abuse Treat.*, v. 34, p. 450-455, 2008.

QUEIROZ, S. *Fatores relacionados ao uso de drogas e condições de risco entre alunos de graduação da Universidade de São Paulo.* [Tese de doutorado. Faculdade de Saúde Pública. Departamento de Prática de Saúde Pública. Universidade de São Paulo, 2000.]

RO, Y. et al. Inhalant-induced hypokalemia. A case of delusions and hallucinations. *Progr. Neuro-Psychopharmacol. Biol. Psychiatry*, v. 34, p. 429-430, 2010.

ROMANELLI, F. et al. Poppers: epidemiology and clinical management of inhaled nitrite abuse. *Pharmacotherapy*, v. 24, n. 1, p. 69-78, 2004.

SAMHSA – SUBSTANCE ABUSE AND MENTAL HEALTH SERVICES ADMINISTRATION. Key substance use and mental health indicators in the United States: Results from the 2016 National Survey on Drug Use and Health. Rockville, MD: Center for Behavioral Health Statistics and Quality, Substance Abuse and Mental Health Services Administration, 2017. (HHS Publication No. SMA 17-5044, NSDUH Series H-52.)

SANCEVERINO, S.L.; ABREU, J.L.C. Aspectos epidemiológicos do uso de drogas entre estudantes do ensino médio no município de Palhoça 2003. *Ciência e Saúde Coletiva*, v. 9, n. 4, p. 1047-1056, 2004.

SANCHEZ, Z.M.; NOTO, A.R.; ANTHONY, J.C. Social rank and inhalant use: the case of lança perfume use in São Paulo, Brazil. *Drug Alcohol Depend.*, v. 131, n. 1-2, p. 92-99, 2013.

SCHULENBERG, J.E. et al. *Monitoring the future national survey results on drug use, 1975-2019*: Volume II, College students and adults ages 19-60. Ann Arbor: Institute for Social Research, The University of Michigan, 2020. Disponível em: <http://monitoringthefuture.org/pubs.html#monographs >. Acesso em: 17 jul. 2020.

SPILLER, H. Epidemiology of Volatile Substance Abuse (VSA) Cases Reported to US Poison Centers. *Am. J. Drug Alcohol Abuse.*, v. 30, n. 1, p. 155-165, 2004.

STEMPLIUK, V.A. et al. Comparative study of drug use among undergraduate students at the University of São Paulo – São Paulo Campus in 1996 and 2001. *Rev. Bras. Psiquiatr.*, v. 27, n. 3, p. 185-193, 2005.

SULZER, D. How addictive drugs disrupt presynaptic dopamine neurotransmission. *Neuron Review*, v. 69, p. 628-649, 2011.

TAVARES, B.F.; BERIA, J.U.; LIMA, M.S. Prevalência do uso de drogas e desempenho escolar entre adolescentes. *Rev. Saúde Pública*, v. 35, n. 2, p. 150-158, 2001.

THE EUROPEAN SCHOOL SURVEY PROJECT ON ALCOHOL AND OTHER DRUGS (ESPAD). The 2015 ESPAD Report, 2017.Disponível em: <www.espad.org PDF version>. Acesso em: 26 jun. 2020.

THE UNITED NATIONS OFFICE ON DRUG AND CRIME (UNODC) – World Drug Report 2018 – Booklet 4 – Drug and Age. Disponível em: <http://www.unodc.org/wdr2018/index.html>. Acesso em: 3 jul. 2020.

US DEPARTMENT OF HEALTH AND HUMAN SERVICES. NATIONAL INSTITUTE ON DRUG ABUSE. *NIDA Notes*. v. 17, n. 4, 2002/2003. Disponível em: <http://www.nida.nih.gov/NIDA_Notes/NNVol17N4/Index.html>. Acesso em: 10 fev. 2007.

US DEPARTMENT OF HEALTH AND HUMAN SERVICES. NATIONAL INSTITUTE ON DRUG ABUSE. *Inhalant abuse*. Bethesda, 2005. Disponível em: <http://www.nida.nih.gov/PDF/RRInhalants.pdf>. Acesso em: 10 fev. 2007.

US DEPARTMENT OF HEALTH AND HUMAN SERVICES. SUBSTANCE ABUSE AND MENTAL HEALTH SERVICES ADMINISTRATION. *Results from the 2005 National Survey on Drug Use and Health*: National Findings. Rockville, 2006. (Office of Applied Studies, NSDUH Series H-30, DHHS Publication No. SMA 06-4194.)

US DEPARTMENT OF JUSTICE. NATIONAL DRUG INTELLIGENCE CENTER. *Intelligence brief*: huffing the abuse of inhalants. Johnstown, 2001. Disponível em: <http://www.usdoj.gov/ndic/pubs07/708/708t.htm>. Acesso em: 10 fev. 2007.

VYSKOCIL, A. et al. A weight of evidence approach for the assessment of the ototoxic potential of industrial chemicals. *Toxicol. Ind. Health*, v. 28, n. 9, p. 796-819, 2011.

WAGNER, G.A.; ANDRADE, A.G. Uso de álcool, tabaco e outras drogas entre estudantes universitários brasileiros. *Rev. Psiq. Clin.*, v. 35, n. 1, p. 48-53, 2008.

WATERS, M.F. et al. Nitrous oxide inhalation as a cause of cervical myelopathy. *Acta Neurol. Scand.*, v. 112, p. 270-272, 2005.

WIN-SHWE, T.T.; FUJIMAKI, H. Neurotoxicity of toluene. *Toxicol. Lett.*, v. 198, n. 2, p. 93-99, 2010.

WOODWARD, J.J.; BECKLEY, J.T. The effects of abused inhalants on neurons within the addiction neurocircuitry of the brain. *Neuropathology of Drugs Addictions and Substance Misuse*, v. 2, p. 964-978, 2016

WORLD HEALTH ORGANIZATION (WHO). *Neuroscience of psychoactive substance use and dependence*. Geneva, 2004.

WU, L.T.; SCHLENGER, W.E.; RINGWALT, C.L. Use of nitrite inhalants ("poppers") among American youth. *J. Adolesc. Health*, v. 37, p. 52-60, 2005.

YUNCU, Z. et al. Abnormal white matter integrity and impairment of cognitive abilities in adolescent inhalant abusers. *Neurotoxicol. Teratol.*, v. 47, p. 89-95, 2015

ZHVANIA, M. et al. Chronic toluene exposure and the hippocampal structure in adolescent and adult brains. *Neuropathol. Drug Addict. Subst. Misuse*, v. 2, p. 1012-1021, 2016.

35
Tabaco

Taís Freire Galvão
João Ferreira Galvão
Regina Lúcia de Moraes Moreau

CONTEÚDO DESTE CAPÍTULO

INTRODUÇÃO

O tabagismo é um dos principais problemas de saúde pública mundial. Cerca de 9% das mortes dos adultos acima de 30 anos são causadas pelo consumo de tabaco, sendo o segundo maior risco de morte atualmente. Em 2004, mais de 5 milhões de mortes foram causadas pelo tabagismo. Durante o século XX, o tabagismo causou 100 milhões de mortes no mundo todo, e estima-se que no presente século seja responsável por 1 bilhão de mortes, se a tendência atual continuar.

Um inquérito populacional realizado em 16 países (3 bilhões de habitantes) mostrou que 48% dos homens e 11% das mulheres com idade de 15 anos ou mais eram usuários de tabaco, sendo consumido principalmente pelo fumo de cigarro. No Brasil, a prevalência de tabagismo foi de 21% em homens e 17% em mulheres, de acordo com a última Pesquisa Nacional por Amostra de Domicílios (PNAD), totalizando cerca de 25 milhões de fumantes com 15 anos de idade ou mais.

A prevalência do tabagismo aferida pelos inquéritos nacionais tem diminuído ao longo dos anos. Em 1989, a prevalência foi 35%, em 2003, de 23%, e, em 2008, de acordo com a PNAD, passou a ser 17%. A redução é provavelmente decorrente dos esforços do programa de controle do tabagismo na prevenção do início do hábito de fumar entre os jovens, proibição da publicidade de produtos derivados do tabaco e restrição para fumar em locais fechados.

Mundialmente, o hábito de fumar causa cerca de 71% dos casos de câncer de pulmão, 42% das doenças respiratórias crônicas e aproximadamente 10% das doenças cardiovasculares. Estima-se que o tabagismo seja a causa de morte de 12% dos homens e 6% das mulheres, mundialmente. O adoecimento da população impacta em maiores gastos com tratamentos de saúde, públicos ou privados, chegando a representar 1% do produto interno bruto (PIB) de alguns países.

Os efeitos do tabagismo não se restringem à saúde dos indivíduos e à gestão financeira dos sistemas de saúde, mas apresentam repercussão em diversos setores. O cigarro é a principal causa de incêndios residenciais em vários países do mundo; muitos desastres se iniciam por pontas acesas de cigarro. Todos os anos ocorrem cerca de 1 milhão de incêndios iniciados por crianças usando isqueiros ou fósforos. Em uma escala desenvolvida para avaliar o dano causado por drogas de abuso, o tabaco foi classificado como a nona droga mais perigosa, sendo mais prejudicial que drogas de uso ilícito como maconha, solventes, LSD e *ecstasy*.

A indústria fumígera é uma das mais lucrativas do mundo. Na década de 2000, a produção de cigarro aumentou 12%, sendo produzidos cerca de 6 trilhões de cigarros anualmente. O *marketing* realizado pelas companhias contribui para o aumento do consumo e a disseminação do hábito de fumar entre os mais jovens. Apesar de a propaganda de massa de tabaco ter sido banida em vários países, incluindo o Brasil, a indústria do tabaco tem usado outras técnicas para atrair e manter consumidores, como propaganda no local de venda, promoções, descontos para consumidores, além de propagandas via internet e redes sociais. Uma análise de 163 vídeos sobre produtos de tabaco veiculados no YouTube no ano de 2010 mostrou que mais de 70% tinham conteúdo pró-tabagismo.

A indústria do tabaco, compreendendo a importância da nicotina para manter seus consumidores, tem criado novos produtos que mantêm a dependência em nicotina, enquanto elimina a exposição tóxica à combustão do cigarro. Entre esses produtos está o cigarro eletrônico (*e-cigarrete*), comercializado nos Estados Unidos desde 2007. Esses dispositivos eletrônicos liberam vapor de nicotina e podem ter sabores diversificados, além de não ter o odor e a fumaça do cigarro normal. Apesar de esses dispositivos terem papel no tratamento da dependência do cigarro, podem representar porta de entrada para a dependência em nicotina ou ser usados em associação com cigarro normal, quando o fumante encontra-se em ambientes fechados, por exemplo. Assim, o usuário pode ter exposição maior à nicotina, o que resultará em maior dependência e consumo.

▶ FARMACOBOTÂNICA

Entre as várias espécies do gênero *Nicotiana* L., conhecidas pelo nome comum de plantas do tabaco ou fumo, destaca-se a *Nicotiana tabacum* L., originária da América Central, de cultura mais generalizada e dominante na produção comercial de cigarro e outros produtos do tabaco. O nome do gênero e da nicotina (alcaloide presente na folha do tabaco) homenageia o francês Jean Nicot, que introduziu a planta na corte francesa. Ele exercia o cargo de embaixador em Portugal e enviou as primeiras sementes de tabaco à rainha Catarina de Médici, com o intuito de aliviar suas enxaquecas, por volta de 1560. A partir daí o hábito de fumar espalhou-se rapidamente por toda a Europa.

A *Nicotiana tabacum* L. é uma planta herbácea anual, bienal ou perene, podendo atingir até 2 m de altura e pertencente à grande família das Solanáceas, que inclui muitas espécies vegetais de importância econômica, como a batata e o tomate. As folhas são grandes, alternadas, viscosas, elípticas, acuminadas e sésseis, com o limbo recoberto de pelos. Medem entre 40 cm e 70 cm de comprimento, podendo atingir até 1 m, de acordo com a variedade e a fertilidade do solo. O cálice tem formato ovoide e está dividido em 5 sépalas de ápice agudo. As flores são constituídas por inflorescências reunidas em panículas terminais; são grandes e vistosas. A corola é tubulosa, de 4 cm a 5 cm, com tubo reto, alargando-se em direção ao ápice, para formar uma estrela de 5 pétalas, de coloração rosa pálido. Tanto o cálice como a corola têm pelos glandulares. O fruto é uma cápsula ovoide, com ápice agudo, contendo numerosas e diminutas sementes pardas.

O princípio ativo mais importante do tabaco é a nicotina, um alcaloide líquido, oleaginoso, incolor, que escurece ao entrar em contato com o ar e a luz, por causa da oxidação. Um cigarro comercial de tabaco contém em média 10 mg a 14 mg de nicotina, correspondendo a cerca de 1,5% em peso do cigarro e a 95% do conteúdo total de alcaloide. A nicotina é um dos agentes tóxicos mais potentes e rapidamente fatais que se conhece, por todas as vias de exposição (oral, dérmica e pulmonar). A DL_{50} para ratos é 50 mg/kg e, para camundongos, 3 mg/kg. Doses entre 40 mg e 60 mg podem ser letais para um homem adulto, apesar de doses tão baixas quanto 1 mg a 4 mg também serem capazes de provocar efeitos tóxicos em indivíduos mais sensíveis. A nicotina tem sido utilizada como inseticida desde o século XVIII, e seu uso em culturas orgânicas é permitido pelo seu rápido processo de degradação.

▶ COMPOSIÇÃO QUÍMICA DO TABACO

O conhecimento de componentes da fumaça do cigarro tem evoluído paralelamente com a tecnologia capaz de detectá-los. Em 1959, foram detectados cerca de 600 compostos; em 1968, esse número atingiu mil, e, em 1996, um total de 4.800 componentes foi identificado. Em 2000, o potencial carcinogênico dessas substâncias foi avaliado pela *International Agency for Research on Cancer* (IARC), que classificou 69 dos constituintes da fumaça de tabaco como cancerígenos em animais, dos quais 11 também foram comprovados em humanos.

Durante a queima do cigarro, são formados diversos compostos, tanto na corrente primária como na secundária. A corrente primária é aquela formada desde a ponta acesa, passando pela coluna do cigarro até alcançar a boca durante a tragada. A secundária é a formada pela mistura de compostos emitidos pela ponta acesa para o meio ambiente.

A fumaça da corrente principal do cigarro, inalada ativamente pelo fumante, é um aerossol composto por duas fases: a fase de vapor ou gasosa e a fase particulada ou condensada. Experimentalmente, os componentes da fase de vapor da fumaça podem ser separados da fase particulada por um filtro de fibra de vidro.

A fase de vapor compreende de 90% a 96% do volume total da corrente principal de um cigarro sem filtro, na qual os compostos predominantes são: nitrogênio (~ 60%), oxigênio (~ 13%), dióxido de carbono (~ 13%), monóxido de carbono (~ 3,5%) e água (~ 2%). Os principais compostos de interesse toxicológico estão relacionados na Tabela 35.1.

Tabela 35.1 Principais constituintes de interesse toxicológico da fase de vapor da corrente primária da fumaça de cigarros sem filtro.

Composto	Concentração/cigarro (% do efluente total)
Monóxido de carbono	14 a 23 mg (2,8% a 4,6%)
Amônia	10 a 130 µg
Óxidos de nitrogênio (NOx)	100 a 600 µg
Ácido cianídrico	400 a 500 µg
Aldeídos	
formaldeído	70 a 100 µg
acetaldeído	500 a 1.400 µg
acroleína	60 a 240 µg
Nitrilas	
acetonitrila	100 a 150 µg
outras nitrilas voláteis (10)[a]	50 a 80 µg[b]
N-nitrosaminas voláteis	
N-nitrosodimetilamina (NDMA)	2 a 1.000 ng
N-nitrosopirrolidina (NPYR)	3 a 110 ng
Hidrocarbonetos voláteis	
1,3-butadieno	20 a 75 µg
isopreno	450 a 1.000 µg
benzeno	20 a 70 µg
estireno	10 µg

[a] parênteses indica o número de compostos identificado em um dado grupo. [b] valor estimado.
Fonte: Adaptada de Hoffmann *et al.*, 2001.

A *Federal Trade Commission* (FTC) define alcatrão como o conjunto das partículas da fumaça do cigarro com exceção da água e dos alcaloides, como a nicotina. O alcatrão não é uma substância única, como é a nicotina, mas sim o nome dado a uma mistura altamente complexa com, pelo menos, 3.500 compostos químicos, que se forma durante a queima, em decorrência da combustão incompleta dos materiais orgânicos presentes.

Apesar de os cigarros serem confeccionados com filtros, na tentativa de diminuir a inalação de partículas tóxicas presentes na fumaça, até agora não foi desenvolvido um filtro que bloqueie totalmente essas impurezas. Os filtros de carvão podem remover até 66% dos agentes ciliotóxicos da corrente primária, e os de acetato de celulose podem eliminar até 75% das N-nitrosaminas.

Desse modo, o fumante inala ativamente cerca de 10^{10} partículas/mL da fumaça da corrente principal do cigarro. A deposição de partículas depende do tamanho, da forma e da higroscopicidade (capacidade para absorver o vapor de água) das partículas, bem como da duração e da profundidade de inalação. O tamanho das partículas varia de 0,1 µm a 1 µm de diâmetro, mas, à medida que saem de um cigarro e são inaladas, dobram de tamanho em meio segundo, em consequência da agregação, do esfriamento e da condensação. As partículas maiores (1 µm a 5 µm) são suscetíveis ao depósito na traqueia e nos brônquios, ao passo que as partículas menores (0,01 µm a 1 µm) podem atingir os bronquíolos, ductos alveolares e alvéolos. As partículas de formato irregular ou fibroso tendem a ficar presas em pontos de ramificação, embora algumas dessas partículas possam alcançar os alvéolos.

O alcatrão é constituído principalmente por hidrocarbonetos policíclicos aromáticos, alguns dos quais carcinogênicos comprovados para o homem, como o benzopireno. O alcatrão contém ainda outros componentes associados ao câncer em humanos, como íons metálicos, aminas aromáticas, e N-nitrosaminas específicas do tabaco, como a N-nitrosonornicotina (NNN) e a 4-(metilnitrosamino)-1-(3-piridil)1-butanona (NNK). As N-nitrosaminas específicas do tabaco são formadas durante o processamento do tabaco por meio da nitrosação da nicotina e de outros alcaloides análogos (Tabela 35.2).

Algumas substâncias são adicionadas ao tabaco para melhorar suas características organolépticas, como agentes umectantes, flavorizantes e aglutinantes. Outros compostos também podem aparecer no tabaco, resultantes de sua contaminação, como praguicidas e fertilizantes.

Tabela 35.2 Principais constituintes de interesse toxicológico da fase particulada da corrente primária da fumaça de cigarros sem filtro.

Composto	Concentração/cigarro
Nicotina	0,1 a 3,0 mg
Hidrocarbonetos policíclicos aromáticos	
benzo(a)pireno	20 a 40 ng
benzo(a)antraceno	20 a 70 ng
Fenol	60 a 180 µg[b]
Outros fenóis (45)[a,b]	200 a 400 µg
Quinonas (7)	600 a 1.000 µg
Aminas aromáticas	
2-naftilamina	1 a 334 ng
4-aminobifenila	2 a 5,6 ng
2-toluidina	30 a 337 ng
Nitrosaminas não voláteis (específicas do tabaco)	
N-nitrosonornicotina (NNN)	120 a 3.700 ng
4-(metilnitrosamino)-1-(3-piridil)1-butanona (NNK)	80 a 770 ng
Íons metálicos	
arsênio	40 a 120 µg
níquel	ND a 600 ng
cádmio	7 a 350 ng
cromo (hexavalente)	4 a 70 ng
Radioelementos	
polônio-210	0,03 a 1,0 pCi

[a] parênteses indica o número de compostos individuais em um dado grupo. [b] valor estimado. ND: não detectado.
Fonte: Adaptada de Hoffmann *et al.*, 2001.

FORMAS DE USO DO TABACO

As modalidades mais comuns do uso do tabaco são:

Tabaco fumado

- **Cigarro.** O produto do tabaco mais consumido no mundo todo é constituído de pequena porção de tabaco picado ou reconstituído, processado com centenas de produtos químicos, podendo ter sabores, como mentol, e enrolado em forma de cilindro por um papel fino, contendo um filtro de acetato de celulose na ponta usado para aspirar, sendo aceso na outra ponta. Pode também ser confeccionado com palha de milho; nesse caso, é comumente conhecido como cigarro de palha, cigarro crioulo ou palheiro.
- ***Kreteks* ou cigarro de cravo.** Cigarros com aroma de cravo (podem ter outros sabores exóticos) e eugenol, que, pelo seu efeito anestésico, podem acarretar aspirações mais profundas e prejudiciais.
- **Charuto.** Preparado com folhas de tabaco curadas ao ar e fermentadas, envoltas em folha seca de tabaco. É produzido em diversas formas e tamanhos e recebe diferentes nomes, como *cheroot* e *chuta*, na Índia, e *khi yo muan* e *tra kai*, em regiões da Tailândia. Os processos de envelhecimento e fermentação produzem altas concentrações de produtos cardiogênicos liberados na combustão; também possui concentrações de toxinas e irritantes maiores que as do cigarro normal. Em alguns países, pode ser fumado de maneira reversa, colocando-se a ponta acesa dentro da boca e aspirando a fumaça.
- **Bidi (*beedi, biri*).** Consiste em pequenas porções de tabaco compactado, envoltas manualmente em folha seca de *tendu* ou *temburni* (plantas nativas da Ásia) e amarradas com uma linha. Apesar de pequeno, o bidi tende a liberar mais alcatrão e monóxido de carbono porque o usuário tem que aspirar com mais força para mantê-lo aceso.
- **Cachimbo.** É o dispositivo mais antigo que se conhece para fumar. É feito de madeira, argila, ardósia ou outras substâncias. O tabaco é colocado em um fornilho, onde se deposita o tabaco. Por um tubo, aspira-se a fumaça.
- **Narguilé (cachimbo de água, *shisha, hookan*).** Opera por filtração da água e aquecimento indireto. O tabaco aromatizado é queimado em um fornilho coberto com lâmina e carvão. O fumo é refrigerado por filtração por meio de um recipiente com água e consumido por uma mangueira e um bocal.

Tabaco não fumado

- **Rapé.** Tabaco seco reduzido a pó fino que se inala ou tabaco úmido e grosso que se retém na boca.
- **Tabaco de mascar.** Produto do tabaco colocado na boca, sendo mastigado ou chupado. Dependendo da região, o tabaco para mascar vai acompanhado por outros materiais, como cal apagada, mentol, cravo e canela. O usuário geralmente cospe o tabaco acumulado e a saliva.
- **Produtos dissolvíveis de tabaco.** Dissolvem-se na boca facilmente, contêm tabaco e outros produtos com a finalidade de liberar nicotina para ser absorvida pela mucosa oral. São produzidos por marcas famosas de cigarro, como alternativas para o fumante usar em ocasiões que não pode ou não quer fumar.

O cigarro é a principal forma de uso do tabaco em todo o mundo. Porém, em alguns países, predominam ainda hoje outros usos tradicionais, sobretudo nas comunidades rurais e afastadas dos grandes centros. O cigarro começou a ser industrializado por volta de 1840. Inicialmente, era enrolado à mão e, em 1850, essa operação tornou-se mecanizada. Decouflé, na França, em 1880, aperfeiçoou uma máquina de elevada produção. As máquinas em uso hoje chegam a produzir 16 mil cigarros por minuto.

Os cigarros são classificados de diversas maneiras, de acordo com o conteúdo de alcatrão e nicotina, aroma, cor, procedência do tabaco, comprimento da coluna e se dispõe de filtro ou não. As características do cigarro, incluindo mecanismos de ventilação, filtros, porosidade do papel e tipo de tabaco, influenciam significativamente nos níveis de toxinas e produtos carcinogênicos na fumaça inalada.

NICOTINA

Farmacocinética

Absorção e distribuição A nicotina é destilada a partir da queima do tabaco e inalada com gotículas de alcatrão. Como é uma base fraca (pK_a = 8,0), sua absorção através das membranas mucosas é pH-dependente. Por esse motivo, é explicado o porquê de os fumantes de cachimbos e charutos não precisarem tragar, pois a fumaça do tabaco usado nesses produtos é menos acídica (pH 6,5 ou maior) e a nicotina se encontra consideravelmente na forma não ionizada, que é melhor absorvida na mucosa bucal. De maneira inversa, pelo fato de o pH da fumaça do tabaco encontrado na maioria dos cigarros ser acídico (pH 5,5 a 6,0), há pouca absorção bucal, pois a nicotina está primariamente na forma ionizada. Quando a fumaça alcança as vias aéreas inferiores e os alvéolos, a nicotina é rapidamente absorvida, em decorrência da extensa superfície de contato dessas regiões. Os níveis plasmáticos de nicotina aumentam rapidamente, atingindo uma concentração máxima dentro de 10 minutos.

O tabaco de mascar, o rapé e as várias formulações utilizadas na terapia de substituição de nicotina, como chiclete de nicotina, adesivo transdérmico (*patch*), comprimidos sublinguais ou pastilhas, são tamponados para um pH alcalino a fim de facilitar a absorção da nicotina através das membranas. Mesmo assim, a absorção de nicotina de todas essas maneiras é mais lenta e o aumento da concentração plasmática é mais gradual do que a via pulmonar. Portanto, o fumo de um cigarro é a maneira mais eficiente de administração da nicotina, pois o fármaco inalado escapa da extensa biotransformação hepática decorrente da primeira passagem pelo fígado, atingindo as mais altas concentrações no cérebro em questão de segundos, comparáveis às atingidas após administração intravenosa. Apesar de o fumante inalar apenas 20% a 25% da quantidade total de nicotina por meio da corrente primária – a porção restante é destruída pela pirólise ou perdida na corrente secundária –, praticamente tudo, ou seja, de 80% a 90% da nicotina inalada, é absorvida, o que corresponde a cerca de 1 mg a 1,5 mg.

A rapidez com que ocorre o aumento dos níveis plasmáticos de nicotina permite ao fumante dosar, ou titular, a concentração de nicotina no sangue com os efeitos relacionados durante o fumo. O fumante pode manipular a dose de nicotina e os níveis cerebrais alcançados a cada tragada, uma vez que a absorção ocorrida durante o fumo depende, entre outros fatores, do volume e da quantidade de tragadas e da profundidade de inalação.

A nicotina é pouco ligada às proteínas plasmáticas, menos que 5%, sendo rápida e amplamente distribuída aos órgãos e tecidos do organismo, com um volume de distribuição de 2,6 L/kg. Com base em amostras de autópsias de fumantes humanos, o fígado é o órgão que apresenta maior afinidade por nicotina, seguido pelos rins, pelo baço e pelos pulmões, ao passo que o tecido adiposo é o que apresenta a menor afinidade. Atravessa facilmente a barreira placentária, e há evidência de que as concentrações de nicotina no soro fetal e no fluido amniótico são levemente maiores que a materna.

Biotransformação e excreção A nicotina é rápida e extensivamente biotransformada pelo fígado, dando origem a vários metabólitos. A principal via de biotransformação é a catalisada principalmente pela CYP2A6 e, em menor extensão, pela CYP2B6 e pela CYP2E1, onde 70% a 80% da nicotina, em humanos, é convertida a cotinina. Posteriormente, a cotinina é biotransformada a *trans*-3'-hidroxicotinina (3HC) quase exclusivamente pela CYP2A6. Por esse motivo, a razão 3HC/cotinina pode ser usada como um marcador fenotípico da atividade da CYP2A6 e também para estimar a taxa de metabolismo da nicotina. A nicotina-1'-N-óxido é outro metabólito da nicotina, sendo que apenas 4% a 7% da nicotina é convertida por essa via, que envolve a flavina mono-oxigenase-3 (FMO3). Outros metabólitos encontrados em menores quantidades são a nornicotina (0,4% a 0,8%) e a nicotina íon isometônio (0,4% a 1%). A nicotina também pode sofrer glicuronidação, catalisada pela uridina-difosfato-glicuronosiltransferase (UGT) 1A4, 1A9 e 2B10 (Figura 35.1). Apesar de a glicuronidação ser geralmente uma via de menor importância, pode ser determinante para a depuração da nicotina no caso de pessoas com baixa atividade de CYP2A6.

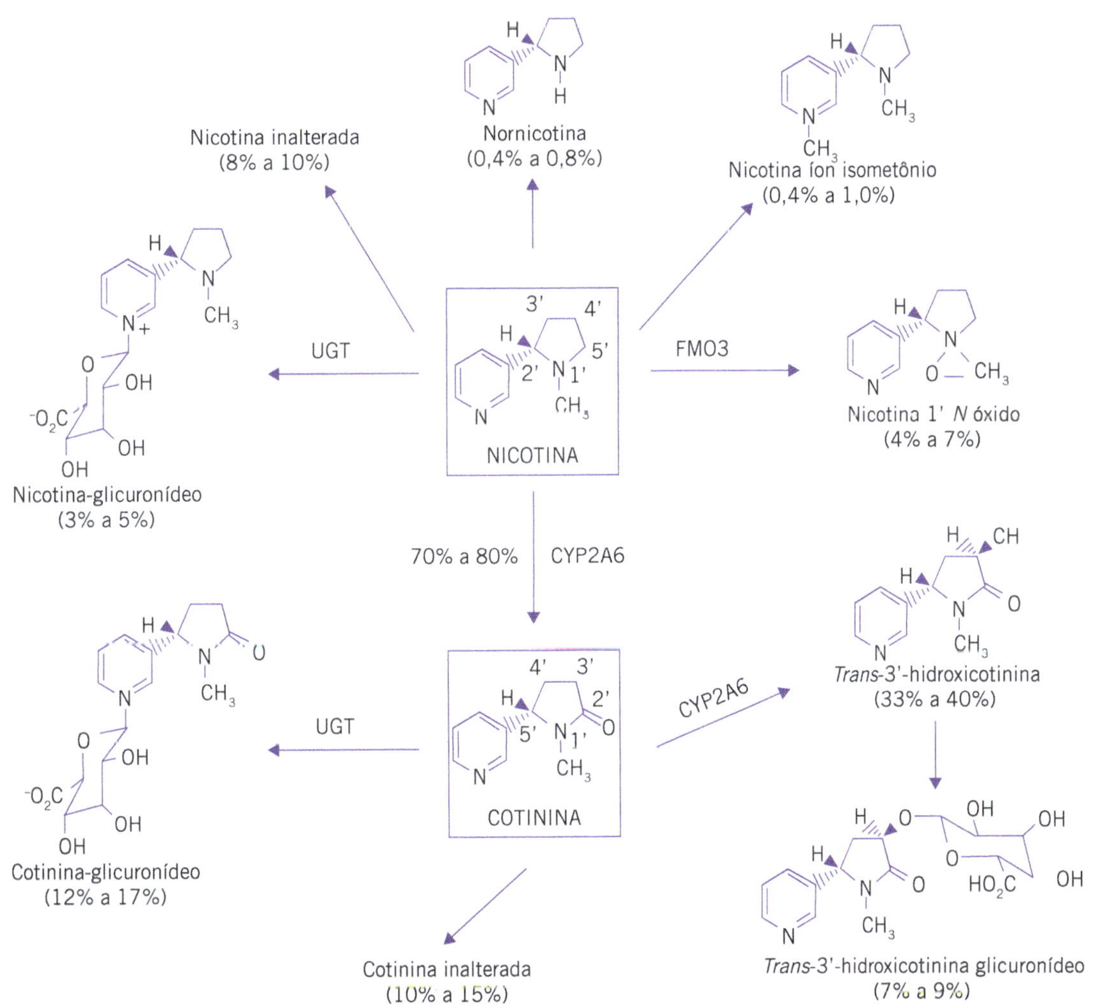

Figura 35.1 Principais vias de biotransformação da nicotina e proporções estimadas dos metabólitos excretados na urina.
UGT: uridina-difosfato-glicuronosiltransferase; FMO3: flavina mono-oxigenase-3.
Fonte: Adaptada de Hukkanen *et al.*, 2005.

Embora 70% a 80% da nicotina absorvida pelos fumantes seja biotransformada à cotinina, somente 10% a 15% aparece na urina como cotinina inalterada. É que, por sua vez, a cotinina também é bastante biotransformada e vários metabólitos já foram identificados na urina. Sem dúvida, parece que a maioria dos metabólitos urinários da nicotina reportados é derivada da cotinina. A *trans*-3'-hidroxicotinina é o principal metabólito da nicotina detectado na urina de fumantes (33% a 40%), seguido da cotinina glicuronídeo (12% a 17%) e também da *trans*-3'-hidroxicotinina glicuronídeo (7% a 9%) (Figura 35.1). A conversão de cotinina a *trans*-3'-hidroxicotinina em humanos é altamente estereosseletiva para o isômero *trans*, uma vez que menos de 5% é detectado como *cis*-3'-hidroxicotinina.

A nicotina é excretada pelos rins por filtração glomerular e secreção tubular, com reabsorção variável, dependendo do pH urinário. Com pH da urina normal, a depuração renal é cerca de 35-90 $mL.min^{-1}$, o que representa a eliminação de cerca de 5% do total da depuração. Em urina ácida (pH urinário 4,4), a nicotina está principalmente na forma ionizada, e a reabsorção tubular é minimizada; a depuração renal pode ser tão elevada quanto 600 $mL.min^{-1}$ dependendo da taxa de fluxo urinário. Na urina alcalina (pH da urina 7,0), uma fração maior de nicotina está na forma não ionizada, permitindo a reabsorção tubular com a depuração renal tão baixo como 17 $mL.min^{-1}$. Experimentos mostram que o aumento da taxa de eliminação na nicotina, por acidificação da urina, pode aumentar o consumo de cigarros de tabaco em seres humanos. A cotinina é menos influenciada pelo pH urinário do que a nicotina porque é menos básica e, portanto, está principalmente na forma não ionizada no pH fisiológico.

A meia-vida da nicotina é de cerca de 2 horas, ao passo que a da cotinina é por volta de 16 horas. Por essa razão, a cotinina é amplamente usada como um marcador quantitativo da exposição à nicotina, podendo ser detectada em vários fluidos biológicos.

Um considerável polimorfismo genético na atividade da CYP2A6 e UGT está associado com uma ampla variabilidade individual e diferenças raciais na velocidade de metabolismo da nicotina. Os asiáticos e africanos metabolizam a nicotina, em média, mais lentamente do que os brancos ou hispânicos.

Farmacodinâmica

Quando uma pessoa fuma um cigarro de tabaco, a nicotina é absorvida rapidamente e alcança o cérebro dentro de 10 a 20 segundos, onde se liga a receptores nicotínicos colinérgicos (nAChRs). Esses receptores são oligômeros transmembranares constituídos por diferentes combinações de 5 subunidades, presentes nos gânglios autonômicos, na junção neuromuscular e no sistema nervoso central (SNC). Várias combinações de subunidades dos nAChRs existentes diferem nas suas propriedades farmacológicas e cinéticas. Os nAChRs presentes nos músculos são heteropentâmeros constituídos por subunidades α, β, γ, δ e ε, ao passo que os receptores do cérebro são formados por 9 subunidades α ($\alpha 2$ a $\alpha 10$) e 3 subunidades β ($\beta 2$ a $\beta 4$). As subunidades mais abundantes, em humanos, são $\alpha 4\beta 2$, $\alpha 3\beta 4$, e $\alpha 7$ (homomérico).

A presença da subunidade $\beta 2$ é crítica para a liberação da dopamina e para os efeitos comportamentais da nicotina, incluindo a autoadministração. A subunidade $\alpha 4$ é um importante determinante da sensibilidade à nicotina. O subtipo $\alpha 3\beta 4$ parece mediar os efeitos cardiovasculares da nicotina, ao passo que os receptores α-7 homomérico medeiam a rápida transmissão sináptica e podem desempenhar um papel na aprendizagem.

Os nAChRs pertencem à família dos receptores ligados aos canais iônicos, também chamados de ionotrópicos. Quando a nicotina se liga a esses receptores, eles se ativam e adquirem a conformação de canal aberto, permitindo o influxo de cátions, incluindo sódio e cálcio (Na^+ e Ca^{2+}). No SNC, a nicotina exerce seus efeitos interagindo com nAChRs pré-sinápticos localizados nos terminais dos axônios. A estimulação desses receptores resulta no aumento da liberação de vários neurotransmissores. A liberação de dopamina é crítica para os efeitos reforçadores da nicotina e outras drogas de abuso. A liberação de outros neurotransmissores, como norepinefrina, acetilcolina, glutamato, serotonina, endorfinas e GABA, também medeia vários comportamentos observados em fumantes.

A relação dose-resposta da nicotina é complexa, seguindo uma curva em forma de "U" invertido, ou seja, em baixas concentrações, a nicotina tem pouca influência na autoadministração, mas produz uma estimulação do SNC e periférico, com aumento do estado de alerta, frequência cardíaca ou pressão sanguínea. Com a elevação da dose, é ativado o centro de recompensa, causando um aumento de sensações agradáveis. No entanto, em doses mais elevadas, a nicotina produz um efeito aversivo, com bloqueio ganglionar resultando em bradicardia, hipotensão e uma diminuição do estado mental. Por esse motivo, fumantes titulam, isto é, dosam a quantidade de nicotina capaz de manter os níveis plasmáticos correspondentes às experiências gratificantes.

Tolerância

Uma exposição crônica à nicotina resulta em uma neuroadaptação, ou seja, o desenvolvimento da tolerância farmacodinâmica, que pode influenciar diversos circuitos e vias de sinalização. A neuroadaptação mais bem estudada é aquela associada com o aumento do número de nAChRs cerebrais, conhecida como *up-regulation*. Vários mecanismos moleculares têm sido propostos para explicar a *up-regulation* dos receptores, que pode ser visto como uma adaptação homeostática.

Em condições fisiológicas normais, após a abertura do canal pela ligação à acetilcolina, os receptores ficam transitoriamente refratários ou dessensibilizados. Porém, na ausência do agonista, pela degradação pela acetilcolinesterase, os receptores retornam ao estado de repouso em que os canais voltam a se fechar, mas com a possibilidade de serem novamente ativados. No entanto, ao contrário da acetilcolina, a nicotina não é hidrolisada pela acetilcolinesterase, e, assim, a exposição prolongada à nicotina favorece a dessensibilização dos nAChRs e os receptores permanecem inativos. A resposta homeostática aos receptores dessensibilizados é a *up-regulation*.

A tolerância se desenvolve rapidamente para disforia, náuseas e vômitos, que geralmente ocorrem quando se fuma pela primeira vez. Para muitos fumantes, à medida que vão fumando no decorrer de um dia, desenvolve-se uma tolerância para os efeitos subjetivos e uma tolerância parcial para a aceleração do ritmo cardíaco. A tolerância se desenvolve em diferentes graus para várias respostas à nicotina, de acordo com as diferentes taxas de inativação dos subtipos de receptores colinérgicos nicotínicos. Mas os efeitos primários, como a euforia, tendem a diminuir ao longo do dia. No entanto, a abstinência durante a noite permite uma considerável ressensibilização para as ações da nicotina, ou seja, a tolerância é perdida e os receptores se tornam ativos novamente. Assim, o primeiro cigarro do dia produz uma resposta cardiovascular e subjetiva maior do que os subsequentes. À medida que os cigarros são fumados ao longo do dia, as recompensas positivas vão progressivamente diminuindo, pois o acúmulo de nicotina resulta em maior grau de tolerância, e os sintomas de abstinência se tornam mais pronunciados entre os sucessivos cigarros. Assim, no final do dia, a motivação de fumar se dá primariamente pelo alívio dos sintomas de abstinência.

Em decorrência das características de dose-resposta e de tolerância, a maioria dos fumantes tende a absorver a mesma quantidade de nicotina no dia a dia para alcançar os efeitos desejados do cigarro. Os fumantes ajustam o seu comportamento de fumar para compensar alterações na disponibilidade de nicotina ou na taxa de sua eliminação, a fim de regular os níveis de nicotina. Assim, cigarros "*light*" ou com "baixos teores de nicotina e alcatrão" dão apenas a ilusão ao fumante de que trazem menor risco à saúde. Ao fumar esses cigarros, o fumante precisa dar tragadas mais profundas, aumentar o número de tragadas por cigarro ou, ainda, aumentar a quantidade de cigarros fumados para evitar o declínio da concentração plasmática de nicotina. Como consequência, os fumantes ficam expostos a maior quantidade de monóxido de carbono do que anteriormente.

Dependência

A liberação de dopamina é crítica para os efeitos reforçadores tanto da nicotina quanto de outras drogas de abuso. A nicotina libera dopamina na área mesolímbica, corpo estriado e córtex pré-frontal. De especial importância são os neurônios dopaminérgicos da área tegmental ventral do mesencéfalo e a liberação de dopamina no núcleo *accumbens*, já que essa via parece ser crítica para a recompensa induzida pelas drogas de abuso, uma vez que sinaliza uma experiência agradável. A ativação de neurônios dopaminérgicos na área tegmental ventral é aumentada pelos neurônios glutamatérgicos excitatórios e inibida por projeções GABAérgicas, também estimulados pela nicotina. Assim, o efeito global da nicotina sobre a liberação de dopamina é dependente da interação de efeitos diretos da nicotina e da modulação do glutamato e GABA. Em modelos animais usados para testar a recompensa, a nicotina reduz acentuadamente o limiar para autoadministração, o que é consistente com uma maior recompensa.

O receptor do subtipo $\alpha 4\beta 2^*$ (asterisco indica uma possível presença de outras subunidades no receptor) é predominante no cérebro humano, e acredita-se que seja o principal receptor que medeia a dependência da nicotina. Em camundongos que não expressam o gene da subunidade $\beta 2$, os efeitos comportamentais da nicotina são eliminados de modo que não há liberação de dopamina no cérebro ou a autoadministração não é mantida.

Além da nicotina, outros constituintes da fumaça do cigarro contribuem para a dependência. Produtos formados da condensação do acetaldeído (presente na fumaça do cigarro) com aminas biogênicas inibem a atividade da MAO-A e da MAO-B; há evidências de que a inibição da MAO contribui para o aumento dos efeitos reforçadores da nicotina pela maior disponibilidade da dopamina.

A dependência ao tabaco é multifatorial, incluindo o desejo das ações farmacológicas diretas da nicotina, como prazer, excitação e aumento do desempenho, bem como o alívio da síndrome de abstinência e o comportamento condicionado. Os fumantes associam estados de humor específicos, situações ou fatores ambientais (as chamadas pistas ambientais) com os efeitos de recompensa da nicotina. O desejo de fumar é mantido, em parte, por tais condicionamentos. Por exemplo, geralmente se fuma após uma refeição, com uma xícara de café ou uma bebida alcoólica, ou com amigos que fumam. Quando tais situações são repetidas várias vezes, podem se tornar uma poderosa pista para desencadear o desejo de fumar. Aspectos ligados ao próprio ato de fumar, como a manipulação do cigarro, o gosto, o cheiro ou a sensação de fumaça na garganta, também se associam com os efeitos agradáveis de fumar. Até mesmo experiências desagradáveis podem se tornar pistas condicionadas para querer fumar. Assim, um fumante pode aprender que ficar sem um cigarro provoca irritabilidade e que o fumo proporciona um alívio. Depois de repetidas experiências como essa, quando um fumante se sentir irritado por qualquer outro motivo, pode ter desejo de fumar. As pistas associadas à droga desencadeiam recaída, que constituem um problema clínico importante, pois contribuem para a persistência da dependência.

Estudos de neuroimagem funcional indicam que a exposição às pistas associadas à droga ativa regiões corticais do cérebro, incluindo a ínsula. Fumantes que sofrem danos na ínsula (p. ex., em consequência de trauma cerebral) são mais propensos a parar de fumar logo após a lesão e a permanecer abstinentes comparados com aqueles que tiveram lesão cerebral sem afetar a ínsula.

O risco de dependência aumenta quando mais jovem se começa a fumar, assim como é maior a dificuldade para largar de fumar. Estatísticas mostram que 80% dos fumantes começaram a fumar com idade inferior a 18 anos. Estudos conduzidos em cérebro em desenvolvimento, em animais, sugerem que a nicotina pode induzir alterações permanentes que causam dependência. Ratos adolescentes expostos à nicotina apresentam maiores alterações cerebrais e maiores taxas de autoadministração de nicotina quando comparados com ratos adultos, o que é consistente com a ideia de que a exposição precoce à nicotina aumenta a gravidade da dependência.

Outras populações vulneráveis para a dependência de nicotina incluem pessoas com doenças psiquiátricas, como esquizofrenia, depressão e outros transtornos de humor e ansiedade, bem como em usuários de drogas, incluindo o álcool. As taxas de tabagismo em indivíduos com esquizofrenia são extraordinariamente altas (≥ 80%).

Como a nicotina é metabolizada em cotinina, principalmente pelas enzimas hepáticas CYP2A6, as pessoas com uma base genética para o metabolismo lento fumam menos cigarros por dia do que aquelas com um metabolismo mais rápido.

Estudos têm sugerido que os metabolizadores rápidos são mais propensos a se tornar dependentes, a apresentar sintomas de abstinência mais intensos e a ter maior dificuldade em deixar de fumar do que os metabolizadores lentos.

O comportamento de fumar em mulheres é mais fortemente influenciado por estímulos condicionados, ao passo que os homens são mais propensos a fumar em resposta a estímulos farmacológicos, regulando sua absorção de nicotina mais precisamente do que a mulher. Em média, as mulheres metabolizam a nicotina mais rapidamente do que os homens, o que pode contribuir para a sua maior suscetibilidade à dependência da nicotina e pode ajudar a explicar por que, entre os fumantes, é mais difícil para as mulheres deixar de fumar. Além do mais, as mulheres têm maior prevalência de transtorno depressivo do que os homens. Dada a forte ligação entre a dependência de nicotina e depressão, esta pode ser outra base para as diferenças de sexo relativas ao nível de dependência à nicotina.

Estudos em gêmeos têm demonstrado que a tendência a fumar pode ser herdada; mais de 50% do risco de se tornar dependente da nicotina pode ser atribuído a fatores genéticos. Uma pesquisa recente mostrou que modelos animais com uma variação genética que inibe o gene que codifica a subunidade $\alpha 5$ do receptor nicotínico aumenta a vulnerabilidade à dependência da nicotina e a propensão a desenvolver doenças associadas ao fumo (câncer de pulmão e doença pulmonar obstrutiva crônica – DPOC). Esse efeito pode ser revertido com o aumento da expressão da mesma subunidade. Os autores sugerem que a nicotina ativa os receptores nicotínicos contendo a subunidade $\alpha 5$ no trato habênulo-interpeduncular, desencadeando uma resposta que atua para diminuir o desejo de consumir mais nicotina.

Síndrome de abstinência

A síndrome de abstinência ocorre quando a ausência abrupta da nicotina desequilibra a homeostase mantida na presença crônica de nicotina. Assim, a retirada da nicotina resulta em uma liberação subnormal de dopamina e outros neurotransmissores. Consequentemente, há uma deficiência na resposta da dopamina a estímulos novos em geral e um estado de mal-estar e incapacidade de sentir prazer. Os mais proeminentes sintomas de abstinência são sintomas de irritabilidade, impaciência, ansiedade, distúrbios do sono, dificuldades de concentração, aumento do apetite com consequente elevação de peso. Outras manifestações incluem problemas de convivência com amigos e familiares, bradicardia, constipação e compulsão de fumar. Muitos desses sintomas são comuns a outras drogas de abuso, mas o ganho de peso e a diminuição da frequência cardíaca parecem ser mais específicos após a retirada da nicotina.

Os sintomas de abstinência da nicotina geralmente atingem um pico durante a primeira semana de interrupção do uso e desaparecem durante as próximas 3 a 4 semanas. No entanto, alguns relatos indicam que os sintomas podem desaparecer dentro de 10 dias, e outros que os sintomas da retirada podem persistir nos últimos 31 dias.

O estado de mal-estar e incapacidade de sentir prazer associada à retirada da nicotina tem sido chamado de "desregulação hedônica", que pode explicar a fissura em voltar a fumar novamente. A rápida reversão após a readministração de nicotina pode explicar por que mesmo um único cigarro pode facilmente resultar em um retorno compulsivo ao uso do tabaco. Outro fato que pode contribuir para os sinais e sintomas da abstinência é a hiperexcitação das vias colinérgicas, como consequência da recuperação do estado ativo dos receptores que voltaram a ser responsivos à acetilcolina após a queda acentuada da concentração de nicotina.

A abstinência da nicotina também está associada com a desregulação do eixo hipotálamo-hipófise-adrenal (HPA) e com a cascata de eventos que envolvem o aumento dos níveis do fator liberador de corticotropina extra-hipotalâmica (CRF) e sua ligação com receptores no cérebro (CRF1), que medeia a resposta ao estresse.

Nesse sentido, diversos autores admitem que a dificuldade para o fumante abandonar o hábito de fumar deve-se aos efeitos experimentados pela abstinência.

▶ PRINCIPAIS EFEITOS TÓXICOS DO TABAGISMO

O primeiro estudo a demonstrar uma clara relação entre o hábito de fumar e a incidência de câncer de pulmão data da década de 1950. Na época, as taxas de mortalidade por câncer de pulmão no Reino Unido cresciam e a etiologia da doença não era definida, tendo como causas possíveis a poluição atmosférica ou o tabagismo. Os autores enviaram questionários sobre os hábitos de fumar para todos os médicos do país, e após 3 anos verificaram a ocorrência de mortes e suas causas entre os fumantes e não fumantes, sendo observada maior mortalidade por todas as causas investigadas entre os fumantes.

O tabagismo produz danos em todos os órgãos do corpo, causando muitas doenças e reduzindo a qualidade de vida do fumante. Parar de fumar traz benefícios em curto e longo prazo, reduzindo riscos de doenças tabaco-relacionadas e melhorando a saúde em geral. Por exemplo, pacientes tabagistas com doença coronariana, ao cessarem o hábito de fumar, reduzem o risco de mortalidade em 36%, além de prevenirem infarto não fatal em 32%, quando comparados com pacientes que continuaram a fumar. O risco de acidente vascular cerebral é aproximadamente 1,5 vez maior em fumantes, igualando-se ao de não fumantes em aproximadamente 5 anos após parar de fumar.

Intoxicação aguda

A intoxicação aguda por tabaco, cujo princípio ativo tóxico mais importante é a nicotina, ocorre principalmente em crianças que ingeriram acidentalmente cigarros e outros produtos contendo tabaco. Também pode ser proveniente da exposição dérmica a folhas da planta, comum em pessoas que trabalham na colheita do tabaco, também conhecida como doença do tabaco verde.

A nicotina é o princípio ativo que causa intoxicação nessas situações. Nas intoxicações leves ou moderadas, podem-se observar desconforto gastrointestinal, náusea, vômitos, tontura, cefaleia, tremor, palidez, diaforese e hipertensão. As intoxicações graves são mais raras e podem ser acompanhadas de convulsões, confusão, fraqueza, bradicardia, hipotensão e paralisia dos músculos respiratórios.

Doenças cardiovasculares

As doenças cardiovasculares são a principal causa de morte no mundo, e o tabagismo é sua principal causa prevenível, sendo responsável por 10% das mortes.

Alguns componentes da fumaça do cigarro afetam processos fisiopatológicos no sangue circulante e na parede interna arterial. Seus efeitos produzem mudança substancial no balanço hemostático no endotélio, provocando aterosclerose e trombose. Também diminuem a capacidade de oxigenação do sangue e aumentam as demandas do miocárdio.

Os mecanismos pelos quais o fumo acelera a aterosclerose e precipita eventos coronarianos agudos são complexos. Os principais constituintes responsáveis são produtos da combustão, incluindo oxidantes químicos, acroleína, butadieno, metais, hidrocarbonetos policíclicos aromáticos, material particulado e monóxido de carbono. Os oxidantes aumentam radicais livres, peroxidação de lipídios e contribuem com vários mecanismos de doença cardiovascular, incluindo inflamação, disfunção endotelial, oxidação da lipoproteína de baixa densidade (LDL) e ativação plaquetária.

A nicotina causa aumento significativo das concentrações de epinefrina, norepinefrina, elevação da frequência cardíaca, da pressão arterial e vasoconstrição, especialmente dos capilares. A nicotina aumenta o débito cardíaco, a frequência cardíaca e a pressão arterial, mas não está claro o seu papel na aterosclerose.

Cronicamente, o tabagismo induz enrijecimento arterial. Com cada cigarro, a pressão arterial aumenta transitoriamente, sendo mais proeminente no primeiro cigarro do dia. Há também interação entre fumar e consumir café, o que contribui para a elevação da pressão sistólica durante o dia. Foi observado que alguns fumantes habituais têm pressão arterial menor que não fumantes, que pode ser relacionada a menor peso corporal e ao efeito vasodilatador da cotinina, o principal metabólito da nicotina.

O monóxido de carbono inalado na fumaça do cigarro se liga mais avidamente à hemoglobina do que o oxigênio, reduzindo a quantidade de hemoglobina disponível para oxigenação. O nível de carboxiemoglobina em fumantes é 5% a 10% maior do que nos não fumantes, cujo nível normal é abaixo de 1%.

Doenças respiratórias

Os componentes da fumaça do tabaco prejudicam o sistema respiratório por vários mecanismos que envolvem estresse oxidativo, ataque ao sistema de defesa, toxicidade aos movimentos ciliares e irritação da mucosa. Vários produtos da fumaça do tabaco causam esses danos diretamente, sendo alvo de maior regulação, como dióxido de nitrogênio, monóxido de carbono, acroleína, formaldeído, cádmio, cianeto de hidrogênio.

A principal morbidade respiratória não maligna causada pelo fumo do tabaco é a DPOC e seus subtipos (enfisema, bronquite crônica e asma crônica obstrutiva). A DPOC caracteriza-se por limitação no fluxo de ar, que é geralmente progressiva e associada com resposta inflamatória crônica aumentada das vias aéreas e dos pulmões a partículas ou gases nocivos.

Por ser uma doença crônica e comum, a DPOC causa elevados gastos com saúde, como consultas médicas frequentes, hospitalização e tratamento medicamentoso. Os pacientes com DPOC apresentam principalmente dispneia, tosse crônica e expectoração, podendo também exibir sibilos e aperto no peito. Parar de fumar é uma estratégia efetiva para o tratamento e controle dessas doenças pulmonares.

Câncer

O tabagismo é a principal causa de câncer que pode ser prevenida, contabilizando mais de 20% das mortes de câncer do mundo. O tabaco é classificado como carcinogênico pela International Agency for Research on Cancer (IARC) (grupo 1), sendo fator de risco comprovado para vários tipos de câncer. Os componentes químicos do tabaco causam transformações nas células, mutações ou outros danos genéticos que desencadeiam o câncer. As células somáticas dos fumantes contêm mais danos nos cromossomos de que as de não fumantes.

As evidências atuais, provenientes de estudos de coorte e caso-controle, comprovam a existência de risco aumentado pelo consumo de tabaco e pelos seguintes cânceres: trato digestivo superior; cavidade oral; faringe; esôfago; estômago; fígado; pâncreas; sinos nasais; nasofaringe; laringe; pulmão; cérvix uterina; rins; e trato urinário inferior. Os usuários de tabaco mascado também têm risco aumentado para neoplasias, em especial o câncer de boca, de esôfago e de pâncreas.

Mais recentemente, há evidências de que o tabagismo é fator de risco para câncer de mama, câncer de pele (carcinoma de células escamosas) e alguns subtipos de câncer de ovário. Os dados sobre o hábito de fumar e a incidência de câncer do tipo melanoma são incertos, sendo apontado como fator de proteção para os homens, mas não para mulheres.

Há informações contraditórias sobre o tabagismo e o risco de desenvolver leucemia mieloide. Segundo a monografia sobre tabaco da Iarc e o relatório do Departamento Americano de Saúde e Serviços Humanos (USDHHS, do inglês United States Department of Health and Human Services), esse câncer pode ser causado pelo hábito de fumar. Tais relatórios baseiam-se na descrição individual de cada estudo, sem apresentar uma medida de risco sumarizando o efeito. A revisão sistemática com metanálise disponível no assunto, entretanto, não encontrou significância estatística nessa associação.

Alguns aspectos merecem ser enfatizados: primeiro, o tabaco tem ação carcinogênica sob qualquer modo de utilização, aspirado, mascado ou tragado; segundo, o tabaco e os produtos da sua combustão e resultantes da biotransformação exercem ação carcinogênica em outros órgãos, além do pulmão.

Efeitos nocivos na gravidez

Fumar durante a gravidez é o principal fator de risco prevenível associado com complicações no parto e gestação, sendo associado com 5% das mortes infantis, 10% dos partos prematuros e 30% dos casos de baixo peso para a idade gestacional. O fumo ativo ou passivo durante a gravidez aumenta os riscos de descolamento da placenta, ruptura prematura de membranas e placenta prévia.

Menor oxigenação para o feto causada pela formação de carboxiemoglobina e diminuição da perfusão do espaço interviloso, por vasoespasmo causado pela nicotina, são os principais mecanismos da toxicidade do tabagismo na gestação. Estudos apontam que a nicotina pode prejudicar o desenvolvimento dos pulmões do feto, diminuir o movimento de respiração fetal e aumentar a frequência cardíaca. O tabagismo também pode causar dano ao material genético do feto, sendo esse efeito ainda não completamente esclarecido.

Apesar de haver amplo conhecimento de que fumar durante a gravidez pode prejudicar o bebê, a prevalência desse hábito ainda é alta. No último levantamento feito nos Estados Unidos, observou-se que 14% das gestantes eram fumantes.

Outros efeitos nocivos à saúde

O tabaco influencia na mortalidade por todas as causas e diminui a expectativa de vida dos fumantes; apesar de não causar diretamente algumas doenças, o tabagismo piora o tratamento e a recuperação de diversas situações clínicas.

O tabagismo é associado com o aumento do risco de vários tipos de infecções, incluindo tuberculose, pneumonia pneumocócica, doença dos legionários, doença meningocócica, gripe e resfriados.

O hábito de fumar aumenta o risco de desenvolver diabetes tipo 2, o que pode ser decorrente do efeito da nicotina na sensibilidade à insulina.

O tabagismo acelera a perda óssea e aumenta significativamente o risco de osteoporose e fratura óssea em homens e mulheres.

O tabaco pode causar disfunção erétil, menopausa prematura e problemas de fertilidade em homens e mulheres.

Úlceras gástricas e duodenais têm maior incidência e demoram mais para cicatrizar em fumantes do que em não fumantes.

O fumo do cigarro está associado a maior risco de gengivite e periodontites, causando manchas nos dentes; prejudica a fixação de implantes dentários; e causa perda de dentes. Usuários de tabaco mascado podem desenvolver leucoplasia (queratose da bolsa de tabaco), caracterizada por hiperqueratose e ulceração na parte interna da bochecha.

O tabagismo aumenta o risco de complicações perioperatórias, retardo na união de fraturas, infecção, complicações na cicatrização de tecidos moles e complicações pulmonares. Parar de fumar antes ou durante o período pré-operatório pode prevenir tais complicações.

Os hidrocarbonetos policíclicos aromáticos podem causar indução do citocromo P-450, isoenzimas CYP1A1, CYP1A2 e CYP2E1, envolvidas no metabolismo de medicamentos no fígado e em outros órgãos. Alguns medicamentos, como teofilina, cafeína, imipramina, haloperidol, propranolol e estradiol, podem ser mais rapidamente biotransformados, exercendo possível impacto no tratamento clínico. A eliminação de heparina também é maior, possivelmente pela ativação de trombose pelo tabagismo. A vasoconstrição cutânea causada pela nicotina pode diminuir a absorção de insulina subcutânea, e há pior controle da hipertensão e frequência cardíaca pelo tratamento com betabloqueadores. Observa-se menor efeito sedativo de benzodiazepínicos e menos analgesia com opioides, refletindo o efeito estimulante da nicotina.

O uso de contraceptivos com o hábito de fumar representa um sério risco de desenvolver trombose, devendo ser evitado. O risco é maior entre as mais jovens e nas fumantes de mais de 20 cigarros por dia.

Fumar acelera o envelhecimento da pele pela formação de radicais livres e patologias relacionadas. O tabagismo pode exaurir os mecanismos de defesa celular e reparação, resultando em acumulação do dano por mutações e mau funcionamento de proteínas. Também acarreta a alteração da matriz extracelular da pele e o desequilíbrio entre biossíntese e degradação das proteínas do tecido conectivo da derme; diminui a síntese de colágeno; e aumenta sua degradação. Tais mecanismos estão envolvidos no aparecimento de rugas que conferem o aspecto envelhecido da pele dos fumantes.

Apesar de popularmente reconhecido por afetar a voz, poucos estudos estão disponíveis sobre o efeito do tabagismo na voz. Um estudo comparou esse efeito em 68 fumantes e 66 não fumantes e observou várias alterações na voz de fumantes quando comparados aos não fumantes, provavelmente por mudanças histopatológicas causadas pelo tabaco. As principais diferenças observadas nos parâmetros analisados foram: aumento da frequência de perturbação; diminuição da frequência fundamental; e aumento dos parâmetros de tremor vocal. Esses efeitos significam que há queda na qualidade vocal, além de a voz ficar mais grave e de haver maior tremor vocal. O número de cigarros fumados por dia influencia nos resultados.

▶ EXPOSIÇÃO INVOLUNTÁRIA À FUMAÇA DO TABACO

O tabagismo também oferece risco aos não fumantes expostos passivamente à fumaça do tabaco. O tabagismo involuntário, também conhecido como tabagismo passivo ou inalação da fumaça de tabaco ambiental, é comprovadamente nocivo à saúde.

A fumaça do tabaco ambiente é composta de corrente principal inalada (e depois exalada) pelo tabagista e corrente secundária, que é aquela que se exala da ponta de ignição do cigarro para a atmosfera. A corrente secundária tem maiores concentrações de vários agentes tóxicos do que a corrente principal.

O tabagismo passivo comprovadamente causa câncer de pulmão, doenças cardiovasculares, doenças respiratórias crônicas, diabetes, e aumenta a mortalidade por outras causas. Nas crianças, o espectro dos efeitos é maior, causando síndrome da morte súbita, doenças respiratórias (incluindo asma) e do trato respiratório inferior (alteração do desenvolvimento e crescimento pulmonar), disfunção endotelial, otite média, cáries, diminuição da função renal e doença coronariana.

Tabagismo no ambiente de trabalho

Com o aumento do conhecimento público sobre os efeitos nocivos do tabagismo, esse hábito, antigamente aceito no local de trabalho, atualmente vem sendo banido da maior parte desses ambientes.

Nos bares, restaurantes, boates e cassinos, o fumo é ainda permitido em alguns países, representando risco maior para os garçons e demais trabalhadores desses ambientes, que ficam expostos durante toda a jornada de trabalho ao tabagismo passivo.

CONCLUSÕES

O tabagismo está direta e indiretamente ligado ao desenvolvimento de várias doenças graves, sem apresentar nenhum benefício comprovado. Esforços devem ser concentrados na prevenção do hábito de fumar, por meio de medidas educativas, restritivas e regulatórias, a fim de evitar a difusão do tabagismo. A oferta de alternativas terapêuticas para os fumantes é igualmente importante para auxiliar no desafio de parar de fumar.

BIBLIOGRAFIA

ALKHATIB, M.N.; HOLT, R.D.; BEDI, R. Smoking and tooth discolouration: findings from a national cross-sectional study. *BMC Public Health*, v. 5, p. 27, 2005.

BALMÉ, F. *Plantas medicinais*. São Paulo: Hemus, 1978.

BENOWITZ, N.L. Clinical pharmacology of nicotine: implications for understanding, preventing, and treating tobacco addiction. *Clin. Pharmacol. Ther.*, v. 83, p. 531-541, 2008.

BENOWITZ, N.L. Nicotine addiction. *N. Engl. J. Med.*, v. 362, p. 2295-2303, 2010.

BENOWITZ, N.L. Nicotine. *In*: OLSON, K.R. (Ed.). *Poisoning & drug overdose*. 6th ed., San Francisco: McGraw-Hill, 2012.

BENOWITZ, N.L. Pharmacology of nicotine: addiction, smoking--induced disease, and therapeutics. *Annu. Rev. Pharmacol. Toxicol.*, v. 49, p. 57-71, 2009.

BENOWITZ, N.L.; HUKKANEN, J.; JACOB, P. 3rd. Nicotine chemistry, metabolism, kinetics and biomarkers. *Handb. Exp. Pharmacol.*, v. 192, p. 29-60, 2009.

BERAL, V. et al. Ovarian cancer and smoking: individual participant meta-analysis including 28,114 women with ovarian cancer from 51 epidemiological studies. *Lancet Oncol.*, v. 13, n. 9, p. 946-956, 2012.

BOFFETTA, P. et al. Smokeless tobacco and cancer. *Lancet Oncol.*, v. 9, n.7, p. 667-75, 2008.

BRASIL. Instituto Brasileiro de Geografia e Estatística. Instituto Nacional de Câncer. Pesquisa nacional por amostra de domicílios. Tabagismo 2008, Rio de Janeiro, 2009. Disponível em: <http://www.inca.gov.br/inca/Arquivos/publicacoes/tabagismo.pdf>. Acesso em: 24 jul 2013.

BRAWLEY, O.W. Avoidable cancer deaths globally. *CA Cancer J. Clin.*, v. 61, n. 2, p. 67-68, 2011.

CAVALCANTE, T. The Brazilian experience with tobacco control policies. *Salud Publica Mex*, v. 46, n. 6, p. 549-558, 2004.

CHAMBRONE, L. et al. Effects of tobacco smoking on the survival rate of dental implants placed in areas of maxillary sinus floor augmentation: a systematic review. *Clin. Oral Implants Res.*, May 2013. Disponível em: <http://www.ncbi.nlm.nih.gov/pubmed/23651315>. Acesso em: 21 dez 2020.

DANI, J.A.; JENSON, D.; BROUSSARD, J.I.; DE BIASI, M. Neurophysiology of nicotine addiction. *J. Addict. Res. Ther.*, suppl. 1, n. 1, p. 1-12, 2011.

DE BIASI, M.; DANI, J.A. Reward, addiction, withdrawal to nicotine. *Annu. Rev. Neurosci.* v. 34, p. 105-130, 2011.

DOLL, R.; HILL, A.B. The mortality of doctors in relation to their smoking habits; a preliminary report. *Br Med J*, v. 1, n. 4877, p. 1451-5.

ERIKSEN, M.; MACKAY, J.; ROSS, H. *The tobacco atlas*. 4ed. Atlanta: American Cancer Society, 2012.

FONT QUER, P. *Plantas medicinales*: el dioscórides renovado. Barcelona: Labor, 1962.

FOWLER, C.D. et al. Habenular α5 nicotinic receptor subunit signalling controls nicotine intake. *Nature*, v. 471, p. 597-601, 2011.

GANDINI, S. et al. Tobacco smoking and cancer: a meta-analysis. *Int. J. Cancer*, v. 122, n. 1, p. 155-164, 2008.

GAUDET, M.M. et al. Active smoking and breast cancer risk: original cohort data and meta-analysis. *J. Natl. Cancer Inst.*, v. 105, n. 8, p. 515-25, 2013.

GIARDINA, E.G. Cardiovascular effects of nicotine. *In: UpToDate*. Waltham: Basow, D.S. UpToDate, 2012.

GIOVINO, G.A. et al. Tobacco use in 3 billion individuals from 16 countries: an analysis of nationally representative cross-sectional household surveys. *Lancet*, v. 380, n. 9842, p. 668-679, 2012.

GONZALEZ, J.; CARPI, A. Early effects of smoking on the voice: a multidimensional study. *Med. Sci. Monit.*, v. 10, n. 12, p. CR649-56, 2004.

HANIOKA, T. et al. Causal assessment of smoking and tooth loss: a systematic review of observational studies. *BMC Public Health*, v. 11, p. 221, 2011.

HOFFMANN, D.; HOFFMANN, I.; EL-BAYOUMY, K. The less harmful cigarette: A controversial issue. A tribute to Ernst L. Wynder. *Chem. Res. Toxicol.*, v. 14, p. 767-790, 2001.

HUKKANEN, J.; JACOB, P. 3rd, BENOWITZ, N.L. Metabolism and disposition kinetics of nicotine. *Pharmacol. Rev.*, v. 57, p. 79-115, 2005.

INTERNATIONAL AGENCY FOR RESEARCH ON CANCER (IARC) monographs on the evaluation of carcinogenic risks to humans. Tobacco smoke and involuntary smoking. Lyon: International Agency for Research on Cancer, 2004.

ITC PROJECT, WORLD HEALTH ORGANIZATION, and WORLD HEART FEDERATION. Cardiovascular harms from tobacco use and secondhand smoke: global gaps in awareness and implications for action. Geneva, 2012. Disponível em: <http://www.who.int/tobacco/publications/surveillance/cardiovascular_harms_tobacco_use/en/>. Acesso em: 21 dez 2020.

KAMEROW, D. Big Tobacco lights up e-cigarettes. *BMJ*, v. 346, p. f3418, 2013.

KANIS, J.A. et al. Smoking and fracture risk: a meta-analysis. *Osteoporos Int.*, v. 16, n. 2, p. 155-162, 2005.

KAPLAN, N.M. Smoking and hypertension. *In: UpToDate*. Waltham: Basow, D.S. UpToDate, 2012.

LEE, J.J. et al. The musculoskeletal effects of cigarette smoking. *J. Bone Joint Surg. Am.*, v. 95, n. 9, p. 850-859, 2013.

LEISTIKOW, B.N.; MARTIN, D.C.; MILANO, C.E. Fire injuries, disasters, and costs from cigarettes and cigarette lights: a global overview. *Prev. Med.*, v. 31, n. 2 Pt1, p. 91-99, 2000.

LEONARDI-BEE, J.; ELLISON, T.; BATH HEXTALL, F. Smoking and the risk of nonmelanoma skin cancer: systematic review and meta-analysis. *Arch. Dermatol.*, v. 148, n. 8, p. 939-46, 2012.

LEVY, D.T. et al. Smoking-related deaths averted due to three years of policy progress. *Bull World Health Organ*, v. 91, n. 7, p. 509-518, 2013.

MCIVOR, R.A.; TUNKS, M.; TODD, D.C. Copd. *Clin. Evid. (on--line)*, v. 2011. Disponível em: <http://www.ncbi.nlm.nih.gov/pubmed/21639960>. Acesso em: 21 dez 2020.

MONTEIRO, C.A. et al. Population-based evidence of a strong decline in the prevalence of smokers in Brazil (1989-2003). *Bull World Health Organ*, v. 85, n. 7, p. 527-534, 2007.

NUTT, D. et al. Development of a rational scale to assess the harm of drugs of potential misuse. *Lancet*, v. 369, n. 9566, p. 1047-1053, 2007.

ORTIZ, A.; GRANDO, S.A. Smoking and the skin. *Int. J. Dermatol.*, v. 51, n. 3, p. 250-262, 2012.

PLANETA, C.S.; CRUZ, F.C. Bases neurofisiológicas da dependência do tabaco. *Rev. Psiquiatr. Clínica [on-line]*, v. 32, p. 251-258, 2005.

POMP, E.R.; ROSENDAAL, F.R.; DOGGEN, C.J. Smoking increases the risk of venous thrombosis and acts synergistically with oral contraceptive use. *Am. J. Hematol.*, v. 83, n. 2, p. 97-102, 2008.

PROGRAM, N.T. Tobacco-related exposures: tobacco smoking. *Rep. Carcinog.*, v. 12, p. 408-410, 2011.

RENNARD, S.I. Chronic obstructive pulmonary disease: Definition, clinical manifestations, diagnosis, and staging. *In: UpToDate*. Waltham: Basow, D.S. UpToDate, 2013.

RIGOTTI, N.A.; RENNARD, S.I.; DAUGHTON, D.M. Benefits and risks of smoking cessation. *In: UpToDate*. Waltham: Basow, D.S. UpToDate, 2012.

RODRIGUEZ-THOMPSON, D. Smoking and pregnancy. *In: UpToDate*. Waltham: Basow, D.S. UpToDate 2013.

RUBENFIRE, M.; JACKSON, E. Cardiovascular risk of smoking and benefits of smoking cessation. *In: UpToDate*. Waltham: Basow, D.S. UpToDate, 2012.

SAMET, J.M. Secondhand smoke exposure: effects in adults. *In: UpToDate*. Waltham: Basow, D.S. UpToDate, 2012.

SAMET, J.M.; SOCKRIDER, M. Control of secondhand smoke exposure. *In: UpToDate*. Waltham: Basow, D.S. UpToDate, 2012.

SONG, F. et al. Smoking and risk of skin cancer: a prospective analysis and a meta-analysis. *Int. J. Epidemiol.*, v. 41, n. 6, p. 1694-1705, 2012.

TONG, V.T. et al. Trends in smoking before, during, and after pregnancy – Pregnancy Risk Assessment Monitoring System (PRAMS), United States, 31 sites, 2000-2005. *MMWR Surveill Summ.*, v. 58, n. 4, p. 1-29, 2009.

US DEPARTMENT OF HEALTH AND HUMAN SERVICES. How tobacco smoke causes disease: the biology and behavioral basis for smoking-attributable disease: a report of the surgeon general. Atlanta, GA: US 2010. Disponível em: <http://www.surgeongeneral.gov/library/reports/tobaccosmoke/full_report.pdf>. Acesso em: 27 jul 2013.

US DEPARTMENT OF HEALTH AND HUMAN SERVICES. The health consequences of smoking: a report of the surgeon general. Atlanta, GA: US, 2004. Disponível em: <http://www.cdc.gov/tobacco/data_statistics/sgr/2004/complete_report/index.htm>. Acesso em: 21 dez. 2020.

US DEPARTMENT OF HEALTH AND HUMAN SERVICES. The health consequences of involuntary exposure to tobacco smoke: a report of the surgeon general. Atlanta, GA: US, 2006. Disponível em: <http://www.surgeongeneral.gov/library/reports/secondhandsmoke/report-index.html>.

US-EPA. Reregistration Eligibility Decision (RED) Document for nicotine. US Environmental Protection Agency, 2008.

WORLD HEALTH ORGANIZATION. Global health risks: mortality and burden of disease attributable to selected major risks. Geneva, 2009. Disponível em: <http://www.who.int/healthinfo/global_burden_disease/GlobalHealthRisks_report_full.pdf>. Acesso em: 21 dez 2020.

WORLD HEALTH ORGANIZATION. International Agency for Research on Cancer. Iarc monographs on the evaluation of carcinogenic risks to humans; 83. Tobacco smoke and involuntary smoking. Lyon: FR, 2004. Disponível em: <http://monographs.iarc.fr/ENG/Monographs/vol83/mono83.pdf>. Acesso em: 21 dez 2020.

ZEVIN, S.; BENOWITZ, N.L. Drug interactions with tobacco smoking. An update. *Clin Pharmacokinet*, v. 36, n. 6, p. 425-438, 1999.

36

*Cannabis**

Lidia Emmanuela Wiazowski Spelta
Vitor Bruno
Tania Marcourakis

CONTEÚDO DESTE CAPÍTULO

INTRODUÇÃO

Originária da Ásia Central, a *Cannabis sativa* é considerada uma das mais antigas plantas cultivadas pelo homem. A primeira evidência de seu uso foi encontrada na China, onde achados arqueológicos e históricos indicaram que era cultivada para obtenção de fibras desde 4000 a.C. No entanto, os registros mais remotos datam de 2723 a.C., quando foi mencionada na Farmacopeia Chinesa. De fato, na China antiga, a *Cannabis* era utilizada no tratamento de diversas doenças, enquanto seu uso excessivo já era descrito como capaz de "levar a mente para longe". Esse dualismo entre as propriedades medicinais e psicoativas da planta data dos tempos antigos. Os Assírios (800 a.C.) possuíam diferentes denominações conforme o uso: gan-zi-gun-nu (a droga que leva a mente para longe) para uso recreativo e azallu (depressão do espírito) para uso terapêutico. Ao longo do tempo a *Cannabis* foi utilizada para diferentes fins, como fonte de fibras e óleos, em rituais religiosos, medicina e uso recreacional. Linné foi quem primeiramente a classificou como *Cannabis sativa*, em 1753.

Acredita-se que a *Cannabis* seja oriunda das regiões central e sudoeste da Ásia e que se difundiu gradualmente conforme o progresso das civilizações antigas, alcançando China, Índia e Oriente Médio, chegando à Europa somente nos fins do século XVIII e início do XIX, passando pelo norte da África e atingindo as Américas. Até então, era utilizada principalmente pelas suas propriedades têxteis e medicinais. Com relação ao Brasil, existem documentos históricos mostrando que a maconha foi

* Colaboradora nas edições anteriores: Regina Lúcia de Moraes Moreau.

introduzida na época das capitanias para a produção de fibras. Seu uso era frequente entre as classes mais baixas, porém mais tarde foi difundido entre jovens de todas as classes.

Segundo o Relatório Mundial sobre Drogas, o *World Drug Report* 2020, a *Cannabis* permaneceu como a droga mais utilizada pela população mundial em 2018, seguindo a tendência dos relatórios dos últimos 10 anos. Estima-se que a droga tenha sido utilizada por 192 milhões de pessoas, o que corresponde a 3,9% da população de 15 a 64 anos e representa um aumento de 4 milhões de usuários com relação ao ano anterior. O número de usuários de *Cannabis* supera o número de usuários de opioides (58 milhões), anfetaminas e estimulantes prescritos (27 milhões), *ecstasy* (21 milhões) e cocaína (19 milhões) somados. Quanto às faixas etárias, um dado preocupante é a utilização da droga por mais de 13 milhões de adolescentes, na faixa de 15 a 16 anos. De fato, a *Cannabis* é a droga prevalentemente consumida por essa parcela da população, com níveis superiores à média de toda a população avaliada.

Em 2019, os principais mercados consumidores de *Cannabis* foram as Américas, Oceania e África. Quando considerada a prevalência anual de consumo com relação à média mundial, o consumo foi predominantemente maior nas sub-regiões América do Norte (14,6%), Austrália e Nova Zelândia (10,6%), e regiões central e leste da África (9,3%). Nos continentes europeu e asiático, por sua vez, permaneceu estável. Um dado significativo foi o crescimento do uso regular da droga nas Américas do Norte e do Sul, o qual dobrou no período de 2008 a 2018, impulsionado principalmente pelo seu uso diário. Além disso, mais de um terço desses usuários regulares foi considerado com transtorno por uso de *Cannabis*.

A *Cannabis* é cultivada em diversas localizações globais, tanto em plantações externas quanto dentro de residências. Apesar de o cultivo externo ainda ser superior ao interno, os dados indicam um crescimento mais acentuado do segundo. Com relação às apreensões, foram apreendidas mais de 4,3 toneladas de *Cannabis* na forma de erva (redução de 16% com relação a 2017) e mais de 1,3 tonelada na forma de resina (aumento de 13% com relação a 2017). Aproximadamente 60% das apreensões ocorreram no continente americano, sendo 43% destas na América do Sul.

No Brasil, os dados epidemiológicos mais recentes com relação ao uso de *Cannabis* provêm do III Levantamento Nacional sobre o uso de Drogas pela População Brasileira (III LNUD, 2017), elaborado pela Fundação Oswaldo Cruz em parceria com a Secretaria Nacional de Políticas Sobre Drogas (Senad), atualmente denominada Secretaria Nacional de Cuidados e Prevenção às Drogas (Senapred). A coleta amostral foi realizada no quarto trimestre de 2015 e abrangeu domicílios de todos os Estados do território nacional, totalizando uma amostra de 16.273 indivíduos. Os dados indicam que a *Cannabis* foi predominantemente utilizada pela população brasileira, na faixa etária de 12 a 65 anos, e esse uso foi ao menos 5 vezes maior do que o de quaisquer outras drogas ilícitas. Em números absolutos, 11,7 milhões de brasileiros, ou seja, 7,7% da população, afirmaram ter consumido a droga alguma vez na vida, enquanto aproximadamente 3,87 milhões relataram uso durante o ano anterior à coleta de dados, e mais de 2,2 milhões utilizaram a maconha nos 30 dias anteriores à pesquisa.

▶ QUÍMICA E CONSTITUINTES DA *CANNABIS SATIVA* L.

As inflorescências da *Cannabis sativa* apesentam mais de 500 compostos químicos distintos, dentre eles terpenos e flavonoides, associados ao cheiro e sabor característicos da planta; e fitocanabinoides, as principais moléculas farmacologicamente ativas. Originalmente, o termo canabinoide referia-se apenas aos fitocanabinoides tipicamente encontrados na *Cannabis sativa* L., incluindo seus ácidos carboxílicos, análogos e produtos de transformação. No entanto, essa restrita definição farmacognóstica foi descartada em favor de um conceito mais amplo, baseado na farmacologia e na síntese química. Atualmente, o termo canabinoide refere-se a todos os ligantes dos receptores canabinoides e compostos relacionados, incluindo ligantes endógenos e grande número de análogos canabinoides sintéticos.

Os fitocanabinoides são moléculas derivadas de precursores lipídicos, cuja síntese é catalisada por enzimas sintetases e transferases. Os mais abundantes são: Δ^9-tetraidrocanabinol (THC), Δ^8-tetraidrocanabinol, canabidiol (CBD), canabigerol (CBG) e canabicromeno (CBC). Na planta *in natura* os fitocanabinoides estão sob a forma de seus ácidos carboxílicos correspondentes, sendo os ácidos canabinoides de Δ^9-THC, CBD, CBC e CBG quantitativamente os mais importantes. Os ácidos canabinoides do Δ^9-THC são desprovidos de atividade farmacológica, necessitando serem descarboxilados para produzirem efeitos psicoativos. A descarboxilação pode acontecer de maneira espontânea, pelo processo de ressecamento, estocagem e, principalmente, durante a pirólise, quando a *Cannabis* é fumada. Além do mais, o Δ^9-THC é termo e fotossensível, degradado à canabinol (CBN) na presença de calor, luz, ácidos e atmosfera de oxigênio. Assim, produtos de *Cannabis* armazenados têm tendência a perder a potência com o tempo ou conforme as condições de estocagem.

Diferentemente de outras substâncias utilizadas como drogas de abuso derivadas de plantas, os fitocanabinoides são compostos terpeno-fenólicos e não alcaloides. A maioria deles compartilha uma estrutura química comum, composta por 21 átomos de carbono, um anel dibenzopirano e uma cadeia alquil. Nesse sentido, podem ser numerados de acordo com o sistema dibenzopirano ou sistema monoterpenoide (Figura 36.1). O sistema dibenzopirano é o mais empregado e utiliza regras químicas formais adotadas pelo *Chemical Abstracts*. Já o sistema monoterpenoide é usualmente empregado por pesquisadores europeus e está relacionado com o precursor terpênico biogênico dos canabinoides. Assim, o Δ^9-THC designado pelo sistema dibenzopirano é o Δ^1-THC quando se considera o sistema monoterpenoide. O mesmo ocorre com relação ao Δ^8-THC e ao Δ^6-THC. No presente texto é utilizado o sistema dibenzopirano.

Em 1980, o número total de canabinoides naturais identificados na *Cannabis sativa* L. era de 423, aumentando para 489 em 2005 e alcançando 565 em 2017. Dentre esses, foram isolados cerca de 120 fitocanabinoides, classificados em 11 diferentes subgrupos: Δ^9-THC, Δ^8-THC, canabinol (CBN), canabidiol (CBD), canabigerol (CBG), canabicromeno (CBC), canabiciclol (CBL), canabielsoin (CBE), canabinodiol (CBND), canabitriol (CBT), e "tipos miscelânicos".

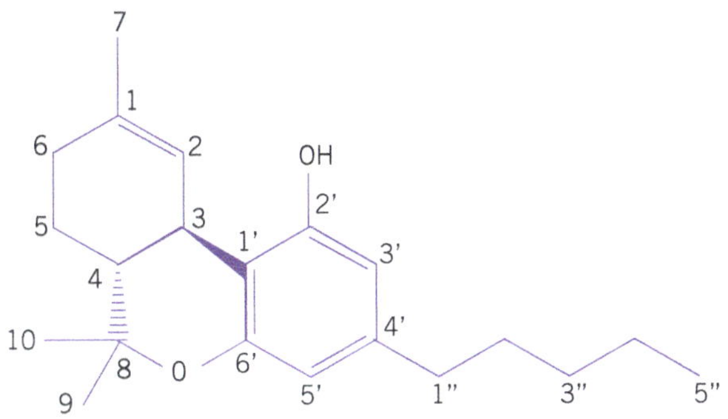

Numeração dibenzopirano

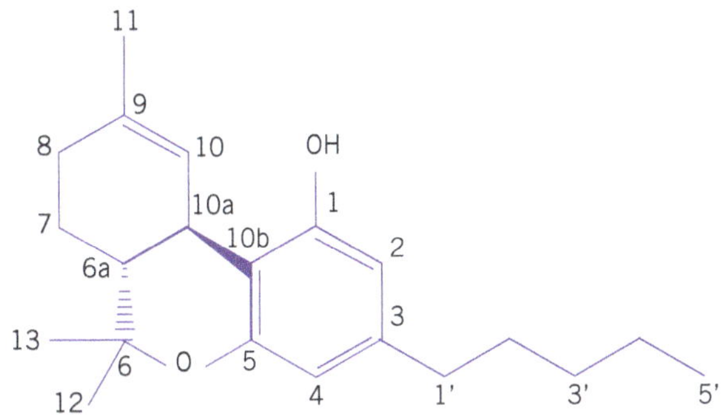

Numeração monoterpenoide

Figura 36.1 Estrutura química do tetraidrocanabinol (THC), numerada de acordo com o sistema dibenzopirano (Δ^9-THC) e sistema monoterpenoide (Δ^1-THC).

Considerando o reconhecimento da *Cannabis* pela humanidade há mais de 5 mil anos, o isolamento e a caracterização estrutural de seus componentes iniciou-se apenas recentemente. No final do século XIX foi isolado por Wood *et al.* (1896) o primeiro extrato oleoso da *Cannabis* composto por fitocanabinoides, a partir do qual foi extraído o CBN em 1899. A estrutura molecular dessa substância foi elucidada apenas em 1940 por Roger Adams, o qual foi responsável pelo isolamento do CBD no mesmo ano. O Δ^9-THC, por sua vez, foi isolado e teve sua estrutura determinada apenas em 1964, pelo grupo de pesquisa do Dr. Raphael Mechoulam, que havia também determinado a estrutura molecular do CBD um ano antes.

Dentre todos os fitocanabinoides contidos na *Cannabis sativa* L., o Δ^9-THC é, reconhecidamente, o principal composto químico com efeito psicoativo. Na planta madura, as maiores concentrações de Δ^9-THC localizam-se nas inflorescências, com valores decrescentes nas folhas e somente traços presentes no caule e nos ramos. Não são encontrados em raízes e sementes. As condições ambientais, como clima, temperatura, índice pluviométrico, natureza do solo, métodos de cultivo e conservação, influenciam no teor de Δ^9-THC e, consequentemente, no seu potencial psicoativo. Existem outros fitocanabinoides psicoativos, com estrutura química similar ao Δ^9-THC, como o Δ^8-THC, isômero do Δ^9-THC, o Δ^9-tetraidrocanabivarin (Δ^9-THCV), homólogo 3-propil do Δ^9-THC e o CBN, produto de biotransformação do Δ^9-THC. Entretanto, esses compostos são encontrados em pequenas concentrações ou são bem menos potentes, e não interferem nos efeitos da *Cannabis*. Essa característica de psicoatividade é consequência da configuração molecular plana de tais compostos e relaciona-se à capacidade de interação com os receptores endocanabinoides.

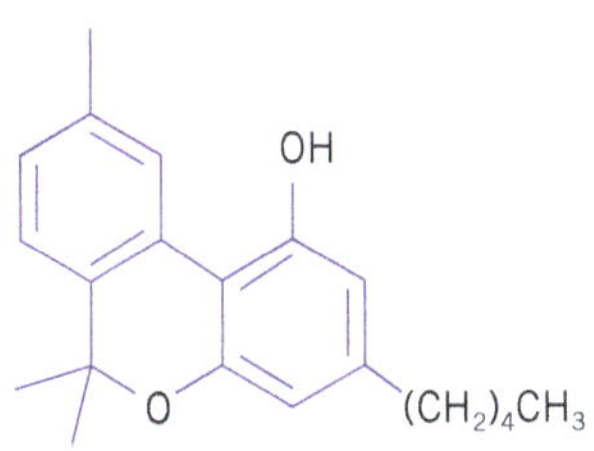

Canabinol (CBN)

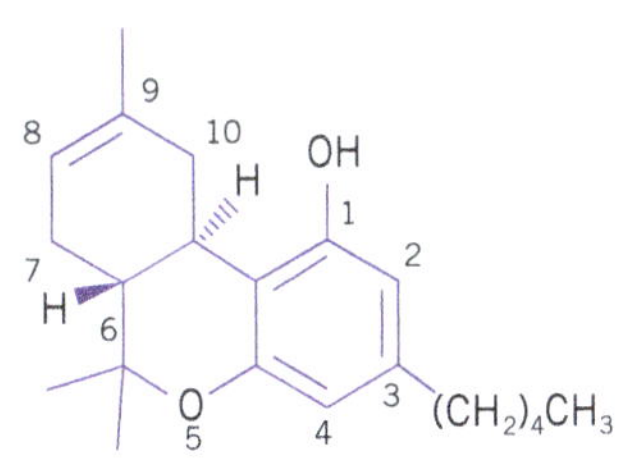

Δ^8-*trans*-tetraidrocanabinol
Δ^8-THC

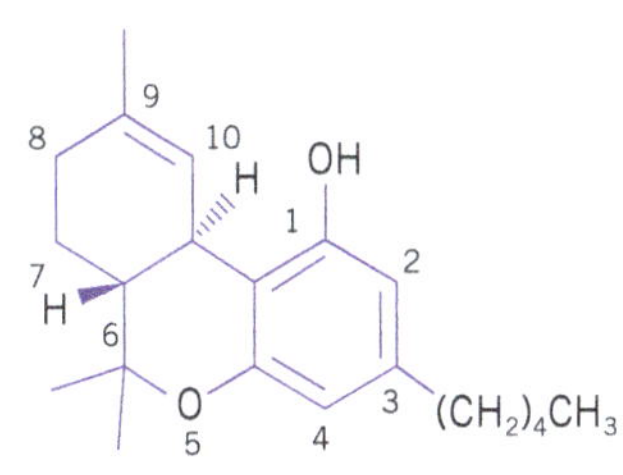

Δ^9-*trans*-tetraidrocanabinol
Δ^9-THC

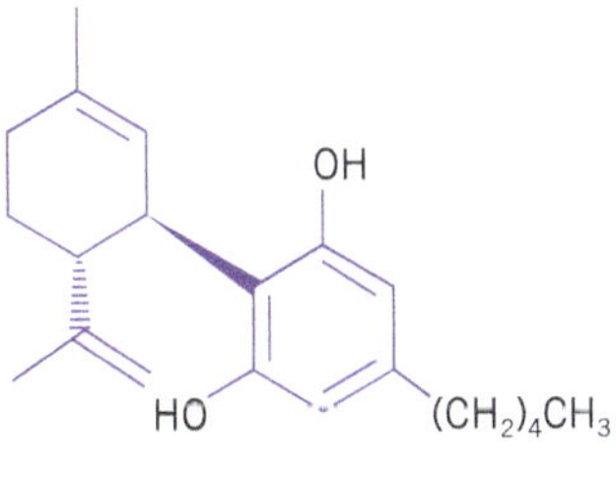

Canabidiol (CBD)

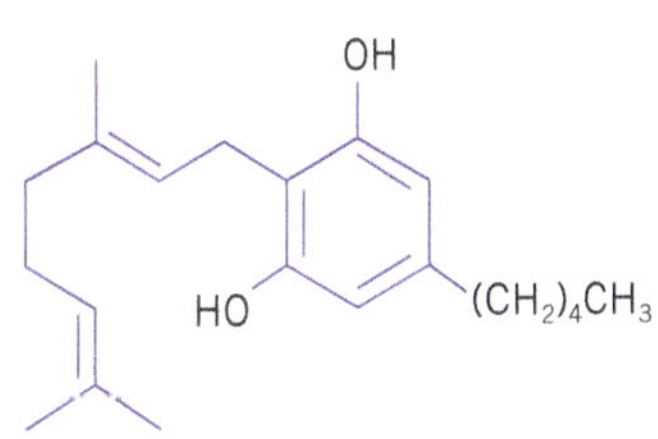

Canabigerol (CBG)

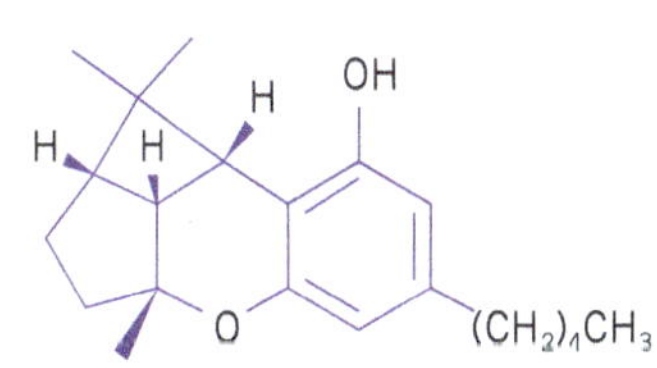

Canabiciclol (CBL)

Figura 36.2 Estrutura química de alguns tipos de fitocanabinoides.

PREPARAÇÕES DE *CANNABIS*

Existem diversas preparações de *Cannabis*, as quais recebem diferentes nomes conforme a parte da planta utilizada e seu modo de preparo (Quadro 36.1). A síntese natural do Δ^9-THC é influenciada pela genética da planta e por condições de cultivo, portanto o teor presente nas preparações é bastante variável. Esses produtos podem ser classificados, no geral, em: 1) alta potência – provenientes do cultivo interno de flores de *Cannabis* não fertilizada com ausência de sementes (*skunk*, *sinsemilla*, *skank*); 2) baixa potência – material floral proveniente do cultivo externo (*marijuana*, maconha, *grass*); e 3) blocos compactados de matéria vegetal (*haxixe*).

Atualmente é reconhecido que o Δ^9-THC e o CBD estão relacionados à potência da *Cannabis*, e a razão entre eles determina o balanço entre seus efeitos psicoativos e terapêuticos. Elevada razão, consequente de elevadas concentrações de o Δ^9-THC, confere os efeitos de euforia e alteração da percepção buscados pelos usuários recreativos, enquanto valores inferiores geram menor potência. Esse fato é consequência do efeito protetor do CBD com relação aos efeitos do o Δ^9-THC, uma vez que ambos apresentam efeitos farmacológicos antagônicos. Nesse sentido, uma das principais preocupações acerca das preparações da *Cannabis* é o aumento progressivo da quantidade de Δ^9-THC nas amostras da droga ao longo das últimas 2 décadas, com concomitante redução da quantidade de CBD, em decorrência de manipulações genéticas da planta. Sabe-se que isso confere aos usuários maior risco de toxicidade aguda, de quadros psicóticos e aumento no risco de desenvolver transtorno de uso de *Cannabis*, bem como maior gravidade dessa doença.

TOXICOCINÉTICA DO Δ^9-THC

Vias de introdução e absorção

As preparações da *Cannabis* são geralmente consumidas via pulmonar, por meio do fumo de cigarros ou pequenos cachimbos, ou pela via oral, pela ingestão da droga incorporada aos alimentos como bolos, biscoitos e outros produtos doces; ou ainda adicionada na forma de extratos ou soluções alcoólicas em bebidas, usando a semente ou o óleo da planta.

Via pulmonar – absorção alveolar

Os canabinoides administrados pela via pulmonar exibem perfil farmacocinético semelhante ao dos administrados pela via intravenosa. A absorção pulmonar de Δ^9-THC é muito rápida por causa das condições anatômicas do pulmão, como grande área da superfície alveolar, extensa rede capilar e alto fluxo sanguíneo. Por esse motivo, o Δ^9-THC é detectado no plasma segundos após a primeira tragada de um cigarro de *Cannabis*, atingindo concentração plasmática máxima dentro de 3 a 10 minutos após o início do ato de fumar. A biodisponibilidade sistêmica geralmente varia entre 8% e 24%, sendo que os principais fatores que influenciam nessa variação são:

- **Perda do Δ^9-THC durante o ato de fumar.** Cerca de 30% são destruídos pela pirólise e de 40% a 50% perdidos na corrente secundária. Também é importante ressaltar que a quantidade de Δ^9-THC liberada para a corrente primária aumenta linearmente em função do aumento da porcentagem do cigarro queimado. Ou seja, a segunda metade fumada de um cigarro de maconha libera mais Δ^9-THC que a primeira metade, uma vez que, com o aquecimento do cigarro, vai havendo a descarboxilação necessária para a atividade do Δ^9-THC.

Quadro 36.1 Principais preparações obtidas da *Cannabis*.

Preparação	Composição	Teor de Δ^9-THC	Modo de uso
Maconha (Brasil), ***marijuana, grass***, (EUA); ***kit*** (Marrocos), ***Dagga*** (África do Sul)	Planta inteira, com proporções variáveis de folhas, inflorescências, caules e frutos	3% a 13%	Fumada por meio de cigarros conhecidos como "fininho" ou "baseado". Em média, um cigarro contém entre 0,5 e 1,0 g da erva
Haxixe (Meio-Oeste e Norte da África), ***Charas*** (Índia)	Exsudato resinoso seco, coletado das inflorescências das plantas cultivadas	40% a 60%	Geralmente fumado por meio de cachimbos
Óleo de *haxixe* (*Cannabis* líquida ou óleo de *Cannabis*)	Produto obtido por meio da extração com solventes orgânicos ou por destilação. Raramente presente no comércio ilícito	20% a 60%	Adicionado a alimentos e bebidas ou mesmo ao material vegetal para aumentar a sua potência
Sinsemilla "seedless marijuana" (Califórnia, EUA)	Sumidades floridas das plantas femininas que não foram polinizadas	4% a 46%	Fumada
Ganja (Índia)	Massa resinosa composta por folhas pequenas e inflorescências de plantas cultivadas	Cerca de 3%	Fumada ou adicionada a bebidas e doces
Bhang (Índia)	Folhas secas e inflorescências de plantas não cultivadas	Equivalente à da maconha	Normalmente é bebida na forma de decocção
Skunk* ou *Skank	Cultivo em condições controladas de temperatura, umidade, nutrientes, luminosidade, geralmente em hidroponia	Até 35%	Fumada

Fonte: Adaptado de Elsohly e Slade, 2005.

- **Dinâmica do ato de fumar.** Número e tempo de duração das tragadas, intervalo de tempo entre as tragadas, volume da fumaça inalada, tempo de retenção no pulmão, tamanho das partículas inaladas e aparelho utilizado para fumar. O uso de vaporizador reduz os riscos respiratórios associados ao fumo e a exposição aos compostos pirolíticos tóxicos formados pela combustão. A farmacocinética dos canabinoides vaporizados e fumados é comparável.
- **Experiência do fumante.** A biodisponibilidade do Δ^9-THC é maior em usuários crônicos quando comparados com os eventuais, pois são mais eficientes na técnica de fumar. Esse é, provavelmente, o fator que mais contribui para a incerteza da biodisponibilidade do Δ^9-THC. Mesmo pesquisas realizadas com cigarros padronizados e com rigoroso protocolo para o controle da dose no ato de fumar (tempos de inalação, retenção, exalação e de repouso preestabelecidos) mostram grandes variações interindividuais.

Via oral – absorção pelo trato gastrointestinal

Após consumo oral, a absorção do Δ^9-THC é lenta e irregular, geralmente alcançando uma concentração plasmática máxima, após 1 a 2 horas. Apesar de 90% a 95% do Δ^9-THC serem absorvidos na porção superior do intestino delgado, a biodisponibilidade oral é muito baixa, variando de 4% a 12%, pelos seguintes fatores:

- extensa biotransformação hepática decorrente da primeira passagem pelo fígado;
- degradação do Δ^9-THC em decorrência do meio ácido do estômago e aos micro-organismos normalmente presentes no trato gastrointestinal.

Ao contrário da via pulmonar, cujo pico dos efeitos subjetivos e fisiológicos ocorre minutos após a inalação da fumaça, a resposta após a ingestão de maconha tem um início mais demorado (30 a 60 minutos), maior variabilidade de respostas e efeitos máximos ocorrendo 2,5 a 3,5 horas mais tarde, persistindo por 4 a 6 horas (Tabela 36.1).

Distribuição

O Δ^9-THC liga-se em cerca de 97% a 99% às proteínas plasmáticas, principalmente às lipoproteínas, e, em menor proporção, à albumina. Essa alta afinidade proteica é consequência de sua alta lipossolubilidade. É uma resina praticamente insolúvel em água, com o valor de pKa = 10,6 e coeficiente de partição octanol/água em pH neutro da ordem de 6.000.

Após a absorção, causada por suas propriedades físico-químicas, o Δ^9-THC é rapidamente distribuído para os tecidos altamente vascularizados como encéfalo, fígado, coração, rins e pulmões, resultando em um decréscimo significativo na concentração plasmática. A seguir, ocorre uma redistribuição desse fármaco, com um acúmulo intensivo em tecidos menos vascularizados e no tecido adiposo, local de depósito onde a concentração de Δ^9-THC pode ser cerca de mil vezes maior que a plasmática. Os canabinoides cruzam a barreira placentária e são secretados no leite materno.

Biotransformação e excreção

O Δ^9-THC é quase inteiramente biotransformado, principalmente pelo complexo enzimático do sistema citocromo P-450 (CYP 450) do fígado, com maior expressão da subfamília de isoenzimas da CYP2C. Além do fígado, outros tecidos, como coração e pulmões, também são capazes de biotransformar os canabinoides, porém em uma extensão bem menor. A biotransformação envolve oxidação alílica, epoxidação, oxidação alifática, descarboxilação e conjugação, com mais de 20 compostos já identificados na urina e nas fezes humanas.

Os principais produtos de biotransformação são os compostos mono-hidroxilados, especialmente o 11-hidroxi-(OH)-Δ^9-THC e o 8-beta-hidroxi-(OH)-Δ^9-THC. São compostos ativos, sendo que o primeiro exibe atividade e toxicocinética similar ao Δ^9-THC, enquanto o segundo é menos potente. Entretanto, como a concentração plasmática do 11-OH-Δ^9-THC é tipicamente menor que 10%, quando comparada à concentração do Δ^9-THC, após absorção pulmonar, é provável não haver uma contribuição significativa do composto nos efeitos psicoativos do Δ^9-THC. Posteriormente, o 11-OH-Δ^9-THC é oxidado a ácido 11-nor-9-carboxi-Δ^9-THC, também conhecido como THC-COOH, que é um composto polar e inativo. Esse produto de biotransformação é conjugado com ácido glicurônico e excretado em quantidades significativas na urina (Figura 36.3).

Aproximadamente 70% de uma dose total de Δ^9-THC é excretada dentro de 72 horas, sendo 30% na urina e 40% nas fezes. Ocorre recirculação entero-hepática dos produtos de biotransformação do Δ^9-THC, pois uma quantidade significativa desses compostos é excretada nas fezes. Esse fato também contribui para uma lenta eliminação do Δ^9-THC. Uma quantidade muito pequena de Δ^9-THC inalterado é encontrada na urina, e somente 2% de uma dose é excretada como 11-OH-Δ^9-THC.

Portanto, o THC-COOH é o principal produto de biotransformação urinário e um biomarcador de exposição à *Cannabis*. Entretanto, estudos mostram que há uma grande variação interindividual no teor e no tempo de excreção desse composto na urina. Em média, a janela de detecção (tempo em

Tabela 36.1 Diferenças na velocidade de absorção, biodisponibilidade e no tempo de efeito subjetivo entre as vias oral e pulmonar da *Cannabis*.

Via de administração	Velocidade de absorção	Biodisponibilidade sistêmica	Início	Efeito subjetivo máximo	Duração
Oral	Lenta e irregular	4% a 12%	30 a 60 minutos	2,5 a 3,5 horas	4 a 6 horas
Pulmonar	Muito rápida	8% a 24%	Minutos	8 a 15 minutos	1 a 3 horas

Fonte: Desenvolvida pela autoria.

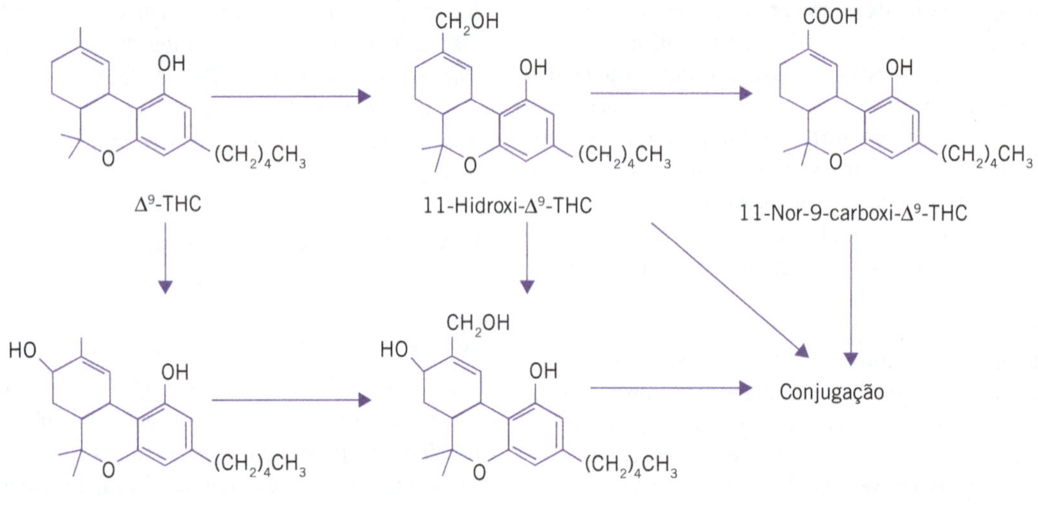

Figura 36.3 Principais vias de biotransformação do Δ^9-THC.

que é possível ser detectado após a exposição) do THC-COOH urinário para fumantes eventuais de *Cannabis* é de 2 a 4 dias, considerando um *cutoff* (valor de referência acima do qual é considerado positivo) de 15 ng/mL. Já para fumantes frequentes, a janela de detecção é cerca de 1 mês, e em casos excepcionais, pode atingir 3 meses. Considerando a via oral e um *cutoff* de 20 ng/mL, a janela de detecção é de 5,9 dias após o consumo de dois *brownies* contendo 2,8% de Δ^9-THC.

▶ SISTEMA ENDOCANABINOIDE

O sistema endocanabinoide compreende as moléculas endocanabinoides, suas enzimas de biossíntese e degradação e os receptores canabinoides. A descoberta desse sistema neuromodulador endógeno e o desenvolvimento de agonistas canabinoides sintéticos, potentes e seletivos, assim como antagonistas seletivos, desempenharam um papel importante nos recentes avanços da farmacologia dos canabinoides. Em mamíferos, esse sistema está envolvido em importantes processos para manutenção da homeostase, como funções cognitivas, mecanismos de dor e inflamação, regulação do apetite e do humor, desenvolvimento pré e pós-natal.

Receptores canabinoides

Em 1990, foi clonado em laboratório o primeiro receptor canabinoide, conhecido com CB1, e logo a seguir, em 1993, o receptor CB2. Consistem em receptores metabotrópicos pertencentes à superfamília de receptores acoplados à proteína G inibitória ($G_{i/o}$), com 7 domínios transmembrânicos, contendo uma porção N-terminal extracelular e uma porção C-terminal intracelular. A similaridade entre os dois receptores é cerca de 40%, sendo o receptor CB1 maior do que o CB2.

Os receptores CB1 são os mais abundantes receptores acoplados às proteínas G no sistema nervoso central (SNC), sendo expressos, sobretudo, nos terminais pré-sinápticos GABAérgicos e glutamatérgicos em densidades semelhantes, sendo responsáveis pela modulação dos disparos neuronais, a fim de controlar o balanço excitatório/inibitório. São amplamente distribuídos, em áreas do encéfalo que regulam o controle dos movimentos do corpo (núcleos basais), coordenação motora (cerebelo), aprendizagem e memória (hipocampo), funções cognitivas superiores (córtex encefálico, especialmente as regiões cingulada, frontal e parietal) e prazer (núcleo *accumbens*). Também existem receptores CB1 expressos no tronco encefálico e medula espinal, que controlam as funções fisiológicas vitais e sensações periféricas, incluindo dor. Essa distribuição é consistente com os efeitos fisiológicos e psicotrópicos produzidos pelo uso da *Cannabis* por meio da interação do Δ^9-THC com receptores CB1. Apesar de os receptores CB1 serem expressos principalmente no sistema nervoso central (SNC), também podem ser encontrados, em quantidades menores, em uma variedade de órgãos e tecidos periféricos como o tecido adiposo, trato gastrointestinal, testículo, placenta, fígado, músculo e endotélio vascular.

Quanto aos receptores CB2, ao contrário dos receptores CB1, são expressos principalmente nas células imunes periféricas, sendo que as maiores concentrações são encontradas no baço, tonsilas (amídalas) e timo. Assim, os receptores CB2 estão envolvidos na modulação do sistema imune. Por muito tempo acreditou-se que esse subtipo de receptor era ausente no SNC. No entanto, o mesmo já foi observado em neurônios do cerebelo, tronco-encefálico, globo pálido, hipocampo e do córtex pré-frontal e nas células da glia. Sendo assim, a sinalização via CB2 é importante para processos cognitivos e neuroproteção. Importante ressaltar que agonistas seletivos de receptores CB2 não produzem efeitos psicoativos, e sim suprimem a função imune e modulam a nocicepção.

Endocanabinoides

A descoberta dos receptores canabinoides revolucionou o estudo da biologia dessas substâncias, pois foi levantada a possibilidade da existência de canabinoides sintetizados pelo próprio organismo, os chamados canabinoides endógenos ou endocanabinoides. A partir de então, desencadeou-se uma intensa busca por essas moléculas. A primeira a ser descoberta, em 1992, foi a N-araquidonil-etanolamina ou anandamida (AEA), palavra derivada do sânscrito *ananda*, que significa felicidade, seguida pelo 2-araquidonil-glicerol (2-AG). Posteriormente, no início dos anos 2000, também foram identificados, em ordem cronológica, o 2-araquidonil-éter-glicerol (noladina), a N-araquidonil-dopamina (NADA) e a O-araquidonil-etanolamina (virodamina). Apesar da descoberta desses novos compostos, pouco se sabe acerca de suas funções fisiológicas. A AEA e o 2-AG são os mais intensamente investigados e considerados os principais endocanabinoides. Apesar de as concentrações de 2-AG nos tecidos serem de 10 a 1.000 vezes superiores aos da AEA, esta aparenta ser o endocanabinoide mais relevante nos processos biológicos.

Ao contrário do que era de se supor, os endocanabinoides são estruturalmente distintos do Δ^9-THC, sendo todos eles derivados de ácidos graxos poli-insaturados de cadeia longa, especialmente do ácido araquidônico (Figura 36.4).

Os endocanabinoides apresentam seletividade variada para os dois receptores canabinoides. A AEA ativa os receptores canabinoides com baixa eficácia intrínseca, sendo um agonista parcial, com maior seletividade para CB1; o 2-AG, por sua vez, ativa ambos os receptores, com alta eficácia, sendo um agonista pleno. A noladina liga-se a receptores CB1 e muito fracamente aos CB2. A virodamina é um antagonista de CB1 e um agonista parcial de CB2. A AEA e a NADA também podem estimular levemente os receptores vaniloides VR1, que são receptores associados à dor (nociceptores). Mais ainda, a AEA também apresenta afinidade agonista por outros receptores, como os metabotrópicos GPR55, considerados um terceiro receptor canabinoide; receptores intranucleares proliferadores de peroxissomos do tipo gama (PPARγ); e pelos canais iônicos TRPV1.

Biossíntese e degradação dos endocanabinoides

Os endocanabinoides são lipídios bioativos que derivam de precursores fosfolipídicos membranares, sendo sintetizados quando necessário, de maneira dependente de cálcio. Não são armazenados em vesículas sinápticas e difundem-se para o meio extracelular tão logo são produzidos. Assim, o passo limitante para o início da ação dos endocanabinoides é a sua própria síntese, e não a liberação vesicular. Suas concentrações não são constantes e a cinética de degradação é o principal fator de sua atividade.

AEA e 2-AG são sintetizados em duas etapas, sendo a primeira o passo limitante da síntese, uma vez que as enzimas são ativadas pelo aumento das concentrações intracelulares de cálcio. Esse aumento decorre, principalmente, da despolarização do neurônio pós-sináptico durante a transmissão do impulso nervoso ou da deposição dos estoques intracelulares após a ativação de receptores metabotrópicos excitatórios. Apesar de haver uma via predominante de síntese, há outras vias possíveis, as quais também são responsáveis pela produção de outros mediadores lipídicos.

Para a AEA, a principal via é a transacilação-fosfodiesterase. Primeiramente, a enzima N-acil-transferase (NAT) catalisa a transferência do araquidonato de um fosfolipídio, para o grupo amina da fosfatidil-etanolamina (PE), por um mecanismo dependente de cálcio, para formar a N-araquidonil-fosfatidil-etanolamina (NAPE). A seguir, a NAPE é clivada pela N-acil-fosfatidil-etanolamina (NAPE) fosfolipase D específica (NAPE-PLD), que libera a anandamida das membranas lipídicas. A anandamida é inativada principalmente pela hidrolase de amida de ácido graxo *fatty acid amide hydrolase* (FAAH), encontrada, sobretudo, nos compartimentos intracelulares (retículo endoplasmático, mitocôndrias) de neurônios pós-sinápticos (Figura 36.5).

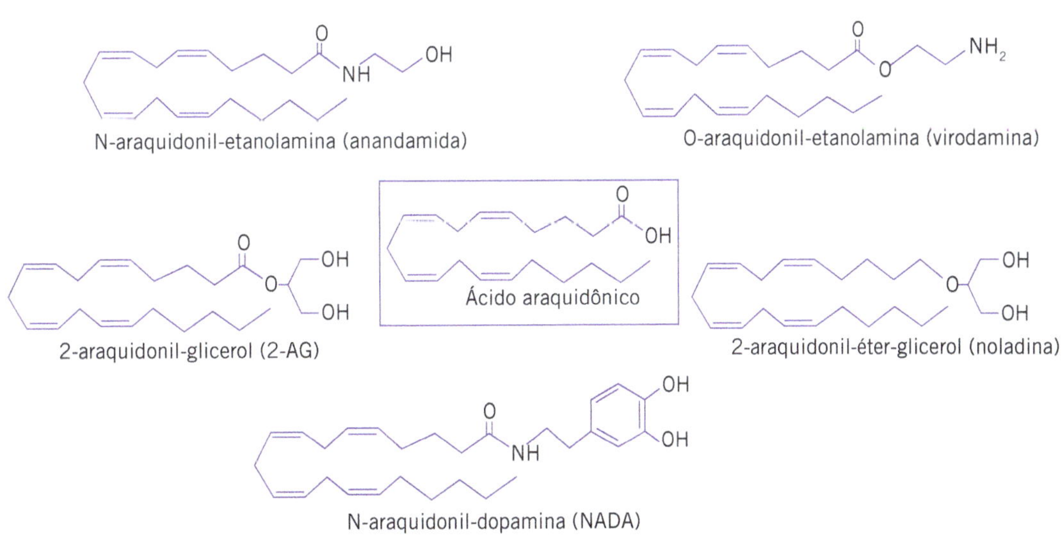

Figura 36.4 Ácido araquidônico e endocanabinoides.

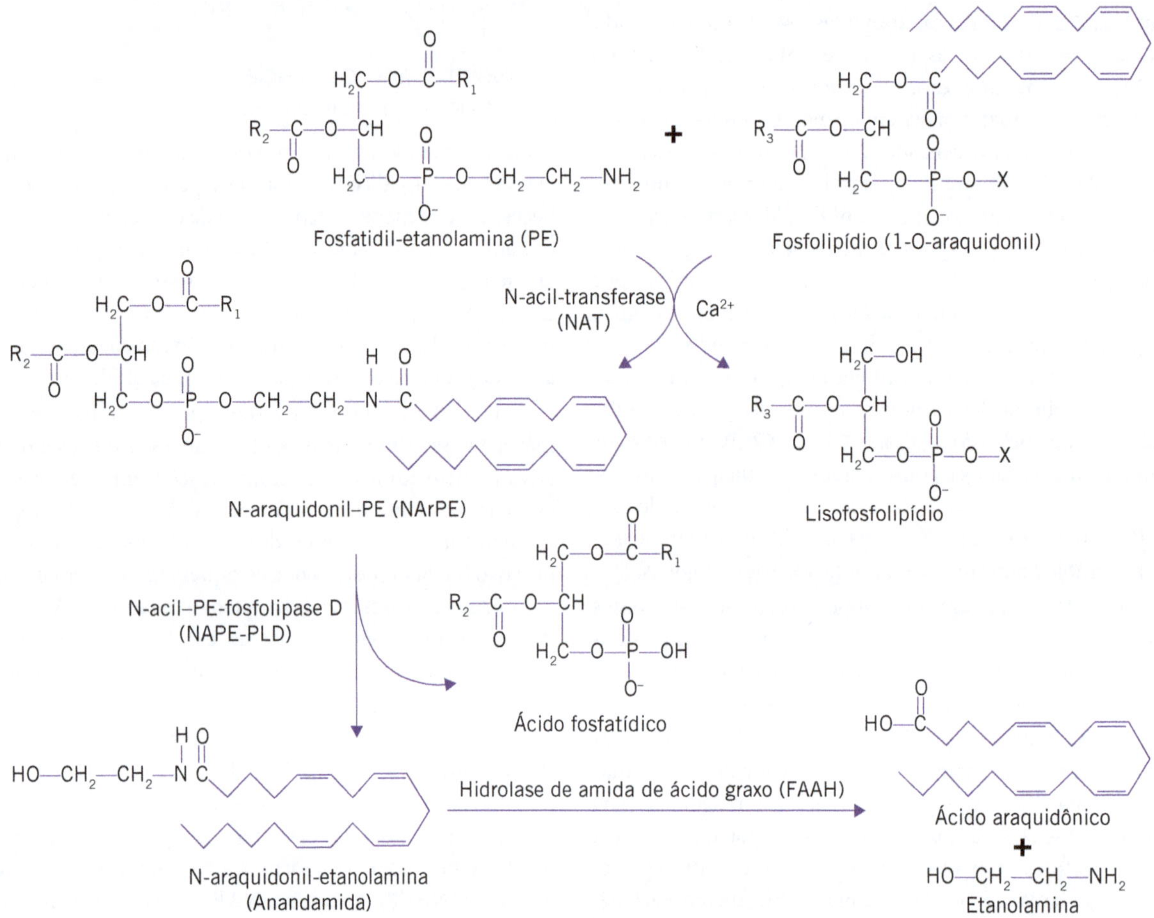

Figura 36.5 Biossíntese e degradação da anandamida (N-araquidonil-etanolamina).

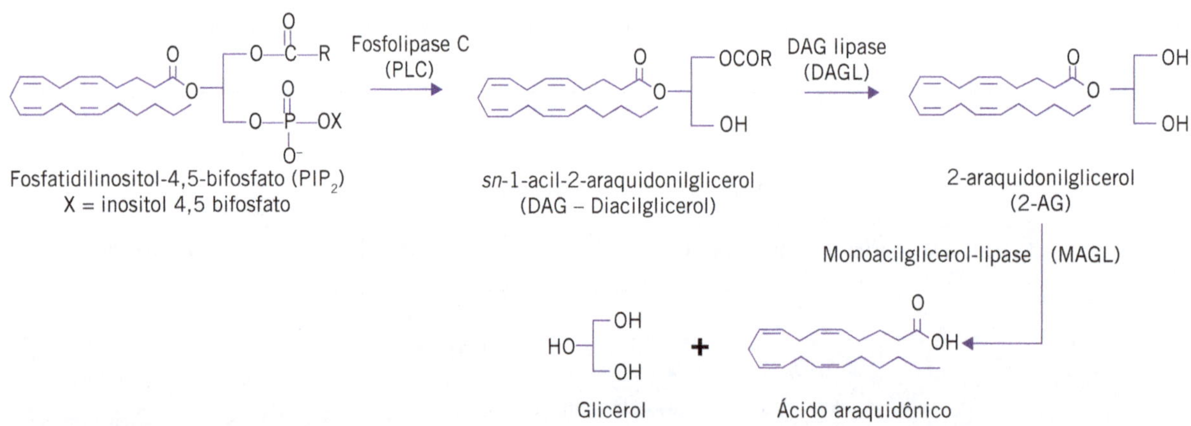

Figura 36.6 Biossíntese e degradação do 2-AG (2-araquidonilglicerol).

A principal via de síntese do 2-AG é a fosfolipase C-beta, diacilglicerol-lipase (Figura 36.6). Há ativação da fosfolipase C (PLC) ligada à membrana decorrente da ativação de receptores metabotrópicos acoplados à proteínas G_q. A PLC catalisa a hidrólise da ligação fosfodiéster do fosfatidilinositol-4,5-bifosfato (PIP_2), liberando para o meio intracelular 2 segundos mensageiros: o inositol 1,4,5-trifosfato (IP_3) e o *sn*-1,2-diacilglicerol (DAG). A seguir, o DAG é convertido em 2-AG pela *sn*-1-DAG lipase seletiva (DAGL). Após sua liberação, o 2-AG é transportado para o compartimento intracelular, onde é inativado principalmente pela monoacilglicerol-lipase (MAGL) nos neurônios pré-sinápticos, porém também pode haver participação da FAAH e de alfa/beta-hidrolases.

É importante salientar que há também outros mecanismos responsáveis pela degradação dos endocanabinoides, como as enzimas ciclo-oxigenase-2 (COX-2), lipoxigenase-12 e 15 (LIPOX-12/-15) e as oxigenases do citocromo P-450.

Neurotransmissão retrógrada dos endocanabinoides *versus* neurotransmissão convencional dos neurotransmissores clássicos

Quando comparada aos neurotransmissores clássicos (como a acetilcolina, o glutamato, o GABA, a dopamina e a serotonina), a neurotransmissão dos endocanabinoides (anandamida e o 2-AG) é atípica, ou seja, não convencional (Figura 36.7).

As principais diferenças entre a transmissão clássica e a retrógrada são as seguintes: 1) Os endocanabinoides são sintetizados pelos neurônios pós-sinápticos "sob demanda", conforme a atividade sináptica vigente. 2) O sinal químico gatilho para a síntese é o aumento do influxo de cálcio no neurônio pós-sináptico, ativando as enzimas fosfolipases de síntese (fosfolipase D para anandamida e diacilglicerol lipase para o 2-AG), que converterão os fosfolipídios de membrana em endocanabinoides. 3) Uma vez sintetizados, esses mediadores são prontamente liberados para a fenda sináptica, ou seja, não há armazenamento vesicular. 4) Os endocanabinoides, por interagirem com receptores presentes nos neurônios pré-sinápticos, agem como mensageiros retrógados. Mais ainda, geram um efeito rápido e são transportados através das membranas para serem inativados por enzimas hidrolíticas intracelulares, principalmente FAAH para AEA e DAGL para o 2-AG. Como a FAAH está localizada em corpos celulares e dendritos e a MAGL nos terminais axônicos, AEA e 2-AG são degradados, respectivamente, na pré e na pós-sinapse.

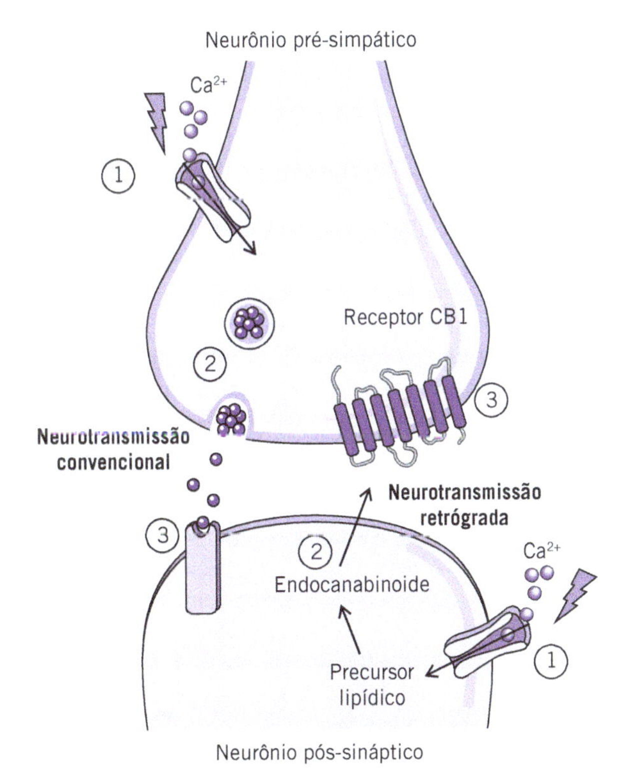

Figura 36.7 Comparação entre a neurotransmissão clássica (neurotransmissores clássicos) e a neurotransmissão convencional (endocanabinoides).
Fonte: Desenvolvida pela autoria.

A atividade farmacológica do Δ^9-THC e do ligante endógeno anandamida é similar. Entretanto, o início de ação da anandamida é muito mais rápido, e a duração do efeito é muito menor quando comparado com o Δ^9-THC por causa da hidrólise enzimática. Como consequência, a afinidade da anandamida por receptores canabinoides é somente 1/4 a metade da afinidade apresentada pelo Δ^9-THC.

Neurotransmissão convencional 1) A transmissão do potencial de ação ocasiona uma despolarização, que causa abertura dos canais de Ca^{2+} no neurônio pré-sináptico. 2) Com a entrada de íons Ca^{2+}, os neurotransmissores clássicos sintetizados em terminais pré-sinápticos e armazenados em vesículas são liberados na fenda sináptica. 3) Os neurotransmissores se ligam aos receptores pós ou pré-sinápticos.

Neurotransmissão retrógrada 1) A transmissão do potencial de ação ao longo do axônio aos terminais nervosos causa despolarização dos neurônios pós-sinápticos com entrada de íons Ca^{2+}. 2) Os endocanabinoides são produzidos sob demanda nos neurônios pós-sinápticos pelo estímulo resultante da elevação das concentrações intracelulares de Ca^{2+}, que ativam enzimas como a DAGL ou NAPE-PLD. 3) Os endocanabinoides sintetizados difundem-se para a fenda sináptica e, de maneira retrógrada, se ligam aos receptores CB1 nos neurônios pré-sinápticos.

Interação dos agonistas canabinoides com receptores CB1

Quando o Δ^9-THC, a AEA ou 2-AG interagem com os receptores canabinoides, as proteínas G são ativadas e é desencadeada uma variedade de eventos intracelulares característicos (Figura 36.8).

Como os receptores CB1 são predominantemente expressos em neurônios pré-sinápticos, a ação do Δ^9-THC e dos ligantes endógenos nessas vias de sinalização sugere que os canabinoides tenham um papel importante como moduladores da liberação de uma ampla gama de neurotransmissores, incluindo glutamato, GABA, dopamina, serotonina e acetilcolina. Nesse sentido, o sistema endocanabinoide tem um papel homeostático no controle da excitação ou inibição excessiva, principalmente em processos como ansiedade, depressão, cognição, transtorno por uso de substância, função motora, comportamento alimentar e dor, regulando a neurotransmissão sináptica. Como o receptor CB1 é acoplado à proteína G_i, o efeito final da ação de seus agonistas será bloquear a propagação do impulso nervoso e a liberação de neurotransmissores pelo neurônio pré-sináptico.

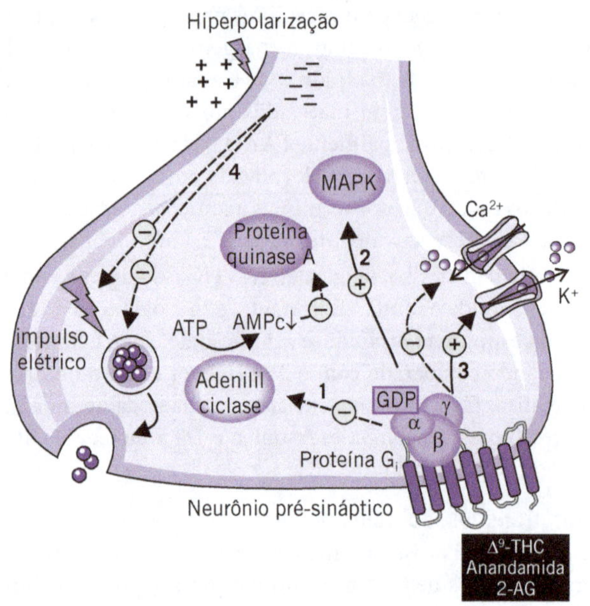

Figura 36.8 Eventos intracelulares da ativação da proteína G decorrentes da interação entre agonistas canabinoides e receptores CB1.

(1) A atividade da adenilil ciclase é inibida. Como consequência, a concentração intracelular de AMPc é reduzida, causando uma diminuição da ativação da proteína quinase A. (2) Estimulação das proteínas quinases ativadas por mitógeno *mitogen-activated protein kinases* (MAPK), influenciando na indução de plasticidade sináptica. (3) No caso específico dos receptores CB1, ocorre uma inibição de canais de Ca^{2+} dependentes de voltagem do tipo N e P/Q e uma estimulação de canais retificadores de entrada de K^+ (Kir), o que resulta em uma diminuição do influxo de cálcio e um aumento de efluxo de potássio, tornando o neurônio pré-sináptico hiperpolarizado. (4) Como consequência, há um decréscimo da liberação de neurotransmissores pelo neurônio pré-sináptico e da transmissão do impulso nervoso.

Fonte: Desenvolvida pela autoria.

EFEITOS TÓXICOS DA *CANNABIS*

Em curto prazo

A toxicidade aguda da *Cannabis* é muito baixa; não há relato na literatura que afirme que a *Cannabis* cause morte por excesso de consumo, a chamada *overdose*. A dose fatal em humanos é estimada entre 15 g e 70 g, que é uma dose muitas vezes maior do que a inalada normalmente por usuários habituais. A dose letal média (DL_{50}) por via oral em ratos é extremamente alta, variando de 800 a 1.900 mg/kg, conforme o sexo e a linhagem.

Há uma grande variação interindividual relativa aos efeitos produzidos pela *Cannabis*, pois dependem das condições psicomentais do usuário, experiência prévia, expectativas com relação ao uso, estado de humor e o contexto social. Além do mais, os efeitos dependem da dose absorvida e da via de administração.

Em geral, doses mais baixas de *Cannabis* (2 mg a 10 mg de Δ^9-THC inalado) produzem os seguintes efeitos:

- **Euforia.** Tem sido descrito como uma sensação de bem-estar e felicidade. Quando usada em um contexto social, pode produzir risos contagiantes e loquacidade.
- **Relaxamento, diminuição da ansiedade e sedação.** Acredita-se que os efeitos ansiolíticos da *Cannabis* provêm majoritariamente da ação agonista do CBD com os receptores de serotonina (5-HT), especialmente com os receptores 5-HT_{1A} e 5-HT_{2A}.
- **Alteração da percepção sensorial, com intensificação das sensações e dos sentidos.** Há uma intensificação de experiências sensoriais comuns, como comer, assistir filmes e ouvir música. Todos os sentidos são intensificados, especialmente no que diz respeito aos estímulos visuais.
- **Perda da memória recente.**
- **Déficits cognitivos.** Dificuldade de atenção, concentração e tomada de decisões. Há um aumento do fluxo das ideias, com o pensamento mais rápido que a capacidade de falar, dificultando a comunicação oral, a concentração, o aprendizado e o desenvolvimento intelectual. A atenção, percepção, capacidade de julgamento, lógica, continuidade e clareza do pensamento são prejudicadas.
- **Perda da discriminação de tempo e de espaço.** O tempo passa mais lentamente (um minuto pode parecer uma hora ou mais) e as distâncias calculadas são muito maiores do que realmente são (um túnel com 10 m de comprimento, p. ex., pode parecer ter 50 m ou 100 m).
- **Coordenação motora diminuída.** Há uma perda do equilíbrio e estabilidade postural, efeitos estes mais evidentes quando os olhos estão fechados. Também ocorre uma diminuição da força muscular e firmeza das mãos.

Um estudo, publicado em 2012, com base na revisão de dados de 9 pesquisas, em que participaram quase 50 mil pessoas, concluiu que fumar maconha, até 3 horas antes de dirigir, dobra o risco de o condutor causar acidentes, sobretudo colisões fatais, com relação àqueles que não consumiram qualquer tipo de droga nesse mesmo período. Ainda, apesar dos possíveis potenciais terapêuticos induzidos pelo CBD, Arkell *et al.* (2019) observaram que o uso de *Cannabis* com concentrações equivalentes de Δ^9-THC e CBD não parece ser menos prejudicial do que quando há predominância do Δ^9-THC. E, em algumas circunstâncias, o CBD pode potencializar o déficit cognitivo induzido pelo Δ^9-THC em motoristas.

Doses mais altas inaladas (10 mg a 20 mg de Δ^9-THC) podem ocasionar uma intensificação das respostas emocionais e reatividade, alterações mais proeminentes na percepção e experiências alucinatórias transitórias. Efeitos adversos mais graves podem ocorrer quando doses acima de 20 mg de Δ^9-THC são inaladas, apesar de algumas pessoas também sentirem tais efeitos em doses menores pela alta variabilidade interindividual. A mais frequente é a reação aguda de pânico, mas também têm sido observados casos de despersonalização e sintomas psicóticos. Após doses extremamente altas, tem sido observado delírio tóxico, que é manifestado por distúrbios da função da memória, orientação e consciência.

Quanto aos efeitos físicos produzidos pela *Cannabis*, podem-se relacionar os seguintes:

- **Taquicardia.** O Δ^9-THC produz uma taquicardia dose-dependente e reversível, com aumento do trabalho cardíaco e demanda de oxigênio. O consumo da *Cannabis* pode aumentar o ritmo cardíaco de 20% a 100% da linha de base nos primeiros 10 a 20 minutos após o uso e durar até 3 horas, caso a via pulmonar tenha sido utilizada, ou até 5 horas no caso da via oral.

- **Pressão sanguínea.** Varia conforme a posição da pessoa: caso esteja sentada, a pressão aumenta; se está em pé, diminui (hipotensão ortostática). Em geral, esses efeitos cardiovasculares não têm tanto significado clínico, uma vez que a maioria dos usuários de *Cannabis* é jovem, saudável e desenvolve tolerância a esses efeitos. Entretanto, essas alterações podem apresentar sérios problemas para indivíduos mais velhos, particularmente aqueles com doenças cardíacas preexistentes.
- **Hiperemia das conjuntivas (olhos vermelhos).** Em consequência da dilatação dos vasos sanguíneos da conjuntiva, com consequente diminuição da pressão intraocular.
- **Hipossalivação e boca seca (xerostomia).** O agonista endocanabinoide anandamida se liga com alta afinidade aos receptores canabinoides glandulares e bloqueia a ação dos compostos indutores da saliva (norepinefrina e metacolina), acarretando diminuição na secreção de saliva. Além disso, o Δ^9-THC, por também ser agonista endocanabinoide, pode atuar de modo semelhante nesses receptores.
- **Aumento do apetite, a chamada "larica".** O uso de *Cannabis* modula a concentração plasmática de alguns hormônios relacionados ao metabolismo e ao apetite, especialmente a insulina. Ainda, o Δ^9-THC interage com os receptores CB1 presentes no bulbo olfatório fortificando cheiros e gostos dos alimentos.

Em longo prazo

Sistema respiratório Uma vez que os constituintes da fase particulada e gasosa da fumaça da *Cannabis* são bastante similares aos do tabaco, com exceção de seus respectivos princípios ativos (canabinoides e nicotina), é razoável supor que tanto a *Cannabis* quanto o tabaco apresentam efeitos adversos semelhantes no sistema respiratório. Além do mais, comparativamente ao tabaco, a *Cannabis* é fumada com maior volume de tragada, inalação mais profunda e maior tempo de retenção da fumaça, o que acarreta um substancial depósito de alcatrão nos pulmões.

De fato, muitos estudos confirmaram que o fumo da *Cannabis* está associado com danos à mucosa e inflamação das vias aéreas, com um aumento de sintomas respiratórios como tosse, catarro, espirros e sinusite, similares aos encontrados em fumantes de tabaco.

Porém, uma pesquisa, realizada por Pletcher *et al.* (2012), baseada em um estudo epidemiológico chamado *The Coronary Artery Risk Development in Young Adults* (CARDIA) trouxe resultados mais contundentes, pelo número expressivo de dados obtidos e duração do estudo. Os autores acompanharam mais de 5 mil fumantes, seja de maconha ou tabaco, de etnia branca ou negra, durante 20 anos e coletou medidas espirométricas da função pulmonar realizadas no primeiro ano de estudo e depois em 2, 5, 10 e 20 anos. Os autores concluíram que o uso ocasional de maconha ou mesmo um uso considerado moderado (um cigarro por dia) não está associado a efeitos adversos sobre a função pulmonar, ao contrário do tabaco. Porém, com o uso mais intenso de maconha, é bem provável que ocorra um declínio acelerado na função pulmonar.

Até o momento, não há evidências conclusivas relacionando o uso de *Cannabis* com o desenvolvimento de câncer de pulmão ocasionado pelo baixo número de fumantes crônicos unicamente dessa substância e, também, pela frequente associação com possíveis agentes sabidamente causadores de câncer de pulmão, como é o caso do tabagismo.

Sistema cardiovascular Estudos sugerem que o consumo de *Cannabis* causa arritmia, incluindo taquicardia e potencialmente morte súbita, e aumenta o risco de infarto do miocárdio. Esses efeitos parecem ser agravados pelo tabagismo e precipitados pela atividade física excessiva, especialmente durante as primeiras horas de consumo.

Comparativamente ao cigarro de tabaco, o cigarro de maconha é menos densamente empacotado, o que gera menos monóxido de carbono (CO) pelo fato de a combustão ser mais completa. No entanto, a inalação mais profunda e, em particular, o tempo de retenção da fumaça, muitas vezes maior, contribuem para maior absorção do CO pela microcirculação pulmonar por meio de uma difusão passiva. A consequência fisiológica é uma menor eficiência na transferência de oxigênio aos pulmões, redução da capacidade de transporte de oxigênio pelo sangue e falha na liberação do oxigênio da hemoglobina aos tecidos. Além disso, o Δ^9-THC provoca aumento da velocidade cardíaca de maneira dose-dependente, com aumento do trabalho cardíaco e demanda de oxigênio.

Indivíduos mais velhos, particularmente aqueles com doenças cardiovasculares preexistentes, como isquemia, angina, hipertensão e acidente vascular cerebral, podem desenvolver sérios problemas. Um estudo envolvendo 3.882 pacientes que já tinham sofrido infarto do miocárdio mostrou que o uso de *Cannabis* pode aumentar 4,8 vezes o risco de um infarto durante a primeira hora de uso comparado com não usuários. Vários relatos de caso foram publicados em todo o mundo sobre a ocorrência de infarto do miocárdio em jovens usuários de maconha saudáveis, a maioria dos quais particularmente homens. Um estudo de metanálise publicado em 2011 na *Lancet* fez uma avaliação de fatores com potencial de indução significativo para infarto do miocárdio e identificou o fumo de maconha como o terceiro fator desencadeante da doença.

Além disso, o uso de *Cannabis* também parece estar associado à isquemia encefálica. Uma análise de pacientes com idades entre 14 e 54 evidenciou que a incidência de isquemia encefálica é maior em usuários da droga em comparação com não usuários, especialmente em idade jovem.

Psicopatologias Evidências a partir de vários estudos longitudinais mostraram que o uso da *Cannabis* está associado a aumento do risco de desenvolvimento de esquizofrenia ou de quadros psicóticos em indivíduos suscetíveis, além de piora dos quadros dos pacientes que já desenvolveram essas doenças. Além disso, o uso recorrente de *Cannabis* está associado à piora de quadros de transtornos de ansiedade e pânico. Fatores de riscos relevantes para esses fenômenos são o uso da droga iniciado na adolescência, uso diário e aumento da potência da droga.

Os sintomas psicóticos induzidos pela *Cannabis* são consequência da ação do Δ^9-THC. De fato, estudos de neuroimagem por ressonância magnética funcional demonstraram uma correlação positiva entre as alterações psicomiméticas e cognitivas induzidas pelo Δ^9-THC e a ativação de regiões encefálicas envolvidas com os quadros psicóticos. É interessante ressaltar que estudos clínicos recentes têm indicado que o CBD possui um efeito protetor no desenvolvimento desses quadros, ou seja, usuários de *Cannabis* com teores mais altos desse composto apresentam um risco menor de desenvolver esses quadros.

Um estudo de metanálise concluiu que indivíduos que já tinham feito uso de *Cannabis* eram 40% mais propensos a apresentar estados psicóticos do que os não usuários, sendo que o uso regular aumentou cerca de 2 a 3 vezes essa tendência. Estudos observacionais de pacientes psiquiátricos indicam que aqueles com histórico de uso de *Cannabis* desenvolveram o transtorno mais precocemente, apresentavam formas mais graves e não respondiam tão bem às medicações antipsicóticas tradicionais com relação aos que não eram usuários da droga. Em outro estudo observou-se que indivíduos que utilizavam a droga desde os 15 anos de idade apresentaram risco aumentado de desenvolver transtorno tipo esquizofrênico aos 26 anos, com relação aos que iniciaram o uso aos 18 anos. Ainda, um estudo caso-controle com usuários diários de *Cannabis* de elevada potência revelou uma suscetibilidade 5 vezes maior de desenvolver algum transtorno psicótico com relação aos não usuários.

Funções cognitivas O uso crônico da *Cannabis* está associado aos problemas em diferentes aspectos cognitivos e da função executiva, sobretudo aprendizado, memória, atenção e na tomada de decisões. Esses efeitos parecem ser dependentes da frequência de uso e da dose, bem como da idade inicial da exposição. Os prejuízos cognitivos ocorrem em vários níveis, desde a coordenação motora básica até tarefas de funções executivas mais complexas, como a capacidade de planejar, organizar, resolver problemas, tomar decisões, lembrar-se (memória recente) e controlar as emoções e comportamentos (inibição e impulsividade). Esses fenômenos são consequentes de mecanismos de plasticidade sináptica, desenvolvidos em decorrência da presença constante de canabinoides exógenos no sistema endocanabinoide, o que altera o funcionamento homeostático do SNC. Também podem estar associados às alterações estruturais em algumas regiões encefálicas, conforme apontado por estudos de ressonância magnética funcional.

Alguns efeitos regridem completamente após a ação da droga, enquanto outros podem permanecer por muito mais tempo, e até mesmo se tornar irreversíveis. Uma revisão de Crean *et al.* (2011) mostrou que déficits de atenção e memória, bastante evidenciados de 0 a 6 horas após o uso de *Cannabis*, regridem após um mês ou mais de abstinência. Por outro lado, déficits na capacidade de tomada de decisões, formação de conceitos e planejamento são mais duradouros e detectáveis, persistindo mesmo após 3 semanas de abstinência.

Os efeitos da *Cannabis* na função executiva são mais claramente demonstrados em usuários crônicos que usam doses elevadas, uma vez que esses efeitos persistem por mais tempo. Nesse sentido, o decréscimo na fluência verbal e comportamento de risco, que não são necessariamente evidentes imediatamente depois de fumar, podem surgir e não regredir mais, mesmo após um longo prazo de abstinência. No entanto, até mesmo o uso ocasional de maconha pode prejudicar gravemente a atenção, a concentração, a tomada de decisão, a inibição, a impulsividade e a memória recente.

Um cuidado especial deve ser tomado caso o uso frequente de *Cannabis* tenha iniciado antes dos 18 anos, uma vez que funções executivas ainda não amadureceram completamente. Um estudo neuropsicológico conduzido por Meir *et al.* (2012) pesquisou 1.037 crianças nascidas entre 1972 e 1973 que foram acompanhadas até completarem 38 anos. Cerca de 5% foram considerados dependentes ou usavam a droga mais de uma vez por semana antes dos 18 anos. Todos os participantes realizaram uma série de testes neuropsicológicos aos 13 anos, antes do início de uso de *Cannabis*, e novamente aos 38 anos para analisar a memória, velocidade de processamento, raciocínio e processo visual. Aqueles que iniciam o uso de *Cannabis* antes de 18 anos foram significativamente mais vulneráveis aos déficits neuropsicológicos comparados àqueles que começaram a fumar após os 18 anos, com perdas irreversíveis na inteligência, atenção e memória, mostrando uma redução média de 8 pontos no teste de QI desde a infância até a idade adulta.

Uso materno de *Cannabis* A exposição precoce às drogas ou medicamentos durante a gestação pode resultar em lesões no desenvolvimento do SNC, que são expressas como alterações no desenvolvimento pós-natal. Os estudos longitudinais são bastante limitados por causa da relutância em informar o uso de *Cannabis* durante a gestação, pois está associado a sentimentos de culpa, medo e preocupação com as repercussões em casos de custódia de crianças, e poucos estudos fazem a identificação da droga em matrizes biológicas para confirmar o uso.

O sistema endocanabinoide parece desempenhar um papel essencial nos primeiros estágios de desenvolvimento neuronal e sobrevivência celular. Nesse sentido, as pesquisas têm mostrado que a exposição aos canabinoides nos primeiros estágios de desenvolvimento podem resultar em várias consequências comportamentais persistentes, afetando principalmente o processamento mnemônico e a sensibilidade às drogas, como também, em certa extensão, o comportamento emocional, o desenvolvimento da atividade locomotora. Isso ocorre porque os canabinoides exógenos provenientes da mãe prejudicam o desenvolvimento neuroquímico de diferentes circuitos encefálicos do feto. Há, por exemplo, desbalanço das vias excitatórias (glutamatérgicas) e inibitórias (GABAérgicas) e nas vias dopaminérgicas, cuja alteração parece implicar diretamente a saúde psíquica da prole, uma vez que a dopamina regula funções cognitivas e emocionais importantes.

A partir de estudos pré-clínicos e clínicos longitudinais foi possível definir que a exposição pré-natal e durante a lactação à *Cannabis* causa alguns impactos que perduram até a vida adulta. Isso decorre não apenas por causa do comprometimento do desenvolvimento neuroquímico adequado de regiões encefálicas como córtex e hipocampo, mas também pelas alterações encefálicas funcionais e estruturais que ocorrem. Alguns efeitos mais significativos são problemas cognitivos e déficits na função executiva e aumento da vulnerabilidade ao transtorno por uso de substâncias.

▶ TRANSTORNO POR USO DE *CANNABIS*

Após a publicação da quinta edição do Manual de Diagnóstico e Estatístico de Transtornos Mentais (DSM-V) em 2013, o termo "dependência" foi substituído por "transtorno por uso de substâncias". Esse termo designa uma doença crônica e sujeita a recaídas, caracterizada pela busca compulsiva e pelo uso descontrolado de determinada droga, mesmo que isso esteja prejudicando o bem-estar do indivíduo. Quando o uso da droga é interrompido, o indivíduo entra em estado de abstinência, caracterizado por sinais físicos e psíquicos desagradáveis e opostos aos efeitos causados pela droga. Há intensa fissura e necessidade de busca pela substância. Essa doença é consequência de mecanismos de neuroplasticidade, ou seja, alterações celulares e moleculares ocorridas no SNC, em decorrência da presença crônica da droga, tornando-a extremamente desejada pelo organismo.

Atualmente, existem modelos animais confiáveis para avaliar as diferentes respostas comportamentais induzidas pelos canabinoides relacionadas aos seus potenciais de reforço e recompensa. Esses modelos experimentais revelaram claramente que os receptores canabinoides CB1 são responsáveis por todas as respostas relacionadas à recompensa dos canabinoides, permitindo um avanço importante no entendimento geral da neurobiologia do transtorno por uso da *Cannabis*. Além disso, estudos de neuroimagem, envolvendo tomografia por emissão de pósitrons e ressonância magnética funcional em humanos, primatas não humanos e roedores, fortalecem essa hipótese e mostram, ainda, que o uso crônico de *Cannabis* causa alterações neuroquímicas e funcionais que podem ser transitórias ou permanentes.

Estudos mostraram que os canabinoides são substâncias que possuem efeitos aditivos capazes de ativar a via mesolímbica dopaminérgica, conhecida como "sistema de recompensa". A ativação dessa via gera aumento extracelular de dopamina no núcleo *accumbens*, o que modula os processos de reforço positivo de uma variedade de estímulos que reforçam comportamentos em animais e seres humanos (recompensas naturais). Contudo, todas as drogas capazes de causar transtorno por uso de substâncias também ativam esse sistema, porém de maneira muito mais intensa, promovendo uma liberação superior de dopamina com relação às recompensas naturais.

O Δ^9-THC e outros agonistas de receptores CB1 ativam a via de recompensa e exercem vários efeitos farmacológicos por meio de sua interação com outros neurotransmissores e neuromoduladores. Existe evidência substancial indicando a contribuição dos sistemas peptídeo opioide e serotoninérgico nos mecanismos de recompensa, reforço, motivação e transtorno por uso de *Cannabis*. Outros sistemas neuroquímicos também estão envolvidos nos efeitos aditivos dos canabinoides, incluindo monoaminas, GABA, glutamato, acetilcolina, adenosina e vários neuropeptídios (Figura 36.9). A despeito dos avanços na compreensão desse transtorno, ainda não foi desenvolvida nenhuma abordagem terapêutica.

Pesquisas mostraram que existe um alto risco para o desenvolvimento de transtorno por uso de *Cannabis* quando o início do consumo dessa droga ocorre antes do final da adolescência, e que esse risco é potencializado se houver uso de três ou mais drogas (tabaco, álcool e outras drogas) antes do primeiro uso de *Cannabis*. De fato, a adolescência é um período de vulnerabilidade, uma vez que até os 21 anos de idade algumas porções do córtex encefálico, principalmente o córtex pré-frontal, ainda estão em desenvolvimento e maturação, e altamente suscetíveis a interferências ambientais, como o uso recorrente de substâncias. Dentre outros fatores, isso contribui para que o risco do desenvolvimento do transtorno por uso de *Cannabis* seja de 17% entre os que iniciaram o consumo nesse período, comparado a 9% dos que iniciaram o uso na idade adulta.

▶ TOLERÂNCIA E SÍNDROME DE ABSTINÊNCIA

A exposição crônica ao fumo de *Cannabis* (maconha, *haxixe*) pode resultar em alterações toxicodinâmicas (neuroplasticidade), que podem contribuir para o desenvolvimento de tolerância

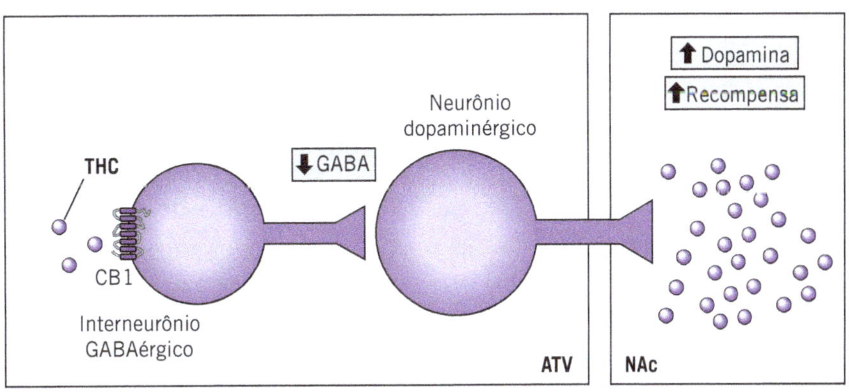

Figura 36.9 Mecanismo de recompensa induzido pelo Δ^9-THC. O Δ^9-THC interage com os receptores CB1 em interneurônios GABAérgicos da área tegmental ventral (ATV), reduzindo a liberação do neurotransmissor GABA, aumentando a liberação de dopamina no núcleo *accumbens* (NAc) por neurônios dopaminérgicos e, consequentemente, desencadeando o processo de recompensa.
Fonte: Desenvolvida por Vitor Bruno, adaptada de Thomas, 2006.

e da manifestação da síndrome de abstinência após a descontinuação do uso da droga. Contudo, a ocorrência desses fenômenos depende do padrão de uso da droga (frequência, quantidade), de sua potência (concentração de Δ^9-THC) e da idade do indivíduo, de modo que é mais frequente em usuários diários crônicos de *Cannabis* de alta potência.

A síndrome de abstinência é caracterizada principalmente pelos sinais psíquicos de irritabilidade, ansiedade, raiva, inquietação, humor depressivo, além de alterações no sono e redução do apetite. Há alguns sinais físicos como dores de cabeça, tremores, suor e febre. Esse evento instala-se de 1 a 2 dias após a interrupção do uso, podendo perdurar em média de 1 a 2 semanas. Estudos em humanos indicam que o quadro de abstinência está associado tanto à disfunção do eixo hipotálamo-hipófise-adrenal (HPA) quanto do sistema endocanabinoide.

Atualmente, a síndrome de abstinência à *Cannabis* ganhou reconhecimento como um componente significativamente importante no tratamento do transtorno por uso dessa substância, pois as taxas de recaída são comparáveis às de outras drogas de abuso, indicando que a neuroplasticidade induzida pelo uso crônico da *Cannabis* não é tão facilmente superável como se imaginava.

A interação entre o sistema endocanabinoide e o sistema dopaminérgico, especificamente na via mesolímbica, é fundamental para explicar a síndrome de abstinência da *Cannabis*. Vários autores relataram que esses sistemas neurais sofrem alterações adaptativas como resultado da administração crônica de canabinoides, que se assemelham aos descritos após o uso crônico de etanol e opioides. A sinalização dopaminérgica também é afetada, sendo *down* regulada, uma vez que a atividade elétrica dos neurônios é reduzida, bem como a síntese de dopamina. Esse fenômeno relaciona-se a um estado emocional negativo recorrente, denominado disforia, concomitante à falta de motivação para desenvolver atividades rotineiras. Ainda, em muitos indivíduos, essa alteração de humor está associada à presença de alguma comorbidade psiquiátrica.

Estudos de neuroimagem em usuários regulares de *Cannabis*, bem como estudos pré-clínicos com roedores cronicamente expostos ao Δ^9-THC ou a outros agonistas canabinoides do receptor CB1, observaram uma *downregulation* deste, isto é, uma diminuição do número de receptores CB1 expressos na membrana neuronal, seja pela redução da síntese ou pela internalização. Também pode ocorrer a dessensibilização do receptor, o que implica uma diminuição da atividade, pelo desacoplamento das proteínas G, sem alteração do seu número total. Portanto, a resposta homeostática (neuroplasticidade) à exposição em longo prazo à *Cannabis* é manifestada por uma redução no número e na eficiência de sinalização dos receptores CB1, gerando menor ativação da via endocanabinoide, o que afeta os sistemas neurotransmissores regulados por ela.

Hirvonen *et al.* (2012) desenvolveram um método para quantificar receptores CB1 no encéfalo humano por tomografia de emissão de pósitron (PET) usando um radiofármaco com alta afinidade agonista e seletividade para CB1 cuja medida pode ser feita por meio do volume de distribuição, que é proporcional à densidade do receptor. Assim, quanto mais intenso o sinal emitido pelo radiofármaco, maior o número de receptores. Observou-se que nos usuários crônicos e diários de *Cannabis* havia 20% menos receptores nas regiões corticais e também no hipocampo e ínsula quando comparado ao grupo controle (indivíduos que nunca utilizaram a droga), mas não houve diferenças nas regiões subcorticais. Além do mais, essa densidade de receptores se correlacionou negativamente com o tempo de exposição à droga, ou seja, os indivíduos que utilizam a droga há mais tempo apresentaram menor densidade dos receptores quando comparados aos que fumavam há menos tempo. Após 4 semanas de abstinência, a densidade dos receptores havia retornado aos níveis normais em todas as regiões corticais e na ínsula, mas não no hipocampo, o que pode ser um dos fatores relacionados aos déficits cognitivos persistentes observados em estudos com usuários crônicos. Em um estudo posterior, realizado em 2018 por D'Souza *et al.* utilizando um radiofármaco distinto, esses achados foram confirmados e estendidos, uma vez que a redução de CB1 foi observada também em regiões subcorticais, Além disso, observou-se um aumento temporal de CB1 de maneira diretamente proporcional ao tempo de abstinência dos usuários.

A *downregulation* dos receptores CB1 é um dos principais fatores que fundamentam a tolerância aos efeitos da *Cannabis* e fornece maior compreensão sobre o papel desses receptores em doenças que estão associadas ao uso crônico de *Cannabis*, como psicoses e depressão. De fato, as alterações de CB1 promovem o desenvolvimento da tolerância aos efeitos típicos dos canabinoides, como decréscimo da locomoção, catalepsia, antinocicepção, hipotermia e perda de memória. É importante ressaltar que as regiões encefálicas apresentam diferentes suscetibilidades a essas alterações de plasticidade, o que reflete no desenvolvimento de diferentes níveis de tolerância para os efeitos da droga. Colizzi e Bhattacharyya (2018) realizaram uma revisão sistemática dos estudos que investigaram os mecanismos de tolerância associados ao uso crônico de *Cannabis*. Esse efeito foi mais pronunciado para os parâmetros cognitivos de aprendizado, memória e habilidade psicomotora. Também há tolerância para os efeitos subjetivos associados à intoxicação, como a sensação de euforia, sendo que, quanto maior o tempo de uso da *Cannabis*, mais rapidamente a tolerância se instala. Com relação a efeitos periféricos, há tolerância parcial para alterações de temperatura, hipossalivação e pressão intraocular; para taquicardia e hipotensão ortostática a tolerância é menos pronunciada.

CANABIDIOL E USO MÉDICO DE DERIVADOS DA *CANNABIS*

Toxicocinética do CBD

A toxicocinética do CBD, bem como a dos outros canabinoides, é bastante semelhante à do Δ^9-THC. Pela via pulmonar, ele é rapidamente absorvido e atinge o pico de concentração plasmática máxima em cerca de 3 a 10 minutos, sendo sua biodisponibilidade sistêmica em torno de 30%. O CBD possui alto volume de distribuição (aproximadamente 32 L/kg) e *clearance* plasmático variando de 58 a 94 L/h. Após sua absorção, há uma distribuição rápida para o encéfalo e tecido adiposo. E, em decorrência de sua alta lipofilicidade, existe a preocupação com a possibilidade de acúmulo em tecidos de alta adiposidade ao longo do tempo em decorrência do uso crônico.

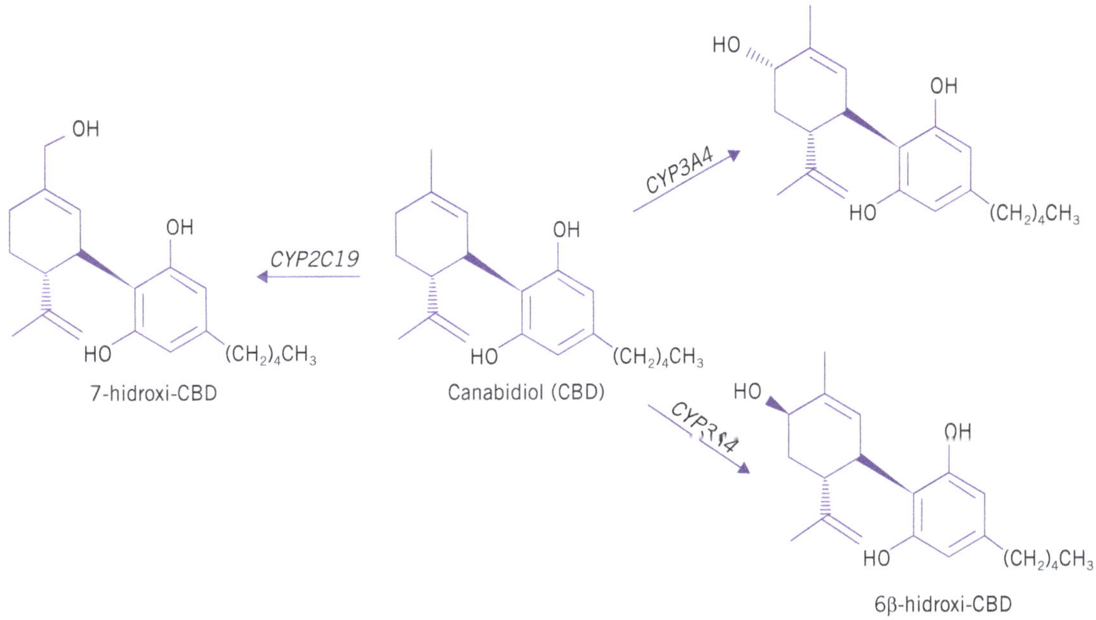

Figura 36.10 Principais vias de biotransformação do CBD.

A meia-vida do CBD depende da forma como é administrado. Quando administrado por pulverização na mucosa oral, possui meia-vida de 1,4 a 10,9 horas; 2 a 5 dias após a administração oral crônica; 24 horas após a administração intravenosa e 31 horas após via fumada. Após a absorção, é metabolizado no fígado, onde é hidroxilado rapidamente em 6-hidroxi-CBD e 7-hidroxi-CBD pelas enzimas CYP3A4 e CYP2C19, respectivamente (Figura 36.10). Seus produtos de biotransformação são excretados majoritariamente nas fezes, com uma pequena porção na urina. Até o momento não se sabe exatamente qual a atividade farmacológica dos produtos de biotransformação do CBD em humanos.

Uso médico de derivados da *Cannabis*

O CBD é o fitocanabinoide não psicomimético mais abundante na *Cannabis sativa*. Essa substância com amplo espectro de ação tornou-se o fitocanabinoide mais estudado nos últimos 10 anos, com destaque em pesquisas com humanos e em modelos pré-clínicos como intervenção terapêutica de doenças neuropsiquiátricas.

Já está bem estabelecido que o CBD possui efeitos antagônicos ao Δ^9-THC, dentre eles propriedades ansiolíticas, antidepressivas, antipsicóticas e neuroprotetoras. Além disso, não possui propriedades hedônicas, ou seja, não apresenta potencial para induzir transtorno por uso de *Cannabis*, e não altera parâmetros fisiológicos de temperatura, pressão e ritmo cardíaco nem a função motora. Essa substância apresenta poucos efeitos adversos significativos e baixos índices de mortalidade, sendo bem tolerada por humanos em doses diárias superiores a 1.500 mg.

Diferentemente do Δ^9-THC, que apresenta uma configuração molecular plana e comporta-se como agonista parcial dos receptores endocanabinoides, o CBD apresenta configuração preferencial com dois anéis em ângulo reto. Esse fato é responsável pela interação distinta desses compostos com o sistema endocanabinoide e a razão pela qual o CBD não produz os mesmos efeitos psicoativos do Δ^9-THC. O CBD possui baixa afinidade aos receptores CB1 e CB2, com preferência para o CB2, e comporta-se como modulador alostérico negativo de ambos. Sendo assim, a ligação de CBD ao receptor CB1 pode inibir a sinalização endocanabinoide, de maneira dependente da dose, alterando a eficácia das ações de seus ligantes endógenos e também de ligantes exógenos, explicando o porquê de seus efeitos opostos aos do Δ^9-THC. No sistema endocanabinoide, a principal ação do CBD é indireta, pois inibe a enzima FAAH, aumentando a biodisponibilidade da AEA.

Analogamente aos demais fitocanabinoides, o CBD é uma molécula farmacologicamente complexa, uma vez que possui amplo espectro de mecanismos de ação derivados de seus vários alvos moleculares. Assim, modula diferentes receptores, canais iônicos e enzimas não pertencentes ao sistema endocanabinoide. É agonista dos receptores serotoninérgicos $5HT1_A$, de adenosina A1, de canais iônicos TRPV1, TRPV2 e TRPA1; antagonista de receptores metabotrópicos GPR55; e agonista inverso dos receptores metabotrópicos GPR3, GPR6 e GPR12. Além disso, interage com as células da glia, via receptores CB2, GPR55, PPAR e canais TRVP. Outro ponto importante da farmacologia dos canabinoides é a curva dose-resposta em forma de sino (U invertido), a qual torna a resposta farmacológica final dependente de um intervalo de dose específico, o qual varia conforme a doença e os alvos moleculares relevantes para ela.

Atualmente, há um medicamento comercializado à base de CBD, sendo o primeiro fármaco baseado em um componente natural da *Cannabis* aprovado pela FDA em 2018. Trata-se do Epidiolex®, utilizado no tratamento das síndromes epiléticas de Dravet e de Lennox-Gastaut. Há ainda o Sativex®, medicamento à base de Δ^9-THC (27 mg/mL) e CBD (25 mg/mL), aprovado pela Agência de Medicina Europeia (EMA) para tratamento da dor e da espasticidade associadas à esclerose múltipla, apesar de a substância ainda estar na fase de testes clínicos. Esse medicamento é comercializado no Brasil sob o nome Mevatyl®, tendo sido aprovado em 2015 pela Agência Nacional de Vigilância Sanitária (Anvisa) para o tratamento de casos de epilepsia não responsivos aos medicamentos tradicionais.

Há também no mercado dois fármacos à base de derivados análogos do Δ^9-THC, Marinol® (dronabinol) e Cesamet® (nabilona), aprovados pela FDA e pela EMA para uso médico. Esses compostos são utilizados apenas em casos de pacientes não responsivos aos fármacos convencionais. Atualmente são utilizados no tratamento de anorexia e como antiespasmódicos em pacientes com síndrome da imunodeficiência adquirida (Aids), para alívio de náuseas e vômitos associados à quimioterapia, no tratamento da dor neuropática central e periférica e no tratamento da esclerose lateral amiotrófica.

▶ BIBLIOGRAFIA

ANDRE, C M.; HAUSMAN, J.F.; GUERRIERO, G. *Cannabis sativa*: the plant of thousand and one molecules. *Frontiers in Plant Scince*, v. 7, article 19, 2016.

ARKELL, T.R. et al. Cannabidiol (CBD) content in vaporized *cannabis* does not prevent tetrahydrocannabinol (THC)-induced impairment of driving and cognition. *Psychopharmacology* (Berlim), v. 236, p. 2713-2724, 2019.

Arseneault, L. et al. *Cannabis* use in adolescence and risk for adult psychosis: longitudinal prospective study. *BMJ*, v. 325, p. 1212-1213, 2002.

Asbridge, M.; Hayden, J.A.; Cartwright, J.L. Acute *cannabis* consumption and motor vehicle collision risk: systematic review of observational studies and meta-analysis. *BMJ*, v. 344, e 536, 2012.

BASTOS, F.I.P.M. et al. (Org.). III Levantamento Nacional sobre o uso de drogas pela população brasileira. Rio de Janeiro: Fiocruz/ICICT, 2017. 528 p.

BERGAMASCHI, M.M. et al. Safety and side effects of cannabidiol: a *Cannabis sativa* constituent. *Current Drug Safety*, v. 6, p. 237-249, 2011.

BUDNEY, A.J.; HUGHES, J.R. The *cannabis* withdrawal syndrome. *Curr. Opin. Psychiatry*, v. 19, p. 233-238, 2006.

Budney, A.J. et al. Review of the validity and significance of *cannabis* withdrawal syndrome. *Am. J. Psychiatry.*, v. 161, p. 1967-77, 2004.

BURSTEIN, S. Cannabidiol (CBD) and its analogs: a review of their effects on inflammation. *Bioorganics & Medical Chemistry*, v. 23, p. 1377-1385, 2015.

CAMPOS, A.C. et al. Multiple mechanisms involved in the large-spectrum therapeutic potential of cannabidiol in psychiatric disorders. Philosophical Transactions of the Royal Society of London. *Biological Sciences*, v. 367, p. 3364-3378, 2012.

CAMPOS, A.C. et al. Cannabidiol, neuroprotection and neuropsychiatric disorders. *Pharmacology Research*, 2016.

CAMPOS, A.C. et al. Plastic and neuroprotective mechanisms involved in the therapeutic effects of cannabidiol in psychiatric disorders. *Frontiers in Pharmacology*, v. 8, article 269, 2017.

CASCINI, F.; AIELLO, C.; Di TANNA, G. Increasing delta-9-tetrahydrocannabinol (Δ-9-THC) content in herbal cannabis over time: systematic review and meta-analysis. *Current Drug Abuse Reviews*, v. 5, p. 32-40, 2011.

CHAUVET, C. et al. Chronic stimulation of the tone of endogenous anandamide reduces cue- and stress-induced relapse in rats. *International Journal of Neuropsychopharmacoloy*, v. 18, n. 1, p. 1-5, 2014.

CHEN, C.Y.; Anthony, J.C. Possible age-associated bias in reporting of clinical features of drug dependence: epidemiological evidence on adolescent-onset marijuana use. *Addiction*, v. 98, p. 71-82, 2003.

CHEN, C.Y.; O'BRIEN, M.S.; Anthony, J.C. Who becomes *cannabis* dependent soon after onset of use? Epidemiological evidence from the United States: 2000-2001. *Drug Alcohol Depend.*, v. 79, p. 11-22, 2005.

COOPER, Z.D.; HANEY, M. Actions of delta-9-tetrahydrocannabinol in *cannabis*: relation to use, abuse, dependence. *Int. Rev. Psychiatry*, v. 21, p. 104-112, 2009.

CREAN, R.D.; CRANE, N.A.; MASON, B.J. An evidence based review of acute and long-term effects of *cannabis* use on executive cognitive functions. *J. Addict. Med.*, v. 5, p. 1-8, 2011.

CRISTINO, L.; BISOGNO, T.; Di MARZO, V. Cannabinoids and the expanded endocannabinoid system in neurological disorders. *Nature Reviews Neurology*, v. 16, p. 9-29, 2019.

CUNHA, J.M. et al. Chronic administration of cannabidiol to healthy volunteers and epileptic patients. *Pharmacology*, v. 21, p. 175-185, 1980.

DE MEILER, E.P. et al. The inheritance of chemical phenotype in Cannabis sativa L. *Genetics*, v. 163, p. 335-346, 2003.

Di MARZO, V.; PISCITELLI, F. The endocannabinoid system and its modulation by phytocannabinoids. *Neurotherapeutics*, v. 12, p. 692-698, 2015.

ELSOHLY, M.A.; SLADE, D. Chemical constituents of marijuana: the complex mixture of natural cannabinoids. *Life Sci.*, v. 78, p. 539-548, 2005.

ELSHOLY, M. A. Potency Monitoring Program quarterly report n. 123 – reporting period: 09/16/2013-12/15/2013. Oxford: University of Mississippi, National Center for Natural Products Research, 2014.

FATTORE, L. et al. Cannabinoids and reward: interactions with the opioid system. *Crit. Rev. Neurobiol.*, v. 16, p. 147-158, 2004.

FAROKHNIA, M. et al. Effects of oral, smoked, and vaporized cannabis on endocrine pathways related to appetite and metabolism: a randomized, double-blind, placebo-controlled, human laboratory study. *Translational Psychiatry*, v. 10, n. 1, 2020.

FRATTA, W.; FATTORE, L. Molecular mechanisms of cannabinoid addiction. *Curr. Opin. Neurobiol.*, v. 23, p. 487-492, 2013.

FREEMAN, T.P.; WINSTOCK, A.R. Examining the profile of high-potency cannabis and its association with severity of cannabis dependence. *Psychol Med*, v. 45, p. 3181-3189, 2015.

GAONI, Y.; MECHOULAM, R. Isolation, structure and partial synthesis of an active constituent of hashish. *The Journal of the Amerrican Chemistry Society*, v. 86, p. 1646-1647, 1964.

GASTON, T.E.; FRIEDMAN, D. Pharmacology of cannabinoids in the treatment of epilepsy. *Epilepsy Behav*, v. 70, p. 313-318, 2017.

GERSH, B.J. Public health importance of triggers of myocardial infarction: a comparative risk assessment. *Yearbook of Cardiology*, p. 257-258, 2012.

GÓMEZ-RUIZ, M. et al. An overview on the biochemistry of the cannabinoid system. *Mol. Neurobiol.*, v. 36, p. 3-14, 2007.

GRANT, K.S. et al. Cannabis use during pregnancy: Pharmacokinetics and effects on child development. *Pharmacology & Therapeutics*, v. 182, p. 133-151. 2018.

GROTENHERMEN, F. Pharmacokinetics and pharmacodynamics of cannabinoids. *Clinical Pharmacokinet*, v. 42, p. 327-360, 2003.

GROTENHERMEN, F. The toxicology of cannabis and cannabis prohibition. *Chem. Biodivers*. v. 4, p. 1744-69, 2007.

GUIMARÃES, F.S. et al. Anxiolytic effect of cannabidiol derivatives in the elevated plus-maze. *General Pharmacology*, v. 25, p. 161-4, 1994.

HALL, W.; DEGENHARDT, L. Adverse health effects of non-medical cannabis use. *Lancet*, v. 374, p. 1383-1391, 2009.

HILL, A.J. et al. Phytocannabinoids as novel therapeutical agents in CNS disorders. *Pharmacology & Therapeutics*, v. 133, p. 79-97, 2012.

HIRVONEN, J. et al. Reversible and regionally selective downregulation of brain cannabinoid CB1 receptors in chronic daily cannabis smokers. *Mol. Psychiatry*, v. 17, p. 642-649, 2012.

IBSEN, M.S.; CONNOR, M.; GLASS, M. Cannabinoid CB1 and CB2 receptor signaling and bias. *Cannabis Cannabinoid Res*., v. 2, N. 1, p. 48-60, 2017.

Instituto Nacional de Políticas Públicas do Álcool e Outras Drogas (INPAD). *II Levantamento Nacional de Álcool e Drogas. O uso da maconha no Brasil*. Disponível em: <http://inpad.org.br/wp-content/uploads/2013/04/Press_Maconha_SIte1.pdf> e <http://inpad.org.br/lenad/maconha/resultados-preliminares/>. Acesso em: 31 jul. 2013.

ISAAC, S.; SAINI, B; CHAAR, B.B. The role of medicinal cannabis in clinical therapy: pharmacist' perspectives. *PLoS ONE*, v. 11, n. 5, e.0155113, 2016.

JETT, J. et al. *Cannabis* use, lung cancer, and related issues. *Journal of Thoracic Oncology*, v. 13, n. 4, p. 480-487, 2018.

JIANG, R. et al. Identification of cytochrome P450 enzymes responsible for metabolism of cannabidiol by human liver microsomes. *Life Sciences*, v. 89, p. 165-170, 2011.

LAPRAIRIE, R.B. et al. Cannabidiol is a negative allosteric modulator of the cannabinoid CB1 receptor. *British Journal of Pharmacology*, v. 20, p. 4790-4805, 2015.

LAUN, A.S. et al. GPR3, GPR6, and GPR12 as novel molecular targets: their biological functions and interaction with canabidiol. *Acta Pharmacologica Sinica*, v. 40, p. 300-308, 2019

LIGRESTI, A.; De PETROCELLIS, L.; Di MARZO, V. From phytocanabinoids to cannabinoid receptors and endocannabinoids: pleiotropic physiological and pathological roles through complex pharmacology. *Physiology Reviews*, v. 96, p. 1593-1659, 2016

LUCAS, C.J.; GALETTIS, P.; SCHNEIDER, J. The pharmacokinetics and the pharmacodynamics of cannabinoids. *British Journal of Clinical Pharmacology*, v. 84, p. 2477-2482, 2018.

MALDONADO, R. et al. Neurochemical basis of cannabis addiction. *Neuroscience*, v. 181, p. 1-17, 2011.

MALDONADO-AVILÉS, J.G.; DILEONE, R.J. Inhaling: endocannabinoids and food intake. *Nature Neuroscience*, v. 17, n. 3, p. 336-337, 2014.

MECHOULAM, R.; SHVO, Y; HASHISH, I. The structure of cannabidiol. *Tetrahedron*, v. 19, p. 2073- 2078, 1963.

MECHOULAM, R.; PARKER, L.A. The endocannabinoid system and the brain. *The annual reviews of psychology*, v. 64, p. 21-47, 2013.

MEIER, M.H. et al. Persistent cannabis users show neuropsychological decline from childhood to midlife. *Proc. Natl. Acad. Sci*., v. 109, p. E2657-64, 2012.

MILLAR, S.A. et al. A systematic review on the pharmacokinetics of cannabidiol in humans. *Frontiers in Pharmacology*, v. 9, e. 1365, 2018.

MOORE, T.H.M. et al. Cannabis use and risk of psychotic or affective mental health outcomes: a systematic review. *Lancet*, v. 370, p. 319-28, 2007.

MORALES, P. Molecular targets of the phytocannabinoids – a complex picture. *Progress in the Chemistry of Organic Natural Products*, v. 103, p. 103-131, 2017.

MUKAMAL, K.J. et al. An exploratory prospective study of marijuana use and mortality following acute myocardial infarction. *Am. Heart. J*., v. 155, p. 465-470, 2008.

NATIONAL INSTITUTE ON DRUG ABUSE; National Institutes of Health; U.S. Department of Health and Human Services. *Marijuana as a Medicine*, v. 103, p. 103-131, 2019.

PLETCHER, M.J. et al. Association between marijuana exposure and pulmonary function over 20 years. *JAMA*, v. 307, p. 173-181, 2012.

PRESTIFILIPPO, J.P. et al. Inhibition of salivary secretion by activation of cannabinoid receptors. *Experimental Biology and Medicine*, v. 231, n. 8, p. 1421-1429, 2006.

REECE, A.S. Chronic toxicology of cannabis. *Clin. Toxicol*., v. 47, p. 517-524, 2009.

RUMALLA, K.; REDDY, A.Y.; MITTAL, M.K. Recreational marijuana use and acute ischemic stroke: a population-based analysis of hospitalized patients in the United States. *Journal of the Neurological Sciences*, v. 364, p. 191-196, 2016.

SCHNEIDER, M. Cannabis use in pregnancy and early life and its consequences: animal models. *Eur. Arch. Psychiatry Clin. Neurosci*., v. 259, p. 383-393, 2009.

SCHERMA, M. et al. Brain activity of anandamide: a rewarding bliss? *Acta Pharmacologica Sinica*, v. 40, p. 309-323, 2019.

SEELY, K.A. et al. Marijuana-based drugs: innovative therapeutics or designer drugs of abuse? *Mol. Interv*., v. 11, p. 36-51, 2011.

SUGIURA, T. et al. Biosynthesis and degradation of anandamide and 2-arachidonoylglycerol and their possible physiological significance. *Prostaglandins Leukot. Essent. Fatty Acids*, v. 66, p. 173-192, 2002.

THAM, M. et al. Allosteric and orthosteric pharmacology of cannabidiol and cannabidiol-dimethylheptyl at the type 1 and type 2 cannabinoid receptors. *British Journal of Pharmacology*, v. 176, p. 1455-1469, 2019.

THOMAS, K.L. Plot against pot. *Nature Medicine*, v. 12, p. 281-282, 2006.

United Nation Office on Drugs and Crime (UNODC) – World Drug Report – 2019; 2020.

VOLKOW, N.D.; HAMPSON, A.J. BALER, R.D. Don't worry, be happy: endocannabinoids and cannabis at the intersection of stress and reward. *The Annual Review of Pharmacology and Toxicology*, v. 57, p. 258-308, 2017.

WILSON, R.I.; NICOLL, R.A. Endocannabinoid signaling in the brain. *Science*, v. 296, p. 678-682, 2002.

ZANELATI, T.V. et al. Antidepressant-like effects of cannabidiol in mice: possible involvement of 5-HT1A receptors. *Brazilian Journal of Pharmacology*, v. 159, p. 122-128, 2010.

ZIEBA, J. et al. Cannabidiol (CBD) reduces anxiety-related behavior in mice via an FMRP1-independent mechanism. *Pharmacology Biochemistry and Behavior*, v. 181, p. 93-100, 2019.

ZUARDI, A.W. et al. Cannabidiol, a *Cannabis sativa* constituent, as an antipsychotic drug. *Brazilian Journal of Medical Biology Research*, v. 39, p. 421-429, 2006.

ZUARDI, A.W. History of *cannabis* as a medicine: a review. *Rev. Bras. Psiquiatr*., v. 28, p. 153-157, 2006.

ZUARDI, A.W. Cannabidiol: from an inactive cannabinoid to a drug with wide spectrum of action. *Revista Brasileira de Psiquiatria*, v. 30, p. 271-280, 2008.

37

Alucinógenos

Silvia de Oliveira Santos Cazenave
José Luiz da Costa
Rafael Lanaro

CONTEÚDO DESTE CAPÍTULO

> "Existem experiências que a maioria de nós hesita em falar a respeito porque elas não combinam com a realidade cotidiana e desafiam uma explicação racional."
>
> *Albert Hofmann*

INTRODUÇÃO

A busca da transcendência por meio das substâncias psicoativas é o método mais direto para permitir ao ser humano libertar-se dos limites de sua existência e entrar, temporariamente, em mundos fascinantes, abertos pelos alucinógenos.

Na procura do autoconhecimento ou na tentativa de expandir a mente, de obter uma sensação mística, ou de se aproximar de mistérios divinos, os alucinógenos clássicos ou psicodélicos são utilizados exercendo uma ação surpreendente, produzindo sensações e percepções experimentadas na ausência de eventos externos desencadeantes, alterando no indivíduo o estado de razão, de entendimento e de realidade. Essas sensações são muitas vezes interpretadas como sinais divinos, respostas aos desejos mais íntimos dos indivíduos que fazem uso desses compostos ou mesmo "soluções e caminhos apontados pelos deuses", levando os usuários a nova concepção de valores e até a pensamentos sobre o que é, ou não, realidade.

Primordialmente, as plantas que produzem efeitos alucinógenos foram utilizadas com finalidades místicas, apresentando um papel importante em ritos religiosos de diversas culturas. A planta permitia ao curandeiro comunicar-se com o mundo espiritual, realizar cura, fazer adivinhações, orientar a tribo nas estratégias de guerra. Em algumas culturas, os adolescentes, para ingressarem na vida adulta, passam por provações e fazem uso de plantas alucinógenas. São poucas as culturas no hemisfério ocidental que não utilizaram ao menos um alucinógeno em suas cerimônias mágico-religiosas.

A questão do uso de plantas alucinógenas deve ser enfocada nos seus vários aspectos: bioquímico, psicológico, social, antropológico. Muitas plantas são usadas ainda hoje por alguns povos indígenas, especialmente no continente americano, em sacramentos, curas mágicas, ritos divinatórios. Segundo esses povos, as plantas contêm o "poder dos espíritos", assim como são também usadas por população urbana, seguidores de algumas religiões originárias da floresta.

As visões fantásticas, fragmentadas, cheias de colorido ou significado simbólico que as substâncias provocam, são a fonte de uma procura cada vez maior, o que tem se constituído em problema social. Essas substâncias foram citadas durante as últimas décadas de modo extremamente positivo ou negativo em várias músicas, filmes e livros.

Entretanto, a diferença entre a utilização de alucinógenos em nossa cultura e em sociedades pré-industriais refere-se à sua origem e ao seu propósito do uso. Todas as sociedades aborígenes consideram que plantas alucinógenas são presentes dos deuses e, às vezes, até o próprio deus (p. ex., o Soma). A reverência a essas plantas restringe seu uso a finalidades rituais, o que é evidentemente diferente do uso abusivo de nossa sociedade.

A concepção de nossa cultura é outra. Na grande maioria das vezes, os alucinógenos utilizados são sintéticos, comercializados ilegalmente com o objetivo de produzir prazer individual e imediato ou destruição da realidade presente. Eles fornecem nova visão do mundo imaginário, sem defesas, sem limite e inteiramente irracional. Estabelece-se a transgressão principalmente quando o usuário valoriza mais o imaginário do que o real.

No entanto, encontram-se em nossa sociedade ritos religiosos em que se faz uso de plantas, como a União do Vegetal (UDV), Barquinha e o Santo Daime e suas facções dissidentes. Fundamentados em direito constitucional de liberdade de culto e religião, não há restrições ao uso dessas plantas sob o aspecto forense, além de que nada consta sobre o seu principal componente na Lei n. 13.886, de 17 de outubro de 2019, ou na Portaria n. 344, de 12 de maio de 1998, "Substâncias e medicamentos sujeitos a controle especial", atualizada com frequência por Resoluções de Diretoria Colegiada (RDC) da Agência Nacional de Vigilância Sanitária (Anvisa).

A disseminação do uso de alucinógenos sintéticos cresceu a partir dos anos 1960, a princípio como meio de questionamento da ordem social (p. ex., entre os *hippies*). Hoje, novos produtos estão chegando ao mercado, idealizados especificamente para o uso indevido e conhecidos como "drogas desenhadas" ou "novas substâncias psicoativas (NSP)". Essas substâncias têm natureza química distinta, grande quantidade de impurezas (provenientes de sua síntese ou de sua produção em grande escala sem cuidados com a higiene) e podem conter produtos secundários.

A abordagem sobre o uso dessa classe de substância psicoativa deve ser feita considerando-se todos os fatores mencionados. A finalidade de uso, o tempo e a frequência, assim como outras condições de exposição, serão determinantes na manifestação dos efeitos produzidos pelos alucinógenos clássicos ou psicodélicos.

CONCEITOS

Alucinógenos clássicos são substâncias químicas que, em doses não tóxicas, produzem mudanças na percepção, no pensamento e no estado de ânimo. São também conhecidos como "drogas psicodélicas". Esse termo foi elaborado pelo psiquiatra canadense, Humphry Osmond, em 1937, para diferenciar a terapêutica psicolítica (doses pequenas e frequentes) da psicodélica (uso de uma ou duas doses grandes). Essa distinção não foi adotada e a palavra "psicodélico" passou a ser usada de modo geral para as substâncias que alteram subjetivamente a percepção e a razão. Hoje encontramos o termo "alucinógeno" em grande parte das publicações científicas, principalmente quando relacionadas à relação estrutura-atividade, aspectos farmacológicos e toxicológicos e ainda às metodologias analíticas, assim como em um contexto criminal, ou seja, de uso ilícito. Já o termo "psicodélico" é utilizado em publicações psiquiátricas, psicológicas, sociológicas, etnofarmacológicas e antropológicas, vinculando os efeitos produzidos aos campos de pesquisa mencionados. Em função da política proibicionista de guerra às drogas, o termo alucinógeno, embora considerado oficial, carrega o estigma da loucura, do efeito psicótico, de ver coisas que não existem e da perda do controle sobre a realidade e, atualmente, somado a um número crescente de pesquisas voltadas para o uso terapêutico dessas substâncias, o termo psicodélico tem se destacado. No que diz respeito à legislação brasileira, no caso a já referida Portaria n. 344/98, usa-se de modo simplista apenas o termo *Psicotrópico – Substância que pode determinar dependência física ou psíquica e relacionada, como tal, nas listas aprovadas pela Convenção sobre Substâncias Psicotrópicas*, não mencionando os conceitos de alucinógeno ou psicodélico.

O efeito principal produzido por essa classe de substâncias é a alucinação, que pode ser definida como um conjunto de percepções elaboradas pela mente e projetadas sobre os sentidos como se a sensação tivesse sido provocada por um agente de fato existente, uma sensação subjetiva que não corresponde a estímulos externos. Ocorre uma percepção sem objeto, é um "erro mental" que atribui caráter de percepção a dados puramente subjetivos. No entanto, mesmo na ausência de um agente desencadeante, as sensações são "reais", provocando reações de prazer, medo, dor, ansiedade e outras.

Apesar de as alucinações se manifestarem usualmente por alterações visuais, também podem ser: auditivas (percepção de sons irreais); olfativas (relacionadas com o olfato); gustativas (percepção de sabores irreais e normalmente desagradáveis); e táteis (vinculadas ao tato e geralmente com um caráter obsessivo e desagradável).

Na avaliação dos efeitos produzidos por essas substâncias, deve-se diferenciar alucinação e delírio, conceitos muitas vezes empregados incorretamente. Delírio é uma construção intelectual mórbida, afastada da realidade e de convicção inabalável do paciente. Caracteriza-se pela estrutura biopsicológica do paciente. O delírio pode ser definido como uma perturbação mental de curta duração, acompanhada de alucinações, excitação mental, inquietação física, e gira em torno de determinado assunto – ciúme, perseguição, grandeza. Pode ser: paranoico (superioridade), esquizoide (introversão), astênico (obsessão), histérico (imaginação); e conter certeza intuitiva, ilusões sensoriais e fenômenos persecutórios.

Também é frequente atribuir-se ao termo "alucinógenos" apenas efeitos decorrentes de modificação das sensações, contudo outras alterações, como variação do humor, pensamento com ideias delirantes, também são alguns dos efeitos observados após utilização desses compostos.

Do mesmo modo, deve-se diferenciar uma alteração de percepção de uma alucinação, em que há uma mudança da consciência, porém não ocorre uma elaboração de um agente inexistente. Na alteração da percepção, as sensações são produzidas por agentes de fato existentes, há consciência dos elementos do meio ambiente por meio das sensações físicas. Por causa dessa diferenciação, não se deve classificar a *Cannabis sativa* L., por exemplo, como um alucinógeno, e sim como um perturbador do sistema nervoso central (SNC).

É necessário incluir também nessa diferenciação algumas anfetaminas substituídas, as quais produzem perturbações no SNC, em doses usuais, e alucinações em doses excessivas. Esses compostos são classificados por vários autores como substâncias enteógenas. De acordo com Nichols (2016), a denominação enteógeno foi utilizada pela primeira vez em 1979 por Ruck, como um substituto para os termos alucinógeno e psicodélico, pois ambos teriam conotações negativas. *Entheogen* é derivado das raízes gregas *entheos*, que significa "Deus (theos) dentro", e *genesthe*, que significa "gerar". A palavra enteógeno, portanto, refere-se essencialmente a uma substância ou material que gera Deus ou o divino dentro de alguém. Embora pareça que o termo enteógeno tenha sido adotado na comunidade científica, observa-se que é geralmente usado como sinônimo de psicodélico.

Outros dois termos devem ser destacados, pois acompanham os estudos sobre alucinógenos, *Bad trip* e *Flashback*. *Bad trip* (viagem ruim) é uma terminologia utilizada por usuários para designar um efeito adverso do uso da droga, como uma ansiedade aguda e grave, acompanhada de medo e agitação com pensamento delirante e paranoico, sentimento de perda do controle, distorções da imagem do corpo, alucinações bizarras e aterrorizantes, medo da insanidade ou da morte, desespero, tendência suicida. Alguns sintomas físicos também podem ser incluídos, como suor, palpitações, náuseas, parestesia. Embora as reações adversas desse tipo sejam usualmente associadas aos alucinógenos, também podem se manifestar no uso de anfetamínicos ou outros estimulantes, anti-histamínicos e sedativos/hipnóticos.

Já o termo *flashback* está relacionado aos transtornos de percepção pós-alucinógena; trata-se de recorrências fragmentadas de efeitos alucinógenos, por exemplo, distorções visuais, intensificação de uma cor percebida, aparente movimento de um objeto fixo, confusão de um objeto com outro, sintomas físicos, perda do limite do ego ou emoção intensa, que ocorre quando o indivíduo ingeriu alucinógeno no passado. *Flashbacks* são episódios de curta duração (segundos ou horas) e podem repetir exatamente os sintomas de uma alucinação anterior. São comumente relatados e podem também ser precipitados pela fadiga, pela intoxicação alcoólica ou pelo uso abusivo de outra substância psicoativa. Podem ocorrer em semanas ou meses depois do uso, e o usuário pode desenvolver um TPPA ou transtorno de percepção persistente por alucinógenos (do inglês HPPD, *hallucinogen persisting perception disorder*) além do *flashback*. O aparecimento de TPPA é imprevisível, mas pode ocorrer em momentos de estresse e predominantemente em indivíduos mais jovens. O mecanismo de ação do *flashback* ainda não foi elucidado.

CLASSIFICAÇÃO QUÍMICA DOS ALUCINÓGENOS

A alucinação pode ser manifestada de diversas maneiras, como mencionado, incluindo o efeito produzido por ação de substâncias. Para fins didáticos, podem-se classificar as substâncias em três grupos, em função de seu mecanismo de ação, sendo que neste capítulo o foco principal será dado aos alucinógenos clássicos ou psicodélicos.

Grupos de substâncias que podem provocar alucinações:

- **1º grupo.** Substâncias que provocam alucinações quando em altas doses. Ação alucinogênica está relacionada com a ruptura metabólica dos tecidos nervosos – etanol, metais, hidrocarbonetos.
- **2º grupo.** Substâncias ditas delirantes – atropina, fenciclidina, triexifenidil.
- **3º grupo.** Substâncias alucinógenas propriamente ditas, alucinógenos clássicos ou psicodélicos – LSD (dietilamida do ácido lisérgico), mescalina, psilocina e DMT (dimetiltriptamina).

Os alucinógenos clássicos podem ser classificados, de acordo com sua estrutura química, em dois grupos, ambos apresentando estrutura semelhante à dos neurotransmissores 5-hidroxitriptamina (indolalquilaminas) e norepinefrina (fenilalquilaminas), respectivamente, conforme ilustrado na Figura 37.1.

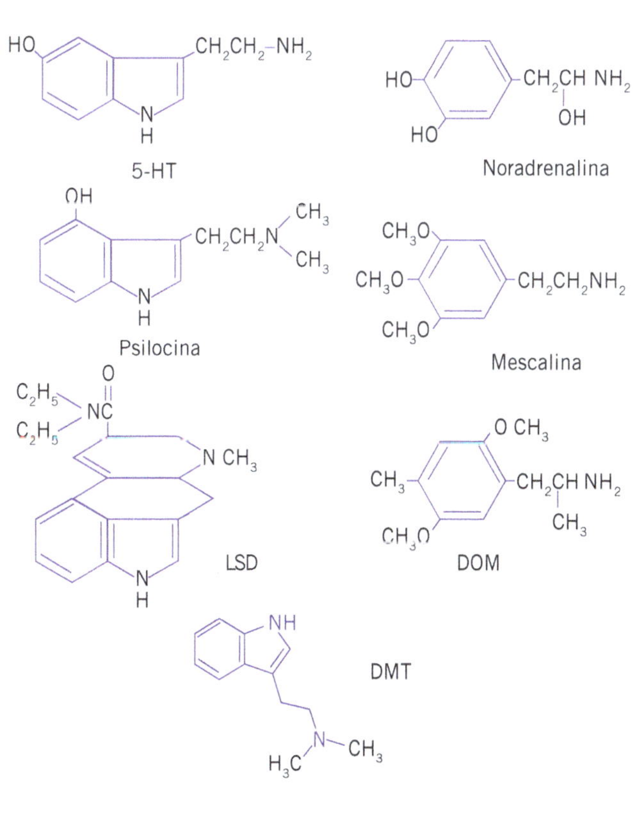

Figura 37.1 Derivados de indolalquilamina e fenilalquilamina. Indolalquilaminas – LSD, psilocina, DMT (dimetiltriptamina). Fenilalquilaminas – mescalina, DOM (2,5-dimetoxi-4-metilanfetamina).

A comparação entre as estruturas dos alucinógenos e os neurotransmissores 5-hidroxitriptamina (5-HT) e norepinefrina (NA) permite observar a existência de grande semelhança estrutural. Alguns alucinógenos apresentam um núcleo indoletilamina semelhante ao do 5-HT, como o LSD, a psilocina e a psilocibina, ao passo que a mescalina e o DOM apresentam um núcleo feniletilamina semelhante ao da norepinefrina.

O mecanismo de ação básico dos efeitos alucinógenos dessas substâncias não está totalmente elucidado. É bem aceita a hipótese de que os efeitos centrais dos alucinógenos podem estar ligados às alterações da neurotransmissão serotonérgica central. Desde o primeiro receptor de serotonina descrito na literatura em 1957, os conhecimentos sobre esse sistema de neurotransmissão têm se desenvolvido extensivamente. Atualmente, incluem-se vários subtipos do receptor 5-HT (5-HT_{1A}, 1B, 1C, 1D, 5-HT_2, 3 e 4), localizados na periferia e em todo o SNC, como região do córtex cerebral, sistema límbico, núcleo de rafe.

Os derivados de fenilisopropilamina interagem com alta afinidade e alto grau de correlação apenas com o receptor 5-HT2 e com uma correlação menos significativa aos receptores 5-HT_{1A} e 5-HT_{1B}. Entretanto, outros dados farmacológicos sugerem que os dois últimos receptores mencionados podem não exercer papel de importância no mecanismo de ação dos alucinógenos. Como o LSD tem efeitos alucinogênicos e comportamentais semelhantes aos derivados fenilisopropilamínicos e demonstra alta afinidade pelo receptor 5-HT, parece que os efeitos psicoativos de ambos são mediados pela estimulação desse receptor. A ação extremamente potente do LSD indica um envolvimento secundário com o receptor 5-HT1. Segundo alguns autores, os alucinógenos estimulam autorreceptores de 5-HT, que exerceriam a função de inibir excessivas descargas dos neurônios serotonérgicos.

PADRÕES DE USO DOS ALUCINÓGENOS

O auge da popularidade dos alucinógenos nos Estados Unidos foi no fim da década de 1960. O abuso reaparece no início da década de 1980, provavelmente em decorrência do surgimento de algumas anfetaminas substituídas.

A prevalência de uso de alucinógenos para ambos os sexos e idades entre 12 e 34 e 35 e 65 anos foi avaliada no México, em estudo epidemiológico, no qual se constatou que 0,67% de homens e 0,04% de mulheres entre 12 e 34 anos fazem uso dessas substâncias, ao passo que, dos usuários com faixa etária entre 35 e 65 anos, 0,32% são homens e 0,08% mulheres.

No I Levantamento Domiciliar sobre o Uso de Drogas Psicotrópicas, realizado em 1999 pelo Centro Brasileiro de Informações sobre Drogas Psicotrópicas (Cebrid), em 24 cidades do Estado de São Paulo, constatou-se o uso de 0,7% de alucinógenos e de 0,3% de anticolinérgicos. No Levantamento Domiciliar sobre o Uso de Drogas Psicotrópicas realizado em 2001, em 107 cidades, os alucinógenos representaram 0,6% (intervalo de 0,1% a 1,1%). Os resultados do V Levantamento Nacional sobre o Consumo de Drogas Psicotrópicas entre Estudantes do Ensino Fundamental e Médio da Rede Pública de Ensino, nas 27 capitais brasileiras, em 2004, indicam um uso de alucinógenos de 0,6% (uso na vida) e 0,7% (uso frequente) ao passo que os compostos anticolinérgicos representam 1,2% de uso na vida.

No III Levantamento Nacional Sobre o Uso de Drogas pela População Brasileira (LNUD), publicado em 2018, a estimativa de uso de alguma droga ilícita na vida, para o Brasil, foi de 9,9%, destacando-se que alucinógenos clássicos foram incluídos no item conjunto de "alguma droga ilícita", excetuando-se álcool, maconha, cocaína e *crack*. A estimativa de uso de alguma droga ilícita nos 12 meses anteriores à pesquisa, para o Brasil, foi de 3,2%, e, já no que diz respeito aos 30 dias anteriores à pesquisa, as estimativas do III LNUD foram de 1,7% para o Brasil. Sendo assim, não há dados nacionais de padrões de uso, específicos para alucinógenos.

Questiona-se a indução de dependência pelo uso de LSD e de outros alucinógenos em geral, no que diz respeito à compulsividade. Quanto ao aparecimento de tolerância farmacodinâmica, após um breve período de uso, ocorre manifestação intensa, assim como tolerância cruzada com outros alucinógenos. Não há evidências de síndrome de abstinência, porém seu uso crônico pode implicar *flashback*, ansiedade e transtornos de personalidade.

O Quadro 37.1 mostra as características de alguns alucinógenos.

Quadro 37.1 Características de alguns alucinógenos.

Alucinógeno	Nomes populares	Dependência	Tolerância	Duração do efeito (horas)	Vias de administração
LSD	Ácido, passaporte audiovisual, doce	?	+	8 a 12	Oral, sublingual
Mescalina (peiote)	Mesc, botões, cacto	?	+	8 a 12	Oral
Psilocina e psilocibina	Cogumelos	?	+	Variável	Oral, injetável, respiratória e mucosa
Dimetil e dietil triptamina	DMT, DET	?	+	Variável	Oral, injetável, respiratória e mucosa
Dimetilserotonina	Bufotenina	?	+	Variável	Oral, injetável, respiratória e mucosa
Ibogaína (*Tabernanthe iboga*)	Iboga, datura	–	–	–	Oral
Mandrágora	Saia branca	–	–	–	Oral

–: não determinado; +: positiva; +++: intensa; ?: duvidosa.
Fonte: Adaptado de WHO. *Drug Enforcement Administration.*

HISTÓRIA DOS ALUCINÓGENOS

Não se pode referir a uma história dos alucinógenos, mas sim a uma história do uso de plantas e substâncias alucinógenas. A arte rupestre inclui formas simples que lembram o que as pessoas veem quando estão em estado de consciência alterada. Os desenhos nas cavernas sugerem formas de cogumelos que deveriam ter importância ritual; a escolha de plantas e cogumelos comestíveis implicou a aquisição de conhecimento sobre os produtos que produziam efeitos tóxicos.

Os cogumelos passam a ser considerados sagrados pelos efeitos produzidos, como a mudança da percepção e as interpretações sobre questões da vida, atribuindo um aspecto religioso e transcendente. Experiências de expansão da mente com "cogumelos mágicos" podem ter ajudado na evolução humana.

Os maias deixaram registros das plantas e cogumelos alucinógenos que teriam usado buscando comunhão com divindades. Tinham o costume de realizar profecias, e os sacerdotes conhecidos como Xamãs eram os responsáveis por esses rituais. Eles faziam uma viagem espiritual após inalar vapores alucinógenos e das visões obtidas faziam profecias. Para eles, os alucinógenos permitiam que a mente humana fosse capaz de se comunicar com o sagrado.

O auge do uso de alucinógenos ocorreu durante a Idade Média na Europa, quando foram utilizados quase exclusivamente para bruxaria. Entre as principais plantas utilizadas, destacam-se a mandrágora e a beladona. Também ocorriam muitos casos de intoxicação acidental pelo centeio contaminado com o fungo *Claviceps purpurea*. A intoxicação conhecida como "Fogo de Santo Antônio" era produzida pela presença de alcaloides do *ergot*, que causavam alucinação, gangrena e morte.

A sociedade moderna retomou recentemente o uso de alucinógenos em grande escala, às vezes de forma religiosa, outras para pesquisa e, ainda, em muitas situações, de maneira ilegal. Muitas pessoas acreditam que podem alcançar experiências "místicas" ou "religiosas" alterando a fisiologia do cérebro com alucinógenos, assim como em velhas práticas das sociedades primitivas. O uso generalizado e a expansão de alucinógenos em nossa sociedade fazem parte de um fenômeno cultural recentemente importado de sociedades primitivas e sobreposto à tradição ocidental sem as raízes naturais originais.

No entanto, é inegável a necessidade da continuidade de investigação a respeito do mecanismo de ação dessas substâncias e das possibilidades terapêuticas que têm sido apresentadas nos últimos anos.

LSD_{25} – DIETILAMIDA DO ÁCIDO LISÉRGICO

É o mais conhecido e estudado alucinógeno sintético. Derivado de alcaloides do *ergot*, principalmente da ergotamina, os quais ocorrem naturalmente como produtos do metabolismo do fungo *Claviceps purpurea*, o LSD_{25} foi sintetizado pela primeira vez em 16 de novembro 1938, pelo químico suíço Albert Hofmann, no laboratório farmacêutico Sandoz, como parte de um programa de pesquisa para o uso terapêutico de alcaloides derivados do *ergot*.

As propriedades farmacológicas do LSD foram descobertas 5 anos depois, quando acidentalmente Hofmann ingeriu uma pequena quantidade de seu produto de síntese, podendo observar seus efeitos psicoativos conforme relatório enviado ao coordenador da pesquisa:

> "Sexta-feira passada, 16 de abril de 1943, fui forçado a interromper meu trabalho no laboratório, no meio da tarde e retornei a minha casa afetado por uma inquietude notável, combinada com uma leve vertigem. Em casa, eu me deitei e afundei numa condição não desagradável de um tipo de intoxicação, caracterizada por uma imaginação extremamente estimulada. Num estado como que em sonho, com os olhos fechados, eu achei a luz do dia desagradavelmente brilhante, eu percebia um fluxo ininterrupto de quadros fantásticos, formas extraordinárias com um intenso caleidoscópico jogo de cores. Depois de umas duas horas esta condição diminuiu."

Em 19 de abril de 1943, Hofmann ingeriu intencionalmente a quantidade de 250 μg de LSD e pôde perceber efeitos mais fortes do que aqueles manifestados na ingestão acidental. Em um novo relatório, ele descreve:

> "4/19/43 16:20: 0,5 cc de 1/2 solução aquosa de promil tartarato de dietilamida oralmente = 0,25 mg de tartarato. Tomado diluído com aproximadamente 10 cc. de água. Insípido.
>
> 17:00: Começando uma vertigem, sentimento de ansiedade, de distorções visuais, sintomas de paralisia, desejo de rir. Suplemento de 4/21: Fui para casa de bicicleta. Das 18:00 às 20:00, crise mais severa".
>
> Devido aos efeitos e ao relato sobre seu caminho para casa, este dia ficou conhecido como o "dia da bicicleta."

A sigla LSD vem do nome em alemão *Lyserg Säure-Diethylamid*, e o composto foi introduzido como um medicamento psiquiátrico em 1947 pelo laboratório farmacêutico Sandoz com o nome de *Delysid*®.

O número 25 indica, segundo o próprio Hofmann, que é o 25º produto de uma série de transformações químicas da molécula básica do ácido lisérgico. Porém, encontra-se na literatura a afirmação de que o número 25 refere-se à dose necessária para produzir alucinações, isto é, 25 μg. A introdução de LSD no organismo é feita por meio da absorção sublingual. O usuário introduz um pequeno pedaço de papel de filtro impregnado com o LSD, no qual se verificam também vários desenhos, ilustrações ou, então, um pequeno cristal da substância, conhecido popularmente como "microponto", comprimido redondo com 1,6 mm de diâmetro, predominante nos anos 1970. Quando o LSD foi introduzido no mercado ilícito, nos anos 1960, era comum sua aplicação em diferentes materiais absorventes, como cubos de açúcar (popularmente chamado de "doce"), balas de goma, papel de filtro e pós farmacologicamente inertes que se introduziam em cápsulas vazias de gelatina. O conteúdo de LSD aplicado era bastante variável, entre 20 μg e 500 μg. Na década de 1980, a apresentação mais comum foi a dosagem sobre papel, porém não gotejando a droga sobre ele, e sim mergulhando-o, pré-impresso, em solução de LSD, conseguindo-se, assim, maior uniformidade nas doses. Do papel impregnado, fazem-se pequenos quadrados picotados com aproximadamente 5 mm^2, que contêm cerca de 30 μg a 50 μg de LSD (Figura 37.2).

A absorção dessa quantidade da substância provoca efeitos que aparecem de 35 a 45 minutos após a administração e duram aproximadamente 6 horas. Inicia-se, então, um estágio de recuperação com duração de 7 a 9 horas após a administração, em que os sintomas tendem a diminuir. Ocorre uma oscilação entre as alucinações e os sentidos normais, conhecidas como "ondas de LSD". No estágio final, são observados efeitos de tensão e de fadiga, que podem durar vários dias.

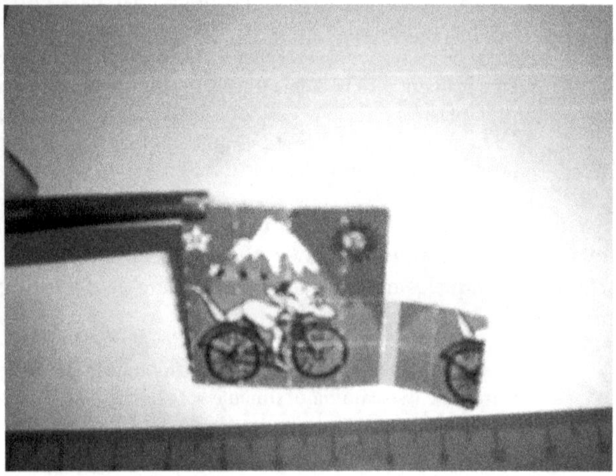

Figura 37.2 Amostra de LSD periciada no Instituto de Criminalística de Campinas.
Fonte: Acervo da autoria.

Estágios da ação do LSD

- período de latência (0,5 a 3 horas);
- modificações físicas (sensação de frio, suor, midríase, dor de cabeça);
- período intermediário (medo, angústia);
- período de síndrome psíquica e afetiva;
- modificação do tempo vivido;
- modificação da sensação de espaço;
- modificação das sensações do próprio corpo;
- modificações afetivas;
- modificação do curso do pensamento;
- alucinações (principalmente visuais);
- conotação erótica e sensual (simbólica);
- lucidez relativa.

A distribuição de LSD se verifica em diversos órgãos, principalmente rim, fígado e pulmão, ao passo que, no sangue, no tecido adiposo e no cérebro, a concentração é comparativamente menor. No cérebro, a concentração não excede a 0,01% da dose administrada.

Mecanismo de ação

O mecanismo de ação do LSD está relacionado como um forte ativador dos receptores: de serotonina, 5-HT (5-hidroxitriptamina), subtipos 5-HT_{1A}, 5-HT_{2A}, 5-HT_{2C}; receptores dopaminérgicos do tipo D_2 e adrenérgicos $\alpha 2$. Apresenta menor potência de ligação com os receptores $\alpha 1$ adrenérgicos, e dopaminérgicos D_1 e D_3. Em ratos e camundongos, o LSD ativa os receptores do tipo $TAAR_1$ (receptores associados a rastreamento de aminas que são responsáveis por mediar alguns de seus efeitos celulares em neurônios monoaminérgicos dentro do sistema nervoso central), porém não em receptores $TAAR_1$ de humanos.

Atua como agonista de receptores 5-HT_{1A}, localizados no *locus coeruleus*, nos núcleos da rafe e no córtex. Também atua como um agonista parcial em receptores $5HT_{1A}$ pós-sináptico, possuindo alta afinidade com outros subtipos de receptores 5-HT_1, como: 5-HT_{1B}; 5-HT_{1D}; e 5-HT_{1E}.

Efeitos do LSD nos receptores, 5-HT_{5A}, 5-HT_6 e 5-HT_7 são descritos, porém a sua relevância ainda é incerta. No entanto, o efeito alucinógeno do LSD foi relacionado com a sua afinidade pelos receptores 5-HT_{2A}, onde atua como um agonista, ação compartilhada por outros alucinógenos do grupo das fenilalquilaminas (mescalina, 2,5-dimetoxi-4-iodoanfetamina) e das indoalquilaminas (psilocibina, DMT). Uma forte correlação foi verificada entre doses psicoativas desses alucinógenos e sua respectiva potência nos receptores 5-HT_{2A}.

Atualmente, sabe-se que o LSD é um agonista parcial dos receptores 5-HT_{2A}, especialmente pela expressão em células piramidais neocorticais. A ativação do 5-HT_{2A} também ocasiona aumento dos níveis de glutamato no córtex frontal, provavelmente mediada pelas vias aferentes talâmicas. No entanto, esse aumento na liberação de glutamato no córtex pré-frontal pode provocar uma alteração na transmissão corticocortical e corticossubcortical resultando em alterações no processamento sensorial e cognitivo. O LSD apresenta duplo efeito modular em receptores 5-HT_{2A} (estimulante) e 5-HT_1 (inibitório), podendo, assim, explicar como pode aparecer também como um antagonista.

Algumas diferenças notáveis podem ser vistas entre os perfis farmacológicos do LSD e de outros alucinógenos serotonérgicos. Primeiro, o LSD liga-se de maneira mais potente aos receptores 5-HT_{2A} do que a psilocibina, mescalina e DMT. Segundo, o LSD apresenta maior afinidade com os receptores 5-HT_1, que pode assim contribuir para os efeitos alucinógenos. No entanto, não há estudos sobre o papel dos receptores 5-HT_1 nos efeitos do LSD em humanos. Terceiro, o LSD liga-se a receptores adrenérgicos e dopaminérgicos em concentrações submicromolares, o que não é o caso de outros alucinógenos serotonérgicos.

O LSD interage com os sistemas dopaminérgicos, sendo que, em estudos com animais, os receptores de dopamina do tipo D_2 mostraram contribuir para os efeitos de estímulo discriminativo do LSD na fase final da resposta aguda. Já em humanos, o LSD pode aumentar indiretamente a neurotransmissão da dopamina, sem nenhum papel de estimulação direta dos receptores do tipo D_2. Em comparação com outros alucinógenos, o LSD interage agonisticamente e antagonicamente com os receptores centrais da dopamina D_1 e D_2. Porém, ainda não se sabe como esse mecanismo está envolvido na produção dos efeitos psicoativos do LSD. No entanto, estudos em humanos com a psilocibina (mais seletiva em receptores 5-HT_{2A}) demonstraram um aumento da liberação de dopamina, conforme evidenciado por uma diminuição de 20% da ligação de [11C] racloprida (composto sintético com ação antagonista em receptores D_2) após administração oral.

Foi descoberto que a ativação dos receptores pelo LSD é tempo-dependente. Entre 15 e 30 minutos após a administração oral de LSD em ratos, foi feito teste de estímulo discriminativo, o qual provocou uma ativação dos receptores 5-HT_{2A}, ao passo que, aos 90 minutos, os receptores D_2 começaram a mediar as principais reações provocadas pelo LSD. Esses dados sugerem uma interação entre receptores da dopamina e serotonina, que pode explicar a enorme gama de efeitos provocada pelo LSD em seres humanos.

SUBSTÂNCIAS ATIVAS DE PLANTAS ALUCINÓGENAS

Atropina, escopolamina e hiosciamina – beladona (*Atropa belladonna* L.), datura (*Datura, Stramonium, Dutra, Ceratocaulis* e *Brugmansia*)

Conhecidas no Brasil como saia branca, trombeteira, maxixe-bravo e outros nomes, as espécies de *Datura* ocupam lugar de destaque em função dos riscos que produzem. Algumas plantas desse gênero são largamente usadas como plantas ornamentais e, na medicina popular, por asmáticos, que preparam cigarros medicinais com suas flores. Não se conhece, atualmente, o hábito de sua ingestão como psicotrópico. Para sua preparação, são utilizadas cerca de 5 flores colocadas em 2,5 copos de água em fervura por cerca de 15 minutos. Cerca de 10 minutos após ingestão de diferentes quantidades do chá aparecem os sintomas. A ingestão de chá feito com algumas dessas flores ou de folhas pode produzir um marcante estado de alteração psíquica, pois contém alcaloides derivados do tropano, como hiosciamina e escopolamina, ambos bloqueadores dos receptores de acetilcolina, sendo seus efeitos, portanto, resultantes de bloqueio de atividade colinérgica do organismo. No sistema nervoso central (SNC), os efeitos são caracterizados por confusão mental, irritabilidade, delírios e alucinações, que desaparecem em 48 horas.

A beladona figurou como importante ingrediente de uma bebida de bruxaria na Idade Média e teve destacado papel na mitologia de quase todos os povos europeus.

O principal componente da *Atropa belladonna* L. é a atropina, que pode ser obtida do sumo de seus frutos. Esse alcaloide é utilizado há muito tempo em formulações de colírios para causar midríase, e hoje é amplamente utilizado no âmbito hospitalar, como principal antídoto para intoxicações causadas por agrotóxicos inibidores da enzima acetilcolinesterase (carbamatos e organofosforados).

Outra planta com os mesmos princípios ativos, a *Hyoscyamus niger* L., também foi utilizada na Europa como bebida e unguento de feitiçaria. Na Grécia e na Roma Antiga, alguns informes de "bebidas mágicas" indicam que essa preparação era servida frequentemente. Acredita-se que as sacerdotisas de Delfos faziam profecias sob os efeitos dessa bebida.

DMT (dimetiltriptamina) e β-carbolinas (harmina, harmalina) – Ayahuasca (*Banisteriopsis caapi*)

Ayahuasca é um termo quéchua comumente usado no Peru, Bolívia, Brasil e partes do Equador para designar uma decocção feita do cipó *Banisteriopsis caapi* e de folhas do arbusto *Psychotria viridis*. O resultado da decocção ou da fervura é um líquido espesso, marrom e oleoso. As folhas de *P. viridis* às vezes são substituídas por outras plantas com princípios semelhantes, como as folhas de *Diplopterys cabrerana*, mas a bebida ainda assim é conhecida como ayahuasca. *Banisteriopsis caapi* contém os alcaloides harmina, harmalina e tetraidro-harmina (Figura 37.3), todos pertencentes ao grupo das β-carbolinas. As folhas de *P. viridis* contêm o alcaloide N,N-dimetiltriptamina (DMT), responsável pelos efeitos visionários e alucinógenos da ayahuasca.

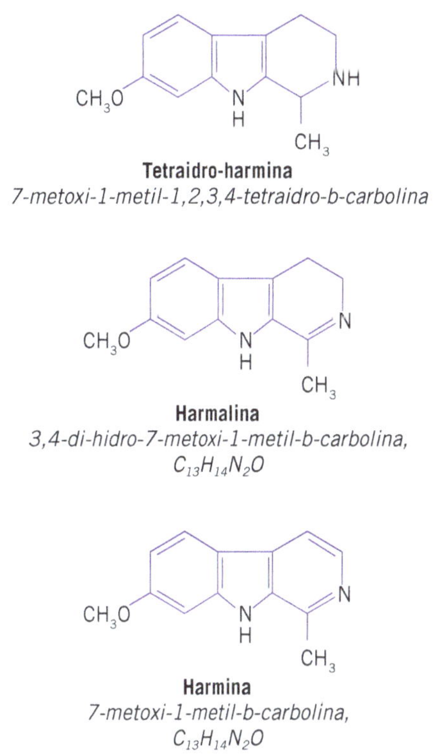

Figura 37.3 Estrutura química da tetraidro-harmina, harmalina e harmina.

Essa mistura de plantas é usada em rituais indígenas, nos quais é produzida uma bebida que, quando ingerida, segundo seus usuários, "libera a alma de seu confinamento corporal". No Brasil, seitas religiosas como a União do Vegetal (UDV), Barquinha e Santo Daime fazem utilização de uma "beberagem" (chá) fundamentada em tradições indígenas.

A UDV tem como instrumento de transmissão aos homens *"uma prática ordenada pela força superior no sentido de ensiná-los a se conduzir na terra"*. Nesses ensinamentos, a luz ao espírito humano vem pelo efeito da ingestão do chá.

A DMT não tem efeito psicoativo significativo quando ingerido por via oral em decorrência de seu metabolismo de primeira passagem pela monoamina oxidase A (MAO-A), mas o consumo da ayahuasca permite a absorção de DMT por via oral, uma vez que as β-carbolinas presentes nessa bebida inibem a MAO-A no fígado e também no intestino. Essa inibição atenua a desaminação de primeira passagem da DMT, facilitando assim sua entrada na circulação sistêmica e no sistema nervoso central para produzir seus efeitos visionários ou aspecto alucinógeno da ayahuasca. Além disso, a harmina e a harmalina sofrem desmetilação, sendo convertidas em harmol pelas enzimas CYP2D6 e CYP1A1. Essa via metabólica e a ativação de receptores serotonérgicos explicam por que a DMT exerce importantes efeitos centrais quando fumada, injetada ou inalada.

A DMT é uma triptamina alucinógena semelhante à serotonina, e seus efeitos centrais resultam da atividade nos receptores serotonérgicos 5-HT_{1A}, 5-HT_{2A} e 5-HT_{2C}. Mudanças profundas na percepção, particularmente nos sistemas visual, auditivo e somatossensorial, pode ser induzida pela ayahuasca após uma única ingestão oral, ocasionando a um estado de introspecção significativa. Os efeitos alucinógenos começam 35 a 40 minutos após uma única ingestão oral da bebida, atingem intensidade máxima após 90 a 120 minutos e terminam após 4 horas. Náuseas, vômitos e episódios de diarreia também ocorrem após o consumo de ayahuasca.

Existem extensas e antigas tradições indígenas e mestiças no uso da ayahuasca, sendo que o surgimento de seu uso organizado, urbano, não indígena e religioso é um fenômeno exclusivo da região brasileira. O uso sacramental mais comumente reconhecido da ayahuasca ocorre entre membros de três igrejas no Brasil: União do Vegetal (UDV), Santo Daime e Barquinha. O uso religioso da ayahuasca foi reconhecido no Brasil como prática legal pelo Conselho Nacional de Políticas sobre Drogas (Conad, ou Conselho Nacional de Políticas de Drogas), conforme dispõe a Resolução n. 5 (4 de novembro de 2004), e seu controle foi orientado pela publicação da Resolução n. 1 (25 de janeiro de 2010). Nos contextos religiosos em que a ayahuasca é utilizada, sua ingestão é intermitente em frequência de 2 vezes por mês ou mais, e o consumo pode ocorrer por até 1 ano ou ao longo da vida.

O interesse pelo uso recreativo da ayahuasca está surgindo na Colômbia, Peru e Brasil. Esses países têm uma série de operações de "turismo ecológico" que intencionalmente disponibilizam uma experiência com ayahuasca como parte de um pacote de viagem para aqueles que buscam o "despertar espiritual" e/ou têm curiosidade aventureira sobre a Amazônia. No entanto, a DMT, principal composto psicoativo da ayahuasca, é considerada uma substância ilícita em todos os países signatários da Convenção das Nações Unidas sobre Substâncias Psicotrópicas de 1971, incluindo o Brasil.

Outras plantas, como *Phalaris aquatica*, *Acacia maidenii*, ou casca de árvore do gênero *Virola*, contêm grandes quantidades de DMT, e com o auxílio da internet encontram-se informações prontamente disponíveis sobre a aquisição, extração e uso desse alcaloide alucinógeno. Na verdade, a internet oferece lojas para compras *online*, e muitos *sites* fornecem informações detalhadas sobre plantas psicoativas. Além disso, os produtos à base de plantas são muitas vezes legais de compra, ao contrário da aquisição da substância ativa pura, que, na maioria dos casos, é ilegal.

A DMT pode produzir mudanças profundas na percepção, particularmente nos sistemas visual, auditivo e somatossensorial, provocando uma introspecção significativa. Há, portanto, um interesse crescente no uso não médico ou não religioso da DMT. Como é inativa por via oral, fumar é o modo preferido de consumo de DMT e produz efeitos psicoespirituais potentes. Quando fumada, a DMT tem um início muito rápido de efeitos, com pico em 2 a 5 minutos e curta duração de ação (20 a 60 minutos). Os usuários relatam que a DMT fumada causa o início rápido de uma experiência psicodélica forte e prazerosa, fornecendo uma experiência facilmente titulável.

O consumo de DMT, fumada ou inalada, pode aumentar a sua biodisponibilidade e, portanto, aumentar o potencial para uma intoxicação aguda. Um fator complicador é que a maioria dos produtos é extraída de plantas e, portanto, também pode conter um residual de cianeto de hidrogênio, extremamente tóxico. As instruções para extração de DMT são facilmente encontradas na internet e incluem o uso de produtos químicos tóxicos. Em um estudo anterior, aproximadamente 2/3 dos 121 usuários de DMT (68,1%) relataram fumar DMT concomitantemente com outras drogas como maconha, LSD, álcool, psilocibina ou metilenodioximetanfetamina (MDMA), e 42% dos fumantes de DMT relataram o uso concomitante de um inibidor da MAO proveniente de *B. caapi* ou *Peganum harmala*.

Além disso, a internet fornece um vasto recurso de produtos derivados de plantas, incluindo métodos para obter componentes ativos e sintetizá-los para consumo. O uso de triptaminas para fins recreativos está associado a maior risco de *overdose* em consequência de dosagem inicial incorreta, administrações repetidas ou informações imprecisas obtidas na internet. O uso crescente dessas novas substâncias psicoativas tem provocado um aumento progressivo do número de casos de intoxicação aguda, muitos dos quais resultam em emergências médicas ou morte. Outra complicação é que os produtos adquiridos na internet podem variar em composição ao longo do tempo e conter produtos químicos diferentes dos relatados na literatura; como resultado, os usuários muitas vezes não têm conhecimento do que ou quanto estão administrando ou ingerindo.

Em contraste, em rituais religiosos, a ayahuasca é ingerida por via oral, o que reduz a biodisponibilidade de DMT e outros alcaloides presentes na bebida. Pouco se sabe sobre a letalidade da DMT em humanos. No entanto, com base na extrapolação de dados de animais, a dose letal de DMT é provavelmente mais de 20 vezes maior do que o cerimonial típico de dose ingerida em rituais de ayahuasca. Assim, a probabilidade de uma overdose tóxica de ayahuasca em uso religioso é mínima. Além disso, a ayahuasca pode ser benéfica no tratamento da dependência associada a álcool, barbitúricos, sedativos, cocaína, anfetaminas e solventes orgânicos. O uso dessas drogas de abuso é menor entre os atuais usuários de ayahuasca, que apresentam abstinência significativa da dependência de substância anterior em comparação com controles pareados socioeconomicamente.

Por meio da ingestão de uma dose média de ayahuasca (150 mL), são reportados os seguintes efeitos no plano psíquico: profundas e rápidas alterações dos estados emocionais, o indivíduo vai da depressão à euforia em poucos segundos, pânico, apatia, alterações na memória e no pensamento, despersonalização e hipersugestionabilidade, aparecimento de objetos que vibram e aumentam sua luminosidade, figuras se movem rapidamente e cenas emergem visíveis com os olhos abertos ou fechados (conhecido como estado visionário) e perda da habilidade de falar coerentemente.

Mecanismo de ação da DMT e das β-carbolinas

Antes que se possa entender o mecanismo de ação dos alcaloides encontrados no chá de ayahuasca, faz-se necessário o entendimento do mecanismo endógeno. A serotonina (5-HT) se distribui amplamente nos tecidos animais. Na glândula pineal, atua como precursora da melatonina, um hormônio estimulador dos melanócitos. Mais de 90% da serotonina do organismo é encontrada nas células enterocromafins do trato gastrointestinal (TGI). No sangue, a serotonina é encontrada nas plaquetas, capazes de concentrar a amina por meio de um mecanismo transportador ativo. É encontrada, também, nos núcleos da rafe do tronco cerebral, que contém corpos celulares de neurônios triptaminérgicos (serotoninérgicos) que sintetizam, armazenam e liberam a serotonina como seu transmissor.

Os neurônios serotoninérgicos cerebrais estão envolvidos em diversas funções, como sono, humor, regulação da temperatura, percepção da dor e regulação da pressão arterial. Podem estar envolvidos, ainda, em condições patológicas, como depressão, ansiedade e enxaqueca. Neurônios serotoninérgicos são encontrados também no sistema nervoso entérico do TGI e em torno dos vasos sanguíneos. A serotonina é metabolizada pela MAO em 5-hidroxindolacetaldeído.

Os principais efeitos da serotonina no sistema cardiovascular são: contração do músculo liso e vasoconstrição potente (exceto em músculos esqueléticos e no coração); vasodilatação e agregação plaquetária ocasionada pela ativação do receptor 5-HT_2 de superfície, no coração. No TGI, causa contração da musculatura lisa, aumentando o tônus e facilitando o peristaltismo. A produção excessiva de serotonina em tumores associa-se a uma diarreia intensa.

A DMT é um potente alucinógeno quando usada por via parenteral na dosagem de 25 mg. Sua ação é agonista dos receptores $5HT_{1A}$, 1B, 1D e do $5HT_{2A}$ e 2C. Porém, por via oral, é inativada por meio da desaminação sofrida pela ação da enzima MAO intestinal e hepática. Os efeitos aparecem aos 30 a 45 minutos aproximadamente e podem durar até 4 horas.

As β-carbolinas têm propriedades alucinógenas e, portanto, contribuem para a atividade da bebida ayahuasca. Como são inibidoras da MAO, inibem a desaminação intestinal do DMT, possibilitando a chegada desta ao cérebro mesmo por via oral. Além disso, elas ainda aumentam os níveis de serotonina, dopamina, norepinefrina e epinefrina no cérebro. Os efeitos sedativos primários de altas doses de β-carbolinas são resultantes do bloqueio da desaminação da serotonina. A tetraidro-harmina (THH) é a segunda β-carbolina mais abundante no chá e atua como um fraco inibidor da recaptação do receptor 5HT e inibidor da MAO, portanto a THH pode prolongar a meia-vida da DMT por bloquear a sua recaptação intraneuronal. Contudo, a THH pode bloquear a recaptação neuronal da serotonina, resultando em altos níveis de 5HT na fenda sináptica, e atenuar os efeitos da ingestão oral da DMT, por competir com os sítios receptores pós-sinápticos.

A mistura das duas plantas potencializa a ação das substâncias ativas, pois a DMT é oxidada pela MAO, a qual está inibida pela harmina, acarretando aumento nos níveis de serotonina, o que causa impulsão motora para o sistema límbico, no sentido de aumentar a sensação de bem-estar do indivíduo, criando condições de felicidade, contentamento, bom apetite, impulso sexual, equilíbrio psicomotor e alucinações. Os efeitos iniciais são caracterizados por vertigem, náuseas, euforia e excitação agressiva. Um dos principais efeitos refere-se à alucinação de visualização de animais, comunicação com divindades ou demônios e voo pelos ares a lugares distantes. É por esses efeitos que a mistura foi e continua sendo utilizada com finalidade mística e ritual.

Nos últimos anos, várias discussões sobre a permissão de substâncias alucinógenas ou mistura de substâncias em rituais religiosos, como Santo Daime e UDV, têm sido realizadas por profissionais de diversas áreas. Pode-se observar um aumento dos adeptos das seitas, pertencentes à classe média, educadores, profissionais liberais (como profissionais da saúde e de outras áreas), artistas e outros; ademais, a divulgação por meios de comunicação têm disseminado o uso de tais alucinógenos. O direito constitucional de liberdade de culto e religião cria um impasse no que se refere ao risco de intoxicação a que estão submetidos os seguidores dessas seitas, embora não existam relatos científicos de intoxicações ou efeitos produzidos pela exposição em longo prazo.

Há necessidade do desenvolvimento de novos estudos referentes à avaliação do potencial tóxico dessas substâncias, no que diz respeito à indução de tolerância, síndrome de abstinência ou desejo compulsivo. A ayahuasca está se tornando um fenômeno global, com usuários de várias tradições, como organizações religiosas brasileiras e pessoas aleatórias que estão conduzindo rituais em seus próprios ambientes.

Por fim, o uso da ayahuasca também tem sido proposto em uma série de técnicas terapêuticas, principalmente contra o tratamento da depressão e da dependência de álcool e outras drogas ilícitas.

DMT (dimetiltriptamina) em outras plantas – jurema [*Mimosa hostilis* (Mart) Benth] e epená (*Virola calophylla* Warb e *Virola theiodora* Warb)

A jurema (nome originado do Tupi – *yu'rema*) é uma planta apreciada no Brasil, tendo sido utilizada por várias tribos de Pernambuco, algumas já extintas, em cerimônias. Hoje, a ingestão de *M. hostilis* com finalidades alucinógenas em cerimônias parece ter quase desaparecido, sendo usada apenas em situações de combate.

A raiz, a casca e os frutos de *M. hostilis*, jurema-preta, foram a fonte de uma "bebida milagrosa", conhecida como vinho de Jurema, *ayuca*, com propriedades alucinógenas. Da planta, foi isolado um alcaloide com características da N,N-dimetiltriptamina.

No Brasil, na Colômbia, na Venezuela e no Peru, algumas espécies de *Virola* são consumidas, sendo que a mais importante parece ser a *V. theiodora*. O rapé alucinógeno tem vários nomes, segundo a localização da tribo, sendo os termos epená, paricá e nyakwana os mais conhecidos no Brasil. Em cerimônias tribais, o epená deve ser aspirado por todos os homens adultos, mas também é utilizado em ocasiões sem nenhuma relação ritual. Os curandeiros fazem uso da preparação em diagnósticos e tratamento de enfermidades, e é também utilizada como veneno em flechas.

Os alcaloides do grupo da triptamina e da carbolina, 5-metoxi-N,N-dimetiltriptamina e N,N-dimetiltriptamina, são os principais componentes com atividade alucinógena. Uma preparação de epená, obtida da espécie de *V. theiodora*, apresenta um alto teor de alcaloides, cerca de 11%, dos quais a 5-metoxi-N,N-dimetiltriptamina representava 88% e a N,N-dimetiltriptamina, 11%.

Os efeitos da intoxicação variam; em geral, incluem excitabilidade durante os primeiros minutos depois da primeira administração. Em seguida, o usuário apresenta crispatura (contração) dos músculos faciais, intumescimento dos membros, incapacidade de coordenar a atividade muscular, náuseas, alucinações visuais e, por último, sono profundo e inquieto.

Ibogaína (*Tabernanthe iboga* L.)

As raízes da *Tabernanthe iboga* L., planta natural da área equatorial da África, são a maior fonte de ibogaína (Figura 37.4). A ibogaína tem propriedades estimulantes e é usada por tribos do Gabão e do Congo durante os períodos de caça, para manter os caçadores despertos à espera de suas presas. Essa substância foi extraída pela primeira vez da raiz de *Tabernanthe iboga* L., em 1901, por Dybowsky e Landrin.

Doses de cerca de 4 a 5 mg/kg de massa corporal produzem efeitos que podem durar cerca de 6 horas. Embora o efeito principal seja de estimulação, é também usada como afrodisíaco e, ainda, produz estimulação do apetite, náuseas, vômitos, incoordenação, transe, alucinações com visões aceleradas e visões de animais, assim como de temas sexuais. Uma superdose pode causar paralisia, convulsão e morte.

A ibogaína afeta muitos sistemas neurotransmissores diferentes simultaneamente. Atua como um agonista moderado do receptor κ-opioide e fraco do receptor μ. É possível que a ação da ibogaína no receptor opioide *kappa* possa contribuir significativamente para os efeitos psicoativos.

A ibogaína tem sido usada com êxito no tratamento de dependência de heroína e cocaína, uma vez que interrompe a compulsão por essas substâncias, sem causar dependência, dor ou frustração, sintomas presentes no usuário que adere ao tratamento. A suposta eficácia da ibogaína para o tratamento da dependência de drogas pode ser decorrente em parte de um produto de biotransformação ativo. A ibogaína sofre um metabolismo de primeira passagem e é O-desmetilada em 12-hidroxibogamina (12-OH ibogamina ou noribogaína). A dependência de drogas resulta de adaptações neuroquímicas distintas, mas inter-relacionadas, que fundamentam a tolerância, a sensibilização e a abstinência. A capacidade da ibogaína de alterar o comportamento de busca da droga pode ser atribuída às ações combinadas da droga original e do produto de biotransformação em alvos farmacológicos importantes que modulam a atividade dos circuitos de recompensa da droga.

Mesmo assim, muitos obstáculos foram criados para seu uso e, no Brasil são consideradas substâncias sujeitas a controle especial, conforme o Anexo I da Portaria SVS/MS n. 344/98. Não há nenhuma referência à ibogaína (Figura 37.4); portanto, nem a planta nem as substâncias dela extraídas estão sujeitas ao controle especial. O art. 5º da RDC n. 204/2006 determina avaliação e registro pela Anvisa (Art. 5º – Ficam proibidas a importação e comercialização de insumos farmacêuticos destinados à fabricação de medicamentos que ainda não tiverem a sua eficácia terapêutica avaliada pela Agência Nacional de Vigilância Sanitária). Apesar das restrições, vários estudos e pesquisadores têm demonstrado a eficácia da ibogaína como medicamento para tratamento de dependência de drogas.

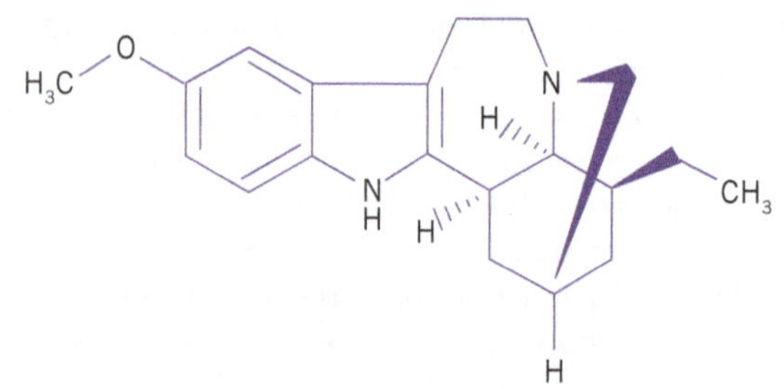

Figura 37.4 Estrutura química da ibogaína.

LSA – amida do ácido lisérgico (*Ipomoea violacea* L. e *Argyreia nervosa*)

As sementes de *I. violacea* (*morning glory*, glória da manhã) são utilizadas como alucinógenos no Estado de Oaxaca, a sudeste do México, desde o tempo dos astecas e usadas da mesma maneira que o ololiuqui, *Turbina corymbosa* (L) Raf. No México, essa trepadeira é considerada um dos alucinógenos mais importantes em adivinhação e rituais mágico-religiosos e curativos. A preparação de uma bebida é feita com algumas gotas obtidas das sementes moídas. A atividade psicodélica dessas sementes se deve ao LSA (ergina) e à isoergina, semelhantes ao LSD, e à presença de outros alcaloides ergolínicos, como a ergonovina, de reconhecida ação uterotônica e hemostática. Esse alcaloide também está presente na espécie *A. nervosa*, conhecida como trepadeira elefante ou *Hawaiian Baby Woodrose*, planta ornamental cujas folhas e raízes são utilizadas em medicina Ayurvédica como medicamento anti-inflamatório, antirreumático, antioxidante.

O LSA, amida do ácido lisérgico, e seu isômero são potencialmente mais fracos do que o LSD e representam aproximadamente 0,02% da matéria seca de *Ipomoea violacea*, sendo psicoativos apenas com doses maiores que 2 mg. Os alcaloides encontrados na *Ipomoea violacea* são ergotamínicos, produtos naturais de alta atividade fisiológica derivados do triptofano que possuem afinidade com os receptores de serotonina e dopamina, presentes no SNC.

Os alcaloides presentes na *Ipomoea violacea* possuem ação psicotrópica, porém apenas a ergonovina tem capacidade vasoconstritora e hemostática. Os principais efeitos da ingestão das sementes de *Ipomoea violacea* são causados pelos alcaloides LSA e iso-LSA. Os sintomas mais comuns da intoxicação por esses alcaloides são vômitos, tremores, náuseas, hipertensão, midríase, taquicardia, ansiedade, perda da lucidez e da memória e alucinação.

Segundo a Resolução RDC n. 39, de julho de 2012, da Anvisa, a ergina (ou LSA) passou a ser considerada uma substância psicotrópica sob controle especial, tornando a *Ipomoea violacea* uma planta ilegal, diferentemente de muitos países, onde a planta não foi posta sob controle, assim como não há restrição, até o momento, sobre a *Argyreia nervosa*.

Mescalina (*Lophophora williamsii* – cacto peiote)

Os índios toltecas e chichimecas conheciam o peiote quase 2 mil anos antes da chegada dos conquistadores europeus, que o condenaram como "obra do demônio". Também conhecido como mescal, o cacto *Lophophora williamsii* (Lem.) Coult é encontrado desde o sudeste dos Estados Unidos até a região central do México. O peiote é usado em rituais religiosos, principalmente por seus efeitos alucinógenos, em que as alucinações são geralmente visuais, produzidas pela presença de 3,4,5-trimetoxifenetilamina ou mescalina (Figura 37.5). O cacto pode ser ingerido cru, seco, em pasta ou em infusão. Em uma cerimônia, geralmente se consomem de 4 a 30 cabeças (botões de mescal). O peiote contém cerca de 30 alcaloides do tipo feniletilamínico e tetra-hidroisoquinolínico, sendo que o principal é a mescalina, responsável pelas alucinações produzidas. Sua estrutura química é semelhante à do neurotransmissor norepinefrina. Essas alucinações são caracterizadas por cores e desenhos realçados, sinestesia e percepção de espaço distorcida. A mescalina estimula o sistema nervoso autônomo, podendo causar efeitos como náuseas, vômito, transpiração, taquicardia, midríase, ansiedade, impressão de leveza e despersonalização.

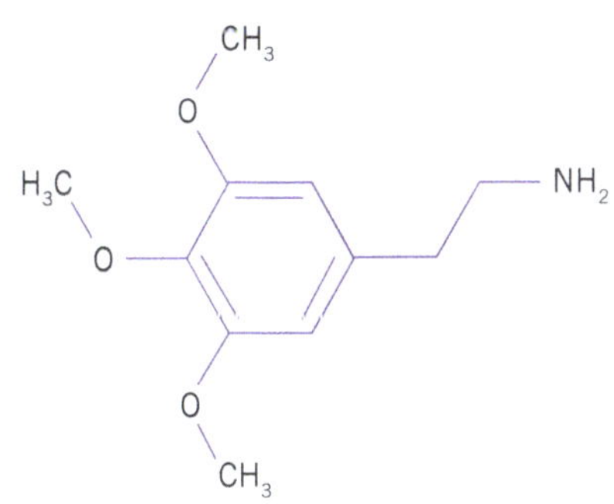

Figura 37.5 Estrutura química da mescalina.

A religião do peiote é um culto médico-religioso. Em decorrência de várias alucinações, o curandeiro pode se "comunicar com os espíritos malévolos" que causam enfermidades e morte.

Atualmente, existem igrejas nos Estados Unidos e Canadá que empregam legalmente o peiote em suas cerimônias, pois um dispositivo constitucional assegura total liberdade aos cultos religiosos (o mesmo acontece no Brasil com relação à ayahuasca nas seitas UDV e Santo Daime).

No Brasil, a mescalina (3,4,5-trimetoxifenetilamina) já foi reportada pelas forças policiais sendo comercializada sob a forma de papéis absorventes (impregnados de mescalina em papel tipo filtro, semelhante ao ocorrido com o LSD). Vale ressaltar que a mescalina é considerada uma substância psicotrópica sob controle especial, integrando a lista F da Portaria n. 344/MS, segundo a Resolução RDC n. 39, de julho de 2012, da Anvisa.

Miristicina (*Myristica fragrans* Houtt – noz-moscada)

A noz-moscada, semente seca da *Myristica fragrans*, é uma especiaria muito utilizada em culinária, com várias aplicações médicas descritas desde o século VII, como medicamento para enfermidades do aparelho digestivo, rins, dores, e até como afrodisíaco, crença preservada até os dias de hoje.

Intoxicações com a noz-moscada foram comuns desde a Idade Média até o século XIX. Na Índia, é consumida, podendo ser mastigada ou fumada com tabaco.

Duas ou três colheres do pó de noz-moscada, introduzidas via oral ou mesmo aspiradas, produzem alucinações. Éteres aromáticos como a miristicina (Figura 37.6), o safrol e a elemicina são considerados responsáveis pelo efeito psicotrópico, admitindo-se a biotransformação deles em produtos do tipo anfetamínico ou aminopropafenona. Em doses elevadas, torna-se mais tóxica e perigosa, alterando as funções corporais normais, provocando delírio, cefaleia aguda, vertigem e náuseas.

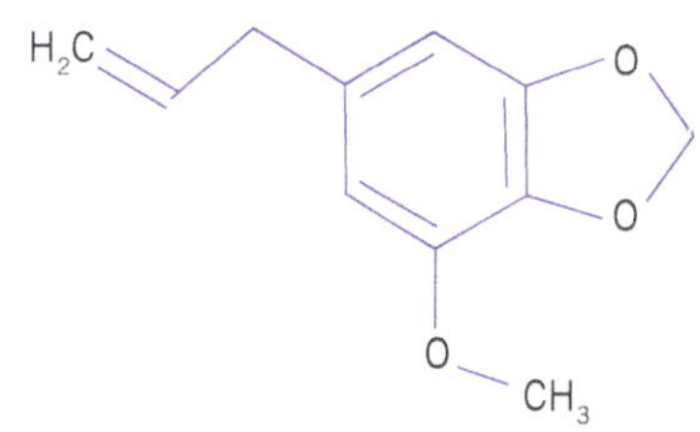

Figura 37.6 Estrutura química da miristicina.

Salvinorina (*Salvia divinorum* L.)

O termo *divinorum* é traduzido como "dos adivinhos". A planta, também conhecida por termos mais populares, como pastora, folha da pastora, menta mágica e outros, é oriunda de uma pequena área em Oaxaca, no México, onde cresce na área montanhosa dos índios Mazatecas. O cultivo da planta nessa região se dá em função de suas propriedades alucinógenas, uma vez que é usada em rituais de adivinhação. As folhas frescas são moídas em recipientes metálicos e diluídas em água e, após terem sido filtradas, são ingeridas; ou são apenas mascadas ainda frescas.

A principal diferença entre a *Salvia divinorum* e os outros tipos de sálvias é a presença de uma substância chamada salvinorina (Figura 37.7). Esse composto diterpênico está presente como salvinorina A (a 96%) e B (a 4%).

Durante o efeito da sálvia, podem ocorrer alucinações, experiências de abandono do corpo, transformações em objetos, viagens no tempo e sensação de estar em vários locais ao mesmo tempo. Outros efeitos são perda da coordenação física, alterações visuais, realidades múltiplas, sensação de paz contemplativa e perda do sentido de individualidade.

Assim como o LSA, a salvinorina passou a ser considerada uma substância psicotrópica sob controle especial, integrando a lista F da Portaria n. 344/MS, segundo a Resolução RDC n. 39, de julho de 2012, da Anvisa.

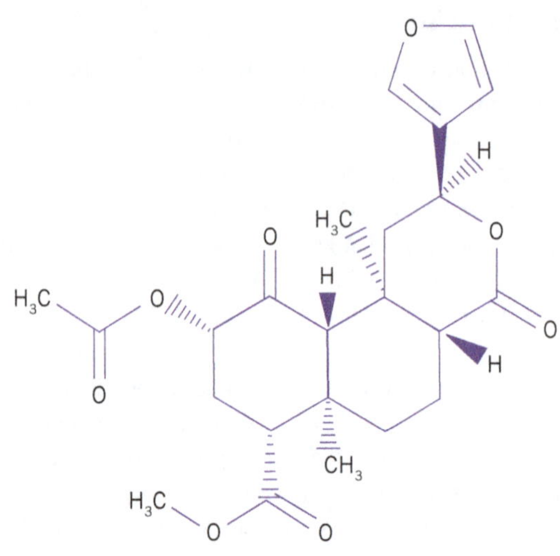

Figura 37.7 Estrutura química da salvinorina.

▶ COGUMELOS ALUCINÓGENOS

Os fungos sagrados mais numerosos e importantes pertencem ao gênero *Psilocybe*. O sul do México, Oaxaca, é hoje o centro mais importante de consumo de fungos alucinógenos; são dezenas de espécies utilizadas com fins rituais, sendo a *P. mexicana* uma das mais empregadas.

Os efeitos alucinógenos são produzidos por dois alcaloides, psilocina e psilocibina (4-fosforiloxi-N,N-dimetiltriptamina) (Figura 37.8). Essas substâncias têm estruturas químicas semelhantes à da triptamina e, portanto, são substâncias de efeitos psicomiméticos por causa da atuação sobre neurotransmissores serotoninérgicos. Podem ser produzidas sinteticamente, e sua dose efetiva no homem é de 6 mg a 12 mg.

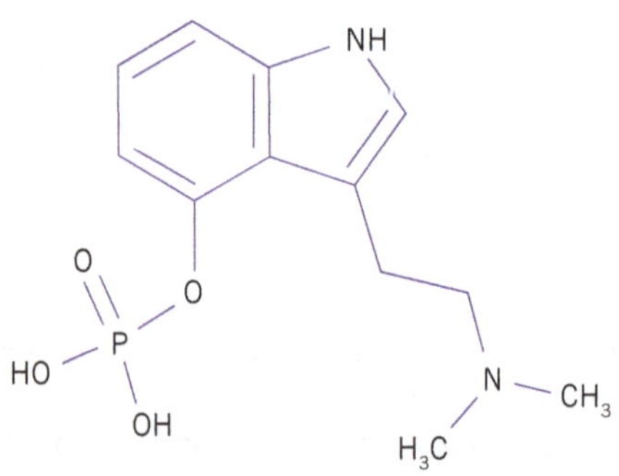

Figura 37.8 Estrutura química da psilocibina.

Estudos sobre a margem de segurança de 20 drogas de abuso mostraram que a psilocibina, introduzida via oral, é a de menor risco de dependência e letalidade aguda.

Na Tailândia, os fungos são cultivados e ocorrem espontaneamente, aparecendo em fezes de búfalo, em decomposição. É comum a venda de cogumelos alucinógenos diretamente aos turistas ou a restaurantes para a elaboração de alimentos como sopas e omeletes. Essas preparações gastronômicas são às vezes adulteradas com alucinógenos artificiais. Além disso, o *marketing* de itens como camisetas, cartões-postais e pôsteres contendo cogumelos incentiva o consumo pelos nativos e estrangeiros.

Fungos alucinógenos mais conhecidos:

- ***Amanita muscaria.*** Alucinógeno mais antigo usado pelo homem.
- ***Boletus manicus.*** Relacionado à "loucura dos fungos".
- ***Conocybe siligineoides.*** Fungo alucinógeno sagrado do México (não se isolou a psilocibina).
- ***Conocybe cyanopus.*** Encontrado nos Estados Unidos, contém psilocibina.
- ***Copelandia cyanescens.*** Cultivado sobre o esterco de vaca. Apresenta mais de 1,2% de psilocina e 0,6% de psilocibina;
- ***Heimiella angrieformis.*** Não se conhece sua constituição química.
- ***Panaeolus sphinctrinus.*** Fungo sagrado utilizado para adivinhação, que cresce sobre esterco de vaca.
- ***Psilocybe caerulescens.*** Fungo alucinógeno sagrado do México.
- ***Russula agglutina.*** Relacionado à "loucura dos fungos", apresenta ácido esteárico em sua composição.
- ***Stropharia cubensis.*** "Teonanácatl", usado por Xamãs, possui psilocibina.

Um questionário para investigar o extenso consumo de cogumelos alucinógenos foi aplicado a estudantes da Dinamarca. Das 333 pessoas que responderam ao questionário, 3% de nível colegial e 9% da faculdade de jornalismo tinham experiência com cogumelo que contém psilocibina (apenas 2% tinham experiência com LSD).

Em função da grande quantidade de fungos alucinógenos e do elevado consumo em determinados países, os problemas de identificação dos fungos em intoxicações agudas têm se agravado. A intoxicação com psilocibina pode ser confundida com pânico, ansiedade ou euforia em pessoas com midríase e outros sintomas simpatomiméticos. A falta de identificação do agente responsável por essa intoxicação pode ocasionar diversas dificuldades na recuperação do paciente.

▶ USO PROLONGADO DOS ALUCINÓGENOS

Embora o uso frequente de alucinógenos possa induzir a mudanças químicas que afetam o estado mental, isso não causa qualquer alteração anatômica irreversível no cérebro. Como qualquer droga, o uso e o abuso de alucinógenos devem ser avaliados como resultantes de efeitos psicológicos, biológicos e sociais. O abuso, em longo prazo, parece estar relacionado às mudanças de comportamento, mas não há desenvolvimento de uso compulsivo (dependência psicológica). Raramente, podem ocorrer episódios psicóticos seguidos da ingestão de altas doses de alucinógenos em pessoas suscetíveis. Essas perturbações mentais podem ser classificadas em:

a) Estado confuso, onírico, transitório, com duração média inferior a 48 horas.

b) Estados paranoicos agudos sem confusão. Episódios mais prolongados.
c) Reações esquizofrênicas. Muitas vezes, são casos de esquizofrênicos autênticos ou de casos-limite. Nesses usos, o alucinógeno pode precipitar psicose.
d) Reação paranoica. Delírios de perseguição ou estados megalomaníacos.
e) Alucinose persistente. Reaparecimento de fenômenos idênticos aos que surgem durante a intoxicação com LSD, sem o uso da substância.
f) Depressão psicótica, associada a um estado de agitação e de ansiedade, observando-se reações de ansiedade crônica, estados agudos de pânico e dissociações do comportamento.

Observam-se, também, reações neurológicas, especialmente crises convulsivas e coma, causadas por doses excessivas ou associações com medicamentos.

TRATAMENTO DAS INTOXICAÇÕES AGUDAS

A maioria dos usuários de alucinógenos não procura atendimento médico, uma vez que apresentam apenas os efeitos recreacionais almejados. No entanto, para qualquer usuário de alucinógeno que compareça ao pronto-socorro, o atendimento inicial deve começar com atenção especial às vias aéreas, respiração, circulação, nível de consciência e presença de sinais vitais anormais. Mesmo naqueles casos em que a exposição a alucinógenos é suspeita, a abordagem básica para alteração do estado mental deve incluir considerações sobre uso de dextrose, tiamina, naloxona e oxigenoterapia, conforme indicação, junto com uma busca vigorosa por outras etiologias.

Os alucinógenos raramente provocam toxicidade com risco de vida. A sedação com benzodiazepínicos geralmente é suficiente para tratar casos de intoxicação que evoluem com hipertensão, taquicardia e hipertermia. Pacientes com reações disfóricas podem ser colocados em local silencioso, com o mínimo de estímulos possível. Os benzodiazepínicos continuam sendo a base da terapia, pois o efeito sedativo pode diminuir os efeitos simpáticos endógenos e exógenos. A hipertermia requer sedação urgente com benzodiazepínicos e resfriamento rápido, principalmente com medidas físicas (banho com bolsas de gelo).

A descontaminação gastrointestinal com carvão ativado pode ser considerada para pacientes assintomáticos com ingestões recentes (atendidos até 1 hora após a exposição), mas provavelmente não será útil se os primeiros sintomas clínicos se manifestarem, portanto a tentativa de descontaminação poderá provocar mais agitação do paciente.

A contenção física excessiva deve ser evitada, a fim de evitar piora nos quadros de hipertermia e rabdomiólise. A síndrome serotoninérgica pode ocorrer após o uso de alucinógenos e foi descrita após o uso elevado de LSD, triptamina e feniletilamina. Embora seja improvável que a depressão do SNC seja grave o suficiente para exigir intubação orotraqueal de um paciente exposto a alucinógenos, ela se faz necessária em casos com hipertermia intratável. A terapia específica com ciproeptadina pode ser necessária.

Morbidade e mortalidade normalmente resultam das complicações da hipertermia, incluindo rabdomiólise, mioglobinúria aguda, lesão renal, necrose hepática e coagulação intravascular disseminada. Porém, na maioria dos casos de exposição intencional a alucinógenos, os protocolos de tratamento descritos anteriormente são adequados para reduzir a morbidade e mortalidade.

O papel dos antipsicóticos no controle da agitação psicomotora em pacientes sob efeitos de alucinógenos não é clara. Haloperidol, risperidona e ziprasidona podem ser úteis no controle do paciente agudamente agitado. No entanto, haloperidol e risperidona podem piorar o quadro de pânico e efeitos visuais, aumentando a incidência de distúrbio de transtorno perceptivo persistente por alucinógenos (HPPD – *hallucinogen persisting perception disorder*). Não existem estudos a respeito da segurança da ziprasidona administrados em pacientes sob efeito de alucinógenos. Quadros de psicose prolongada poderão exigir tratamento com terapia antipsicótica de longo prazo.

Portanto, o uso de alucinógenos merece atenção especial, principalmente considerando a finalidade de uso. A cada ano, novas substâncias vão surgindo, sempre em busca de um prazer maior, por parte dos usuários, e na tentativa de atingir uma população cada vez mais numerosa, por parte de traficantes. O que os jovens de hoje procuram poderia ser comparado com as finalidades e objetivos dos povos indígenas? A massificação de cultos religiosos, nos quais são utilizados alucinógenos, não turva a finalidade ritual dessas seitas? Essas são algumas questões que não podem ficar sem resposta.

Também com relação a essa classe de substâncias, não se pode deixar de enfatizar a característica biopsicossocial na abordagem do consumo abusivo. No entanto, ainda falta conhecimento sobre essas substâncias, que afetam a mente do ser humano de modo tão surpreendente.

USO NO TRATAMENTO DE DEPENDÊNCIAS DE OUTRAS DROGAS

Uma nova geração tem buscado o uso de alucinógenos não para recreação, mas para o tratamento de dependências e outras doenças. Embora a maioria dessas substâncias seja legal, existe grande polêmica e preconceito quanto ao seu uso terapêutico.

As experiências psicodélicas produzidas pelos alucinógenos parecem produzir mudanças positivas de atitude, humor e comportamento, que, muitas vezes, são assimiladas de maneira mística, transformando as ações e o pensamento dos usuários. Diante dessa ação, ressurge a proposta de uso terapêutico de alucinógenos. A psilocibina, por exemplo, está sendo utilizada para tratar cefaleias, ansiedade diante da morte, transtorno obsessivo-compulsivo, depressão e tabagismo.

A ayahuasca é hoje uma das plantas mais difundidas para tratamentos de dependência de álcool, outras drogas e de traumas vividos pelas pessoas, as quais buscam algum tipo de alívio para suas aflições. Seu uso é feito geralmente em um contexto ritual, e não médico. Porém, há necessidade de realização de um uso controlado e terapêutico visando o tratamento e a obtenção de um estado mental de equilíbrio. A experiência de estados alterados de realidade deve ser feita de modo controlado, certificando-se de que a pessoa esteja bem, segura e confortável.

A ibogaína tem sido usada com êxito no tratamento de dependência de heroína e cocaína. Ao contrário da metadona, que substitui o efeito dos opiáceos e também pode ser considerada indutora de dependência, a ibogaína apenas interrompe o fenômeno da compulsão, sem causar dependência, dor provocada pela síndrome de abstinência ou a frustração que se sente durante o tratamento. Ainda assim, são muitos os obstáculos para aprovação de seu uso terapêutico, pois, como outros alucinógenos, há necessidade de um controle em sua aplicação. Além disso, ocorreram algumas mortes em pacientes que se submeteram ao tratamento com ibogaína, por motivos ainda não conhecidos.

Atualmente, há estudos usando o LSD em humanos em diversos países, como Suíça e Reino Unido. Albert Hofmann defendeu o uso de LSD como medicamento até os últimos dias antes de sua morte. Em setembro de 2008, a Food and Drug Administration (FDA) abriu as portas novamente para pesquisas clínicas com pacientes terminais usando LSD. Isso pode sinalizar um interesse renovado em outros usos terapêuticos dos alucinógenos.

▶ BIBLIOGRAFIA

BASTOS, F.I.P.M. III Levantamento Nacional Sobre o Uso de Drogas Pela População Brasileira, Fiocruz, 2018. Disponível em: <https://www.arca.fiocruz.br/bitstream/icict/34614/4/III%20LNUD%20Suplemento_II.pdf>. Acesso em: 2020.

BURRIS, K.D.; BREEDING, M.; SANDERS-BUSH, E. (+) Lysergic acid diethylamide, but not its non hallucinogenic congeners, is a potent serotonin 5HT1C receptor agonist. *J. Pharmacol. Exp. Ther.*, v. 258, n. 3, p. 891-896, 1991.

CAREY, J. L.; BABU, K.M. "Hallucinogens." Goldfrank's Toxicologic Emergencies, 10e Hoffman RS, Howland M, Lewin NA, Nelson LS, Goldfrank LR, 2015.

CASARETT; DOULL'S. Toxicology: the basic science of poisons. 7.ed. New York: McMillan Publishing Company, 2007.

CAZENAVE, S.O.S. *Banisteriopsis caapi*: ação alucinógena e uso ritual. *Revista de Psiquiatria Clínica*, São Paulo, v. 27, n. 1, p. 32-35, 2000.

CEBRID, 2001. I Levantamento Domiciliar sobre o Uso de Drogas Psicotrópicas no Brasil: Estudo envolvendo 107 maiores cidades do país: 2001. São Paulo: Cebrid – Centro Brasileiro de Informações sobre Drogas Psicotrópicas: Unifesp – Universidade Federal de São Paulo, 2002.

CEBRID, 2005. II Levantamento Domiciliar sobre o Uso de Drogas Psicotrópicas no Brasil: Estudo envolvendo 108 maiores cidades do país: 2005. São Paulo: Cebrid – Centro Brasileiro de Informações sobre Drogas Psicotrópicas. Secretaria Nacional Antidrogas: Brasília, 2007.

COLE, J.C. et al. The content of ecstasy tablets: implications for the study of their long-term effects. *Addiction*, v. 97, n. 12, p. 1531-1536, 2002.

COSTA, M.C.M.; FIGUEIREDO, M.C.; CAZENAVE, S.O.S. Ayahuasca: uma abordagem toxicológica do uso ritualístico. *Rev. Psiquiatria Clínica*, v. 32, n. 8, p. 310-318, 2005.

EDWARDS, G.; ARIF, A.; HODGSON, R. Nomenclature and classification of drug and alcohol-related problems: a WHO Memorandum. *Bull. World Health Org.*, v. 59, n. 2, p. 225-242, 1981.

FERIGOLO, M.; MEDEIROS, F.B.; BARROS, H.M.T. "Êxtase": revisão farmacológica. *Rev. Saúde Pública*, v. 32, n. 5, 1998.

GLENNON, R.A. et al. Evidence for the 5-HT2 involvement in the mechanism of action of hallucinogenic agents. *Life Science*, v. 35, p. 2505-2511, 1984.

GROB, C.S.; McKENNA, D.J.; CALLAWAY, J.C. et al. Human psychopharmacology of hoasca, a plant hallucinogen used in a ritual context in Brazil. *J. Nerv. Ment. Dis.*, v. 184, n. 2, p. 86-94, 1996.

HIRAMATSU, M. et al. A pharmacokinetic analysis of 3,4-methylenedioxymethamphetamine effects on monoamine concentrations in brain dialysates. *European Journal of Pharmacology*, v. 204, p. 135-140, 1991.

HOFMANN, A. *LSD:* my problem child. McGraw-Hill, 1980. Disponível em: <http://www.psychedelic-library.org/child.htm>. Acesso em: 12 set. 2013.

KAYE, S. *Handbook of emergency toxicology*. 4.ed. Springfield: Charles C. Thomas, p. 154, 1980.

LANARO, R. et al. Ritualistic use of ayahuasca versus street use of similar substances seized by the police: a key factor involved in the potential for intoxications and overdose? *J Psychoactive Drugs*, v. 47, p. 132-139, 2015.

LIECHTI, M. Modern clinical research on LSD. *Neuropsicofarmacol* v. 42, p. 2114-2127, 2017.

McKENNA, D.J. et al. Human pharmacology of hoasca, a plant hallucinogen used in a ritual context in Brasil. *J Nerv Ment Dis*, v. 184, n. 2, p. 86-94, 1996.

McKENNA, D.J. et al. Chronic treatment with (+) DOI, a psychotomimetic 5-HT2 agonist, downregulates 5-HT2 receptors in rat brain. *Neuropsychopharmacology*, v. 2, p. 81-87, 1989.

MOFFAT, A.C. et al. *Clarke's analysis of drugs and poisons in pharmaceuticals, body fluids and postmortem material*. London: Pharmaceutical Press, 2004.

MORA-MEDINA, M.E. et al. *Situación epidemiológica del abuso de drogas en México*. Abuso de drogas. Publicación Científica n. 522, Organización Panamericana de la Salud, 1990.

DE MORAIS, D.R. et al. Ayahuasca and Kambo intoxication after alternative natural therapy for depression, confirmed by mass spectrometry. *Forensic Toxicol.*, v. 36, p. 212-221, 2018.

NICHOLS, D.E. Differences between the mechanism of action of MDMA, MBDB, and the classic hallucinogens. Identification of a new therapeutic class: Entactogens. *J. Psychoactive Drugs*, v. 18, p. 305-313, 1986.

NICHOLS, D.E. Psychedelics. *Pharmacological Reviews*, v. 68, n. 2, p. 264-355, 2016.

SEIBEL, S.D.; TOSCANO, A. *Dependência de drogas*. Rio de Janeiro: Atheneu, p. 35-46, 2001.

SCHULTES, R.E., HOFMANN, A. *Plantas de los dioses*: orígenes del uso de los alucinógenos. México: Fondo de Cultura Económica, 1982.

38

Drogas Sintéticas e Novas Substâncias Psicoativas

José Luiz da Costa
Rafael Lanaro
Silvia de Oliveira Santos Cazenave

CONTEÚDO DESTE CAPÍTULO

INTRODUÇÃO

As drogas de abuso sintéticas, conhecidas mundialmente como *designer drugs*, são substâncias ou misturas de substâncias psicoativas produzidas em laboratórios clandestinos, por síntese química a partir de substâncias precursoras encontradas ou não na natureza. Podem ser sintetizadas ainda por pequenas modificações na estrutura de moléculas que possuam atividade biológica conhecida. Mais recentemente, o termo "Novas Substâncias Psicoativas" (NSP, ou em inglês *New Psychoactive Substances* – NPS) passou a ser utilizado quase como sinônimo de "drogas sintéticas".

De acordo com a definição do Escritório das Nações Unidas sobre Drogas e Crime (em inglês, United Nations Office for Drug and Crime, UNODC), são consideradas NSP as drogas de abuso, seja na forma pura ou em uma preparação, que não são controladas pela Convenção Única de Entorpecentes (1961) ou pela Convenção de Substâncias Psicotrópicas (1971), mas que são utilizadas atualmente e representam ameaça à saúde pública. O termo "novas" não se refere necessariamente a substâncias recém-criadas, uma vez que muitas delas foram sintetizadas pela primeira vez há mais de 40 anos, porém não eram controladas internacionalmente. Assim, os termos "drogas sintéticas" e "NSP" não são sinônimos, pois nem toda droga de abuso de origem sintética pode ser classificada como NSP. Outra diferença entre os termos está no fato de que, de acordo com o UNODC, algumas plantas podem ser classificadas como NSP, como a Kratom (*Mitragyna speciosa* Korth), a Khat (*Catha edulis*) e a *Salvia divinorum*, uma vez que o uso abusivo dessas plantas já foi relatado em diversos países, mas elas não são controladas pelas convenções supracitadas.

As NSP são conhecidas popularmente como *legal highs*, termo que delineia uma característica importante deste grupo de drogas: proporcionar ao usuário efeitos semelhantes aos produzidos pelas drogas de abuso "tradicionais", porém sem a classificação de substância ilícita ou controlada internacionalmente, como a cocaína, a metanfetamina, a 3,4-metilenodioximetanfetamina (MDMA) e a dietilamida do ácido lisérgico (LSD).

Uma vez que as NSP frequentemente não são controladas ou proibidas, essas drogas podem ser vendidas sem restrição em diversos locais, como lojas de conveniência e tabacarias. Contudo, a venda pela internet é a mais difundida, uma vez que as lojas *online* possuem maior flexibilidade para se adaptar a mudanças na situação legal das substâncias psicoativas presentes nos produtos, além da comodidade de o usuário poder adquirir a droga sem sair de casa. Assim, essa "indústria" das NSP acompanha as legislações vigentes em países da Europa e nos Estados Unidos, e a cada proibição de determinada droga várias modificações moleculares são feitas nessas substâncias, dando origem a novas drogas sintéticas com efeitos psicoativos semelhantes ou até mesmo mais intensos que o composto original, mas com o destaque de ser uma "droga legalizada", corroborando a ideia de *legal high*.

O abuso em escala global das drogas sintéticas data de meados da década de 1980 e vem aumentando ano após ano. Atualmente, o surgimento das NSP representa um dos maiores desafios para toxicologistas clínicos, analíticos, experimentais e forenses em todo o mundo.

A ampla busca ativa pelos usuários de drogas sintéticas está relacionada principalmente:

- com sua fácil aquisição, pela internet ou em clubes, danceterias, festas *raves* e festas de rodeios;
- com seus efeitos psicoativos de ação rápida e duradoura;
- com efeitos específicos, como a capacidade aumentada da comunicabilidade, empatia e autoconhecimento, além de efeitos como euforia, agitação, desinibição e alucinações.

Novas classes de drogas sintéticas, posteriormente classificadas como NSP, foram surgindo em todo o mundo a fim de oferecer substâncias "legalizadas", com menos efeitos desagradáveis e efeitos psicoativos mais intensos. O uso abusivo dos derivados anfetamínicos surgiu na década de 1980, seguido pelos derivados da triptamina nos anos 1990 e os da piperazina nos anos 2000. No fim da primeira década do século XXI, os canabinoides sintéticos e derivados sintéticos da catinona ganharam destaque, e ainda hoje representam os dois principais grupos de NSP em número de substâncias. Em meados de 2018, o surgimento dos derivados do fentanila (carfentanila, furanilfentanila) e demais *designer* opioides (U-47700) foram responsáveis por milhares de intoxicações e mortes em todo o mundo, principalmente nos Estados Unidos, onde tal fenômeno, com proporções epidêmicas, foi denominado como "crise opioide".

Segundo o UNODC (2020), os estimulantes do grupo anfetamínico (*amphetamine-type stimulants*) estão em segundo lugar na lista de drogas de abuso mais consumidas no mundo, sendo superados apenas pela maconha. No Brasil, historicamente o consumo de drogas sintéticas e NSP começou com a 3,4-metilenodioximetanfetamina (MDMA, *ecstasy*), identificada no país no final da década de 1990. Após a MDMA, outras drogas de origem sintética foram surgindo gradativamente no mercado ilícito brasileiro, como a 2,5-dimetoxi-4-bromoanfetamina (DOB) e a metaclorofenilpiperazina (mCPP) na primeira década deste século. Nos últimos 4 anos o número de novas NSP identificadas nos laboratórios forenses brasileiros aumentou exponencialmente, seguindo a tendência mundial.

No Brasil, entre 2014 e 2017, mais de 100 NSP foram identificadas pela Polícia Federal (PF). Segundo relatório publicado por essa instituição, em 2018 foram identificadas 43 NSP, sendo 16 delas identificadas pela primeira vez no Brasil naquele ano. Em comparação, o relatório cita que o número de substâncias identificadas pela primeira vez no Brasil, no ano anterior (2017) foi praticamente a metade (10), mostrando o considerável aumento das NSP em nosso país ano após ano. As informações do relatório foram levantadas a partir dos laudos periciais da PF para "drogas sintéticas".

A enorme quantidade de NSP que são lançadas quase semanalmente no mercado fizeram com que os governos buscassem alternativas para legislar e tentar controlar o comércio dessas drogas de abuso. A maioria dos países utiliza um sistema de listagem nominal para controlar as substâncias entorpecentes ou psicotrópicas, como é o caso do Brasil, por meio da Portaria SVS/MS n. 344/1998. A atualização desse tipo de sistema costuma ser morosa, tendo como consequência a circulação ilícita de NSP no país por mais tempo, até que seja classificada como controlada ou proscrita. Para tentar contornar esse problema, alguns países passaram a adotar uma nova modalidade de controle, aliando a listagem nominal a meios de classificação que utilizam abordagens mais genéricas, como a classificação por analogia de estruturas químicas. No Brasil, em 2016 a Agência Nacional de Vigilância Sanitária (Anvisa) publicou a RDC n. 79 (em 23 de maio de 2016), que incluiu pela primeira vez a classificação de substâncias químicas como controladas a partir de estruturas químicas genéricas. De acordo com essa RDC, 10 classes estruturais genéricas de canabinoides sintéticos passaram a ser utilizadas para classificar substâncias como sendo de uso proscrito no país (Lista F2 da Portaria n. 344/1998 – lista de substâncias psicotrópicas de uso proscrito). Seguindo essa orientação regulatória, em 2017 foi publicada a RDC n. 175 (19/09/2017), estendendo a classificação genérica à classe das catinonas sintéticas, e a RDC n. 325 (03/12/2019), inserindo a classificação por estrutura química genérica para as feniletilaminas no Brasil. Em que pese o caráter moderno da legislação e sua importância na tentativa de conter o tráfico de NSP, a legislação por classes estruturais apresenta-se como grande desafio para os laboratórios forenses, uma vez que a correta identificação de uma estrutura química exige recursos analítico-instrumentais raramente disponíveis nos laboratórios brasileiros. Sem mencionar que essa política de proibição de substâncias apenas aumenta o número de substâncias proscritas, sem de fato impedir o tráfico desses compostos.

DERIVADOS DA ANFETAMINA

Ecstasy (3,4-metilenodioximetanfetamina, MDMA)

Neste capítulo, o termo "*ecstasy*" será utilizado para definir a droga de abuso comercializada na forma de comprimidos e que possui como princípio ativo principal a 3,4-metilenodioximetanfetamina (MDMA). O tráfico internacional de *ecstasy* aumentou significativamente durante a década de 1990. Estima-se que cerca de 0,2% da população global com idade acima de 15 anos tenha consumido *ecstasy* ao menos uma vez na vida. No Brasil, a MDMA foi a droga sintética mais apreendida pela Polícia Federal nos anos de 2017 e 2018.

Várias vias de síntese podem ser utilizadas para produção da MDMA, todas apresentam em comum o fato de que o composto inicial deve possuir o anel metilenodioxi. A primeira síntese e descrição da MDMA ocorreu na Alemanha em 1912, realizadas pelo laboratório Merck a partir do safrol (a substância e sua via de síntese foram patenteadas em 1914). A MDMA também pode ser sintetizada a partir da MDA (3,4-metilenodioxianfetamina), por reação com etilcloroformato seguida por redução. Existem ainda dois processos de síntese por meio da aminação redutiva da piperonil acetona, substância disponível comercialmente.

No Brasil, como em outras partes do mundo, essa droga é comercializada principalmente na forma de comprimidos, popularmente chamado de "bala" e que possuem grande variedade de cores, formas, tamanhos e logotipos. Pode também ser vendida na forma de cápsulas, em pó ou como cristais, popularmente conhecida como "M.D." ou "Michael Douglas", referência ao ator norte-americano. Em 2018 a Polícia Federal emitiu 587 laudos periciais nos quais foi identificada a MDMA, equivalente à apreensão de 146.489 comprimidos e 75,440 kg de sólido (pó ou cristais).

Peculiaridades como a facilidade de uso (via oral) e sua discreta forma de apresentação (pequenos comprimidos ou cristais) acabam por facilitar o tráfico e a difusão dessas drogas entre os usuários. Isso acontece porque outras substâncias ilegais geralmente exigem local reservado e acessórios para seu uso, e o *ecstasy* não requer preparação alguma, podendo ser consumido com muita discrição em qualquer lugar. Além disso, as quantidades relacionadas ao uso individual minimizam o risco de o produto ser identificado e apreendido pela polícia.

À semelhança de outras drogas vendidas no mercado ilícito, o teor e a pureza dos comprimidos de *ecstasy* podem variar muito, sendo a MDMA substituída nos comprimidos por outras substâncias psicoativas, como diferentes tipos de catinonas sintéticas, por exemplo, a eutilona, ou ainda substâncias psicoativas lícitas (como a cetamina e a cafeína). Estudo realizado pela Superintendência da Polícia Técnico-Científica do Estado de São Paulo mostrou que apenas 45% dos comprimidos de *ecstasy* apreendidos pela polícia paulista entre 2011 e 2013 apresentaram MDMA como princípio ativo. Outras substâncias psicoativas identificadas foram 2,5-dimetoxi-4-bromofeniletilamina (2C-B), anfetamina, anfepramona, benzocaína, cafeína, cetamina, clobenzorex, efedrina, femproporex, fenciclidina, fenobarbital, lidocaína e sibutramina. Foram identificadas ainda as substâncias ilícitas dimetoxianfetamina (DMA), clorofenilpiperazina (CPP), cocaína, metanfetamina, pirovalerona e trifluorometilfenilpiperazina (TFMPP). Do ponto de vista toxicológico, é evidente que a incerteza na composição química aumenta muito o risco no uso da droga.

O uso desse tipo de droga de abuso ocorre principalmente nos fins de semana e está associado a eventos sociais como festas e discotecas. A dose usual por noite é de 1 a 2 comprimidos, o que corresponderia a uma dose ingerida de MDMA entre 50 mg e 300 mg por noite. A quantidade ingerida costuma ser maior por indivíduos que usam frequentemente a droga.

De acordo com dados epidemiológicos do Centro de Informação e Assistência Toxicológica de Campinas (CIATox Unicamp), durante os anos de 2016 a 2019 foi observado um aumento de mais de 100% no número de casos graves e até mesmo fatais de intoxicações agudas causadas pela MDMA (confirmadas laboratorialmente). Nestes casos, observaram-se concentrações séricas extremamente altas (maiores que 2.500 ng/mL de MDMA após 1 hora da exposição). Tal fenômeno vem sendo observado em diversos países, como Holanda, Reino Unido, Estados Unidos, entre outros e está vinculado diretamente à comercialização de MDMA em cápsulas contendo doses superiores a 250 mg de MDMA (popularmente chamado de "Molly") ou de cristais ("M.D.") de alto teor de pureza (maior que 90%) acondicionados em pequenos sacos plásticos na quantidade de 1 g por unidade. A utilização dos cristais de MDMA é feita principalmente misturando ou dissolvendo o seu conteúdo em copos contendo diferentes tipos de bebidas. Quando comparado com a administração de MDMA sob a forma de comprimidos, a preparação por mistura ou dissolução de cristais de MDMA oferece um risco maior de intoxicação aos usuários, uma vez que os cristais apresentam maiores teores da droga e em maiores quantidades que os comprimidos.

Toxicocinética

A via de administração do *ecstasy* é quase exclusivamente a oral. Existem raros relatos sobre a administração da droga por outras vias, como a intravenosa e a intranasal.

A MDMA é prontamente absorvida no trato intestinal e atinge pico de concentração plasmática aproximadamente 2 horas após a administração. Doses de 50 mg, 75 mg e 125 mg administradas a voluntários sadios produzem concentrações plasmáticas máximas de 106, 131 e 236 ng/mL, respectivamente. Essas concentrações são consideravelmente baixas, posto que a substância passa rapidamente para os tecidos e liga-se a seus constituintes. A MDMA e seus análogos apresentam baixa taxa de ligação a proteínas plasmáticas (aproximadamente 20%).

A biotransformação da MDMA é fundamentalmente hepática, sendo que a principal via é oxidativa, envolve desmetilação, levando a catecóis reativos posteriormente convertidos por metilação e conjugados com ácido glicurônico ou com radical sulfato antes de serem eliminados. Nessas reações, a MDMA sofre O-desalquilação, originando a 3,4-di-hidroximetanfetamina (HHMA) e a 3,4-di-hidroxianfetamina (HHA), e O-metilação, originando a 4-hidroxi-3-metoximetanfetamina (HMMA) e a 4-hidroxi-3-metoxianfetamina (HMA). A cadeia alifática lateral é degradada por N-desalquilação, levando inicialmente à correspondente amina primária (MDA), que também possui ação biológica.

Essas transformações são mediadas por enzimas do citocromo P-450, em particular pela CYP2D6. Outras enzimas estão envolvidas nesses processos de degradação, sendo que algumas delas sofrem saturação em concentrações baixas da MDMA, contribuindo para o comportamento farmacocinético não linear. Em estudos com voluntários, observou-se que a taxa de eliminação da MDMA diminui com o aumento da dose. Estudos *in vitro* sugerem que produtos de biotransformação da substância ligam e inativam a enzima CYP2D6, além de saturar rapidamente enzimas de alta afinidade envolvidas nessa biotransformação. Como resultado disso, maiores doses de MDMA podem inativar/saturar mais enzimas, diminuindo a quantidade disponível para biotransformar a substância, resultando em toxicocinética não linear. Consequentemente, quando a dose é aumentada, ocorre um aumento desproporcional das concentrações sanguíneas e cerebrais da MDMA. Por essa razão, pequeno aumento na dose oral desse fármaco pode produzir considerável elevação nos níveis plasmáticos da fração circulante, o que possibilita explicar alguns dos efeitos tóxicos observados na superdose, como quando usuários ingerem outro comprimido antes da depuração da primeira dose.

Variações genéticas determinam diferenças na atividade da enzima CYP2D6, o que pode ter efeito na toxicidade da MDMA. A atividade dessa enzima é geneticamente determinada, sendo que mais de 10% da população caucasiana apresenta deficiência para ela. Desse modo, indivíduos podem apresentar metabolismo mais rápido ou lento para compostos biotransformados pela CYP2D6, possuindo, portanto, suscetibilidade diferente à droga, o que explica a extensa faixa de concentração relacionada à intoxicação aguda e aos efeitos neurotóxicos das metilenodioxianfetaminas.

A eliminação da MDMA é relativamente lenta, com meia-vida plasmática da ordem de 8 horas. De acordo com o postulado de que o tempo médio para eliminação de 95% de um fármaco do organismo é da ordem de 5 meias-vidas (aproximadamente 40 horas para a MDMA), pode-se justificar, por sua cinética de eliminação, alguns dos efeitos adversos que podem ocorrer até 2 dias após o uso. Alguns produtos de biotransformação da MDMA possuem atividade farmacológica, em especial a MDA, razão pela qual alguns efeitos do *ecstasy* podem durar mais do que o tempo de permanência da MDMA no organismo. Aproximadamente 50% da MDMA é eliminada inalterada na urina nas primeiras 24 horas após o uso, independentemente da dose administrada, outro indicativo do comportamento da toxicocinética não linear dessa substância.

Outra peculiaridade da MDMA é seu comportamento toxicocinético enantio-dependente. As metilenodioxianfetaminas possuem um carbono quiral, por isso existem na forma de 2 isômeros ópticos R(–) e S(+). Durante sua produção clandestina, é obtida a mistura racêmica, vendida quando a MDMA é comercializada como droga de rua. Não existe diferença no *clearance* renal dos 2 enantiômeros de MDMA, indicando que o *clearance* não renal (metabólico) é um processo estereoespecífico.

Em estudos com voluntários, Fallon *et al.* administraram 40 mg de mistura racêmica de MDMA a 8 voluntários não usuários e mediram as concentrações sanguíneas e urinárias dos estereoisômeros S(+)-MDMA, R(–)-MDMA, S(+)-MDA, R(–)-MDA em intervalos de tempo regulares, observando que a concentração plasmática máxima ($C_{máx}$) dos 2 enantiômeros da MDMA foi atingida 4 horas após a administração, ainda que o valor da $C_{máx}$ do enantiômero R(–)-MDMA tenha sido significativamente maior que a da S(+)-MDMA e a área sob a curva das concentrações plasmáticas foi de 2 a 4 vezes maior para o enantiômero-R do que para o enantiômero-S após a administração. Além disso, a meia-vida de eliminação da S(+)-MDMA foi significativamente menor que a da R(–)-MDMA. Outro estudo relata que, após a administração de 1,5 mg/kg, a concentração plasmática da forma S(+) retorna para aproximadamente zero após 24 horas, ao passo que a forma R(–) apresenta valores quantificáveis até 36 horas após a administração. Análises quantitativas revelaram um acúmulo aproximadamente 3 vezes maior da forma R(–) na circulação comparado com a forma S(+), e que a forma R(–) é eliminada do plasma cerca de 35% mais lentamente que a S(+). Esses resultados mostram que a forma R(–) pode sofrer acúmulo com administrações sucessivas. Moore *et al.* (1996) observaram níveis maiores do enantiômero-R da MDMA em amostras de sangue, fígado, humor vítreo e bile de indivíduos que morreram logo após a ingestão de *ecstasy.*

Toxicodinâmica

A MDMA possui estrutura química similar à de catecolaminas endógenas e atua no cérebro, aumentando a atividade de, pelo menos, 3 neurotransmissores: serotonina, dopamina e noradrenalina. Como outras anfetaminas, a MDMA aumenta a liberação desses neurotransmissores nas fendas sinápticas, elevando a atividade cerebral. Possui maior atuação sobre a serotonina, principal neurotransmissor responsável pela regulação do humor, sono, dor, emoções, apetite e comportamentos. A MDMA atua na transmissão serotoninérgica bloqueando o transportador de recaptura, impedindo assim que o neurotransmissor seja retirado da fenda sináptica. Além disso, a MDMA pode agir ainda fazendo com que o transportador de serotonina atue de modo reverso, transportando-a do interior do neurônio pré-sináptico para a fenda sináptica.

Pela liberação de grande quantidade de serotonina, inibição da sua recaptação e também por interferir em sua síntese, a MDMA provoca o comprometimento da quantidade desse neurotransmissor, e, como resultado, é preciso mais tempo para a restauração dos estoques necessários para a realização de importantes funções fisiológicas e psicológicas. Assim, o uso crônico dessa substância provoca a depleção de serotonina, podendo causar danos, às vezes irreversíveis, aos neurônios responsáveis pela liberação desse neurotransmissor.

O isômero S(+)-MDMA é mais potente do que o R(–)-MDMA na produção dos efeitos subjetivos característicos do *ecstasy.* Alguns estudos sugerem que o isômero R(–) está mais relacionado com efeitos semelhantes aos da mescalina e do LSD (dietilamida do ácido lisérgico) e que, portanto, estariam relacionados com as alterações sensoriais reportadas pelos usuários, ao passo que o isômero S(+) estaria mais associado com os efeitos estimulantes, semelhantes aos da anfetamina. Os enantiômeros diferem também quanto à intensidade dos efeitos provocados, sendo que o isômero S(+) apresenta maior potência do que o isômeros R(–). Nesse aspecto, a MDMA difere de outras anfetaminas alucinógenas, como a 2,5-dimetoxi-4-metilanfetamina (DOM), as quais invariavelmente são mais ativas na forma R(–).

De acordo com a *American Psychiatric Association* (APA), o *ecstasy* pode causar dependência por preencher 4 critérios de diagnóstico: é utilizado mesmo com conhecimento dos seus efeitos adversos; é consumido em doses maiores que as planejadas; induz tolerância; e causa "ressaca", caracterizada por cansaço, insônia e depressão.

Sinais e sintomas da intoxicação

Mesmo tendo reputação de droga segura, os efeitos agudos causados pelo uso do *ecstasy* (hipertermia, complicações cardiovasculares, falência renal e hepática) podem provocar a morte.

De modo geral, os efeitos desejados por muitos usuários são aqueles produzidos por baixas doses usadas esporadicamente. A MDMA produz aumento na vivacidade, paciência e sensação de energia, despertar sexual e adiamento da fadiga e do sono. Os efeitos fisiológicos observados são descritos como aumento da euforia, bem-estar, percepção sensorial aguçada, melhora na sociabilidade, extroversão, aumento na sensação de intimidade e proximidade com outras pessoas, maior tolerância à opinião e sentimentos alheios. Durante a década de 1980, a MDMA foi utilizada como adjuvante em sessões de psicoterapia, por facilitar a comunicabilidade do paciente com o terapeuta.

Como outras anfetaminas, a MDMA também possui efeitos adversos demonstrados em muitas funções físicas, mesmo quando utilizada em doses moderadas com finalidade recreacional. Como a ação básica das anfetaminas envolve o aumento do despertar e da vigília, usualmente ocorre também aumento da tensão muscular, manifestada por contratura da mandíbula, bruxismo e movimentos constantes das pernas. O aumento da atividade muscular, somado à ação direta da MDMA no sistema termorregulador do cérebro, causa aumento na temperatura corpórea. Rigidez e dor nos membros inferiores e na região inferior das costas são queixas frequentes durante os primeiros 2 a 3 dias após o uso de MDMA. Dor de cabeça, náuseas, diminuição do apetite, visão turva, boca seca e insônia são outros sintomas físicos relatados após a experiência do uso de *ecstasy*. Os efeitos psicológicos indesejados resultantes da intoxicação aguda por MDMA representam uma resposta exagerada dos efeitos buscados pelo usuário. Como exemplo, o aumento da vigília, que, se em excesso, é convertido em hiperatividade, confusão e insônia. Outras queixas relacionadas ao uso de MDMA incluem alucinação leve, despersonificação, ansiedade, agitação, comportamentos bizarros e repetitivos. Ocasionalmente, esses sintomas podem provocar ataques de pânico, delírio ou até episódios curtos de psicose (pouco frequentes).

O quadro clínico mais associado à intoxicação aguda por *ecstasy* é caracterizado por lesão hepática grave (podendo ocorrer necrose do tecido hepático), hipertermia associada ou não à rabdomiólise, coagulação intravascular disseminada e falência renal. Outras complicações relatadas incluem hiponatremia, estupor catatônico, hemorragia intracerebral, hemorragia subaracnoide ou isquemia cerebral. Problemas cardiovasculares relatados incluem arritmias cardíacas e hipertensão. Interação com outras drogas ou adulterantes presentes nos comprimidos pode interferir no metabolismo e nos efeitos tóxicos da MDMA. Finalmente, a toxicocinética não linear aumenta a possibilidade de pequenos aumentos na dose de MDMA administrada resultarem em aumento desproporcional das concentrações sanguíneas, posto que, como citado anteriormente, a eliminação não é dose-dependente, o que aumenta o risco de intoxicações.

A MDMA apresenta significativos efeitos no sistema cardiovascular, principalmente por sua ação sobre a liberação de noradrenalina e por agir como agonista α-2-adrenérgico. Por esse mecanismo, provoca aumento da frequência cardíaca e da pressão sanguínea, dose-dependente. A hipertensão induzida pelo *ecstasy* pode causar danos a vários órgãos, o que geralmente ocorre quando a pressão diastólica excede 130 mmHg. Essa hipertensão pode estar relacionada com outras patologias induzidas por esse tipo de fármaco, como falência renal aguda, distensão aórtica, infarto do miocárdio e hemorragia cerebral.

Outra ação da MDMA ocorre sobre a liberação hormonal, em que a substância acarreta aumento dose-dependente da concentração de cortisol, da prolactina e do hormônio adrenocorticotrófico, ao passo que as concentrações de hormônio do crescimento permanecem inalteradas mesmo após a administração de 125 mg de MDMA. Baixas doses podem induzir secreção de hormônio antidiurético (vasopressina) em humanos, causando alterações, como aumento na retenção de fluidos, o que pode contribuir para a instalação do quadro de hiponatremia.

Algumas mortes associadas ao uso de MDMA envolvem aumento da temperatura corpórea (hipertermia), pela atuação dessa substância sobre as vias dopaminérgicas e serotoninérgicas que regulam a temperatura corporal. Os casos de hipertermia induzida pelo *ecstasy* são provavelmente o resultado da soma de vários fatores: a ação do fármaco sobre o sistema termorregulador do cérebro e a vasoconstrição periférica induzida por este, diminuindo a perda de calor corpóreo. As atividades físicas intensas, a reposição inadequada de eletrólitos e líquidos e as altas temperaturas muitas vezes encontradas nas festas *raves* aumentam de modo significativo os riscos de hipertermia, cujas principais manifestações clínicas são edema cerebral, hipotensão e hipóxia tecidual com enfraquecimento da contratilidade muscular. O tratamento da hipertermia requer atendimento médico imediato e pode provocar rabdomiólise e lesões renais. Na presença de distúrbios neurológicos, como delírio, estupor ou convulsões, a hipertermia significa alto risco de morbidade e mortalidade, que depende da temperatura máxima atingida, da duração da hipertermia e do estado de saúde e consciência do indivíduo.

A rabdomiólise é uma síndrome resultante da degeneração muscular e liberação de proteínas musculares para a região extracelular. Em usuários de *ecstasy*, a degeneração muscular ocorre, na maioria das vezes, em virtude da hipertermia prolongada, do excesso de esforço físico ou, ainda, durante as crises convulsivas que podem ser desencadeadas pelos efeitos da droga no sistema nervoso central (SNC). Possíveis fatores de risco para o desenvolvimento dessa síndrome muscular são, além da hipertermia, desnutrição, desidratação, esforço físico excessivo, tabagismo e alcoolismo. O conteúdo das células musculares lesadas pode desencadear falência renal aguda e coagulação intravascular disseminada. Os sintomas da rabdomiólise incluem dor muscular, fraqueza e urina de coloração marrom.

A coagulação intravascular disseminada é uma patologia relacionada com a formação de fibrina e o consumo de fatores de coagulação e plaquetas no interior dos vasos sanguíneos. Quando esses fatores se esgotam, a coagulação não é mais possível e hemorragia generalizada pode ocorrer. Nos quadros de intoxicações causadas pelo uso de *ecstasy*, a coagulação intravascular disseminada pode se dar em função de uma combinação de fatores como necrose hepática, lesões de células endoteliais e termoinativação de fatores de coagulação, plaquetas e megacariócitos. Com o prejuízo desses fatores, pode haver sangramento nasal e da gengiva, febre, dificuldade para respirar, taquicardia e hipotensão. Essa síndrome é capaz de acarretar ainda problemas mais graves, como hemorragia e infarto cerebral.

A hiponatremia é outro efeito adverso associado ao uso de MDMA que não se manifesta durante a utilização de outras anfetaminas, e pode estar associado com a síndrome da secreção inapropriada de hormônio antidiurético (ADH), uma vez que a MDMA é um agonista serotoninérgico e existem evidências de que a liberação de ADH seja mediada por esse neurotransmissor. Os sintomas iniciais da hiponatremia aguda surgem quando os níveis séricos de sódio caem até valores menores do que 120 mEq/L e podem incluir náuseas, vômitos e câimbras musculares. Posteriormente, pode ocorrer a instalação de quadro de edema cerebral, estado em que os efeitos neurológicos são predominantes e incluem cefaleia, letargia, confusão, estupor, crises convulsivas e coma.

O consumo de *ecstasy* foi relatado como a segunda causa mais frequente de hepatotoxicidade na Espanha entre jovens de até 25 anos. A MDMA pode causar alterações hepáticas graves, manifestadas principalmente por icterícia, hepatomegalia, necrose centrolobular, hepatite, anorexia, náusea, vômito e urina com coloração escura. Este último efeito está relacionado ao aumento na quantidade de urobilinogênio presente na urina, causada pela elevada formação e excreção de bilirrubina decorrente da hemólise provocada por hipertermia e coagulação intravascular disseminada. Os danos hepáticos são causados em parte pelo efeito da temperatura corpórea, e em outra parte pela ação da MDMA e de seus produtos de biotransformação sobre o fígado. Estudos *in vitro*, conduzidos em condições experimentais que simulavam a hipertermia com hepatócitos de camundongo, mostraram que a MDMA aumenta a peroxidação lipídica e diminui a viabilidade das células hepáticas.

A MDMA pode ter ação ainda sobre o sistema renal, no qual falência renal aguda pode ocorrer quando coágulos de fibrina/plaquetas ou de mioglobina, liberados das células musculares lesadas, precipitam e bloqueiam os túbulos renais. A desidratação facilita o desenvolvimento desse tipo de problema renal e pode ocasionar acúmulo de substâncias que deveriam ser depuradas e eliminadas do sangue, possibilitando danos secundários a outros tecidos ou órgãos.

Uma característica observada a respeito dos efeitos da MDMA no SNC é que induz alterações significantes na liberação e recaptação de serotonina pelos neurônios, as quais podem persistir por longos períodos mesmo após o fármaco ter sido biotransformado e excretado. Experimentos com ratos mostram que a MDMA dispara uma rápida liberação de serotonina no cérebro seguida por significativa diminuição nos níveis de serotonina que persistem por, pelo menos, 7 dias após a administração. As reduções mais significativas de serotonina ocorrem no córtex pré-frontal, córtex estriado e hipocampo, com menor redução no hipotálamo e nos núcleos da base do cérebro. O uso crônico pode acarretar o desenvolvimento de neurotoxicidade, especialmente dos neurônios serotoninérgicos, como foi observado em estudos *in vitro* com animais de experimentação. Por causa de limitações metodológicas e éticas, os efeitos do uso crônico de metilenodioxianfetaminas ainda são restritos a exames por imagem e aplicação de questionários. Em humanos, o uso de MDMA é associado à depressão, debilidade da atuação cognitiva e atuação anormal dos neurônios serotoninérgicos quando analisados por tomografia de emissão de pósitrons (PET). Estudos realizados no líquido cefalorraquidiano de usuários de MDMA demonstraram uma redução nos níveis de 5-HIAA (ácido 5-hidroxi-indolacético), produto de degradação da serotonina, achado que confirma a neurotoxicidade dessa substância.

Uma hipótese para explicar a neurotoxicidade causada pela MDMA no sistema serotoninérgico é que induz tanto estresse oxidativo quanto metabólico nesses neurônios, que, como consequência, sofrem redução de sua capacidade de produzir serotonina. O suporte para essa hipótese vem de uma variedade de estudos, incluindo aqueles mostrando que a MDMA provoca alterações na atividade de várias enzimas antioxidantes, como superóxido dismutase, catalase e glutationa peroxidase, e que o aumento artificial (induzido em experimentos) dos níveis dessas enzimas diminui os efeitos do fármaco sobre os neurônios serotoninérgicos. Em estudos que empregaram animais de experimentação, a injeção direta de MDMA no cérebro não reproduziu os efeitos neurotóxicos, observados após a administração periférica. Esse fato sugere uma possível correlação entre produtos de biotransformação da MDMA e o desenvolvimento de neurotoxicidade. Produtos como a 3,4-di-hidroximetanfetamina (HHMA), principal produto de biotransformação da MDMA em ratos e preparações microssômicas de fígado humano, podem estar relacionados com esse tipo de efeito pela formação de adutos com glutationa e outros compostos endógenos que contenham radicais tióis.

Relatos de intoxicações causadas pela MDMA

Mikula *et al.* relataram um caso de hepatite aguda com inflamação da vesícula biliar em uma jovem de 17 anos que deu entrada no serviço de emergência relatando forte dor abdominal (arco costal direito), com icterícia, febre e vômitos. Reportou que há 3 meses consumia *ecstasy* regularmente, em quantidades que variavam entre 5 e 8 comprimidos por sessão de uso. Admitiu ainda consumo regular de etanol (cerveja, vodca) e tabaco nos 2 anos anteriores. Na admissão, os parâmetros bioquímicos de função hepática estavam consideravelmente alterados (bilirrubina = 121 mmol/L, alanina aminotransferase = 2.700 UI/L, asparagina aminotransferase = 1.215 UI/L). A ultrassonografia abdominal revelou fígado, baço e rins sem alteração de tamanho, inflamação da vesícula biliar com diâmetro de parede sobre 8 mm, sem cálculos biliares e linfonodos na parte superior do abdome (12 mm de diâmetro). Os sintomas clínicos desapareceram após 5 dias de tratamento e seus parâmetros bioquímicos normalizaram-se depois de 8 semanas.

Em outro episódio de intoxicação causada pela MDMA, um homem de 19 anos foi encaminhado por amigos ao serviço de emergência apresentando convulsões e hipertermia (temperatura de 42,5 °C). Os amigos relataram que o paciente havia ingerido etanol e 3 comprimidos de *ecstasy* 2 horas antes da admissão no hospital. O exame físico mostrou midríase bilateral, mioclônia, sopro sistólico, frequência cardíaca de 95 bpm e pressão arterial de 125/45 mmHg. Os resultados dos exames laboratoriais indicaram hipercalemia, rabdomiólise e danos no miocárdio. Após intubação e administração de propofol e rocurônio, a hipertermia foi tratada com medidas de resfriamento ativo e sedação com midazolam. Além disso, foi realizado tratamento para diminuir a concentração plasmática de potássio, incluindo a administração intravenosa de gluconato de cálcio (1.000 mg), bicarbonato de sódio (45 mEq) e glicose (50 mL de uma solução a 40%) com insulina (10 unidades). O paciente foi transferido para unidade de terapia intensiva (UTI) com quadro de edema pulmonar maciço e ausência de atividade elétrica alternando com bradicardia sinusal (30 bpm). O ecocardiograma não mostrou nenhuma atividade cardíaca e, apesar da ressuscitação cardiopulmonar por mais de 2 horas, incluindo a estimulação ventricular intravenosa temporária e o tratamento intensivo para hipercalemia, o paciente foi a óbito. A causa da morte foi atribuída à hipercalemia, que evoluiu rapidamente em decorrência da rabdomiólise.

O caso a seguir está relacionado com a ingestão de grande quantidade de cristais de MDMA dissolvidos em bebida. Adolescente de 17 anos de idade entrou ilegalmente em danceteria de música eletrônica, apresentando documentação falsa. Durante a festa, o jovem verteu todo o conteúdo do invólucro (aproximadamente 1 g) contendo MDMA em copo plástico com capacidade para 350 mL contendo bebida de coloração rosa e em seguida a ingeriu. O paciente chegou ao hospital aproximadamente 1 hora após a exposição apresentando: taquicardia sinusal (150 bpm, apontada pelo eletrocardiograma – ECG), midríase, alteração do nível de consciência, confusão mental e rigidez muscular. A pressão arterial na entrada estava em 80 × 40 mmHg e as pupilas estavam isocóricas. Em seguida, o paciente apresentou rebaixamento repentino do nível de consciência (Glasgow 6), sendo submetido a ventilação mecânica, e evoluindo para PCR (parada cardiorrespiratória), revertida por cardioversão. Os exames laboratoriais realizados e que apresentavam alteração foram: plaquetas: 74.000 mm^3 (V.R.: 150.000 – 440.000 mm^3); CK-total: 340 U/L (V.R.: 39 – 308 U/L); RNI: 6,12 (V.R.: até 1); cálcio: 11,5 mg/dL (V.R.: até 10 mg/dL). Cerca de 3 horas após a entrada no hospital, o paciente teve outra PCR, sendo essa irreversível, vindo a óbito. Análises toxicológicas realizadas em amostra de soro do paciente coletada 1 hora após exposição detectaram: MDMA (2,800 ng/mL), MDA (71,4 ng/mL) e MDEA (4,0 ng/mL). Não foram detectadas outras NSP, etanol, cocaína e canabinoides.

Brolanfetamina (2,5-dimetoxi-4-bromoanfetamina, DOB)

A 2,5-dimetoxi-4-bromoanfetamina (DOB) é um derivado anfetamínico dotado de poderosa ação agonista sobre os receptores de serotonina, atuando principalmente nos receptores 5-HT_2 e causando alucinações intensas, com potencial para causar tolerância em usuários crônicos.

Foi sintetizada pela primeira vez por Alexander Shulgin, tendo como precursora a 2,5-dimetoxianfetamina (2,5-DMA). Possui características físico-químicas similares às da 2,5-dimetoxi-4-bromofeniletilamina (2C-B), contudo a DOB é capaz de produzir efeitos alucinógenos mais duradouros que o análogo.

É comumente comercializada impregnada em selos de papel (como o LSD) ou na forma de cápsulas ou comprimidos, sendo que a quantidade de princípio ativo pode variar entre 0,75 mg e 2 mg. Como a quantidade de substância ativa presente nas cápsulas de DOB é ínfima, apresentando apenas resquícios de pó branco em seu interior, essa droga recebeu no Brasil o nome de "cápsula do vento", em analogia com a aparente ausência de material.

A dose usual é de um selo ou cápsula por noite (entre 0,75 mg e 2 mg), administrada por via oral (VO). Os efeitos experimentados pelos usuários incluem sensação de bem-estar, aumento da vigília, da atividade auditiva e visual, com elevação na percepção de cores e texturas. Doses de 2,8 mg podem acarretar o aparecimento de efeitos indesejados, como câimbras com dores musculares e episódios de alucinação. As situações de overdose são esperadas em doses de 3,5 mg ou mais, que podem ocasionar quadro de perda de memória, comportamento irracional e violento.

Duas peculiaridades importantes ajudam a entender as intoxicações agudas causadas pela DOB: primeiro, a dose efetiva (geralmente 1 cápsula) e a dose tóxica (aproximadamente 2 cápsulas) são muito próximas; e o segundo fator importante é o espaço de tempo relativamente grande entre o uso da droga e o aparecimento dos primeiros efeitos pelo usuário – para a maioria dos indivíduos que experimentam a droga, os primeiros efeitos podem demorar até 3 horas para ser percebidos, o que pode induzi-los a acreditar que a dose administrada não foi suficiente para causar o efeito buscado, conduzindo-os à ingestão de uma segunda dose, o que pode resultar em situações de overdose. Os principais sintomas da intoxicação aguda são convulsões, espasmos vasculares, vômito, diarreia, tremores, agitação e psicose com alucinações visuais intensas. Os efeitos da DOB são prolongados, podendo durar de 8 a 24 horas dependendo de características do indivíduo e da dose administrada.

Como acontece com a maioria das fenilalquilaminas que atuam sobre o SNC, os isômeros ópticos da DOB possuem atividades distintas, em que o isômero R(–) exerce maior atividade do que o isômero S(+).

Em estudos com animais, observou-se que os picos de concentração plasmática da DOB ocorrem de 2 a 3 horas após a administração. A concentração máxima da substância no fígado ocorre de 0,5 a 1,5 hora; já no cérebro, o pico de concentração da DOB só ocorre de 3 a 6 horas após a administração, o que ajuda a explicar o grande intervalo de tempo existente entre a ingestão e o aparecimento dos efeitos no usuário. Estudos com animais (ratos) demonstraram que sua biotransformação se dá principalmente por O-desmetilação e por desaminação oxidativa. A excreção ocorre principalmente através da urina, na qual é possível identificar a presença da substância inalterada, bem como seus produtos de biotransformação conjugados com grupos sulfato e glicuronatos.

Dimetoxianfetamina (2,5-dimetoxi-4-metilanfetamina, DOM, STP)

A DOM é outro derivado da anfetamina dotado de ação alucinógena. Seu nome de rua faz alusão à marca de aditivo de gasolina STP (do inglês, *Specially Treated Petroleum*) que, posteriormente, foi interpretada como "Serenidade, Tranquilidade e Paz". Foi sintetizada em 1963 e, em 1967 surgiu nos Estados Unidos, comercializada em forma de comprimidos de 10 mg. Como alucinógeno, é 100 vezes mais potente do que a mescalina e cerca de 30 vezes menos potente que o LSD.

Os primeiros efeitos surgem cerca de 90 minutos após administração e se intensificam gradativamente, atingindo o pico após 3 a 4 horas. Doses de 10 mg a 20 mg VO perduram por 16 a 24 horas. Os sintomas se caracterizam por náuseas, vômito, sudorese, tremores, midríase, hipertensão arterial, taquicardia e hipertermia, alterações do senso-percepção como imagens múltiplas, borradas, vibrantes e distorcidas. Muitas vezes ocorre uma *bad trip*, ou seja, alucinações ruins, seguidas de um sentimento de medo e pânico incontroláveis. Em consequência desses sentimentos, muitas vezes os indivíduos são levados a cometer atos insanos, podendo incorrer em incidentes até fatais.

PIPERAZINAS

Os derivados da piperazina representam uma ampla classe de substâncias químicas que apresentam estrutura molecular cíclica de 6 átomos, sendo 2 de nitrogênio em posições opostas. O anel piperazínico em sua estrutura molecular é muito semelhante à piperidina existente na pimenta negra (*Piper nigrum* L.), porém as piperazinas não são compostos de origem natural, mas produzidos em laboratórios, o que pode explicar o fato de serem confundidas com drogas naturais, chamadas de *herbal ecstasy*.

Ganharam destaque como *designer drugs* nos anos 2000, pelo fato de seus efeitos serem semelhantes aos do *ecstasy* (MDMA) e também pelo fato de não serem substâncias de uso proscrito em vários países. Desde a década de 1950 até meados da década de 1990, seu uso era amplo em pesquisas e em terapias farmacológicas tanto em medicina humana como veterinária. As aplicações desses derivados piperazínicos eram feitas principalmente em terapias antifúngica, antiviral e antiparasitária. Também foi pesquisado um potencial efeito vasodilatador e como inibidor de crescimento de tumores cancerígenos. Atualmente, são encontrados compostos piperazínicos que incluem agentes antipsicóticos (olanzapina, clozapina), antidepressivos (trazodona, nefazodona) e fármacos para tratamento de disfunção erétil (sildenafila, vardenafila).

Os primeiros relatos do uso abusivo dos derivados da piperazina ocorreram no final da década de 1990, nos Estados Unidos, com a benzilpiperazina (BZP). Em 2004, um novo derivado da piperazina, a 1-(3-clorofenil) piperazina (mCPP) foi identificado, sendo vendido como *ecstasy* (na forma de comprimidos) nas ruas da Suécia e da Holanda, disseminado para toda a União Europeia (UE). Na Holanda, foram encontrados os primeiros comprimidos de mCPP em combinação com o MDMA. Na Nova Zelândia, no Japão e no Brasil, também foi detectada a presença de vários derivados da piperazina, como BZP, mCPP, 1-(3-trifluormetilfenil) piperazina (TFMPP) e associações como mCPP e cocaína e mCPP, anfetamina, cafeína e lidocaína em um mesmo comprimido.

Atualmente, BZP e mCPP estão sob controle na UE, nos Estados Unidos e na Nova Zelândia. No Brasil, a BZP, a mCPP e a TFMPP foram adicionadas em 2008 à lista F2 da Portaria n. 344-98 da Agência Nacional de Vigilância Sanitária (Anvisa), que elenca as substâncias psicotrópicas de uso proscrito no Brasil e em que se encontram substâncias como a MDMA e o tetraidrocanabinol, princípio ativo da maconha. Em competições esportivas, a utilização dessas substâncias é proibida pela Agência Mundial Antidoping (WADA, do inglês World Anti-Doping Agency).

Os derivados da piperazina podem ser divididos em 2 classes:

- as benzilpiperazinas, como a 1-benzilpiperazina (BZP) e seu análogo 1-benzil-4-metilpiperazina (MBZP);
- as fenilpiperazinas, como 1-(3-clorofenil) piperazina (mCPP), 1-(3-trifluorometilfenil) piperazina (TFMPP), entre outras descritas no Quadro 38.1.

Quadro 38.1 Principais derivados da piperazina utilizados como *designer drugs*.

Nome	R[1]	R[2]	R[3]	R[4]
1-(3-Clorofenil)-4-(3--cloropropil)piperazina (mCPCPP)	H	Cl	H	CH_2CH_2-CH_2Cl
1-(3-Clorofenil)piperazina (mCPP)	H	Cl	H	H
1-(4-Clorofenil)piperazina (pCPP)	Cl	H	H	H
1-(4-Fluorofenil)piperazina (pFPP)	F	H	H	H
1-(2-Metoxifenil)piperazina (oMeOPP)	H	H	MeO	H
1-(4-Metoxifenil)piperazina (pMeOPP)	MeO	H	H	H
1-(3-Metilfenil)piperazina (mMPP)	H	Metil	H	H
1-(4-Metilfenil)piperazina (pMPP)	Metil	H	H	H
1-Benzilpiperazina (BZP)	–	–	–	H
1-Benzil-4-metilpiperazina (MBZP)	–	–	–	Metil
1-(3-Trifluorometilfenil) piperazina (TFMPP)	H	CF_3	H	H
1,4-Dibenzilpiperazina (DBZP)	–	–	–	C_8H_6-CH_2

Fonte: Desenvolvido pela autoria.

Benzilpiperazina

A benzilpiperazina, também conhecida como BZP, é uma diamina sem estereoisômeros, facilmente sintetizada a partir do cloridrato de piperazina e do cloreto de benzila, insumos facilmente adquiridos no mercado. Essa síntese é mais fácil de ser realizada quando comparada com a da anfetamina e do *ecstasy*. Esse processo de síntese acaba resultando também na formação de dibenzilpiperazina (DBZP) como impureza.

Foi sintetizada pela primeira vez em 1944 e teve uso pretendido como um agente anti-helmíntico para o gado. No entanto, por causa da sua falta de eficácia em comparação com a piperazina e dos efeitos colaterais (convulsões em mamíferos), nunca foi usada para esse fim. Mais tarde, na década de 1970, foi avaliada como um potencial agente antidepressivo, por sua capacidade para inverter os efeitos sedativos da tetrabenazina em ratos e camundongos. No entanto, nunca foi comercializada como antidepressivo, possivelmente pela semelhança com as anfetaminas, ou seja, apresentou, nos estudos com animais, efeitos como hiperatividade, comportamento estereotipado e potencial de abuso elevado.

Como *designer drug*, é conhecida popularmente como *legal X*, *herbal ecstasy*, *legal E*, *rapture* e *A2*. É comercializada clandestinamente na forma de comprimidos, cápsulas e soluções, que podem conter em média entre 50 mg e 200 mg de BZP. Atualmente, os comprimidos encontrados dificilmente contêm apenas a BZP, apresentando também outras piperazinas, principalmente mCPP, TFMPP e oMeOPP. Além disso, constituem esses comprimidos cafeína, extratos herbais, aminoácidos, mistura de eletrólitos, entre outros.

Todas essas associações são feitas com o propósito de aumentar os efeitos psicoativos e diminuir os efeitos tóxicos da droga. Existem, ainda, relatos da associação da BZP com drogas de outras classes, como anfetaminas, MDMA, cocaína e cetamina, com a finalidade de aumentar os efeitos estimulantes e euforizantes.

Toxicocinética

A toxicocinética da BZP ainda não está totalmente elucidada, existindo poucos dados sobre sua absorção e distribuição em animais e também em seres humanos.

O metabolismo da BZP foi estudado em ratos Wistar machos após a administração oral de 50 mg/kg da droga de rua contendo BZP. Os metabólitos identificados nos ratos também foram encontrados em urina humana após administração oral da droga. A BZP não é metabolizada totalmente, sendo excretada principalmente na forma inalterada. Em reação de fase I, a BZP sofre reações de hidroxilação aromática (mediada pelo Cit. P-450) formando 4-hidroxi-BZP e 3-hidroxi-BZP, seguido de uma metilação (mediada pela catecol-O-metiltransferase, COMT), gerando 4-hidroxi-3-metoxi-BZP. Também em reações de fase I, a BZP sofre reações de desalquilação, formando piperazina, benzilamina e N-benziletilenodiamina (Cit. P-450). Os compostos hidroxilados podem entrar em reação de fase II, originando compostos que serão excretados na forma de conjugados com sulfatos e ácido glicurônico (Figura 38.1).

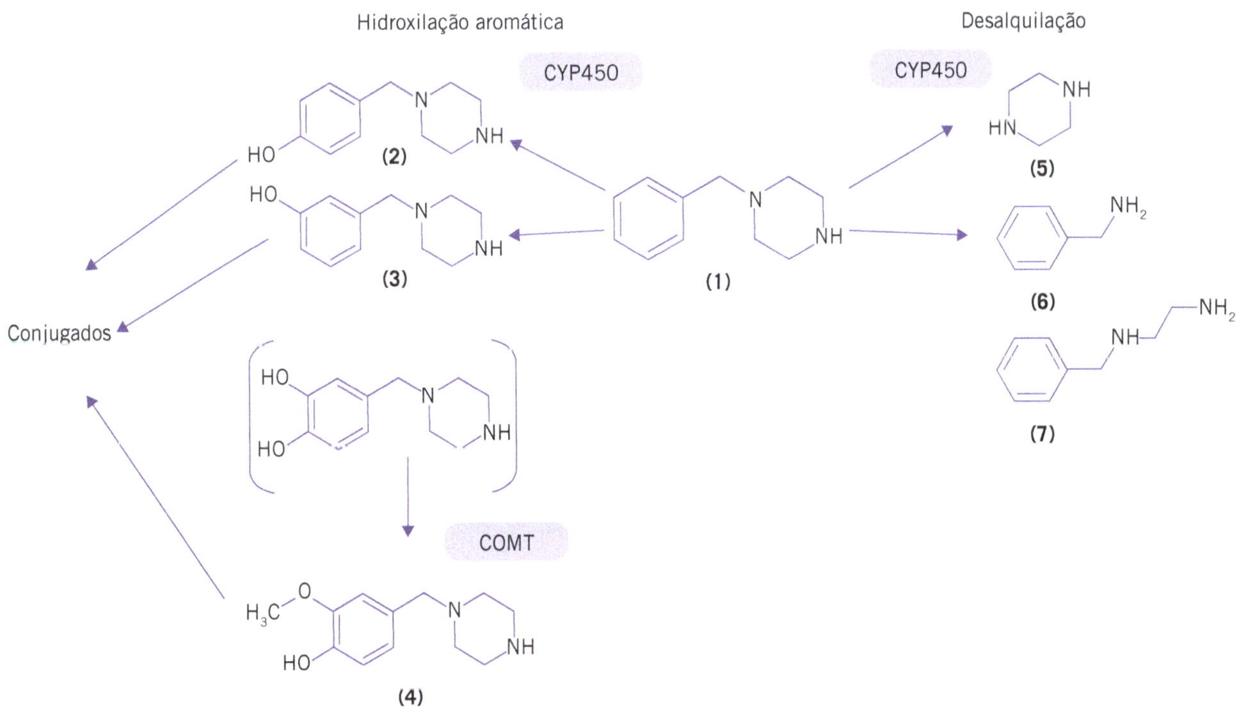

Figura 38.1 Biotransformação da BZP em ratos e humanos.
(1) BZP; (2) 4-hidroxi-BZP; (3) 3-hidroxi-BZP; (4) 4-hidroxi-3-metoxi-BZP; (5) piperazina; (6) benzilamina; (7) N-benziletilenodiamina.
Fonte: Adaptada de Monteiro *et al.*, 2013.

O único estudo com humanos mostra que, após a ingestão de 200 mg de BZP, a concentração plasmática de 3-hidroxi-BZP é maior que a de 4-hidroxi-BZP, mostrando que a hidroxilação aromática é a maior via metabólica em humanos. A concentração plasmática máxima de BZP foi de 262,7 ng/mL, sendo detectada até 24 horas após a exposição (LOD = 5 ng/mL). O $t_{1/2}$ foi de 5,5 horas e o *clearance*, de 99 L/h.

Análises urinárias mostraram que 6% da dose total de BZP foram eliminados na forma conjugada (sendo os conjugados O-sulfato-BZP e N-sulfato-BZP presentes em maior quantidade) e 0,11% da dose total, na forma não conjugada. Quando o processo foi submetido a hidrólise enzimática, a quantidade de 3-hidroxi-BZP e 4-hidroxi-BZP aumentou consideravelmente, calculando-se, então, que o O-sulfato-BZP representa 51% e N-sulfato-BZP 30% da excreção de BZP. Também foi constatado, após hidrólise enzimática, que a excreção de BZP inalterada em humanos é de 12,2% da dose total ingerida, fato que pode ser relacionado a uma baixa biodisponibilidade oral ou a uma alta ligação com proteínas plasmáticas e até mesmo à existência de outra via de excreção.

Toxicodinâmica

De maneira semelhante ao que ocorre com outras drogas de abuso, estudos *in vitro* e *in vivo* demonstram que a BZP interfere na neurotransmissão monoaminérgica, causando tanto a inibição da recaptação quanto a estimulação da liberação de dopamina, noradrenalina e serotonina (5-HT), predominando os efeitos sobre a neurotransmissão dopaminérgica. A intensidade do bloqueio na recaptação de dopamina e noradrenalina é maior quando comparada com o bloqueio na recaptação de serotonina.

Nos receptores 5-HT, a BZP exerce efeitos agonistas nos receptores do tipo 5-HT_1, responsáveis pela ação serotoninérgica central, não existindo ação alguma sobre os receptores do tipo 5-HT_2. Alguns estudos sugeriram que a BZP também apresenta propriedades antagonistas em receptores 5-HT, por sua capacidade de diminuir as contrações de fundo de estômago de ratos induzida pela serotonina. Também exerce ação como agonista parcial, pois foi observado que a hipertermia induzida em ratos teve seu efeito revertido com o uso de ciproeptadina, que é um antagonista de 5-HT.

Em resumo, os principais achados experimentais em animais foram:

- efeito estimulante psicomotor semelhante ao do S(+) MDMA;
- ausência de efeitos alucinógenos;
- aumento de dopamina e 5-HT em células cerebrais;
- hiperlocomoção e perfil estereotipado;
- reforço nos efeitos de preferência condicionado a lugar;
- sensibilização cruzada com metanfetamina;
- níveis elevados de ansiedade em ratos jovens;
- efeitos de reforço em macacos *Rhesus*.

Após estudo randomizado, duplo-cego, controlado com placebo, os efeitos fisiológicos e subjetivos provocados pela administração oral de BZP (200 mg) em 27 pacientes foram: aumento da pressão arterial (sistólica e diastólica) e da frequência cardíaca; estimulação do SNC; euforia; disforia (efeito rebote); sociabilidade; sudorese; rubor facial; dilatação pupilar. Também foi observada uma leve diminuição na temperatura corporal, quando comparado com o placebo.

Os efeitos cardiovasculares da BZP têm sido atribuídos à ação simpatomimética periférica, ao passo que os estimulantes e subjetivos são relacionados com a estimulação da neurotransmissão dopaminérgica e serotoninérgica no SNC.

Efeitos tóxicos decorrentes do uso abusivo

Apesar de vários usuários e pesquisadores considerarem a BZP uma droga relativamente segura, existe uma série de evidências clínicas que apontam para toxicidade em condições de uso abusivo, fato já sabido desde a década de 1970, em que estudos comprovaram a semelhança de efeitos da BZP com os de compostos anfetamínicos.

A Nova Zelândia é o país que mais tem relatado os efeitos tóxicos das drogas sintéticas derivadas da piperazina, possivelmente em decorrência de seu mercado expressivo em comparação com outros países. Segundo seus pesquisadores, os efeitos mais relatados pelos jovens consumidores de BZP são: náuseas, tonturas, dores de cabeça, insônia, alterações de humor, agitação, confusão, tremores, diaforese, desidratação, retenção urinária, xerostomia, taquicardia, hipertensão, bruxismo e trismo, midríase, perda de apetite e cansaço, muitos dos quais parecem persistir por mais de 24 horas após a ingestão.

Efeitos mais graves também foram relatados, como acidose metabólica e respiratória, hiponatremia, convulsões, psicose paranoica aguda, estado dissociativo (quando associado com a TFMPP), hipertermia, exacerbação de doenças mentais, rabdomiólise, coagulação intravascular disseminada, lesão renal aguda e falência de múltiplos órgãos. Deve ser levado em consideração o ambiente da festa (calor, aumento da atividade física, a falta de sono, desidratação, ingestão excessiva de líquidos e ingestão concomitante de outras substâncias psicoativas) na potencialização dos efeitos apresentados.

De modo geral, os sintomas da intoxicação por BZP são de uma toxíndrome simpatomimética, muito semelhante aos das anfetaminas e de outros compostos simpatomiméticos. Porém, sua confirmação diagnóstica tem sido subestimada, principalmente pelo não conhecimento da existência dessa substância por parte dos médicos e demais profissionais, pela ausência de métodos laboratoriais de rotina que detectem com exatidão esses compostos, pela associação com outras drogas e pela ampla variedade individual decorrente dos polimorfismos genéticos.

Existem poucos estudos a respeito da toxicidade em longo prazo da BZP, considerando o potencial de indução de dependência, a tolerância e as sequelas, que se mostram inconclusivos.

Não existe tratamento específico ou antídoto para os intoxicados por BZP. O tratamento consiste na estabilização do paciente, com medidas de suporte e sintomáticas. Dependendo dos sintomas apresentados, deve-se corrigir hiponatremia, hipertermia, taquicardia, desidratação, hipertensão e distúrbios ácido-base. Deve-se monitorar principalmente as funções renal, hepática e cardíaca. Em caso de convulsões e quadro psicótico, é preciso utilizar benzodiazepínicos e antipsicóticos.

Relatos de intoxicações causadas pela benzilpiperazina

Homem de 23 anos participou de uma festa e ingeriu 4 comprimidos chamados "rapture". Doze horas após a ingestão, apresentou: episódio psicótico agudo associado com intensas crenças delirantes persecutórias e auditivas, com alucinações visuais. Os sintomas desapareceram completamente dentro de 48 horas, controlados apenas com benzodiazepínicos. Foi detectado BZP (qualitativo) na urina por cromatografia gasosa acoplada à espectrometria de massas (GC/MS).

Um caso de nefrotoxicidade foi constatado em jovem de 17 anos que ingeriu 5 comprimidos contendo BZP e uma pequena quantidade de etanol. Depois de algumas horas, ele começou a ter dor bilateral, que gradualmente aumentou no dia seguinte, sendo internado 36 horas depois. Evoluiu para insuficiência renal [creatinina sérica de 220 mol/L, aumentando até 778 mol/L nos dias seguintes (valor de referência da creatinina sérica no homem: 80 a 115 mol/L)]. O paciente foi submetido a diálise 1 vez ao dia por 3 semanas e sua creatinina sérica voltou a 92 mol/L.

Três homens entre 18 e 19 anos ingeriram 4 comprimidos vendidos como *ecstasy* (MDMA). Deram entrada no hospital apresentando estado dissociativo, agitação intensa, bruxismo, náuseas e sinais de uma toxíndrome simpatomimética (taquicardia e pupilas dilatadas). Análise toxicológica realizada em urina e sangue detectou a presença de BZP e TFMPP, e nenhuma outra droga foi detectada. Os níveis séricos encontrados foram: 260 a 270 ng/mL de BZP; e 30 a 60 ng/mL de TFMPP. Os 3 pacientes foram tratados de forma sintomática e, após 12 horas, receberam alta hospitalar.

Mulher de 23 anos foi internada com dor de cabeça, mal-estar e sonolência, 11 horas após a ingestão de A2 (BZP), *ecstasy* (MDMA) e de grande quantidade de diferentes tipos de bebidas. Na admissão, apresentou bradicardia (48 bpm), hipertensão (154/95 mmHg) e redução da consciência com reflexos diminuídos e pupila não reagente (Glasgow: 6). O nível de sódio estava relativamente baixo [115 mmol/L (normal, 135 a 1.450 mmol/L)], com baixa osmolaridade do plasma [246 mOsm/kg (normal, 280 a 300 mOsm/kg)]. Outros achados laboratoriais estavam dentro dos limites normais. Quarenta minutos após a admissão, precisou ser intubada. A tomografia de crânio mostrou edema cerebral maciço com início de herniação tonsilar. A concentração sérica de sódio voltou ao normal dentro de 38 horas, mas a paciente piorou neurologicamente com o aumento da herniação tonsilar detectada em uma segunda tomografia de crânio. A paciente morreu 57 horas após a admissão.

Metaclorofenilpiperazina (mCPP)

A 1-(3-clorofenil) piperazina, ou metaclorofenilpiperazina, é o nome químico de um dos derivados da piperazina mais utilizado como *designer drug* em todo o mundo. É conhecida também pelas siglas mCPP, 3CPP ou 3ClPP, que devem ser utilizadas com cautela por causa da existência do herbicida ácido 2-(4-clorofenoxi) propiônico, também conhecido pela sigla CPP.

Sua síntese pode ser feita por várias vias, sendo a mais utilizada a reação de dietanolamina com 3-cloroanilina. Outros métodos envolvem a reação de m-cloroanilina com *bis* (2-cloroetil)-amina ou a reação da própria piperazina com m-diclorobenzeno. A molécula da mCPP não contém 1 átomo de carbono assimétrico e, por conseguinte, ao contrário da maioria dos compostos da classe das triptaminas e fenetilaminas, não possui estereoisômeros. No entanto, a clorofenilpiperazina possui 2 isômeros de posição: a 1-(4-clorofenil) piperazina, também conhecida como pCPP, 4CPP ou 4ClPP; e a 1-(2-clorofenil) piperazina, conhecida como CPP, 2CPP ou 2ClPP.

A mCPP é um metabólito ativo de fármacos antidepressivos, como a trazodona, a nefazodona e a etoperidona; é um precursor utilizado nas indústrias farmacêuticas para síntese desses fármacos. É largamente utilizada na área da farmacologia experimental como sonda neuroquímica do sistema serotoninérgico em seres humanos. Especificamente, a mCPP é usada para investigar a função serotoninérgica em indivíduos saudáveis na psiquiatria e avaliar os efeitos comportamentais e neuroendócrinos em pacientes com transtornos de ansiedade (transtorno obsessivo-compulsivo, esquizofrenia, transtorno do pânico, depressão). Tem sido utilizada em pacientes em abstinência de álcool, pois a mCPP provoca os efeitos euforizantes do álcool sem causar distúrbios de realidade.

Os principais motivos para o uso da mCPP com propósitos recreacionais devem-se ao fato de ela exercer efeitos estimulantes e alucinógenos similares aos do *ecstasy*, do LSD e da mescalina, e por não ser de uso proscrito em alguns países. Atualmente, o uso de mCPP é proibido em vários países da Europa, nos Estados Unidos e no Brasil, entre outros.

No mercado ilícito é conhecida popularmente como X4, *rainbow*, *regenboogies* e *arc-en-ciel*. É uma droga sintética nova, cada vez mais comum em países da Europa. Essa droga foi identificada pela primeira vez na Suécia, em 2004, e desde então já foi apreendida por forças policiais de 26 países daquele continente. Durante o ano de 2006, aproximadamente 823 mil comprimidos de CPP (nesse relato não foram especificados os isômeros orto, meta e para) foram apreendidos em países-membros da União Europeia. O Brasil teve sua primeira apreensão de mCPP (aproximadamente mil comprimidos) em 2007 em uma agência dos Correios em Goiás.

A mCPP é consumida em festas do tipo *rave*, danceterias ou ambientes com música eletrônica, na forma de comprimidos que apresentam aspecto físico muito semelhante ao dos comprimidos de *ecstasy*. A quantidade de substância ativa nesses comprimidos pode variar entre 22 mg e 80 mg. Alguns autores reportam que os comprimidos de mCPP contêm diversos diluentes e adulterantes e, até mesmo, outras substâncias psicoativas com a finalidade de intensificar os efeitos recreacionais, como MDMA, metanfetamina, cocaína e outras piperazinas, como é o caso do comprimido vendido pela internet com o nome de X4, composto pela mistura de TFMPP, MeOPP, mCPP e pCPP.

Toxicocinética

As piperazinas são facilmente absorvidas no trato gastrointestinal, e uma parte da droga é metabolizada e excretada principalmente na urina. Existe grande variação nas taxas de excreção das diferentes piperazinas, além da variação individual, fatores esses que contribuem para a diferenciação da sua toxicidade. As piperazinas são metabolizadas principalmente no fígado, sendo as fenilpiperazinas (mCPP) mais metabolizadas do que as benzilpiperazinas (BZP) e excretadas quase exclusivamente como metabólitos.

Um estudo de farmacocinética com humanos (8 mulheres entre 21 e 28 anos; 6 homens entre 22 e 29 anos) utilizando dose oral de 0,5 mg/kg de mCPP apresentou resultados com grande variabilidade entre os indivíduos, porém sem considerar diferenciação sexual. A absorção aconteceu em média de 1 hora (intervalo de 0,3 a 3,1 horas), apresentando biodisponibilidade entre 14% e 108%, com $C_{máx}$ de 54 ng/mL (intervalo de 8 a 132 ng/mL). O $T_{máx}$ foi de 3,2 horas (intervalo de 1 a 6 horas) e a $t_{1/2}$ de eliminação de aproximadamente 4,3 horas (intervalo de 1,9 a 11,5 horas). Os efeitos fisiológicos e subjetivos atingiram valor máximo entre 1 e 2 horas após administração oral, durando entre 4 e 8 horas.

O volume de distribuição da mCPP foi de 2,65 L/kg, indicando uma boa distribuição tecidual. De modo geral, as piperazinas distribuem-se em grande extensão nos pulmões, no cérebro, no fígado, nos rins e nas glândulas adrenais. As concentrações encontradas no SNC são sempre mais elevadas quando comparadas com as sanguíneas.

No sangue, as piperazinas distribuem-se entre os eritrócitos e as proteínas do plasma. A ligação da mCPP às proteínas plasmáticas é fraca, cerca de 30% a 40%. A razão entre as concentrações sanguíneas e plasmáticas da mCPP é de 1:1, revelando uma distribuição equitativa entre os glóbulos vermelhos e o plasma.

A metabolização da mCPP é intensa, no entanto uma pequena quantidade de mCPP inalterada é detectada na urina. O principal metabólito gerado é a para-hidroxiclorofenilpiperazina, por meio de reação de hidroxilação aromática (fase I), mediada pela CYP2D6 e, posteriormente, conjugada por reações de glicuronidação ou sulfatação (fase II). Esse fato explica a presença de substâncias bloqueadoras da CYP2D6, como cocaína e diltiazem em comprimidos contendo mCPP, que possuem a propriedade de bloquear a principal via de metabolização da mCPP, aumentando, assim, o seu tempo de ação no organismo. A mCPP também é metabolizada por reações de N-desalquilação, formando metabólitos como a N-(3-clorofenil) etilenodiamina e a 3-cloroanilina (inespecíficos). A para-hidroxiclorofenilpiperazina também sofre reação de N-desalquilação, formando o metabólito 4-hidroxi-3-cloroanilina.

A eliminação da mCPP ocorre principalmente por via renal; após 24 horas de sua administração, a presença inalterada na urina é de 0,5% da dose administrada.

Toxicodinâmica

O mecanismo de ação da mCPP em humanos está relacionado com a via serotoninérgica, atuando como agonista nos receptores 5-HT_{2C}, 5-HT_{1A}, 5-HT_{1B} e subtipos de receptores 5-HT_{1D} e como antagonista nos receptores 5-HT_{2B}. Apresenta efeitos pré e pós-sinápticos, induz a liberação de serotonina (5-HT) por meio de transportador dependente de serotonina e também inibe a recaptação de serotonina. Liga-se fortemente aos receptores α-2, fracamente a α-1 e β-adrenérgicos e, de modo mais fraco, a receptores dopaminérgicos e colinérgicos.

Nesse sentido, a comparação neuroquímica entre mCPP e *ecstasy* é extremamente relevante, uma vez que existe uma similaridade dos efeitos subjetivos produzidos pelas duas drogas. Um estudo comparativo identificou que a inibição da recaptação de serotonina causada pela mCPP é potencialmente maior com relação à MDMA. Uma diferença importante entre mCPP e *ecstasy* e outras feniletilaminas substituídas é que a mCPP tem pouco efeito sobre o sistema dopaminérgico. Como consequência, a mCPP não apresenta efeitos de reforço, ao contrário de outras piperazinas, como a BZP, que mostra atividade simpatomimética com efeitos semelhantes aos da anfetamina.

Propriedades neuroendócrinas, em adição à atividade serotoninérgica, causam uma elevação dose-dependente de hormônio adrenocorticotrófico, cortisol e prolactina e provocam aumento da temperatura corporal, ansiedade, aumento da pressão sistólica e diastólica, aumento dos batimentos cardíacos e do metabolismo cerebral da glicose. Ocorre também diminuição de apetite, tanto em humanos quanto em animais.

Efeitos tóxicos decorrentes do uso abusivo

Os efeitos tóxicos relatados após o uso abusivo de mCPP incluem ansiedade, tonturas, alucinações, náuseas, vômitos, rubores quentes e frios, enxaqueca, distonia, convulsões, retenção urinária e ataques de pânico. A mCPP também causa muitas vezes alucinações severas acompanhadas de náuseas. Seus efeitos subjetivos tanto positivos quanto negativos se assemelham aos do *ecstasy*, apesar de usuários relatarem que os efeitos negativos da mCPP foram menores e os positivos maiores com relação aos efeitos emocionais e físicos. As propriedades agonistas da mCPP em receptores 5-HT_2 podem explicar suas características alucinógenas, assim como outras substâncias alucinógenas, por exemplo, o LSD, que exerce seus efeitos por meio da ativação desses receptores.

Efeitos entactógenos (alteração da consciência que induz ao estado xamânico – manifestação interior do divino) também foram observados em usuários de mCPP. Esses efeitos estão relacionados com o fato de a mCPP atuar como agonista em diferentes receptores e subunidades da serotonina, ao contrário de outros alucinógenos, que atuam, em sua maioria, como agonistas em receptores do tipo 5-HT_{2A}.

Em casos mais graves, é observada com bastante frequência a síndrome serotoninérgica, mesmo com uma única administração da mCPP.

Relatos de intoxicações causadas pela mCPP

Mulher, de 29 anos, ingeriu 3 comprimidos multicoloridos durante um período de 5 horas em uma festa *rave*. Após 30 minutos da ingestão do terceiro comprimido, começou a manifestar vários sintomas. Entrando em contato com o departamento de emergência do hospital, a paciente relatou uso de cocaína 24 horas antes e, durante a festa, somente de comprimidos de mCPP e álcool. Na admissão hospitalar, a paciente apresentava-se muito ansiosa e agitada, com náuseas intensas, sentia-se muito quente, percepção visual perturbada com linhas retas como se estivesse dançando e girando. Não havia prejuízo na orientação e na consciência, alucinações ou delírios. Os exames clínicos mostraram: taquicardia (96 bpm); hipertensão; prolongamento de QTc, temperatura corporal, nível de sódio e pupilas normais. As análises toxicológicas revelaram a presença de anfetamina, cocaína, cocaetileno e benzoilecgonina na urina; concentração de etanol no sangue de 0,7 g/L. As análises realizadas no plasma detectaram mCPP na concentração de 320 ng/mL (6 vezes maior do que a de mCPP em usuários de trazodona, esperada entre 26 e 108 ng/mL), além de anfetamina (40 ng/mL) e benzoilecgonina (47 ng/mL). A concentração de mCPP na urina da paciente foi de 2.300 ng/mL. Os sintomas desapareceram espontaneamente em algumas horas (observação de 8 horas, alta sem sintomas).

Em outro caso de intoxicação por mCPP, um homem de 20 anos de idade, usuário regular de cocaína e *ecstasy*, com histórico de asma alérgica, morreu horas após ingerir metade de um comprimido branco, estampado com o logotipo de um "sol". O comprimido parecia muito com o de *ecstasy* e foi vendido como tal. Logo após a ingestão, ele sofreu um ataque de asma grave que evoluiu até parada cardiorrespiratória. As análises efetuadas em um comprimido semelhante ao descrito revelaram a presença de mCPP em concentrações de 45,8 mg. Análises *post mortem* detectaram 5,1 ng/mL de mCPP na bile, 0,3 ng/g no fígado e 15,0 ng/mL na urina. Não foi detectado mCPP em amostras de cabelo (LOD < 0,02 ng/mg), indicando que o paciente não era usuário regular de mCPP, mas foram encontradas altas concentrações de MDMA e cocaína. A necrópsia excluiu outras causas de morte, e as análises histológicas mostraram grande número de eosinófilos nas paredes bronquiais, confirmando a patologia asmática. Nenhum dos outros órgãos examinados (laringe, fígado, glândulas suprarrenais, coração e rins) mostrou sinais distintos e, principalmente, nenhum infiltrado inflamatório. A morte foi o resultado de uma crise asmática, violentamente descompensada após a ingestão de aproximadamente 20 mg de mCPP.

CATINONAS SINTÉTICAS

A classe das catinonas sintéticas despontou como uma alternativa legal às drogas de abuso pela facilidade de síntese e pela falta de legislação específica. Essas substâncias são vendidas pela internet principalmente com o nome fictício *bath salts* (sais de banho), *plant food* (alimento para plantas), repelentes de insetos ou produtos de limpeza, e, frequentemente, a embalagem que as acondiciona apresenta advertências do tipo "produto não destinado ao consumo humano", como subterfúgio para burlar as leis e a regulamentação sanitária para venda de substâncias psicoativas. Essas drogas fazem parte de um dos principais grupos de NSP, sendo substâncias lícitas (pelo menos no momento de seu lançamento) que possuem a capacidade de produzir efeitos semelhantes aos de drogas ilegais, como a metanfetamina, a cocaína ou a MDMA.

No Brasil, o grupo das catinonas sintéticas foi o mais relevante (em número de apreensões) pela Polícia Federal em 2018, correspondendo a 66,8% dos laudos periciais relacionados à NSP elaborados naquele ano.

A maior parte dessas drogas é produzida no sudeste asiático, principalmente na China e na Índia, sendo vendida nos Estados Unidos por valores entre 50 e 70 dólares/g e por 18 a 25 euros/g na Europa. São comercializados principalmente na forma de pó cristalino, de coloração que pode ir do branco ao marrom, ou, ainda, na forma de cápsulas ou comprimidos semelhantes aos de *ecstasy*. Os componentes ativos presentes nos *bath salts* podem variar muito, quantitativa ou qualitativamente, na mesma "marca".

As catinonas sintéticas são análogas da catinona natural [S-(–)-2-amino-1-fenilpropan-1-ona], uma das fenilalquilaminas psicoativas presentes na *Catha edulis*, planta angiosperma que pode atingir de 1,5 m a 2 m de altura, nativa das áreas tropicais da África Oriental e da península arábica. A catinona é estruturalmente semelhante à anfetamina, diferindo desta pela presença de 1 grupo cetona no carbono beta, e produz estímulo do SNC com efeitos semelhantes aos da anfetamina, mas de menor intensidade, provavelmente por sua menor biodisponibilidade (a adição do grupo cetona aumenta a polaridade da molécula). Mais de 30 derivados sintéticos da catinona já são conhecidos.

Normalmente, as catinonas sintéticas (Figura 38.2) têm um análogo do grupo dos derivados da anfetamina, por exemplo, catinona, metilcatinona e metilona são estruturalmente relacionadas à anfetamina, metanfetamina e MDMA, respectivamente. Outras catinonas sintéticas identificadas no mercado de drogas de abuso são análogas da pirovalerona, como a 3,4-metilenodioxipirovalerona (MDPV). Em 2018, foram identificadas pela primeira vez no Brasil as substâncias 4-metil-pentedrona, 4-cloroetcatinona, 4-cloro-α-pirrolidinopropiofenona (4'-cloro-PPP), 4-cloro-α-pirrolidinovalerofenona (4-cloro-PVP), 4-cloro-dimetilcatinona (4-cloro-DMC), 3,4-metilenodioxi-N-benzilcatinona (BMDP), 3,4-metilenodioxifentermina (MDPH), 3,4-metilenodioxi-α-pirrolidino-hexanofenona (MDPHP), N-acetil-3,4-MDMC e N-etil-hexedrona. A eutilona e a *N*-etilpentilona merecem destaque atualmente, pelo grande número de apreensões e sua relação em casos de intoxicações graves e fatais.

Nos Estados Unidos, os primeiros atendimentos em centros de intoxicação de pacientes que fizeram uso dos *bath salts* ocorreram em 2010. Atualmente, a MDPV é a substância mais encontrada nas análises toxicológicas realizadas em amostras de sangue e urina, coletadas de pacientes com histórico de uso de drogas sintéticas, atendidos por serviços de emergência daquele país.

O uso de catinonas sintéticas, em especial MPDV, foi associado empiricamente e equivocadamente pela imprensa ao "canibalismo". Esse mito tem relação com o episódio ocorrido em 2012 na cidade de Miami (Estados Unidos), quando Rudy Eugene atacou Ronald Poppo e mordeu metade de seu rosto, sem motivo aparente. As manchetes dos jornais disseram que Eugene estava sob efeito de "sais de banho", contudo as análises toxicológicas realizadas não identificaram nem MDPV nem qualquer outra catinona sintética. Drogas que alteram positivamente a transmissão dopaminérgica (como a cocaína, a metanfetamina e

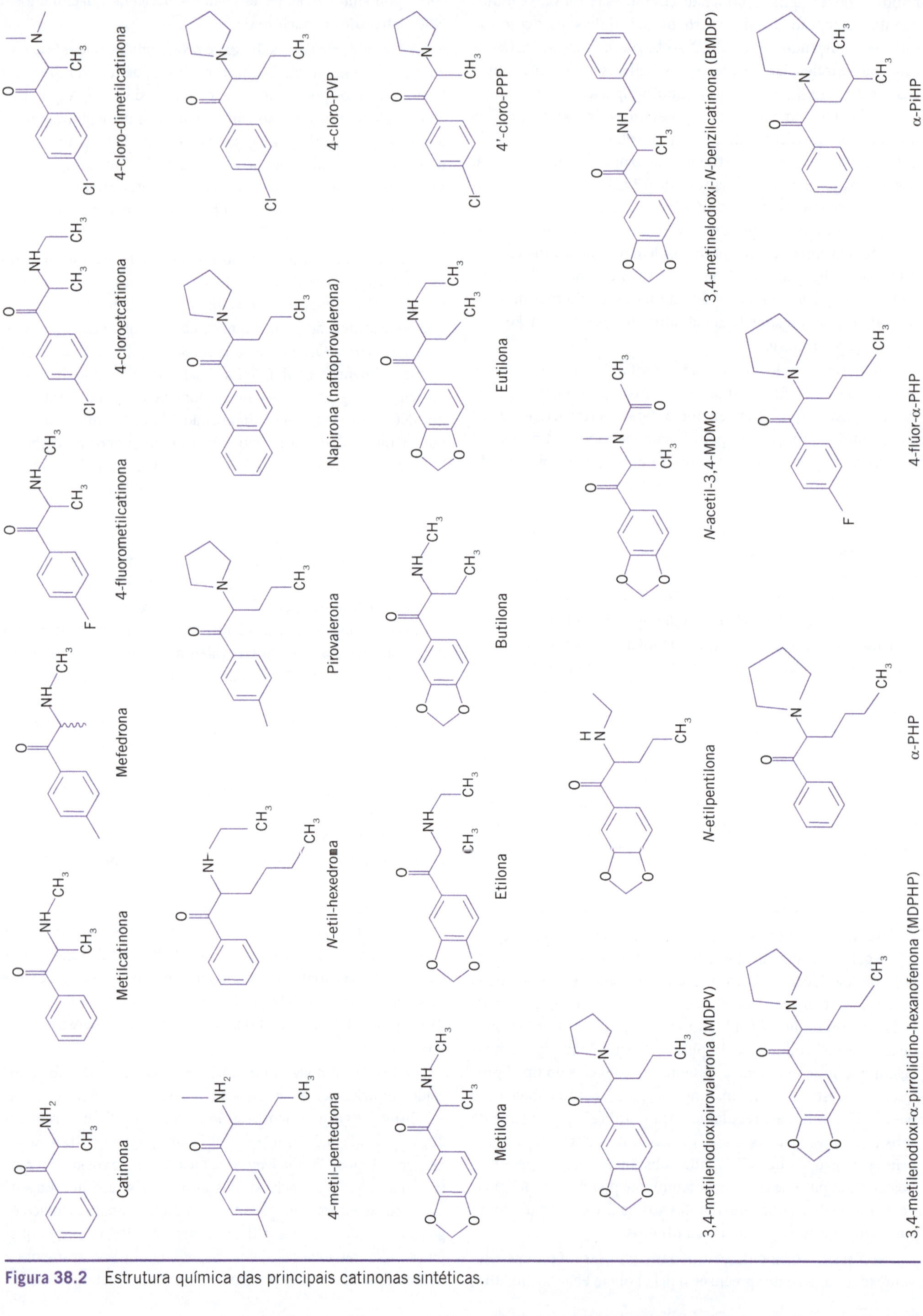

Figura 38.2 Estrutura química das principais catinonas sintéticas.

as catinonas sintéticas) podem ocasionar aumento da agressividade do usuário; contudo, relacionar o uso de drogas ao canibalismo não possui qualquer amparo científico.

Outra associação midiática ao MDPV desde 2018 é o termo "pó de macaco", do inglês *monkey dust*, para se referir a essa catinona sintética. O destaque relatado pela mídia gira em torno de atitudes dos usuários pelos efeitos produzidos pela droga, como a sensação de potência e força, a ausência de dor e agressividade que pode durar vários dias. Sob efeito da substância alguns usuários acreditam estarem sendo perseguidos e por esse motivo chegam a escalar altos edifícios ou postes de luz, buscando escapar das alucinações vividas.

As vias de administração mais comuns de catinonas sintéticas são a intranasal (aspiração semelhante ao uso da cocaína) e a ingestão oral de cápsulas, comprimidos ou diluições em água, sucos ou bebidas alcoólicas. Ainda que pouco frequentes, as administrações intravenosa, subcutânea, intramuscular e retal já foram citadas na literatura.

Os relatos de casos de intoxicação por catinonas sintéticas indicam que o tratamento inicial do paciente deve ser semelhante ao realizado nas intoxicações por outros agentes simpatomiméticos (como a cocaína). Deve-se controlar rapidamente a agitação, com administração de ansiolíticos (benzodiazepínicos), manter vias aéreas desobstruídas e administrar fluidos intravenosos apropriados enquanto são avaliados os potenciais efeitos adversos, principalmente nos sistemas renal, hepático e cardíaco.

Mefedrona

A mefedrona é o nome comum da catinona sintética 4-metilmetcatinona [2-metilamino-1-(4-metilfenil)-propan-1-ona]. Sintetizada pela primeira vez em 1929, sua via de síntese é descrita como simples e envolve processos e reações semelhantes aos necessários para a síntese da anfetamina e da MDMA. Seus principais precursores são a 4-metilpropiofenona e a 4-metilefedrina; quando o segundo precursor é empregado na síntese, o processo envolve oxidação com permanganato de potássio. Na literatura, já foram relatados danos neurológicos em usuários de mefedrona, atribuídos à contaminação da droga pelo manganês.

A mefedrona começou a ser vendida por meio da internet em 2007 com os nomes de *"MCat"*, *"Meow/Miaow"*, *"Meph"*, *"Bubles"* e *"Diablo XXX"*, entre outros. No mesmo ano foram feitas as primeiras apreensões dessa droga na Europa e tiveram aumento considerável até 2010, quando passou a ser proibida naquele continente.

É normalmente vendida em embalagens plásticas pequenas, por vezes rotuladas com informações *not for human consumption* (impróprio para consumo humano), na forma de pó branco cristalino ou levemente amarelado, podendo ainda ser comercializada na forma de cápsulas ou comprimidos (fisicamente semelhantes aos de *ecstasy*). Como outras drogas desse grupo, a mefedrona é vendida principalmente pela internet.

O cloridrato de mefedrona é um pó branco, ao passo que a base livre é um líquido amarelado à temperatura e pressão ambiente. Por ser hidrossolúvel, pode ser dissolvida em água ou outra bebida e administrada por via oral. A dose de mefedrona por via intranasal é de 25 mg a 75 mg e provoca efeitos rápidos que aparecem minutos após o uso e duram de 2 a 3 horas. Por via oral, a quantidade administrada costuma ser maior, entre 150 mg e 250 mg. Quando administrada por essa via, os efeitos da mefedrona geralmente aparecem entre 15 e 45 minutos e tendem a durar mais, entre 2 a 5 horas. Usuários que administraram a mefedrona via intravenosa relataram sensação de ardor intenso durante a injeção. Além disso, administrações repetidas resultam em obstrução do vaso sanguíneo, com desenvolvimento de abscessos, infecções localizadas ou mesmo necrose do tecido local.

O metabolismo da mefedrona foi estudado em ratos, após a administração de 20 mg/kg VO (intubação gástrica), com coleta da urina dos animais por 24 horas. Os principais produtos de biotransformação eliminados e identificados foram N-desmetilmefedrona (normefedrona), diidromefedrona, N-desmetildiidromefedrona, hidroxitoluilmefedrona e N-desmetilidroxitoluilmefedrona, além da eliminação da própria substância inalterada. Em urina coletada de usuários da droga, foi possível verificar a presença dos mesmos produtos identificados no modelo animal, além da 4-carboxidiidromefedrona e dos conjugados com ácido glicurônico e sulfato da hidroxitoluilmefedrona e N-desmetilidroxitoluilmefedrona. Como ocorre com a MDMA, a isoforma CYP2D6 do Cit. P-450 é a principal responsável pela biotransformação da mefedrona. As catinonas sintéticas, em especial a mefedrona e a MDPV, possuem alta capacidade de cruzar a barreira hematoencefálica, verificada em estudos realizados *in vitro*.

Os efeitos desejados pelos usuários incluem euforia, estimulação geral, maior harmonia e prazer ao ouvir música, elevação do humor, melhora da função mental e aumento da libido. Os efeitos indesejados citados pelos usuários incluem insônia, incapacidade de concentração, alterações no campo visual, problemas de memória, irritação e sangramento nasal (quando a droga é administrada por essa via), aumento da temperatura corporal, dor no peito, elevação da frequência cardíaca, tremores e convulsões, náuseas e vômitos. Ainda não há consenso sobre a capacidade das catinonas em causar dependência. Contudo, relatos de casos na literatura apontam, ainda que de modo inconclusivo, que a mefedrona pode causar dependência no usuário. Outra observação que pode ser feita a partir de relatos de usuários é que a mefedrona pode induzir tolerância, havendo necessidade de doses maiores para conseguir o mesmo efeito inicial.

Dada a semelhança estrutural com as anfetaminas, é esperado que as catinonas também atuem na liberação e inibição da recaptação de monoaminas no SNC. Estudos com ratos demonstraram que a mefedrona estimula a liberação de dopamina e, principalmente, serotonina no núcleo *accumbens*, à semelhança do que ocorre com a MDMA. Apesar dessa ação preferencial sobre a transmissão serotonérgica, a mefedrona aumenta a concentração de dopamina para níveis superiores aos induzidos pela MDMA. Ainda sobre a transmissão serotoninérgica, a mefedrona apresenta afinidade pelos receptores 5-HT_2, o que pode explicar os efeitos alucinógenos causados por essa nova droga sintética. Já sua ação sobre a liberação da dopamina pode ajudar a explicar a maior tendência da mefedrona em induzir dependência e comportamento agressivo do usuário. Por fim, os relatos de sintomas tipicamente simpaticomiméticos em usuários levam à conclusão de que as catinonas aumentam a concentração de noradrenalina.

Relatos de intoxicações causadas pela mefedrona

Um homem de 22 anos adquiriu 4 g de mefedrona pela internet. Inicialmente, ingeriu 200 mg da substância e, como não percebeu efeitos, administrou o restante do material (3,8 g) via intramuscular (IM) em suas coxas. Logo após a injeção, desenvolveu palpitações, visão turva, dor torácica e sudorese intensa. No momento da admissão no hospital, encontrava-se agitado e ansioso e apresentava sintomas característicos de síndrome simpatomimética, com frequência cardíaca de 105 bpm, pressão arterial de 177/111 mmHg e pupilas dilatadas (7 mm). Não apresentava febre (36,2 °C), sua saturação de oxigênio era de 98%, com frequência respiratória de 18 respirações/minuto. Para conter a agitação, foi tratado com 1 mg de lorazepam VO. Após 4 horas, os sintomas de agitação e ansiedade cessaram, assim como os de toxicidade simpatomimética (frequência cardíaca de 90 bpm e pressão arterial de 110/67 mmHg). Amostras de urina e soro foram coletadas no momento da admissão no hospital. As análises toxicológicas realizadas indicaram a presença de mefedrona na concentração de 150 ng/mL de soro. Não foi detectada a presença de outras drogas ou etanol nas amostras.

Outro relato de intoxicação descrito na literatura refere-se a um homem caucasiano de 38 anos, sem história prévia de psicose; foi atendido no serviço médico de emergência após um familiar encontrá-lo em casa sobre a cama, relatando estar "vendo cobras por toda parte". Ele recebeu 2 vezes naloxona (2 mg), sem nenhuma melhora. O paciente apresentava taquicardia (144 bpm) e temperatura de 38,2 °C. No hospital, permanecia agitado e repetia que "escorpiões estavam andando por seu corpo". Para conter a agitação, recebeu lorazepam (3 mg, IV) no decurso de 4 horas, com 2 L de fluidos IV.

A primeira morte atribuída à intoxicação aguda por mefedrona ocorreu na Suécia. Uma mulher de 18 anos foi atendida no hospital já em quadro de parada cardiorrespiratória. No hospital, foi reanimada com sucesso, e os exames laboratoriais revelaram hiponatremia (sódio sérico de 120 mmol/L), acidose metabólica e edema cerebral. Apesar de ter sido reanimada com sucesso, a paciente teve morte cerebral declarada 36 horas após ser atendida pelo serviço de emergência. As análises toxicológicas realizadas em amostras de sangue e urina identificaram a presença de mefedrona. Não foram detectadas outras drogas ou etanol.

3,4-metilenodioxipirovalerona (MDPV)

A MDPV é um análogo da pirovalerona, uma substância psicoestimulante usada para o tratamento de letargia e fadiga crônica, mas retirada do mercado por problemas com abuso e dependência. A MDPV foi sintetizada pela primeira vez em 1969, não possui uso terapêutico, principalmente pelo elevado potencial para causar dependência e psicose. Surge como droga de abuso apenas em 2007, na Alemanha, e, desde então, seu uso abusivo aumenta a cada ano, fazendo com que tenha sido incluída na lista de substâncias proscritas em diversos países, inclusive o Brasil. Estudo realizado na Finlândia entre 2009 e 2010 apontou que a MDPV estava presente no sangue de 8,6% dos motoristas abordados pela polícia com suspeita de estarem dirigindo sob a influência de drogas. Relatos policiais e de profissionais do serviço de emergência médica mostram que pessoas sob a influência de MDPV agem frequentemente de modo violento e imprevisível.

Essa droga é geralmente vendida como pó, cápsulas ou comprimidos, e a dose usual está entre 1 mg e 200 mg. Em decorrência da curta duração de seus efeitos, os usuários costumam repetir o uso. A via de administração principal é a oral, embora administrações pelas vias intramuscular, intravenosa e retal já tenham sido descritas na literatura. A presença do anel pirrolidínico e o grupo amino terciário conferem a essa molécula maior lipossolubilidade (quando comparada à MDMA e à cocaína). Consequentemente, a MDPV consegue cruzar com facilidade a barreira hematoencefálica.

Estudos *in vitro* e com animais (ratos) demonstraram que a MDPV possui maior potência e seletividade no bloqueio de transporte de catecolaminas do que a cocaína, possuindo alta capacidade em bloquear a recaptação de dopamina e noradrenalina e baixa ação sobre a captação da serotonina. Foi observado também que essa substância aumenta a quantidade de dopamina extracelular no núcleo *accumbens*. Pesquisadores observaram que a MDPV é pelo menos 10 vezes mais potente do que a cocaína em produzir efeitos de ativação locomotora, taquicardia e hipertensão em ratos. Esses efeitos significativos na transmissão de dopamina causados pela MDPV indicam sério potencial para abuso e ajudam a explicar muitos dos efeitos adversos observados em humanos intoxicados por catinonas sintéticas.

Os efeitos buscados pelos usuários de MDPV e mefedrona incluem estimulação do SNC (semelhante à da metanfetamina e da cocaína), aumento da sensação de vigor físico e da vigília. Os efeitos físicos indesejáveis incluem taquicardia, hipertensão, crises convulsivas, edema cerebral, problemas cardiorrespiratórios e até a morte. Entre os principais efeitos psíquicos e comportamentais estão a insônia e a ansiedade, sendo que em altas doses podem ocorrer ataques de pânico, alucinações, psicose e comportamento violento. Essa substância possui ação no cérebro maior do que a cocaína (é necessária menor quantidade para produzir o mesmo efeito). O comportamento agressivo e a psicose induzida pela MDPV são mais intensos do que os observados com outras drogas do grupo das anfetaminas.

Relato de intoxicação causada pela MDPV

Desde 2008, diversos relatos de intoxicações e mortes relacionadas ao uso de MDPV vêm sendo descritos na literatura científica. Contudo, deve-se destacar que, na maioria dos casos, também foi detectada a presença de outras drogas.

Um homem de 25 anos foi conduzido pela polícia ao serviço de emergência depois de exibir um comportamento incomum (muito agitado e com alteração do estado mental). Sua namorada informou que ele havia injetado *bath salts* e, depois disso, passou a correr descontroladamente pela vizinhança, notadamente agressivo e espumando pela boca. No momento da admissão no serviço de emergência, o paciente apresentava midríase, frequência cardíaca de 175 bpm, pressão arterial de

148/66 mmHg, frequência respiratória de 18 respirações/minuto, saturação de oxigênio de 100% e temperatura retal de 41,3 °C. A agitação do paciente foi controlada pela administração de midazolam (2 mg), etomidato (20 mg) e succinilcolina (120 mg), quando então se iniciaram as medidas para diminuir a temperatura corpórea, que normalizou após uma hora. Análises toxicológicas realizadas na urina coletada no momento da admissão no serviço de emergência detectaram MDPV na concentração de 140 ng/mL. Não foi observada a presença de outras drogas. O paciente, submetido a ventilação mecânica, foi transferido para UTI; nos 2 dias seguintes, desenvolveu insuficiência renal, insuficiência hepática fulminante, coagulação intravascular disseminada e rabdomiólise. Permaneceu intubado por 9 dias, seu estado mental estava normalizado após 13 dias, recebendo alta 18 dias após a entrada no hospital, no entanto foi necessário realizar hemodiálise por um período superior a 30 dias.

N-etilpentilona

A *N*-etilpentilona, também conhecida como *N*-etilnorpentilona ou efilona, é uma catinona sintética que foi descrita primeiramente na década de 1960 pela Boehringer Pharmaceuticals e está estruturalmente relacionada às catinonas sintéticas metilona e pentilona. De acordo com dados do National Forensic Laboratory Information System (NFLIS), a *N*-etilpentilona foi relatada pela primeira vez nos Estados Unidos em 2015. Na Europa, a detecção da substância foi relatada pela primeira vez ao Observatório Europeu de Drogas e Toxicodependência (EMCDDA) em janeiro de 2016. No Brasil, os primeiros relatos de casos de intoxicação por *N*-etilpentilona foram registrados no primeiro semestre de 2017, mesmo período em que foi incluída na lista de substâncias de uso proscrito na Portaria SVS/MS n. 344/98.

De modo geral, as catinonas sintéticas podem ser consumidas por via oral, parenteral e retal. De acordo com o observatório Europeu de Drogas e Toxicodependência (EMCDDA), a *N*-etilpentilona é um pó cristalino, sendo encontrado para consumo recreacional sob as formas de pó, cristais, pedras, cápsulas e comprimidos apresentando logotipos e formatos normalmente associados ao MDMA.

É um potente estimulante do SNC, e seu mecanismo de ação molecular é semelhante ao observado em outras catinonas sintéticas que também possuem estrutura molecular com um anel aromático substituído, como MDPV, α-PVP, pirovalerona, entre outras. Em estudos *in vitro*, foi demonstrado, durante ensaio de transportador de monoaminas preparado a partir de sinaptossomas de cérebro de rato, que a *N*-etilpentilona age como um potente inibidor da dopamina (DAT), norepinefrina (NET) e transportador de serotonina (SERT) com valores de IC50 de 37 ± 2 nM, 105 ± 14 nM e 383 ± 27 nM, respectivamente, e indicando uma preferência pelo sistema dopaminérgico. Em comparação, a pentilona (catinona sintética com estrutura semelhante) foi considerada menos potente, com valores de IC_{50} de 154 ± 11 nM (DAT), 401 ± 27 nM (NET) e 1198 ± 59 nM (SERT). Além disso, a *N*-etilpentilona foi considerada inativa como transportador, o que significava que ela é incapaz de induzir a liberação do neurotransmissor.

Os efeitos tóxicos produzidos pela *N*-etilpentilona são semelhantes aos efeitos relatados de outras catinonas sintéticas, principalmente MDPV e metilona. Especificamente, os efeitos são principalmente decorrentes da atividade simpatomimética, como taquicardia, palpitação, agitação psicomotora, agressividade e alucinações.

Análises bioquímicas de uma série de casos de intoxicação (*n*=6) provocados pela *N*-etilpentilona e atendidos em âmbito de urgência hospitalar no Brasil exibiram níveis elevados de creatina quinase (CK), um sintoma que está frequentemente associado à rabdomiólise após a intoxicação por catinonas sintéticas. O risco do desenvolvimento de rabdomiólise é maior após exposição a catinonas sintéticas quando comparado a outras drogas estimulantes do SNC, como cocaína e anfetamina, por exemplo. Estudos pré-clínicos em ratos mostram que os efeitos cardiovasculares das catinonas sintéticas envolvem a estimulação de fluxo simpático mediado centralmente.

Outro efeito observado na série de casos descritos acima, e que teve um desfecho fatal (*n*=1), foi a hemorragia alveolar difusa, que provavelmente contribuiu para a morte do paciente em condições de superdose de *N*-etilpentilona (concentração sanguínea de *N*-etilpentilona determinada: 170 ng/mL). Essa síndrome não havia sido relatada anteriormente em outros casos de intoxicação provocados por catinonas sintéticas, no entanto é frequentemente observada em casos de intoxicação por cocaína (ação dopaminérgica). Em outro caso de intoxicação grave (*n=1*) por N-etilpentilona, documentado no estudo referido, foi detectada, mediante tomografia computadorizada de crânio, a dissecção da artéria vertebral que culminou em hemorragia cerebrovascular do tronco cerebral. Trinta e cinco dias depois, o paciente teve alta em estado vegetativo com danos neurológicos no terceiro nervo craniano (nervo oculomotor), o que tornou impossível para o paciente abrir os olhos. A concentração sanguínea de *N*-etilpentilona determinada foi de 149 ng/mL. Embora os dados de intoxicação por *N*-etilpentilona sejam observacionais e nenhuma relação de causa e efeito possa ser obtida, outros estimulantes psicomotores são conhecidos por produzir complicações cerebrovasculares, incluindo acidente vascular cerebral e hemorragia intracerebral.

As concentrações sanguíneas de *N*-etilpentilona apresentadas em estudo realizado no Brasil apresentam concordância com outros estudos conduzidos nos Estados Unidos e Europa. As duas maiores concentrações de *N*-etilpentilona que foram determinadas no estudo realizado no Brasil, uma em um caso de superdose fatal (170 ng/mL) e uma intoxicação grave com complicações cerebrovasculares duradouras (149 ng/mL). Importante ressaltar que, nesses dois casos, *N*-etilpentilona foi o único composto psicoativo detectado, e especificamente no caso fatal, a confirmação de que essa nova catinona sintética pode ter consequências letais, como já alertado pelo EMCDDA. Nos demais casos estudados (*n=4*), a concentração sérica (coletada durante admissão em serviço de urgência) de *N*-etilpentilona foi menor do que 62 ng/mL, e todos os pacientes apresentaram sintomas transitórios com recuperação médica completa. O presente estudo sugere que casos de intoxicação por *N*-etilpentilona em que as concentrações sanguíneas excedam 100 ng/mL são indicativas de consequências médicas com risco de vida.

Relatos de intoxicação causada pela *N*-etilpentilona

Caso 1 Homem de 26 anos com história prévia de transtornos mentais foi internado em unidade de emergência psiquiátrica para atendimento em diagnóstico diferencial de uso indevido de substâncias psicoativas. Ele apresentou sintomas de psicose, paranoia, insônia e discurso inconsistente (falando sobre guerras, armas, nazismo). Foi observado aumento da CK (713 U/L; V.R.: 39 – 308 U/L), mas outros exames bioquímicos estavam dentro dos limites normais. A triagem laboratorial de rotina para drogas de abuso (cocaína, canabinoides, anfetamínicos, MDMA, opioides, álcool etílico) realizada na urina por CG-EM foi negativa para todas as substâncias. Subsequentemente, a análise complementar em urina e soro por CL-EM/EM detectou *N*-etilpentilona em urina e no soro (61 ng/mL). O paciente foi contido pela equipe médica da psiquiatria, sendo sedado com midazolam por via intravenosa, hidratado e permanecido em observação clínica por 24 horas. Em seguida, começou a terapia psiquiátrica com ácido valproico, risperidona, haloperidol e levomepromazina e teve alta hospitalar.

Caso 2 O CIATox de Campinas recebeu via contato telefônico solicitação de auxílio diagnóstico e tratamento para caso de intoxicação em um homem de 35 anos que consumia álcool e outras drogas de abuso em sua própria casa, durante 2 dias consecutivos. Ele foi encontrado inconsciente, com depressão neurológica (*Glasgow 5*) e com anisocoria. Na admissão em pronto-socorro, o paciente recebeu fentanila e midazolam para sedação e posterior intubação orotraqueal, tramadol e dipirona. Sequencialmente, uma tomografia computadorizada (TC) de crânio foi realizada, mas não detectou anormalidades cerebrais. Segundo sua família, o paciente não tinha histórico de problemas psiquiátricos, uso de medicamentos contínuos ou comorbidades. Amostras de soro e urina foram coletadas e enviadas sob refrigeração por ambulância para o Laboratório de Toxicologia Analítica do CIATox de Campinas. Os níveis de CK (1,260 U/L (V.R.: 39 - 308 U/L)) e lactato (11,0 mmol/L (V.R.: 0.5 - 1,6 mmol/L) estavam marcadamente elevados. Após 6 horas da admissão, o paciente evoluiu para choque neurogênico e descerebração. A TC de crânio permaneceu inalterada. A triagem laboratorial de rotina para drogas de abuso (cocaína, canabinoides, anfetamínicos, MDMA, opioides, álcool etílico) realizada na urina por CG-EM foi negativa para todas as substâncias. Subsequentemente, a análise complementar em urina e soro por CL-EM/EM detectou *N*-etilpentilona em urina e no soro (149 ng/mL). Os sintomas clínicos permaneceram inalterados e estáveis após 6 dias de hospitalização. Uma nova TC de crânio foi feita após 6 dias, e foi então diagnosticada uma dissecção da artéria vertebral que afetou o tronco cerebral em decorrência de hemorragia cerebrovascular. Trinta e cinco dias depois, o paciente teve alta em estado vegetativo com danos neurológicos no terceiro nervo craniano (nervo oculomotor) que lhe tornou impossível abrir os olhos.

Caso 3 Um homem de 32 anos que estava em uma festa *rave* apresentou episódio de agitação psicomotora e agressividade intensa, evoluindo para desmaio. Os primeiros socorros foram prestados pelos paramédicos da festa, no entanto o paciente evoluiu para óbito na ambulância a caminho de hospital em cidade capital da Região Nordeste do Brasil. Segundo amigos que estavam com o paciente, ele havia consumido álcool e drogas sintéticas vendidas na festa *rave* em que eles participavam. O corpo foi transferido para o IML, sendo necropsiado no mesmo dia logo após a entrada no serviço. A necropsia detectou durante exame externo do corpo: edema facial, cianose nas extremidades e um líquido amarelado emanando da boca e narinas. Exame interno revelou: hemorragia generalizada nos alvéolos pulmonares, aumento anormal do tamanho do fígado e ausência de urina na bexiga. Não foram evidenciadas lesões traumáticas nas cavidades cranianas ou abdominais. O sangue total *post mortem* foi coletado para análise toxicológica, e apenas a *N*-etilpentilona (170 ng/mL) foi detectada por método validado utilizando extração líquido-líquido e análise por CL-EM/EM.

Eutilona

A eutilona é uma nova catinona sintética emergente em diversos países, incluindo o Brasil no ano de 2020. Quimicamente é denominada 1-(1,3-benzodioxol-5-il)-2-(etilamino) butanona e também referida como βk-EBDB, beta-ceto-etilbenzodioxolilbutanamina e *N*-etilbutilona. A sua estrutura molecular está intimamente relacionada à de outras catinonas sintéticas, por exemplo, a butilona e a *N*-etilpentilona.

A primeira síntese da eutilona é descrita em uma patente da década de 1960 por uma farmacêutica alemã que descreve a síntese de várias beta-ceto-metilenodioxianfetaminas (NSP com nomes que terminam em "ilona") e, posteriormente, apareceram como estimulantes sintéticos (p. ex., dibutilona, pentilona e *N*-etilpentilona). O metabolismo da eutilona em humanos é semelhante àquele relatado para butilona, dibutilona e *N*-etilpentilona. Importante destacar que o primeiro metabólito (M1) da eutilona é um metabólito isobárico comum com a *N*-desmetil butilona e *N, N*-didesmetil dibutilona, portanto a identificação desse metabólito por si só não permitiria a identificação fidedigna da eutilona.

Foi identificada pela primeira vez na Polônia no mercado de drogas ilícitas em março de 2014, com base em dados descritos pela EMCDDA. Nos Estados Unidos, o surgimento e a proliferação da eutilona vieram provavelmente em decorrência do domínio do mercado ilícito da dibutilona (um isômero estrutural da eutilona) e da *N*-etilpentilona durante esses anos. No Brasil, foram relatadas as primeiras apreensões de eutilona encontrada sob a forma de comprimidos comercializados como sendo *ecstasy* em 2017, e sua maior prevalência de apreensões ocorreu no ano de 2020. Um estudo nacional de monitorização de NSP em fluido oral de frequentadores de festas de música eletrônica realizadas principalmente na região metropolitana de Campinas já detectou a presença de eutilona, e observou-se também que esta é uma possível substituta para a *N*-etilpentilona, já que após a inclusão da *N*-etilpentilona na lista de substâncias de uso proscrito, e após estudos de mecanismo de ação e de série de casos de intoxicação notificados internacionalmente, essa droga apresentou redução importante no número de apreensões policiais e não foi mais detectada em casos de intoxicações nos CIATs entre 2019 e 2020. Ainda não existem registros de notificações de casos de intoxicação por eutilona no Brasil.

No ano de 2020, a eutilona continuou sendo uma das catinonas sintéticas mais prevalentes a aparecer na toxicologia forense nos Estados Unidos, com base em dados do *Drug Enforcement Administration* (DEA). Em casos analisados entre janeiro de 2019 e abril de 2020, a eutilona foi confirmada em 83 casos forenses, incluindo casos *post mortem* e casos de trânsito (dirigir sob influência de drogas). A eutilona foi identificada em casos enviados de 13 estados americanos, demonstrando sua proliferação da mesma nos Estados Unidos. O estado da Flórida foi responsável por 60% dos resultados positivos para eutilona. A concentração média de eutilona no sangue *post mortem* foi de 1,020 ng/mL (mediana = 110 ng/mL, intervalo = 1,2 – 11.000 ng/mL) e nos casos de trânsito a concentração média de eutilona no sangue foi de 942 ng/mL (mediana = 140 ng/mL, intervalo = 17 – 3.600 ng/mL).

Até o presente momento, a quantidade de informações fidedignas a respeito da toxicidade da eutilona é escassa, com dados anedóticos contraditórios baseados em relatos de usuários em fóruns de troca de experiências com substâncias psicoativas, sem qualquer comprovação laboratorial por análise química ou toxicológica. Um usuário relatou em um fórum que os efeitos da eutilona são muito sutis ("sem embriaguez extrema, sem euforia proeminente e de natureza serotonérgica") após insuflar um total de 200 mg ao longo de 3 horas. O indivíduo conseguiu adormecer cerca de 8 horas após a administração. Em outro relato, um jornal da Nova Zelândia alerta sobre a "perigosa droga eutilona", e nele um usuário relatou "a sensação de estar envenenado e ter insônia durante 2 dias" após o uso de 250 mg de eutilona.

FENILETILAMINAS (2C, NBOME E NBOH)

Substâncias psicodélicas como a dietilamida do ácido lisérgico (LSD), mescalina, psilocibina, entre outras, possuem ação agonista nos receptores de serotonina (5-hidroxitriptamina), em especial no subtipo 2A (5-HT_{2A}), resultando em efeitos sensíveis na percepção e consciência do usuário. Desde a década de 1990, estudos de relação estrutura-atividade demonstram que derivados da feniletilamina contendo 2 grupos metóxi substituídos nas posições 2 e 5 do anel do aromático podem ter enorme afinidade (na ordem de nanomol/L) por receptores 5-HT_{2A}. Esses derivados da feniletilamina foram nomeados por Alexander Shulgin como família 2C (Figura 38.3), e seus principais representantes são a 2C-C (4-cloro-2,5-dimetoxifeniletilamina), 2C-B (4-bromo-2,5-dimetoxifeniletilamina) e a 2C-I (4-iodo-2,5-dimetoxifeniletilamina).

Na última década, um novo grupo de substâncias psicodélicas tem sido apreendido pelas forças policiais. Essas substâncias são produzidas pela adição de um grupo *N*-2-metoxibenzil na amina primária dos compostos da família 2C, originando os correspondentes 4-cloro-2,5-dimetoxi-N-(2-metoxibenzil) feniletilamina (25C-NBOMe), 4-bromo-2,5-dimetoxi-N-(2--metoxibenzil) feniletilamina (25B-NBOMe) e 4-iodo-2,5-dimetoxi-N-(2-metoxibenzil) feniletilamina (25I-NBOMe).

O uso dos NBOMe parece ter iniciado em 2010, quando começaram a ser comercializados na internet na forma de selos (semelhantes aos de LSD) ou em pó. A maioria das substâncias da classe 25C é proibida nos Estados Unidos. Em diversos países da Europa e no Brasil, essas substâncias ainda são de uso permitido. São identificadas regularmente em amostras de selos apreendidos no estado de São Paulo. É possível observar que a quantidade de selos apreendidos contendo LSD diminuiu durante o ano de 2013, ao passo que a de amostras contendo 25C-NBOMe aumentou. Isso pode ser entendido como uma substituição da droga ilegal (LSD) por uma alternativa legal (25C NBOMe), burlando a legislação vigente e proporcionando efeitos alucinógenos semelhantes.

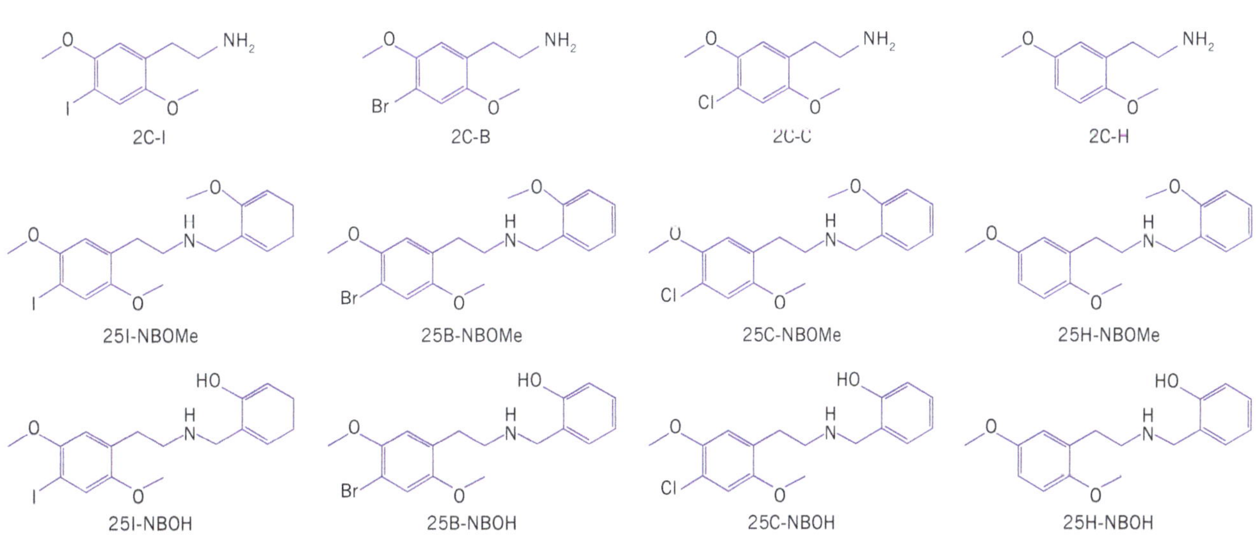

Figura 38.3 Estrutura química das principais substâncias dos grupos NBOMe, NBOH e seus análogos da classe 2C.

Por volta de 2017, uma série de compostos passou a ser identificada em diversas partes do mundo, incluindo no Brasil, provavelmente como resposta à proibição dos NBOMes. As NSP da série NBOH são estruturalmente semelhantes aos NBOMes (diferindo pela desmetilação do grupo metoxibenzil) e também atuam como um agonista dos receptores de serotonina (5-HT_{2a}), porém com intensidade de efeitos menor do que os análogos NBOMes.

Segundo informações da Polícia Federal, o número de apreensões de feniletilaminas (incluindo NBOMes e NBOHs) no ano de 2018 diminuiu com relação ao ano anterior, sendo observado ainda aumento no número de apreensões de LSD no mesmo período, reforçando a hipótese de que existe relação entre os dois tipos de drogas. Mesmo com a diminuição no número de apreensões, naquele ano (2018) a PF identificou pela primeira vez no Brasil 4 novas feniletilaminas, sendo 3 delas da classe dos NBOHs (25C-NBOH, 25E-NBOH e 25H-NBOH) e 1 NBOMe (*N*-acetil-25I-NBOMe). O 25I-NBOH foi a feniletilamina mais identificada, com apreensões que somaram o equivalente a 86.401 selos e 0,051 kg da droga em forma de cristais. O relatório divulgado pela PF cita ainda, que embora a maior parte das apreensões de feniletilaminas esteja na forma de selos do tipo LSD, uma quantidade significativa de tipo de NSP foi apreendida na forma de pó, provavelmente mais pura. O relatório conclui ainda que a quantidade de laudos e material apreendido no ano de 2018 corroboram a hipótese de substituição das substâncias 25B-NBOMe, 25C-NBOMe e 25I-NBOMe (que corresponderam a 61% dos laudos periciais de feniletilaminas em 2016 e 34% em 2017) pelo 25I-NBOH no comércio ilegal de drogas.

A quantidade usada dessas drogas é baixa, da ordem de 200 mcg a 500 mcg, sendo geralmente utilizadas via sublingual (selo) ou intranasal (pó). Os primeiros efeitos aparecem uma hora após a administração e podem durar de 4 a 10 horas. A intensidade dos efeitos varia de acordo com a substância, via de administração e dosagem. Os efeitos alucinógenos relatados por usuários indicam alterações na percepção visual (cores mais vibrantes e intensas) e auditiva (distorções do som). Os principais efeitos indesejados relatados por pessoas que utilizaram compostos do grupo NBOMe são ataques de pânico, ansiedade, perda da percepção de localização e tempo, náuseas, aumento do ritmo cardíaco, calafrios e insônia.

Relatos de intoxicações causadas por feniletilaminas

Um jovem de 18 anos foi conduzido ao centro de emergência médica após saltar de um carro em movimento. Apresentava agitação intensa e alucinações, taquicardia (150 bpm a 160 bpm) e hipertensão (150 a 170 mmHg sistólica e 110 mmHg diastólica). Para controlar a agitação e os episódios de agressividade foi necessário impor restrição física e administração de lorazepam intravenoso. Os sintomas melhoraram gradualmente, os sinais vitais voltaram ao normal após 48 horas, mas o paciente continuou a apresentar episódios de agressividade. A análise toxicológica realizada em amostra de soro coletada do paciente na admissão revelou a presença de 25I-NBOMe em concentração igual a 0,76 ng/mL.

Hill *et al.* relataram 7 intoxicações causadas por 25I-NBOMe no Reino Unido. As principais alterações observadas nos pacientes intoxicados foram no SNC, com convulsões, agitação, agressividade, alucinações visuais e auditivas e sensação de distorção do tempo e do espaço. Todos os pacientes manifestaram hipertermia, taquicardia e hiperexcitabilidade neuromuscular. As análises toxicológicas realizadas em amostras de plasma identificaram a presença de 25I-NBOMe. Essa substância também foi identificada nas amostras de urina, na qual foi detectada a presença de 2C-I, provável produto de biotransformação do 25I-NBOMe.

Kueppers e Cooke relataram um caso fatal em que 3 compostos NBOMe (25I, 25H e 25C-NBOMe) foram detectados no sangue *post mortem*. Uma mulher, 23 anos, fez uso intranasal de pó branco, relatado como sendo "LSD sintético". Após administração intranasal, ela demonstrou comportamento estranho, agitação, passou a pronunciar palavras e gritos aleatoriamente e, eventualmente, começou a se debater agressivamente. A vítima evoluiu rapidamente para quadro com convulsão e vômitos, entrando em colapso e morte. A equipe de emergência foi acionada, mas não obteve êxito nas manobras de ressuscitação. As análises toxicológicas realizadas em sangue *post mortem* apresentaram concentrações de 28,1 e 0,7 μg/L para 25I-NBOMe, 25H-NBOMe e 25C-NBOMe, respectivamente.

Andreasen *et al.* relataram uma intoxicação aguda fatal envolvendo NBOMe. Um homem, 22 anos, sem histórico prévio de doença e com um breve histórico de abuso de álcool e drogas recreativas, morreu após a administração intranasal ("cheirar") de 25C-NBOMe, que havia sido adquirida pela internet, e foi entregue na forma de pequenas cápsulas transparentes. O jovem foi declarado morto no hospital cerca de 12 horas depois do uso recreativo desse composto. A análise toxicológica realizada em sangue total *ante mortem*, coletado em 2 a 4 horas após a ingestão da droga, foi de 0,81 μg/kg. Nas amostras *post mortem*, realizadas em sangue periférico, urina, humor vítreo, fígado e conteúdo gástrico, as concentrações de 25C-NBOMe foram iguais a 0,6, 2,93, 0,33, 0,82 μg/kg e 0,32 μg, respectivamente. A causa da morte foi atribuída à intoxicação aguda por 25C-NBOMe, em combinação com ingestão de anfetaminas.

Ainda que as apreensões de feniletilaminas do grupo NBOH tenham aumentado significativamente no Brasil e em outros países, com consequente diminuição nas apreensões de compostos NBOMe, os relatos de intoxicação por NBOH são raros ou inexistentes. Mesmo com relatos de uso dessas substâncias no Brasil, nenhum CIATox ou serviço de toxicologia forense documentou intoxicações graves ou fatais por estas drogas.

▶ CANABINOIDES SINTÉTICOS

Desde a década de 1980, diversas substâncias químicas com afinidade pelo sistema endocanabinoide semelhante ao Δ^9-tetraidrocanabinol (THC) foram desenvolvidas em universidades e indústrias farmacêuticas. Em 1988 o grupo do pesquisador Raphael Mechoulam (Hebrew University, Israel) sintetizou pela primeira vez a HU-210 (a abreviação "HU" refere-se ao nome da universidade), substância 100 vezes mais potente que o THC.

Ainda nos anos 1980, o laboratório Pfizer®, na tentativa de desenvolver novos analgésicos, criou a série ciclo-hexilfenol (CP), que incluem substâncias como a CP-59,540, a CP-47,497 e seus homólogos n-alquilados. Esses produtos nunca chegaram a ser comercializados, mas foram utilizados como sondas para o estudo do sistema endocanabinoide. Já na década de 1990, o químico orgânico John W. Huffman sintetizou uma série de compostos com estrutura indólica, também com o objetivo de estudar o sistema endocanabinoide. Essa série de compostos foi batizada com as iniciais do pesquisador, como o JWH-018, JWH-073, JWH-250, entre dezenas de outros.

Esse conhecimento, desenvolvido no ambiente de pesquisas nas indústrias ou universidades, tornou-se público por meio de artigos científicos ou patentes disponíveis na internet. A partir do início dos anos 2000, esses compostos (e dezenas de derivados estruturais) deixaram o ambiente acadêmico e passaram a ser ofertados como drogas de abuso, conhecidos inadequadamente como "maconha sintética", uma vez que seus efeitos se assemelham aos produzidos pelos canabinoides presentes na *Cannabis sativa*, porém não se trata de maconha e sim de um produto sintético consumido como alternativa legal à droga de abuso clássica. Assim, os canabinoides sintéticos (CS) podem ser definidos como o grupo de NSP composto por substâncias químicas de origem sintética que possuem efeito psicoativo semelhante ao produzido pelo THC.

As drogas de rua contendo essas substâncias são conhecidas como *K2, K4, Spice* ou incensos herbais, produzidos legalmente sobretudo na Ásia, onde o controle exercido pelos órgãos reguladores se utiliza de normas distintas das utilizadas em outros países. Para mimetizar o hábito de fumar (forma mais comum de uso da maconha), os CS são comumente impregnados em plantas destinadas ao uso como incenso (geralmente com propriedades aromatizantes) e material à base de plantas que possam ser fumados, por exemplo, *Canavalia maritima, Nymphaea caerulea, Scutellaria nana, Pedicularis densiflora, Leonotis leonurus, Zornia latifolia, Nelumbo nucifera e Leonurus sibiricus,* ou plantas conhecidas popularmente como baía de feijão, tabaco, cauda de leão, baunilha, mel e outros. Os ingredientes botânicos são pulverizados com o princípio ativo sintético, que é efetivamente o princípio ativo da droga. Em geral, esses materiais são vendidos em embalagens plásticas metalizadas, com cores vivas, contendo cerca de 0,5 g a 3 g de material vegetal finamente cortado, de coloração verde ou marrom. Nos últimos anos, os CS passaram a ser utilizados também na forma de extrato para cigarro eletrônico (essa forma conhecida na internet como *"C-liquid"* ou *"herbal e-liquid"*), cápsulas, pó, selos semelhantes ao LSD, ou ainda impregnados em papéis comuns (forma utilizada principalmente para tráfico dentro do sistema prisional).

Assim como ocorre com outras NSP, a internet possui papel decisivo no fenômeno *Spice*, tanto por facilitar o acesso (atualmente a maior parte da droga é vendida pela internet) quanto pela opinião dos consumidores relatada em *blogs* especializados em drogas. Os CS representam, ao lado das catinonas sintéticas, o maior grupo de NSP em número de substâncias. São substâncias lipofílicas e apolares, em geral possuindo de 22 a 26 átomos de carbono, com uma cadeia lateral de 4-9 carbonos saturados, o que os torna voláteis quando fumados. Do ponto de vista químico, muitos dos CS não estão estruturalmente relacionados ao THC ou outros canabinoides naturais. Em 2008, o *Spice* comercializado nas ruas continha principalmente o JWH-018 como princípio ativo, sendo identificado pelo EMCDDA pela primeira vez no ano de 2008. Em 2009, o composto HU-210 foi classificado pela DEA como uma droga psicoativa, não tendo nenhum uso médico reconhecido. Em novembro 2010, a DEA propôs acrescentar JWH-018, JWH-073, JWH-200, CP-47, 497, e canabiciclo-hexanol (homólogo do CP-47,497) para a lista de drogas psicoativas a serem restringidas. Nos últimos 20 anos, mais de 450 CS foram identificados, compondo dezenas de grupos químicos diferentes, o que torna a classificação dessas substâncias particularmente complexa.

No Brasil entre os anos de 2019 e 2020, os CS vem sendo apreendidos principalmente em diversas penitenciárias e Centros de Detenção Provisória (CDP) com o nome popular de *K4*. São encontrados principalmente sob a forma de pequenas tiras de papel (de coloração branca, amarela, rosa, entre outras) sem qualquer detalhe, ou com "divisões retangulares" feitas a lápis, indicando uma possível indicação de dose a ser administrada, forma essa que facilita a sua distribuição em sistemas com fiscalização intermitente e rigorosa, por não apresentar uma apresentação clássica de SPA, como pó, cápsula, fragmentos vegetais, líquido etc.

Informações disponibilizadas pela Polícia Federal citam que o número de laudos periciais (consequentemente apreensões) relacionados à CS vem diminuindo desde 2016. A PF afirma que as causas dessa redução não são claras, mas podem estar relacionadas à inclusão nominal de CS na Lista F2 da Portaria n. 344/1998 (Lista de substâncias psicotrópicas de uso proscrito) e à publicação da RDC n. 79, em 23 de maio de 2016, que incluiu nessa mesma lista 10 classes estruturais genéricas do grupo dos CS (Figura 38.4). As substâncias identificadas pelos Peritos Criminais Federais foram principalmente a AMB-FUBINACA, ADB-FUBINACA e 5F-MDMB-PICA (esta identificada pela primeira vez no Brasil em 2018).

Com relação às vias de administração, a forma fumada continua sendo o método de uso mais comum, em função do rápido início de efeitos farmacológicos. Como já citado, a adaptação de dispositivos de cigarro eletrônico para vaporizar extratos contendo CS está ganhando popularidade nos últimos anos, principalmente entre os jovens. A administração oral também pode ser realizada, mas leva a um início retardado e menor dos efeitos devido a extenso metabolismo hepático de primeira passagem. A absorção retal também já foi descrita na literatura, mas é menos comum. Após a absorção, espera-se que essas substâncias possuam alto volume de distribuição, e, como resultado de uso crônico, é esperado acúmulo em tecidos ricos em lipídios. Por se tratar de substâncias potentes do ponto de vista farmacológico, a quantidade administrada para produzir os efeitos desejados pelo usuário tende a ser pequena, na ordem de miligramas ou menor. A baixa dose administrada resulta diretamente em concentrações plasmáticas e urinárias também muito baixas, na ordem de ng/mL ou pg/mL, o que torna a detecção desses toxicantes um desafio para os laboratórios de análises toxicológicas.

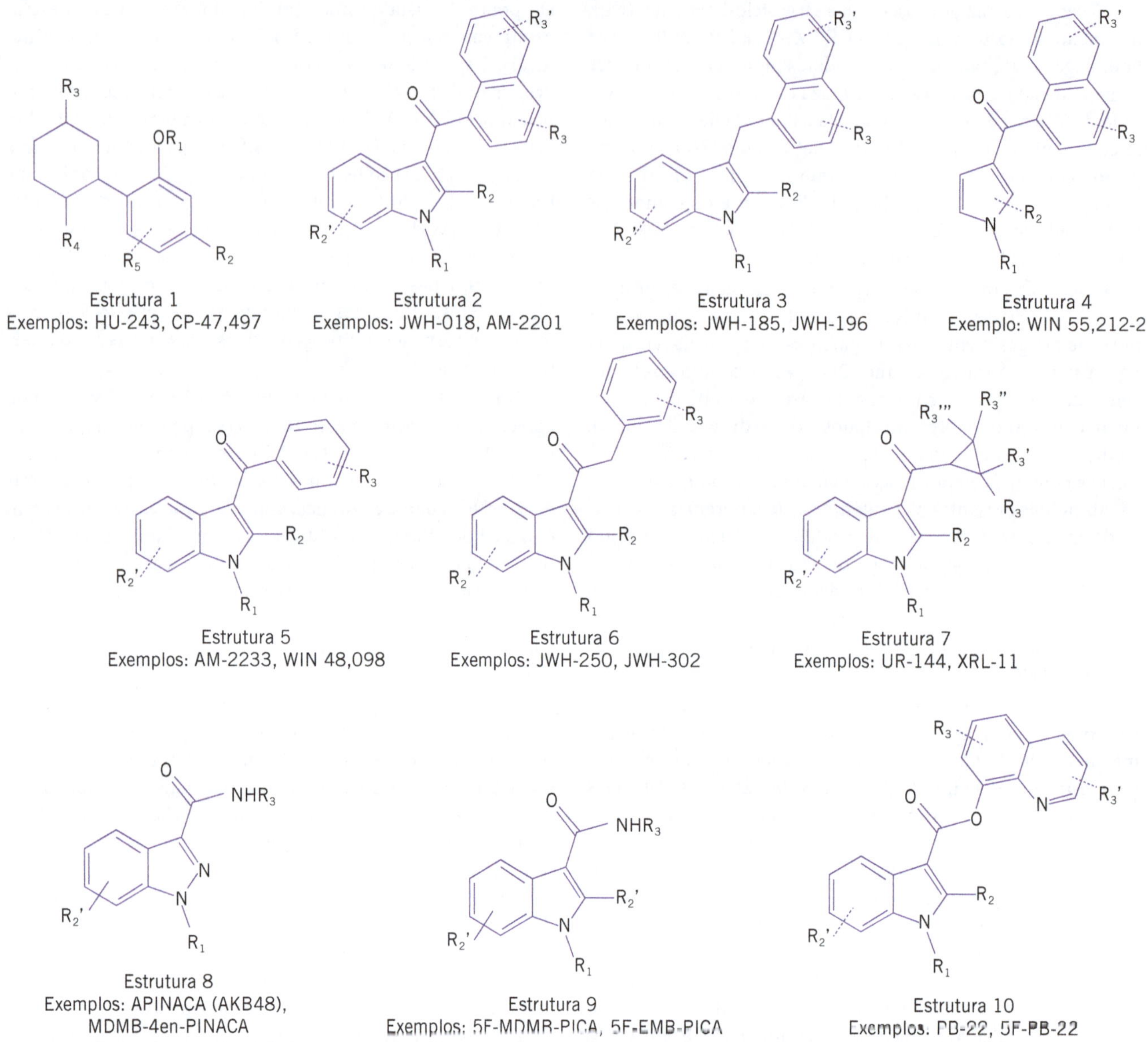

Figura 38.4 Estruturas químicas utilizadas para classificação de substâncias proscritas por classes estruturais dos canabinoides sintéticos, de acordo com a RDC n. 79 (de 23 de maio de 2016) da Anvisa.

Os CS sofrem extensa biotransformação, principalmente no fígado, intestino e pulmão, mediada principalmente por enzimas do citocromo P-450, resultando principalmente na oxidação do toxicante seguida por glicuronização. A isoforma CYP3A4, por exemplo, é a principal responsável pela biotransformação da APINACA e seus análogos. Por serem compostos muito lipofílicos, os CS inalterados praticamente não são excretados na urina. Por possuírem grande similaridade estrutural dentro do mesmo grupo químico, diferentes CS por vezes compartilham produtos de biotransformação iguais, o que dificulta a identificação específica de qual substância daquele grupo causou a intoxicação.

Quanto ao seu mecanismo de ação, os CS demonstraram maiores afinidades de ligação para os receptores CB_1 e CB_2 quando comparados ao THC, que atua como agonista parcial destes receptores, enquanto os derivados sintéticos atuam como agonistas plenos. Além disso, alguns produtos de biotransformação de CS têm afinidades mais fortes para os receptores CB_1 e CB_2 em comparação com o THC, o que pode resultar em efeitos mais intensos e persistentes. Os efeitos tóxicos relacionados a essas substâncias incluem, mas não se limitam, à agitação, ansiedade, sonolência, taquicardia, hipertensão, náuseas e vômitos, bem como outras manifestações graves, como psicose, acidente vascular cerebral, convulsões e complicações cardíacas.

A cardiotoxicidade aguda é comumente observada em pacientes que procuram serviços de emergência após o uso de CS. Taquicardia supraventricular, com frequências cardíacas tão altas quanto 172 bpm, foram relatados em pacientes que fizeram uso desse tipo de NSP na forma de fluido de cigarro eletrônico. Infarto agudo do miocárdio relacionado ao uso de droga foi descrito em pacientes adolescentes e adultos que fizeram uso de CS. Mortes por falência cardíaca e trombose arterial foram descritas em usuários de MDMB-CHMICA e ADB-FUBINACA, respectivamente.

Usuários de CS relatam que esses produtos compartilham alguns, mas não todos os aspectos dos efeitos "subjetivos" da *Cannabis*. Depois de fumar um cigarro contendo CP 47.497 ou JWH-018, voluntários saudáveis relataram enjoos, sedação, xerostomia, rubor cutâneo, queimação nos olhos e alteração dos níveis de humor e da percepção. Resultados de uma pesquisa com grande número de voluntários anônimos indicam que os CS produzem mais efeitos negativos, incluindo ressaca e paranoia, do que a *Cannabis* de origem natural. Em consonância com esses dados, evidências acumuladas durante os últimos anos mostram uma ampla gama de efeitos nocivos relacionados ao consumo de CS, incluindo alucinações, psicoses com delírios, agitação, comportamento agressivo, ansiedade, ataques de pânico, convulsões, déficits de memória de curto prazo, hipertensão, infarto agudo do miocárdio, insuficiência renal aguda e depressão respiratória.

Como outras drogas de abuso, os CS podem causar efeitos tóxicos imprevisíveis, uma vez que são produzidos clandestinamente, sem controle de qualidade ou qualquer fiscalização. Em 2016, na cidade de Nova York (Estados Unidos), foi reportado um "surto de zumbis", divulgado por diferentes jornais e publicado em algumas revistas científicas, como o *The New England Journal of Medicine*, por se tratar de uma intoxicação em massa de 33 indivíduos que estavam no bairro do Brooklyn e que utilizaram CS, o qual foi posteriormente analisado e identificado como sendo AMB-FUBINACA. Os principais efeitos apresentados em todos os 33 indivíduos foram extrema letargia com olhar vago, gemidos e movimentos mecânicos lentos dos braços e pernas, sintomas esses que culminaram em uma fisionomia semelhante à de um fictício zumbi. Os pacientes foram hospitalizados, monitorados e tiveram remissão total dos sintomas após 9 horas da admissão.

Em 2018 também ocorreu uma série de casos de intoxicações graves e fatais nos Estados Unidos, principalmente no estado de Illinois. Essas intoxicações foram causadas pelo uso de CS contaminados com brodifacum, um rodenticida da classe dos cumarínicos, causando sangramentos graves e até mesmo letais.

A toxicidade observada nos casos de intoxicação por CS pode estar relacionada às inúmeras e diferentes moléculas disponíveis dos CS, como também pode estar relacionada aos componentes adicionados na forma final de comercialização do *Spice, K2, K4* etc. Diversos estudos mostraram que diferentes plantas utilizadas como base para os CS apresentaram efeitos psicoativos distintos daqueles apresentados pelos CS isolados e até mesmo efeitos tóxicos específicos, por exemplo, lesão renal aguda. Outra fonte de risco de intoxicação provocada pelos CS foi recentemente detectada. Os CS derivados da carboxamida, por exemplo, CUMYL-PICA, 5F-CUMYLPICA, AMB-FUBINACA, MDMB-FUBINACA, NNEI e MN-18, durante a pirólise (temperatura superior a 400 °C), provocam a formação e a exposição do usuário ao naftaleno, 1-naftilamina, tolueno e cianeto, sendo este último uma substância de extrema toxicidade para humanos. Assim, recomenda-se a monitorização de cianeto e tiocianato em casos suspeitos de intoxicação por CS derivados da carboxamida.

Pelo exposto, os CS podem causar efeitos tóxicos imprevisíveis, com diferentes proporções de gravidade, podendo e devendo ser relacionados diretamente com o CS ou as componentes de sua preparação.

BIBLIOGRAFIA

ADAMS, A.J. et al. "Zombie" outbreak caused by the synthetic cannabinoid AMB-FUBINACA in New York. *N. Engl J Med.*. v. 376, p. 235-242, 2017.

AGÊNCIA NACIONAL DE VIGILÂNCIA SANITÁRIA (ANVISA). Relatório de atividades 2017/2018 – grupo de trabalho para classificação de substâncias controladas. Disponível em: <https://www.gov.br/anvisa/pt-br/assuntos/medicamentos/controlados/novas-substancias/arquivos/6669json-file-1>. Acesso em: jan. 2021.

AGÊNCIA NACIONAL DE VIGILÂNCIA SANITÁRIA (ANVISA). Orientação sobre a nova forma de classificação de substâncias proscritas por classes estruturais do grupo canabinoides sintéticos. Disponível em: <https://www.gov.br/anvisa/pt-br/assuntos/medicamentos/controlados/novas-substancias/arquivos/6671json-file-1>. Acesso em: jan. 2021.

ALIPOUR, A. et al. Review of the many faces of synthetic cannabinoid toxicities. *Ment Health Clin.* v. 9, n. 2, p. 93-99, 2019.

ALVES, A.O.; SPANIOL, B.; LINDEN, R. Canabinoides sintéticos: drogas de abuso emergentes. *Rev. Psiquiat. Clin.*, v. 39, n. 4, p. 142-148, 2012.

ANDREASEN, M.F. et al. A fatal poisoning involving 25C-NBOMe. *Forensic Sci. Int.*, v. 251, p. 1-8, 2015.

ANDREU, V. et al. Ecstasy: a common cause of severe acute hepatotoxicity. *J. Hepatol.*, v. 29, p. 394-397, 1998.

BAGGOTT, M. et al. Chemical analysis of ecstasy pills. *J. Am. Med. Assoc.*, v. 284, n. 17, p. 2190, 2000.

BAUMANN, M.H. et al. Powerful cocaine-like actions of 3,4-methylenedioxypyrovalerone (MDPV), a principal constituent of psychoactive/"bath salts" products. *Neuropsychopharmacology*, v. 38, n. 4, p. 552-562, 2013.

BEITIA, G. et al. Ecstasy-induced toxicity in rat liver. *Liver*, v. 20, n. 1, p. 8-15, 2000.

BINGHAM, C. et al. Necrotizing renal vasculopathy resulting in chronic renal failure after ingestion of methamphetamine and 3,4-methylenedioxymethamphetamine ("ecstasy"). *Nephrol. Dial. Transplant.*, v. 13, p. 2654-2655, 1998.

BOREK, H.A.; HOLSTEGE, C.P. Hyperthermia and multiorgan failure after abuse of "bath salts" containing 3,4-methylenedioxypyrovalerone. *Annals of Emergency Medicine*, v. 60, n. 1, p. 103-105, 2012.

CARVALHO, M.; CARVALHO, F.; BASTOS, M.L. Is hyperthermia the triggering factor for hepatotoxicity induced by 3,4- methylenedioxymethamphetamine (ecstasy)? An in vitro study using freshly isolated mouse hepatocytes. *Arch. Toxicol.*, v. 74, p. 789-793, 2001.

CARVALHO, M. et al. Role of metabolites in MDMA (ecstasy)-induced nephrotoxicity: an in vitro study using rat and human renal proximal tubular cells. *Arch. Toxicol.*, v. 76, n. 10, p. 581-588, 2002.

COLE, J.C. et al. The content of ecstasy tablets: implications for the study of their long-term effects. *Addiction*, v. 97, n. 12, p. 1531-1536, 2002.

COSTA, J.L.; CHASIN, A.A.D.M. Determination of MDMA, MDEA and MDA in urine by high-performance liquid chromatography with fluorescence detection. *Journal of Chromatography B*, v. 811, n. 1, p. 41-45, 2004.

COSTA, J.L. et al. Chemical identification of 2,5-dimethoxy-4--bromoamphetamine (DOB). *Forensic Science International*, v. 173, n. 2, p. 130-136, 2007.

COSTA, J.L. et al. Analytical quantification, intoxication case series, and pharmacological mechanism of action for N-ethylnorpentylone (N-ethylpentylone or ephylone). *Drug Test Anal*, v. 11, n. 3, p. 461-471, 2018.

DARGAN, P.I. et al. The pharmacology and toxicology of the synthetic cathinone mephedrone (4-methylmethcathinone). *Drug Testing and Analysis*, v. 3, n. 7-8, p. 454-463, 2011.

DE LA TORRE, R. et al. Non-linear pharmacokinetics of MDMA ("ecstasy") in humans. *Br. J. Clin. Pharmacol.*, v. 49, p. 104-109, 2000.

DE LA TORRE, R. et al. Pharmacology of MDMA in humans. *Ann. N. Y. Acad. Sci.*, v. 914, p. 225-237, 2000.

DE LETTER, E.A. et al. Interpretation of a 3,4-methylenedioxymethamphetamine (MDMA) blood level: discussion by means of a distribution study in two fatalities. *Forensic Sci Int*, v. 141, p. 85-90, 2004.

EEDE, H.V. et al. Rhabdomyolysis in MDMA intoxication: a rapid and underestimated killer. "Clean" ecstasy, a safe party drug? *The Journal of Emergency Medicine*, v. 42, n. 6, p. 655-658, 2012.

ELLIS, A.J. et al. Acute liver damage and ecstasy ingestion. *Gut*, v.38, n. 3, p. 454-458, 1996.

FREESE, T.E.; MIOTTO, K.; REBACK, C.J. The effects and consequences of selected club drugs. *J. Subst. Abuse Treat.*, v. 23, p. 151-156, 2002.

GARRETT, E.R.; SEYDA, K.; MARROUM, P. High performance liquid chromatographic assays of the illicit designer drug "ecstasy", a modified amphetamine, with applications to stability, partitioning and plasma protein binding. *Acta. Pharm. Nord.*, v. 3, n. 1, p. 9-14, 1991.

GIMENO, P.; BESACIER, F.; CHAUDRON-THOZET, H. Optimization of extraction parameters for the chemical profiling of 3,4-methylenedioxymethamphetamine (MDMA) tablets. *Forensic Science International*, v. 132, n. 3, p. 182-194, 2003.

GORDON, C.J. et al. Effects of 3,4-methylenedioxymethamphetamine on autonomic thermoregulatory responses of the rat. *Pharmacol. Biochem. Behav.*, v. 38, p. 339-344, 1991.

GOWING, L.R. et al. Ecstasy: MDMA and other ring-substituted amphetamines: World Health Organization - Mental Health and Substance Dependence Department. 2004.

GREEN, R. et al. The pharmacology and clinical pharmacology of 3,4-methylenedioxymethamphetamine (MDMA, "ecstasy"). *Pharmacol. Rev.*, v. 55, n. 3, p. 463-508, 2003.

HALL, A.P. Hyponatraemia, water intoxication and "ecstasy". *Intensive Care Med.*, Berlin, v. 23, p. 1289, 1997.

HILL, S.L. et al. Severe clinical toxicity associated with analytically confirmed recreational use of 25I–NBOMe: case series. *Clinical Toxicology*, v. 51, n. 6, p. 487-492, 2013.

HUGHES, J.C.; MCCABE, M.; EVANS, R.J. Intracranial hemorrhage associated with ingestion of "ecstasy". *Arch. Emerg. Med.*, v.10, p. 372-374, 1993.

KALANT, H. The pharmacology and toxicology of "ecstasy" (MDMA) and related drugs. *Can. Med. Assoc. J.*, v. 165, n. 7, p. 917-928, 2001.

KASICK, D.P.; MCKNIGHT, C.A.; KLISOVIC, E. "Bath salt" ingestion leading to severe intoxication delirium: two cases and a brief review of the emergence of mephedrone use. *American Journal of Drug and Alcohol Abuse*, v. 38, n. 2, p. 176-180, 2012.

KELLY, J.P. Cathinone derivatives: a review of their chemistry, pharmacology and toxicology. *Drug Testing and Analysis*, v. 3, n. 7-8, p. 439-453, 2011.

KEVIN, R.C. et al. Toxic by design? Formation of thermal degradants and cyanide from carboxamide-type synthetic cannabinoids CUMYL-PICA, 5F-CUMYL-PICA, AMB-FUBINACA, MDMB--FUBINACA, NNEI, and MN-18 during exposure to high temperatures. *Forensic Toxicology*, v. 37, n. 1, p. 17-26, 2019.

KRIIKKU, P. et al. New designer drug of abuse: 3,4-Methylenedioxypyrovalerone (MDPV). Findings from apprehended drivers in Finland. *Forensic Science International*, v. 210, n. 1-3, p. 195-200, 2011.

KRETH, K. et al. Identification of human cytochromes P450 involved in the oxidative metabolism of "ecstasy" - related designer drugs. *Biochem. Pharmacol.*, v. 59, p. 1563-1571, 2000.

KROTULSKI, A.J. et al. Eutylone intoxications: - an emerging synthetic stimulant in forensic investigations. *Journal of Analytical Toxicology*, 2020. https://doi.org/10.1093/jat/bkaa113.

KUEPPERS, V.B.; COOKE, C.T. 25I-NBOMe related death in Australia: a case report. *Forensic Sci. Int.* v. 249, p. 15-18, 2015.

LANARO, R.; COSTA, J.L.; FILHO, L.A.Z.; CAZENAVE, S.O.S. Identificação química da clorofenilpiperazina (CPP) em comprimidos apreendidos. *Química Nova*, v. 33, n. 3, p. 725-729, 2010.

LOPEZ-ARNAU, R. et al. Comparative neuropharmacology of three psychostimulant cathinone derivatives: butylone, mephedrone and methylone. *British Journal of Pharmacology*, v. 167, n. 2, p. 407-420, 2012.

MAS, M. et al. Cardiovascular and neuroendocrine effects and pharmacokinetics of 3,4-methylenedioxymethamphetamine in humans. *J. Pharmacol. Exp. Ther.*, Baltimore, v. 290, p. 136-145, 1999.

MECHAN, A.O. et al. The pharmacology of the acute hyperthermic response that follows administration of 3,4-methylenedioxymethamphetamine (MDMA, "ecstasy") to rats. *Br. J. Pharmacol.*, v. 135, n. 1, p. 170-80, 2002.

MIKUŁA, T.; KOZŁOWSKA, J.; WIERCIŃSKA-DRAPAŁO, A. Alcohol and ecstasy (MDMA-3,4-methylenedioxymethamphetamine) overdose as a reason for acute hepatitis with gall bladder inflammation. *Drug and Alcohol Review*, v. 28, n. 6, p. 685-685, 2009.

MOORE, K.A. et al. Distribution of 3,4-methylenedioxymethamphetamine (MDMA) and 3,4-methylenedioxyamphetamine (MDA) stereoisomers in a fatal poisoning. *Forensic Sci. Int.*, Lausanne, v.83, n.2, p.111-119, 1996.

NAVARRO, M. et al. Usefulness of saliva for measurement of 3,4-methylenedioxymethamphetamine and its metabolites: correlation with plasma drug concentrations and effect of salivary pH. *Clin. Chem.*, v. 47, n. 10, p. 1788-1795, 2001.

ORTUÑO, J. et al. Quantification of 3,4-methylenedioxymetamphetamine and its metabolites in plasma and urine by gas chromatography with nitrogen-phosphorus detection. *J. Chromatogr. B*, v. 723, p. 221-232, 1999.

O'MALLEY, K.Y.; MEDINA-KIRCHNER, C. MDPV-induced aggression in humans not established. *Int. J. Legal Med.* v. 134, p. 261-262, 2020.

OMS - ORGANIZAÇÃO MUNDIAL DE SAÚDE. Critical Review Report: N-Ethylnorpentylone. November, 2018. Disponível em: <https://www.who.int/medicines/access/controlled-substances/N-Ethylnorpentylone.pdf>. Acesso em: dez. 2020.

PARROTT, A.C. Recreational ecstasy/MDMA, the serotonin syndrome, and serotoneregic neurotoxicity. *Pharmacol. Biochem. Behav.*, v. 71, p. 837-844, 2002.

POLÍCIA FEDERAL. Drogas Sintéticas, Relatório 2018. Disponível em: <http://www.pf.gov.br/institucional/acessoainformacao/acoes-e-programas/relatorio-de-drogas-sinteticas-2018/drogas_sinteticas_2018.pdf/view>. Acesso em: jan. 2021.

RENTON, R.J., COWIE, J.S., OON, M.C.H. A study of the precursors, intermediates and reaction by-produts in the syntesis of 3,4-methylenedioxymethylamphetamine and its application to forensic drug analysis. *Forensic Science International*, v. 60, p. 189-2002, 1993.

RIBEIRO, E.; MAGALHÃES, T.; DINIS-OLIVEIRA, R.J. Mefedrona, a nova droga de abuso: farmacocinética, farmacodinâmica e implicações clínicas e forenses. *Acta Med Port*, v. 25, n. 2, p. 111-117, 2012.

ROTHWELL, P.M.; GRANT, R. Cerebral venous sinus thrombosis induced by "ecstasy". *J. Neurol. Neurosurg. Psychiatry*, v. 56, p. 1035, 1993.

SEGURA, M. et al. 3,4-Dihydroxymethamphetamine (HHMA). A major in vivo 3,4-methylenedioxymethamphetamine (MDMA) metabolite in humans. *Chem. Res. Toxicol.*, v. 14, p. 1203-1208, 2001.

SHERLOCK, K. et al. Analysis of illicit ecstasy tablets: implications for clinical management in the accident and emergency department. *J. Accid. Emerg. Med.*, v. 16, n. 3, p. 194-197, 1999.

SIMMLER, L.D. et al. Pharmacological characterization of designer cathinones in vitro. *British Journal of Pharmacology*, v. 168, n. 2, p. 458-470, 2013.

ŠIROKÁ, J. et al. Separation and determination of chlorophenylpiperazine isomers in confiscated pills by capillary electrophoresis. *Journal of Pharmaceutical and Biomedical Analysis*, v. 84, p. 140-147, 2013.

SPILLER, H.A. et al. Clinical experience with and analytical confirmation of "bath salts" and "legal highs" (synthetic cathinones) in the United States. *Clinical Toxicology*, v. 49, n. 6, p. 499-505, 2011.

SUE, Y.M.; LEE, Y.L.; HUANG, J.J. Acute hyponatremia, seizure, and rhabdomyolysis after ecstasy use. *J. Toxicol. Clin. Toxicol.*, v. 40, n. 7, p. 931-932, 2002.

TRAUB, S.J.; HOFFMAN, R.S.; NELSON, L.S. The "ecstasy" hangover: hyponatremia due to 3,4-methylenedioxymethamphetamine. *J. Urban. Health.*, v. 79, n. 4, p. 549-55, 2002.

UNODC – UNITED NATIONS OFFICE ON DRUGS AND CRIME. *Recommended methods for the Identification and Analysis of Synthetic Cathinones in Seized Materials.* Vienna, 2020. Disponível em: <https://www.unodc.org/documents/scientific/Recommended_methods_for_the_Identification_and_Analysis_of_Synthetic_Cathinones_in_Seized_Materials-Rev..pdf>. Acesso em: dez. 2020.

WOOD, D. et al. Recreational use of mephedrone (4 methylmethcathinone, 4-mmc) with associated sympathomimetic toxicity. *Journal of Medical Toxicology*, v. 6, n. 3, p. 327-330, 2010.

WOOD, D.M.; GREENE, S.L.; DARGAN, P.I. Clinical pattern of toxicity associated with the novel synthetic cathinone mephedrone. *Emergency Medicine Journal*, v. 28, n. 4, p. 280-282, 2011.

ZAWILSKA, J.B.; WOJCIESZAK, J. Designer cathinones: an emerging class of novel recreational drugs. *Forensic Science International*, v. 231, n. 1-3, p. 42-53, 2013.

ZAWILSKA, J.B.; WOJCIESZAK, J. Spice/K2 drugs: more than innocent substitutes for marijuana. *International Journal of Neuropsychopharmacology* v. 17, p. 509-525, 2014.

39

Anti-Inflamatórios

Carlos Alberto Tagliati
Alysson Vinícius Braga
Renes de Resende Machado

CONTEÚDO DESTE CAPÍTULO

INTRODUÇÃO

O presente capítulo contempla os fármacos empregados na terapêutica com finalidades anti-inflamatória, analgésica e antipirética. Entretanto, a predominância de uma dessas ações terapêuticas varia de um fármaco para outro. Além de compartilharem muitas ações terapêuticas, esses fármacos também compartilham vários efeitos tóxicos.

Nos últimos anos, o interesse pela descoberta de produtos naturais ou o desenvolvimento de sintéticos que pudessem ser empregados na terapia anti-inflamatória foi crescente. Essa situação ocorreu, principalmente, pela grande incidência das doenças inflamatórias. Assim, vários fármacos ou grupo de fármacos surgiram e foram introduzidos na terapêutica. Um exemplo disso são os biofármacos, como os anticorpos monoclonais, que têm sido extensivamente utilizados para o tratamento de doenças inflamatórias crônicas e autoimunes. Entretanto, em função dos efeitos tóxicos, muitos anti-inflamatórios deixaram de ser empregados na prática clínica.

Dentre as classes de fármacos anti-inflamatórios destacam-se os anti-inflamatórios não esteroides (AINEs), com mais de 50 fármacos disponíveis para uso clínico. Esses fármacos são os mais prescritos para o tratamento de dor e inflamação, representando 5% a 10% de todos os medicamentos prescritos anualmente. Aproximadamente 35 milhões de pessoas fazem uso de AINEs diariamente, sendo, segundo a *Food and Drug Administration* (FDA), órgão de vigilância sanitária norte-americano, uma das classes de fármacos mais comumente associadas ao aparecimento de reações adversas. Além disso, a automedicação aumenta os riscos de complicações e intoxicações medicamentosas.

Com o envelhecimento, os indivíduos ficam mais suscetíveis ao desenvolvimento de doenças predispostas em seu perfil genético e/ou associadas ao estilo de vida. A maioria dessas doenças é crônica, podendo acarretar importante limitação funcional, com perda da capacidade laboral e de qualidade de vida, o que justifica maiores cuidados e, consequentemente, gastos elevados. Nos idosos, destacam-se dentre as várias doenças crônicas as reumáticas, para as quais os AINEs são amplamente empregados. Estima-se que a utilização de AINEs em pacientes idosos é de aproximadamente 96%, aumentando ainda mais a preocupação em torno da segurança desses fármacos.

Apesar de amplamente utilizados, a polêmica sobre a eficácia terapêutica e, principalmente, a toxicidade dos AINEs continua. Alguns estudos observaram que os AINEs, quando administrados em doses terapêuticas equivalentes, demonstram eficácias comparáveis. Isso tem contribuído para que o perfil de segurança desses fármacos seja o principal critério para a seleção terapêutica. Assim, o emprego clínico dos AINEs é determinado pela relação de eficácia terapêutica e tolerabilidade aos efeitos adversos. Nesse caso, o risco/benefício deve ser levado em consideração no momento da prescrição, principalmente em pacientes com idade superior a 65 anos e naqueles com histórico prévio de úlceras gástricas, sangramento gastrointestinal, risco cardiovascular e uso concomitante de outros medicamentos, como os anticoagulantes.

Os efeitos tóxicos mais comuns nesses pacientes ocorrem, principalmente, no trato gastrointestinal (TGI), nos sistemas hematológico, cardiovascular e renal. Esses efeitos decorrem, geralmente, da redução dos níveis de prostaglandinas (PG), que estão envolvidas, também, no mecanismo farmacológico dos AINEs.

De modo geral, os AINEs inibem a atividade da enzima ciclo-oxigenase-1 (COX-1: constitutiva; encontrada na maioria das células, nos vasos sanguíneos, estômago e rins) e da ciclo-oxigenase-2 (COX-2: induzida durante o processo inflamatório pelas citocinas e mediadores da inflamação) e, portanto, reduzem a síntese de prostaglandinas e do tromboxano. Acredita-se que a COX-1 constitutiva atue na manutenção da homeostasia vascular, manutenção do fluxo sanguíneo gastrointestinal e função renal e plaquetária. É importante assinalar que a COX-2 parece ser constitutivamente expressa nos rins e cérebro. Além disso, os efeitos terapêuticos dos AINEs podem envolver outros mecanismos que não apenas a inibição da COX, como inibição da ativação de fatores de transcrição, inibição da expressão de moléculas de adesão e redução da síntese de citocinas pró-inflamatórias.

Os efeitos adversos provenientes do uso dos AINEs não seletivos devem-se principalmente à inibição da COX-1, com consequente redução da síntese de prostaglandinas endógenas responsáveis pela integridade da mucosa gástrica e pelo fluxo sanguíneo renal e de tromboxano A_2 (TXA_2) produzido pelas plaquetas, com significativa importância fisiológica. A toxicidade dos AINEs depende, portanto, entre diversos fatores, da sua maior ou menor seletividade sobre as ciclo-oxigenases 1 e 2. A fim de evitar os distúrbios gastrointestinais, que são os mais prevalentes, principalmente em pacientes que usam AINEs cronicamente, buscou-se criar um grupo de fármacos que inibissem de forma seletiva a COX-2.

Em 1999, a FDA aprovou para comercialização o rofecoxibe e o celecoxibe – inibidores seletivos da COX-2. No entanto, a partir da descoberta de que o rofecoxibe estava associado com o aumento do risco de efeitos adversos cardiovasculares, o que culminou com sua retirada do mercado, emergiram novas pesquisas buscando entender o potencial tóxico dos AINEs, uma vez que essa situação criou controvérsia com relação à segurança desse grupo de fármacos. Dessa maneira, o uso de inibidores seletivos de COX-2 deve ser considerado para pacientes de grupos especiais com risco aumentado de sangramento gastrointestinal e sem risco simultâneo de doenças cardiovasculares.

Efeitos no trato gastrointestinal Dos efeitos tóxicos conhecidos, os mais frequentemente observados ocorrem no trato gastrointestinal, representando um dos maiores problemas de saúde na prática clínica. Incluem dispepsia moderada, reações gastrointestinais como hemorragia, erosão da mucosa gástrica, ulcerações e outros efeitos que têm causado a morte de pacientes portadores de patologias inflamatórias.

No desenvolvimento de uma dessas patologias, a osteoartrite, ocorre normalmente aumento de produção de PG e leucotrienos a partir de ácido araquidônico. Esses produtos são responsáveis por danos nas articulações, dor e inflamação. Como visto anteriormente, a COX-1 e a COX-2 são as responsáveis pela produção de PG. A inibição dessas enzimas pelos AINEs e os inibidores seletivos da COX-2 reduzem os níveis de PG, resultando na redução da dor e da inflamação. Porém, essa inibição pode causar um processo alternativo na via do ácido araquidônico com aumento da produção de 5-lipoxigenase, resultando no aumento da produção de leucotrienos gastrotóxicos.

As lesões gástricas atingem cerca de 10% a 30% dos pacientes usando AINEs regularmente, representando um aumento de 10 a 30 vezes do desenvolvimento desse sintoma em relação à população em geral. Sintomas de dispepsia (náusea, vômito e dor abdominal) ocorrem em cerca de 40% dos usuários desse grupo de fármacos, fazendo com que 5% a 15% dos portadores de artrite reumatoide abandonem a terapia. Adicionalmente, o manejo das complicações gastrointestinais e a dispepsia aumentam significativamente os gastos do tratamento da artrite. Lesões endoscópicas assintomáticas são observadas em 20% a 80% dos pacientes, dependendo da característica da população.

Os pacientes considerados de alto risco para o desenvolvimento de efeitos adversos no TGI incluem idosos, pacientes com história de úlcera péptica, dispepsia com uso dos AINEs, fumantes, consumidores de álcool, uso prolongado de AINEs em altas doses, associação de AINE com corticoide ou com ácido acetilsalicílico (AAS) ou com anticoagulantes e/ou doenças graves concomitantes. O uso de AINEs deve ser considerado com cautela em pacientes idosos com mais de 60 anos, visto que há aumento do risco de sangramento gastrointestinal e ulcerações, manifestações que podem ser fatais. O risco de úlcera sintomática, hemorrágica, ou profunda, que pode ocasionar peritonite e morte, em função de complicações, é multiplicado por 4 em pacientes tratados com AINEs. Entre pacientes com úlcera sintomática induzida por AINEs, 81% não apresentam fatores de risco. Somente nos Estados Unidos ocorrem cerca de 100 mil internações/ano por complicações gastrointestinais, e, nesses pacientes, o sangramento gastrointestinal está associado a uma taxa de mortalidade de 5% a 10%.

O papel da *Helicobacter pylori* na úlcera induzida pelos AINEs é controverso, não havendo evidências, no entanto, de que haja ação sinérgica entre esses fatores de risco. Sabe-se, porém, que aumenta o risco de infecção do TGI superior em usuários de AINEs de 2 a 3 vezes, sugerindo que pacientes sob essa terapia devem ser testados para *H. pylori*. Está claro, também, que os mecanismos para a formação dessa patologia são diferentes: enquanto a *H. pylori* causa úlcera em quadro de inflamação crônica, os AINEs induzem na ausência da inflamação.

Os efeitos adversos gastrointestinais são mais evidentes com AINEs não seletivos, ocorrendo mesmo com pouco tempo de uso. A lesão gástrica pode ser provocada por dois mecanismos diferentes: 1) irritação local, após administração oral, em função da difusão retrógrada do ácido para a mucosa gástrica e consequente lesão tecidual; 2) inibição das PG gástricas, principalmente a PGE_2 e a prostaciclina (PGI_2), que desempenham papel protetor da mucosa gástrica. Esses eicosanoides inibem a secreção ácida gástrica, aumentam o fluxo sanguíneo da mucosa e estimulam a secreção do muco citoprotetor do intestino.

Apesar do efeito gastrotóxico, o intestino delgado é o local mais comum para toxicidade dos AINEs, sendo que 70% dos consumidores regulares desses medicamentos estão propensos a desenvolver enteropatia e inflamação intestinal com perda de sangue e proteínas; após a interrupção da terapia, a inflamação pode persistir por mais de 16 meses. A enteropatia decorre de um processo envolvendo toxicidade direta na mucosa, dano mitocondrial, quebra da integridade intercelular, recirculação entero-hepática e ativação neutrofílica. Na sua forma assintomática, causada por AINE não salicilato, principalmente na parte distal do intestino, é caracterizada pelo aumento da permeabilidade intestinal e inflamação moderada da mucosa.

Além da incidência desses efeitos gastrointestinais, o diagnóstico das referidas complicações é limitado. Endoscopia para diagnóstico é amplamente disponível, precisa, sensível e de fácil realização. No entanto, endoscopia para diagnóstico de danos no TGI induzidos pelos AINEs não é adequada para rotina, pois é demorada e onerosa. Como a maioria dos pacientes sob a terapia com AINEs e danos na mucosa gástrica é assintomática, a detecção pela endoscopia só é obtida após complicações clínicas aparentes como obstrução, perfuração ou hemorragia.

Assim, testes de permeabilidade têm sido indicados para avaliação da integridade funcional da barreira intestinal, embora alguns estudos discutam sua utilidade. Os 3 marcadores mais comumente empregados são a excreção urinária, seguindo a ingestão oral de carboidratos (lactulose, celobiose e manitol), polímeros de etilenoglicol (polietilenoglicol) e radionuclídeos não degradáveis (Cr-EDTA). Esses testes são seguros, bem tolerados, reprodutíveis e de fácil operação, além de não serem invasivos, podendo ser facilmente empregados na rotina em pesquisa ou até mesmo como complemento de métodos como radiologia, biópsia e procedimentos invasivos.

O impacto econômico das complicações gastrointestinais causadas pelos AINEs tem um peso considerável, sendo responsável pelo gasto de 5 a 10 bilhões de dólares/ano em hospitalização e falta ao trabalho.

Nesse contexto, numerosas estratégias e/ou alternativas são utilizadas para reduzir o efeito na mucosa: desenvolvimento de pró-drogas; administração de dose única diária (fármacos com meia-vida plasmática longa); cobertura entérica; emprego concomitante de inibidores da bomba de prótons ou de antagonistas H_2; formulações de liberação controlada e incorporação do óxido nítrico (NO) ou liberadores de H_2S na molécula do AINE, visando a capacidade de manutenção do fluxo sanguíneo da mucosa gástrica e a diminuição da gravidade das lesões ulcerosas.

Apesar dessas tentativas, nenhuma resolveu as complicações gastrointestinais provocadas pelos AINEs. Assim, o principal objetivo clínico é diminuir sua gastrotoxicidade, reduzindo a morbidade e a mortalidade e mantendo a eficácia farmacológica.

Efeitos no sistema cardiovascular Com a descoberta dos inibidores seletivos da COX-2, os problemas dos AINEs sobre o TGI pareciam estar significativamente reduzidos. Porém, a constatação de que esses inibidores, apesar de estarem associados com menor risco de toxicidade no TGI, apresentavam aumento dos riscos de eventos cardiovasculares, como infarto do miocárdio e acidente vascular cerebral, mudou completamente esse quadro. Os fatores responsáveis pelo risco cardiovascular associados à ingestão de AINEs seletivos ou não, incluindo o risco trombótico, não estão claramente identificados. Entretanto, pode-se verificar que os inibidores da COX-2 impedem a formação de prostaciclina, produzida no endotélio vascular pela ação principalmente de COX-2. Já o TXA_2, produzido nas plaquetas, é sintetizado pela ação da COX-1. Assim, pacientes que estão fazendo uso crônico de inibidores da COX-2 têm menor capacidade de sintetizar PGI_2; adiciona-se o fato de que a maior seletividade do fármaco permite a produção normal de TXA_2, ocorrendo assim um desequilíbrio entre tais eicosanoides.

Atualmente, sabe-se que esses eventos cardiovasculares não estão associados somente aos inibidores seletivos da COX-2 como celecoxibe, mas também a AINEs não seletivos como diclofenaco, naproxeno e ibuprofeno. O diclofenaco é um fármaco que apresenta risco cardiovascular elevado, provavelmente em decorrência da sua seletividade para a isoforma COX-2. O tratamento com doses moderadas de naproxeno (> 750 mg/dia) e de ibuprofeno (> 1.200 mg/dia) também aumenta o risco de eventos cardiovasculares, principalmente infarto agudo do miocárdio em pacientes idosos com doenças inflamatórias crônicas. Aparentemente, esse risco torna-se elevado já na primeira semana de tratamento e aumenta com o prolongamento da farmacoterapia. Os achados clínicos tornam-se ainda mais preocupantes em decorrência da automedicação com esses fármacos.

Efeitos no sistema hematológico A COX-1 e a COX-2 catalisam a formação de eicosanoides pró-trombóticos e antitrombóticos, respectivamente, com diferentes modelos de inibição dessas isoformas. No entanto, a relação entre a inibição farmacológica desses eicosanoides vasoativos e a tromboprofilaxia ou trombogenicidade exibida pelos AINEs ainda não está clara.

Sabe-se, porém, que os AINEs podem provocar uma série de discrasias sanguíneas, principalmente a agranulocitose e a anemia aplásica. Cerca de 10% dos casos que desenvolvem agranulocitose são fatais, sendo que a fatalidade aumenta para 40% na anemia aplásica. Pacientes com terapia dos AINEs simultânea à de anticoagulantes e aqueles com deficiência nos fatores de coagulação são, também, considerados de alto risco, em decorrência da ação sobre a função plaquetária.

Além disso, os pacientes sob terapia com AINEs podem, eventualmente, desenvolver anemia em função do sangramento proveniente de perfurações gastrointestinais ou exacerbar esse quadro clínico em caso de existência anterior ao uso dos AINEs. Pode haver também prejuízo na absorção da vitamina B12 e da bile, contribuindo ainda mais para a morbidade.

Efeitos no sistema renal Embora a nefrotoxicidade induzida pelos AINEs seja bem documentada, o exato mecanismo ainda não está claro, mas as teorias colocam como fator principal a inibição da COX e subsequentes perturbações de suas ações nos rins. Um dos possíveis mecanismos é a degradação metabólica do ácido araquidônico, e o aparecimento de metabólitos ativos é crucial para a manutenção do mecanismo homeostático renal, porém seu acúmulo poderia comprometer o sistema. Além disso, esses metabólitos estão implicados na mediação da liberação da renina, regulação da excreção de sódio e manutenção do fluxo sanguíneo renal. Similar aos AINEs, a inibição da COX-2 pode causar edema e modesta elevação na pressão sanguínea em alguns pacientes. Os inibidores da COX-2 podem também exacerbar hipertensão preexistente ou interferir com anti-hipertensivos. Assim, deve-se tomar cuidado quando inibidores seletivos da COX-2 são prescritos, especialmente em pacientes de alto risco.

No sistema renal, os AINEs podem provocar toxicidade aguda, com redução da taxa de filtração glomerular, síndrome nefrótica ou necrose papilar, principalmente em adultos com idade entre 30 e 70 anos. Cerca de 20% dos pacientes sob essa terapia podem apresentar tais anormalidades, sendo, porém, mais comum em mulheres, e de 1% a 5% desenvolvem síndrome nefrótica que justifique intervenção clínica. A isquemia aguda pode ocorrer em horas após doses iniciais dos AINEs em pessoas suscetíveis, sendo reversível se for prontamente diagnosticada e suspensa a terapia. No entanto, danos permanentes são registrados com maior frequência em pacientes que fazem uso excessivo de misturas de analgésicos, principalmente aquelas contendo fenacetina, por alguns meses ou anos.

Efeitos no equilíbrio hidreletrolítico Os AINEs podem afetar o equilíbrio de sódio, cloreto, potássio e água, na maior parte das vezes de modo transitório. Contudo, não mais que 5% desses pacientes desenvolvem edema clinicamente detectável. Esse desequilíbrio hidreletrolítico pode interferir, ainda, na terapia anti-hipertensiva, resultando em falência do tratamento.

Efeitos no fígado A hepatotoxicidade é, atualmente, um dos maiores problemas provenientes do uso de medicamentos, visto que cerca de 50% desse efeito decorre do consumo de drogas terapêuticas. Anti-inflamatórios e analgésicos estão entre os fármacos com maior possibilidade de promover hepatotoxicidade. Esse fato deve-se principalmente ao uso indiscriminado e à venda sem controle. A hepatotoxicidade caracteriza-se, normalmente, pela elevação de uma ou mais funções hepáticas, que são quase sempre reversíveis com a suspensão da terapia. Os estudos indicam que mulheres com mais de 50 anos têm maior possibilidade de desenvolver hepatotoxicidade.

O mecanismo de injúria hepática é variado, podendo ocorrer por efeito idiossincrático em função de uma hipersensibilidade que se manifesta, geralmente, nas primeiras 4 a 6 semanas da terapia, ou pelo efeito de um metabólito, como no caso do paracetamol. Também a nimesulida e o diclofenaco têm sido apontados como hepatotóxicos em potencial.

Efeitos psiquiátricos O uso de AINEs tem sido associado a sintomas psiquiátricos como alterações na cognição, no humor e até mesmo precipitação ou exacerbação de problemas preexistentes. Embora raros, são uma relevante complicação no uso desses fármacos. Uma possível explicação para esses efeitos reside na modulação da neurotransmissão central pelas PG e também pela COX-2, particularmente.

Pacientes em situações de risco Pacientes com insuficiência renal, politerapia, altas doses e consumo prolongado de AINEs, usuários de álcool e aqueles com mais de 60 anos representam o grupo de risco para desenvolvimento de hepatotoxicidade com esses fármacos.

O risco de uso desses fármacos durante a gravidez e a lactação é tema de diversos estudos. A enzima da COX-2 está envolvida no desenvolvimento de diversos órgãos, e sua inibição pode ocasionar vários defeitos congênitos em neonatos. Aconselha-se, porém, evitar o uso de AINEs e inibidores da COX-2 no primeiro trimestre, assim como nas últimas 6 a 8 semanas antes do nascimento. O uso de AINEs no terceiro trimestre da gestação pode acarretar o fechamento precoce de ducto arterioso e a hipertensão pulmonar no recém-nascido. No caso da lactação, o uso desses fármacos tem se mostrado compatível, embora haja risco de icterícia.

Assim, é aconselhável a monitorização de pacientes, a fim de que tais efeitos sejam detectados tão logo se manifestem. No TGI, o controle pode ser feito pela determinação de sangue oculto nas fezes e pela endoscopia do TGI superior. Para a função plaquetária pode-se determinar o tempo de sangramento, enquanto para os rins indica-se a avaliação dos níveis de creatinina, sódio, potássio, ureia e albuminúria.

DERIVADOS DO ÁCIDO SALICÍLICO

Toxicocinética

Após administração via oral, a absorção dos salicilatos ocorre, principalmente, na parte superior do intestino delgado. O pico de concentração plasmática é atingido em cerca de 0,5 a 2 horas. Os salicilatos são distribuídos para quase todos os tecidos e líquidos do organismo. Cerca de 80% a 90% ligam-se às proteínas plasmáticas, principalmente à albumina. Em casos de hipoalbuminemia ou no emprego de fármacos como penicilina e fenitoína, que competem com os salicilatos por sítios de ligação à albumina, ocorre um aumento da concentração de fármaco livre no plasma, podendo desenvolver-se um quadro de intoxicação.

A biotransformação é realizada pelas esterases presentes no plasma e em vários tecidos e pelas enzimas dos retículos endoplasmáticos hepáticos e mitocondriais. A principal via de biotransformação é a formação do ácido salicilúrico (conjugação com a glicina), seguida pelo salicilglicurônico fenólico. Esses processos são saturáveis e se caracterizam pela cinética de Michaelis-Menten, sendo que os demais seguem uma cinética de primeira ordem (Figura 39.1).

A principal via de excreção é a urinária, e os principais produtos de biotransformação são ácido salicílico livre (10%), ácido salicilúrico (75%), salicilglicuronato fenólico (10%), salicilglicuronato acílico (5%) ácido gentísico e ácido gentisúrico (< 1%). A excreção do salicilato é dependente do pH e da dose. Pode atingir cerca de 80% do salicilato livre em urina alcalina (pH 8,0) e 10% em urina ácida (pH 4,0), enquanto um aumento da dose de AAS acarreta maior excreção do ácido salicílico livre.

A cinética dos salicilatos é, também, dependente da dose. Enquanto sua meia-vida plasmática é de 2 a 3 horas em doses baixas, em altas doses pode atingir cerca de 15 a 30 horas, pois o fígado tem capacidade limitada para formar o ácido salicilúrico, principal produto de biotransformação.

A ligação às proteínas plasmáticas mostra, também, uma grande variação. Em concentrações até 100 g/mL, a ligação é de cerca de 90%; e, em concentrações acima de 400 g/mL, diminui para cerca de 50%. Foi demonstrado que um aumento de 4 vezes na dose de AAS promove uma elevação de 10 vezes na concentração plasmática total e 30 vezes na fração livre.

Efeitos gastrointestinais

O efeito adverso do AAS que surge com maior frequência é a irritação gástrica. Esse efeito está relacionado com a ação direta sobre a mucosa e com a inibição da síntese de prostaglandinas gástricas, em especial a PGE_2 e a PGI_2, que modulam a secreção gástrica e promovem a secreção de um muco citoprotetor pelo intestino. A inibição da síntese dessas PG pode tornar o estômago mais suscetível à lesão.

Em doses de 1 a 3 g/dia, induz sangramento em cerca de 70% dos pacientes sadios. A ingestão de 4 a 5 g/dia provoca perda de 3 mL a 8 mL diários de sangue pelas fezes. Estudos epidemiológicos mostram que pacientes que utilizam 15 ou mais comprimidos por semana podem sofrer sangramento gastrointestinal ou ulceração gástrica.

O sangramento gástrico induzido pelos salicilatos é indolor e pode causar anemia ferropriva. Os pacientes podem apresentar, ainda, náuseas, vômitos e dispepsia.

Efeitos no sangue

Podem surgir algumas discrasias sanguíneas como anemia aplásica, trombocitopenia, pancitopenia e agranulocitose. A mortalidade em pacientes com agranulocitose, sob terapia com AAS, é de cerca de 50%. Alguns apresentam quadro hipoglicêmico, provavelmente pela supressão da liberação de ácidos graxos dos tecidos adiposos. Tais efeitos não são comuns em pacientes com hemodinâmica normal. Hiperglicemia e glicosúria provocam o agravamento do quadro de intoxicação.

Efeitos sobre a função plaquetária

Doses de 80 mg/dia de AAS são suficientes para inativar o tromboxano A_2, um poderoso vasoconstritor e agregante plaquetário, aumentando o tempo de sangramento. Além disso, o AAS é capaz de inibir a produção da PGI_2 em endotélio, um vasodilatador e antiagregante plaquetário. A produção de PGI_2 volta ao normal em poucas horas, enquanto a produção de TXA_2 ainda se encontra inibida.

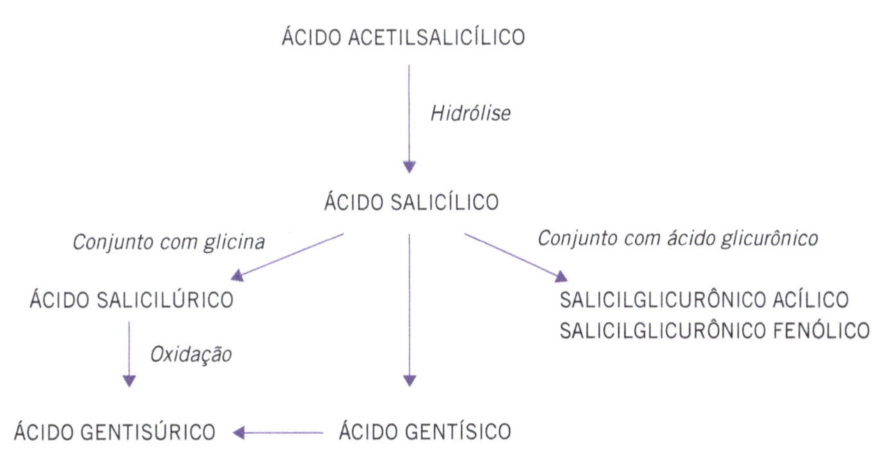

Figura 39.1 Vias metabólicas do AAS (ácido acetilsalicílico).
Fonte: Desenvolvida pela autoria.

A dose de AAS necessária para inibir a síntese de TXA_2 é 10 vezes menor do que a necessária para inativar a formação de PGI_2. Por esse motivo, baixas doses de AAS são empregadas na terapia antitrombótica preventiva. Com o emprego de altas doses, foram relatados casos de hipoprotrombinemia. Por isso, deve-se tomar cuidado com pacientes com insuficiência hepática grave, sob terapia de anticoagulantes ou deficientes de fatores de coagulação, pois pode haver sangramento, principalmente gástrico. Ainda, maior preocupação ocorre durante a realização de procedimentos cirúrgicos de grande porte e em pacientes com suspeita de dengue, em função do risco de sangramento.

Pacientes com deficiência da glicose-6-fosfato desidrogenase (G6PD) podem apresentar anemia hemolítica, pois essa enzima atua na biotransformação do AAS. Estudos demonstram que, em pessoas sadias, o uso prolongado de AAS tende a aumentar ligeiramente o risco de hemorragia cerebral.

Efeitos renais

No decréscimo transitório da função renal, há o envolvimento da PGE_2 e PGI_2, que são importantes na manutenção do fluxo sanguíneo renal, ação pouco significativa em pessoas hemodinamicamente normais. Esse efeito ocorre em condições de estresse circulatório, como acontece na falha cardíaca, na cirrose hepática com ascite e na síndrome nefrótica. A inibição das PG pode causar a exacerbação da falha renal, algumas vezes em grau acentuado, nos casos citados e em idosos, pela diminuição significativa da função renal e a grande incidência de artrite reumatoide, cerca de 3,5 vezes maior em relação aos jovens.

Embora tenham sido relatados casos de necrose papilar em pacientes sob terapia com AAS ou combinado com outros AINEs, existe pouca evidência de nefrotoxicidade em doses terapêuticas.

Além desses efeitos hemodinâmicos nos rins, os fármacos semelhantes ao AAS promovem redução da filtração glomerular, com retenção de sal e água. Isso pode gerar edema em alguns pacientes e redução da eficácia de alguns fármacos anti-hipertensivos, como diuréticos, antagonistas de receptores beta-adrenérgicos, inibidores da enzima conversora de angiotensina e vasodilatadores. Observou-se ainda a presença de patologias no trato urinário, que devem ser prontamente tratadas, e artrite reumatoide juvenil, em crianças com hematúria leve e cilindros epiteliais celulares. Todos os AINEs apresentam potencial nefrotóxico, porém são raros os casos em que esses efeitos são significantes, em pacientes com artrite reumatoide.

Efeitos hepáticos

São vários os casos de hepatotoxicidade provocados pelo AAS, sendo a maioria em crianças e adultos jovens, portadores de artrite reumatoide juvenil. Cerca de 50% desses pacientes apresentam algum tipo de dano hepático, sendo que as mulheres são mais suscetíveis.

No fígado, a principal indicação de lesão é o aumento da atividade da transaminase plasmática. Os valores se normalizam em uma semana, com a interrupção do tratamento, ou num período de semanas a meses, para a maioria dos pacientes, mesmo sob terapia, não sendo necessária a sua suspensão.

Cerca de 5% dos pacientes apresentam ainda hepatomegalia, anorexia, náusea e, às vezes, icterícia. Nesses casos, recomenda-se a suspensão da terapia. Deve ser evitada, também, em crianças com hiperbilirrubinemia, pelo risco de *kernicterus* como resultado do deslocamento da bilirrubina da albumina plasmática. Em pacientes com hipoalbuminemia menor que 3,5 g/100 mL, a dosagem da transaminase glutâmico-oxalacética (TGO) é aconselhável, especialmente, quando a concentração de salicilato sérico é maior que 15 mg/100 mL. No leite materno, a concentração de salicilato é 1,5 vez maior do que no sangue.

Efeitos na gestação

O AAS pode prolongar o tempo de gravidez, retardando o parto de 3 a 10 dias. Seu uso deve ser evitado no último trimestre desse período, principalmente nos 5 dias anteriores ao parto. Esse efeito se deve à inibição das PG das séries E e F, que são poderosos agentes uterotrópicos. Além disso, em função do efeito antiplaquetário, há aumento do sangramento pós-parto e neonatal.

Apesar de alguns demonstrarem efeitos teratogênicos em animais, não houve comprovação de risco significativo para humanos.

Efeitos respiratórios

Os salicilatos estimulam direta e indiretamente a respiração. Doses terapêuticas promovem o desacoplamento da fosforilação oxidativa, induzindo, assim, o consumo de O_2 e a produção de CO_2. O aumento de CO_2 estimula a respiração. No entanto, a ventilação alveolar também aumenta e equilibra a produção de CO_2, e a tensão de CO_2 plasmático (pCO_2) não se altera. Porém, se o centro respiratório estiver deprimido por fármacos, como barbitúricos e morfina, pode haver a instalação da acidose respiratória, por não haver eliminação adequada de CO_2.

No estímulo direto sobre o centro respiratório medular, os salicilatos promovem aumento da ventilação pulmonar (hiperventilação), caracterizado pelo aumento da profundidade (hiperpneia) e frequência (taquipneia) da respiração. Como consequência, há uma queda do nível plasmático de CO_2 em relação ao O_2, em decorrência da maior permeabilidade alvéolo-capilar do CO_2, ocasionando aumento do pH sanguíneo e produção de alcalose respiratória.

A compensação da alcalose respiratória é obtida pelo aumento da excreção renal do bicarbonato, além de sódio e potássio. Com a diminuição do bicarbonato, o pH sanguíneo volta ao normal. Esse estágio é muitas vezes observado em adultos sob terapia intensiva e só se acentua em cerca de 1% desses pacientes quando utilizam doses elevadas, não progredindo em adultos e crianças acima de 4 anos com doses moderadas. Em pacientes idosos, um quadro clínico de alcalose respiratória e acidose metabólica com pH de normal a levemente ácido é uma indicação de intoxicação, de moderada a severa. Em lactentes e crianças, pode não ser observada a fase de alcalose respiratória, pois dificilmente é vista com precocidade quando estão intoxicados.

Um efeito depressor aparece na medula após o emprego de doses elevadas ou uso prolongado de salicilatos. Nesses casos, a produção de CO_2 ultrapassa sua excreção alveolar, pela depressão direta da respiração pelos salicilatos, aumentando o pCO_2

plasmático e diminuindo o pH sanguíneo. Como a concentração de bicarbonato plasmático se encontra diminuída, ocorre a instalação da acidose respiratória descompensada (Figura 39.2).

$$CO_2 + H_2O \leftrightarrows H_2CO_3 \leftrightarrows H^+ + HCO_3^-$$

Aplicando-se a equação de Handerson-Hasselbach:

$$pH = pKa + \log \frac{HCO_3^-}{H_2CO_3}$$

Substituindo H_2CO_3 por pCO_2 na equação,

$$pH = pKa + \log \frac{HCO_3^-}{pCO_2}$$

Hiperventilação ($\downarrow\downarrow CO_2$)

$$pH = pKa + \log \frac{HCO_3^-}{pCO_2}$$ **Alcalose respiratória**

Ocorre excreção renal de bicarbonato e pH volta ao normal,

$$pH = pKa + \log \frac{HCO_3^-}{pCO_2}$$ **Alcalose respiratória compensada**

Doses elevadas ou uso prolongado ($\downarrow\downarrow CO_2$)

$$pH = pKa + \log \frac{HCO_3^-}{pCO_2}$$ **Alcalose respiratória descompensada**

Figura 39.2 Carbonato e equilíbrio ácido-base.
Fonte: Desenvolvida pela autoria.

Efeitos metabólicos

Juntamente com a acidose respiratória ocorre, porém, uma acidose metabólica. Esta é decorrente de 3 processos, resultantes do desacoplamento da fosforilação oxidativa mitocondrial, da inibição de enzimas do ciclo de Krebs e do metabolismo de aminoácidos.

No processo da fosforilação oxidativa – oxidação aeróbica completa –, são liberadas 36 moléculas de ATP; e, em condições anaeróbicas, somente 3 moléculas. Apesar da continuidade do transporte eletrônico, não ocorre a fosforilação do ADP e ATP, e o pouco da energia acumulada da ATP é liberada sob a forma de calor.

Essa perda leva o organismo a utilizar a via glicolítica, o que provoca o acúmulo de ácidos lático e pirúvico. Quando o estoque de glicose é depletado ocorre liberação de epinefrina, que estimula a atividade da G6PD. Isso provoca aumento da mobilização de glicose do fígado, resultando em hiperglicemia e glicosúria. Como os tecidos utilizam essa glicose, pode haver, também, hipoglicemia. Essa situação é verificada com frequência no salicilismo, intoxicação leve, consequência de uso contínuo de AAS em altas doses, ou em estágio avançado de intoxicação aguda.

Ocorre aumento da produção de corpos cetônicos acídicos em decorrência do maior metabolismo de gorduras. Esse efeito é acrescido ao da inibição do ciclo de Krebs e do metabolismo de aminoácidos, que promove, como consequência, um acúmulo de ácidos orgânicos, ocasionando acidose metabólica, refletida pelo decréscimo do pH plasmático.

Os adultos raramente apresentam acidose metabólica, pois a alcalose respiratória é normalmente compensada. Crianças, principalmente as menores de 1 ano de idade, são bastante suscetíveis a essa situação. Os mecanismos idade-dependente que explicam as diferenças no metabolismo ácido-básico ainda não estão totalmente compreendidos. Supõe-se que crianças menores apresentem maior excreção do sistema tampão e, ainda, uma capacidade reduzida de ligação dos salicilatos às proteínas plasmáticas, aumentando, assim, a concentração do fármaco livre.

O que ocorre, na realidade, na intoxicação pelos salicilatos é uma combinação de acidose respiratória e acidose metabólica. Essa combinação gera distúrbios ácido-básicos, promovendo modificações no equilíbrio hidreletrolítico, com diminuição da concentração de pCO_2, que acarreta menor reabsorção tubular renal de bicarbonato, além do aumento de excreção de sódio, potássio e água. A perda da água ocorre, também, na hiperventilação através dos pulmões e na sudorese induzida pelos salicilatos, surgindo, desse modo, o quadro de desidratação.

Intoxicação, diagnóstico e tratamento

As doses fatais variam de acordo com a preparação dos salicilatos. Foram descritos óbitos em adultos com doses de 10 g a 30 g de salicilato de sódio ou AAS, sendo, porém, relatados alguns casos em que o emprego de doses maiores não provocou a morte do paciente. A morte geralmente ocorre por acentuada depressão do SNC e está relacionada à paralisia respiratória central ou ao colapso cardiovascular.

Para o diagnóstico e o tratamento da intoxicação aguda, é importante estabelecer a correlação entre a concentração de salicilato no soro e o tempo. Se 12 horas após a ingestão de salicilato a concentração sérica for de 25 mg%, o paciente, provavelmente, apresentará um quadro clínico assintomático. No entanto, se essa mesma concentração for determinada cerca de 24 a 36 horas após a ingestão, o quadro é caracterizado como intoxicação branda a moderada. Com base nos resultados laboratoriais, pode-se determinar a necessidade da implantação da conduta terapêutica.

Embora quadros de intoxicação aguda decorrentes de dose excessiva sejam clinicamente similares aos de salicilismo crônico, as concentrações séricas de salicilatos são diferentes. As concentrações de 25 mg% a 35 mg% ou mais podem ser associadas à intoxicação aguda, enquanto o salicilismo crônico pode ocorrer em concentrações de 10 mg% a 15 mg%. Dessa maneira, o nomograma de Done não tem aplicação para o salicilismo crônico.

Entretanto, quando se suspeita do uso de altas doses, deve-se iniciar o tratamento sem esperar o resultado laboratorial. O tratamento consiste em êmese para crianças e lavagem gástrica para adultos, carvão ativado para prevenir absorção, aumento do pH urinário (bicarbonato) e hidratação. Em casos graves, deve-se proceder à hemodiálise ou hemoperfusão acrescida de vitamina K.

Síndrome de Reye

O AAS associa-se à síndrome de Reye. Essa doença rara e frequentemente fatal em crianças é caracterizada por falência hepática e encefalopatia, ocorrendo sempre após alguma virose, principalmente o vírus da *influenza*. Após algumas observações, foi proposto que o AAS e a doença viral podem atuar no sentido de lesar as mitocôndrias, talvez preferencialmente em indivíduos geneticamente predispostos. Assim, o emprego de salicilatos em crianças com catapora ou *influenza* é contraindicado, pois dados epidemiológicos mostram ligação entre o uso do AAS em estados febris e o desenvolvimento fatal da síndrome de Reye.

Efeitos uricosúricos

O efeito do salicilato sobre a excreção de ácido úrico depende da dose. Enquanto baixas doses (1 a 2 g/dia) podem reduzir a excreção do urato e elevar suas concentrações plasmáticas, doses intermediárias, em geral, não alteram essa excreção. No entanto, doses maiores (acima de 5 g/dia) induzem uricosúria e reduzem níveis plasmáticos de urato. Doses altas, em longo prazo, promovem desaparecimento de tofos gotosos, porém poucos pacientes toleram tais doses por longo prazo.

Hipersensibilidade

Este efeito se manifesta em cerca de 4% dos pacientes, de maneira variada, desde simples rinite, urticária e asma brônquica até edema laríngeo com broncoconstrição, eosinofilia, hipotensão, choque, perda da consciência e colapso vasomotor total. O mecanismo não está comprovado, mas parece que, em determinados pacientes, o AAS, ao inibir o metabolismo do ácido araquidônico via ciclo-oxigenase, pode estimular, consequentemente, a conversão de ácido araquidônico em leucotrienos pela via da lipoxigenase (Figura 39.3). Isso resulta em aumento da produção de leucotrienos, cuja atividade anafilática pode precipitar um broncoespasmo. Determinados pacientes, especialmente asmáticos, exibem notável sensibilidade ao AAS. Alguns não toleram sequer doses terapêuticas. Crise asmática precipitada por AAS afeta em torno de 25% dos adultos com asma, mesmo com menores doses. Além disso, a intolerância aguda pode se desenvolver em pacientes que utilizam esse fármaco por alguns anos sem apresentar qualquer reação. As mulheres são mais sensíveis ao uso desse fármaco.

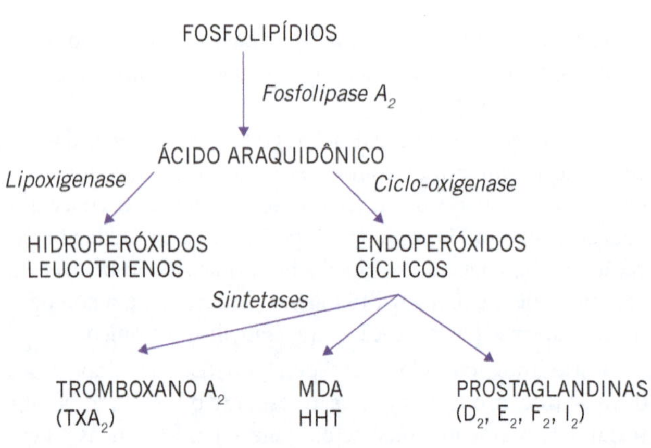

Figura 39.3 Metabolismo do ácido araquidônico via ciclo-oxigenase.
Fonte: Desenvolvida pela autoria.

Efeitos irritantes locais

O AAS é potencialmente irritante da pele e mucosa, promovendo a destruição de células epiteliais, sendo, por isso, empregado no tratamento de verrugas, calos, micoses etc. Os sais de ácido salicílico são inócuos à pele íntegra, porém, quando o ácido é liberado no estômago, pode provocar irritação da mucosa gástrica. O salicilato de metila, conhecido como essência de Wintergreen, é irritante para a pele e mucosas, sendo seu uso restrito a aplicações tópicas.

DERIVADOS DO *PARA*-AMINOFENOL

Toxicocinética

O paracetamol é rapidamente e quase completamente absorvido no trato digestivo. O pico de concentração plasmática ocorre entre 15 minutos e 2 horas, dependendo da formulação, e a meia-vida plasmática é de cerca de 2 a 3 horas, após doses terapêuticas. Em doses tóxicas, ocorre uma diminuição da *clearance*, e a meia-vida plasmática pode aumentar até para 4 horas.

Distribui-se por quase todos os líquidos corporais, atingindo uma biodisponibilidade de cerca de 80% nas doses de 5 a 20 mg/kg. Sua ligação às proteínas plasmáticas é variável. Em concentrações de até 60 g/mL, o fármaco não se liga às proteínas plasmáticas. Em casos de intoxicação aguda, a ligação pode variar de 8% a 50%.

Em doses terapêuticas, de 55% a 60% da dose é conjugada com o ácido glicurônico, 30% a 35% com o ácido sulfúrico, 3% com a cisteína e 4% com o ácido mercaptúrico, além de pequena quantidade de metabólitos hidroxilados e acetilados (Figura 39.4).

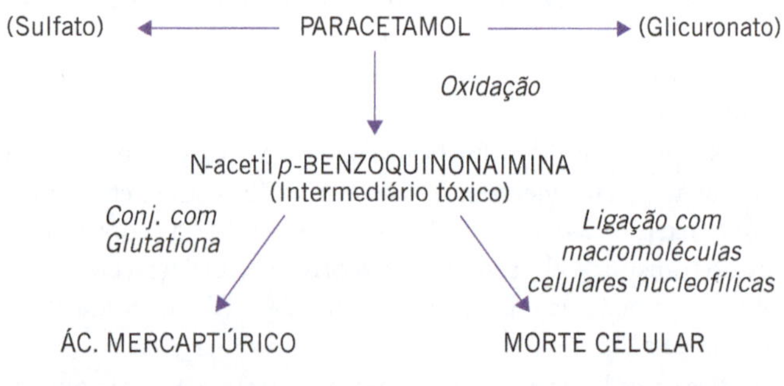

Figura 39.4 Biotransformação do paracetamol com relação à hepatotoxicidade.
Fonte: Desenvolvida pela autoria.

Efeitos tóxicos

O paracetamol é recomendado como primeira linha de tratamento para dor associada com osteoartrite, porém estudos observacionais sugerem que doses elevadas, utilizadas por um período longo, podem induzir um perfil de risco gastrointestinal semelhante ao apresentado pelos AINEs tradicionais. Além disso, exerce efeitos antipirético e analgésico significativos, e efeito anti-inflamatório fraco. Nas doses terapêuticas usuais, é bem tolerado, ocorrendo, esporadicamente, erupção cutânea e outras reações alérgicas.

Intoxicações fatais pelo paracetamol nas doses terapêuticas são pouco prováveis. O pequeno número de casos relatados foi de pacientes alcoólicos crônicos. Alguns relatos referentes à discrasias sanguíneas, como pancitopenia, agranulocitose e trombocitopenia, foram descritos, sendo, porém reversíveis.

O efeito adverso mais grave é a necrose hepática fatal, que ocorre após superdose de paracetamol. Nos adultos, a hepatotoxicidade pode ocorrer após a ingestão de uma dose única de 10 g a 15 g de paracetamol, sendo doses de 20 g a 25 g ou mais potencialmente fatais. Alguns relatos demonstram, no entanto, que crianças na faixa de 9 a 12 anos apresentam menor incidência de hepatotoxicidade do que adultos em doses similares. A hepatotoxicidade dificilmente ocorre após o uso de doses terapêuticas de paracetamol.

Os sintomas que aparecem durante os primeiros 2 dias de intoxicação aguda podem não refletir a gravidade potencial dela. Nas primeiras 24 horas ocorrem náuseas, vômitos, anorexia e dor abdominal, que podem persistir por uma semana ou mais.

A manifestação de lesão hepática surge 2 a 4 dias após a ingestão de doses tóxicas. A princípio as transaminases plasmáticas se elevam (maior que 1.000 μl/L), as concentrações de bilirrubina plasmáticas podem aumentar e o tempo de protrombina se prolonga. A determinação desses parâmetros pode auxiliar o diagnóstico. Há necessidade emergencial, porém, na determinação da concentração de paracetamol no plasma, para que possam ser avaliadas a severidade da intoxicação e a necessidade de aplicar a terapia específica. Isso porque cerca de 10% dos pacientes intoxicados não submetidos ao tratamento específico podem desenvolver insuficiência hepática, com 10% a 20% evoluindo para encefalopatia, coma e morte por insuficiência hepática fatal. Além disso, cerca de 1% dos pacientes intoxicados desenvolve falência hepática fulminante, sendo normalmente fatal. Nos casos não fatais, essas lesões são reversíveis em algumas semanas ou meses.

O paracetamol desenvolve lesão hepática, por meio de seu metabólito intermediário, resultante da biotransformação hepática. Na biotransformação desse fármaco, uma pequena parte da dose, após N-hidroxilação mediada pelo Cit. P-450, dá origem ao N-acetil-benzoquinonaimina, que é altamente reativo. Normalmente esse metabólito reage com o grupamento sulfidril da glutationa e é excretado como mercapturato. No entanto, após o uso de altas doses de paracetamol, ocorre saturação nas reações de conjugação com ácido glicurônico e sulfato, fazendo com que esse metabólito, ao consumir cerca de 70% de glutationa hepática, possa reagir com as proteínas hepáticas, por ligação covalente, e acarretando necrose hepática.

O paracetamol e a fenacetina exercem ação nefrotóxica aguda, além de provocar hipoglicemia, que pode levar ao coma. Disfunção renal ocorre em aproximadamente 25% dos casos de hepatotoxicidade e em mais de 50% dos pacientes com insuficiência hepática. A ação nefrotóxica foi descrita mesmo na ausência de hepatotoxicidade grave, sendo, porém, mais rara. Não se conhece exatamente o mecanismo de ação, mas parece ser similar ao que ocorre no fígado.

O diagnóstico precoce é de grande importância no tratamento de pacientes intoxicados pelo paracetamol. O método mais utilizado é o emprego do nomograma de Rumack-Matthew (Figura 39.5), que avalia conjuntamente a concentração de paracetamol e o tempo após a ingestão desse fármaco.

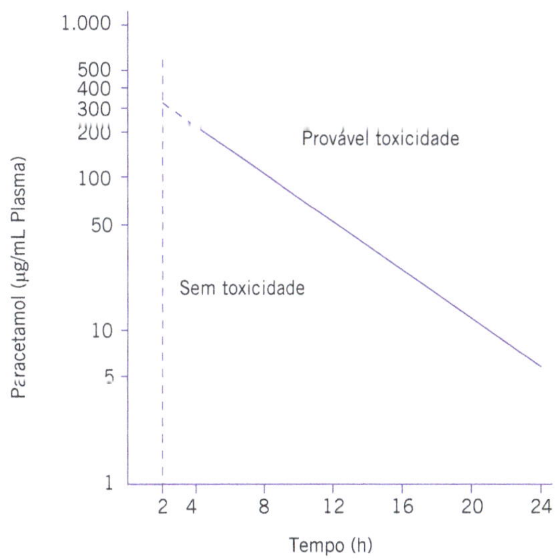

Figura 39.5 Nomograma de Rumack-Matthew para avaliação da intoxicação por paracetamol.
Fonte: Adaptada da American Academy on Pediatrics, 2001.

Quando houver história sugestiva do uso de doses excessivas, o tratamento deve ser iniciado mesmo antes da comprovação pelos resultados laboratoriais. Deve-se proceder à lavagem gástrica, no máximo 4 horas após a ingestão do fármaco. A administração de carvão ativado é uma intervenção capaz de reduzir a absorção de paracetamol nas primeiras horas após a ingestão, com relação risco-benefício mais favorável. A diálise, por um período de 3 horas, também é recomendada, pois ela retira cerca de 58% dos metabólitos da dose administrada.

A gravidade da lesão hepática pode ser observada pela meia-vida plasmática do paracetamol, que é de cerca de 2 a 3 horas, em doses terapêuticas. Quando esta for maior que 4 horas, é sinal de necrose hepática; se superior a 12 horas, sugere coma hepático.

Para o tratamento da intoxicação por paracetamol, podem ser empregadas a N-acetilcisteína, a cisteamina ou a metionina. As duas últimas apresentam efeitos adversos como náusea, vômitos e dores abdominais, que limitam seu uso.

A administração via oral ou intravenosa de N-acetilcisteína, que estimula a síntese hepática da glutationa, ocasiona maior disponibilidade desse composto e é o tratamento de escolha. O tratamento deve ser iniciado no máximo 8 a 10 horas após a ingestão.

DERIVADOS PIRAZOLIDÍNICOS

A fenazona (antipirina) foi o primeiro representante desse grupo, introduzido na terapia em 1884, como analgésico e antipirético. Após alguns anos, foram sintetizados diversos derivados, sendo os mais importantes o metamizol (dipirona), a aminofenazona (aminopirina), a fenilbutazona, a oxifembutazona e a sulfimpirazona.

A grande incidência de efeitos adversos no trato gastrointestinal e as discrasias sanguíneas limitam o uso desses fármacos na terapêutica. A complexação com certos metais, como o cobre, reduz a incidência de efeitos adversos no trato digestivo, sem alterar significativamente a sua eficiência.

O emprego da fenazona, assim como da aminopirina, foi restrito após a descoberta do desenvolvimento de agranulocitose fatal, além do aparecimento de erupções e reações cutâneas. Tais reações podem ocorrer em indivíduos sensíveis, mesmo em baixas doses. Podem, ainda, causar anemia hemolítica em pessoas com deficiência da G6PD.

O metamizol tem seu emprego restrito em alguns países, em função do desenvolvimento de agranulocitose severa. Pode, também, promover o aparecimento de hemólise, anemia aplásica e reações cutâneas, além de ser um agente porfirinogênico. O metamizol não causa reações adversas renais ou gástricas.

A fenilbutazona e a oxifembutazona afetam, principalmente, o trato gastrointestinal, com sintomas que variam de simples irritação à perfuração de úlcera e sangramento. Provocam a retenção de sais e água, causando edema em cerca de 10% dos pacientes, o que não é desejável em idosos, além de falência cardíaca congestiva.

Durante o uso desses fármacos, podem ocorrer, ainda, efeitos hematológicos, como leucopenia, trombocitopenia, anemia aplásica fatal, em cerca de 50% dos pacientes, agranulocitose; efeitos hepatotóxicos e nefrotóxicos; dor de cabeça (comum) e outros efeitos moderados no SNC. Na intoxicação aguda, decorrente de dose excessiva, observa-se acidose metabólica, que pode progredir para hipotensão arterial, oligúria, choque e coma. Foi relatada, também, depressão da medula óssea.

São contraindicados, principalmente, em pacientes com história prévia de moléstias como as citadas anteriormente e também em idosos e menores de 14 anos.

A incidência de reações adversas provocada pela apazona é de baixa frequência, a saber: náusea, dispepsia, dor epigástrica e erupções cutâneas relatadas em cerca de 3% dos pacientes. Vertigem e cefaleia são identificadas com menor frequência. É contraindicada em pacientes que desenvolvem broncoespasmo pelo uso do AAS.

DERIVADOS DO ÁCIDO INDOLACÉTICO

Raramente a indometacina leva ao óbito. O efeito adverso mais severo é a ulceração gastroduodenal, podendo ocorrer perfuração e hemorragia, atingindo, porém, apenas cerca de 1% dos pacientes. Outros efeitos menos severos, como desconforto abdominal, náusea e anorexia, ocorrem em torno de 10%.

No SNC, os derivados do indol provocam cefaleia frontal intensa, em 25% a 60% dos pacientes sob terapia em longo prazo; tontura e zumbido, fadiga, parestesia, sonolência e confusão são menos frequentes. Podem, ainda, causar depressão grave, psicose, alucinação e suicídio.

A indometacina pode causar, também, o aparecimento de acidose tubular e renal, a diminuição da filtração glomerular, hiperglicemia, hematúria, hipercalemia e a retenção de fluido. Os dois últimos podem causar mal-estar e ocasionalmente provocar a falência cardíaca em pacientes suscetíveis. Leucopenia, trombocitopenia, anemia hemolítica, agranulocitose, síndrome de Stevens-Johnson e disfunção sexual são menos comuns. A indometacina é considerada o anti-inflamatório não esteroide dotado de maior poder para desenvolver anemia aplásica.

Apenas 1% dos pacientes apresenta elevação significativa nos valores de alanina aminotransferase (ALT) e aspartato aminotransferase (AST); o aparecimento de hepatite e icterícia é raro. No entanto, se essa elevação persistir e a eosinofilia ocorrer, a terapia deve ser suspensa, pois já foram relatados casos fatais de hepatite e icterícia.

Além de ser contraindicada em pacientes com história prévia de algumas doenças, como as relacionadas, o uso de indometacina não é recomendado em gestantes no último trimestre, e mulheres sensíveis não devem utilizar durante toda a gravidez e na fase de amamentação, pois existem indícios de convulsões pelo uso desse fármaco. Deve ser evitado também em pacientes com nefropatias, distúrbios psiquiátricos, epilepsia e doença de Parkinson.

Com o sulindaco, os efeitos mais comuns são observados no trato digestivo e incluem dores abdominais, diarreia, náusea e constipação, em cerca de 20% a 50% dos pacientes. Pode causar, também, efeitos moderados no SNC, como cefaleia, tontura, sonolência e irritação, em cerca de 10% dos pacientes. Erupções cutâneas e pruridos podem ocorrer em cerca de 5% dos pacientes, enquanto alteração transitória das enzimas hepáticas, apesar de até triplicar seus valores, é incomum – menos de 1% – e raramente séria.

Pode, ainda, prejudicar a função plaquetária e causar prolongamento do tempo de sangramento, em pacientes sensíveis ao AAS. Foram observados casos de anemia aplásica, trombocitopenia, agranulocitose, hipercalemia, pancreatite, dano renal, hipotireoidismo, disfunção sexual e hiponatremia em idosos.

O óbito é raro, mas pode ocorrer em consequência de hemorragia gastrointestinal, discrasia sanguínea e reação alérgica grave.

DERIVADOS DO ÁCIDO ANTRANÍLICO

Os ácidos mefenâmico, meclofenâmico e flufenâmico, representantes deste grupo, apresentam alguns efeitos adversos, principalmente no trato gastrointestinal, como dispepsia, constipação, hemorragia branda, desconforto, inflamação, ulceração e sangramento gastrointestinal. A diarreia geralmente está presente após a segunda dose e varia de acordo com ela. Proctocolite e enterite estão associadas ao seu uso em longo prazo.

Efeitos hematológicos como leucopenia, trombocitopenia, agranulocitose, pancitopenia, anemia hemolítica e megaloblástica, hipoplasia medular e hemólise autoimune reversível são associados ao uso de ácido mefenâmico.

No plano renal, pode haver hipoperfusão, nefrite intersticial e falência renal não oligúrica, principalmente em idosos desidratados, além de necrose tubular aguda. Tais efeitos se devem à inibição de PG renais.

Além desses efeitos, são relatados nervosismo, dor de cabeça, tontura, distúrbios visuais, alterações transitórias na função hepática, erupções cutâneas, pancreatite e disfunção sexual.

Na prática clínica, o ácido mefenâmico tem sido muito utilizado como analgésico em dismenorreia primária, entretanto é abandonado na ocorrência de diarreia e erupções da pele. É contraindicado durante a gravidez, para crianças abaixo de 14 anos e epilépticos. Já o ácido meclofenâmico é utilizado no tratamento de osteoartrite.

DERIVADOS DE ÁCIDOS ARILALCANOICOS

No uso de diclofenaco, as reações mais frequentes são náusea, diarreia, constipação, dores epigástricas, sangramento e ulceração ou perfuração da parede intestinal, que atingem de 20 a 50% dos pacientes, seguidas por efeitos dermatológicos e centrais.

Pacientes sob terapia desse fármaco podem apresentar, ainda, elevação das transaminases plasmáticas, cujos valores podem até triplicar, mas só raramente existe associação com hepatopatias. Portanto, deve-se avaliar essas enzimas nas primeiras semanas de tratamento e interromper o uso caso haja persistência dos valores elevados.

Não existe uma relação simples com a dose, e o referido efeito não pode ser reproduzido em modelos animais. Assim, a suscetibilidade tem se mostrado como principal fator para ocorrência de hepatotoxicidade em pacientes sob terapia desse fármaco. Por ser um dos anti-inflamatórios mais utilizados no Brasil, cuidados especiais devem ser tomados no seu uso.

Os efeitos tóxicos mais frequentemente observados no emprego do ibuprofeno e do cetoprofeno são os distúrbios gastrointestinais, que atingem cerca de 30% dos pacientes e são caracterizados por simples desconforto abdominal, sangramento ou ativação de úlcera péptica.

Reações sobre o SNC e de hipersensibilidade, anormalidade da função hepática, danos renais, incluindo nefrite intersticial ou síndrome nefrótica, retenção hídrica, eosinofilia, agranulocitose, trombocitopenia e disfunção sexual, foram observados ocasionalmente, além de acidose metabólica em casos de superdose de ibuprofeno. O maior problema do cetoprofeno, no entanto, decorre do prolongamento do tempo de sangramento. Nesse caso, a terapia deve ser suspensa. Cerca de 1% a 10% dos pacientes que utilizam o cetoprofeno apresentam náusea, vômito, diarreia, dor abdominal e cefaleia.

Com fenoprofeno podem ocorrer distúrbios do sono (sonolência e insônia), tontura, suor, astenia, dor de cabeça, confusão e surdez, além de distúrbios no trato gastrointestinal como desconforto abdominal e dispepsia em cerca de 5% dos pacientes, náusea, constipação e ulceração bucal.

Vários casos de superdose com fenoprofeno foram relatados, levando alguns ao óbito. Nestes casos são observadas hematúria, proteinúria, seguidas às vezes de falência renal aguda.

Quanto ao emprego do naproxeno, foram observados alguns casos fatais, em decorrência da anemia aplásica e da agranulocitose. Ocorrem, também, reações no SNC no trato gastrointestinal, que variam de dispepsia leve a sangramento gástrico.

Geralmente os fármacos desse grupo são contraindicados para neonatos, mulheres durante a amamentação, gestantes, idosos com disfunções hepática e cardíaca e crianças, com exceção daquelas que são maiores de 5 anos com artrite reumatoide juvenil.

DERIVADOS DA BENZOTIAZINA

A incidência de efeitos adversos em pacientes tratados com piroxicam é de cerca de 20%, sendo os distúrbios gastrointestinais os mais comuns, com cerca de 40%. Além desses, são relatados com menor frequência efeitos alérgicos, neurológicos, sanguíneos (anemia aplásica fatal em longo prazo e eosinofilia), renais, hepáticos (já foram relatados óbitos por hepatite secundária aguda severa), pancreáticos, dermatológicos (erupções fotossensíveis, notadamente com doses elevadas), pneumonite e disfunção sexual.

Apesar de causar efeitos renais transitórios, é aconselhável a monitorização da função renal em terapia em longo prazo para evitar uma possível insuficiência do sistema. O piroxicam altera, também, a função plaquetária e é possível que desencadeie broncoconstrição em pacientes hipersensíveis ao AAS.

O meloxicam, pertencente a esse grupo, é um inibidor seletivo da COX-2, fato que lhe atribui menores efeitos gastrotóxicos, quando comparado aos AINEs tradicionais, porém, nos últimos anos, outros efeitos, como o cardiotóxico vêm limitando o uso desse fármaco.

DERIVADOS DA SULFONANILIDA

A nimesulida pode causar efeitos gástricos como pirose, dores e náusea, entretanto é indicada, atualmente, como um dos AINEs de menor poder gastrotóxico, em função da maior seletividade pela COX-2. Os efeitos no SNC são representados por nervosismo e vertigem, e os efeitos cutâneos, por erupções da pele e prurido.

Em pacientes adultos hemodinamicamente normais não foram relatados efeitos adversos no fígado, rins, pulmões e sangue, quando empregadas doses terapêuticas. No entanto, a FDA proibiu seu uso em pacientes pediátricos por causa da hepatotoxicidade. Em doses acima de 800 mg/dia, porém, ocorre uma diminuição transitória da função renal.

COXIBES

Os inibidores seletivos da COX-2 – celecoxibe, rofecoxibe, paracoxibe e valdecoxibe – apresentam seletividade até 100 vezes maior para a COX-2 do que para a COX-1. Entretanto o uso desses fármacos em longo prazo pode causar efeitos adversos sobre o sistema cardiovascular e renal, o que ocasionou a retirada de alguns deles do mercado. O celecoxibe continua sendo o fármaco aprovado para uso na dor aguda, osteoartrite e artrite reumatoide. Além dos efeitos já mencionados, foram descritos cefaleia, tonturas, reações cutâneas e edema periférico. Esses fármacos apresentam, ademais, um custo elevado quando comparado a muitos AINEs tradicionais.

DIVERSOS

Ácido niflúmico

Este fármaco é comercializado em muitos países há mais de uma década, e as reações adversas provenientes do seu emprego são raras, mas podem ser clinicamente relevantes no uso em longo prazo.

Além de rabdomiólise aguda, foram descritos cefaleia, agranulocitose reversível e perfil gastrointestinal semelhante ao de outros AINEs. Asma e choque anafilático são reações perigosas de hipersensibilidade. Podem ocorrer erupções da pele, urticária e prurido, que acompanham as reações alérgicas.

Não é recomendado aos pacientes com insuficiência renal, pois pode haver depósito de flúor na ocorrência dessa patologia. Há relatos, inclusive, de diversos casos de fluorose esquelética, atribuída à intoxicação em longo prazo por flúor, causada pela ingestão de ácido niflúmico durante mais de 11 anos.

Fentiazaco

Os efeitos adversos de fentiazaco incluem cefaleia, tontura, confusão mental, sedação, vertigem e visão obscura. No trato digestivo, náusea, constipação, diarreia, sangue oculto e dores epigástricas são as complicações mais comuns. A administração retal pode acarretar o aparecimento de reações adversas tanto locais quanto sistêmicas. É contraindicado em neonatos, crianças, gestantes e idosos, além de portadores de úlcera.

Fembufeno

Os efeitos mais comuns em pacientes sob terapia com esse fármaco são erupções da pele com danos do tipo eritema multiforme. Foram observados alguns casos de sangramento gastrointestinal e ulceração, apesar do baixo potencial de irritação gástrica, quando comparado com outros AINEs. No entanto, efeitos adversos como dispepsia e náusea podem ocorrer, principalmente em idosos.

Foram descritos, também, efeitos hematológicos, como diminuição moderada de leucócitos, hemoglobina e hematócrito, além de pequeno aumento no tempo de protrombina e eosinofilia.

Outros efeitos menos frequentes, como retenção de fluido, dor de cabeça, vertigem, zumbido e disfunção sexual, foram registrados. Aumento transitório da fosfatase alcalina e da aspartato aminotransferase (AST) são observados no início do tratamento, retornando ao normal após suspensão da terapia.

O seu uso é contraindicado para menores de 14 anos, podendo ser empregado, quando essencial, para gestantes e na amamentação.

Tolmetina

Cerca de 25% a 60% dos pacientes sob tratamento com tolmetina apresentam efeitos adversos. Os mais comuns são no trato digestivo, como náusea (31%), vômito, dispepsia e dor epigástrica.

No SNC, os pacientes podem apresentar nervosismo, ansiedade, insônia, sonolência, vertigem, zumbido, surdez e distúrbios visuais. Além disso, pacientes sensíveis ao AAS e a fármacos semelhantes podem apresentar broncoconstrição e hipotensão, similares aos do choque anafilático, o que é extremamente raro.

Podem ocorrer trombocitopenia, agranulocitose, úlceras gástricas e duodenais, ganho ou perda de peso, hipertensão, dano renal, perda da audição, edema e prolongamento do tempo de sangramento.

Em experimentos laboratoriais com animais tratados com esse fármaco, não foram constatados efeitos mutagênico, carcinogênico e teratogênico, entretanto não é recomendado para gestantes durante amamentação, neonatos, crianças e idosos.

Sais de ouro

Os efeitos adversos mais comuns no emprego de sais de ouro ocorrem na pele e mucosas, que podem pigmentar em cinza-azulado quando expostas à luz. É frequente a ocorrência de úlceras bucais, estomatite, faringite, gastrite, colite, vaginite e glossite.

No sangue, podem ocorrer leucopenia, agranulocitose, anemia aplásica e trombocitopenia. Se houver eosinofilia, o tratamento é suspenso. No sistema renal, ocorrem, principalmente, glomerulonefrite membranosa, geralmente reversível, além de proteinúria, albuminúria e hematúria.

Na realidade, após o aparecimento desses efeitos adversos, a terapia deve ser suspensa, pois podem desencadear reações tóxicas mais graves como encefalite, neurite periférica, hepatite associada com eosinofilia e infiltração pulmonar.

MEDICAMENTOS USADOS NO TRATAMENTO DA GOTA

Colchicina

As reações adversas mais comuns são náusea e dores abdominais, vômitos e diarreia, principalmente em idosos e pacientes debilitados. Tais efeitos podem causar a desidratação e a morte do paciente. A diarreia é utilizada como parâmetro para adequação da dose.

A colchicina pode provocar leucopenia seguida por leucocitose e agranulocitose, principalmente em longo prazo. Pancitopenia e anemia aplásica podem ocorrer por administração intravenosa ou tratamento em longo prazo. Podem surgir também, alopecia, miopatia, azoospermia reversível, deficiência de vitamina B12 e edema pulmonar.

Na intoxicação aguda por colchicina, surgem gastrenterite hemorrágica, depressão muscular e desidratação, que podem provocar choque e colapso cardiovascular, falência renal, hepatomegalia com funções hepáticas normais e manifestações no SNC, como apreensão, confusão e delírio. A depressão da medula óssea ocorre sempre entre o 3º e 6º dia e está associada à agranulocitose. A morte se dá, normalmente, por parada cardíaca ou respiratória.

Alopurinol

As reações mais comuns ao alopurinol verificam-se na pele e são pruriginosas, edematosas em cerca de 10%, sendo que 2% a

3% dos pacientes desenvolvem as esfoliativas. Quando são severas e generalizadas, podem ocorrer danos renais, oculares, hematológicos e hepáticos. A linfadenopatia e a eosinofilia podem ser fatais. A maior complicação na síndrome da hipersensibilidade é a intensa infecção cutânea por *Staphylococcus*, com septicemia e endocardite.

A leucocitose e a eosinofilia ocorrem geralmente em função da hipersensibilidade. Há relatos também de agranulocitose, extremamente rara, trombocitopenia, anemia aplásica, hipouricemia, nefrite intersticial, deficiência de vitamina A e B12 e, raramente, epilepsia.

Hepatite granulomatosa, hepatomegalia e aumento da transaminase plasmática ocorrem de modo reversível, com a suspensão da terapia. Efeitos adversos como náusea, vômitos, sonolência, cefaleia, vertigem, diarreia e irritação gástrica não são significativos.

O alopurinol empregado em pacientes com patologia hepática pode causar efeitos tóxicos. Em nefropatas, as doses devem ser diminuídas, devendo-se proceder à hidratação durante o tratamento, para manter a diurese e a eliminação do fármaco e do seu metabólito, o oxipurinol, que se acumula na insuficiência renal, ou em pacientes com baixa dieta em proteínas.

Raramente é utilizado em neonatos. Não deve ser empregado na fase de amamentação, em gestantes e crianças com hiperuricemia associada à síndrome de Lesch-Nyhan. Não há restrições para idosos.

A gota aguda pode ser exacerbada no início do tratamento com alopurinol. Nesse caso, deve ser combinado com colchicina ou com um agente anti-inflamatório.

Probenecida

O início da terapia com probenecida pode ser acompanhado por cólica renal, hematúria e dores costovertebrais. A terapia é bem tolerada em baixas doses, com pequena incidência de efeitos adversos como cefaleia, anorexia, náusea, vômito, dermatite e prurido, além de tontura, febre, dor intestinal e ansiedade.

Necrose hepática e anemia aplásica são observadas raramente. Anemia hemolítica, de branda a moderadamente severa, pode surgir pela deficiência da G6PD, além de reações anafiláticas.

MEDICAMENTOS BIOLÓGICOS MODIFICADORES DO CURSO DA DOENÇA

Os biofármacos representam um avanço tecnológico no tratamento de processos inflamatórios crônicos, e englobam um grupo heterogêneo de medicamentos com diferentes mecanismos de ação, sendo utilizados para retardar a progressão da doença, por exemplo, as doenças reumáticas. São obtidos a partir de processos biotecnológicos, empregando bactérias ou células modificadas geneticamente. Dentre os medicamentos biológicos empregados no tratamento da artrite reumatoide, têm-se: adalimumabe, infliximabe, etanercepte, certolizumabe pegol, golimumabe, abatacepte, rituximabe e tocilizumabe. Esses medicamentos possuem como alvo as citocinas inflamatórias ou as células do sistema imune. São medicamentos administrados geralmente por injeção subcutânea ou por infusão intravenosa. Apresentam perfis farmacocinéticos distintos e alto custo.

Os medicamentos biológicos anti-TNF incluem adalimumabe, infliximabe, etanercepte, certolizumabe pegol e golimumabe; tocilizumabe (anti-IL-6); rituximabe (depletor de linfócito B) e abatacepte (inibidor da coestimulação do linfócito T).

As reações adversas mais comuns dos agentes anti-TNF são os efeitos infusionais (prurido e/ou urticária, alteração da pressão arterial, dispneia, cefaleia, febre e calafrios) e nos locais de injeção subcutânea (dor local, prurido e eritema). De modo geral, esses medicamentos podem causar infecções graves, infecções oportunistas, disfunção cardíaca, reações autoimunes, vasculites e aumento do risco de linfoma. A maioria das infecções oportunistas relatadas durante a farmacoterapia com esses medicamentos é viral, como infecções por vírus varicela-zoster, por herpes simples e por citomegalovírus. Foram também observadas infecções fúngicas, parasitárias e bacterianas. Esses medicamentos são contraindicados em mulheres grávidas ou amamentando e em pacientes com insuficiência cardíaca congestiva.

O abatacepte pode causar infecções graves, sendo as reações adversas infusionais pouco frequentes e podendo ocorrer exantema ou broncoespasmo. Esse medicamento é contraindicado para pacientes com doença pulmonar obstrutiva crônica, pois podem ocorrer dispneia e infecções.

O uso do rituximabe pode acarretar reações infusionais durante as primeiras injeções, causando dor local, náusea, cefaleia e hipotensão. Pode provocar infecções do trato respiratório, infecções oportunistas, neutropenia e trombocitopenia. O rituximabe é contraindicado para gestantes e pacientes pediátricos.

As reações adversas ao tocilizumabe incluem infecções graves, reativação da tuberculose, reações de hipersensibilidade (inclusive reação anafilática), neutropenia, plaquetopenia e aumento dos níveis de colesterol. O tocilizumabe não deve ser utilizado por mulheres grávidas.

BIBLIOGRAFIA

ALJADHEY, H. et al. Comparative effects of non-steroidal anti-inflammatory drugs (NSAIDs) on blood pressure in patients with hypertension. *BMC Cardiovascular Disorders*, v. 12, p. 93, 2012.

AMERICAN ACADEMY OF PEDIATRICS. Acetaminophen toxicity in children. *Pediatrics*, v. 108, n. 4, p. 1020-1024, 2001.

BALLY, M. et al. Risk of acute myocardial infarction with NSAIDs in real world use: bayesian meta-analysis of individual patient data. *The BMJ*, v. 357, p. 1-12, 2017.

BJARNASON, I. et al. Mechanisms of damage to the gastrointestinal tract from nonsteroidal anti-inflammatory drugs. *Gastroenterology*, v. 154, p. 500-514, 2018.

BOELSTERLI, U.A.; REDINBO, M.R.; SAITTAK, S. Multiple NSAID-induced hits injure the small intestine: underlying mechanisms and novel strategies. *Toxicological Sciences*, v. 131, n. 2, p. 654-667, 2013.

BOGAS, M.; AFONSO, M.C.; ARAÚJO, D. Non-steroidal anti-inflammatory drugs and lower intestinal tract toxicity. *Acta Reumatol Port*. v. 31, n. 3, p. 227-235, 2006.

CASTELLI, M.S.; MCGONIGLE P.; HORNBY, P.J. The pharmacology and therapeutic applications of monoclonal antibodies. *Pharmacol. Res. Perspect.*, v. 7, n. 6, e00535, 2019.

CATELLA-LAWSON, F.; CROFFORD, L.J. Cyclooxygenase inhibition and thrombogenicity. *Am. J. Med.*, v. 110, n. 3A, p. 28S-32S, 2000.

CHAN, F.K. Anti-platelet therapy and managing ulcer risk. *Journal of Gastroenterology and Hepatology*, v. 27, p. 195-199, 2012.

CHAN, F.K.; GRAHAM, D.Y. Review article: prevention of non--steroidal anti-inflammatory drug gastrointestinal complications-review and recommendations based on risk assessment. *Aliment. Pharmacol. Ther.*, v. 19, n. 10, p. 1051-1061, 2004.

CHAN, F.K.; NG, S.C. NSAID: induced gastrointestinal and cardiovascular injury. *Curr. Opin. Gastroenterol.*, v. 26, p. 611-617, 2010.

CHENG, H.F.; HARRIS, R.C. Renal effects of non-steroidal anti--inflammatory drugs and selective cyclooxygenase-2 inhibitors. *Curr Pharm Des.* v. 11, n. 14, p. 1795-1804, 2005.

CONAGHAN, P.G. A turbulent decade for NSAIDs: update on current concepts of classification, epidemiology, comparative efficacy, and toxicity. *Rheumatol Int.*, v. 32, p. 1491-1502, 2012.

DAVIES, D.M. *Textbook of adverse drug reactions*. 4. ed. Oxford: Oxford Univ. Press, p. 879, 1991.

DAVIES, N.M.; SALEH, J.Y.; SKJODT, N.M. Detection and prevention of NSAID-induced enteropathy. *J. Pharm. Pharm. Sci.*, v. 3, n. 1, p. 137-155, 2000.

DOLLERY, C. *Therapeutic Drugs*. Edinburgh: Churchill Livingstone, 1991. 2 v.

DRUG evaluations annual 1991. Milwaulcee; American Medical Association, p. 83-119, 1991.

DUKES, M.N.G.; BEELEY, L. *Side effects of drugs*. Amsterdam: Elsevier, p. 504, 1990.

FERNÁNDEZ-RUIZ, M.; AGUADO, J.M. Risk of infection associated with anti-TNF-α therapy. *Expert Rev Anti Infect Ther.*, v. 16, n. 12, p. 939-956, 2018.

FOKUNANG, C.N. et al. Overview of non-steroidal anti-inflammatory drugs (NSAIDs) in resource limited countries. *MOJ Toxicol.*, v. 4, n. 1, p. 5-13, 2018.

FORTUN, P.J.; HAWKEY, C.J. Non-steroidal anti-inflammatory drugs and the small intestine. *Curr. Opin. Gastroenterol.*, v. 21, n. 2, p. 169-175, 2005.

GELDHOF, A. et al. Exposure to infliximab during pregnancy: post-marketing experience. *Drug Saf.* v. 43, n. 2, p. 147-161, 2020.

GRIFFIN, M.R. Epidemiology of non steroidal anti-inflammatory drug-associated gastrointestinal injury. *Am. J. Med.*, v. 104, n. 3A, p. 23S-29S, 1998.

GROSSER, T.; RICCIOTTI, E.; FITZGERALD, G.A. The cardiovascular pharmacology of nonsteroidal anti-inflammatory drugs. *Trends Pharmacol. Sci.*, v. 38, n. 8, p. 733-748, 2017.

HANSEL, T.T. et al. The safety and side effects of monoclonal antibodies. *Nature Reviews*, v. 9, p. 325-338, 2010.

HATMI, M.; SAMAMA, M.M.; ELALAMY, I. Prevention of thrombosis and vascular inflammation: importance of combined cyclooxygenase and 5-lipoxygenase inhibitors. *J. Mal. Vasc.*, v. 31, n. 1, p. 4-9, 2006.

HINZ, B.; BRUNE, K. Paracetamol and cyclooxygenase inhibitor; is there a cause for concern? *Ann. Rheum. Dis.*, v. 71, p. 20-25, 2012.

KLASSER, G.D.; EPSTEIN, J. Non-steroidal anti-inflammatory drugs: confusion, controversy and dental implications. *J. Can. Dent. Assoc.*, v. 71, n. 8, p. 575-580, 2005.

KNIGHTS, K.M.; MANGONI, A.A.; MINERS, J.O. Defining the COX inhibitor selectivity of NSAIDs: implications for understanding toxicity. *Expert Rev. Clin. Pharmacol.*, v. 3, n. 6, p. 769-776, 2010.

KREMER, J. From prostaglandin replacement to specific COX-2 inhibition: a critical appraisal. *J. Rheumatol.*, v. 60, p. 9-12, 2000.

LAMARQUE, D.; CHAUSSADE, S. Risk factors for upper digestive tract toxicity with NSAIDs (excluding *Helicobacter pylori*). *Presse Med.*, v. 32, n. 37-2, p. S56-59, 2003.

LANE, M.E.; KIM, M.J. Assessment and prevention of gastrointestinal toxicity of non-steroidal anti-inflammatory drugs. *J. Pharm. Pharmacol.*, v. 58, n. 10, p. 1295-1304, 2006.

LAZZARONI, M.; PORRO, G.B. Non-steroidal anti-inflammatory drug gastropathy and *Helicobacter pylori*: the search for an improbable consensus. *Am. J. Med.*, v. 110, n. 1A, p. 50S-54S, 2001.

LEHMANN, F.S.; BEGLINGER, C. Impact of COX-2 inhibitors in common clinical practice a gastroenterologist's perspective. *Curr. Top. Med. Chem.*, v. 5, n. 5, p. 449-464, 2005.

MANOV, I. et al. Hepatotoxicity of anti-inflammatory and analgesic drugs: ultrastructural aspects. *Acta Pharmacol. Sin.*, v. 27, n. 3, p. 259-272, 2006.

MOTA, L.M. et al. Consenso 2012 da Sociedade Brasileira de Reumatologia para o Tratamento da Artrite Reumatoide. *Rev. Bras. Reumatol.*, v. 52, n. 2, p. 135-174, 2012.

NEEDS, C.J.; BROOKS, P.M. Clinical pharmacokineics of salicylates. *Clinical Pharmacokinet.*, v. 10, p. 164-177, 1985.

NOBLE, S.L.; KING, D.S.; OLUTADE, J.I. Cyclooxygenase-2 enzyme inhibitors: place in therapy. *Am. Fam. Physician.*, v. 61, n. 12, p. 3669-3676, 2000.

ONDER, G. et al. NSAID-related psychiatric adverse events: who is at risk? *Drugs*, v. 64, n. 23, p. 2619-2627, 2004.

ROTH, G.J.; CALVERLEY, D.C. Aspirin, platelets and thrombosis: theory and Practice. *Blood*, v. 83, n. 4, p. 885-898, 1994.

ROTH, S.H. Non-steroidal anti-inflammatory drug gastropathy: new avenues for safety. *Clinical Interventions in Aging*, v. 6, p. 125-131, 2011.

RUMACK, B.H.; LOVEJOY Jr., F.H. Clinical toxicology. *In*: Casaret, L.J. *Toxicology*: the basic science of poisons. 3. ed. New York, MacMillan, p. 879-901, 1986.

SMALLEY, W.E.; RAY, W.A.; DAUGHERTY, J.F.; GRIFFIN, M.R. Non-steroidal anti-inflammatory drugs and the incidence of hospitalizations for peptic ulcer disease in eldery persons. *Am. J. Epidemiol.*, v. 141, n. 6, p. 539-545, 1995.

SMITH, J.B. et al. Rituximab, MS, and pregnancy. *Neurol. Neuroimmunol. Neuroinflamm.* v. 7, e734, 2020.

SOLOMON, D.H. et al. The risk of major NSAID toxicity with celecoxib, ibuprofen, or naproxen: a secondary analysis of the Precision Trial. *Am. J. Med.*, v. 130, n. 12, p. 1415-1422, 2017.

SOSTRES, C. et al. Adverse effects of non-steroidal anti-inflammatory drugs (NSAIDs, aspirin and coxibs) on upper gastrointestinal tract. *Best Practice & Research Clinical Gastroenterology.*, v. 24, p. 121-132, 2010.

TEMPRANO, K.K.; BANDLAMUDI, R.; MOORE, T.L. Antirheumatic drugs in pregnancy and lactation. *Semin. Arthritis Rheum.*, v. 35, n. 2, p. 112-121, 2005.

TEOH, N.C.; FARRELL, G.C. Hepatotoxicity associated with non-steroidal anti-inflammatory drugs. *Clin. Liver Dis.*, v. 7, n. 2, p. 401-413, 2003.

THIÉFIN, G.; BEAUGERIE, L. Toxic effects of nonsteroidal anti--inflammatory drugs on the small bowel, colon, and *rectum*. *Joint Bone Spine.*, v. 72, n. 4, p. 286-289, 2005.

TOLMAN, K.G. Hepatotoxicity of non-narcotic analgesics. *Am. J. Med.*, v. 105, n. 1B, p. 13S-19S, 1998.

WHELTON, A. Nephrotoxicity of non-steroidal anti-inflammatory drugs: physiologic foundations and clinical implications. *Am. J. Med.*, v. 106, n. 5B, p. 13S-24S, 1999.

WONGRAKPANICH, S. et al. Comprehensive review of non-steroidal anti-inflammatory drug use in the elderly. *Aging Dis.*, v. 9, n. 1, p. 143-150, 2018.

ZANINI, A.C. et al. GUIAMED. *Medicamentos*. 2.ed. São Paulo: PEX Editora, p. 1179, 1997.

ZANINI, A.C.; OGA, S.; BATISTUZZO, J.A.O. *Farmacologia aplicada*. 6. ed. São Paulo: Atheneu, p. 918, 2018.

ZHANG, X.; DONNAN, P.T.; GUTHRIE, S.B.B. Non-steroidal anti-inflammatory drug induced acute kidney injury in the community dwelling general population and people with chronic kidney disease: systematic review and meta-analysis. *BMC Nephrology*, v. 18, n. 256, p. 1-12, 2017.

40

Fitoterápicos

Leandro Santoro Hernandes
*Elfriede Marianne Bacchi**
Edna Tomiko Myiake Kato

CONTEÚDO DESTE CAPÍTULO

▶ INTRODUÇÃO

Preparações contendo espécies vegetais são utilizadas pela população contra as mais diversas enfermidades, muitas vezes sem prescrição médica. A automedicação é muito difundida no Brasil, podendo causar intoxicações, seja por identificação errônea do material vegetal, adulterações, indicação ou dosagem incorreta. No cotidiano do uso tradicional ou mesmo sob orientação profissional, é comum que haja foco na atividade, com menor conhecimento sobre a toxicidade. Para o uso racional de medicamentos fitoterápicos – produtos registrados junto a órgãos regulatórios com eficácia e segurança comprovadas – é importante se informar sobre os riscos e efeitos adversos, além de possíveis interações com alimentos, medicamentos e drogas de abuso.

Normalmente, as interações clinicamente relevantes entre plantas medicinais e fármacos são farmacocinéticas, afetando a concentração plasmática e consequentemente a ação farmacológica. Esse tipo de interação ocorre quando o produto natural em questão compartilha o mesmo mecanismo de absorção, distribuição, metabolismo ou excreção do fármaco coadministrado. De modo menos comum, as interações farmacodinâmicas ocorrem quando há sinergia ou antagonismo diretamente na ação farmacológica. Entre plantas com alto risco de causar interações, a erva-de-são-joão (*Hypericum perforatum* L.) pode reduzir a eficácia de diversos fármacos, como ciclosporina, digoxina, contraceptivos orais, entre outros.

Estudos toxicológicos sobre plantas medicinais são imprescindíveis. Muito frequentemente são utilizadas as diretrizes da Organização para a Cooperação e o Desenvolvimento Econômico (OCDE) para testes pré-clínicos, por meio das quais é possível avaliar alterações comportamentais, determinar a

* *In memoriam.*

DL_{50}, toxicidade aguda, subaguda, subcrônica e crônica. São então avaliados parâmetros hematológicos, bioquímicos, histopatológicos, neurológicos, entre outros pertinentes para determinar possíveis efeitos tóxicos no organismo. Além desses testes, pode ser necessário realizar avaliação de irritação ocular, sensibilidade cutânea, carcinogênese, toxicidade fetal e reprodutiva, a depender da espécie vegetal a ser estudada, da via de administração e dos grupos aos quais será administrada.

Neste capítulo são tratadas algumas espécies vegetais e medicamentos fitoterápicos utilizados na medicina tradicional no Brasil, além das suas substâncias ativas, suas atividades farmacológicas e sua toxicidade, muitas delas empregadas no Sistema Único de Saúde (SUS).

▶ ALCAÇUZ

Alcaçuz (*Glycyrrhiza glabra* L., Fabaceae) é uma espécie vegetal herbácea de aproximadamente 1 m de altura, conhecida no mundo todo, sendo suas raízes e seus rizomas utilizados como alimento e como medicamento. É nativa do Mediterrâneo, estando presente em outras partes do mundo, como Rússia, Índia e China. O seu uso data de épocas anteriores aos impérios grego e romano. Na medicina tradicional chinesa é utilizada em problemas gastrointestinais, tosse e bronquite. Está inscrita na Farmacopeia Chinesa de 2010, com mais de 320 formulações. O uso industrial mais importante do alcaçuz é como agente flavorizante e adoçante, em cigarros, goma de mascar, doces e sorvetes. Foram isolados das raízes de *G. glabra*, sobretudo triterpenos, saponinas e flavonoides. A glicirrizina, 50 vezes mais doce que a sacarose, é a principal substância presente nas raízes do alcaçuz.

A sua atividade antioxidante deve-se notadamente à presença dos flavonoides e das isoflavonas, como glabridina. A atividade anti-inflamatória deve-se especialmente à glicirrizina, com efeitos semelhantes aos glico e mineralocorticoides. As atividades antitussígena e expectorante também são relatadas por diversos autores.

Apesar de muito utilizado pela população, o alcaçuz apresenta alguns efeitos adversos, como hipertensão, hipocalemia e retenção de fluidos. Uma revisão de estudos de toxicidade do alcaçuz é encontrada em *Phytotherapy Research*, de 2017, em que é salientada a interação com o citocromo P-450. A exposição a altos níveis de glicirrizina pode produzir efeitos semelhantes aos dos mineralocorticoides. Isso ocorre porque o ácido glicirrético, genina da glicirrizina, pode inibir a 11-β-hidroxiesteroide desidrogenase, aumentando os níveis de cortisol circulante e conduzindo a um aumento de sódio e diminuição de potássio. Estudos mostraram que glicirrizina é pouco absorvida no trato gastrointestinal, mas é metabolizada em ácido glicirrético pela flora intestinal, este sendo facilmente absorvido. O consumo de alcaçuz nas doses de 50 mg a 200 mg ao dia pode causar aumento de pressão sanguínea. Pessoas com pressão sanguínea elevada, com problemas cardíacos, problemas renais ou diabetes devem evitar o consumo de alcaçuz. Essa situação pode ser agravada pelo uso concomitante com alguns diuréticos e contraceptivos, podendo em alguns casos ocorrer rabdomiólise, paralisia hipocalêmica, encefalopatia hipocalêmica e parada cardíaca.

▶ BABOSA

As babosas ou aloés são espécies pertencentes ao gênero *Aloe*, família Xanthorrhoeaceae, várias delas utilizadas tradicionalmente pela população com finalidade cicatrizante. O gel de *Aloe* teve seu primeiro relato de uso clínico em 1930, para o tratamento de queimaduras por radiação. Nos dias de hoje, é um ingrediente trivial para a indústria de cosméticos, alimentícia e de medicamentos. O látex presente em suas folhas é utilizado com finalidade laxativa.

Há controvérsia científica quanto à segurança dos produtos à base de *Aloe*; alguns autores relatam que o consumo humano não traz efeitos adversos, outros temem que o látex da planta (exsudato amarelo), que contém aloína, possa contaminar o gel. Segundo estudos, a aloína poderia causar danos no DNA e indução de tumores. Outros trabalhos sugerem que mesmo as antraquinonas presentes nas babosas seriam seguras caso utilizadas em pequenas quantidades (não especificadas). A mesma discussão ocorre quando se trata das formulações tópicas, onde há relatos de dermatite e urticária. Quanto ao uso oral do gel de *Aloe* (presente em bebidas), pode ocasionar cólica abdominal e diarreia, se contaminado por antraquinonas. No entanto, faltam estudos clínicos e melhor monitoramento das substâncias presentes nos extratos e formulações, para se obter garantia da segurança de produtos contendo *Aloe* em sua composição.

No Brasil, há registro de medicamentos que abrangem 3 espécies de *Aloe*. As formulações contendo *Aloe vera* (L.) Burm. f. são destinadas a uso tópico, como cicatrizante ou para alívio de queimaduras. Há produtos com atividade laxativa, contendo *A. ferox* Mill. Por fim, as formulações que contêm *A. perryi* Baker são utilizadas como tônicas e estimulantes de apetite. Apenas as bulas das formulações com *A. ferox* apresentam advertências contra o uso durante gravidez e lactação, além da possibilidade de promover cólicas e diarreias se utilizado em doses excessivas. O uso prolongado pode provocar diminuição da motilidade intestinal.

▶ *CANNABIS*

Cannabis sativa L. (Cannabaceae), conhecida como maconha ou canábis, é cultivada, sobretudo, para a obtenção de fibras (têxtil, construção) e matéria-prima para fins medicinais, embora não se desconsidere o uso religioso ou recreativo. O seu uso tradicional para os diversos fins é descrito antes da era cristã por vários povos, notadamente orientais. No século XIX e primórdios do século XX, o Ocidente empregou extratos da planta (ramos floridos) na clínica, mas, em função da falta de qualidade que garantisse eficácia, o seu uso medicinal foi interrompido. O extrato preparado com ramos floridos (flores pistiladas) de *C. sativa* está inscrito na Farmacopeia Alemã.

Na década de 1960, Mechoulam isolou a substância psicoativa delta-9-tetraidrocanabinol (Δ^9-THC). Ao longo dos anos, centenas de substâncias foram identificadas, com destaque aos fitocanabinoides (p. ex., Δ^9-THC e canabidiol – CBD). O melhor conhecimento do sistema endocanabinoide, que pode modular diversas funções, renovou o interesse pelo potencial terapêutico da planta. Os benefícios dos fitocanabinoides no tratamento da dor neuropática, neuroproteção após acidente vascular cerebral, esclerose múltipla, câncer, entre outros, encontram-se em análise.

Considerando o panorama mundial, em dezembro de 2019 o Brasil oficializou procedimentos e estabeleceu condições para a comercialização, prescrição, dispensação e fiscalização de Produtos de *Cannabis* (PCs) para fins medicinais (produtos industrializados contendo como ativos derivados vegetais ou fitofármacos). Os PCs devem conter majoritariamente, canabidiol e não mais que 0,2% de Δ^9-THC; os produtos com teor de Δ^9-THC acima de 0,2% podem ser prescritos quando outras opções terapêuticas disponíveis no mercado brasileiro estiverem esgotadas. Segundo a Agência Nacional de Vigilância Sanitária (Anvisa), os PCs que esta Resolução (RDC n. 327/2019) abrange não são considerados medicamentos. Somente atendendo à legislação específica para medicamentos a empresa fabricante poderá solicitar o registro de PCs na categoria de medicamentos.

Durante o uso do medicamento regularizado, contendo mistura padronizada de Δ^9-THC e CDB, são relatadas reações adversas como tontura, sonolência, amnésia, fadiga, alteração no paladar, apetite, humor, ansiedade, comprometimento da memória, irritação na mucosa oral, entre outras. Embora menos comum, descreve-se o desenvolvimento de distúrbios psiquiátricos. Os idosos, por vezes polifarmácia, são propensos a apresentar efeitos adversos considerando as interações medicamentosas.

CÁSCARA-SAGRADA

Frangula purshiana Cooper (sin. *Rhamnus purshiana* DC. – Rhamnaceae), oficializada em diversas farmacopeias, é designada como "cáscara" ou "cáscara-sagrada". As cascas desidratadas de seu caule são indicadas no tratamento ocasional de constipação, alívio de defecação em indivíduos com fissuras anais, hemorroidas e no pós-operatório reto-anal.

Os constituintes ativos das cascas são antranoides (8% a 10%), representados principalmente por cascarosídeos A-F. O efeito laxante decorre da absorção parcial das agliconas (antronas) formadas na hidrólise dos glicosídeos, pela ação de bactérias no cólon. O mecanismo de ação é relacionado ao estímulo da motilidade intestinal, que acelera o trânsito das fezes, e à alteração na permeabilidade na mucosa do cólon, aumentando o conteúdo de água na região. Os resultados do potencial genotóxico e mutagênico de antranoides são controversos.

A ingestão de cascas de caule frescas contendo antronas livres ou cascas desidratadas, em doses acima das prescritas, ocasiona dores abdominais, diarreia severa com perda de eletrólitos e líquido. As formas oxidadas produzem menor desconforto gastrointestinal; assim, recomenda-se o armazenamento das cascas por um ano após a colheita ou o aquecimento a 100 °C por 1 hora, para a liberação de seu uso. Considerando o risco de hipocalemia com o uso de "cáscara", não se recomenda o uso concomitante de digoxina.

Como efeitos adversos, relatam-se cólicas abdominais e coloração amarelo-acastanhada a vermelha na urina, conforme o seu pH. O uso prolongado pode ocasionar a pigmentação da mucosa do cólon, hipocalemia, arritmias, nefropatias, edema, osteopenia, hiperaldosteronismo, inibição da motilidade intestinal, albuminúria, hematúria e fraqueza muscular, entre outros. O seu uso é contraindicado em gestantes, crianças, indivíduos com hipersensibilidade à "cáscara" ou laxantes antraquinônicos, com oclusão intestinal, náusea, vômito, apendicite, colite, doença de Crohn, dores abdominais de origem desconhecida e insuficiência cardíaca.

CIMICÍFUGA

Actaea racemosa L. (sin. *Cimicifuga racemosa* (L.) Nutt. – Ranunculaceae) é conhecida pelo nome inglês *black cohosh*. É uma espécie herbácea de 1 m a 1,5 m de altura, originária do leste da América do Norte, sendo as partes usadas as raízes e os rizomas. No presente, os fitoterápicos contendo *A. racemosa* são empregados especialmente no alívio dos desconfortos do climatério (p. ex., fogachos, sudorese, alterações de humor), como alternativa para as mulheres que têm contraindicada a terapia de reposição hormonal clássica. Seus extratos padronizados constam da Lista de Medicamentos Fitoterápicos de Registro Simplificado (Anvisa), com essa alegação de uso e, seus órgãos subterrâneos encontram-se inscritos na Farmacopeia Europeia.

Nas raízes e nos rizomas encontram-se glicosídeos triterpênicos (p. ex., 23-epi-26-desoxiacteína, cimicifugosídeo), isoflavonas (p. ex., formononetina) e compostos fenólicos (p. ex., ésteres do ácido cinâmico, ácido salicílico, n_ω-metilserotonina); mas a sua atividade tem sido associada, sobretudo, aos glicosídeos triterpênicos. A interação de cimicífuga com substratos do citocromo P-450 torna indispensável a avaliação de seu uso concomitante com outros medicamentos.

Em 2006, a Anvisa publicou o "alerta SNVS/Anvisa/Nuvig/Ufarm n. 2, de 26/07/2006", com os seguintes dizeres: "a Unidade de Farmacovigilância informa que a Agência Europeia para a Avaliação de Medicamentos (EMA) divulgou alerta sobre a conexão potencial entre produtos fitoterápicos contendo *C. racemosa* e hepatotoxicidade. As pacientes que utilizam produtos contendo *C. racemosa* devem observar sinais e sintomas sugestivos de deficiência hepática, como cansaço, perda de apetite, pele e olhos amarelados ou dor severa na parte superior do estômago com náusea e vômito ou urina escurecida. Nesse caso, deverá interromper o uso do produto e procurar imediata assistência médica. Na busca pela promoção do uso correto e seguro dos medicamentos, a unidade divulga e solicita aos profissionais de saúde que notifiquem a suspeita de reações hepáticas e todas as suspeitas de reação adversa grave a qualquer medicamento".

Observando-se a desproporção entre a área de cultivo e o consumo mundial, outro fator de preocupação com a segurança da paciente é a adulteração (intencional ou não) da matéria-prima, fato descrito na literatura.

CÓLCHICO

O "cólchico", "açafrão de outono" ou "açafrão dos campos" (*Colchicum autumnale* L. – Colchicaceae), planta nativa de "Colchis" (Mar Negro) e comum nos prados da Europa, é utilizado há séculos como laxante e no tratamento de edema nas articulações. A planta é tóxica a gado e equinos, que podem ingeri-la em pastos malcuidados ou por contaminação da ração. Os sinais comumente descritos na intoxicação de animais são: salivação, apatia, alteração na coordenação motora, fraqueza muscular, diarreia com sangue e muco, culminando, por vezes, com a morte em poucos dias.

Há relatos de intoxicação acidental ou intencional em humanos. Em um dos casos, a autópsia da pessoa que ingeriu acidentalmente suas folhas por confundi-las com as de um tempero comum na Europa (*Allium* sp.), observou-se hemorragia pulmonar, medula óssea hipocelular, necrose hepática e renal.

No século XIX, o alcaloide denominado colchicina foi identificado em várias partes da planta, especialmente nas sementes e órgãos subterrâneos; posteriormente, evidenciou-se como a substância ativa. A colchicina, além do uso em estudos citogenéticos, é incorporada em medicamentos de uso humano, por via oral, com indicação clássica no tratamento de gota, adjuvante na febre familiar do Mediterrâneo, e em pericardites. Interações medicamentosas são reconhecidas e têm sido relacionadas a fármacos metabolizados pelo citocromo P-450 e à atividade da glicoproteína-P. A sua prescrição deve ser cuidadosamente avaliada em razão da estreita janela terapêutica; pacientes com insuficiência renal, disfunções hepáticas, problemas cardiovasculares e gastrointestinais ou aqueles categorizados como polifarmácia podem ser submetidos a riscos. Os sinais de intoxicação referem diarreia, vômito, dores abdominais, disestesias, dores musculares e fraqueza.

▶ CONFREI

Confrei é um dos nomes comuns das espécies do gênero *Symphytum*, da família Boraginaceae. A espécie que consta em monografias é *Symphytum officinale* L., também conhecida por confrei comum. Ao longo da história, foi popularmente utilizado para aliviar inflamações nas articulações e lesões por traumas. Dentre seus constituintes biologicamente ativos destacam-se a alantoína, a colina e o ácido rosmarínico; além de taninos, óleo essencial e saponinas triterpênicas. Do ponto de vista toxicológico, os alcaloides pirrolizidínicos são as moléculas mais relevantes, por suas propriedades hepatotóxicas. São biologicamente inativos em sua forma natural, adquirindo toxicidade após metabolização. Na planta, estão presentes em maiores teores nas raízes que nas partes aéreas.

Em estudos pré-clínicos, além da hepatotoxicidade, o confrei apresentou mutagenicidade *in vitro* e *in vivo*, por meio de diferentes modelos testados com extratos, frações e moléculas isoladas, como a lasiocarpina. Também foi observada atividade carcinogênica após administração por via oral em animais, atribuída aos alcaloides pirrolizidínicos.

Em humanos, a toxicidade no fígado causa a manifestação de doença hepática veno-oclusiva. Há diversos relatos de casos na literatura de intoxicação por confrei quando utilizado por via oral, mediante preparações como infusos ou alimentícias, podendo ocasionar a morte dependendo da dose e da frequência de uso. No entanto, há medicamentos fitoterápicos de uso tópico registrados, cuja segurança foi atestada por meio de estudos clínicos. Os resultados demonstraram que, para os extratos e formulações testadas, o risco do uso do confrei foi muito menor que o benefício terapêutico. Em geral, a recomendação é que não se use sobre feridas abertas.

Agências regulatórias de muitos países, incluindo a *Food and Drug Administration* (FDA), baniram o uso interno de confrei em suplementos e outras formas. E mesmo para uso externo há limites, por exemplo, a exigência de padronização na quantidade de alcaloides pirrolizidínicos. Ainda assim, em muitas partes do mundo não há restrições para o uso de confrei.

▶ *CRANBERRY*

Cranberry (*Vaccinum macrocarpon* Aiton, Ericaceae) é uma espécie vegetal originária dos Estados Unidos e do Canadá, sendo seus frutos comestíveis e utilizados na fabricação de sucos. Várias substâncias ativas podem ser encontradas nos frutos como flavonoides, catequinas, ácido hidroxicinâmico, ácidos fenólicos e triterpenoides.

Infecções do trato urinário são normalmente tratadas por vários agentes antimicrobianos, mas muitas vezes apresentam efeitos colaterais. Na procura de medicamentos eficazes, com poucos ou nenhum efeito colateral, são estudadas várias espécies vegetais que também podem ser utilizadas como alimentos. Uma das espécies vegetais muito utilizadas em infecções do trato urinário, e com atividade comprovada, é o *cranberry*. Vários ensaios clínicos comprovaram a eficácia de preparados do *cranberry*, bem como sua composição rica em flavonoides e ácidos fenólicos.

Verificam-se, entretanto, na literatura vários relatos de caso de hemorragias fatais por pessoas que tomavam varfarina e utilizaram *cranberry*, incluindo um trabalho de revisão sobre o tema.

Uma mulher de 46 anos recebia uma dose semanal de 56 mg de varfarina. O seu INR (*International Normalized Ratio*) estava na faixa normal. Em dois momentos diferentes, em que tomou aproximadamente 1.400 mL a 1.900 mL de suco de *cranberry* diariamente, por 2 a 4 dias, o seu INR aumentou para 4,6 e 6,5. Os autores entendem que provavelmente há interação de suco de *cranberry* com varfarina.

Em outro caso, houve hemorragia interna fatal em um homem idoso, que tomou suco de *cranberry* durante 2 semanas, mantendo a dosagem usual de varfarina. Os autores sugerem que substâncias como flavonoides, presentes em frutos de *cranberry*, podem aumentar a potência da varfarina, competindo pelas enzimas que normalmente inativam a varfarina.

A MHRA (*Medicine & Healthcare Products Regulatory Agency*, da Inglaterra) publicou um *Assessment Report* em 2009 alertando para a interação de varfarina com suplementos alimentares, citando especificamente suco de *cranberry*, o que, na maioria dos pacientes, conduziu a um aumento do INR, ou a eventos de sangramento. Os pacientes devem ser alertados a não consumir suco de *cranberry* caso façam uso regular de varfarina; se utilizarem *cranberry*, o INR deve ser monitorado.

▶ CÚRCUMA

A *Curcuma longa* L. (Zingiberaceae) é originária do sudeste da Ásia, sendo encontrada principalmente nas florestas tropicais da Índia. É cultivada no Brasil em vários Estados. É uma planta herbácea e seus rizomas são utilizados como tempero, conservante e como corante em alimentos.

Os rizomas e seus preparados são utilizados para o alívio de distúrbios gástricos, como sensação de plenitude, digestão lenta e flatulência. Desde a antiguidade, cúrcuma ou açafrão da terra é utilizado em problemas de pele, pulmonares, no sistema digestivo, em dores, feridas, entorses e desordens hepáticas. Vários ensaios clínicos comprovam a maioria das citadas atividades. As principais substâncias presentes no rizoma de cúrcuma são curcuminas, demetoxicurcuminas, bisdemetoxicurcumina, zingibereno, curcumenol, curcumol, eugenol, tetra-hidroxicurcumina, trietilcurcumina, turmerina, turmeronas e turmeronois. A principal substância ativa é a curcumina.

Sintomas leves de xerostomia, flatulência e de irritação gástrica podem ocorrer com a ingestão de preparados de cúrcuma. A frequência não é conhecida.

Em decorrência da possível estimulação da secreção da bile, a *C. longa* não é recomendada em casos de obstrução do duto biliar, problemas hepáticos, cálculo biliar e qualquer outra doença biliar. Como exemplo, pode-se citar um medicamento analgésico, contendo extrato de cúrcuma, que provocou diversos efeitos hepáticos. Casos de hepatite associados ao uso desse medicamento foram reportados após 2 a 6 semanas de tratamento. Como vários pacientes fizeram uso de outros medicamentos associados ao aumento de enzimas hepáticas, não fica comprovada a hepatotoxicidade em função de *C. longa*.

Dermatite de contato também é relatada em pessoas que manipulam pó de cúrcuma. Como exemplo, um homem de 64 anos, cuja função era moer a cúrcuma em uma loja de produtos naturais, desenvolveu dermatite nas mãos, antebraços e parte superior dos pés. Outros casos também são relatados. Realizando testes, verificou-se que a alergia se desenvolvia principalmente por causa da curcumina e do pó de cúrcuma.

ERVA-DE-SÃO-JOÃO

A espécie, de nome científico *Hypericum perforatum* L. (Hipericaceae), tem suas partes aéreas utilizadas, coletadas durante ou imediatamente anterior ao período de floração, já que as substâncias químicas de interesse se acumulam nas flores. Há relatos de uso tradicional na Europa para o tratamento de queimaduras, lesões na pele e neuralgia. Atualmente, a indústria farmacêutica tem investido no desenvolvimento de formulações padronizadas em seus princípios ativos de interesse no tratamento da depressão, como a hiperforina e a hipericina. O seu mecanismo de ação não foi perfeitamente esclarecido, mas estudos *in vitro* sugeriram atividade inibitória das monoaminoxidases (MAO).

Alguns dos efeitos adversos relatados por estudos clínicos incluem náusea, perda de apetite, diarreia, confusão, fadiga/sedação, xerostomia e cefaleia. A incidência de pelo menos um desses efeitos adversos ocorre em 20% a 50% dos pacientes. Eventos raros incluem arritmia cardíaca, anorexia nervosa e disfunção sexual. Uma ocorrência adversa rara associada ao uso de hipérico em doses altas é a fotossensibilização (atribuída à hipericina), que pode acarretar eritema, exantema e prurido. A ocorrência desses efeitos aumenta com a dose, o tempo de tratamento e de exposição a raios UVA.

A taxa de ocorrência de efeitos adversos e a grande possibilidade de interações fazem com que seja necessário um monitoramento médico adequado quando se opta pelo uso dessa espécie. A maior parte dessas interações deve-se ao fato de o hipérico ter ação indutora sobre enzimas hepáticas (principalmente do CYP3A4), causando diminuição da concentração plasmática dos fármacos administrados em conjunto. Outras interações se referem ao uso concomitante dos inibidores da MAO e outros fármacos que, por efeito sinérgico ao do hipérico, aumentam os níveis de serotonina. Pelo mesmo motivo, deve-se evitar o consumo de alimentos que contenham tiramina (queijos, vinhos, entre outros). Nas bulas dos produtos que possuem extratos de *H. perforatum*, há advertências contra o uso durante a gravidez e a lactação, pela inibição da secreção de prolactina associada ao uso desses produtos.

ESPINHEIRA-SANTA

Planta subarbustiva, brasileira, mas não endêmica, *Maytenus ilicifolia* Mart. ex Reissek [(nome conservado), Celastraceae] é encontrada no Cerrado, Mata Atlântica e Pampa. Por vezes é usada na ornamentação de Natal pela semelhança de seus ramos frutificados com o "azevinho". Na medicina tradicional, as suas folhas são utilizadas como recurso terapêutico em dispepsia, gastrite e úlcera gástrica, além de tumores, motivo pelo qual se associa à designação "cancerosa", "erva-cancrosa".

As folhas de *M. ilicifolia* constam na Farmacopeia Brasileira (2019) sob a designação de "espinheira-santa", empregando-se os taninos como marcadores de qualidade. Os medicamentos fitoterápicos contendo extratos de suas folhas têm indicação como auxiliares no tratamento de dispepsias, gastrite e úlcera gástrica. Triterpenoides (friedelina e friedelinol), polissacarídeos, taninos condensados e flavonoides glicosilados identificados em suas folhas, em conjunto (fitocomplexo), têm sido relacionados à atividade antiúlcera. Resultados divergentes nos estudos *in vivo* são encontrados quando se compara o uso de extratos brutos (fitocomplexo) e substâncias isoladas de suas folhas. Estudos pré-clínicos e clínicos corroboram o uso popular. Estudo preliminar, em 2020, relata que o tratamento de animais de experimentação com extrato padronizado (taninos, flavonoides) de *M. ilicifolia* sugere alteração do metabolismo intestinal e o transporte de fármacos mediados pela glicoproteína P.

Não se encontram evidências conclusivas quanto aos efeitos adversos em humanos, mas citam-se xerostomia e poliúria. A toxicologia pré-clínica, empregando doses 20 a 40 vezes superiores às administradas em humanos, não mostrou alterações físicas/comportamentais nos animais e nos parâmetros bioquímicos e hematológicos. Em avaliação inicial, observando-se que soluções salinas de *M. ilicifolia* podem alterar a marcação de células com tecnécio-99m, propõe-se a interrupção de seu uso em período anterior a procedimentos de medicina nuclear. Até o momento, os estudos indicam potencial terapêutico e não evidenciam toxicidade de *M. ilicifolia*.

GARRA-DO-DIABO

Harpagophytum procumbens (Burch.) DC. ex Meisn. (nome em investigação), planta perene de caule prostrado, nativa da África, é conhecida como "garra ou unha-de-diabo", em função dos frutos, providos de formações semelhantes a ganchos, nas extremidades das protuberâncias lenhosas. Na medicina tradicional, seus órgãos subterrâneos são usados como tônico amargo, laxante, em casos de flatulência e no tratamento de dores articulares.

Na Farmacopeia Europeia, estão inscritas as raízes secundárias de *H. zeyheri* Decne (nome em investigação) e/ou *H. procumbens*, que devem conter no mínimo 1,2% de harpagosídeo, a que se tem atribuído o efeito terapêutico. *H. procumbens*, a espécie mais estudada, contêm principalmente iridoides glicosilados (0,5% a 3%), como harpagosídeo (0,8% a 3%) e 8-*p*-cumaril-harpagida (0,03% a 0,17%), enquanto *H. zeyheri* contém diferentes proporções de harpagosídeo (0,7% a 1,7%) e 8-*p*-cumarilharpagida (0,61% a 1,84%). Flavonoides, ácidos aromáticos, quinonas e terpenoides são outros constituintes identificados.

No Brasil, extratos de suas raízes secundárias, incorporados em comprimidos gastrorresistentes, têm indicação de uso no alívio de dores de intensidade moderada nas articulações e lombalgias (distúrbios dolorosos).

Os estudos clínicos têm evidenciado resultados divergentes em razão da matéria-prima utilizada, mas os conduzidos com o extrato padronizado (WS 1531) têm evidenciado eficácia e segurança de uso como anti-inflamatório e analgésico, em quadros de lombalgia e reumatismo.

Os efeitos adversos relatados são distúrbios gastrointestinais, como náusea, dor abdominal, diarreia, reações de hipersensibilidade (erupções cutâneas), hipertensão, dor de cabeça e vertigem. Há restrição de consumo de "garra-do-diabo" em indivíduos com úlceras gástricas, duodenais, alterações na pressão arterial, litíase biliar e ingestão concomitante de medicamentos antidiabéticos. Os usos na medicina tradicional, como auxiliar no parto e estudos demonstrando atividade ocitócica, restringem a indicação para gestantes. Estudos pormenorizados de toxicidade reprodutiva, genotóxica e mutagênica são necessários para avaliar a segurança de uso para essas pacientes. Estudos contraindicam o uso concomitante com anticoagulantes, anti-hipertensivos, antiarrítmicos e hipoglicemiantes.

GINCO

Ginkgo biloba L. (Ginkgoaceae), planta medicinal conhecida como "ginco", é uma árvore com estimativa de existência de 200 milhões de anos. Nativa da Ásia, o uso das folhas na terapêutica ocidental ocorreu na década de 1960. O extrato das folhas encontra-se em fitoterápicos e suplementos alimentares no mundo.

No Brasil, os extratos padronizados preparados com as folhas de *G. biloba* encontram indicação para claudicação intermitente, insuficiência vascular cerebral, vertigens e zumbidos relacionados a distúrbios circulatórios. Os constituintes ativos (fitocomplexo) das folhas são lactonas terpênicas (gincolídeos e bilobalídeos) e flavonoides. O extrato padronizado de suas folhas contém de 22% a 27% de flavonoides glicosilados e de 5% a 7% de lactonas terpênicas, observando-se que substâncias alergênicas como os ácidos gincólicos não devem exceder 5 μg/g. Os estudos clínicos com os extratos padronizados (EGb 761 e LI 1370) apoiam as indicações de uso. Dados conflitantes quanto à eficácia com o emprego de outras formas de uso e concentrações dos componentes ativos encontram-se na literatura. Essa inconsistência nos resultados pode ser relacionada às técnicas empregadas nos ensaios, bem como à qualidade da matéria-prima que tem evidenciado adulterações.

Algumas interações são relatadas. O extrato de ginco pode influenciar o efeito de inibidores da monoaminoxidase, anticoagulantes ou antiplaquetários, anti-inflamatórios não esteroides, erva-de-são-joão (*Hypericum perforatum*) e diuréticos tiazídicos, entre outros. Entretanto, o risco dessas interações é de difícil caracterização, em função do número reduzido de relatos. Estudos sugerem que *G. biloba* inibe a glicoproteína-P intestinal e induz a atividade do citocromo P-450.

As contraindicações incluem indivíduos com hipersensibilidade ao ginco, crises convulsivas, alteração na coagulação pelo potencial anticoagulante com o uso crônico (6 a 12 meses), uso concomitante de aspirina, anticoagulantes ou anteriormente a exames invasivos e cirurgia eletiva. Como efeitos adversos, são relatados casos raros de distúrbios gastrointestinais, dores de cabeça e dermatites. Gestantes, lactantes e crianças não devem fazer uso do medicamento contendo *G. biloba* por falta de estudos de segurança. A ingestão de doses acima das recomendadas pode provocar diarreia, náusea e fraqueza. Entre os casos extremamente raros, cita-se um de hemorragia subaracnoide, intracerebral, hematoma subdural e hifema.

GUACO

O guaco, conhecido cientificamente por *Mikania glomerata* Sprengel, pertence à família Asteraceae. É utilizado popularmente com finalidade tônica, estimulante do apetite, antigripal, para o tratamento de asma, bronquite e como antitussígeno. Dentre seus constituintes químicos, destacam-se: cumarina; lupeol; ácidos diterpênicos (caurenoico, grandiflórico, cinamoilgrandiflórico); caurenol; β-sitosterol; friedelina; e estigmasterol. Foram comprovadas, por meio de estudos, as ações broncodilatadora, antitussígena e expectorante, e atividades benéficas no tratamento da asma. Um dos mecanismos propostos é o bloqueio dos canais de cálcio, que pode estar relacionado à broncodilatação e ao relaxamento da musculatura lisa respiratória, além de ação anti-inflamatória e antialérgica. Por apresentar cumarinas em sua composição, é desaconselhável a administração para crianças menores de 1 ano e durante a gravidez. Embora os mecanismos não sejam plenamente estabelecidos, além da interação com anticoagulantes, por antagonismo à vitamina K, verificou-se que os seus extratos secos podem interagir, *in vitro*, com antibióticos, como penicilina, vancomicina e gentamicina.

Em humanos, estudos clínicos de fase I com xarope de guaco administrado por 21 dias não produziram variação observável em parâmetros de coagulação, no entanto é importante salientar que se tratava de uma formulação com baixa quantidade de extrato de guaco. Testes de mutagenicidade e genotoxicidade em humanos sugerem que a cumarina não é um agente tóxico, diferentemente da ação em animais, que a convertem em um metabólito tóxico por epoxidação nas posições 3 e 4. Informações relevantes sobre toxicidade, biodisponibilidade e metabolismo são encontradas apenas para a cumarina, sendo necessário um aprofundamento com relação a outras moléculas presentes no extrato de guaco. Ainda são necessários estudos clínicos adicionais com extratos padronizados para comprovar a segurança do uso dessa espécie. A bula de medicamentos registrados (produto tradicional fitoterápico – Anvisa) contendo extrato de guaco declara que o uso em doses excessivas pode ocasionar quadro de diarreia, vômito e taquicardia.

KAVA-KAVA

Piper methysticum G. Forster (Piperaceae), conhecida como kava-kava, ocorre na Oceania, onde nativos utilizam bebidas aquosas psicoativas preparadas com seus rizomas, para uso social e em cerimônias religiosas. Preparações tradicionais são empregadas por suas propriedades sedativas e anestésicas.

No Brasil, extratos de seus rizomas constam da Lista de Medicamentos Fitoterápicos de Registro Simplificado (Anvisa), com indicação de tratamento de sintomas de ansiedade (leve a moderada) e insônia, com supervisão médica. A descrição de seus rizomas encontra-se em monografia publicada pela Organização Mundial da Saúde (OMS).

A atividade ansiolítica do extrato dos rizomas de kava-kava foi verificada por diversos ensaios clínicos; chalconas foram identificadas, mas as kavalactonas (p. ex., kavaína, iangonina, metisticina) parecem ser as responsáveis pela atividade.

Efeitos colaterais relatados são problemas gastrointestinais, perda de apetite, reações alérgicas cutâneas, icterícia, distúrbios oftálmicos, tremores, sonolência e falta de ar; destaca-se o risco de lesão hepática. O escurecimento da urina e alteração da pigmentação das fezes pode indicar lesão hepática. O uso crônico na dose prescrita pode afetar os reflexos motores na direção e/ou operação de equipamentos, amarelamento da pele e unhas. A kava pode interferir no sistema citocromo P-450, bem como interagir com bebidas alcoólicas, sedativos, anticonvulsivantes, antitrombóticos, ansiolíticos, antipsicóticos, antidepressivos, entre outros. O uso concomitante com fármacos de ação central pode exacerbar ou reduzir a atividade ocasionando efeitos adversos adicionais. Recomenda-se que não se utilizem os seus extratos por período superior a 3 meses. Corroborando essa afirmação, entre 1990 e 2002, 36 relatos sugeriram o desenvolvimento de hepatite após a ingestão de kava, verificando-se necrose hepática e hepatite colestática. À época, preparações de kava foram proibidas em diversos países. A discrepância dos efeitos hepatotóxicos observados, sobretudo em caucasianos, com relação à população nativa da Oceania, foi relacionada a: 1) forma/solvente de preparo tradicional (maceração com água) e das formas comerciais (extração com solvente orgânico) acarretando alteração na composição fitoquímica e teor nos produtos; 2) periodicidade e quantidade consumida do medicamento comercial; 3) distinção genética entre as duas populações (enzimas metabolizadoras) e 4) qualidade da matéria-prima (erro na identificação da espécie; contaminação com outros órgãos vegetais ou outras plantas).

MARACUJÁS

Os maracujazeiros são trepadeiras providas de gavinhas, incluídas no gênero *Passiflora* (Passifloraceae) e cujos frutos apreciam-se *in natura* e em sucos. A denominação "flor da paixão" deve-se à correlação que missionários europeus estabeleceram entre a morfologia e coloração das flores de *P. incarnata* L. com a Paixão de Cristo.

As espécies brasileiras, cujas folhas encontram-se inscritas na Farmacopeia Brasileira (2019), são maracujá-doce (*P. alata* Curtis) e maracujá-azedo (*P. edulis* Sims.), ambas com no mínimo 1% de flavonoides totais. *P. alata*, planta nativa e endêmica, foi relatada na Amazônia, Cerrado, Mata Atlântica e Pampa, enquanto *P. edulis*, planta nativa não endêmica, mostra cultivo em várias regiões do país em razão de sua importância comercial; o Brasil é um dos maiores produtores de frutos dessa espécie. Na literatura científica, embora as duas espécies sejam distintas, por vezes se observa confusão entre *P. edulis* e *P. incarnata* pela semelhança morfológica entre suas folhas; na matéria-prima disponível no mercado encontra-se adulteração, muitas vezes com espécies do mesmo gênero.

O maracujá-roxo ou *"passion fruit"* (*P. incarnata*), espécie cujos órgãos aéreos encontram-se inscritos na Farmacopeia Europeia com teor mínimo de 1,5% de flavonoides, encontra cultivo no Centro-Oeste (Distrito Federal), Sudeste e Sul do Brasil, mas não é endêmica do país. Por ser a espécie mais bem estudada entre as passifloras medicinais sob o aspecto fitoquímico e farmacológico, grande parte dos medicamentos fitoterápicos inclui os seus extratos padronizados.

No Brasil, os extratos de partes aéreas de *P. incarnata* têm indicação como auxiliar no tratamento de distúrbios do sono e ansiedade. Os flavonoides C-glicosilados são os principais metabólitos a que se tem relacionado a atividade sedativa. Estudos da década de 1980 relatam a presença de alcaloides β-carbolínicos, mas recentemente têm-se detectado apenas vestígios, o que pode ser relacionado à seleção de populações comercialmente expressivas com predomínio de flavonoides.

Reações adversas são pouco comuns, mas há relato de náusea, vômito, taquicardia e reações alérgicas. As restrições de uso são gerais (p. ex., gestantes, crianças, uso concomitante com depressores do sistema nervoso central), descritas quando não há apoio de estudos científicos demonstrando toxicidade em doses usuais.

PELARGÔNIO

Os pelargônios pertencem ao gênero *Pelargonium*, sob a família Geraniaceae. As espécies *Pelargonium sidoides* DC. e *P. reniforme* Curtis apresentam grande semelhança morfológica, e foram utilizadas popularmente ao longo da história para enfermidades nos tratos respiratório e gastrointestinal.

Moléculas como prodelfinidinas, proantocianidinas e metoxicumarina foram identificadas em suas partes subterrâneas, e permitiram a padronização de extratos para uso terapêutico em infecções respiratórias agudas, com eficácia e segurança demonstradas por meio de pesquisa clínica. Entretanto, mais estudos são necessários no que tange à toxicidade dessas espécies. Dados sobre testes de toxicidade, genotoxicidade e carcinogênese não foram encontrados na literatura até o presente.

Em estudos clínicos, houve o registro de efeitos adversos mais críticos, embora a relação de causalidade não tenha sido devidamente esclarecida. Estudos de caso levantaram um alerta sobre a necessidade de entender melhor um possível efeito hepatotóxico. No entanto, até o momento não foi possível confirmar a relação com o uso de pelargônio. Pela ausência de dados e necessidade de mais estudos quanto à potencial ação tóxica no fígado, os pelargônios passam por revisão periódica em agências regulatórias, até que a segurança de seu uso seja mais bem estabelecida.

QUINA

Cinchona calisaya Wedd., conhecida como quina amarela, e *C. pubescens* Vahl, denominada como quina vermelha, ambas da família Rubiaceae, são espécies vegetais originárias da América do Sul, da região dos Andes, cujas cascas de caule são utilizadas para diversos fins. As espécies também são encontradas na Índia, em Java e em outros países asiáticos e africanos. A Indonésia é o maior produtor mundial de quina.

A quina foi introduzida na Europa no século XVII. Apesar de a malária hoje ser considerada uma doença de regiões tropicais, nesse período era prevalente em várias partes da Europa, matando camponeses, reis e papas.

Mais de 20 alcaloides, com predominância de quinina, quinidina, cinchonina e cinchonidina, são encontrados nas cascas de *Cinchona* spp., combinados com taninos, ácidos, óleos essenciais, flavonoides, ácidos fenólicos e fitosteróis.

Cinchonae cortex foi a designação utilizada em farmacopeias na Europa, para incluir diversas espécies do gênero *Cinchona* (*C. pubescens* Vahl., *C. calisaya* Wedd., *C. officinalis* L.) empregadas como matéria-prima para a obtenção de alcaloides.

Seus principais alcaloides são quinina e quinidina. Atualmente o uso de quinina e quinidina diminuiu em decorrência de sua toxicidade. Todavia, quinina ainda é prescrita contra malária, em locais com poucos recursos, em que outros antimaláricos não são encontrados. A quinidina teve um retorno limitado em síndromes cardíacas e neurológicas severas.

A cloroquina e derivados, fármacos obtidos por síntese no século XX, com semelhança à quinina pelo núcleo quinolínico, ainda encontram uso, embora restrito, considerando a sua toxicidade, no tratamento da malária e em doenças inflamatórias como o reumatismo.

As cascas de caule *C. calisaya* com, no mínimo, 6,0% de alcaloides totais (30% a 60% do grupo quinina) encontram-se inscritas na Farmacopeia Brasileira (2019).

A quina é utilizada sem comprovação, internamente, em perda de apetite, dispepsia e flatulência. A casca é utilizada contra malária e câimbras. Externamente, é empregada em úlceras por decúbito e lesões de pele, sendo em geral a dose diária de 1 g a 3 g da droga. *C. pubescens* também é utilizada na medicina chinesa, indiana e homeopática. Sensibilização a quinina e quinidina pode causar eczema e prurido. Doses terapêuticas podem desencadear trombocitopenia. Sobredose de quinina pode causar cinchonismo (p. ex., dor de cabeça, ototoxicidade, hemólise, arritmia, cegueira). Pode haver estímulo do SNC, seguido de coma e depressão respiratória. Morte pode ocorrer com 10 g a 15 g de quinina, por insuficiência cardíaca.

▶ RODIOLA

Muito presente em suplementos sob o sinônimo *Rhodiola rosea* L., a espécie *Sedum roseum* (L.) Scop. pertence à família Crassulaceae e é utilizada popularmente como agente antifadiga, antiestresse e antidepressivo. Estudos demonstraram o potencial de diversas atividades como antioxidante, antitumoral, antidiabético, neuroprotetora, entre outras. Apesar de dezenas de constituintes químicos terem sido identificados, ainda não há estabelecimento da relação entre as moléculas e atividades biológicas.

Em geral, por meio de estudos pré-clínicos e clínicos, a *Rhodiola* se mostra segura para uso, com relatos de efeitos adversos leves. No entanto, estudos de caso mostram que a *Rhodiola* pode apresentar possíveis interações com medicamentos. Em um dos casos, houve registro de interação com paroxetina, ocasionando a síndrome serotoninérgica em uma paciente idosa. Em animais, foi observada alteração em parâmetros farmacocinéticos quando administrada em conjunto com a losartana. Ainda, a presença de compostos cianogênicos como rodiocianosídeos e lotaustralina levantam um alerta ao uso crônico dessa espécie, por não terem suas toxicidades estabelecidas.

Pela ausência de dados experimentais sobre genotoxicidade, a agência regulatória europeia (EMA) não recomenda o uso por crianças, adolescentes, grávidas e lactantes, já que a segurança não foi confirmada para o uso por esses grupos.

▶ UNHA-DE-GATO

Uncaria tomentosa (Willd. ex Schult.) DC. (Rubiaceae), trepadeira lenhosa, nativa, mas não endêmica do Brasil, tem ocorrência confirmada nos Estados do Acre e Mato Grosso, onde é conhecida como "unha-de-gato", nome associado ao formato dos espinhos encurvados em seu caule. Além do Brasil, a espécie é encontrada no norte da América do Sul e América Central.

Populações tradicionais como os índios da tribo peruana Ashanika e indígenas da região Amazônica utilizavam o decocto das entrecascas do caule para o tratamento de disenteria, febres, inflamações e tumores, entre outros. Vários países comercializam extratos da planta. As cascas da espécie se encontram inscritas em monografia da OMS.

No Brasil, comprimidos e géis preparados com extratos de *U. tomentosa*, com alegação de uso como anti-inflamatório, encontram-se inscritos na Lista de Produtos Tradicionais Fitoterápicos de Registro Simplificado (Anvisa).

A entrecasca da espécie apresenta atividade anti-inflamatória, sendo utilizada, principalmente, em artrite e osteoartrite e como imunomoduladora. Os compostos provavelmente envolvidos nas atividades são alcaloides oxindólicos, glicosídeos do ácido quinóvico, compostos fenólicos (ácidos fenólicos, flavonoides, proantocianidinas) e triterpenoides. Dentre os quimiotipos da planta, reconhece-se o que contém alcaloides oxindólicos pentacíclicos considerado como o ativo e o quimiotipo contendo predominantemente alcaloides tetracíclicos.

Mutagenicidade e genotoxicidade não foram evidenciadas em animais de experimentação. Em um relato de caso foi diagnosticada nefrite intersticial. Sugere-se o acompanhamento de possível toxicidade renal e hepática nos ensaios clínicos.

Considerando possíveis interações com medicamentos, relata-se inibição do citocromo P-450. Pode ocorrer insuficiência renal, e seu uso deve ser evitado na gestação, no período de amamentação, em pacientes com doença autoimune e transplantados. É possível interação com anti-hipertensivos e inibidores de protease, como ritonavir. Como possíveis efeitos adversos, pode ocorrer náusea, gastrite, diarreia, problemas renais, redução dos níveis de estrógeno e progesterona e hemorragia.

▶ BIBLIOGRAFIA

AGÊNCIA NACIONAL DE VIGILÂNCIA SANITÁRIA. Farmacopeia Brasileira. 6.ed. 2019. v.2.

ALLARD,T. et al. Mechanisms of herb-induced nephrotoxicity. *Current Medicinal Chemistry*, v. 20, p. 2812-2819, 2013.

ANDRE, C.M.; HAUSMAN, J-F; GUERRIERO, G. *Cannabis sativa*: the plant of the thousand and one molecules. *Frontiers in Plant Science*, v. 7, 2016. Disponível em: <https://doi.org/10.3389/fpls.2016.00019>. Acesso em: 15 set. 2020.

ASHER, G.N.; CORBETT, A.H.; HAWKE, R.L. Common herbal dietary supplement: drug interactions. *American Family Physician*, v. 96, n. 2, p. 101-107, 2017.

ASTON, J.L.; LODOLCE, A.E.; SHAPIRO, N.L. Interaction between Warfarin and Cranberry Juice. *Pharmacotherapy*, v. 26, p. 1314-1319, 2006.

AVONTUUR HARPAGO. Kalahari Desert Project. Disponível em: <http://www.harpago.co.za/>. Acesso em: 5 set. 2020.

Balaji, S.; Chempakam, B. Toxicity prediction of compounds from turmeric (*Curcuma longa*) L. *Food and Chemical Toxicology*, v. 48, p. 2951-2959, 2010.

BERNACCI, L.C. et al. *Passiflora edulis* Sims: the correct taxonomic way to cite the yellow passion fruit (and of other colors). *Revista Brasileira de Fruticultura*, v. 30, n. 2, p. 566-576, 2008.

BRINCKMANN, J.; BRENDLER, T. Black Cohosh. *Actaea racemosa* (syn. *Cimicifuga racemosa*). *HerbalGram*, n. 121, p. 6-16, 2019.

CALAPAI, G. et al. Contact dermatitis as an adverse reaction to some topically used European herbal medicinal products: part 1: *Achillea millefolium–Curcuma longa*. *Contact Dermatitis*, v. 71, p. 1-12, 2014.

CARLINI, E.A. A história da maconha no Brasil. *Jornal Brasileiro de Psiquiatria*, v. 55, p. 314-317, 2006.

CORTINOVIS, C.; CALONI, F. Alkaloid-Containing Plants Poisonous to Cattle and Horses in Europe. *Toxins*, v. 7, p. 5301-5307, 2015.

CUSPIDI, C. et al. Systemic hypertension induced by *Harpagophytum procumbens* (devil's claw): a case report. *The Journal of Clinical Hypertension*, v. 17, p. 908-910, 2015.

DI LORENZO, C.; CESCHI, A.; KUPFERSCHMIDT, H. Adverse effects of plant food supplements and botanical preparations: a systematic review with critical evaluation of causality. *British Journal of Clinical Pharmacology*, v. 79, p. 578-592, 2015.

ESCOP Monographys. European Scientific Cooperative on Phytotherapy. *Uncariae tomentosae* cortex. Cat's claw bark. Online series. 2018.

EMA. European Medicines Agency. Science Medicines Health. Disponível em: <https://www.ema.europa.eu/en/medicines/herbal>. Acesso em: 25 set. 2020.

Eyal, S. The fever tree: from Malaria to Neurological Diseases. *Toxins*, v. 10, p. 491, 2018.

FLORA DO BRASIL. Jardim Botânico do Rio de Janeiro. Disponível em: <http://reflora.jbrj.gov.br/jabot/floradobrasil/fb6762>. Acesso em: 15 set. 2020.

GAFNER, S. *Ginkgo* extract adulteration in the global market: a brief review. *HerbalGram*, v. 109, p. 58-59, 2016.

Georgiev, M.J. et al. Harpagoside: from Kalahari desert to pharmacy shelf. *Phytochemistry*, v. 92, p. 8-15, 2013.

GRIFFITHS, A.P.; BEDALL, A.; PEGLER, S. Fatal haemopericardium and gastrointestinal haemorrhage due to possible interaction of cranberry juice with warfarin. *The Journal of the Royal Society for the Promotion of Health*, v. 128, p. 324-326, 2008.

GURLEY, B. et al. Clinical assessment of CYP2D6-mediated herb-drug interactions in humans: effects of milk thistle, black cohosh, goldenseal, kava-kava, St. John's wort, and Echinacea. *Molecular Nut. & Food Research*, v. 52, p. 755-763, 2008.

GURUNG, P.; De, P. Spectrum of biological properties of *Cinchona* alkaloids: a brief review. *Journal of Pharmacognosy and Phytochemistry*, v. 6, p. 162-166, 2017.

HAMANN, G.L.; CAMPBELL, J.D.; GEORGE, C.M. Warfarin-cranberry juice interaction. *Annals of Pharmacotherapy*, v. 45, e17, 2011.

HEGAZY, N.H.; BREITINGER, H-G.; BREITINGER, U. Kavalactones from Kava (*Piper methysticum*) root extract as modulators of recombinant human glycine receptors. *Biological Chemistry*, v. 400, p. 1205-1215, 2019.

HEMKENS, L.G. et al. Colchicine for prevention of cardiovascular events. *Cochrane Systematic Review*. Disponível em: <https://doi.org/10.1002/14651858.CD011047.pub2, 2016>. Acesso em: 15 set. 2020.

HENNEICKE-VON ZEPELIN, H.H. 60 years of *Cimicifuga racemosa* medicinal products: clinical research milestones, current study findings and current development. *Wiener Klinische Wochenschrift*, v. 167, p. 147-159, 2017.

JOSHI, K. et al. Toxicology studies of aqueous-alcohol extracts of *Harpagophytum procumbens* subsp. *procumbens* (Burch.) DC. ex Meisn. (Pedaliaceae) in female and male rats. *BMC Complementary Medicine and Therapies*, v. 20, p. 1-11, 2020.

KUČERA, M. et al. Efficacy and safety of topically applied *Symphytum* herb extract cream in the treatment of ankle distortion: results of a randomized controlled clinical double-blind study. *Wiener Medizinische Wochenschrift*, v. 154, n. 21-22, p. 498-507, 2004.

LI, J. et al. *In vitro* metabolic interactions between black cohosh (*Cimicifuga racemosa*) and tamoxifen via inhibition of cytochromes P450 2D6 and 3A4. *Xenobiotica*, v. 41, p. 1021-1030, 2011.

LOPES, M.I.F. et al. Beneficial effects of colchicine for moderate to severe Covid-19: an interim analysis of a randomized, double-blinded, placebo controlled clinical trial. Preprint. Disponível em: <https://www.medrxiv.org/content/10.1101/2020.08.06.20169573v2>. Acesso em: 17 set. 2020.

MEI, N. et al. Metabolism, genotoxicity, and carcinogenicity of comfrey. *Journal of Toxicology and Environmental Health*, Part B, v. 13, n. 7-8, p. 509-526, 2010.

MONOGRAFIA DA ESPÉCIE *Curcuma longa* L. (cúrcuma). Brasília, Ministério da Saúde e Anvisa, 2015.

MÜCKE, M. et al. *Cannabis*-based medicines for chronic neuropathic pain in adults. *Cochrane Database of Systematic Reviews*, v. 3. art. n. cd012182, 2018.

NABAVI, S.F. et al. Cranberry for urinary tract infection: from bench to bedside. *Current Topics in Medicinal Chemistry*, v. 17, p. 331-339, 2017.

NASCIMENTO, S. B. et al. Evaluation of the effects of *Maytenus ilicifolia* on the activities of cytochrome P450 3A and P-glycoprotein. *Current Drug Metabolism*, v. 21, p. 281-290, 2020.

NAZARI, S.; RAMESHRAD, M.; HOSSEINZADEH, H. Toxicological effects of *Glycyrrhiza glabra* (Licorice): a review. *Phytotherapy. Research*, v. 31, p. 1635-1650, 2017.

OLIVEIRA, J. F. et al. Assessment of the effect of *Maytenus ilicifolia* (Espinheira santa) extract on the labeling of red blood cells and plasma proteins with technetium-99m. *Journal of Ethnopharmacology*, v. 72, n. 1-2, p. 179-184, 2000.

PASTORINO, G. et al. Liquorice (*Glycyrrhiza glabra*): a phytochemical and pharmacological review. *Phytotherapy Research*, v. 32, p. 2323-2339, 2018.

PRINSLOO, D. et al. Monoamine oxidase inhibition by kavalactones from kava (*Piper methysticum*). *Planta Medica*, v. 85, p. 1136-1142, 2019.

RABBANI, A.B.; PARIKH, R.V.; RAFIQUE, A.M. Colchicine for the treatment of myocardial injury in patients with coronavirus disease 2019 (Covid-19): an old drug with new life? *JAMA Netw Open*, v. 3, e2013556, 2020.

ROBERTSON, S.M.; DAVEY, R.T.; VOELL, J. Effect of *Ginkgo biloba* extract on lopinavir, midazolam and fexofenadine pharmacokinetics in healthy subjects. *Current Topics in Medicinal Chemistry*, v. 19, n. 29, p. 2718-2738, 2019.

SNOW, A.D. et al. The Amazon rain forest plant *Uncaria tomentosa* (cat's claw) and its specific proanthocyanidin constituents are potent inhibitors and reducers of both brain plaques and tangles. *Scientific Reports*, v. 9, p. 561-589, 2019.

STICKEL, F. et al. Hepatitis induced by Kava (*Piper methysticum* rhizoma). *Journal of Hepatology*, v. 39, p. 62-67, 2003.

SUBRAMANIAN, K.; SANKARAMOURTHY, D.; GUNASEKARAN, M. Toxicity studies related to medicinal plants. *In*: *Natural Products and Drug Discovery*. Elsevier, 2018. cap. 18, p. 491-505.

TABACH, R.; DUARTE-ALMEIDA, J.M.; CARLINI, E.A. Pharmacological and toxicological study of *Maytenus ilicifolia* leaf extract. Part II-Clinical Study (Phase I). *Phytotherapy Research*, v. 31, p. 921-926, 2017.

TABACH, R. et al. *Planfavi* (Sistema de farmacovigilância de plantas medicinais), n. 52, p. 1-4, 2019.

TAO, H. et al. *Rhodiola* species: a comprehensive review of traditional use, phytochemistry, pharmacology, toxicity, and clinical study. *Medicinal Research Reviews*, v. 39, n. 5, p. 1779-1850, 2019.

VALERIO JR, L.G.; GONZALES, G.F. Toxicological aspects of the South American herbs cat's claw (*Uncaria tomentosa*) and Maca (*Lepidium meyenii*): a critical synopsis. *Toxicological Reviews*, v. 24, p. 11-35, 2005.

41

Toxicologia Ocular

José Antonio de Oliveira Batistuzzo
João Brasil Vita Sobrinho
Francisco Irochima Pinheiro
Acácio Alves de Souza Lima Filho

CONTEÚDO DESTE CAPÍTULO

INTRODUÇÃO

Durante as últimas décadas, os efeitos da medicação sistêmica nas funções oculares têm recebido atenção considerável, no sentido de explicar as conexões entre o uso desses medicamentos e os efeitos oculares observados.

O olho, por sua intensa vascularização e pequeno tamanho, apresenta alta suscetibilidade a substâncias tóxicas. Fármacos presentes na circulação sistêmica podem alcançar as estruturas oculares por meio do trato uveal ou da irrigação retiniana. Uma vez dentro do olho, podem atuar em várias áreas, agindo como droga de depósito, por exemplo, na córnea, no cristalino e na retina.

FATORES DETERMINANTES PARA OS EFEITOS TÓXICOS OCULARES

Quanto mais facilmente um fármaco passar para a circulação sistêmica, maior será sua habilidade em transpor as barreiras hematoaquosa e hematorretiniana e afetar as funções e os tecidos oculares.

A ligação de fármacos à melanina pode produzir efeitos oculares tóxicos. A melanina presente no trato uveal e no epitélio pigmentado da retina pode facilitar a ligação e a permanência de certos agentes, como os fenotiazínicos e a cloroquina nesses tecidos.

Outros fármacos podem produzir reações oculares por seus efeitos na circulação sistêmica, como as hemorragias retinianas e subconjuntivais causadas pelo uso de anticoagulantes, tipo heparina ou aspirina.

Quantidade de fármaco administrado

Os efeitos da administração excessiva já foram observados com vários fármacos e bem documentados com a cloroquina. Quando utilizado como antimalárico, os efeitos colaterais oculares são raros; entretanto, no controle da artrite reumatoide e do lúpus eritematoso sistêmico, quando os tratamentos são prolongados e as doses altas, podem ser observadas alterações na retina. A diminuição da acuidade visual que ocorre com a cloroquina é reversível, e são necessários exames oftalmológicos periódicos nesses pacientes.

Vias de administração

Todas as vias de administração podem afetar as funções oculares, mas os efeitos mais severos estão associados à administração oral ou parenteral. A aplicação tópica de medicamentos na pele e nas mucosas, principalmente se estiverem lesadas ou queimadas, pode ocasionar absorção sistêmica, em quantidade suficiente para produzir efeitos oculares. O uso tópico de antibióticos em Dermatologia pode provocar reações de hipersensibilidade ocular.

Variáveis patofisiológicas

Doenças renais e hepáticas podem alterar a excreção de determinadas drogas e influir na resposta pelo seu acúmulo excessivo, acarretando níveis tóxicos. A taxa de excreção da digoxina, por exemplo, é acentuadamente reduzida em pacientes com disfunção renal. Esses pacientes estão mais propensos aos seus efeitos oculares, como alteração na visão de cores, frequentemente observada.

Em certos casos, pode ocorrer dificuldade em estabelecer se a alteração ocular decorre da própria doença ou de efeitos tóxicos da terapia utilizada. Efeitos oculares que ocorrem em pacientes com hipertensão arterial podem estar associados à própria doença ou decorrer do uso de fármacos como a clonidina, que pode causar despigmentação macular e redução da visão.

Idade e sexo

Os efeitos tóxicos de drogas ocorrem mais frequentemente em jovens e idosos, e mais em mulheres do que em homens.

Alergia a fármacos

Para causar reação alérgica, a substância deve se combinar com uma proteína endógena e formar um complexo antigênico. Exposições subsequentes a essa substância ou a outra similar podem resultar em uma interação entre o antígeno e o anticorpo formado previamente, provocando a resposta alérgica. Essas reações não são relacionadas à dose; assim, quantidades relativamente pequenas podem agir como alérgeno e provocar a reação.

As reações alérgicas são frequentes, algumas vezes imprevisíveis e de difícil controle. A pele é o tecido mais atingido, e as estruturas oculares mais comumente afetadas são as pálpebras e a conjuntiva. As reações são passíveis de variação de uma discreta erupção até uma dermatite esfoliativa e eritema multiforme.

Fármacos como as penicilinas e as sulfonamidas podem causar edema de pálpebras e conjuntiva, como parte de uma urticária generalizada ou um edema angioneurótico localizado. Outros fármacos que também podem causar reações alérgicas oculares são os antidepressivos, anti-hipertensivos, antirreumáticos, sedativos e hipnóticos.

▶ MANIFESTAÇÕES OCULARES DA TERAPIA SISTÊMICA

Quando utilizadas nas concentrações normais, a maioria dos fármacos apresenta baixa incidência de efeitos tóxicos oculares. Muitas podem, entretanto, afetar os tecidos oculares e a função visual, quando administradas em quantidades excessivas.

Fármacos que afetam a córnea e o cristalino

Talvez pela ausência de vasos, a córnea é menos afetada pelo fármaco de ação sistêmica do que outras estruturas do segmento anterior, como a íris e o corpo ciliar. Clorpromazina, sais de ouro e corticosteroides podem produzir catarata ou depósitos no cristalino. O Quadro 41.1 mostra os efeitos de alguns fármacos na córnea e no cristalino

Quadro 41.1 Efeitos de alguns fármacos na córnea e no cristalino.

Fármaco	Uso/ação	Efeito na córnea	Efeito no cristalino
Alopurinol	Antigotoso	–	Catarata
Amiodarona	Antiarrítmico	Opacidades epiteliais do tipo *verticillata*	Opacidade subcapsular anterior
Atovaquona	Antiparasitário	Opacidades epiteliais do tipo *verticillata*	–
Bussulfano	Antineoplásico, alquilante	Afinamento corneano	Catarata subcapsular
Cloroquina e hidroxicloroquina	Antimaláricos, antirreumáticos	Opacidades corneanas tipo *verticillata*	–
Clorpromazina	Neuroléptico	Pigmentação do endotélio e da membrana de descemet	Catarata subcapsular anterior
Corticoides	Anti-inflamatórios esteroides	–	Catarata subcapsular posterior
Desferroxamina	Quelante de íons ferro	–	Catarata
Fludrocortisona	Mineralocorticoide	–	Catarata
Indometacina	Anti-inflamatório não esteroide	Opacidades estromais ou epiteliais do tipo *verticillata*	–
Isotretinoína	Antiacneico	Opacidades corneanas	Catarata
8-metoxipsoraleno	Fotossensibilizante	–	Catarata
Sais de ouro	Antirreumáticos	Depósitos estromais (crisíase)	Depósitos subcapsular ou capsular anterior

Fonte: Desenvolvido pela autoria.

Amiodarona A amiodarona tem sido usada por muitos anos para o tratamento de arritmias cardíacas. Desde o início de sua utilização clínica, observou-se ser causadora de ceratopatia. A ceratopatia pode ocorrer já no sexto dia após o início do tratamento, mas é mais frequente após 1 a 3 meses, quando todos os pacientes apresentam alterações corneanas. Os depósitos geralmente se apresentam de modo bilateral e assimétrico, obedecendo a um padrão dividido em 4 estágios conhecido como córnea *verticillata*: grau I – linha horizontal de microdepósitos epiteliais dourados ou amarronzados situados na junção do terço inferior com os dois terços superiores da córnea; grau II – depósitos em um padrão mais linear, estendendo-se para o limbo; grau III – os depósitos aumentam em número e densidade e as linhas se prolongam superiormente para produzir um padrão "em redemoinho", atingindo o eixo visual (Figura 41.1); e grau IV – padrão de acúmulo de depósitos irregulares superposto ao grau III. Esses achados corneanos gradualmente regridem dentro de 6 a 18 meses após a suspensão da droga. A severidade da ceratopatia parece estar fortemente associada com a dose diária utilizada e com a duração do tratamento.

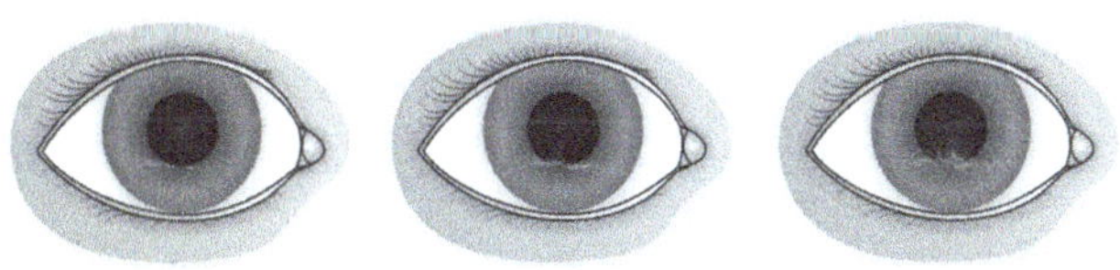

Figura 41.1 Estágios evolutivos da córnea *verticillata* (grau I, grau II e grau III).
Fonte: Desenvolvida pela autoria.

Ao interromper o tratamento com amiodarona, a ceratopatia diminui gradativamente e desaparece entre 6 e 18 meses. Sua intensidade parece estar relacionada com a dose total administrada e com a duração do tratamento. Entretanto, é possível que pacientes com pequenas doses de amiodarona apresentem ceratopatia intensa, ao passo que outros, com altas doses, desenvolvam apenas alteração moderada da córnea.

Opacidades cristalinianas induzidas por amiodarona também podem ocorrer. Depósitos finos na região subcapsular anterior do cristalino ocorrem em aproximadamente 50% dos pacientes com doses moderadas ou altas (600 mg a 800 mg por dia), do 6º ao 18º mês. Os depósitos são pequenos, de coloração marrom-dourada ou branco-amarelada.

Os sintomas associados com as alterações corneanas e cristalinianas induzidas pela amiodarona são mínimos ou ausentes. As opacidades no cristalino geralmente não produzem sintomas visuais, mas a ceratopatia moderada ou severa pode ocasionar queixas de visão turva, embaçamento, halos em torno das luzes ou fotofobia. A acuidade visual geralmente é normal, mas poderá estar discretamente diminuída se a ceratopatia for severa.

Cloroquina e hidroxicloroquina A ceratopatia por cloroquina pode ser dividida em 3 estágios. No início, depósitos ponteados difusos aparecem no epitélio corneano, depois se agregam em linhas curvadas que convergem para o centro da córnea e, finalmente, aparecem linhas com pigmentação verde-amarelada no centro da córnea, formando uma opacidade também do tipo *verticillata*.

Menos da metade dos pacientes com depósitos corneanos apresenta sintomas visuais que consistem em halos em torno de pontos luminosos, ofuscamento e fotofobia. A acuidade visual geralmente se mantém inalterada. Com a suspensão do medicamento, desaparecem os sintomas e os sinais.

A ceratopatia ocorre em 30% a 75% dos pacientes tratados com cloroquina, mas é muito menos frequente naqueles tratados com hidroxicloroquina, que se tornou, por esse motivo, a quinolona de escolha para o tratamento das colagenoses.

Clorpromazina A clorpromazina é um derivado fenotiazínico usado no tratamento de doenças psiquiátricas. Geralmente são necessárias doses elevadas e prolongadas, o que provoca alterações na córnea e no cristalino. O sinal mais precoce de toxicidade no cristalino é opacidade fina e ponteada na sua superfície anterior. Nesse estágio, os depósitos pigmentados são pequenos e tendem a assumir uma distribuição na região pupilar. Em seguida, formam-se opacidades punteadas mais densas, com grânulos pigmentares maiores, esbranquiçados ou amarelados, que evoluem para uma densa pigmentação central em forma de pérola.

As alterações pigmentares corneanas ocorrem quase sempre em pacientes com pigmentação cristaliniana avançada. As alterações oculares associadas com a clorpromazina são relacionadas à dose, mas os depósitos pigmentados são irreversíveis e não desaparecem com a diminuição ou suspensão da terapia.

A etiopatogenia dos grânulos pigmentados ainda é desconhecida. Uma hipótese bem-aceita é de que as alterações são o resultado da interação entre o fármaco e a luz ultravioleta, que passa através da córnea e do cristalino, causando desnaturação e opacificação das proteínas expostas.

Anti-inflamatórios não esteroides Os anti-inflamatórios não esteroides raramente produzem efeitos tóxicos oculares. A incidência de toxicidade corneana associada com o uso de indometacina está em torno de 11% a 16%. As lesões corneanas aparecem como opacidades finas salpicadas no estroma ou apresentam uma distribuição do tipo *verticillata*, lembrando a ceratopatia por cloroquina. Essas alterações corneanas diminuem ou desaparecem após o sexto mês da suspensão do tratamento com indometacina.

Os sintomas, associados com as opacidades corneanas, podem variar de uma discreta sensibilidade à luz a uma intensa fotofobia. A sensibilidade corneana é normal. A natureza benigna das opacidades corneanas torna desnecessário diminuir ou suspender o tratamento, exceto nos casos em que ocorre severa toxicidade corneana, com diminuição da acuidade visual.

Fármacos fotossensibilizantes Fármacos fotossensibilizantes são compostos que absorvem a radiação visível e ultravioleta, e sofrem reações fotoquímicas, resultando em modificações de moléculas adjacentes aos tecidos. Fármacos sensibilizantes, como os psoralenos, são amplamente utilizados no tratamento da psoríase e do vitiligo, e, nesses pacientes, pode haver a formação de catarata.

Sais de ouro Medicamentos à base de sais de ouro, administrados por via oral ou parenteral, são utilizados para o tratamento da artrite reumatoide. Após uso prolongado, pode ocorrer a crisíase, que é a deposição de ouro em vários tecidos. A crisíase ocular pode envolver a conjuntiva, a córnea e o cristalino.

A crisíase corneana consiste em numerosas e diminutas partículas de coloração, variando de marrom-amarelada a violeta, distribuídas irregularmente no estroma. A crisíase cristaliniana aparece como um depósito fino, com aparência de pó amarelado reluzente. Esses depósitos não causam distúrbios visuais ou outros sintomas e desaparecem entre 3 e 6 meses após a suspensão do medicamento. Podem surgir também crisíase na conjuntiva, conjuntivite e dermatite esfoliativa das pálpebras.

Corticoides A relação entre o uso de corticoides e o desenvolvimento de catarata está bem estabelecida há muito tempo. Os esteroides sistêmicos podem produzir catarata subcapsular posterior, que permanece inalterada mesmo quando o corticoide é reduzido ou descontinuado (Figura 41.2).

Os primeiros trabalhos sobre administração sistêmica de corticoides e indução de catarata sugeriam que a dose e a duração do tratamento estavam correlacionadas. Atualmente, admite-se que a possibilidade de formação de catarata deve estar mais relacionada à suscetibilidade individual do que à dose e duração da terapia. Também existem diferentes suscetibilidades entre os grupos étnicos. Os hispânicos são aparentemente mais predispostos à catarata induzida por corticoides do que os anglo-saxões e os negros. Sugeriu-se, também, que crianças são mais suscetíveis que adultos para desenvolver catarata induzida por corticoides, mesmo com doses mais baixas e em menos tempo.

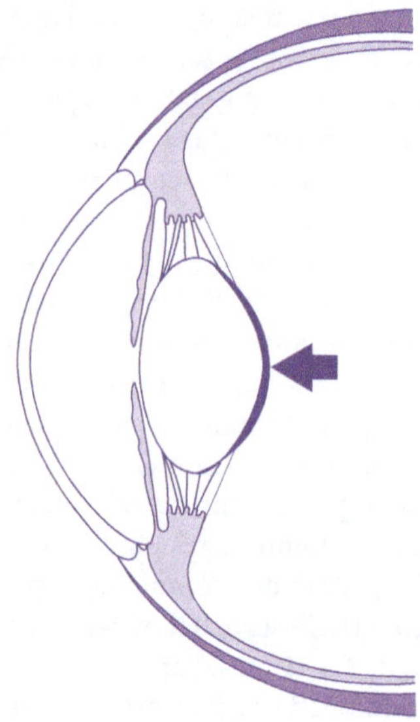

Figura 41.2 Catarata subcapsular posterior induzida por corticosteroides (seta).
Fonte: Desenvolvida pela autoria.

Fármacos que afetam a conjuntiva, as pálpebras e a esclera

Os efeitos dos fármacos na conjuntiva e nas pálpebras podem ser irritativos, alérgicos ou de inclusão de pigmentos.

A descoloração da conjuntiva, da esclera e da pele exposta tem sido observada com o uso dos derivados fenotiazínicos. Essa síndrome óculo-dérmica está geralmente associada a depósitos pigmentados na área interpalpebral da conjuntiva bulbar, principalmente perto do limbo. A conjuntiva palpebral não está envolvida. Os pacientes em uso de 500 mg a 3.000 mg ao dia, por mais de um ano, podem desenvolver descoloração da pele exposta, das pálpebras e da conjuntiva bulbar. Há relatos também de conjuntivite alérgica e edema de pálpebra associados com o uso de fenotiazínicos. Em usuários de *Cannabis*, ocorrem hiperemia conjuntival, sensação de olho seco e edema palpebral.

O Quadro 41.2 mostra os efeitos de alguns fármacos na conjuntiva, nas pálpebras e na esclera.

Quadro 41.2 Efeitos de alguns fármacos na conjuntiva, nas pálpebras e na esclera.

Fármaco	Uso/ação	Efeitos colaterais
Alfadornase	Mucolítico	Conjuntivite
Antineoplásicos (metotrexato, ciclofosfamida, 5-fluoruracila)	Antineoplásicos	Conjuntivite
Barbitúricos	Anticonvulsivantes	Hiperemia conjuntival, quemose, dermatite, edema de pálpebra e ptose
Cidofovir	Antiviral	Conjuntivite, ambliopia, irite, uveíte, diminuição da pio, hipotonia ocular, descolamento de retina
Citarabina	Antineoplásico	Conjuntivite, toxicidade corneana, fotofobia, visão borrada
Cloroquina	Antimalárico, antirreumático	Ptose palpebral
Clorpromazina	Neuroléptico	Descoloração da conjuntiva e pálpebras
Dimercaprol	Quelante (metais pesados)	Blefaroespasmo, conjuntivite, lacrimejamento, ardor ocular
Ferro (uso parenteral)	Antianêmico	Conjuntivite, visão borrada
Fluoruracila	Antineoplásico	Conjuntivite, distúrbios visuais, nistagmo
Glipizida	Antidiabético	Conjuntivite, visão borrada, dor ocular

(continua)

Quadro 41.2 Efeitos de alguns fármacos na conjuntiva, nas pálpebras e na esclera. (*Continuação*)

Fármaco	Uso/ação	Efeitos colaterais
Isotretinoína	Antiacneico	Blefaroconjuntivite, olho seco e intolerância à lente de contato, opacidades corneanas, catarata, visão borrada
Loratadina	Antialérgico	Conjuntivite, visão borrada, dor ocular
Minociclina	Antibacteriano	Descoloração azulada da esclera
Nedocromil	Profilaxia da asma	Conjuntivite, irritação, ardor, hiperemia, fotofobia
Niacina	Vitamina, hipolipemiante	Edema de pálpebra
Oseltamivir	Antiviral	Conjuntivite
Piridostigmina	Antídoto do bloqueio neuromuscular	Hiperemia conjuntival, miose, lacrimejamento, diplopia
Ribavirina	Antiviral	Conjuntivite
Sais de ouro	Antirreumáticos	Depósito de ouro na conjuntiva, conjuntivite, irite, úlcera de córnea
Salicilatos	Anti-inflamatórios não esteroides	Conjuntivite alérgica, associada à urticária das pálpebras e hemorragia subconjuntival
Sulfonamidas	Antibacterianos	Edema de pálpebra, conjuntivite e quemose
Tetraciclina	Antibacteriano	Cistos de inclusão pigmentados na conjuntiva
Toxina botulínica (tipo A)	Paralisante muscular	Blefaroespasmo, ptose, edema de pálpebras, olho seco, lagoftalmo, fotofobia, lacrimejamento, diplopia, desorientação espacial, ectrópio, entrópio, hemorragia retrobulbar
Varfarina	Anticoagulante	Hemorragia subconjuntival

Fonte: Desenvolvido pela autoria.

Fármacos que afetam o sistema lacrimal

O filme lacrimal humano consiste em uma combinação de secreções da glândula lacrimal, da glândula de Meibomius e das células caliciformes da conjuntiva. A secreção lacrimal aquosa, proveniente da glândula lacrimal, é controlada pelo sistema nervoso autônomo. A glândula lacrimal é inervada por fibras colinérgicas vindas do sétimo par craniano e por fibras adrenérgicas oriundas do plexo pericarotídio. A lágrima é formada por 98,2% de água e 1,8% de sólidos. Logo, fármacos que afetam direta ou indiretamente o sistema nervoso autônomo podem causar hipersecreção ou, mais frequentemente, olho seco.

Muitos fármacos podem afetar a secreção aquosa e alterar os constituintes da lágrima ou aparecer na lágrima após administração sistêmica. As queixas de lacrimejamento, sensação de olho seco, infecção ocular ou intolerância a lentes de contato podem estar relacionadas à ação na lágrima de uma grande variedade de drogas.

Fármacos que diminuem a secreção lacrimal Os agentes que mais reduzem a secreção lacrimal são os anticolinérgicos e os anti-histamínicos. Ambos estão presentes em muitos medicamentos de venda livre, como sedativos, antidiarreicos e descongestionantes nasais.

Há redução da produção lacrimal após o uso da *Cannabis*, sintoma que vem associado com a sensação de ressecamento das mucosas. O uso crônico, entretanto, pode aumentar a secreção lacrimal em algumas pessoas. O tetraidrocanabinol pode estar presente em pequenas quantidades na lágrima de usuários.

Outro fármaco que afeta o sistema lacrimal é a rifampicina, que provoca alteração na coloração da lágrima.

O Quadro 41.3 mostra os efeitos de alguns fármacos que diminuem a secreção lacrimal.

Quadro 41.3 Fármacos que diminuem a secreção lacrimal.

Fármaco	Efeitos colaterais
Análogos da vitamina A (isotretinoína)	Olho seco, intolerância ao uso de lentes de contato
Ansiolíticos (diazepam)	Olho seco
Anticolinérgicos (atropina, escopolamina, oxibutinina)	Ressecamento das membranas mucosas
Antidepressivos (amitriptilina, doxepina)	Olho seco
Anti-histamínicos (clorfeniramina, difenidramina, loratadina)	A alteração da integridade do filme lacrimal e a diminuição da produção de mucina agravam os sintomas da ceratoconjuntivite *sicca*
Bloqueadores β-adrenérgicos (atenolol, metoprolol, oxprenolol, pindolol, practolol, propranolol, timolol)	Olho seco, redução de lisozima na lágrima
Fenotiazínicos (clorpromazina, tioridazina)	Olho seco

Fonte: Desenvolvido pela autoria.

Fármacos que aumentam a secreção lacrimal Algumas classes de fármacos aumentam a secreção lacrimal, como os agonistas adrenérgicos (efedrina), os anti-hipertensivos (reserpina, hidralazina) e os agonistas colinérgicos (pilocarpina, neostigmina).

Fármacos que afetam a pupila

O tamanho e a função pupilar podem ser afetados por estímulo autônomo periférico ou por impulso de ação central. A íris é um excelente indicador da ação autônoma pelo delicado balanço entre a inervação adrenérgica e colinérgica do músculo dilatador e do esfíncter da íris, respectivamente. A ação direta nesses músculos de adrenérgicos ou colinérgicos pode alterar o tamanho e a função da íris (Figura 41.3).

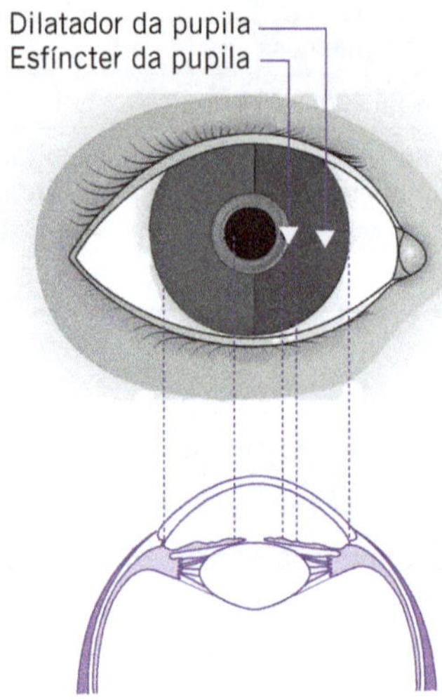

Figura 41.3 Anatomia do esfíncter (inervação colinérgica) e do músculo dilatador da pupila (inervação adrenérgica).
Fonte: Desenvolvida pela autoria.

Midríase Anticolinérgicos, como a atropina, podem causar midríase significativa. A administração sistêmica de 2 mg ou mais pode provocar dilatação da pupila e cicloplegia. A escopolamina, um derivado semissintético da atropina, é utilizada na forma de adesivo para liberação transdérmica do fármaco a fim de prevenir enjoos em automóveis, barcos e aviões. Podem ocorrer midríase e diminuição da resposta pupilar à luz, se o dispositivo for utilizado por mais de 3 dias. Pode acontecer também contaminação direta do olho pelos dedos, após a colocação do adesivo.

Outros anticolinérgicos que podem provocar midríase e visão borrada são a propantelina e a oxibutinina, que provocam também diminuição da produção de lágrima, ambliopia e cicloplegia. O triexifenidil, um anticolinérgico usado no tratamento da doença de Parkinson, pode produzir midríase, visão borrada e aumento da pressão intraocular (PIO).

Estimulantes do sistema nervoso central (SNC), como a anfetamina e a cocaína, podem provocar midríase e diminuição da resposta pupilar à luz. Em pacientes com seio camerular estreito, a midríase pode precipitar crise de glaucoma agudo. A dopamina também é capaz de provocar midríase.

Depressores do SNC como os barbitúricos têm pequeno efeito na pupila, porém, no envenenamento agudo ou crônico, a reação pupilar à luz apresenta-se bastante lenta. Os benzodiazepínicos podem, ocasionalmente, produzir midríase, possivelmente pelo seu efeito colateral anticolinérgico.

Os antialérgicos como a hidroxizina podem produzir midríase, visão borrada, fotofobia, anisocoria, cicloplegia e aumento da PIO.

Miose Podem causar miose os opiáceos como heroína, morfina, codeína, meperidina (petidina), metadona, nalbufina, oxicodona e tintura de ópio (elixir paregórico), e, ainda, anticolinesterásicos como fisostigmina e neostigmina, anestésicos gerais, como alfentanila, fentanila e sufentanila, e agonistas colinérgicos como o betanecol.

Como a absorção sistêmica de drogas que inibem a colinesterase pode resultar em miose e essas substâncias podem estar presentes em inseticidas, é importante pesquisar a possibilidade de exposição a esses produtos.

Fármacos que afetam a musculatura extraocular

Os fármacos que afetam o sistema nervoso autônomo, o sistema vestibular ou que causam efeitos extrapiramidais estão associados com manifestações oculares como nistagmo, diplopia e paralisia da musculatura extraocular.

Vários fármacos podem estar associados ao aparecimento de nistagmo, incluindo os salicilatos, anti-histamínicos, sais de ouro e barbitúricos. A diplopia induzida por medicamentos pode estar relacionada a substâncias de ação no SNC, como os fenotiazínicos, ansiolíticos e antidepressivos.

O álcool afeta os movimentos oculares, quando as concentrações sanguíneas atingem 60 a 100 mg/dL.

O Quadro 41.4 mostra os efeitos de alguns fármacos que afetam a musculatura extraocular.

Quadro 41.4 Fármacos que afetam a musculatura extraocular.

Fármacos	Uso/ação	Efeitos colaterais
Ácido nalidíxico	Anti-infeccioso	Nistagmo, distúrbios visuais
Ácido valproico	Anticonvulsivante	Diplopia, visão borrada
Anti-histamínicos	Antipruriginosos	Nistagmo
Barbitúricos	Anticonvulsivantes	Nistagmo

(*continua*)

Quadro 41.4 Fármacos que afetam a musculatura extraocular. (*Continuação*)

Fármacos	Uso/ação	Efeitos colaterais
Carbamazepina	Anticonvulsivante	Nistagmo, diplopia, visão borrada
Carbinoxamina + pseudoefedrina	Descongestionante nasal de uso sistêmico	Diplopia
Cetamina	Anestésico geral	Nistagmo, diplopia, aumento da PIO
Clonazepam	Anticonvulsivante	Nistagmo, visão borrada
Clorfeniramina	Antialérgico	Diplopia, visão borrada
Diazepam	Ansiolítico	Diplopia, visão borrada
Digoxina	Cardiotônico	Diplopia, visão borrada, halos, visão verde ou amarela, fotofobia, luzes piscantes
Dimenidrinato	Antiemético	Diplopia, visão borrada
Fonitoína	Anticonvulsivante	Nistagmo
Fenotiazina	Antipsicótico	Diplopia
Fluoruracila	Antineoplásico	Nistagmo, distúrbios visuais, conjuntivite
Gabapentina	Anticonvulsivante	Nistagmo, diplopia
Lamotrigina	Anticonvulsivante	Nistagmo, diplopia, ambliopia
Lidocaína	Anestésico local injetável	Diplopia, visão borrada
Lítio	Antidepressivo	Nistagmo, diplopia
Lorazepam	Ansiolítico	Nistagmo, diplopia
Mexiletina	Antiarrítmico	Diplopia
Midazolam	Hipnótico	Diplopia, visão borrada, lacrimejamento
Neostigmina	Agente colinérgico	Diplopia, miose, lacrimejamento, eritema conjuntival
Oxcarbazepina	Anticonvulsivante	Nistagmo, diplopia, visão anormal
Piperazina	Anti-helmíntico	Nistagmo, visão anormal
Pralidoxima	Antídoto (organofosforados)	Diplopia, visão borrada
Primidona	Anticonvulsivante	Nistagmo, diplopia
Procarbazina	Antineoplásico	Nistagmo, diplopia, fotofobia
Topiramato	Anticonvulsivante	Nistagmo, diplopia, visão anormal
Toxina botulínica (tipo A)	Paralisante muscular	Diplopia, blefaroespasmo, ptose, edema de pálpebras, olho seco, lagoftalmo, fotofobia, lacrimejamento, desorientação espacial, ectrópio, entrópio, hemorragia retrobulbar
Sais de ouro	Antirreumáticos	Nistagmo
Salicilatos	Anti-inflamatórios não esteroides	Nistagmo

PIO: pressão intraocular.
Fonte: Desenvolvido pela autoria.

Fármacos que causam miopia

Alguns fármacos podem causar miopia quando usados por via oral. Geralmente a miopia é de aparecimento agudo, após a administração do agente, e permanece por dias ou semanas após a suspensão do medicamento.

Os fármacos que mais frequentemente produzem miopia são as sulfonamidas, mas diuréticos como a hidroclorotiazida, os inibidores da anidrase carbônica e a isotretinoína também já foram descritos como causas de miopia transitória. Em geral, a miopia transitória resulta de edema do corpo ciliar, edema cristaliniano ou espasmo de acomodação.

Fármacos que causam cicloplegia

Alguns fármacos administrados sistemicamente são bem conhecidos por sua propriedade anticolinérgica moderada. Nesse grupo estão incluídos os ansiolíticos, os anti-histamínicos e os antidepressivos. Os sulfatiazínicos podem causar paralisia da acomodação, mas os fármacos mais frequentemente associados com cicloplegia são os fenotiazínicos e a cloroquina.

Insuficiência acomodativa acompanhada de dificuldade para leitura é um efeito frequente em pacientes tratados com cloroquina em longo prazo. A insuficiência acomodativa é de

Quadro 41.5 Fármacos que causam cicloplegia.

Fármaco	Uso/ação	Efeitos colaterais
Atropina	Anticolinérgico	Cicloplegia, midríase, fotofobia, aumento pio
Escopolamina	Anticolinérgico	Cicloplegia, midríase, fotofobia, visão borrada, aumento da pio
Hidroxizina	Antialérgico	Cicloplegia, midríase, fotofobia, visão borrada, anisocoria, aumento da pio
Hiosciamina (isômero levógiro da atropina)	Anticolinérgico	Cicloplegia, midríase, fotofobia, visão borrada, aumento da pio
Oxibutinina	Anticolinérgico	Cicloplegia, midríase, ambliopia, fotofobia, visão borrada, aumento da pio, diminuição da produção de lágrima

PIO: pressão intraocular.
Fonte: Desenvolvido pela autoria.

inicio rápido, parece estar relacionada com a dose, porém é reversível com a diminuição ou suspensão da medicação.

O Quadro 41.5 mostra os efeitos de alguns fármacos que causam cicloplegia.

Fármacos com ação na pressão intraocular

Vários fármacos produzem alterações na PIO. Aqueles que dilatam a pupila podem causar crise aguda ou subaguda de glaucoma por fechamento do ângulo.

Os corticoides aumentam a PIO, mesmo em olhos com seio camerular aberto, e os pacientes glaucomatosos são mais sensíveis à ação hipertensora ocular dos corticoides sistêmicos. Os corticoides podem dificultar a saída do humor aquoso em pacientes suscetíveis, e existem evidências de que possam aumentar a formação de humor aquoso, ocasionando aumento da PIO. Acredita-se que pacientes em tratamento em longo prazo com esteroides sistêmicos podem acumular grandes quantidades de mucopolissacarídeos no trabeculado, obstruindo a saída de humor aquoso.

Pacientes com câmara anterior muito rasa podem desenvolver glaucoma por fechamento do ângulo, efeito que pode ser desencadeado por drogas que dilatam a pupila, como os anticolinérgicos e os adrenérgicos potentes. Alguns autores, entretanto, mostraram que o risco de elevação da PIO com medicação anticolinérgica sistêmica é muito pequeno, mesmo em pacientes com seio camerular estreito.

Outros fármacos, como os bloqueadores β-adrenérgicos e os glicosídeos cardíacos, podem reduzir a PIO. O álcool etílico pode abaixar a PIO em olhos normais e, mais acentuadamente, em pacientes com glaucoma de ângulo aberto.

O Quadro 41.6 mostra os efeitos de alguns fármacos que afetam a PIO.

Quadro 41.6 Fármacos que afetam a PIO.

Fármaco	Uso/ação	Efeitos colaterais
Ácido aminocaproico	Antifibrinolítico	Glaucoma, lacrimejamento
Amilorida	Diurético	Aumento da pio, distúrbios visuais
Amitriptilina	Antidepressivo	Aumento da pio, visão borrada
Atropina	Anticolinérgico	Aumento da pio, visão borrada, fotofobia, midríase, cicloplegia
Cetamina	Anestésico geral	Diplopia, nistagmo, aumento da pio
Cidofovir	Antiviral	Diminuição da pio, hipotonia ocular, ambliopia, irite, conjuntivite, uveíte, descolamento de retina
Corticoides	Anti-inflamatórios esteroides	Glaucoma, catarata
Desipramina	Antidepressivo	Aumento da pio, visão borrada
Epinefrina	Agonista adrenérgico	Precipitação ou exacerbação do glaucoma de ângulo fechado
Escopolamina	Anticolinérgico	Visão borrada, fotofobia, midríase, cicloplegia, aumento da pio
Hidroxizina	Antialérgico	Visão borrada, fotofobia, midríase, anisocoria, cicloplegia, aumento da pio
Hiosciamina (isômero levógiro da atropina)	Anticolinérgico	Visão borrada, fotofobia, midríase, cicloplegia, aumento da pio
Homatropina	Anticolinérgico	Conjuntivite folicular, visão borrada, aumento da pio.
Imipramina	Antidepressivo	Visão borrada, aumento da pio
Nortriptilina	Antidepressivo	Visão borrada, aumento da pio
Succinilcolina	Bloqueador neuromuscular	Aumento da pio
Triexifenidil	Anticolinérgico	Visão borrada, midríase, aumento da pio

PIO: pressão intraocular.
Fonte: Desenvolvido pela autoria.

Quadro 41.7 Fármacos que afetam a função retiniana.

Fármacos	Uso/ação	Efeitos colaterais
Ácido tranexâmico	Antifibrinolítico	Obstrução venosa central da retina, anormalidades visuais
Tamoxifeno e carmustina	Antineoplásicos	Opacidades refrácteis em polo posterior e doença vascular retiniana
Cidofovir	Antiviral	Descolamento de retina, diminuição da pio, hipotonia ocular, ambliopia, irite, conjuntivite, uveíte
Clomifeno	Antiestrogênico	Distúrbios visuais
Cloroquina e hidroxicloroquina	Antimaláricos, antirreumáticos	Alterações na pigmentação da retina, defeitos no campo visual, perda da visão de cores
Clorpromazina	Neuroléptico	Pigmentação na retina, visão borrada
Desferroxamina	Quelante de ferro	Alterações do epitélio pigmentar da retina, visão borrada, catarata, diminuição da visão noturna
Didanosina	Antiviral	Despigmentação da retina, neurite óptica
Ganciclovir	Antiviral	Descolamento de retina, fotofobia, visão anormal, perda da visão
Glicosídeos cardíacos	Cardiotônicos	Distúrbios da visão de cores
Indometacina	Anti-inflamatório não esteroide	Alterações na pigmentação da retina, defeitos no campo visual, perda da visão de cores
Isotretinoína	Antiacneico	Dificuldade para adaptação à visão noturna
Niacina	Antilipemiante/vitamina	Edema macular cistoide
Quinina	Antimalárico, antirreumático	Dificuldade para adaptação à visão noturna, defeito no campo visual e atenuação vascular
Salicilatos	Anti-inflamatórios não esteroides	Hemorragias retinianas
Sildenafila	Disfunção erétil	Distúrbio da visão de cores
Talco	Adsorvente	Alterações vasculares retinianas
Tioridazina	Antipsicótico	Alterações pigmentares da retina, distúrbio na adaptação ao escuro, alteração na visão de cores e defeitos no campo visual
Vigabatrina	Anticonvulsivante	Perda concêntrica do campo visual

PIO: pressão intraocular.
Fonte: Desenvolvido pela autoria.

Fármacos que afetam a retina

Inúmeros fármacos podem estar associados com toxicidade retiniana, que pode se dar por vários mecanismos, como dose excessiva, efeito colateral, efeito secundário, hipersensibilidade ou fotossensibilização. Dependendo do fármaco, da dose e da duração do tratamento, assim como quando é diagnosticada precocemente, os efeitos de toxicidade retiniana são geralmente reversíveis.

O Quadro 41.7 mostra os efeitos de alguns fármacos que afetam a função retiniana.

Cloroquina e hidroxicloroquina A primeira evidência da retinopatia por cloroquina é uma alteração fina na pigmentação da região macular. Com a progressão das alterações pigmentares na mácula, desenvolve-se a configuração que consiste em uma hiperpigmentação granular envolta por uma zona de despigmentação, que, por sua vez, é rodeada por outro anel pigmentado, formando o clássico aspecto em *bull's eye* (Figura 41.4). Esse quadro clínico pode variar em intensidade e é característico da retinopatia por cloroquina.

Nos casos avançados de toxicidade retiniana, as arteríolas podem tornar-se atenuadas e ocorrer palidez de papila. Pode haver edema de mácula em alguns casos. Geralmente o

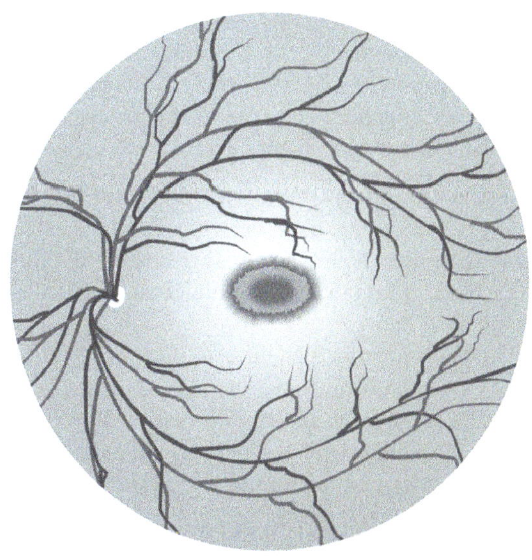

Figura 41.4 Retinopatia por cloroquina (*bull's eye*).
Fonte: Desenvolvida pela autoria.

envolvimento é simétrico e bilateral, mas, ocasionalmente, a toxicidade pode afetar mais um olho do que o outro.

Apesar de o campo visual ser normal em alguns casos de alterações pigmentares maculares, em geral a perda do campo visual se relaciona com o grau de lesão retiniana. O defeito de campo visual, típico da retinopatia por cloroquina, consiste em escotomas centrais ou paracentrais, podendo estes últimos se tornar confluentes e formar um escotoma em anel.

Os fatores de risco para o desenvolvimento da retinopatia por cloroquina são: dose diária; duração do tratamento; níveis plasmáticos; e idade do paciente. A maioria dos casos ocorre em pacientes com doses altas, acima de 500 mg por dia, e em tratamentos prolongados. A incidência de retinopatia aumenta com a idade.

A retinopatia por cloroquina tende a permanecer estável após a suspensão da terapia. Em alguns pacientes, a maculopatia pode ser reversível; em outros, é possível a progressão das alterações, mesmo após a suspensão do tratamento. A diminuição progressiva da acuidade visual pode ocorrer até 5 anos após a suspensão da cloroquina.

O risco de desenvolvimento de retinopatia associada à hidroxicloroquina é bem menor do que com cloroquina.

Quinina Há muitos anos a quinina vem sendo utilizada para o tratamento da malária. Atualmente, também é utilizada para tratar a miotonia congênita e câimbras. A toxicidade da quinina é conhecida há muitos anos e ainda é utilizada em doses excessivas em tentativas de aborto e suicídio. A ingestão acidental de quinina pode causar sérios efeitos colaterais, entre os quais a perda abrupta da visão.

Reações tóxicas moderadas caracterizam-se por uma discreta diminuição da acuidade visual, fraqueza e confusão mental. Nos casos mais severos, os sintomas podem consistir em súbita e completa perda da visão, tontura e surdez. As formas mais graves de toxicidade à quinina são capazes de apresentar colapso circulatório. Pacientes com ingestão aguda de altas doses de quinina podem apresentar perda da percepção luminosa em ambos os olhos com pupilas dilatadas e não reativas à luz. Os pacientes podem queixar-se de diminuição da visão noturna. A visão de cores é sempre normal. O exame de fundo de olho pode revelar palidez do nervo óptico, constrição das arteríolas, dilatação venosa e edema de retina.

Glicosídeos cardíacos Os digitálicos têm sido amplamente utilizados no tratamento da insuficiência cardíaca congestiva e algumas arritmias. Os sintomas mais frequentes são alterações na visão de cores, escotomas e diminuição da acuidade visual. Em geral, os sintomas oculares ocorrem antes das alterações cardíacas da intoxicação digitálica.

A digoxina pode diminuir a aderência da retina ao epitélio pigmentado, facilitando, assim, o descolamento de retina. Os distúrbios da visão de cores podem ocorrer tanto com a digoxina como com a digitoxina, e a sua severidade está relacionada com os níveis séricos do glicosídeo.

Sildenafila A sildenafila representou o primeiro fármaco utilizado no tratamento da disfunção erétil. Esse potente medicamento, utilizado por via oral, é, geralmente, bem tolerado. Seu mecanismo de ação consiste na inibição da 5-fosfodiesterase (5PDE), responsável pela degradação do GMPc no corpo cavernoso. O GMPc apresenta propriedades similares às do óxido nítrico, o qual é liberado localmente durante o estímulo sexual, promovendo a ereção. Logo, com a inibição da 5PDE, ocorre um aumento na disponibilidade do GMPc, o qual, com o óxido nítrico, promoverá o relaxamento do músculo liso e o aumento do fluxo sanguíneo para o corpo cavernoso. Mesmo sendo seletivo para 5PDE, a sildenafila também possui alguma afinidade pela 6-fosfodiesterase (6PDE), uma enzima encontrada na retina. A inibição da 6PDE envolvida na fototransdução retiniana explica as bases para os efeitos colaterais oculares que ocorrem em homens que usam a droga.

Apesar de bem tolerado, o uso do sildenafila pode determinar o surgimento de sintomas oculares que ocorrem em 30 minutos a 2 horas após sua administração, coincidindo com seu pico plasmático. Esses, além de transitórios, são de moderada intensidade e dose-dependentes. Podem ocorrer alterações na visão de cores, aumento da sensibilidade à luz e borramento da visão, ao passo que a PIO e a pupila se mantêm inalteradas.

Talco As partículas de talco (silicato de magnésio), amido de milho ou fibras de algodão, presentes na composição dos comprimidos e em compostos misturados à cocaína, heroína e diversos narcóticos de uso intravenoso, podem, eventualmente, embolizar a circulação retiniana e produzir uma forma característica de retinopatia. A presença dessas partículas na região ocular indica sua presença prévia e considerável nos pulmões. A extensão da retinopatia provocada por essas partículas parece se relacionar com a duração e com o efeito cumulativo resultante do abuso de drogas, o qual pode se dar pela ingestão de grandes quantidades de comprimidos ou de injeções de drogas por via intravenosa.

O exame do fundo de olho revela múltiplas e finas partículas, branco-amareladas, espalhadas no polo posterior e mais concentradas em regiões perivasculares da mácula. Neovascularização retiniana, consequente à injeção por talco, pode ainda ocorrer na periferia da retina, apresentando-se como tufos de vasos na junção de áreas perfundidas e isquêmicas.

Anti-inflamatórios não esteroides Os anti-inflamatórios não esteroides são utilizados no tratamento de alterações musculoesqueléticas, artrite e gota por sua ação analgésica, anti-inflamatória e antipirética. São amplamente utilizados e raramente apresentam toxicidade retiniana.

O uso prolongado e em altas doses de salicilatos pode acarretar o aparecimento de hemorragias retinianas pelo seu efeito anticoagulante.

A terapia com indometacina pode causar alterações pigmentares na mácula e em outras áreas da retina. As lesões geralmente consistem em uma pigmentação dispersa no epitélio pigmentado da retina na região perifoveal e áreas de despigmentação em volta da mácula. As alterações na acuidade visual, no campo visual e na adaptação no escuro dependerão da severidade da retinopatia.

Após a suspensão do tratamento, os distúrbios funcionais associados com a retinopatia geralmente melhoram, porém as alterações pigmentares da retina são quase sempre irreversíveis.

Fármacos que afetam o nervo óptico

No diagnóstico diferencial das neuropatias ópticas, a toxicidade a drogas deve sempre estar incluída. O uso de substâncias como quinina e álcool durante a gravidez pode resultar em hipoplasia do nervo óptico.

O Quadro 41.8 mostra os efeitos de alguns fármacos que afetam o nervo óptico.

Quadro 41.8 Fármacos que afetam o nervo óptico.

Fármacos	Uso/ação	Efeitos colaterais
Alopurinol	Antigotoso	Neurite óptica, catarata
Amiodarona	Antiarrítmico	Neurite óptica, papilite, microdepósitos córneos, fotofobia, diminuição da visual, amaurose
Carmustina	Antineoplásico	Neurite óptica, retinite
Cisplatina	Antineoplásico	Neurite óptica, papiledema
Cloranfenicol	Antibacteriano	Neurite óptica e retrobulbar
Corticoides	Anti-inflamatórios esteroides	Pseudotumor cerebral
Didanosina	Antiviral	Neurite óptica, despigmentação da retina
Etambutol	Antituberculoso	Neurite retrobulbar, diminuição da acuidade visual, diminuição da percepção do verde e do vermelho
Etionamida	Antituberculoso	Neurite óptica
Hormônios femininos	Anticoncepcionais	Pseudotumor cerebral, neurite óptica
Isoniazida	Antituberculoso	Neurite óptica
Penicilamina	Quelante	Neurite óptica
Tamoxifeno	Antineoplásico	Neurite óptica

Fonte: Desenvolvido pela autoria.

Etambutol Usado para o tratamento da tuberculose, o etambutol pode causar diminuição da acuidade visual, perda de campo visual e alteração da visão de cores. Os sinais de toxicidade ocular ocorrem na forma de neurite retrobulbar e podem aparecer após as primeiras semanas de tratamento, embora sejam mais frequentes após vários meses de tratamento.

A forma mais comum de neurite retrobulbar está associada à perda da acuidade visual por escotomas centrais e paracentrais e distúrbios da visão de cores. Essa forma é causada por alterações das fibras centrais do nervo óptico.

A forma menos frequente atinge as fibras periféricas, causando defeitos no campo visual periférico. Raramente, o etambutol produz manifestações retinianas visíveis à oftalmoscopia, como hiperemia e edema da papila, hemorragias em chama de vela na papila e na retina e edema macular. Essas alterações podem progredir para atrofia do nervo óptico.

As primeiras alterações, na visão de cores, podem ocorrer antes das alterações da acuidade visual e do campo visual. Uma vez instaladas, essas alterações podem progredir, mesmo após a suspensão da medicação; entretanto, o mais comum é que a acuidade e o campo visual melhorem após descontinuar o etambutol.

A melhora dos sintomas depende da extensão da lesão do nervo óptico pelo etambutol. Se a toxicidade ocular não for diagnosticada precocemente, pode ocorrer perda permanente da visão. A toxicidade ocular associada à terapia com etambutol é relacionada a doses superiores a 15 mg/kg ao dia.

Cloranfenicol É usado no tratamento da febre tifoide, da meningite bacteriana e de algumas infecções anaeróbicas. Pelo grande risco de toxicidade sistêmica, incluindo discrasias sanguíneas e óbito, reserva-se esse antibiótico para situações em que outros antibióticos menos tóxicos não são eficazes.

O cloranfenicol pode causar neurite óptica e retrobulbar, com diminuição bilateral da acuidade visual. A papila óptica geralmente apresenta-se edemaciada e hiperêmica e há aumento do calibre e da tortuosidade das veias retinianas com hemorragias na região peripapilar. Pode evoluir para atrofia da papila.

A maior parte dos casos de neurite óptica, associados com a terapia com cloranfenicol, ocorre em crianças com fibrose cística tratadas com doses diárias de 1 g a 6 g. Os sintomas visuais podem ocorrer precocemente, após 10 dias de tratamento; entretanto, a toxicidade ocular é mais frequente após vários meses de tratamento.

▶ BIBLIOGRAFIA

ABIB, F.C. *Terapêutica farmacológica em oftalmologia.* 3.ed. Rio de Janeiro: Cultura Médica, 2003.

BARTLETT, J.D.; JAANUS, S.D. *Clinical ocular pharmacology.* 3.ed. Newton, MA: Butterworth-Heinemann, 1995.

BITTENCOURT, P.; WADE, P.; RICHENS, A. Blood alcohol and eye movements. *Lancet*, v. 16, p. 981, 1980.

BLACKMAN, M.J.; PECK, G.L.; OLSEN, T.G. Blepharocojunctivitis: a side effect of 13-cis-retinoic acid therapy for dermatologic disease. *Ophthalmology*, v. 86, n. 5, p. 753-758, 1979.

BROTHERS, D.M.; HIDAYAT, A.A. Conjunctival pigmentation associated with tetracycline medication. *Ophthalmology*, v. 88, n. 12, p. 1212-1215, 1981.

COUTINHO, D. *Farmacologia e terapêutica ocular.* Rio de Janeiro: Rio Med, 1994.

ELLIS PP. *Ocular therapeutics and pharmacology.* 7.ed. St. Louis: Mosby, 1985.

FRAUNFELDER, F.T. *Drug induced ocular side effects and drug interactions.* Philadelphia: Lea & Febiger, 1982.

FRAUNFELDER, F.T.; MEYER, M.S. Ocular toxicology. *In*: DUANE, T.G.; JAEGER, E.A. (Ed.). *Clinical ophthalmology.* Hagerstown: Harper & Row, 1987. v. 5, cap. 37.

FRAUNFELDER, F.T.; ROY, F.H. *Current ocular therapy.* 5.ed. Philadelphia: W.B. Saunders, 2000.

GARRETT, C.R. Optic neuritis in a patient on ethambutol and isoniazid evaluated by visual evoked potentials: case report. *Military Med.*, v. 150, n. 1, p. 43-46, 1985.

GOODMAN AND GILMAN'S – *The pharmacological basis of therapeutics.* 9.ed. New York: McGraw-Hill, 1996.

HAVENER, W.H. *Ocular pharmacology.* 6.ed. St. Louis: Mosby, 1994.

KARMON, G.; SAVIR, H.; ZEVIN, D. Bilateral optic neuropathy due to combined ethambutol and isoniazid treatment. *Ann. Ophthalmol.*, v. 11, n. 7, p. 1013-1017, 1979.

KEITH, C.G. Optic atrophy induced by chloramphenicol. *Br. J. Ophthalmol.*, v. 48, n. 10, p. 567-570, 1964.

KONERU, P.B.; LIEN, E.J.; KODA, R.T. Oculotoxicities of systemically administered drugs. *J. Ocul. Pharmacol.*, v. 2, n. 4, p. 385-404, 1986.

LERMAN, S. Photosensitizing drugs and their possible role in enhancing ocular toxicity. *Ophthalmology*, v. 93, n. 3, p. 304-318, 1986.

LIMA R.L. *Manual de farmacologia clínica terapêutica e toxicológica*. Rio de Janeiro: Guanabara Koogan, 1994.

MARTINDALE – *The Extra Pharmacopoeiae*. 33.ed. London: The Pharmaceutical Press, 2002.

MAUGER, T.F.; CRAIG, E.L. *Mosby's ocular drug handbook*. St. Louis: Mosby, 1996.

MCCORMICK, S.A.; DI BARTOLOMEO, G.; RAJU, V.K. Ocular chrysiasis. *Ophthalmology*, v. 92, n. 10, p. 1432-1435, 1985.

PAVAN-LAGSTON; DUNKEL. *Handbook of ocular drug therapy and ocular side effects of systemic drugs*. Boston: Little, Brown and Co., 1991.

RHEE, D.J.; PYFER, M.E. *Manual das doenças oculares "wills eye hospital"*. 3.ed. Rio de Janeiro: Cultura Médica, 2002.

TAKEMOTO, C.K.; HODDING, J.H.; KRAUS, D.M. *Pediatric dosage handbook*. 8.ed. Hudson: Lexi-Comp Inc., 2002.

TINTINALLI, J.E.; KELEN, G.D.; STAPCZYNSKI, J.S. *Emergency medicine*. 5.ed., New York: McGraw-Hill, 2000.

VITA S°, J.B. *Farmacologia & terapêutica ocular*. Rio de Janeiro: Cultura Médica, 1998.

WEIDLE, E.G. Lenticular chrysiasis in oral chrysotherapy. *Am. J. Ophthalmol.*, v. 103, n. 2, p. 240-241, 1987.

WOODARD, D.R.; WOODARD, R.B. *Handbook of drugs in primary eyecare*. Norwalk: Appleton & Lange, 1991.

YAMAMOTO, G.K. Ocular drug toxicity. *In*: LANGSTON-PAVAN, D. *Manual of ocular diagnosis and therapy*. Boston: Little Brown, 1980. Chap. 15.

ZANINI, A.C.; OGA, S., BATISTUZZO, J.A.O. *Farmacologia aplicada*. 6.ed. São Paulo: Atheneu, 2018.

ZIMMERMAN, T.J.; KOONER, K.S.; SHARIR, M.; FECHTNER, R.D. *Textbook of ocular pharmacology*. Philadelphia: Lippincott-Raven, 1997.

42

Análises Toxicológicas de Emergência

Jose Luiz da Costa
Rafael Lanaro
Eduardo Mello De Capitani
*Maria Zilda Nunes Carrazza**

CONTEÚDO DESTE CAPÍTULO

INTRODUÇÃO

Orfila Mathieu (1783-1853), usando seus conhecimentos de Química Analítica, observou ser possível aplicá-la aos diversos tecidos e fluidos biológicos para identificar um analito e produzir, dessa maneira, uma prova legal de intoxicação. Portanto, foi a análise forense que propiciou o surgimento das análises toxicológicas, e estas, por sua vez, estenderam-se depois para outras áreas, como clínica, alimentos, medicamentos, agricultura, ocupacional, chegando até as análises do meio ambiente e o estabelecimento de riscos relacionados com os xenobióticos, aos quais o homem se encontra cada vez mais exposto.

A análise toxicológica com finalidade forense fornece à justiça dados comprobatórios a respeito de ações criminais ou de responsabilidades nas quais há evidências circunstanciais diretas ou indiretas de intoxicação. A análise toxicológica de emergência, muito similar à forense, também é necessária para o atendimento do paciente que presumidamente esteja intoxicado, fornecendo à equipe médica a identificação e a quantificação de substância química relacionada à intoxicação. Em ambas, o agente tóxico encontra-se em matriz biológica complexa. A principal diferença entre essas duas áreas analíticas, forense e de emergência clínica, é que na primeira é possível planejar, sem a premência do tempo, o curso analítico quanto à metodologia, técnicas e demais passos até o resultado final, que deverá ser irrefutável. A análise de emergência deverá ser realizada contra o tempo, ou seja, no menor período possível, pois o paciente encontra-se numa sala de emergência sendo atendido e pode necessitar de uma intervenção clínica mais agressiva, como lavagem gástrica, carvão ativado, hemodiálise ou uso de antídotos específicos que, por si sós, podem ser bastante tóxicos.

Quadros de intoxicação aguda são relativamente comuns no atendimento de urgência/emergência dos prontos atendimentos e dos hospitais. A Tabela 42.1 apresenta os principais grupos de agentes tóxicos envolvidos com exposições tóxicas atendidas pelo Centro de Informação e Assistência Toxicológica de Campinas durante o ano de 2019. Pode-se observar que os medicamentos, grupo que reúne centenas de substâncias, são o grupo responsável por mais de 1/3 dos atendimentos do serviço de emergência toxicológica.

* *In memoriam.*

Grande parte dos casos de intoxicação aguda é formada por quadros leves ou moderados, e, embora o manejo clínico primário ou secundário algumas vezes não necessite de exames toxicológicos para condução do tratamento sintomático, o diagnóstico laboratorial é importante para documentação adequada e para que se tenham dados epidemiológicos sobre intoxicações. Os casos classificados como graves e a mortalidade por intoxicação aguda são relativamente baixos se comparados com outras causas de atendimento de urgência, e se concentram nos casos graves, nos quais a análise toxicológica de emergência, em geral, tem papel importante e fundamental para a definição diagnóstica e o manejo terapêutico adequado. A título de exemplo, a Tabela 42.2 apresenta as intoxicações classificadas como graves, atendidas pelo CIATox de Campinas em 2019, de acordo com o agente tóxico envolvido.

Tabela 42.1 Atendimentos de emergência toxicológica de acordo com o tipo de agentes, número de casos e número de acompanhamentos (seguimento).

Grupo (isolado ou associado)	Número de casos	Número de acompanhamentos	Total	%
Medicamentos	2.468	7.883	10.351	35,4
Animais peçonhentos/venenosos	1.415	3.751	5.166	17,7
Produtos químicos residenciais ou industriais	516	1.563	2.079	7,1
Produtos domissanitários	844	1.014	1.858	6,4
Associação de grupo*	322	1.488	1.810	6,2
Animais não peçonhentos/não venenosos	309	869	1.178	4,0
Agrotóxicos	218	951	1.169	4,0
Drogas de abuso	115	659	774	2,6
Raticidas	143	395	538	1,8
Plantas e fungos	120	399	519	1,8
Produtos de uso veterinário	79	208	287	1,0
Cosméticos e higiene pessoal	112	105	217	0,7
Metais	16	110	126	0,4
Inseticidas de uso doméstico	48	57	105	0,4
Alimentos	21	29	50	0,2
Outros	593	2.395	2.988	10,2
Total	**7.339**	**21.876**	**29.215**	**100,0**

*Casos em que foi constatado mais de um grupo de agente envolvido em cada exposição (*n*=322).

Fonte: Relatório de Atendimentos CIATox-Campinas, 2019.

Tabela 42.2 Exposições humanas a agentes tóxicos com desfecho classificado como grave, de acordo com o grupo de agentes (isolados e associados).

Grupo(s) de agentes	Total	%
Medicamentos	71	37,4
Animais peçonhentos/venenosos	24	12,1
Agrotóxicos	20	10,5
Outros	20	10,5
Produtos químicos residenciais ou industriais	12	6,3
Drogas de abuso	10	5,3
Drogas de abuso; medicamentos	10	5,3
Agrotóxicos; drogas de abuso	3	1,6
Medicamentos; outros	3	1,6
Produtos domissanitários	3	1,6
Metais	2	1,1
Produtos de uso veterinário	2	1,1
Agrotóxicos; medicamentos	1	0,5
Agrotóxicos; produtos domissanitários	1	0,5
Drogas de abuso; outros	1	0,5

(*continua*)

Tabela 42.2 Exposições humanas a agentes tóxicos com desfecho classificado como grave, de acordo com o grupo de agentes (isolados e associados). (*Continuação*)

Grupo(s) de agentes	Total	%
Drogas de abuso; produto veterinário e químicos residenciais/industriais	1	0,5
Drogas de abuso; químicos residenciais/industriais	1	0,5
Medicamentos; produtos veterinários	1	0,5
Medicamentos; raticidas	1	0,5
Plantas e fungos	1	0,5
Ignorado	1	0,5
Total	**189**	**100**

Fonte: Adaptada de Relatório de Atendimentos CIATox-Campinas, 2019.

Diante dessas constatações de fundo epidemiológico, observa-se, no entanto, uma tendência significativa a pedir exames toxicológicos para a maioria dos casos suspeitos de intoxicação aguda, sem nem mesmo obter uma boa história de exposição ou atentar para um diagnóstico da síndrome tóxica apresentada pelo paciente. Esse excesso de pedidos de exames toxicológicos ocorre por algumas razões: a) pouca familiaridade do médico do pronto atendimento com quadros de intoxicação aguda, dificultando o diagnóstico sem o concurso das análises toxicológicas; b) nos casos de pacientes inconscientes, em coma ou convulsionando, sem história de exposição confiável, o clínico tem sempre a expectativa de que a verdade da situação virá do resultado do exame toxicológico; c) pouco ou nenhum conhecimento do funcionamento e dos tipos de exames oferecidos por um laboratório de toxicologia; d) desconhecimento sobre as possibilidades diagnósticas que uma boa história de exposição e exames laboratoriais de rotina oferecem.

APLICAÇÕES DAS ANÁLISES TOXICOLÓGICAS EM ÂMBITO HOSPITALAR

Há muitas razões para a solicitação de uma análise toxicológica, sendo a mais comum para confirmar ou excluir exposições tóxicas suspeitas a partir da história apresentada pelo paciente e do exame físico realizado pelo médico. Um resultado laboratorial detém um alto nível de confiança, situação essa que não é obtida facilmente em outras formas diagnósticas, como nos achados clínicos ou nos históricos relatados, evitando assim outras investigações desnecessárias. A análise toxicológica aumenta a segurança diagnóstica em mais da metade das intoxicações. Em alguns casos, a análise de emergência é fundamental para o diagnóstico rápido e para o auxílio de tomada de decisões, mesmo que o paciente não apresente sintomatologia alguma. Isso ocorre principalmente nas intoxicações com substâncias com início tardio de manifestações clínicas, por exemplo, o paracetamol, a ricina ou em pacientes que fazem a ingestão de múltiplas substâncias. Nestes casos, as manifestações clínicas características (síndromes tóxicas) podem estar alteradas em decorrência da exposição a diversas substâncias, ou não terem ainda se desenvolvido no momento do atendimento emergencial, podendo acarretar erroneamente alta hospitalar do paciente.

Para os médicos, é muito importante que os achados clínicos em casos de intoxicação apresentem confirmação laboratorial do agente tóxico causador da sintomatologia, aumentando assim a acurácia diagnóstica, pois a sintomatologia é comparada contra um "padrão ouro", o resultado analítico. Outro benefício das análises toxicológicas de emergência para os médicos é a garantia do grau de exposição, podendo-se evitar que uma equipe multiprofissional gaste tempo excessivo com pacientes que são relativamente estáveis, gerando assim economia de tempo e de recursos materiais e financeiros por parte desse hospital. Também permite que as intervenções realizadas tenham mais segurança e eficiência quando comparadas com os casos em que se tenha apenas o diagnóstico clínico.

As análises toxicológicas de emergência também podem ser utilizadas por motivos médico-legais. Embora as análises de drogas de abuso em ambiente hospitalar sejam feitas muitas vezes para fins de diagnóstico, é quase impossível dissociar esses testes com base em considerações de ordem jurídica. Essa situação pode ser exemplificada por meio de um caso real no qual uma criança de 8 meses deu entrada na unidade de emergência com quadro de sonolência e fraqueza muscular. Durante o atendimento, foi solicitada análise toxicológica de urgência para um diagnóstico diferencial que detectou a presença de canabinoides na urina da criança. Embora esse tenha sido um caso da toxicologia clínica, diante do histórico, medidas legais precisaram ser adotadas, em função da detecção da substância ilícita em uma criança de 8 meses de idade. Outras situações médico-legais, nas quais os resultados das análises de emergência são requisitados, são relacionadas a intoxicações intencionais com finalidade de extermínio ou autoextermínio, roubo e abuso sexual com medicamentos, praguicidas, solventes, plantas, produtos químicos e metais, portanto nesses casos o resultado da análise toxicológica ou o material biológico coletado do paciente poderá ser solicitado pela autoridade judicial.

A função de documentação também é importante na área das análises toxicológicas de emergência, em que os resultados das análises constituirão parte do prontuário médico do paciente, fornecendo a confirmação definitiva do caso de intoxicação, ou excluindo essa possibilidade. A documentação tem uma importância adicional que vai além do suporte à vida do paciente intoxicado. As descrições, os estudos e as publicações desses casos vão contribuir para o avanço da toxicologia clínica e analítica, pois são casos atípicos, muitas vezes bizarros, envolvendo várias substâncias tóxicas (isoladas ou misturadas a outras) por pessoas de várias faixas etárias, em vias de exposição diferentes das habitualmente conhecidas e empregadas. Por exemplo, a detecção inédita de Novas Substâncias Psicoativas (NSP, ver Capítulo 38 – Drogas Sintéticas e Novas Substâncias Psicoativas) em série de casos de intoxicação atendidos em serviços de emergência médica, nos quais os dados analíticos, clínicos, os tratamentos empregados e os desfechos dos casos contribuirão substancialmente com diferentes entidades, por exemplo, profissionais de saúde, órgãos reguladores, forças policiais, entre outros. Outro exemplo: caso atendido no CIATox de Campinas, no qual uma criança de 4 anos de idade ingeriu 27 comprimidos de sibutramina 15 mg manipulada (resultando em aproximadamente 23 mg de sibutramina por quilo de peso corpóreo) acreditando ser balinhas do tipo "Tic Tac®". A criança apresentou quadro clínico de hipertensão e alucinações visuais por 3 dias seguidos, rabdomiólise leve e taquicardia por 5 dias, mesmo com todas as medidas terapêuticas de tratamento. Os níveis de sibutramina e seus metabólitos ativos M_1 e M_2 foram determinados em plasma por cromatografia líquida acoplada a espectrometria de massas sequencial (CL-EM/EM), mostrando que mesmo após 150 horas (aproximadamente 6 dias) da exposição ainda tinha concentração suficiente de sibutramina e metabólitos para desencadear os efeitos da sibutramina, perfil esse totalmente diferente dos estudos de bioequivalência em adultos. Ou seja, o presente caso certamente nunca seria aprovado em um comitê de ética em pesquisa humana para um ensaio experimental controlado, mostrando assim a importância dos centros de toxicologia clínica em documentar e publicar esses estudos de caso.

Existem outras aplicações importantes das análises toxicológicas em âmbito hospitalar e que são rotineiramente empregados. São elas:

- **Diagnóstico diferencial de transtorno psiquiátrico *versus* abuso de substâncias psicoativas (SPA).** O psiquiatra na emergência médica necessita da confirmação se o transtorno apresentado pelo paciente é de origem patológica (p. ex., esquizofrenia) ou se é em decorrência do abuso de uma SPA (maconha, cocaína, alucinógenos).
- **Determinação de fármacos em protocolo de morte encefálica.** A análise toxicológica é realizada com o objetivo de detectar ou não níveis de medicamentos depressores do SNC e anestésicos empregados nesses pacientes com suspeita de morte encefálica por questões do atendimento e do protocolo de verificação de morte encefálica empregados. Essas substâncias, se detectáveis, podem influenciar na resposta neurológica do paciente e acarretar um resultado falso-negativo de atividade encefálica.
- **Síndrome de Münchausen, um transtorno factício em que o paciente se mostra aguda e dramaticamente doente, com a habilidade de mimetizar sinais e sintomas de forma a necessitar de internações prolongadas, procedimentos de diagnósticos invasivos, longo tempo de terapia com as mais variadas classes de drogas e cirurgias.** Em muitos casos dessa síndrome, o paciente utiliza substâncias tóxicas para "simular" a doença, fazendo uso de medicamentos (barbitúricos, benzodiazepínicos, hipoglicemiantes), raticidas anticoagulantes (bromadiolona, brodifacum), solventes (metanol). Nesse caso, as análises toxicológicas são feitas para identificar o agente tóxico utilizado de forma intencional pelo paciente, fornecendo diagnóstico da intoxicação e posteriormente em conjunto com a avaliação psiquiátrica o diagnóstico da síndrome de Münchausen.

EXAMES DE ROTINA NA CLÍNICA E ANÁLISES TOXICOLÓGICAS DE EMERGÊNCIA

Nas análises toxicológicas de emergência, o resultado analítico será valioso sempre que houver um bom entendimento entre o clínico e o toxicologista analítico, que devem conjuntamente, com base na anamnese, nos sinais e sintomas apresentados pelo paciente, discutir qual o material biológico mais adequado a ser coletado, conforme o tipo de agente ou agentes tóxicos a serem pesquisados.

É consenso internacional que exames laboratoriais de rotina do atendimento de urgência podem esclarecer o diagnóstico ou encaminhar a suspeita de intoxicação apontando para a necessidade de um exame toxicológico mais específico, na maioria dos casos suspeita de intoxicação aguda.

O Quadro 42.1 elenca alguns exames de rotina que podem auxiliar no diagnóstico ou na indicação mais precisa de realização de um exame toxicológico específico.

Quadro 42.1 Exames laboratoriais da rotina do atendimento de urgência que podem auxiliar na definição diagnóstica da intoxicação aguda ou indicar exame toxicológico mais preciso a ser feito.

- Hemograma completo
- Ionograma (Na, K, Ca, Mg)
- Ureia, creatinina
- Coagulograma (tempo de protrombina, tempo de tromboplastina parcial ativada-TTPa, tempo de atividade da tromboplastina-INR, fibrinogênio)
- Função hepática (transaminases ALT, AST; γGT, fosfatase alcalina, albumina sérica, globulinas)
- Uroanálise (hemoglobinúria, mioglobinúria)
- Bilirrubinas
- Glicemia
- Enzimas musculares (creatinina quinase total-CK, CK-MB, lactato desidrogenase, aldolases)
- Gasometria com cálculo de osmolaridade e *gap* osmolar e de ânions.

Fonte: Adaptado de Thompson *et al.*, 2014.

Assim, por exemplo, hipoglicemia pode indicar intoxicação alcoólica por etanol, ácido valproico, salicilatos e, claro, hipoglicemiantes orais e insulina; hipocalcemia por exposição ao etilenoglicol, podendo ocorrer também nos quadros de exposição ao ácido fluorídrico, mas nesses casos o quadro clínico e a informação sobre a exposição condicionam o diagnóstico e a dosagem de cálcio serve para avaliar a gravidade e a necessidade de terapêutico de reposição de cálcio.

Dos exames de rotina na urgência/emergência, a gasometria e os cálculos de *gap* de ânions e *gap* osmolar são os resultados que podem ser mais indicativos de intoxicação num contexto de acidose metabólica inexplicável ou de correção refratária ao bicarbonato. Essas alterações podem indicar intoxicação por álcoois (metanol, etilenoglicol, dietilenoglicol, isopropanol), metformina e salicilatos, por exemplo.

O diagnóstico da síndrome tóxica deve ser tentado já na primeira avaliação clínica do paciente, como depressão do SNC; excitação do SNC; síndrome adrenérgica; serotoninérgica; anticolinérgica; colinérgica; cardiotóxica; neurotóxica sem rebaixamento de consciência; síndrome alcoólica; ou mesmo síndrome de abstinência de álcool ou de opiáceos. Esse passo de raciocínio, com definição de uma síndrome tóxica, otimiza a interpretação dos exames laboratoriais de rotina na busca de um diagnóstico etiológico de intoxicação.

O laboratório de toxicologia pode contribuir de forma decisiva nos casos graves, identificando e quantificando o agente tóxico; confirmando ou excluindo o diagnóstico de intoxicação; graduando a gravidade do quadro clínico e apontando para prognósticos diferenciados; auxiliando a decidir sobre o uso de medidas de eliminação ou depuração ou de uso de antídotos específicos, monitorando as medidas terapêuticas ao longo do tempo; destacando drogas de abuso no contexto diagnóstico e no contexto de vigilância em saúde; permitindo a documentação científica e médico-legal do caso.

Na função de auxiliar a decisão de usar ou não antídotos específicos, ao menos em 5 situações de intoxicação grave a decisão deve ser tomada de imediato, sem a intercessão do laboratório de toxicologia. São elas: a intoxicação por cianeto, por monóxido de carbono, por inibidores de colinesterase, por opiáceos e por paracetamol. Nessas 5 situações, o diagnóstico deve ser feito com altíssimo grau de suspeição baseado no quadro clínico e/ou na história de exposição. Com relação ao paracetamol, mesmo em pacientes completamente assintomáticos, quando a história de ingestão é de dose tóxica letal, o início da *N*-acetilcisteína (NAC) por via oral ou endovenosa deve ser imediato, e a conduta de manter o tratamento ou suspendê-lo será tomada após a dosagem de paracetamol no sangue em amostra coletada depois de 4 horas da exposição.

Além das 5 situações mencionadas, a dosagem específica do agente tóxico poderá mudar a condução do caso para melhor nos casos de intoxicação por salicilatos, lítio, antidepressivos, carbamazepina, fenobarbital, teofilina, metanol, etilenoglicol, dietilenoglicol, digoxina, metemoglobinemia, chumbo, ferro e arsênio. Todas estas últimas situações de intoxicação poderão ter o diagnóstico feito clinicamente, com algum grau de suspeição, terem sido tomadas medidas terapêuticas sintomáticas, inespecíficas, de suporte de vida, e haver tempo para esperar pelo resultado toxicológico sem prejuízo da primeira conduta terapêutica tomada.

Em outras situações, no entanto, o laboratório de toxicologia é imprescindível, como em quadros clínicos graves nos quais a história de exposição não é confiável (p. ex., tentativas de suicídio) ou mesmo não está disponível (pacientes desacompanhados, mentalmente alterados, inconscientes ou em coma). Acresçam-se a essas situações os quadros de alterações cardíacas inesperadas e inexplicáveis no contexto clínico da faixa etária e de ausência de antecedentes, acidose metabólica inexplicável e/ou refratária à correção com bicarbonato, ou de ausência de uma síndrome tóxica instalada e, portanto, sem indicação de uma etiologia suspeita.

TIPOS DE EXAMES TOXICOLÓGICOS REALIZADOS NA EMERGÊNCIA

A análise toxicológica em âmbito hospitalar poderá ser requisitada por 3 motivos: auxiliar e confirmar o diagnóstico, estimar o prognóstico e assessorar a decisão terapêutica. Em qualquer uma dessas situações, a rapidez na emissão dos resultados caracteriza a análise de emergência. Algumas características são fundamentais para uma análise toxicológica de emergência, como: ser relativamente simples e adequada para a finalidade pretendida; ser a mais específica possível; ter sensibilidade, precisão e exatidão validadas, harmonizadas com o objeto a ser investigado na matriz de escolha (sangue, urina, conteúdo gástrico).

Portanto, os laboratórios de toxicologia de emergência deverão ser equipados com recursos analíticos modernos e atualizados que consigam cumprir a sua premissa: análise rápida e fidedigna. Além dos recursos analíticos, o laboratório deverá dispor de profissionais habilitados na área de toxicologia analítica (farmacêuticos e biomédicos), disponíveis 24 horas por dia, atualizados com as novas tecnologias disponíveis e que tenham intercomunicação com os profissionais da área clínica (médicos, enfermeiros). Por fim e extremamente importante, o laboratório deverá ter uma sistemática analítica bem definida e abrangente, com todo o seu processo de execução de análises em comum acordo com a equipe médica.

Diversas técnicas analíticas podem ser usadas nas análises toxicológicas, desde procedimentos laboratoriais simples como reações colorimétricas (p. ex., triagem para paraquat utilizando ditionito de sódio em meio alcalino, teste de Reinch para arsênio e outros metais utilizando lâmina de cobre e reação de oxidação-redução após mineralização por via úmida), testes imunocromatográficos para triagem de drogas de abuso e algumas classes de medicamentos, até técnicas instrumentais sofisticadas como cromatografia em fase gasosa (CG), em fase líquida (CL), espectrofotometria UV/visível e espectroscopia de absorção/emissão atômica. A espectrometria de massas (EM) acoplada a técnicas cromatográficas (CG-EM e CL-EM) é atualmente a ferramenta mais utilizada em laboratórios de toxicologia analítica em todo o mundo, por fornecer análises com boa sensibilidade, seletividade e resultados rápidos, características importantes no serviço de emergência.

No que diz respeito aos exames toxicológicos que devem ser realizados num serviço de emergência, recomendações internacionais mais recentes definem 2 grupos básicos de exames, organizados de acordo com sua disponibilidade nos serviços de atendimento de urgências ou nos hospitais de retaguarda desses serviços (grupo 1), ou em um laboratório de referência regional (grupo 2). Notar que essa classificação não leva em conta a rapidez de fornecimento dos resultados a partir da coleta. Para os dois grupos de exames a entrega do resultado deverá ser feita entre 2 e 3 horas da coleta (Quadro 42.2).

O Quadro 42.3 detalha esses exames independentemente do grupo ao qual pertencem, mostrando a indicação clínica, o tipo de amostra biológica (urina, sangue, soro ou plasma) e como coletar, o horário (período de tempo) de coleta, o horário esperado para o resultado, as concentrações clinicamente significativas, a necessidade de repetir a dosagem durante o manejo do caso e algumas observações importantes para cada exame.

Quadro 42.2 Grupos básicos de exames toxicológicos baseados na disponibilidade nos serviços de atendimento de urgências ou retaguardas institucionais*.

Grupo 1. Disponíveis ao nível do atendimento de urgência, ou em serviço na mesma cidade, ou em cidade bem próxima.	**Grupo 2.** Disponíveis no hospital secundário ou terciário de referência, ou em laboratório de toxicologia regional/estadual (p. ex., LACEN).
Carboxiemoglobina (COHb)	Carbamazepina
Metemoglobina (MeHb)	Colinesterase (plasmática e eritrocitária)
Digoxina	Cianeto
Etanol	Etilenoglicol/metanol
Ferro	Fenobarbital
Lítio	Fenitoína
Paracetamol	Arsênio
Paraquat (qualitativo)	Chumbo, mercúrio, tálio (outros metais)
Salicilato	Metotrexato
Teofilina	Paraquat (quantitativo)
Valproato de sódio (ácido valproico)	Tiroxina
Triagem de drogas de abuso	Antidepressivos tricíclicos

* Entrega dos resultados deverá ser feita entre 2 e 3 horas da coleta.
Fonte: Adaptado de Thompson *et al.*, 2014.

Quadro 42.3 Sumário geral de análises toxicológicas de emergência para paciente intoxicado, dos grupos 1 e 2.

Exame (material – tipo de tubo ou contêiner)	Indicação	Hora da coleta	Resultado em 2 a 3 horas	Repetir amostragem?	Concentrações clinicamente significativas	Observações de importância
Carboxiemoglobina (sangue total-heparina)	Inalação de fumaça; incêndios; uso de narguilé; intoxicação por diclorometano (presente em "lança-perfume").	Imediata	Sim	Não	> 20%	Resultados têm pouca correlação com a clínica ou prognóstico. Não esperar resultado para tratamento.
Metemoglobina (sangue total-heparina)	Exposição a agentes metemoglobinizantes (p. ex., nitritos, anestésicos locais, dapsona).	Imediata	Sim	Dependendo de piora de sintomas, ou monitoramento de tratamento antidotal.	> 30%	Indicação de antídoto dependente da idade, quadro clínico, comorbidades e agente causador.
Cianeto (CN) (sangue)	Tentativas de suicídio com sais de CN; acidentes de galvânicas e manufaturas de bijuterias.	Imediata	Não.	Não	–	Início do tratamento antidotal independe do resultado da dosagem.
Colinesterases (sangue total-heparina)	Suspeita de intoxicação por inibidores de colinesterases.	Imediata	Em geral não é preciso.	Não	Atividade < 50% Casos graves < 12,5%.	História de exposição e quadro clínico, em geral, definem início de tratamento antidotal antes do resultado.
Digoxina (soro)	Quadro clínico GRAVE de intoxicação. Exposição a plantas com glicosídeos digitálicos.	Imediato	Sim	Não	> 2,0 μg/L	Não dispomos de antídoto específico (Brasil).
Etanol, metanol, etilenoglicol, dietilenoglicol, outros glicóis (sangue total – fluoreto/EDTA)	Coma sem diagnóstico etiológico; acidose metabólica refratária a tratamento com *gap* osmolar aumentado; *gap* aniônico.	Imediata	Sim	2 horas após o início do uso de etanol como antídoto, ou logo após hemodiálise.	Metanolemia ≥ 40 mg/dL: indicação de hemodiálise e antídoto etanol (ideal manter etanolemia > 100 mg/dL).	Indicação de uso de etanol como antídoto associado ou não a hemodiálise conforme os níveis de dosagem.

(*continua*)

Quadro 42.3 Sumário geral de análises toxicológicas de emergência para paciente intoxicado, dos grupos 1 e 2. (*Continuação*)

Exame (material – tipo de tubo ou contêiner)	Indicação	Hora da coleta	Resultado em 2 a 3 horas	Repetir amostragem?	Concentrações clinicamente significativas	Observações de importância
Ferro (plasma/soro)	Dose ingerida maior que 20 mg/kg em 6 horas. Sintomas sugestivos de toxicidade.	Depois de 4 horas da ingestão. Imediata nos casos graves, necessitando quelante urgente.	Sim	Sim, depois de 2 horas.	3 mg/L (55 μmol/L)	–
Fenobarbital (plasma/soro)	Intoxicações agudas em tentativas de suicídio. Depressão respiratória. Coma sem causa aparente.	Imediato	Sim	Sim nos casos de: a) uso de MDCA; b) reintrodução da droga em usuários crônicos.	a) Acima de 30 mg/L; b) intoxicação grave acima de 65 mg/L.	Indicação de MDCA. Hemodiálise em casos graves selecionados.
Fenitoína (plasma/soro)	Intoxicações agudas em tentativas de suicídio. Depressão respiratória. Coma sem causa aparente.	Imediato	Sim	Sim nos casos de: a) uso de MDCA; b) reintrodução da droga em usuários crônicos.	a) Acima de 20 mg/L; b) intoxicação grave acima de 40 mg/L.	Indicação de MDCA.
Carbamazepina (plasma/soro)	Intoxicações agudas em tentativas de suicídio. Depressão respiratória. Coma sem causa aparente.	Imediato	Sim	Sim nos casos de: a) uso de MDCA; b) reintrodução da droga em usuários crônicos.	a) Nível terapêutico entre 4 e 12 mg/L; b) nível tóxico acima de 15 mg/L.	Indicação de MDCA.
Ácido valproico (plasma/soro)	Intoxicações agudas em tentativas de suicídio. Depressão respiratória. Coma sem causa aparente.	Imediato	Sim, nos casos graves.	Sim nos casos de: a) uso de L-carnitina; b) reintrodução da droga em usuários crônicos.	a) Nível terapêutico entre 50 e 100 mg/L; b) Acima de 850 mg/L boa correlação com coma, depressão respiratória, acidose e hipotensão.	Indicação de L-carnitina acima de 450 mg/L. Indicação de hemodiálise em dosagens acima de 850 mg/L.
Lítio (plasma/soro)	Sintomas de intoxicação aguda ou sintomas de intoxicação em pacientes com uso crônico.	Imediato	Sim*	Sim nos casos com uso de hemodiálise.	> 1 mEq/L, indicação de hemodiálise: a) 4 mEq/L na aguda; b) 2,5 mEq/L na crônica.	–
Paracetamol (soro)	Casos suspeitos de overdose.	Depois de 4 horas da ingestão, até 16 horas.	Sim	Raramente necessário, a menos que o horário de ingestão seja incerto.	a) Nível terapêutico entre 10 e 20 mg/L; b) nível tóxico: avaliar por meio de nomograma de Rumack-Matthew.	Nomograma. Doses supostamente ingeridas acima de 150 mg/kg em crianças, e adultos maior que 7,5 g, suportam uso imediato de NAC, antes do resultado toxicológico.
Paraquat qualitativo (urina) Paraquat quantitativo (soro/plasma)	Suspeita de ingestão de qualquer dose.	Imediata	Sim Não	Repetir após 4 horas da primeira amostra no caso de esta ter sido colhida dentro de 4 horas da ingestão e ter dado negativa. Falso negativo em pacientes com insuficiência renal aguda.	Positivo	Caso positivo, realizar dosagem plasmática na rotina. Nomograma para definir prognóstico (Hart, 1984).

(*continua*)

Quadro 42.3 Sumário geral de análises toxicológicas de emergência para paciente intoxicado, dos grupos 1 e 2. (*Continuação*)

Exame (material – tipo de tubo ou contêiner)	Indicação	Hora da coleta	Resultado em 2 a 3 horas	Repetir amostragem?	Concentrações clinicamente significativas	Observações de importância
Salicilatos (plasma/soro)	a) Suspeita de ingestão de dose > 120 mg/kg. b) Ingestão de metil salicilato ou salicilamida c) Quadro clínico sugestivo sem identificação de ingestão.	Após 2 horas se sintomático. Após 4 horas se assintomático.	Sim	Em casos graves, repetir dosagens até as concentrações diminuírem.	> 300 mg/L (2,5 mmol/L). > 900 mg/L (6,4 mmol/L) para indicação de hemodiálise.	–
Teofilina (plasma/soro)	Quadro clínico sugestivo de intoxicação.	Imediato. Após 4 horas se assintomático.	Sim	Repetir a cada 2 ou 4 horas em casos graves ou níveis > 60 mg/L, ou em casos de preparações de liberação lenta.	> 60 mg/L	–
Arsênio (teste qualitativo) (urina *spot*) Quantitativo (urina de 24 horas)	Tentativas de suicídio com ingestão de raticidas à base de sais de As, ou sais de arsênio de laboratório.	Imediata	Sim Não	Não Não	Teste de Reinch qualitativo positivo. > 50 μg/L.	Teste qualitativo positivo, associado com clínica, ou valor alterado na análise quantitativa, indicam uso de quelantes.
Chumbo (plumbemia) (sangue total – EDTA)	Exposições ocupacionais. Presença de projéteis de arma de fogo em contato com sinovial ou líquor.	Imediata	Não	Sim, no caso de tratamento quelante, após 15 dias do término do tratamento.	–	Indicação de tratamento quelante a ser discutido caso a caso.
ALA-U Ácido delta--aminolevulínico (urina)	Exposições ocupacionais ao chumbo. Presença de projéteis de arma de fogo em contato com sinovial ou líquor.	Imediata	Não	Não	> 4,5 mg/dL	Indicação de tratamento quelante levando em consideração o quadro clínico. Discussão caso a caso.
Mercúrio (sangue ou urina)	Exposições inalatórias a queima de mercúrio. Ingestão de mercúrio metálico NÃO necessita dosagem.	Imediata	Não	Sim, em caso de tratamento com quelantes.	> 35 μg/gC	–
Antidepressivos tricíclicos (plasma/soro)	Intoxicações agudas em ingestões acidentais ou em tentativas de suicídio.	Imediata	Sim	Não	a) Nível terapêutico entre 0,05 e 0,3 mg/L; b) nível tóxico acima de 0,45 mg/L, casos graves ou fatais acima de 1 mg/L (coma, convulsões, arritmias).	Médias de suporte, com carvão ativado até 1 hora da ingestão. O risco potencial de aspiração deve ser avaliado antes do uso de carvão ativado. Eletrocardiograma (seriados).

(*continua*)

Quadro 42.3 Sumário geral de análises toxicológicas de emergência para paciente intoxicado, dos grupos 1 e 2. (*Continuação*)

Exame (material – tipo de tubo ou contêiner)	Indicação	Hora da coleta	Resultado em 2 a 3 horas	Repetir amostragem?	Concentrações clinicamente significativas	Observações de importância
Triagem de drogas de abuso e medicamentos, como opioides, drogas sintéticas (derivados do fentanila), canabinoides e benzodiazepínicos (urina)	Depressão respiratória. Coma sem causa aparente. Sonolência em crianças.	Imediata	Sim	Não	–	Casos envolvendo: a) drogas de abuso em crianças; b) drogas depressoras em pacientes vítimas de estupro; c) drogas em tentativas de homicídio: as amostras biológicas podem ser requisitadas para análise forense.

* Atualmente resultados disponíveis apenas em 7 dias.
As: arsênio; CN: cianeto; MDCA: múltiplas doses de carvão ativado; NAC: N-acetilcisteína
Fonte: (a) Adaptado de Thompson *et al.*, 2014. (b) Hoffman *et al.*, 2015.

A boa comunicação entre os serviços de atendimento de urgência e os laboratórios, sejam próprios, locais ou regionais, é essencial para se obter bons resultados no processo de utilização do laboratório de toxicologia. Atualmente, com a difusão de sistemas e aplicativos de comunicação em tempo real entre as pessoas e os serviços, não mais existem álibis que justifiquem a existência de ruído nessa comunicação.

Os dois lados dessa relação devem atentar para que as informações sobre horário de coleta, como coletar (tipo de tubo ou frasco de coleta), urgência ou não no envio da amostra e prazo para emissão de resultados (p. ex., coleta imediata não significa envio imediato da amostra e/ou resultado imediato) estejam acordadas *a priori*, evitando-se perda de material coletado, descaminho de amostras e frustração de expectativas quanto aos resultados.

BIBLIOGRAFIA

AMARAL, D.A. Intoxicações agudas: diagnóstico e tratamento. *In:* ATALLAH, N.A.; HIGA, S.E.M. *Guia de medicina ambulatorial e hospitalar*: guia de medicina de urgência. Barueri: Manole, p. 143, 2004.

BAILEY, D.N. The role of laboratory in treatment of the poisened patient: laboratory perspective. *J. Analyt. Toxicol.*, v. 7, p. 136-140, 1983.

BUCARETCHI, F. et al. Near-fatal poisoning after ricin injection. *Clin. Toxicol.*, v. 59, n. 2, p. 158-168, 2021.

BUCARETCHI, F. et al. Serotonin syndrome following sibutramine poisoning in a child, with sequential quantification of sibutramine and its primary and secondary amine metabolites in plasma. *Clin. Toxicol.*, v. 47, n. 6, p. 598-601, 2009.

BUCARETCHI, F. et al. Poisoning by illegal rodenticides containing acetylcholinesterase inhibitors (chumbinho): a prospective case series. *Clin. Toxicol.* v. 50, n. 1, p. 44-51, 2012.

BUYLAERT, W.A. Coma induced by intoxication. *Acta Neurol. Belg.*, v. 100, p. 221-224, 2000.

CARRAZZA, M.Z.N. Análises toxicológicas de emergência. *In:* OGA, S. *Fundamentos da toxicologia.* 2.ed. São Paulo: Atheneu, cap. 4.15, p. 399-404, 2003.

CARRAZZA, M.Z.N. et al. Análises de resultados no período de um ano – Centro de Controle de Intoxicações de São Paulo. *R. Bras. Toxicol.*, São Paulo, v. 1, p. 1-3, 1988.

CARRAZZA, M.Z.N.; BARCIA, S.A.D.; ROBAZZA, M.H.R. Estudo do perfil analítico do Laboratório de Toxicologia do Centro de Controle de Intoxicações de S. Paulo em relação às análises realizadas no período de 1985 a 2006. *R. Bras. Toxicol.*, São Paulo, v. 20, p. 58, 2007.

CARRAZZA, M.Z.N.; CARRAZZA, F.R.; OGA, S. Clinical and laboratory parameters in dapsone acute intoxication. *Rev. Saúde Pública*, São Paulo, v. 34, p. 396-401, 2000.

CENTRO DE INFORMAÇÃO E ASSISTÊNCIA TOXICOLÓGICA DE CAMPINAS – RELATÓRIO DE ATENDIMENTOS 2019. Disponível em: <https://www.fcm.unicamp.br/fcm/ciatox-de-campinas/relatorio-de-atendimentos>. Acesso em: fev. 2021.

COSTA, J.L. et al. Analytical quantification, intoxication case series, and pharmacological mechanism of action for N-ethylnorpentylone (N-ethylpentylone or ephylone). *Drug Test Anal.*, v. 11, n. 3, p. 461-471, 2019.

DE CAPITANI, E.M. et al. Suicide attempt with acetonitrile ingestion in a nursing mother. *Clin. Toxicol.*, v. 55, n. 8, p. 929-933, 2017.

FLANAGAN, R.J. Developing analytical toxicology services: principles and guidance Geneva: International Programme on Chemical Safety, WHO, 2005.

FLANAGAN, R.J. et al. *Fundamentals of analytical toxicology*: clinical and forensic. 2.ed. Wiley, 2020. 648 p.

GALLO, M.A.; DOULL, J. History and scope of toxicology. *In:* KLAASSEN, D.C.; AMDUR, O.M.; DOULL, J. *Casarett & Doull's toxicology*: the basic science of poisons. 6. ed. New York: McGraw-Hill, p. 3-10, 2001.

GILLMAN, P.K. Tricyclic antidepressant pharmacology and therapeutic drug interactions updated. *Brit J Pharmacol.*, v. 151, n. 6, p. 737-748, 2007.

GOLDBAUM, L. Schematic procedure for determination of drugs in body fluids. *Clin. Toxicol.*, v. 7, p. 131-134, 1983.

HART, T.B.; NEVITT, A.; WHITEHEAD, A. A new statistical approach to the prognostic significance of plasma paraquat concentrations. *Lancet*, v. 2, n. 8413, p. 1222-3, 1984.

HARTSTRA, J.; FRANKE, J.P.; ZEEUW, R.A. How to approach substance identification in qualitative bioanalysis. *J Chromatogr B Biomed Sci Appl.*, v. 739, p. 125-137, 2000.

HENDRICKSON, R.G.; HOWLAND, M.A. Acetaminophen. *In*: HOFFMAN, R.S. et al. (Ed.). *Goldfrank's toxicologic emergencies.* 10.ed. New York: McGraw-Hill, p. 1882, 2015.

HENDRICKSON, R.G.; HOWLAND, M.A. N-Acetylcysteine. *In*: HOFFMAN, R.S. et al. (Ed.). *Goldfrank's toxicologic emergencies.* 10t.ed. New York: McGraw-Hill, p. 465-472, 2015.

HOFFMAN, R.S.; HOWLAND, M.A.; LEWIN, N.A.; NELSON, L.; GOLDFRANK, L.R; FLOMENBAUM, N. (Ed.). *Goldfrank's toxicologic emergencies.* 10.ed. New York: McGraw-Hill, 2015.

LANARO, R. et al. Detection of paraquat in oral fluid, plasma, and urine by capillary electrophoresis for diagnosis of acute poisoning. *J. Anal. Toxicol.*, v. 35, n. 5, p. 274-279, 2011.

LINDEN, R.; SARTORI, S.; KELLERMAN, E. A identificação de substâncias em análises toxicológicas sistemáticas utilizando um sistema informatizado para cálculo de parâmetros cromatográficos e busca em base de dados. *Química Nova*, v. 30, n. 2, p. 468-475, 2007.

LUNDBERG, G.D. Operations management in emergency toxicology. *J. Analyt. Toxicol.*, v. 7, p. 152-154, 1983.

MCCARRON, M.M. The use of toxicologic tests in emergency room diagnosis. *J. Analyt. Toxicol.*, v. 7, p. 131-134, 1983.

NPIS, A. Laboratory analyses for poisoned patients: joint position paper. *Ann. Clin. Biochem.*, v. 39, n. 4, p. 328-339, 2002.

ODAR-CEDERLÖF, I.; BORGA O. Impaired plasma protein binding of phenytoin in uremia and displacement effect of salycilic acid. *Clin. Pharm. Ther.*, v. 20, p. 36-47, 1976.

PECHARD, A. et al. Clinical analysis of different methods used for toxicology screening in emergency laboratory. *Ann. Biol. Clin.*, v. 57, p. 525-537, 1999.

POHJOLA-SINTONEM, S. et al. Identification of drugs ingested in acute poisoning: correlation of patient history with drug analyses. *Ther Drug Monit*, v. 22, p. 749-52, 2000.

PRAGST, F.; HERZLER, M.; ERXLEBEN, B.T. Systematic toxicological analysis by high performance liquid chromatography with diode array detection (HPLC-DAD). *Clin. Chem. Lab. Med.*, v. 42, n. 11, p. 1325-1340, 2004.

THOMPSON, J.P. et al. Guidelines for laboratory analyses for poisoned patients in the United Kingdom. *Ann. Clin. Biochem.*, v. 51, n. 3, p. 312-325, 2014.

UNGERLEIDER, J.T. et al. The drug abuse warning network (DAWN) program. *Arch Gen Psychiat.*, v. 37, p. 106-109, 1980.

VALLI, A. et al. Comprehensive drug screening by intergrade use of gas chromatography/mass spectrometry and remedi HS. *Therapeutic Drug Monitoring*, v. 23, p. 287-294, 2001.

PARTE 5

TOXICOLOGIA DE ALIMENTOS

43

Metais em Alimentos

Paulo Eduardo de Toledo Salgado

CONTEÚDO DESTE CAPÍTULO

INTRODUÇÃO

A tabela periódica apresenta 118 elementos químicos identificados dos quais 94 são de ocorrência natural e 24 são sintéticos, produzidos por reações nucleares. Esses elementos são classificados em metais, metaloides ou semimetais e não metais.

Os elementos químicos são fundamentais na constituição dos seres vivos. Os elementos H, C, O e P são elementos de construção molecular. Os elementos eletrolíticos (Na, K, Cl) e os elementos de suporte (Ca, Mg, S) representam entre 0,01% e 1%. Os elementos traços como o V, Cr, Mn, Fe, Co, Ni, Cu, Zn, Mo e W estão presentes abaixo de 0,01% e respondem pela catálise na maioria dos processos enzimáticos.

A presença dos metais evidencia o papel importante em aproximadamente 1/3 das proteínas, em 47% das enzimas e em 41% dos seus centros catalíticos.

A definição de metais tem como base suas propriedades físicas como: opacidade, capacidade de formação de ligas, condução de calor e eletricidade, e maleabilidade. Mais de 80 dos 118 elementos conhecidos são enquadrados nesta definição. Cátions como o cálcio, sódio, potássio e magnésio, de baixo peso molecular, não possuem estas propriedades e são importantes no metabolismo de mamíferos.

A denominação "metal pesado" é geralmente usada para descrever o grupo de metais tóxicos que inclui o mercúrio, chumbo e cádmio. Essa classificação é apenas descritiva, não sendo cientificamente exata; refere-se aos metais com gravidade específica elevada e que possuem forte atração por estruturas de tecidos biológicos e eliminação lenta. Dufus (2002) discutiu o uso inapropriado deste termo e na revisão da literatura encontrou uma faixa de variação da densidade para os denominados "metais pesados" de 3,5 a 7,0 g/cm^{-3}. O que fica bem caracterizado é que metal pesado não é sinônimo de metal tóxico. Sob o enfoque da Toxicologia, a toxicidade refere-se ao potencial intrínseco das substâncias químicas em serem mais ou menos tóxicas. Deve-se considerar, ainda, que os metais presentes nos organismos estão no estado ionizado e a densidade deixa de ter significado para classificá-los como metais pesados. Considerando o postulado de Paracelso em que a dose faz o "veneno", um elemento de baixo peso específico poderá provocar desequilíbrio em organismos vivos quando for absorvido em elevadas doses.

Todas as formas de vida são afetadas pela presença de metais. Alguns desses elementos exercem importante função no sistema biológico enquanto outros são nocivos, dependendo da dose e da forma química em que se encontram.

A ciência dos biometais está relacionada com as funções destes elementos nos sistemas biológicos. Os elementos essenciais presentes no organismo são controlados homeostaticamente e isso indica que apresentam uma distribuição normal (curva de Gauss); diferente dos elementos não essenciais, potencialmente tóxicos, que se apresentam com uma distribuição distorcida (distribuição inclinada), dependendo do grau de exposição. Alguns elementos não essenciais podem estar presentes em concentrações mais elevadas que os essenciais, e metais tóxicos como o Pb, Cd e Hg estão presentes em concentrações variáveis que dependem dos níveis de exposição.

O delicado balanço entre os elementos essenciais está inter-relacionado com uma complexa interação com os elementos não essenciais e outros nutrientes. Por exemplo, uma deficiência de Cu pode provocar uma elevação da captação de Cd e, consequentemente, tem-se uma interferência no metabolismo do elemento essencial.

Os componentes minerais de tecidos organizados estão permanentemente em equilíbrio dinâmico, e representam cerca de 4% no organismo. O fornecimento constante desses elementos, em quantidade e qualidade, é exigido pelas trocas biológicas. Este fornecimento é feito através dos alimentos, e as estimativas indicam que cerca de 30 g devam ser repostos diariamente para que o balanço mineral não seja alterado. A deficiência de um elemento pode resultar em síndrome característica, de forma análoga a uma vitamina específica, ou a uma deficiência hormonal. A absorção excessiva causa desequilíbrio orgânico, caracterizando a ocorrência de intoxicação.

Os comportamentos específicos dos metais dependem da capacidade que possuem de formar compostos de coordenação e quelação. Os compostos de coordenação formam-se por ligações covalentes entre metais e ligantes.

São metaloenzimas aproximadamente 44% das oxirredutases, 40% das transferases, 39% das hidrolases, 36% das liases, 36% das isomerases e 59% das ligases.

Mecanismos específicos permitem que elementos essenciais como o Fe, Cu, Mn e Zn alcancem o ambiente celular, entretanto, esses mecanismos são utilizados por metais não essenciais e metais tóxicos, como o Cd, Pb e Hg, que induzem alterações nos mecanismos celulares e provocam desequilíbrios orgânicos.

A permanência dos metais no organismo pode ser longa e suas meias-vidas biológicas podem chegar a décadas; e potencialmente atravessam as barreiras hematoencefálica e placentária provocando sérios danos ao organismo.

Os metais, na forma de complexos de coordenação, estão envolvidos em funções bioquímicas essenciais do organismo como: a) na biossíntese e degradação de macromoléculas (proteínas, carboidratos e lipídios), através da formação de ligação e clivagem, envolvendo peptidases, descarboxilases e fosforilases, e metais como o Mn, Mg, Zn ou metaloenzimas. Os metais são coordenados ao nitrogênio amínico e peptídico e aos grupos carboxílicos; b) na manutenção de estruturas de macromoléculas, como o Zn na insulina, Mn no RNA, e Fe nos complexos porfirínicos; c) nas reações de oxirredução envolvidas na respiração celular, como o Fe nos citocromos, catalases, peroxidases e fenoloxidases; d) no transporte, acumulação e transferência de metais essenciais necessários aos processos metabólicos (ferritina, hemossiderina e metalotioneínas).

Outro tipo de complexo formado é por quelação. São complexos muito estáveis, envolvendo a molécula do ligante com 2 ou mais átomos doadores de elétrons (N, O ou S). A quelação de metais nos sistemas biológicos tem inúmeras implicações, incluindo funções essenciais, como a regulação da concentração de metais em vários compartimentos do organismo.

Os metais ligados aos lipídios, ácidos nucleicos e carboidratos são bem conhecidos, porém, além de suas ações deletérias por meio de reações de oxidação, a função bioquímica dos metais presentes nestas moléculas não está suficientemente esclarecida.

A deficiência de qualquer destes elementos de traço produz condições patológicas que podem ser prevenidas ou revertidas pela suplementação adequada, mas se esta não for devidamente controlada podem aparecer efeitos tóxicos.

Acredita-se que pessoas idosas e crianças sejam mais suscetíveis aos toxicantes, num determinado nível de exposição, comparados aos adultos. As divisões celulares e o crescimento representam oportunidades para que ocorra a ação genotóxica.

A introdução de elementos de traço no ambiente, como consequência da atividade humana, alcançou níveis muitas vezes alarmantes em determinadas regiões do planeta, nos últimos cem anos. Atividades agrícolas e industriais contribuíram significativamente para a elevação dos níveis de metais de traço no solo. As práticas comuns de correção de solo e uso de produtos químicos, incluindo os fungicidas, os praguicidas e os herbicidas, contendo, por exemplo, Cu, Zn, Fe, Mn e As, e os fertilizantes contendo Cd e Pb são considerados os principais responsáveis.

A presença qualitativa e quantitativa de metais nos alimentos depende da localização geográfica e das condições em que se encontram o solo e a água. Os níveis destes metais podem ser controlados limitando o uso de produtos agrícolas que contenham metais, impedindo o uso de água contaminada, ou ainda, proibindo a produção de alimentos em solos contaminados.

Os alimentos de origem animal ou vegetal possuem ampla faixa de concentração de metais, refletindo a distribuição destes elementos no ambiente e as condições de produção e processamento.

As rochas que formam o solo, os fertilizantes, os resíduos e outros materiais descartados incorretamente pelo homem no solo são fontes responsáveis pela presença de metais nos vegetais. As poeiras, minerações, atividades industriais, queima de combustíveis fósseis contribuem para o acúmulo de metais em solos cultiváveis.

As atividades industriais são as mais importantes fontes responsáveis pela distribuição de metais na atmosfera. As concentrações de metais encontradas na água são influenciadas pela atividade industrial, composição das rochas e solos, e dependem da composição e da conservação dos reservatórios de água.

A sequência de situações que culminam com a exposição humana aos metais segue, na maioria das vezes, a seguinte ordem: indústria, atmosfera, solo, água, alimentos.

O solo é importante fonte de metais para os vegetais, nos quais são encontrados sob as formas orgânicas e inorgânicas. Observa-se o acúmulo de selênio no legume *Astralagus racemosus*, e esta característica acumulativa é responsável pela interferência do elemento no crescimento de gramíneas e outros vegetais. Bovinos, equinos e outros animais que se alimentam desses vegetais podem sofrer intoxicações que, dependendo da quantidade ingerida, podem ser fatais.

Metais como o mercúrio, zinco, chumbo, cádmio, boro e manganês, são encontrados em sedimentos de esgotos emitidos por indústrias e residências. Este material, quando transferido para solos cultiváveis, provoca elevação significativa dos níveis de metais nos vegetais produzidos e consumidos pela população.

Em regiões industrializadas, onde os efluentes não são devidamente tratados, a água pode sofrer contaminação causando sério risco à saúde da população.

Os equipamentos em que os alimentos são processados ou os recipientes em que são armazenados ou acondicionados também representam fontes em potencial de contaminação por metais. A utilização de material inadequado na fabricação ou reparo destes materiais pode resultar também na produção de alimentos contaminados.

Os utensílios utilizados no cozimento de alimentos são considerados como prováveis fontes de contaminação. A lixívia de metais tóxicos destes utensílios, a liberação de metais de tintas e pigmentos empregados nas colorações ou decorações são fontes adicionais de exposição.

Papéis coloridos são potenciais agentes liberadores de metais tóxicos aos alimentos acondicionados nestas embalagens. Ferro, cobre, zinco, manganês e cromo são adicionados ao alumínio para aumentar a resistência à corrosão e melhorar a forma de latas e embalagens. A adição de uma camada interna de resina nas latas de alumínio melhora a qualidade destes recipientes, entretanto, a possibilidade de dissolução de metais não está afastada.

Fatores relacionados à dieta parecem interferir na toxicidade dos metais e dizem respeito aos níveis de absorção gastrointestinal. Há uma relação inversa entre o teor de proteínas e a toxicidade do cádmio e do chumbo. A vitamina C reduz a absorção de chumbo e cádmio, possivelmente em razão do aumento da absorção de íons ferrosos. No entanto, os metais essenciais podem alterar a toxicidade de outros metais, por interação nas células do organismo. O chumbo, o cálcio e a vitamina D têm uma inter-relação complexa, afetando o processo de mineralização dos ossos e diminuição da síntese renal da 1, 25-di-hidróxi-vitamina D.

A solubilidade é um fator fundamental na eficiência da absorção gastrointestinal de metais. Os nitratos, acetatos e todos os cloretos, brometos e iodetos, com exceção aos de prata, mercúrio e chumbo, são solúveis. Todos os sulfatos, exceto os de bário, estrôncio e chumbo, são solúveis. São insolúveis os hidróxidos, exceto os de metais alcalinos e bário, os carbonatos e os fosfatos, exceto os alcalinos, e os sulfetos, com exceção dos alcalinos e alcalinos terrosos.

A ATSDR – *Agency for Toxic Substances and Disease Registry* (2019a) apresentou a lista prioritária atualizada das 275 substâncias em função da frequência, toxicidade e ameaça à saúde humana. Entretanto, uma substância com pequena toxicidade, mas com frequência elevada de exposições, pode provocar riscos à saúde humana. Essa maior ocorrência de exposições em instalações industriais ocasiona maior probabilidade de contaminação do meio ambiente (ar, água e solo) e, consequentemente, os alimentos. Nesta classificação, o arsênio é o primeiro, o chumbo o segundo, o mercúrio o terceiro e o cádmio o sétimo. Os classificados em quarto, quinto e sexto são substâncias orgânicas.

O aumento da população global tem como consequência a maior demanda de alimentos e torna-se prioritária a necessidade de se obter novas fontes de produção. A previsão do número de habitantes no planeta em 2050 e 2100, respectivamente, é de cerca de 9,7 bilhões e 11,2 bilhões.

A disponibilidade de fontes alternativas de proteínas é necessária para ter segurança no fornecimento destes alimentos. Os insetos têm sido vistos como solução nesta procura, e para se ter uma ideia, em 2012 constatou-se a existência de 1.900 espécies comestíveis em todo o planeta. Essa fonte tem se expandido com o passar dos anos.

A presença de metais contaminantes nos alimentos constitui sério problema relacionado à saúde humana e também de animais, e no caso dos insetos existe a possibilidade desses elementos se acumularem na cadeia alimentar. A potencial utilização dos insetos deve ser vista não só como nutrientes aos humanos, mas também como ingredientes de rações. As rações são fontes alimentares imprescindíveis para a criação e desenvolvimento de animais. A presença de metais tóxicos como o cádmio, chumbo, mercúrio e arsênio tem sido avaliada, bem como os níveis quantificados em insetos com grande potencial de uso humano e em ingredientes de raçoes.

ARSÊNIO

O arsênio é um metaloide raramente encontrado livre no ambiente e sim na forma de um mineral, a arsenopirita (AsFeS), associado ao ferro e ao enxofre. Quando encontrado nas águas naturais, geralmente é associado a fontes geológicas.

O arsênio inorgânico, considerado o mais tóxico, é encontrado na forma trivalente, arsenito (As III) e na forma pentavalente, arsenato (As V). O arsênio orgânico contém carbono, como o ácido monometilarsônico e o ácido dimetilarsínico.

Fontes de exposição

O arsênio, tradicionalmente associado aos homicídios e à Toxicologia Forense, está presente no meio ambiente, contaminando o solo, a água, o ar e os alimentos. O arsênio é amplamente distribuído na crosta terrestre, na ordem de 3,4 ppm, dependendo da região considerada.

Estima-se que milhões de pessoas no mundo estejam sob o risco de sofrer efeitos tóxicos do arsênio, e, como consequência, este é um dos maiores problemas globais quando se trata de exposições ambientais.

As fontes naturais incluem as atividades vulcânicas, aluição do solo e sedimentos, intemperismo geogênico e volatilização em baixas temperaturas.

As fontes antropogênicas estão relacionadas às emissões industriais, mineração e fundição de metais não ferrosos, queima de combustíveis fósseis e de lixo, utilização de praguicidas arsenicais e pela liberação de madeiras tratadas com arsenato de cobre e cromo. Merecem destaque, ainda, os produtos usados na pecuária como produtos veterinários e rações. No Brasil é utilizado um produto à base de arsênio para o tratamento de histomonose em perus.

Uma das fontes principais de exposição ao arsênio inorgânico ocorre através de água potável. A ingestão de água de lençóis freáticos com elevadas concentrações de arsênio é associada a efeitos tóxicos em muitas regiões do mundo.

O acúmulo de arsênio nas plantações de arroz, após captação da água e solo, principalmente em países asiáticos, constitui sério problema que exige contínuo monitoramento.

Estudos sobre o impacto do arroz consumido na Inglaterra e País de Gales constataram um aumento do risco de mortalidade por problemas cardiovasculares associados com a elevação da exposição ao arsênio inorgânico.

Foi verificado que o arroz e o feijão, importantes alimentos na dieta dos brasileiros, contribuem entre 67% a 90% do arsênio total ingerido no sudeste do Brasil. A ingestão máxima observada foi de 0,25 $\mu g.kg^{-1}$ de peso corpóreo/dia, que corresponde à aproximadamente 9% do limite de confiança inferior da dose de referência (BMD, Benchmark Dose 0,5) de 3 $\mu g.kg^{-1}$ de peso corpóreo/dia estabelecida pela WHO (*World Health Organization*) e FAO (*Food and Agriculture Organization*).

Evidências indicam a necessidade urgente de se reduzir a exposição humana ao arsênio pela ingestão de arroz em todo o mundo e sugerem uma série de abordagens agronômicas, físico-químicas e biológicas para reduzir os níveis de arsênio nas plantações.

Entre as medidas estão a escolha de água descontaminada para irrigação, a aplicação de silício (K_2SiO_3) no solo para limitar a absorção de arsênio trivalente pela planta e o uso de óxidos e hidróxidos de ferro e de manganês. Outros procedimentos sugeridos seriam a inoculação de micro-organismos e a alteração da expressão de genes do arroz. Algumas espécies de bactérias, fungos e algas, quando presentes no cultivo do arroz, atuam com vários mecanismos sobre a planta e o arsênio.

As bactérias *Kocuria flava* e *Bacillus vietnamensis* reduzem a biodisponibilidade do arsênio na planta *Oryza sativa* (arroz). A bactéria *Brevundimonas diminuta* interfere na produção de sideróforos, na atividade da ACC-desaminase e na solubilização do fosfato e, consequentemente, reduzem o acúmulo de arsênio (As V) nas partes aéreas do vegetal, além de alterarem o crescimento da planta. O *Bacillus flexus* tem a sua ação de maneira semelhante à *Brevundimonas diminuta*. O fungo *Piriformospora indica* interfere na adsorção e na precipitação do arsênio nas paredes celulares e altera o sequestro vacuolar do metal pela planta, e o fungo *Rhizophagus intraradices* produz a biometilação do arsênio inorgânico. As algas *Chlorella vulgaris* e *Nannochloropsis* sp, reduzem o estresse oxidativo e a toxicidade do arsênio.

Os peixes e frutos do mar destacam-se como fontes de exposição aos derivados orgânicos de arsênio. Com exceção de alguns tipos de alimentos marinhos, a maioria contém baixos níveis de arsênio inorgânico, geralmente inferiores a 0,25 $mg.kg^{-1}$. Os organismos marinhos podem conter grandes concentrações de organoarsenicais, como a arsenobetaína. Estes derivados arsenicais não são de elevada toxicidade aguda em razão da baixa reatividade às estruturas biológicas e da rápida excreção urinária. São menos tóxicos do que os inorgânicos e ocorrem naturalmente em elevados níveis nos peixes, mariscos e crustáceos.

A ingestão diária média de arsênio pelos humanos varia de 12 μg a 40 μg, e a quantidade ingerida diariamente é influenciada pela quantidade de alimentos provenientes do mar. A ingestão de arsênio no Japão, cuja dieta possui grande quantidade de alimentos do mar, é superior à dos europeus e dos americanos.

As concentrações de arsênio presentes na água de consumo humano, geralmente são inferiores a 10 $\mu g.L^{-1}$ e podem alcançar níveis mais elevados em áreas próximas às fontes antropogênicas ou depósitos minerais. As concentrações em águas subterrâneas variam em função dos teores existentes nas rochas que contenham os aquíferos. Os níveis mais elevados, geralmente, têm sido relatados em águas de chuva carbonatada da Nova Zelândia, Romênia, antiga União Soviética e Estados Unidos da América (0,4 a 1,3 $mg.L^{-1}$), em Taiwan (acima de 1,8 $mg.L^{-1}$) e em Córdoba, Argentina (3,4 $mg.L^{-1}$).

Toxicocinética

A população em geral está exposta ao arsênio pela via oral, através da ingestão, principalmente, de água e alimentos contaminados. Os arsenatos e arsenitos são bem absorvidos pelo trato gastrointestinal e as estimativas propõem que os valores sejam superiores a 95%. O arsênio orgânico encontrado nos alimentos marinhos, como resultado da biotransformação, é absorvido na ordem de 75% a 85%, enquanto outros compostos orgânicos de arsênio são absorvidos em percentuais menores. As formas pouco solúveis de arsênio, como o arsenato de chumbo e sulfeto de arsênio, são pouco absorvidas pelo trato gastrointestinal. A meia-vida biológica do arsênio é de, aproximadamente, 4 dias.

O arsênio presente nos alimentos, após ser absorvido, é distribuído por todo o organismo. Os níveis de arsênio encontrados em diferentes órgãos variam de 0,05 ppm a 0,15 ppm, entretanto, eles são maiores nos cabelos (0,65 ppm) e nas unhas (0,36 ppm), indicando que não existe um órgão preferencial para o acúmulo. Presume-se que a quantidade total de arsênio presente no organismo humano seja entre 14 mg e 20 mg. Os níveis de arsênio no cabelo e unhas são úteis para avaliar as exposições em longo prazo. A dose letal oral de trióxido de arsênio foi relatada entre 18 e 70 mg/dia.

Após a ingestão de arsenato por humanos, 66% da dose são eliminados com meia-vida de 2,1 dias, 30% com meia-vida de 9,5 dias e 3,7% com meia-vida de 38 dias. Em outro estudo com arsenito de sódio (3 mg), verificou-se que 48% da dose são excretados dentro de 5 dias, com uma meia-vida biológica de 30 horas.

A autópsia de um indivíduo que havia ingerido 8 g de trióxido de arsênio (cerca de 3 g de arsênio) apresentou concentrações de arsênio em diversos órgãos na ordem de 147 $\mu g.g^{-1}$ (fígado), 27 $\mu g.g^{-1}$ (rins) e 11 a 12 $\mu g.g^{-1}$ (músculos, coração, baço, pâncreas, pulmões e cerebelo). Em outras partes do organismo, as concentrações foram de 8 $\mu g.g^{-1}$ (cérebro), 3 $\mu g.g^{-1}$ (pele) e 0,4 $\mu g.g^{-1}$ (sangue hemolisado).

A biotransformação do arsênio é influenciada por diversos fatores, entre eles, as diferenças nutricionais, responsáveis pela baixa ingestão de metionina e/ou proteínas relacionadas com a eficiência do processo de metilação, e o polimorfismo genético de enzimas que catalisam a metilação do arsênio, que conferem variabilidade interindividual na capacidade de metilação. A arsenobetaína presente nos alimentos marinhos aparentemente não é biotransformada e é eliminada rapidamente pelos rins, com meia-vida de 18 horas.

A principal via de biotransformação do arsênio é a metilação oxidativa e posterior conjugação com glutationa. Como pré-requisito para a metilação, ocorre a redução do arsênio pentavalente à trivalente.

Os níveis na urina de arsênio inorgânico e dos produtos metilados de biotransformação variam em função de vários fatores, como as características químicas do produto, a espécie considerada, a dose, o tempo e a via de exposição.

No homem, estima-se que os níveis excretados sejam de 40% a 80% de DMA (ácido dimetilarsínico), 10% a 30% de arsênio inorgânico e de 10% a 50% de ácido monometilarsônico. A biotransformação do arsênio em crianças é menos eficiente que nos adultos.

Estima-se que seja necessário consumir, pelo menos, 200 μg de arsênio por dia, para que haja elevação da concentração plasmática.

Efeitos tóxicos

Doses orais iguais ou superiores a 2 $mg.kg^{-1}$ estão associadas com efeitos letais em humanos. Doses menores, na ordem de 0,05 $mg.kg^{-1}$ por períodos longos de semanas e meses, são responsáveis por efeitos gastrointestinais, hematológicos, hepáticos, neurológicos e dérmicos, por ação citotóxica direta do metal. Exposições a níveis baixos de arsênio na água potável, como 0,001 $mg.kg^{-1}$, por longos períodos (anos) têm sido associadas com doenças de pele e câncer de pele, bexiga, rins e fígado.

Os efeitos tóxicos provocados pelo arsênio após exposição pela via gastrointestinal são resultantes de eventos acidentais, suicidas, homicidas, ou ainda, pelo consumo de alimentos e água contaminados.

Estudos realizados em casos de ocorrências de intoxicações agudas permitiram estimar doses letais variáveis de 22 a 121 $mg.kg^{-1}$ de peso corpóreo.

Há evidências que o consumo de água potável contendo arsênio em concentrações elevadas está associado com a elevação de riscos para uma série de efeitos tóxicos, como problemas cardiovasculares (arritmia, hipertensão, aterosclerose, isquemia e derrame), doenças pulmonares em adultos e crianças, sistema imunológico com risco de infecções em crianças, diabetes, efeitos oculares, efeitos nas funções neurológicas, incluindo neuropatia periférica e função neural alterada, diarreia em crianças com lesões na língua e gengiva, efeitos no desenvolvimento fetal e morte de crianças, câncer de bexiga, trato gastrointestinal, rins, fígado, pulmões, pâncreas e pele.

Concentrações de arsênio na água superiores a 50 $\mu g.L^{-1}$ são associadas a riscos de aborto espontâneo, natimortos, risco moderado de mortalidade neonatal e mortalidade infantil. Elevadas doses de arsênio na água potável ($\geq$ 100 $\mu g.L^{-1}$) são conhecidas como indutoras de câncer pulmonar e as doses baixas a moderadas apresentam relações dose-resposta inconclusivas.

A ingestão de arsênio de concentrações baixas a moderadas durante a gravidez, da ordem de 50 a 100 $\mu g.L^{-1}$, parece ser associada com efeitos adversos no feto.

As crianças são mais suscetíveis ao arsênio após a ingestão de água contaminada. Há relatos de morte de crianças, de 2 a 7 anos de idade, com doses diárias de 0,05 a 0,1 $mg.kg^{-1}$.

Em comparação ao arsenito (As III), os arsenicais metilados exibem um maior potencial citotóxico e genotóxico.

Os produtos de biotransformação do arsênio metilado são conhecidos pelo potencial carcinogênico ao induzirem a toxicidade pelo bloqueio da via metabólica do selênio. A deficiência da absorção de selênio pelo organismo pode ocasionar geração de espécies reativas de oxigênio (ROS), resultando em inibição ou diminuição da estabilidade genômica.

A relação entre arsênio e selênio também afeta a sinalização celular por meio da ativação dos fatores de transcrição (FT), como o NFkB (Fator Nuclear Kappa B) e a AP-1 (Proteína Ativadora 1).

Interações com outras substâncias químicas

Dados obtidos em estudos laboratoriais, principalmente aqueles que utilizam animais, constituem a principal base para as evidências de interações do arsênio com outras substâncias químicas.

O arsênio interage com o selênio neutralizando sua toxicidade, segundo observações em animais, tanto em experimentos laboratoriais quanto na pecuária.

O etanol parece exacerbar os efeitos tóxicos provocados pelo arsênio.

Arsênio, chumbo e manganês estão presentes no ambiente e podem ser encontrados nos alimentos. A presença concomitante destes metais é passível de produzir o sinergismo ou aumentar a intensidade de efeitos tóxicos àqueles das exposições isoladas. Observa-se que a indução de estresse oxidativo, interferências nos sistemas colinérgicos ou dopaminérgicos e alterações na síntese do heme são mecanismos compartilhados pelos 3 metais.

A suplementação da dieta com zinco ou cromo parece reduzir o arsenismo crônico.

O arsênio e o cádmio se acumulam em órgãos como fígado, rins e pâncreas, onde exercem efeitos adversos principalmente no metabolismo dos carboidratos, nas vias da glicólise, glicogênese e gliconeogênese, interferindo nas funções de enzimas chaves e, consequentemente, na patogênese do diabetes *mellitus*. Ocorrem prejuízos das funções do pâncreas e músculos, diminuindo as funções hepáticas e renais e ocasionando uma elevação nos níveis de glicose no sangue.

Há indicações em experimentos com animais que o arsênio, chumbo e cádmio interajam, provocando alterações de enzimas da hemo-síntese e de parâmetros hematológicos. As interações entre cádmio e arsênio ocorrem, possivelmente, pelas afinidades que ambos possuem pelos grupos SH das proteínas.

Prevenção

A ATSDR (2020b) deduziu um MRL (*Minimal Risk Level*) oral agudo para o arsênio inorgânico de 0,005 mg/kg/dia, com base no LOAEL (*Lowest Observed Adverse Effect Level* - nível de menor efeito adverso observado) de 0,05 mg/kg/dia para efeitos no trato gastrointestinal e edema facial, observados em população japonesa. Foi aplicado um fator de incerteza de 10 para o uso do LOAEL e 1 para a variabilidade dos humanos.

A ATSDR (2020b) derivou um valor para o MRL considerando a dose oral crônica de referência de 0,0003 mg/kg/dia para o arsênio inorgânico, com base no NOAEL (*No Observed Adverse Effect Level* - nível de nenhum efeito adverso observado) de 0,0008 mg/kg/dia para efeitos dérmicos e possíveis complicações vasculares em humanos.

A ATSDR (2020b) deduziu para o ácido monometilarsênico, dose oral intermediária em ratos, de 0,1 mg/kg/dia; para o ácido monometilarsônico, dose oral crônica em camundongos, de 0,01 mg/kg/dia e para o ácido dimetilarsínico (DMA), dose oral crônica em camundongos de 0,02 mg/kg/dia.

Com relação à ação carcinogênica, a IARC (International Agency for Research on Cancer) em 2020 classificou o arsênio inorgânico como carcinógeno em humanos, enquadrando-o, portanto, no Grupo 1. O risco carcinogênico para exposições pelo trato gastrointestinal é de 1,5 mg/kg/dia. O ácido metilarsônico é classificado no Grupo 2B, indicando que possivelmente seja carcinogênico aos humanos. A arsenobetaína e outros compostos orgânicos que não são biotransformados em humanos são classificados no Grupo 3, como não carcinogênico aos humanos.

A WHO (2019a) retirou a PTWI (*Provisional Tolerable Weekly Intake*) para o arsênio que era de 15 $\mu g.kg^{-1}$ de peso corpóreo.

Assume-se que 20% do arsênio seriam provenientes da ingestão de água potável. Entretanto, sabe-se que em muitos países este valor provisório não é atendido e, a orientação é que as concentrações de arsênio na água e alimentos sejam os menores possíveis.

O *Codex Alimentarius* recomenda os níveis máximos ($mg.kg^{-1}$) de arsênio para vários produtos: água natural (0,01 $mg.L^{-1}$), gorduras e óleos comestíveis (0,1 $mg.kg^{-1}$), arroz descascado (0,35 $mg.kg^{-1}$), arroz polido (0,2 $mg.kg^{-1}$) e sal em alimentos (0,5 $mg.kg^{-1}$).

A WHO, no *Guidelines for drinking-water quality* (2017), adota para a água natural o valor guia para o arsênio de 0,01 $mg.L^{-1}$.

Os alimentos e as bebidas para lactentes e crianças devem apresentar a menor quantidade possível de contaminantes. O limite máximo tolerado (LMT) para o arsênio inorgânico, preconizado pela Agência Nacional de Vigilância Sanitária (Anvisa) na RDC n. 193, de 12 de dezembro de 2017 é de 0,15 $mg.kg^{-1}$, enfatizando os alimentos à base de cereais para alimentação infantil, alimentos de transição para lactentes e crianças de primeira infância. Considerando as fórmulas infantis para lactentes, ou seguimento para lactentes e crianças de primeira infância, ou destinadas a necessidades dietoterápicas específicas, ou nutrição enteral, ou ainda indicadas para recém-nascidos de alto risco e outros alimentos especialmente formulados para lactentes e crianças de primeira infância, o valor de LMT é de 0,02 $mg.kg^{-1}$.

A Anvisa através do "Regulamento técnico para águas envasadas e gelo" estabelece para o arsênio o LMP (limite máximo permitido) de 0,01 $mg.L^{-1}$.

A RDC n. 42, de 29 de agosto de 2013, que dispõe o Regulamento Técnico Mercosul Sobre Limites Máximos de Contaminantes Inorgânicos em Alimentos, aprovou os limites máximos de tolerância para o arsênio em vários alimentos, por exemplo: 0,1 $mg.kg^{-1}$ para gorduras, açúcares, balas, caramelos e similares, hortaliças leguminosas, cogumelos e outros; 0,2 $mg.kg^{-1}$ para trigo e seus derivados exceto óleo, chocolates e produtos de cacau com menos de 40% de cacau, café torrado em grãos e pó, raízes e outros; 0,5 $mg.kg^{-1}$ para concentrados de tomate, café solúvel em pó ou granulado, queijos, ovos e produtos de ovos e outros; 1,0 $mg.kg^{-1}$ para peixes crus, congelados ou refrigerados, moluscos cefalópodes, moluscos bivalves e crustáceos.

▶ CÁDMIO

O cádmio possui número atômico 48 e peso atômico 112,41. O seu peso atômico resulta da mistura de 8 isótopos estáveis. Considerando suas propriedades químicas e físicas, é similar ao zinco e mercúrio. O cádmio é um contaminante ambiental introduzido em razão do rápido desenvolvimento industrial e avanços da moderna tecnologia.

O cádmio é amplamente distribuído na natureza em baixas concentrações e geralmente com minérios de zinco, chumbo e cobre.

Contrastando com o chumbo e o mercúrio, até 1950 haviam poucas informações sobre os aspectos toxicológicos deste metal, apesar de sua crescente utilização a partir da primeira guerra mundial.

Sob o ponto de vista toxicológico, esse aumento de informações científicas, em parte, ocorreu em função da necessidade de se avaliarem os agentes químicos contaminantes do ambiente, especialmente aqueles mais persistentes e amplamente distribuídos. Ademais, os avanços tecnológicos colocaram à disposição dos pesquisadores equipamentos que pudessem avaliá-los com maior precisão e exatidão.

Além das fontes naturais, as fontes antropogênicas exercem um papel importante na distribuição ambiental deste metal tóxico e não essencial, com significativo potencial de causar riscos à saúde humana e animal.

Fontes de exposição

O cádmio é liberado no meio ambiente, principalmente, a partir de atividades humanas, como queima de combustíveis fósseis, lixiviação de aterros, mineração e terras agrícolas. As minas de produção de zinco e chumbo são fontes de liberação de cádmio de rochas da crosta terrestre.

O cádmio, em razão de suas características físicas, físico-químicas e químicas está presente na fabricação de pigmentos, como estabilizador de PVC e ligas, no processo de galvanização como protetor da corrosão do aço, como semicondutor (telureto de cádmio) utilizado em painéis solares e em janelas óticas de infravermelho, na produção de vidros coloridos de boro silicato e nos procedimentos artísticos de fabricação de bijuterias de vidro.

Destacam-se, ainda, a incineração de rejeitos municipais que contenham baterias de cádmio e plásticos, produção de fertilizantes à base de fosfato, reciclagem de sucata de aço galvanizado e lixo de material elétrico e eletrônico.

A remobilização de fontes que contenham cádmio é um aspecto que deve ser considerado, como a drenagem de água de minas de metais ou de sítios de resíduos.

O alimento é a principal fonte de exposição para a população não exposta por razões de trabalho e que não sejam fumantes.

Foi realizada uma avaliação da exposição ao cádmio em 2 áreas (A e B) consideradas poluídas da região da Prefeitura de Akita, noroeste do Japão. Considerando os alimentos consumidos, 712 mulheres da área A, ingeriram 55,7 $\mu g.d^{-1}$ de cádmio e na área B, 432 mulheres, ingeriram 47,8 $\mu g.d^{-1}$ de cádmio. Esses valores foram atribuídos aos produtos agrícolas locais, principalmente ao arroz. Os valores evidenciaram que havia exposição ao cádmio e que eram próximos aos limites da TWI (*Tolerable Weekly Intake* – ingestão semanal tolerada) de 7 µg/kg de peso corpóreo/dia.

Quando o solo é contaminado por cádmio, os vegetais cultivados nestas regiões irão conter concentrações mais elevadas do metal. As culturas existentes nas regiões próximas às fontes de poluição geralmente apresentam níveis de cádmio mais elevados que nas regiões não industrializadas. Entretanto, nem sempre é possível distinguir no vegetal se o cádmio é proveniente da superfície de deposição ou da captação pelas raízes. Os solos acidificados podem elevar a concentração de cádmio nos vegetais cultivados.

A água potável geralmente não oferece riscos significativos como os alimentos, a não ser que os recipientes sejam de material que possua o cádmio. Nestes casos a água com pH baixo provocará a corrosão e liberação do cádmio.

Cuidados devem ser tomados para que as crianças não se exponham ao cádmio existente em bijuterias, brinquedos e plásticos, quando o país não tenha abolido este tipo de contaminação.

As contaminações do solo e da água estão intimamente ligadas à presença de cádmio em plantações de alimentos e em organismos aquáticos, e o acúmulo na cadeia alimentar é inevitável. Níveis elevados de cádmio são encontrados em produtos de origem animal, como rins e fígado de mamíferos, e também, em determinadas espécies como ostras, vieiras, mexilhões e crustáceos.

A absorção de cádmio pelos organismos aquáticos é influenciada pela dureza da água em função das concentrações elevadas de cálcio e magnésio.

O aumento da concentração de cálcio na água reduz a captação de cádmio pelas guelras dos peixes, e também o acúmulo e a toxicidade do metal. Há indicações de que a bioconcentração do metal nos peixes diminui com o tamanho do exemplar e se eleva gradativamente com o aumento da temperatura até 16 °C. Além da contaminação da água pelo cádmio, a disponibilidade de alimentos contaminados representa uma fonte adicional responsável pelos níveis do metal nos peixes.

O íon cádmio é a forma mais comum de disponibilidade para os organismos aquáticos. Os complexos inorgânicos parecem não ser absorvidos pelos peixes, e os complexos orgânicos como os xantatos e ditiocarbamatos atravessam com facilidade as membranas biológicas.

O solo e a água, além do ar em menor escala, estão associados à contaminação de cereais, grãos em geral, tubérculos e outras categorias de vegetais.

A liberação de resíduos pela Mina Kamioka, produtora de zinco, no Rio Jinzu, Toyama, no Japão, foi a causadora de uma das maiores catástrofes ambientais associadas ao cádmio. O problema, após dezenas de anos, somente foi reconhecido nos anos 1960. Cientificamente estudado sob vários aspectos toxicológicos, permitiu-se conhecer o cádmio clinicamente, estabelecer efeitos e desenvolver medidas preventivas. As mulheres que trabalhavam no cultivo de arroz na área irrigada com as águas do Rio Jinzu foram principalmente afetadas, e desenvolveram a doença de Itai-itai. Em 1999, foram diagnosticados oficialmente cerca de 410 pacientes, todavia, sabe-se que mais de 8 mil foram diretamente afetados e muitos mais indiretamente. A doença é caracterizada por osteomalácia com severas dores ósseas, propensão a fraturas e disfunção tubular renal.

A soja está entre os alimentos que mais contribuem para a ingestão de cádmio, não só entre os vegetarianos, mas em todos aqueles que fazem uso deste alimento. A ingestão semanal de cádmio foi investigada em 119 participantes de estudo, que incluía vegetarianos, veganos e não vegetarianos da República Checa. O tofu continha 7,6 ± 0,1 $\mu g.kg^{-1}$ e foi o alimento que mais contribuiu para a ingestão diária de cádmio, entretanto, foi o tempê, com 18,1 ± 0,1 $\mu g.kg^{-1}$, que apresentou os maiores teores de cádmio.

Tem-se procurado diminuir os níveis de cádmio nas lavouras por meio de práticas agrícolas como a calagem (preparo do solo para cultivo na qual se aplica calcário), ou ainda, manter elevados os teores de matéria orgânica no solo, reduzir a utilização de fertilizantes fosfatados e de sedimentos de esgotos, e evitar a deposição atmosférica. Procura-se, também, quando possível, escolher espécies que tenham baixos níveis de captação de cádmio do solo.

Os procedimentos de lavagem, descascamento e cozimento de vegetais podem reduzir os níveis de cádmio. A utilização de recipientes de cerâmica para armazenar alimentos pode resultar em contaminação significativa de cádmio pelo alimento, principalmente se forem líquidos ácidos.

No Brasil, Dala *et al.* (2018) verificaram, ao pesquisarem 3 cultivares urbanos na região metropolitana de Belo Horizonte e os seus respectivos solos, que os valores de cádmio na alface eram de 0,009 ± 0,005 $mg.kg^{-1}$, e nos solos 0,16 ± 0,03 $mg.kg^{-1}$. O cádmio apresentou o maior coeficiente de transferência do solo para o vegetal em comparação com os metais cobre e chumbo, variando de 0,34 a 1,84, com média de 0,92 ± 0,45 $mg.kg^{-1}$. Esses valores sugeriram um elevado potencial de risco de acúmulo do metal no vegetal em regiões de solo contaminado. Uma correlação significativa foi observada entre o cádmio no solo e na alface.

A água é uma importante fonte de contaminação pelo seu consumo natural, e também pelo seu uso na fabricação de bebidas e no preparo de alimentos.

A Food Standards Agency (FSA, 2015) do Reino Unido realizou um estudo completo sobre a presença de metais e outros elementos na dieta total consumida pela população. Verificou-se que o cádmio estava presente em baixas concentrações na maioria dos alimentos. As concentrações mais elevadas foram encontradas nos miúdos de animais (0,067 $mg.kg^{-1}$) e em petiscos (0,059 $mg.kg^{-1}$). Algumas exposições de cádmio na dieta para as crianças excederam o TWI de 2,5 $\mu g.kg^{-1}$ de peso corpóreo.

A análise de albacoras (atum branco) provenientes do Mar Egeu, Grécia, evidenciou em 82 indivíduos, que 34,2% deles possuíam cádmio e que os valores variavam de 0,022 a 0,669 $mg.kg^{-1}$ de peso úmido (média de 0,184 ± 0,176 $mg.kg^{-1}$ de peso úmido). Os valores do THQcd (*Target Hazard Quotient*) variaram de 0,012 a 0,359 $mg.kg^{-1}$ (média 0,099), portanto, inferiores à unidade.

Toxicocinética

A principal via de exposição ao cádmio na população não exposta por razões de trabalho e não fumante se dá através da ingestão de água e alimentos. A absorção gastrointestinal de cádmio pelo homem é considerada de 3% a 5 % do total introduzido pela via oral, todavia, os valores encontrados individualmente variam de menos de 1% a mais de 20%. Considera-se a importância do papel dos micronutrientes na absorção do cádmio. Quando os níveis de ferro, zinco e cálcio são baixos, os níveis de cádmio absorvido são mais elevados.

O cádmio absorvido, presente na corrente sanguínea, é distribuído no organismo ligado à albumina, e nos tecidos, às metalotioneínas. As metalotioneínas são proteínas de peso molecular relativamente baixo, que contêm grande número de resíduos de cisteína, que se caracterizam por grande afinidade ao cádmio. As metalotioneínas possuem várias funções e as suas sínteses podem ser induzidas por metais essenciais como o zinco e o cobre, e elas estão envolvidas com o armazenamento destes metais. Por exemplo, a Zn-metalotioneína pode detoxificar radicais livres.

O complexo cádmio-metalotioneína é filtrado nos glomérulos e está presente na urina primária, sendo o cádmio reabsorvido nas células do túbulo proximal, onde a ligação Cd--metalotioneína é rompida. O cádmio não ligado estimula a produção de nova metalotioneína, que se liga ao cádmio presente nas células dos túbulos renais, prevenindo, desta maneira, os efeitos tóxicos do cádmio livre. Se a capacidade de produção de metalotioneína é excedida, ocorrem danos nas células do túbulo proximal e os primeiros sinais deste efeito são a proteinúria de baixo peso molecular. A metalotioneína isolada dos rins humanos contém zinco, cobre e cádmio.

O cádmio presente nos eritrócitos está ligado intracelularmente às frações de proteínas de baixo e relativamente alto peso molecular. A meia-vida do cádmio no sangue varia de 75 a 128 dias.

A metalotioneína presente na mucosa do trato gastrointestinal desempenha, possivelmente, um papel de transporte do cádmio. A sua presença nas células da placenta impede o transporte do cádmio do sangue materno ao feto; e, somente quando a concentração de cádmio for baixa, ele atravessa a barreira hematoencefálica. O cádmio pode alcançar o feto no início da gestação, porém, após o desenvolvimento da placenta o nível de transferência é pequeno. Os recém-nascidos são praticamente livres de cádmio, enquanto o zinco e o cobre são facilmente supridos no feto.

As mulheres com baixo nível de ferro, refletidos por baixas concentrações de ferritina, apresentam uma taxa média de absorção gastrointestinal de cádmio 2 vezes maior que o grupo controle, e tem sido demonstrado em diferentes grupos de mulheres grávidas, não grávidas e crianças, que a elevação das concentrações de cádmio está associada com a diminuição do ferro armazenado.

A substituição de dieta mista por dieta vegetariana, durante um período de 3 meses, resultou na tendência de aumento na eliminação de cádmio nas fezes, sugerindo que as fibras contidas na dieta tenham um efeito inibitório na absorção de cádmio.

As exposições por longo prazo ao cádmio produzem acúmulo seletivo no fígado (30%) e no córtex renal (30%) do cádmio absorvido por humanos. As concentrações de cádmio nos rins se elevam até a idade de 50 a 60 anos, e depois declinam, possivelmente em função de alterações da função renal. As concentrações hepáticas e renais podem declinar subsequentemente aos danos renais e elevação dos níveis de cádmio na urina.

Normalmente, pouco cádmio é excretado na urina, sendo excretado lentamente, variando de 0,007% a 0,009% da carga corpórea. A taxa de excreção se eleva lentamente com o aumento da carga corpórea, porém, como a disfunção renal ocorre, ela se eleva significativamente e as concentrações de cádmio no fígado e nos rins diminuem.

O cádmio fecal representa o somatório do cádmio não absorvido, do desprendido de células da mucosa e do excretado pela via biliar. Nas exposições por doses baixas e moderadas, a quantidade excretada nas fezes é aproximadamente a mesma excretada na urina. Vias menores de excreção incluem cabelo, leite e suco pancreático.

O cádmio é um toxicante com características acumulativas e a sua meia-vida biológica nos humanos, diferentemente da meia-vida no sangue, é estimada de 10 a 33 anos. Como resultado, os efeitos tóxicos ocorrem geralmente por exposições em longo prazo.

Efeitos tóxicos

Os efeitos tóxicos do cádmio estão relacionados a problemas renais, gastrointestinais, hepáticos, hormonais, cardiovasculares, dérmicos, oculares, no metabolismo, na reprodução e no desenvolvimento.

Efeitos renais Os danos provocados nos rins variam desde a falência renal até a morte. As exposições ao cádmio por décadas podem produzir a deposição do metal no córtex renal, particularmente nas células do túbulo proximal e, consequentemente, à disfunção tubular. A capacidade do organismo em produzir metalotioneína (MT) que se liga ao cádmio, resulta em diminuição dos efeitos danosos do metal no córtex renal. A disfunção tubular renal resultante das exposições ao cádmio provoca o aumento da excreção urinária de marcadores de proteínas de baixo peso molecular (LMM – *Low Molecular Mass*), como a β2-microglobulina, α1-microglobulina e proteína ligada ao retinol e a enzima NAG (N-acetil-β-D-glucosaminidase).

Se a exposição continuar, a disfunção tubular pode progredir e os danos glomerulares podem ocasionar deterioração da função renal e da saúde.

Os primeiros sinais de danos tubulares aparecem na população exposta em níveis ambientais, em várias áreas industrializadas. Observam-se como resultado da ação tóxica nos rins, um decréscimo da taxa de filtração glomerular e a elevação da creatinina sérica.

Há indicações de que as mulheres têm maior risco aos efeitos tóxicos do cádmio, em comparação aos homens. Não se conhece, exatamente, a razão destas observações, mas supõe-se que a carga corpórea de cádmio nas mulheres seja maior, ou que elas sejam mais suscetíveis aos efeitos provocados pelo cádmio.

Efeitos nos ossos Os mecanismos propostos para os danos provocados pelo cádmio nos ossos incluem interferência no metabolismo da vitamina D e perdas de cálcio e fosfato em função da deficiência na reabsorção destes elementos nos túbulos renais.

A doença de Itai-itai é uma combinação de osteomalácia e osteoporose, e é a mais avançada forma de danos causados nos ossos, induzidos pelo cádmio, em razão do consumo de arroz contaminado. A osteoporose é caracterizada pela baixa massa óssea e pela deterioração da microarquitetura do esqueleto, ocasionando fragilidade e aumento do risco de fraturas. A mulher tem perdas adicionais durante a gravidez e lactação.

Constatou-se na Bélgica que mulheres na pós-menopausa expostas durante longos períodos ao cádmio, apresentavam diminuição da densidade óssea e aumento do risco de fraturas.

No Japão, constatou-se a existência de associação entre os danos renais induzidos pelo cádmio e a presença de baixas concentrações de 1, 25-di-hidroxi-vitamina D, elevação nos níveis do hormônio da paratireoide (PTH) e de marcadores de formação dos ossos. Estas indicações sugerem que as alterações ósseas podem ser secundárias ao desequilíbrio do metabolismo da vitamina D nos rins, como resultado de alterações na absorção e excreção de cálcio.

Além dos principais órgãos críticos, têm sido estudadas outras associações entre exposições por baixas concentrações de cádmio e efeitos tóxicos.

Efeitos cardiovasculares Os estudos que procuram associar níveis de cádmio no sangue, urina ou em outros tecidos e elevação da pressão sanguínea encontram dificuldades pela presença de fatores que confundem a interpretação dos achados. Destaca-se, nestas situações, o tabagismo e, quando ele é moderado, a associação torna-se prejudicada. Os efeitos cardiovasculares e as interações na pressão sanguínea têm sido observados em estudos epidemiológicos recentes, porém, mais evidências são necessárias para estabelecer a causalidade.

Efeitos hematológicos A exposição por via oral ao cádmio provoca a redução da captação de ferro, que pode resultar em anemia, principalmente, se a dieta for pobre em ferro.

Efeitos genotóxicos As evidências observadas são confusas e não permitem conclusões.

Efeitos neurotóxicos Um número limitado de estudos sugere a associação do cádmio e prejuízos nas funções neurofisiológicas.

Com relação aos efeitos carcinogênicos, as evidências decorrem das exposições ocupacionais e a WHO (IARC) classifica o cádmio no Grupo 1. Os dados observados para outros efeitos como a anemia, diabetes, efeitos no neurodesenvolvimento, efeitos reprodutivos e endócrinos, ainda, não permitem estabelecer efetivamente as relações com a ingestão de cádmio.

Relação dose-resposta e prevenção

Vários casos de intoxicação aguda ocorreram entre 1940 e 1950, em função da ingestão de alimentos contaminados pelo cádmio, liberado de utensílios e recipientes folheados com o metal. Os níveis de exposição eram maiores quando alimentos e bebidas ácidas eram preparados e armazenados em contato com estas superfícies. Em um caso específico, o teor de cádmio em bebidas foi da ordem de 16 mg/L. Os sintomas característicos foram náuseas, vômitos e fortes dores abdominais. A recuperação dos indivíduos intoxicados foi rápida e completa.

Uma fração de massa de 84 $\mu g.g^{-1}$ de cádmio no córtex renal é estimada como o menor limite de confiança com 10% de probabilidade de indução de proteinúria de baixa massa molecular. O menor efeito adverso observado pelo cádmio é de 2 $nmol.mmol^{-1}$ de creatinina na urina, correspondendo a um valor médio de cádmio na fração de massa no córtex renal de 120 $\mu g.g^{-1}$.

O menor nível de cádmio associado aos efeitos adversos nos ossos parece ser de 5 $nmol.mmol^{-1}$ de creatinina, que corresponde a 5 $\mu g.L^{-1}$.

O controle da presença de cádmio nos alimentos e na água é fundamental para se evitar a absorção de concentrações significativas que venham provocar efeitos indesejáveis no organismo humano.

A JECFA (Joint Expert Committee on Food Additives – FAO/WHO), em 2019, confirmou a PTMI (*Provisional Tolerable Monthly Intake*) para o cádmio de 25 $\mu g.kg^{-1}$ de peso corpóreo/mês, considerando a presença de cádmio na dieta. O NOAEL é de 5,24 $\mu g.g^{-1}$ de creatinina, considerando a patologia renal indicada pelo aumento da excreção urinária de β2-microglobulina. A JECFA considera ainda como ponto crucial a segunda inclinação, para a população com 50 anos de idade, o valor 5,24 $\mu g.g^{-1}$ de creatinina. A PTWI é de 0,007 $mg.kg^{-1}$ de peso corpóreo.

O nível máximo de contaminante (MCL – *Maximum Contaminant Level*) considerado pela EPA (*US Environmental Protection Agency*) em 2018 para o cádmio presente na água é de 0,005 $mg.L^{-1}$. A EPA observou que as exposições por longo prazo acima do MCL poderão induzir efeitos nocivos à saúde, especialmente danos renais.

A dose de referência (RfD) para cádmio na água potável é de 0,0005 $mg.L^{-1}$ e a RfD para a exposição na dieta é de 0,001 $mg.kg^{-1}.dia^{-1}$; ambas se baseiam na excreção urinária de proteínas em humanos, segundo a EPA.

O *Codex Alimentarius* recomenda os níveis máximos (mg/kg) de cádmio para vários produtos: água mineral (0,003 $mg.L^{-1}$), chocolate com cacau ≥ 50% e ≤ 70% (0,8), chocolate com cacau ≥ 70% (0,9), raízes e tubérculos (0,1), grãos de cereais (0,1), talos e hastes de vegetais (0,1), bulbos vegetais (0,05), frutas (0,05), legumes (0,1), brássicas (0,05), alimentos com amido (0,1), moluscos bivalves marinhos (2,0), cefalópodes (2,0), arroz descascado (0,35), arroz polido (0,4) e sal em alimentos (0,5).

A WHO no *Guidelines for drinking-water quality* (2017) adota para a água natural o valor guia para o cádmio de 0,003 $mg.L^{-1}$.

A Anvisa (RDC n. 193 de 12 de dezembro de 2017) estabeleceu os LMTs do cádmio em alimentos infantis. Os alimentos à base de cereais para alimentação infantil (0,05 $mg.kg^{-1}$), alimentos de transição para lactentes e crianças de primeira infância, fórmulas infantis para lactentes e crianças de primeira infância, ou destinadas a necessidades dietoterápicas específicas, nutrição enteral, ou indicadas paras recém-nascidos de alto risco e para outros alimentos especialmente formulados para lactentes e crianças de primeira infância (0,01 $mg.kg^{-1}$).

No "Regulamento técnico para águas envasadas e gelo" a Anvisa estabelece para o cádmio o LMP de 0,003 $mg.L^{-1}$.

A RDC n. 42, de 29 de agosto de 2013, que dispõe o Regulamento Técnico Mercosul sobre os limites máximos de contaminantes inorgânicos em alimentos aprovou os limites máximos de tolerância para o cádmio em vários alimentos, por exemplo: 0,1 $mg.kg^{-1}$ para mel, cereais e produtos à base de cereais, excluídos trigo, arroz e seus produtos derivados e óleos, raízes e tubérculos, hastes jovens e pecíolos, café torrado em grãos e pó, leite condensado e doce de leite; 0,2 $mg.kg^{-1}$ para chocolates e produtos a base de cacau com mais de 40% de cacau, trigo e seus derivados exceto óleo, soja em grãos, hortaliças de folha, cogumelos do gênero *Agaricus, Pleurotus* e *Lentinula* ou *Lentinus,* café solúvel em pó e creme de leite.

As embalagens e os equipamentos celulósicos destinados a entrar em contato com alimentos devem cumprir com o limite máximo (LM) para o cádmio de 0,5 $\mu g.g^{-1}$ de produto acabado.

Interações com outras substâncias químicas

Os efeitos tóxicos do cádmio observados em experimentos animais são dependentes de uma série de fatores, como a genética, a idade do animal e o seu estado nutricional. Esses efeitos têm como fundamento principal a sua influência negativa nos sistemas enzimáticos das células, por meio da substituição de outros íons metálicos, principalmente o zinco, cobre e cálcio em metaloenzimas. Outro aspecto refere-se à sua intensa afinidade com estruturas biológicas que contêm grupos sulfidrilas (-SH), como as proteínas, enzimas e ácidos nucleicos.

Vários efeitos observados resultam de interações do cádmio com micro e macroelementos necessários ao organismo, especialmente, cálcio, zinco, cobre, ferro e selênio. Estas interações podem ocorrer em diferentes estágios da absorção, distribuição e excreção de bioelementos e do cádmio, assim como em estágios das funções biológicas dos elementos essenciais.

No sistema biológico o cádmio e o zinco são ligados às macromoléculas, principalmente por meio do enxofre (S), oxigênio (O) e nitrogênio (N), e interagem francamente com doadores de S^-, O^- e N^-. Eles se ligam preferencialmente às mesmas proteínas, albumina na corrente sanguínea, metalotioneína e outras proteínas nos tecidos.

Como o cádmio e o zinco competem pela captação no interior das células, o cádmio pode substituir o zinco em vários processos bioquímicos.

O cádmio interfere na absorção do zinco, distribuição nos tecidos e transporte ao interior das células. Os processos metabólicos mediados pelo zinco sofrem interferências do cádmio, como na produção celular de DNA, RNA e proteínas.

Estudos em humanos evidenciam elevação da concentração de cádmio, assim como de zinco, nos tecidos renais, conforme aumenta a idade. Contudo, a concentração renal de cobre é aumentada pela administração de cádmio, demonstrando sua interferência no processo de distribuição.

A anemia causada pelo cádmio pode ser prevenida pela administração de ácido ascórbico. É provável que essa anemia tenha relação com a menor absorção de ferro pelo trato gastrointestinal, pois é revertida por suplementos de ferro na dieta.

O controle da presença de cádmio nos alimentos e na água é fundamental para se evitar a absorção de concentrações significativas que venham provocar efeitos indesejáveis ao organismo humano.

▶ CHUMBO

Há mais de 4 mil anos o homem utiliza o chumbo. Inicialmente, não era dado o devido valor ao metal em si, mas sim por ser a principal fonte de prata. Na Antiguidade, as minas de prata eram, na realidade, minas de galena (PbS). As minas existentes na Ásia Menor chegavam a ter aproximadamente 1,5% de prata nos minérios.

Os romanos utilizavam o chumbo na área de engenharia, confeccionando tubulações para o transporte de água. Era prática frequente o uso de utensílios domésticos, como jarras e copos, confeccionados com chumbo.

Pesquisas arqueológicas inglesas permitiram obter informações relativas às exposições ao chumbo, em diferentes períodos da história. Com base em análises de amostras de costelas, e considerando como 1,0 o nível de exposição observado no período neolítico, o estudo constatou que, na Idade do Ferro, a exposição relativa era de 3,5; no período Romano, 7,0; na era Medieval, 13,0; nos séculos XVIII e XIX, 10, e nos dias atuais, 4,0. Portanto, nos tempos modernos, o nível de exposição ao chumbo é praticamente a metade do período Romano.

Fontes de exposição

A contaminação dos alimentos produzidos próximos às regiões industrializadas é afetada pelas características das indústrias existentes, especialmente quanto à utilização do chumbo e de seus compostos. À medida que se afasta das fontes de contaminação as concentrações de chumbo nos alimentos diminuem.

Os organismos que vivem em ambientes aquáticos captam e acumulam o chumbo existente na água e no sedimento. Fatores como a temperatura, salinidade e pH, assim como os níveis de ácido húmico e algínico, influenciam esses processos. No meio aquático, a maior quantidade de chumbo está presente no sedimento, e uma fração menor, dissolvida na água. Havendo contaminação do ambiente aquático pelo chumbo, a captação pelos peixes atingirá o equilíbrio somente após várias semanas. Nos peixes, esse metal acumula-se principalmente nas brânquias, fígado, rins e ossos. Com relação aos mariscos existentes em áreas contaminadas pelo chumbo, as concentrações são mais elevadas na carapaça do que nos tecidos moles.

Quando a exposição ocorre por derivados organometálicos a captação é rápida, porém, cessada a exposição, as concentrações no organismo diminuem rapidamente.

A carga de contaminante existente nos vegetais é gerada pela captação do metal pelas raízes e pela deposição de material contendo chumbo finamente particulado no vegetal. Portanto, as alterações da qualidade do ar, por longos períodos, implicarão em diferentes teores de metal nos alimentos produzidos. Estudo desenvolvido na China, por 2 anos, revelou que a contribuição da deposição atmosférica de chumbo em área cultivada de arroz foi na ordem de 35,5%, indicando que o controle de emissões auxilia na obtenção de níveis de metais mais adequados nos produtos agrícolas.

O chumbo também pode ser incorporado aos alimentos durante o processo de industrialização ou no preparo doméstico, especialmente quando são utilizados utensílios de cerâmica, vidro, chumbo-cristal ou metálicos, onde foi incorporado e pode ser lixiviado para os líquidos neles contidos. Como exemplo, pode-se citar os vinhos, onde além da possível contaminação das uvas durante o cultivo, o chumbo presente nas garrafas de vidro pode aumentar a contaminação dos vinhos. O mesmo pode ocorrer em garrafas de cerveja.

Os alimentos de origem animal apresentam níveis variáveis de chumbo, e nos ossos eles são mais elevados. Quando carnes com ossos são assadas ocorre uma pequena migração de chumbo, e quando elas são cozidas com vinhos, constata-se uma maior liberação para o meio líquido.

A moagem de grãos, a pureza da água utilizada durante o processo e os metais liberados do equipamento são pontos críticos para a contaminação por metais do produto final.

Quanto aos vegetais, a lavagem e o preparo antes do cozimento podem remover entre 32% a 98% do chumbo. A fervura de vegetais pode elevar ou diminuir seu nível, dependendo da concentração do metal na água. Observou-se, experimentalmente, que a captação de chumbo presente na água durante o cozimento variou de 3% para as batatas a 79% para o repolho.

As plantas contêm metais em quantidades variáveis em razão da transferência destes elementos da água, do solo e do ar. Fitoterápicos consumidos por longos períodos podem oferecer riscos aos indivíduos se os produtos tiverem níveis elevados de metais.

O leite e seus derivados constituem um importante grupo de alimentos na dieta do homem, e o consumo pelas crianças merece atenção especial, pois estas são mais suscetíveis aos efeitos tóxicos deste metal. Os níveis de chumbo nos queijos variam em função de fatores, como as diferenças entre as espécies utilizadas para a obtenção do leite, área geográfica e características do processo de produção.

A contaminação atmosférica e as correntes oceânicas transportam metais para a região Ártica. Eles acabam sendo introduzidos na cadeia alimentar das espécies marinhas e, consequentemente, na alimentação da população local. Um estudo desenvolvido na Groenlândia com 509 mulheres Inuit grávidas entre os anos de 2010 a 2015 evidenciou vários aspectos quanto à presença de metais na alimentação e as consequências durante a gestação. Constatou-se um declínio nos níveis de mercúrio e chumbo em comparação com dados de épocas anteriores e uma relação inversa entre os pesos dos recém-nascidos e os níveis maternos de chumbo, cádmio e cobre no sangue. Esse trabalho mostrou a importância da redução da contaminação atmosférica por metais.

Recentemente, foi verificado que a média geométrica de chumbo no sangue de mulheres americanas era de 0,81 e 0,61 $\mu g.dL^{-1}$, respectivamente, nos períodos de 2007 a 2010 e 2011 a 2016. Em comparação, a média geométrica em épocas anteriores (1976-1980, 1988-1991 e 1991-1994) era de 10,37 $\mu g.dL^{-1}$, 1,85 $\mu g.dL^{-1}$ e 1,53 $\mu g.dL^{-1}$. Segundo os autores, as exposições ao chumbo pelas mulheres americanas em idade fértil são geralmente baixas e têm diminuído substancialmente nos últimos 40 anos. Entretanto, estima-se que 500 mil mulheres estejam sendo expostas ao metal em níveis que podem ser deletérios à saúde, causando prejuízos no desenvolvimento do feto ou durante a amamentação da criança.

A FDA (Food and Drug Administration) em 2017 avaliou a presença de metais, por meio do programa intitulado TDS (*Total Diet Study*) para a população americana, em um grande número de produtos alimentícios. As concentrações de chumbo em 731 produtos variaram desde valores abaixo do limite de detecção até 0,180 $mg.kg^{-1}$ em amostras de camarões.

Toxicocinética

Na população em geral, a exposição ao chumbo ocorre primariamente por meio do trato gastrointestinal (TGI) e com alguma contribuição da via inalatória.

A maior parte do chumbo presente no TGI é resultante da ingestão de alimentos e bebidas. Condições fisiológicas como idade, gravidez, estado nutricional do cálcio e ferro, e jejum, assim como características físico-químicas do meio ingerido como tamanho das partículas, solubilidade e espécies de chumbo, são fatores importantes que influenciam a eficiência da absorção do metal.

Apesar da solubilidade dos sais e complexos de chumbo ser um dos fatores importantes no processo de absorção deste metal, ela é influenciada sobremaneira pelas condições de plenitude gástrica. Considera-se que a absorção do chumbo por adultos seja da ordem de 63%, quando estiverem em jejum. A presença de cálcio e fosfato na dieta diminui o nível de absorção do chumbo. A razão estimada de absorção entre o indivíduo alimentado e o indivíduo em jejum é de 0,04 a 2.

Há suposições de que exista um mecanismo adaptativo, pois a absorção se torna progressivamente menor à medida que a ingestão aumenta.

As secreções gastrointestinais e as enzimas digestivas desempenham um papel significativo, pois estão relacionadas à conversão do metal à forma disponível, para ser absorvida. A absorção também é influenciada por diferenças funcionais que possam ocorrer, como o tempo exigido para o transporte do alimento no TGI.

Diferenças na absorção de chumbo são observadas entre recém-nascidos, crianças e adultos. Elas resultam de diferenças individuais na capacidade de absorver moléculas de determinado tamanho, e na qualidade e quantidade de enzimas digestivas e da secreção biliar.

A absorção de chumbo pelo TGI por adultos sadios, ingerindo dietas mistas, é de 4% a 11%, com média provavelmente em torno de 3% a 10%. A absorção de chumbo pelas crianças é maior que nos adultos, estimando-se entre 45% a 50%. A excreção de chumbo pelas fezes e por outras vias como o suor, saliva e cabelo, dificulta o estabelecimento preciso da razão entre a ingestão e a excreção de chumbo nas fezes e, consequentemente, as taxas de absorção.

A absorção de chumbo em crianças é afetada pelo seu estado nutricional e as deficientes em ferro possuem nível mais elevado de chumbo. As crianças deficientes em cálcio absorvem mais chumbo, resultando em nível de plumbemia mais elevado.

Durante a gravidez, possivelmente, em razão da mobilização do chumbo dos ossos, os níveis sanguíneos se elevam. Nota-se que, além da gravidez, a lactação e a osteoporose resultam na liberação de chumbo dos ossos para a corrente sanguínea.

A concentração de chumbo no sangue reflete a dose absorvida e serve como parâmetro para se ter uma noção das exposições prévias, de alguns meses.

A absorção de chumbo em humanos não se eleva continuamente à medida que concentrações cada vez maiores sejam ingeridas, evidenciando-se, portanto, que a absorção é um processo de capacidade limitada.

A distribuição de chumbo parece não ser diferente nos adultos em relação às crianças. Nos adultos aproximadamente 94% da carga corpórea de chumbo estão nos ossos, enquanto nas crianças ela é na ordem de 73%. Observa-se, também, que a concentração de chumbo nos ossos eleva-se com a idade e a meia-vida de eliminação é de aproximadamente 27 anos. A concentração de chumbo nos ossos é considerada biomarcador de acúmulo para as exposições de longo prazo.

O chumbo depositado nos ossos de mulheres em estado de gestação é uma fonte significativa de transferência do metal ao feto, e isto é possível em função da ocorrência de reabsorção dos ossos da mãe para formação do esqueleto do feto.

Existem nos ossos 2 compartimentos, um muito estável em que o chumbo permanece com meia-vida de dezenas de anos, e outro lábil que mantém o equilíbrio entre o chumbo dos ossos e dos tecidos moles e sangue.

Nos indivíduos com idade entre 60 e 70 anos, a carga total de chumbo nos ossos é de cerca de 200 mg ou menos, enquanto em indivíduos menores de 16 anos esta carga é de cerca de 8 mg.

Estudos realizados no final da década de 1960 demonstraram que o chumbo também está presente nos tecidos moles; e os percentuais do total observado nesses tecidos são próximos de 33% (fígado), 18% (músculo esquelético), 16% (pele), 11% (tecido conectivo denso), 6,4% (gordura), 4% (rins), 4% (pulmões), 2% (aorta), 2% (cérebro) e outros tecidos (< 1%).

A meia-vida de excreção do chumbo no sangue de adultos é de aproximadamente 30 dias. Estima-se que 99% do chumbo presente no sangue encontra-se nos eritrócitos, e de 40% a 75% no plasma ligados às proteínas, principalmente, à albumina. A fração do chumbo não ligado às proteínas forma complexos com compostos sulfidrílicos de baixo peso molecular, como a cisteína e a homocisteína.

O chumbo é excretado, principalmente, na urina e nas fezes, e as vias menores são o suor, saliva, cabelo, unhas e leite materno. A excreção fecal é responsável por aproximadamente um terço da excreção total do chumbo absorvido. A excreção urinária é responsável por aproximadamente 12% (7% a 17%) da ingestão diária de chumbo e a fecal por cerca de 90% (87% a 94%) da ingestão diária.

As concentrações de chumbo no sangue (Pb-S) e na água (Pb-A) guardam uma relação representada pela equação: $\text{Pb-S}(\mu g/dL) = 5{,}6 + 2{,}62\ (\text{Pb-A})^{1/3}$.

As crianças e as mulheres grávidas requerem observações adicionais, pois, em relação aos adultos as crianças são mais suscetíveis ao chumbo, ingerem maiores concentrações do metal presente nos alimentos por quilo de peso corpóreo (fator de 2 a 3) e absorvem mais chumbo pelo TGI. Nas mulheres, o metal atravessa a barreira placentária e potencialmente pode afetar o desenvolvimento fetal.

Efeitos tóxicos

Os órgãos mais suscetíveis ao chumbo são o sistema nervoso em desenvolvimento, o sistema hematológico, cardiovascular e renal. Potencialmente a ação tóxica do chumbo é observada em todo o organismo, como resultado de sua ampla distribuição.

As exposições ao chumbo devem ser evitadas principalmente durante o período de gravidez para prevenir efeitos tóxicos no organismo em formação.

Efeitos cardiovasculares Nas exposições a baixas concentrações de chumbo, que resultam em baixos níveis de plumbemia, os efeitos cardiovasculares de maior importância dizem respeito à elevação da pressão sanguínea e à diminuição da taxa de filtração glomerular. Estes efeitos estão correlacionados, ou seja, uma alteração pode afetar a outra.

Os efeitos do chumbo sobre a pressão sanguínea parecem ocorrer mais nas pessoas de meia idade do que em jovens. Vários fatores interferem nesse parâmetro e, entre eles, destacam-se a massa corpórea, a raça, o tabagismo, as bebidas alcoólicas, as histórias familiares de doenças cardiovasculares e renais, e a dieta.

Efeitos nos músculos e ossos Os efeitos do chumbo nos músculos (fraqueza, câimbras e dores nas articulações) foram observados em exposições ocupacionais a elevadas concentrações ou pela ingestão de bebida contaminada com elevado teor de chumbo. A exposição ao chumbo é associada com interferência no crescimento dos ossos, retardamento do processo de mineralização de dentes e aumento da incidência de cáries.

Efeitos hepáticos Em crianças verificou-se que o chumbo inibe a formação de enzimas do citocromo P-450, que é refletida pela diminuição da atividade de oxigenases hepáticas de função mista.

Efeitos renais A relação entre exposição ao chumbo e nefrotoxicidade, na maioria das pesquisas, tem sido relatada na área ocupacional e muito pouco na ambiental. Os efeitos na filtração glomerular foram evidentes com plumbemia abaixo de 20 $\mu g.dL^{-1}$, a enzimúria e proteinúria tornaram-se evidentes com plumbemias a partir de 30 $\mu g.dL^{-1}$ e as alterações patológicas e interferências severas nas funções, somente foram constatadas com níveis superiores a 50,0 $\mu g.dL^{-1}$.

Efeitos oculares Há indicações de que o chumbo possa desequilibrar as condições redoxi do cristalino por meio da indução de danos oxidativos nas células epiteliais do cristalino.

Efeitos sobre o sistema imunológicos O chumbo pode exercer efeitos no sistema imune, porém, o significado clínico ainda não é conhecido.

Efeitos neurológicos A encefalopatia severa provocada pelo chumbo somente foi documentada em adultos e crianças que apresentavam elevadas concentrações sanguíneas do metal. Observaram-se significativas correlações entre plumbemia e testes de habilidade cognitiva e resultado educacional. As evidências de alterações da função intelectual provocada pelo chumbo foram constatadas em grupo de 501 crianças, com idade entre 6 e 9 anos, residentes em Edimburgo (Escócia). As exposições ocorreram, principalmente, pela ingestão de água potável contaminada pelo chumbo. A média de plumbemia era de 11,5 $\mu g.dL^{-1}$, com intervalo de 3,3 a 34 $\mu g.dL^{-1}$. Portanto, acredita-se que o chumbo interfira no desenvolvimento cognitivo de crianças.

Recentemente, a Organização Mundial da Saúde destacou que não existe um nível de concentração de chumbo no sangue que possa ser considerado isento de risco.

Há relatos de que o chumbo absorvido por crianças provoque interferências no QI induzindo empobrecimento da função intelectual, problemas de comportamento e dificuldades de aprendizagem.

Efeitos na reprodução Níveis moderados de exposição ao chumbo podem provocar ocorrência de abortos e de partos prematuros. Nos homens, a qualidade dos espermatozoides é comprometida quando os níveis plasmáticos atingem valores superiores a 40 $\mu g.dL^{-1}$.

Efeitos no desenvolvimento Não há relatos que associem a ocorrência de anomalias congênitas com baixos níveis de exposição ao chumbo. Observou-se, na Espanha, que quanto mais elevados eram os níveis de plumbemia nas mães e filhos, menores eram os pesos das crianças, as circunferências abdominais, das cabeças e dos comprimentos das crianças após o nascimento.

Efeitos genotóxicos Somente em trabalhadores expostos têm sido relatadas algumas alterações genotóxicas.

Efeitos carcinogênicos As evidências são limitadas e os resultados das pesquisas inconsistentes com dificuldade para a interpretação.

Interações com outras substâncias químicas

Dietas com baixos níveis de cálcio provocam, entre outras alterações, aumento da absorção, da deposição e da excreção urinária de chumbo. A deficiência de fósforo é associada a uma maior absorção e retenção de chumbo, agindo de forma aditiva à deficiência de cálcio. Estudos evidenciam que o cálcio e o fósforo administrados isoladamente reduzem a absorção de chumbo e, quando administrados juntos, o fator de redução é da ordem de 6.

A deficiência de ferro resulta em aumento da deposição de chumbo em todo o organismo e esse aumento é similar tanto nos ossos quanto nos tecidos moles. Essa deficiência é comumente encontrada em crianças que apresentam algum grau de intoxicação pelo chumbo.

O zinco tem demonstrado ser um agente ativador e mesmo reativador da enzima ALA-D (ácido delta-aminolevulínico desidratase), inibida pelo chumbo. Foi documentado que crianças com elevado nível de plumbemia absorviam menos zinco que crianças com níveis inferiores de chumbo no sangue. Tem sido observada uma relação inversa entre ferro e chumbo, indicando que a deficiência de ferro aumenta a toxicidade do chumbo.

O chumbo interage com o arsênio, cádmio, manganês, zinco, cobre e mercúrio, com ações antagônicas e sinérgicas. Ações antagônicas: cádmio e zinco no sistema cardiovascular; zinco no desenvolvimento; arsênio, cádmio, cobre e zinco no sistema hematológico; cádmio no sistema imunológico; zinco no sistema neurológico; cádmio e zinco no sistema renal, e zinco no sistema reprodutor masculino. Ações sinérgicas: arsênio e cádmio no sistema nervoso; o mercúrio no sistema renal e o cádmio no sistema reprodutor masculino.

Prevenção

A meta de nível máximo de contaminante de chumbo na água segundo a EPA é alcançar a concentração zero.

A EPA-IRIS (*Integrated Risk Information System*) classifica o chumbo no Grupo B2, como provavelmente carcinogênico ao homem, assim como a WHO-IARC (Grupo 2A).

A Organização Mundial da Saúde estabeleceu para o guia de qualidade para o chumbo em tubos e conexões o valor de 0,01 $mg.L^{-1}$, no produto lixiviado. O valor para a ingestão semanal tolerável provisória (PTWI) foi retirado em razão de não ser possível estabelecer qual o valor para a proteção da saúde.

Foi considerado o "ponto de partida" de 0,6 $\mu g.kg^{-1}$ de peso corpóreo/dia para a perda de um ponto no QI de crianças. Com relação aos adultos o "ponto de partida" para o aumento da pressão sanguínea de 1 mmHg seria o consumo de 1 a 2 $\mu g.kg^{-1}$ de peso corpóreo/dia.

O *Codex Alimentarius* propõe o nível máximo ($mg.kg^{-1}$) para vários produtos, por exemplo: frutas (0,1), bulbos de vegetais (0,1), legumes (0,1), raízes e tubérculos (0,1), sucos de frutas (0,03), grãos de cereais (0,2), fórmulas infantis (0,01), peixes (0,3), miúdos de gado (0,2), miúdos de suínos (0,15), óleos e gorduras (0,08), leite (0,02), água mineral (0,01) e vinho (0,1).

No Brasil, a RDC n. 42, de 29 de agosto de 2013 da Anvisa, que dispõe sobre o Regulamento Técnico Mercosul, sobre Limites Máximos de Contaminantes Inorgânicos em Alimentos, estabeleceu os limites máximos de tolerância para o chumbo em alimentos. Os respectivos limites expressos em $mg.kg^{-1}$ para alguns exemplos são: caramelos e balas (0,1), cacau (0,50), bebidas analcoólicas (excluídos sucos) (0,05), peixes crus, congelados ou refrigerados (0,30), moluscos cefalópodes (1,00), moluscos bivalves (1,50), creme de leite (0,10), leite condensado e doce de leite (0,20), queijos (0,4), leite para consumo e produtos lácteos sem adição, sem diluir nem concentrar (0,02), sucos e néctares de frutas (0,05), alimentos para fins especiais, preparados especialmente para lactentes e crianças até 3 anos (0,2); óleos e gorduras de origem vegetal e/ou animal (0,10).

A Anvisa através do Regulamento Técnico para Águas Envasadas e Gelo estabeleceu para o chumbo o LMP de 0,01 $mg.L^{-1}$.

A RDC n. 193 de 12 de dezembro de 2017, estabeleceu os LMTs para o chumbo em alimentos infantis: alimentos à base de cereais (0,05 $mg.kg^{-1}$), alimentos de transição para lactentes e crianças de primeira infância (0,1 $mg.kg^{-1}$), fórmulas infantis para lactentes ou seguimento para lactentes e crianças de primeira infância, ou destinadas a necessidades dietoterápicas específicas, nutrição enteral, ou indicadas para recém-nascidos de alto risco e para outros alimentos especialmente formulados para lactentes e crianças de primeira infância (0,01 $mg.kg^{-1}$).

Os materiais metálicos empregados em embalagens e equipamentos celulósicos devem atender ao limite máximo no extrato aquoso frio ou quente de 3 $\mu g.g^{-1}$ de produto acabado de chumbo.

MERCÚRIO

O mercúrio existe em 3 formas, cada qual com diferentes características de biodisponibilidade e toxicidade, o mercúrio elementar, sais inorgânicos e compostos orgânicos (metilmercúrio, etilmercúrio e fenilmercúrio).

O mercúrio é relativamente incomum na crosta terrestre e a sua liberação ocorre por processos naturais, erosão e atividade vulcânica, e por mineração.

As emissões antropogênicas incluem, entre outras, as usinas geradoras de energia que utilizam combustíveis fósseis, as produções de cloro e soda, que utilizam células de mercúrio no processo, e os incineradores de lixo, responsáveis pela contaminação da água, ar e solo pelo mercúrio.

A progressiva utilização do mercúrio para fins industriais e o emprego de compostos mercuriais durante décadas na agricultura resultaram no aumento significativo da contaminação ambiental, especialmente da água e dos alimentos.

Uma das razões que contribuem para o agravamento desta contaminação é a característica peculiar do mercúrio no meio ambiente, conhecida como *Ciclo do Mercúrio*. A biotransformação do mercúrio inorgânico a metilmercúrio por bactérias é o processo responsável pelo elevado nível do metal no ambiente. O metilmercúrio acumula-se em cada passo da cadeia alimentar, chegando a alcançar elevados níveis nos peixes. A relação entre a concentração de metilmercúrio no tecido de peixes e a concentração na água pode alcançar valores extremamente elevados, da ordem de 10 mil a 100 mil. Portanto, a mudança da forma inorgânica para a metilada é uma etapa crucial do processo de bioacumulação no meio aquático.

As formas inorgânicas de mercúrio não se acumulam na cadeia alimentar do homem, com exceção dos cogumelos. O processo de metilação ocorre principalmente nos sedimentos de água doce e nos oceanos. Há evidência também da ocorrência deste processo no intestino de peixes e no limo externo aderido ao peixe. A metilação do mercúrio inorgânico (Hg^{++}) envolve a presença da metilcobalamina (análogo da vitamina B_{12}), produzida por síntese bacteriana. Entretanto, outras vias enzimáticas e não enzimáticas devem estar envolvidas. O processo de oxidação do mercúrio elementar (Hg^0) ao mercúrio inorgânico (Hg^{++}), etapa do *Ciclo do Mercúrio*, é realizado pela enzima catalase.

As reações de oxirredução, envolvendo metilação e desmetilação, são comuns no meio ambiente e cada ecossistema tem seu estado de equilíbrio em relação às espécies de mercúrio. Entretanto, a metilação é a mais prevalente e fundamental à bioacumulação.

O metilmercúrio liberado pelos micro-organismos entra na cadeia alimentar por difusão e liga-se às proteínas da biota aquática. Os peixes localizados no topo da cadeia alimentar apresentam elevados níveis de metilmercúrio, destacando-se as espécies predatórias.

Episódios com características epidêmicas foram documentados no Japão, onde o metilmercúrio era liberado junto ao descarte líquido de uma fábrica produtora de ácido acético na Baía de Minamata, entre os anos de 1932 e 1968. Os peixes e os crustáceos eram uma importante fonte de alimentos dos moradores da área e pescadores locais. O metilmercúrio bioacumulado no ecossistema afetou pelo menos 50 mil pessoas de alguma maneira, e 2 mil casos foram confirmados com a Doença de Minamata. O auge da doença ocorreu na década de 1950 e os casos estudados serviram como base nos estudos do comportamento ambiental deste metal.

Posteriormente, outro caso grave de intoxicação por mercúrio com características epidêmicas ocorreu no Iraque, entre 1971 e 1972, onde sementes de trigo tratadas com alquilmercúrio foram distribuídas à população como parte de programa agrícola nacional, e utilizadas indevidamente como alimento. Até março de 1972, haviam sido oficializadas 6.530 admissões hospitalares, com 459 mortes (7%). Sabe-se, entretanto, que somente os casos mais graves foram admitidos nos hospitais, e inúmeras pessoas morreram antes de serem hospitalizadas. O número exato de pessoas intoxicadas e de óbitos não foi conhecido.

Além destes episódios que serviram como base científica para ampliar os conhecimentos sobre a toxicologia do mercúrio, populações que vivem próximas às fontes de contaminação do ecossistema, e que se alimentam de produtos com elevado teor de mercúrio, são passíveis de apresentar seus efeitos adversos.

Fontes de exposição

O mercúrio presente no ar, eventualmente, é transferido aos rios, lagos e oceanos após percorrer longa distância transportada pelos ventos. Os corpos de água além de receberem o mercúrio da atmosfera, recebem também o lixiviado do solo e das fontes antropogênicas.

As emissões associadas às atividades humanas representam elevados riscos quando são confinadas às áreas limitadas. Sabe-se que a contribuição do hemisfério norte, mais industrializado, é maior que a do hemisfério sul.

No Brasil, constata-se uma elevada contaminação da região amazônica e de outras regiões de mineração como consequência da exploração do ouro, quando se utiliza o mercúrio no processo de amalgamação do metal.

Parte do mercúrio depositado no solo e na água é reemitida à atmosfera como Hg^0, e esse processo de emissão e reemissão dificulta a descrição exata do movimento do mercúrio a partir de suas fontes. O sedimento de rios, lagos e oceanos representam o último depósito de mercúrio na forma de sulfeto, altamente insolúvel.

Há suposições de que o mercúrio atmosférico possa ser captado pelas folhas dos vegetais e elas tornam-se fontes de exposição.

A biomagnificação na cadeia alimentar vai depender da fonte de contaminação existente na área confinada e de vários fatores como nível trófico ou espécies, idade dos animais, atividade microbiana, conteúdo de substâncias orgânicas dissolvidas (teor húmico), salinidade, pH e potencial redoxi.

A ingestão de metilmercúrio na dieta ocorre principalmente através de alimentos marinhos, representados por peixes predatórios como o lúcio-perca (*Stizostedion lucioperca*), ou ainda, pelas grandes espécies do oceano como o atum e o peixe-espada.

A FDA (2017) verificou no estudo *Total Diet Study Statistic on Element Results* que os níveis médios de mercúrio encontrados em vários tipos de alimentos consumidos pela população americana eram de 0 a 0,136 $mg.kg^{-1}$ (intervalo mínimo e máximo de 0 a 0,509 $mg.kg^{-1}$), encontrado no atum drenado em água e concentração mediana de 0 a 0,118 $mg.kg^{-1}$.

Os níveis de mercúrio no músculo do peixe marlonga (*Dissostichus mawsoni*) pescado no sudoeste do Oceano Pacífico durante os anos de 2016 e 2017 foram mais elevados (0,68 ± 0,45 $mg.kg^{-1}$ de peso) no Mar de Amundsen e variaram com a idade e tamanho da espécie. Os dados evidenciam a ocorrência de contaminação recente pelo mercúrio nestas regiões do Oceano Glacial Antártico.

Tem merecido a atenção nos últimos anos o uso de produtos que possuem na composição o mercúrio, inibidor da formação da melanina, que são utilizados para o clareamento de pele. Eles são usados na forma de sabonetes e cremes em inúmeros países do mundo, principalmente na África, Ásia e Caribe. Consideram-se, ainda, na área da Cosmetologia, os conservantes à base de sais de etil e fenilmercúrio, usados em produtos para máscaras faciais e para a limpeza de maquiagem. Sabe-se que estas formas de mercúrio diferem em grau de toxicidade, mas possuem efeitos nos sistemas nervoso, digestivo e imune.

Toxicocinética

As espécies químicas com importância toxicológica incluem as formas elementar ou metálica (Hg^0), mercúrio mercuroso (Hg^{+1}), mercúrio mercúrico (Hg^{+2}) e as formas orgânicas, principalmente, o metilmercúrio (MeHg).

Estima-se que 95% do MeHg presente em peixes sejam completamente absorvidos pelo organismo humano. A absorção de mercúrio inorgânico pelo trato digestivo é estimada em média 7%, podendo variar de 5% a 10%.

O mercúrio mercúrico tem uma grande afinidade pelos grupos sulfidrilas dos eritrócitos e da fração plasmática. A meia-vida desta forma no sangue é de 19,7 a 65,6 dias. O mercúrio mercúrico resulta da oxidação do mercúrio elementar ou de processos de demetilação do MeHg, ou ainda, pela liberação acidental de $HgCl_2$.

Uma vez absorvido na corrente sanguínea, o MeHg penetra nos eritrócitos, e mais de 90% estão ligados à hemoglobina. A concentração nos eritrócitos é 10 vezes maior que a concentração plasmática. O MeHg está ligado, também, parcialmente às proteínas plasmáticas.

Em humanos expostos diariamente ao MeHg pelo trato gastrointestinal, o percentual de Hg total encontrado na forma de Hg inorgânico no sangue, plasma, leite, fígado e urina foi, respectivamente, de 7%, 22%, 39%, 16% a 40% e 73%.

Em autópsia de indivíduos japoneses, constatou-se que os rins e o fígado apresentavam concentrações de mercúrio total na ordem de centenas de nanogramas por grama de tecido; enquanto no cérebro, cerebelo, coração e baço, as concentrações eram da ordem de dezenas de nanogramas por grama de tecido. Cerca de 80% do mercúrio encontrado nestes órgãos estavam na forma de MeHg. No fígado, na medula e no córtex renal, o mercúrio na forma de MeHg, correspondia, respectivamente, a 33%, 15% e 11%.

Com relação ao mercúrio mercúrico, os níveis mais elevados são encontrados nos rins. Em função da sua carga iônica, o mercúrio mercúrico não atravessa com facilidade a barreira hematoencefálica ou a placentária.

O consumo de peixes com elevadas concentrações de MeHg resulta em somente 5% de mercúrio inorgânico no sangue e cerca de 20% de mercúrio inorgânico no cabelo. Este composto é facilmente transferido ao feto e ao cérebro do feto. Provavelmente, esta rápida transferência seja em função da lipossolubilidade do composto nos tecidos e fluídos do organismo. Cerca de 10% da carga corpórea de MeHg são encontrados no cérebro, onde é lentamente desmetilado a mercúrio inorgânico.

A via primária de excreção do MeHg ocorre por meio de fezes, como mercúrio inorgânico. O mercúrio mercúrico é excretado, principalmente, por meio de urina e fezes, e ainda pela saliva, bile, suor, ar exalado e leite materno.

Estima-se que 1% da carga corpórea de MeHg em humanos seja excretado diariamente, e do total excretado, 90% são excretados pelas fezes, como mercúrio mercúrico, e 10% pela urina. Aproximadamente 16% do mercúrio presente no leite materno está sob a forma de MeHg.

A meia-vida do MeHg no organismo é em média de 50 dias, podendo variar de 20 a 70 dias, e no cabelo é em média de 65 dias, com variação de 35 a 100 dias, indicando variações no processo biológico de eliminação.

Efeitos tóxicos

O íon mercúrico é conhecido como um forte ligante ao grupo tiol (–SH). O mercúrio intracelular liga-se aos resíduos tiólicos de proteínas, particularmente à glutationa e à cisteína, resultando na inativação do enxofre e no bloqueio de enzimas, cofatores e hormônios. Outros grupos funcionais, além do –SH, que o mercúrio tem grande afinidade incluem $-CONH_2$, $-NH_2$, –OOH e $-PO_4$.

Os fetos são vulneráveis ao MeHg desde o início dos processos de desenvolvimento cerebral como na divisão celular, diferenciação e migração, que são prejudicados pela interação do mercúrio com os grupos tióis da tubulina, principal proteína da constituição dos microtúbulos neuronais.

O mercúrio mercúrico tem como órgão-alvo crítico os rins enquanto para o metilmercúrio é o cérebro, tanto em indivíduos adultos como em fetos.

Sistema nervoso A exposição de um indivíduo a neurotóxicos, especialmente ao mercúrio, pode resultar em aceleração do declínio das funções do sistema nervoso que são normalmente relacionadas à idade. O feto é mais suscetível à ação tóxica do mercúrio. No Japão e no Iraque, locais de eventos históricos de intoxicações pelo mercúrio, verificou-se que a ingestão de alimentos contaminados com metilmercúrio causava retardo psicomotor. As mulheres que consumiam alimentos contendo mercúrio transferiam o metal ao feto, ou ainda, às crianças via leite materno.

Há evidências de que o mercúrio cause diminuição do desempenho em áreas responsáveis pelas funções motoras e da memória, quando as concentrações no cabelo atingirem 10 a 20 μg/g.

No Japão e no Iraque, observações *postmortem* sugeriram que o metilmercúrio, durante o período de gestação, determina uma anormal migração de células neuronais no cérebro e córtex cerebral.

São observados efeitos neurológicos como a demência semelhante à verificada no mal de Alzheimer, deficiência de atenção, hipoestesia, ataxia, disartria, tremores subclínicos dos dedos, danos na visão e audição, distúrbios sensoriais e aumento da fadiga.

Em crianças, constatou-se deficiência da linguagem (fala tardia), da memória, da atenção e autismo, na intoxicação por mercúrio.

Foi observado em jovens ribeirinhos da Reserva de Cuniã, Rio Madeira (RO, Brasil), que os níveis da glutationa S-transferase (GST) e da malondialdeído (MDA), indicadores de estresse oxidativo, tinham níveis elevados destes biomarcadores, que se correlacionavam com os níveis sanguíneos de mercúrio. Os ribeirinhos apresentavam uma elevada frequência alimentar de consumo de peixes.

Efeitos renais Os rins acumulam níveis elevados de mercúrio ao compará-los ao cérebro e fígado. O íon mercúrico por sua capacidade de se ligar fortemente ao grupo tiol (-SH) provoca danos ao processo de ativação do fator NF-kB. Esse fator é tiol dependente e responsável pela transcrição que promove a sobrevivência de células, protegendo-as de estímulos apoptóticos, e, consequentemente, a apoptose de células renais.

Os efeitos renais raramente ocorrem após exposições às formas orgânicas do mercúrio. Os casos relatados referem-se às exposições por doses elevadas. Foram observadas alterações renais em indivíduos iraquianos, destacando-se a ocorrência de poliúria e albuminúria; na população de Minamata (Japão) verificou-se um aumento de mortes associadas à nefrite.

Efeitos na reprodução Se a concentração de MeHg em mulheres for muito elevada há riscos de abortos ou de natimortos. Mesmo que as concentrações de MeHg sejam baixas durante a concepção, a criança poderá sofrer sérios problemas neurológicos. As formas orgânica e inorgânica de mercúrio provocam diminuição da motilidade dos espermatozoides.

Efeitos imunológicos O sistema imunológico desempenha um importante papel nos mecanismos de defesa do organismo. Pacientes com algumas doenças autoimunes, como lupus sistêmico, esclerose múltipla, tiroidite autoimune ou eczema atópico, geralmente mostram aumento da estimulação de linfócitos, provocados por baixas doses de mercúrio mercúrico. Exposições ao MeHg alteram significativamente a resposta linfocitária na maioria de grupos expostos a baixas concentrações de mercúrio com resposta proliferativa elevada.

Efeitos cardiovasculares Há relatos da ocorrência de efeitos cardiovasculares com hipocalemia após a ingestão de cloreto mercúrico e cloreto mercuroso. O mercúrio orgânico está associado ao desenvolvimento de miocardite em humanos; causa bradicardia, pulso irregular e alterações no eletrocardiograma.

A exposição pré-natal ao MeHg pode afetar o desenvolvimento cardiovascular de crianças que tenham baixo peso ao nascer e pressão sanguínea aumentada (13,9 mmHg), quando a concentração de mercúrio no sangue do cordão umbilical eleva-se de 1 a 10 μgL^{-1}.

Efeitos na atividade motora Dolbec *et al.* (2000), verificaram que a população ribeirinha do rio Tapajós, exposta ao MeHg, apresentava sutis efeitos neurotóxicos com alterações de funções motoras.

A exposição ao mercúrio associada a baixos níveis de selênio pode ser um dos fatores ambientais envolvidos na esclerose lateral amiotrófica.

Efeitos genotóxicos A nítida relação entre MeHg e danos citogenéticos aos linfócitos é descrita na literatura. Foram pesquisados os níveis do biomarcador mercúrio no cabelo da população (Amazônia, Brasil) exposta ao MeHg, por um amplo intervalo de níveis de exposições.

Prevenção

Um dos aspectos que causam preocupação à contaminação ambiental pelo mercúrio se refere aos materiais usados no tratamento de água, tendo como possível resultado a presença do metal na lama produzida, assim como, na água tratada. Verificou-se que em 2 plantas de tratamento de água, situadas à margem do Reservatório de Juturnaíba, Sudeste do Brasil, as concentrações de mercúrio na lama produzida eram extremamente variáveis e com elevados teores de mercúrio em algumas camadas de lama, alcançando 18,484 $ng.g^{-1}$.

A dose aguda letal para os sais inorgânicos de mercúrio, considerando um indivíduo de 70 kg, varia de 1 g a 4 g (10 a 40 $mgHg\ kg^{-1}$).

Em 1º de janeiro de 2013, segundo lei federal dos Estados Unidos da América (Lei n. 110-414, 14 de outubro de 2008), passou a vigorar a proibição da exportação de mercúrio elementar com o objetivo de reduzir a disponibilidade para o mercado interno e internacional.

A ATSDR (2020b) propõe um nível de risco mínimo, MRL *(Minimum Risk Level)* oral crônico para o metilmercúrio de 0,0003 mg MeHg/kg/dia, sem risco detectável à saúde no desenvolvimento pré-natal e pós-natal, e o MRL de 0,002 mgHg/kg/dia para o mercúrio inorgânico, com base em efeitos renais. O NOAEL de 0,0013 mg MeHg/kg/dia foi calculado a partir do conhecimento do nível médio de mercúrio no cabelo materno (15,3 ppm) de um grupo (n = 95) de mulheres expostas pelo consumo de peixes.

A JECFA, em 2019, confirmou a PTWI para o mercúrio inorgânico de 4 $\mu g.kg^{-1}$ de peso corpóreo, considerando a presença de mercúrio na dieta. Todavia, uma melhor estimativa é de 1 $\mu g.kg^{-1}$ de peso corpóreo/semana de mercúrio inorgânico nos alimentos, exceto nos peixes. O NOAEL para o mercúrio considerando os efeitos neurotóxicos é de 1,5 $\mu g.kg^{-1}$. O NOAEL tem o significado de que alteração funcional ou efeito observado são considerados inócuos e insignificantes.

A EPA adotou para a presença do contaminante mercúrio na água o MCL *(Maximum Contaminant Level)* para compostos inorgânicos o valor de 0,002 $mg.L^{-1}$ e o mesmo valor para o MCLG (*Maximum Contaminant Level Goal*). A dose de referência (RfD) para o mercúrio inorgânico é de 0,0003 mg/kg/dia e a DWEL (*Drinking Water Equivalent Level*) é de 0,01 $mg.L^{-1}$.

O *Codex Alimentarius* (FAO, WHO, 2019) recomenda os níveis máximos ($mg.kg^{-1}$) de mercúrio para a água natural (0,001 $mg.L^{-1}$) e sal para uso em alimentos (0,1). Com relação ao metilmercúrio os níveis de orientação (*Guideline Level*, GL) são propostos para peixes (0,5) e (1,0) para peixes predatórios. Ainda adota níveis máximos ($mg.kg^{-1}$) para todos os atuns (1,1 ou 1,2), olho grande e atum rabilho (1,3 ou 1,4), outro atum além do olho grande e atum rabilho (0,7 ou 0,8), tubarão (1,5 ou 1,6), peixe espada (2,3 ou 2,4), vidriola (0,7 ou 0,8) e marlim (1,6 ou 1,7).

A WHO em *Guidelines for drinking-water quality* (2017a) adota para a água natural o valor guia para o mercúrio inorgânico de 0,006 $mg.L^{-1}$.

A Anvisa por meio do Regulamento Técnico para Águas Envasadas e Gelo estabelece para o mercúrio o LMP de 0,001 $mg.L^{-1}$.

A RDC n. 42, de 29 de agosto de 2013 que dispõe o Regulamento Técnico Mercosul sobre Limites Máximos de Contaminantes Inorgânicos em Alimentos aprovou os limites máximos de tolerância para o mercúrio em algumas categorias de alimentos. Os valores em $\mu g.kg^{-1}$ para peixes, exceto predadores (0,50), peixes predadores (1,00), moluscos cefalópodes (0,50), moluscos bivalves (0,5) e crustáceos (0,50).

Os materiais metálicos empregados em embalagens e equipamentos celulósicos devem atender ao limite máximo no extrato aquoso frio ou quente de 0,3 $\mu g.g^{-1}$ de produto acabado de mercúrio.

A IARC (2020) classifica o mercúrio inorgânico no Grupo 3 (não classificável como carcinogênico aos humanos), e o metilmercúrio no Grupo 2B (possivelmente carcinogênico aos humanos).

A Anvisa, na RDC 222 de 2018, publicou nota que orienta sobre a proibição de mercúrio em produtos, especificamente, a fabricação, a importação e a comercialização dos termômetros e medidores de pressão que utilizam coluna de mercúrio para diagnóstico em saúde. Ainda, reforça a proibição de fabricação, a importação, a comercialização e o uso, em serviços de saúde, dos elementos mercúrio e dos ingredientes para o preparo de amálgama não encapsuladas em consultórios odontológicos.

Quando níveis elevados forem encontrados, medidas apropriadas deverão ser adotadas. Normalmente, recomendam-se cuidados especiais com a dieta, tendo como objetivo a redução de exposições em longo prazo, especialmente durante o período de gravidez e amamentação. Qualquer tipo de medida que implique redução do consumo de alimentos deverá considerar o impacto desta medida sobre a dieta total das pessoas envolvidas.

Interações com outras substâncias químicas

Foi demonstrado que animais de experimentação ficam protegidos dos efeitos tóxicos do metilmercúrio pela administração de selênio. O selênio interfere na distribuição do mercúrio nos tecidos, na sua excreção e na relação mercúrio inorgânico/metilmercúrio nos tecidos. Todavia, o selenito, produto de biotransformação do selênio, eleva a concentração de metilmercúrio no cérebro. A redução metabólica do selenito ocasiona a formação do disselenito, com grande afinidade ao cátion metilmercúrio. A formação de $(CH_3Hg)_2$ ocorre tanto *in vitro* quanto *in vivo*.

As interações entre o mercúrio e o selênio podem ser explicadas, ao menos teoricamente, por meio da formação de complexos proteína-selênio-mercúrio e, ainda, pela formação intracelular de corpos de inclusão. O selênio diminui a passagem de mercúrio por meio da barreira placentária, além de reduzir a concentração de mercúrio no leite.

Em estudo realizado com golfinhos, os resultados sugeriram que a inativação do metilmercúrio, provavelmente, ocorria na forma de HgSe (tiemanita).

Alterações nos teores de cobre e ferro nos rins e no cérebro, de zinco nos rins, de magnésio nos rins e no baço, e de manganês no fígado, são vistas experimentalmente pela administração oral de cloreto mercúrico ou cloreto de metilmercúrio.

O cádmio provoca acúmulo de metalotioneína-mercúrio no fígado e depleção de mercúrio nas proteínas renais. O cádmio protege o organismo contra as ações nefrotóxicas do mercúrio inorgânico.

Interação metabólica parece ocorrer entre o mercúrio e o cálcio, refletida nos níveis séricos deste último elemento.

A cisteína e a coenzima A protegem o organismo da ação tóxica do metilmercúrio, enquanto a piridoxina, em excesso, aumenta a toxicidade do mercúrio. Há também indicação de que o etanol potencializa a toxicidade do metilmercúrio.

Os efeitos do cádmio, chumbo, mercúrio e arsênio em 2 principais alvos, rins e sistema dopaminérgico, foram estudados em mais de 800 crianças (França, República Tcheca e Polônia) expostas por razões ambientais. Concluíram que os 4 metais influenciaram os marcadores dopaminérgicos (prolactina sérica e ácido homovanílico na urina), com evidências de complexa interação.

Os esfingolipídios não digeríveis têm o poder de reduzir o acúmulo de contaminantes ambientais, entre eles o metilmercúrio. Entre os possíveis mecanismos incluem-se a redução da absorção, aumento da eliminação fecal e transformação do contaminante em formas que possam ser excretadas na urina.

OUTRAS INFORMAÇÕES

Recentemente, as tragédias da Samarco em Mariana em 5 de novembro de 2015 e da Vale S.A. em Brumadinho em 25 de janeiro de 2019 evidenciaram o desprezo pela vida humana e pelo meio ambiente no Brasil.

Milhões de toneladas de lama de rejeitos foram remobilizados e lançados pelos desastres que ceifaram vidas e provocaram a contaminação do solo, rios e sedimentos ao longo do percurso. Os reservatórios de água foram comprometidos. Testes toxicológicos evidenciaram a contaminação da água e dos sedimentos por metais liberados após ruptura das barragens.

Segundo cálculos em Mariana, os rejeitos foram da ordem de 62 milhões de m^3. Ocorreu a morte de milhares de peixes e da vegetação. A lama percorreu o Rio Doce e chegou ao Oceano Atlântico, no Espírito Santo.

As concentrações de metais na água foram estudadas em 3 pontos, no local de rompimento (P1), na montante de um dique de contenção da lama despejada (P2) e na jusante do dique de contenção (P3). As maiores concentrações foram encontradas no ponto P2, nas seguintes concentrações ($mg.L^{-1}$): Pb (0,097), As (0,911), Ni (1,078), Cu (1,15), Al (9,432) e

Mn (1,638). As concentrações de cobre no ponto P2 foram 86 vezes maiores que o valor máximo permitido (VMP) pela legislação brasileira para Classe III de qualidade de águas. No ponto P1 as concentrações de Ni, Cu e Al foram superiores aos VMPs.

A ocorrência em Brumadinho foi considerada um dos maiores desastres ambientais do mundo. O rompimento da barragem resultou em 244 mortes e 26 pessoas desaparecidas, além das terríveis consequências ambientais. As concentrações de metais na água e nos sedimentos do Rio Paraopeba foram analisadas nos lados da barragem rio acima e rio abaixo. Grandes quantidades de materiais particulados finos constituídos por Fe, Al, Mn, Ti, terras raras e metais tóxicos estavam presentes nos rejeitos. Os metais Fe, Al, Mn, Zn, Cu, Pb, Cd e U estavam, também, presentes na água em concentrações acima daquelas estabelecidas pela legislação brasileira. Nos sedimentos se destacaram os metais como Cr, Ni, Cu e Cd.

O comprometimento ambiental ficou constatado e a presença de metais tóxicos em diferentes níveis tróficos, desde algas a microcrustáceos e peixes, evidenciou o risco da população humana e de outras espécies ao longo do percurso.

O Greenpeace, em colaboração com a Universidade Federal do Rio de Janeiro, apresentou um relatório extenso com o objetivo de analisar a situação após o rompimento da barragem do Fundão, em Mariana. O impacto ambiental, as consequências para as famílias envolvidas e a análise das concentrações de metais na água resultaram na obtenção de uma visão abrangente da situação.

Merece destaque também, os registros patológicos da doença de Alzheimer, que evidenciam a ocorrência de emaranhados neurofibrilares resultantes da agregação extracelular de depósitos da proteína insolúvel β-amiloide (Aβ) nas placas, e também, da hiperfosforilação da proteína intracelular *tau*. A Aβ e a *tau* possuem metais ligados. Os metais zinco, cobre e ferro desempenham importante papel nas funções cerebrais, porém, a homeostase alterada e a distribuição têm sido associadas às doenças degenerativas e envelhecimento. A presença de alumínio tem sido discutida, porém não conclusiva, com relação à doença de Alzheimer.

O chá é uma das bebidas não alcóolicas e cafeinadas mais populares do mundo e seu consumo é elevado em alguns países asiáticos e africanos, como a China, Índia, Sri Lanka, Quênia e Zimbábue. Além de polifenóis, aminoácidos, ácido tânico e outros antioxidantes, ele é considerado benéfico para a saúde humana, incluindo a prevenção do Alzheimer, controle da hipertensão e obesidade. O chá em razão da composição das folhas auxilia na suplementação de elementos essenciais, como o K, Mn, Se, B, Zn, Sr e Cu. A especificidade do solo e as fontes antropogênicas são consideradas responsáveis pela contaminação de metais tóxicos e potencialmente tóxicos. Na China, os valores estabelecidos como limites para o Pb, Cu, As, Hg, Cd e Cr, são respectivamente, 5,0; 30; 2,0; 0,3; 1,0 e 5,0 $mg.kg^{-1}$ do produto. As faixas de concentração dos metais Al, Mn, Pb, Cd, Hg, As, Cr, Ni, Cu e Zn nas folhas jovens, foram respectivamente, de 250 a 660; 194 a 1130; 0,107 a 0,400; 0,012 a 0,092; 0,014 a 0,085; 0,073 a 0,456; 0,33 a 1,26; 6,33 a - 14,90; 14,90 a - 26,10 e 35,8 a 50,3 $mg.kg^{-1}$.

Os efeitos das exposições maternas aos metais essenciais e tóxicos foram comparados com os níveis destes elementos em seus respectivos fetos. Verificaram que havia uma correlação positiva entre os níveis de Hg ($r = 0,78$, $p < 0,001$), Mn ($r = 0,31$, $p < 0,001$), Fe ($r = 0,17$, $p = 0,038$) e Cu ($r = 0,21$, $p = 0,010$) nas amostras de sangue das mães em relação às amostras de sangue dos fetos. O estudo foi realizado com 145 mulheres grávidas saudáveis com idade média de 28 anos. As médias dos valores de Hg, Mn e Fe para os fetos foram superiores àquelas das mães correspondentes, enquanto foram menores para o Cu. Verificaram também que a suplementação de vitaminas na fase pré-natal diminui os valores maternos de Hg e de Cu.

O ambiente aquático natural está sendo afetado na forma de poluição em função da industrialização, aumento populacional e urbanização. O consumo de peixes faz parte da dieta e muitas vezes não há o conhecimento sobre o acúmulo de metais no organismo destes animais. Foi realizado um trabalho de avaliação sobre a concentração de metais na água de 2 regiões costeiras da Índia, Nelaturu e Krishnapatnam, e em tecidos (guelras e fígado) do peixe cavalinha (*Rastrelliger kanagurta).* Os metais analisados foram o arsênio (As), chumbo (Pb), cádmio (Cd), mercúrio (Hg), ferro (Fe), manganês (Mn), cobre (Cu) e zinco (Zn).

Nas guelras dos peixes da região de Nelaturu, os níveis dos metais Pb, Fe, Mn, Cu e Zn estavam acima dos valores permitidos; enquanto os metais: As, Cd e Hg não foram detectados. Nesta região, os metais As, Pb, Cd e Hg, analisados no fígado, estavam acima do permitido, enquanto o Mn não foi detectado e os níveis de Fe, Cu e Zn foram elevados.

Na região de Krishnapatnam, as concentrações do Pb e Cu nas guelras estavam acima do permitido, enquanto o As, Cd e Hg não foram detectados, e as concentrações de Fe, Zn e Mn eram superiores aos valores da região de Nelaturu. Na região de Krishnapatnam, os metais As, Hg e Mn não foram detectados no fígado, enquanto o Pb e o Cd foram superiores aos níveis permitidos; os metais Fe, Cu e Zn estavam em concentrações maiores que na região de Nelaturu. Os estudos indicaram que a presença moderada de metais na água ocasionava acúmulo de metais nos tecidos da cavalinha, indicando uma biomagnificação.

A elevada incidência de autismo (ASD, *Autism Spectrum Disordens*) tem causado preocupações no meio científico, e entre as possíveis causas acredita-se que o maior fator patogenético da ocorrência esteja, também, relacionado com alterações epigenéticas de origem ambiental, incluindo as exposições aos metais tóxicos cádmio, chumbo, mercúrio, alumínio e arsênio. Filon *et al.* (2020) verificaram que as concentrações médias de arsênio e chumbo no cabelo de crianças com ASD eram significativamente maior que os valores em cabelos de crianças sem desordens neurológicas. Ainda, a concentração de cálcio era menor que a concentração do grupo controle.

Pesquisas sugerem que a *Alopecia areata* está associada, tanto em homens como em mulheres, a metais tóxicos. Os metais tálio, arsênio, selênio e mercúrio são comumente citados como causa de alopecia. Entretanto, outros metais como o cádmio, bismuto, lítio e cobre, devem ser considerados. Outro aspecto observado foi que a deficiência de zinco, indicada pelos baixos níveis de seus biomarcadores, como a fosfatase alcalina, lactato desidrogenase, alfa-1-glicoproteína, alfa-2-macroglobulina, albumina e transtiretina, sugere absorção insuficiente de zinco.

Os hábitos alimentares são regionais, portanto, a quantidade e a frequência do consumo de alimentos contaminados determinam os possíveis riscos à saúde da população local.

▶ BIBLIOGRAFIA

AMORIM, M.I. et al. Cytogenetic damage related to low levels of methylmercury contamination in the Brazilian Amazon. *An. Acad. Bras. Cienc.*, v. 72, p. 497-507, 2000.

AOSHIMA, K. Itai-itai diseases renal tubular osteomalacia induced by environmental exposure to cadmium-historical review and perspectives. *Soil Science and Plant Nutrition*, v. 62, n. 4, p. 319-326, 2016.

ANVISA - AGÊNCIA NACIONAL DE VIGILÂNCIA SANITÁRIA. Resolução de Diretoria Colegiada - RDC n. 274, de setembro de 2005. Aprova o Regulamento técnico para águas envasadas e gelo.

ANVISA - Agência Nacional de Vigilância Sanitária. Dispõe sobre o regulamento técnico Mercosul sobre Limites Máximos de Contaminantes Inorgânicos em Alimentos. Resolução da Diretoria Colegiada - RDC 42, de 29 de agosto de 2013.

ANVISA - Agência Nacional de Vigilância Sanitária. Aprova o regulamento técnico sobre materiais, embalagens e equipamentos celulósicos destinados a entrar em contato com alimentos e dá outras providências. Resolução ANVISA/DC n. 88 de 29/06/2016.

ANVISA - AGÊNCIA NACIONAL DE VIGILÂNCIA SANITÁRIA. Estabelece os Limites Máximos Tolerados (LMT) dos contaminantes arsênio inorgânico, cádmio total, chumbo total e estanho inorgânico em alimentos infantis, e dá outras providências. Resolução - RDC Nº 193, 12 de dezembro de 2017.

ATSDR - AGENCY FOR TOXIC SUBSTANCES AND DISEASE REGISTRY. U. S. Department of Health and Human Services. Disponível em: https://www.atsdr.cdc.gov/.

BANK-NIELSEN, I.; LONG, M.; BONEFELD-JORGENSEN, E.C. Pregnant Inuit Women's Exposure to Metals and Association with Fetal Growth Outcomes. *International Journal of Environmental Research and Public Health*, v. 15, p. 1171, 2019.

BURBURE, C. et al. Renal and neurologic effects of cadmium, lead, mercury, and arsenic in children: evidence of early effects and multiple interactions at environmental exposure levels. *Env Health Perspect*, v. 114, n. 4, p. 584-590, 2006.

CARVALHO, M.S. Concentração de metais no Rio Doce em Mariana, Minas Gerais, Brasil. *Acta Brasiliensis*, v. 1. n. 3, p. 37-41, 2017.

CARVALHO, L.V.B. et al. Oxidative stress levels induced by mercury exposure in Amazon juvenile populations in Brazil. *Int. J. Environ. Res. Public Health*, v. 16, p. 2682, 2019.

CIMINELLI, V.S.T. et al. Dietary arsenic exposure in Brazil: The contribution of rice and beans. *Chemosphere*, v. 168, p. 996-1003, 2017.

CODEX ALIMENTARIUS. International Food Standards. FAO/WHO. General standard for contaminants and toxins in food and feed. CXS 193-1995, Amended in 2019. Disponível em: <http://www.fao.org/fao-who-codexalimentarius/en/>. Acesso em: 1 ago. 2020.

DALA, B.N. et al. Cadmium, copper and lead levels in different cultivars of lettuce and soil from urban agriculture. *Environmental Pollution*, v. 248 (Parte A), p. 383-389 2018.

DE BENEDICTIS, C.A.; VILELLA, A.; GABRUCKER, A.M. The role of trace metals in Alzheimer's Disease. Chapter 6. *In*: WISNIEWSKI, T. (Ed.). *Alzheimer's Disease*, Brisbane: Codon Publications, 2019, p. 255.

DOLBEC, J. et al. Methylmercury exposure affects motor performance of a riverine population of the Tapajos River, Brazilian Amazon. *Int. Arch. Occup. Environ. Health*, v. 73, p. 195-203, 2000.

DUFUS, J.H. IUPAC Technical Report "Heavy metal" - a meaningless term? *Pure Appl. Chem.*, v. 74, p. 793-807, 2002.

EPA - ENVIRONMENTAL PROTECTION AGENCY. Questions and answers about the mercury export ban act (MEBA) at 2008. Washington, DC: Office of Water, U.S. Environmental Protection Agency. Last update 2017. Disponível em: <https://www.epa.gov/mercury/questions-and-answers-mercury-export-ban-act-meba-2008>. Acesso em: 20 ago. 2020.

EPA - ENVIRONMENTAL PROTECTION AGENCY. Drinking water standards and health advisories. Washington, DC: Office of Water, U. S. Environmental Protection Agency. 2018. EPA 822-F-18-001. Disponível em: <https://www.epa.gov/sites/production/files/2018-03/documents/dwtable2018.pdf>. Acesso em: 12 jun. 2020.

ETTINGER, A.S. et al. Blood lead levels in U.S. women of childbearing age, 1976-2016. *Environ. Health Perspect.*, v. 128, n. 1, p. 17012, 2020.

FARZAN, S.F.; KARAGAS, M.R. In utero and early life arsenic exposure in relation to long-term health and disease. *Toxicol Appl Pharmacol*, v. 272, n. 2, p. 384-390, 2013.

FDA - US FOOD AND DRUG ADMINISTRATION. Total Diet Study Elements Results. Summary Market Baskets 2006 through 2013. College Park: Center of food Safety and applied Nutrition. April 15, 2014 revised April 2017, 167p. Disponível em: <http://www.fda.gov/Food/FoodScienceResearch/TotalDietStudy/default.htm>. Acesso em: 14 ago. 2020.

FENG, W. et al. Atmospheric deposition as a source of cadmium and lead to soil-rice system and associated risk assessment. *Ecotoxicology and Environmental Safety*, v. 180, p. 160-167, 2019.

FILON, J.; USTYMOWICZ-FARBISZEWSKA, J.; KRAJEWSKA-KULAK, E. Analysis of lead, arsenic and calcium content in the hair of children with autism spectrum disorder. *BMC Public Health*, v. 20, p. 383, 2020.

FREITAS, C.M. et al. De la Samarco a la Vale em Brumadinho - Desastres en presas mineras y Salud Publica. *Cad. Saúde Pública*, v. 35, n. 5, 2019.

FSA - FOOD STANDARDS AGENCY. Total diet study of metals and other elements in food. Report for the UK Food Standards Agency (FS 102081). 2015. Disponível em: <https://www.food.gov.uk/sites/default/files/media/document/total-diet-study-of-metals-and-other-elements-in-food.pdf>. Acesso em: 24 ago. 2020.

GENCHI, G. et al. The effects of cadmium toxicity. *International Journal fo Environmental Research and Public Health*, v. 17, p. 3782; 2020.

GODWILL, E.A. et al. Mechanism and health effects of heavy metal toxicity in human. Disponível em: <https://www.researchgate.net/publication/333931073>. Acesso em: 9 jun 2020.

GREENPEACE. Contaminação por metais pesados na água utilizada por agricultores familiares na região do Rio Doce. Relatório Final Greenpeace. Universidade Federal do Rio de Janeiro, 2017, 37p. Disponível em: <https://www.greenpeace.org.br/hubfs/campanhas/agua_para_quem/documentos/greenpeace_estudo_agua_riodoce%20.pdf> Acesso em: 25 ago. 2020.

GUILLAUMONT, R. Completion and extension of the periodic table of elements beyond uranium. *C.R. Physique*, v. 20, p. 617-630, 2019.

HACHIYA, N. The history and the present of Minamata disease - Entering the second half a century. *JMAJ*, v. 49, n. 3, p.112-118, 2006.

HOLDEN, N.E. et al. IUPAC. Periodic table of the elements and isotopes (IPTEI) for the education community. (IUPAC Technical Report). *Pure and Applied Chemistry*, v. 90, n. 12, p. 1833-2092, 2018.

HORIGUCHI, H. et al. Exposure assessment of cadmium in female farmers in cadmium-polluted areas in Northern Japan. *Toxics*, v. 8, n. 2, p. 44, 2020.

HUANG, S.H. et al. Maternal and umbilical cord blood levels of mercury, manganese, iron, and copper in southern Taiwan: A cross-sectional study. *J. Chin. Med. Assoc.*, v. 80, n. 7, p. 442-451, 2017.

IARC – International Agency for Research on Cancer. IARC Monographs on the identification of carcinogenic hazards to humans. V.1-127, last update 2020-6-26. Disponível em: <http:/monographs.iarc.fr/list-of-classifications>. Acesso em: 1 ago. 2020.

IMATHIU, S. Benefits and food safety concerns associated with consumption of edible insects. NFS Journal, v. 8: p. 1-11, 2020. https://doi.org/10.1016/j.nfs.2019.11.002 Acesso: 14 jul. 2020.

JARUP, L. et al. Biological half-time of cadmium in the blood of workers after cessation of exposure. *Scand. J. Work Environ. Health*, v. 9, n. 4, p. 327-331, 1983.

KOSECKOVÁ, P. et al. Estimation of cadmium load from soybeans and soy-based foods for vegetarians. *Environ. Monit. Assess.*, v. 192, n. 1, p. 89, 2020.

KUMARAATHILAKA, P et al. Mitigation of arsenic accumulation in rice: An agronomical, physico-chemical, and biological approach – A critical review. *Critical Reviews in Environmental Science and Technology*, v. 50, n. 1, 2020.

LEBEL, J. et al. Neurotoxic effects of low-level methylmercury contamination in the Amazonian Basin. *Environ. Res.*, v. 7, n. 1, p. 20-32, 1998.

MANCINI, S. et al. European consumer's readiness to adopt insects as food. A review. *Food Research International*, v. 122, p. 661-678, 2019.

MARET, W. The metals in biological periodic system of the elements: concepts and conjectures. *International Journal of Molecular Sciences*, v. 17, n. 11, p. 66, 2016.

MARET, W; SANDSTEAD, H.H. Zinc requirements and the risks and benefits of zinc supplementation. *Journal of Trace Elements in Medicine and Biology*, v. 20, n. 1, p. 3-18, 2006.

MARTINEZ-FINLEY, E.J. et al. Admit one: How essentials and nonessentials metals gain entrance into the cell. *Metallonics*, v. 4, n. 7, p. 593-605, 2012.

MOCHIGUKI, H. Arsenic neurotoxicity in human. *Int. J. Molecular Sciences*, v. 20, p. 3418, 2019.

NISHIJO, M. et al. Causes of death in patients with Itai-itai disease suffering from severe chronic cadmium poisoning: a nested case- control analysis of a follow-up study in Japan. *BMJ open*, v. 7 e. 015694, 2017.

NORDBERG, E. et al. Risk assessment of effects of cadmium on human health (IUPAC Technical Report). *Pure Appl. Chem.*, v. 90, n. 4, p. 755-808, 2018.

PIGATTO, P.D. et al. *Alopecia Areata and toxic metals. Clinical Investigation – Letter*, v. 6, p. 177-179, 2020.

QUANSAH, R. et al. Association of arsenic with adverse pregnancy outcome – infant mortality. A systematic review and meta-analysis. *Env. Health Perspectives*, v. 123, n. 5, p. 412-421, 2015.

QUEIRÓS, J.P. et al. High mercury levels in Antarctic toothfish Dissostichus mawsoni from the Southwest Pacific sector of the southern Ocean. *Environ Res*, v. 187, p. 109680, 2020.

RAND, M.D.; CAITO, S.W. Variation in the biological half-life of methylmercury in humans: Methods, measurements and meaning. *Biochim. Biophys. Acta Gen. Subt.*, v. 1863, n. 12, p. 129301, 2019.

SCHAEFER, H.R.; DENNIS, S.; FITZPATRIK, S. Cadmium: Mitigation strategies to reduce dietary exposure. *Journal of Food Sciences*, v. 85, n. 2, p. 260-267, 2020.

SCHRÖGEL, P.; WÄTJEN, W. Insects for food and feed – safety aspects related to mycotoxins and metals. *Foods*, v. 8 n. 80, p. 288, 2019.

SILVA, C.A. et al. Metals and arsenic in marine fish commercialized in the NE Brazil: Risk to human health. *Human and Ecological Risk Assessment*, v. 26, n. 3, p. 695-712, 2018.

SKERFVING, S.B.; COPPLESTONE, J.F. Poisoning caused by the consumption of organomercury – dressed seed in Iraq. *Bull. World Health Organ*, v. 54, p. 101-112, 1976.

STAMATIS, N. et al. Bioaccumulation levels and potential health risks of mercury, cadmium, and lead in Albacore (Thunnus alalunga, Bonnaterre, 1788) from the Aegean Sea, Greece. *International Journal of Environmental Research and Public Health*, v.16, n. 5, p. 821. 2019.

TOMA, H.E. AITP 2019 – ANO INTERNACIONAL DA TABELA PERIÓDICA DOS ELEMENTOS QUÍMICOS. *Quím. Nova*, v. 42, n. 4, p. 468-472, 2019.

TOLINS, M.; RUCHIRAWAT, M.; LANDRIGAN, P. The developmental neurotoxicity of arsenic cognitive and behavioral consequences of early life exposure. *Ann. Glob. Health*, v. 80, n. 4; p. 303-314, 2014.

TRUZZI, C. et al. A chemically safe way to produce insect biomass for possible application in feed and food production. *Int. J. Environ. Res. Public Health*, v. 17, p. 1-15, 2020.

TURNER, A. Heavy metals in the glass and enamels of consumer container bottles. *Env. Science Technology*, v.53, n.14, p. 83-8404, 2019.

VAHTER, M.E. Interactions between arsenic-induced toxicity and nutrition in early life. *The Journal of Nutrition*, v. 137, p. 2798-2804, 2007.

VENKATESWARLU, V.; VENKATRAYULU, C. Bioaccumulation of heavy metals in edible marine fish from coastal areas of Nellore, Andhra Pradesh, India. *GSC Biological and Pharmaceutical Sciences*, v. 10, n. 1, p. 18-24, 2020.

VIRGÍLIO, C.S. et al. Metal concentrations and biological effects from one of the largest mining disasters in the World (Brumadinho, Minas Gerais, Brazil). *Scientific Reports (Nature Research)*, 2020. 10-5936/10.1038/s41598-020-62700-w. Disponível em: <https://www.researchgate.net/publication/340399382>. Acesso em: 11 jun. 2020.

WAGAR, A. et al. Insights the mechanisms of arsenic-selenium interactions and the associated toxicity in plants, animals, and humans: A critical review. *Critical Reviews in Environmental Science and Technology*, v.265, Part A, 114968Cm, 2020.

WASSERMAN, J.C. et al. Mercury contamination in the sludge of drinking water treatment plants dumping into a reservoir in Rio de Janeiro, Brasil. *Environ. Sci. Pollut. Res.*, v. 25, n. 28, p. 28713-28724, 2018.

[WHO] WORLD HEALTH ORGANIZATION. Guidelines for drinking water quality, Fourth Edition. Incorporating the 1st addendum. Copenhagen: World Health Organization. 2017a. Disponível em: <https://www.who.int/water_sanitation_health/publications/gdwq4-1st-addendum/en/>. Acesso em: 1 ago. 2020.

WHO – WORLD HEALTH ORGANIZATION. Mercury and health. Copenhagen: World Health Organization. 2017ab. Disponível em: <https://www.who.int/news-room/fact-sheets/detail/mercury-and health>. Acesso em: 18 ago. 2020.

WHO – WORLD HEALTH ORGANIZATION. Valuations of the joint FAO/WHO Expert Committee on food additives (JECFA). Update up to the 87th JECFA, 2019a. Disponível em: <https://apps.who.int/food-additives-contaminants-jecfa-database/search.aspx?fcc=2>. Acesso em: 1 ago. 2020.

WHO - WORLD HEALTH ORGANIZATION. Mercury in skin lightening products. Preventing Disease Through Healthy Environments. 2019b. Disponível em: <https://www.who.int/health-topics/chemical-safety>. Acesso em: 19 ago. 2020.

WHO - WORLD HEALTH ORGANIZATION. Lead poisoning and health. Copenhagen: World Health Organization. 2019c. Disponível em: <https://www.who.int/news-room/fact-sheets/detail/lead-poisoning-and-health>. Acesso em: 25 jun. 2020.

XU, L. et al. Association of low-level inorganic arsenic exposure from rice with age-standardized mortality rik of cardiovascular disease (CVD) in England and Wales. *Science of Total Environment*, v. 743, p. 140534, 2020.

YUAN, T. et al. Association between lung cancer risk and inorganic arsenic concentration in drinking water: dose-response meta-analyses. *Toxicology Research*, v. 7, n. 6, p. 1257-1266, 2018.

ZHANG, J. et al. Accumulation of heavy metals in tea leaves and potential health risk assessment. A case study from Puan County, Guizou province, China. *Int J Environ Res and Public Health*, v. 15, n. 1, p. 133, 2018.

ZHANG, Q. et al. Interactions of arsenic metabolism with arsenic exposure and individual factors on diabetes occurrence. Baseline findings from arsenic and non-communicable disease cohort (AsNCD) in China. *Environmental Pollution*, v. 265, Part A, 2020.

ZWOLAK, I. The role of selenium in arsenic and cadmium toxicity: an updated review of scientific literature. *Biological Trace Element Research*, v. 193, p. 44-63, 2020.

UPADHYAY, A.K. et al. Amelioration of arsenic toxicity in rice: comparative effect of inoculation of Chlorella vulgaris and Nannochloropsis sp. on growth, biochemical changes and arsenic uptake. *Ecotoxicol. Environ. Safety.*, v. 124, p. 68-73, 2016.

MALLICK, I. et al. Effective rhizoinoculation and biofilmformation by arsenic immobilizing halophilic plant growth promoting bacteria (PGPB) isolated from mangrove rhizosphere: a step towards arsenic rhizoremediation. *Sci. Total Environ.*, v. 610-611, p. 1239–1250, 2018.

LI, H.; CHEN, X.; WONG, M. Arbuscular mycorrhizal fungi reduced the ratios of inorganic/organic arsenic in rice grains. *Chemosphere.*, v. 145, p. 224-230, 2016.

UPADIHYAY, M.K. et al. Utilizing the potencial of microorganisms for managing arsenic contamination: A feasible and sustainable approach. *Frontiers in Environmental Science*, v. 6, p. 1-11, 2018.

44

Micotoxinas em Alimentos

*Adriana Palma de Almeida**
*Myrna Sabino***

CONTEÚDO DESTE CAPÍTULO

INTRODUÇÃO

Os fungos podem causar uma série de danos aos grãos durante o plantio e a colheita, bem como durante o armazenamento. Os efeitos da invasão fúngica incluem a diminuição do poder de germinação, emboloramento visível, descoloração, odor desagradável, perda de matéria seca, mudanças químicas e nutricionais, perda da qualidade e produção de micotoxinas.

Micotoxinas são metabólitos secundários produzidos por fungos, com potencial carcinogênico, mutagênico, teratogênico, nefrotóxico, neurotóxico e imunossupressor para o homem e animais. As micotoxinas podem contaminar os alimentos nas fases de pré-colheita e pós-colheita e durante o armazenamento, transporte, processamento e vendas. Várias condições podem influenciar a produção de micotoxinas, entre elas umidade, temperatura, oxigênio, práticas precárias de agricultura, danos físicos às lavouras e presença de esporos fúngicos e insetos.

* Dedico este capítulo à minha grande mentora e saudosa mestre profissional e de vida, Dra. Myrna Sabino. Ela foi a primeira e única autora deste capítulo por muitos anos, porém agora tenho o privilégio de dividir com ela a autoria dele. A Dra. Myrna, sem dúvida alguma, foi umas das principais micotoxicologistas do Brasil e do mundo, e seu pioneirismo e dedicação ajudaram a expandir os conhecimentos da área de micotoxinas, bem como impulsionaram a carreira de diversos profissionais no Brasil.
** *In memoriam.*

Diversos gêneros fúngicos podem produzir micotoxinas. Estima-se que existam várias espécies fúngicas produtoras, porém as micotoxinas mais estudadas em alimentos são comumente produzidas pelos gêneros *Aspergillus*, *Penicillium*, *Alternaria* e *Fusarium*. Vale ressaltar ainda que algumas espécies podem produzir mais de uma micotoxina simultaneamente o que pode ocasionar potencialização dos efeitos tóxicos sobre o organismo suscetível.

Até o presente momento, já foram descritas mais de 300 micotoxinas, entretanto somente cerca de 20 são encontradas em alimentos e rações em níveis que possam ser considerados de risco para a saúde.

As micotoxinas possuem diversas estruturas químicas de baixo peso molecular, o que resulta em diferentes características químicas e físico-químicas. De maneira geral, são substâncias caracterizadas por uma estrutura complexa, com uma grande diversidade de grupos funcionais.

A exposição às micotoxinas pode ocorrer de maneira direta, por meio da ingestão de alimentos contaminados *in natura*, ou indireta, por meio do consumo de alimentos de origem animal provenientes de animais alimentados com ração contaminada. Esses alimentos podem conter quantidades residuais de micotoxinas ou seus metabólitos.

A contaminação dos alimentos por micotoxinas tem sido um problema sério em diversos países. Estima-se que 25% das culturas mundiais esteja contaminada com micotoxinas. De acordo com estimativas do World Bank Report (1993), doenças causadas por micotoxinas tendem a reduzir a expectativa de vida nos países em desenvolvimento. Esse fato enfatiza a importância da compreensão da evolução da contaminação fúngica e produção de micotoxinas nos campos de cultivo e nos armazéns.

A entrada de micotoxinas ou seus metabólitos na cadeia alimentar não deve ser subestimada. Instituições e organizações nacionais e internacionais, como a Comissão Europeia (CE), a Food and Drug Administration (FDA), a Organização Mundial da Saúde (OMS) e a Food and Agriculture Organization (FAO), reconheceram os riscos para a saúde de animais e seres humanos, decorrentes de alimentos contaminados, e abordaram o problema por meio da adoção de limites máximos para as principais micotoxinas.

O efeito das micotoxinas não está apenas relacionado à ação que essas possam ter sobre a saúde da população, mas também à influência nas relações comerciais entre países. Segundo o relatório anual de 2018 do *Rapid Alert System for Food and Feed* (RASFF), as micotoxinas foram o principal risco de notificações de rejeição de fronteira na União Europeia, sendo as aflatoxinas e a ocratoxina as micotoxinas que tiveram o maior número de notificações.

No Brasil, as micotoxinas têm impactos significativos na economia em muitas culturas, especialmente em trigo, milho, amendoim, café e castanha-do-brasil. Os produtos oferecidos para exportação às vezes são rejeitados pelos países importadores por causa da presença de micotoxinas e acabam sendo consumidos pela população brasileira. Essa é a razão principal pela qual as autoridades brasileiras e de outros países concluíram que é necessário implementar programas para redução da contaminação dos alimentos por micotoxinas. A aplicação de práticas agrícolas modernas e a presença de um processamento de alimentos regulado por legislação contribuem para redução da exposição da população a essas toxinas.

As micotoxinas podem afetar mais de um sistema-alvo em uma determinada espécie e os animais podem demonstrar diferenças na suscetibilidade, dependendo dos fatores genéticos (espécies, raças e linhagens), fisiológicos (idade, nutrição, suscetibilidade às doenças) e ambientais (condições climáticas e de manejo) inerentes de cada uma.

De acordo com a IARC, 1993, 5 micotoxinas foram consideradas como de maior risco à saúde humana e animal: aflatoxinas (AFLA), ocratoxina A (OTA), zearalenona (ZEA), desoxinivalenol (DON) e fumonisinas (FUMO). Essas micotoxinas têm recebido maior atenção por parte dos pesquisadores em função da frequente ocorrência de efeitos adversos tanto nos homens, quanto nos animais. A exposição aos seus metabólitos tóxicos pode provocar carcinogênese, teratogênese, imunossupressão e quadros clínicos de neurotoxicidade, nefrotoxicidade, hepatotoxicidade, mielotoxicidade, toxicidade pulmonar e endócrina.

As micotoxicoses são classificadas em agudas e crônicas. As micotoxicoses agudas geralmente têm uma evolução mais rápida, com comprometimento de vários órgãos e sistemas. São frequentes manifestações clínicas traduzidas por: anorexia, êmese, dermatites, icterícia, alterações do sistema nervoso central, lesões degenerativas, inflamatórias e neoplasias, sempre na dependência da espécie animal e da micotoxina envolvida. Já as micotoxicoses crônicas são caracterizadas por exposição a baixas doses durante um período longo e têm sido consideradas como a principal causa de preocupação dos órgãos reguladores em relação à saúde humana ou animal, uma vez que podem induzir produção de células cancerígenas por efeito teratogênico e mutagênico da toxina.

A OMS, em colaboração com a FAO, está encarregada de avaliar os riscos da população quanto à contaminação dos alimentos por micotoxinas e de recomendar a proteção adequada contra elas. Os governos e a Comissão do *Codex Alimentarius*, órgão intergovernamental que define os padrões para os alimentos, usam as avaliações de risco realizadas pelo Comitê Conjunto FAO/OMS de Especialistas em Aditivos Alimentares (JECFA) para estabelecer os níveis máximos de contaminantes e aditivos em alimentos ou indicar ações de gestão de risco para controlar ou prevenir esse tipo de contaminação. Esses níveis são utilizados pelos governos e gestores de risco para o estabelecimento dos limites máximos de micotoxinas em alimentos, que devem ser os mais baixos possíveis, em função da sua alta toxicidade.

O JECFA já fez a avaliação de risco de algumas micotoxinas, dentre elas: aflatoxinas, fumonisinas B1, B2 e B3, ocratoxina A, desoxinivalenol, toxina T-2 e HT-2. O relatório informa sobre a natureza de cada toxina, a sua absorção e excreção, bem como os estudos toxicológicos e considerações gerais sobre métodos analíticos, amostragem e mecanismos de controle.

A exposição às micotoxinas deve ser a menor possível para a proteção da saúde da população. As micotoxinas não só representam um risco para a saúde humana e animal, como também afetam a segurança alimentar e nutricional, reduzindo o acesso das pessoas a alimentos saudáveis. A OMS incentiva as autoridades a monitorarem e garantirem que os níveis de micotoxinas nos alimentos comercializados em seus países sejam os mais baixos possíveis e que os limites máximos estabelecidos nas legislações nacionais e internacionais sejam cumpridos.

PRINCIPAIS MICOTOXINAS ESTUDADAS EM ALIMENTOS

Apesar de serem conhecidas centenas de micotoxinas, as mais frequentemente estudadas em alimentos e rações e, portanto, de maior interesse em termos de saúde pública, importância econômica e agropecuária são: aflatoxinas, fumonisinas, ocratoxina A, patulina, tricotecenos e zearalenona.

AFLATOXINAS

Fungos produtores e ocorrência

As aflatoxinas são metabólitos biologicamente ativos, produzidos principalmente por espécies de *Aspergillus* da seção *Flavi*. As principais espécies produtoras são *Aspergillus flavus* e *A. parasiticus*, porém eventualmente as aflatoxinas podem ser produzidas por cepas de *A. nomius*, *A. pseudotamari*, *A. bombycis* e *A. parvisclerotigenus*.

As aflatoxinas foram descobertas e caracterizadas na Inglaterra, no início dos anos 1960, quando mais de 1 milhão de perus morreram em função da ingestão de farinha de amendoim contaminada com *A. flavus*, proveniente do Brasil. Inicialmente, 2 componentes foram identificados em placas de cromatografia em camada delgada: as aflatoxinas B (AFB) com fluorescência azul ("blue") e as aflatoxinas G (AFG) com fluorescência verde ("green"). Até o momento, 20 diferentes moléculas foram identificadas, porém apenas 4, AFB_1, AFB_2, AFG_1 e AFG_2, ocorrem naturalmente em alimentos.

As cepas de *A. flavus* são comumente encontradas em culturas como, amendoim, milho, nozes, centeio, sorgo, castanha-do-brasil, frutos secos, especiarias, caroço de algodão, entre outros. As aflatoxinas podem ser produzidas antes e/ou após a colheita, sendo influenciadas por vários fatores ambientais, como temperatura, umidade relativa, ataque de insetos, seca e condição de estresse das plantas.

No caso de alimentos contaminados por AFB_1, o milho é o produto mais citado em literatura, depois do amendoim, apresentando alta incidência de contaminação por *A. flavus*, tanto no campo quanto nos armazéns. Além disso, o milho é utilizado para a produção dos mais variados alimentos para o consumo humano e como componente universal em ração animal. Consequentemente, altos níveis de aflatoxinas têm sido detectados em quase todas as áreas produtoras do mundo.

As principais fontes de exposição humana às aflatoxinas são os alimentos contaminados, podendo se dar de 2 maneiras: a) por meio da ingestão de alimentos contaminandos *in natura*; e b) por meio da ingestão de produtos de origem animal, como leite e carne originários de animais que consumiram ração contaminada.

Características gerais

As aflatoxinas são derivadas de difuranocumarina e diferem entre si por pequenas variações na sua estrutura química (Figura 44.2). Apresentam um grupo de compostos heterocíclicos altamente oxigenados, sua estrutura consiste em um núcleo cumarínico fundido a um anel bifurano e mais um anel pentanona ou 6-lactona. As aflatoxinas B e M apresentam o anel pentanona, enquanto as aflatoxinas G possuem o anel 6-lactona. As 4 principais são denominadas AFB_1, AFB_2, AFG_1 e AFG_2 por apresentarem fluorescência azul e verde sob radiação ultravioleta.

Essas micotoxinas são bastante solúveis em solventes moderadamente polares, ligeiramente solúveis em água e insolúveis em solventes não polares. São incolores, inodoras e não alteram o sabor dos alimentos. Quando secas, são estáveis a temperaturas elevadas e são relativamente sensíveis à luz, particularmente à radiação ultravioleta.

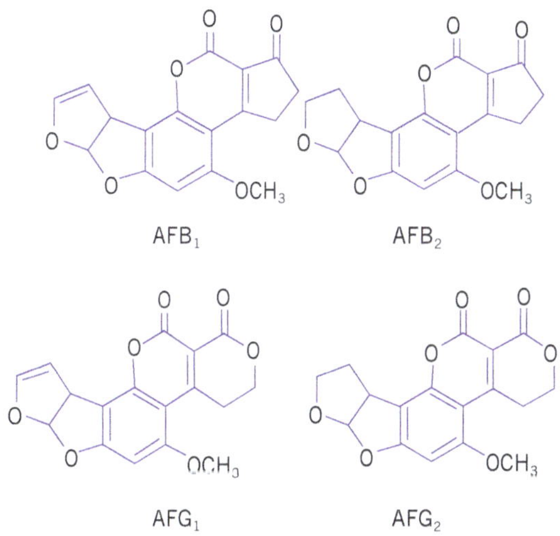

Figura 44.2 Estrutura molecular das aflatoxinas B_1, B_2, G_1 e G_2.

Efeitos tóxicos

Diversas patologias podem ser causadas pela exposição às aflatoxinas, variando a gravidade de acordo com a concentração e o tempo de exposição. As aflatoxinas estão entre os mais importantes carcinógenos conhecidos. A *International Agency for Research on Cancer* (IARC) em 1993 classificou as aflatoxinas como pertencente à classe 1, compostos carcinógenos para humanos. A AFB_1 é a mais tóxica de todas, tendo o fígado como alvo principal. Além de ser hepatotóxica, é altamente mutagênica, carcinogênica e, possivelmente, teratogênica para os animais.

A intoxicação por aflatoxinas pode ser aguda ou crônica. A aflatoxicose aguda é resultante da ingestão de altos níveis de aflatoxinas em alimentos ou rações contaminadas, ocasionando icterícia progressiva, edema dos membros, dor, necrose do fígado, cirrose ou, em casos graves, insuficiência hepática aguda e morte. A aflatoxicose crônica pode causar câncer, e tem o fígado como órgão-alvo primário, além de imunossupressão, teratogenicidade e outros sintomas. Também há evidências de que a exposição às aflatoxinas por meio do ar aumenta a ocorrência de câncer respiratório e outros tipos de câncer.

Além do câncer de fígado, as aflatoxinas também foram associadas à diminuição do crescimento em crianças e a distúrbios do sistema imunológico.

Biotransformação da aflatoxina B_1

As aflatoxinas constituem o grupo de micotoxinas mais estudado e mais tóxico. Uma das causas da extrema toxicidade da AFB_1 é a sua rápida absorção pelo sistema gastrointestinal, fato que facilita a entrada da toxina na circulação sanguínea, por meio da via portal, e o seu transporte para o fígado, maior sítio de biotransformação da toxina (Figura 44.3A).

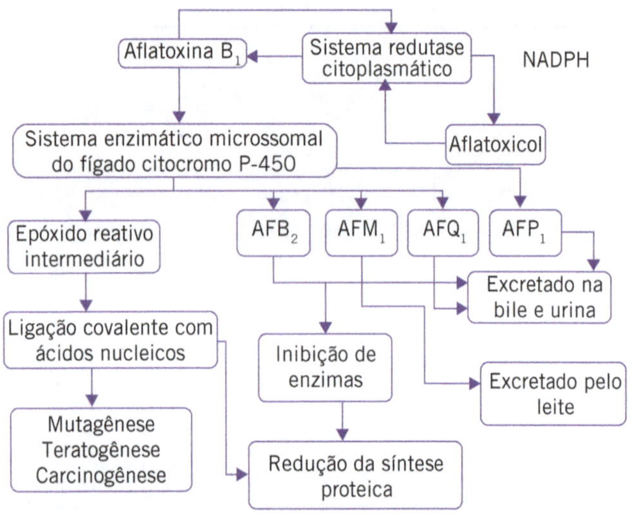

Figura 44.3A Biotransformação da aflatoxina B_1 por enzimas hepáticas.

Fonte: Adaptada de Mallmann e Dilkin, 2007.

A biotransformação das aflatoxinas tem sido elucidada ao longo do tempo e consiste de várias vias, que resultam na formação de metabólitos carcinogênicos. As aflatoxinas, como outros xenobióticos, são submetidas às fases I e II da biotransformação. Algumas reações de fase I ativam, enquanto outras reduzem a sua toxicidade. As reações da fase II ocasionam conjugação dos produtos biotransformados da fase I, menos tóxicos que o composto original.

A biotransformação da AFB_1 é catalisada por enzimas e, na primeira fase, ocorrem reações de oxidação, redução e hidrólise, que tornam as moléculas mais hidrofílicas. Na segunda fase, os compostos produzidos são conjugados a substâncias endógenas (sulfato, glutationa, aminoácidos e grupos metil e acil) e excretados. A ativação da AFB_1 é realizada por enzimas da superfamília do CYP-450, formando um metabólito extremamente reativo, identificado como AFB_1 8,9 epóxido, originado da epoxidação da dupla ligação do éter vinílico, presente na estrutura bi-furanoide da molécula de AFB_1.

A ligação da AFB_1 epóxido com o DNA modifica quimicamente a estrutura da macromolécula, conferindo à AFB_1 efeitos genotóxicos, originando os mecanismos básicos de mutagenicidade e carcinogenicidade. A maioria das pesquisas sobre biotransformação de aflatoxinas tem sido sobre aflatoxina B_1. As possíveis alterações produzidas na biotransformação da aflatoxina B1 podem ser vistas na Figura 44.3B. São elas:

a. ataque redutivo ou hidratação da dupla ligação do éter vinílico;
b. abertura da estrutura bifuranoide;
c. desmetilação da estrutura metoxi-cumarina;
d. fissão hidrolítica da lactona cumarínica;
e. redução da ciclopentanona;
f. hidroxilação em 1 ou mais pontos da molécula antes da conjugação.

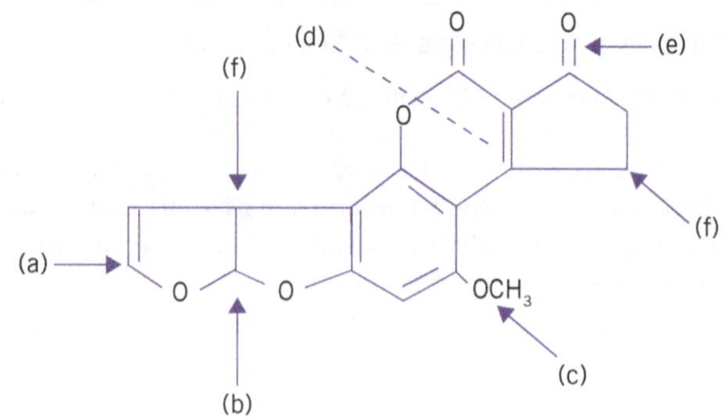

Figura 44.3B Biotransformação de AFB_1 por enzimas hepáticas.

▶ AFLATOXINA M_1

Características gerais, ocorrência e efeitos tóxicos

Mesmo que o consumo de leite ofereça benefícios à saúde, o produto pode ser também uma fonte de substâncias tóxicas, como é o caso da Aflatoxina M_1 (AFM_1). A AFM_1 é o principal metabólito da aflatoxina B_1 em seres humanos e animais, e pode estar presente no leite de animais alimentados com ração contaminada com AFB_1 (Figura 44.4). A presença de AFM_1 é considerada indesejável em função de suas propriedades carcinogênicas. Embora AFM_1 seja menos carcinogênica e mutagênica do que AFB_1, exibe atividade genotóxica semelhante, representando um risco à saúde da população quando exposta a esta micotoxina. De acordo com IARC em 1993, a AFM_1 é classificada como agente do Grupo 2B.

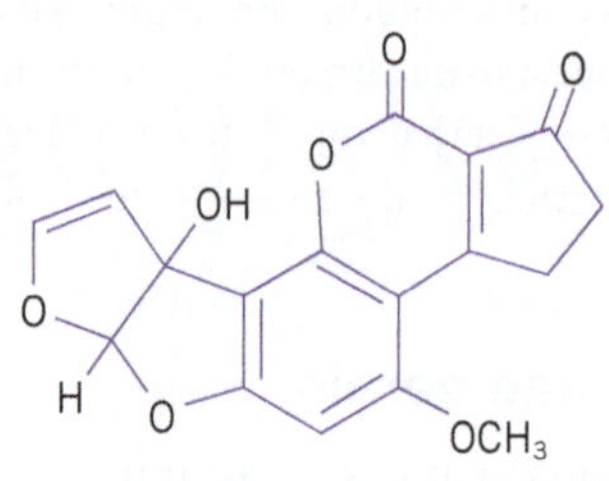

Figura 44.4 Estrutura molecular da aflatoxina M_1.

A concentração de AFM_1 no leite apresenta grande variação de animal para animal (mesmo entre animais da mesma raça), de um dia para outro e de uma ordenha de leite para outra. A contaminação do leite por AFM_1 tem uma ocorrência sazonal. Índices menores de contaminação foram encontrados durante os meses de verão, quando os animais são geralmente alimentados em pastagens em vez de rações concentradas. Além de ocorrer em leite de vaca, pode também estar presente em leite de ovelha, cabra, búfala e camela.

A AFM_1 pode também ser encontrada em leite materno humano. Neste contexto, a exposição do bebê à AFM_1 por meio da ingestão de leite materno é maior do que outros alimentos. Bebês são considerados um grupo particularmente sensível à AFM_1 em função do seu sistema imunológico menos desenvolvido e da ingestão com base no peso corporal. O consumo de leite materno contaminado com AFM_1 por bebês pode causar alguns efeitos adversos à saúde como, carcinoma hepatocelular, crescimento infantil prejudicado, encefalopatia e degeneração gordurosa de vísceras.

A presença de AFM_1 no leite e derivados representa uma preocupação mundial, principalmente porque esses produtos são amplamente consumidos por crianças mais suscetíveis aos efeitos adversos das micotoxinas.

▶ OCRATOXINAS

Fungos produtores e características gerais

As ocratoxinas formam um grupo de mais de 10 metabólitos tóxicos produzidos por fungos dos gêneros *Aspergillus* e *Penicillium*. Com base na diferença de seu grupo funcional característico, as ocratoxinas podem ser divididas em 3 grupos, A, B e C. Apesar de várias ocratoxinas serem conhecidas, somente a ocratoxina A (OTA) possui importância toxicológica. Todas são constituídas por uma β-fenilalanina ligada a uma isocumarina por ligação amida. A OTA ($C_{20}H_{18}ClNO_6$) apresenta um átomo de cloro responsável pela sua toxicidade (Figura 44.5).

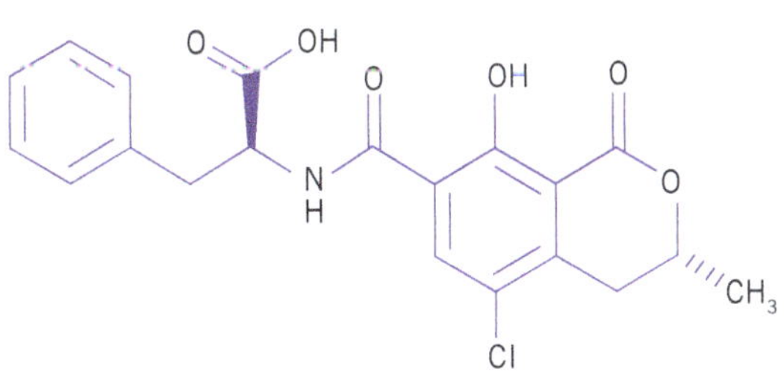

Figura 44.5 Estrutura molecular da ocratoxina A.

Sua estrutura é similar ao aminoácido fenilalanina e por esta razão a OTA apresenta um efeito inibitório sobre inúmeras enzimas que utilizam fenilalanina como substrato, o que pode resultar na inibição da síntese proteica e também no aumento na peroxidação de lipídios. OTA é solúvel em solventes orgânicos e ligeiramente solúvel em água. É absorvida pelo trato digestivo, especialmente intestino delgado e de lá transportada pelo sangue, principalmente para os rins e em menor concentração é depositada no fígado, no músculo e na gordura.

As espécies produtoras mais relevantes de OTA são *Penicillium verrucosum*, *Aspergillus ochraceus*, *Aspergillus niger* e *Aspergillus carbonarius* em função de sua prevalência em alimentos (cereais, uvas, café etc.) e o número de cepas capaz de produzir OTA. A espécie *P. verrucosum* é comumente encontrada em climas temperados da Europa e América do Norte e as espécies de *Aspergillus* em climas mais quentes, como América do Sul e África.

Ocorrência

A OTA pode contaminar diversos produtos, entre eles, cevada, trigo, centeio, milho, arroz, legumes, uvas, frutas secas, nozes em geral, vinhos, cervejas, café, cacau e especiarias. A OTA também é encontrada em produtos de origem animal, incluindo leite de vaca e carne de porco, especialmente rins, fígado e salsichas.

Além disso, a OTA é um composto estável que não é destruído por procedimentos de preparação de alimentos. Temperaturas acima de 250 °C por vários minutos são necessárias para reduzir a concentração desta toxina. Desta maneira, pode ser detectada em vários produtos, mesmo após o seu processamento, como é o caso do café, cacau, condimentos, cervejas, entre outros.

Efeitos tóxicos

A OTA recebeu considerável atenção a partir de 1993, quando a IARC a classificou como possível carcinogênica para humanos (Grupo 2B), uma vez que vários estudos indicaram ser uma nefrotoxina potente, imunossupressora, teratogênica e cancerígena. Também foi associada à Nefropatia Endêmica dos Balcãs, uma doença caracterizada por uma desordem renal crônica que pode ser acompanhada de retenção de sódio ou hipertensão de origem etiológica desconhecida, podendo ocasionar a morte e também, pelo desenvolvimento de tumores do trato urinário em seres humanos.

Humanos e animais podem absorver essa toxina através do trato gastrointestinal após a ingestão de produtos contaminados e também pela inalação de ocratoxina ambiental. Na maioria das espécies, há uma primeira e rápida absorção no estômago, em função de suas características ácidas, seguindo-se de uma absorção mais lenta no intestino. Entretanto, a toxicidade da OTA é mais aguda no rim. A exposição experimental à OTA causa vários tipos de lesões renais em modelos animais.

▶ ZEARALENONA

Fungos produtores, ocorrência e características gerais

A zearalenona (ZEA), também conhecida como Toxina F-2, é uma micotoxina estrogênica produzida por várias espécies de *Fusarium*, particularmente por *F. graminearum* e também por *F. culmorum*, *F. cerealis*, *F. equiseti*, *F. verticillioides*, e *F. incarnatum*.

Essas espécies são comumente encontradas contaminando as culturas no campo, durante o período de floração, porém podem ocorrer também após a colheita, em condições precárias de armazenamento.

A estrutura química de zearalenona (ZEA) consiste de 6 (10-hidroxi-6-oxo-trans-1-undecil)-β-ácido resorcílico-lactona (Figura 44.6). São solúveis em soluções alcalinas, éter, benzeno, clorofórmio, cloreto de metila, acetato de etila, acetonitrila e álcoois, fracamente solúveis em éter de petróleo e insolúveis em água.

A zearalenona apresenta 4 metabólitos ativos: α-zearalenol (α-ZEA); β-zearalenol (β-ZEA), α-zearalanol (α-ZAL) e β-zearalanol (β-ZAL), porém o potencial estrogênico da α-ZEA é maior, provavelmente em função da afinidade de ligação aos receptores de estrogênio.

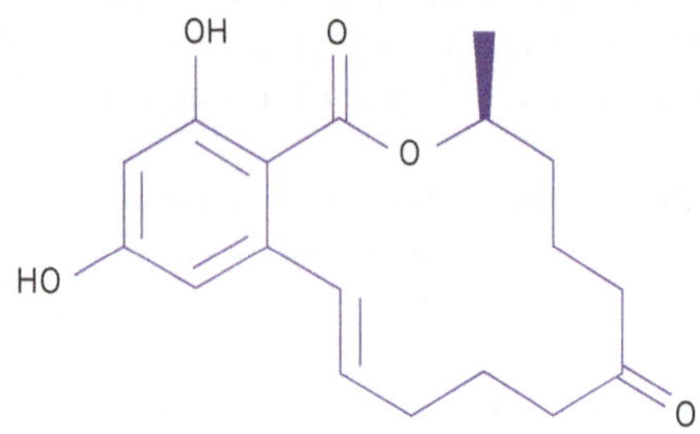

Figura 44.6 Estrutura química da zearalenona.

O milho é o substrato mais frequentemente contaminado, entretanto a ZEA tem sido comumente encontrada em cevada, trigo, aveia, arroz, centeio e sorgo em climas temperados.

Semelhante às outras micotoxinas, a ZEA é estável e dificilmente degradada durante os processos de fabricação de alimentos e rações. Grãos, produtos à base de grãos (grãos *in natura* e produtos de moagem), cereais matinais, alimentos infantis, óleo de gérmen de milho e óleo de gérmen de trigo, pães e massas são considerados as principais fontes de exposição humana à ZEA.

Ação biológica

A ação biológica dessa micotoxina está relacionada à sua capacidade de competir com o receptor específico de união do estradiol, nas células brancas. Além disso, estimula a síntese de DNA, RNA e proteínas em órgãos como útero e glândulas mamárias. Possui atividade estrogênica, tanto em machos quanto em fêmeas.

A zearalenona, presente nos alimentos, pode ser rápida e eficientemente absorvida pelo trato gastrointestinal, sofrendo efeito de primeira passagem pelo fígado, onde ocorrem as primeiras fases de sua biotransformação. Após a administração da micotoxina, ela se distribui para os órgãos reprodutores (ovário e útero), tecido adiposo, tecido intersticial e células dos testículos.

No organismo de mamíferos, durante a metabolização da ZEA, ocorre a formação de 2 metabólitos isômeros, α-zearalenol e β-zearalenol com ação estrogênica semelhante à própria zearalenona. Estes metabólitos também são produzidos por espécies de *Fusarium* produtoras de ZEA, porém em uma concentração inferior à produzida durante a metabolização dessa micotoxina no organismo animal.

Efeitos tóxicos

A toxicidade da ZEA tem sido associada à diminuição da fertilidade, redução da ninhada, alteração do peso da adrenal, tireoide e hipófise na prole, além de alteração nos níveis séricos de progesterona e estradiol. Os níveis de toxicidade aguda da ZEA são baixos, porém a exposição crônica é responsável por danos mais severos, como é o caso de carcinomas, hiperplasia do útero, entre outros.

Esta micotoxina induz hiperestrogenismo em animais, especialmente em fêmea de suínos e gado. O estrogenismo, ou síndrome estrogênica, pode ser caracterizado por uma ou mais das seguintes condições: inflamação do útero, mamas e vulva, causando prolapso vaginal em fêmeas púberes, atrofia testicular e inflamação das mamas em machos jovens e infertilidade em animais adultos.

Em humanos, estudos indicam que a ZEA pode apresentar um papel importante em tumores dependentes de hormônios, assim como estar associada ao desenvolvimento precoce de meninas em diversas regiões do mundo.

▶ TRICOTECENOS

Fungos produtores e características gerais

Os tricotecenos formam um grupo de metabólitos tóxicos quimicamente semelhantes, produzidos por várias espécies de fungos dos gêneros *Fusarium*, *Cephalosporium*, *Myrothecium*, *Stachybotrys* e *Trichoderma*. Dentro do gênero *Fusarium*, as espécies comumente produtoras são: *F. tricinctum*, *F. nivale*, *F. roseum*, *F. graminearum*, *F. solani*, *F. culmorum* e *F. poae*.

Esse grupo de micotoxinas é dividido em macrocíclicos e não macrocíclicos e mais de 180 moléculas já foram identificadas nos últimos 40 anos. Os tricotecenos não macrocíclicos são os mais estudados e são classificados em tipos A, B, C e D, de acordo com seus grupos funcionais característicos. São caracterizados por um esqueleto tetracíclico 12,13-epóxi-tricotec-9-eno e constituem uma família de sesquiterpenoides com funções éster e álcool nas porções externas da molécula.

Suas estruturas podem variar de acordo com a quantidade e posição das hidroxilas e dos ésteres. Eles possuem em comum um núcleo tetracíclico, chamado de tricotecano, que possui uma ligação dupla entre os carbonos 9 e 10 e um grupamento epóxido nas posições 12 e 13, o que lhes confere grande reatividade e toxicidade. A estrutura dos principais tricotecenos pode ser vista na Figura 44.7.

As toxinas mais importantes do grupo A são toxina T-2 (T-2), toxina HT-2 (HT-2), diacetoxiscirpenol (DAS) e as do grupo B, desoxinivalenol (DON) e seus derivados 3-acetil e 15-acetil (3-ADON e 15-ADON, respectivamente), nivalenol (NIV) e fusarenona X (FUS-X). De todos os tricotecenos, o DON é o que ocorre com maior frequência em alimentos, enquanto a toxina T-2 é a mais tóxica. Os tipos C e D incluem alguns tricotecenos de menor importância.

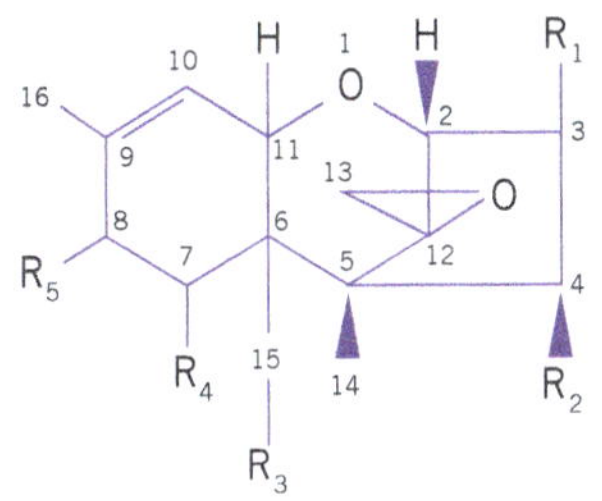

Tricotecenos	R_1	R_2	R_3	R_4	R_5
Toxina T-2	-OH	$-OCOCH_3$	$-OCOCH_3$	-H	$-OCOCH_2CH(CH_3)_2$
Toxina HT-2	-OH	-OH	$-OCOCH_3$	-H	$-OCOCH_2CH(CH_3)_2$
DAS	-OH	$-OCOCH_3$	$-OCOCH_3$	-H	-H
NIV	-OH	-OH	-OH	-OH	=O
DON	-OH	-H	-OH	-OH	=O

Figura 44.7 Estrutura básica dos tricotecenos.
Fonte: Adaptada de Wannemacher *et al.*, 1997.

Os tricotecenos são, em geral, compostos que se mantêm estáveis durante o armazenamento, a moagem e o processamento dos alimentos, não sendo degradados por altas temperaturas.

Ocorrência

Os tricotecenos são comumente encontrados em cereais e produtos a base de cereais, especialmente trigo, arroz, milho, aveia, cevada e centeio, podendo afetar tanto homens quanto animais. A presença dessas micotoxinas já foi relatada na Ásia, África, América do Sul e do Norte e Europa.

As condições climáticas estão diretamente envolvidas no crescimento dos fungos e na produção de micotoxinas. Invernos frios e úmidos, temperaturas médias entre 10 °C e 15 °C e umidade relativa entre 70% e 90%, são ideais para a produção de tricotecenos por espécies de *Fusarium*. No Brasil, as regiões sul e sudeste possuem condições climáticas favoráveis à produção de toxinas de *Fusarium*.

Alguns tricotecenos já foram isolados e caracterizados como contaminantes naturais de trigo e milho, empregados em alimentos e em rações, entre eles: DON, NIV, T-2, e DAS, e menos frequentemente, os derivados do DON, 3-ADON e 15-ADON, FX e HT-2. De todos DON é o de maior ocorrência em alimentos e rações animais e também o menos tóxico.

É possível ainda haver contaminação concomitante por toxinas de *Fusarium* e outras micotoxinas. De particular preocupação é a ocorrência concomitante de micotoxinas de *Fusarium* e AFB_1 em amostras de grãos ou ração animal. Geralmente, a coocorrência de micotoxinas resulta em potencialização dos efeitos, trazendo sérios problemas à saúde e à produtividade animal.

Efeitos tóxicos

Os tricotecenos inibem a síntese de proteínas, DNA e RNA e acarretam efeitos imunossupressores e hemorrágicos. O efeito tóxico dos tricotecenos se deve principalmente ao anel epóxido, pois sua destruição resulta em perda total da toxicidade. No entanto, há evidências que indicam a influência dos grupamentos substituintes da ligação dupla entre o carbono 9-10 nesta característica.

De todas as micotoxinas estudadas, os tricotecenos são as que afetam o maior número de funções em animais. Sinais clínicos da exposição aos tricotecenos incluem êmese, recusa alimentar, perda de peso, coagulopatia, hemorragia e necrose celular de tecidos mitoticamente ativos (mucosa intestinal, pele, medula óssea, ovário, testículo, baço).

Intoxicações em animais e no homem, atribuídas ao consumo de produtos contaminados com *Fusarium*, são relatadas desde 1913, particularmente no Japão, Coreia, Rússia e Estados Unidos. O primeiro caso relacionado à presença de tricotecenos foi a aleucia tóxica alimentar (ATA), surgida na União Soviética, na época da Segunda Guerra Mundial, no qual 91 pessoas morreram em decorrência do consumo de alimentos pela ingestão de pão e produtos feitos de grãos contaminados com a toxina T-2. A ATA é caracterizada por 4 estágios evolutivos: lesões no trato digestivo superior, danos hematopoiéticos, alterações no sistema nervoso e no sistema endócrino.

Outro incidente envolvendo contaminação humana em larga escala por tricotecenos foi reportado em 1987 no Vale Kashmir, na Índia, a partir da investigação de distúrbios gastrointestinais em uma parte considerável da população daquela localidade. Outras doenças já foram relacionadas à ingestão de grãos contaminados por *Fusarium*, entre elas a pelagra, que mais recentemente foi atribuída ao consumo de milho com T-2, e o câncer de esôfago, para o qual existem indicações epidemiológicas de estar relacionado à ingestão de alimentos contaminados com DON.

Um uso não convencional das micotoxinas, principalmente do grupo dos tricotecenos, é a confecção de armas biológicas. Relatos indicam que este grupo de micotoxinas pode ter sido utilizado no sudoeste da Ásia em 1975, quando a União Soviética teria fornecido esta substância como agente químico de guerra para seus aliados no Vietnã e Laos. Apesar de não confirmada à veracidade do emprego de tricotecenos, níveis elevados de uma mistura natural rara de tricotecenos puderam ser detectados na superfície das plantas, de fragmentos de plásticos e de pedras das áreas atacadas, bem como foram detectados no sangue de sobreviventes e nos tecidos das pessoas que morreram. Esse evento ficou conhecido como "chuva amarela", em função da coloração da poeira ou neblina formada durante os ataques.

▶ FUMONISINAS

Fungos produtores e características físico-químicas

As fumonisinas são metabólitos fúngicos secundários produzidos principalmente por espécies do gênero *Fusarium*. As espécies *F. verticillioides* e *F. proliferatum* são as principais produtoras e têm como principal característica a sua presença natural em alimentos.

Até o presente momento, mais de 28 tipos de fumonisinas foram isoladas e caracterizadas em todo o mundo, sendo que a fumonisina B_1 (FB_1) é a mais comumente encontrada em milho.

As fumonisinas são diésteres do ácido tricarbalílico e álcoois poli-hídricos, apresentando estrutura similar a esfingosina, podendo interferir no seu metabolismo, bloqueando a biossíntese do complexo esfingolipídios e ceramidas. São solúveis em água, metanol e fortemente em acetonitrila e água, porém não são solúveis em solventes apolares. As fumonisinas não possuem cromóforos, logo não absorvem na luz ultravioleta e luz visível, e nem são fluorescentes. As estruturas das principais fumonisinas podem ser vistas na Figura 44.8.

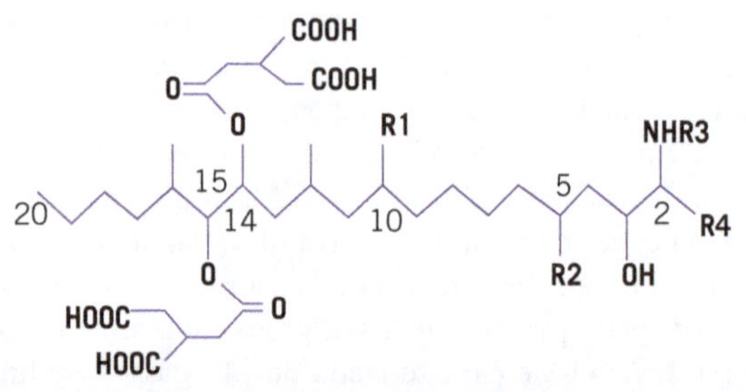

Fumonisinas	R_1	R_2	R_3	R_4
FB_1	OH	OH	H	CH_3
FB_2	H	OH	H	CH_3
FB_3	OH	H	H	CH_3

Figura 44.8 Estrutura molecular das fumonisinas B_1, B_2 e B_3
Fonte: Adaptada de De Castro Souto *et al.*, 2017.

Nesse grupo de micotoxinas, as fumonisinas B_1, B_2 e B_3 são as mais comuns. A fumonisina B_1 é considerada a mais importante, em função de sua maior toxicidade e por representar 70% do total de fumonisinas produzidas em milho naturalmente contaminado. Em contrapartida, os níveis de FB_2 e FB_3 encontrados em alimentos são normalmente muito baixos.

Ocorrência

O *F. moniliforme*, principal espécie produtora de fumonisinas, tem ampla distribuição mundial e é encontrado tanto no solo quanto na superfície de plantas. Aparecem contaminando grãos e cereais tanto no campo quanto no armazenamento.

Ocorre comumente no milho e em outros cereais como trigo, arroz e aveia. Ocorre, também, só que em menor frequência, em outros alimentos e culturas não agrícolas. Essa espécie tem larga distribuição na natureza e não ocorre somente em zonas temperadas úmidas e subsumidas, mas também, em zonas tropicais e subtropicais.

As fumonisinas têm sido encontradas como um contaminante comum de alimentos e rações à base de milho nos Estados Unidos, China, Europa, África do Sul e América do Sul.

Efeitos biológicos

A IARC, em 1993, classificou as toxinas de *F. moniliforme* como pertencentes à Classe 2B, possivelmente carcinogênicas a seres humanos, embora não haja, ainda, evidência suficiente. Estudos demonstram que têm atividade genotóxica via estresse oxidativo, podendo causar dano ao DNA, parada do ciclo celular, apoptose, inibição da respiração mitocondrial e desregulação de homeostase do cálcio.

As manifestações clínicas decorrentes das toxicoses provocadas pelas fumonisinas, bem como os órgãos atingidos, variam entre espécies. Podem causar leucoencefalomalácea em equinos, edema pulmonar em suínos, câncer hepático em ratos, imunossupressão, problemas cardíacos, degeneração e necrose hepática em aves, além de estarem associadas ao câncer de esôfago em humanos, em regiões onde o milho é a base da dieta, como na República de Transkei, Sul da África, bem como na China, nordeste da Itália e sudeste dos Estados Unidos.

Mecanismo de ação

O principal sítio de ação das fumonisinas está relacionado ao metabolismo dos esfingolipídios, resultando no aumento intracelular da concentração de esfinganina livre ou, em menor grau, de esfingosina livre. As fumonisinas são elaboradas a partir de uma estrutura que é característica da esfinganina, um composto intermediário na biossíntese dos esfingolipídios. Essa semelhança das fumonisinas com a molécula de esfinganina faz com que alguns autores acreditem que seu mecanismo de ação está relacionado com a inibição ou a quebra do metabolismo dos esfingolipídios, estrutura essa relacionada com várias funções da célula, como: comunicação célula-célula, crescimento, diferenciação e transformação. Portanto, uma quebra na sequência da biossíntese desses esfingolipídios poderia trazer graves consequências, com transtornos orgânicos.

Esta alteração na biossíntese de esfingolipídios ocorre como consequência da inibição da enzima ceramida sintase, que promove um acúmulo de compostos, como esfinganina e esfingosina, gerando neurotoxicidade, nefrotoxicidade e hepatotoxicidade.

▶ PATULINA

Fungos produtores, ocorrência e características gerais

Patulina é uma micotoxina produzida por certas espécies dos gêneros *Penicillium, Aspergillus e Byssochlamys*, especialmente *Penicillium expansum* (*P. leucopus*), *P. crustosum*, *P. patulum* e *Aspergillus clavatus*. A espécie *P. expansum* é o fungo produtor de patulina mais comumente encontrado.

Primeiramente, a patulina foi isolada como um antibiótico, na década de 1940. Não muito depois, vários estudos sugeriram que a patulina não era apenas tóxica para fungos e bactérias, mas também para animais e plantas.

A patulina (Figura 44.9), denominada 4-hidroxi-4h-furo[3,2-c] piran-2-(6h)-ona, é uma lactona heterocíclica insaturada, solúvel em água, etanol, acetona, acetato de etila, éter e clorofórmio, e insolúvel em benzeno e éter de petróleo. Forma cristais incolores e seu ponto de fusão acontece a 111 °C. Não é destruída com o aquecimento e sua quantidade é reduzida na estocagem prolongada, pela ação de sulfito, adição de ácido ascórbico, fermentação alcoólica e tratamento com carvão ativo.

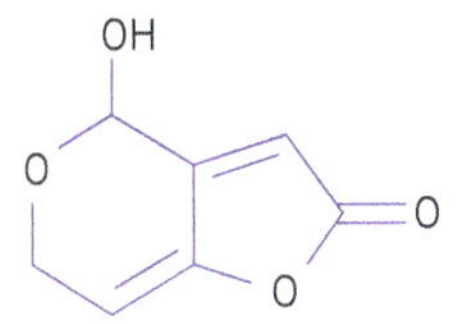

Figura 44.9 Estrutura molecular da Patulina.

Essa micotoxina é frequentemente encontrada em sucos de frutas, trigo, pó de cacau, queijo, salame, feijão, soja, milho, cevada, presunto, amendoim, entre outros. Porém, as maiores fontes de contaminação são maçãs e produtos à base de maçã.

A redução dos níveis de patulina durante o processamento de alimentos tem sido um desafio. Estudos têm demonstrado que a lavagem e a remoção das partes deterioradas são procedimentos de baixo custo que efetivamente reduzem os níveis dessa micotoxina nas frutas e em produtos à base de frutas. Além disso, a fermentação também pode causar uma importante redução dos níveis de patulina (> 90%), em função da degradação da levedura.

Efeitos tóxicos

Diversos estudos demonstraram que a intoxicação aguda por patulina pode causar convulsões, agitação, ulceração, edema, inflamação intestinal, vômito e ainda, induzir danos ao DNA no cérebro, fígado e rins. A exposição crônica pode resultar em efeitos neurotóxicos, imunotóxicos, genotóxicos e teratogênicos em roedores. Contudo, A IARC, em 2002, classificou a patulina no Grupo 3, "não carcinogênica para humanos", com base na falta de dados toxicológicos em humanos.

MÉTODOS DE ANÁLISE

As metodologias de análise são fundamentais para se determinar o grau de contaminação dos alimentos por micotoxinas, a avaliação da exposição da população ao risco e a confirmação do diagnóstico de micotoxicoses. Além disso, são necessárias para que sejam cumpridos os requisitos regulamentares emitidos pelos governos e organizações internacionais e para monitorar e indicar estratégias para diminuição destes contaminantes nos alimentos.

A determinação analítica das micotoxinas apresenta diversos desafios. Uma das questões mais importantes é a amostragem, pois as micotoxinas têm uma distribuição extremamente heterogênea em um mesmo lote. Porém, diversos estudos sobre a heterogeneidade de contaminação por micotoxinas permitiu o desenvolvimento de modelos estatísticos que auxiliam na concepção de planos de amostragem.

Diversas técnicas analíticas têm sido utilizadas para a determinação de micotoxinas em alimentos e a escolha depende do tipo de alimento a ser analisado e do tipo de micotoxina a ser detectada e quantificada.

No início dos estudos, a cromatografia em camada delgada era o método mais utilizado para análise de micotoxinas, pois tinha uma grande capacidade de triagem de amostras. Depois foram sendo introduzidos os métodos semiquantitativos e quantitativos, com base em reações imunológicas e em métodos cromatográficos.

Atualmente, a técnica mais frequentemente utilizada é a cromatografia líquida de alta eficiência (CLAE) acoplada a detectores de ultravioleta, fluorescência ou espectrômetro de massas (MS/MS). Esses métodos permitem a detecção e a quantificação de substâncias de maneira precisa e segura, com elevada sensibilidade e especificidade.

Nas últimas décadas, tem-se considerado a cromatografia líquida de alta eficiência, acoplada à espectrometria de massas (LC-MS/MS) como uma técnica de grande impacto e aplicação. O LC-MS/MS combina a alta resolução na separação cromatográfica, com a sensibilidade e a especificidade do espectrômetro de massas, permitindo a confirmação e a elucidação estrutural das micotoxinas, a fim de minimizar os erros de análise. Outro ponto favorável é a possibilidade de analisar simultaneamente diversas classes de micotoxinas (multi-métodos). Essa técnica permite a determinação de concentrações de micotoxinas nos alimentos na faixa de partes por bilhão (ppb) ou partes por trilhão (ppt).

Além disso, diferentes estratégias para limpeza e purificação das amostras têm sido propostas na análise de micotoxinas, permitindo muitas vezes a concentração da amostra, a remoção de interferentes e a redução do efeito matriz. Colunas poliméricas, cartuchos multifuncionais de imunoafinidade, cartuchos de extração em fase sólida e "QuEChERS" (*Quick, Easy, Cheap, Effective, Rugged, Safe* – Rápido, Fácil, Barato, Eficaz, Robusto, Seguro) têm sido empregados em conjunto com a análise cromatográfica por LC-MS/MS. Mais recentemente, um grande número de sorventes em fase sólida tem sido proposto, como os polímeros de impressão molecular (MIPs) e nano partículas de carbono, minimizando a quantidade de amostras, de solventes e de materiais, com possibilidades de aplicações promissoras na análise de alimentos.

O art. 4º da Resolução RDC n. 7, de 9 de março de 2011 que estabelece os limites máximos tolerados (LMTs) para micotoxinas em alimentos, determina que "os níveis de micotoxinas devam ser tão baixos quanto razoavelmente possível, devendo ser aplicadas as melhores práticas e tecnologias na produção, de maneira a evitar que um alimento contaminado seja comercializado ou consumido". Deste modo, as metodologias utilizadas para análise de micotoxinas devem ser seguras e confiáveis, garantindo a qualidade analítica dos resultados e visando atender os critérios de desempenho estabelecidos pelas legislações.

LEGISLAÇÃO

Várias medidas de controle têm sido adotadas para a proteção dos consumidores quanto aos efeitos tóxicos das micotoxinas em alimentos. No Brasil, a Anvisa (Agência Nacional de Vigilância Sanitária) é a autoridade competente para o controle da quantidade de contaminantes em alimentos. Utiliza como referência principal a avaliação de segurança de uso realizada pelo Comitê Conjunto FAO/OMS de Especialistas em Aditivos Alimentares (JECFA).

Para o estabelecimento dos LMTs, fatores científicos como a disponibilidade de dados toxicológicos, o levantamento de dados, o conhecimento sobre a distribuição de micotoxinas em produtos e a metodologia analítica desempenham um papel importante no processo de tomada de decisão de fixação de seus limites. Segundo Van-Egmond (2002), fatores econômicos e políticos, como os interesses comerciais e a suficiência de abastecimento de alimentos também têm o seu impacto.

A Legislação Brasileira para Micotoxinas, até 2010, tinha LMTs somente para aflatoxinas ($B_1+B_2+G_1+G_2$) em amendoim, milho e seus produtos, e para leite (AFM_1) estabelecidos pelo Mercosul em 1994.

A partir de 2011, a Anvisa por meio da Resolução - RDC n. 7, de 18 de fevereiro de 2011, estabeleceu os LMTs de micotoxinas em alimentos prontos para oferta à população e em matérias primas, com o objetivo de proteger a saúde do consumidor. O novo regulamento contempla, além das aflatoxinas, a ocratoxina A, o desoxinivalenol (DON), a patulina, a zearalenona e as fumonisinas B_1e B_2. Além disso, em 2017 foram concedidos prazos para a aplicação dos LMTs para as fumonisinas (B1 e B2), DON e ZEA, tendo em vista a necessidade de adequação do setor produtivo.

Os limites foram estabelecidos considerando os dados disponíveis de ocorrência, os parâmetros toxicológicos e o impacto desses limites na ingestão das micotoxinas. As categorias de alimentos contempladas nessa Resolução foram:

I - amendoim e seus derivados;
II - alimentos à base de cereais para alimentação infantil (lactentes e crianças de primeira infância);
III - café torrado (moído ou em grão) e solúvel;
IV - cereais e produtos de cereais;
V - especiarias;
VI - frutas secas e desidratadas;
VII - nozes e castanhas;
VIII - amêndoas de cacau e seus derivados;
IX - suco de maçã e polpa de maçã;
X - suco de uva e polpa de uva;
XI - vinho e seus derivados;
XII - fórmulas infantis para lactentes e fórmulas infantis de seguimento para lactentes e crianças de primeira infância;
XIII - leite e produtos lácteos, e
XIV - leguminosas e seus derivados.

AVALIAÇÃO DE RISCO

Entende-se por avaliação de risco a caracterização qualitativa e/ou quantitativa e a estimativa do efeito adverso à saúde da população associado à exposição a um perigo. Tem como objetivo fornecer aos gestores as informações necessárias para a compreensão da natureza e extensão do risco em segurança alimentar, bem como o planejamento de ações de redução, controle ou de prevenção, quando necessário.

A avaliação dos potenciais problemas de saúde decorrentes da presença de micotoxinas em alimentos deve considerar se a ingestão real se aproxima ou excede a ingestão diária aceitável em termos toxicológicos. Uma abordagem comum para estimar a exposição é a combinação de dados de contaminação com dados de consumo. Normalmente, os dados de contaminação são fornecidos por pesquisadores em estudos de ocorrência, enquanto os dados de consumo são retirados da análise do consumo alimentar. No Brasil, o Instituto Brasileiro de Geografia e Estatística (IBGE) em parceria com o Ministério da Saúde fornece esses dados por meio da Pesquisa de Orçamentos Familiares (POF).

Já foram conduzidas avaliações de risco para as principais micotoxinas, dentre elas, aflatoxinas, fumonisinas, ocratoxina A, desoxinivalenol e zearalenona, com o objetivo de estabelecer diretrizes de segurança alimentar. No entanto, essas diretrizes têm muito pouco impacto nas comunidades rurais e de agricultura de subsistência em países em desenvolvimento, quando comparados aos países desenvolvidos, onde a regulamentação é estritamente aplicada para reduzir e/ou eliminar a contaminação por micotoxinas. Em função da pobreza e escassez de alimentos, essas populações estão em constante risco à exposição por micotoxinas, com consequências graves à saúde pública.

Progressivamente, questões sobre padrões e regulamentações estão sendo implementadas, uma vez que os países reconhecem a importância do controle da contaminação dos alimentos e rações por micotoxinas não apenas na redução dos problemas e custos da saúde da população, mas também nos ganhos em relação à exportação de alimentos.

CONSIDERAÇÕES FINAIS

A contaminação por micotoxinas ainda é um problema real que afeta não somente a saúde da população, mas também a saúde dos animais. Dados apresentados pela FAO/OMS, juntamente com os dados de pesquisas desenvolvidas em diversos países, comprovaram que uma parte significativa dos alimentos disponíveis para consumo, especialmente os cereais, estão contaminados por fungos. Diante dessa contaminação, uma parte significativa da população mundial está exposta às micotoxinas e aos seus efeitos.

Populações de risco e produtores devem ser continuamente alertados sobre os riscos dessas toxinas, para que possam ter uma percepção dos graves danos que elas causam à saúde dos seres humanos e animais, bem como os danos causados às plantações agrícolas. Desta maneira, é de fundamental importância o aumento da vigilância em relação à contaminação dos produtos e dos subprodutos da agricultura e da indústria de laticínios. Os governos dos países, em parceria com os órgãos de fiscalização, devem desenvolver estratégias de controle que minimizem a ocorrência de micotoxinas e os seus efeitos danosos à saúde do consumidor.

BIBLIOGRAFIA

BACON, C.W.; NELSON, P.E. Fumonisin production in corn by toxigenic strains of *Fusarium moniliforme* and *Fusarium proliferatum*. *Journal of Food Protection*, v. 57, n. 6, p. 514-521, 1994.

BAYMAN, P.; BAKER, J.L. Ochratoxins: a global perspective. *Mycopathologia*, v. 162, n. 3, p. 215-223, 2006.

BENNETT, J.W.; KLICH, M. Mycotoxins. *Clinical Microbiology Reviews*, v. 16, n. 3, p. 497-516, 2003.

BINDER, E.M. Managing the risk of mycotoxins in modern feed production. *Animal Feed Science and Technology*, v. 133, n. 1-2, p. 149-166, 2007.

BONILHA, M.T.D. et al. *Perspectiva sobre a análise de risco na segurança dos alimentos*. OPAS/OMS, 2008. 160 p.

BOON, P.E. et al. Harmonisation of food consumption data format for dietary exposure assessments of chemicals analysed in raw agricultural commodities. *Food Chem. Toxicol*, v. 47, p. 2883-2889, 2009.

BRASIL. Ministério da Saúde. Agência Nacional de Vigilância Sanitária (Anvisa). Resolução RDC n. 7 de 18 de fevereiro de 2011, republicado em 9 de março de 2011. Dispõe sobre limites máximos tolerados (LMT) para micotoxinas em alimentos. Diário Oficial da União, Brasília, DF. 9 mar. 2011. Sec I.

BRASIL. Ministério da Saúde. Agência Nacional de Vigilância Sanitária (Anvisa). Resolução RDC n. 138, de 08 de fevereiro de 2017. Altera a Resolução da Diretoria Colegiada – RDC n. 7, de 18 de fevereiro de 2011, que dispõe sobre limites máximos tolerados (LMT) para micotoxinas em alimentos, para alterar os LMT da micotoxina Desoxinivalenol (DON) em trigo e produtos de trigo prontos para oferta ao consumidor e os prazos para sua aplicação. Diário Oficial da União, Brasília, DF. 9 fev. 2017. Sec I.

BRYDEN, W.L. Mycotoxin contamination of the feed supply chain: Implications for animal productivity and feed security. *Animal Feed Science and Technology*, v. 173, n. 1, p. 134-158, 2012.

CERAIN, A. et al. Efectos tóxicos de la ocratoxina A. *Revista de Toxicología*, v. 17, p. 61-69, 2000.

CIEGLER, A. Fungi that produces mycotoxins: condition and occurrence. *Mycopathologia*, v. 65, n. 1, p. 5-11, 1978.

CRESTEIL, T. Onset of xenobiotic metabolism in children: toxicological implication. *Food Addit. and Contam.*, v.15, Supplement 45-51, 1998.

DE CASTRO SOUTO, P.C.M. et al. Principais micotoxicoses em suínos. *Veterinária e Zootecnia*, v. 24, n. 3, p. 480-494, 2017.

DVORACKOVA, I. *Aflatoxins and Human Health*. Boca Raton, FL: CRC Press, Inc. 1990. 162 p.

EUROPEAN FOOD SAFETY AUTHORITY (EFSA) PANEL ON CONTAMINANTS IN THE FOOD CHAIN. Scientific Opinion on the risks for public health related to the presence of zearalenone in food. *EFSA Journal*, v. 9, n. 6, p. 2197, 2011a.

EUROPEAN FOOD SAFETY AUTHORITY (EFSA) PANEL ON CONTAMINANTS IN THE FOOD CHAIN. Scientific Opinion on the risks for animal and public health related to the presence of T2 and HT2 toxin in food and feed. *EFSA Journal*, v. 9, n. 12, p. 2481, 2011b.

FAKHRI, Y. et al. Aflatoxin M1 in human breast milk: A global systematic review, meta-analysis, and risk assessment study (Monte Carlo simulation). *Trends in Food Science & Technology*, v. 88, p. 333-342, 2019.

FOROUD, N.A.; EUDES, F. Trichothecenes in cereal grains. *International Journal of Molecular Sciences*, v. 10, n. 1, p. 147-173, 2009.

FUNG, F.; CLARK, R.F. Health effects of mycotoxins: a toxicological overview. *Journal of Toxicology: Clinical Toxicology*, v. 42, n. 2, p. 217-234, 2004.

GELDERBLOM, W.C. et al. Fumonisins-novel mycotoxins with cancer-promoting activity produced by *Fusarium moniliforme*. *Applied and Environmental Microbiology*, v. 54, n. 7, p. 1806-1811, 1988.

GIMENO, A.; MARTINS, M.L. *Micotoxinas y micotoxicosis en animales y humanos*. Florida: Special Nutrients, p. 50-53, 2011.

GONG, Y.Y.; WATSON, S.; ROUTLEDGE, M.N. Aflatoxin exposure and associated human health effects, a review of epidemiological studies. *Food Safety*, v. 4, n. 1, p. 14-27, 2016.

HALSTENSEN, A.S. et al. Ochratoxin a in grain dust- estimated exposure and relations to agricultural practices in grain production. *Annals of Agricultural and Environmental Medicine*, v. 11, n. 2, p. 245-254, 2004.

HAYES, J.R.; CAMPBELL, T.C. Food additives and contaminants. *Casarett and Doull's Toxicology. The Basic Science of Poisons*. 3rd ed. New York: Macmillan, p. 771-800, 1986.

HENRY, M.H.; WYATT, R.D. A review of fumonisin production by *Fusarium moniliforme* and fumonisin toxicosis in animals. *Journal of Applied Poultry Research*, v. 2, n. 2, p. 188-192, 1993.

HSIEH, D.P.H; ATKINSON, D.N. Bisfuranoid mycotoxins: their genotoxicity and carcinogenicity. *In*: WITMER, C.M. et al. *Biological reactive intermediates IV.*, Boston: Springer, 1991. p. 525-532.

HUEZA, I.M. et al. Zearalenone, an estrogenic mycotoxin, is an immunotoxic compound. *Toxins*, v. 6, n. 3, p. 1080-1095, 2014.

INSTITUTO BRASILEIRO DE GEOGRAFIA E ESTATÍSTICA (IBGE); PESQUISA DE ORÇAMENTOS FAMILIARES 2008-2009. Aquisição alimentar domiciliar per capita. Brasil e grandes regiões; 2010.

INTERNATIONAL AGENCY FOR RESEARCH ON CANCER (IARC) – Monographs of the evaluation of carcinogenic risks to humans. Some tradicional herbal medicines, some mycotoxins, naphthalene and styrene, Lyon, v. 82, p. 590, 2002.

INTERNATIONAL AGENCY FOR RESEARCH ON CANCER (IARC) – Monographs of the evaluation of carcinogenic risks to humans. Some naturally occurring substances, food items and constituents heterocyclic aromatics amines and mycotoxins, Lyon, v. 56, p. 599, 1993.

JOINT FAO/WHO EXPERT COMMITTEE ON FOOD ADDITIVES (JECFA). MEETING. Safety evaluation of certain mycotoxins in food. Food & Agriculture Organization, 2001.

KHLANGWISET, P.; SHEPHARD, G.S.; WU, F. Aflatoxins and growth impairment: a review. *Critical Reviews in Toxicology*, v. 41, n. 9, p. 740-755, 2011.

KÖPPEN, R. et al. Determination of mycotoxins in foods: current state of analytical methods and limitations. *Applied Microbiology and Biotechnology*, v. 86, n. 6, p. 1595-1612, 2010.

MALLMANN, C.A.; DILKIN, P. *Micotoxinas e micotoxicoses em suínos*. Santa Maria, RS. Sociedade Vicente Pallotti-Editora, 2007, p.238.

MALLY, A.; SOLFRIZZO, M.; DEGEN, G.H. Biomonitoring of the mycotoxin Zearalenone: current state-of-the art and application to human exposure assessment. *Archives of Toxicology*, v. 90, n. 6, p. 1281-1292, 2016.

MARASAS, W.F.O. Fumonisins: history, world-wide occurrence and impact. *In*: *Fumonisins in food*. Springer, Boston, MA, 1996, p. 1-17.

MARIN, S. et al. Mycotoxins: Occurrence, toxicology, and exposure assessment. *Food and Chemical Toxicology*, v. 60, p. 218-237, 2013.

MARROQUÍN-CARDONA, A.G. et al. Mycotoxins in a changing global environment–a review. *Food and Chemical Toxicology*, v. 69, p. 220-230, 2014.

MARTH, E.H. Mycotoxins: production and control. *Food Laboratory News*, v.8, n.3, p. 35-51, 1992.

MERCOSUL. Regulamento técnico sobre limites máximos de aflatoxinas. (Correspondência interna – MERCOSUL\GMC\Res n. 56/94, 1994).

MILLER, J.D. Fungi and mycotoxins in grain: implications for stored product research. *Journal of Stored Products Research*, v. 31, n. 1, p. 1-16, 1995.

MOAKE, M.M.; PADILLA⊠ZAKOUR, O.I.; WOROBO, R.W. Comprehensive review of patulin control methods in foods. *Comprehensive Reviews in Food Science and Food Safety*, v. 4, n. 1, p. 8-21, 2005.

MOSS, M.O. The environmental factors controlling mycotoxin formation. *Mycotoxins and animal foods*, p. 37-56, 1991.

MOSS, M.O. Mycotoxins of *Aspergillus* and others filamentous fungi. *Journal of Applied Microbiology*, v. 67, n. 18, 1989.

MOSTROM, M.S., RAISBECK, M.F. Trichothecenes. *In*: GUPTA, R.C. (ed.), *Veterinary Toxicology: Basic and Clinical Principles*. New York: Academic Press, 2007. p. 951-976.

NONES, J. et al. Procedimentos para colheita de amostras e análises laboratoriais de micotoxinas presentes em dietas humanas e animais. *PUBVET*, v. 11, p. 207-312, 2016.

PASTER, N.; BULLERMAN, L.B. Mould spoilage and mycotoxin formation in grains as controlled by physical means. *International Journal of Food Microbiology*, v. 7, n. 3, p. 257-265, 1988.

PEREIRA, V.L.; FERNANDES, J.O.; CUNHA, S.C. Mycotoxins in cereals and related foodstuffs: A review on occurrence and recent methods of analysis. *Trends in Food Science & Technology*, v. 36, n. 2, p. 96-136, 2014.

PITT, J.J.; HOCKING, A.D. *Fungi and food spoilage*. London: Blackie Academic Professional, 2009, 519 p.

PITTET, A. Natural occurrence of mycotoxins in foods and feeds: an update review. *Revue de Medecine Veterinaire*, v.148, n. 6, p. 479-492, 1998.

PLACINTA, C.M.; D'MELLO, J.P.; MACDONALD, A.M.C. A review of worldwide contamination of cereal grains and animal feed with Fusarium mycotoxins. *Animal Feed Science and Technology*, v. 78, n. 1-2, p. 21-37, 1999.

ROCHA, M.E.B. et al. Mycotoxins and their effects on human and animal health. *Food Control*, v.36, p. 159-165, 2014.

ROTTER, B.A. Invited review: Toxicology of deoxynivalenol (vomitoxin). *Journal of Toxicology and Environmental Health Part A*, v. 48, n. 1, p. 1-34, 1996.

SABINO, M. Detection and determination of patulin in fruits and fruit products. *In: Mycotoxins in fruits and vegetables*. Academic Press, 2008. p. 261-270.

SANCHIS, V.; SANTAMARINA, P. Micotoxinas y micotoxicosis. Riesgos para la salud. *Revista Iberoamericana de Micología*, v. 9, n. 2, p. 46-52, 1992.

SCOTT, P.M. Fumonisins. *International Journal of Food Microbiology*, v. 18, n. 4, p. 257-270, 1993.

CASTRO, N.M.C. et al. Micotoxicosis y micotoxinas: generalidades y aspectos básicos. *Ces Medicina*, v. 29, n. 1, p. 152, 2015.

SFORZA, S.; DALL'ASTA, C.; MARCHELLI, R. Recent advances in mycotoxin determination in food and feed by hyphenated chromatographic techniques/mass spectrometry. *Mass Spectrometry Reviews*, v. 25, n. 1, p. 54-76, 2006.

SHEPHARD, G. et al. Developments in mycotoxin analysis: an update for 2010-2011. *World Mycotoxin Journal*, v. 5, n. 1, p. 3-30, 2012.

SMITH, J.E.; HENDERSON, R.S. *Mycotoxins and animal foods*. Boston: CRC press, 1991. 683 p.

SMITH, J.E. et al. Role of mycotoxins in human and animal nutrition and health. *Natural Toxins*, v. 3, n. 4, p. 187-192, 1995.

SORIANO, J.M.; GONZALEZ, L.; CATALA, A.I. Mechanism of action of sphingolipids and their metabolites in the toxicity of fumonisin B1. *Progress in Lipid Research*, v. 44, n. 6, p. 345-356, 2005.

SORRENTI, V. et al. Toxicity of ochratoxin A and its modulation by antioxidants: a review. *Toxins*, v. 5, n. 10, p. 1742-1766, 2013.

STOTT, W.T.; BULLERMAN, L.B. Patulin: a mycotoxin of potential concern in foods. *Journal of Milk and Food Technology*, v. 38, n. 11, p. 695-705, 1975.

TURNER, N.W.; SUBRAHMANYAM, S.; PILETSKY, S.A. Analytical methods for determination of mycotoxins: a review. *Analytica Chimica Acta*, v. 632, n. 2, p. 168-180, 2009.

UENO, Y. Trichothecene mycotoxins mycology, chemistry, and toxicology. *In*: *Advances in Nutritional Research*. Springer, Boston, MA, 1980. p. 301-353.

ÜLGER, T. G. et al. Genotoxic effects of mycotoxins. *Toxicon*, v. 185, p. 104-113, 2020.

VAN EGMOND, H.P. Worldwide regulations for mycotoxins. *In* : DE VRIES, J.W.; TRUCKSESS, M.W.; JACKSON, L.S. *Mycotoxins and Food Safety*. Boston: Springer, 2002. p. 257-269.

VIDAL, A. et al. The mycotoxin patulin: An updated short review on occurrence, toxicity and analytical challenges. *Food and Chemical Toxicology*, v. 129, p. 249-256, 2019.

WAN, J.; CHEN, B.; RAO, J. Occurrence and preventive strategies to control mycotoxins in cereal⊠based food. *Comprehensive Reviews in Food Science and Food Safety*, v. 19, n. 3, p. 928-953, 2020.

WANNEMACHER, R.W. et al. Trichothecene mycotoxins. *Medical aspects of chemical and biological warfare*, v. 6, p. 655-76, 1997.

WHITAKER, T.B. Sampling foods for mycotoxins. *Food Additives and Contaminants*, v. 23, n. 1, p. 50-61, 2006.

WORLD BANK REPORT. *Investing in Health. World Development Report 1993*. New York: Oxford University Press, 1993.

WORLD HEALTH ORGANISATION (WHO). Environmental and Health Criteria 105. Selected Mycotoxins: Ochratoxins, Trichothecenes, Ergot. IPCS (International Programme on Chemical Safety). Geneva, 1990. Trichothecenes. Chapter 2, 1990, p. 71-164.

WORLD HEALTH ORGANISATION (WHO). Safety evaluation of certain mycotoxins in food. Fifty-sixth report of the Joint FAO/WHO Expert Committee on Food Additives. WHO Technical Report Series 906. Geneva: World Health Organisation (WHO) 2002.

ZINEDINE, A. et al. Review on the toxicity, occurrence, metabolism, detoxification, regulations and intake of zearalenone: an oestrogenic mycotoxin. *Food and Chemical Toxicology*, v. 45, n. 1, p. 1-18, 2007.

PARTE 6

DOPAGEM

45

Dopagem no Esporte*

Beatriz Aparecida Passos Bismara Paranhos
Ana Luiza Freitas de Assis Linhares
Mauricio Yonamine

CONTEÚDO DESTE CAPÍTULO

INTRODUÇÃO

O *doping* é caracterizado pelo uso de substâncias e métodos proibidos que podem alterar a resposta do corpo a um estímulo, com o objetivo de potencializar o desempenho do atleta em determinada modalidade esportiva. O Comitê Olímpico Internacional (COI) definiu *doping* como a "utilização de substâncias em quantidades anormais e com métodos anormais, com o único objetivo de atingir uma melhora artificial e fraudulenta do desempenho competitivo". Em 2015, a Agência Mundial Antidopagem (AMA) determinou, em um documento intitulado Código Mundial Antidopagem, a definição de *doping* aceita por mais de setecentas instituições, a qual consta como a ocorrência de uma ou mais violações das regras contidas nos artigos 2.1 a 2.10.

O esporte, de modo geral, tornou-se uma profissão vantajosa, com altos investimentos e muito prestígio envolvido. Nesse panorama, ocorre a inversão de valores, pelos quais o importante

* Colaboradores em edições anteriores: Ovandir Alves Silva, Daniela Mendes Louzada de Paula e Rafael Menck de Almeida.

para o atleta é vencer, e não competir. Concomitantemente, está envolvida a pressão do meio esportivo, dos patrocinadores e da mídia. O constante desejo de obter o melhor rendimento e os sacrifícios implicados são questões sobre as quais os atletas de alto desempenho se questionam diariamente. Assim, é fundamental que o atleta tenha total controle e equilíbrio sobre seu treinamento e seu estado de saúde físico, mental e social, para atingir seus objetivos e para não optar por recursos ilícitos – seja o uso de drogas ou de métodos considerados como *doping*.

HISTÓRIA DO *DOPING* NO ESPORTE

Há mais de 5 mil anos, médicos chineses recomendavam extratos vegetais para os atletas, com o intuito de aumentar o desempenho esportivo deles. O mais conhecido é o extrato da planta *Ma Huang*, extraída da planta *Ephedra*, utilizada para tratar resfriados e estimular a circulação. Em 2700 a.C., essa planta foi muito utilizada pelo imperador chinês Shen Nung e por toda a sua população. Em 1924, foi identificada nessa planta a efedrina, um potente estimulante.

Em 800 a.C., guerreiros gregos já praticavam o esporte como atividade cultural e religiosa; porém, segundo relatos de Platão, a sua profissionalização somente ocorreu em 400 a.C., época em que os vencedores ganhavam ótimos prêmios, como moradia, alimentação, isenção de impostos e dispensa do serviço militar, além de grande prestígio. Essas vantagens tornaram o esporte mais atrativo, dando início ao corrompimento com o intuito de alcançar vantagem competitiva. De fato, há relatos de Filóstrato (300 a.C.) e Galeno (129 d.C.) sobre atletas que faziam uso de bebidas alcoólicas, como vinho e conhaque, cogumelos alucinógenos e sementes de gergelim, com o objetivo de melhorar o desempenho nas competições.

Gladiadores romanos também faziam uso de substâncias como estimulantes para diminuir a fadiga e as lesões causadas pelas lutas, além da ingestão de testículos de carneiros para melhorar a força, a vitalidade e a desinibição. Há relatos também do uso de cogumelos alucinógenos para aprimorar o desempenho nos Jogos Olímpicos ocorridos de 776 a.C. até 393 d.C., apesar de as punições da época serem bem mais severas do que as atuais – com sanções de morte aos infratores em alguns casos. Já na América Latina, há relatos de utilização de substâncias como cafeína, cocaína e estricnina, além do uso do chá de coca pelos povos incas em corridas entre as cidades de Quito e Cusco.

Em 1856, Charles-Édouard Brown-Sequard, um dos fisiologistas mais conhecidos da época, iniciou um estudo sobre a importância das funções e secreções das glândulas endócrinas em animais. Ele aplicou, em si mesmo, injeções subcutâneas de extratos de testículos de animais, como cães e porquinhos-da-índia. Em 1889, anunciou que havia desenvolvido uma "terapia rejuvenescedora" para o corpo e a mente. De acordo com ele, essa mistura era capaz de produzir efeitos revigorantes sobre as funções mentais, a energia intelectual e a força muscular, deixando o indivíduo mais ágil e resistente. Assim, iniciavam-se os estudos científicos sobre os efeitos dos hormônios. Essa mistura foi denominada "Elixir da Vida", tornou-se uma droga conhecida por melhorar o desempenho no esporte profissional e ganhou notoriedade após ser utilizada pelo jogador de beisebol Pud Galvin durante uma partida.

Em 1886, houve intenso consumo de *speedball*, uma mistura de cocaína com heroína, e assim foi constituído o primeiro caso fatal de *doping* no esporte, em um ciclista inglês que participava da *Tour de France*. No final do século XIX, com a medicina moderna, atletas experimentavam alguns estimulantes e narcóticos, como cocaína, heroína e estricnina, para melhorar a energia e a recuperação em competições esportivas. No início do século XX, nadadores, corredores de longa distância, ciclistas e boxeadores usavam "receitas" especiais para ganhar vantagem competitiva sobre os demais competidores. Essas receitas geralmente consistiam em misturas de conhaque, cocaína e estricnina. Na maratona olímpica de 1904, o maratonista Thomas Hicks ingeriu doses de sulfato de estricnina com clara de ovos, seguidas por doses de conhaque. Já em 1920, misturas de estricnina, heroína, cocaína e cafeína eram muito utilizadas pelos atletas. Em 1928, a Associação Internacional de Federações de Atletismo (IAAF) foi o primeiro órgão internacional a instituir algumas regras sobre o uso de estimulantes nas competições, unificando todas as deliberações e leis existentes.

Durante a Segunda Guerra Mundial, os soldados consumiam Pervitin®, um preparado de anfetamina que era disponibilizado nos *kits* de sobrevivência, em razão de seu efeito estimulante, com o objetivo de abolir o sono para que conseguissem ficar alertas nas grandes marchas e nos voos noturnos. Essa prática continuou entre os soldados que participavam de equipes de futebol do Exército, partidas de boxe da Marinha e outros eventos esportivos. Nesses eventos, os participantes consumiam anfetaminas e, assim, disseminaram seu uso no esporte quando retornaram da guerra para seus países de origem. Além disso, há relatos sobre o uso de testosterona pelos soviéticos e pelos soldados nazistas, principalmente no *front* oriental, com o intuito de deixar as tropas mais agressivas.

Em 1960, nos Jogos Olímpicos de Roma, um ciclista dinamarquês, Knud Enemarck Jensen, entrou em colapso e morreu em decorrência da administração de Ronicol®, um vasodilatador semelhante à anfetamina. O uso de diversas substâncias no esporte já era conhecido desde o final do século III, nos Jogos Olímpicos da Grécia, e várias mortes relacionadas ao *doping* já haviam sido documentadas. Entretanto, o caso em 1960 se tornou mais alarmante pelo fato de o torneio ser televisionado mundialmente; e, assim, o COI sentiu necessidade de adotar ações imediatas.

Dessa maneira, a história do controle antidopagem começou com a criação de leis que regulamentam a dopagem no esporte e a criação do comitê médico do COI, formado por especialistas em medicina do esporte e toxicologistas. A criação desse comitê foi o início da batalha antidopagem – mas seus membros sabiam pouco sobre as drogas utilizadas.

Em 1967, em Teerã, o comitê médico do COI apresentou um regulamento que continha uma lista de substâncias proibidas, como estimulantes do sistema nervoso central, aminas simpatomiméticas, narcóticos analgésicos, antidepressivos e tranquilizantes, além de algumas regras para que essas substâncias pudessem ser testadas nos Jogos Olímpicos. Em 1968, as federações adotaram a proposta apresentada pelo COI, sendo a Federação Internacional de Natação (FINA) e a Associação Internacional de Atletismo (IAAF) as primeiras a seguir as regras. Na sequência, a Federação Internacional de Basquete

(FIBA) e a União Ciclística Internacional (UCI) adotaram a medida, mas somente em 1974 a Federação Internacional de Futebol (FIFA) passou a obedecer ao regulamento apresentado pelo COI. No mesmo ano, algumas amostras foram coletadas nos Jogos da Cidade do México e foi encontrado o primeiro caso de *doping*, quando um atleta do time de *pentathlon* sueco testou positivo para o álcool.

Em toda a história, é possível perceber o uso do esporte para fins políticos. No período da Guerra Fria, os Jogos Olímpicos serviam como disputa de força internacional entre as duas potências do mundo na época, Estados Unidos e União Soviética. Em razão da rivalidade, o governo soviético interferiu no esporte para aumentar a projeção do país nos Jogos Olímpicos. Entre 1960 e 1980, a Alemanha Oriental tinha uma política de fomento à prática esportiva, com a alegação de reduzir níveis de criminalidade e obesidade e estimular o capital social; contudo, ocorria um esquema de dopagem obrigatório para os atletas, que incluía o uso de esteroides anabólicos androgênicos, anfetaminas e hormônio do crescimento. Esse esquema se iniciava na adolescência, muitas vezes sem o atleta saber o que lhe era administrado. Apesar de esse programa sempre obter resultados incríveis nos esportes, provocava danos perturbadores e negativos no estado físico e mental dos atletas, com diversos efeitos indesejados, como virilização do corpo de atletas do sexo feminino, insuficiência renal, problemas hepáticos, distúrbios no sistema reprodutor feminino, além de dificuldades de locomoção.

Durante as décadas de 1970 e 1980, foi adotada uma série de medidas que serviram de base para as estratégias antidopagem atuais, pois elas apresentaram a introdução de regras processuais e a elaboração de uma lista de substâncias e métodos proibidos. O acompanhamento dessa lista, por meio do credenciamento de laboratórios de controle antidopagem, estabeleceu a realização de testes dentro e fora das competições e instituiu os tipos de amostra a serem coletadas. Nos Jogos Olímpicos de Verão de Munique, em 1972, foi introduzido um programa de testes em que 2 mil atletas do total de quase 7 mil foram testados para estimulantes. Nesses jogos, um atleta nadador norte-americano, que fazia tratamento para asma, testou positivo para efedrina.

Em 1988, o canadense Ben Johnson participou da corrida de 100 metros no atletismo, em Seul, ganhou medalha de ouro e ultrapassou o recorde olímpico na modalidade. Contudo, foi flagrado no exame *antidoping* por uso de um esteroide anabolizante, o estanozolol. Esse caso foi um marco para a luta *antidoping*, pois, pela primeira vez na história dos Jogos Olímpicos, uma medalha foi retirada como punição por uso de substâncias proibidas, além de o atleta ter sido banido do esporte por 2 anos.

Em 2012, a Agência Americana Antidopagem (USADA) divulgou um dossiê com mais de mil páginas sobre o esquema de *doping* de uma equipe de ciclismo profissional dos Estados Unidos, no qual foram incluídos testemunhos juramentados, evidências diretas, pagamentos, e-mails, dados científicos, resultados laboratoriais e financiadores. No centro de todo esse esquema, estava o maior ciclista de todos os tempos, Lance Armstrong, que ganhou 7 vezes consecutivas o maior e mais prestigiado torneio de ciclismo do mundo, a *Tour de France* (1999 a 2005). Após diversas negativas, Armstrong confirmou que começou a se dopar em 1995 e que fazia uso de eritropoietinas (EPO), transfusões de sangue e testosterona. Ele perdeu todos os seus títulos e, em 2012, foi banido do esporte pela USADA.

Em 2015, a atleta Yuliya Rusanova e seu marido, Vitaly Stepanov, oficial da Agência Antidopagem Russa (RUSADA), revelaram o maior caso de *doping* da história na Rússia a um repórter, o qual produziu um documentário, chamado *Top Secret Doping*, para a televisão alemã. Antes de ir ao ar, o repórter apresentou os depoimentos à AMA, que iniciou uma investigação. O inquérito demonstrou que havia um sistema de dopagem institucionalizado, o qual envolvia membros da IAAF, atletas, técnicos, oficiais do controle *antidoping*, líderes da federação do país e integrantes do governo russo. A dopagem na Rússia era encabeçada por dirigentes e técnicos, e os atletas raramente tinham voz ativa na decisão sobre o uso de substâncias proibidas. Agentes da RUSADA forneciam as drogas e a Federação Russa de Atletismo (ARAF) garantia que os exames antidopagem testassem negativo para o uso de substâncias proibidas, envolvendo o pagamento de suborno ao laboratório de Moscou e à IAAF.

Entre as punições ocorridas até o momento, a IAAF suspendeu todos os atletas russos de todas as competições internacionais de atletismo, houve suspensão e descredenciamento do laboratório de Moscou e suspensão do presidente da IAAF do COI. A revelação do casal abriu caminho para que Grigory Rodchenkov, ex-diretor do laboratório antidopagem de Moscou, denunciasse todo o esquema para burlar o sistema *antidoping* na Rússia, nos Jogos de Inverno em Sochi, em 2014. Em 2017, ele participou do documentário *Ícaro*, vencedor do Oscar de melhor documentário, no qual denunciou todo o esquema fraudulento do *doping*, com envolvimento do laboratório *antidoping* da Rússia e da Agência de Segurança Russa (KGB). Até o momento, o ex-diretor do laboratório é perseguido pelo governo do presidente russo Vladimir Putin e não pode retornar para Rússia.

O esporte está presente em todas as faixas etárias e classes sociais e representa, em muitos casos, uma chance de ascensão econômica e social. Assim, o atleta muitas vezes perde o discernimento dos limites éticos e morais e de sua própria segurança em decorrência da pressão da mídia, da sociedade e do próprio núcleo familiar. Dessa maneira, é importante que haja o controle do *doping* e o monitoramento de práticas consideradas antiéticas no esporte.

▶ REGULAMENTAÇÃO DO CONTROLE DE DOPAGEM

A busca incessante de atletas por melhorar o seu desempenho, superar seus limites e alcançar o ápice esportivo e financeiro tem se tornado cada vez mais constante nos esportes, o que ocasiona a prática desleal, desonesta e perigosa da dopagem. Muitas vezes, esse comportamento é incentivado pela própria equipe do atleta, em razão, indiretamente, de obrigações socioeconômicas. Nesse cenário, em 1963, foi desenvolvida e publicada a primeira Lista de Substâncias e Métodos Proibidos pelo COI, a qual se tornou um padrão internacional de identificação de substâncias e métodos proibidos no decorrer e fora das competições.

Associado à busca incessante dos atletas, ocorre também o constante surgimento de novas drogas, que têm sido utilizadas ilicitamente para a melhora da *performance* do atleta. Em 1967, a primeira lista de substâncias proibidas englobava os potentes estimulantes, que eram, na época, a grande preocupação do COI. Entretanto, a lista não incluía os esteroides anabólicos androgênicos, classe que foi adicionada somente em 1974, após o desenvolvimento da técnica de radioimunoensaio, e que, futuramente, comporia a maioria dos casos de *doping* no esporte.

No Brasil, o controle oficial da dopagem foi regulamentado em 1972, por meio da Deliberação n. 5/72, do antigo Conselho Nacional dos Desportos (CND). Em 1999, o COI deu um importante passo para a luta *antidoping* na Conferência Mundial sobre *Doping* no Esporte, em Lausanne, Suíça. Verificava-se, constantemente, que, apesar de o COI obedecer a sua lista de substâncias proibidas, havia a necessidade de um órgão mais forte, que realmente implementasse essas regras e fosse seguido por vários países. Assim, essa conferência serviu de base para a formação de uma iniciativa internacional antidopagem, que resultou na formação da AMA, em 2001. No ano seguinte, a AMA havia desenvolvido o Código Mundial Antidopagem, que continha três partes principais: o código, os padrões internacionais e os modelos práticos.

Assim, a AMA concebeu uma lista na qual são proibidos o uso de substâncias e o uso de métodos que melhorem o desempenho dos atletas, com o principal objetivo de garantir uma competição justa, por meio de regulamentações e orientações padronizadas. As substâncias e os métodos proibidos no esporte estão descritos no artigo 4.2.2 do Código Mundial Antidopagem. O *doping* pode ser definido como a violação de uma ou mais regras dos artigos 2.1 ao 2.10, incluindo: a presença de uma substância proibida ou de seus produtos de biotransformação; a tentativa de uso; o uso, pelo atleta, de uma substância ou método proibido; o ato de evitar, recusar ou não se submeter à coleta de amostra, assim como a adulteração ou a tentativa de adulteração de qualquer etapa do controle de dopagem e a falha na localização do atleta; a posse de substância ou método proibido; a administração ou a tentativa de administração de qualquer substância ou método proibido em atletas durante ou fora de competições; a cumplicidade e a associação proibida.

O maior desafio da AMA foi desenvolver um conjunto de regras que fossem aceitas por todas as federações envolvidas nos esportes. Em 2003, o COI obrigou a adesão de todas as federações participantes a esse código, como exigência para a participação nas Olímpiadas de Atenas, e obteve o apoio necessário na Conferência Mundial da AMA em Copenhagen. Em 2005, foi realizada uma convenção antidopagem pela Unesco, que garantiu o apoio governamental necessário para que o Código Mundial Antidopagem fosse mundialmente implementado.

De acordo com o Código Mundial Antidopagem, artigo 4.2.2, são considerados substâncias e métodos proibidos (ano de 2020):

I – Substâncias (S) proibidas dentro e fora do período de competição

S0. Substâncias não aprovadas

S1. Agentes anabólicos

1. Esteroides anabólicos androgênicos.

2. Outros agentes anabólicos.

S2. Hormônios peptídicos, fatores de crescimento, substâncias correlatas e miméticos

1. Eritropoietinas (EPO) e agentes que afetam a eritropoiese, incluindo, mas não se limitando a:

1.1. Agonistas do Receptor de Eritropoietina, por exemplo: darbepoietinas (dEPO); eritropoietinas (EPO); derivados da EPO, por exemplo: EPO-Fc, betaepoietina metoxipolietilenoglicol (CERA); agentes miméticos de EPO e derivados (p. ex., CNTO-530, peginesatida).

1.2. Agentes ativadores do fator induzível por hipóxia (HIF), por exemplo: cobalto; daprodustat (GSK1278863); molidustat (BAY 85-3934); roxadustat (FG-4592); vadadustat (AKB-6548); xenônio.

1.3. Inibidores GATA, por exemplo: K-11706.

1.4. Inibidores da sinalização do TGF-beta (TGF-β), por exemplo: luspatercept, sotatercept.

1.5. Agonistas dos receptores de reparo inato, por exemplo: asialo-EPO; EPO carbamilada (CEPO).

2. Hormônios peptídicos e seus fatores de liberação.

2.1. Gonadotrofina coriônica (CG) e hormônio luteinizante (LH) e seus fatores de liberação, em homens, por exemplo: busserelina, deslorelina, gonadorelina, gosserelina, leuprorelina, nafarelina e triptorelina.

2.2. Corticotrofinas e seus fatores de liberação, por exemplo: corticorelina.

2.3. Hormônio do crescimento (GH), seus fragmentos e fatores de liberação.

3. Fatores de crescimento e moduladores de fatores de crescimento, incluindo, mas não se limitando a: fator de crescimento de fibroblastos (FGF); fator de crescimento de hepatócitos (HGF); fator de crescimento semelhante à insulina-1 (IGF-1) e seus análogos; fator de crescimento mecânico (MGFs); fator de crescimento derivado de plaquetas (PDGF); timosina-β4 e seus derivados, por exemplo TB-500; fator de crescimento vascular endotelial (VEGF), e outros fatores de crescimento ou moduladores de fatores de crescimento que afetem a síntese ou a degradação proteica, vascularização, utilização de energia, capacidade de regeneração ou mudança no tipo de fibras em músculos, tendões ou ligamentos.

S3. β-2-agonistas

S4. Moduladores hormonais e metabólicos

1. Inibidores da aromatase: 2-androstenol (5α-androst-2-en-17-ol); 2-androstenona (5α-androst-2-en-17-ona); 3-androstenol (5α-androst-3-en-17-ol); 3-androstenona (5α-androst-3-en-17-ona); 6-oxo (4-androstene-3,6,17 triona); aminoglutetimida; anastrozol; androstatrienediona (androsta-1,4,6-triene-3,17-diona); arimistano (androsta-3,5-diene-7,17-diona); exemestano; formestano; letrozol; testolactona.

2. Moduladores seletivos do receptor de estrogênio (SERM) incluindo, mas não limitado a: bazedoxifeno; ospemifeno; raloxifeno; tamoxifeno; toremifeno.

3. Outras substâncias antiestrogênicas, incluindo, mas não limitado a: clomifeno; ciclofenil; fulvestranto.

4. Agentes que previnem a ativação do receptor de activina IIB, incluindo, mas não limitado a: anticorpos neutralizadores de activina A; anticorpos antirreceptores de activina IIB (bimagrumabe); competidores do receptor de activina IIB, como: receptor-isca de activina (p. ex., ACE-031); inibidores da miostatina, como: agentes redutores ou inibidores da expressão de miostatina; proteína-ligante de

miostatina (p. ex., folistatina, propeptídeo de miostatina); anticorpos neutralizadores de miostatina (p. ex., domagrozumabe, landogrozumabe, estamulumabe).

5. Moduladores metabólicos.

5.1. Ativadores da proteinoquinase ativada por AMP (AMPK), por exemplo: AICAR, SR9009; e agonistas do receptor ativado de proliferação do peroxissomo δ (PPARδ), por exemplo: 2-(2-metil-4-((4-metil-2-(4-(trifluorometil)fenil)thiazol-5-yl)metiltio)fenoxi) ácido acético (GW1516, GW501516).

5.2. Insulinas e miméticos da insulina.

5.3. Meldônio.

5.4. Trimetazidina.

S5. Diuréticos e agentes mascarantes

II – Métodos (M) proibidos dentro e fora das competições

M1. Manipulação do sangue e componentes sanguíneos

1. Administração ou reintrodução no sistema circulatório de qualquer quantidade de sangue autólogo, alogênico (homólogo) ou heterólogo, ou produtos derivados de células vermelhas do sangue, de qualquer origem.

2. Aumentar artificialmente a capacidade de captação, transporte ou troca tecidual de oxigênio, incluindo, mas não se limitando a: perfluoroquímicos; efaproxiral (RSR13) e produtos modificados da hemoglobina, por exemplo: substitutos do sangue com base em hemoglobina e produtos de hemoglobina microencapsulados, excluindo a suplementação de oxigênio por inalação.

3. Qualquer forma de manipulação intravascular do sangue ou de seus componentes por meios físicos ou químicos.

M2. Manipulação química ou física

1. Adulterar ou tentar adulterar, alterar a integridade ou validade das amostras coletadas durante um controle *antidoping*. Incluindo, mas não se limitando a: substituição da amostra e/ou adulteração, por exemplo: adição de proteases à amostra.

2. Infusões intravenosas ou injeção de mais de 100 mL num período de 12 horas, exceto se recebido legitimamente no curso de tratamentos hospitalares, procedimentos cirúrgicos ou de diagnóstico.

M3. *Doping* genético e celular

1. Uso de ácidos nucleicos ou seus análogos, que possam alterar a sequência genômica e/ou alterar a expressão genética por qualquer mecanismo. Isto inclui, mas não se limita, a edição de genes, o silenciamento de genes ou as tecnologias de transferência genética.

2. O uso de células normais ou geneticamente modificadas.

III – Substâncias proibidas no período da competição

S6. Estimulantes

1. Estimulantes não especificados.

2. Estimulantes especificados.

S7. Canabinoides

S8. Narcóticos

S9. Glicocorticoides

IV – Substâncias proibidas em esportes específicos (em competição ou fora de competição quando indicado)

P1. Betabloqueadores

Essa lista é atualizada anualmente pela AMA, com as classes de substâncias e métodos que servem como base para a caracterização do *doping* no esporte. Para que uma substância seja incorporada nessa lista, ela deve apresentar dois de três critérios estabelecidos: a) possibilidade de aumentar o desempenho; b) risco à saúde do atleta; e c) violação do espírito esportivo.

Após as Olímpiadas de Seul, na tentativa de evitar o uso de substâncias e métodos proibidos por atletas ao longo de sua vida ativa, a AMA criou os exames fora do ambiente de competição, pois muitos competidores praticavam o *doping* em períodos de preparação. Esses exames não são anunciados; assim, o atleta deve informar, com antecedência de 3 meses, a sua localização diária para eventual coleta de seu material biológico. Caso o atleta não seja encontrado por três ocasiões, considera-se uma violação às regras *antidoping* e ele é punido.

Dessa maneira, as substâncias das classes S0, S1, S2, S3, S4 e S5 são proibidas dentro e fora das competições. As classes S6, S7, S8 e S9 são de substâncias proibidas durante a competição. E P1 se refere a substâncias proibidas somente em alguns esportes específicos.

Em 2008, foi implementada outra ferramenta utilizada no combate ao *doping*, chamada de "Passaporte Biológico do Atleta", com o intuito de intensificar a fiscalização no controle de dopagem. É o primeiro método que realiza uma série de coletas de sangue ou de urina de atletas profissionais para verificação de alterações significativas em parâmetros fisiológicos específicos, com o objetivo de monitorar o perfil hematológico e esteroidal de cada um deles. A cada nova coleta, é realizada uma complexa comparação entre os parâmetros encontrados, para individualizar ainda mais o perfil dos competidores e garantir mais efetividade para os testes antidopagem. A monitorização surgiu, principalmente, em decorrência de vários problemas relacionados ao controle do uso de esteroides anabólicos androgênicos e do *doping* sanguíneo, visto que são utilizados nos períodos fora de competição, podem conferir vantagens fisiológicas sobre os adversários e apresentam grande dificuldade de detecção pelo monitoramento convencional.

Para manter a credibilidade no esporte e para que as regras *antidoping* sejam implementadas e seguidas, devem ocorrer várias ações simultâneas e as organizações esportivas devem trabalhar em conjunto com os órgãos governamentais, os institutos de pesquisa e as indústrias farmacêuticas e de suplementos alimentares. É fundamental que as regras *antidoping* sejam bem estabelecidas, para que possam ser respeitadas por todos os atletas.

SUBSTÂNCIAS QUÍMICAS EMPREGADAS NA DOPAGEM

Substâncias proibidas não aprovadas

A AMA classifica como substâncias proibidas não aprovadas aquelas com atividade farmacológica que não estão relacionadas em nenhuma seção subsequente da lista proibida e que não possuem aprovação para uso em humanos emitida por qualquer autoridade sanitária regulatória governamental, sendo proibidas em todos os períodos. Podem ser citadas, como exemplos, as drogas em fase pré-clínica ou clínica, as drogas descontinuadas para uso terapêutico, as *designer drugs* ou aquelas aprovadas apenas para uso veterinário.

Agentes anabólicos

Esteroides androgênicos anabólicos

Os esteroides androgênicos anabólicos (EAA) são substâncias semelhantes ao hormônio testosterona. A partir de modificações estruturais na molécula desses esteroides, tornou-se possível maximizar os efeitos anabólicos e diminuir os efeitos androgênicos.

O uso não terapêutico dessas substâncias se dá com o objetivo de melhorar o desempenho físico e aumentar a massa muscular; e ocorre principalmente no fisiculturismo, no atletismo e no ciclismo. Um estudo realizado em 2016 demonstrou que 38% dos achados analíticos adversos foram referentes ao uso de esteroides anabólicos androgênicos.

Esse tópico será abordado detalhadamente no Capítulo 46 – Esteroides Androgênicos Anabólicos.

Outros agentes anabólicos

A AMA classificou como outros agentes anabólicos as substâncias que não apresentam a mesma estrutura química dos esteroides anabólicos, mas possuem efeitos semelhantes. Nessa classe, estão agrupados a tibolona, o clembuterol, os moduladores seletivos dos receptores dos andrógenos (SARM), o zeranol e o zilpaterol.

Clembuterol

O clembuterol é um agente simpatomimético e anabólico, utilizado como broncodilatador na prática clínica, com ação preferencial nos receptores β2-adrenérgicos no músculo liso brônquico. Assim, ele é um agonista β2 usado para o tratamento da asma. Pode ter efeitos hormonais, metabólicos, cardiovasculares e simpáticos no sistema nervoso, semelhantes aos dos estimulantes.

Em diversos estudos, os efeitos anabólicos do clembuterol nos músculos esqueléticos estão bem estabelecidos. Esse fármaco é proibido em competições e seu uso é considerado *doping* pela AMA, visto que ele possui propriedades anabólicas e causa hipertrofia muscular, além de possuir funções termogênicas e acelerar o emagrecimento. É utilizado por atletas, principalmente fisiculturistas, por ser capaz de aumentar a massa muscular magra e reduzir a gordura corporal. Estudos sustentam que, além de causar a hipertrofia, o clembuterol também aumenta a força muscular e a lipólise.

A administração do clembuterol em animais utilizados como fonte de alimento é proibida nos Estados Unidos. A Food and Drug Administration (FDA) aprovou apenas o clenoterol para uso veterinário, indicado para quadro de obstrução das vias aéreas em cavalos. Em decorrência dos efeitos anabólicos, o clembuterol é muito utilizado ilegalmente na alimentação animal. Entre 2006 e 2010, foram relatadas centenas de casos de contaminação da carne com a substância. Atletas alemães testaram positivo após retornarem de uma competição na China, do que se conclui que os atletas consumiram carne contaminada com clembuterol, em razão da baixa concentração encontrada nos resultados de seus exames antidopagem.

Concomitantemente, em 2008 também foram relatados casos de contaminação da carne no México.

A ingestão dessa carne contaminada pode ocasionar resultados falso-positivos. Estudos realizados com equipamentos sensíveis e específicos demonstraram que o clembuterol pode ser encontrado em urina de pessoas que fazem a ingestão da carne contaminada, o que torna um grande problema a distinção entre o uso intencional e o não intencional. Estudos realizados na Alemanha demonstraram que essa substância é adicionada em suplementos alimentares, e a presença dela pode ser confirmada pelos métodos recomendados pela AMA. Na Austrália, o seu uso é preocupante, pois, além de ser reconhecida a utilização por atletas de elite, houve disseminação para a população em geral, na busca pela definição dos músculos corporais e emagrecimento.

Os efeitos adversos provocados pelo clembuterol incluem aumento da força cardíaca, tremores, câimbras musculares, palpitações, insônia, aumento da agressividade e dores de cabeça.

Moduladores seletivos dos receptores de androgênios

Os moduladores seletivos dos receptores de androgênios (SARM) são uma classe de compostos terapêuticos que apresentam propriedades semelhantes às dos esteroides anabólicos, mas com efeitos androgênicos diminuídos. Desenvolvidas em meados dos anos 1990, com o intuito de substituir os esteroides anabólicos tradicionais, essas substâncias se ligam apenas aos receptores dos músculos esqueléticos, causando a síntese de proteínas sem provocar os efeitos colaterais indesejados dos EAA, pois, ao contrário da testosterona, esses moduladores se ligam em apenas alguns tecidos do organismo.

Os SARM foram projetados para produzir ações anabólicas específicas no músculo estriado esquelético e nos ossos. Essa classe de moduladores foi relatada pela primeira vez em 1998 e, atualmente, pode-se incluir nela: quinolinas, tricíclicos e tricíclicos em ponte, bicíclicos, arilpropionamidas e tetraidroquinolinas. Eles têm alta afinidade pelos receptores de androgênio, fortalecem suas propriedades anabólicas, mas não sofrem a ação da aromatase ou da 5-α-redutase, e assim reduzem a atividade androgênica.

Atualmente, os SARM são medicamentos experimentais e têm sido avaliados em pesquisas clínicas para o tratamento de algumas doenças que ocasionam perda de massa muscular, como a distrofia muscular, a sarcopenia, o câncer, a caquexia, a osteoporose, a insuficiência cardíaca, a doença pulmonar obstrutiva crônica, a doença renal terminal e a Aids. Apresentam propriedades farmacocinéticas favoráveis e alto potencial para modificações bioquímicas, o que os torna uma alternativa mais promissora para o uso terapêutico quando comparados aos esteroides anabólicos. Entretanto, até o momento, a FDA não aprovou nenhuma substância dessa classe, e não foi liberado o uso por prescrição médica.

Os SARM passaram a ser utilizados nas academias e por atletas em razão de suas propriedades anabólicas, como a capacidade de estimular receptores de androgênios nos músculos e ossos, ocasionando o crescimento. Há relatos de que essas substâncias são capazes de aumentar a *performance*, a resistência e a capacidade de recuperação. Apesar desses efeitos positivos, foram relatados pela FDA alguns efeitos adversos potencialmente fatais, como o aumento do risco de infarto do miocárdio e acidente vascular cerebral.

Em 2008, a AMA incluiu os SARM como substâncias proibidas permanentemente, dentro e fora das competições, classificando-os como outros agentes anabólicos. São exemplos dessas substâncias: andarina (S4), LGD-4033 (ligandrol), enobosarm (ostarina, MK2866, S22) e RAD140 (testolona).

Apesar de serem proibidos na prática médica, os atletas devem ficar atentos à composição dos suplementos alimentares ingeridos, pois grande parte dessas preparações contém SARM em sua composição, podendo ocasionar risco para a saúde e resultado positivo nos exames antidopagem. Além dos compostos citados anteriormente, devem ser observadas, na composição de suplementos alimentares, as nomenclaturas LGD-3033, TT-701 e S23, que são frequentes nesse tipo de suplementação e se enquadram como SARM.

Zeranol e zilpaterol

O zeranol é um medicamento de uso veterinário, semissintético e agonista do hormônio estrogênio, que possui efeito anabólico e estimula o crescimento muscular. Já o zilpaterol é um agonista β-adrenérgico utilizado para aumentar a massa muscular de gado e de outros animais.

Tibolona

A tibolona é um esteroide sintético utilizado clinicamente no tratamento da deficiência do hormônio estrogênio e na prevenção da osteoporose em mulheres no período pós-menopausa que apresentam alto risco de fraturas. O seu uso é indicado no caso de intolerância ou contraindicação a outros medicamentos para a prevenção da osteoporose. O composto é metabolizado em estruturas com atividade estrogênica e afinidade aos receptores de progesterona e androgênio. A substância possui um perfil androgênico e, consequentemente, aumenta a testosterona livre, previne a perda de massa óssea e aumenta a sua densidade, o que alivia sintomas vasomotores e melhora a atrofia urogenital.

A tibolona é utilizada como agente de dopagem pelos seus efeitos anabólicos, pois aumenta a massa muscular, por meio do incremento da síntese proteica e da inibição do catabolismo proteico. Desse modo, há obtenção de energia, a partir da quebra de proteínas, e estimulação da eritropoiese, melhorando o desempenho atlético.

O uso dessa substância pode causar diferentes reações adversas relacionadas ao sistema reprodutor feminino, como sangramento e corrimento vaginal, candidíase e inflamação vaginal, além de dor nos seios, transtornos gastrointestinais, retenção de líquidos, enxaqueca, tontura, depressão, distúrbios visuais, dor muscular e articular e problemas hepáticos. Também foram observados quadros de morbidade cardiovascular, acidente vascular cerebral, tromboembolismo venoso, sangramento irregular e câncer nas mamas, no ovário e no endométrio.

Hormônios peptídicos, fatores de crescimento, substâncias correlatas e miméticos

Hormônios peptídicos são proteínas que possuem funções endócrinas que permitem a melhora do desempenho metabólico e assim aumentam o volume e a potência dos músculos. Existem diversas possibilidades, físicas e químicas, de aumentar artificialmente a eritropoiese humana por meio de pequenas moléculas, e isso tem se expandido rapidamente, em razão do progresso contínuo da ciência sobre o entendimento das respostas celulares e moleculares associadas à hipóxia.

Eritropoietinas e agentes que afetam a eritropoiese

Agonistas do receptor de eritropoietina

A eritropoietina (EPO) é um hormônio endógeno, glicoproteico, constituído de uma cadeia polipeptídica composta por 165 aminoácidos. A EPO, que desempenha uma importante função na regulação da produção das células sanguíneas, é sintetizada pelos rins em resposta à baixa oxigenação do sangue. Também pode ser produzida pelo fígado durante os períodos fetal e neonatal.

A EPO age principalmente sobre as unidades formadoras de colônias eritroides e estimula mecanismos desencadeadores após a formação do hemocitoblasto, que resulta na formação dos eritrócitos. Assim, aumenta o número de glóbulos vermelhos no organismo e, consequentemente, eleva o aporte de oxigênio em todos os tecidos, principalmente nos músculos estriados esqueléticos. Vários estudos demonstram que essa glicoproteína aumenta a entrega de oxigênio aos tecidos, otimiza as atividades musculares e melhora o desempenho atlético, principalmente em termos de resistência. Por isso, a EPO tornou-se a substância de escolha para esportes extenuantes, como ciclismo e corridas de longa distância, substituindo a prática do *doping* sanguíneo autólogo e heterólogo. Estima-se que cerca de 3% a 7% dos melhores atletas de resistência façam uso da EPO.

Após a caracterização bioquímica da eritropoietina, houve um aumento no interesse em se desenvolver e produzir a eritropoietina recombinante (rhEPO) para o tratamento de algumas doenças. Em 1989, a rhEPO foi lançada no mercado farmacêutico. Trata-se de uma substância produzida por meio da glicoproteína hormonal EPO por técnicas de DNA recombinante, com a finalidade de produzir mais eritrócitos. Foi divulgada e amplamente utilizada para o tratamento de anemia induzida por insuficiência renal crônica, com o objetivo de aumentar a contagem de glóbulos vermelhos, sendo comercializada por diversas indústrias farmacêuticas.

A rhEPO demonstrou, em alguns estudos com pacientes anêmicos, aumento significativo no limiar anaeróbio, no nível de hemoglobina, no consumo máximo de oxigênio, na tolerância ao exercício e na capacidade máxima de esforço. Em outro estudo, foi comprovada a melhora na capacidade de executar exercícios físicos após a administração de rhEPO, elevando o hematócrito, associado ao aumento do consumo máximo de oxigênio. Também foi demonstrado que a percepção subjetiva do esforço era diminuída e que a capacidade de resistir a exercícios prolongados aumentava.

Entre os principais efeitos colaterais da eritropoietina, estão a hipertensão arterial e os eventos cardiovasculares coronários trombóticos. Em razão do aumento da quantidade de glóbulos vermelhos causados pela rhEPO, a sua administração em indivíduos saudáveis pode resultar no desencadeamento ou no agravamento de hipertensão e na ocorrência de acidente vascular cerebral, infarto agudo do miocárdio, trombose, aumento da resistência vascular periférica, embolia pulmonar e convulsões. Isso ocorre porque há aumento da viscosidade sanguínea, em decorrência da elevação do hematócrito, dificultando o bombeamento do sangue para todos os tecidos do organismo.

Esse hormônio ergogênico é utilizado principalmente por ciclistas, triatletas e maratonistas; em 1990, o COI decidiu bani-lo dos esportes. O uso de EPO e seus análogos é considerado *doping* sanguíneo por administração exógena de hormônio peptídico, de acordo com a lista de substâncias proibidas da AMA.

Antes de a EPO ser banida oficialmente, já havia suspeitas do seu uso, visto que alguns atletas apresentavam contagem de células sanguíneas fora dos padrões normais estabelecidos. Em 1998, foram descobertos frascos de EPO em um veículo de uma equipe de ciclistas e todos foram excluídos da *Tour de France*. A partir desse episódio, em 2000, os atletas foram testados quanto à presença de EPO injetável. Eram realizados dois testes: o primeiro consistia em verificar as taxas dos parâmetros sanguíneos; e o segundo, caso o primeiro teste apresentasse alterações, consistia em um método isoelétrico, que separava as várias glicoformas da EPO, de acordo com a célula ou o tecido em que elas fossem sintetizadas. Conforme mencionado anteriormente, o famoso ciclista Lance Armstrong praticou o *doping* sanguíneo e, por isso, perdeu o bronze das olímpiadas de Sidney e sete títulos da *Tour de France* após reconhecer o uso de EPO.

Em 2002, o COI, em associação com a primeira indústria farmacêutica a comercializar a EPO, desenvolveu um método de detecção para a EPO de segunda geração, a darbepoietina α. Esse teste foi desenvolvido e disponibilizado em segredo nas Olímpiadas de Esqui de Salt Lake City. Três esquiadores foram testados e apresentaram resultado positivo para essa substância. Por isso, suas medalhas foram cassadas.

Agentes ativadores do fator de transcrição induzível por hipóxia

O fator de transcrição induzível por hipóxia (HIF) é uma proteína heterodimérica, composta por uma subunidade HIF-1α e uma subunidade HIF-1β, sendo que a subunidade β está presente em maior quantidade. A subunidade α é rapidamente degradada pelo proteassoma sob normóxia, enquanto a estabilidade da subunidade β depende da concentração de oxigênio no tecido. Em situações de normóxia, a hidroxilação pós-transcricional de sítios de aminoácidos distintos nas subunidades de HIF causa a sua inativação.

Os HIF se ligam ao elemento responsivo à hipóxia na região potenciadora do gene da eritropoietina e são o principal fator regulador das respostas local e sistêmica do corpo à privação de oxigênio. Eles são fatores transcricionais ativados, quando a disponibilidade de oxigênio diminui, e induzem a expressão de vários genes para limitar os efeitos causados pela hipóxia; assim, ocasionam a produção de diversas proteínas, como o ativador da eritropoietina, seus receptores, as enzimas glicolíticas e o regulador de angiogênese VEGF.

Assim, os ativadores de fator induzível de hipóxia simulam condições hipóxicas por meio da inativação de prolil-hidroxilases. Em situações de normóxia, a subunidade HIF-1α possui um local de degradação dependente de oxigênio próximo ao de transativação do terminal C (C-TAD), onde ocorre a hidroxilação de prolina no sítio dependente de oxigênio. Já em situações de hipóxia ou na inibição da prolil-hidroxilase, a subunidade HIF-1α escapa da degradação do proteassoma, acumula-se no citoplasma e estabelece um complexo de transcrição com o HIF-1β, que melhora a expressão do gene da EPO. Portanto, a inibição da degradação de HIF-1α provoca a estimulação da biossíntese de eritropoietina e, consequentemente, a produção de eritrócitos.

Nesse cenário, os HIF pertencem a uma classe de substâncias farmacologicamente ativas que são capazes de induzir o sistema eritropoiético endógeno. Foi demonstrado que eles aumentam significativamente os níveis de hemoglobina no sangue após a administração oral e são propostos para servir como possíveis substitutos para a injeção de eritropoietina humana recombinante no tratamento de distúrbios anêmicos. Após essa descoberta, várias empresas farmacêuticas desenvolveram medicamentos estabilizadores de HIF, como FG-2216, FG-4592 (FibroGen®), AKB-6548 (Alebia Therapeutics®), GSK1278863, GSK 360 (Glaxo Smith Kline®) e Morlidustat (Bayer®). Os ensaios clínicos que estão na fase mais avançada são da empresa FibroGen® para o tratamento da anemia. Contudo, ainda são necessários mais estudos, pois seus efeitos em longo prazo ainda não estão totalmente elucidados.

Além da proposta terapêutica da regulação causada pelo HIF, os efeitos fisiológicos que esse sistema proporciona também alertam as autoridades *antidoping*. Por sua capacidade de provocar o aumento do transporte de oxigênio, que está diretamente ligado à melhora do desempenho, sendo uma substância em potencial para ser utilizada por atletas, o uso dos estabilizadores de HIF foi proibido nos esportes desde 2011, quando foram classificados como agentes estimuladores da eritropoiese.

Desde a sua proibição nos esportes, os laboratórios *antidoping* credenciados pela AMA começaram a desenvolver metodologia analítica de detecção por cromatografia líquida acoplada à espectrometria de massas (LC-MS). O primeiro caso de *doping* relacionado ao uso de HIF foi de um teste com resultado positivo para FG-4592 em abril de 2015. Foram detectados 300 pg/mL dessa substância na urina do atleta, após a sua ingestão no período anterior de 20 dias. É importante ressaltar que, nessa determinação, foram analisados os potenciais marcadores indiretos de eritropoietina e os parâmetros hematológicos contidos no Passaporte Biológico do Atleta, durante e após o uso. Não foram observadas grandes alterações, sendo que o perfil sanguíneo alcançou o limite superior descrito pelo passaporte biológico do atleta logo após o uso da substância.

Esses novos agentes apresentam um profundo desafio para os analistas que trabalham no controle antidopagem, pois uma triagem direcionada implica no conhecimento de informações estruturais de cada substância analisada, e esses dados são mantidos sob sigilo pelas indústrias farmacêuticas durante os ensaios clínicos até a obtenção da patente.

Inibidores GATA

A eritropoietina promove a produção de glóbulos vermelhos. A expressão desse gene é controlada, negativamente, pelo fator de transcrição da proteína de ligação GATA e, positivamente, pelo fator induzível por hipóxia (HIF-1). Isso ocorre porque a estimulação da expressão do gene EPO é mediada pela ligação do HIF-1 a um local no estimulador EPO, enquanto a inibição da expressão do gene EPO é mediada pela ligação do GATA a um local no promotor EPO.

Medicamentos como K-11706 e K-7174 são exemplos de inibidores específicos de GATA. Essas substâncias podem atenuar a ação do GATA ou potencializar a ligação com o inibidor e/ou potencializar a ação do HIF-1, aumentando a produção de eritropoietina e a concentração de hemoglobina. Para isso, inibidores específicos de GATA foram desenvolvidos como novos medicamentos para o tratamento da anemia. Dessa forma, os inibidores de GATA são utilizados por atletas para aumentar a quantidade de eritropoietina, com o objetivo de melhorar o desempenho deles.

Inibidores da sinalização do TGF-β

O TGF-BETA (TGF-β, fator de crescimento transformador β1) é uma proteína recombinante expressa exclusivamente no músculo estriado esquelético e desempenha papel importante na regulação ontogênica e fisiológica do músculo esquelético, participando no desenvolvimento celular, na proliferação, na diferenciação, na adesão, na migração e na apoptose. O TGF-β parece ter importante função no desenvolvimento muscular, como regulador negativo do desenvolvimento dos músculos.

A miostatina foi descoberta em meados dos anos 1990 e tem chamado a atenção dos pesquisadores, pela grande hipertrofia e hiperplasia observada no gado de raça Belga Blu. O fenômeno, chamado *double muscle*, ocorre em razão de uma mutação nessa proteína que inibe a sua expressão.

A miostatina é diminuída no exercício físico, e a terapia gênica tem sido o melhor modo terapêutico de reduzir a sua expressão, diminuindo assim a atrofia muscular. Como ela é um inibidor do crescimento da massa muscular, seus bloqueadores podem ser usados para inibição da atrofia dos músculos, pelo bloqueio de sua sinalização que inibe a atividade das células-satélite. Dessa forma, ocorre hipertrofia das fibras musculares. Com essas vantagens, acredita-se que a inibição da ação da miostatina possa ser um recurso utilizado no esporte com o objetivo de promover aumento da massa muscular – fator que pode ser decisivo em alguns esportes.

Para atrair o mercado das academias e do esporte, algumas empresas de suplementação esportiva utilizam bloqueadores da miostatina como produtos para ganho da massa muscular. Assim, em 2020, a AMA acrescentou a palavra "sinalização" à terminologia descrita na lista proibida de inibidores TGF-β, para o melhor esclarecimento do mecanismo de ação predominante dessa classe.

Agonistas dos receptores de reparo inato

Os agonistas dos receptores de reparo inato são derivados da EPO, não possuem potencial eritropoiético, mas interagem com o receptor de reparo inato. Têm como exemplos a asialo-EPO e a EPO carbamilada (CEPO).

A asialo-EPO ou asialoeritropoietina é um tipo de EPO recombinante; apresenta-se como uma citocina não eritropoiética com atividade neuroprotetora *in vivo*. Estudos em camundongos demonstraram que essa citocina, quando administrada via sistêmica e quinzenalmente, não aumenta o número de eritrócitos, hemoglobina e hematócrito. Dessa forma, é protetora contra acidente vascular cerebral, lesão medular e neuropatia periférica em animais, ao contrário da rhEPO, que aumenta esses valores. Essa variante não eritropoiética da EPO pode atravessar a barreira hematoencefálica e oferecer neuroproteção. A CEPO também apresenta atividade neuroprotetora em modelos de isquemia cerebral, neuropatia diabética, encefalomielite autoimune e hemissecção medular.

A principal função da EPO é manter os níveis adequados de hemoglobina, com suprimento adequado de oxigênio para os tecidos. Entre os fatores que determinam o bom desempenho nas atividades esportivas aeróbicas, aumenta a quantidade de oxigênio arterial e promove alta taxa de entrega de oxigênio aos músculos estriados esqueléticos que participam do exercício aeróbico. Portanto, como a rhEPO, os demais agentes estimuladores da eritropoiese também são utilizados com o intuito de melhorar o desempenho físico.

Como comentado, a rhEPO aumenta os níveis das células sanguíneas, podendo causar hipertensão arterial e distúrbios na microcirculação. Assim, os derivados de EPO foram desenvolvidos com a grande vantagem de não apresentarem atividade eritropoiética, como o aumento do hematócrito, da viscosidade do sangue e, consequentemente, da resistência no fluxo periférico, que podem causar hipertensão arterial e distúrbios de microcirculação. Estudos demonstram que esses agentes interagem com o receptor de reparo inato, como a asialo-EPO, o qual é rapidamente eliminado pela circulação.

Embora a asialo-EPO e a EPO carbamilada (CEPO) apresentem essas vantagens, ainda não foi comprovada a melhora do desempenho no uso em humanos, mas ambas as substâncias se encontram na lista da AMA, no item de agonistas dos receptores de reparo inato.

Hormônios peptídicos e seus fatores de liberação

Gonadotrofina coriônica, hormônio luteinizante e seus fatores de liberação em homens

A gonadotrofina coriônica humana (hCG) é um hormônio glicoproteico, produzido em grandes quantidades durante a gravidez e em certos tipos de tumores, podendo ser encontrado na placenta nos primeiros meses de gestação, além de ser responsável pelo aumento da produção de progesterona, que auxilia na manutenção da gravidez. O hormônio luteinizante é outra gonadotrofina, que tem papel na maturação dos folículos, na ovulação e na produção de progesterona.

O hCG foi descoberto em 1920 e a primeira medicação comercializada continha esse hormônio originário de um extrato de pituitária de animal. Na década de 1940, passou a ser obtido a partir de urina filtrada e purificada de mulheres em período gestacional. A ação do hCG é reproduzir a atividade do hormônio luteinizante (LH); seu uso é escolhido em relação ao LH por apresentar vantagem de oferta comercial e tempo de meia-vida maior no plasma. O hCG é utilizado como componente do tratamento para estimular a ovulação em mulheres que apresentam quadro de hipogonadismo hipogonadotrófico e para promover a estimulação da espermatogênese em homens.

Assim como o LH, foi demonstrado que o hCG estimula as células de Leydig, localizadas nos testículos, a produzir testosterona endógena, sendo esse o principal motivo do seu uso por atletas. Nos homens, quando administrados 3.000 UI de hCG, o hormônio se liga a receptores-alvo específicos nas células de Leydig, ativando o sistema mensageiro secundário para a estimulação da testosterona. O hCG é também ministrado em homens para o tratamento de hipogonadismo hipogonadotrófico, no qual há baixos níveis de testosterona e de produção do hormônio luteinizante. O hCG também é usado no tratamento do criptorquidismo, condição clínica na qual um ou ambos os testículos, que são formados no abdome, não descem para a bolsa escrotal.

A administração de hCG estimula a produção de testosterona, sem aumentar a relação testosterona/epitestosterona. Atletas, geralmente ciclistas e fisiculturistas, usam o hCG para estimular a produção de testosterona e manter a integridade testicular, evitando a atrofia muscular. Esse uso pode ser feito durante o ciclo de administração de esteroides e/ou ao seu término, para restaurar a homeostase hormonal mais rapidamente. A administração do hCG aumenta a produção de esteroides endógenos e, também, o volume e a potência dos músculos, principalmente em modalidades esportivas que exigem treinamento de força. O seu uso por atletas deve-se aos efeitos desejados no esporte, como melhorar a *performance*, aumentar a produção de testosterona endógena e prevenir a atrofia testicular.

Outro estudo demonstrou o aumento de 50% do nível de testosterona no plasma após o uso de 6.000 UI de hCG. Vários efeitos adversos provocados pelo uso de testosterona ou esteroides anabólicos, como atrofia testicular, ginecomastia, amenorreia, acne severa, disfunção hepática, agressividade, depressão, hipomania e comportamento impulsivo, podem ser observados após o uso dessa substância.

Em 1987, esse hormônio foi adicionado à lista de substâncias proibidas pela AMA. Não há restrições no uso de hCG em mulheres, pois não demonstrou benefícios efetivos na melhora da *performance* esportiva.

Corticotrofinas e seus fatores de liberação

O hormônio adrenocorticotrófico (ACTH) é produzido pela adeno-hipófise, com ação sobre as células corticotróficas da glândula adrenal; estimula a síntese e a secreção de corticosteroides endógenos, regulando o metabolismo proteico, lipídico e da glicose. Um dos principais corticosteroides endógenos liberados pelo córtex da adrenal é o cortisol, um hormônio esteroide muito importante, cujo mecanismo de ação é mediado pela interação com receptores específicos, ativando o sistema adenilciclase. Além disso, o cortisol diminui a resposta do sistema imune e mantém a pressão arterial, restaura a homeostase e melhora a memória emocional em humanos.

As corticotrofinas são utilizadas para elevar os corticoides endógenos, com o objetivo de obter os efeitos que promovem euforia. A liberação de corticosteroides após a sua administração sistêmica pode aumentar as ações anti-inflamatórias e analgésicas, beneficiando a melhora na recuperação do atleta.

O uso de ACTH tem como finalidade a recuperação tecidual, principal motivo pelo qual é utilizado por atletas que precisam acelerar a sua recuperação. O uso dessa substância, bem como de seus fatores liberadores ou análogos, é proibido no esporte, sendo correspondente à utilização de corticotrofina por via enteral ou parenteral.

Quando utilizadas por longo período, as corticotrofinas causam diminuição da síntese proteica e, consequentemente, diminuição da massa muscular, provocando enfraquecimento muscular acentuado. Dentre seus principais efeitos, destacam-se: hipertensão arterial, úlceras gástricas, osteoporose, amenorreia, síndrome psiquiátrica, diabetes e dificuldade de cicatrização de feridas.

Hormônio de crescimento e seus fatores de liberação

O hormônio do crescimento (GH), também conhecido como somatotropina ou hormônio somatotrófico, é produzido e secretado pela adeno-hipófise. Está presente em diversos tecidos do organismo, como fígado, músculo e tecido adiposo, e a mediação dos seus efeitos ocorre por meio da interação com o receptor de GH no organismo.

Em 1940, foram iniciadas as primeiras preparações (em pequenas quantidades) do hormônio do crescimento; portanto, havia pouco GH disponível para uso não clínico. Apenas o GH da hipófise humana e de macacos tem eficácia no homem. Em 1980, houve a síntese de GH recombinante (rhGH), o que aumentou a oferta desse hormônio no mercado e deu início aos estudos clínicos sobre seus efeitos. Os estudos iniciais envolviam crianças e adolescentes com crescimento anormal, abaixo do percentil recomendado, e adultos com deficiência de GH. Os estudos também estiveram relacionados a fins estéticos, ao envelhecimento e à melhora do desempenho esportivo, embora este último não tenha sido comprovado.

A liberação e a inibição de GH são estimuladas pelo hormônio liberador do hormônio do crescimento (GHRH) e pela somatostatina, respectivamente. No entanto, o perfil de liberação de GH no organismo é dependente de diversos fatores, associados às características individuais do atleta, como nível de treinamento, composição corporal, gênero, idade, exercício intermitente e período do dia em que o exercício foi realizado, estresse, calor, hipoglicemia, aporte nutricional, agentes farmacológicos e alguns aminoácidos. Entre esses fatores, os mais importantes são a intensidade e a duração do exercício físico. Fatores que apresentam influências inibitórias incluem obesidade, dieta rica em carboidratos e agentes farmacológicos.

Esse hormônio estimula o crescimento tecidual e altera o fluxo sanguíneo e o metabolismo de diversos nutrientes, apresenta ação anabólica e metabólica, aumenta a lipólise, a oxidação de ácidos graxos no tecido adiposo e o gasto energético, além de estimular a liberação de diversos outros hormônios. Além disso, possui efeitos anabólicos, pois promove o balanço energético positivo, o aumento da massa muscular e a liberação de IGF-1 para o processo hipertrófico, entre outros efeitos.

O GH é um importante hormônio liberado em situações de estresse. Com uma variedade de funções no organismo, atua no crescimento, no desenvolvimento, no metabolismo, na saúde óssea, no estado de hidratação e na função cardiovascular. Entre suas funções fisiológicas, promove o crescimento linear em crianças, por meio da diferenciação dos osteoblastos; favorece o metabolismo anabólico e altera a composição corporal. As ações do GH incluem a síntese hepática e a modulação da síntese de seu principal mediador, o IGF-1, sendo esta uma das funções mais importantes desse hormônio. Assim, ele é considerado um importante modulador do metabolismo no exercício.

Alguns estudos incluíram o uso de GH em associação com outras drogas, como o turinabol, os ésteres de testosterona e a gonadotrofina coriônica humana (hCG). Foi observado que essa associação contribuiu para a formação de pontes que substituíram os esteroides, no local em que eram detectados pelos testes *antidoping*, por ésteres de testosterona. Esse coquetel era administrado semanas antes das competições, para alterar o resultado dos testes de drogas. Observou-se que, na maioria dos casos de uso de esteroides anabólicos androgênicos por atletas, é feita a ingestão de um coquetel de diferentes drogas com a finalidade de mascarar o uso dos esteroides nos testes *antidoping*. O GH também é utilizado com essa finalidade, porém essas substâncias também são proibidas e a detecção do seu uso pode gerar punições. A detecção do GH é complexa, porque a estrutura do rhGH é idêntica à da principal isoforma do hGH endógeno, dificultando a sua diferenciação nos testes realizados pelos laboratórios *antidoping*.

O GH pode promover alguns efeitos adversos, como dor nas articulações, edema, síndrome do túnel do carpo e transpiração excessiva, que ocorrem em razão do desequilíbrio de sódio e água nos rins, o que resulta na retenção de líquidos no organismo. O uso de GH também pode causar apneia do sono, acromegalia, redução da força muscular, hipertrofia cardíaca, cardiopatias graves, hipertensão, taquicardia, doenças articulares, insuficiência renal aguda, osteoartrite, diabete *mellitus*, dor de cabeça, hipogonadismo, compressão dos nervos periféricos, deformação facial, alterações na voz, irregularidades menstruais, impotência e tumores malignos, principalmente no cólon.

Desde 2006, o hormônio do crescimento está listado na classe S2 de hormônios e substâncias proibidas pela AMA. Os efeitos desejados para sua utilização no esporte são o aumento da massa muscular, a redução no tecido adiposo e o aumento de tecido conjuntivo, recuperando lesões. Um exemplo de atleta que fez uso do hormônio do crescimento foi o jogador britânico de rúgbi Terry Newton, em 2010.

Fatores de crescimento e seus moduladores

De acordo com a AMA, estão classificados nesse item os fatores de crescimento ou seus moduladores que afetam a síntese ou a degradação proteica, a vascularização, a utilização de energia, a capacidade de regeneração ou a mudança nas fibras dos músculos, tendões ou ligamentos. O mais utilizado por atletas é o fator de crescimento semelhante à insulina-1 (IGF-1), que teve essa denominação em razão da sua semelhança na fórmula estrutural da insulina. O IGF-1 é um hormônio que estimula a síntese proteica e promove a diminuição da degradação de proteínas em estado catabólico.

O fígado é a principal fonte de IGF-1 na circulação, local onde ocorre a sua síntese e a sua liberação, que sofrem influência de fatores como concentração de GH, hormônios e seus produtos de biotransformação, estado nutricional e composição corporal. O IGF-1 age por meio da diferenciação celular de condroblastos, fibroblastos e mioblastos; é o grande mediador dos efeitos anabólicos do GH produzido pela hipófise, como os relacionados ao crescimento longitudinal, juntamente com o IGF-2. O IGF-1 hepático estimula o crescimento de tecidos musculares e ósseos, sendo também chamado de somatomedina-C.

Essa substância é utilizada por atletas e, principalmente, fisiculturistas para aumentar a massa muscular e melhorar a condição física, visto que tem um papel importante na regeneração muscular em tecidos que sofreram traumas durante o exercício. Assim, seu uso também é considerado uma violação às regras antidopagem da AMA.

Os efeitos colaterais causados pelo IGF-1 podem incluir tontura, ansiedade, dores de cabeça, alteração de comportamento e de humor.

β2-agonistas

Os β2-agonistas, também chamados de broncodilatadores, são fármacos de primeira linha que atuam nos receptores adrenérgicos β2 para tratamento da broncoconstrição associada à asma, à asma induzida pelo exercício e à doença pulmonar obstrutiva.

Os receptores β2-adrenérgicos são predominantes no músculo estriado esquelético, exercendo a função de regulação das proteínas musculares. Por isso, também são empregados, com fins terapêuticos, no tratamento da atrofia muscular, seja por falta de atividade física, doença, envelhecimento, perda de função, fraqueza ou na tentativa de aumentar as adaptações musculares ao treinamento físico. A classe de β2-agonistas engloba vários fármacos, sendo os mais utilizados na prática clínica o salbutamol, o fenoterol e a terbutalina.

Alguns estudos sugerem que essas substâncias promovem o aumento da síntese proteica e a redução da massa adiposa. Foi possível observar aumento e preservação da função muscular em indivíduos que não praticam esportes, com algumas semanas de tratamento com β2-agonistas. Em outro estudo, realizado com 12 jovens do sexo masculino praticantes de esporte, administrou-se salbutamol via oral e foi registrado aumento da síntese proteica do músculo esquelético após o exercício de resistência, melhorando o desempenho. Em modelos animais, essas substâncias apresentam estimulação dos receptores β2-adrenérgicos, alteram as propriedades metabólicas e aumentam a síntese de proteínas musculares, além de retardar os processos de degradação do músculo estriado esquelético. Assim, há aumento da massa magra e promoção da hipertrofia muscular.

Em contrapartida, um estudo com indivíduos em tratamento com terbutalina e placebo mostrou o aumento da massa magra das pernas e dos braços, mas não houve diferença entre os tratamentos. Foram observados o consumo máximo de oxigênio e o pico de potência, e o grupo tratado com terbutalina apresentou efeitos negativos sobre esses fatores em relação ao grupo placebo. Houve redução do conteúdo de enzimas oxidativas no músculo esquelético, comprometendo o desempenho de resistência. Foi possível concluir que a terbutalina pode ter efeitos prejudiciais sobre a capacidade oxidativa muscular.

Desde 2009, os β2-agonistas seletivos e não seletivos, incluindo seus isômeros ópticos, encontram-se na lista de substâncias proibida pela AMA, em razão da frequência com que são utilizados nos esportes de elite. O uso é relacionado à alta prevalência de asma e broncoconstrição induzida por exercício entre os atletas e suas propriedades anabólicas, com efeito colateral anabolizante.

Entre os efeitos desejados, encontra-se a melhora no desempenho esportivo, com dosagens muito maiores do que a terapêutica, sendo que três fármacos dessa classe, o salbutamol, o formoterol e o salmeterol, para uso inalatório, são exceções que podem ser utilizadas pelo atleta. Para fazer uso desses agentes, via inalatória, é necessária uma autorização médica, de acordo com a secção pertinente do Estatuto Internacional para Autorização de Uso Terapêutico. Assim, o controle é feito com base na concentração dos fármacos presentes na urina do atleta, como o salbutamol, na concentração máxima de 1.000 ng/mL, e o formoterol, até 40 ng/mL, não representando o uso terapêutico. Se o resultado for positivo, ou seja, acima da concentração estabelecida, o atleta pode ficar isento das penalidades do *doping* se provar, por meio de estudo farmacocinético controlado, que a dose utilizada foi a terapêutica e a concentração encontrada foi decorrente de diferenças farmacocinéticas individuais.

O atleta pode sofrer diversos efeitos adversos a partir da administração desses fármacos, como tremores musculares, irritabilidade, ansiedade, dificuldade para dormir, dor de cabeça, vertigens, náusea, vômito, acidose lática, hiperglicemia, hipotensão, baixo nível de potássio e magnésio no sangue, com consequente taquicardia e arritmias cardíacas, palpitações, angina e parada cardíaca.

Moduladores hormonais e metabólicos

O uso dos inibidores da aromatase e dos moduladores seletivos do receptor de estrogênio (SERM), incluindo outras substâncias antiestrogênicas, é proibido no esporte em todos os momentos.

Inibidores da aromatase

Os inibidores de aromatase são agentes hormonais e são utilizados na prática clínica para o tratamento de câncer de mama, em razão da ação antiestrogênica, visto que bloqueiam a conversão de androgênios a estrogênios. São divididos em duas classes: inibidores de esteroides, como o formestano e o exemestano, sendo este último o mais utilizado entre os atletas; e inibidores não esteroides, representados por aminoglutetimida, anastrozol e letrozol.

A aromatase é uma enzima que, juntamente com o NADPH, converte os androgênios em estrogênios. Os inibidores da aromatase bloqueiam essa via de conversão dos androgênios em estrogênios e, assim, os hormônios androstenediona e testosterona não são convertidos em estrona e estradiol. Com essa via bloqueada, ocorre o aumento da concentração plasmática de testosterona no organismo. Dessa forma, atletas se beneficiam das vantagens do hormônio masculino no organismo, como síntese de proteínas nos músculos e diminuição da fadiga muscular. Também podem ser utilizados para minimizar os efeitos colaterais causados pelo uso de esteroides anabólicos, como a ginecomastia.

A atleta russa de salto com vara Tatiana Kotova, por exemplo, foi suspensa, em 2013, por fazer uso de formestano, um modulador hormonal utilizado no tratamento de câncer de mama.

Moduladores seletivos do receptor de estrogênio

Os moduladores seletivos do receptor de estrogênio (SERM) são variações da molécula de 17-β-estradiol. São classificados de acordo com sua estrutura central, tendo sido desenvolvidos com o objetivo de aumentar a seletividade tecidual nos ossos e músculos. O termo SERM se refere às moléculas que se ligam aos receptores de estrogênio α ou β, causando mudanças conformacionais e provocando a supressão ou a iniciação da expressão gênica. Assim, possuem ações estrogênicas e antiestrogênicas em diferentes órgãos e tecidos (p. ex., no tecido mamário). Estão incluídos nessa lista o bazedoxifeno, o ospemifeno, o raloxifeno, o tamoxifeno e o tremifeno, entre outros.

Alguns moduladores seletivos de estrogênio são amplamente utilizados na prática clínica em diversas especialidades, como ginecologia, mastologia e endocrinologia, sendo o tamoxifeno e o raloxifeno utilizados para a prevenção e o tratamento do câncer de mama em mulheres pós-menopáusicas.

Desde 2005, os SERM são proibidos pela AMA. Eles inibem a conversão de testosterona em estrogênio, reduzem o seu nível sérico e aumentam os níveis de testosterona. Tanto o tamoxifeno quanto o raloxifeno são usados em atletas para aumentar os níveis de testosterona endógena ou para combater os efeitos adversos advindos do uso prolongado de esteroides anabólicos androgênicos, como a ginecomastia.

Outras substâncias antiestrogênicas

Entre as substâncias não estrogênicas estão o clomifeno, o ciclofenil e o fulvestranto. O citrato de clomifeno age como antagonista competitivo do 17-β estradiol e compete com o estrogênio endógeno nos receptores estrogênicos hipotalâmicos. Após o bloqueio desses receptores, há aumento da secreção do hormônio liberador de gonadotrofinas e dos níveis de hormônio luteinizante e folículo-estimulante, resultando na maturação do folículo ovariano e no desenvolvimento do corpo lúteo. Essa substância foi aprovada em 1967 pela FDA, nos Estados Unidos e, a partir disso, tem sido largamente utilizada na clínica médica para o tratamento da infertilidade feminina. No *doping*, o clomifeno é popular entre fisiculturistas do sexo masculino, para o tratamento de efeitos adversos do uso abusivo de esteroides anabólicos androgênicos, visto que esse composto aumenta a produção endógena de androgênios. Foi incluído na lista de substâncias proibidas do COI em janeiro de 2000.

O fulvestranto é um bloqueador de receptores de estrogênio que possui efeitos agonistas ou antagonistas específicos para cada tecido. Esse medicamento é utilizado na prática clínica para tratar o câncer de mama metastático em mulheres no período pós-menopausa.

O antiestrogênio ciclofenil é um fármaco não esteroide, que inibe os níveis séricos do hormônio folículo-estimulante na ação estrogênica, sendo indicado para o tratamento da menopausa. Ele inibe os níveis séricos da prolactina, em sua ação antiestrogênica. Assim, é utilizado como um estimulante da função ovariana.

O ciclofenil está entre as substâncias proibidas na lista da AMA, em razão de suas capacidades moduladoras seletivas de receptor de estrogênio. Assim como os demais SERM, é utilizado no tratamento dos efeitos negativos do abuso de esteroides anabólicos androgênicos e promove o aumento na concentração sérica de testosterona. Entre os efeitos adversos causados por essa substância, estão a hepatite e a anemia hemolítica.

Agentes que previnem a ativação do receptor de activina IIB

O receptor de activina IIB, também chamado de ActRIIB, é uma proteína dimérica recombinante de fusão, composta pelo domínio extracelular de um receptor de activina humana (ActRIIA ou IIB) ligado à parte Fc da IgG1 humana. É um receptor de sinalização para vários membros da superfamília de TGF-β, incluindo a activina A e a GDF-8 (miostatina), entre outras proteínas, e está envolvido na regulação negativa do músculo estriado esquelético. Os ActRII-Fc se ligam e sequestram as moléculas da superfamília do fator de crescimento (TGF-β), como activinas e fatores de diferenciação de crescimento (p. ex., o GDF-8), inativando suas ações.

O ActRIIB é amplamente distribuído no músculo esquelético, no tecido adiposo e em vários órgãos, enquanto a miostatina é predominantemente expressa e secretada pelo músculo esquelético. Estudos demonstraram que a perda da função no gene da miostatina resulta em aumento da massa muscular em camundongos, bovinos, cães e humanos. Algumas proteínas que se ligam à miostatina, como a folistatina, promovem a inibição da atividade do seu gene e o consequente aumento do crescimento muscular. Essas novas proteínas terapêuticas, que protegem os membros da superfamília do TGF-β, mostram efeitos promissores na eritropoiese e no crescimento muscular.

Como exemplos, pode-se citar o sotatercept, classificado como um ativador do receptor de activina IIA (ActRIIA-Fc), e o luspatercept, que é um ativador do receptor de activina IIB (ActRIIB-Fc modificado). O sotatercept demonstrou resultados interessantes como agente de maturação de hemácias e como agente anabólico ósseo, para o tratamento da anemia e do câncer, respectivamente. Há relatos de estudos envolvendo essa substância para tratamento de mielofibrose e anemia associadas à neoplasia mieloproliferativa.

O luspatercept, diferentemente da EPO, atua na eritropoiese, limitando a apoptose e os eritroblastos imaturos, aumentando assim a diferenciação e a proliferação de progenitores eritroides. Tem sido estudado para o tratamento de anemias crônicas nas síndromes mielodisplásicas. O ActRIIB-Fc, ou ACE-031, parece ser utilizado por fisiculturistas com o objetivo de aumentar o crescimento muscular, sendo vendido ilegalmente em sites e blogs da internet.

As proteínas de fusão se tornaram uma alternativa muito interessante para os atletas, em razão do efeito promovido no crescimento muscular e na eritropoiese. Desde 2017, o sotatercept, o luspatercept, a miostatina e outras substâncias que promovem esse tipo de melhora física estão na lista de substâncias proibidas pela AMA, como agentes estimuladores da eritropoiese.

Moduladores metabólicos

Ativadores da proteína quinase

Entre os ativadores da proteína quinase ativada por AMP (monofosfato de adenosina), encontram-se AICAR, SR9009 e agonistas do receptor ativado de proliferação do peroxissoma δ (PPARδ), como GW1516 ou GW501516.

Os agonistas de PPARδ são considerados novas drogas terapêuticas e descritos como reguladores-chave do metabolismo lipídico. Foram sintetizados e avaliados para o controle de obesidade, diabetes e outros distúrbios causados por problemas metabólicos, como dislipidemias e síndromes metabólicas. Isso porque, no metabolismo lipídico, são capazes de modificar o modo com que o organismo metaboliza a gordura, aumentando o consumo de lipídios e carboidratos.

Foi possível observar em estudos clínicos que essas substâncias poderiam causar o aparecimento de câncer e, por isso, as indústrias farmacêuticas interromperam seus estudos clínicos. Apesar de não se ter tido resultados satisfatórios para o tratamento dessas doenças, foi observada melhora física, com aumento da resistência. Isso ocorreu porque essa substância leva à indução de genes oxidativos. Em resumo, a hiperativação do gene PPARδ, que está relacionado à oxidação de gordura no tecido muscular, promove a melhora no desempenho durante exercícios de resistência.

O AICAR é uma substância endógena, análoga ao AMP, que age estimulando a atividade da proteína quinase dependente de AMP (AMPK). Assim, atua no metabolismo oxidativo e na biogênese mitocondrial. O AMPK atua como regulador de energia e é ativado durante o exercício ou em outras situações que demandam consumo de energia celular. Dessa forma, o AICAR aumenta o consumo de gordura como fonte de energia, demanda maior produção de mitocôndria e, consequentemente, aumenta as reservas de energia para as células. Entretanto, em decorrência da ativação, podem ocorrer graves efeitos colaterais, como neurodegeneração ou impedimento da divisão de células, além de estar associado a distúrbios metabólicos. Atualmente, tem sido utilizado clinicamente para tratar e proteger contra lesões isquêmicas cardíacas e alguns distúrbios metabólicos.

Tanto o GW-1516 quanto o AICAR foram incluídos na lista de substâncias proibidas da AMA em 2009, mesmo estando na fase final dos seus estudos clínicos. O GW-1516 foi incluído em razão de sua capacidade de influenciar a expressão gênica; e o AICAR, porque é um ativador do AMPK, em decorrência de seus potenciais efeitos de melhoria no desempenho. É importante ressaltar que o uso de GW-1516 ou de AICAR não é legalmente permitido em medicamentos, em suplementos alimentares ou alimentos, embora alguns suplementos alimentares possuam essas substâncias em sua composição.

O SR9009 (Stenabolic) é um agonista sintético rev-erb-α e também é um exemplo de ativador da AMPK. Torna-se atraente para atletas porque melhora o desempenho por meio da modulação do ritmo circadiano, ou seja, permite o controle dos efeitos fisiológicos envolvendo o metabolismo. A modulação da atividade REV-ERB altera a expressão de genes envolvidos no metabolismo lipídico e glicêmico, desempenhando um papel importante na manutenção da homeostase. Estudos em animais demonstraram que essa substância promove alguns efeitos, como aumento do consumo basal de oxigênio, do conteúdo mitocondrial, da oxidação de glicose e de ácidos graxos no músculo esquelético. Também provocou diminuição da lipogênese, da síntese de colesterol e de ácidos biliares no fígado, reduzindo o armazenamento lipídico no tecido adiposo. Em geral, promove o aumento no gasto de energia e na diminuição da massa de gordura. Muito conhecido como a pílula do exercício, o SR9009 é comercializado como SARM em suplementos alimentares e, por conta disso, também foi incluído na lista de substâncias proibidas pela AMA, sendo classificado como modulador metabólico.

Insulina

A insulina é um hormônio proteico, fundamental no processo da homeostase glicêmica do organismo, pois se liga ao receptor de membrana plasmática, facilitando a entrada de glicose nas células e desencadeando várias reações de sinalização. Isso ocorre nos tecidos sensíveis à insulina, entre eles o músculo estriado esquelético e o tecido adiposo. Esse hormônio pode induzir o aumento na síntese de proteínas, o decréscimo na degradação ou a combinação dos dois efeitos. Assim, é um potente anabólico, pois uma de suas principais funções é aumentar o aporte de glicogênio muscular.

O uso da insulina no esporte se iniciou nos anos 1980, quando um fisiculturista chamado Tim Belknap, que era portador de diabetes *mellitus*, percebeu que esse hormônio aumentava a sua massa muscular. A partir desse episódio, houve o aumento do seu uso entre os fisiculturistas. Os atletas utilizam a substância para promover o anabolismo em seus corpos e estimular diversas reações bioquímicas de síntese e armazenamento de biomoléculas e de energia, melhorando seu desempenho.

A insulina é utilizada para o controle glicêmico em indivíduos diabéticos. Assim, atletas insulinodependentes necessitam de permissão especial, que poderá ser concedida após a análise do diagnóstico.

Meldônio e trimetazidina

O meldônio e a trimetazidina são substâncias aprovadas para tratamento de doenças cardiovasculares, como a insuficiência cardíaca, a cardiopatia isquêmica e a doença arterial isquêmica. O seu uso demonstrou aumento da resistência dos atletas, ajudando na recuperação após o exercício e estimulando o sistema nervoso central. Dessa forma, há uma proteção das células de efeitos negativos do estresse metabólico provocado pelo exercício, com alívio dos sintomas.

O tratamento com trimetazidina permite que as fibras musculares glicolíticas apresentem maior formação de cadeias pesadas de miosina, provocando a hipertrofia. Já o meldônio ajuda na absorção de oxigênio, fornecendo maior resistência. Assim, a AMA incluiu esses fármacos, em 1º de janeiro de 2016, em sua lista de substâncias proibidas. No mesmo ano, diversos atletas testaram positivo no exame realizado pelos laboratórios credenciados, demonstrando a alta taxa de uso. Alguns exemplos são a tenista russa Maria Sharapova, que testou positivo para meldônio, e o nadador chinês Sun Yang, que foi pego no *doping* por uso de trimetazidina.

Diuréticos e agentes mascarantes

A lista de substâncias proibidas da AMA inclui diuréticos e agentes mascarantes, que são administrados pelos atletas com o intuito de encobrir a utilização de outras substâncias proibidas usadas como *doping*. Esse grupo é proibido dentro e fora das competições e é composto por diversas classes de medicamentos que apresentam mecanismos de ação e efeitos mascarantes diferentes, como desmopressina; probenecida; expansores de plasma, como a administração intravenosa de albumina, dextran, manitol e hidroxietilamido; acetazolamida, amilorida, bumetanida, furosemida, espironolactona e tiazidas.

Os diuréticos são fármacos utilizados clinicamente para o tratamento de hipertensão, hipervolemia, falência renal, edema cerebral e cirrose. No esporte, são empregados com o objetivo de aumentar o volume urinário e diluir as concentrações de substâncias proibidas, como esteroides anabólicos androgênicos, abaixo dos limites máximos permitidos, além de ajudar na perda de peso corpóreo, em esportes como boxe, luta livre e judô. Esse tópico e demais informações referentes ao uso de diuréticos no esporte serão abordados no Capítulo 47 – Dopagem nos Esportes por Diuréticos.

A probenecida é um agente uricosúrico, utilizado para o tratamento de gota, que interfere na excreção renal de conjugados glicuronídeos de esteroides. Esse medicamento é proibido no esporte, visto que reduz a excreção urinária endógena de testosterona, epitestosterona e androsterona, além da excreção exógena de norandrosterona e noretiocolanolona.

Os expansores de plasma, como albumina, dextran e hidroxietilamido, agem aumentando o volume total de plasma e sangue. Dessa forma, é possível mascarar o número elevado de eritrócitos em atletas que fazem o uso de eritropoietina, visto que o exame de hematócrito é utilizado para detecção do *doping*. Essas substâncias podem aumentar o risco de reações de hipersensibilidade, causando um quadro de choque anafilático.

▶ MÉTODOS PROIBIDOS

Manipulação do sangue e componentes sanguíneos

Quando um atleta treina em altas altitudes, sua capacidade aeróbica é aumentada, pois o organismo entende que está passando por um período de hipóxia, iniciando, assim, uma série de respostas fisiológicas para compensar essa falta de oxigênio no corpo. A partir dessa observação, em 1970, iniciaram-se os estudos sobre *doping* sanguíneo e suas respostas fisiológicas em treinamentos em altitudes elevadas, que, em somatório, reduzia a sensação fisiológica de esforço durante esse tipo de exercício. Além disso, ajudava a reduzir o cansaço em altas temperaturas.

O *doping* sanguíneo se caracteriza como a infusão ou a reinfusão intravenosa de sangue, seja sangue total, papa de hemácias ou derivados do sangue, em um atleta, com a finalidade de estimular artificialmente a formação de eritrócitos e aumentar o desempenho em exercícios de resistência.

Essa técnica tem por base o princípio de que, após a flebotomia, o organismo do atleta sofre uma hipóxia e, para manter a homeostase, ativa a eritropoiese, produzindo novos eritrócitos.

Com a infusão ou a reinfusão de sangue, há a elevação nos níveis de hemoglobina plasmática, aumentando o oxigênio dos vasos sanguíneos e, consequentemente, o débito cardíaco, elevando a oxigenação tecidual muscular e a capacidade aeróbica do atleta. Em alguns estudos em humanos, esse manejo demonstrou o aumento do hematócrito e da hemoglobina, do volume de oxigênio máximo e da resistência aeróbica.

Antigamente, esse tipo de *doping* era realizado por meio de transfusões sanguíneas. Atualmente, o *doping* sanguíneo pode ocorrer de três maneiras: pela infusão do sangue do próprio atleta, a chamada reinfusão autóloga; pela infusão do sangue de outra pessoa, a chamada infusão homóloga ou heteróloga; ou pela administração de eritropoietina recombinante humana – tema já abordado neste capítulo.

No *doping* autólogo, o sangue é retirado do atleta, armazenado e posteriormente reinfundido nele mesmo. Como o indivíduo não pode ter uma redução drástica dos níveis sanguíneos, é retirada a quantidade de 450 mL durante o período de 3 a 8 semanas, possibilitando o restabelecimento dos níveis normais. Como o princípio é aumentar a quantidade de células sanguíneas, e para isso o plasma não é importante, somente a papa de hemácias é armazenada e, posteriormente, reinfundida no atleta.

Já no *doping* homólogo ou heterólogo, o sangue utilizado é de outra pessoa com compatibilidade sanguínea com o atleta.

O *doping* sanguíneo é utilizado em esportes nos quais a disponibilidade de oxigênio é determinante, como o ciclismo e o atletismo; assim, as células sanguíneas são reinfundidas no atleta cerca de 1 a 7 dias antes da prova, mantendo-se o nível de resistência por pelo menos 14 dias.

Em um estudo realizado em humanos, foi possível observar a elevação da circulação de células vermelhas no sangue, o que melhora a resistência, abaixa os batimentos cardíacos durante o exercício e promove menor acumulação de lactato no sangue – sendo todos pontos positivos para o bom desempenho do atleta. Dessa forma, o *doping* sanguíneo é considerado um recurso ergogênico e, por esse motivo, está incluído na lista de substâncias e métodos proibidos desde 1985.

Esse método de *doping* pode resultar em vários prejuízos à saúde, como trombose venosa, flebite e embolia pulmonar, em razão do alto valor do hematócrito, da viscosidade e da hipercoagulabilidade do sangue. Além disso, os procedimentos de manejo das células sanguíneas devem ser realizados em ambiente próprio para manipulação de produtos injetáveis, com o padrão de esterilidade necessário e com o controle médico adequado, evitando-se posteriores problemas de infecção. Além desses efeitos adversos, o *doping* homólogo pode aumentar o risco de transmissão de doenças como Aids e hepatite ou causar doenças hepáticas crônicas. Em adição, podem ocorrer reações à transfusão, principalmente em decorrência da incompatibilidade de tipos sanguíneos.

Outra maneira de aumentar artificialmente a capacidade de captação, transporte ou troca tecidual de oxigênio é o medicamento efaproxiral, um agente sintético desenvolvido para o tratamento de câncer, o qual age em regiões de hipóxia do tecido tumoral. Ele se liga à desoxiemoglobina e a estabiliza, promovendo aumento da captação de oxigênio do tecido tumoral, tornando-o mais sensível à radioterapia, o que potencializa o tratamento. Assim, esse medicamento é considerado um procedimento para modificar alostericamente a hemoglobina. Em razão dessa ação, em 2012 a AMA alterou a classificação do efaproxiral, excluindo-o da lista de substâncias proibidas e incluindo-o na seção de métodos proibidos.

Na mesma linha, encontram-se os perfluoroquímicos, que são agentes osmóticos e contêm pequenos aglomerados de moléculas sintetizadas que podem transportar até 70% do oxigênio do sangue total. Podem se assemelhar aos expansores de plasma, com a vantagem de transportar oxigênio. Um exemplo é o fluorosol, utilizado terapeuticamente para aumentar o suprimento de oxigênio ao músculo cardíaco em procedimentos cirúrgicos.

Dessa forma, está proibida a administração ou a reintrodução de qualquer quantidade de sangue por autoadministração (autólogo), homólogo ou heterólogo, assim como de derivados das células vermelhas do sangue, independentemente de sua origem. Também é proibido fomentar a captação, o transporte ou o troca tecidual de oxigênio de maneira artificial, incluindo (mas a eles não se limitando) o efaproxiral (RSR13), os perfluoroquímicos e os produtos modificados da hemoglobina, como substitutos sanguíneos com base em hemoglobina e produtos de hemoglobina microencapsulados, com exceção da suplementação de oxigênio via inalação. Além disso, também está proibida qualquer maneira de manipulação intravascular do sangue ou de seus componentes – por meios químicos ou físicos.

Manipulação química ou física

O correto diagnóstico de *doping* no esporte está diretamente ligado à identificação inquestionável do material colhido do atleta. Por isso, o sistema de coleta de amostras, a serem analisadas pelos laboratórios credenciados pela AMA, possui uma equipe multidisciplinar especializada, garantindo a qualidade do procedimento.

É proibido o uso de métodos ou substâncias que alterem ou tentem alterar a integridade e a validade da amostra selecionada para o exame *antidoping*. Os exames antidopagem são realizados por meio da coleta de amostras de fluidos (sangue e urina). Com o intuito de mascarar a presença de algumas substâncias, atletas e treinadores realizam o uso de substâncias capazes de prejudicar as análises farmacológicas. Como exemplo disso, a manipulação física, química e farmacológica da urina é frequentemente realizada por atletas. O acréscimo de substâncias diuréticas e até mesmo a utilização de uma amostra de outro indivíduo estão entre as práticas mais comuns. Os métodos incluem a cateterização, a substituição ou a adulteração da amostra.

A cateterização consiste em um procedimento no qual é inserido um cateter até a bexiga do atleta, com o objetivo de adicionar "urina limpa" nela, burlando as coletas supervisionadas. Esse procedimento é perigoso, podendo causar infecção no trato urinário do indivíduo.

Existem outros artifícios para driblar a coleta, como a prótese de pênis, que é comercializada em todos os tons de pele e possui um dispositivo para aquecer a urina, fazendo com que ela saia na temperatura corpórea. No caso de mulheres, são utilizados preservativos ou outros recipientes cheios de "urina limpa", os quais ficam presos firmemente em partes do corpo – como a coxa ou até mesmo dentro da vagina.

Existem produtos que, quando ingeridos, juntamente com bastante água, podem diminuir a concentração da droga ou do seu produto de biotransformação nos ensaios de triagem. Há também a urina sintética, semelhante na composição à urina humana, apresentando mesma densidade, pH e valores de creatinina. Assim, também estão disponíveis agentes mascarantes, diuréticos e substâncias que alteram a relação testosterona/epitestosterona. Um exemplo é a probenecida, classificada como um bloqueador da secreção de testosterona e camuflador de agentes dopantes. A detecção da manipulação química das amostras de urina é um processo de difícil conclusão, pois depende da descoberta de um fármaco para a suposição do uso de outro.

Em 2014, durante os Jogos Olímpicos de Inverno, em Sochi, a Rússia desenvolveu um esquema para burlar os exames antidopagem, envolvendo as autoridades daquele país, o laboratório credenciado de antidopagem e a organização de serviços secretos da antiga União Soviética (KGB), sendo chamada Operação Sochi Resultat. Normalmente, as amostras biológicas coletadas dos atletas são armazenadas em frascos especiais, fabricados por uma empresa suíça chamada Berlinger Group e projetados de modo que as tampas saiam somente se forem destruídas. Verificou-se que a Rússia desenvolveu um método para abrir os frascos sem que fossem destruídos. Para o esquema, todos os atletas russos, sob o *doping* patrocinado pelo governo, deveriam ter "amostras limpas". Assim, as urinas limpas dos atletas selecionados para o teste eram encaminhadas para uma sala operacional secreta no laboratório antidopagem russo. As amostras chegavam e eram separadas em dois carrinhos, sendo um para amostras A e outro para amostras B. Na primeira etapa, o assistente do diretor escondia as amostras B dos atletas em seu jaleco. Em seguida, seguia para a sala operacional de aliquotagem com o carrinho com as amostras A, onde realizava a abertura do frasco e posterior troca da amostra A dos atletas selecionados por urina limpa. Logo depois, seguia para a KGB, onde abria o frasco B, levava-o até o laboratório novamente e fazia a substituição por urina limpa. Esse foi o exemplo mais chocante de manipulação física, envolvendo vários países, a AMA e diversos órgãos regulamentadores.

Os atletas húngaros Adrián Annus, arremessador de martelo, e Róbert Fazekas, arremessador de disco, recusaram-se a fazer o teste não anunciado fora das competições e perderam a medalha de ouro conquistada nas Olímpiadas de Atenas de 2004, pela suspeita de que utilizavam urina de outras pessoas.

Nesse item, também estão inclusas as infusões intravenosas ou a injeção com volume acima de 100 mL, num período de 12 horas, com exceção de aplicações durante tratamentos hospitalares, diagnóstico ou procedimento cirúrgico.

Doping genético e celular

Em 1990, iniciou-se o projeto de mapeamento e sequenciamento do genoma humano, com a finalidade de mapeá-lo e conhecer a composição e a localização de genes nos 23 pares de cromossomos existentes. Com esse conhecimento, a ciência tenta interpretar o código genético e as diversas doenças presentes no ser humano. Em consequência disso, muitos cientistas acham que o *doping* genético é uma consequência lógica da evolução das pesquisas de biotecnologia sobre esse assunto.

Os genes são responsáveis por grande parte das doenças, pois eles precisam ser expressos para terem funcionalidade e, assim, codificam proteínas normais e anormais, sendo estas últimas diretamente responsáveis por algumas patologias. Fibrose cística, hemofilia, hemoglobinopatias e distrofia muscular são exemplos de doenças causadas por defeitos em um único gene. Por isso, foram desenvolvidas estratégias objetivando curar essas doenças, por meio da transferência de genes, chamada terapia gênica.

Nesse cenário, as terapias gênicas surgiram como uma nova promessa da engenharia genética para a medicina, no tratamento de diversas doenças humanas, e, consequentemente, houve mais empenho, por parte dos cientistas, em dominar o conhecimento e o desenvolvimento na área da biologia molecular, com ênfase no genoma humano. Teoricamente, todas as proteínas do organismo podem ser modificadas por terapia gênica, sendo o objetivo dessa terapia substituir um gene anormal por um gene normal. Para isso, deve ocorrer a transferência do material genético terapêutico para a célula humana, com a finalidade de tratamento ou prevenção de determinada doença.

Assim, o material genético utilizado é o DNA, e este deve ser entregue dentro do núcleo, onde é feita a codificação genética; porém, para que ele atinja o núcleo, é necessário o uso de um vetor. Para isso, o gene de interesse, o pedaço específico do DNA ou RNA e outros elementos genéticos importantes para sua expressão são inseridos no vetor e transportados através dele até o núcleo da célula.

O material genético pode ser introduzido no organismo *in vivo* ou *ex vivo*. No método *ex vivo*, são coletadas células do paciente com posterior modificação genética, para depois serem reintroduzidas no organismo. Já no método *in vivo*, o material genético é encapsulado e transportado diretamente no organismo para tecidos-alvo ou vasos sanguíneos. Essa transferência pode ser realizada por meio físico, químico ou biológico.

Nos métodos físicos, o gene é introduzido de modo mecânico nas células, geralmente por plasmídeos, por meio de microinjeção, de modo que o DNA é injetado diretamente no núcleo das células-alvo. Outro método físico é a eletroporação, pelo qual é aplicado um campo elétrico nas células e sua membrana celular torna-se mais permeável, permitindo a entrada do DNA. Nos métodos químicos, o vetor é uma substância de origem química; já nos métodos biológicos, são utilizados organismos que transferem material genético de maneira natural, como os vírus ou algumas bactérias, mas sem poder patogênico. O método biológico é o mais comumente empregado, podendo ser utilizados retrovírus, adenovírus, lentivírus ou adeno-associados, como vetores.

Para tratar pacientes portadores de hemopatias e com deficiência do hormônio do crescimento, foram realizados os primeiros ensaios clínicos da terapia gênica com eritropoietina e hormônio do crescimento, respectivamente, com o objetivo de inserir e expressar um gene terapêutico em células-alvo. Dessa forma, foi possível fazer a correção dos genes causadores dessas doenças.

Coincidentemente, foram estudadas e aplicadas proteínas que aumentam o desempenho dos atletas, deixando a terapia gênica mais evidente e convidativa para atletas e treinadores esportivos, com o intuito de melhorar o desempenho físico, pois permite determinar uma predisposição genética para uma modalidade esportiva específica. Assim, surgiu o *doping* genético, que engloba técnicas de manipulação do DNA (ácido desoxirribonucleico), RNA (ácido ribonucleico) e/ou células alteradas geneticamente, com o intuito de aperfeiçoar alguns fatores básicos da bioquímica e da fisiologia humanas, como aumento do fornecimento de oxigênio, tratamento de lesões, aumento da força muscular, da resistência, entre outros.

Segundo a AMA, o "*doping* genético caracteriza-se pelo uso não terapêutico de células, genes e elementos gênicos ou a modulação da expressão gênica, que tenham a capacidade de aumentar o desempenho esportivo".

Esse tipo de *doping* é geralmente utilizado para estimular a produção de algumas proteínas e de alguns hormônios, como é o caso da eritropoietina, responsável pela eritropoiese, aumentando a produção de células vermelhas do sangue, a oxigenação, a capacidade aeróbica e a resistência do atleta. A oxigenação sanguínea é fundamental para o esforço muscular. Na mesma linha de pensamento, encontra-se o fator de crescimento endotelial vascular (VEGF), que estimula a produção de novos vasos sanguíneos periféricos, sendo os órgãos mais irrigados, havendo maior oxigenação e, consequentemente, retardando o ponto de exaustão do atleta.

Outro alvo é a produção de inibidores do gene da miostatina/folistatina, responsável por modular o trofismo muscular, ou seja, por bloquear o seu crescimento, aumentando a força muscular. Assim, pode-se citar também o receptor ativado por proliferador peroxissomal (PPAR), o qual é um importante regulador do metabolismo de carboidratos, lipídios e sensibilidade à insulina e um potente anti-inflamatório.

Um hormônio que serve de alvo para o *doping* genético é o hGH, por ser capaz de aumentar a capacidade de oxidação de gordura e o gasto energético, por meio de seus efeitos lipolíticos diretos e indiretos causados no metabolismo lipídico. Já o IGF-1 causa aumento na força muscular, em decorrência de hipertrofia.

Nessa linha, a actinina α-3 (ACTN3) desponta em estudos, visto que a ausência da sua forma funcional regula o uso de substratos durante o exercício, de modo que o metabolismo oxidativo é priorizado, diminuindo o uso do glicogênio presente nos músculos. Dessa maneira, o desempenho em atividades de longa duração é favorecido. Estudos sugerem que a expressão normal desse gene provoca a melhora da *performance* em tarefas que necessitam de utilização da força muscular, enquanto a sua deficiência beneficia provas de longa duração.

As endorfinas e as encefalinas, em razão da potente ação analgésica, atuam sobre as áreas cerebrais responsáveis pela modulação da dor, diminuindo as dores articulares e musculares. Além disso, podem estimular a sensação de bem-estar.

A fosfoenolpiruvato carboxiquinase (PEPCK) provoca o acúmulo de lipídios nos adipócitos e diminui as suas concentrações na corrente sanguínea, promovendo aumento da *performance* e da resistência à fadiga. A leptina, denominada "hormônio da saciedade", é responsável pelo sentimento de fome e poderia ser utilizada com o objetivo de perder peso.

Portanto, são muitos os alvos do *doping* genético, e qualquer gene que produza uma resposta positiva, a ponto de causar uma vantagem competitiva, pode se tornar um alvo de interesse.

Em 2001, foi discutida a terapia gênica e o seu impacto nos esportes pelo grupo de trabalho de terapia gênica e pelo COI. Acompanhando esse cenário, em 2013, houve a preocupação do COI e da AMA, que decidiram incluir o *doping* genético na lista de métodos proibidos.

Como esclarecido pela AMA, ficam proibidos o "uso de transferência de ácidos nucleicos ou seus análogos que possam alterar a sequência genômica e/ou alterar a expressão genética por qualquer mecanismo", o "uso de células normais" e o "uso de células geneticamente modificadas", que permitam melhorar a capacidade da *performance*.

Apesar de ser muito estudada, a terapia gênica ainda se encontra em fase de desenvolvimento, havendo muitas incertezas sobre o efeito em longo prazo das modificações genéticas, podendo ainda envolver riscos à saúde. Os riscos estão relacionados à codificação do transgene e ao vetor utilizado.

Alguns pesquisadores relataram resultados inesperados quando essa terapia foi aplicada em humanos, como no caso de uma terapia que funcionou bem em cães, para corrigir a deficiência de fator IX, mas que causou danos ao fígado de humanos. Além desse relato, macacos que foram administrados com EPO de um transgene idêntico ao seu próprio gene, inserido no músculo, desenvolveram anemia autoimune.

Outro problema é em função da qualidade de fabricação desses transgenes, pois, se forem produzidos em laboratórios não controlados, sem as regras necessárias de biossegurança, podem ocorrer contaminações com produtos químicos e biológicos, comprometendo a saúde dos indivíduos que utilizarão essa ferramenta. Além disso, a replicação do vírus é outra grande preocupação de segurança, pois não há como prever a virulência ou o potencial de doença desses vetores virais recombinantes.

O uso de uma modalidade de tecnologia não comprovada, fora do alcance de grupos responsáveis por estabelecer as diretrizes para o uso seguro e adequado, colocaria os atletas em risco, corroborando os vários argumentos éticos contra o aprimoramento genético, principalmente relacionados ao esporte.

SUBSTÂNCIAS PROIBIDAS EM COMPETIÇÃO

Estimulantes

A Agência Antidopagem dos Estados Unidos define estimulante como um agente que desperta ou acelera temporariamente uma atividade fisiológica ou orgânica. São exemplos de estimulantes: a anfetamina, a cocaína e a efedrina, que são utilizadas para alcançar efeitos como aumento da excitação e da capacidade de tolerância ao esforço físico e diminuição do limiar de sensibilidade à dor.

A maior parte dos estimulantes atua nos sistemas monoaminérgicos, imitando as respostas simpáticas. Eles podem atuar de modo isolado ou em conjunto de ações na recaptação de noradrenalina, dopamina e/ou serotonina, bem como na sua liberação, inibindo a monoaminoxidase (MAO) e estimulando os receptores para monoaminas pré-sinápticas e/ou pós-sinápticas dos terminais nervosos.

Essas substâncias podem ter diversas indicações clínicas, em decorrência de suas ações centrais e periféricas. Entre as ações periféricas, estão o uso de descongestionantes nasais ou antiasmáticos, que aumentam a capacidade respiratória, e de vasopressores, com o objetivo de causar vasoconstrição no tratamento da hipotensão. Entre as ações centrais, podem ser utilizadas para a supressão do apetite, em narcolepsia, no transtorno de déficit de atenção e hiperatividade, na fadiga e no tratamento de dependentes de morfina.

Os estimulantes foram a primeira classe de substâncias que causou preocupação com a dopagem no esporte. Eles são, no contexto esportivo, substâncias que agem diretamente no sistema nervoso central e no sistema simpático, aumentando a estimulação cardíaca e o metabolismo, além de serem responsáveis pela resposta em situações de estresse.

Entre os efeitos desejados no esporte, estão a melhora do desempenho e do tempo de reação, ocorrendo maior competitividade, resistência, agressividade e força, melhora do estado de vigília, redução da sonolência e da fadiga, além da diminuição do tecido adiposo. Como atuam no sistema simpático, causam alterações cardiovasculares e aumentam o fluxo sanguíneo nos músculos esqueléticos, aumentando a força muscular e o volume respiratório. Dessa forma, esses fármacos podem representar grande impacto no resultado de esportes aeróbicos que exigem explosão e velocidade, como o basquetebol, a corrida de curta distância, a natação, o ciclismo, o voleibol e o futebol.

Diferentes razões englobam o interesse dos atletas pelo uso dessa classe de substâncias, como o consumo inadvertido, o uso recreacional e o objetivo de melhorar a *performance* atlética. O abuso pode causar diversos efeitos prejudiciais ao organismo, sendo os mais comuns: a falta de apetite, o distúrbio do sono, a dor de cabeça, as náuseas, a ansiedade, a alucinação, a agitação, os tremores e a falta de coordenação motora. Riscos potenciais ao sistema cardiovascular também podem ocorrer, como hipertensão arterial, taquicardia e outras arritmias, aumento da pressão arterial, aumento do consumo de oxigênio pelo miocárdio e aumento da incidência de arritmias ventriculares induzidas por isquemia miocárdica. Além disso, alguns estimulantes apresentam alto potencial de abuso, propiciando o desenvolvimento de farmacodependência.

A lista da AMA engloba substâncias que possuem diversos tipos de ações estimulantes no sistema nervoso central. Essas substâncias não agem somente no sistema monoaminérgico (noradrenalina, dopamina e serotonina), mas algumas também possuem outros mecanismos de ação, como antagonista da glicina, antagonista do ácido gama-aminobutírico (GABA), nootrópicos, estimulantes respiratórios e inibidores da MAO. Entre as substâncias com ações monoaminomiméticas, as mais conhecidas são a anfetamina, a cocaína, a efedrina, a metanfetamina e a MDMA (3,4-metilenodioximetanfetamina).

A anfetamina é um liberador potente de dopamina, noradrenalina e serotonina, além de evitar a sua recaptação, aumentando a quantidade dessas substâncias na fenda sináptica. Assim, a resposta é aumentada pela maior disponibilidade de neurotransmissores. Promove aumento de energia física, fala, confiança, ambição e habilidades mentais, causando inquietação e excitação e diminuindo o apetite. Entretanto, o seu uso pode causar efeitos negativos, como ansiedade, lentidão no raciocínio, indiferença, comportamento irresponsável, irritabilidade, boca seca, tremores, insônia e depressão. Essa substância causa dependência, tolerância e está associada a depressões física e mental. Confusão, delírio, sudorese, palpitações, midríase, taquipneia, hipertensão, taquicardia, dores musculares e nas articulações, até mesmo paranoia, alucinações táteis e psicose, são outros sintomas causados pelo uso de anfetaminas.

A cocaína é um bloqueador de recaptação das monoaminas que causa vasoconstrição e termogênese, além de aumentar os batimentos cardíacos e a pressão sanguínea. Também aumenta a atividade motora, a fala, a euforia, a sensação de bem-estar e energia, além de reduzir a fadiga. É utilizada por atletas em razão do possível efeito ergogênico em esportes de curta duração, que necessitam de uma explosão e de alta intensidade de rendimento. A cocaína promove elevada excitação central e aumento do estado de alerta. Contudo, há estudos que demonstram que não possui nenhum efeito benéfico nos tempos de corrida e ainda reduz o desempenho de resistência. Essa substância pode causar irritabilidade, paranoia, perda da concentração, da memória e da energia.

A efedrina é um alcaloide extraído de várias plantas do gênero *Ephedra*, mas também pode ser obtida sinteticamente. Sua estrutura química é semelhante à da anfetamina e acredita-se que possua ação direta e indireta sobre os receptores α e β, atuando como uma adrenalina de ação prolongada. É utilizada no tratamento de problemas respiratórios e geralmente está presente em formulações farmacêuticas, como broncodilatadores, anti-histamínicos, descongestionantes, suplementos alimentares e produtos para perda de peso. Assim, os atletas devem ficar atentos a esses tipos de medicação, pois o seu uso também é proibido, de acordo com a lista da AMA. Foi demonstrada a alta incidência no uso de efedrina em fisiculturistas e levantadores de peso, que utilizam a substância pela promoção do aumento de energia, força muscular e metabolismo, com perda de gordura. Estudos demonstram que a pseudoefedrina melhora o desempenho em corrida e ciclismo, por prolongar o tempo de exaustão e diminuir a percepção da sensação de cansaço.

Os agentes nootrópicos têm sua ação nos sistemas colinérgicos e do GABA, melhorando a função cognitiva ou a perfusão cerebral. Entre esses agentes, estão o meclofenoxato e o 4-fenilpiracetam. O meclofenoxato aumenta os níveis de colina e acetilcolina, sendo utilizado para o tratamento de demência senil. O 4-fenilpiracetam é muito utilizado para cognição, memória e consciência, sendo amplamente empregado no tratamento de disfunções cerebrais, pois melhora a função do neurotransmissor acetilcolina. Entretanto, não há muita informação sobre seu mecanismo de ação.

A selegilina é o único estimulante da lista da AMA que inibe a MAO, estando presente na lista de substâncias proibidas em razão dos resultados falso-positivos para anfetamina e metanfetamina nos testes antidopagem.

Nem todos os estimulantes são proibidos no esporte, de acordo com a lista da AMA. Uma das exceções é a clonidina, que é um estimulante de ação central sobre os receptores α_2-adrenérgicos e imidazolínicos I_1 no SNC. É indicada como agente anti-hipertensivo e em algumas anestesias, cujo uso é permitido pela lista da AMA. A epinefrina não é proibida se sua administração for por via nasal ou oftalmológica ou associada a anestésicos de ação local.

Alguns estimulantes são proibidos apenas acima de certa concentração, como é o caso da catina (*d*-norpseudoefedrina), que possui atividade estimulante semelhante à da anfetamina, sendo considerada *doping* somente se sua concentração na urina ultrapassar 5 microgramas por mililitro. Também podem ser citadas a efedrina e a metilefedrina: a efedrina é proibida quando sua concentração na urina ultrapassa 10 microgramas por mililitro; e a pseudoefedrina, quando acima de 150 microgramas por mililitro.

Outros exemplos são as substâncias que estão incluídas no Programa de Monitoramento de 2020 da AMA, ou seja, substâncias consideradas permitidas, mas que sofrem monitoramento de uso, como cafeína, bupropiona, fenilefrina, fenilpropanolamina, nicotina, pipradrol e sinefrina. São permitidos também os derivados do imidazol para uso dermatológico, nasal ou oftálmico. O uso de cafeína no esporte será abordado no Capítulo 48 – Dopagem nos Esportes por Cafeína.

Um caso famoso de atleta que fez uso de estimulantes é o do velocista jamaicano Asafa Powell, que foi suspenso por 6 meses após testar positivo para a oxilofrina. Outro exemplo é o do jogador de futebol Diego Armando Maradona, cujo exame acusou a presença de quatro estimulantes: efedrina, norefedrina, pseudoefedrina e metaefedrina, na Copa do Mundo de Futebol de 1994.

A sibutramina foi desenvolvida no início da década de 1980 com o intuito de agir como antidepressivo. Essa substância possui ação em determinadas regiões do cérebro que controlam o apetite e o humor. Foi introduzida no mercado em 1997 e atua como uma monoamina, inibindo a recaptação de noradrenalina e serotonina e, em menor grau, de dopamina. No mesmo ano, a FDA aprovou seu uso para controle de peso, por apresentar estrutura semelhante à da anfetamina. Entretanto, ela não é indicada para pacientes com história de doença coronária arterial, arritmias cardíacas, insuficiência cardíaca congestiva ou derrame. O uso dessa substância é proibido entre os atletas de elite desde 2006, quando foi classificada na lista S6 da AMA.

A FDA observou e alertou que uma grande quantidade de suplementos alimentares contém ingredientes farmacêuticos não aprovados e não declarados em seus rótulos. Em razão da sua característica de inibidor de apetite, a sibutramina é muito utilizada como adulterante em produtos para perda de peso e emagrecimento. Em razão da facilidade de síntese e da baixa dose terapêutica, ela se torna um conveniente adulterante, muito atrativo e econômico. Grande parte dos suplementos alimentares é produzida nos Estados Unidos, onde não é exigida a aprovação da FDA para sua liberação e comercialização no mercado, de acordo com a *Dietary Supplement Health and Education Act*, de 1994. Assim, esses produtos são suscetíveis à adulteração, à contaminação ou à rotulagem incorreta, pois não estão sujeitos aos testes de segurança e eficácia exigidos pela FDA. Em 2007, o mesmo órgão revelou que a sibutramina e seus derivados foram encontrados em 228 dos 629 suplementos testados (36%). Um sério problema é que, além da falta de informação sobre a presença desse composto no rótulo, a quantidade encontrada da substância é até três vezes maior do que a dose diária aprovada nos Estados Unidos.

No Brasil, as regras sobre os requisitos sanitários para fabricação de suplementos alimentares estão contidas na RDC n. 243, de 26 de julho de 2018, da Agência Nacional de Vigilância Sanitária (Anvisa). De acordo com o artigo 7º da RDC, não são permitidas, na composição de suplementos alimentares, substâncias consideradas como *doping* pela AMA.

A sibutramina e a fenolftaleína são os adulterantes mais encontrados em suplementos alimentares para perda de peso. Essa alta incidência é demonstrada em diversos estudos, como um realizado no período de 2007 a 2016, no qual a sibutramina foi encontrada em 84,9% dos suplementos alimentares para perda de peso analisados. Além disso, foram identificados análogos da sibutramina em 6,3% e de fenolftaleína em 23,7% dos suplementos analisados.

Mais de 70 estimulantes constam na lista de substâncias proibidas da AMA. Muitos desses compostos são agentes antigos, com pesquisas feitas desde as décadas de 1950 e 1960, de modo que sua toxicocinética e sua toxicodinâmica estão bem estabelecidas pelo meio científico. Existe uma nova classe de drogas, classificada como novas substâncias psicoativas (NPS). Essas drogas são alterações estruturais de substâncias ou mistura de substâncias psicoativas preexistentes, com o objetivo de mimetizar e/ou potencializar os efeitos estimulantes dos compostos conhecidos. Nessa classe, encontram-se as catinonas sintéticas, os canabinoides sintéticos e os NBOMe (feniletilaminas N-2-metoxibenzil substituídas). O grande problema é que pouco se sabe sobre a toxicocinética dessas drogas, o que representa, portanto, mais um grande desafio para os cientistas na luta contra a dopagem no esporte.

Narcóticos

Os narcóticos opiáceos são compostos derivados da planta *Papaver somniferum*, matéria-prima para a produção do ópio, e têm sido utilizados há milhares de anos com o objetivo de produzir euforia, analgesia, sono, além de prevenir a diarreia. Os analgésicos sintéticos opioides, como a fentanila e a petidina, atualmente também fazem parte do grupo de narcóticos. No esporte, são utilizados para aliviar dores moderadas a intensas, decorrentes do exercício extremo e, por isso, esse grupo de compostos e seus isômeros ópticos estão listados entre as substâncias proibidas pela AMA.

Os narcóticos, juntamente com alguns estimulantes, foram as primeiras substâncias pesquisadas no início dos testes de controle antidopagem oficial, realizados pelo COI nos Jogos Olímpicos de Inverno de Grenoble, na França, e nas Olimpíadas do México, em 1968.

O uso prolongado de compostos narcóticos pode induzir o desenvolvimento de algumas formas de cardiomiopatia hipertrófica ou dilatada, doença arterial coronariana e miocardite. Alguns efeitos colaterais dessa classe são depressão respiratória, além de dependências física e mental graves.

Um exemplo de uso indevido de narcóticos é o da velocista jamaicana Shelly-Ann Fraser-Pryce, que foi suspensa em 2010. Ela recebeu medalha de ouro nas Olímpiadas: em 2008, em Pequim; e em 2012, em Londres.

Canabinoides

Os canabinoides são uma classe de compostos químicos encontrados na planta *Cannabis sativa*, utilizada com o objetivo de causar euforia, sendo uma das drogas mais utilizadas no mundo. Há relatos de utilização da *Cannabis* desde o império chinês, em 2700 a.C., para tratamento da malária e do reumatismo.

A *Cannabis* possui mais de 400 compostos, que foram encontrados em espécies diferentes, incluindo mais de 61 canabinoides, sendo o seu composto ativo mais importante o delta-9-tetraidrocanabinol (Δ9-THC). Um dos seus principais efeitos é produzir um sentimento de euforia, com diminuição da ansiedade e aumento da sociabilidade.

O uso da *Cannabis* foi sempre disseminado. Com o descobrimento do sistema canabinoide endógeno e seus receptores, surgiu a possibilidade de os canabinoides terem potencial atividade terapêutica. Os canabinoides foram utilizados, na prática médica, para tratamento de asma, ansiedade e distúrbios do sono, mas logo desapareceram da visão científica, e somente no final das décadas de 1980 e 1990 seu uso ficou mais evidente, transformando-se, inclusive, em questão política. Assim, em 1985, a FDA aprovou o uso medicinal do THC sintético, dronabinol e marinol, para o tratamento de náuseas e vômitos induzidos pela quimioterapia e pela anorexia associada à Aids e, na sequência, essa agência aprovou outro derivado sintético de THC, a nabilona. No mesmo ano, no Canadá, foi desenvolvido um *spray* oromucoso derivado da *Cannabis sativa* para o tratamento da dor e da espasticidade neuropática associada à esclerose múltipla. Posteriormente, foi desenvolvido outro para dor associada ao câncer. Além disso, o canabidiol (Epidiolex®) demonstrou ser efetivo em reduzir convulsões em crianças.

Os canabinoides diminuem o estado de alerta e possuem propriedades relaxantes e sedativas, ocasionando prazer, bem-estar e melhora na qualidade do sono. Nesse contexto, com a combinação do sono adequado, que está diretamente ligado ao desempenho, e com o relaxamento antes da competição, essas substâncias podem conduzir o atleta a uma *performance* ideal. Além disso, diminuem o estresse e a ansiedade que antecedem as importantes competições. Entretanto, pode ocorrer diminuição do desempenho, em razão do aumento da frequência cardíaca e da pressão arterial, além de alteração do esforço percebido, alterações psicoativas e motoras, podendo ser considerado um agente ergolítico. De fato, foi demonstrado, em um estudo, que o consumo de maconha reduziu o desempenho máximo do exercício em 12 ciclistas, diminuindo a capacidade máxima de trabalho e aumentando a frequência cardíaca e a taxa metabólica. No entanto, no mesmo estudo, a vasodilatação e a broncodilatação aumentaram, sugerindo a melhora na oxigenação dos tecidos.

Os efeitos adversos dos canabinoides podem ser agudos ou crônicos. Entre os efeitos agudos estão o aumento da frequência cardíaca, hipotensão, tontura e desorientação, euforia, efeitos na memória, diminuição da coordenação e do julgamento, reações de pânico, paranoia e psicose. Entre os efeitos crônicos, podem-se citar: dependência, bronquite crônica, toxicidade pulmonar, baixo rendimento cognitivo e aumento de distúrbios da psicose crônica em pessoas que já possuam essa predisposição. Outro fator importante é que foram observados, por vários pesquisadores, sintomas iniciais de esquizofrenia em pacientes usuários de *Cannabis*.

O consumo de maconha prejudica a cognição e o desempenho psicomotor e do exercício. Atletas que fizeram uso de *Cannabis* em competição apresentaram tempos de reação mais lentos e tomada de decisão e execução deficientes. Em geral, os efeitos que podem prejudicar o atleta durante a competição são a diminuição da vigilância, o tempo de reação aumentado e a perda de memória de curto prazo.

Apesar de diversas evidências de que o uso recreativo de *Cannabis* pode prejudicar as habilidades psicomotoras e a função cognitiva, em contrapartida há uma percepção entre alguns atletas de que o seu uso pode ter efeitos benéficos. Outro estudo demonstrou a melhora da *performance* em atletas de esportes que envolvem deslizamento, como hóquei no gelo e trenó.

Ao longo da história, os canabinoides também foram utilizados em razão de suas propriedades analgésicas. Portanto, é importante ressaltar que houve um pedido de reconsideração da política de uso de canabinoides, tendo em vista seu efeito analgésico e na redução de sintomas associados à lesão cerebral traumática, por parte da Liga de Futebol Americano, para obter acesso aos canabinoides para fins médicos.

O uso de canabinoides entre os atletas está mais relacionado a padrão social de comportamento, como observado em um estudo, no qual se verificou que 61% dos atletas faziam uso recreacional e somente 0,6% com o intuito de melhorar o desempenho. Essas evidências afirmam que a *Cannabis* é uma droga diferente das demais encontradas na lista de substâncias proibidas, uma vez que seu uso é mais representativo no contexto social, recreacional, quando comparado com a intenção de melhorar a capacidade fisiológica. Além disso, essa droga pode ser extremamente perigosa em modalidades que exijam reações rápidas e movimentos de ação e reação.

Em 1989, o COI incluiu os canabinoides na lista de substâncias proibidas, sob certas restrições. Apesar da falta de evidências do efeito ergogênico, os canabinoides estão inclusos na lista da AMA desde 2004, sendo proibidos em períodos de competição. O único composto que é permitido pela AMA é o canabidiol. Os canabinoides naturais e sintéticos, que mimetizem os efeitos do THC, como o JWH-018, são proibidos, em razão de alguns riscos associados ao uso e o pensamento de que a sua utilização contraria a honestidade e o espírito esportivo, descrito no Código Mundial Antidopagem. No entanto, essa é uma das classes de substâncias mais detectadas pelos laboratórios credenciados pela AMA.

A questão da proibição dos canabinoides em todos os esportes ainda é muito controversa. Muitos alegam que não devem ser incluídos nas regulamentações esportivas, pois não melhoram o desempenho no esporte, enquanto outros argumentam que a *Cannabis*, além de melhorar o desempenho, é uma substância ilegal em muitos países; logo, como os atletas devem ser exemplos para a sociedade moderna, justifica-se a sua proibição dentro e fora das competições. As autoridades científicas e políticas de *antidoping*, constituídas por representantes governamentais e do esporte, concordam com a inclusão dessa classe de substâncias na lista da AMA, apenas em períodos de competição, mas esse assunto frequentemente é debatido entre as grandes autoridades no assunto.

Recentemente, a Liga Nacional de Futebol Americano (NFL) e a Liga Principal de Beisebol (MLB) dos Estados Unidos anunciaram algumas mudanças nas regulamentações a respeito do uso de *Cannabis*. A NFL aumentou o limiar de detecção dos testes, de 35 ng/mL para 150 ng/mL. A MLB retirou a *Cannabis* da sua lista de substâncias proibidas em dezembro de 2019. Além disso, atletas que testarem positivo para uso de canabinoides não serão suspensos, sendo encaminhados para atendimento médico, onde será determinado se necessitam ou não de tratamento. Por conta disso, é possível verificar uma mudança na postura das agências em relação ao uso de canabinoides no esporte.

Um exemplo de atleta que testou positivo para essa classe é o jogador de vôlei brasileiro Giba, em 2002, suspenso por oito jogos da Liga Italiana de Vôlei.

Glicocorticoides

O cortisol é o principal glicocorticoide endógeno; é liberado pela glândula suprarrenal e ajuda a manter a homeostase do organismo por meio da regulação de diversas enzimas. É uma substância fundamental em períodos de estresse, quando desempenha a função de aumentar os níveis de glicemia e elevar a pressão arterial.

Os glicocorticoides possuem ação antagônica à insulina, exercendo sua ação sobre o metabolismo intermediário, com efeitos sobre os tecidos hepáticos, muscular e adiposo. Numa situação de estresse, o cortisol contribui para a mobilização de substratos energéticos, com a finalidade de recuperar os tecidos lesionados e promover a homeostase orgânica. Eles inibem a produção de prostaglandinas e leucotrienos, bem como a função de macrófagos e leucócitos, diminuindo a resposta inflamatória.

Clinicamente, são utilizados em terapias de reposição em pacientes que apresentam insuficiência da suprarrenal, doenças autoimunes, como artrite, asma, dermatite, sarcoidose, além de câncer.

De acordo com a lista de substâncias proibidas da AMA, não é permitida a administração dos glicocorticoides por via intravenosa, intramuscular, oral e retal. Essas substâncias são utilizadas pelos atletas para melhorar o desempenho esportivo, pois combatem a fadiga, aumentam a tolerância à dor e têm ação psicoestimulante e anti-inflamatória. Alguns efeitos colaterais podem ser observados, como fadiga crônica, com queda do rendimento, fragilidade dos tendões, rompimentos musculares, infecções locais e generalizadas, assim como problemas cardiovasculares e morte. Além disso, a exposição a esses agentes pode resultar em manifestações como a síndrome de Cushing, que promove morbidades debilitantes e aumenta a mortalidade.

Os glicocorticoides que atingem as vias sistêmicas estão proibidos; portanto, a administração pelas vias oral, intravenosa, intramuscular e retal necessita de autorização especial – caso o atleta necessite fazer o uso de alguns desses medicamentos. Já outras vias que não atinjam as vias sistêmicas são permitidas, como nasal, perianal, oftalmológica, bucal, gengival, inalatória, cutânea, entre outras, sendo desnecessária a autorização para uso terapêutico.

Um exemplo de atleta que testou positivo para glicocorticoides é o competidor brasileiro de saltos ornamentais Hugo Parisi, que fez uso da substância, pois estava em tratamento anti-inflamatório para a garganta.

▶ BETABLOQUEADORES

Os betabloqueadores adrenérgicos são responsáveis, em curto prazo, por diminuir a pressão arterial e, consequentemente, a pulsação cardíaca no organismo. Essa classe terapêutica tem como mecanismo de ação o bloqueio dos receptores β-adrenérgicos, causando a redução do débito cardíaco, reduzindo a liberação de renina e, consequentemente, inativando o sistema renina-angiotensina-aldosterona.

Seu uso farmacológico consiste na manutenção da pressão arterial, sendo utilizados no tratamento da hipertensão arterial sistêmica, em doenças cardiovasculares ou cardiopatias associadas. Esses betabloqueadores geralmente são utilizados para o controle de doenças cardiovasculares e enxaqueca, além do controle do tremor, da ansiedade e da taquicardia por ansiedade. Alguns exemplos são o metoprolol, o nadolol e o propranolol.

Os betabloqueadores atuam nos receptores β-adrenérgicos, inibindo a ação vasoconstritora das catecolaminas, da epinefrina e da norepinefrina, o que promove efeito vasodilatador, e dessa forma reduzem a frequência e o trabalho dos músculos e do coração.

Essa classe farmacológica é interessante se administrada em competições nas quais sejam necessárias a calma, a precisão, a tranquilidade e pouca atividade física, em razão de seus efeitos farmacológicos, como bradicardia, redução do tremor e da ansiedade, tornando os braços e as mãos mais firmes. Esses betabloqueadores são proibidos em competições e, quando indicado, também fora das competições. Nas modalidades de tiro com arco e tiro esportivo, essas substâncias são proibidas também fora de competição.

A classe de betabloqueadores já era proibida e, em 1993, foi transferida para a categoria de droga restrita, de acordo com o esporte praticado. Pela AMA, o uso de betabloqueadores é considerado *doping* nos esportes que exigem precisão, como tiro com arco, automobilismo, bilhar, dardos, golfe, tiro esportivo, *skiing/snowboarding* e esportes subaquáticos. Existem outros esportes nos quais os betabloqueadores não devem ser utilizados, como motociclismo, esportes aeronáuticos, automobilismo, *bobsleigh*, boliche, *bridge*, futebol, ginástica, iatismo, lutas, xadrez, nado sincronizado, pentatlo, esgrima e saltos ornamentais.

Em 2008, nos Jogos Olímpicos de Pequim, o atleta norte-coreano Kim Jong-Su testou positivo para *doping* com um betabloqueador, o propranolol. Ele competia na categoria de tiro esportivo e o uso dessa substância o colocava em vantagem contra seus adversários, pois diminuía o ritmo cardíaco, evitando que o atleta tremesse, aumentando assim a sua precisão. Na época, ele foi um dos três finalistas em duas modalidades: na prova de pistola de 50 m e na prova de pistola de ar de 10 m. Por isso, o COI o excluiu das competições e suas medalhas foram cassadas.

▶ ETAPAS INICIAIS DOS EXAMES ANTIDOPAGEM

A AMA controla a dopagem no esporte por meio da análise toxicológica do material fornecido pelo próprio atleta, o que pode ser realizado nos períodos dentro e fora das competições. As etapas de controle de dopagem são divididas entre planejamento, seleção e notificação dos atletas, coleta e transporte das amostras, análise laboratorial e gestão dos resultados.

Todas as análises realizadas para o controle de dopagem devem ser executadas em laboratórios credenciados pela AMA. Além de comprovar primor na realização de suas análises, o laboratório deve apresentar sistema de gestão que garanta a excelência de seus resultados, o que exige um complexo sistema de garantia da qualidade. Qualquer laboratório que deseje ser credenciado pela AMA deve obedecer a um documento publicado por esse órgão, denominado "Norma Internacional para Laboratórios", no qual estão especificados os devidos padrões de qualidade e os documentos técnicos que ditam os critérios que devem ser atendidos para o credenciamento. Os laboratórios devem obter e manter o credenciamento pela AMA, obedecendo à Norma ISO-17025.

O Programa Mundial Antidopagem abrange elementos para garantir a harmonização entre os laboratórios e as melhores práticas em níveis nacional e internacional. Assim, podem ser citados o Código Antidopagem, os Padrões Internacionais e Modelos de Boas Práticas e as Diretrizes para os Laboratórios. A Norma Internacional para Laboratórios tem como objetivos garantir que os laboratórios credenciados produzam resultados probatórios confiáveis e facilitar a harmonização nos testes bioanalíticos. Além disso, esses laboratórios devem se submeter regularmente à auditoria por órgãos certificadores, como o COI, ao credenciamento pelas normas ISO-9000 e ISO-17025, assim como por auditoria interna.

Todo o sistema envolve a cadeia de custódia da amostra e a rastreabilidade das análises e documentos, com a finalidade de preservar a integridade dos espécimens coletados, a identidade do atleta e a confiabilidade dos testes realizados. Para isso, duas amostras são coletadas, de modo sigiloso, e são identificadas como A e B, de modo que a amostra a ser analisada será a amostra A (prova) e a amostra B será armazenada para servir de contraprova, caso seja necessário realizar uma reanálise de um possível resultado analítico adverso. Com o objetivo de evitar as fraudes, foi desenvolvido todo um sistema que se inicia na coleta supervisionada e na adição de corante azul na água do vaso sanitário para evitar diluições da amostra. O próprio atleta transfere a urina para os frascos, selando-os e identificando-os com um código.

É importante ressaltar que a AMA escolhe, aleatoriamente, os competidores para fazerem exames *antidoping* e que a coleta de amostra pode ser realizada ao término de uma competição ou durante toda e qualquer hora da vida ativa em campeonatos e competições do atleta.

TÉCNICAS ANALÍTICAS APLICADAS NO CONTROLE DE DOPAGEM

As matrizes convencionais mais utilizadas no controle de dopagem pela AMA são o sangue e a urina. A urina é a amostra de escolha por apresentar diversas vantagens, como a facilidade para coletar, a disponibilidade de amostra, a coleta ser menos invasiva, além de que se constitui como a principal via de eliminação de substâncias. Dessa forma, a análise é realizada por meio da identificação dos fármacos e/ou seus produtos de biotransformação. Além disso, seu uso já é bem estabelecido em análises toxicológicas.

Uma das grandes vantagens da amostra de sangue em relação à urina é a interpretação da correlação de concentração da substância com o efeito que ela produz. Muitas substâncias não são excretadas na urina em quantidades significativas, como é o caso do GH, que é encontrado na concentração de 0,1% na urina. Portanto, esse tipo de substância é mais facilmente detectável no sangue. A análise de GH é, particularmente, uma tarefa bem desafiadora para os analistas, porque a sequência de aminoácidos desse hormônio recombinante é idêntica à da principal isoforma de GH secretada pela hipófise. Para isso, podem ser utilizadas duas abordagens: a direta e a indireta. Entre a análise direta, estão o permissivo (hipófise) e o específico (recombinante). O permissivo mede a composição da isoforma de GH por imunoensaio diferencial, no qual o foco principal são todas as isoformas de GH. O específico é direcionado à isoforma de GH recombinante. A abordagem indireta envolve a medição de proteínas dependentes de GH, como o sistema IGF e o colágeno/osso.

Assim como o GH, a testosterona também é uma substância endógena, ou seja, é produzida pelo próprio organismo e está presente na urina. No caso da testosterona, ela apresenta uma avaliação da caracterização do seu uso bem estabelecida, por meio da relação da concentração de testosterona e epitestosterona (T/E) na urina, pela qual a relação T/E maior do que 4 sugere alteração em sua condição fisiológica, algum estado patológico ou abuso de testosterona pelo atleta.

Nesse caso, para realizar a identificação de esteroides endógenos, como os citados, é feita sua determinação isotópica, com base na cromatografia em fase gasosa (GC/C/IRMS), com a consequente combustão dos compostos de CO_2 e a análise por espectrometria de massas de razão isotópica. Essa técnica demonstra a razão isotópica entre os carbonos (C_{12} e C_{13}) e está fundamentada no fato de que a testosterona sintética tem diferentes proporções de ^{13}C e ^{12}C em sua estrutura – quando comparada ao esteroide endógeno. Outras substâncias são analisadas por essa técnica, como a boldenona, a prednisona, a prednisolona, o formestano e a 19-norandrosterona.

Outro desafio do controle de dopagem é a interpretação dos resultados, pois envolve os produtos de biotransformação das substâncias analisadas que sofrem modificações, como a funcionalização ou a conjugação, fazendo com que as moléculas se tornem mais polares e aumentando a sua solubilidade em urina. A substância pode ser eliminada em sua estrutura original ou pode sofrer reações no organismo e se converter em metabólitos, que podem ser compostos constantes na lista da AMA. Um exemplo clássico são os compostos anfetamínicos (como metanfetamina, clobenzorex e femproporex), que são biotransformados em anfetamina, e esta, por sua vez, em fenilpropanolamina (mesmo produto de biotransformação da efedrina) (Figura 45.1). Outro exemplo são os opiáceos, em que a morfina (ou a morfina conjugada com ácido glicurônico) pode ser proveniente do uso da própria morfina (proibida no esporte), da heroína (droga ilícita igualmente proibida no esporte) ou da codeína, que não consta na lista de substâncias proibidas da AMA (Figura 45.2). Isso torna mais difícil a interpretação dos resultados, ao se tentar distinguir a correta substância que foi utilizada pelo atleta.

O fluxo analítico empregado pela AMA no controle de dopagem é composto pela coleta da amostra, triagem e confirmação do resultado, sendo que cada substância apresenta um valor de referência que determina a presença de um resultado analítico adverso (Tabela 45.1).

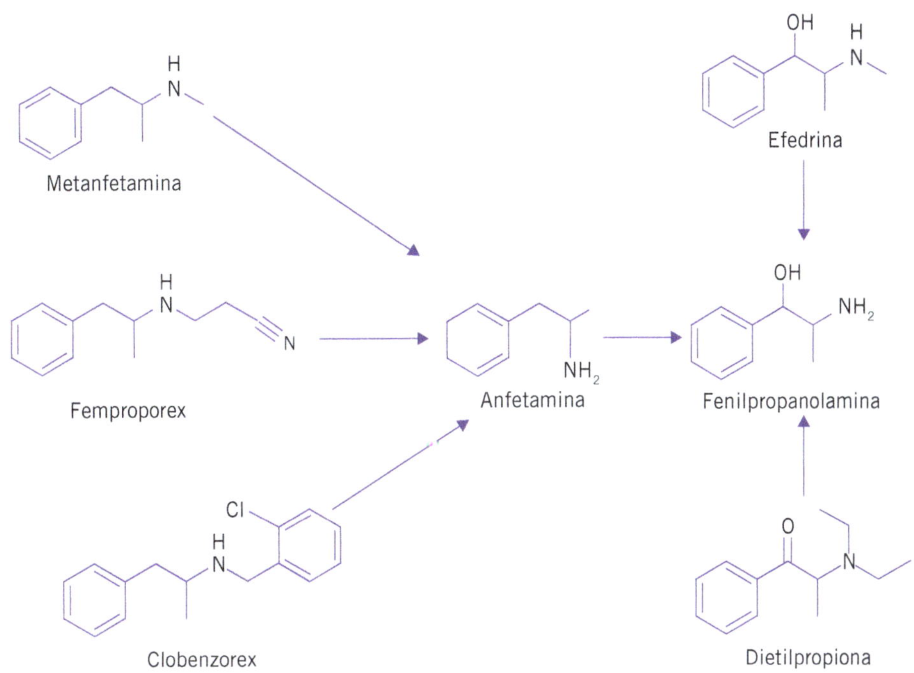

Figura 45.1 Biotransformação de compostos anfetamínicos e efedrina.

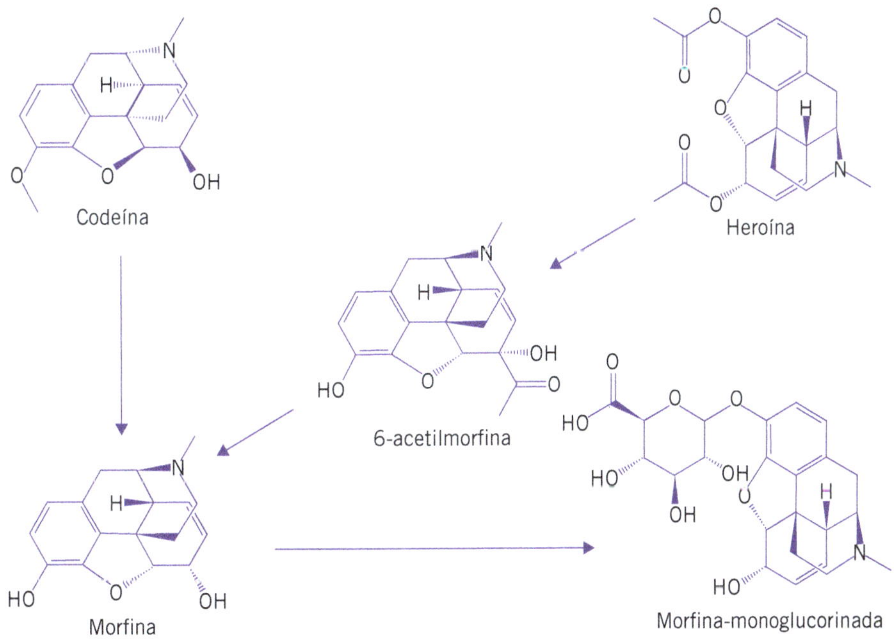

Figura 45.2 Biotransformação de opiáceos.

Tabela 45.1 Substâncias proibidas e respectivos valores de referência de concentração urinária, acima dos quais o resultado é considerado positivo (resultado analítico adverso).

Substância	Valor de referência
Ácido 11-nor-Δ-9-tetraidrocanabinol-9-carboxílico	150 nanogramas/mL
Catina	5 microgramas/mL

(continua)

Tabela 45.1 Substâncias proibidas e respectivos valores de referência de concentração urinária, acima dos quais o resultado é considerado positivo (resultado analítico adverso). (*Continuação*)

Substância	Valor de referência
Efedrina	10 microgramas/mL
Epitestosterona	200 nanogramas/mL
Formoterol	40 nanogramas/mL
Metilefedrina	10 microgramas/mL
Morfina	1 micrograma/mL
19-norandrosterona	2 nanogramas/mL
Pseudoefedrina	150 microgramas/mL
Salbutamol	1 micrograma/mL*
Testosterona/epitestosterona	Relação 4/1

*A concentração de salbutamol na urina maior do que 1 micrograma/mL é definida como violação do *doping*. As concentrações maiores do que 100 nanogramas/mL devem ser consideradas resultado adverso analítico para o uso de β2-agonistas.
Fonte: Desenvolvida pela autoria.

A análise não é quantitativa, porque a concentração encontrada na urina é um reflexo do tempo decorrido entre a utilização do fármaco e a coleta de amostra, além da variação do fluxo e do pH urinário. Como citado anteriormente, a análise laboratorial é dividida em triagem e confirmação. A etapa da triagem é realizada para descartar os resultados negativos. Em geral, ela detecta classes de substâncias e não tem especificidade suficiente para determinar uma única substância. Entre as técnicas mais empregadas na etapa da triagem, no controle da dopagem, estão os imunoensaios, a eletroforese de focalização isoelétrica, a cromatografia gasosa (GC) e a cromatografia líquida (HPLC).

Com o intuito de identificar as substâncias proibidas, a amostra deve passar por extrações para isolar o analito de interesse. Outras passam pelo processo de derivatização, que torna a molécula mais volátil e estável termicamente, com a finalidade de aumentar a sensibilidade da análise. São várias as extrações envolvidas no preparo de amostras, e seu emprego depende da substância a ser analisada.

É necessária a utilização de uma técnica com mais sensibilidade e especificidade para analisar as amostras positivas na etapa da triagem. Para isso, são utilizadas técnicas hifenadas, como a cromatografia líquida ou gasosa, acoplada a um espectrômetro de massas. O espectrômetro de massas é um equipamento que fornece a identidade digital da molécula, ou seja, permite a identificação por um espectro de massa único para cada composto químico, sendo considerada técnica importante na identificação de substâncias em análises toxicológicas. Ele é fundamental na análise antidopagem para identificar a substância utilizada, pois detecta a maioria das substâncias encontradas na lista da AMA.

A maioria das substâncias exógenas, como estimulantes, narcóticos analgésicos, agentes anabólicos sintéticos, β2-agonistas, diuréticos, hormônios peptídicos e glicoproteicos, é identificada por meio de técnicas hifenadas. Quando as concentrações das substâncias encontradas na urina são muito pequenas, torna-se necessário o uso de espectrômetros de massa de alta resolução (HRMS) ou de espectrometria de massas em tandem (MS/MS).

Atualmente, as proteínas recombinantes, a eritropoietina recombinante e o hormônio do crescimento humano são analisados diretamente no sangue, pelo emprego de focalização isoelétrica e imunoensaios, e indiretamente, pela avaliação de alterações nos parâmetros hematopoiéticos selecionados. O método indireto foi o primeiro a ser utilizado e envolve marcadores secundários no sangue, sendo importante para a detecção de rHEPO injetado por um longo período, porque analisa vários parâmetros, como porcentagem de reticulócitos e de macrócitos, nível de hematócrito, concentração de EPO sérica e de receptores de transferritina solúveis no soro. Os níveis de EPO variam ao longo do tempo e em função de alguns parâmetros, como gênero, etnia e altitude; portanto, medir somente a concentração de EPO pode não ser útil, tornando o método indireto muito importante na associação para a interpretação do resultado final.

O método direto identifica a própria rHEPO e seus metabólitos. Detectar diretamente o hormônio EPO significa que a EPO exógena e recombinante deve ser diferenciada da EPO natural e endógena. Nesses casos, é aplicada uma técnica com base no fato de que as isoformas de EPO recombinantes e endógenas possuem diferentes padrões de glicosilação, podendo ser distinguidas de acordo com as diferentes cargas das estruturas de açúcar. Atualmente, sabe-se que a EPO, tanto a natural quanto a recombinante, apresenta micro-heterogeneidade em suas estruturas, contendo diversas isoformas com diferenças de carga, podendo ser separadas por focalização isoelétrica (isoeletricidade). Há duas formas de EPO recombinante, α e β. Apesar de serem muito semelhantes entre si, a EPO β tem uma banda mais básica com menor mobilidade na eletroforese do que a EPO endógena, podendo-se diferenciar a EPO endógena da EPO recombinante, separando as eritropoietinas alfa (α), beta (β), ômega (Ω) e delta (Δ) e a darbepoietina α. Portanto, a análise da EPO tem por base a imunotransferência (*immunoblotting*) dos padrões de EPO na urina.

O *doping* genético é o resultado de testes de terapia gênica, nos quais os principais alvos primários são a eritropoietina, o hormônio de crescimento humano, o fator de crescimento semelhante à insulina-1, o receptor-Δ ativado por proliferador de peroxissomo e os genes inibidores de miostatina. Atualmente, não há metodologia-padrão para ser aplicada no controle do *doping* genético.

De modo geral, uma das abordagens mais utilizadas para a detecção de vetores terapêuticos e a expressão transgênica é a reação em cadeia da polimerase em tempo real (PCR). Essa técnica permite a identificação de diferentes sequências de DNA e faz medições qualitativas e quantitativas do RNA mensageiro que foi transcrito por um gene candidato. Outra técnica que tem sido estudada com o propósito da detecção do *doping* genético é a cromatografia líquida acoplada ao espectrômetro de massas de alta resolução, pois essa metodologia é muito utilizada em estudos ômicos (transcriptômica, metabolômica e proteômica), podendo analisar os analitos produzidos por genes recombinantes. Enquanto isso, a AMA vem investindo em pesquisas, com o objetivo de obter um método efetivo, confiável e sensível, com aplicação clínica, para implementar na rotina de seus laboratórios credenciados.

Um dos estudos patrocinados foi o de Tubigen e Mainz, na Alemanha, o qual tem sido muito citado na detecção do *doping* genético, por ser um método de detecção direto em amostras de sangue do atleta e por oferecer respostas qualitativas sobre a presença ou não dos DNA transgênicos. Esse método visa a detecção da transferência de genes e dos genes de dopagem mais comuns, apresentando segurança, confiabilidade e sensibilidade, pois pode detectar pequenas partes do DNA transgênico no sangue.

PREVALÊNCIA DA DOPAGEM

Os laboratórios credenciados pela AMA emitem um relatório de resultados positivos, no qual se pode verificar a prevalência do *doping* entre os atletas. De acordo com o relatório emitido pela AMA, em 2017, entre todas as federações participantes, os esportes que apresentam maior número de resultados analíticos adversos, ou seja, resultados positivos, foram: fisiculturismo (22%), atletismo (20%) e ciclismo (18%). Os que apresentaram menor índice de resultados positivos foram os esportes aquáticos (3%), boxe (4%) e *rugby* (4%).

Dados do relatório oficial de violações das regras antidopagem, emitido pela AMA, demonstraram que, em 2017, foram analisadas 245.232 amostras pelos laboratórios credenciados, das quais 2.749 apresentaram resultados analíticos adversos, ou seja, as amostras positivas representaram uma taxa de 1% (Tabela 45.2). A Tabela 45.3 apresenta as principais classes detectadas entre os anos 1994 e 2018. Esses resultados demonstram o número de positivos, não se referindo à quantidade de atletas que violaram as regras antidopagem.

Ao longo dos anos de 1994 a 2018, a classe que apresentou mais resultados analíticos adversos foi a dos esteroides anabólicos androgênicos, seguida dos estimulantes, canabinoides e glicocorticoides.

No relatório emitido pela AMA em 2018, as 5 substâncias mais identificadas pelos laboratórios credenciados foram clembuterol, estanozolol, furosemida, canabinoides e meldônio. Apesar da proibição do meldônio em 2016, esses dados demonstram que ele ainda é uma substância que apresenta alto índice de uso entre os atletas de elite (Tabela 45.4).

Tabela 45.2 Resultados dos exames realizados pelos laboratórios da AMA até 2018, emitidos pelo sistema de gerenciamento e administração antidopagem.

Grupo de substâncias	Ocorrências	Porcentagem
S1 – Agentes anabólicos	1.823	44%
S6 – Estimulantes	605	15%
S5 – Diuréticos e outros agentes mascarantes	589	14%
S4 – Hormônios e moduladores metabólicos	350	9%
S9 – Glicocorticoides	284	7%
S3 – β2-agonistas	164	4%
S8 – Canabinoides	141	3%
S2 – Hormônios peptídicos	115	3%
S7 – Narcóticos	24	1%
P1 – Betabloqueadores	18	0,4%
M1 – Manipulação do sangue e componentes sanguíneos	3	0,07%
M2 – Manipulação química e física	1	0,02%

Fonte: AMA, 2018.

Tabela 45.3 Principais classes detectadas entre 1994 e 2018, de acordo com os relatórios anuais *Anti-Doping Testing Figures Report* emitidos pela AMA.

Classes	1994	1995	1996	1997	1998	1999	2000	2001	2002	2003	2004	2005	2006	2007	2008	2009	2010	2011	2012	2013	2014	2015	2016	2017	2018
Agentes anabólicos	891	986	1.131	967	856	973	946	914	966	872	1.191	1.864	1.996	2.322	3.259	3.297	3.374	3.325	2.279	3.320	1.479	1.728	1.804	1.813	1.823
Hormônios	3	9	4	5	12	20	12	26	41	85***	86**	183**	72**	59**	135***	150***	161***	70	74	202	145	528	721	321	350
Agonistas β2*	–	–	–	393	479	536	489	398	382	297	381	609	631	399	350	303	209	225	131	138	122	115	172	157	164
Diuréticos + agentes mascarantes	78	73	60	101	92	142	96	126	159	142	157	246	290	359	436	273	396	368	322	393	389	428	499	614	589
Estimulantes	347	31–	281	356	412	532	453	352	392	516	382	509	490	793	472	325	574	718	697	530	474	528	568	577	605
Narcóticos	42	34	37	47	18	9	14	29	13	26	15	17	16	21	28	24	20	20	26	43	26	21	49	73	24
Canabinoides	75	224	154	164	233	312	295	298	347	378	518	503	553	576	496	399	533	447	406	188	73	127	110	154	141
Corticosteroides	2	–	–	–	–	–	89	46	249	286	548	325	282	288	316	265	234	274	365	330	252	215	184	224	284
Betabloqueadores	15	14	6	11	12	24	21	20	15	30	25	42	28	27	31	38	30	21	13	25	25	19	14	12	18
Melhoradores da transferência de oxigênio	–	–	–	–	–	–	–	–	–	–	2	–	–	3	–	–	–	1	0	0	0	0	0	0	3
Manipulação química e física	–	–	–	–	–	–	–	–	–	2	–	–	4	3	–	5	6	3	1	1	3	1	4	0	1

*Classificados como agentes anabólicos desde 1996.
**Hormônios e substâncias relacionadas + agentes com atividade antiestrogênica.
***Hormônios e substâncias relacionadas + hormônios antagonistas e moduladores.
Fonte: AMA, 2018.

Tabela 45.4 Substâncias mais encontradas de acordo com a sua classificação.

Grupo de substâncias	Substâncias	Ocorrências
S1.1 – Agentes anabólicos	Estanozolol	235
S1.2 – Outros agentes anabólicos	Clembuterol	320
S6 – Estimulantes	Anfetamina	95
S5 – Diuréticos e outros agentes mascarantes	Furosemida	172
S4 – Hormônios e moduladores metabólicos	Meldônio	111
S9 – Glicocorticoides	Prednisolona	77
S3 – β2-agonistas	Terbutalina	87
S8 – Canabinoides	Carboxi-THC	141
S2 – Hormônios peptídicos	Eritropoietina	60
S7 – Narcóticos	Oxicodona	8
P1 – Betabloqueadores	Bisoprolol	7
M1 – Manipulação do sangue e componentes sanguíneos	Transfusão de sangue homóloga	3
M2 – Manipulação química e física	Manipulação química e física	1

Fonte: AMA, 2018.

CONSIDERAÇÕES FINAIS

O esporte é muito importante para a sociedade, pois dissemina princípios e valores que se tornam parte da personalidade dos atletas. A prática de esportes está relacionada à promoção da saúde, do bem-estar e da melhoria da qualidade de vida. Assim, o atleta recebe um peso importante de promoçao à saúde e deve ser um exemplo para toda a sociedade. O espírito esportivo está descrito no Código da AMA, com valores a serem seguidos: respeito pelas regras, leis, por si próprio e pelos demais atletas, caráter e educação, saúde do atleta, jogo limpo e honestidade, ética e excelência no desempenho (*fair play*). O *doping* vem no sentido contrário a esses valores e princípios, pois o uso de agentes proibidos, com o objetivo de melhorar o desempenho físico em uma competição, é antiético, desleal e desonesto, além de expor o competidor a riscos importantes para a sua saúde física e mental. O atleta deve estar ciente de que, ao fazer uso de substâncias ou métodos proibidos que melhorem sua *performance*, ele pode ocasionar o fim de uma carreira, conquistada ao longo de muito esforço, suor e dedicação.

A luta contra o *doping* é uma luta mundial e com significativa preocupação das entidades de administração desportiva, que trabalham por competições justas, por médicos que procurem fornecer orientação adequada para os atletas e por governos que se tornem responsáveis pelo controle de dopagem em seus países. Mas, entre todas as formas de se combater o *doping*, um grande obstáculo é a dificuldade analítica encontrada pelos laboratórios credenciados pela AMA.

Em toda a história da luta contra o *doping* no esporte, houve a necessidade de os laboratórios antidopagem supervisionarem constantemente novos medicamentos em estudo e novos lançamentos no mercado que, de alguma forma, são capazes de melhorar o desempenho atlético. O maior desafio é descobrir técnicas de detecção na mesma velocidade com que são descobertas novas substâncias. A cada surgimento de um novo fármaco, pesquisadores analíticos correm contra o tempo para implementarem técnicas para a identificação dessas novas substâncias.

É extremamente importante o desenvolvimento de novas tecnologias analíticas, na luta antidopagem. Para isso, são necessários muito investimento financeiro e conhecimento analítico sobre as drogas. Além disso, é fundamental a educação dos atletas e de sua equipe de apoio, para que optem pela conduta correta no esporte, preservando assim a integridade física e mental dos competidores.

BIBLIOGRAFIA

ABRAHIN, O.S.C.; SOUSA, E.C.; SANTOS, A.M. Prevalence of the use of anabolic-androgenic steroids in Brazil: a systematic review. *Substance Use & Misuse*, v. 49, p. 1156-1162, 2014.

ABRAHIN, O. et al. Anabolic-androgenic steroid use among Brazilian women: an exploratory investigation. *Journal of Substance Use*, v. 22, n. 3, p. 246-252, 2017.

AKPAN, I. et al. The effects of a soluble activin type IIB receptor on obesity and insulin sensitivity. *International Journal of Obesity*, v. 33, n. 11, p. 1265-1273, 2009.

ALQURAINI, H.; AUCHUS, R.J. Strategies that athletes use to avoid detection of androgenic-anabolic steroid doping and sanctions. *Molecular and Cellular Endocrinology*, v. 464, p. 28-33, 2018.

AQUINO NETO, F.R. O papel do atleta na sociedade e o controle de dopagem no esporte. *Revista Brasileira de Medicina do Esporte*, v. 7, n. 4, p. 138-148, 2001.

AMERICAN COLLEGE OF SPORTS MEDICINE POSICIONAMENTO OFICIAL. O uso do doping sanguíneo como recurso ergogênico. *Revista Brasileira de Medicina do Esporte*, v. 5, n. 5, p. 194-201, 1999.

ARAZI, H.; MOHAMMADJAFARI, H.; ASADI, A. Use of anabolic androgenic steroids produces greater oxidative stress responses to resistance exercise in strength-trained men. *Toxicology Reports*, v. 4, p. 282-286, 2017.

BOSCO, F.A.P.; BRAZ, J.R.C. Betabloqueadores em anestesiologia: aspectos farmacológicos e clínicos. *Rev Bras Anestesiol*, v. 51, p. 431-447, 2001.

AZZAZY, H.M.E.; MANSOUR, M.M.H.; CHRISTENSON, R.H. Doping in the recombinant era: strategies and counterstrategies. *Clinical Biochemistry*, v. 38, n. 11, p. 959-965, 2005.

BAIRROS, A.V.; PREVEDELLO, A.A.; MORAES, L.L.S. Doping genético e possíveis metodologias de detecção. *Revista Brasileira Ciência Esporte*, v. 33, n. 4, p. 1055-1069, 2011.

BARBALHO, M.S.M.; BARREIROS, F.P. The use and effect of anabolic androgenic steroids in sports. *International Journal of Sports Science*, v. 5, n. 5, p. 171-179, 2015.

BARKAI, G. et al. Human chorionic gonadotrophin and trisomy 18. *American Journal of Medical Genetics*, v. 41, n. 1, p. 52-53, 1991.

BARON, D.A.; MARTIN, D.M.; MAGD, S.A. Doping in sports and its spread to at-risk populations: an international review. *World Psychiatry*, v. 6, p. 118-123, 2007.

BEAMISH, R.; RITCHIE, I. The spectre of steroids: nazi propaganda, cold war anxiety and patriarchal paternalism. *The International Journal of the History of Sport*, v. 22, n. 5, p. 777-795, 2005.

BENATTI, F.B.; LANCHA, A.H. Leptina e exercício físico aeróbio: implicações da adiposidade corporal e insulina. *Revista Brasileira de Medicina do Esporte*, v. 13, n. 4, p. 263-269, 2007.

BEUCK, S.; SCHÄNZER, W.; THEVIS, M. Hypoxia-inducible factor stabilizers and other small-molecule erythropoiesis-stimulating agents in current and preventive doping analysis. *Drug Testing and Analysis*, v. 4, n. 11, p. 830-845, 2012.

BREIDBACH, A. et al. Detection of recombinant human erythropoietin in urine by isoelectric focusing. *Clinical Chemistry*, v. 49, n. 6, p. 901-907, 2003.

BRZEZIAŃSKA, E.; DOMAŃSKA, D.; JEGIER, A. Gene doping in sport: perspectives and risks. *Biology of Sport*, v. 31, n. 4, p. 251-259, 2014.

CAMPOS, D.R.; YONAMINE, M.; ALVES, M.J.N.N. et al. Determinação de esteroides androgênicos anabólicos em urina por cromatografia gasosa acoplada à espectrometria de massas. *Revista Brasileira de Ciências Farmacêuticas*, v. 41, n. 4, 2005.

CAMPOS, D.R.; YONAMINE, M.; MOREAU, R.L.M. Marijuana as doping in sports. *Sports Medicine*, v. 33, n. 6, p. 395-399, 2003.

CRUZAT, V.F. et al. Hormônio do crescimento e exercício físico: considerações atuais. *Revista Brasileira de Ciências Farmacêuticas*, v. 44, n. 4, p. 549-562, 2008.

DAMIANI, D.; DAMIANI, D. Pharmacological management of children with short stature: the role of aromatase inhibitors. *Jornal de Pediatria*, v. 83, n. 5, p. 172-177, 2007.

DE OLIVEIRA, C.D.R.; BAIRROS, A.V.; YONAMINE, M. Blood doping: risks to athletes' health and strategies for detection. *Substance Use and Misuse*, v. 49, n. 9, p. 1168-1181, 2014.

DE ROSE, E.H. Doping in athletes: an update. *Clinics in Sports Medicine*, v. 27, n. 1, p. 107-130, 2008.

DE FRANCESCO, L. The faking of champions. *Nature Biotechnology*, v. 22, n. 9, p. 1069-1071, 2004.

DIB, J. et al. Mass spectrometric characterization of the hypoxia-inducible factor (HIF) stabilizer drug candidate BAY 85-3934 (molidustat) and its glucuronidated metabolite BAY-348, and their implementation into routine doping controls. *Drug Testing and Analysis*, v. 9, n. 1, p. 61-67, 2017.

DOCHERTY, J.R. Pharmacology of stimulants prohibited by the World Anti-Doping Agency (WADA). *British Journal of Pharmacology*, v. 154, n. 3, p. 606-622, 2008.

DUNN, J.D. et al. Using a portable ion mobility spectrometer to screen dietary supplements for sibutramine. *Journal of Pharmaceutical and Biomedical Analysis*, v. 54, n. 3, p. 469-474, 2011.

ERBAYRAKTAR, S. et al. Asialoerythropoietin is a nonerythropoietic cytokine with broad neuroprotective activity in vivo. *Proceedings of the National Academy of Sciences of the United States of America*, v. 100, n. 11, p. 6741-6746, 2003.

FEDER, M.G. et al. Informações sobre o uso de medicamentos no esporte. *Revista Brasileira de Medicina do Esporte*, v. 6, n. 4, p. 125-130, 2000.

FERREIRA, M.C.F. et al. Moduladores seletivos do receptor estrogênico: novas moléculas e aplicações práticas. *Femina*, v. 39, n. 9, p. 433-441, 2011.

FURLANELLO, F. et al. Arrhythmogenic effects of illicit drugs in athletes. *Italian Heart Journal*, v. 4, n. 12, p. 829-837, 2003.

GIBBONS, S.; ZLOH, M. An analysis of the "legal high" mephedrone. *Bioorganic and Medicinal Chemistry Letters*, v. 20, n. 14, p. 4135-4139, 2010.

GOLDMAN, A.; BASARIA, S. Adverse health effects of androgen use. *Molecular and Cellular Endocrinology*, v. 464, p. 46-55, 2017.

GUDDAT, S. et al. Clenbuterol: regional food contamination a possible source for inadvertent doping in sports. *Drug Testing and Analysis*, v. 4, n. 6, p. 534-538, 2012.

HAISMA, H.J.; DE HON, O. Gene doping. *International Journal of Sports Medicine*, v. 27, n. 4, p. 257-266, 2006.

HANDELSMAN, D.J. Indirect androgen doping by oestrogen blockade in sports. *British Journal of Pharmacology*, v. 154, n. 3, p. 598-605, 2008.

HOFFMAN, J.R. et al. Position stand on androgen and human growth hormone use. *J Strength Cond Res*, v. 23, s. 5, p. 1-59, 2009.

HOLT, R.I.G.; EROTOKRITOU-MULLIGAN, I.; SÖNKSEN, P.H. The history of doping and growth hormone abuse in sport. *Growth Hormone & IGF Research*, v. 19, p. 320-326, 2009.

HORIE, M. et al. Proteomic profiling of K-11706 responsive proteins. *International Journal of Sports Medicine*, v. 32, n. 7, p. 559-564, 2011.

HOSTRUP, M. et al. Beta2-adrenoceptor agonist salbutamol increases protein turnover rates and alters signalling in skeletal muscle after resistance exercise in young men. *Journal of Physiology*, v. 596, n. 17, p. 4121-4139, 2018.

HUESTIS, M.A.; MAZZONI, I.; RABIN, O. Cannabis in sport. *National Institute of Healthy*, v. 41, n. 11, p. 949-966, 2011.

IMAGAWA, S. et al. A GATA-specific inhibitor (K-7174) rescues anemia induced by IL-1beta, TNF-alpha, or L-NMMA. *The FASEB journal:* official publication of the Federation of American Societies for Experimental Biology, v. 17, n. 12, p. 1742-1744, 2003.

IMAGAWA, S. et al. Does K-11706 enhance performance and why? *International Journal of Sports Medicine*, v. 28, n. 11, p. 928-933, 2007.

JELKMANN, W. Erythropoietin doping: cardiovascular effects in athletes. *Ann Sports Med Res*, v. 7, n. 1, p. 1-9, 2020.

KAPLA, E. *How weed became 'whatever'*: leagues are ditching old policies. ESPN, 2020. Disponível em: <https://www.espn.com/nfl/story/_/id/29114415/future-marijuana-drug-policy-nfl-pro-sports>. Acesso em: 24 out. 2020.

KICMAN, A.T. Biochemical and physiological aspects of endogenous androgens. *Doping in Sports in Handbook of Experimental Pharmacology*, v. 195, p. 25-64, 2009.

LASNE, F.; DE CEAURRIZ, J. Recombinant erythropoietin in urine. *Nature*, v. 405, n. 6787, p. 635, 2000.

LEMMINGER, A. K. et al. Effect of beta2-adrenergic agonist and resistance training on maximal oxygen uptake and muscle oxidative enzymes in men. *Scandinavian Journal of Medicine and Science in Sports*, v. 29, n. 12, p. 1881-1891, 2019.

LJUNGQVIST, A. Brief history of anti-doping. *Medicine and Sport Science*, v. 62, p. 1-10, 2017.

MARINAS, M. et al. A nuclear magnetic resonance (1 H and 13 C) and isotope ratio mass spectrometry (d 13 C, d 2 H and d 18 O) study of Andalusian olive oils. *Rapid Communications in Mass Spectrometry*, v. 24, p. 1457-1466, 2010.

MARTIN, L. et al. A validated, sensitive electrophoretic method for the detection of activin receptor type II-Fc fusion proteins in human blood. *Drug Testing and Analysis*, v. 10, n. 8, p. 1226-1236, 2018.

MEYER, M.R.; MAURER, H.H. Metabolism of designer drugs of abuse: an updated review. *Current Drug Metabolism*, v. 11, n. 5, p. 468-482, 2010.

MOMAYA, A.; FAWAL, M.; ESTES, R. Performance-enhancing substances in sports: a review of the literature. *Sports Medicine*, v. 45, n. 4, p. 517-531, 2015.

MOTTRAM, D.R. *Drugs in sports*. 5. ed. New York: Routledge Taylor & Francis Group, 2011. 414 p.

MÜLLER, R.K. History of doping and doping control. Doping in sports. *In: Handbook of Experimental Pharmacology*, v. 195, 2010.

NARDY, N.B.; TEIXEIRA, L.A.K.; SILVA, E.F.A. Gene therapy. *Ciência e saúde coletiva*, v. 7, n. 01, p. 109-116, 2002.

PASQUA, L.A. et al. ACTN 3 e desempenho esportivo: um gene candidato ao sucesso em provas de curta e longa duração. *Revista Brasileira de Cineantropometria e Desempenho Humano*, v. 13, n. 6, p. 477-483, 2011.

PAULI, J.R. et al. Glicocorticoides e síndrome metabólica: aspectos favoráveis do exercício físico nesta patofisiologia. *Revista Portuguesa de Ciências do Desporto*, v. 6, n. 2, p. 217-228, 2006.

PAWAR, R.S.; GRUNDEL, E. Overview of regulation of dietary supplements in the USA and issues of adulteration with phenethylamines (PEAs). *Drug Testing and Analysis*, v. 9, n. 3, p. 500-517, 2017.

PEREZ, A.D. Selective estrogen receptor modulators (SERMS). *Arquivo Brasileiro de Endocrinologia e Metabolismo*, v. 50, n. 4, p. 720-734, 2006.

PESTA, D.H. et al. The effects of caffeine, nicotine, ethanol, and tetrahydrocannabinol on exercise performance. *Nutrition and Metabolism*, v. 10, n. 1, p. 1-15, 2013.

RASSIER, D.J.E.; NATALI, A.J.; DE ROSE, E.H. Doping sanguíneo no esporte. *Revista Brasileira de Educação Física*, v. 10, n. 1, p. 76-86, 1996.

REIS, M.R.; RAMIREZ, A. Analisar métodos de detecção de doping genético. *Journal of Chemical Information and Modeling*, v. 53, n. 9, p. 1689-1699, 2019.

ROBINSON, N. et al. Erythropoietin and blood doping. *British Journal of Sports Medicine*, v. 40, n. 1, p. 30-34, 2006.

ROCHA, M.; AGUIAR, F.; RAMOS, H. O uso de esteroides androgénicos anabolizantes e outros suplementos ergogénicos: uma epidemia silenciosa. *Revista Portuguesa de Endocrinologia, Diabetes e Metabolismo*, v. 9, n. 2, p. 98-105, 2014.

RODRIGUES, C. et al. Analysis of tricyclic antidepressant drugs in plasma by means of solid-phase microextraction-liquid chromatography-mass spectrometry. *Journal of Mass Spectrometry*, v. 42, n. 10, p. 1342-1347, 2007.

SAGOE, D. et al. The global epidemiology of anabolic-androgenic steroid use: a meta-analysis and meta-regression analysis. *Annals of Epidemiology*, n. 24, p. 383-398, 2014.

SAUGY, M. et al. Cannabis and sport. *British Journal of Sports Medicine*, v. 40, n. 1, p. 13-16, 2006.

SILVA, N.O.; APARECIDO, L.A.; SIMIONI, P.U. A eritropoetina recombinante no "doping": uma atualização da literatura. *Revista Ciência & Inovação – FAM*, v. 4, n. 1, p. 4-9, 2019.

SIRÉN, A. L. et al. Therapeutic Potential of erythropoietin and its structural or functional variants in the nervous system. *Neurotherapeutics*, v. 6, n. 1, p. 108-127, 2009.

TAVARES, V.; HIRATA, M.H.; HIRATA, R.D.C. Receptor ativado por proliferadores de peroxissoma gama (Ppargama): estudo molecular na homeostase da glicose, metabolismo de lipídeos e abordagem terapêutica. *Arquivos Brasileiros de Endocrinologia & Metabologia*, v. 51, n. 4, p. 526-533, 2007.

THEVIS, M. et al. Characterization of two major urinary metabolites of the PPARδ-agonist GW1516 and implementation of the drug in routine doping controls. *Analytical and Bioanalytical Chemistry*, v. 396, n. 7, p. 2479-2491, 2010.

THEVIS, M. et al. Determination of N-desmethyl- and N-bisdesmethyl metabolites of sibutramine in doping control analysis using liquid chromatography-tandem mass spectrometry. *European Journal of Mass Spectrometry*, v. 12, n. 2, p. 129-136, 2006.

THEVIS, M.; SCHÄNZER, W. Detection of SARMs in doping control analysis. *Molecular and Cellular Endocrinology*, v. 464, p. 34-45, 2018.

TUCKER, J. et al. Unapproved pharmaceutical ingredients included in dietary supplements associated with US Food and Drug Administration warnings. *JAMA network open*, v. 1, n. 6, p. e183337, 2018.

TURNER, N.C. et al. Overall survival with palbociclib and fulvestrant in advanced breast cancer. *New England Journal of Medicine*, v. 379, n. 20, p. 1926-1936, 2018.

UNAL, M.; UNAL, O.D. Gene doping in sports. *Sports Medicine*, v. 34, n. 6, p. 357-362, 2004.

WADA – World Anti-Doping Agency. *The World Anti-Doping Code*: international standards – the prohibited list, 2020.

WADA – World Anti-Doping Agency. *2018 Anti-Doping Testing Figures*. Disponível em: <https://www.wada-ama.org/sites/default/files/resources/files/2018_testing_figures_report.pdf>. Acesso em: 3 nov. 2020.

WADA – World Anti-Doping Agency. *The 2019 Monitoring Program*, p. 201, 2019.

WADA – World Anti-Doping Agency. *Code International Standard Testing and Investigations 2021*. Disponível em: <https://www.wada-ama.org/en/resources/the-code/2021-international-standard-for-testing-and-investigations-isti>.Acesso em: 24 out. 2020.

WANG, L. et al. Similar expression of oxidative genes after interval and continuous exercise. *Medicine and Science in Sports and Exercise*, v. 41, n. 12, p. 2136-2144, 2009.

WANG, X. et al. The nonerythropoietic asialoerythropoietin protects against neonatal hypoxia-ischemia as potently as erythropoietin. *Journal of Neurochemistry*, v. 91, n. 4, p. 900-910, 2004.

WARE, M.A. et al. Cannabis and the health and performance of the elite athlete. *Clin J Sport Med*, v. 28, n. 5, p. 480-484, 2018.

YESALIS, C.E.; BAHRKE, M.S. Anabolic steroid and stimulant use in North American sport between 1850 and 1980. *Sport in History*, v. 25, n. 3, p. 434-45, 2005.

YI, R. et al. Detection of efaproxiral (RSR13) and its metabolites in equine by liquid chromatography tandem mass spectrometry. *Journal of Mass Spectrometry*, v. 49, n. 1, p. 57-67, 2014.

46

Esteroides Androgênicos Anabólicos

Rosemary Custódio Pedroso

CONTEÚDO DESTE CAPÍTULO

INTRODUÇÃO

Esteroides são substâncias lipossolúveis, com estrutura química do anel ciclopentanoperidrofenantreno, e estão presentes em várias substâncias importantes para os organismos vivos, como na maioria dos hormônios. Quando apresentam grupos metila ligados aos átomos de carbono de posições 10 e 13 nesse anel, são denominados androstano e formam a estrutura básica dos hormônios esteroides androgênicos anabólicos (EAA), como testosterona, di-hidrotestosterona (DHT), androstenodiona e desidroepiandrosterona (DHEA). Possuem atividades fisiológicas e farmacológicas, agindo simultaneamente como androgênicos e anabolizantes.

Muitos produtos sintéticos e semissintéticos semelhantes a esses esteroides são produzidos para o emprego medicinal, e também há laboratórios clandestinos que fornecem esses produtos para abastecer o comércio ilegal, fomentando o uso abusivo e a prática da dopagem.

Diversas modificações estruturais têm sido feitas pela introdução e remoção de grupos químicos no anel do androstano, visando, principalmente, acentuar os efeitos anabólicos sobre a massa muscular, diminuir os efeitos androgênicos e criar produtos novos para dificultar a detecção nos procedimentos para o controle laboratorial antidopagem.

As atividades anabólica e androgênica dos esteroides resultam da interação molecular deles, ou de seus produtos de biotransformação, com um receptor desses hormônios que promove simultaneamente os dois efeitos. Portanto, não há um esteroide androgênico que não seja anabólico, ou vice-versa. A força de ligação deles com o receptor depende da estrutura molecular e de suas diferentes conformações espaciais; e os efeitos dependem do órgão ou do tecido em que o receptor é ativado.

A Figura 46.1 apresenta a estrutura básica do esqueleto androstano dos esteroides androgênicos anabólicos, nas conformações espaciais alfa (α) e beta (β), isto é, quando o hidrogênio ligado ao carbono 5 encontra-se, respectivamente, abaixo ou acima do plano do anel. A ligação 5β provoca a dobra para baixo da estrutura do anel A do esteroide, alterando a força de ligação no receptor, tornando-o menos ativo ou inativo. Por sua vez, a testosterona, também denominada 17β-hidroxi-androst-4 eno-3-ona, é biologicamente ativa e considerada a substância com o maior potencial abusivo, ao passo que o seu isômero 17α-hidroxi-androst-4 eno-3-ona (epitestosterona), com a 17-OH na direção oposta, é inativo.

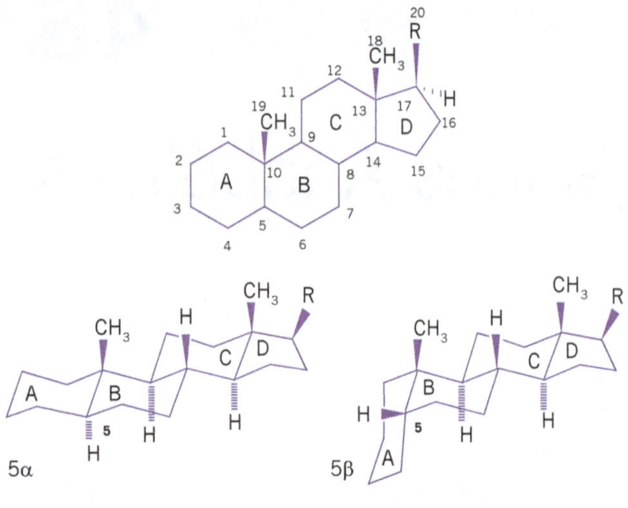

Figura 46.1 Estrutura do anel androstano presente na maioria dos esteroides androgênicos anabólicos, em que R representa possíveis substituições em C17, nas configurações 5α e 5β da molécula.

▶ ESTEROIDES ANDROGÊNICOS ANABÓLICOS NATURAIS

Os esteroides anabólicos androgênicos naturais, também denominados endógenos, dos quais a testosterona é o mais importante, são responsáveis pelo desenvolvimento das características sexuais masculinas. No homem adulto e no adolescente, a androstenodiona, a testosterona e a di-hidrotestosterona são secretadas pelos testículos. A concentração de testosterona varia entre 0,2 e 1,0 μg/dL no plasma, sendo a produção diária de aproximadamente 2 mg a 10 mg. A glândula suprarrenal, sob o controle da corticotrofina, também produz andrógenos, mas essa via é pouco importante para o homem sexualmente desenvolvido. Durante a infância, não há produção significativa desses hormônios e, na puberdade, quando aumenta a produção, observa-se o crescimento do pênis, dos testículos e o desenvolvimento das características sexuais secundárias, como a distribuição típica de pelos sobre o corpo, hipertrofia da laringe com mudanças no timbre de voz, espessamento da pele, maior secreção e proliferação de glândulas sebáceas com a presença de acne e, se houver predisposição genética, o aparecimento de calvície. São importantes para o metabolismo basal, aumentam o número de hemácias, o volume de sangue e de líquidos extracelulares, a síntese de proteínas e o desenvolvimento muscular, a retenção de cálcio e o crescimento ósseo. A mulher produz testosterona e androstenodiona nos ovários e suprarrenais, com concentração plasmática de testosterona entre 15 e 65 ng/dL, variando em função do ciclo menstrual. Durante a gravidez, uma quantidade moderada de testosterona, produzida sob o efeito de gonadotrofina coriônica placentária, atua para o desenvolvimento do feto masculino.

A produção e a liberação de hormônios sexuais pelas gônadas são autorreguláveis por mecanismos de retroalimentação negativa, por meio da hipófise e do hipotálamo. Quando há deficiência de testosterona, o hipotálamo secreta o hormônio liberador de gonadotrofinas (GnRH), que atua na hipófise anterior (adeno-hipófise), promovendo a liberação de dois hormônios importantes, o folículo-estimulante (FSH), que atua na gametogênese, e o hormônio luteinizante (LH). No sexo masculino, o LH é também denominado hormônio de estimulação de células intersticiais (ICSH), responsável pelo estímulo da secreção de hormônios androgênicos pelas células intersticiais de Leydig presentes nos testículos.

Esses hormônios, na sua maioria, são biossintetizados a partir da estrutura esteroídica do colesterol, que apresenta 27 átomos de carbono. Sucessivas oxidações resultam na formação de pregnenolona, com 21 átomos de carbono, a qual é a precursora da aldosterona, do cortisol e, pela perda de mais dois átomos de carbono, da desidroepiandrosterona (DHEA). Esta última é produzida nas glândulas suprarrenais, gônadas, tecido adiposo, cérebro, pele e outros tecidos, sendo responsável pela produção de hormônios androgênicos e de estrógenos. É a precursora da androstenodiona (4-androstenodiona) e do androstenodiol, que são os precursores diretos da testosterona. Androstenodiona e testosterona estão em equilíbrio no organismo, sendo o passo limitante na formação da testosterona (Figura 46.2) a redução do grupo ceto da androstenodiona pela enzima 17β-OH-esteroide-desidrogenase, cuja expressão é controlada pelo LH.

Os precursores bioquímicos da testosterona têm atividade androgênica mais fraca do que ela, agem por mecanismos semelhantes ou têm os efeitos atribuídos à formação da testosterona ou produtos ativos da biotransformação. A testosterona e o seu isômero inativo, epitestosterona, estão presentes nos fluidos biológicos em proporções aproximadamente iguais na maioria dos homens. Algumas das estruturas químicas desses hormônios, incluindo o cortisol (pregnano) e o estradiol (estrano), que também são derivados da pregnenolona, estão apresentadas na Figura 46.3, em que as formas de cunha representam ligações β e as linhas paralelas, ligações α.

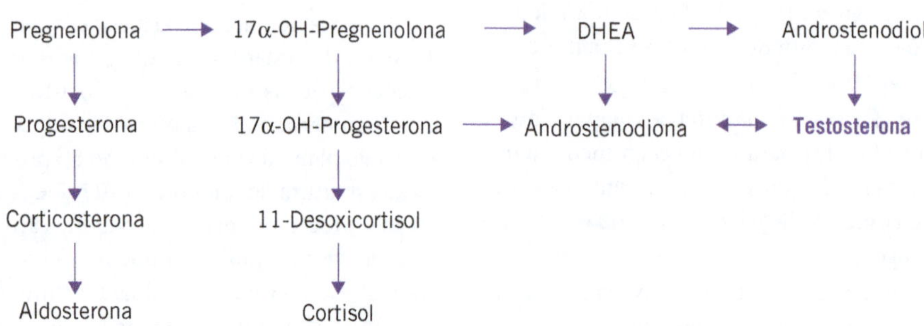

Figura 46.2 Pregnenolona como precursora da testosterona e de outros hormônios esteroídicos.
Fonte: Desenvolvida pela autoria.

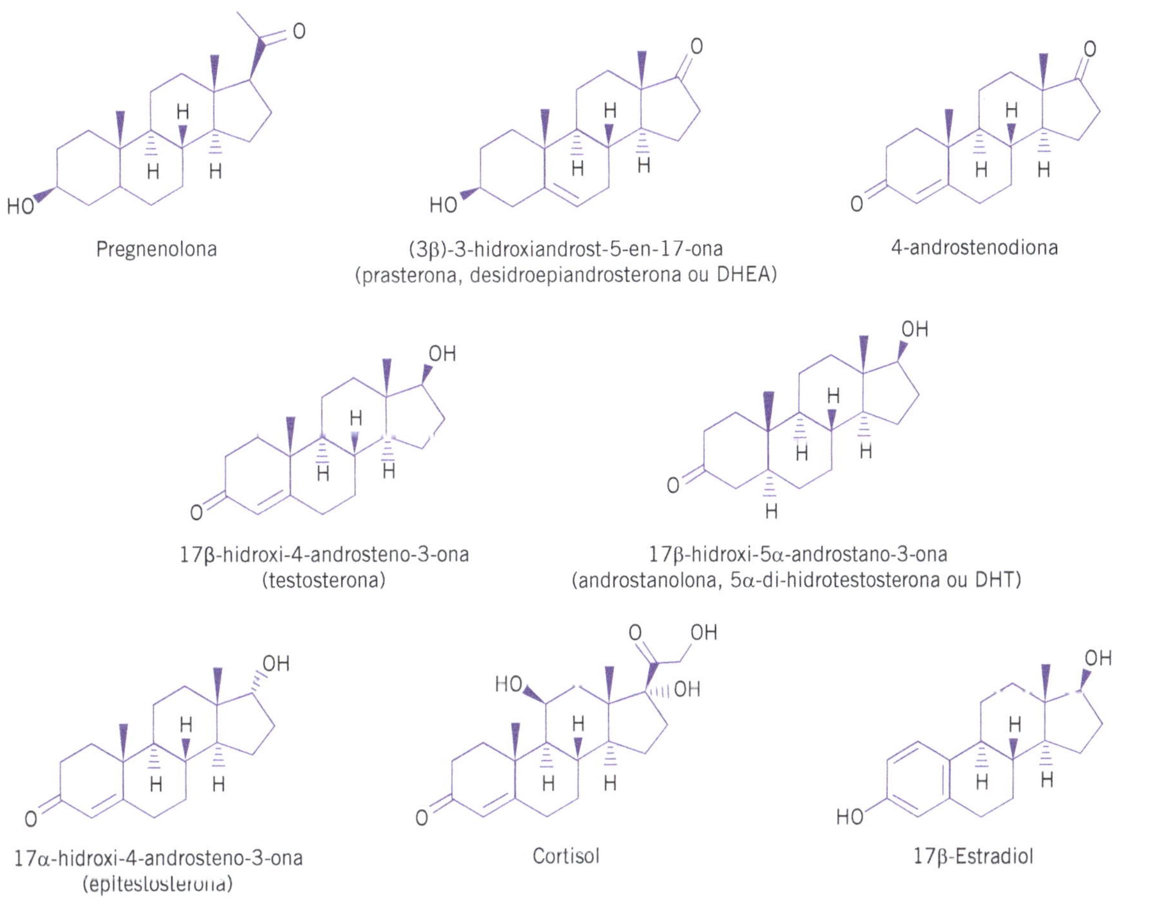

Figura 46.3 Estrutura química dos principais esteroides anabólicos androgênicos naturais, do isômero inativo epitestosterona e dos hormônios cortisol (corticosteroide) e estradiol (estrógeno).

ESTEROIDES ANDROGÊNICOS ANABÓLICOS SINTÉTICOS E SEMISSINTÉTICOS

Os esteroides anabólicos androgênicos sintéticos e semissintéticos, produzidos por alterações na estrutura química da testosterona e de seus precursores e metabólitos, são conhecidos como esteroides anabólicos androgênicos exógenos. Outros são assim denominados por apresentarem efeitos similares aos desses hormônios naturais, mesmo que estruturalmente não estejam tão relacionados. Foram inicialmente desenvolvidos para uso terapêutico, em meados do século XX, e empregados em muitas patologias, inclusive na veterinária. As alterações nas estruturas originais, além de visarem diminuir os efeitos androgênicos e aumentar a capacidade anabolizante, são feitas para se obter produtos ativos quando administrados via oral, uma vez que os naturais são praticamente inativos por essa via, ou para se prolongar a permanência e os efeitos no organismo. Nos dias atuais, algumas modificações estruturais têm por objetivo dificultar a identificação em análises para o controle antidopagem.

A esterificação com compostos de cadeia apolar no grupamento 17β-hidroxila presente na testosterona e no metabólito ativo, a di-hidrotestosterona, confere propriedades lipofílicas às moléculas e, apesar de não ter efeito na taxa anabólica, aumenta a atividade androgênica por elevar a duração do efeito. A alquilação na posição 17-α de vários desses anabolizantes protege contra os efeitos de primeira passagem no metabolismo hepático, fazendo com que se tornem ativos pela via oral. Derivados 1-metilados também são ativos via oral. A introdução de grupamentos alquila diretamente no anel A nas posições C1 e C2 e no anel B na posição C7 diminui a atividade androgênica, intensificando a atividade anabólica; e a metila adicional impede a formação de di-hidrotestosterona pela enzima 5α-redutase, diminuindo a androgenicidade. A remoção do grupamento metila de C19 também aumenta o efeito anabólico e diminui a ação esteroídica androgênica, caso da 19-nortestosterona. Grupamentos metila em C2 previnem a aromatização do cicloexano do esqueleto fenantreno; e a adição de halogênio em C4 é também um inibidor da conversão em di-hidrotestosterona. Impedir a formação da di-hidrotestosterona é importante, uma vez que esta é de 2 a 3 vezes mais androgênica que a testosterona.

Como resultado, a razão entre efeitos anabólicos e androgênicos, que é considerada igual a 1 para a testosterona, torna-se igual a 3 para a metandienona, 10 para a oxandrolona, 30 para o estanozolol etc. A desoximetiltestosterona, que apresenta um grupo 2-eno, e não o grupo 3-ceto, como a maioria dos anabolizantes, tem a razão anabólica/androgênica próxima de 7.

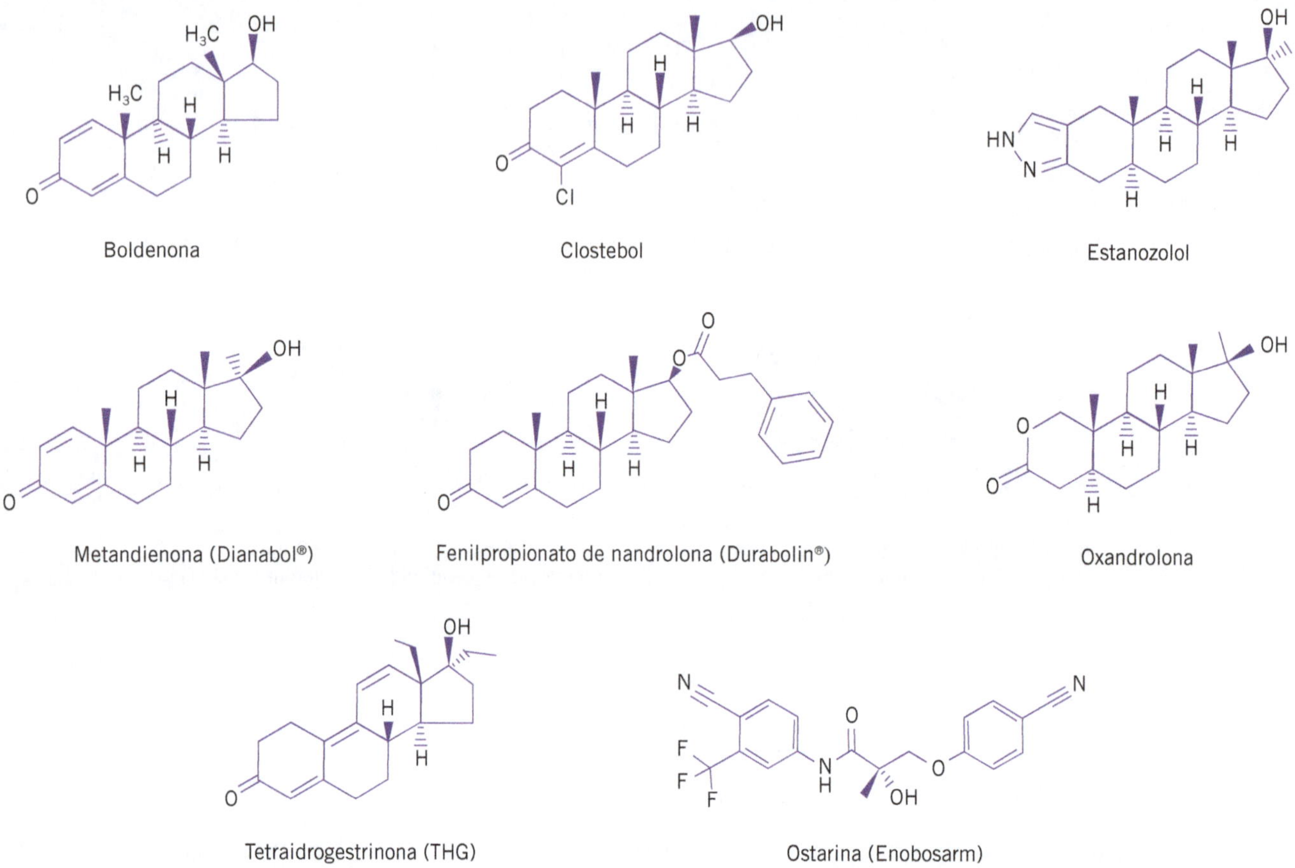

Figura 46.4 Estrutura química de alguns esteroides anabólicos androgênicos sintéticos e semissintéticos e de um modulador seletivo do receptor de andrógenos não esteroídico.

Outros anabolizantes com estrutura química diferente da dos derivados do androstano, como a tetraidrogestrinona, entre outros, estão sendo utilizados nos esportes para dificultar o reconhecimento do uso nos procedimentos para o controle da dopagem (Figura 46.4).

Produtos como fluoximesterona, metandrostenolona, oximetolona, etilestrenol e noretandrolona (17α-alquilados); metenolona, acetato de metenolona e mesterolona (C1-metilados); drostanolona (C2-metilado); 1-androstenodiol, 1-androstenodiona, bolandiol, bolasterona, boldiona, calusterona, danazol, desoximetiltestosterona, estembolona, furazabol, gestrinona, 4-hidroxitestosterona, mestanolona, mesterolona, metandriol, metasterona, metenolona, metildienolona, metil-1-testosterona, metilnortestosterona, metiltrienolona, mibolerona, 19-norandrostenodiona, norboletona, norclostebol, noretandrolona, oxabolona, oximesterona, prostanozol, quimbolona, trembolona e turinabol são mais alguns entre os anabolizantes androgênicos sintéticos e semissintéticos.

▶ VIAS DE INTRODUÇÃO E ASPECTOS FARMACOCINÉTICOS

A testosterona exógena administrada pela via oral é rapidamente absorvida ao longo do trato digestivo. Entretanto, essa via é ineficaz em decorrência de um processo intenso de biotransformação hepática antes que alcance a circulação sistêmica (efeito de primeira passagem). A administração pela via parenteral em soluções oleosas também é pouco eficiente pela rápida velocidade de biotransformação e de excreção. Os efeitos podem ser alcançados por meio de implantes de cápsulas hipodérmicas, supositórios retais, administração percutânea de cremes ou emplastos, entre outras maneiras. A administração na forma de seus ésteres mostra-se a mais eficiente para torná-los ativos por via oral e parenteral, sendo esta última responsável pela maior permanência no organismo. Quanto mais apolar a molécula após a esterificação, maior a afinidade pelo tecido adiposo e maior é o tempo de meia-vida. Ésteres de testosterona e de diversos anabolizantes sintéticos chegam a apresentar valores de meia-vida tão elevados que variam entre 48 horas e 15 dias, ou muito mais, dependendo da formulação. A nandrolona (19-nortestosterona), por exemplo, um anabolizante natural presente em pequena quantidade no organismo do homem, quando esterificada com fenilpropionato (Durabolin®), cipionato ou decanoato (Deca-Durabolin®), apresenta meias-vidas que variam entre 48, 150 e até 500 horas, respectivamente, após administração intramuscular.

Os anabolizantes androgênicos são distribuídos para todas as partes do corpo através da circulação sistêmica, estando 50% ligados a uma glicoproteína de origem hepática, denominada "globulina ligadora de hormônios sexuais" (SHBG), que funciona como reservatório circulante de andrógenos. Outra grande parte liga-se à albumina ou estabelece ligação fraca com a globulina ligante de cortisol. Somente dois por cento (2%) ou menos da testosterona, em concentração fisiológica, encontra-se na forma livre no sangue. Os anabolizantes exógenos seguem os mesmos padrões de distribuição, e alguns podem ser absorvidos e distribuídos pelo tecido linfático.

Os principais metabólitos ativos da testosterona são o hormônio estradiol, formado pela ação da enzima aromatase (CPY19), e os hormônios 5α e 5β-di-hidrotestosterona (5α e 5β-DHT), formados pela adição de hidrogênio no anel A do esqueleto esteroídico, pelas enzimas 5α-redutase tipo 2 e 5β-redutase, respectivamente. O hormônio 5α-DHT sofre mais outro processo de redução no fígado e nos tecidos, formando androstanodiona e androsterona (5α-androsterona), que são inativas; e o hormônio 5β-DHT, por sua vez, é biotransformado no produto inativo etiocolanolona (também denominado 5β-androsterona ou epiandrosterona). A testosterona que se encontra em equilíbrio com a androstenodiona contribui para a produção de androsterona e etiocolanolona. As ações androgênicas e anabólicas podem ser reguladas pelos processos de síntese e de biotransformação, sendo a enzima 5α-redutase tipo 2 importante formadora do hormônio androgênico ativo; e a 3α-hidroxiesteroide-desidrogenase, formadora de hormônios inativos ou com baixo poder anabólico. As moléculas de DHT, por não apresentarem a dupla ligação entre C4 e C5 na estrutura do anel, tornam-se suscetíveis ao ataque dessa enzima, apresentando menor efeito anabólico.

A formação dos hormônios estrogênicos estrona e estradiol, a partir da androstenodiona e da testosterona, ocorre no retículo endoplasmático liso, sob a ação da enzima P-450 aromatase (estrogênio sintase), e eles se convertem em estriol. A produção de estradiol no homem em situação normal é equivalente à concentração observada em mulheres após a menopausa.

A Figura 46.5 apresenta esquematicamente a relação entre testosterona e os metabólitos androgênicos ativos e inativos.

Os metabólitos da testosterona, androstanodiona, androsterona e etiocolanolona e seus isômeros, como também a epi-di-hidrotestosterona, epitestosterona, 19-norandrosterona e 19-noretiocolanolona, são encontrados livres e conjugados na urina e genericamente denominados 17 cetosteroides, entre os quais a etiocolanolona é a mais importante. O equivalente a 1% da produção diária de testosterona (aproximadamente 70 μg) é encontrado inalterado na urina.

Quando ésteres sintéticos são administrados, há hidrólise enzimática pelas esterases do plasma, com liberação da hidroxila 17β-OH, e a biotransformação segue a via do anabolizante precursor. Há particularidades nos processos de biotransformação dos produtos sintéticos, decorrentes dos diferentes grupamentos ligados ao anel ciclopentanoperidrofenantreno, com possibilidade de haver clivagem do anel, e a formação de intermediários ativos. De modo geral, o processo é extenso, com muitos produtos excretados na urina e parcialmente nas fezes, e envolve a fase II pela conjugação com o ácido glicurônico, cisteína e/ou sulfato. A enzima uridina-difosfato-glucuronosiltransferase (UDP-glicuronosiltransferase ou UGT), codificada pelo gene *UGT2B17*, é a principal responsável pelas reações de conjugação dos anabolizantes com o ácido glicurônico.

DOPAGEM POR ESTEROIDES ANDROGÊNICOS ANABÓLICOS

Nos esportes, o uso ilícito de anabolizantes teve início em meados do século XX, aparentemente na década de 1950, entre levantadores de peso e fisiculturistas. Alastrou-se para todos os tipos e níveis de competições esportivas, como beisebol, futebol, atletismo, arremesso de peso, ciclismo, luta, artes marciais, boxe etc., sendo motivo de desqualificação de atletas em muitos eventos internacionais. Atletas olímpicos das modalidades de tênis, natação, atletismo, ciclismo e vela foram recentemente associados ao uso de *doping*. Há registros de que foram utilizados pelos atletas russos durante o campeonato mundial de levantamento de peso realizado em 1954, na Áustria. Em 1964, nas Olimpíadas de Tóquio, foram largamente utilizados em diversas modalidades. Em 1976, durante os Jogos Olímpicos de Montreal, quando o controle antidopagem de anabolizantes nos eventos olímpicos foi iniciado oficialmente, seis atletas do levantamento de peso foram desclassificados e obrigados a devolver suas medalhas. Em 1983, nos Jogos Pan-americanos realizados em Caracas, 19 competidores foram desqualificados após a identificação do uso de anabolizantes e dezenas de outros deixaram voluntariamente os Jogos para não serem surpreendidos no controle antidopagem. Nos Jogos Olímpicos de 1988, realizados em Seul, a comissão médica do Comitê Olímpico Internacional desclassificou Ben Johnson pelo uso de estanozolol (Winstrol®). O encontro de anabolizantes em amostras de urina de atletas de nível internacional, inclusive nas Olimpíadas, deixou de surpreender e, apenas para citar alguns casos, nas Olimpíadas da Austrália, no ano 2000, toda a equipe de levantamento de peso da Romênia foi banida pelo uso de anabolizantes. Nos Jogos Olímpicos de Atenas, em 2004, foram

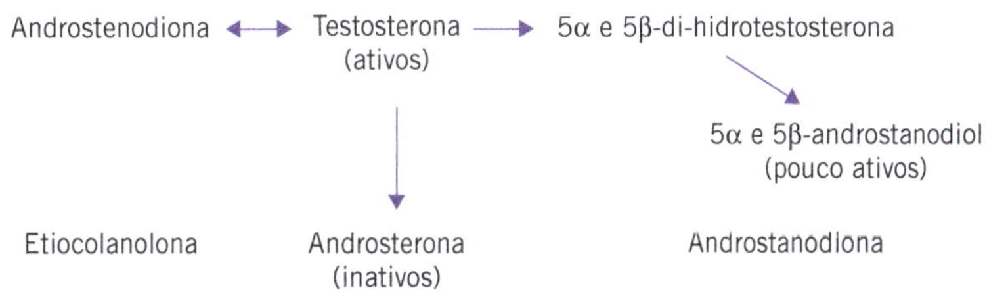

Figura 46.5 Principais metabólitos androgênicos ativos e inativos da testosterona e da androstenodiona em humanos.
Fonte: Desenvolvida pela autoria.

encontradas 24 amostras com substâncias proibidas, das quais 16 eram anabolizantes. E em 2005 os agentes anabolizantes (incluindo os não esteroídicos) foram responsáveis por 43,4% dos resultados anormais em exames feitos no decorrer ou fora de competições. Os exames realizados fora do período de competição têm ajudado a combater essa prática, uma vez que esse padrão de uso é adotado para os anabolizantes. Todavia, a luta contra o uso do *doping* é difícil e, mesmo entre atletas olímpicos que refletem o mais alto padrão esportivo, com controle antidopagem mais rigoroso, continuam sendo flagrados atletas fazendo uso desses meios ilícitos. Produtos como metiltestosterona, metiltrienolona e nandrolona foram detectados nas Olimpíadas de 2008, e testosterona, estanozolol e metenolona no ano de 2012, em Londres, enquanto outras dezenas de atletas foram excluídos das respectivas delegações naquele ano pelo uso de *doping*. Nos Jogos Olímpicos ocorridos no Rio de Janeiro, em 2016, houve uma menor ocorrência de casos de dopagem, com um total de 4 atletas em eventos pré-competição e 7 durante os jogos, quando foi divulgado o uso de nandrolona e metandienona, entre outras substâncias proibidas.

Anabolizantes como testosterona, oxandrolona e boldenona, os moduladores seletivos dos receptores de andrógenos (SARMs) e os ativadores contínuos do receptor de eritropoietina (CERA), além de eritropoietina sintética (EPO), são atualmente os agentes de dopagem mais utilizados; e produtos como drostanolona, metandienona ou metandrostenolona (Dianabol®), mesterolona, oximetolona, decanoato e fenilpropionato de nandrolona, cipionato de testosterona (Depo-testosterona®), undecilenato de boldenona, Ligandrol (LGD-4033) Enobosarm ou Ostarina (S-22) e outros SARMs continuam sendo utilizados para a dopagem. Há prevalência entre o sexo masculino e incidência bastante alta entre mulheres atletas em esportes que exigem força muscular. Enquanto os atletas masculinos têm preferência pelo uso da testosterona, a incidência de oxandrolona é maior em mulheres, que também utilizam hormônio de crescimento com maior frequência do que os homens, segundo um estudo entre usuários declarados.

Padrões de uso e de abuso

Diversos produtos farmacêuticos contendo esteroides anabólicos androgênicos naturais, sintéticos ou semissintéticos são autorizados para comércio no Brasil, sendo proibidos em alguns países e adquiridos por meios ilícitos na maioria. A Agência Nacional de Vigilância Sanitária (Anvisa), por meio da Portaria SVS/MS n. 344/1998, do Ministério da Saúde, atualizada pela RDC n. 372/2020, determina que haja fiscalização na produção, comércio, manipulação e uso dos anabolizantes. A Lei Federal n. 9.965/2000 tornou obrigatória a apresentação e a retenção do receituário pela farmácia ou drogaria, que deve ser feito em duas vias; e a Diretoria Colegiada da Anvisa, por meio da RDC n. 39, de 2012, mantém a prescrição de todos os anabolizantes androgênicos, seus derivados e precursores (sais, éteres, ésteres, sais dos éteres e ésteres e isômeros) sob controle especial.

Na terapêutica, os anabolizantes esteroídicos androgênicos são indicados para aumentar a produção de sangue em pacientes com anemia atípica, estimular o apetite e promover o crescimento da massa corpórea; também são indicados para pacientes com Aids, com carcinoma mamário metastático e outras neoplasias, no combate ao catabolismo crônico, em casos especiais de obesidade, entre outras indicações. Eles são prescritos para suprir a deficiência da função endócrina dos testículos em casos de hipogonadismo, retardo na puberdade, crescimento exagerado, deficiência androgênica parcial em homens idosos ou secundária a doenças crônicas, na contracepção hormonal masculina e para aumentar a síntese proteica. Todavia, há muitos efeitos, inclusive subjetivos, que não podem ser comprovados ou reconhecidos quando usados para a dopagem por estarem associados ao consumo de doses muito elevadas e padrões de uso peculiar.

O padrão de abuso iniciado há décadas continua nos dias atuais, apesar de alertas sobre os efeitos adversos. Um fator que contribuiu para agravar esse cenário foi a permissão para que suplementos alimentares sejam adicionados com produtos denominados pró-hormônios, os quais são precursores da testosterona, como a androstenodiona e a desidroepiandrosterona (DHEA). No Brasil, suplementos contendo DHEA podem ser comprados em lojas de produtos naturais, academias e supermercados; e há muitas propagandas veiculadas nas quais usuários e outros interessados relatam efeitos positivos sobre o desempenho físico, estimulando o consumo e aproximando os indivíduos dos anabolizantes.

Os indivíduos denominados "usuários pesados", que desejam promover o aumento significativo da massa muscular, apresentam um padrão de uso nocivo, comum entre eles, com as seguintes características:

1. A idade da população exposta corresponde à faixa de adolescentes e jovens, atingindo atletas, desportistas de várias modalidades, frequentadores de academias de ginástica e musculação. Nos últimos anos, a prevalência entre adolescentes tem aumentado.
2. As doses usuais são elevadas, geralmente 10 a 100 vezes maiores que as doses terapêuticas ou concentrações fisiológicas. Também há o uso de produtos veterinários em dose elevada, sem avaliação de risco para os humanos, como é o caso da boldenona (Equipoise®), entre outros. São também utilizadas formulações de testosterona de longa ação, como implantes de undecanoato de testosterona a cada 2 ou 3 meses, com doses para restabelecer os níveis normais, que ficam prejudicados após a interrupção do uso excessivo.
3. O fornecimento dos anabolizantes geralmente é feito por intermédio de treinadores, companheiros de equipe, amigos e outros, ou por prescrição médica, ou ainda por iniciativa própria, sem qualquer indicação legítima, sendo os produtos provenientes de indústrias farmacêuticas legalmente instaladas ou de laboratórios clandestinos, havendo rede internacional de tráfico.
4. O tempo de uso e a frequência do consumo ocorrem por períodos prolongados, em forma de ciclos, com o objetivo de atingir ao máximo os efeitos anabolizantes e atenuar os efeitos androgênicos. Para "contrabalancear" os efeitos indesejáveis, o usuário consome, alternadamente, compostos ativos por via oral e outros por via parenteral, iniciando com doses menores, gradualmente aumentadas e diminuídas até o final do ciclo, o que é denominado "pirâmide" do uso. A duração da pirâmide varia entre 4 e 18 semanas, sendo o ciclo repetido algumas vezes ao ano. A frequência da administração depende do tempo de meia-vida do anaboli-

zante, sendo maior para os administrados via oral que apresentam meia-vida menor. Também a escolha do anabolizante depende da finalidade (ganhar músculos, "definir" o corpo, queimar gorduras, ciclo oral etc.) e do tempo em que a maior densidade muscular é desejada (competição, pré-competição ou outros objetivos).

5. Há consumo concomitante de múltiplos fármacos, tanto de anabolizantes para a alternância entre os ativos por via oral e por via intramuscular como daqueles para diminuir a retenção de líquidos e para atenuar os efeitos da "aromatização" do anel esteroídico. Ao findar o ciclo de uso de anabolizantes, começa a terapia pós-ciclo, visando recuperar a produção natural da testosterona por meio do controle hipotalâmico-hipofisário e atingir o equilíbrio hormonal entre ciclos, seguindo protocolos que incluem o uso de hormônios como a gonadotrofina coriônica humana para aumentar a produção da testosterona e de outros.

Aumento da massa muscular

Os efeitos da testosterona sobre a musculatura esquelética são evidentes; a força do homem aumenta com o aumento da massa muscular na adolescência, tornando-se superior à da mulher. Esse efeito anabólico é dose-dependente e foi demonstrado que aumenta em concentrações séricas maiores que 1 μg/dL após a administração de testosterona exógena.

A motivação principal para o consumo dos esteroides androgênicos anabólicos é a procura de meios artificiais para promover o aumento de músculos e da força, bem como a busca dos efeitos que exercem sobre o metabolismo de gorduras. De fato, os anabolizantes androgênicos naturais, sintéticos ou semissintéticos aumentam o número e o tamanho das fibras musculares, com maior ou menor intensidade, causando o aumento da força. Todavia, permanece questionável se esse aumento de força é suficiente para melhorar o desempenho atlético nas diversas atividades, uma vez que muitos fatores podem interferir no desempenho e, portanto, na avaliação dos efeitos dos anabolizantes, como a qualidade da dieta, a intensidade do treinamento, a dose e o tipo do anabolizante utilizado, entre outros. Há divergências quanto ao reconhecimento desses benefícios, sobretudo entre homens sexualmente maduros, cujos receptores androgênicos estão naturalmente ocupados. O fato de os receptores de andrógenos ficarem saturados após doses elevadas de anabolizantes indica que o aumento do músculo pode ocorrer por outros mecanismos além daquele mediado pelo receptor androgênico.

Quando atinge o tecido alvo, o anabolizante é dissociado das proteínas transportadoras, atravessa a membrana plasmática e liga-se com alta especificidade e baixa afinidade em receptores intracelulares, formando um complexo hormônio-receptor de andrógenos no citoplasma das células. O complexo migra para o núcleo e no núcleo liga-se à cromatina em região alvo de respostas aos hormônios, alterando a transcrição gênica e a síntese proteica. Interfere nos sinais da transdução do RNA por meio da proteína quinase, resultando no aumento da atividade de RNA-polimerase, na síntese de RNA e de proteínas específicas, ou seja, participa da regulação do processo de transcrição e aumenta a atividade da RNA-polimerase nuclear nas células dos músculos esqueléticos. Ocorre um aumento da velocidade de incorporação de aminoácidos às proteínas, com intensificação do metabolismo proteico, aumento na síntese de proteínas contráteis, como actina e miosina, e de enzimas. A largura das fibras aumenta em decorrência da elevação do número de miofilamentos e miofibrilas, havendo ainda alterações na estrutura das isoformas da miosina de cadeia pesada.

A testosterona age como pró-hormônio, formando o esteroide androgênico 5α-di-hidrotestosterona, mediador intracelular da maioria das ações androgênicas. Este, que é o principal metabólito ativo, possui maior afinidade pelo receptor do que a testosterona, ligando-se mais rapidamente aos receptores presentes nas células dos músculos e dissociando-se mais lentamente do que a testosterona.

Tem sido investigado se o estímulo da miogênese é uma decorrência da transformação de células mesenquimais pluripotentes em linhagens miogênicas que, por repressão de certos genes, inibiriam a diferenciação destas em linhagens adipogênicas. Como uma importante diferença entre os sexos, foi observado que a testosterona e seu precursor DHEA estimulam a lipólise, mas podem causar também o acúmulo de lipídios no tecido adiposo relacionado ao sexo, resultando na expansão da gordura abdominal em mulheres. Outras pesquisas atribuem o aumento da síntese de proteínas: 1) à estimulação intramuscular do hormônio de crescimento dependente do "fator-1" relacionado à insulina (IGF-I); 2) ao aumento da expressão da "proteína de choque térmico" em fibras musculares de contração rápida, justificando a maior tolerância dos músculos ao treinamento de alta intensidade; 3) à hipertrofia das fibras tipo IIa e à formação de novas fibras; e 4) ao aumento na expressão de receptores androgênicos nos músculos, com intensidade e tipo de resposta dependentes da concentração dos anabolizantes e do tipo do músculo, entre outros.

A androstenodiona e outros andrógenos secretados pela adrenal, como a desidroepiandrosterona (DHEA) e metabólitos, apresentam baixa atividade e força de ligação em receptores de andrógenos. E, embora os sintéticos pareçam exercer os efeitos sobre o músculo de modo semelhante à testosterona, não têm os mecanismos de ação totalmente compreendidos. Muitos dos efeitos resultam da ação da própria testosterona, da ação da di-hidrotestosterona e do derivado estrogênico estradiol, que potencializa e bloqueia alguns efeitos metabólicos. Mas alguns, como a metandrostenolona, não reagem fortemente com o receptor de andrógeno e atuam na síntese proteica e na glicogenólise; e outros, como a oxandrolona, têm uma interação importante com esse receptor.

Aumento da eritropoiese e alterações do metabolismo energético

Os esteroides androgênicos anabólicos aumentam a síntese de colágeno, a formação de trifosfato de inositol e diacilglicerol pelos osteoblastos e a fixação de cálcio; dessa maneira, aumentam a densidade mineral óssea. Esses efeitos são utilizados para o tratamento de pacientes idosos que apresentam osteoporose e são observados em usuários que fazem uso para outras finalidades. A ação androgênica nos ossos ocorre após a conversão desses hormônios em estrógenos, mas já foram identificados receptores androgênicos nos osteoblastos. Ocorre uma proliferação de células osteoblásticas, provavelmente por meio do estímulo dos fatores de crescimento de fibroblastos (FGF) e fatores relacionados à insulina (IGF-1), bem como pelo estímulo do fator de transformação de crescimento tipo b (TGF-b).

Os esteroides androgênicos anabólicos atuam como antagonistas de glicocorticoides e, assim, independentemente de receptores de andrógenos, têm atividade anticatabólica, causando um balanço positivo de nitrogênio para o crescimento muscular decorrente do aumento da captação de aminoácidos. Têm a capacidade de reduzir o tempo de recuperação das fibras fatigadas no tecido muscular por acelerarem o metabolismo basal. Os efeitos se contrapõem aos efeitos do cortisol, conhecido como hormônio do estresse, embora o consumo de doses elevadas de anabolizantes possa causar um acúmulo de cortisol e prejudicar esse efeito.

Causam um aumento das fontes de energia pela maior disponibilidade de carboidratos, lipídios e proteínas; aumentam a força de contração pelo armazenamento de fosfocreatina, que auxilia na conversão de ADP em ATP, além de reter o glicogênio no músculo.

Como diminuem a reserva energética em quase todas as células do organismo, causam um aumento na eliminação de gorduras dos adipócitos, o que tem sido uma das causas do uso abusivo de anabolizantes.

São eficientes para estimular a medula óssea e provocam um aumento na produção de eritrócitos, pela remodelação do crescimento ósseo. A capacidade de aumentar a eritropoiese é uma propriedade de todos os andrógenos ativos. A velocidade de eritropoiese é aumentada, bem como, consequentemente, a quantidade de eritrócitos e o conteúdo de hemoglobina nas células. Todos os elementos da série eritrocitária e o volume das células vermelhas aumentam, não afetando o conteúdo de ferro e ácido fólico. A diferença entre hematócritos de homens e de mulheres deve-se ao efeito estimulante da testosterona na formação de eritropoietina. No caso de atletas, esse efeito pode trazer benefícios, na medida em que aumenta a capacidade de trabalho aeróbico dos músculos.

Como os andrógenos aumentam a eritropoiese, a administração exógena em longo prazo resulta no desenvolvimento de policitemia. Esse efeito aparece a partir do consumo de doses terapêuticas altas, como ocorre quando se administra propionato de testosterona em mulheres como coadjuvante em tratamento de carcinoma de mama.

▶ PRINCIPAIS EFEITOS TÓXICOS

Os padrões de uso abusivo de esteroides anabólicos androgênicos são complexos, tendo em vista que incluem doses frequentes e elevadas, consumo de produtos veterinários ou de procedência duvidosa, associação de múltiplos fármacos, cujos efeitos nocivos se somam aos efeitos de adulterantes e das "drogas de contra efeito". Os próprios usuários reconhecem os inúmeros riscos inerentes ao uso abusivo e sabem da necessidade de monitorar a função hepática, a pressão arterial e o nível plasmático de colesterol, entre outras medidas. Usam hormônio de crescimento, gonadotrofina coriônica humana, vitaminas, estrógenos, insulina e outros, não apenas para potencializar efeitos desejados, mas também para contrabalancear os efeitos colaterais adversos.

Alterações das características e das funções sexuais

Os efeitos androgênicos no homem adulto são mediados por receptores de andrógenos existentes em células de tecidos alvo, sendo estes iguais aos receptores presentes nos músculos e em outros tecidos. Portanto, os efeitos anabólicos e androgênicos não resultam de diferentes ações do mesmo hormônio, mas representam a mesma ação em diferentes tecidos, pela interação em receptor específico presente em diversas partes do organismo.

As consequências toxicológicas são evidentes, uma vez que todos os anabolizantes são androgênicos em maior ou menor intensidade. Quando doses altas ocupam os receptores, suprimem a síntese de testosterona por meio de um mecanismo de retroalimentação negativa, uma vez que o excesso de anabolizantes inibe a produção natural de LH e FSH e, com isso, a testosterona endógena deixa de ser produzida. Como reflexo da diminuição dos níveis da testosterona natural, há alteração da libido, oligospermia (secreção insuficiente de esperma), azoospermia (ausência de espermatozoides ativos no sêmen ejaculado), infertilidade e atrofia testicular. Nas mulheres, os esteroides anabólicos androgênicos naturais ou sintéticos causam masculinização, com supressão da menstruação, diminuição do tamanho dos seios, perda de gorduras, espessamento da pele, aumento do clitóris, engrossamento da voz, crescimento de pelos no corpo e calvície típica do sexo masculino. As ações dos andrógenos no sistema hipotálamo-hipófise não requerem a conversão de testosterona em di-hidrotestosterona.

Os efeitos são reversíveis na maioria dos casos, porém alguns, como a supressão da espermatogênese, persistem durante meses após a suspensão do uso e outros são irreversíveis após o uso continuado, como hipertrofia e carcinoma prostático.

A testosterona e a androstenodiona circulantes no plasma sofrem aromatização do grupamento esteroídico da cadeia A do anel ciclopentanoperidrofenantreno, em decorrência da atividade da enzima aromatase, principalmente no tecido adiposo e no fígado, dando origem a quantidades significativas de estradiol e estrona. A aromatização ocorre em ambos os sexos, o que constitui a principal via de biossíntese de estrógenos em homens e em mulheres após a menopausa. Com o uso abusivo de certos anabolizantes androgênicos com estruturas químicas que permitam a aromatização do anel A, as quantidades de estradiol e estrona aumentam em níveis alarmantes, causando efeitos de feminilidade e desenvolvimento das mamas. A ginecomastia subareolar, unilateral ou bilateral, no homem, requer tratamento médico com agentes antiestrogênicos para redução do tamanho da mama e alívio da dor. Mas, quando o aumento da mama representa um problema psicológico ou estético, recomenda-se a mastectomia.

Efeitos feminilizantes podem ser considerados efeitos colaterais indissociáveis dos desejados, para muitos esteroides anabólicos androgênicos, e a di-hidrotestosterona não possui essa característica. Para impedir a formação de estrógenos e aumentar a concentração de testosterona, alguns atletas usam fármacos com atividade antiestrogênica que inibem a enzima aromatase e moduladores seletivos de receptores de estrógeno (SERM) para evitar a ginecomastia, cujas presenças em exames para o controle da dopagem indicam a fraude.

Anabolizantes androgênicos naturais e sintéticos interferem no desenvolvimento fetal, causando o aparecimento de características masculinas no feto feminino ou o crescimento e desenvolvimento sexual prematuro no feto masculino, sendo que a prolactina, hormônio hipofisário intimamente associado aos hormônios gonadotróficos, potencializa o efeito do LH na produção de testosterona.

Hipertensão e outros danos cardiovasculares

Um dos efeitos adversos mais comuns dos anabolizantes androgênicos é a hipertensão arterial, entre outras alterações cardiovasculares. A retenção de água e cloreto de sódio explica parcialmente o ganho de peso observado em usuários de anabolizantes e pode tornar-se acentuada quando há exposição a doses altas. O somatório dos efeitos do cortisol sobre a retenção de água e eletrólitos, como sódio, cloreto, fosfato e potássio, e os efeitos no metabolismo lipídico estão entre as causas da hipertensão. A retenção de nitrogênio pelo uso desses compostos pode causar insuficiência renal, contribuindo também para aumentar a pressão arterial.

Promovem o alargamento e o engrossamento da parede do ventrículo esquerdo e causam aumento da espessura do septo interventricular. A hipertrofia ventricular esquerda está relacionada a ocorrências de morte súbita. O efeito é de conhecimento de muitos usuários que procuram minimizar a toxicidade com exercícios cardiovasculares para prevenir a hipertrofia. A hipertrofia causa uma diminuição na ejeção sanguínea e aumenta a frequência e a força de contração cardíaca.

Aumentam a coagulação do sangue e diminuem a fibrinólise, o que pode causar trombose ventricular, embolia vascular, maior predisposição a aterosclerose, derrame cerebral e infarto agudo do miocárdio por oclusão da artéria descendente anterior. Indivíduos com tendência a apresentar níveis altos de LDL são mais suscetíveis a esses danos.

No metabolismo lipídico, atuam sobre as lipoproteínas transportadoras de colesterol, LDL e HDL, elevando a concentração de LDL e reduzindo rápida e significativamente a concentração de HDL, que passa de 40 a 60 mg/dL para valores tão baixos quanto 5 a 10 mg/dL, o que representa um risco maior de obstrução de vasos e isquemias que danificam o músculo cardíaco e diminuem a força de contração.

Alterações nos ossos e lesões musculoesqueléticas

Embora alguns anabolizantes androgênicos sejam empregados na medicina para o tratamento de osteoporose e fraturas, o tratamento exige cuidados, em razão dos efeitos adversos, como o aumento acentuado da retenção e da deposição de cálcio nas articulações e o aumento da formação de cálculos renais. São empregados para tratar atrasos de crescimento que independem da insuficiência hipofisária e, quando empregados no hipogonadismo, torna-se necessário o uso concomitante do hormônio de crescimento para restabelecer o equilíbrio hormonal. Se utilizados antes da consolidação das epífises ósseas, podem aumentar o crescimento linear ou antecipar a soldadura óssea, resultando em uma menor estatura. O consumo de anabolizantes para obter o nanismo é considerado uma prática que proporciona benefícios ao desempenho de atletas de certas modalidades de atletismo, uma vez que se torna mais fácil a realização de movimentos transversais e longitudinais.

A osteogênese e a manutenção óssea dependem de muitos hormônios, como paratormônio, hormônio de crescimento, progestagênios, androgênios, mineralocorticoides e glicocorticoides. O cortisol, o mais importante dos glicocorticoides, causa redução da testosterona; e este andrógeno, junto ao estradiol, exerce efeitos na mineralização óssea, inibe a reabsorção do cálcio no túbulo renal e no intestino, por um mecanismo que não depende da vitamina D, além de causar diminuição no número de osteoblastos e aumentar a osteoclastogênese, atuando também na placa de crescimento.

Um dos principais problemas verificados entre atletas em decorrência dos efeitos sobre os ossos relaciona-se a lesões musculotendinosas ou rompimento e distensões de tendões. Isso porque o desenvolvimento ósseo geralmente não tem a mesma intensidade do desenvolvimento muscular, e os tendões, que apresentam diminuição da elasticidade em função do uso dos anabolizantes, não suportam a sobrecarga imposta pelo aumento da musculatura. Há alterações ultraestruturais nas fibras colágenas, que resultam em modificações nas propriedades mecânicas desse tecido. Esportistas e jovens que usam anabolizantes apresentam maior incidência de lesões musculoesqueléticas, hérnia de disco, lesões nos cotovelos, pés, no menisco e nos ligamentos, bem como nos joelhos.

Toxicidade hepática

A hepatotoxicidade dos esteroides anabólicos androgênicos está relacionada aos produtos de biotransformação dos anabolizantes 17α-alquilados, que são administrados por via oral. Estes exercem efeitos hepatotóxicos importantes por interferirem na eliminação da bilirrubina. Distúrbios metabólicos provocam alterações patológicas graves, como hepatite colestática progressiva e icterícia. Há estase e acúmulo de bile nos capilares biliares, geralmente reversíveis com a descontinuação do uso, raramente perdurando por vários meses. Os testes de função hepática, dosagem de bilirrubina, aspartato aminotransferase e fosfatase alcalina podem demonstrar valores elevados, sendo a severidade das alterações dose-dependente. As transaminases são elevadas em consequência do aumento da síntese de proteínas. Quando ocorre icterícia, esta surge após algumas semanas ou meses de uso desses anabolizantes α-alquilados, mesmo em doses moderadas. Podem provocar peliose hepática, uma forma rara de hepatite, caracterizada pela formação de múltiplas pequenas lesões císticas, altamente associadas ao uso dos anabolizantes. Na peliose hepática, são formados cistos com sangue, denominados hematomas hepáticos subcapsulares, cujo rompimento causa hemorragia interna (intra-abdominal). A metiltestosterona e todos os andrógenos 17-α-alquilados são hepatotóxicos, com casos de morte e relatos de carcinoma hepatocelular, após exposição prolongada em que o uso desses derivados é predominante.

O desenvolvimento de tumores hepáticos pode ser parcialmente explicado pelos distúrbios do estado hormonal, em decorrência do uso abusivo dos anabolizantes. A produção de hormônios endógenos, como testosterona, gonadotrofinas, hormônio do crescimento e adrenocorticotrofina, é acentuadamente reduzida. O distúrbio na regulação hormonal tem reflexos no metabolismo intracelular e muitas células tornam-se alvo de substâncias carcinogênicas. O acúmulo de hepatócitos na veia hepática também prejudica a circulação sanguínea, causando acúmulo de metabólitos carcinogênicos. O uso prolongado, geralmente por mais de 1 ano, está associado a adenocarcinoma e outras neoplasias malignas.

Alguns efeitos tóxicos, como o prejuízo da função hepática e a supressão da concentração plasmática de lipoproteína de alta densidade, são minimizados pelo esquema de uso intermitente e pela associação de anabolizantes ativos via parenteral aos ativos via oral. Assim procedendo, os usuários têm a falsa impressão de uso seguro, quando, na verdade, expõem-se cada vez mais a muitas substâncias, cujas procedências e graus de pureza são, na maioria das vezes, questionáveis.

Alterações comportamentais e dependência

Os atletas que fazem uso abusivo de anabolizantes apresentam sintomas de irritabilidade e agressividade, alterações de comportamento, esquecimento e confusão mental. Inicialmente, ocorrem mudanças súbitas de humor, euforia, maior confiança, ânimo e aumento da autoestima. Esses efeitos psicológicos aparecem algumas horas após o uso de esteroides de ação curta e podem ser dissipados também muito rapidamente. Depois de um longo período de uso de doses altas, não importando a via de administração, há perda de inibição e surgem alterações comportamentais graves, dentro e fora dos esportes, com sentimentos agressivos, comportamento violento, antissocial e ataques de fúria. Além disso, há alterações cognitivas, como distração e esquecimento, e surgem alterações psiquiátricas, como confusão mental, paranoia, mania, esquizofrenia aguda, depressão e casos de suicídio. Alguns efeitos estão relacionados a alterações da função serotoninérgica. Há autores, porém, que questionam se a maior agressividade observada entre esses usuários não seria a causa que direciona o uso, e não a consequência do uso, ou ainda se a agressividade seria decorrente do próprio anabolizante ou da presença de adulterantes e outras drogas associadas.

Os usuários abusivos podem tornar-se dependentes, necessitando continuar o uso, apesar dos efeitos adversos no organismo. A farmacodependência é caracterizada pelo desejo imenso de consumo, gasto de tempo e dinheiro para obter o produto, emprego de técnicas de administração parenteral, às vezes com material não esterilizado. O uso de hormônios anabolizantes está relacionado ao maior consumo de tabaco, álcool e drogas de uso ilícito. Nesse padrão de uso, a via intramuscular é a mais utilizada, sendo que uma parcela dos que usam essa via compartilha seringas, o que faz com que muitos problemas sejam associados a essa prática. À semelhança do que se observa com outras drogas de uso ilícito, a exposição a produtos adulterados aumenta as ocorrências de soropositivos para HIV, hepatite B e C, formação de abscessos, infecções por fungos e intoxicações graves.

Uma pesquisa com 500 usuários de esteroides anabolizantes, sendo 78% fisiculturistas amadores, mostrou que aproximadamente 60% dos pesquisados usavam no mínimo 1 g de testosterona ou seu equivalente por semana, com finalidade "cosmética". Quase a totalidade (99%) autoadministrava formulações injetáveis e mais de 13% relataram praticar injeções inseguras. Além de anabolizantes, 95% admitiram usar múltiplas drogas (polifarmácia), incluindo hormônios de crescimento e insulina, em 25% dos casos. Quase a totalidade desses usuários declararam efeitos colaterais subjetivos.

A síndrome de abstinência caracteriza-se por sintomas adrenérgicos que causam alterações de humor, fadiga, agitação, anorexia e insônia. Há redução no interesse sexual e compulsão para tomar mais anabolizante. O maior perigo da abstinência é a depressão que, às vezes, resulta em tentativas de suicídio. Se não for tratada, pode perdurar por 1 ano ou mais e, quando os sintomas são severos, tornam-se necessários o uso de antidepressivos e de analgésicos, a hospitalização e a psicoterapia.

Outros efeitos

Indivíduos que usam anabolizantes como agentes de dopagem, ou que fazem uso abusivo para outros fins, buscam controlar o acúmulo de cortisol no organismo, a fim de evitar diversos efeitos indesejáveis produzidos pelo seu excesso. Os efeitos dos anabolizantes dependem das características funcionais e morfológicas do músculo e da formação do complexo hormônio-receptor androgênico, tendo participação de glicocorticoides. Os anabolizantes de uso oral, derivados 17 α-alquilados, inibem fortemente a atividade de algumas isoenzimas desidrogenases, como 3β-hidroxiesteroide-desidrogenase, formadora de andrógenos menos ativos, e podem aumentar a síntese e a concentração plasmática de uma variedade de glicocorticoides, entre eles o cortisol.

A alta concentração de cortisol influencia diferentes processos intracelulares e aumenta a biodisponibilidade de carboidratos, lipídios e proteínas como fontes de energia, diminuindo as reservas energéticas em quase todas as células do organismo. Estimula a gliconeogênese, com acentuado aumento do glicogênio nas células hepáticas, e facilita a ação da glicogênio-fosforilase, contribuindo com a epinefrina para transformar o glicogênio intracelular em glicose-1-fosfato. Contudo, diminui a utilização de glicose pelas células, elevando a glicemia. A enzima glicose-6-fosfatase presente no fígado também é estimulada pelo cortisol, o que colabora para aumentar ainda mais a glicemia. Aminotransferases, piruvato-carboxilase e glicogênio-sintase são outras enzimas estimuladas pelo cortisol. A ação do glicocorticoide nos tecidos periféricos causa redução na velocidade de utilização de aminoácidos no processo de síntese proteica e intensifica o uso deles como substrato para a gliconeogênese, havendo uma intensificação do metabolismo de ácidos nucleicos e de proteínas no fígado, ou seja, aumenta o catabolismo. Em decorrência das alterações metabólicas no fígado, pode haver, entretanto, diminuição do nível de glicose no sangue e aumento da concentração de ácidos graxos livres.

Os esteroides anabólicos exógenos tornam mais lentos os processos de biotransformação e excreção de cortisol, porque estes competem entre si pelas mesmas enzimas envolvidas no catabolismo e também pelo ácido glicurônico utilizado no processo de excreção urinária. As enzimas 5α e 5β-redutase responsáveis pela formação de 5α e 5β-tetraidrocortisol atuam no metabolismo dos anabolizantes, e o excesso destes representa um fator limitante adicional que compromete a velocidade de biotransformação do cortisol. Entre indivíduos com predisposição genética, há o desenvolvimento de calvície precoce, decorrente do efeito de 5β-di-hidrotestosterona, um dos metabólicos ativos da testosterona.

Muitos efeitos nocivos, como atividade imunológica deprimida, intolerância à glicose e resistência à insulina, exacerbação de psoríase, crescimento excessivo da gengiva, acne em decorrência do aumento de tamanho e da quantidade de secreção das glândulas sebáceas, falência renal aguda e tumores renais, são atribuídos ao excesso de cortisol.

CONTROLE DA DOPAGEM NOS ESPORTES

O *Código Mundial Antidoping*, redigido por diversas autoridades ligadas aos esportes e a órgãos governamentais e extragovernamentais de muitos países, estabelece regras e condutas para o controle da dopagem nos esportes. O uso de anabolizantes por atletas é proibido permanentemente, isto é, em competições e fora delas.

Consumir anabolizantes representa uma fraude contra o esporte, é considerado uma violação das regras antidopagem e resulta em punição, desde que comprovado o seu consumo por meio de exames laboratoriais. Os testes são realizados de acordo com um padrão internacional adotado pelos laboratórios credenciados pela Agência Mundial Antidopagem (AMA), representada no Brasil pela Autoridade Brasileira de Controle de Dopagem (ABCD).

Anualmente, as autoridades reeditam diversas regras e a lista dos esteroides androgênicos anabólicos, que inclui os de origem exógena, os naturais produzidos artificialmente e substâncias com estrutura química e/ou efeitos biológicos similares a eles.

Os procedimentos analíticos para a identificação e a quantificação dos esteroides anabolizantes são realizados em amostras de urina em duas etapas. Há inicialmente uma triagem para detectar concomitantemente uma grande variedade desses hormônios e seus metabólitos, com o uso de técnicas abrangentes de alta capacidade de detecção e de resolução; e outra fase de confirmação para aquelas amostras com resultados adversos ao padrão normal na primeira etapa. Novos agentes são constantemente adicionados aos procedimentos analíticos e as técnicas empregadas precisam superar os limites de detecção, uma vez que os anabolizantes são altamente biotransformados formando-se pequenas quantidades de muitos metabólitos e que a administração feita de modo programado é interrompida muito antes da competição, ficando assim as amostras apenas com os resíduos.

O uso de anabolizantes exógenos semelhantes aos endógenos representa uma dificuldade adicional para o controle da dopagem, fazendo necessário conhecer o perfil esteroídico urinário normal de cada atleta para verificar possíveis alterações pelo uso indevido. Uma coleção desses perfis, acumulados ao longo do tempo, é um recurso para criar uma referência individual de normalidade para compor uma espécie de passaporte biológico do atleta, uma medida adotada a partir de 2014 pelas autoridades internacionais. Para isso, são determinadas as quantidades de androsterona, etiocolanolona, 5α-androstano-3α,17β-diol e 5β-androstano-3α,17β-diol, testosterona e epitestosterona presentes na urina do atleta por diversas vezes; e também são registradas as proporções entre 1) androsterona e testosterona, 2) testosterona e epitestosterona, 3) androsterona e etiocolanolona, 4) α-androstanodiol e β-androstanodiol e 5) α-androstanodiol e epitestosterona. Usando um modelo matemático, os resultados analíticos obtidos em um evento futuro são comparados aos contidos no passaporte, classificando-os em normais, atípicos ou anormais. Esse procedimento tem por objetivo minimizar a influência de fatores fisiológicos, patológicos, alimentares e genéticos, sobre os resultados. A expressão genética da enzima uridina-difosfato-glicuronosiltransferase (UDP-glicuronosiltransferase, UGT), codificada pelo gene *UGT2B17*, tem uma variabilidade de fenótipos que alteram as reações de conjugação ao ácido glicurônico e a interpretação das análises.

Enquanto a aquisição do perfil esteroídico é feita pela técnica de GC-MS/MS e/ou HPLC-MS-MS, os procedimentos para a confirmação de resultados atípicos ou anormais utilizam a cromatografia a gás acoplada à espectrometria de massa de razão isotópica com interface de combustão (GC-C-IRMS), por ter a capacidade de diferenciar aqueles de origem natural. O poder discriminatório da técnica de isótopos estáveis, como são o carbono 12 e o carbono 13, deve-se aos efeitos de fracionamento isotópico e ao fato de serem traçadores naturais que indicam a origem do hormônio androgênico anabólico, uma vez que os processos químicos e biológicos geram razões isotópicas específicas. A medida da razão entre esses isótopos torna-se menor pela administração do anabolizante exógeno. Quando a razão entre o carbono 13 e o carbono 12 na molécula de testosterona e em seus metabólitos diminui, há suspeita de uso de testosterona exógena. O uso de um padrão de referência, como o pregnanodiol, no qual a relação entre carbono 13 e carbono 12 não se altera, serve como controle da técnica. Para serem analisadas, as amostras são processadas, separadas pelo cromatógrafo, sofrem combustão *on-line* e se convertem em CO_2, e o detector mede simultaneamente a razão m/z para o C12 e C13, fazendo o mesmo para padrões de referência.

Teores de testosterona e epitestosterona em amostras de urina, ajustadas pela densidade, que apresentarem valores acima de 200 ng/mL para homens ou maiores que 50 ng/mL para mulheres também representam resultados suspeitos e devem ser notificados.

A análise de anabolizantes sintéticos e semissintéticos com estruturas químicas diversificadas em relação aos hormônios endógenos é realizada por meio da cromatografia a gás de alta resolução acoplada à espectrometria de massa GC-MS após ionização química e/ou impacto de elétrons em que os produtos inalterados e biotransformados são separados e fragmentados para serem identificados pelos tempos de retenção cromatográfica e pelos principais fragmentos de massa. A espectrometria de massa em série (GC-MS-MS) é preferencialmente utilizada nos procedimentos de confirmação. Um método clássico inclui procedimentos para isolar os esteroides da urina por extração em fase sólida, hidrólise enzimática pela β-glucuronidase da *E. coli* em meio tamponado, extração líquido-líquido em pH básico e silanização dos resíduos obtidos para serem submetidos à análise por GC-MS (triplo, quádruplo ou outro). O limite de detecção para a identificação de anabolizantes deve ser igual a 2 ng/mL de urina para alguns, 5 ng/mL de urina para a maioria e menor de 1 ng/mL em casos específicos, e cada etapa da análise deve seguir detalhadamente todas as exigências constantes nos documentos técnicos preparados pela World Anti-Doping Agency (WADA).

Estão sendo aplicados com sucesso, nas análises de controle da dopagem, métodos alternativos em que amostras de urina são analisadas sem as etapas prévias de hidrólise, extração e derivatização química e que empregam técnicas como a cromatografia líquida de ultra-alto desempenho acoplada a espectrometria de massa de alta resolução (UHPLC/MS-MS), o que permite identificar e quantificar os esteroides anabólicos excretados na forma livre ou conjugados na urina.

A confirmação inequívoca de um resultado adverso é seguida da realização de contraprova, que é a repetição da análise a pedido dos interessados. Resultados adversos que não puderem ser confirmados ainda terão a oportunidade de serem investigados, uma vez que há uma medida vigente adotada a partir de 2004 para que as amostras colhidas para o controle da dopagem possam ser armazenadas por um período de 10 anos após o evento, a fim de serem submetidas a testes no futuro, após avanços tecnológicos, com penalidades e desclassificação do atleta infrator.

Exames complementares, como a análise de gonadotrofinas (LH, hCG), que estimulam a produção de testosterona e epitestosterona sem alterar a relação entre elas, pesquisa de agentes modificadores das funções da miostatina, pesquisa de agentes com atividade antiestrogênica, como os inibidores da aromatase, bem como pesquisa de moduladores seletivos de receptores estrogênicos (SERM) e de outros agentes usados para contrabalancear os efeitos metabólicos e feminilizantes, também têm contribuído para coibir a dopagem pelo uso de anabolizantes.

A validação do uso de outros materiais biológicos, como amostras de cabelo e sangue para o controle da dopagem, tem sido assunto de várias pesquisas. A ressonância nuclear magnética (RNM) e os procedimentos de síntese química empregados para elucidar a estrutura química de novos anabolizantes e seus produtos de biotransformação fazem parte das pesquisas nessa área.

BIBLIOGRAFIA

AYOTTE, C. Detecting the administration of endogenous anabolic androgenic steroids. *Handbook of Experimental Pharmacology*, v. 195, p. 77-98, 2009.

AYOTTE, C.; MILLER, J.; THEVIS, M. Challenges in modern anti-doping analytical science. *Med Sport Sci*., v. 62, p. 68-76, 2017.

BAGGISH, A.L. et al. Cardiovascular toxicity of illicit anabolic-androgenic steroid use. *Circulation*, v. 135, n. 21, p. 1991-2002, 2017.

BÖRJESSON, A. et al. Studies of anabolic passport biomarkers and clinical parameters in male and female users of anabolic androgenic steroids and other doping agents. *Analytical Science Advances: Drug Testing and Analysis*, v. 12, n. 4, 2020.

BRASIL. LEI FEDERAL n. 9.965/2000, de 27/4/2000. Restringe a venda de esteroides ou peptídeos anabolizantes. Disponível em: <http://www.planalto.gov.br/ccivil_03/leis/l9965.htm>. Acesso em: 27 nov. 2020.

BRASIL. MINISTÉRIO DA CIDADANIA. Secretaria Especial do Esporte. *Código Brasileiro Antidopagem*, 2018. Disponível em: <http://antigo.abcd.gov.br/legislacao>. Acesso em: 27 nov. 2020.

BRASIL. MINISTÉRIO DA CIDADANIA. Lista de substâncias e métodos proibidos. *Autoridade Brasileira de Controle de Dopagem*, 2020. Disponível em: <https://www.gov.br/abcd/pt-br/composicao/atletas/substancias-e-metodos-proibidos>. Acesso em: 27 nov. 2020.

BRASIL. MINISTÉRIO DA SAÚDE. Portaria SVS/MS n. 344/98. Regulamento técnico sobre substâncias e medicamentos sujeitos a controle especial. 12 de maio de 1998.

BRASIL. MINISTÉRIO DA SAÚDE. Resolução SVS/MS RDC n. 39, de 9/7/2012. Atualização do Anexo I, Lista de substâncias entorpecentes, psicotrópicas, precursoras e outras sob controle especial da Portaria SVS/MS n. 344, de 1998.

GUYTON, A.C.; HALL, J.E. *Tratado de fisiologia médica*. 12. ed. Rio de Janeiro: Elsevier, 2011. 1120 p.

KICMAN, A.T. Pharmacology of anabolic steroids. *Br. J. Pharmacol*., v. 154, n. 3, p. 502-21, 2008.

MARTÍN-ESCUDERO, P. et al. Impact of the UGT2B17 polymorphism on the steroid profile. Results of a crossover clinical trial in athletes submitted to testosterone administration. *Steroids*, v. 141, p. 104-113, 2019.

OSKUI, P.M. et al. Testosterone and the cardiovascular system: a comprehensive review of the clinical literature. *J Am Heart Assoc*., v. 2, n. 6, 2013.

SINCLAIR, M. et al. Muscle mass and mortality in chronic liver disease: the impact of testosterone. *Liver Transpl*., v. 20, n. 4, p. 504-5, 2014.

PARKINSON, A.B.; EVANS, N.A. Anabolic androgenic steroids: a survey of 500 users. *Med Sci Sports Exerc*., v. 38, n. 4, p. 644-651, 2006.

POLET, M.; VAN EENOO, P. GC-C-IRMS in routine doping control practice: 3 years of drug testing data, quality control and evolution of the method. *Anal Bioanal Chem*., v. 407, n. 15, p. 4397-4409, 2015.

SCHÄNZER, W. et al. (eds.) Recent advances in doping analysis (24). *Proceedings of the Manfred Donike workshop, 34th Cologne Workshop on dope analysis*. 2016.

SNYDER, P.J. Androgens. *In:* BRUNTON, L., CHABNER, B.A., KNOLLMAN, B. (eds.). *Goodman and Gilman's:* the pharmacological basis of therapeutics. 12.ed. McGraw-Hill, 2011, p. 1195-1208.

THEVIS, M. et al. Annual banned-substance review: analytical approaches in human sports drug testing. *Drug Testing and Analysis*, v. 5, n. 1, 2013.

THEVIS, M.; SCHÄNZER, W. Mass spectrometry in sports drug testing: structure characterization and analytical assays. *Mass Spectrom Rev*., v. 26, n. 1, p. 79-107, 2007.

THEVIS, M.; THOMAS. A.; SCHÄNZER, W. Current role of LC-MS(/MS) in doping control. *Anal. Bioanal. Chem*., v. 401, n. 2, p. 405-20, 2011.

THIEME, D.; HEMMERSBACH, P. (eds.). *Doping in sports:* handbook of experimental pharmacology 195. Springer-Verlag, Berlin, 2010. 540p.

TUDELA, E. et al. Urinary detection of conjugated and unconjugated anabolic steroids by dilute-and-shoot liquid chromatography-high resolution mass spectrometry. *Drug Testing Analysis*, v. 7, n. 2, 2015.

WADA – World Anti-Doping Agency. Athlete biological passport operating guidelines (ABP). Version 7.1, 2019. Disponível em: <https://www.wada-ama.org>. Acesso em: 27 nov. 2020.

WADA – World Anti-Doping Agency. Technical Document TD20184EAAS. Endogenous anabolic androgenic steroids: measurement and reporting. 2018. Disponível em: <https://www.wada-ama.org/sites/default/files/resources/files/td2018eaas_final_eng.pdf>. Acesso em: 27 nov. 2020.

WADA – World Anti-Doping Agency. Technical Document TD2019IRMS. Detection of synthetic forms of endogenous anabolic androgenic steroids by GC/C/IRMS. 2019. Disponível em: <https://www.wada-ama.org/sites/default/files/td2019irms_final_eng_clean.pdf>. Acesso em: 27 nov. 2020.

WADA – World Anti-Doping Agency. Technical Document TD-2019MRPL. Minimal requires performance levels for detection and identification of non-threshold substances. 2019. Disponível em: <http://www.wada-ama.org/sites/default/files/resources/files/td2019mrpl_eng.pdf>. Acesso em: 27 nov. 2020.

WADA – World Anti-Doping Agency. The world anti-doping code: international standard. Prohibited list 2020. Disponível em: <https://www.wada-ama.org/sites/default/files/wada_2020_english_prohibited_list_0.pdf>. Acesso em: 27 nov. 2020.

WANG, Z. et al. Applications and challenges in using LC-MS/MS assays for quantitative doping analysis. *Bioanalysis*, v. 8, n. 12, p. 1307-22, 2016.

47

Dopagem nos Esportes por Diuréticos

Angélica Yochiy

CONTEÚDO DESTE CAPÍTULO

INTRODUÇÃO

Os diuréticos são compostos de origem predominantemente sintética que apresentam estruturas químicas variadas. Os diuréticos são utilizados terapeuticamente no tratamento de diferentes tipos de condições clínicas, como glaucoma, edema pulmonar, diabetes, hipertensão, problemas cardíacos e renais, cirrose hepática e doenças pulmonares. Esses compostos, em sua maioria, atuam diretamente sobre a função tubular dos rins, aumentando a formação de urina. Essa capacidade dos diuréticos de aumentar o fluxo urinário, bem como de modificar o processamento renal e a taxa de excreção de vários íons, é clinicamente útil para ajustar o volume e a composição dos fluidos corporais e/ou eliminar o excesso de fluidos do organismo e, dessa maneira, tratar diversas doenças e síndromes. No entanto, apesar da sua enorme importância clínica para aumentar a excreção de água e eletrólitos e reduzir o volume extracelular, os diuréticos também podem exercer diversos efeitos indesejáveis no organismo humano a depender das condições em que são utilizados.

A utilização ilícita de diuréticos na prática esportiva surgiu no fim da década de 1970, após as primeiras listas de substâncias proibidas serem organizadas e liberadas pelas federações esportivas ao longo da década de 1960. O uso abusivo de diuréticos tornou-se bastante difundido por permitir algumas vantagens indiretas para o atleta ou esportista como a redução do peso corpóreo em alguns tipos de esportes, e por dificultar, principalmente naquela época, a identificação de outras substâncias de uso ilícito excretadas na urina. O uso dos diuréticos como agentes mascaradores com potenciais riscos sérios de danos à saúde, bem como o fato de ser uma prática desleal em termos de competição esportiva, resultou na proibição dos diuréticos nos esportes ao longo da década de 1980. Assim, em 1988 os diuréticos estavam oficialmente incluídos na lista de substâncias proibidas pela Comissão Médica do Comitê Olímpico Internacional (*International Olympic Committee,* IOC-MC) tanto dentro como fora das competições esportivas. Os diuréticos, desde então, têm feito parte dessa lista de substâncias banidas publicada anualmente pela Agência Mundial Antidopagem (*World Anti-Doping Agency,* WADA), organização independente criada em 1999 durante a I Conferência Mundial de Dopagem no Esporte para coordenar e promover a luta contra a dopagem nos esportes, bem como harmonizar as ações antidopagem ao redor do mundo.

A lista anual de substâncias proibidas da WADA é válida no Brasil uma vez que o país é signatário da Convenção Internacional Contra a Dopagem no Esporte. O primeiro Código Mundial Antidopagem (*World Anti-Doping Code*, WADC) da WADA, com as violações e as regras antidopagem a serem seguidas internacionalmente, entrou em efeito em 2004. A edição em vigor, de 2015, será substituída por outra edição a ser revisada em 2021, quando também entrará em vigor um novo Código Brasileiro Antidopagem, incorporando os novos itens da edição revisada internacional e os aprimoramentos provenientes de consulta pública em andamento.

No sistema normativo brasileiro, a Lei n. 9.615/1998 (Lei Pelé) instituiu as normas gerais sobre a prática desportiva no Brasil; foi regulamentada pelo Decreto n. 7.984/2013 e alterada pela Lei n. 13.322/2016. As alterações promovidas nesse sistema com a aprovação de leis e decretos, como a Lei n. 12.035/2009 (Lei do Ato Olímpico), que determinou que o Brasil seguiria as normas de controle contra a dopagem definidas pela WADA, a Lei n. 13.322/2016, que reconheceu a Autoridade Brasileira de Controle da Dopagem (ABCD) como Organização Nacional Antidopagem, bem como o Decreto n. 8.692/2016, que regulamentou o controle de dopagem e criou o Tribunal de Justiça Desportiva Antidopagem (TJD-AD), permitiram que o Brasil sediasse os Jogos Olímpicos e Paraolímpicos de 2016 no Rio de Janeiro.

CLASSES DOS DIURÉTICOS

As propriedades físico-químicas e farmacológicas dos diuréticos são variadas, de maneira que esses compostos podem ser classificados de acordo com a estrutura química, os sítios de atuação nos rins, a eficácia ou os principais mecanismos de ação. A diversidade de estruturas moleculares resulta na excreção de sais específicos e em maior ou menor atividade do composto, o que se reflete na excreção de líquidos e também nos efeitos tóxicos produzidos. Em termos dos principais mecanismos de ação, os diuréticos de utilização terapêutica que apresentam relevância para a dopagem podem ser divididos em 7 diferentes classes, que são apresentadas no Quadro 47.1. As classes dos diuréticos são: 1) inibidores da anidrase carbônica, 2) inibidores do simporte $Na^+/K^+/2Cl^-$ (diuréticos de alça ou de alto limiar), 3) inibidores do simporte Na^+/Cl^- (derivados tiazídicos e assemelhados), 4) inibidores dos canais de Na^+ do epitélio renal (poupadores de potássio), 5) antagonistas dos receptores mineralocorticoides, 6) antagonistas dos receptores da vasopressina e 7) osmóticos.

Quadro 47.1 Principais classes de diuréticos relevantes para a dopagem no esporte e seus respectivos mecanismos de ação.

Classe do diurético	Mecanismo de ação
1. Inibidores da anidrase carbônica 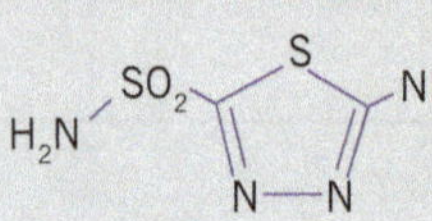 Acetazolamida 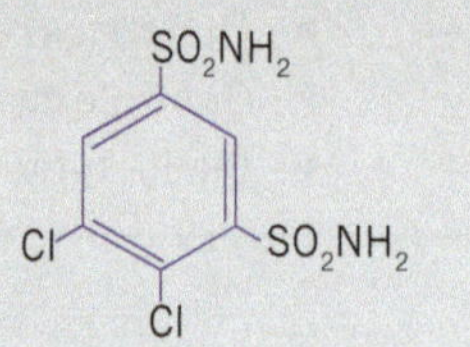 Diclorfenamida 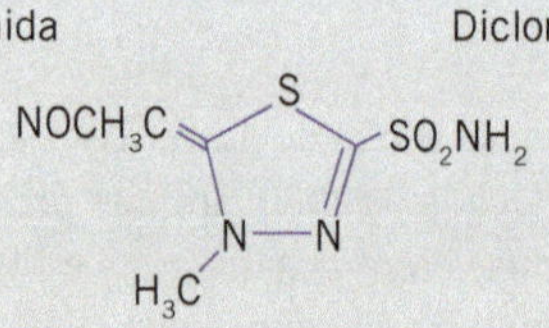 Metazolamida	Os diuréticos *inibidores da anidrase carbônica* exercem seu efeito em virtude de sua semelhança com o ácido carbônico. A acetazolamida, principal diurético desta classe, é um derivado sulfamídico sem atividade antibacteriana. A inibição potente, mas reversível da anidrase carbônica aumenta fracamente o volume urinário ao bloquear seletivamente a reabsorção do bicarbonato no túbulo proximal. O bloqueio resulta no aumento da excreção de bicarbonato e cátions, principalmente de sódio e de potássio, bem como na inibição da secreção de íons hidrogênio pelo túbulo renal. A redução na concentração dos íons cloreto altera o pH normalmente ácido da urina, tornando-a alcalina. As excreções de Ca^{2+} e de Mg^{2+} não são afetadas, porém um mecanismo ainda não conhecido aumenta a excreção de fosfato.
2. Inibidores do simporte $Na^+/K^+/2Cl^-$ 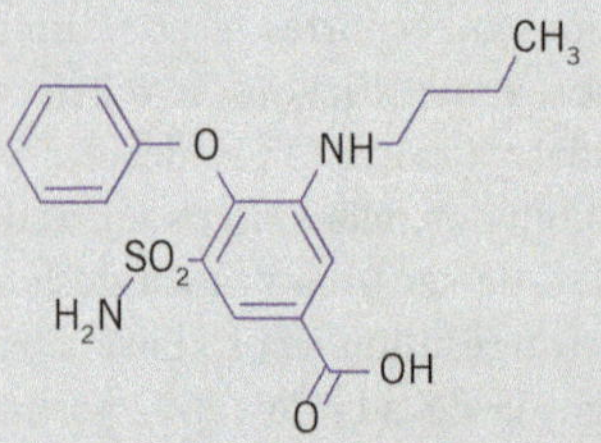 Bumetanida 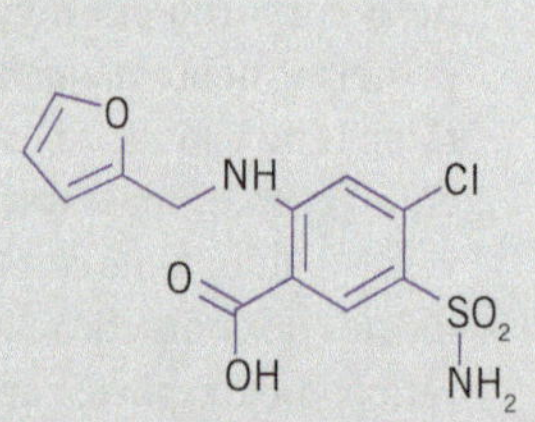 Furosemida 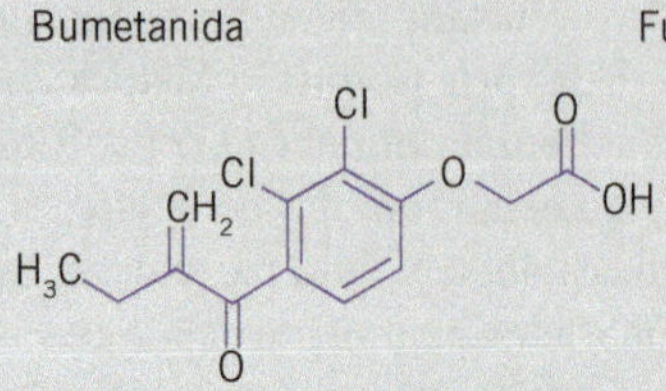 Ácido etacrínico	Os diuréticos *inibidores do simporte $Na^+/K^+/2Cl^-$*, também são denominados *diuréticos de alça e de alto limiar* em razão, respectivamente, de sua ação no ramo ascendente espesso da alça de Henle e por serem altamente eficazes. Os efeitos desses compostos de estruturas químicas variadas ocorrem pela inibição do transportador NKCC2 no ramo ascendente espesso da alça de Henle, reduzindo a reabsorção de sódio, potássio e cloreto, e aumentando a excreção de Mg^{2+} e Ca^{2+}. A maioria mantém o grupamento sulfonamida em sua estrutura, como a bumetanida e a furosemida. O ácido etacrínico, por sua vez, é um derivado do ácido fenoxiacético e não apresenta esse grupamento. A furosemida, um potente diurético de ação rápida derivado do ácido antranílico, é o principal diurético desta classe e também se sobressai nos exames antidopagem.

(*continua*)

Quadro 47.1 Principais classes de diuréticos relevantes para a dopagem no esporte e seus respectivos mecanismos de ação. (*Continuação*)

Classe do diurético	Mecanismo de ação
3. Inibidores do simporte Na^+/Cl^- 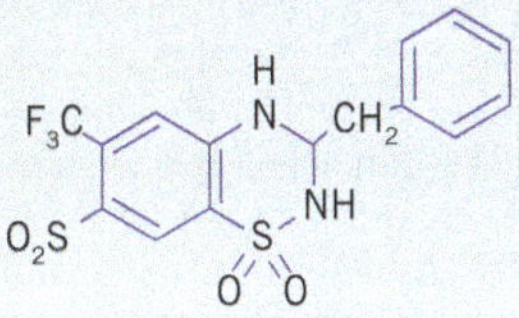 Bendroflumetiazida 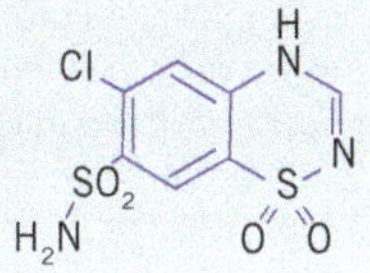 Clorotiazida 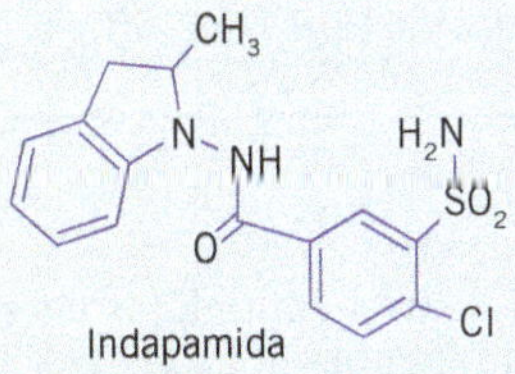 Indapamida 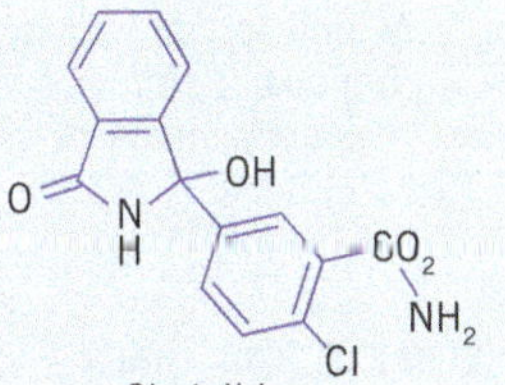 Clortalidona 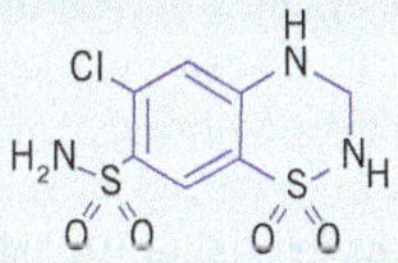 Hidroclorotiazida 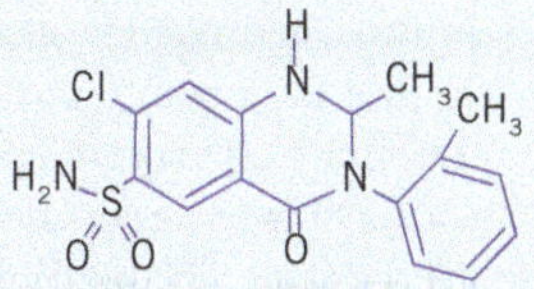 Metolazona	Os diuréticos *inibidores do simporte Na^+/Cl^-*, também denominados de *tiazídicos e semelhantes aos tiazídicos*, apresentam estruturas químicas variadas com características farmacológicas que se assemelham aos tradicionais derivados sulfonamídicos. Os tiazídicos surgiram ao fim da década de 1950 quando inibidores da anidrase carbônica mais potentes eram pesquisados. Consequentemente, alguns tiazídicos, como a clortalidona, apresentam atividade inibidora da anidrase carbônica. Esses compostos agem bloqueando o transportador de Na^+/Cl^-, dessa maneira reduzem a reabsorção tubular proximal e distal e aumentam a excreção de Na^+ e Cl^- com eficácia moderada. Ao contrário do que ocorre com os diuréticos de alça, os tiazídicos aumentam a reabsorção de Ca^{2+}. A hidroclorotiazida e a clorotiazida são 2 compostos desta classe que se destacam nos exames antidopagem.
4. Inibidores dos canais de Na^+ do epitélio renal 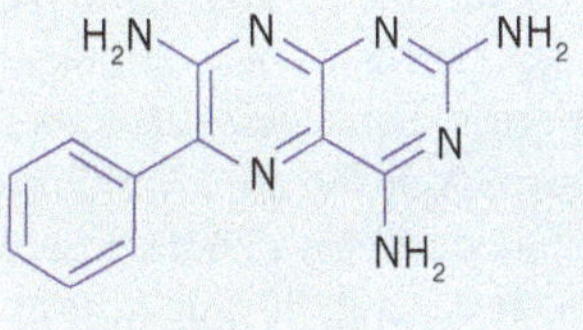 Triantereno 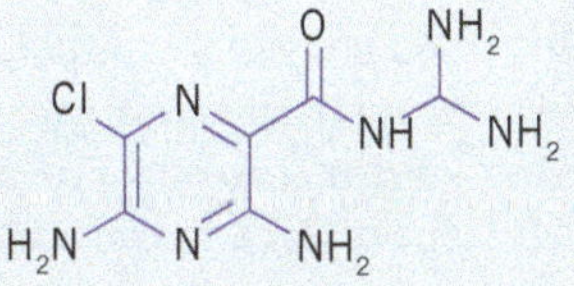 Amilorida	Os diuréticos *inibidores dos canais de Na^+ do epitélio renal* são também denominados de *poupadores de potássio*. Esses diuréticos agem bloqueando canais de Na^+ do epitélio renal, inibindo sua troca por K^+ e H^+ nos segmentos finais do túbulo distal e duto coletor dos néfrons, o que resulta em um efeito moderado sobre a excreção de cloreto de sódio. Embora o trianhereno seja uma pteridina e a amilorida um derivado pirazinoilguanidina, considera-se que os mecanismos de ação de ambos são similares.
5. Antagonistas dos receptores mineralocorticoides 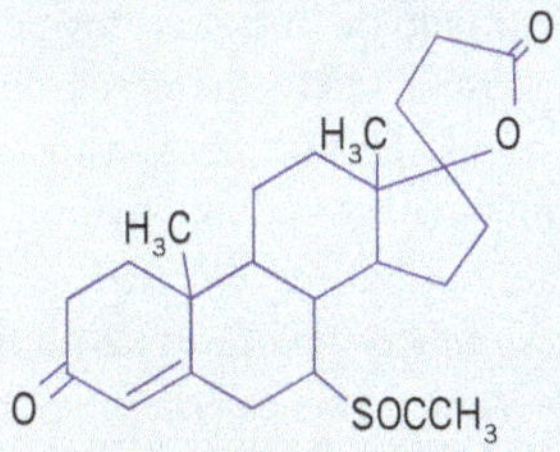 Espironolactona 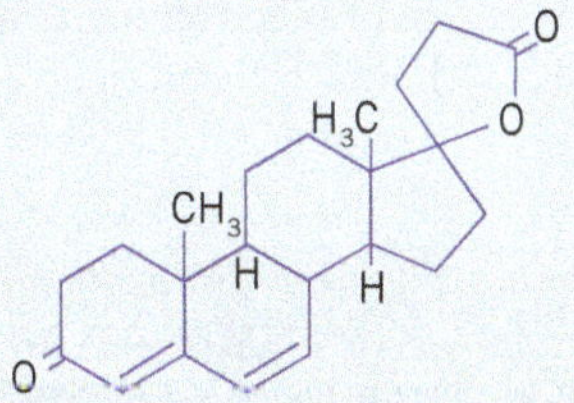 Canrenona	Os diuréticos *antagonistas dos receptores mineralocorticoides* também são denominados de *antagonistas da aldosterona e poupadores de potássio*. O efeito diurético da espironolactona e da canrenona se dá em função da estrutura química similar à do hormônio aldosterona, que se liga a receptores mineralocorticoides específicos na célula epitelial. O complexo formado se junta a sequências específicas do DNA regulando a produção de proteínas importantes para a retenção de sal e água e o aumento da excreção de K^+ e H^+. Ao se unir a um receptor desse hormônio, a espironolactona impede a síntese de proteínas induzida pela aldosterona, afetando o transporte transepitelial de NaCl no túbulo distal e duto coletor, consequentemente poupando potássio. Embora o diurético mais importante nessa classe seja a espironolactona, sua biotransformação em canrenona pode ser uma explicação para que a canrenona se evidencie nos exames antidopagem.
6. Antagonistas dos receptores da vasopressina 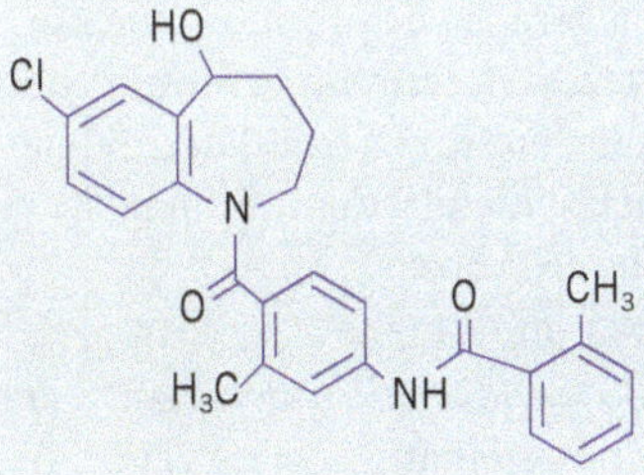 Tolvaptan 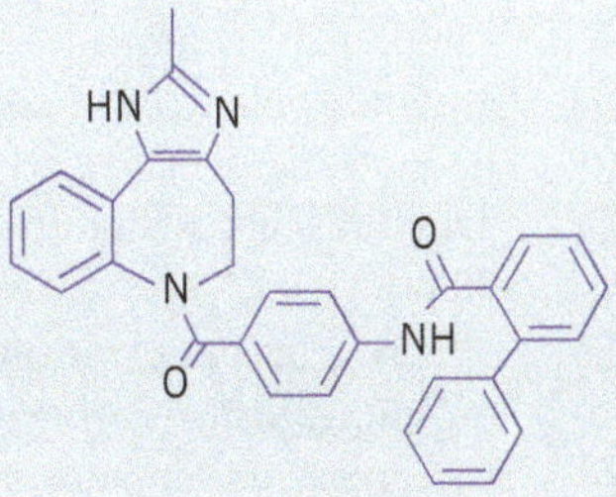 Conivaptan	Os diuréticos *antagonistas dos receptores da vasopressina* inibem os efeitos do hormônio antidiurético no tubo coletor, aumentando a excreção renal de água com pouca ou nenhuma alteração na excreção eletrolítica. Nesta classe encontram-se os vaptanos e os antagonistas peptídicos dos receptores da vasopressina. Entre os vaptanos, apenas o tolvaptan e o conivaptan estão aprovados para uso terapêutico em alguns países. O tolvaptan é um aquarético (aumenta a excreção de água livre de solutos) oral antagonista seletivo do receptor V_2. O conivaptan é um antagonista não seletivo dos receptores V_{1a} e V_2 atualmente disponível apenas para infusão intravenosa. Outros vaptanos, como o lixivaptan, o mozavaptan e o satavaptan, estão sendo submetidos a estudos clínicos. Os vaptanos foram incluídos na lista de substâncias proibidas pela WADA em 2014.

(*continua*)

Quadro 47.1 Principais classes de diuréticos relevantes para a dopagem no esporte e seus respectivos mecanismos de ação. (*Continuação*)

Classe do diurético	Mecanismo de ação
7. Osmóticos 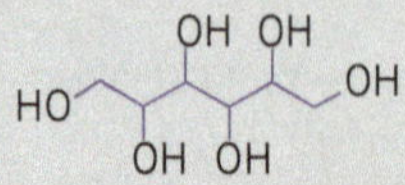 Manitol 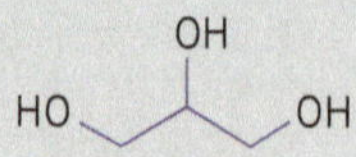 Glicerina	Os diuréticos *osmóticos* em geral são substâncias relativamente inertes em termos farmacológicos. O manitol e a glicerina são 2 exemplos de diuréticos osmóticos. Os diuréticos osmóticos agem principalmente no túbulo proximal e no ramo descendente da alça de Henle. O manitol, quando presente nos compartimentos extracelulares, extrai água das células e, por não ser reabsorvível, interfere na reabsorção da água aumentando o volume de urina. O aumento do fluxo urinário limita a reabsorção de Na^+ mas, como a perda de água é maior, o efeito diurético pode resultar em hipernatremia. A glicerina foi retirada da lista de substâncias proibidas em 2018, mas o manitol permanece na lista válida de 2020.

Fonte: Desenvolvido pela autoria.

ASPECTOS FARMACOCINÉTICOS

O conhecimento sobre a farmacocinética dos diuréticos, bem como de seus produtos de biotransformação, é importante para o desenvolvimento das metodologias de análise a serem utilizadas na detecção dos compostos e na escolha da matriz biológica mais adequada a ser coletada e submetida aos exames antidopagem.

Os diuréticos *inibidores da anidrase carbônica*, representados pela acetazolamida, diclorfenamida e metazolamida, são bem absorvidos pelo trato gastrointestinal (TGI) após administração oral, apresentando concentração plasmática máxima após 2 horas e meia-vida entre 6 e 14 horas. Após dose única, aumento do pH urinário pode ser observado em 30 minutos, efeito que pode se prolongar por 12 horas. O efeito diurético da acetazolamida, principal representante desta classe, inicia-se em 1 a 1,5 hora e permanece durante 8 a 12 horas, sendo a substância completamente excretada pelos rins dentro de 24 horas. A acetazolamida e a diclorfenamida são excretadas pelos rins quase intactas, ao passo que a metazolamida é extensivamente biotransformada.

Os diuréticos *inibidores do simporte $Na^+/K^+/2Cl^-$* ou *diuréticos de alça* e *de alto limiar*, aqui representados pela furosemida, ácido etacrínico e bumetanida, apresentam boa absorção, mas seus valores de biodisponibilidade oral e tempo de meia-vida ($t_{1/2}$) são variados. A furosemida, o diurético mais conhecido desta classe, apresenta disponibilidade oral aproximada de 60% a 70%. A absorção da furosemida no TGI, mesmo incompleta, é rápida. O efeito diurético é evidente após 0,5 a 1 hora da administração oral, dura em geral 2 a 3 horas, podendo persistir por 3 a 6 horas. A atividade diurética está correlacionada com a secreção do composto pelo túbulo proximal. A furosemida liga-se extensivamente às proteínas plasmáticas, sendo aproximadamente 65% da dose absorvida excretada na urina na forma inalterada e o restante biotransformado.

Os diuréticos *inibidores do simporte Na^+/Cl^-* ou *tiazídicos e semelhantes aos tiazídicos* também apresentam ligações às proteínas plasmáticas. O tempo de meia-vida e rota de eliminação são bastante variáveis. A hidroclorotiazida, diurético mais representativo em termos de dopagem no esporte nesta classe, apresenta biodisponibilidade oral aproximada de 70%, $t_{1/2}$ aproximado de 2,5 horas, sendo eliminada na urina inalterada. A clorotiazida, por ser menos solúvel em lipídios necessita de doses maiores, e é o único diurético desta classe que pode ser administrado por via parenteral. A clortalidona, outro representante importante dos tiazídicos, é absorvida lentamente e apresenta $t_{1/2}$ bastante longo, de 50 a 60 horas, em função de sua capacidade de ser acumulada no interior dos eritrócitos. A clortalidona exibe biodisponibilidade oral aproximada de 65% e excreção na forma inalterada pelos rins em porcentagem semelhante.

Os diuréticos *inibidores dos canais de Na^+ do epitélio renal* ou *poupadores de potássio*, aqui representados pela amilorida e pelo triantereno, diferem nos aspectos farmacocinéticos apesar dos mecanismos de ação similares. A absorção da amilorida pelo TGI é baixa, aproximadamente de 15% a 25% da dose, a o triantereno é um pouco mais alta, de cerca de 50% da dose oral. O efeito diurético da amilorida aparece após 2 horas de sua administração, atingindo o pico máximo entre 6 e 10 horas e podendo persistir até 24 horas. A amilorida quase não se liga às proteínas plasmáticas, sendo excretada via renal na forma inalterada, apresentando um $t_{1/2}$ aproximado de 21 horas, considerado razoavelmente alto. Com $t_{1/2}$ mais curto, de cerca de 4 horas, o triantereno é biotransformado em um composto farmacologicamente ativo posteriormente excretado na urina.

Os diuréticos *antagonistas dos receptores mineralocorticoides* ou *antagonistas da aldosterona e poupadores de potássio*, representados pela espironolactona e pela canrenona, exibem efeito na excreção urinária muito similar aos inibidores dos canais de Na^+ do epitélio renal. A espironolactona é rapidamente absorvida por meio do TGI, apresentando biodisponibilidade aproximada de 65% da dose administrada. A espironolactona liga-se amplamente às proteínas plasmáticas, apresenta $t_{1/2}$ aproximado de 1,6 hora, sendo biotransformada rapidamente no fígado com a geração de produtos que são excretados pela urina e pelas fezes. A canrenona é um produto de biotransformação ativo que, em razão da alta afinidade às proteínas, apresenta uma meia-vida plasmática longa, de 10 a 35 horas, e $t_{1/2}$ aproximado de 16,5 horas.

Os diuréticos *antagonistas dos receptores da vasopressina* ou *antagonistas do hormônio antidiurético* tolvaptan e conivaptan são os vaptanos mais representativos nesta classe. Após a administração oral de dose terapêutica (15 mg a 30 mg) o tolvaptan é rapidamente absorvido, atingindo a concentração plasmática máxima após 2 a 3 horas. A concentração plasmática máxima 3 horas após dose única oral de 15 mg de tolvaptan é de cerca de 160 ng/mL. O tolvaptan se liga às proteínas do plasma (80% a 99%), é extensivamente biotransformado no fígado e eliminado principalmente pelas fezes. O $t_{1/2}$ do tolvaptan é descrito na literatura como variável, aumentando com a dose administrada. Assim, o tolvaptan teria $t_{1/2}$ médio de 3,3 horas para uma dose de 15 mg e $t_{1/2}$ médio de 11,4 horas para a dose de 120 mg. O $t_{1/2}$ do conivaptan é descrito ser de 5 a 10 horas. Após uma única dose do tolvaptan foi possível encontrá-lo em amostras de urina por até 24 horas, sendo alguns produtos de biotransformação detectados por até 150 horas. Contudo, a excreção do tolvaptan esperada na urina é menor que 1% (entre 0,12% e 0,25% da dose). Cerca de 10% a 40% da dose é eliminada na urina, mas predominantemente na forma de produtos de biotransformação. O conhecimento sobre a biotransformação dos vaptanos no organismo humano, bem como sobre a excreção dos produtos de biotransformação ainda é considerado limitado.

Os *diuréticos osmóticos* apresentam características farmacocinéticas variadas. Quando administrados por via oral, o manitol é mal absorvido e a glicerina é bem absorvida. Cerca de 80% da dose de manitol é excretada na urina sem ser biotransformada, o que ocorre por meio de filtração glomerular dentro de 30 a 60 minutos. O restante do manitol pode ser biotransformado ou excretado intacto na bile. O $t_{1/2}$ do manitol e da glicerina são, respectivamente, de 0,25 a 1,7 hora e 0,5 a 0,75 hora. No caso da glicerina, considera-se que 80% da dose é biotransformada e 20% excretada na urina.

▶ EFEITOS TÓXICOS DOS DIURÉTICOS

Os diuréticos são compostos importantes no tratamento de condições clínicas caracterizadas por desequilíbrios nos processos de ajuste do volume e/ou composição dos fluidos do organismo. Esses processos e o funcionamento normal da função renal são essenciais à vida. A regulação da composição dos fluidos corpóreos é precisa e, a depender do diurético utilizado, o desequilíbrio pode se manifestar de diversas maneiras, seja uma alcalose, uma depleção de magnésio, um aumento do teor de cálcio no plasma ou uma alteração do teor de potássio. Os efeitos nocivos do uso de diuréticos são frequentes e podem ocasionar, por exemplo, hipovolemia em função da excreção renal de NaCl e da depleção extremamente rápida dos fluidos extracelulares. A seguir estão descritos alguns dos distúrbios mais comuns a cada classe de diuréticos, aos quais estão sob risco maior ou menor os indivíduos que os utilizam.

Inibidores da anidrase carbônica

A maioria dos efeitos indesejados dos *inibidores da anidrase carbônica* resulta da alcalinização da urina ou acidose metabólica, e outros resultam da similaridade estrutural com as sulfonamidas. No geral considera-se que reações tóxicas sérias são pouco frequentes, no entanto, essa classe de diuréticos pode causar, por exemplo, reações alérgicas em indivíduos sensíveis às sulfonamidas, depressão da medula óssea, reações cutâneas, entre outras. A formação de cálculos por precipitação de sais na urina alcalina pode ocasionar lesões renais e cólicas ureterais, e a ocorrência de um quadro de acidose respiratória ou metabólica melhor ou pior depende da gravidade da perda de eletrólitos.

A utilização da acetazolamida frequentemente resulta em sonolência e parestesias, o que sinaliza ação sobre o sistema nervoso central (SNC). A acetazolamida também exerce efeito tóxico sobre o SNC reduzindo a produção de líquor, efeito este que tem sido utilizado clinicamente para o tratamento da hipertensão intracraniana idiopática. A utilização dos inibidores da anidrase carbônica deve ser evitada por aqueles que apresentam deficiência em K^+ e Na^+ ou tenham danos hepáticos, esses últimos frequentes entre atletas usuários de anabolizantes. Indivíduos com insuficiência hepática são mais suscetíveis a encefalopatias pela deficiência de excreção de amônia e consequente passagem da amônia urinária para o sistema circulatório.

Inibidores do simporte de Na^+-K^+-$2Cl^-$ (diuréticos de alça ou de alto limiar)

Os diuréticos *inibidores do simporte $Na^+/K^+/2Cl^-$* são largamente utilizados na terapêutica, sendo seus efeitos tóxicos mais importantes ocasionados pelo desequilíbrio hidreletrolítico. Esses efeitos indesejáveis podem se manifestar na forma de uma hiponatremia e/ou depleção de fluidos extracelulares, podendo incluir desde hipotensão, redução do fluxo sanguíneo renal até colapso circulatório. Arritmias cardíacas podem ocorrer em razão do aumento na excreção de Mg^{2+} ou se a dieta for pobre em potássio. A excreção do íon Ca^{2+}, por sua vez, se significativa, pode ter como consequência hipocalcemia e, eventualmente, tetania. Os diuréticos desta classe também podem ocasionar um efeito oposto, de hipercalcemia, em pacientes com determinados tipos de carcinoma, além de uma deficiência de tiamina em pacientes com insuficiência cardíaca. Os diuréticos desta classe podem apresentar interações adversas com vários fármacos, como os digitálicos, os aminoglicosídeos, os anticoagulantes, entre outros.

O tratamento com diuréticos de alça concomitante com tiazídicos também pode resultar em diurese excessiva e em efeitos adversos diversos em consequência do desequilíbrio hidreletrolítico. Uma alcalose metabólica hipocalêmica, por exemplo, pode resultar da maior excreção de Na^+ no túbulo distal combinada com a ativação do sistema renina-angiotensina, que aumenta a excreção urinária de K^+ e H^+. A utilização dos diuréticos de alça, em especial o ácido etacrínico, pode resultar em ototoxicidade, que é mais frequentemente observada após administração intravenosa. Sinais e sintomas como vertigem e surdez em geral são reversíveis, mas podem se tornar irreversíveis após administração de altas doses e/ou uso concomitante com outras substâncias ototóxicas. É necessária, portanto, maior atenção com fármacos que retardam a excreção renal e que resultam no aumento no tempo de meia-vida e no acúmulo do diurético no organismo.

A utilização da furosemida pode ocasionar necrose hepática em razão de um produto de biotransformação intermediário reativo hepatotóxico, sendo recomendados cuidados especiais para o seu uso nos casos de insuficiência hepática. A tromboembolia e a encefalopatia hepática também podem ocorrer em pacientes com dano hepático preexistente. Atletas de musculação que utilizam a furosemida podem desenvolver paralisia hipocalêmica, de maneira que os diuréticos devem ser considerados em casos emergenciais desse tipo de paralisia. A hipocalemia severa, além de poder causar alterações na excitabilidade do tecido cardíaco, é potencialmente fatal se resultam em paralisia respiratória. Quadro de hipocalemia com consequente arritmia cardíaca pode ocorrer em indivíduos com deficiência de K^+.

Outros possíveis efeitos indesejados dos diuréticos de alça são a hiperuricemia (que pode precipitar ataques de gota), a hiperglicemia (que pode precipitar o diabetes), o aumento dos níveis plasmáticos do colesterol do tipo LDL (*low-density lipoprotein*) e a redução dos níveis do colesterol do tipo HDL (*high-density lipoprotein*). Os diuréticos de alça derivados de sulfonamida, a exemplo da furosemida e bumetanida, também podem dar origem a irritações cutâneas, fotossensibilidade, parestesias, depressão da medula óssea e distúrbios gastrointestinais.

Inibidores do simporte de Na^+-Cl^- (tiazídicos e semelhantes aos tiazídicos)

Os diuréticos *inibidores do simporte de* Na^+-Cl^- podem agravar as condições de indivíduos que apresentam diabetes *mellitus* ao interferir na secreção de insulina produzindo hiperglicemia. Os diuréticos tiazídicos têm sido associados ao desenvolvimento de gota em homens com menos de 60 anos, e também há relatos sobre aumento na concentração plasmática de triglicérides e da fração LDL do colesterol, discrasias sanguíneas (como agranulocitose e trombocitopenia), distúrbios intestinais (como náuseas, vômitos, diarreia ou constipação), cistite e pancreatite, entre outros efeitos indesejáveis. Com menor frequência, os diuréticos tiazídicos também podem ocasionar vertigens, cefaleias, parestesias, impotência sexual, redução da libido, fotossensibilidade e alergias.

Os diuréticos tiazídicos podem, sob determinadas condições, resultar em hipercalcemia e hipofosfatemia, desequilíbrios que apresentam semelhanças a um quadro de hiperparatiroidismo, cujos mecanismos ainda não são muito bem conhecidos. O efeito adverso mais importante é desequilíbrio hídrico-eletrolítico com depleção de líquido extracelular. Ele pode ocasionar hipotensão, hipopotassemia, hipocloremia, hiponatremia, hipomagnesemia e hiperuricemia. O quadro, se severo, pode resultar em alcalose metabólica, depleção aguda e crônica de líquido intravascular e hiponatremia, até mesmo fatais.

A interação desses compostos com outros fármacos pode ocorrer, a exemplo da redução dos efeitos de anticoagulantes e sulfonilureias, ou aumento dos efeitos de anestésicos, digitálicos, lítio e de outros diuréticos. A utilização dos tiazídicos em conjunto com a anfotericina B e os corticoides aumenta o risco de hipopotassemia. Esses diuréticos também podem interagir com a quinidina, elevando o risco de taquicardia ventricular e, eventualmente, de fibrilação ventricular fatal por depleção de potássio.

Inibidores dos canais de Na^+ do epitélio renal (poupadores de potássio)

No caso dos diuréticos *inibidores dos canais de* Na^+ *do epitélio renal*, a hiperpotassemia é o efeito adverso mais importante. Os efeitos indesejados mais comuns do uso de poupadores de potássio são as dores de cabeça, diarreia, câimbras, náuseas e vômito. A hiperpotassemia, apesar de ser menos perigosa do que a hipopotassemia provocada pela utilização dos tiazídicos, deve ser evitada em pacientes que já a desenvolveram ou que estão sob risco de desenvolvê-la, assim como quando são portadores de insuficiência renal moderada a grave. Não obstante a similaridade dos mecanismos de ação da amilorida e do triantereno, o triantereno é menos potente e mais tóxico. O triantereno não deve ser utilizado sem supervisão médica por pacientes com deficiência de ácido fólico. Um efeito antagonista em função da similaridade química entre os 2 compostos pode aumentar a possibilidade de ocorrência de megaloblastose em pacientes cirróticos por deficiência de ácido fólico. O triantereno também pode reduzir a tolerância à glicose, induzir a fotossensibilidade, além de ter sido associado à nefrite e ao cálculo renal.

Antagonistas dos receptores mineralocorticoides (antagonistas da aldosterona)

A utilização dos diuréticos *antagonistas dos receptores mineralocorticoides* resulta em efeito inverso ao da aldosterona. Assim como para os demais poupadores de potássio, o principal efeito tóxico é a hiperpotassemia que pode ser grave. Esse é o principal efeito indesejado da espironolactona que, em razão de sua estrutura esteroídica, também pode causar redução da libido e impotência, ginecomastia, engrossamento de voz, hirsutismo e irregularidades no ciclo menstrual. Os efeitos no SNC geram sonolência, letargia, ataxia, confusão e cefaleias. A utilização da espironolactona já resultou em irritações cutâneas, entre outros problemas dermatológicos, além de discrasias sanguíneas, diarreia, alterações gastrointestinais e úlceras pépticas. A espironolactona pode promover a acidose metabólica em pacientes com danos hepáticos graves, sendo contraindicado para pessoas com problemas na função renal.

Antagonistas dos receptores da vasopressina

Os diuréticos *antagonistas dos receptores da vasopressina*, ao serem utilizados para corrigir casos de hiponatremia, podem ter consequências sérias, até mesmo fatais, se o efeito do medicamento ocorrer muito rapidamente. O principal efeito indesejado dos antagonistas do receptor V_2 da vasopressina decorre da sua ação farmacológica de aumentar a excreção de água livre. Cuidados especiais são recomendados, inclusive que o paciente esteja hospitalizado ao iniciar o tratamento. O tolvaptan e o conivaptan, que representam esta classe de diuréticos, podem causar efeitos adversos gastrointestinais, hipocalemia, hiperglicemia e dores de cabeça. Na utilização terapêutica do tolvaptan foram relatados, além de poliúria, vertigens, hipotensão, desidratação, dor de cabeça, febre, secura na boca e sede, e elevação dos resultados dos testes de função hepática, tornando-o contraindicado para pacientes que apresentem comprometimento do fígado. Entre outras advertências e contraindicações, recomenda-se que a utilização terapêutica do tolvaptan seja limitada a 30 dias em razão do risco de hepatotoxicidade.

Diuréticos osmóticos

Os *diuréticos osmóticos* retiram água dos compartimentos intracelulares, aumentando o volume extracelular, o que pode resultar em edema pulmonar em pacientes com problemas cardíacos e congestão pulmonar. O manitol é contraindicado para pessoas com problemas renais uma vez que, por não conseguirem excretar o manitol administrado via parenteral, desenvolvem hiponatremia. A utilização de manitol pode resultar no desenvolvimento de insuficiência renal aguda em 6% a 7% dos pacientes. A perda de líquidos exagerada pelo uso excessivo de manitol sem hidratação adequada pode ocasionar desidratação severa e hipernatremia, e a diferença de volume entre os compartimentos intra e extracelulares podem resultar em hipotensão, câimbras, agitação, depressão do SNC e convulsões. Dores de cabeça, náuseas e vômitos também são comuns em pacientes tratados com diuréticos osmóticos.

▶ DIURÉTICOS COMO AGENTES DE DOPAGEM

A lista de substâncias e métodos proibidos da WADA é o padrão internacional oficial a ser seguido nos esportes e determina o que é ilícito dentro e fora das competições a cada ano. A lista de substâncias proibidas é atualizada anualmente principalmente com base nos padrões de uso das substâncias no ano anterior, no potencial de abuso de acordo com estudos farmacológicos, e nos efeitos deletérios sobre a saúde, entre outros aspectos. Os critérios que fundamentam a inclusão de uma substância na lista proibida são o potencial de melhorar a performance, o risco real ou o potencial de danos à saúde, e se a sua utilização viola o espírito esportivo. De acordo com essa lista de substâncias banidas, a utilização por atletas dos compostos da Classe S5 (diuréticos e agentes mascarantes) e demais substâncias com estrutura química ou efeito(s) biológico(s) semelhantes esteve proibida dentro e fora das competições em 2020. Há exceções, como o uso de alguns tipos de colírios e nos casos para os quais o atleta obtiver o TUE (*Therapeutic Use Exemptions*), uma Autorização para Uso Terapêutico (AUT).

Os diuréticos são considerados compostos ergolíticos, isto é, substâncias que prejudicam o desempenho no esporte. Não há indicações de que os diuréticos contribuam diretamente para melhorar o desempenho do atleta, ao contrário, observou-se que a desidratação induzida por diuréticos pode prejudicar a performance física e a resistência dos atletas. Sabe-se que o exercício pode afetar a ação dos diuréticos e que estes podem resultar em uma variedade de alterações metabólicas, cardiovasculares e respiratórias durante o exercício, basicamente em função dos efeitos da desidratação e do desequilíbrio eletrolítico. Considera-se que a hipo-hidratação é um fator importante ao se tentar maximizar o desempenho muscular do atleta porque limita a força, a potência e a resistência de alta intensidade, afeta o funcionamento cardiovascular e prejudica o desempenho do atleta em climas temperados e quentes.

Os diuréticos que agem no alívio sintomático dos efeitos da altitude podem ser utilizados para tentar melhorar a performance de atletas em locais mais altos, ao mesmo tempo em que dificultam a detecção de outras substâncias proibidas. O efeito, entretanto, pode ser ergolítico em razão do próprio efeito diurético e/ou possível inibição da glicólise muscular. Já nos esportes em que os atletas competem por categorias de peso, o abuso de diuréticos ocorre na tentativa de obter uma redução transitória e artificial do peso corpóreo do atleta, permitindo que ele compita de maneira vantajosa ao assegurar sua inclusão em uma categoria de menor peso. Assim, o controle da utilização de diuréticos torna-se bastante relevante em esportes nos quais o peso do atleta é importante na definição dessas categorias. Os resultados encontrados em um levantamento dos dados produzidos pelos laboratórios da WADA entre 2014 e 2017, publicados em 2020, mostram que nesse período os compostos da Classe S5 foram detectados com maior frequência em amostras de atletas do boxe, luta livre, tae-kwon-do, judô, tiro ao alvo e ginástica do que nas amostras dos atletas dos demais esportes.

Os diuréticos, ao serem utilizados por atletas para diluir a amostra de urina coletada para o exame antidopagem, têm como objetivo dificultar a detecção laboratorial de outras substâncias proibidas das quais se tenha feito uso. Na musculação, os diuréticos seriam úteis para tentar, simultaneamente, impedir a retenção de água provocada pelo uso de esteroides anabólicos no organismo e acentuar a definição da musculatura, além de poder ser uma tentativa de diluir a amostra de urina cedida para fins de controle da dopagem. No entanto, testes de desempenho têm mostrado que os diuréticos podem prejudicar o trabalho muscular por diversas razões, entre elas a redução do volume plasmático, a depleção de potássio e a contração ventricular prematura. Evidências mostram que a administração de diuréticos realmente altera o pH, a densidade e a creatinina dessas amostras. Alguns diuréticos, a exemplo dos inibidores da anidrase carbônica e dos poupadores de potássio, podem alcalinizar a urina e, dessa maneira, favorecer a reabsorção tubular de substâncias proibidas de natureza básica na forma molecular, como os anfetamínicos e os narcoanalgésicos. O procedimento, além de interferir nos exames de controle da dopagem, pode aumentar o tempo de permanência das substâncias proibidas no organismo, prolongando o efeito farmacológico.

▶ CONTROLE DA DOPAGEM POR DIURÉTICOS NOS ESPORTES

O controle da dopagem por diuréticos é realizado por meio de exames de triagem de rotina executados em laboratórios credenciados pela WADA, utilizando amostras de urina coletadas geralmente logo após a competição. Uma amostra de urina com aspecto diluído e pH acima de 7 pode ser um indicativo da presença de diurético. A urina é a amostra biológica de escolha para a maior parte das análises antidopagem em razão da coleta não invasiva e a disponibilidade de volumes maiores, no entanto, análises em amostras de sangue (sangue total, soro ou plasma) têm aumentado de frequência.

Os exames para o controle da dopagem nos esportes, inclusive por diuréticos, devem seguir um padrão internacional para laboratórios (*International Standard for Laboratories*, ISL) publicado pela WADA, cuja versão mais recente entrou em efeito em novembro de 2019. Visando assegurar que os laboratórios de controle da dopagem credenciados possam relatar a presença das substâncias proibidas uniformemente, a WADA estabelece limites de performance mínimos requeridos (*Minimum Required Performance Levels,* MRPL) para detecção e identificação das várias classes de substâncias proibidas. O MRPL para diuréticos no ano de 2019 permanece em 200 ng/mL, ou seja, esta é a concentração que as técnicas utilizadas pelos laboratórios credenciados pela WADA precisam ser capazes de detectar para a análise dessas substâncias, embora os limites de detecção (*Limit of Detection,* LOD) para diuréticos já estejam mais baixos, entre 25 e 125 ng/mL.

As metodologias analíticas consideradas de referência têm base na espectrometria de massa em função da sua alta seletividade e sensibilidade. A cromatografia a gás e a cromatografia líquida, quando acopladas à espectrometria de massa, (*Gás Chromatography/Mass Spectrometry,* GC-MS; *Liquid Chromatography,* LC/MS), em geral, têm sido consideradas suficientes para a detecção dos diuréticos em amostras biológicas. Diferentes tipos de equipamentos de cromatografia, como a cromatografia líquida de alta performance com detecção ultravioleta (*High Performance Liquid Chromatography with UV Diode-Array Detection,* HPLC-UV-DAD), a cromatografia líquida de alta performance/resolução acoplada à espectrometria de massa (*High-Performance Liquid Chromatography, Tandem Mass Spectrometry,* HPLC-MS/MS), a cromatografia líquida de ultraperformance acoplada à espectrometria de massa (*Ultra Performance Liquid Chromatography Tandem Mass Spectrometry,* UPLC-MS/MS), e a cromatografia líquida de ultra alta pressão acoplada à espectrometria de massa de alta resolução (*Ultra High Pressure Liquid Chromatography – High Resolution Mass Spectrometry,* UHPLC-HRMS), estão atualmente disponíveis. É importante lembrar que os métodos desenvolvidos para diuréticos, visando análises antidopagem, também são úteis na investigação de aspectos terapêuticos desses compostos em laboratórios clínicos.

A maioria das pesquisas com diuréticos na dopagem procura desenvolver protocolos para triagens rápidas, visando detectar múltiplos analitos em pequenos volumes de amostra utilizando extração em fase sólida ou extração líquido-líquido. Entretanto, em razão do tempo e dos custos envolvidos na preparação das amostras, a injeção direta de urina ou urina diluída em equipamentos de LC-MS/MS tem sido uma opção bastante utilizada. A diversidade de estruturas químicas dos diuréticos gera a necessidade de uma metodologia de triagem abrangente para que substâncias ácidas, neutras e básicas, bem como os eventuais produtos de biotransformação, possam ser detectados simultaneamente. Assim, o maior desafio do método está em poder englobar toda uma diversidade de estruturas químicas e, ao mesmo tempo, ser analiticamente sensível, seletivo, confiável, de maneira a evitar resultados falso-positivos e falso-negativos. A atualização constante dos regulamentos e estratégias de detecção das substâncias proibidas, portanto, é uma maneira de tentar garantir que o controle antidopagem seja eficiente e confiável.

Instrumentos analíticos cada vez mais sensíveis e seletivos representam avanços na realização dos exames antidopagem, mas também podem ocasionar detecção de compostos presentes nas amostras em razão de contaminações de suplementos alimentares ou outros produtos inadvertidamente ingeridos pelos atletas. Os avanços tecnológicos que permitiram uma melhor detecção e identificação das substâncias proibidas reduziram as preocupações com o uso de diuréticos visando diluir a amostra de urina, mas a possibilidade da presença de contaminações nas amostras resulta em novos questionamentos, como a necessidade ou não de serem estabelecidos valores mínimos (*Threshold Levels*) para diuréticos.

Os dados de controle da dopagem por diuréticos divulgados pela WADA mostram que de 2003 a 2018 a furosemida foi o diurético com o maior número de ocorrências analíticas adversas (35,04%), seguida pela hidroclorotiazida (30,88%), pela canrenona (8,25%), pela clorotiazida (5,37%), pela amilorida (3,44%), pelo triantereno (3,03%), e demais compostos (abaixo de 3%). Considerando os dados de 2018 somente, o número de ocorrências analíticas adversas para furosemida também se sobressai (30,07%), seguida pela hidroclorotiazida (22,20%), pela canrenona (10,49%), pela clorotiazida (6,29%), pela dorzolamida (5,07%), pela espironolactona (4,54%), pelo triantereno (4,54%) e demais compostos (abaixo de 3%). Consequentemente, temos que a furosemida, a hidroclorotiazida, a canrenona e a clorotiazida são os diuréticos encontrados com maior frequência nas amostras analisadas pelos laboratórios credenciados.

A Figura 47.1 ilustra os dados encontrados para a furosemida, hidroclorotiazida, canrenona e clorotiazida ao longo do período de 2003 a 2018. Observa-se um aumento do número de ocorrências analíticas adversas para esses 4 diuréticos, bem como uma queda dos números especificamente em 2018.

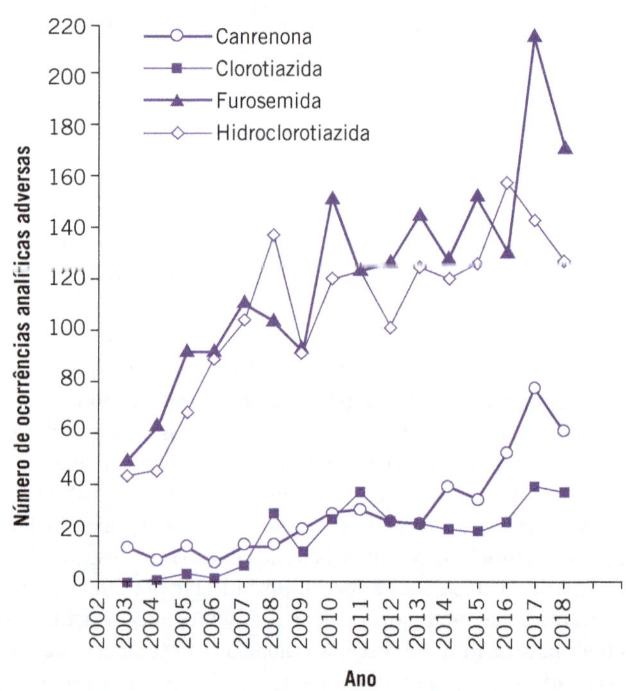

Figura 47.1 Número de ocorrências analíticas adversas para furosemida, hidroclorotiazida, clorotiazida e canrenona no período de 2003 a 2018.

Fonte: Desenvolvida a partir dos relatórios anuais da Agência Mundial Antidopagem (WADA).

As explicações para o crescimento do número de ocorrências analíticas adversas para a furosemida, a hidroclorotiazida, a clorotiazida e a canrenona ao longo dos anos de 2003 a 2018, bem como para a queda observada em 2018, dependem da análise de outros dados que podem ter sido coletados nesse mesmo período, como o número de competições e eventos esportivos supervisionados, número de atletas participantes, entre outros. Algumas dessas ocorrências analíticas adversas podem ser de amostras coletadas fora de competições, quando o uso com finalidade médica pode ter sido autorizado. O aumento no número de ocorrências analíticas adversas ao longo do tempo também pode ter ocorrido em razão de aprimoramentos nos métodos de detecção. É possível verificar, entretanto, que apesar dos esforços realizados ao redor do mundo para promover competições esportivas mais saudáveis e justas, são comuns reportagens que divulgam a ocorrência de resultados analíticos adversos para diuréticos e outras substâncias proibidas nas amostras de atletas dos mais diversos tipos de esporte.

BIBLIOGRAFIA

AGUILAR-NAVARRO, M. et al. Sport-Specific Use of Doping Substances: Analysis of World Anti-Doping Agency Doping Control Tests between 2014 and 2017. *Subst Use Misuse*, v. 55, n. 8, p. 1361-69, 2020.

BARR, S.I. Effects of dehydration on exercise performance. *Can J Appl Physiol.*, v. 24, n. 2, p. 164-72, 1999.

BHATT, P.R. et al. Review of tolvaptan's pharmacokinetic and pharmacodynamic properties and drug interactions. *J Clin Med.*, v. 3, n. 4, p. 1276-90, 2014.

BRASIL. Ministério da Cidadania. Autoridade Brasileira de Controle Antidopagem. Disponível em: < https://www.gov.br/abcd/pt-br>. Acesso em: 4 set. 2020.

BRASIL. Ministério da Cidadania. Código Brasileiro Antidopagem 2021 – Minuta Oficial. Disponível em: <https://www.gov.br/cidadania/pt-br/noticias-e-conteudos/esporte/noticias_esporte/abcd-abre-para-consulta-publica-o-novo-codigo-brasileiro-antidopagem/novo-cba-2021-minuta-para-consulta-publica-28-07-2020_a.pdf>. Acesso em: 4 set. 2020.

BRASIL. Presidência da República. Lei n. 13.322, de 28 de julho de 2016. Altera as Leis n(s). 9.615, de 24/03/1998, que institui normas gerais sobre desporto, para dispor sobre o controle de dopagem, 12.780, de 09/01/2013, que dispõe sobre medidas tributárias referentes à realização, no Brasil, dos Jogos Olímpicos de 2016 e dos Jogos Paralímpicos de 2016, 10.973, de 02/12/2004, e 8.010, de 29/03/1990; e dá outras providências. *Diário Oficial da União*, Brasília, de 29 de julho de 2016. Disponível em: <http://www.planalto.gov.br/ccivil_03/_Ato2015-2018/2016/Lei/L13322.htm>. Acesso em: 1 ago. 2020.

BRASIL. Presidência da República. Lei n. 9.615, de 24 de março de 1998. Institui normas gerais sobre desporto e dá outras providências. *Diário Oficial da União*, Brasília, de 25 de março de 1998. Disponível em: <http://www.planalto.gov.br/ccivil_03/leis/l9615compilada.htm>. Acesso em: 21 ago. 2020.

BRASIL. Presidência da República. Ministério da Casa Civil. Decreto n. 7.984, de 08 de abril de 2013. Regulamenta a Lei n. 9.615, de 24 de março de 1998, que institui normas gerais sobre desporto. *Diário Oficial da União*, Brasília, de 09 de abril de 2013. Disponível em: <http://www.planalto.gov.br/ccivil_03/_Ato2011-2014/2013/Decreto/D7984.htm>. Acesso em: 1 ago. 2020.

BRASIL. Presidência da República. Ministério da Casa Civil. Decreto n. 8.692, de 16 de março de 2016. Regulamenta o controle de dopagem a que se refere a Lei n. 9.615, de 24/03/1998, que institui normas gerais sobre desporto. *Diário Oficial da União*, Brasília, de 17 de março de 2016. Disponível em: <http://www.planalto.gov.br/ccivil_03/_ato2015-2018/2016/decreto/d8692.htm>. Acesso em: 1 ago. 2020.

BRASIL. Presidência da República. Ministério da Casa Civil. Lei n. 12.035, de 01 de outubro de 2009. Institui o Ato Olímpico, no âmbito da administração pública federal, com a finalidade de assegurar garantias à candidatura da cidade do Rio de Janeiro a sede dos Jogos Olímpicos e Paraolímpicos de 2016 e de estabelecer regras especiais para a sua realização, condicionada a aplicação desta Lei à confirmação da escolha da referida cidade pelo Comitê Olímpico Internacional. *Diário Oficial da União*, Brasília, de 01 de outubro de 2009, retificado em 13 de outubro de 2009. Disponível em: <http://www.planalto.gov.br/ccivil_03/_Ato2007-2010/2009/Lei/L12035.htm>. Acesso em: 01 ago. 2020.

BRUNTON, L.; HILAL-DANDAN, R.; KNOLLMANN, B. (eds.). *Goodman & Gilman's – The pharmacological basis of therapeutics*. 13th ed. New York: McGraw-Hill, p.445-470, 2018.

CADWALLADER, A.B. et al. The abuse of diuretics as performance-enhancing drugs and masking agents in sport doping: pharmacology, toxicology and analysis. *Br. J. Pharmacol.*, v. 161, n. 1, p. 1-16, 2010.

CALDWELL, J.E. Diuretic therapy and exercise performance. *Sports Med.*, Auckland, v. 4, n. 4, p. 290-304, 1987.

DE ROSE, E.H. Doping in athletes – An update. *Clin Sports Med.*, v. 27, p. 107-30, 2008.

EICHNER, E.R. Ergolytic drugs in medicine and sports. *Am. J. Med.*, v. 94, n. 2, p. 205-11, 1993.

FAVRETTO, D. et al. Multiple incidence of the prescription diuretic hydrochlorothiazide in compounded nutritional supplements. *Drug Test Anal.* v. 11, p. 512-22, 2019.

FITCH, K. Proscribed drugs at the Olympic Games: permitted use and misuse (doping) by athletes. *Clin. Med.*, v. 12, n. 3, p. 257-60, 2012.

GIRÓN, A.J. et al. Development and validation of an open screening method for diuretics, stimulants and selected compounds in human urine by UHPLC–HRMS for doping control. *Anal. Chim. Acta.*, v. 721, p. 137-146, 2012.

HEUBERGER, J.A.A.C.; COHEN, A.F. Review of WADA prohibited substances: limited evidence for performance-enhancing effects. *Sports Med.*, v. 49, p. 525-39, 2019.

JUDELSON, D.A. et al. Hydration and muscular performance: Does fluid balance affect strength, power and high-intensity endurance? *Sports Med.*, v. 37, n. 10, p. 907-21, 2007.

KATZUNG, B.G. (ed.). *Basic & clinical pharmacology*. 14.ed. New York: McGraw-Hill, 2018.

MAYR, F.B. Hypokalemic paralysis in a professional bodybuilder. *Am. J. Emerg. Med.*, v. 30, n. 7, p. 1324.e5-1324.e8, 2012.

MAZZARINO, M. et al. Characterization of the phase I and phase II metabolic profile of tolvaptan by in vitro studies and liquid chromatography-mass spectrometry profiling: Relevance to doping control analysis. *J Pharm & Biomed Anal.* v. 145, p. 555-68, 2017.

MERRY, T.L.; AINSLIE, P.N.; COTTER, J.D. Effects of aerobic fitness on hypohydration-induced physiological strain and exercise impairment. *Acta Physiol.*, v. 198, p. 179-90, 2010.

MORRA, V. et al. Fast gas chromatographic/mass spectrometric determination of diuretics and masking agents in human urine: Development and validation of a productive screening protocol for antidoping analysis. *J Chromatogr A.* v. 1135, n. 2, p. 219-29, 2006.

MURRAY, G.J., DANACEAU, J.P. Simultaneous extraction and screening of diuretics, beta-blockers, selected stimulants and steroids in human urine by HPLC-MS/MS and UPLC-MS/MS. *J. Chromatogr. B. Analyt. Technol. Biomed. Life Sci.*, v. 877, p. 3857-64, 2009.

NIKOLOPOULOS, D.D.; SPILIOPOULOU, C.; THEOCHARIS, S.E. Doping and musculoskeletal system: short-term and long-lasting effects of doping agents. *Fundam. Clin. Pharmacol.*, v. 25, n. 5, p. 535-63, 2011.

PROTTI, M.; MANDRIOLI, R.; MERCOLINI, L. Perspectives and strategies for anti-doping analysis. *Bioanalysis.*, v. 11, n. 3, p. 150-2, 2019.

RZEPPA, S.; VIET, L.N. Analysis of tolvaptan and its metabolites in sports drug testing by high-performance liquid chromatography coupled to tandem mass spectrometry. *Drug Test Anal.*, v. 8, n. 10, p. 1090-94, 2016.

SHARMA, A.; TONK, R.; SHARMA, V. Liquid chromatography tandem mass spectrometry determination of prohibited diuretics and other acidic drugs in human urine: A Review. *The Pharma Innov J*, v. 7, n. 7, p. 57-61, 2018.

SUPURAN, C.T. Acetazolamide for the treatment of idiopathic intracranial hypertension. *Expert Rev Neurother*, v. 15, n. 8, p. 851-56, 2015.

THEVIS, M.; KUURANNE, T.; GEYER, H. Annual banned-substance review: analytical approaches in human sports drug testing. *Drug Test Anal.*, v. 11, p. 8-26, 2019.

THEVIS, M.; KUURANNE, T.; GEYER, H. Annual banned-substance review: analytical approaches in human sports drug testing. *Drug Test Anal.*, v. 12, p. 7-26, 2020.

THÖRNGREN, J.O.; OSTERVALL, F.; GARLE, M. A high-throughput multicomponent screening method for diuretics, masking agents, central nervous system (CNS) stimulants and opiates in human urine by UPLC-MS/MS. *J. Mass Spectrom.*, v. 43, n. 7, p. 980-92, 2008.

VENTURA, R.; SEGURA, J. 15. Masking and manipulation. *In:* THIEME, D.; HEMMERSBACH, P. (eds.). *Doping in sports*, Handb Exp Pharmacol. 195, Springer-Verlag Berlin Heidelberg, p.327-54, 2010.

WATSON, G. et al. Influence of diuretic-induced dehydration on competitive sprint and power performance. *Med Sci Sports* Exerc., v. 37, n. 7, p. 1168-74, 2005.

WORLD ANTI-DOPING AGENCY, *Anti-doping testing figures reports (2003-2018).* Disponíveis em: <https://www.wada-ama.org/en/resources/laboratories/anti-doping-testing-figures-report>. Acesso em: 31 ago. 2020.

WORLD ANTI-DOPING AGENCY, *International standard for laboratories, 2019.* Disponível em: <https://www.wada-ama.org/sites/default/files/resources/files/isl_nov2019.pdf>. Acesso em: 21 ago.2020

WORLD ANTI-DOPING AGENCY, *Prohibited list documents.* Disponíveis em: <https://www.wada-ama.org/en/resources/science-medicine/prohibited-list-documents>. Acesso em: 20 ago. 2020.

WORLD ANTI-DOPING AGENCY, *Technical Document - TD-2019MRPL.* Disponível em: <https://www.wada-ama.org/sites/default/files/resources/files/td2019mrpl_eng.pdf>. Acesso em: 21 ago. 2020.

WORLD ANTI-DOPING AGENCY, *The World Anti-Doping Code* 2021. Disponível em: <https://www.wada-ama.org/sites/default/files/resources/files/2021_code.pdf>. Acesso em: 13 jun.2020

YOCHIY, A. *Influência da administração oral de diuréticos na análise quantitativa de cafeína urinária visando o controle da dopagem no Esporte.* São Paulo, 1995. 100 p. Dissertação de Mestrado - Faculdade de Ciências Farmacêuticas - USP.

48

Dopagem nos Esportes por Cafeína

Rosemary Custódio Pedroso

CONTEÚDO DESTE CAPÍTULO

INTRODUÇÃO

A cafeína [1,3,7-trimetil-1H-purino-2,6(3H,7H)-diona (IUPAC)] é uma substância de caráter básico que tem estrutura química do anel pirimidínico conjugado ao imidazólico nas posições 4 e 5, assim como as xantinas, as purinas e o ácido úrico (Figura 48.1). Está presente amplamente na natureza em diversos alimentos consumidos há séculos pelo homem na maioria das sociedades, com elevada importância econômica. Nas últimas décadas esse alimento está recebendo versões com maior valor agregado, atraindo mais consumidores, e foram introduzidos no mercado diversos produtos adicionados com cafeína, aumentando a exposição de indivíduos de todas as faixas etárias e a ocorrência de efeitos adversos. Nos esportes, o consumo de cafeína é conceitualmente dopagem por interferir no desempenho, uma vez que é um estimulante com potencial para causar prejuízo à saúde, e contrariar o espírito esportivo, em que é desejado a competição sem o uso de meios artificiais. A prática da dopagem por cafeína é antiga e tornou-se evidente nos esportes olímpicos nas últimas décadas, fazendo com que o consumo de doses altas fosse controlado, entre os anos de 1984 e 2004, pela análise de urina dos atletas. Em 2004 a Agência Mundial Antidoping (WADA), uma fundação independente criada pelo Comitê Olímpico Internacional, deliberou retirá-la da "Lista das Substâncias Proibidas aos Atletas" para incluí-la no "Programa de Monitoramento do Uso", com o objetivo de evidenciar o padrão de consumo entre os atletas desta substância socialmente aceita. Os primeiros resultados mostram que há uma curva ascendente de consumo da cafeína entre os esportistas e assim como tem acontecido na sociedade, aumentaram as ocorrências de intoxicações graves e letais.

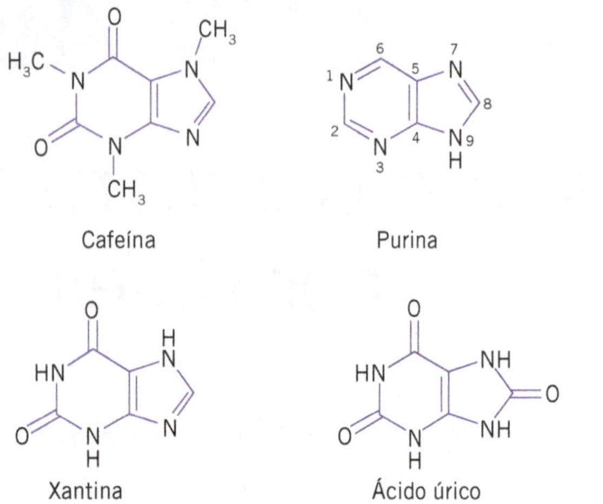

Figura 48.1 Estrutura química da cafeína e de substâncias estruturalmente relacionadas.

▶ FONTES DE EXPOSIÇÃO E ESTIMATIVAS DE CONSUMO

Café

Café, chá, mate, cacau, cola e guaraná são alguns alimentos que contêm naturalmente cafeína. No café, as concentrações médias nos grãos dependem das espécies, das variedades e de muitos outros fatores. Enquanto os grãos frescos da *Coffea arabica* L, espécie mais cultivada no Brasil e no mundo, têm teores médios iguais a 1% de cafeína, os grãos da *Coffea canephora Pierre*, variedades robusta ou conilon, apresentam teores mais altos, entre 1,8% e 2,5% (p/p). Com a torrefação dos grãos, embora uma parte da cafeína seja perdida, em termos percentuais as concentrações médias aumentam, alcançando respectivamente 1,8% e 3% em cada espécie. No comércio, para atender a legislação vigente em nosso país, o café torrado deve ter no mínimo 0,7% e o solúvel 2% (g/100g) e as versões descafeinadas no máximo 0,1% e 0,3%. Há muitas técnicas para o preparo da bebida, e assim a xícara de 150 mL pode conter entre 75 mg e 155 mg de cafeína.

Há estimativas de que 80% a 90 % da população ocidental consuma café, sendo ele responsável por 75% da quantidade de cafeína ingerida por meio dos alimentos. O consumo mundial médio é de 168 milhões de sacas de 60 kg de grãos ao ano e o Brasil, maior produtor e exportador, absorve 13% da produção e ocupa a segunda posição entre os consumidores.

A Associação Brasileira da Indústria de Café (ABIC) avalia que os brasileiros tomem em média 80 L de café ao ano e há uma avaliação de que 1,6 bilhão de xícaras de café são consumidas diariamente no mundo. A ingestão média diária de cafeína nos países do Ocidente é estimada em 200 mg, e 171 mg no Brasil, com diferenças entre sexo, idade e classe social. Nos Estados Unidos, país com o maior consumo, a ingestão de cafeína chega a 360 mg diários, sendo que 20% a 30% da população consome 500 mg e 10% até 1,0 g. Crianças americanas de todas as faixas etárias também têm um consumo elevado.

Cacau

Os frutos da *Theobroma cacao* L não contêm alto teor de cafeína sendo estes em média iguais a 0,3% nas variedades africanas e 1,7% em sul-americanas. No Brasil os produtos comercializados, pela legislação vigente, devem conter no mínimo 25% de sólidos totais de cacau, que é a soma da pasta, da manteiga e do pó de cacau, e os chocolates amargos e meio-amargos no mínimo 35% de sólidos de cacau, sendo 14% de pó e o restante de matéria gorda do fruto. No cacau há predomínio da teobromina sobre a cafeína.

Os brasileiros consomem em média 2,5 kg de chocolate ao ano, com diferenças regionais importantes e, embora a quantidade consumida não seja alta como acontece em alguns países europeus, é um mercado em plena expansão havendo investimentos para aumentar a qualidade e para implementar a produção de cacau em estados que até então não tinham esse cultivo.

Os alimentos industrializados com sabores de café e chocolate seguem o regulamento técnico RDC n. 273/2005 da Agência Nacional de Vigilância Sanitária (Anvisa).

Chá e erva-mate

As folhas da *Camelia sinensis* L Kuntze, espécie da família Theaceae, são utilizadas para preparar o chá e contêm mais cafeína que os grãos de café; em torno de 3% nas folhas verdes e até 4% a 5% em folhas beneficiadas. As infusões de 1 g em 200 mL de água quente durante 3 minutos fornecem entre 30 mg e 60 mg desse alcaloide. A bebida, rica em antioxidantes, pode conter menos cafeína por mililitro que o café, mas tende a ser consumida em maior volume. Os chás industrializados prontos para o consumo devem conter 70 mg de cafeína em 350 mL do produto, pela legislação brasileira. No chá encontra-se quantidade importante de teofilina, uma dimetilxantina.

O chá ocupa a segunda posição como fonte fornecedora de cafeína para a humanidade e atinge 50% da população mundial. A produção de folhas de chá chega a 6 milhões de toneladas ao ano e este valor está crescendo, pela maior diversidade de sabores e investimentos em chá gourmet. Também há crescimento do mercado de chás industrializados prontos para beber, havendo potencial para este segmento no Brasil.

Outro tipo de bebida com cafeína, popularmente denominada "chá", é a infusão das folhas de *Ilex paraguariensis St. Hil.*, uma árvore da família das aquifoliáceas originária do sul da América do Sul, conhecida como erva-mate. As infusões consumidas quentes ou frias contêm entre 20 mg e 30 mg de cafeína em 200 mL. Há muitas variedades de erva-mate, cujas concentrações de cafeína variam entre 0,06 g% e 1,29 g%, de acordo com a Embrapa. E, assim como ocorre com o café e o chá, a qualidade das folhas e a pureza dos produtos que chegam ao consumidor, bem como o tipo de preparo e diversos outros fatores, alteram a quantidade de cafeína na bebida.

A produção brasileira de folhas de erva-mate é cerca de 400 mil toneladas ao ano, o que coloca o Brasil como o principal produtor e consumidor. Praticamente toda a produção do mate é destinada para consumo na região sul do país, onde é cultivado, e parte segue para a exportação. É uma tradição em regiões da América do Sul consumir infusões do mate em cuias contendo água muito quente, bebida denominada chimarrão, onde os teores de cafeína variam entre 30 mg e 90 mg em 100 mL.

Guaraná e noz-de-cola

O guaraná (*Paullinia cupana* Kunth), sapindaceae natural da região amazônica e cultivada principalmente nas regiões norte e centro-oeste do país, é uma fonte muito rica em cafeína, contendo entre 4,0% e 4,5% deste alcaloide nas amêndoas secas. As amêndoas fornecem o pó de guaraná, com o qual se preparam bastões, xaropes e extratos para o consumo. Os xaropes destinados ao preparo de refrigerantes devem ter no mínimo 3% de cafeína e os refrigerantes prontos no mínimo 20 mg de sementes ou o equivalente em extrato em 100 mL, não podendo ser adicionado cafeína pura pela legislação brasileira. No entanto, produtos como o guaraná em pó e outros nem sempre são controlados e os teores oscilam entre muito baixo a 4 vezes mais cafeína que a quantidade encontrada no café.

Os refrigerantes preparados com xarope natural ou sintético das nozes da *Cola nítida* (Vent) Schott et Endl, e *Cola acuminata* (Beauv), não podem conter mais de 20 mg de cafeína em 100 mL. Contudo, visando consumidores que buscam efeitos estimulantes, há uma modalidade de refrigerantes de cola com adição de café ou cafeína sintética aumentando em 40% a 50% o teor de cafeína na bebida. A adição de cafeína sintética em refrigerantes com sabores de laranja e outros cítricos tem ocorrido em alguns países, causando exposições involuntárias.

O consumo de refrigerantes pelos brasileiros é em média 60 L a 90 L per capita ao ano dependendo da região, sendo os refrigerantes de cola e o guaraná os preferidos. Embora parte da população tenha deixado de beber refrigerantes ou diminuído a ingestão atualmente, 20% continua consumindo todos os dias e dentre eles, 9% bebem refrigerantes várias vezes ao dia.

Bebidas energéticas

As bebidas energéticas são produtos com quantidades elevadas de aminoácidos como a taurina, carboidratos como a glucoronolactona; vitaminas, sais minerais e outros, adicionadas com cafeína e destinadas ao público em geral, havendo opções de sabores e versão dietética. São bebidas classificadas como "não alcoólicas" com forte apelo comercial que as relacionam aos esportistas e ao estilo de vida saudável. Pela Resolução RDC 273/2005 da Anvisa estas bebidas podem conter no máximo 35 mg/100 mL de cafeína, ou seja, entre 80 mg e 85 mg em 250 mL.

A Associação Brasileira das Indústrias de Refrigerantes e Bebidas Não Alcoólicas (ABIR), por meio de dados de seus afiliados, tem mostrado um crescimento na produção das bebidas energéticas e um consumo maior que 110 milhões de litros ao ano. Bebidas energéticas, assim como os refrigerantes, são servidas geladas e prontamente ingeridas e a facilidade de consumo motiva o uso repetido em curto intervalo de tempo. No Brasil, como em vários outros países, elas são consumidas por pessoas de todas as faixas etárias, inclusive crianças, e não há restrições para a venda em função da idade. Os usuários relatam fazê-lo para ficarem acordados, por gostarem do sabor e pelos efeitos estimulantes, muitas vezes associando-a ao consumo de bebidas alcoólicas. Embora não seja permitido adicionar álcool na composição destas bebidas, o consumo simultâneo é um padrão muito comum com o objetivo de mascarar os efeitos depressores do etanol.

Suplementos alimentares e termogênicos

Os suplementos alimentares são preparações destinadas a complementar a dieta e fornecer nutrientes, probióticos e outros ingredientes. Suplementos alimentares com cafeína na dose diária de 75 mg são produtos autorizados pela Anvisa para melhorar o estado de alerta e a concentração de adultos e, na dose de 200 mg para auxiliar na capacidade de resistência e desempenho em exercícios físicos, sendo permitidas aos atletas até 2 doses diárias desde que em horários distintos. Suplementos de cafeína para atletas, sem adição de qualquer nutriente, nas doses de 210 mg a 420 mg, antes regulamentados pela RDC 18/2010 da Anvisa, deixaram de ser autorizados em 2018, quando uma nova Resolução que regulamenta o comércio de suplementos passou a prevalecer, havendo um prazo para encerrar o comércio.

Os suplementos denominados "termogênicos" estão disponíveis em pó, comprimidos ou cápsulas e, além da cafeína pura, podem conter guaraná, sinefrina, hormônios da tireoide (T3 e T4), diuréticos, fenolftaleína, pimenta, gengibre entre outros, para consumo 1 hora antes do exercício físico. Podem conter alto teor de cafeína e seu consumo está em amplo crescimento. Os "termogênicos" são utilizados por promover a aceleração do metabolismo e queima acentuada de calorias durante exercícios, contendo em torno de 400 mg por dose.

Não há uma regulamentação específica para a classe de termogênicos, sendo necessária a comprovação dos efeitos e da segurança de cada produto para a aprovação pela Anvisa, sendo que a cafeína está presente em quase todas as formulações termogênicas e nos produtos de venda livre. Há falta de fiscalização adequada para controlar a qualidade e a apresentação dos suplementos termogênicos, havendo produtos com divergências entre o conteúdo e o rótulo da embalagem, inclusive quanto à dosagem. Muitos são comercializados ilegalmente, sem orientação adequada e adquiridos pela internet, havendo relatos sobre o consumo de doses dezenas de vezes maiores que as consideradas seguras.

Em 2017, o Instituto Nacional de Criminalística da Polícia Federal em Brasília, analisando amostras de suplementos não registrados e apreendidos, observou que muitos continham mais de 120% do conteúdo de cafeína declarado na embalagem e que incluíam anoréxicos como as anfetaminas.

Medicamentos e drogas de abuso

Medicamentos contendo cafeína pura ou associada a outros fármacos são encontrados em diversas formulações farmacêuticas, como comprimidos, soluções, cápsulas, géis, supositórios e outras, sem a obrigatoriedade de prescrição médica em muitos casos. As doses usuais para administração por via oral variam entre 120 mg e 400 mg ao dia, com indicações terapêuticas desde apneia de recém-nascidos e asma brônquica aguda a associações medicamentosas para o alívio de dores encefálicas e musculares, para o estado gripal, congestão nasal, náuseas, má digestão e como coadjuvante no tratamento da obesidade. Também são encontrados como extratos vegetais, cápsulas, pós ou comprimidos de guaraná. Alguns dos medicamentos sem prescrição obrigatória contendo cafeína são: Algi-Tanderil®, Benegripe®, Beserol®, Cafiaspirina®, CibalenaA®, CoristinaD®, Cefaliv®, Dorflex®, Doril®, Dorilax®,

Fluviral®, Melhoral adulto®, Neosaldina®, Superhist®, Engov®, Miorelax®, Tandrilax®, TylenolDC®, MiosanCaf®, entre muitos outros.

Em função de suas propriedades farmacológicas como estimulante, a cafeína desperta interesse entre traficantes e dependentes químicos sendo comercializada como "*droga de rua*" e adulterante para "diluir" a cocaína, anfetaminas e alucinógenos. Também tem sido uma alternativa econômica e farmacologicamente viável entre esses consumidores e os de bebidas alcoólicas para atenuar os efeitos depressores do álcool. A administração por via oral é a mais comum, mas há aspiração nasal do pó de cafeína e aplicação de soluções injetáveis na busca de efeitos imediatos, de intenso estado de alerta e vigília, ocasionando compulsão para o uso e a dependência química. Com base no art. 33 da Lei n. 11343/06, a quinta turma do Supremo Tribunal de Justiça (STJ) declarou, em 2019, que "a posse de cafeína destinada a preparar cocaína para distribuição se subsume ao tipo equiparado do tráfico, embora a cafeína não esteja elencada em norma da Anvisa como insumo para a preparação de drogas".

FARMACOCINÉTICA E FATORES QUE A INFLUENCIAM

A cafeína é um eletrólito fraco que em pH fisiológico encontra-se na forma molecular. Tem coeficiente de partição óleo-água igual a 0,85 sendo facilmente absorvida no trato gastrointestinal após a administração por via oral. Outras vias de administração também são efetivas, como a intramuscular, a subcutânea e a intraperitoneal. A concentração sanguínea máxima é alcançada entre 60 e 90 minutos, no entanto esse tempo pode variar entre 15 e 120 minutos por influência de diversos fatores. No plasma, uma pequena fração liga-se a albumina, sendo prontamente distribuída para todos os compartimentos do corpo, inclusive atravessando a barreira hematoencefálica. O volume de distribuição encontra-se entre 0,4 L e 0,6 L por kg de massa corporal. A meia-vida plasmática em doses terapêuticas é em média 3,5 horas, com ampla variação entre 3 e 7 horas, atingindo até 10 horas em alguns indivíduos. A velocidade de eliminação segue a cinética de primeira ordem na faixa de concentração sanguínea pelo consumo de alimentos, ou seja, nesta faixa a eliminação do plasma é diretamente proporcional à concentração, com cinética dose-independente. Todavia, em doses maiores, a cinética deixa de ser linear, e passa a ser de ordem zero. Cinética não linear de ordem zero, também chamada dose-dependente, é verificada nos casos de intoxicações por cafeína. Exposições a doses excessivas pode aumentar o tempo de meia-vida plasmática para 50 horas em média e atingir 120 horas em alguns indivíduos, prolongando assim os efeitos tóxicos. A genética é um fator intrínseco muito importante na biotransformação da cafeína para favorecer a excreção, mas há também muitos fatores extrínsecos que influenciam a sua eliminação.

A biotransformação da cafeína ocorre em maior proporção no fígado por meio de um extenso processo de oxidação, sendo pouco significativa em outros tecidos como cérebro, músculos e rins. Os primeiros passos são reações de desmetilação que ocasionam a formação de teobromina (3,7-dimetilxantina), paraxantina (1,7-dimetilxantina) e teofilina (1,3-dimetilxantina), pela perda do grupamento metila nas posições 1, 3, 7, respectivamente. As estruturas químicas destes 3 metabólitos primários, farmacologicamente ativos, estão apresentadas na Figura 48.2, bem como as faixas percentuais resultantes do processo.

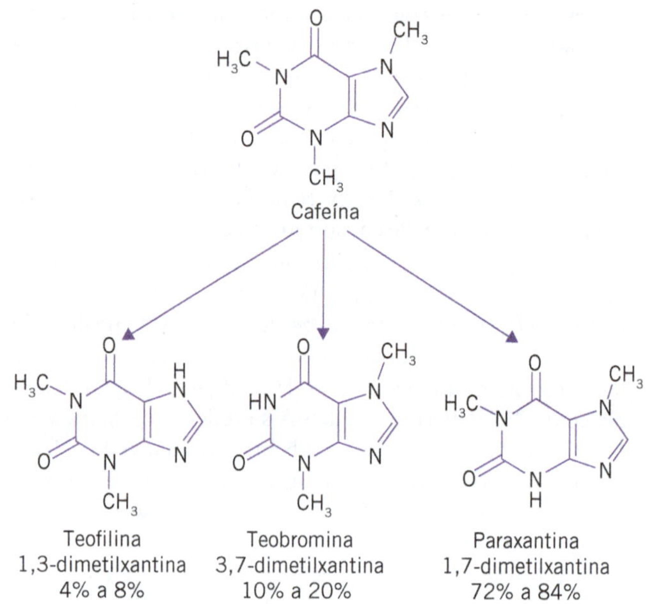

Figura 48.2 Estrutura química dos metabólitos da cafeína.

A desmetilação da cafeína para teofilina, teobromina e paraxantina ocorre pela atuação da enzima CYP1A2 (P-450 1A2) tendo coparticipação da CYP2E1 na formação de teofilina e teobromina. A teofilina que se forma é desmetilada a 3-metilxantina pelas enzimas CYP1A1 e CYP1A2 e também desmetilada a 1-metilxantina pela CYP1A2, sendo que esta sofre oxidação ao correspondente ácido 1-metilúrico pela enzima xantina oxidase. A 3-metilxantina e o ácido 1-metilúrico são excretados na urina. A teobromina por sua vez é diretamente oxidada pela xantina oxidase ao ácido 3,7-dimetilúrico para ser excretada na urina.

A paraxantina é a dimetilxantina que se forma em maior abundância e, assim como a teofilina, é parcialmente degradada a 1-metilxantina e transformada em ácido 1-metilúrico para ser eliminada. Mas, também é hidroxilada na posição 8 pela atuação da CYP2A6 para formar o ácido 1,7-dimetilúrico para a excreção urinária. Sofre ainda uma clivagem no anel imidazólico por atuação da N-acetiltransferase2 (NAT-2) que lhe transfere um grupamento acetila formando o 5-acetilamino-6-formilamino-3-metiluracila (AFMU) que origina o 5-acetilamino-6-amino-3-metiluracila (AAMU), sendo uma via responsável por 7% a 35% da excreção urinária da cafeína.

Na biotransformação da cafeína as enzimas do citocromo CYP1A2 e suas isoformas são muito importantes, respondendo por 95% do processo. Igualmente importante é a enzima NAT-2 por atuar na biotransformação da paraxantina, o metabólito primário mais abundante.

Uma porcentagem da cafeína que varia entre 0,5% e 1,5%, e 4% em alguns indivíduos, é excretada inalterada na urina. As

3 dimetilxantinas, paraxantina, teofilina e teobromina, também são parcialmente encontradas inalteradas na urina. A maioria da população elimina completamente a cafeína em 24 a 48 horas após a ingestão de dose única.

As variações interindividuais no metabolismo e excreção de cafeína são em grande parte justificadas pelo polimorfismo de um único nucleotídeo (SNP) no gene *CYP1A2* responsável pela produção da enzima CYP1A2, com participação dos receptores polimórficos de hidrocarbonetos de arila (AhR) que regulam a expressão da atividade enzimática. Indivíduos homozigotos para o alelo *CYP1A2*1A* são metabolizadores rápidos (genótipo AA), ao passo que heterozigotos, que pela substituição de adenina pela citosina na posição 734 apresentam o genótipo (AC), são metabolizadores lentos. Também há um elevado polimorfismo da enzima NAT2, que catalisa reações de acetilação em aminas aromáticas heterocíclicas, havendo muitos genótipos decorrentes da miscigenação étnica. São observados fenótipos de acetiladores lentos, intermediários e rápidos e predominância de acetiladores lentos em toda a América do Sul.

Diferenças genéticas também são identificadas na expressão de glicoproteínas transportadoras nas membranas de células e que podem alterar a transposição hematoencefálica. Além da genética, fatores extrínsecos como idade, dieta, hábito de fumar, interações com outras drogas, hormônios e bebidas alcoólicas alteram a biodisponibilidade e a biotransformação, contribuindo para a variabilidade interindividual nos efeitos da cafeína.

CAFEÍNA COMO AGENTE DE DOPAGEM

Entre 75% e 90% dos atletas usam cafeína antes ou durante o evento esportivo para afastar a fadiga associada ao treino, mitigar o sono interrompido em sessões de treino matinais, superar as diferenças de fuso horário em casos de viagem, além do objetivo principal que é a melhora do desempenho. O uso de bebidas energéticas e suplementos com cafeína nas atividades esportivas aumentou drasticamente nos últimos anos.

A cafeína age como um antagonista competitivo da adenosina concorrendo com esta pelos receptores adenosinérgicos e a maioria dos efeitos decorre desta ação primária. Assim, o reconhecimento das funções da adenosina é a base para o entendimento dos efeitos da cafeína. A adenosina é um nucleosídeo fundamental para os seres vivos, que atua como um modulador endógeno sobre o funcionamento celular e nas atividades fisiológicas, estando envolvida nos processos de transporte de energia nas células, no transporte de intermediários ativos para a síntese de carboidratos, lipídios e proteínas, estando também presente nos fatores NAD, FAD e Coenzima-A e nos mediadores da sinalização intracelular AMP e GMP cíclicos. Os receptores da adenosina são do tipo P1 acoplados à proteína G nas membranas celulares, nos espaços extracelulares no tecido cerebral, nos músculos, em células do sistema imune, nos olhos, adrenais, coração, aorta, bexiga, endotélio, brônquios e outras estruturas. Há diversos subtipos de receptores P1, sendo o A1 ou Adora1 e o A2a ou Adora2a os que têm maior afinidade pela adenosina. No sistema nervoso central, a ativação de receptores A1 modula a transmissão sináptica exercendo uma neuroproteção por suprimir a atividade neural, atuando no ciclo dormir-despertar e promovendo efeitos inibitórios na neurotransmissão. Nos tecidos periféricos, exerce controle vasomotor e cardiorrespiratório promovendo vasodilatação, diminuindo a frequência cardíaca, entre outros efeitos. A ativação de receptores A2a desencadeia uma resposta antagônica àquela dos receptores A1 no SNC, respondendo pelos efeitos modulatórios-excitatórios da adenosina, facilitando a liberação de neurotransmissores e neuromoduladores. O principal sistema afetado pela ação adenosinérgica é o glutamatérgico, seguido pelo colinérgico, dopaminérgico, serotoninérgico e gabaérgico. Receptores de adenosina pré e pós-sinápticos ajustam o estímulo dos neurônios pós-sinápticos, ora deprimindo e ora estimulando a liberação de neurotransmissores. O ajuste pode ocorrer pela ação direta da adenosina nesses receptores e também pelos próprios receptores ativados que interagem com outros receptores, controlando as respostas neurais. Ainda, a ativação do receptor A2a modula o processo de fosforilação da sinapsina I, uma proteína presente nos terminais pré-sinápticos e nas fibras musculares, sendo que a fosforilação pode ocorrer em diversos outros alvos e representa um mecanismo regulatório importante das funções neuronais e metabólicas.

Efeitos estimulantes sobre o sistema nervoso central (SNC)

Efeitos estimulantes sobre o sistema nervoso central manifestam-se para alguns indivíduos após o consumo de 50 mg a 100 mg de cafeína, ou seja, o equivalente a uma única xícara de café. A capacidade de atenção, a percepção de diversos estímulos e o tempo de concentração em uma dada tarefa aumenta após 200 mg serem consumidos por via oral, sobretudo entre indivíduos sonolentos, fatigados ou indispostos. A partir de 300 mg a grande maioria dos consumidores reconhece que sente estimulação e que apresenta melhor desempenho para realizar tarefas.

Nos esportes, a cafeína pode aumentar o desempenho de atletas entre 2% e 4% dependendo do indivíduo e do tipo de exercício, sendo indiferente ou nociva para outros. Entre as várias explicações estão as grandes diferenças genéticas que alteram a farmacocinética e o desempenho, sendo os indivíduos com fenótipo de metabolizadores rápidos, que levam em média 2 horas para excretar a cafeína de seu organismo mais favorecidos que os lentos, que metabolizam em 8 horas. Indivíduos homozigóticos, com genes alelos na variante A no sistema microssômico CYP1A2 apresentam efeitos ergogênicos mais acentuados que os heterozigotos.

Os protocolos para obter o melhor desempenho recomendam o consumo entre 3 mg e 6 mg de cafeína por kg de massa corpórea, 1 hora antes da competição. Há protocolos onde doses entre 6 e 9 mg/kg são recomendadas. Todavia, doses maiores nem sempre intensificam os efeitos desejados, e quando são superiores a 400 mg podem prejudicar o desempenho.

A cafeína pode afetar o desempenho atlético em função da excitabilidade cortical por mecanismos neurais de controle do movimento e força que aumentam a resposta motora. A percepção da fadiga e de dores na musculatura esquelética causadas pelos exercícios diminui em função do estímulo da produção de β-endorfinas, evitando a resposta motora menor em função da dor. Também estimula a liberação de neurotransmissores pela interação em receptores A1 e A2a de adenosina, tanto no cérebro como em vasos sanguíneos, aumentando o aporte de oxigênio e interferindo no metabolismo. Causa alterações no fluxo de pensamento, diminui o tempo de reação a estímulos visuais e auditivos simples e aumenta a velocidade para execução de movimentos rápidos. A resposta motora a estímulos visuais e auditivos mais complexos, a coordenação motora fina e os movimentos rítmicos parecem ser prejudicados pelo consumo de cafeína.

Os efeitos estimulantes da cafeína não se desenvolvem de maneira igual para todos os indivíduos pela influência da genética nos processos de biotransformação e também por haver variantes no gene *ADORA2A* que alteram a expressão dos receptores de adenosina, além dos fatores externos.

Efeitos ergogênicos

O uso frequente de diversos suplementos nutricionais e os diferentes programas de condicionamento físico aos quais os atletas são submetidos, além de outros fatores como a tolerância e a diversidade genética, comprometem a avaliação da influência da cafeína sobre o trabalho muscular. O exercício físico *per se* é um importante estimulante simpático que altera processos metabólicos, aumenta a energia, retarda a fadiga e melhora o desempenho. Até a temperatura ambiental quando é alta interfere no efeito da cafeína, por ser esta uma substância termogênica produtora de calor.

As avaliações de desempenho são feitas utilizando 3 modalidades de testes, que medem a capacidade do músculo gerar e sustentar uma força submáxima e repetir movimentos dentro de determinado tempo (*endurance*); a capacidade para executar o esforço em provas de força máxima (*strenght*) ou para produzir a força máxima no menor tempo possível (*power*). Quando aplicados à cafeína mostram um aumento no desempenho mecânico pela interferência na tensão máxima da fibra fatigada, nas atividades que exigem paradas e retomadas rápidas e nos exercícios intensos de curta duração. Não há evidências de que as alterações metabólicas produzidas pela fadiga sejam revertidas, ou seja, a cafeína não reverte o acúmulo de acidez da fibra muscular fatigada. A sua capacidade para aumentar a contração muscular e a resistência, melhorando a transmissão neuromuscular e a geração de força máxima, está associada à inibição de receptores de adenosina na junção neuromuscular, à interferência na bomba de sódio e potássio e à liberação de cálcio dos retículos sarcoplasmáticos para o sarcoplasma e inibir a recaptação, sem haver necessariamente aumento de catecolaminas plasmáticas. A liberação de cálcio no músculo estimula a contração muscular e melhora o desempenho em atividades de curta duração e de intensidade alta.

A interferência na atividade da bomba de sódio e potássio resulta em uma menor concentração do potássio extracelular, compensando o aumento de sua concentração no músculo fatigado, recuperando a excitabilidade das membranas das células e aumentando a contração muscular.

Em provas de resistência de longa duração, como corridas de média e longa distância e nas modalidades de natação e ciclismo, os efeitos ergogênicos tornam-se mais evidentes, havendo um prolongamento de 20% a 50% no tempo para atingir a exaustão. Em exercícios predominantemente anaeróbicos, também nos aeróbicos quando os atletas são pouco treinados, os efeitos são menos efetivos.

As dimetilxantinas produzidas no processo de biotransformação da cafeína também são ergogênicas e lipolíticas. A paraxantina aumenta a lipólise, gerando aumento de glicerol e de ácidos graxos livres no plasma. A teobromina é vasodilatadora e permite maior fluxo de oxigênio e nutrientes no cérebro e músculos, sendo também diurética. A teofilina relaxa a musculatura lisa dos brônquios e tem atividade cronotrópica e inotrópica na musculatura cardíaca.

Assim, os efeitos ergogênicos da cafeína resultam de uma soma de ações no tecido muscular, neural periférico, vascular e cardíaco, bem como em vias e centros respiratórios cerebrais, cuja intensidade depende da genética, da saúde e de outras características do atleta e de múltiplos fatores externos.

▶ REAÇÕES ADVERSAS E TOXICIDADE DA CAFEÍNA PARA OS ATLETAS

Há usuários que se beneficiam dos efeitos estimulantes da cafeína ingerindo 50 mg ao dia, enquanto outros com a mesma dose apresentam reações adversas. Para a maioria da população o consumo de doses diárias de 200 mg é considerado seguro por diversas autoridades e entidades científicas. A Organização Mundial da Saúde (OMS), a Food and Drug Administration (FDA) e a European Food Safety Authority (EFSA) recomendam por segurança que o consumo de cafeína não exceda a 400 mg/dia (aproximadamente 5,7 mg/kg de massa corpórea), o que equivale para o adulto a uma ingestão diária de 4 a 5 xícaras de café. Doses máximas iguais ou menores que 100 mg/dia são recomendadas para adolescentes entre 12 e 18 anos, pela Academia Americana de Pediatria. Todavia, a ingestão de 3 mg/kg de cafeína por massa corpórea pelo consumo de bebidas energéticas tem aumentado a prevalência de efeitos adversos, como insônia, nervosismo e agitação entre atletas.

Os diferentes fenótipos que regulam a farmacocinética da cafeína, as variantes na expressão regulada pelo gene *ADORA2A* e o fenômeno da tolerância, entre outros fatores, contribuem para a complexidade das ações da cafeína e influenciam a relação entre a dose e os efeitos tóxicos. Indivíduos considerados acetiladores lentos, por exemplo, são mais suscetíveis aos efeitos indesejados da cafeína.

A tolerância representa um risco para os atletas, fazendo com que cometam erros de dosagem. Na tolerância há um aumento do número de receptores de adenosina fazendo com que prevaleçam os seus efeitos sobre os da cafeína, fazendo com que atletas aumentem a dose para obterem os efeitos desejados pelo consumo de cafeína. Há tolerância para os efeitos na lipólise, atividades locomotoras e estimulação central, podendo ser completa ou incompleta. Contudo também há tolerância para os efeitos indesejados, como a hipertensão, a diurese, período de sono e outras alterações hemodinâmicas e função renal. Tolerância completa ocorre quando há um consumo de doses diárias acima de 750 mg sendo geralmente incompleta pelo consumo de alimentos xantínicos. Um agravante na questão da tolerância é a reversão da mesma. A tolerância pode ser revertida após um período relativamente curto de abstenção, fazendo com que os atletas se utilizem desta propriedade e se submetam a abstinência de cafeína na pré-competição para alcançarem efeitos ergogênicos máximos pelo consumo durante o evento. Todavia, ao reverter a tolerância aos efeitos estimulantes e ergogênicos, também há reversão de tolerância aos efeitos indesejados como os efeitos adversos sobre o coração.

Para os esportistas, os eventos adversos mais comuns associados ao consumo de cafeína ocorrem no sistema cardiovascular e neurológico, também havendo efeitos sobre os rins, pulmões, sistema digestivo e processos metabólicos. Retardando o aparecimento de fadiga e a percepção da dor, aumenta a exposição dos atletas a efeitos nocivos em função da supressão dos mecanismos naturais de defesa.

Alterações neurocomportamentais

O consumo de cafeína, mesmo que através dos alimentos e em doses moderadas, não é inócuo para todos os indivíduos. Muitos relatam a sua interferência para iniciarem o sono e há estudos demonstrando que ela interfere na evolução dos estágios normais do sono, reduzindo também a duração e a qualidade. Há evidências de que o polimorfismo genético na expressão de receptores A1 e A2a de adenosina seja determinante para o grau de insônia e ansiedade, havendo ainda uma associação entre esse gene e distúrbios de pânico.

O consumo regular de 400 mg ou mais de cafeína causa alterações comportamentais como tensão, ansiedade, angústia e depressão. Pelos critérios da Associação Americana de Psiquiatria, 7% dos consumidores de 250 mg ao dia já apresentam ao menos 5 distúrbios relacionados ao comportamento e a doenças mentais, com sintomas capazes de interferir na capacidade funcional.

Consumir entre 0,6 g e 1,0 g de cafeína diariamente, que equivale a 8 xícaras ou mais de café de consistência média, resulta em um quadro de intoxicação crônica, denominado cafeinismo, que se caracteriza pela instalação da dependência, um estado permanente de estimulação com alterações neurocomportamentais, cardiorrespiratórias e desencadeamento de desordens psicofisiológicas com sintomas obsessivo-compulsivos e fobia. Há indícios de que a cafeína prejudique a memória de fatos recentes, embora tenha efeito positivo e transitório sobre o fluxo de pensamento, isto é, sobre o desempenho mental. O cafeinismo não é facilmente diagnosticado, embora possa afetar até 10% da população mundial.

A dependência de cafeína é explicada pelo estímulo do circuito neuronal do prazer em função da sua atuação em vias dopaminérgicas na região mesocorticolímbica cerebral que se soma ao fato de suprimir atividades inibitórias de outras vias, como a gabaérgica. Os sintomas da abstinência de cafeína resultam na procura de novas doses, reforçando também a compulsão para o uso.

A Associação Americana de Psiquiatria tem identificado desordens mentais entre usuários de aproximadamente 550 mg ao dia de cafeína, de fontes como o café e refrigerantes cafeinados, considerando-os como farmacodependentes. Por sua vez, a Organização Mundial da Saúde (OMS) reconhece que a dependência à cafeína possa existir a partir do consumo de 100 mg ao dia, com sintomas de abstinência na interrupção do uso e que grande parte da população preenche critérios de dependência química à cafeína.

A síndrome de abstinência é demonstrada em diversos estudos científicos, e a OMS a incluiu no Código Internacional das Doenças (CID-10), em que os transtornos mentais e comportamentais resultantes dos estimulantes são classificados pela sigla "F15" no referido Código. Quando extrema, prejudica significativamente as funções do cotidiano, sendo os sintomas mais leves, para os usuários de 100 mg ao dia, a sonolência e a letargia ao acordar após a abstinência noturna. O início dos sintomas de abstinência usualmente ocorre 12 a 24 horas e até 36 horas após a última ingestão de cafeína, mas usuários que consomem 600 mg ou mais ao dia podem ter os sintomas desencadeados após abstinência de 6 horas, apresentando dor de cabeça gradual e difusa, fadiga, sonolência, dificuldade de concentração, diminuição da motivação para o trabalho e prejuízo do desempenho psicomotor.

Os atletas que são consumidores de alimentos cafeinados, de suplementos com cafeína e de energéticos, são suscetíveis às alterações neurocomportamentais e à dependência.

Alterações cardiovasculares e respiratórias

Efeitos cardiovasculares adversos, decorrentes do consumo de cafeína nos esportes, podem ser agudos ou crônicos, sendo que pequenas doses são suficientes para aumentar a frequência cardíaca em torno de 5 a 10 batimentos por minuto e produzir hipertensão.

Em doses termogênicas, iguais ou acima de 500 mg, as ocorrências de taquicardia e hipertensão arterial são frequentes e indivíduos sensíveis podem apresentam arritmias, infarto agudo do miocárdio, isquemia, acidentes vasculares hemorrágicos subaracnoide e intracerebral e risco elevado de morte.

A predisposição para arritmias cardíacas aparece no eletrocardiograma 1 a 2 horas após o consumo de cafeína, identificada pelo aumento no intervalo QT, demonstrando danos nos canais iônicos nas membranas de células cardíacas. A hipopotassemia resultante causa irregularidades na transmissão de impulsos elétricos provocando arritmias ventriculares e supraventriculares, fibrilações atrial e ventricular decorrentes do vasoespasmo coronariano e isquemia do miocárdio, insuficiência cardíaca e morte súbita.

A cafeína, sendo um inibidor seletivo de receptores de adenosina, atua contrariamente aos efeitos inotrópico e cronotrópico negativos deste nucleosídeo, bloqueando a sua ação vasodilatadora nas artérias coronárias. Durante o exercício, a cafeína aumenta o trabalho cardíaco ao mesmo tempo em que causa uma redução desproporcional no fluxo cardíaco no miocárdio, pelo bloqueio da vasodilatação nas artérias coronárias. Intoxicações crônicas pelo consumo de grande quantidade de café diariamente aumentam o risco de doenças das coronárias em função do aumento na resistência vascular que resulta em hipertensão sistêmica.

Doses elevadas de cafeína também causam estímulos $\beta1$ e $\beta2$-adrenérgicos em função da liberação de catecolaminas endógenas. O estímulo do receptor $\beta1$ aumenta a frequência cardíaca e pode causar arritmias. O estímulo do receptor $\beta2$, por sua vez, reduz a pressão diastólica e determina hipotensão. As arritmias somadas aos efeitos no SNC como inquietação, irritabilidade e ansiedade aumentam os riscos cardíacos.

O efeito vasodilatador pulmonar da cafeína, que em doses terapêuticas tem grande valor para melhorar a função pulmonar em asmáticos, torna-se intenso em quadros de intoxicação e pode causar parada respiratória.

As bebidas energéticas contendo cafeína prejudicam a função endotelial e interferem na hemodinâmica e estes efeitos foram observados em jovens saudáveis poucas horas após o consumo de múltiplas doses durante a prática de exercícios. A disfunção endotelial aguda está associada à vasoconstrição, espasmos da artéria coronária, trombose, aderências e inflamação e pode ser desencadeada pelo consumo de 2 a 8 latas de energéticos, ou mesmo uma única lata em indivíduos com patologias vasculares. A associação de taurina, cafeína e álcool pode agravar os quadros de arritmias.

Todavia, embora haja uma forte associação entre morte súbita por problemas cardíacos e o consumo de bebidas energéticas em pessoas saudáveis, é difícil excluir a presença de alguma cardiopatia não manifesta que possa contribuir para desencadear o evento, como um prolapso da válvula mitral não evidente, visto que atletas saudáveis expostos à cafeína podem não mostrar alterações nos parâmetros eletrocardiográficos e de termorregulação.

Uma das causas de acidentes graves relacionada aos efeitos cardiorespiratórios é a reversão da tolerância. Após um período de abstinência de aproximadamente 4,5 meias-vidas plasmáticas, o consumo de cafeína causa um quadro de hipertensão com doses que eram antes seguras.

A variabilidade genética e o desenvolvimento de tolerância estão entre os vários fatores que condicionam as respostas aos efeitos da cafeína. O genótipo CYP1A2 modifica a associação entre consumo de café e risco cardíaco, mostrando haver risco maior entre metabolizadores lentos, indicando que a cafeína está diretamente relacionada a efeitos cardiovasculares nocivos e não aos seus metabólitos.

Desidratação e outras alterações metabólicas

A cafeína interfere em vários processos metabólicos, a maioria deles relacionada a receptores de adenosina. O efeito inibitório em receptores presentes na musculatura lisa de arteríolas aferentes dos glomérulos causa vasodilatação ocasionando um aumento do fluxo renal e da taxa de filtração glomerular, podendo causar desidratação. A desidratação é um fator de risco importante entre consumidores de bebidas energéticas e de outras formulações com cafeína. Não obstante o efeito diurético ser altamente indesejável, na maioria das vezes ele desaparece com o instalar da tolerância, e os usuários de cafeína procuram contornar o quadro de desidratação pela ingestão de volume maior de líquidos. Perder líquidos é quase inevitável durante o desempenho atlético, e a desidratação é um efeito grave. Para indivíduos tolerantes a esse efeito, as doses necessárias para desencadear uma diurese acentuada situam-se um pouco acima de 500 mg (equivalente a 4 a 6 xícaras de café) e, entre indivíduos não tolerantes o efeito é observado após a ingestão de 250 mg de cafeína. Todavia, considerando que os atletas buscam reverter a tolerância se abstendo da ingestão de cafeína no período anterior ao evento para alcançarem efeitos ergogênicos máximos na competição quando então voltam ao consumo, acabam involuntariamente mais expostos ao efeito diurético da cafeína. Esta além de diurético é laxante, contribuindo para aumentar o desequilíbrio hidreletrolítico, que em casos severos causa febre, acidose metabólica, cetonúria, hipofosfatemia, hipocalcemia, hipopotassemia e hipomagnesemia.

A cafeína e a teofilina têm a capacidade de liberar o cálcio do retículo endoplasmático. Atuam em receptores de adenosina ativando a adenilciclase e aumentando a concentração do AMPc celular, mediador importante no metabolismo do cálcio. Em doses maiores a cafeína exerce um efeito inibidor sobre a AMPc-fosfodiesterase, interferindo igualmente na disponibilidade do cálcio. Atua no canal de cálcio inibindo o seu influxo nas células, com indicativos de afetar parcialmente a absorção intestinal do cálcio de fontes alimentares. Causa a maturação e a diferenciação de osteoclastos, células responsáveis pela secreção de ácidos, colagenase e outras enzimas que atacam a matriz óssea, liberando cálcio um efeito que a relaciona a osteoporose. A interferência no metabolismo do cálcio, que estimula a contração muscular, pode explicar o aparecimento de câimbras e parestesias (sensações de formigamentos, agulhadas etc.), efeito intensificado pela perda de cálcio na urina em função do efeito diurético.

Como termogênica a cafeína acelera o metabolismo basal por meio do estímulo cardiovascular, respiratório e nervoso central, consumindo calorias e gerando calor, potencializando os efeitos do exercício físico e aumentando os riscos cardíacos e de desidratação.

A ação lipolítica da cafeína é comprovada pelo aumento da concentração plasmática de ácidos graxos livres e do glicerol e pelo decréscimo no quociente respiratório (QR). A preferência pela oxidação de lipídios e poupança do glicogênio para gerar energia é um efeito desejado pelos atletas, uma vez que a menor dependência do glicogênio retarda o acúmulo de ácido lático nos músculos. Em doses altas a cafeína age inibindo a atividade da enzima glicogênio-fosforilase que atua na clivagem do glicogênio, e estimulando o metabolismo de lipídios.

A cafeína atua na hipófise estimulando a liberação da adrenalina pela medula adrenal, sendo esta catecolamina um inibidor competitivo dos receptores de adenosina, capaz de aumentar os níveis celulares de adenosina monofosfato cíclica (AMPc). Em doses altas, a cafeína também promove uma inibição não seletiva das fosfodiesterases, impedindo a hidrólise e aumentando a concentração deste mensageiro celular. O aumento da concentração de (AMPc) ativa a proteína quinase-A (PKA) que por sua vez ativa lipases sensíveis a hormônios (HSL) presentes no tecido adiposo, promovendo a lipólise. O AMPc regula muitas outras funções celulares e um desequilíbrio em sua produção afeta sobremaneira a maioria dos sistemas metabólicos do organismo.

O metabolismo de açúcares também é afetado pela cafeína. As ações diretas em receptores de adenosina e o efeito sobre a proteína quinase A alteram a glicogenólise e a gliconeogênese elevando a glicemia e contribuindo para a instalação de diabetes do tipo 2. No entanto intoxicações agudas graves provocam hipoglicemia aumentando o metabolismo da glicose.

No músculo cardíaco a proteína quinase-A age nos canais de Ca^{++}, aumentando a força de contração e causando taquicardia.

Ocorrências de intoxicações agudas graves e letalidade

Intoxicações agudas geralmente estão associadas ao consumo de cafeína na forma de pó, cápsula ou comprimido e mais raramente pelo consumo de alimentos cafeinados. Uma das formas com maior potencial para resultar em óbito é a cafeína pura, comercializada muitas vezes na quantidade de 100 g por embalagem, podendo ser adquirida pela Internet. As intoxicações letais estão altamente relacionadas a causas acidentais ou intencionais. Acidentes são fáceis de ocorrer, uma vez que os efeitos tóxicos importantes acontecem pelo consumo de 1 g a 2 g e a dose letal varia entre 1 g e 10 g, sendo em média 5 g. Uma dose letal de 10 g equivale ao conteúdo de uma única colher de chá da cafeína em pó, sendo que doses presentes em 25 a 50 xícaras de café são também possíveis de causar o efeito letal.

Há muitas ocorrências de óbitos pelo consumo de bebidas energéticas. A Sociedade Brasileira de Arritmias Cardíacas (SOBRAC) e demais profissionais da saúde do Brasil, e de vários países, vêm relatando morbidades e mortes pelo alto consumo de bebidas energéticas associadas ao consumo de álcool. Há estudos sobre a influência da taurina para aumentar os efeitos tóxicos. Inúmeros casos de intoxicações são atendidos em centros de emergência hospitalares, havendo relatos de mais de 20 mil atendimentos ao ano em um único centro nos Estados Unidos, geralmente relacionados a palpitações e problemas cardíacos pelo consumo de bebidas energéticas. Um estudo realizado no Brasil aponta que há uma alta incidência desta intoxicação.

Avaliar as intoxicações provocadas pelo consumo de suplementos termogênicos é um desafio, uma vez que se trata de uma mistura de muitos produtos, inclusive derivados vegetais de composição complexa, mudando frequentemente a composição. Para intensificar o efeito termogênico da cafeína, é sugerido o consumo de 800 mg ao dia, com risco maior de isquemia e arritmias cardíacas.

Também tem havido um aumento nas ocorrências de efeitos tóxicos agudos pela dopagem, dentro e fora do ambiente esportivo, quando cafeína é consumida para superar limites fisiológicos em atividades recreativas ou de trabalho, um efeito estimulante popularmente denominado "rebite".

Acidentes letais com atletas, pacientes psiquiátricos e crianças representam a segunda causa de óbitos por cafeína depois do suicídio, sendo a fibrilação ventricular a principal responsável.

Entretanto, a relação entre os níveis plasmáticos e os efeitos tóxicos não é linear, podendo haver efeitos tóxicos agudos com níveis plasmáticos iguais a 15 μg/mL que são considerados baixos, e até terapêuticos, até níveis sanguíneos iguais ou superiores a 80 μg/mL, comumente associados ao óbito. Em indivíduos que vieram a óbito são encontradas concentrações de cafeína no sangue até 10 ou mais vezes maiores que o suficiente para haver o efeito letal. Testes toxicológicos qualitativos utilizados em procedimentos de triagem para identificação de drogas, a presença da cafeína é tão constante em materiais biológicos que a sua responsabilidade como agente causal da intoxicação pode ser subestimada, dificultando a escolha correta do tratamento.

Os quadros de intoxicação aguda grave incluem a alcalose respiratória pelo estímulo de centros respiratórios medulares, acidose metabólica, tremores e espasmos musculares pelo excesso de adrenalina, vertigem, distúrbios sensoriais, cefaleia intensa, delírio, redução da consciência, choque e convulsões. O tratamento hospitalar é feito pela reposição de fluidos e eletrólitos, hemodiálise e ventilação mecânica, bicarbonato intravenoso, sulfato de magnésio para corrigir arritmias, carvão ativado, noradrenalina e emulsão de lipídios intravenosa em pacientes com fibrilação ventricular, uma medida para acelerar a remoção de cafeína do coração e cérebro. A probabilidade de sucesso depende da experiência profissional, de recursos hospitalares, do próprio paciente e das condições de exposição.

▶ A CAFEÍNA E O CONTROLE DA DOPAGEM NOS ESPORTES

A cafeína é o estimulante mais consumido no mundo e há relatos sobre o seu uso como doping desde a antiguidade até os tempos atuais. Todavia, a realização do controle da dopagem por cafeína nos esportes tem encontrado muitos desafios que vão desde o fato da cafeína ser encontrada normalmente em fluidos biológicos dos seres humanos, como reflexo do amplo consumo pela sociedade, às diferenças individuais que dificultam interpretar resultados que medem a quantidade da cafeína em amostras de urina. Não há, por ora, um marcador biológico que indique a quantidade de cafeína ingerida ou o seu efeito sobre o organismo. Respostas complexas, que dependem do próprio indivíduo, de sua genética e de outros fatores, representam um desafio para coibir o uso abusivo de cafeína nos esportes.

Em 1984, o Comitê Olímpico Internacional (COI) e federações esportivas, tendo como referência um trabalho realizado por pesquisadores credenciados, estabeleceu um limite máximo aceitável de cafeína na urina igual a 15 μg/mL, reduzindo-o a 12 μg/mL no ano seguinte. Foi considerado que estes valores dificilmente são atingidos pelo consumo normal de alimentos cafeinados, estando relacionados com a exposição a doses mais elevadas, entre 5 mg e 6 mg de cafeína por kg de massa corpórea. No entanto, pesquisas posteriores mostraram que para muitos usuários os efeitos ergogênicos podem ocorrer com doses próximas daquelas obtidas pela alimentação. Doses maiores podem inclusive prejudicar o desempenho atlético. Assim, em 2004 a Agência Mundial Antidoping (WADA), entidade sob a tutela do COI naquela época, considerou que não havia uma definição sobre os padrões de uso desta xantina nos esportes e deliberou pela sua exclusão da lista de "substâncias proibidas ou de uso restrito", incluindo-a em um "programa de monitoramento do uso".

Pelas regras atuais, as amostras de urina com teores de cafeína iguais ou maiores que 6 μg/ml, mostram indícios de ingestão de doses maiores que 9 mg/kg de peso, e precisam ser reportados aos responsáveis pelo programa. Todas as urinas analisadas nas competições oficiais nacionais e internacionais entre o período de 2004 a 2008 tiveram os resultados armazenados. Dentre as primeiras conclusões obtidas por este monitoramento foi constatado que 93,5% das amostras analisadas o teor de cafeína foi inferior a 5 μg/mL e em 0,6% os teores estavam acima de 12 μg/mL. Em 2015, uma nova avaliação mostrou que houve uma elevação no consumo, sem que houvesse um perfil de uso abusivo na maioria das modalidades de esporte. Em esportes individuais, como ciclismo, atletismo e remo foram encontradas as maiores concentrações urinárias de cafeína. Faixas de concentração urinária de cafeína entre 2 e 5 µg/mL estão relacionados ao consumo de doses entre 3 e 6 mg/kg de massa corpórea, que são suficientes para aumentar o desempenho. Por esta análise, poderia ser considerado que há muitos atletas participando nos eventos sob efeito da cafeína.

A sua retirada da lista de substâncias proibidas e o aumento de ofertas de produtos com cafeína com forte apelo para o consumo têm sido um reforçador para o uso. Faltam medidas educativas quanto às consequências para a saúde, e fiscalização dos produtos comercializados. Muitas entidades ligadas à saúde e aos esportes estão alertando sobre os efeitos nocivos do uso indiscriminado de cafeína e da necessidade de campanhas esclarecedoras direcionadas aos jovens.

▶ BIBLIOGRAFIA

ABIC – Associação Brasileira da Indústria de Café. *Indicadores da indústria de café no Brasil. Desempenho da produção e consumo.* Disponível em: <www. abic.com.br/estatísticas/indicadores-da-industria>. Acesso em: 13 jul 2020.

ABIR – Associação Brasileira das Indústrias de Refrigerantes e Bebidas não Alcoólicas. *Volume de produção e consumo per capita do mercado brasileiro de 2010 a 2018.* Disponível em: <https://abir.org.br/o-setor/dados/refrigerantes/>. Acesso em: 5 out. 2020.

AGUILAR-NAVARRO, M. et al. Urine caffeine concentration in doping control samples from 2004 to 2015. *Nutrients*, v. 11, n. 2, p. 286, 2019.

ALSENE, K. et al. Association between A2a receptor gene polymorphisms and caffeine induced anxiety. *Neuropsychopharmacology*, v. 28, n. 9, p. 1694-1702, 2003.

BAMIA, C.; CORNELIS, M. (Eds). The impact of caffeine and coffee on human health. Special Issue. *Nutrients*, p. 322, 2019.

BIGARD, A.X. Risks of energy drinks in youths. *Arch. Pediatr.*, v. 17, n. 11, p. 1625-1631, 2010.

BOCHNER, R.; FREIRE, M.M. Análise dos óbitos decorrentes de intoxicação ocorridos no Brasil de 2010 a 2015 com base no Sistema de Informação sobre Mortalidade (SIM). *Ciênc. saúde coletiva.* v. 25, n. 2, 2020. Disponível em: <https://www.scielo.br/j/csc/a/Rd9Rj5YhWFTKCkfCxx9nqqk/?lang=pt>. Acesso em: 05 out. 2020.

BRASIL. Decreto presidencial 6.871 de 04 de jun 2009. *Regulamentação da lei 8918 de 14 de jul 1994* sobre *padronização, classificação, registro, inspeção, e fiscalização da produção de bebidas sob responsabilidade do Ministério da agricultura, pecuária e abastecimento.* Brasília, DF, 2009.

BRASIL. Instrução Normativa ANVISA/MS n.18, de 26 de jul 2018. *Estabelece as listas de constituintes, de limites de uso, de alegações e de rotulagem complementar dos suplementos alimentares.* Brasília, DF, 2018.

BRASIL. Resolução RDC ANVISA/MS n. 243 de 26 de jul 2018. *Requisitos sanitários dos suplementos alimentares.* Brasília, DF, 2018.

BRASIL. Resolução RDC ANVISA/MS n. 264, de 22 de set 2005. *Regulamento técnico para cacau e produtos do cacau.* Brasília, DF, 2005.

BRASIL. Resolução RDC ANVISA/MS n. 273 de 22 de set 2005. *Regulamento técnico para misturas para o preparo de alimentos e alimentos prontos para o consumo.* Brasília, DF, 2005.

BRASIL. Resolução RDC ANVISA/MS n. 277 de 22 de set 2005. *Regulamento técnico para café, cevada, chá, erva-mate e produtos solúveis.* Brasília, DF, 2005.

CAMARGO, M.C.R.; TOLEDO, M.C.F. Teor de cafeína em cafés brasileiros. *Ciênc. Tecnol. Aliment. Campinas*, v. 18, n. 4, p. 421-424, 1998.

CAPPELLETTI, S. et al. Caffeine: Cognitive and physical performance enhancer or psychoative drug? *Curr. Neuropharmacol.* v. 13, n. 4, p. 71-88, 2015.

CAPPELLETTI, S. et al. Caffeine-related deaths: manner of deaths and categories at risk. *Nutrients*, v. 10, n. 5, p. 611, 2018.

CORNELIS, M.C. et al. Coffee, CYP1A2 Genotype and risk of myocardial infarction. *JAMA*, v. 295, n. 10, p. 1135-1141, 2006.

CORNELIS, M.C. et al. Genome-wide association study of caffeine metabolites provides new insights to caffeine metabolism and dietary caffeine-consumption behavior. *Hum. Mol. Genet.*, v. 25, n. 24, p. 5472-82, 2016.

DAVIES, S. et al. Risk of caffeine toxicity associated with the use of "legal highs" (novel psychoactive substances). *Eur. J. Clin. Pharmacol.*, v. 68, n. 4, p. 435-9, 2012.

DEL COSO, J. ; MUÑOZ, G.; MUNÕZ-GUERRA, J. Prevalence of caffeine use in elite athletes following its removal from the world Anti-doping agency list of banned substances. *Appl. Physiol. Nutr. Metab.*, v. 36, n. 4, p. 555-61, 2011.

DELBEKE, F.T.; DEBACKERE, M. Caffeine: use and abuse in sports. *Int. J. Sports Med. Stuttgart*, v.5, n.4, p.179-182, 1984.

ERBLANG, M. et al. The impact of genetic variations in ADORA2A related with caffeine consumption and sleep. *Genes,* v. 10, p. 1021, 2019.

FOOD AND DRUG ADMINISTRATION. Food and Drug Administration (FDA) to investigate added caffeine. disponível em: <https://www.fda.gov/ForConsumers/ConsumerUpdates/ucm350570.htm>. Acesso em: 05 out. 2020.

FULTON, J. et al. Impact of genetic variability on physiological responses to caffeine in humans: a systematic review. *Nutrients,* v. 10 n. 10, p. 1373, 2018.

GRGIC, J. et al. Effects of caffeine intake on muscle strength and power: A systematic review and meta-analysis. *J. Inter. Soc. Sports Nutr.*, v. 15, n. 11, 2018.

HARSTEN, R. et al. Intralipid and haemodialysis in caffeine overdose. *BMJ Case Reports*, v. 13, n. 5, 2020.

HEINZ, A.J. et al. The combined effects of alcohol, caffeine and expectancies on subjective experience, impulsivity, and risk-taking. *Exp. Clin. Psychopharmacol.*, v. 21, n. 3, p. 222-234, 2013.

HIGGINS, J.P. et al. Energy drinks: A contemporary issues paper. Special communication *Curr. Sports Med. Rep.*, v. 17, n. 2, p. 65-72, 2018.

HIGGINS, J.P.; BABU, K.M. Caffeine reduces myocardial blood flow during exercise. *Am. J. Med.*, v. 126, n. 8, p. 730-8, 2013.

HOLMGREN, P.; NORDÉN-PETTERSSON, L.; AHLNER, J. Caffeine fatalities – four case reports. *Forensic Sci. Int.*, v. 139, n. 1, p. 71-73, 2004.

IKEDA, N. Tea production in Japan and in the world – IOP Conference series. *Earth Environ. Sci.*, v. 418 n. 012008, 2020.

MAUGHAN, R.J. et al. IOC consensus statement: dietary supplements and the high-performance athlete. *Int. J. Sport Nutr. Exerc. Metab.*, v. 28, n. 2, p. 104-125, 2018.

JAMES, J.E. Death by caffeine: how many caffeine-related fatalities and near-misses must there be before we regulate? *J. Caffeine Res.*, v. 2, n. 4, p. 149-152, 2012.

JONES, A.W. Review of caffeine- related fatalities along with postmortem blood concentrations in 51 poisoning deaths. *J. Anal. Toxicol.*, v. 41, n. 3, p. 167-172, 2017.

JULIANO, L.M. et al. Characterization of individuals seeking treatment for caffeine dependence. *Psychol. Addict. Behav.*, v. 26, n. 4, p. 948-954, 2012.

KERRIGAN, S.; LINDSEY, T. Fatal caffeine overdose: two case reports. *Forensic Sci. International*, v. 153, n. 1, p. 67-9, 2005.

LEE, S.M. et al. Caffeine-containing medicines increase the risk of hemorragic stroke. *Stroke*, v. 44, n. 8, p. 2139-2143, 2013.

NEHLIG, A.; ALEXANDER, S.P.H. Interindividual differences in caffeine metabolism and factors driving caffeine consumption. *Pharmacol. Rev.*, v. 70, n. 2, p. 384-411, 2018.

NEVES, D.B.J.; CALDAS, E.D. Determination of caffeine and identification of undeclared substances in dietary supplements and caffeine dietary exposure assessment. *Food Chemical Toxicology*, v. 105, p. 194-202, 2017.

O'CALLAGHAN, F.; MUURLINK, O.; REID, N. Effects of caffeine on sleep quality and daytime functioning. *Risk Manag. Healthc Policy*. v. 11, n. 9, p. 263-271, 2018.

ORGANIZAÇÃO MUNDIAL DA SAÚDE- CLASSIFICAÇÃO ESTATÍSTICA INTERNACIONAL DE DOENÇAS E PROBLEMAS COM A SAÚDE (CID-10) Capítulo V- Código F15. Transtornos mentais e comportamentais devido ao uso de estimulantes, inclusive a cafeína. 10 ed., 2017.

PEDROSO, R.C. *Influência de alimentos xantínicos na análise cromatográfica da cafeína urinária para fins de controle da dopagem no esporte*. (Tese de doutorado Faculdade de Ciências Farmacêuticas - USP). São Paulo, 1988, p.129.

PEELING, P. et al. Evidence-based supplements for the enhancement of athletic performance. *Int. J. Sport Nutr. Exerc. Metab.*, v. 28, n. 2, p. 178-187, 2018.

PICKERING, C.; KIELY, J. Are the current guidelines on caffeine use in sport optimal for everyone? Inter-individual variation in caffeine ergogenicity, and a move towards personalized sports nutrition. *Sports Med.*, v. 48, p. 7-16, 2018.

PICKERING, C.; KIELY, J. What should we do about habitual caffeine use in athletes? *Sports Med.*, v. 49, p. 833-842, 2019.

RAO, N. et al. An increase in dietary supplement exposures reported to US Poison Control centers. *J. Med. Toxicol.*, v. 13, n. 3, p. 227-237, 2017.

REISSIG, C.J.; STRAIN, E.C.; GRIFFITHS, R.R. Caffeinated energy drinks: a growing problem. *Drug Alcohol Depend.*, v. 99, n. 1-3, p. 1-10, 2009.

ROBERTSON, T.M. et al. Postprandial glycaemic and lipaemic responses to chronic coffee consumption may be modulated by CYP1A2 polymorphisms. *Br. J. Nutr.*, v. 119, n. 7, p. 792-800, 2018.

SALINERO, J.J. et al. The use of energy drinks in sport: perceived ergogenicity and side effects in male and female athletes. *Br. J. Nutr*, v. 112, n. 9, p. 1494-1502, 2014.

SANTOS, I.; SOUZA, A.; SANTOS, O. Análise de composição química de bebidas energéticas em comparação com a rotulagem nutricional e legislações vigentes. *Rev. Bras. Nutr. Esportiva*, São Paulo, v. 11 n. 63 p. 312-320, 2017.

SEPKOWITZ, K.A. Energy drinks and caffeine-related adverse effects. *JAMA*, v. 309, n. 3, p. 243-244, 2013.

SHAH, S.A. et al. Impact of high volume energy drink consumption on electrocardiographic and blood pressure parameters: a randomized trial. *J. American Heart Association*, v. 8, n. 11, e011318, 2019.

TFOUNI, S.A.V. et al. Contribuição do guaraná em pó (*Paullinia cupana*) como fonte de cafeína na dieta. *Rev. Nutr.* v. 20, n. 1, p. 63-68, 2007.

WOLK, B.J.; GANETSKY, M.; BABU, K.M. Toxicity of energy drinks. *Curr. Opin. Pediatr.*, v. 24, n. 2, p. 243-251, 2012.

WOMACK, C.J. et al. The influence of a CYP1A2 polymorphism on the ergogenic effects of caffeine. *J. Internat. Soc. Sports Nutr.*, v. 9, p. 1-6, 2012.

WORLD ANTI-DOPING AGENCY (WADA) *THE 2020 MONITORING PROGRAM* Disponível em: https://www.wada-ama.org/sites/default/files/wada_2020_english_monitoring_program_.pdf. Acesso em: 5 out. 2020.

49

Dopagem em Animais de Competição

Márcia Maria de Almeida Camargo
Mirtes Eliete Velletri de Souza

CONTEÚDO DESTE CAPÍTULO

INTRODUÇÃO

O abuso de substâncias com o objetivo de melhorar o desempenho no esporte vem de longa data. Em jogos olímpicos na Grécia, alguns séculos a.C., encontramos apelos a favor da ética contra o uso indiscriminado de quaisquer meios para melhorar o desempenho nas competições. Na Roma antiga, os gladiadores eram frequentemente "drogados" com o intuito de tornarem as lutas mais violentas, atendendo assim às expectativas do público.

A ação de determinadas substâncias no desempenho é extremamente difícil de definir, tanto em humanos quanto em animais, e os resultados publicados muitas vezes são controversos. Para a mesma substância, encontram-se relatos tanto de aumento quanto de diminuição do desempenho.

A dopagem ocorre quando se administra qualquer substância, quer seja de uso terapêutico ou não, contrariando o regulamento da competição. O uso de doses subterapêuticas em comparação com doses terapêuticas exige diferentes métodos analíticos que por apresentarem concentrações relativamente baixas nos fluidos biológicos requerem tecnologia mais sensível.

São várias as raças e modalidades esportivas que envolvem cavalos. Entre essas modalidades, existem o turfe com suas corridas, eventos hípicos como o salto e *endurance*, entre outras tantas, além de competições de natureza expositiva. As raças que em geral participam de corridas são o puro sangue inglês (PSI), chamado também de *Thoroughbred* ou *Standardbred*, e os cavalos da raça Quarto de Milha (*Quarter Horse*); nas exposições estão presentes os cavalos das raças mangalarga, mangalarga marchador, cavalo árabe, crioulo, pantaneiro, entre outros.

Competições com outras espécies animais, como cães, camelos e aves, ocorrem em diversos países. Na Inglaterra, Estados Unidos, Canadá, Nova Zelândia e Austrália ocorrem com cães da raça *greyhound*, nos países árabes, por tradição, com camelos e na África do Sul, também com pombos, que devem percorrer mais de 1.100 km com um mínimo de interrupções para descanso. Em pombos, é comum a utilização de anti-inflamatórios em geral, além de analgésicos e narcoanalgésicos, com a finalidade de reduzir a dor muscular com consequente melhora das habilidades atléticas. Em camelos, as substâncias mais usadas são cafeína e ácido salicílico.

Em cavalos, a conjunção de vários fatores fisiológicos e anatômicos é a responsável por torná-los campeões. Entre esses fatores, estão os decorrentes de sua genética, o tamanho do coração, a densidade óssea, os músculos bem formados e grande capacidade respiratória e pulmonar. Além disso, são determinantes na habilidade atlética: alimentação, ambiente, qualidade do treinamento e perícia do jóquei ou cavaleiro.

Pode-se afirmar que os fatores que predispõem à habilidade atlética, independentemente da espécie, estão relacionados com a genética. As condições de ambiente, cuidados e treinamentos permitem que os competidores usem seus atributos naturais para atingir os melhores resultados.

A velocidade média para humanos em prova de atletismo está em torno de 36 km/h; para os cavalos em raias de 400 m, por volta de 70 km/h; para camelos em distâncias de 4 km a 10 km, em cerca de 36 km/h; para cães em corridas de 500 m, em torno de 60 km/h; e os pombos podem alcançar até 120 km/h.

DEFINIÇÃO DE DOPAGEM

A palavra *doping* surgiu no dicionário inglês no fim do século XIX, definida como uma mistura de ópio e narcóticos usada em cavalos de corridas. Hoje utilizamos o termo dopagem já consagrado em nosso meio.

Atualmente, o regulamento da *International Federation of Horseracing Authorities* (IFHA), adotado pela maioria dos países, considera como dopagem o uso de qualquer substância com capacidade de causar ação e/ou efeito, a qualquer tempo, em um ou mais sistemas do organismo animal.

Muitos regulamentos definem a dopagem pela ação farmacológica das substâncias proibidas, listando-as por categorias. Nelas estão incluídos, além da própria substância e de seus isômeros, os biotransformados e seus isômeros.

A detecção de substância dopante no fluido biológico de animais em competição é considerada transgressão das leis ou regulamentos que controlam os esportes.

OBJETIVO DO CONTROLE ANTIDOPAGEM

O controle antidopagem visa preservar a saúde, o bem-estar e a integridade física dos animais, além de melhoria da raça; inclui-se ainda a proteção à integridade física do jóquei e do cavaleiro, evitando acidentes muitas vezes fatais. Nas corridas de cavalos, tem como objetivo também promover a ética nas apostas.

A IFHA em seu artigo 6º coloca como objetivo do controle antidopagem proteger a lisura das corridas, por meio do controle do uso de substâncias que possam dar vantagem ou desvantagem na competição, contrários aos méritos inerentes ao cavalo.

REGULAMENTOS

Os regulamentos visam coibir a dopagem nos esportes e punir os responsáveis pelos animais flagrados no exame antidopagem com alguma substância proibida.

Existem instituições internacionais que regulamentam os eventos competitivos com cavalos, entre elas se destacam a IFHA, da qual o Brasil é signatário, entre mais de 50 outros países ao redor do mundo, a *Fédération Equestrian Internationale* (FEI) e a *Association of Racing Commissioners International* (ARCI). No controle antidopagem, destaca-se a *Association of Official Racing Chemists* (AORC), de que participam especialistas em análises antidopagem e médicos-veterinários ligados a eventos hípicos e turfísticos.

No Brasil, o turfe é regulamentado pelo Código Nacional de Corridas de 1996, em processo atual de revisão pelo Ministério da Agricultura e Agropecuária. Para o hipismo, existe o regulamento aprovado pela Confederação Brasileira de Hipismo (CBH), que, por sua vez, segue o regulamento da FEI. Além desses, cada entidade nacional promotora de eventos tem seu regulamento com devida aprovação em assembleia.

Amostras de urina e sangue são os materiais biológicos de escolha para os exames de controle antidopagem.

CONSIDERAÇÕES SOBRE SUBSTÂNCIAS PROIBIDAS

A IFHA recomendava política de "tolerância zero" até os anos 1990; hoje, porém, inclui substâncias e medicamentos considerados de uso legítimo no tratamento dos cavalos em competição. Para essas substâncias, existem limites de concentração permitidos, chamados *screening limits*, aceitos internacionalmente e definidos após estudos farmacológicos e farmacocinéticos com ampla casuística e grande investimento financeiro.

Para outras substâncias, aquelas de origem endógena ou que se encontram presentes no meio ambiente ou na alimentação, existem determinados limites de tolerância, são os chamados *thresholds*, que, se ultrapassados, são considerados agentes dopantes. Fazem parte desta lista: arsênio, testosterona, boldenona, estranodiol (para controle da nandrolona), teobromina, 3-metoxitiramina, dimetilsulfóxido, hidrocortisona, ácido salicílico e dióxido de carbono total (TCO_2), todos em concentrações específicas.

Os países da Europa, em geral, seguem integralmente as recomendações do IFHA, proibindo toda e qualquer substância que não esteja em seu regulamento. Os Estados Unidos, bem como alguns países da América do Sul, permitem a presença de certas substâncias em determinadas concentrações. Entre elas estão o anti-inflamatório fenilbutazona e o diurético furosemida.

No Jockey Club de São Paulo, é permitido apenas o uso da furosemida, segundo o Regulamento oficializado pelo Ministério da Agricultura, que determina dose, via e tempo de administração pré-corrida, sob custódia do Serviço Veterinário Oficial.

Em função do acordo internacional da década de 1990, os antibióticos, os antimicóticos e os antiprotozoários não estão classificados como substâncias proibidas.

Infelizmente muitos treinadores, médicos-veterinários e proprietários entendem ser a medicação parte essencial do treinamento nas corridas e modalidades equestres. Seu abuso, em detrimento do repouso e recuperação, acoberta problemas de saúde, possibilitando aos animais treinar, correr e saltar, sem estar em sua natural higidez, com riscos de acidentes para ambos, cavalo e jóquei ou cavaleiro, além da formação de casuísticas enganosas de vitórias, comprometendo assim a indústria do turfe.

▶ GENERALIDADES

As maiores áreas de interesse no estudo da fisiologia do exercício equino estão relacionadas aos fatores que contribuem para o desenvolvimento da fadiga durante o exercício e ao processo fisiopatológico da hemorragia pulmonar induzida pelo exercício *exercise induced pulmonary haemorrhage* (EIPH), causado pela fragilidade dos capilares pulmonares.

As maneiras mais comuns de administração de uma substância são as vias intravenosa, intramuscular e subcutânea. No modo intravenoso, a substância é rapidamente absorvida; se administrada oralmente, é provável que seja absorvida de forma vagarosa e talvez não completa, para um animal com sistema gastrointestinal complexo como o do cavalo. Na administração oral, os níveis sanguíneos declinam mais vagarosamente se comparados à administração intravenosa. Há também a administração intra-articular, em geral de anestésico ou anti-inflamatório, ocasionando o bloqueio temporário do nervo dando imediato alívio da dor.

▶ SUBSTÂNCIAS PROIBIDAS

Simpatomiméticos

O grupo das anfetaminas é aquele mais comumente utilizado como estimulante do sistema nervoso central (SNC) por aumentar o estado de alerta e diminuir a fadiga com melhora fisiológica do rendimento nas competições esportivas. A anfetamina é um potente estimulante do SNC, atua nos receptores periféricos alfa e beta, aumenta a pressão sanguínea sistólica e diastólica, aumenta o rendimento cardíaco, estimula o centro respiratório e causa modesto aumento na taxa metabólica. Os efeitos periféricos da anfetamina são semelhantes aos de muitas substâncias simpatomiméticas que, após administração oral, são efetivas, com longo tempo de duração. A metanfetamina tem como metabólito a anfetamina e difere desta por ser relativamente lipofílica, ter potente e curta ação e menor ação periférica.

A cocaína é um alcaloide extraído das folhas secas de plantas do gênero *Erythroxylon* e comercializada no mercado negro. Os metabólitos mais conhecidos no cavalo são a benzoilecgonina e o éster metilecgonina formados por hidrólise ou oxidação aromática. Em doses baixas, é um potente estimulante central; em altas, tem efeito depressor, podendo haver diferenças individuais quanto à sensibilidade. Seu mecanismo de ação envolve aumento da concentração de epinefrina nos receptores, resultando em estímulo cerebral. Possui também propriedade anestésica local, aumenta a glicogenólise no tecido muscular, aumenta a velocidade respiratória e a atividade locomotora com consequente melhora no desempenho.

A efedrina aumenta o desempenho do cavalo pela ação estimulante central influenciada pelo efeito na função neuromuscular, causa aumento dos batimentos cardíacos, podendo apresentar arritmias e maior consumo de oxigênio. Assim, a necessidade do controle antidopagem dessa substância se faz não somente em razão da ética nos esportes, mas também da saúde do animal.

Metilxantinas

Cafeína, teofilina e teobromina são metilxantinas muito utilizadas para melhorar o desempenho dos cavalos. São analépticas, bronco e vasodilatadoras e, em razão dos efeitos diurético, estimulantes cardíaco e respiratório, são proibidas em corridas de cavalos. Induzem broncodilatação das vias aéreas menores pela inibição das fosfodiesterases e causam antagonismo nos receptores de adenosina. São usadas no tratamento da traqueobronquite branda e podem ser também administradas em conjunto com antibióticos.

Após administração de cafeína, ocorre aumento da norepinefrina nos receptores pós-sinápticos, o que resulta no estímulo do SNC. Estudos com cavalos PSI demonstraram que a cafeína aumenta significantemente o desempenho desses animais nas corridas, com elevação da frequência cardíaca, acompanhada algumas vezes de arritmias.

A teofilina é usada como broncodilatador em animais que sofrem de doença obstrutiva pulmonar. Apesar de a teofilina ter efeitos estimulantes no SNC, confirmados em estudos de desempenho, após administração via intravenosa, sua ação principal é associada ao relaxamento dos músculos lisos e à estimulação cardíaca. A metilação da teofilina resulta em cafeína, seu metabólito presente na urina em baixa proporção.

A teobromina age como relaxante dos músculos lisos, diurético, estimulante cardíaco e vasodilatador coronariano. A diurese é menos pronunciada do que aquela causada pela teofilina, porém é mais duradoura. Ainda que a dose tóxica da teobromina seja relativamente alta, ela é rapidamente absorvida no trato digestivo e eliminada vagarosamente. Assim, doses repetidas podem ser acumulativas, com risco de efeitos tóxicos graves quando as concentrações críticas são alcançadas. A morte ocorre repentinamente por colapso cardíaco.

Narcoanalgésicos

Os analgésicos opioides compreendem substâncias com propriedades semelhantes ao ópio e à morfina. No cavalo, produzem analgesia e estímulo do sistema nervoso central, razão da proibição pelas autoridades de corrida.

O butorfanol e a nalbufina são analgésicos potentes desenvolvidos para substituírem a morfina em razão de apresentarem baixa tendência de indução ao vício pelos humanos. Assemelham-se à morfina nas propriedades analgésicas, mas são narcóticos com ação antagonista. A eficiência no alívio da dor é semelhante àquela obtida com a morfina, pentazocina e meperidina. Comparado à ação da morfina, o butorfanol é 7 vezes mais potente; à pentazocina, 20 vezes; e à meperidina, 40 vezes. Dependendo da dose, o butorfanol mostrou estímulo no sistema nervoso central em *ponies*. Em cirurgias, pode estar associado à detomidina.

Os opioides agonistas são considerados os mais eficientes para analgesia e alívio da dor. Ainda hoje a morfina, o mais antigo opioide, é considerada a melhor opção para controlar a dor do câncer em humanos e em um grande número de outras condições dolorosas. A resposta do cavalo ao opioide agonista inclui alterações do comportamento locomotor. Isto é confirmado por observações das alterações no eletroencefalograma indicando estímulo do SNC.

Alguns opioides agonistas parecem produzir calma e analgesia, enquanto outros em doses muito pequenas causam estimulação motora. Agonistas do receptor μ, como derivados da fentanila, podem aumentar a atividade locomotora significantemente. Agonistas do receptor k nem sempre possuem essa resposta. A resposta locomotora nos cavalos, na faixa de administração entre 0,1 a 10 ug/kg é decrescente, sendo a carfentanila a mais potente, seguida pela 3-metilfentanila, sufentanila, alfa-metilfentanila e a própria fentanila.

O mecanismo proposto para o estímulo locomotor produzido pelos narcoanalgésicos em certas espécies, incluindo o cavalo e o rato, é a liberação de monoaminas no cérebro. A fentanila produz uma clara estimulação locomotora dose-dependente e reprodutível. Estimulantes como a metanfetamina potencializam o efeito da fentanila.

A etorfina é um opioide analgésico muito potente. Seu uso em cavalos é controverso. Em adição ao seu intenso efeito de analgesia, existe a possibilidade de severa taquicardia, aumento do tônus muscular, toxemia, hipercardia, acidose metabólica, hiperglicemia e aumento da temperatura corpórea. Produz aumento do estímulo do SNC e da atividade locomotora mesmo em doses extremamente pequenas. É estruturalmente relacionada à morfina, porém 10 mil vezes mais potente, com resposta rápida e de curta duração. Estimula a atividade locomotora, e suas respostas farmacológicas no cavalo incluem taquicardia, depressão respiratória, rigidez das patas e tremores musculares. Por ser potente analgésico, tem sido amplamente usada para captura e imobilização de animais selvagens, como elefantes e rinocerontes, razão de ser conhecida como *elephant juice*.

Em cavalos PSI, a oximorfona provoca aumento de batimentos cardíacos e a metadona tem ação na atividade locomotora semelhante à da morfina. Quanto à morfina e à metadona, por agirem primariamente via receptores opioides tipo μ1, com os quais têm afinidade quase idêntica, apresentam um perfil farmacológico e potencial semelhantes em estimular a atividade locomotora espontânea em cavalos.

O tramadol é um analgésico sintético com efeitos semelhantes aos opioides, ainda que difira estruturalmente. Quando administrado em altas doses por via intravenosa em cavalos, foram relatados sintomas como náusea, tremor, confusão, agitação e taquicardia. Intravenosamente, não induziu sedação, mas causou estímulo do SNC.

Esteroides anabólicos

Ainda que um grande número de esteroides anabólicos seja disponível para uso humano, poucos têm sido desenvolvidos para uso veterinário. São primariamente formulações de esteroides para injeções intramusculares como ésteres de nandrolona, testosterona, boldenona e trembolona. O estanozolol também se encontra disponível para uso veterinário. Existe uma grande variedade de ésteres para uso: decanoato, laurato, fenilpropionato, acetato, undecilato, entre outros. A velocidade de liberação para a corrente sanguínea a partir do sítio de aplicação intramuscular vai depender do tamanho da cadeia de ácido graxo. Quanto maior a cadeia, mais vagarosamente é liberado na circulação, e mais prolongada é a duração de sua ação. Uma vez em circulação, são rapidamente hidrolisados pelas esterases que liberam o esteroide anabólico na forma livre para interagir com os receptores.

São substâncias sintéticas relacionadas aos hormônios sexuais masculinos, os andrógenos. Promovem aumento muscular pela ação anabolizante e desenvolvimento de caracteres sexuais masculinos pela ação androgênica.

Cavalos castrados têm um aumento da testosterona com o passar da idade, porém essa quantidade depende também da idade da castração. A testosterona é produzida primariamente pelos testículos, porém pequena concentração é secretada pela glândula adrenal.

A passada do cavalo é aumentada com uso de esteroides anabólicos, e como consequência o estresse da corrida pode diminuir.

A 19-nortestosterona (nandrolona) é um esteroide anabólico usado para tratamento de doenças debilitantes e para recuperação de cirurgias. Seu uso em cavalos é abusivo e tem intenção de promover o crescimento de planteis jovens e também de aumentar, em geral, seu desempenho. A administração de nandrolona, durante 3 dias consecutivos, resultou em níveis de testosterona praticamente nulos. A administração de esteroides anabólicos provoca considerável redução do tamanho dos testículos de cavalos com efeito negativo nos órgãos reprodutivos.

A boldenona é um esteroide anabolizante muito usado em cavalos. Porém, em razão de ser também um metabólito da testosterona, conjugado a sulfato em machos não castrados, foi necessária a determinação de um *threshold* para identificação de sua administração.

O tratamento de 32 garanhões com idades entre 2 e 4 anos com Equipoise® e Deca-Durabolin®, por meio de injeções intramusculares, no intervalo de 3 semanas, fez com que esses animais apresentassem decréscimo significativo na mobilidade e concentração de espermatozoides, diminuição do tamanho testicular e, dependendo da dose e da frequência, alterações severas na espermatogênese.

O estanozolol é prescrito para promover ganho de peso, aumento de apetite, aumento da força e da vitalidade. Especificamente em cavalos, aumenta a retenção de nitrogênio e minerais, promovendo um melhor aproveitamento das proteínas da dieta.

A desidroepiandrosterona, DHEA, não tem ação androgênica/anabólica por si só, mas sua conversão à testosterona na Fase I do metabolismo pode ocasionar um aumento dessa atividade. Com a administração da DHEA ocorre também um grande aumento de conjugados 5α-androstano-3β, 17α-diol, que são metabólitos específicos da testosterona. Além dos biotransformados da DHEA, aumentam também significantemente as concentrações de epiandrosterona e etiocolanolona.

A DHEA é geralmente considerada um pré-hormônio por não se ligar significantemente aos receptores endógenos. Os primatas, incluindo o homem, têm altos níveis circulantes de DHEA e de seu conjugado a sulfato, enquanto no cavalo ela aparece com pelo menos uma ordem de magnitude menor, em nanomol.

Entre os efeitos da DHEA, que podem contribuir para um possível aumento do desempenho físico, estão o aumento da massa corpórea, ativação do sistema imunológico e capacidade de promover um bem-estar físico e psicológico.

Anti-inflamatórios esteroides

Esta classe de substâncias, também chamada de corticoides ou corticosteroides, tem como principais representantes a dexametasona, a betametasona, a hidrocortisona, também denominada cortisol, e a metilprednisolona. São substâncias que têm a capacidade de aliviar a dor pela redução dos efeitos decorrentes do processo inflamatório com consequente redução do edema. Podem influenciar o humor e o comportamento em uma série de espécies. Porém, esse efeito é menos observado em cavalos. Apresentam muitos efeitos colaterais indesejáveis, como supressão do sistema imunológico e inibição da liberação do hormônio corticotrófico (ACTH). Devem ser usados com cautela e na menor dose possível, especialmente para tratamento das doenças inflamatórias crônicas das vias respiratórias baixas em cavalos.

O uso da dexametasona e da betametasona, administradas intra-articularmente, é muito difundido. Esta via de administração direta, no sítio de ação, permite o uso de pequenas doses resultando em concentrações relativamente baixas na urina em comparação com administrações sistêmicas. Estudos recentes demonstraram que a injeção intra-articular de corticosteroide produz longa e profunda supressão da hidrocortisona endógena. Além disso, certas formulações fazem com que a substância persista no sítio de ação por um longo período, retardando a volta dos níveis normais de cortisol. Existem efeitos adversos para administrações intra-articulares que também devem ser considerados, como a redução do tecido cartilaginoso em resposta à interferência na circulação ou à perfusão dos tecidos.

A dexametasona tem sido usada por seus efeitos hormonal e metabólico, com objetivo de aliviar dor e inflamação, porém, quanto à alteração no desempenho dos animais, não há conclusão a respeito. Estudos sugerem que cavalos hiperativos diminuem a atividade locomotora espontânea com baixas doses de dexametasona. Contudo, doses altas e únicas parecem aumentar essa atividade que, em alguns casos, perdura por vários dias. Além disso, dados reportados mostram que diferentes cavalos respondem de maneira diversa à dexametasona. Após sua administração, ocorrem no plasma aumento da concentração de lactato e glicose e depressão da concentração de cortisol, que permanece inalterada durante o exercício, além da diminuição da concentração de cálcio ionizado e potássio. Seu efeito é de longa duração e é aproximadamente 25 vezes mais potente que o cortisol. É usada comumente no tratamento de várias condições inflamatórias no cavalo, incluindo doenças de pele de fundo alérgico e obstrução pulmonar recorrente. Única dose terapêutica de 10 mg de dexametasona é capaz de suprimir a produção endógena de cortisol por no mínimo 48 horas.

A hidrocortisona (cortisol) e a corticosterona são endógenas e possuem também atividade glicocorticoide. Os glicocorticoides inibem a ação da fosfolipase-A2 e, portanto, o metabolismo do ácido araquidônico, prevenindo a formação de prostaglandinas e leucotrienos. Inibem, além da contração do músculo liso, a formação de edema e a infiltração celular, tornando-se efetivos no tratamento das doenças inflamatórias das vias respiratórias baixas. Podem aumentar os efeitos de β-agonistas sob certas circunstâncias. Em razão de apresentar, além do efeito anti-inflamatório, marcante efeito no metabolismo das proteínas, lipídios e carboidratos, bem como no balanço eletrolítico e na função imunológica, têm a capacidade de melhorar o desempenho de animais enfermos, com trauma ou submetidos a grande estresse.

Por muitos anos, os corticosteroides têm sido extensivamente usados em cavalos atletas na forma de injeção local. Ainda que a estrutura músculo esquelética dos cavalos seja bem resistente, traumas repetidos causam desgaste e rompimento nos tecidos. A corticoterapia localizada é popular porque elimina a dor, permitindo ao cavalo voltar às corridas mais rapidamente. Muitos clínicos acreditam que o cortisol e seus derivados têm efeitos deletérios nas estruturas articulares, nas quais se observa uma rápida deterioração dos tecidos articulares. Clinicamente os cavalos tratados apresentam dor, inflamação com calcificação periarticular e erosão da cartilagem, ocorrendo também uma diminuição do líquido sinovial. Infelizmente, a frequente e indiscriminada prática de administração intra-articular nos joelhos, sem, no entanto, um diagnóstico preciso, acarreta sérios riscos de lesão de estruturas normais.

Anti-inflamatórios não esteroides

São várias as estruturas químicas que compõem este grupo de substâncias, também chamado *non-steroidal anti-inflammatory drugs* (NSAID) ou anti-inflamatórios não esteroides. As substâncias mais comumente usadas são a fenilbutazona, a flunixina e o cetoprofeno.

A fenilbutazona é um anti-inflamatório usado para o tratamento de danos musculoesqueléticos em cavalos. Reduz a inflamação pela inibição da síntese de prostaglandinas. É metabolizada no fígado por hidroxilação formando principalmente, oxifenilbutazona, que é farmacologicamente ativa, e a gama-hidroxifenilbutazona, inativa, além de muitos outros metabólitos. Estudos com fenilbutazona em tratamento contínuo em cavalos, com altas doses durante 8 dias, demonstraram vários efeitos colaterais, como depressão, anorexia, febre moderada e provável diminuição das funções hepáticas, além de leucopenia. O risco de óbito nos tratamentos prolongados de um cavalo com laminite aguda é considerável.

Os NSAIDs, ainda que efetivos para o alívio da dor em cavalos, não são isentos de risco de toxicidade. Outro estudo com fenilbutazona mostrou decréscimo significativo na concentração total de proteína sérica, e especificamente de albumina. Tratamentos com fenilbutazona, flunixina e cetoprofeno mostraram afetar as áreas glandulares do músculo gastrointestinal. Foram observados edema no intestino delgado, erosões e úlceras no intestino grosso. O grupo tratado com fenilbutazona desenvolveu, além disso, cálculos renais e necrose dos rins.

Provavelmente, o segundo NSAID mais largamente empregado em cavalos é a flunixina. É comumente usada para controle da cólica, endotoxemia e desordens musculoesqueléticas. Foi demonstrado que a flunixina aumenta a pressão arterial sistêmica e a resistência vascular intestinal. Durante o exercício, diminui significantemente o consumo de O_2, e a produção de CO_2 reduz o aumento do lactato por retardar a passagem do metabolismo aeróbico para anaeróbico. Torna as alterações ácido-base no sangue menos intensas e é capaz de diminuir as concentrações de epinefrina e norepinefrina. Muitas vezes, é usada associada à fenilbutazona, o que prolonga seus efeitos farmacológicos combinados, mas que pode também potencializar seus efeitos tóxicos. A flunixina, assim como a fenilbutazona, reduz a resposta inflamatória. Tem sido encontrada nas análises de controle antidopagem associada à furosemida, provavelmente para se beneficiar de seu efeito diurético.

Existe pouca informação sobre os efeitos de NSAIDs no metabolismo da cartilagem articular. Entre os NSAIDs, a fenilbutazona e a flunixina, principalmente, podem alterar o metabolismo da cartilagem resultando em instabilidade da articulação.

Inibidores da ciclo-oxigenase-2 (COX-2)

A maioria dos NSAIDs encontrada no mercado inibe as enzimas COX-1 e COX-2, com pouca ou nenhuma seletividade para qualquer uma das ciclo-oxigenases. Por essa razão, o uso crônico dos NSAIDs causa lesões gastrointestinais nos animais com o desenvolvimento de úlceras e hemorragias. Esses efeitos são associados primariamente à inibição da síntese de prostaglandinas pela COX-1, resultando em alterações regulatórias no fluxo sanguíneo da mucosa gástrica, secreção de bicarbonato e produção do fator alfa da necrose tumoral (TNF-ALFA). Por essas razões, foram desenvolvidos os inibidores seletivos da COX-2, que são anti-inflamatórios efetivos com poucos efeitos gastrointestinais. Estes agentes, celecoxibe, rofecoxibe, meloxicam, sodoxicam, piroxicam, tenoxicam, isoxicam e lornoxicam, inibem preferencialmente a ciclo-oxigenases-2 (COX-2) em detrimento da ciclo-oxigenase-1 (COX-1), ocasionando uma tolerância em relação aos efeitos gastrointestinais. Porém, o tratamento com esses medicamentos pode resultar em riscos de ataque do coração, problemas hepáticos e choque.

Anestésicos locais

Os anestésicos locais são usados para diminuir reversivelmente a atividade sensorial em áreas restritas do corpo pelo bloqueio da transmissão dos impulsos nervosos. Assim, são utilizados em claudicações causadas pela laminite (*lamness*), podendo estar associados a outros medicamentos, quando em pequenas cirurgias. Pelo fato de diminuir a dor, o cavalo com lesão presente, ao competir, esforça-se mais do que deveria, aumentando a chance de danos musculoesqueléticos e de acidentes, colocando em risco ele próprio e o jóquei, razões contundentes para serem proibidos nas competições. Os principais representantes deste grupo são a mepivacaína, a lidocaína, a procaína e a bupivacaína.

A mepivacaína (carbocaína) e a lidocaína têm estrutura química amídica. A mepivacaína tem duração mais prolongada, e a lidocaína é cerca de 2 vezes mais potente que a procaína. Quando administradas em cavalos na forma de infiltração têm o objetivo de bloqueio de nervos.

A bupivacaína, por sua vez, é um potente anestésico local, porém com toxicidade 4 vezes maior que a da mepivacaína. Produz bloqueio da condução nervosa nos neurônios sensoriais por retardar o influxo dos íons Na^+.

A procaína é um anestésico local distinto, por possuir tanto propriedades de anestésico local como de estimulante central. Pode ser administrada subcutânea ou intramuscularmente com objetivo de analgesia e anestesia local em pequenas cirurgias. Altos níveis de procaína causam estímulo central e podem afetar o desempenho de cavalos de corrida por causar grande excitação. Tem efeito anestésico muito rápido e de curta duração. Encontra-se também em formulações associada à penicilina.

β2-agonistas

Os β2-agonistas são aminas simpatomiméticas usadas clinicamente na terapia respiratória como broncodilatadores por estímulo dos receptores β2 no músculo liso dos brônquios. Demonstra-se também que eles possuem funções anabólicas e catabólicas. Aumentam a produção de proteínas e reduzem a deposição de gorduras, sendo, portanto, usados para a produção de "carnes magras". Quando não seletivos, podem ocorrer efeitos colaterais indesejáveis por estímulo dos receptores β1 do sistema cardiovascular. Estudos em cavalos após inalação indicaram que os β2-agonistas alteram seu mecanismo respiratório.

São representantes deste grupo o salbutamol, o clembuterol e a terbutalina. O salbutamol estimula preferencialmente os receptores β2-adrenérgicos, o que suporta sua classificação como um agonista desses receptores.

O clembuterol é administrado terapeuticamente por via intravenosa, oral ou nebulização, para produzir broncodilatação em cavalos que sofrem de doença crônica ou aguda das vias respiratórias baixas. Nos casos crônicos ou severos, podem ser necessárias altas doses e tratamento de longa duração, porém essas doses frequentemente apresentam efeitos colaterais como sudorese, tremores e taquicardia. Pode ainda ocasionar um aumento da parede do ventrículo esquerdo, espessamento da parede do septo interventricular, bem como aumento das dimensões do diâmetro da aorta, tanto em animais em exercício como naqueles colocados fora de exercício, provavelmente em razão do efeito negativo que ocorre na função cardíaca. Nada foi confirmado em relação ao aumento do desempenho dos cavalos durante as corridas.

Entre as ações dos β2-agonistas, incluem-se a broncodilatação e a vasodilatação periférica, efeitos desejados do clembuterol. Os β2-agonistas podem também mostrar certa atividade β1 causando aumento dos batimentos cardíacos. O clembuterol é útil no alívio de muitas desordens respiratórias como a doença obstrutiva dos pulmões e pode ter efeito profilático no tratamento da Hemorragia Pulmonar Induzida pelo Exercício (EIPH), porém esse efeito não foi comprovado, uma vez que o clembuterol não diminui a hipertensão pulmonar, que é a causa da ruptura dos pequenos vasos dos pulmões.

Alguns β2-agonistas como o salbutamol têm efeito central com atividade antidepressiva. Essa ação é reflexo do aumento de serotonina (*turnover*) no cérebro. Tremores são frequentemente relatados como efeito colateral da administração de β2-agonistas, e isso resulta de uma excitação somatomotora.

O clembuterol não produz alteração no comportamento locomotor, nem potencializa o estímulo locomotor induzido por narcóticos. Neste aspecto, difere de outros broncodilatadores simpatomiméticos, como a efedrina, que aumentam a atividade locomotora e potencializam o efeito locomotor induzido por narcóticos. O clembuterol causa diminuição da resistência das vias respiratórias e causa também vasodilatação periférica.

O sulfato de terbutalina administrado por nebulização a cavalos produz uma diminuição na pressão esofágica e na velocidade de respiração.

Parassimpatolíticos

As substâncias parassimpatolíticas são muito efetivas como broncodilatadores em cavalos. Agem como antagonistas nos receptores muscarínicos dos receptores do músculo liso das vias respiratórias.

A atropina, o glicopirrolato e o brometo de ipratropium têm sido usados em cavalos como broncodilatadores. A atropina e o glicopirrolato são administrados por inalação e por via parenteral. O brometo de ipratropium é administrado por inalação na forma de aerossol diretamente na árvore traqueobrônquica para minimizar possíveis efeitos colaterais que ocorrem com a administração sistêmica de drogas antimuscarínicas.

Muitos efeitos colaterais estão associados com o uso de agentes parassimpatolíticos broncodilatadores em cavalos. Eles podem causar ressecamento das vias respiratórias, predispondo essas vias à infecção. Podem ainda diminuir a mobilidade do sistema gastrointestinal e causar cólicas. Outros efeitos colaterais incluem midríase e elevação dos batimentos cardíacos.

A lobelina é utilizada em cavalos como estimulante respiratório. Aumenta o volume respiratório, acelera a velocidade de respiração e aumenta a pressão sanguínea. Mostra efeitos semelhantes àqueles apresentados por cavalos submetidos a exercício extenuante.

β-bloqueadores

Os β-bloqueadores, também chamados antagonista do receptor β-adrenérgico ou bloqueador beta-adrenérgico, são utilizados para controle da taquicardia e tratamento de doenças cardiovasculares.

O sotalol (β não seletivo), o propranolol (β 1 e β 2), o metoprolol (β 1 seletivo), o atenolol (β 1 seletivo), o oxprenolol (β não seletivo) e o timolol (β não seletivo) são usados em cavalos durante eventos hípicos para controle da taquicardia excessiva e, em corridas, podem ser usados para diminuir sua velocidade. O sotalol é eliminado inalterado na urina, com pico máximo entre 1 e 3 horas após administração intravenosa e 4 e 6 horas na administração oral.

Os antagonistas β1-adrenérgicos são usados clinicamente para tratamento de várias desordens cardiovasculares. Eles causam fadiga muscular e reduzem o desempenho em indivíduos saudáveis.

α2-agonistas

Em medicina veterinária, os α2-agonistas são usados primariamente para manejo de grandes animais, como sedativos ou tranquilizantes de curta duração.

A xilazina é o representante mais amplamente utilizado em cavalos. Tem a propriedade de, minutos após a injeção intravenosa, aquietar o cavalo que passa a se mover menos, apresentando inspirações profundas e gradual queda da cabeça. Associado à detomidina apresenta efeitos neurológicos e cardiovasculares. Tanto a xilazina quanto a detomidina produzem uma profunda resposta hipertensiva.

Como sedativo, o efeito do guanabenzo perdura de 3 a 4 horas, com máxima analgesia por cerca de 1 hora, considerada a mais prolongada dos α2-agonistas. Medetomidina, romifidina e xilazina têm máxima analgesia com menor duração. A queda nos batimentos cardíacos com guanabenzo ocorre por cerca de 3 horas, enquanto os outros apresentam menor duração.

O volume urinário aumenta muito após a administração de α2-agonistas com concomitante queda na densidade específica. O guanabenzo tem a maior duração de aumento do volume urinário, cerca de 3 horas, enquanto a xilazina, de 1 hora.

A detomidina é uma substância não narcótica usada no mercado veterinário de grandes animais. É um potente α2-agonista, classificado como um sedativo analgésico e relaxante muscular. É altamente lipofílica e rapidamente absorvida, possuindo uma grande afinidade pelo SNC. O maior sinal de sedação é a queda da cabeça, das pálpebras e dos lábios e em alguns casos com produção de saliva espumosa. Age centralmente e perifericamente alterando as funções cardiorrespiratórias. Eleva o limiar da dor pelo efeito analgésico. Os efeitos de diminuição da atividade espontânea, queda da cabeça com maior intensidade e diminuição da velocidade cardíaca e respiratória são dose-dependente. Foram observados bradicardia, bradipneia, midríase e alteração da temperatura retal após administração de dose analgésica.

Postula-se que pequenas doses desses analgésicos administrados intra-articularmente podem ser efetivos para mascarar a dor na articulação. A detomidina e a romifidina têm sido usadas na forma de injeção intra-articular para promover analgesia.

Diuréticos

A furosemida é o fármaco de maior representatividade deste grupo. É um potente diurético de alça muito usado para controle e prevenção da hemorragia induzida por exercício (EIPH). Pode interferir com a detecção de outras substâncias terapêuticas ao reduzir suas concentrações na urina pela diurese. Sua eficácia é questionada, uma vez que cavalos administrados continuam apresentando EIPH. Foi demonstrado que a furosemida diminui tanto a pressão sistêmica quanto a pulmonar, efeitos explicados pela contração do volume por diurese.

A EIPH é causada pelo aumento da pressão no esôfago e brônquios e/ou artérias pulmonares durante o exercício, enquanto a furosemida diminuiria a incidência ou severidade dessa condição. Foi demonstrado também agir como broncodilatador, pois produz maior sincronia no enchimento dos pulmões diminuindo as forças exercidas nos tecidos pulmonares por ocasião de exercício extenuante.

A furosemida pode também alterar o desempenho do animal em razão da perda de peso pela eliminação de água antes da corrida, ainda que a justificativa de sua administração seja o controle da EIPH.

Promazínicos

Os promazínicos mais utilizados são a clorpromazina, a promazina, a propionilpromazina e a acepromazina. A clorpromazina exerce um efeito negativo no desempenho do cavalo na corrida, decorrente da ação na função neuromuscular. A promazina causa efeitos sedativos, diferindo dos barbituratos por produzir baixa ataxia e incoordenação motora.

A propionilpromazina é um potente tranquilizante fenotiazínico não recomendado para uso em equinos em razão de seus efeitos colaterais. Foi introduzido na medicina veterinária nos Estados Unidos em 1963. Originalmente foi usada em grandes e pequenos animais como tranquilizante ou pré-anestésico. Em 1966, foi reportada em um estudo a paralisia irreversível do pênis em cavalos que receberam a dose recomendada. Em 1969, a FDA retirou a aprovação para uso em cavalos. Ainda que não aprovada, é usada ilegalmente para alterar as condições dos cavalos em corridas.

A acepromazina é um tranquilizante fenotiazínico frequentemente prescrito para cavalos. Geralmente apresenta efeito calmante, produzindo depressão cardiovascular e respiratória, e redução do hematócrito. Estudos sugerem que pode elevar ou diminuir a atividade locomotora, dependendo do intervalo de tempo que a substância foi administrada.

Dióxido de carbono

Durante o exercício intenso, há produção de ácido lático nos músculos, que, ao se acumular, responde em forma de fadiga. Para retardar o cansaço e neutralizar o ácido lático, alguns treinadores utilizam o recurso do uso de bicarbonato de sódio ($NaHCO_3$), cuja ação tende a ser maior nas corridas que duram de 2 a 4 minutos. A quantidade usada está na faixa de centenas de gramas misturadas, sob agitação, com cerca de um litro de água. Essa mistura é conhecida como *Milk Shake*. A administração é feita por via oral ou sonda estomacal. A detecção é feita medindo-se a concentração total de dióxido de carbono (TCO_2) no sangue ou no plasma antes da corrida.

Em razão de o bicarbonato ser substância endógena, o limite tolerado de dióxido de carbono disponível *threshold* é de 36 mM/L de plasma. Se os níveis estiverem acima desse valor, o cavalo é desqualificado.

A administração de uma quantidade elevada de $NaHCO_3$ pode ser contraprodutiva, uma vez que afeta o sistema nervoso do cavalo, causando também câimbras. O nível de $NaHCO_3$ no plasma aumenta quando se administra concomitantemente furosemida.

O $NaHCO_3$ tem sido usado por atletas humanos para melhorar o desempenho durante exercícios de alta intensidade e curta duração. Os cavalos de corrida também têm sido tratados com $NaHCO_3$ na esperança de se obter aumento de desempenho nas corridas. Durante a corrida, a produção de lactato é alta e o acúmulo de íons H^+ resulta na diminuição do pH, produzindo acidose. O $NaHCO_3$ é, portanto, administrado para aumentar a capacidade de tamponamento do organismo elevando a taxa de transporte dos íons H^+ do músculo para o sangue. Vários estudos têm demonstrado que a administração de bicarbonato ocasiona uma marcada alcalose metabólica, bem como a níveis aumentados de lactato com alterações dos eletrólitos no pré e no pós-exercício.

Resultados de estudos mostrando a influência do bicarbonato no desempenho de cavalos são conflitantes. Estudos sobre exercício intensivo em raias de 1.000 m e 1.600 m falharam em demonstrar qualquer aumento significativo no tempo da corrida após administração de $NaHCO_3$. Contudo, ocorreram alterações metabólicas, como diminuição do acúmulo da amônia no plasma, aumento da concentração de lactato no plasma e diminuição no gasto de ATP no músculo.

O uso de agentes alcalinizantes antes da corrida permanece popular, apesar da pouca evidência científica de aumento do desempenho do cavalo.

Hormônios peptídicos e substâncias relacionadas

Nos últimos anos, a gonadotrofina coriônica humana (*human chorionic gonadotrophin* - hCG), o hormônio do crescimento (*growth hormone* - GH), o *corticotrofic hormone* (ACTH), a eritropoietina (*erithropoietine* - EPO) e a insulina têm recebido considerável interesse no campo do controle antidopagem nos esportes.

Gonadotrofina coriônica

A administração da gonadotrofina coriônica humana faz com que haja um aumento substancial na concentração de testosterona de cavalos machos não castrados.

O hCG é uma glicoproteína produzida pela placenta humana. Ela é extraída e purificada a partir de urina de mulheres grávidas e age como estimulante das células de Leydig dos testículos. A administração de hCG estimula a esteroidogênese no testículo de equinos, promovendo assim aumento substancial na concentração de testosterona de cavalos machos não castrados.

Hormônio de crescimento

A somatotropina, mais conhecida como hormônio de crescimento (GH) é uma substância muito potente biologicamente. Age tanto no crescimento quanto no peso e também tem influência nos processos metabólicos, como lactação, reprodução, função imunológica e síntese de esteroides. Essas propriedades poderiam acelerar o amadurecimento e a capacidade de correr do cavalo. São biomoléculas com alto potencial biológico para serem usados como agentes de dopagem.

O hormônio de crescimento é excretado pelo lóbulo anterior da glândula pituitária e é encontrado no plasma e na urina.

O principal sítio de ação do hormônio de crescimento é o fígado, onde há produção do Fator de Crescimento, semelhante à insulina 1 (*Insulin-like growth factor-1*, IGF-1). A análise da somatotropina não é simples, porém o Fator de Crescimento tem sido utilizado para fins de diagnóstico, como indicador de sua atividade.

A forma recombinante do hormônio do crescimento bovino ou do porco (rbGH) tem sido a fonte mais abundante de hormônio do crescimento utilizado em cavalos. Após sua administração, foi observado um aumento significativo na contagem das células brancas e vermelhas. Seu uso terapêutico tem a finalidade de melhorar as condições do organismo, produzindo efeitos benéficos em vários tecidos incluindo ossos e cartilagens.

Hormônio corticotrófico

O ACTH, um polipeptídeo com 39 aminoácidos, ou seu sucedâneo sintético são administrados ao cavalo para aumentar a produção endógena de cortisol. O cortisol é um hormônio produzido pela glândula adrenal para limitar a resposta do organismo ao estresse.

A administração de corticosteroides tanto sintéticos quanto naturais interfere com a produção natural endógena de corticosteroides pelo córtex adrenal.

O desempenho do cavalo tende a melhorar pela redução da inflamação, pelo aumento da disponibilidade de glicose e pela euforia que é frequentemente induzida pelo cortisol.

Eritropoietina

A eritropoietina recombinante humana é a única eritropoietina comercialmente disponível, usada no esporte equino para estimular a produção de células vermelhas, o nível de hemoglobina e a capacidade de energia aeróbica de um cavalo. Esses benefícios são questionáveis para o cavalo, já que ele tem reserva esplênica de células vermelhas que pode ser liberada na circulação durante o exercício causando um aumento do hematócrito em cerca de 33%. Existem relatos de que os cavalos podem desenvolver anemia não regenerativa após múltiplas injeções num período de várias semanas. Também existem especulações de que o sistema imune do cavalo, ao reconhecer a EPO humana como proteína estranha, possa formar anticorpos contra ela. Esses anticorpos formam reação cruzada com a EPO endógena, inibindo a produção natural de células vermelhas.

A eritropoietina humana é um hormônio glicoprotéico com 34,4 kDa. Essa citocina é produzida predominantemente nos rins para aumentar a produção de precursores de células vermelhas na medula óssea quando a disponibilidade de oxigênio é baixa. Desde o isolamento em 1985 do gene da EPO humana, a indústria farmacêutica tem produzido regularmente numerosos derivados da eritropoietina humana recombinante (rHuEPO) com diversas linhas de células de mamíferos disponibilizando grande número de diferentes moléculas de rHuEPO no mercado.

Os Estados Unidos e a Europa foram os primeiros países a considerarem a EPO como agente de dopagem por aumentar o transporte de oxigênio e a capacidade aeróbica de cavalos de corrida. Três gerações de moléculas rHuEPO têm sido relatadas, a saber: Dynepo®, primeira geração (epoietina δ); Aranesp®, segunda geração (darbepoetina α); e Mircera® terceira geração (PEG-epoietina β). A detecção dessas moléculas é feita com o auxílio da genômica, proteômica e metabolômica.

Em cavalos, os perigos da administração da eritropoietina são mais severos do que em humanos, em razão do alto risco de criar trombos, provocar aumento da viscosidade do sangue e hipertensão, resultando em infarto do órgão atingido, além da formação de anticorpos contra a EPO do próprio cavalo, o que pode gerar anemia fatal.

Assim, o abuso do uso de eritropoietina, além de comprometer a saúde do cavalo atleta, configura dolo e compromete a lisura das apostas.

Insulina

A insulina é um hormônio polipeptídio produzido no pâncreas, regula o metabolismo dos carboidratos e exerce uma série de efeitos no metabolismo das gorduras e na atividade do fígado em armazenar e liberar a glicose. A administração de insulina aumenta o glicogênio muscular antes da competição ou durante as fases de recuperação, estimula a produção de massa muscular pela inibição da quebra proteica melhorando assim a resistência dos atletas. Existem numerosos protocolos para uso de insulina juntamente com esteroides anabólicos, com hormônio do crescimento, ou Fator de crescimento semelhante à insulina 1 (IGF-1), com a intenção de aumentar e melhorar a massa e a definição muscular.

Dopagem genética

No mundo altamente competitivo e lucrativo dos esportistas profissionais humanos, bem como na "indústria" de cavalos de corrida, a prática da dopagem genética poderá tornar-se um desafio para as autoridades que organizam eventos esportivos.

Competidores frequentemente empenham-se em complementar sua habilidade inata com suplementos e substâncias que possam aumentar seu desempenho atlético ou que os façam resistir e recuperar-se mais rapidamente de treinamentos exaustivos.

Configuram dopagem genética a presença principalmente de 3 componentes:

1. identificação de genes que melhorarão o desempenho físico;
2. identificação de sequências promotoras de um tecido específico que irão compor um gene externo capaz de uma adequada expressão gênica em uma localização-alvo apropriada;
3. desenvolvimento de vetores de transferência para introdução dos genes no hospedeiro.

Em cavalos, a identificação de genes relevantes é incerta quando comparada com seres humanos; essa variação ocorre em razão das significativas diferenças fisiológicas que existem entre as espécies. Por exemplo, é pouco provável que o uso da eritropoietina (EPO) em cavalos exerça o mesmo efeito obtido em seres humanos, pois o cavalo, pela sua fisiologia, já armazena uma quantidade extra de hemácias no baço, que são liberadas na circulação em caso de necessidade, tornando incerto o efeito desse agente. Podem ocorrer alguns efeitos imprevisíveis advindos da prática da dopagem gênica, além daqueles autoimunes.

Em animal PSI, a habilidade em correr é uma complexa e balanceada interação entre vários fatores que incluem o tamanho do coração, função muscular, proporção otimizada da força óssea/peso, boa respiração e temperamento adequado. Alterar qualquer um desses sistemas pode resultar em uma quebra catastrófica em um ou outro componente, fazendo com que não ocorra uma melhora no desempenho. O PSI já sofre frequentemente de muitas complicações causadas por uma intensa seleção de linhagens com habilidade em correr. As tentativas em aumentar sua força muscular e velocidade poderão resultar em um aumento de problemas ósseos e de tendões.

Os riscos envolvidos no *doping* genético podem ser muito sérios e estão relacionados com os vetores usados para transferência do material genético. Incluem reações imunes, capacidade em gerar vírus competentes para replicação, transgene codificado, ou, ainda, a possível ocorrência de expressão gênica descontrolada.

Suplementos e nutracêuticos

Os nutracêuticos são considerados muitas vezes substâncias para melhorar o desempenho, ou como agentes destinados a corrigir ou prevenir alguma disfunção ou alteração metabólica. Exemplos de produtos que entram nessa categoria incluem a glucosamina, o sulfato de condroitina, os glicosaminoglicanos polissulfatados, os ácidos graxos de cadeia longa insaturada e o Ômega 3.

Muitos dos suplementos dietéticos não oferecem benefícios para a saúde ou para o desempenho, podendo exercer efeito contrário quando ingeridos em altas doses e por tempo prolongado. Alguns suplementos contêm doses excessivas de ingredientes potencialmente tóxicos, enquanto outros não contêm a quantidade indicada no rótulo.

Existem evidências de que em muitos suplementos existam substâncias proibidas pelos órgãos reguladores, mas que não estão declaradas no rótulo. Os contaminantes incluem uma variedade de esteroides anabólicos androgênicos, incluindo testosterona e nandrolona, bem como pró-hormônios desses compostos, além de efedrina e cafeína. A origem desses contaminantes pode na maioria dos casos ser proveniente da má qualidade da manufatura desses suplementos, mas existem também evidências de adulteração deliberada desses produtos.

Designer drugs

Existem estimativas de que no mínimo mil substâncias potentes são facilmente preparadas em laboratórios clandestinos, como *designers drugs*. Atualmente cerca de 5 mil substâncias em uso são consideradas legais. Drogas antigas usadas há 30 anos voltam como drogas ilegais, como sulfato de amônio, etanol, tetramisol, formaldeído, estricnina, guanabenzo e clonidina.

Designer drugs são moléculas modificadas quimicamente a partir de moléculas conhecidas com o intuito de que possam ter sua atividade potencializada ou detecção dificultada. Por exemplo, as moléculas de esteroides anabólicos androgênicos que, ao terem sido manipuladas por químicos inescrupulosos, resultaram na tetra-hidrogestrinona, utilizada em esporte humano. A norboletona não é uma *designer drug*, foi sintetizada em 1966 para certas aplicações médicas, mas nunca foi comercializada. Como a intenção do uso é evitar a detecção, ela cai na mesma categoria das *designer drugs*.

Substâncias usadas no esporte humano como *designer drugs* podem, não raro, ser também utilizadas nos esportes equestres.

▶ GREYHOUND

O uso de substâncias anti-inflamatórias é proibido em cães de corrida da raça *greyhound* da mesma maneira que em cavalos quando em competições. No cavalo, a presença de flunixina em biofluidos é pouco provável que se origine de fonte diferente que não seja de administração, quer como medicamento, quer por uso doloso, porém, em cães, pode além dessas fontes, resultar da alimentação contaminada nos matadouros.

A prática da administração de esteroides androgênicos é comum em fêmeas de *greyhound* para evitar o estro. Além de suas atividades androgênicas, muitos desses compostos têm forte ação anabólica que podem afetar o comportamento e o desempenho em corridas, por meio do aumento da massa muscular e resistência. As substâncias mais comuns utilizadas com esse propósito são a progesterona e a testosterona. Considerando que a progesterona pode produzir efeito adverso, a preferência do uso recai na testosterona. O Durateston® (testosterona) é administrado por via intramuscular e tem longa duração; o Orandrone® (metiltestosterona) é uma preparação oral que requer várias doses para produzir efeito. Para preservar a saúde e o bem-estar dos *greyhounds*, essas substâncias são proibidas. Porém, o grande dilema recai no fato de que elas também são usadas para controlar o estro. Os treinadores afirmam que, ao se proibir o uso de estrógenos, progesterona ou compostos similares sintéticos, não há como controlar o estro, o que poderá reduzir significativamente o desempenho ou causar nos cães falso estado de prenhez.

Os bloqueadores β-adrenérgicos como o timolol têm sido detectados em *greyhounds* e provavelmente são usados para diminuir a ansiedade nos cães de corrida.

O carprofeno é muito usado em cães para aliviar a dor e a inflamação na osteoartrite.

Relatos informam que casos positivos de procaína podem decorrer de alimentos à base de carne, contaminados pela presença de penicilina-procaína, oferecidos a esses animais antes das corridas.

▶ NOVOS DESAFIOS

Os requisitos analíticos para uma efetiva obediência aos regulamentos e controle antidopagem nos eventos competitivos com cavalos são complexos e necessitam de evolução constante.

A abordagem desses temas pelos diferentes laboratórios varia conforme os diferentes contextos regulatórios, econômicos e científicos de cada país. O desenvolvimento técnico deve abranger um extenso leque de pequenas e grandes moléculas e, para tanto, requerem detecção, quantificação, uso de diferentes matrizes biológicas, preparo de amostras, avanços tecnológicos, estudo do metabolismo e da farmacocinética de diferentes substâncias, bem como de compostos endógenos, biomarcadores e OMICAS emergentes (proteômica, metabolômica e genômica).

Muitas substâncias usadas nos meios turfísticos, apesar de não apresentarem eficácia comprovada para o que se propõem, representam desafios para os laboratórios de controle antidopagem. Atualmente, porém, muitos laboratórios com o uso de novas tecnologias fazem o controle dessas substâncias.

Dermorfina

É um heptapeptídeo que foi primeiramente isolado da pele de sapos do gênero *Phyllomedusa*. É um opioide natural que atua como um agonista com alta potência e seletividade nos receptores opioides μ (mu). É considerada 30 a 40 vezes mais potente que a morfina. É administrada aos cavalos para aumentar o desempenho durante as corridas.

Cobalto

É utilizado com a finalidade de aumentar a eritropoiese. É um metal pesado que ocorre naturalmente em pequenas quantidades em humanos e em animais, por meio da ingestão de alimentos. O cloreto de cobalto pode ser administrado aos cavalos na forma de pó, como suplemento alimentar, ou por via intravenosa. O cobalto é um micronutriente essencial para a síntese da vitamina B12. Em doses maiores do que a fisiológica, ele pode aumentar o desempenho do cavalo durante as corridas.

AICAR

O 5-aminoimidazol-4-carboxamida-1-β-D-ribofuranosídeo é ativador da AMPK (Adenosine-Monophosphate-Protein-Kinase), comumente conhecido como AICAR e como "pílula do exercício". Ocorre naturalmente em mamíferos incluindo humanos e cavalos. A ativação da AMPK, entre outros efeitos, potencializa a oxidação de lipídios e a captação da glicose nos músculos esqueléticos. É considerado um regulador metabólico que pode contribuir para a homeostase, atuando na fisiologia do exercício.

O AICAR tem atraído a atenção no campo do controle antidopagem, em razão de estudos com camundongos demonstrando aumento significativo na resistência durante o exercício. Por tratar-se de substância endógena, para seu controle, há necessidade do estabelecimento de um limite de tolerância, recentemente proposto em 600 ng/mL de urina. Desde 2015, é considerado uma substância proibida pela IFAH.

GABA

O ácido gama-aminobutírico (GABA) é um inibidor da neurotransmissão e regulador da excitabilidade neuronal no sistema nervoso central. É administrado algumas horas antes das competições equestres para acalmar cavalos agitados.

Xenônio e criptônio

Nos últimos anos, têm aumentado a preocupação com o uso de gases nobres como agentes de dopagem nos esportes equestres. O xenônio é um gás nobre usado como anestésico e apresenta poucos efeitos colaterais, apesar do alto custo de sua produção.

As habilidades potenciais do xenônio consistem em induzir a eritropoiese, resultando em uma maior disponibilidade de oxigênio, o que fez com que aumentassem as preocupações de seu abuso nos esportes equestres de elite.

O criptônio tem efeito semelhante na indução da eritropoiese. Considerando seu menor custo, o criptônio torna-se um provável substituto de xenônio apesar de apresentar um menor efeito no desempenho atlético.

A aquisição do criptônio foi disponibilizada recentemente na *internet* como um adjuvante para aumentar a resistência pulmonar durante os exercícios para treinamento de atletas.

▶ BIBLIOGRAFIA

ARTHUR, R.M. Problematic substances and practices with questionable effectiveness. *In*: International Conference of Racing Analysts and Veterinarians, 21., 2016, Uruguay. *Proceedings...* Kevin Dedans & Christophe Maudrame., 2017, p. 22-29.

BAILLY-CHOURIBERRY, L. et al. Blood cells RNA biomarkers as a first long-term detection strategy for EPO abuse in horseracing. *Drug Test Anal.*, v. 2, n. 7, p. 339-345, 2010.

BINNS, M. Genetic doping – an overview. *In*: International Conference of Racing Analysts and Veterinarians, 15., 2004, Dubai. *Proceedings...* Newmarket. R&W Communications, 2005, p. 7-10.

BIRKS, E.K. et al. Anti-rhEPO antibodies in racehorses: defining the problem. *In*: International Conference of Racing Analysts and Veterinarians, 16, 2006, Tokyo. *Proceedings...* Newmarket. R&W Communications, 2007. p. 409.

BLOCKWELL, M. et al. The identification of metabolites of testosterone, 19-nortestosterone and 1-dehydrotestosterone in greyhound urine. *In*: International Conference Of Racing Analysts And Veterinarians, 9, 1992, New Orleans. *Proceedings...* v.I, CRAV and The Depart. of Vet. Physiology, p. 57-68.

CHOI, T.L.S. et al. Doping control analysis of xenon and krypton in equine plasma by gas chromatography/tanden mass spectrometry. *In*: International Conference of Racing Analysts and Veterinarians, 21., 2016, Uruguay. *Proceedings...* Kevin Dedans & Christophe Maudrame., 2017, p. 548-554.

D'ARCY-MOSKWA, E. et al. Effects of meloxican and phenylbutazone on equine gastric mucosal permeability, *J. Vet. Intern. Med.*, v. 26, n. 6, p. 1494-1499, 2012.

DEHENNIN, L.; BONNAYRE, Y.; PLOU, P. Human nutritional supplements in the horse: comparative effects of 19-norandrostenedione and 19-norandrostenediol on the 19-norsteroid profiles and consequences for doping control. *J. Chromatography, B. Analyt. Technol. Biomed. Life Sci.*, v. 766, n. 2, p. 257-263, 2002.

DEHENNIN, L. et al. The effect of oral dehidroepiandrosterone administration on the androgens profile in plasma and urine of the mare and gelding. *In*: International Conference of Racing Analysts and Veterinarians, 12, 1998, Newmarket, Proceedings... Vancouver. *Proceedings...* Newmarket. R&W Communications, 2000. p. 113-117.

FIGUEIREDO, J.P.; MUIR, W.W.; SAMS, R. Cardiorespiratory, gastrointestinal, and analgesic effects of morphine sulfate in conscious healthy horses. *Am. J. Vet. Res.*, v. 73, n. 6, p. 799-808, 2012.

FOREMAN, J.H. et al. Dose titration of the clinical efficacy of intravenously administered flunixin meglumine in a reversible model of equine foot lameness. *Equine Vet. J. Suppl.*, v. 43, p. 17-20, 2012.

FUJII, S. et al. Pharmacological studies on doping drugs for horses. *In*: TOBIN, T. et al. Third International Symposium on Equine Medication Control, 3, 1979, Lexington. *Proceedings...*Kentucky. Int. Equine Med. Control Group/The Depart. of Vet. Science. 1980, p. 323-345.

HO, E.N.M. et al. Identification of insulin and its analogues in equine urine and plasma. *In*: International Conference of Racing Analysts and Veterinarians, 18, 2010, Queenstown. *Proceedings....* Auckland: Dunmore Publishing Ltd. 2012, p. 101-111.

HINCHCLIFF, K.W.; MUIR, W.W. Pharmacology of furosemide in the horse: a review. *J.Vet. Intern. Med.*, v. 5, n. 4, p. 211-218, 1991.

KAMERLING, S.G. et al. Models for assessing stimulation depression and analgesia: relevance to calculation of threshold values. *In*: International Conference of Racing Analysts and Veterinarians, 9, 1992. New Orleans. *Proceedings...* v.II, CRAV and The Depart. of Vet. Physiology, p. 153-164.

KNIGT, P.K.; SUANN, C.J. Equine performance – lessons from contemporary exercise physiology. International Conference of Racing Analysts and Veterinarians, 15, 2004, Dubai. *Proceedings...* Newmarket. R&W Communications, 2005, p. 359-364.

KOCK, S.S. et al. An investigation of performance enhancing drug use in pigeon racing and development of suitable faeces testing methodology. *In*: International Conference of Racing Analysts and Veterinarians, 15, 2004, Dubai. *Proceedings...* Newmarket. R&W Communications, 2005, p. 359-364.

KOLLIAS-BAKER, C.; MAXWELL, L. Duration of suppression of hydrocortisone production and detection period following oral administration of dexametasone. *In*: International Conference of Racing Analysts and Veterinarians, 15, 2004, Dubai. *Proceedings...* Newmarket. R&W Communications, 2005, p. 119-125.

KWOK, W.H. et al. Detection of some designer steroids in horse urine. *In*: International Conference of Racing Analysts and Veterinarians, 16, 2006, Tokyo. *Proceedings...* Newmarket. R&W Communications, 2007, p. 120-129.

LLOYD, D.R.; ROSE, R.J. Effects of sodium bicarbonate on fluid, electrolyte and acid-base balance in racehorses. *Br. Vet. J.*, v. 151, n. 5, p. 2201-2209, 2001

LAMBERT, M.B.T.; KELLY, R.; EVANS, J.A. Urinary theobromine after adding cocoa husks to horse's feed. *In*: International Conference of Racing Analysts and Veterinarians, 6, 1985, Hong Kong. *Proceedings...* Hong Kong. Macmillan Publishers (HK) Limited. 1987, p. 137-141.

MACHNIK, M. et al. Pharmacokinetic data of methylxanthines in horses after iv and oral administration of caffeine, theobromine and theophylline. *In*: International Conference of Racing Analysts and Veterinarians, 17, 2008, Antalya. *Proceedings...* Newmarket. R&W Communications, 2009, p. 132-133.

RESPONDEK, F. et al. Urinary excretion of dietary contaminants in horses. *Equine Vet. J. Suppl.*, v. 36, p. 664-667, 2006.

SCHUBACK, K. et al. Effect of sodium bicarbonate treatment on anaerobic metabolism and total carbon dioxide in plasma during post exercise recovery. *In*: International Conference of Racing Analysts and Veterinarians, 12, 1998, Vancouver. *Proceedings...* Newmarket. R&W Communications, 2000, p. 14-19

SHULTZ, T. et al. Variable interval conditioning in the horse: a sensitive measure of behavior. *In*: International Symposium on Equine Medication Control, 3, 1979, Lexington. *Proceedings...* Kentuchy. Int. Equine Med. Control Group/The Depart. of Vet. Science. 1980, p. 367-379.

SOMA, L.R. et al. The effects of inhaled salbutamol on respiratory mechanics and gas exchange in the horse. *In*: International Conference of Racing Analysts and Veterinarians, 12, 1998, Vancouver. *Proceedings...* Newmarket. R&W Communications, 2000, p. 305.

STEEL, R.; GANIO, G.; ZAHRA, P. Distinguishing between elevated levels of cobalt salts or vitamin B12 cobalamine in canine and equine urine samples. *In*: International Conference of Racing Analysts and Veterinarians, 21, 2016, Uruguay. *Proceedings...* Kevin Dedans & Christophe Maudrame., 2017, p. 88-94.

TANG, P.W. et al. Further studies on the testosterone for threshold gelding. *In*: International Conference of Racing Analysts and Veterinarians, 12, 1998, Vancouver. *Proceedings...* Newmarket. R&W Communications, 2000, p. 107-112.

TOBIN, T. *Drugs and the performance horse*. Springfields: Charles C. Thomas Publisher, 1981.

TOBIN, T. et al. Tramadol in the horse: a preliminary report on its detection, pharmakocinetics and pharmacodynamic responses. *In*: International Conference of Racing Analysts and Veterinarians, 17, 2008. Antalya. *Proceedings...* Newmarket. R&W Communications, 2009, p. 106-115.

VINE, J.H. et al. The metabolism and excretion of betamethasone sodium phosphate and betamethasone acetate in horse after intra--articular injection. *In*: International Conference of Racing Analysts and Veterinarians, 16, 2006, Tokyo. *Proceedings...* Newmarket. R&W Communications, 2007, p. 167-171.

VINE, J.H. et al. The detection of beta-adrenergic blocking agents and their metabolites in greyhounds. *In*: International Conference of Racing Analysts and Veterinarians, 9, 1992, New Orleans. *Proceedings...* v.I, CRAV and The Depart. of Vet. Physiology, p. 407.

WONG, J.K.Y. et al. Establishment of a urinary threshold for the control of AICAR in racehorses. *In*: International Conference of Racing Analysts and Veterinarians, 20, 2014, Mauritius. *Proceedings...* Kevin Dedans & Christophe Maudrame, 2015, p. 91-98.

WOODS, W.E. et al. Detection and quantification of cocaine and its metabolites in equine boby fluids after administration by different routes. *In*: International Conference of Racing Analysts and Veterinarians, 11, 1996, Queensland. *Proceedings...* Newmarket. R&W Communications, 1996, p. 503-507.

ZORZOLI, M. EPO works in humans. What about animals? *In*: International Conference of Racing Analysts and Veterinarians, 16, 2006, Tokyo. *Proceedings...* Newmarket. R&W Communications, 2007, p. 50.

PARTE 7

TOXICOLOGIA CLÍNICA

50

Fundamentos de Toxicologia Clínica

Darciléa Alves do Amaral
Edna Maria Miello Hernandez
Paulo Tenório de Cerqueira Neto

"Não importa qual dos muitos ramos da toxicologia escolhemos para praticar; nossa capacidade e experiência para cuidar de doentes são o que nos distinguem dos não toxicologistas. Isso é o que devemos trabalhar incansavelmente para preservar." (Skolnik, 2013, p.7)

CONTEÚDO DESTE CAPÍTULO

▶ INTRODUÇÃO

Do saber primitivo ao conhecimento contemporâneo, a humanidade tem passado por um moroso processo de aprendizagem, em busca de melhores condições de vida. Quando consegue progressos com as descobertas, é capaz de semear sofrimento pela incoerência de seus atos. Tem sido assim com todas as conquistas humanas, e não seria diferente com o advento da síntese de substâncias químicas em larga escala. Os custos do desenvolvimento são pagos com adoecimento, desordem social e desequilíbrio ambiental – reflexos do uso arrebatado e do descarte irresponsável de produtos químicos.

A indústria química desenvolveu-se rapidamente nos países ricos como resposta às demandas do período pós-Segunda Guerra, espalhou-se a todo custo pelo globo e segue não divisando limites. Atualmente, há mais de 170 milhões de substâncias químicas registradas no mundo, presentes em milhões de produtos disponíveis comercialmente (CAS, 2020) na forma de medicamentos, produtos de limpeza, cosméticos, inseticidas, herbicidas, raticidas, solventes, tintas, adesivos etc.

Elaborados com grande apelo aos sentidos – coloridos, saborosos, perfumados, atrativos –, são promovidos com técnicas que usam deliberadamente a sedução e a persuasão, prometendo não apenas a saúde, a comodidade e o conforto, mas o bem-estar imediato e a felicidade (Batista e Carvalho, 2013). Atendendo ao apelo sem a devida consciência (por ingenuidade, ignorância ou negligência), a população contribui com o acúmulo dessas substâncias em ambientes internos e externos, com consequente exposição de animais, crianças, adultos, idosos, ricos e pobres, em diversas situações e motivações, resultando em intoxicações.

A frequência das exposições a um produto parece estar relacionada à disponibilidade no mercado, à marca comercial e à facilidade de acesso; os mais distribuídos na região são os mais envolvidos em intoxicações. Os padrões de consumo de um produto, seja ele distribuído de forma legal ou ilegal, são influenciados por fatores como o preço, a qualidade, a utilidade e a facilidade de usar. Com relação aos medicamentos, outros fatores são também importantes: as atitudes dos profissionais que prescrevem (médicos) e dispensam (farmacêuticos) e a efetividade dos sistemas de vigilância e controle (Amaral, Hernandez e Barcia, 2008). Estudos recentes mostram que a propaganda de medicamentos no Brasil determina, reforça comportamentos e prova ser mais efetiva do que determinadas medidas oficiais de controle (Batista e Carvalho, 2013).

Os agrotóxicos são as principais substâncias utilizadas nas crises de suicídio, com frequência de até 90% nos países em desenvolvimento (Santos, 2013), nos quais a letalidade hospitalar das intoxicações é de 10% a 20% ou mais, enquanto nos países desenvolvidos essa taxa não chega a 0,5% (Buckley *et al.*, 2004). O atual modelo de crescimento econômico, que inclui o incentivo ao consumo de agrotóxicos, permite seu uso em condições desumanas: 1) com pouco conhecimento sobre os efeitos à saúde (Friedrich, 2013; Guimarães e Asmus, 2010; Porto e Soares, 2012); 2) sem a suficiente divulgação sobre os riscos (Faria, 2012); e 3) sem os devidos recursos para a proteção da saúde (Silva e Rotta, 2012; Moisés *et al.*, 2011).

As intoxicações são avaliadas por meio da história clínica (anamnese), com base em informações prestadas pelo doente e/ou acompanhantes, o que nem sempre é possível obter. O exame físico, realizado com atenção aos sinais vitais, alterações orgânicas e comportamentais, gera informações preciosas ao médico que, com auxílio de avaliação complementar, encontra o diagnóstico correto e pode indicar o melhor tratamento.

Conhecendo pouco sobre os sinais e sintomas que compõem as síndromes tóxicas, é difícil conduzir um tratamento com segurança, podendo até agravar a situação de saúde da pessoa exposta. Nesse caso, uma consulta aos centros de informação e assistência toxicológica (CIATox) pode prevenir danos decorrentes de condutas equivocadas. No entanto, muitos profissionais não os consultam por desconhecer a disponibilidade desse recurso ou não compreender o alcance de sua atuação.

Para uma boa assistência ou vigilância à saúde de populações expostas a substâncias químicas, é necessário conhecer os fundamentos que orientam o raciocínio clínico, bem como as características das exposições regionais, sobretudo daquelas relacionadas com desfechos graves e letais. Entretanto, alguns aspectos importantes devem ser considerados:

1. a Toxicologia ainda não é uma disciplina curricular obrigatória na maioria dos cursos de graduação em ciências da saúde;
2. existem poucos profissionais especializados no assunto;
3. a literatura científica, embora seja disponibilizada na *internet*, é ampla, complexa e diversificada, mas muito heterogênea em termos de qualidade;
4. nem todos os profissionais têm acesso a computadores conectados à rede nos locais de trabalho;
5. muitos deles não possuem boa compreensão da língua inglesa, na qual a maioria dos textos é publicada.

A proposta deste capítulo é apresentar os *principais fundamentos* da Toxicologia Clínica, com o intuito de estimular o interesse dos estudantes pela disciplina e auxiliar os profissionais no desenvolvimento de raciocínios clínicos, interpretações críticas da literatura e atitudes integradas na prática da assistência e da vigilância em saúde, com enfoque nas intoxicações agudas. Sempre que possível, os assuntos serão tratados de forma contextualizada e próxima da rotina dos serviços, tendo como preocupação as situações de difícil reconhecimento e/ou abordagem, como tem apontado nossa experiência em informação e assistência toxicológica. Portanto, recomendamos a complementação deste texto com consultas às fontes bibliográficas e leitura de outras partes deste livro para assuntos mais específicos.

OBJETIVOS E ESCOPO DA TOXICOLOGIA CLÍNICA

Nas palavras de Eaton e Gilbert (2003), "Toxicologia Clínica designa uma área de ênfase profissional no campo da ciência médica, que se preocupa com as doenças causadas por substâncias tóxicas ou unicamente associadas com elas". Essa definição é sintética e facilita a compreensão geral do termo, mas o conceito que ela sugere precisa ser aprofundado, para que algumas questões sejam respondidas.

1. Quais substâncias são tóxicas?
2. Quais doenças são causadas por elas?
3. Há doenças associadas unicamente com substâncias tóxicas?
4. Como se faz e quem faz essa associação?
5. Quais são os objetivos específicos da Toxicologia Clínica?
6. Quais os limites dessa área de atuação?
7. Quem regulamenta essa prática?

Ao tentarmos responder a essas questões, percebemos que não é fácil conceituar Toxicologia Clínica. Para compreender os objetivos, divisar o alcance e estudar os temas a ela relacionados, é necessário, antes, resgatar os princípios que, historicamente, norteiam as duas áreas do conhecimento – a Toxicologia e a Medicina, ou seja, conhecer os fundamentos, os preceitos e as regras que orientam a prática de cada uma delas.

No Ocidente, a Medicina tem fundamentado sua ideologia nos preceitos de Hipócrates (460-380 a.C.)[1] sobre a *arte de curar*. O médico, no ritual de sua formatura e, depois, como profissional já experiente, invoca o grego da ilha de Cós por meio do *Juramento*[2], sobretudo em situações de crise. O juramento de Hipócrates é o texto mais curto e popular do *Corpus Hippocraticum*, obra volumosa que encerra a filosofia e a prática médica hipocrática. Estudiosos de História das Ciências e da

1 As datas de nascimento e morte de Hipócrates não são exatamente conhecidas.

2 O Juramento de Hipócrates é tradicionalmente lido em conjunto pelos formandos na cerimônia de colação de grau de Medicina no Brasil.

Deontologia Médica têm se dedicado a essa obra milenar e afirmam que:

> "[...] é possível retirar desse conjunto de escritos os conceitos fundamentais gerais que forneceram os instrumentos teóricos e práticos para a atuação médica, como o conhecimento da natureza do corpo e de suas alterações na doença, a maneira de reconhecer e tratá-las, a identificação das suas causas, a formação ideal (moral e intelectual) do médico e sua conduta no atendimento [...]" (Rebollo, 2006, p.54).
>
> "Para o médico hipocrático, a natureza (*phýsis*) é o verdadeiro princípio da realidade, ela é "o real" e o verdadeiramente divino (*to theion*). Ela é o fundamento, fecundidade, ordem harmônica e estrutura racional. A partir da arte o médico serve a natureza, a divina *phýsis* [...] deve ser para ele o guia supremo. Conhecer o que ela faz tem como meta principal a sabedoria e o ensino [...] A estrutura da *phýsis* é entendida segundo a lei da cidade e, por sua vez, a estrutura de uma *pólis* é entendida segundo a lei da natureza. Sua estrutura compõe um *lógos*, uma razão própria e também regra, proporção e ordem" (Beier, 2010, p. 250).

Autores gregos são concisos quando afirmam que "Em poucas palavras, Hipócrates fez duas contribuições revolucionárias: promoveu a Medicina a uma arte que aderiu à metodologia científica, e estabeleceu-a como uma profissão praticada em um contexto moral humanitário" (Sykiotis *et al.*, 2005, p. 56, tradução nossa).

Philippus Aureolus Theophrastus Bombastus von Hohenheim (1493-1541), autodenominado Paracelso, foi médico, botânico, alquimista e astrólogo. Suas contribuições à Homeopatia, à Psicologia Médica e à Psiquiatria são frequentemente citadas sem denotar consenso e, ao completar 5 séculos de seu nascimento, sua lembrança como figura inovadora, embora controversa, ainda suscita acirrada polêmica na literatura médica:

> "Apesar de todas as suas realizações, a medicina moderna não conseguiu captar a sensibilidade de Paracelso para as dimensões ambiental, social, espiritual e moral de intervenção médica [...] consequência de sua exploração da crença neoplatônica da analogia entre o macrocosmo e o microcosmo e sua crença de que os seres humanos estavam ligados com Deus e com a natureza numa ordem cósmica dinâmica." (Webster, 1993, p. 598, tradução nossa)
>
> "Paracelso fez da alquimia um dos quatro pilares da medicina; os outros três foram teologia, astrologia e ocultismo. [...] As causas das doenças, de acordo com Paracelso, foram de cinco tipos: venenos, feitiçaria, estrelas, demônios ou Deus. As curas eram também de cinco tipos: astral, com venenos, natural, espiritual ou divina, não muita melhoria em relação aos dogmáticos a quem Paracelso ridicularizou com tanto entusiasmo." (Skrabanek, 1993, p. 1006, tradução nossa)

A medicina de Paracelso é atualmente descrita com ênfase no seu modo singular de combinar a racionalidade científica com pensamentos religiosos e outras crenças (Machline, 2012). Sem dúvida, é a Toxicologia que atesta o mérito do cientista da Renascença – as bases estruturais dessa ciência são formadas com, pelo menos, 3 contribuições de Paracelso: 1) o postulado "Todas as substâncias são venenos; não existe uma que não seja veneno; a dose correta distingue o veneno do remédio"; 2) o conceito de agente tóxico primário (*toxikón*); e 3) o vislumbre de uma relação dose-resposta que surge dos seus experimentos (Gallo, 2013). "A Toxicologia como a Medicina é também ciência e arte. A ciência da Toxicologia é definida na fase de observação e coleta de dados, ao passo que sua arte consiste na utilização dos dados para prever os resultados de exposição nas populações humana e animal" (Eaton e Gilbert, 2013, tradução nossa).

Hipócrates e Paracelso entendiam os medicamentos como parte do tratamento a ser oferecido ao doente, pois prescreviam regimes de vida (boa alimentação, higiene, orientações sobre a qualidade do sono, prática de exercícios físicos etc.) como estratégias de prevenção, ensinando o doente a buscar a própria cura. Para os dois, o *saber* era um dom *sagrado*, então, compartilhavam. Eles, os médicos (os mestres), ensinavam aos doentes (os aprendizes) o que sabiam, para que (*profanos* e *leigos*)[3] pudessem compreender antes de praticar e, assim, conquistassem o equilíbrio (da *phýsis* e do *microcosmo*) em seu próprio benefício (saúde individual) e, consequentemente, no de seus semelhantes (saúde coletiva), *logo*, no do planeta Terra (saúde global) e no do *Macrocosmo* (saúde universal). Portanto, vivendo em *milênios diferentes*, deixaram *legados complementares* que, agora, propiciam à *nova disciplina* uma fundação mais sólida para a edificação de suas metas, com o compromisso moral de buscar uma finalidade superior.

Após essas considerações, é possível, então, pensar em uma proposição um pouco mais completa para definir Toxicologia Clínica, que considere 3 aspectos: 1) *uma posição nas duas ciências*; 2) *sua finalidade essencial*; e 3) *abrangência da causa*, sugerindo um conceito contemporâneo – *Toxicologia Clínica é uma área da Medicina que se fundamenta nos conhecimentos da Toxicologia para ajudar as pessoas na manutenção da saúde, mesmo expostas às substâncias químicas, e a obterem a cura, quando estiverem doentes.*

Para complementar o conceito que a proposição acima encerra, é preciso, ainda, formular os objetivos e os métodos dessa área interdisciplinar. Assim, considerando que todo o planeta está exposto a substâncias químicas, são objetos de estudo, de trabalho e de ensino da Toxicologia Clínica:

1. evitar danos à saúde humana e de todo o planeta pela exposição a substâncias químicas (prevenção);
2. identificar os efeitos das substâncias químicas no organismo humano (avaliação clínica);
3. formular e testar hipóteses de adoecimento (diagnóstico);
4. prever (tanto quanto possível) o comprometimento da saúde, relacionando-o à capacidade individual de recuperação e às condições necessárias para que isso ocorra (prognóstico);
5. utilizar os métodos seguros disponíveis para possibilitar a cura da pessoa doente (tratamento).

O profissional com estudos nessa área que se aplicar e utilizar o conhecimento para cumprir os objetivos propostos poderá, então, ser reconhecido como toxicologista clínico ou médico toxicologista. Os objetivos e métodos da Toxicologia Clínica serão detalhados e discutidos adiante (itens "Avaliação clínica

3 Profano – que não pertence à religião; leigo – é ligado à religião, mas não pertence ao corpo de sacerdotes (Dicionário Caldas Aulete).

das exposições à substâncias químicas", "O tratamento nas exposições e intoxicações" e "Prevenção, controle e vigilância de intoxicações"). Por enquanto, vamos tentar descobrir como e por que a Toxicologia tornou-se uma área especial no campo da Ciência Médica.

Evolução da Toxicologia Cínica como área especializada

O crescimento industrial pós-Segunda Guerra fez aumentar a disponibilidade de medicamentos e outros produtos químicos nos lares, locais de trabalho e no ambiente, possibilitando a ocorrência de grande número de intoxicações, ao mesmo tempo em que o suicídio foi reconhecido como principal causa de morte. Apesar do constante crescimento e difusão de informações sobre a toxicidade dos produtos, a intoxicação tornou-se um grave problema de saúde em virtude da falta de consciência da população sobre os riscos envolvidos e da dificuldade dos médicos no manejo desse agravo (Bentur, 2008).

Na Europa, no final dos anos 1940, surgiram enfermarias hospitalares destinadas à assistência a pessoas intoxicadas, inicialmente em Copenhague (Dinamarca) e Budapeste (Hungria). O primeiro serviço especializado surgiu em 1949, nos Países Baixos (Wax, 2002), o qual deu origem ao Centro Nacional de Informação sobre Venenos, na cidade de Utrecht, em 1960. Dois anos depois, com a colaboração da Universidade de Utrecht, esse centro, que contava também com informação atualizada, oferecia assistência médica 24 horas, tratamento intensivo, remoção extracorpórea de substâncias tóxicas e laboratório para estudos em animais (van Heijst, Douze, Pikaar, 1976).

O Reino Unido iniciou esse tipo de cuidado, também organizando enfermarias em hospitais gerais, com equipes dedicadas à assistência aos intoxicados (Lawson, 1972). O impulso à especialização ocorreu em 1962, quando o Relatório Atkins reconheceu a prevalência das intoxicações e incluiu entre suas recomendações o estabelecimento de centros distritais e regionais de tratamento. Após 4 anos, o número de pessoas intoxicadas aumentou em 80%, forçando as autoridades a reverem a situação. Em 1968, o Relatório Hill destacou o caráter epidêmico do agravo, reiterando que o tratamento de adolescentes e adultos fosse realizado em centros especializados em hospitais gerais distritais, e que centros especializados fossem estabelecidos e equipados no país inteiro, com psiquiatras disponíveis todos os dias da semana e suporte laboratorial para estimar qualitativa e quantitativamente as substâncias comumente ingeridas (Matthew *et al.*, 1969; Daly *et al.*, 2004).

O Centro de Tratamento de Intoxicação de Edimburgo (Escócia) destacou-se, então, nessa época, com uma enfermaria com 20 leitos, uma sala especial para doentes graves, médicos 24 horas de plantão e enfermagem suficiente. As obrigações da equipe também eram cumpridas no Escritório Escocês de Informação sobre Venenos, localizado dentro do centro de tratamento, e nas enfermarias gerais do hospital (Matthew *et al.*, 1969).

Outros centros importantes foram criados aproximadamente na mesma época, como o Centro Antiveneno do Hospital Fernand Widal de Paris (França), em 1959, e o Serviço Nacional de Informação Toxicológica da Grã-Bretanha, em 1963 (Govaerts, 1970). No ano seguinte, foi criada a European Association of Poisons Centres and Clinical Toxicologists (EAPCCT) por um grupo de médicos e cientistas, em um encontro sobre Toxicologia em Tours (França), com o objetivo específico de avançar o conhecimento em relação ao diagnóstico e tratamento de todas as formas de intoxicação (EAPCCT, 2013).

Na América do Norte, o interesse pela Toxicologia no campo da Medicina foi despertado em 1952, quando a American Academy of Pediatrics divulgou os resultados de uma pesquisa que apontava substâncias potencialmente tóxicas como causa de 51% dos acidentes em crianças. A preocupação dos pediatras resultou na criação do primeiro centro de controle de intoxicação (Poison Control Center - [PCC]) em 1953, na cidade de Chicago (Illinois/Estados Unidos). Iniciativas semelhantes, tendo esse centro como modelo, levaram ao estabelecimento de 17 PCC num período de 4 anos, os quais transmitiam aos médicos, por telefone, informações sobre medicamentos e outros produtos, além de orientações sobre condutas terapêuticas e medidas de prevenção.

Em 1956, com a necessidade de uma organização nacional, representantes dos PCC e de setores da saúde pública criaram a National Clearinghouse for Poison Control Centers, que tinha a atribuição de organizar e fornecer informações clínicas e toxicológicas aos PCC, além de coordenar programas de prevenção de intoxicações. Em 1968, um grupo de toxicologistas criou a American Academy of Clinical Toxicology (AACT), com a finalidade de padronizar e divulgar as condutas para atendimento aos pacientes intoxicados (Wax, 2002). A partir de 1970, um aumento desordenado de PCC ocorreu nos Estados Unidos, ao ponto de haver 661 PCC em 1978, incluindo 100 apenas no estado de Illinois. No Canadá, depois do primeiro PCC criado em 1957, também houve rápida proliferação, chegando a existir 222 centros em 1963 e 300 na década de 1980 (Baroud, 1985).

Em 1974, a AACT estabeleceu a American Board of Medical Toxicology (ABMT) para reconhecer os médicos que praticavam Toxicologia Médica. Em 1992, essa prática profissional foi considerada formalmente uma subespecialidade em Medicina de Emergência, Medicina Preventiva e Pediatria. Em 1994, foi fundada a American College of Medical Toxicology, uma organização concebida para avançar os propósitos clínicos, educacionais e de pesquisa em Toxicologia Médica e, em 1999, a pós-graduação nessa área foi formalmente reconhecida, iniciando-se o credenciamento de programas de residência no ano seguinte (Wax, 2002).

O desenvolvimento da Toxicologia como ciência nas áreas experimental e analítica, distante da Medicina e da Farmacologia, tornaram suas publicações de difícil compreensão pelos profissionais dos PCC. Houve, então, a necessidade de desenvolver estudos aplicados à prática clínica, bem como de padronizar nacionalmente as condutas para o atendimento, resultando em publicações consideradas obras clássicas em Toxicologia Clínica como *Dreisbach's Handbook of poisoning*, 1955; *Gleason, Gosselin and Hodges' Clinical toxicology of commercial products*, 1957; *Arena's poisoning*, 1963; e *Clinical toxicology*, 1968, sendo que esta importante publicação periódica foi, inicialmente, patrocinada pela AACT (Wax, 2002). Podemos, então, dizer que as iniciativas de médicos de diversas especialidades, farmacologistas e toxicologistas para a constituição dos centros europeus de tratamento e dos PCC, bem como sua participação na produção mundial de trabalhos científicos dirigidos à prática médica racional, facilitando a condução de casos de intoxicação e envenenamento, marcaram o estabelecimento da Toxicologia Clínica como uma área especial na Medicina.

Seguindo esses passos, outros países da Europa, América e dos demais continentes ajudaram a construir a saga dessa área profissional, na mesma tendência de busca do conhecimento para a solução de problemas iminentes, resultando na criação de centros heterogêneos ou híbridos, copiando um ou outro modelo, de acordo com as necessidades e condições regionais. Assim, a partir de 1962, centros de informação e tratamento surgiram na Argentina, no Brasil, no Chile, no México e no Uruguai (Comstock, 1981; Baroud, 1985). Nos anos 1980, PCC foram criados na África e no Oriente Médio e, passo a passo, entre os países da região da Ásia-Pacífico com a promoção e assistência técnica do International Programme on Chemical Safety (IPCS/WHO); na Índia, Indonésia, Malásia, Filipinas, Singapura e Tailândia, eles foram estabelecidos em 1990; Bangladesh, Camboja, China, Hong Kong, Nepal e Vietnã tiveram seus centros no início do século atual (Deng, 2010; Goharbari, 2013).

No Brasil, a Toxicologia Clínica é praticada por quase 60 anos, mas é recente o reconhecimento oficial pelo Conselho Federal de Medicina (CFM). A Resolução n. 2005/2012 – CFM, define a *Toxicologia Médica* como *área de atuação* de especialistas em Clínica Médica, Medicina Intensiva, Pediatria ou Pneumologia (Brasil, 2012). O ensino da Toxicologia Médica tem caráter *opcional*, com duração de *1 ano*, em *programa de residência* aprovado pela Comissão Nacional de Residência Médica. Concluída a formação e cumpridas as devidas exigências, os médicos submetem-se ao concurso para obtenção do *Certificado de Área de Atuação* junto à Associação Médica Brasileira (AMB) e, depois, podem requerer o respectivo registro no CFM.

A área de atuação em Toxicologia Médica foi uma grande conquista dos toxicologistas representados junto ao CFM por suas associações. Sem dúvida, foi um avanço, no entanto, como o âmbito para reconhecimento oficial foi restrito a algumas especialidades, a medida pode frustrar o médico que pratica a Toxicologia e não se sente contemplado com a resolução. Além disso, essa disciplina ainda não está inserida no currículo de graduação da maioria dos cursos de Medicina, o que impossibilita o interesse do aluno pelo tema antes de inscrever-se em um programa de residência médica.

Os centros de informação toxicológica reúnem profissionais com saber diferenciado e experiência acumulada durante décadas, com ou sem formação em Medicina. Os médicos que assistem o doente exposto a substâncias químicas, "diretamente à beira do leito", que dedicaram grande parte de seu tempo em estudos e se qualificaram em serviços como respostas às exigências dessa atividade frente às demandas de urgência e emergência, têm sido *especialistas de fato*, independentemente da especialidade que registraram no CFM. Os farmacêuticos, enfermeiros e psicólogos que trabalham nesses centros também detêm um saber diferenciado, que foi conquistado e agregado à sua formação durante muitos anos.

Certos centros são verdadeiros núcleos de ensino da disciplina como atividade de extensão da universidade; oferecem estágios curriculares, abrem espaços para alunos em iniciação científica e selecionam estudantes como plantonistas, os quais poderão ser os seus próprios profissionais, desenvolver trabalhos de pesquisa e/ou ensinar a disciplina nas universidades. No entanto, muitos médicos, farmacêuticos e psicólogos que supervisionam esses alunos durante o período de estágio talvez nunca consigam o título de especialista ou um certificado de área de atuação em Toxicologia. Esses vieses, consequências da formação profissional no modelo compartimentado e especializado, talvez possam ser superados com uma revisão dos programas de residência atuais.

A prática da Toxicologia Clínica implica em assumir muitas funções e atribuições, por isso necessita das contribuições dos demais profissionais da saúde e de outras áreas do conhecimento. Com esse entendimento, seria importante a participação de outras especialidades médicas, como Neurologia, Psiquiatria, Medicina Ocupacional, Epidemiologia, assim como de outros profissionais que já participam diretamente da atenção à saúde: enfermeiros, farmacêuticos, psicólogos, nutricionistas, assistentes sociais e outros. Estudos em Toxicologia Clínica poderiam incluir contribuições de médicos veterinários, biólogos, químicos, agrônomos e de pesquisadores de outras áreas, como Ciências Ambientais, Sociais, Políticas e Econômicas, além de História, Filosofia e Antropologia, para enriquecer o conhecimento nessa disciplina.

Em processos de construção, é compreensível o temor de perder espaços dificilmente conquistados, mas é importante que os toxicologistas clínicos não se coloquem à margem das reflexões críticas contemporâneas sobre o conhecimento científico disciplinar ser considerado um entrave à solução dos problemas da humanidade. Portanto, antes que as práticas sejam instituídas, recomenda-se o exercício de aproximação entre as disciplinas de forma gradual, promovendo pouco a pouco a ruptura do paradigma vigente para permitir que se desenvolvam, naturalmente, *atitudes interdisciplinares* com vistas a abordagens humanas (Matos, Pires e Campos, 2008) não "humanizadas" dos problemas. Embora ainda seja um desejo utópico no campo da saúde, a *transdisciplinaridade* já está em fase de reflexão para o entendimento conceitual; alguns anos passarão até que possa ajudar a encontrar o elo perdido entre a ciência e suas disciplinas (Roquete, 2012; Santos, 2008).

▶ OS CENTROS DE INFORMAÇÃO, CONTROLE E ASSISTÊNCIA TOXICOLÓGICA NO BRASIL

> "O reconhecimento do problema da intoxicação e a necessidade de instalações especializadas para lidar com ele, bem como a existência de um número de profissionais da saúde preocupados com a toxicologia humana, têm sido invariavelmente o pré-requisito básico para o estabelecimento de centros de informação toxicológica. [...] De algum modo, a característica original de muitos centros tem sido mantida e existe, assim, considerável heterogeneidade em sua estrutura e organização. [...] É, portanto, impossível especificar um modelo organizacional único para um centro de informação toxicológica." (IPCS, 1997, p.3, tradução nossa)

Essa observação do IPCS feita, em 1997, sobre os PCC e Centros de Tratamento de Intoxicações mundiais ainda se mostra atual, principalmente com relação aos Centros de Informação e Assistência Toxicológica do Brasil (CIATox), cuja história inicia-se na década 1960, quando o médico e professor Samuel Schvartsman organizou uma enfermaria para atendimento a crianças intoxicadas no Hospital das Clínicas da Universidade de São Paulo.

Em 1971, pela iniciativa do prof. Schvartsman junto à então Secretaria de Higiene e Saúde, foi criado o Centro de Controle de Intoxicações do Município de São Paulo - CCI-SP (DOM, 1971). Esse centro funcionou atendendo a ligações telefônicas, até instalar-se no Hospital Infantil Menino Jesus, em 1974, onde pôde contar com leitos para internação de crianças e, 2 anos mais tarde, com um laboratório de análises toxicológicas. Desde 1981, o CCI-SP está localizado no Hospital Municipal Dr. Arthur Ribeiro de Saboya e oferece informação telefônica, assistência médica e psicológica (diretamente à beira do leito) a adultos e crianças, além de laboratório de análises toxicológicas, 24 horas por dia nos 7 dias da semana. A equipe é formada por farmacêuticos toxicologistas, médicos, enfermeiros e psicólogos treinados em Toxicologia Clínica, e conta com o apoio de assistentes sociais, demais serviços e clínicas do hospital, incluindo Psiquiatria, Endoscopia, Radiologia, Medicina Intensiva e outras especialidades médicas e cirúrgicas. Por ser o pioneiro, participou ativamente da formação de profissionais e estudantes de outros CIATox.

Nos anos 1970, foram também criados mais dois centros, um em Belo Horizonte (MG), no mesmo modelo de São Paulo, e outro em Porto Alegre (RS) dedicado à informação toxicológica, prevenção de intoxicação/envenenamento e à documentação científica em Toxicologia. A partir de 1980, mais de 30 centros foram criados, em vários estados da federação, havendo atualmente 32 centros ativos no país (Bochner, 2013; Abracit, 2020). De alguma forma, esses centros estão vinculados a instituições governamentais (hospitais, vigilância em saúde municipais ou estaduais e universidades), embora essa vinculação não implique em garantia de recursos, nem inserção formal no atual Sistema Único de Saúde (SUS). À semelhança de outros países, os CIATox são representados por uma associação, a Associação Brasileira de Centros de Informação e Assistência Toxicológica e Toxicologistas Clínicos, que é uma sociedade civil, de âmbito nacional e sem fins lucrativos, constituída pelos centros ligados a instituições públicas (Abracit, 2013).

Esses centros geralmente funcionam em plantões ininterruptos, 24 horas por dia, em todos os dias da semana. A grande maioria conta com estudantes de Medicina, Farmácia, Enfermagem, Medicina Veterinária e Biologia, que atendem às chamadas telefônicas e às solicitações de consultas no hospital onde estão localizados, sob a supervisão de profissionais especialistas e/ou professores. Nem todos oferecem serviços de assistência hospitalar direta e executam procedimentos e cuidados à beira do leito, mas muitos centros, organizados em equipes multiprofissionais, multidisciplinares ou interdisciplinares constroem, em serviço, um conhecimento especializado e muito rico em Toxicologia Clínica.

As atribuições essenciais dos CIATox têm sido pelo menos as seguintes:

1. servir como fonte de informação confiável sobre a composição de produtos comercializados;
2. informar sobre os primeiros socorros e medidas de prevenção em intoxicação e envenenamento;
3. orientar cuidadores e profissionais da saúde na condução de casos de intoxicação e envenenamento;
4. coletar, notificar e divulgar dados de interesses clínico e epidemiológico das ocorrências atendidas;
5. educar a população e os profissionais da saúde com relação às exposições aos agentes tóxicos.

Essas atribuições, assumidas sob a visão de gestores comprometidos com a saúde das pessoas, administrando os recursos de modo a garantir que informações especializadas de qualidade estejam ao alcance de todos, por meio de uma ligação telefônica gratuita, podem gerar os seguintes resultados:

1. redução de encaminhamentos a unidades de saúde e internações hospitalares desnecessárias em casos de exposições a substâncias químicas caracterizadas como de baixo risco à saúde;
2. economia de recursos públicos, que poderão ser aplicados em outros benefícios para a população;
3. aumento do conhecimento do estado de saúde da população com relação a substâncias químicas;
4. melhora na educação em saúde em relação ao uso seguro e descarte responsável de substâncias químicas;
5. redução da morbimortalidade das intoxicações e envenenamentos no país.

No entanto, não há avaliação de impacto da atividade dos CIATox sobre a redução da morbimortalidade por intoxicações em nível nacional. Alguns estudos despontam (Galvão *et al.*, 2011), mas é preciso que seus resultados sejam efetivamente levados em consideração em termos de políticas públicas de saúde, antes que muitos CIATox fechem as portas (Bochner, 2013). Mundialmente, o corte de custos pelos governos tem inviabilizado as atividades, resultando na extinção de PCC. Ao mesmo tempo, outros estudos mostram que tais centros são economicamente viáveis e propiciam economias que compensam os custos operacionais. Investir em centros existentes e abrir outros para auxiliar populações desassistidas é uma estratégia racional que se opõe à tendência atual de redução de recursos (Galvão *et al.*, 2012).

Produção de dados de interesse epidemiológico À medida que os centros de toxicologia foram se organizando pelo mundo desenvolvido, centros regionais e redes de centros foram sendo criadas, melhorando a assistência às pessoas expostas e também a produção, coleta e análise dos dados gerados nos atendimentos. Tais informações têm servido aos governos para a tomada de decisão e enfrentamento do problema. Lamentavelmente, nos países em desenvolvimento, como o nosso, onde as substâncias químicas são utilizadas com pouca segurança, o estabelecimento de uma rede funcional tem sido difícil de acontecer.

Nos Estados Unidos, os PCC alimentam, com informações sobre os atendimentos, o Sistema Nacional de Dados sobre Intoxicação da AAPCC (*National Poison Data System* [NPDS/AAPCC]). Isso permite a produção de relatórios anuais, úteis para a tomada de decisões, e para a promoção de ações de vigilância e controle. Segundo o 36º Relatório Anual do NPDS/AAPCC sobre as atividades dos 55 PCC regionais participantes, em 2018, foram registrados 2.530.238 atendimentos – 2.099.751 casos fechados de exposição humana, 57.017 exposições de animais, 368.025 informações/solicitações, 5.346 casos confirmados de não exposição de humanos e 99 casos confirmados de não exposição de animais. Outros 156 casos ainda estavam abertos no momento em que o banco de dados foi bloqueado. O banco de dados cumulativo da AAPCC contém, agora, mais de 70 milhões de registros de casos de exposição humana. Um total de 19.618.430 pedidos de informação foram registrados nesse banco de dados desde 2000 (Gummin *et al.*, 2019).

As exposições foram não intencionais em 76,7% dos casos: 49,7% intencionais gerais, 13% por erro terapêutico e 6,97% por mau uso. As exposições intencionais (19,1%) ocorreram por intenção suicida (13,3%), por mau uso (2,74%) e por abuso (2,23%). As exposições não intencionais superaram as intencionais em todas as faixas etárias, com exceção das idades de 13 a 19 anos. A ingestão foi a via de exposição mais frequente (83,5%), seguida pela dérmica (7,2%), respiratória (6,4%) e ocular (4,2%), sendo possível mais de uma via em um mesmo caso. Manifestações clínicas foram relatadas em 38,5% dos casos, sendo relacionadas à exposição (77,3%), não relacionadas (9,9%) ou não se conhecia essa relação (12,8%). A maioria dos casos relatados aos centros foi conduzida fora de serviços de saúde (65,6%), no local de exposição, comumente na própria residência. Foram avaliados e/ou tratados em serviços de saúde 31% dos casos; destes, 46,8% foram liberados, 15% admitidos para tratamento intensivo, 12% para cuidados não intensivos e 13,8% foram admitidos diretamente a serviços de psiquiatria. Foram relatadas 1354 mortes, sendo a maioria por razão não intencional em crianças até 5 anos e intencional em adultos acima de 20 anos.

As 5 classes de substâncias mais frequentemente envolvidas em todas as exposições humanas foram analgésicos (10,8%), agentes de limpeza doméstica (7,3%), cosméticos e produtos de higiene pessoal (6,53%), sedativos, hipnóticos, antipsicóticos (5,5%) e antidepressivos (5,2%). As 5 classes de agentes mais comuns em exposições de crianças com idade igual ou inferior a 5 anos foram cosméticos e produtos de higiene pessoal (12,1%), agentes de limpeza doméstica (10,7%), analgésicos (9,04%), corpos estranhos, brinquedos, diversos (6,87%) e preparações tópicas (4,69%).

É interessante notar no 36º Relatório Anual do NPDS/AAPCC que os casos com desfechos mais graves estavam relacionados a exposições a sedativos, hipnóticos e antipsicóticos, sendo a classe que aumentou mais rapidamente, em 1.828 casos/ano (9,21%) nos últimos 18 anos e, nos últimos 10 anos, as exposições a antidepressivos foram as que mais aumentaram, em 1.887 casos/ano (7,02%).

Os dados dos centros de toxicologia não refletem a real situação de exposições a agentes tóxicos na população, visto que a demanda desses centros é predominantemente espontânea. A maioria das consultas feitas aos centros refere-se às exposições agudas, que nem sempre evoluem para intoxicações; casos graves com desfecho fatal, que não chegam a ser avaliados em serviços de saúde, raramente são conhecidos pelos centros, assim como os de exposição ocupacional e as intoxicações crônicas de origem ambiental.

Com longo tempo de trabalho no CCI-SP e observando a rotina dos CIATox nacionais, podemos afirmar que a maior riqueza desses centros está nos registros de atendimento e na experiência de seus profissionais. Contudo, os dados produzidos nem sempre são divulgados de forma sistematizada, detalhada e atualizada; problemas de infraestrutura, de recursos humanos e de tempo para essa atividade são impeditivos, sobretudo para os que oferecem atendimento presencial ao doente – embora essa característica operacional permita desenvolver melhor conhecimento do agravo. Outro fator limitante é a harmonização conceitual e a padronização da coleta de dados, ainda não superado, apesar do esforço empregado pelos CIATox com o apoio da Abracit (Galvão *et al.*, 2011). Mais recentemente, esforços conjuntos entre os CIATox, algumas universidades, SUS/ Ministério da Saúde, Vigilâncias em Saúde e Abracit têm permitido a construção de um sistema nacional de notificação das intoxicações, como será visto, detalhadamente, no item "Prevenção, controle e vigilância de intoxicações".

▶ AVALIAÇÃO CLÍNICA DAS EXPOSIÇÕES A SUBSTÂNCIAS QUÍMICAS

Um dos objetivos da Toxicologia Clínica é identificar os efeitos das substâncias químicas no organismo humano. Para isso, é feita a avaliação médica, ou seja, um conjunto sistemático de métodos, composto por *observação clínica* (anamnese e exame físico) e *avaliação complementar* (análises químicas, bioquímicas, anatomopatológicas, toxicológicas, gráficas e de imagem) para estabelecer o *diagnóstico* da condição do doente. O outro é fazer um *prognóstico*, ou seja, prever tanto quanto possível o comprometimento da saúde humana, relacionando-o à capacidade individual de recuperação e às condições necessárias para que isso ocorra. O objetivo primordial é fornecer ajuda para que ela possa se recuperar e manter uma boa condição de saúde, sendo isso possível na forma de *tratamento geral* ou *específico* e/ou de orientação sobre regras ou normas de conduta previamente estabelecidas como saudáveis.

Fundamentos

O primeiro fundamento de Paracelso ("Todas as substâncias são tóxicas") é hoje complementado pela certeza de que não é só a dose determina a diferença entre propriedades benéficas e tóxicas. É preciso, também, considerar os fatores individuais, os relacionados às condições de exposição e os que impedem a substância de atingir os sítios de ação em quantidade, tempo e frequência suficientes para produzir efeitos nocivos. O mesmo agente que foi introduzido no organismo nem sempre é o que produz os efeitos tóxicos, tampouco a parte do sistema na qual o agente se concentra é onde ocorrerá o dano mais relevante. Conhecer o movimento do agente no organismo (disposição do agente), bem como os processos de interação com sítios-alvo (toxicodinâmica), é de fundamental importância para a interpretação das manifestações clínicas.

Após uma única exposição ou várias exposições, os efeitos tóxicos poderão ser inferidos pelo médico a partir da observação das respostas do organismo afetado. Alterações morfológicas ou funcionais podem ser expressas pelo doente em seu relato de queixas físicas ou psíquicas (*sintomas*) e/ou reveladas ao médico durante a entrevista e o exame clínico, como *sinais físicos, mentais* e *comportamentais*. Na ausência de sinais e sintomas, as expressões de funções ou lesões biológicas podem ser determinadas por análises bioquímicas, representadas em exames gráficos ou observadas como imagem. Quando interpretadas como danos atribuídos ao agente, com base no conhecimento científico disponível, também serão consideradas efeitos tóxicos.

Define-se *intoxicação* como a expressão ou manifestação de efeitos nocivos pelo organismo exposto às substâncias químicas. Quando o agente nocivo é substância de origem biológica (toxina), o termo empregado é *envenenamento*. Os efeitos tóxicos podem ser percebidos imediatamente ou levar algum tempo para serem observados, variável entre alguns minutos e muitos anos. Assim, independentemente do início das alterações, as intoxicações são classificadas pelo tempo em que ocorrem as exposições, em 4 tipos:

1. **intoxicação aguda:** uma única ou repetidas exposições ocorrem em período de até 24 horas;
2. **intoxicação subaguda:** exposições repetidas ocorrem por mais de 24 horas até 30 dias;
3. **intoxicação subcrônica:** exposições repetidas ocorrem por mais de 30 até 90 dias;
4. **intoxicação crônica:** várias exposições ocorrem por mais de 90 dias.

Essa classificação, utilizada na avaliação de toxicidade das substâncias químicas, nem sempre se aplica às exposições humanas, por isso muitos autores consideram as intoxicações apenas como *agudas* ou *crônicas*.

Para a Toxicologia Descritiva e a Toxicologia Experimental, a avaliação tanto da exposição aguda quanto da crônica requer o conhecimento e o controle absoluto de alguns dados essenciais: *do agente* (propriedades organolépticas, físico-químicas, farmacológicas), *do receptor do agente* (uso de animal com seus atributos – espécie, raça, linhagem, peso, tamanho, condições de nutrição etc., sempre bem alimentado e saudável), *do ambiente* onde vive o animal (ciclo claro/escuro, estimulação mecânica, sonora, temperatura etc.), *do método de administração* – dose, via, frequência e duração (condições de exposição) e *dos parâmetros a serem avaliados* como resultados. É necessário que os objetivos do estudo estejam bem claros para o pesquisador antes do início do experimento, bem como devem ser previstos e controlados os possíveis fatores interferentes. Felizmente, as tecnologias contemporâneas já permitiram vencer muitos desafios dessas áreas.

Com relação à Toxicologia Clínica, o conhecimento dos mesmos dados é a grande preocupação na rotina dos profissionais da saúde em geral e dos toxicologistas clínicos, assim como os fatores interferentes conhecidos e outros jamais imaginados que não podem ser controlados, tornando o mais comum entre os processos clínicos – o *diagnóstico* – talvez no mais complicado e desafiador da prática médica. Frequentemente somos solicitados a auxiliar pediatras e clínicos, médicos de emergência e de tratamento intensivo, bem como os de saúde ocupacional e de várias outras especialidades em ambulatório. Nesses casos, os relatos são, em geral, pobres em informações, vários parâmetros essenciais de avaliação passam despercebidos, não por descuido dos profissionais, mas por eles não estarem habituados a valorizar certas queixas e sinais que, para os toxicologistas, são elementos-chave do diagnóstico.

Diante de pessoa aparentemente sem história de exposição a substâncias químicas, com manifestações físicas e/ou psíquicas que não sugerem doenças e agravos conhecidos, nem são "estatisticamente" esperadas; com os exames complementares confrontados com a observação clínica e, afastadas todas as possibilidades pelos especialistas consultados, restaria, então, uma pergunta: "Será que esse doente não está intoxicado?" Então, o toxicologista clínico, com o saber da *dupla arte-ciência*, mas que também agregou a habilidade de um *detetive*, tenta reunir fragmentos de informações colhidas por pessoas distintas, em tempos diversos, não podendo sequer contar mais com a imagem dos reais cenários, nem com as melhores amostras para análises toxicológicas. Os conhecimentos de Biologia, Química, Física, Bioquímica, Biofísica, Farmacologia, Fisiopatologia, Medicina Interna e Toxicologia misturam-se para nortearem o raciocínio, mas nos momentos mais difíceis é, realmente, a combinação de sensibilidade com experiência prática o que mais ajuda.

Etapas do raciocínio clínico

O termo *diagnóstico* origina-se do grego *diagnostikós*, que é relativo à diagnose (*diágnosis*) – capacidade de discernir, distinguir ou reconhecer. Hipócrates utilizou esse termo para designar o conjunto de atos médicos que permitem reconhecer situações, condições ou problemas de saúde. Para estabelecer o diagnóstico, o médico parte da observação clínica e, seguindo determinadas etapas metodológicas, formula hipóteses de adoecimento. Depois de estudos e avaliação complementar, testa essas hipóteses; afasta as reprovadas e escolhe o diagnóstico mais provável, sempre considerando ser preciso buscar o que é essencial para a pessoa que está doente: a cura.

Na prática, costuma-se dividir o processo de avaliação em etapas sequenciais, o que ajuda a aplicação do método e facilita o raciocínio. No entanto, é importante considerar que, diante de uma urgência ou emergência clínica, o caráter dinâmico do agravo ou doença é o que determina a ordem do processo. Ao final de cada etapa, costuma-se concluir uma fase do diagnóstico, a qual se confunde na prática com "tipo de diagnóstico". Por exemplo, diagnóstico clínico, etiológico, sindrômico, anatomopatológico, complementar e diferencial não constituem diversos diagnósticos; são, na verdade, fases do processo de diagnóstico da condição do doente, a partir daquela situação em que ele se apresenta para avaliação. É importante considerar esse aspecto para não ser feita uma série de "diagnósticos" excludentes ou desvinculados para a mesma condição do doente, aumentando o número de problemas, dificultando a compreensão da causa e gerando confusão com relação ao prognóstico, à escolha do tratamento e aos registros posteriores (relatórios, declarações de óbito, notificação do agravo/doença e codificação na tabela de Classificação Internacional de Doenças [CID]).

Os 7 itens a seguir ajudam a executar o processo de diagnóstico (Bickley, 2010).

1. Identificação dos achados anormais: faz-se uma lista dos sintomas (queixas do doente), dos sinais (observados no exame clínico) e dos resultados de exames laboratoriais disponíveis.

2. Localização dos achados anatomicamente.
3. Interpretação dos achados em termos do processo provável (clínico, etiológico, sindrômico, patológico, complementar e diferencial):
   a. **patológicos:** congênitos, inflamatórios, infecciosos, imunológicos, neoplásicos, metabólicos, nutricionais, degenerativos, vasculares, traumáticos e "tóxicos";
   b. **fisiopatológicos:** transtornos das funções biológicas, *e.g.* insuficiência cardíaca congestiva (ICC);
   c. **psicopatológicos:** *e.g.* cefaleia como expressão de transtornos psíquicos.
4. Formulação de hipóteses sobre a natureza dos problemas do doente. Com base no conhecimento, experiência e estudo, estabelecem-se padrões de anormalidades e de doenças; consulta-se a literatura médica, em busca de fundamentos para a tomada de decisão, com base em evidências já estabelecidas, seguindo as seguintes etapas:
   a. escolha dos achados mais específicos e críticos para fundamentar as hipóteses;
   b. comparação dos achados com todas as condições que podem criá-los;
   c. eliminação das possibilidades diagnósticas que não explicam os achados;
   d. consideração das possibilidades e escolha do diagnóstico mais provável;
   e. concentração nos distúrbios potencialmente fatais e tratáveis;
   f. inclusão do "pior cenário" na lista de diagnósticos diferenciais;
   g. certificação de que a possibilidade foi descartada com base nos achados e na avaliação do doente.
5. Teste de hipóteses: nesta etapa pode ser necessário obter anamnese adicional, pesquisar outros dados de exame físico, solicitar exames laboratoriais para confirmar ou excluir o diagnóstico inicial ou para esclarecer qual dos diagnósticos possíveis é o mais provável;
6. Definição do diagnóstico presuntivo com o máximo de clareza e certeza que os dados permitam;
7. Desenvolvimento de um plano em acordo com o doente – identificar e registrar no plano cada problema, exame, avaliação adicional de um diagnóstico, consulta com especialista, aumento, redução ou troca de medicação, solicitação de reunião com a família e/ou com a equipe envolvida no cuidado do doente. A inclusão da manutenção da saúde na lista ajuda na orientação do doente para cuidar da própria saúde.

Elementos do diagnóstico de intoxicações agudas Em geral, pessoas agudamente expostas a doses excessivas de substâncias químicas apresentam-se com vários sinais e sintomas. Na maioria dos casos, os agentes envolvidos podem ser rapidamente identificados pela anamnese, exame físico e exames complementares. Situações dramáticas podem evoluir rapidamente a condições favoráveis ou a estado grave; a habilidade em distinguir e manejar tais situações é essencial para o prognóstico. O desfecho é geralmente relacionado à qualidade e ao tempo de início da primeira abordagem.

Abordagem ABCDE ABCDE – via aérea (*Airway*), respiração (*Breathing*), circulação (*Circulation*), incapacidade (*Disability*), exposição para exame (*Exposure*) – é um método sistemático de abordagem e tratamento imediato de pessoas criticamente doentes ou lesadas, aplicável em todas as situações de emergência clínica. Esse método pode ser usado na rua sem qualquer equipamento ou, de forma mais avançada, na chegada aos serviços médicos de emergência (SME), em salas de emergência (SE), enfermarias (Enf) ou unidades de tratamento intensivo (UTI). Os objetivos da abordagem ABCDE são:

1. fornecer tratamento para salvar a vida;
2. dividir situações clínicas complexas em partes para facilitar o manejo;
3. servir como um algoritmo de avaliação e tratamento;
4. estabelecer uma percepção comum da situação entre todos os provedores de tratamento;
5. ganhar tempo para estabelecer diagnósticos e tratamentos definitivos.

Por meio dessa abordagem, os sinais clínicos que comumente precedem a parada cardíaca podem ser reconhecidos e tratados. É também recomendada como cuidado inicial após retorno da circulação espontânea pós-ressuscitação (Thim *et al*., 2012). Um resumo dos procedimentos pode ser visto no Quadro 50.1.

Quadro 50.1 Avaliação ABCDE: principais parâmetros para avaliação e opções de tratamento.

		Avaliação	Tratamento
A	*Airways* (vias aéreas) [**A**bertura de vias **A**éreas]	Voz sons respiratórios	Inclinação da cabeça e elevação do queixo Aspirar secreção e administrar oxigênio [15 L/minuto]
B	*Breathing* (respiração) [**B**oa respiração]	Frequência respiratória (FR) [12 a 20 ipm]* Movimentos da parede torácica Percussão Ausculta pulmonar Oximetria de pulso ($SatO_2$) [97% a 100%]	Assento/leito confortável Ventilações (não fazer respiração boca a boca) Medicamentos inalatórios Ventilação com balão/máscara Descomprimir a tensão do pneumotórax
C	*Circulation* (circulação)	Cor da pele, sudorese Tempo de enchimento capilar [< 2 segundos] Palpar pulso [60 a 100 bpm] * Ausculta cardíaca Pressão arterial sistólica [100 a 140 mmHg]* Eletrocardiografia (ECG) Monitoramento	Interromper o sangramento Elevar as pernas Instalar acesso intravenoso Infundir solução salina

(*continua*)

Quadro 50.1 Avaliação ABCDE: principais parâmetros para avaliação e opções de tratamento. (*Continuação*)

		Avaliação	Tratamento
D	***D**isability* (incapacidade) [**D**isfunções]	Nível de consciência (Glasgow):** • alerta • responsivo ao comando verbal • responsivo à dor • sem resposta Movimentos dos membros Reflexos pupilares à luz Determinar glicose no sangue capilar	Tratar problemas: vias aéreas, respiração e circulação Posição de recuperação Glicose para corrigir a hipoglicemia
E	***E**xposure* (exposição)	Exposição da pele para exame Temperatura (T)	Tratar a causa suspeita (com medidas físicas)

Idade	FC (bpm) (média ± 2 dvp)
Recém-nascido	140 ± 50
1 a 6 meses	130 ± 50
6 a 12 meses	115 ± 40
1 a 2 anos	110 ± 40
2 a 6 anos	105 ± 35
6 a 10 anos	95 ± 30
> 10 anos	85 ± 30

Idade	FR (ipm)
Recém-nascido	30 a 60
Lactente (< 1 ano)	25 a 35
Crianças pequenas (1 a 3 anos)	20 a 30
Pré-escolares (4 a 5 anos)	20 a 25
Escolares (6 a 10 anos)	18 a 20
Adolescentes (> 10 anos)	12 a 16

Idade	Hipotensão PA sistólica (mm Hg)
Recém-nascidos a termo (0-28 dias)	< 60
Lactentes (1 a 12 meses)	< 70
Crianças 1 a 10 anos	< 70 + (2 vezes idade em anos)
> 10 anos	< 90

ipm – incursões por minuto; bpm – batimentos por minuto
* valores de referência para crianças (Matsuno A.K., 2012)
**A avaliação da consciência (ver Quadro 50.3 e 50.3A).
Fonte: Adaptado de Thim *et al.*, 2012.

Anamnese Após a estabilização do paciente, a recomposição do cenário da exposição deve ser o próximo passo. Anamnese ou história clínica é uma entrevista estruturada e objetiva na qual o profissional procura coletar informações sobre a pessoa e suas relações com o ambiente físico e social; condições de saúde atuais e pregressas; tratamentos realizados ou em curso, antecedentes familiares, hábitos e condições de vida. Com relação à exposição a substâncias químicas, procuram-se informações sobre:

1. os agentes suspeitos: tipo de produto, nome comercial, dados da embalagem, forma de apresentação, composição química, aspecto físico como cor, odor, sabor, textura etc.;
2. a exposição: dose, frequência, tempo e duração, via de introdução no organismo – enteral ou parenteral (oral, ocular, respiratória, dérmica, retal, vaginal, uretral, intramuscular, intravenosa, intra-arterial etc.);
3. motivo que levou à ocorrência (acidental, autoadministração, violência etc.);
4. sintomas pré e pós-ocorrência: medidas usadas para reduzir a exposição ou os sintomas;
5. antecedentes mórbidos individuais e familiares (clínicos e psiquiátricos);
6. história farmacológica (individual e de familiares próximos);
7. atividade profissional, de lazer, hábitos e passatempos individuais e familiares.

É muito importante lembrar que as informações podem ser falsas ou omitidas, especialmente em situações constrangedoras (tentativas de suicídio e uso de drogas ilícitas) ou comprometedoras, como violência contra terceiros (abortamento, maus-tratos e tentativa de homicídio). A equipe de assistência de urgência deve ser consultada sobre a natureza e progressão dos sinais e sintomas. A história também pode ser complementada por consultas a outros médicos que assistem o paciente ou busca de informação em registros de atendimentos anteriores. Em exposição ocupacional, descrições do ambiente e de processos de trabalho podem ser obtidas em contatos com o patrão ou colegas, bem como com visitas ao local de trabalho.

Exame clínico O exame clínico revela sinais imprescindíveis para o estabelecimento do diagnóstico de intoxicação aguda, sobretudo na identificação de síndromes tóxicas, constituindo-se no único recurso disponível quando não há história de exposição, as informações não parecem confiáveis e quando os exames complementares não estão disponíveis, são demorados ou não conclusivos. Embora sinais característicos ocorram logo após a exposição a determinados agentes, as avaliações seriadas revelam ao profissional atento informações valiosas.

Passada a urgência do problema, com o doente estabilizado, a equipe dedica-se aos detalhes:

1. aferir sinais vitais em curtos períodos e, se possível, monitorar continuamente;
2. observar alterações em hálito, secreções/excreções, coloração, umidade e lesões de pele e mucosas;
3. realizar a ausculta torácica: ritmo e intensidade de batimentos cardíacos, estertores pulmonares;
4. examinar o abdome: atenção a massas palpáveis, reações à dor e ruídos hidroaéreos (RHA);
5. observar a postura: passividade, movimentação, tônus muscular e reflexos (superficiais e profundos);
6. avaliar estado mental e nível de consciência (gravidade/escores);
7. atenção especial ao aspecto das pupilas (diâmetro, simetria e reatividade a luz).

Observar os sinais característicos das síndromes tóxicas comuns, *e.g.* hipersecreção, fasciculação e miose (síndrome colinérgica); delírio, alucinação e midríase (adrenérgica e anticolinérgica). Pessoas em coma de origem tóxica frequentemente apresentam dissociação de sinais, *e.g.* pupilas isocóricas com reflexo fotomotor intacto, ausência de resposta motora e presença de hipoventilação e/ou hipoperfusão. Raramente apresentam déficits neurológicos; assim, para pacientes em estado prolongado de coma, com pupilas fixas e posturas de descorticação ou descerebração, deve ser feita avaliação neurológica complementar na busca por lesão estrutural (Erickson, Thompson e Lu, 2007).

A Figura 50.1 mostra um algoritmo de avaliação do estado mental.

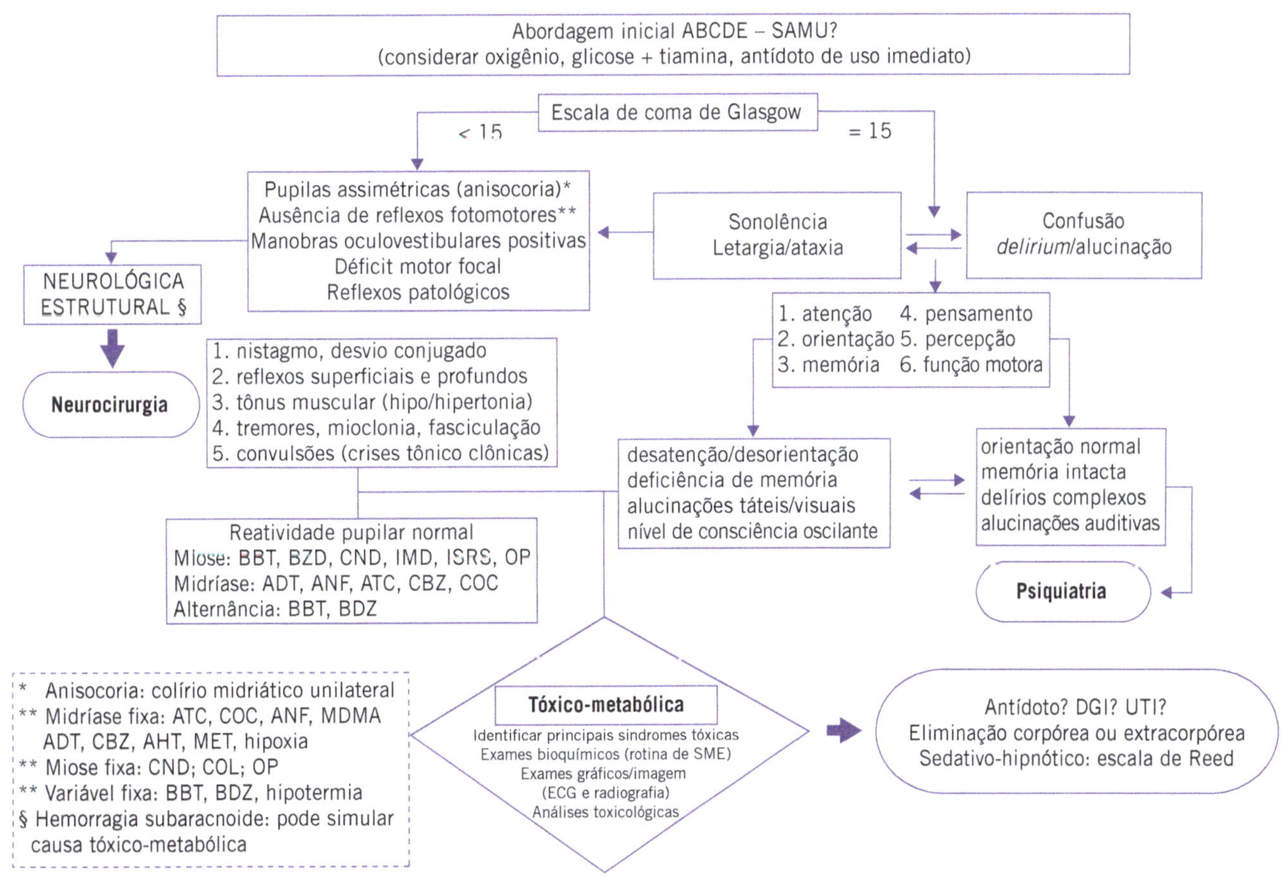

Figura 50.1 Algoritmo de avaliação do estado mental.
ADT antidepressivo tricíclico; AHT anti-histamínico; ANF anfetamínico; BBT barbitúrico; BDZ benzodiazepínico; CBZ carbamazepina; CND clonidina; COC cocaína; COL colinérgico; IMD imidazolínico; ISRS inibidor seletivo da recaptura de serotonina; MDMA 3,4-metilenodioximetanfetamina; MET metanol; OP opioide.
Fonte: Desenvolvida pela autoria.

Exames complementares As provas de função e lesão hepáticas - aspartato-aminotransferase (AST), alanina-aminotransferase (ALT), gama-glutamiltranspeptidase (GGT), fosfatase alcalina (FA), tempo e atividade de protrombina (TPAP); função renal: ureia e creatinina (U e C) - devem ser monitoradas nos pacientes com intoxicações moderadas ou graves, pois fígado e rins são sítios de eliminação da maioria dos agentes tóxicos. Outras análises de amostras biológicas incluem: hemograma completo, eletrólitos (sódio, potássio, cálcio, magnésio, fosfato, bicarbonato e lactato), gasometria, glicemia, creatinoquinase e frações (CKF), proteína total e frações (PTF), e análises de urina (tipo I ou parcial de urina).

Também podem ser realizados exames gráficos e de imagem - eletrocardiograma (ECG) e mais raramente o eletroencefalograma (EEG); radiografias de tórax e abdome, úteis para diagnósticos em casos de ingestão de agentes radiopacos (*e.g.* metais); tomografia e ressonância nuclear magnética de cabeça, tórax e abdome são utilizadas para diagnóstico em alterações de estado mental e visualização de corpo estranho.

Análises toxicológicas Alguns exames são úteis em emergência, como análises qualitativas em cromatografia de camada delgada (CCD); quantitativas em fluidos biológicos (*e.g.* etanol, metanol, paracetamol, salicilatos, carbamazepina, fenobarbital, teofilina, lítio); determinação de atividades enzimáticas (colinesterases) e de pigmentos modificados - metemoglobina e carboxiemoglobina (MetaHb e COHb). Amostras biológicas adequadas para essas análises são conteúdo gástrico, sangue e urina; excepcionalmente, líquor e leite materno. Exames toxicológicos solicitados antes de obter dados de história de exposição e exame físico completo dificultam a interpretação dos resultados.

Principais síndromes tóxicas

Síndrome tóxica é um conjunto de sintomas e sinais característicos de determinados grupos de substâncias (Quadro 50.2). Quando presentes, permitem reduzir a lista de problemas entre as muitas possibilidades existentes, o que facilita a fase de pesquisa etiológica do diagnóstico. Porém, em muitos casos não são observados os sintomas característicos, especialmente em exposições autoprovocadas, como tentativa de suicídio (TS) e abuso de drogas, onde há associações de um ou mais medicamentos com bebidas alcoólicas e outras substâncias, resultando em quadros complexos decorrentes de interações, nem sempre conhecidas.

Doentes crônicos, que fazem uso contínuo de medicamentos, especialmente os geriátricos e psiquiátricos, também se apresentam frequentemente com manifestações complexas. Nesses casos, os conhecimentos sobre os dados regionais de distribuição de produtos, boa compreensão de farmacocinética e farmacodinâmica aliados à experiência clínica são mais valiosos para a definição da etiologia do que análise de material biológico como "triagem toxicológica", muito solicitada aos CIATox pelos SME. Nessas situações, os toxicologistas de plantão nos CIATox contribuem mais e realmente fazem a diferença na condução dos casos.

Quadro 50.2 Síndromes tóxicas e principais agentes.

1. Sedativo-hipnótica e opioide	
Sinais e sintomas	Sonolência, letargia, torpor, coma, depressão respiratória, hipotonia, hipotermia, hiporreflexia, hipotensão, bradicardia, ruídos hidroaéreos diminuídos, pupilas normais ou alternando miose/midríase (mais comum em barbitúricos) e miose puntiforme (opioide). Convulsões podem ocorrer com alguns opioides (*e.g.*, propoxifeno e tramadol).
Principais agentes	Sedativo-hipnóticos: barbitúricos, benzodiazepínicos, etanol. Opioides: codeína, difenoxilato, fentanila, heroína, loperamida, meperidina, morfina, tintura de ópio.
2. Colinérgica	
Sinais e sintomas	**Muscarínica:** gastrointestinais (náusea, vômitos, diarreia, cólicas, ruídos hidroaéreos aumentados); hipersecreção (broncorreia, lacrimejamento, salivação e sudorese); incontinência urinária; broncoespasmo; hipotensão, bradicardia e miose. **Nicotínica:** neuromusculares (fraqueza, fasciculações, mioclonia, paralisia); cardiovasculares (hipertensão, taquicardia, disritmia); neuropsíquicas (agitação, ansiedade, desorientação, convulsão, coma e midríase).
Principais agentes	Inseticidas organofosforados e carbamatos, fisostigmina, cogumelos de ação muscarínica.
3. Anticolinérgica	
Sinais e sintomas	Agitação, alucinação, confusão mental, delírio, hipertermia, hipertensão, taquicardia, pele seca, rubor facial, midríase, retenção urinária e ruídos hidroaéreos diminuídos; Casos graves: mioclonia, convulsão, hipotensão e disritmia cardíaca.
Principais agentes	Anti-histamínicos: bromofeniramina, ciproeptadina, dexclorfeniramina, difenidramina, pimetixeno, prometazina; antiparkinsoniano: biperideno; antiespasmódicos: atropina, escopolamina; antidepressivos: amitriptilina; plantas: *Datura* sp. (saia branca, estramônio); fungos: *Amanita muscaria.*
4. Adrenérgica	
Sinais e sintomas	Agitação, delírio, paranoia, taquicardia, palidez, hipertensão, hipertermia, diaforese, piloereção, midríase e hiper-reflexia. Casos graves: convulsão, hipotensão e disritmia cardíaca.
Principais agentes	Anfetamina, cafeína, cocaína, efedrina, fenilefrina, fenilpropanolamina, fenoterol, pseudoefedrina, teofilina.

(*continua*)

Quadro 50.2 Síndromes tóxicas e principais agentes. (*Continuação*)

5. Serotoninérgica	
Sinais e sintomas	Náusea, vômitos, diarreia, diaforese, rubor, taquicardia, hipertensão, taquipneia, lacrimejamento, delírio, alucinação, ataxia, midríase, hiper-reflexia. Casos graves: mioclonia, hipertonia, hipertermia, convulsão, coma e disritmia cardíaca.
Principais agentes	Antidepressivos inibidores da recaptação de serotonina (citalopram, escitalopram fluoxetina, paroxetina, sertralina, venlafaxina); drogas de abuso (dextrometorfano, êxtase – MDMA).
6. Extrapiramidal aguda	
Sinais e sintomas	Distonia: crises oculógiras, contração da musculatura facial (lábios, língua e mandíbula), pescoço (rigidez de nuca e torcicolo), membros (sinal roda dentada), tremores, movimentos involuntários, sialorreia, sonolência. Casos graves: hipertonia generalizada (opistótono), torpor, coma, miose/midríase.
Principais agentes	Antipsicóticos: haloperidol, clorpromazina, flufenazina, trifluoperazina, perfenazina, tiotixeno, risperidona; antieméticos: metoclopramida, bromoprida.

Fonte: Desenvolvido pela autoria.

Diagnóstico diferencial

> "Talvez mais do que outros campos, a Toxicologia requer um conhecimento prático básico de Farmacologia e Fisiopatologia. É essencial que o clínico faça uma abordagem completa, incluindo doenças do campo da Toxicologia e de fora dela." (Dart, 2004, p. 21, tradução nossa)

O diagnóstico diferencial (DIF) é um dos temas mais fascinantes e desafiadores da arte médica, mas na prática da Toxicologia constitui uma oportunidade singular para o exercício da paciência, compreensão e amor ao próximo. O sucesso do profissional nessa tarefa depende da sua sensibilidade para acolher e ouvir o doente, os familiares e outras pessoas envolvidas, com disposição para *julgar* não no sentido de *pronunciar sentenças morais*, as quais afastam o profissional da arte médica, mas de *decidir sobre possibilidades clínicas*. A ênfase no tratamento sintomático sem a preocupação com o diagnóstico etiológico contribui com o retardo nas medidas terapêuticas necessárias e aumenta o risco de óbito.

Em geral, todos os centros de toxicologia referem participações no processo de DIF. Em 2019, o Centro de Informações Toxicológicas do Rio Grande do Sul (CIT-RS) recebeu 2.546 (9,6%) solicitações desse tipo. A variável DIF foi definida nesse relatório como referente a casos com necessidade de afastar a possibilidade de intoxicação como causa da patologia que o paciente apresentava. Também foram incluídas nessa variável as situações em que houve suspeita de exposição e/ou intoxicação não confirmadas por análises toxicológicas. É interessante notar, porém, que constam 3.475 casos de "envenenamento provavelmente não excluído" na avaliação de casos desse centro (CIT-RS, 2019). Outros centros relatam percentuais bem menores (2,5%) e bem maiores (20,8%) de DIF em seus atendimentos, mas alertam que para esses casos foi confirmada não exposição a substâncias tóxicas (CIATox-Campinas, 2018; CIATox-SC, 2018).

Pode-se dizer que qualquer pessoa sintomática que chega aos SME pode estar intoxicada, quer a emergência seja clínica, cirúrgica ou psiquiátrica, pois as manifestações clínicas de efeitos tóxicos podem ser as mesmas observadas em uma infinidade de doenças agudas ou crônicas. Elas podem ser:

1. gastrointestinais (dor abdominal, náusea, vômitos, diarreia, hemorragia, obstrução, perfuração intestinal);
2. respiratórias (tosse, cianose, broncoespasmo, hipersecreção brônquica);
3. circulatórias (dor torácica, disritmia cardíaca, hipertensão, hipotensão, cianose, choque);
4. infecciosas (febre, mialgia, leucocitose, choque);
5. neurológicas (crises epilépticas, estupor, coma);
6. psiquiátricas (ansiedade, agitação, delírio, psicose).

Além disso, todos os tipos de alteração metabólica são possíveis nas intoxicações. Alguns quadros são característicos de grupos de agentes comumente envolvidos (síndromes tóxicas comuns), outros são modificados em virtude das interações entre vários agentes ou confundem-se com a doença de base do paciente, dificultando o estabelecimento do diagnóstico.

As análises toxicológicas qualitativas são úteis em poucos casos, sendo relevantes as que permitem evidência de exposição muito tóxica (*e.g.*, *paraquat*, *arsênio*). As determinações de concentrações sanguíneas de agentes tóxicos são importantes quando preditivas de toxicidade em exposições assintomáticas, contribuindo para estabelecer prognóstico e/ou planejar tratamentos (*e.g.*, *digoxina*, *ferro*, *lítio*, *metanol*, *paracetamol*). Definitivamente, para pessoas com história desconhecida ou incerta, a busca por agentes tóxicos no organismo deve ser *fundamentada* em dados epidemiológicos locais, exame clínico e avaliação complementar, *sempre* após formular e testar as hipóteses de adoecimento (Dawson e Whyte, 1999).

Laboratórios de análises toxicológicas não estão facilmente disponíveis no Brasil, inclusive nas capitais. Mesmo quando se dispõe de bom laboratório, com pessoal qualificado para realizar tais análises, é muito difícil obter conclusões satisfatórias se não houver suspeitas clínica prévias, feitas por toxicologista ou médico clínico experiente, habituados a atender pessoas intoxicadas. A quantidade de substâncias químicas é extremamente grande para se pretender um laboratório de emergência toxicológica que atenda às necessidades clínicas. Assim, para participar de processos de DIF e contribuir para melhorar os desfechos dos casos, é preciso ter conhecimentos fundamentais de Toxicologia e de Medicina Interna, além de cultivar a compensadora experiência da assistência ao doente.

Problemas relacionados ao diagnóstico diferencial

> "[...] para [nós] médicos toxicologistas sermos recompensados pelo atendimento ao doente, temos que ir à beira do leito e *fazer* algo, não apenas *dizer* alguma coisa." (Skolnik, 2012, p. 7, tradução nossa, com grifos do autor)

Alguns problemas decorrentes de dificuldades na condução do processo de DIF podem implicar em sérias consequências. As situações resumidas a seguir são exemplos de repercussão direta do DIF (ou da falta deste) no diagnóstico definitivo, no tratamento, no desfecho do caso, na classificação estatística de doenças e na vigilância de agravos. Neste tópico serão apresentados casos clínicos inspirados em vários atendimentos realizados no CCI-SP, os quais serão comentados com exclusiva finalidade didática.

1. Criança assintomática, com previsão de alta Um menino saudável de 4 anos é admitido com uma história de estar assistindo com seus pais a uma partida de futebol na TV, quando, "de repente, teve um ataque, virou os olhos e ficou roxo" (palavras do pai). Chega rapidamente ao SME, sem resposta a estímulos, com apneia e cianose, sendo intubado e ventilado. Após poucos minutos, recuperada totalmente a consciência e a respiração, a cianose desaparece, sendo, então, retirada a sonda traqueal. Hipótese: parada respiratória decorrente de convulsão. Observada por 16 horas, não apresenta mais sintomas; as causas comuns de "convulsão" em criança são afastadas pela Neurologia, que devolve o paciente aos cuidados da Pediatria. No plantão seguinte, outro pediatra verifica que a criança está sem sintomas e já de alta hospitalar, mas, preocupado com a ausência de etiologia para condição de saúde tão grave, solicita consulta toxicológica. CIATox – Anamnese: familiar não se encontra para prestar informações; paciente sem sintomas, com alta da Neurologia e previsão de alta da Pediatria. Exame físico: dado positivo – ausência de murmúrio vesicular em hemitórax direito. Hipótese: aspiração de corpo estranho. Avaliação complementar: radiografia de tórax: imagem radiopaca revela atelectasia de pulmão D por provável obstrução brônquica. Diagnóstico presuntivo: asfixia por aspiração de corpo estranho. Prognóstico: boa recuperação se houver retirada imediata do corpo estranho. Intervenções: anestesia geral e broncoscopia. Resultado: retirada completa de grão de amendoim. Evolução: cura sem sequelas.

Comentário: A criança foi atendida pela Pediatria, que obteve sucesso na proposta inicial de tratamento – a de salvar a vida. Porém, não foi possível fazer um diagnóstico presuntivo com inclusão da etiologia do agravo. O paciente seria liberado para seguimento e investigação ambulatorial, sendo o diagnóstico feito posteriormente, mas somente quando não pudessem ser evitadas as sequelas. A *motivação* do pediatra para solicitar a avaliação do CIATox foi baseada em: a) duas informações de anamnese – início súbito de possíveis "sinais" neurológicos observados pelo pai; b) sinais respiratórios observados ao exame clínico (apneia e cianose); c) uma condição muito grave (falência respiratória) e d) ausência de etiologia. Não havia *suspeita clínica*. Não existindo mais a evidência de sinais e sintomas de intoxicação, a expectativa da Pediatria era de que, por meio de análise toxicológica de urina pudesse ser encontrada alguma substância química. A hipótese do toxicologista foi *fundamentada* em: a) *um sinal* ao exame clínico, que surgiu após a remissão da condição grave, ou seja, a ausência de ventilação no pulmão D. O *teste de hipóteses* foi feito com o resultado da radiografia e da broncoscopia. Após obter esse último dado, o médico toxicologista foi à busca de elementos do cenário para caracterizar a ocorrência, mesmo não se tratando de intoxicação, e fez 3 perguntas à família da criança: a) Onde estava a criança na hora do jogo? Resposta: ao lado dos pais, no sofá; b) Ela estava comendo alguma coisa? Resposta: Sim, todos estavam comendo amendoins; c) Alguém observou sintomas de tosse e sufocação da criança? Resposta: Não, porque na hora do gol todo mundo estava comemorando e havia muito barulho. Conclusão: na ausência de história em qualquer área médica, o exame clínico cuidadoso em pessoa assintomática pode gerar suspeita clínica de uma condição grave.

2. Homem alcoolista com acidose grave É encontrado caído na rua, com as mãos na região superior do abdome e expressão de dor intensa. Anotação do Serviço de Atendimento Móvel de Urgência (SAMU) na ficha de encaminhamento ao SME relatava ter o paciente referido ingestão de refrigerante com gosto estranho. O doente chega ao SME, recebe o tratamento de suporte, mas rapidamente evolui com quadro grave de acidose metabólica, melena, choque e coma, sendo transferido para a UTI. Endoscopia digestiva alta (EDA) revela erosão difusa, presença de várias lesões ulceradas com sangramento no estômago, hiperemia discreta de esôfago. O médico da UTI suspeita de intoxicação por metanol em razão da acidose metabólica em um alcoolista; solicita alcoolemia ao CIATox; com a suspeita clínica baseada na epidemiologia e, em virtude do estado grave do doente já em tratamento com bicarbonato de sódio IV, inicia etanol IV e hemodiálise. Não foram detectados álcoois no sangue, o paciente desenvolve hipocalcemia, não reage com o tratamento instituído e o desfecho é fatal. Em discussão durante a análise do prontuário após o óbito, feita pela Vigilância em Saúde, foram consideradas duas hipóteses: 1) intoxicação por ácidos fortes (*e.g.*, fosfórico ou oxálico) e 2) etilenoglicol.

Comentário: Dez achados oriundos de registros no prontuário do doente foram utilizados para formular as hipóteses anteriores: 1) dor presenciada pelo profissional do SAMU; 2) ingestão de refrigerante referida pelo doente e 3) registro no relatório de encaminhamento do SAMU ao hospital; 4) laudo da EDA; 5) evolução muito rápida de 6) quadro de acidose e 7) hipocalcemia; 8) ausência de metanol no sangue do paciente em 9) estado de grave comprometimento 10) em tempo inferior à meia-vida do metanol. Conclusões: 1) a anamnese começa no primeiro contato do profissional de saúde com o doente e/ou informante, nesse caso, feita pelo profissional do SAMU; 2) a avaliação complementar contribui para o diagnóstico quando a hipótese clínica é fundamentada no conhecimento prévio ou adquirido por meio de estudos. Nesse caso, isso só pôde ser feito na etapa de vigilância; 3) somente a avaliação *post mortem* poderá estabelecer a etiologia suspeita no hospital; e 4) a vigilância sistemática de intoxicações, realizada por equipe interdisciplinar, permite retificar diagnósticos para tornar os estudos epidemiológicos confiáveis.

O estado mental alterado

3. Jovem com agitação e delírio Uma moça de 21 anos chega às 10 horas ao SME, com intensa ansiedade, agitação e difícil contato. Familiar refere nervosismo, náusea, vários episódios de vômitos, dor abdominal e diarreia há ± 24 horas, aumento da febre há 8 horas, medicada com paracetamol sem sucesso e iniciando delírio há 3 horas. Trabalha em laboratório de manipulação há 2 anos, nega doenças, uso de medicamentos, álcool e drogas. Está no último ano de Farmácia, estressada com o seu trabalho de conclusão de curso (TCC), não tem se alimentado bem e queixa-se de fraqueza ultimamente. Exame clínico: peso/altura: 1,60 m/45 kg; FC: 140; PA: 140 × 70; T: 39,8° C; FR: 28; Sat. O_2: 98% em ar ambiente, glicemia capilar (dextro): 70 mg/dL. Ansiosa, agitada, tremores finos nas mãos, olhar fixo, pupilas isocóricas, reativas à luz, Ø 6 mm. Tônus muscular e reflexos normais. Pele quente, ruborizada, sudorese intensa, diurese abundante. Pulmões livres; coração rítmico, sem sopros. Abdome: aumento de RHA. Tratamento: solução salina 1.000 mL IV/diazepam 10 mg IV/dipirona 1g IV/monitorização. Após sedação, ECG: ritmo sinusal; FC 125; PA: 100 × 55. Radiografia de tórax normal e tomografia de cabeça normal. Leucocitose discreta; urina I normal; potássio sérico: 2,5 mEq/L, cálcio, fósforo e magnésio normais; glicemia: 65 mg/dL; ALB baixa, AST, ALT, GGT, BTF, FA e LIP discretamente elevadas, TP/AP/INR normais; CK: 5.800 U/L, U e C normais. Gasometria venosa: alcalose respiratória pH 7,60. Continua agitada após 4 horas da admissão, T: 40,5 °C, com hiperpneia e hipotensão. É acionado o CIATox. Hipóteses: síndrome adrenérgica por substâncias de abuso ou crise tireotóxica. São solicitados novos exames: T3, T4 livres, TSH, radiografia de abdome e análises toxicológicas qualitativas no sangue e urina para cafeína, teobromina e teofilina; fenoterol, salbutamol, terbutalina, paracetamol e salicilatos; determinações de concentrações séricas de paracetamol e salicilatos, se positivos na análise qualitativa. Intervenções sugeridas: sedação cuidadosa, preferencialmente com diazepam IV; hidratação; resfriamento corporal e transferência para a UTI.

Comentário: Diversos agentes podem causar alteração de estado mental com delírio, hipertermia e taquicardia. Os mais facilmente acessíveis são os medicamentos de venda livre: antieméticos (dimenidrinato), antiespasmódicos (atropina, escopolamina), antigripais (fenilefrina, pseudoefedrina), anti-histamínicos de primeira geração (clorfeniramina, ciproeptadina, difenidramina), antitussígenos (dextrometorfano), broncodilatadores (fenoterol, salbutamol e terbutalina) e metilxantinas (cafeína, teobromina e teofilina). Antidepressivos tricíclicos, inibidores da recaptação de serotonina (IRSS), estimulantes do SNC usados em transtornos do déficit de atenção (metilfenidato); fármacos prescritos na doença de Parkinson (biperideno) e outros, como os inibidores do apetite (anfepramona, femproporex), são agentes possíveis nesse caso. Drogas ilícitas que podem causar estados semelhantes, como anfetamina e análogos (3,4-metilenodioximetanfetamina – MDMA, êxtase ou *ecstasy*), cocaína, LSD, plantas (*Datura sp.*) e cogumelos alucinógenos (*Psilocybe sp.*). Síndromes de abstinência de sedativo-hipnóticos, como álcool e benzodiazepínicos (BDZ) (com agitação, alucinação visual, convulsão, *delirium tremens*, diaforese, excitação, hipertensão, hipertermia, midríase, piloereção, taquicardia, tremores), e de opioides (com ansiedade, dores, náusea, vômitos, taquicardia) também constituem possibilidades de DIF.

Muitas substâncias químicas atuam no SNC e periférico por mecanismos diretos ou indiretos, interferindo na neurotransmissão. Uma mesma substância pode agir ao mesmo tempo por mecanismos diferentes, seja no transporte iônico através da membrana celular ou na síntese, transporte, liberação e inibição da recaptura de vários neurotransmissores. A complexidade do sistema nervoso e a múltipla capacidade de ação de uma substância não permitem identificar com clareza qual sistema neurotransmissor produz o efeito observado. Efeitos diferentes podem ser produzidos com doses terapêuticas e doses tóxicas da mesma substância.

No caso dessa doente, considerado o perfil epidemiológico, as síndromes de abstinência não parecem se justificar. Analisando o conjunto de sinais e sintomas, podemos iniciar o estudo de 3 síndromes tóxicas: *anticolinérgica, adrenérgica e serotoninérgica*. Para isso, podemos utilizar o método de exclusão, afastando a possibilidade etiológica de cada agente ou grupo de agentes quando eliminarmos a possibilidade de uma síndrome tóxica, com base nas manifestações clínicas e na compreensão das diferentes vias envolvidas na neurotransmissão. Não discutiremos aqui em detalhes os mecanismos de ação de cada substância, nem os efeitos agonistas e antagonistas dos neurotransmissores, o que é didaticamente apresentado em obras clássicas de Fisiologia e Farmacologia. O objetivo dessa discussão é mostrar uma forma de conduzir o processo de diagnóstico diferencial das intoxicações agudas na prática clínica em SME.

a. **Síndrome anticolinérgica.** É evidenciada quando há retenção urinária, pele seca e redução da motilidade intestinal, podendo ser excluídas: atropina, biperideno, ciproeptadina, dexclorfeniramina, difenidramina, dimenidrinato, escopolamina e *Datura* sp.
b. **Síndrome serotoninérgica.** Além da alteração de estado mental, há também hipermotilidade intestinal, rubor, sudorese, hipertensão, hipertonia e hipertermia. A paciente não apresenta hipertensão nem hipertonia, então, excluímos antidepressivos ISRS, dextrometorfano, êxtase e outros alucinógenos.
c. **Síndrome adrenérgica.** Na overdose de cocaína, o efeito adrenérgico é súbito, intenso e de curta duração, sendo, em seguida, observados os efeitos da estimulação dos canais de sódio – crises convulsivas, coma e disritmia cardíaca. Adrenérgicos diretos e indiretos que estimulam alfa-receptores, como anfetamina e derivados, metilfenidato e outros não se aplicam bem ao caso, dada a ausência de hipertensão e palidez (vasoconstrição periférica). Os sinais de *rubor, hipotensão* (vasodilatação periférica) e *hipocalemia* são achados que permitem excluí-los para passarmos a pensar nos agonistas beta-adrenérgicos. Finalmente, a hipótese seria de *síndrome adrenérgica por agentes beta-agonistas* diretos (fenoterol, salbutamol, terbutalina) e indiretos (metilxantinas).
d. **Salicilatos.** Aumentam o metabolismo global por estimulação do SNC; e sintomas gastrointestinais, diaforese, hiperpneia, alcalose respiratória, hipertermia e alteração de estado mental são indícios de intoxicação por salicilatos. Porém, um dado que chama a atenção é a *hipoglicemia*, que não é esperada em adultos pelo aumento da glicogenólise,

sendo observada nas intoxicações agudas em crianças pequenas, que possuem baixo estoque de glicogênio hepático. A hipoglicemia pode ocorrer em adultos desnutridos ou na intoxicação grave, com acidose metabólica, falência múltipla de órgãos, coagulação intravascular disseminada (CIVD), ou seja, com mau prognóstico. Pelos exames laboratoriais, a paciente apresenta sinais de lesão hepática e a função ainda parece estar preservada (TP normal).

e. **Tireotoxicose.** A história de nervosismo e ansiedade é bem anterior há 24 horas (quando os sintomas preocuparam os familiares); o índice de massa corpórea (IMC) é muito baixo, a albumina sérica está abaixo dos níveis normais. O fato de "não se alimentar bem" não quer dizer não ter apetite, principalmente considerando as opções de alimentação para uma jovem que estuda e trabalha. Então, crise tireotóxica é possível.

A *tireotoxicose, crise tireotóxica* ou *tempestade tireotóxica* (*thyroid storm*) é a síndrome clínica que resulta da exposição dos tecidos a altos níveis de hormônio da tireoide (T3 e T4) na circulação, secundários ou não ao hipertireoidismo (Carroll e Matfin, 2010; Maia *et al.*, 2013). Sua fisiopatologia não é bem conhecida, parecendo estar relacionada à superexposição dos receptores b1-adrenérgicos a altas concentrações de catecolaminas em estados de estresse; substâncias liberadas em estados de doença (*e.g.*, citocinas) podem aumentar a fração livre desses hormônios por competição pela ligação com globulina e albumina plasmáticas. A tireotoxicose factícia resulta da autoadministração de hormônios tiroidianos com o objetivo de aumentar a taxa metabólica para redução de peso. O diagnóstico é baseado em achados não específicos, sendo considerados os critérios clínicos de Burch-Wartofsky, em que o valor maior que 45 é fortemente sugestivo de tireotoxicose (Maia *et al.*, 2013).

O pior cenário é a tireotoxicose; mais problemática ainda seria a ocorrência das duas possibilidades: tireotoxicose e intoxicação. Assim, o exame toxicológico também auxilia o estabelecimento do diagnóstico nesse caso. A presença de salicilatos ou outra substância em altas concentrações e com grande afinidade pelas proteínas plasmáticas poderia provocar uma crise aguda por aumento da fração livre dos hormônios tireoidianos na paciente até então eutireoidea. Com essa discussão, é possível justificar a avaliação do CIATox em articulação com o médico responsável no SME, visando ao estabelecimento do diagnóstico precoce numa grave condição de saúde e, assim, definir a instituição do tratamento específico antes que ocorram lesões irreversíveis.

Resultados dos novos exames: radiografia abdome normal; toxicológico positivo para BDZ (sangue e urina), negativo para os outros agentes pesquisados; hormônios tiroidianos: T3 e T4 livres aumentados e TSH indetectável. Diagnóstico: tireotoxicose. Prognóstico: condição clínica grave, letalidade 10% a 40%. Intervenção: tratamento de suporte (em UTI) e medicamentoso específico para reduzir a síntese e a liberação do hormônio tiroidiano. Desfecho: a doente evoluiu bem, sendo encaminhada ao ambulatório de Endocrinologia. Conclusão: os resultados das análises toxicológicas poderão ser decisivos para confirmação de suspeitas fundamentadas na avaliação clínica, à luz dos conhecimentos da epidemiologia e toxicologia dos agentes tóxicos prováveis.

4. Mulher em estado de coma É levada pelo SAMU ao SME. FC: 70; PA: 90 × 60; T: 35° C; Dextro: 70. Respiração espontânea, em máscara de oxigênio, Sat. O_2: 95%; recebendo solução salina IV e aquecida com água morna. Foi admitida ao SME, sendo diretamente encaminhada aos cuidados do CIATox, pela "inferência de exposição a vários psicofármacos".

Atendimento no CIATox: 37 anos, feminino, branca, divorciada, mora com o filho de 24 anos. Chega ao SME às 8 horas de domingo. Informante: vizinha do mesmo andar relata ter encontrado a doente caída no chão do banheiro, há ± 1 hora. Sabe que a doente faz tratamento psiquiátrico com controles frequentes; não sabe informar sobre a doença e medicamentos usados; nega uso de álcool e outras drogas. Refere ter ouvido barulho de água corrente no banheiro a noite toda; às 7 horas bateu à porta, chamou ao interfone, mas ninguém atendeu. O zelador abriu a porta e ela pôde socorrer a doente já desmaiada e fria no chão do banheiro. Não reparou em venenos, embalagens vazias ou medicamentos no local. Ela não tinha aquecedor e a fonte de energia do chuveiro era elétrica. O filho não estava em casa há 2 dias; poderia ter viajado na sexta-feira. Chamou o SAMU. Exame clínico na SE do hospital: P = FC: 75; PA: 90 × 60; FR: 16; T_R (retal): 36,5 °C. Dextro: 88 mg/100 mL; Sat.O_2 = 96% (ar ambiente). Altura: ± 1,65 m; Peso: ± 65 kg. Sem sinais de lesões externas; coma Glasgow: 8 (AO2V2M4). Não responde a estímulo verbal, responde a estímulos dolorosos, mas não os localiza; reflexos cutaneoabdominal e cutaneoplantar diminuídos bilateralmente (superficiais); reflexo patelar diminuído e córneo-palpebral presente (profundos); tônus muscular diminuído globalmente; respiração espontânea com amplitude normal. Pupilas isocóricas, Ø 3 mm, reatividade à luz normal bilateralmente. Corada, acianótica, anictérica, hidratada. Boca/orofaringe: sem lesões, salivação discreta, hálito não característico. Pulmões: expansão bilateral, raros roncos; coração: batimentos rítmicos, normofonéticos, sem sopros; abdome flácido, sem massas anormais, RHA normal. Membros inferiores: edema discreto (+/4).

Diagnóstico inicial: coma grau 2 (Reed); agentes suspeitos: benzodiazepínicos (BDZ) e fenotiazinas.

Tratamento inicial: suporte geral do paciente em coma (ver item "O tratamento nas exposições e intoxicações"), infusão de solução salina isotônica 1.200 mL IV, aquecimento com cobertores, máscara de O_2 úmido intermitente; controle rigoroso de sinais vitais, glicemia capilar e classificação do coma em curtos intervalos ou, se possível, monitorização contínua. Foi solicitada a assistência do Serviço Social para contato com familiares e possível visita domiciliar na busca de informações, mas o filho, que era o único familiar, não se encontrava na cidade. Diante da forte suspeita de síndrome sedativo-hipnótica (por BDZ) com fenotiazínico associado, para saber qual agente predominava no quadro, restava ao toxicologista solicitar análises toxicológicas ou realizar um teste terapêutico com flumazenil.

Sendo usuária de BDZ, poderia, com a administração do antídoto, acordar do estado de coma, mas também desenvolver síndrome de abstinência grave, com convulsões. O médico, então, optou por solicitar análise toxicológica (sangue e urina) e manter a paciente em SE. Ao solicitar as análises, considerou os medicamentos mais comumente prescritos em ambulatórios de saúde mental.

Análises laboratoriais de emergência: hemograma, PTF, eletrólitos (Na^+, K^+, Cl, Ca^{+2}, Mg^{+2}, bicarbonato, lactato e fosfato); ureia, creatinina, AST, ALT, FA, BTF, lipase, TP/AP/INR, DHL, CKF, gasometria arterial; exames gráficos e de imagem: ECG e radiografia de tórax (no leito). Análises toxicológicas: 1) qualitativas: antidepressivos (tricíclicos, ISRS), barbitúricos, BDZ, carbamazepina, fenitoína, fenotiazínicos (clorpromazina, levomepromazina), haloperidol, opioides (propoxifeno, tramadol), oxcarbazepina, risperidona, valproato; 2) quantitativas: alcoolemia (etanol e metanol) e concentração sérica de lítio.

Comentário: Nessa apresentação clínica é caracterizado um de *estado de coma*. A tríade – coma, miose e hipotensão – é a combinação de sinais que se evidencia e permite iniciar a discussão sobre as síndromes *sedativo-hipnótica* e *opioide* (Quadro 50.2). Pela epidemiologia, um BDZ, associado ou não com etanol, é a principal suspeita, mas há dois dados importantes: tratamento psiquiátrico e nenhuma informação sobre o diagnóstico da doença mental. Como o doente mental geralmente é exposto a vários fármacos que atuam no SNC, inclusive com interação entre eles, uma síndrome mista seria esperada. Além da exposição crônica a medicamentos desconhecidos, pode ter ocorrido uma superexposição aguda aos mesmos agentes ou substâncias diferentes. Não se conhece o tempo em que a possível nova exposição ocorreu e podem ter decorrido pelo menos de 6 a 8 horas do início dos sinais, considerando que a vizinha ouviu "barulho de água corrente durante a noite toda". Sinais de intoxicação somente foram observados pela vizinha e pelo médico do SAMU há 1 hora e 30 minutos, havendo, pois, um intervalo de tempo grande o suficiente para a ocorrência de outros sinais não observados.

A análise toxicológica qualitativa feita no CIATox pode revelar agentes possíveis na atual exposição, mas não pode definir o agente como causador do quadro, uma vez que a paciente deve fazer uso contínuo de medicamentos. O levantamento de registros anteriores e o contato com a equipe de saúde que a acompanha no ambulatório poderiam acrescentar informações, porém trata-se de final de semana, quando os ambulatórios não funcionam. Assim, a observação clínica cuidadosa e a interpretação criteriosa dos resultados de exames complementares poderão auxiliar a equipe de emergência e o CIATox no processo de DIF.

Apresentação comum nos SME que, ao primeiro exame sugere uma síndrome sedativo-hipnótica por BDZ associado ou não com etanol, pode evoluir com outros sinais clínicos, e o médico, por sua vez, deve ficar atento a toda manifestação não esperada, porque pode modificar a pesquisa etiológica. Deve estar preparado para identificar interações entre os agentes prováveis e desenvolvimento de sinais que podem indicar complicações do quadro.

1. Interação entre agentes depressores (maior efeito depressor do SNC) – álcool e BDZ; álcool e opioide; álcool, BDZ e opioide;
2. Bebida alcoólica (etanol) pode estar adulterada com metanol (midríase e acidose grave com *anion gap* elevado);
3. BDZ e/ou etanol podem estar associados a medicamentos antidepressivos, antiepilépticos e antipsicóticos.

A observação clínica evolutiva com controle dos sinais vitais, ritmo e padrão respiratório, manifestações cardíacas e evolução do nível de consciência podem confirmar as suspeitas, não havendo necessidade de extensa pesquisa por meio de análises toxicológicas. Com esse raciocínio, devem ser consideradas as hipóteses mais frequentes; outras mais raras, embora possam caracterizar piores cenários, como os apontados a seguir, seriam baseadas em suposições, e não em dados concretos (achados). Um equívoco é "abrir o grande quadro de opções".

O estado de coma pós-crises convulsivas geralmente é conhecido como "coma pós-convulsivo ou coma pós-crítico". É mais grave quando se segue a vários episódios convulsivos sem recuperação da consciência entre as crises (*status epilepticus*). Os agentes que podem causar coma depois de crises convulsivas são também mais frequentemente relacionados a óbito: monóxido de carbono; cianetos, solventes; cocaína; praguicidas organoclorados e organofosforados; medicamentos antiepilépticos (carbamazepina e ácido valproico), antidepressivos e estabilizadores do humor (tricíclicos e lítio); hipoglicemiantes (orais e insulina), isoniazida e opioides (propoxifeno e tramadol). Vários agentes e condições patológicas são possíveis quando a história é outra e são observados outros sinais em doente no estado de coma:

1. convulsões: anfetamina, antidepressivos tricíclicos, cianetos, cocaína, hidrocarbonetos aromáticos; isoniazida, monóxido de carbono, opioides (propoxifeno e tramadol), praguicidas (metilcarbamatos, organoclorados, organofosforados e piretroides);
2. fasciculações (praguicidas metilcarbamatos, organofosforados e piretroides);
3. hipertonia (rigidez muscular): antidepressivos ISRS, tétano e estricnina;
4. tremores (anticolinérgicos, lítio e metilxantinas);
5. distonia: carbamazepina, lítio e neurolépticos;
6. pupilas anisocóricas: lesão estrutural até prova em contrário;
7. pupilas isocóricas mióticas (opioides, praguicidas, amitraz, metilcarbamatos, organofosforados);
8. pupilas isocóricas midriáticas (anticolinérgicos, metanol e simpaticomiméticos);
9. pupilas isocóricas com alternância miose/midríase (etanol, BDZ e barbitúricos);
10. pupilas fixas: mióticas (opioides, praguicidas metilcarbamatos e organofosforados);
11. nistagmo horizontal: fenitoína, carbamazepina, lítio, oxcarbazepina e valproato;
12. nistagmo rotatório: lesão cerebral, até prova em contrário;
13. oftalmoplegia (depleção de tiamina/doença de Wernicke);
14. neurite óptica e perda de visão (amaurose): metanol;
15. acidose metabólica: cianetos, etilenoglicol, isoniazida, isopropanol, metanol, monóxido de carbono, organofosforados e metilcarbamatos; complicação de condições graves observadas com vários agentes acima: hipoxemia, hipertermia e hipotermia.

As análises toxicológicas foram compatíveis com a suspeita inicial, sendo positivas para BDZ (sangue e urina) e levomepromazina (urina); e negativas para etanol, metanol e demais agentes pesquisados.

Após hidratação com 1.300 mL de solução salina isotônica, foi observada boa diurese, sendo realizada a manutenção com solução glicosada, sódio e potássio. Os exames estavam nos intervalos de referência, o estado de coma regrediu ao longo das 24 horas de tratamento no SME. Continuava sonolenta e foi encaminhada para a enfermaria geral, sendo solicitados acompanhamentos psicológico e psiquiátrico. Informou que utilizava *clonazepam* há 6 meses e, na última semana, foi adicionada *levomepromazina*. Não conseguia mais dormir com o tratamento. Com a viagem do filho, sentiu-se muito só e, no sábado à noite, tomou doses maiores dos medicamentos para dormir. Obteve alta hospitalar sem complicações após 3 dias, com encaminhamento ao ambulatório de saúde mental.

A avaliação do coma por duas escalas, portanto dois escores diferentes (Glasgow 8 e Reed 2), pode resultar em condutas conflitantes. Geralmente, com escore de Glasgow igual a 8, a paciente receberia intubação traqueal e transferência para UTI, o que não foi necessário.

A avaliação do estado de coma nas intoxicações

> "Alguns podem ter reservas sobre um sistema que parece subestimar as sutilezas de um exame neurológico completo. Não é nosso caso negar o valor de um exame detalhado do paciente como um todo e da função neurológica, em particular, para chegar a um diagnóstico sobre a causa do coma ou para determinar o local provável do dano cerebral." (Teasdale e Jennett, 1974, p. 82, tradução nossa)

Pacientes com alteração do estado mental representam os maiores desafios para a definição da etiologia, em razão da variedade de substâncias químicas, agravos e doenças possíveis (Kostic e Dart, 2004). Não temos dados sobre o real número de casos como esses em nossos SME; talvez seja a maior parte dos 10% dos casos de DIF atendidos pelos CIATox. Além da possibilidade de grande número de agentes, avaliações neurológicas sumárias e conflitantes em SME, bem como a longa espera por resultados de exames complementares, podem atrasar a definição do diagnóstico e o início do tratamento específico.

Coma é um estado de inconsciência do qual o doente não pode despertar clinicamente, é reconhecido pela falta de resposta a manobras feitas para acordar. Quando o doente está em coma superficial, responde a estímulos nocivos com vários reflexos protetores; em coma profundo, não reage à dor (Tokuda, Nakazato e Stein, 2003). Essa condição clínica comum em SME pode ser classificada como de origem estrutural ou metabólica. Entre as causas estruturais estão as lesões agudas traumáticas, as vasculares, as neoplásicas e a epilepsia; as metabólicas mais frequentes são intoxicação, hipoglicemia, infecção, falência hepática, uremia e cetoacidose diabética.

Em uma série de casos durante 2 anos, estudados em Estocolmo (Suécia), com 865 doentes admitidos no SME em estado mental alterado por causa não traumática, 38% tiveram diagnóstico de intoxicação (Fosberg *et al.*, 2012a). A anamnese cuidadosa e o exame clínico sistematizado, que inclui a avaliação neurológica, permitem encontrar a etiologia da alteração do estado mental na maioria das situações. No entanto, com o aumento da disponibilidade de métodos radiológicos para identificação de lesões cerebrais (TC e/ou RNM) e a utilização de escalas matemáticas para avaliação do estado mental (*e.g.*, escala de coma de Glasgow), tornaram-se raros os exames neurológicos completos realizados nos pacientes admitidos em SME.

Kanich *et al.* (2002) estudaram o valor diagnóstico de vários recursos utilizados na avaliação de pacientes nas seguintes condições em um SME: coma (24%), letárgico/difícil acordar (46%), agitado (12%) e comportamento considerado não usual (18%). Eles observaram que os achados positivos para definição do diagnóstico foram encontrados principalmente na história do evento presente (51%), na história clínica passada (43%) e no exame físico (41%); de pouco ou nenhum valor diagnóstico foram as radiografias (16%), ECG de 12 derivações (7%), exames bioquímicos (5%), hemograma completo (1%), coagulograma (0) e análise de urina (11%).

Em estudo sobre os registros clínicos rotineiros (ficha ou prontuário do doente) de outro SME, a avaliação clínica possibilitou diferenciar as causas estruturais das tóxico-metabólicas em doentes com alteração de estado mental. Os autores concluíram que adultos jovens (< 51 anos) sem história de incidentes traumáticos, admitidos inconscientes, com pressão arterial sistólica normal ou diminuída (< 151 mmHg) e sem sinais clínicos de lesão focal tinham alta probabilidade (96%) de apresentar um distúrbio metabólico, por isso, a TC poderia ser adiada e, muitas vezes, evitada (Fosberg *et al.*, 2012b).

A escala de coma de Glasgow (Quadro 50.3 e 50.3A) é o método de avaliação de estado mental mais utilizado em UTI, SME e SAMU. Essa escala foi proposta por professores de neurocirurgia da Universidade de Glasgow como ferramenta prática para a avaliação de danos cerebrais recentes, permitindo definir a duração do coma causado por trauma (Teasdale e Jennett, 1974). Considerada simples de aplicar, foi sugerida e logo adotada, internacionalmente, para avaliar o estado de coma de qualquer origem etiológica, incluindo as tóxicas e metabólicas. A aplicação da escala de Glasgow não é tão simples como parece, sendo as razões discutidas em estudo sobre o conhecimento do método e sua utilização correta por 100 médicos de diferentes especialidades em hospital de ensino e referência em neurociências. Os autores concluíram que o método pode ser complexo e que a avaliação da resposta motora (6 itens) é a mais difícil de classificar (Adeleye *et al.*, 2012).

Quadro 50.3 Escala de coma de Glasgow.

Avaliação		Escore
Abertura ocular	Espontânea	4
	Estímulos verbais	3
	Estímulos dolorosos	2
	Sem resposta	1
Melhor resposta verbal	Orientação	5
	Conversação confusa	4
	Palavras inapropriadas	3
	Sons incompreensíveis	2
	Sem resposta	1
Melhor resposta motora	Obediência a comandos	6
	Localiza estímulo doloroso	5
	Retirada inespecífica	4
	Flexão anormal (descorticação)	3
	Extensão anormal (descerebração)	2
	Sem resposta	1
Escore total		**3-15**

Fonte: Adaptado de Teasdale e Jennett, 1974.

Quadro 50.3A Escala de coma de Glasgow adaptada para crianças.

Avaliação			Escore
Abertura ocular			
Espontânea			4
Ao comando verbal			3
À dor			2
Nenhuma			1
Melhor resposta verbal			
0 a 23 meses	2 a 5 anos	> 5 anos	
Sorri, balbucia	Palavras apropriadas	Orientado, conversa	5
Choro apropriado	Palavras inapropriadas	Confuso	4
Choro inapropriado	Choro, grito	Palavras inapropriadas	3
Gemidos	Gemido	Sons incompreensíveis	2
Nenhuma	Nenhuma	Nenhuma	1
Melhor resposta motora			
< 1 ano*		> 1 ano	
		Obedece ao comando	6
Localiza a dor		Localiza a dor	5
Flexão normal		Flexão normal	4
Flexão anormal		Flexão anormal	3
Extensão		Extensão	2
Nenhuma		Nenhuma	1
Score total			**15**

*Escore total = 14 (não obedece ao comando).
Fonte: Adaptado de Matsuno, 2012.

Teasdale e Jennett (1974) foram claros quando apresentaram o propósito do método, observando que ele não foi criado para substituir a avaliação clínica e neurológica minuciosa com a finalidade de localizar o dano e definir a etiologia do estado de coma. No entanto, não é isso que tem sido observado nos SME, pelo menos com referência às intoxicações; os detalhes do exame neurológico são frequentemente "esquecidos", na urgência de se classificar o coma, não sendo observados e registrados apropriadamente os sinais que podem definir a etiologia.

Reed *et al.* (1952), num estudo de 300 casos de intoxicação por barbitúricos (BBT), propuseram uma classificação para a gravidade do coma por esse agente, numa escala de 0 a 5 (Quadro 50.4). Essa escala foi utilizada durante muito tempo para estabelecer o prognóstico e planejar o tratamento da intoxicação aguda por BBT, altamente prevalente na época. Se corretamente aplicada, permite avaliar não só o nível de consciência, mas os reflexos, a respiração, o estado hemodinâmico, a duração do coma, a necessidade de ventilação e de suporte hemodinâmico. Os BBT foram substituídos a partir dos anos 1960 pelos BDZ em sua atividade ansiolítica, relaxante muscular, hipnótica e anticonvulsivante, por serem considerados fármacos menos tóxicos. Ambos atuam no SNC potencializando a ação do GABA e produzindo efeitos depressores semelhantes, diferindo pela intensidade. Como a intoxicação barbitúrica reduziu-se a poucos casos de fenobarbital a partir de 1980, quando se tornou expressivo o uso de BDZ no Brasil, muitos médicos desconhecem esse tipo de intoxicação e nem ouviram falar sobre a escala de Reed.

Quadro 50.4 Classificação de coma barbitúrico (Escala de Reed).

Responde a comandos verbais Reflexos superficiais e profundos presentes Sem alteração hemodinâmica ou respiratória	0
Não responde a comandos verbais Responde a estímulos dolorosos Reflexos presentes Sem alteração hemodinâmica ou respiratória	1
Não responde a estímulos dolorosos Reflexos superficiais diminuídos ou ausentes Reflexos profundos presentes Sem alteração hemodinâmica ou respiratória	2
Não responde a estímulos dolorosos Reflexos ausentes Respiração lenta com amplitude normal Pressão arterial diminuída e estável	3
Não responde a estímulos dolorosos Reflexos ausentes Depressão respiratória necessitando suporte ventilatório Instabilidade hemodinâmica necessitando de medicamentos Hipotermia (frequente)	4

Fontes: Adaptado de Reed; Driggs; Foote, 1952.

Existe uma tendência entre profissionais da saúde para subestimar as intoxicações por BDZ, mas os doentes podem se apresentar em coma e evoluir com depressão respiratória, como os BBT do passado, o que depende do fármaco e da dose administrada. O *diazepam* foi o principal BDZ envolvido nas intoxicações no Brasil por muito tempo, sendo dificilmente associado à intoxicação grave (Amaral, Hernandez e Barcia, 2008). Ele se mantém como um agente importante em TS, mas foi superado pelo *clonazepam* (CIATox-SC, 2018, CIATox-Campinas, 2018, CIT-RS, 2019).

Os tratamentos de ansiedade e transtorno do pânico com *alprazolam* têm sido relacionados com aumento na incidência de intoxicações graves. De 2003 a 2009, a taxa de óbitos por medicamentos prescritos aumentou em 84% na Flórida (Estados Unidos); por BDZ, o aumento foi de 168%, enquanto por opioides cresceu em 86%. Os óbitos por *alprazolam* aumentaram em 234%, 1,7 vez mais que 3 opioides juntos (140%) – metadona, hidroxicodona e morfina (CDC, 2011). No Brasil, o *alprazolam* é o terceiro agente BZD mais importante nas ocorrências (CIATox-SC, 2018, CIATox-Campinas, 2018, CIT-RS, 2019).

Em um estudo comparativo sobre a gravidade das intoxicações por BDZ, o *alprazolam* foi o mais tóxico entre os fármacos do grupo quando utilizados em overdose, sendo significativamente maiores 4 dos 5 desfechos analisados: duração da internação, admissão em UTI, uso de flumazenil e necessidade de ventilação mecânica; apenas não foi diferente significativamente a variável coma-Glasgow < 9 (Isbister *et al.*, 2004). Os autores fizeram duas hipóteses para explicar esse resultado: ou "a escala de Glasgow é pobre para avaliar pacientes em overdose", ou "o *alprazolam* é mais tóxico por causar maior depressão respiratória". Podemos dizer que essas duas hipóteses são verdadeiras, mas não excludentes. A escala de Glasgow realmente não é boa para avaliar o estado de coma de origem tóxica, e, desde muito tempo, a depressão respiratória causada pelos BDZ é conhecida como expressão relevante de sua toxicidade, assim como é para BBT.

A escala de Glasgow é considerada boa para a avaliação de vítimas de trauma, mas tem valor limitado em intoxicação; pode ajudar a afastar trauma associado, auxiliar no diagnóstico diferencial com alterações neurológicas estruturais, comunicar o nível de consciência e avaliar a necessidade de intubação (Erickson, Thompson e Lu, 2007). Nesse último caso, sua contribuição é relativa, pois é preciso considerar as variáveis que podem modificar o desfecho clínico, como tratamento inicial, manutenção do suporte e uso correto de antídotos.

Assim, quando o paciente já estiver no hospital e estabilizado, o esforço do profissional para realizar o exame neurológico completo é fundamental tanto para localizar a lesão cerebral quanto para definir a etiologia do coma. O exame neurológico inclui muitos outros dados não avaliados pelas escalas práticas, como: reflexos; tamanho, simetria e reatividade pupilar; movimentos oculares; tônus e movimentos/contrações musculares (coreoatetose, convulsão, fasciculação, mioclonia e tetania); e atitude no leito (passiva, agitada, alternada). As condutas gerais padronizadas para estado de coma, que não consideram a etiologia, quando aplicadas ao paciente exposto a substâncias químicas podem dificultar a avaliação clínica e neurológica posteriormente, aumentando a necessidade de análises toxicológicas, que geralmente não contribuem em situações complexas de DIF.

Consultas às especialidades Neurologia e Neurocirurgia podem ser necessárias, bem como os exames neurológicos de imagem (TC e RNM) e neurofisiológicos (EEG e eletroneuromiografia). As escalas práticas (Glasgow e Reed) como avaliações complementares iniciais e evolutivas podem ser aplicadas, com atenção ao estado geral do doente e às diferentes etiologias que afetam sua capacidade de resposta aos estímulos (lesões físicas, substâncias depressoras e tratamentos administrados). Os sinais vitais, a Sat. O_2, bem como o padrão respiratório devem ser checados a cada nova avaliação. Os dados obtidos devem ser *registrados de forma detalhada* no prontuário hospitalar, para que possam ser úteis ao paciente e a todos os profissionais envolvidos. Adjetivos soltos, como "comatoso, não responsivo, inconsciente" sem os outros dados qualitativos e quantitativos devem ser evitados em relatórios de transferência e nas evoluções do doente em prontuário, sendo apenas compreensíveis como informação prática para acionar o serviço pré-hospitalar de urgência.

Evolução e prognóstico

> "O prognóstico e a evolução clínica do paciente intoxicado por um agente específico dependem muito da qualidade da assistência prestada nas primeiras horas no cenário da emergência." (Erickson, Thompson e Lu, 2007, p. 249, tradução nossa)

A clareza dos autores nessa frase parece não ter impactado o desejo de se produzirem estudos sobre o valor preditivo de métodos práticos sobre os desfechos de intoxicações em SME. Cerca de 30% dos pacientes hospitalizados por intoxicação têm depressão significativa do SNC à admissão em SME (Forsberg, Höjer e Ludwigs, 2012c); pacientes intoxicados por praguicidas organofosforados chegam a necessitar de intubação orotraqueal em 38% dos casos, mas metade dos óbitos por agente específico desse grupo (fention) apresentam apenas sinais de intoxicação leve à admissão (Davies, Eddleston e Buckley, 2008).

Espécies químicas diferentes de uma mesma substância têm toxicidade diferente e por isso são capazes de produzir efeitos diferentes e manifestações clínicas de início, duração e intensidade diferentes. Por isso, considerar o agente específico, a qualidade e o início da assistência é muito importante.

Com a necessidade de oferecer o melhor tratamento aos doentes, mas, ao mesmo tempo, racionalizar as indicações de UTI e reduzir custos, vários estudos têm sido produzidos com o objetivo de validar ou comparar o método de escores de Glasgow e outros métodos práticos, como preditivos de desfechos de intoxicações agudas. Com metodologia distinta, esses estudos concluem que muitos métodos são úteis, apesar de todos serem limitados, o que inviabiliza a escolha de um padrão para ser aplicado às diferentes intoxicações (Mood *et al.*, 2011; Davies, Eddleston e Buckley, 2008). Mas, adicionando a suspeita etiológica à classificação, o prognóstico pode ser obtido com mais precisão (Davies, Eddleston e Buckley, 2008; Fosberg *et al.*, 2012a).

Estudo sobre mortalidade por suicídios no Brasil no período de 1998 a 2009 mostrou que "substâncias nocivas não especificadas" (CID-X69) foram notificadas numa frequência superior a 30% no Sistema de Informações sobre Mortalidade (SIM), revelando a dificuldade dos profissionais de saúde em classificar as intoxicações letais segundo a etiologia (Santos, 2013). Para fazer um diagnóstico, é fundamental observar clinicamente; para fazer o melhor tratamento, é preciso fazer o melhor diagnóstico, mas para prever um desfecho (prognóstico), é preciso pelo menos identificar o agente.

O prognóstico de curto prazo nas intoxicações agudas é relatado como favorável, com taxas de mortalidade hospitalar variando de 0,2% a 1,1% (média 0,6%) no mundo ocidental; no entanto, a maioria dos estudos sobre mortalidade em intoxicação aguda é baseada em série de casos consecutivos, que incluem grande número de casos muito leves (Forsberg, Höjer e Ludwigs, 2012c). Nos Estados Unidos, dados dos PCC mostram que, dos 2,3 milhões de pessoas expostas a substâncias químicas, somente 0,1% resultou em óbito (Bronstein *et al.*, 2012), sendo a mesma taxa informada pelo CIT-RS, que mais registra exposições tóxicas no Brasil (Nicolella, Ferreira e Lessa, 2012).

Não sabemos quantos pacientes intoxicados no Brasil necessitam de tratamento intensivo, mas nos Estados Unidos 4% foram internados em UTI. Com relação aos desfechos das intoxicações agudas mais frequentemente atendidas pelos CIATox – os sedativo-hipnóticos –, a grande diferença está na disponibilidade de antídotos como o flumazenil que reverte rapidamente os quadros graves de BDZ, sendo a boa resposta ao tratamento uma comprovação do diagnóstico; no entanto, isso não se aplica aos BBT nem ao etanol. Ingestão de etanol pode resultar em intoxicação por metanol, quando existe adulteração de bebidas ou de combustíveis, que são, *praticamente*, 100% letais no Brasil. Quando se consegue fazer o diagnóstico de intoxicação por metanol o doente já está muito grave, e se o diagnóstico é precoce, de nada adianta, pois não se conseguem os antídotos. O fomepizol, que nos países desenvolvidos parece ter o melhor custo-benefício (Beatty *et al.*, 2013), deve ser importado para o Brasil; o etanol absoluto (estéril para aplicação IV) é a outra escolha, mas as farmácias de manipulação não se dispõem a produzir. Esse conhecimento é fundamental para o prognóstico.

As 5 principais complicações das intoxicações agudas são:

1. pneumonia – por aspiração do conteúdo gástrico;
2. rabdomiólise, consequência de grande destruição das fibras musculares e liberação de mioglobina, sendo causas mais comuns – agitação, contrações musculares, incluindo convulsões e hipertermia;
3. insuficiência renal aguda – por lesão tubular em virtude de choque hipovolêmico e também consequente à rabdomiólise;
4. estenose esofágica por ingestão de cáusticos e perfuração de alças intestinais, com consequente peritonite por ingestão de ácidos fortes;
5. iatrogênicas – decorrentes de uso de métodos de DGI (Quadro 50.5), de EECAT e infecção hospitalar.

O mais temido dos desfechos – o óbito – é, em muitas situações, procurado impulsivamente pela pessoa que tenta o suicídio ou conscientemente escolhido como saída estratégica para sua vida. Conhecer ou não a toxicidade do agente que usa como meio para tentar o suicídio não implica em conseguir sucesso (nesse caso, o óbito) nem esperar por isso. O prognóstico, conforme está dado pelo postulado de Paracelso – "A dose faz o veneno", só será outro para o próximo doente com uma única medida – a restritiva, porém isso não depende somente do médico do SME, nem do toxicologista clínico (Santos, 2013).

Prognóstico e desfecho Jovem senhora saudável, 29 anos, esposa de um trabalhador rural, procura o CIATox, com encaminhamento de outra cidade. A história é bastante clara: tomou meio copo de um 'mata-mato' há 5 horas, depois de um desentendimento com meu esposo". A paciente apresentou vômitos no outro SME, mas chegou ao CIATox hidratada, sem queixas, aparentemente muito calma. Após análise qualitativa com resultado positivo para *paraquat*, foi imediatamente admitida à UTI, sendo iniciada sessão de hemoperfusão (HP) 7 horas após a exposição. Nos próximos dias, foi submetida a sessões diárias de hemodiálise (HD) até o *paraquat* não ser mais detectado na urina (protocolo do CIATox na época). Não apresentou sintomas até 5 dias da exposição, quando a Sat. O_2 começou a diminuir. A equipe (médico, enfermeiro, psicólogo e assistente social) explicou à paciente as consequências desse tipo de intoxicação, inclusive a alta letalidade (Gawarammana; Buckley, 2011). A evolução foi típica, progressiva, com lesões renal e hepática, sem falência desses órgãos. Durante todo o período de hospitalização, foi tratada por equipe multidisciplinar; sempre serena, seguiu todas as orientações. Junto ao esposo, presente diariamente no hospital, pôde acertar seus problemas em intermináveis conversas; percebeu que ele a amava de verdade, não se justificando o ato cometido e todos viram as suas esperanças renascerem. No 9° dia de internação, porém, sugiram os sinais de falência respiratória em virtude da lesão pulmonar irreversível (fibrose), resultando em óbito no 15° dia.

Comentário: Esse caso ilustra uma fase especial da atenção às pessoas expostas às substâncias químicas – o prognóstico. Possibilita refletir sobre o que ele significa para o doente e sua família, bem como para a equipe de atendimento. A ingestão do herbicida *paraquat* é um dos problemas que mais afeta a equipe hospitalar e os CIATox, envolvendo sentimentos que misturam tristeza e revolta. A experiência revela o que a maioria dos estudos conclui sobre a tentativa de suicídio com agentes extremamente tóxicos pela facilidade de acesso. Estudos não faltam sobre esse tema; o que realmente falta é ação. Embora não contribua para uma ação concreta, não será demais afirmar que cada pessoa, ao cometer suicídio, é única entre tantos números absolutos e relativos em pesquisas toxicoepidemiológicas. Quem usa o recurso da ingestão de quantidade tão pequena de um produto como esse, conhecendo ou não o risco, conscientemente ou não, pode ter esperanças de um desfecho favorável. A lenta progressão do quadro possibilita tempo suficiente para reflexão, mas não lhe permite fazer outra escolha.

O TRATAMENTO NAS EXPOSIÇÕES E INTOXICAÇÕES

> "O tratamento do paciente exposto a substâncias químicas requer a integração de muitos aspectos das ciências médicas e uma visão ampla do cuidado." (Dart *et al.*, 2004, p. 21, tradução nossa)

É importante considerar que as pessoas expostas a substâncias químicas desenvolvem frequentemente condições fisiológicas adaptativas que podem interferir no prognóstico e no tratamento das intoxicações.

Fundamentos

O tratamento da pessoa exposta e assintomática visa controlar (impedir ou reduzir) a exposição, com o propósito de evitar que se desenvolva a intoxicação; o objetivo essencial do tratamento da pessoa intoxicada é preservar a vida, integralmente, evitando complicações e sequelas, avaliando a relação risco/benefício de intervenções e prevenindo novas ocorrências.

Os objetivos específicos do tratamento são:

1. fornecer suporte de acordo com a necessidade (avaliação de risco);
2. interromper e controlar a exposição (controle da fonte e do ambiente);
3. diminuir ou impedir a absorção do agente (descontaminação);
4. neutralizar ou antagonizar o agente e os seus efeitos (administração de antídotos);
5. aumentar a eliminação do agente (remoção corpórea e extracorpórea).

Tratamento inicial e suporte

A maioria das pessoas expostas a substâncias químicas de forma aguda busca o socorro antes mesmo de apresentar sintomas, e cerca de 70% dos casos são tratados no próprio local da exposição (Bronstein *et al.*, 2012). A avaliação por meio da abordagem ABCDE permite iniciar o suporte à vida em qualquer lugar.

Antes de iniciar o contato físico, o profissional deve se proteger por meio de equipamentos de proteção individual (EPI) e, se necessário, promover a limpeza e/ou retirar a pessoa do local de exposição, sempre escolhendo a forma mais segura e rápida. O suporte inicial envolve a avaliação e o tratamento das vias aéreas comprometidas, a ventilação pulmonar e a estabilidade hemodinâmica; em seguida, o controle da temperatura apenas com aquecimento ou resfriamento corporal ou do ambiente, evitando o uso de antitérmicos (ver Quadro 50.1).

Se as condições do paciente e do local permitirem, deve ser iniciada a descontaminação da pele e das mucosas, por meio de lavagem corporal, cavidade oral, nariz e olhos com água corrente em abundância. A descontaminação e a retirada das vestes devem ser feitas com manobras muito delicadas em casos de exposição a agentes cáusticos e corrosivos, para não agravar as lesões. Não devem ser oferecidos alimentos ou bebidas à pessoa exposta, mesmo sem sintomas, e qualquer medicamento deve ser administrado por indicação médica.

Aconselha-se estabelecer contato com o CIATox regional para obter orientação, inclusive quanto à necessidade de tratamento hospitalar. Caso seja necessária a remoção ao SME, o paciente deve ser mantido em local seguro e confortável, enquanto aguarda o transporte. Antes de deixar o local, deve ser feita a coleta de qualquer material suspeito, embalagens vazias, restos de vômitos, cartas, bilhetes etc., muito úteis para caracterizar a exposição.

O suporte às funções orgânicas, o mais importante tratamento nas intoxicações agudas, será ilustrado e comentado em seguida. Apontaremos algumas situações que mais suscitam dúvidas nas equipes de saúde.

Dor, ansiedade e agitação Agentes cáusticos e corrosivos, quando ingeridos ou em contato com a pele e mucosas, causam muita dor. Muitos pacientes que tentam o suicídio com essas substâncias, especialmente os homens, não se queixam de dor, por se sentirem culpados ou envergonhados. Em geral, manifestam esses sintomas com muita ansiedade e agitação, o que pode fazer o profissional considerar apenas a alteração de comportamento.

Nesses casos, os melhores medicamentos são os analgésicos opioides, que são mais potentes. Caso não possam ser usados, outros analgésicos associados a um BDZ, para diminuir a ansiedade e promover o relaxamento muscular, devem ser utilizados pelo menos até que a extensão e a gravidade das lesões sejam examinadas. Se o doente estiver alcoolizado e agitado, os fenotiazínicos serão preferidos para a sedação, com muito cuidado pela hipotensão ortostática que provocam.

Temperatura corpórea A hipertermia e a hipotermia parecem não ser muito frequentes em intoxicações em SME, mas quando ocorrem preocupam pelas complicações que se seguem e pela alta letalidade. Considera-se como hipertermia a temperatura acima de 40° C e hipotermia quando abaixo de 35° C, aferidas com termômetro retal. Os principais agentes relacionados com hipertermia são os medicamentos neurolépticos (fenotiazinas e butirofenonas); substâncias de abuso (anfetamina, cocaína, dextrometorfano, êxtase); outros adrenérgicos, anticolinérgicos e serotoninérgicos; além de salicilatos e hormônios tiroidianos. A hipotermia pode ser observada com agentes sedativo-hipnóticos (incluindo álcool), opioides, fenotiazinas, hipoglicemiantes orais e monóxido de carbono.

Frequentemente, o diagnóstico de hipertermia não é feito porque a temperatura retal em paciente não cirúrgico não é aferida rotineiramente; em muitos casos só é diagnosticada em fases avançadas da intoxicação (*e.g.*, cocaína), quando o doente já apresenta muitas complicações. O diagnóstico diferencial com outras causas de hipertermia, como infecções (p. ex., meningite, encefalite, sepse), hemorragia cerebral e crise tireotóxica deve ser precoce para que haja tempo de instituir o tratamento específico.

No SME devem ser utilizadas medidas de resfriamento corporal e/ou do ambiente, o mais rapidamente possível. O atendimento pré-hospitalar deve ser breve e, durante o transporte, pode ser utilizada aplicação externa de água ou solução fisiológica fria. Esses pacientes geralmente apresentam desidratação, com comprometimento da perfusão da pele e consequente inabilidade para liberar calor; a hidratação IV, com 1.000 mL a 1.500 mL (20 mL/kg de peso em crianças) de solução salina isotônica ou Ringer lactato, deve ser administrada para pacientes adultos.

Temperaturas de 32 a 35° C configuram hipotermia leve; de 28 a 32° C moderada; e abaixo de 28°, é grave. Disritmias cardíacas começam a surgir na hipotermia moderada e se agravam na hipotermia grave; qualquer manipulação do paciente pode precipitar disritmias. Assim, a DGI está contraindicada em pacientes hipotérmicos. Vários métodos são utilizados no combate à hipotermia, como o aquecimento externo na hipotermia leve; interno na moderada; e medidas bastante invasivas nos casos graves, que só podem ser realizadas em UTI.

Hipotensão e choque Para controlar adequadamente a hipotensão e o choque, é preciso reverter a causa. Como em muitas situações a etiologia da intoxicação não é determinada e não existe um tratamento específico e rápido como a naloxona para opioides, o tratamento deve ser iniciado revertendo a hipoxemia, a depleção de fluidos e eletrólitos e controlando a temperatura corporal, simultaneamente.

A administração de oxigênio, infusão de cristaloides (solução salina isotônica – 20 mL/kg IV) e posição de Trendelemburg (elevação das pernas e rebaixamento do tronco e da cabeça) em decúbito lateral esquerdo melhora a respiração, o retorno venoso e a perfusão dos tecidos nobres. Desde que não haja suspeita de lesão cerebral, adotar essa posição é fundamental porque evita a aspiração do conteúdo gástrico na vigência de vômitos e previne a complicação mais frequente que ocorre nas intoxicações agudas – pneumonia aspirativa.

A medida da glicemia por punção capilar deve ser sempre verificada; e a hipoglicemia, tratada imediatamente. Essas medidas simples permitem o transporte do doente ao SME em melhores condições clínicas. A intubação orotraqueal e a administração de aminas vasoativas podem ser necessárias aos doentes que não respondem à expansão de volume, aos pacientes muito graves e se o transporte até o SME for demorado. Dopamina e norepinefrina são os medicamentos mais indicados, sendo preferido o primeiro pela facilidade de usar; em casos de agentes tóxicos que produzem bloqueio de alfa-receptores, a norepinefrina deve ser adicionada em doses iniciais baixas, com aumento gradativo de acordo com a resposta do doente.

Na intoxicação aguda por praguicidas inibidores da colinesterase – organofosforados e metilcarbamatos (síndrome colinérgica), a hipotensão decorrente de hiperestimulação parassimpática (ver Quadro 50.2) é também uma consequência de intensa desidratação, por aumento de secreções e perda excessiva de líquidos e eletrólitos. No início do quadro, os doentes não precisam ser tratados com vasopressores, nem receber intubação traqueal, se forem vigorosamente hidratados e "atropinizados". *Atropinização* significa administrar doses de 1 a 4 mg (0,01 mg/kg em crianças), IV diretamente (sem diluição), a cada 5 ou 10 minutos, até serem obtidos sinais leves de intoxicação atropínica, ou seja, ausência de secreção brônquica e leve taquicardia (FC = 100 a 120). Na maioria dos casos de adultos em TS, são necessários 12,5 a 25 mg de atropina nas primeiras horas (50 a 100 ampolas de 0,25 mg/mL); com isso, a Sat.O_2 pode ser mantida em torno de 95%, com oxigenação por cateter ou máscara. Após essas medidas "corajosas", se persistir hipotensão ou evoluir em choque, redução da consciência e baixa Sat.O_2, deverão ser realizadas a intubação e a administração de medicamentos vasopressores. O grande segredo é manter disponível na ambulância do SAMU estoque suficiente de atropina para atendimento desses casos.

Efeitos muscarínicos clássicos (salivação, hipersecreção brônquica e sudorese) nem sempre são observados, porque já se instalou a desidratação antes da avaliação clínica, principalmente nas crianças pequenas, que mais fácil e rapidamente chegam a essa condição. Dois sinais são então importantes: a pupila miótica sem reflexo fotomotor (puntiforme e fixa) e a presença de diurese. A diurese pode, inclusive, simular um estado de adequada hidratação, mas é uma manifestação de estímulo exagerado da acetilcolina em receptor muscarínico; a pressão arterial em crianças pequenas dificilmente é medida no atendimento pré-hospitalar ou em SME, sendo observada a hipotensão apenas quando ocorrem sinais de má perfusão periférica (choque).

Acidose metabólica Casos dramáticos são os de pacientes que ingerem ácidos fortes, em especial aqueles intoxicados por ácido oxálico e fluorídrico, que podem se apresentar com quadros graves de acidose metabólica. Em geral, chegam logo ao SME para tratamento, rapidamente recebem bicarbonato de sódio, mas desenvolvem hipocalcemia com necessidade de imediata reposição de cálcio; sangramento, perfuração de alças intestinais, fístulas, peritonite, infeção e sepse. Geralmente, os que têm condições de alguma correção cirúrgica desenvolvem sequelas.

Uma grande quantidade de agentes causa acidose metabólica com ou sem elevado *anion gap e gap osmolal*, como ácido valproico, analgésicos (ibuprofeno, paracetamol, salicilatos), álcoois (etanol, etilenoglicol, isopropanol, metanol), cianetos, cocaína, ferro, fosfina (fosfetos), isoniazida, monóxido de carbono e teofilina (Boyle *et al.*, 2009). Doenças e estados diversos como cetoacidose diabética, estado epiléptico, hipoglicemia, insuficiência hepática, insuficiência renal, hipoxemia, rabdomiólise e sepse devem ser considerados no diagnóstico diferencial.

O tratamento inicial da acidose metabólica é feito com infusão de solução salina isotônica e suporte ventilatório; o uso de bicarbonato de sódio, em geral, começa quando o pH está ≤ 7,10, quando muitos sistemas enzimáticos já podem estar afetados pela acidose. O quadro de acidose por exposição a substâncias tóxicas, nesse nível de acidemia, pode não mais responder adequadamente à infusão de bicarbonato. O diagnóstico precoce da etiologia para a instituição do tratamento específico é a melhor forma de melhorar o prognóstico.

Insuficiência renal A insuficiência renal é uma complicação frequente nas intoxicações graves. A causa mais comum é a necrose tubular aguda, por hipoperfusão renal secundária à hipovolemia; lesões diretas pela substância tóxica e lesões indiretas por depósitos de pigmentos (hemoglobina secundária à ação hemolisante e mioglobina, secundária à rabdomiólise). A prevenção dessa complicação é a melhor solução para o doente, sendo exemplos de cuidados: 1) o tratamento com reposição de fluidos e eletrólitos, que previne a hipovolemia nas intoxicações por inibidores de colinesterases; 2) o uso de antídotos na intoxicação por cianetos (nitrito, tiossulfato e hidroxicobalamina), metais, *e.g.*, arsênio, ferro e mercúrio (quelantes) e isoniazida (piridoxina); 3) o controle adequado da agitação, hipertermia e convulsões, evitando a rabdomiólise nas intoxicações por cocaína, teofilina e estricnina; e a detecção precoce da etiologia (*e.g.*, lesão obstrutiva por oxalatos na ingestão de ácido oxálico e etilenoglicol).

Crises convulsivas Exceto em doença neurológica focal ou epilepsia, as crises ou ataques epilépticos nas intoxicações são tônico-clônicas generalizadas (convulsões). Dependendo da toxicidade do agente ou da dose, a convulsão pode ser isolada, recorrente ou contínua, sem recuperação da consciência no intervalo entre as crises (Gallagher, 2002). Neste último caso, configura-se o estado epiléptico (*status epilepticus*), uma emergência clínica que precisa ser tratada e controlada para evitar complicações.

Nas crises epilépticas, o uso do melhor medicamento depende da etiologia do problema. As convulsões de origem tóxica são tratadas em geral do mesmo modo, com uso de BDZ e BBT, preferencialmente diazepam, no início, e manutenção com fenobarbital. O tratamento deve ser realizado no atendimento pré-hospitalar, da forma habitual, iniciando com diazepam IV ou midazolam intranasal, caso o acesso venoso seja difícil. Fenitoína associada ao diazepam pode ser uma opção em determinados casos, mas é menos efetiva que o fenobarbital. Não se deve utilizar fenitoína de forma isolada, pois não é efetiva, sendo contraindicada em algumas situações, como na intoxicação por teofilina e na síndrome de abstinência alcoólica (Braitberg, 2004).

Suporte geral ao paciente em coma Como o estado de coma é uma emergência frequente e de etiologia variada, seu tratamento deve ser baseado na causa específica. O suporte do doente implica no conhecimento da duração desse estado, sem, para isso, necessitar de determinação das concentrações séricas do agente causal. O uso de antídotos (*e.g.* BDZ) e da eliminação de agentes tóxicos (*e.g.*, fenobarbital, teofilina) não depende dos níveis séricos dos agentes, mas do quadro clínico e do prognóstico para cada paciente.

Estados de coma muito prolongados são decorrentes de complicações (*e.g.*, edema cerebral por convulsões prolongadas e hipoxemia) e estão relacionados com novas complicações, sendo as mais comuns as infecções, a desnutrição, a atrofia muscular e as lesões de decúbito. A nutrição adequada e a fisioterapia de início precoce auxiliam no controle de complicações, reduzindo a extensão e a gravidade das sequelas.

Descontaminação gastrointestinal (DGI)

A DGI é um conjunto de métodos utilizados com o propósito de impedir ou, pelo menos, reduzir a absorção de substâncias químicas pelo organismo, após a ingestão de doses tóxicas. Diversos métodos têm sido utilizados através dos tempos, muitos tão antigos quanto a Toxicologia. Substâncias eméticas, lavagens gástrica e intestinal, purgativos oleosos e salinos tiveram seu papel na eliminação de agentes tóxicos do trato digestório (TDG). Substâncias tóxicas como tartarato de antimônio, sulfato de cobre, sulfato de zinco e apomorfina, assim como medidas caseiras, *e.g.*, mostarda em pó, salmoura e detergentes, foram utilizadas na indução de vômitos, tanto em ambiente doméstico como hospitalar, mas há muito tempo foram abandonadas por se mostrarem ineficazes e/ou produzirem muitos efeitos indesejáveis.

Nos últimos 40 anos, indução de vômitos apenas com ipeca (IP); lavagem gástrica (LG), dose única e doses múltiplas de carvão ativado (DUCA e DMCA); alguns catárticos (CAT) e irrigação intestinal completa (IC) têm sido utilizados na prática e considerados em estudos de DGI. Nos últimos 25 anos, a DGI evoluiu de uma abordagem muito invasiva para uma menos agressiva, em consequência de uma série de publicações conjuntas da AACT e EAPCCT, a partir da década de 1990 (Albertson *et al.*, 2011).

As primeiras posições conjuntas dessas organizações sobre DGI foram publicadas em 1997, em relação ao uso de IP, LG, DUCA e IC; seguiram-se artigos sobre DMCA em 1999 e novos consensos em 2004 e 2005. Recentemente, foram publicados documentos contendo revisões das últimas posições oficiais (Caravati; Mégarbane, 2013). Entretanto, para a prática clínica, a DGI permanece um assunto bastante controverso.

Indução de vômitos com ipeca (IP) IP contém alcaloides das plantas *Cephaelis acuminata* e *Cephaelis ipecacuanha*, alguns com efeitos eméticos produzidos por irritação gástrica e estimulação central (emetina e cefalina). No final da década de 1970, IP como xarope passou a ser utilizada na DGI realizada em casa e em SME, sendo considerada benéfica, evitando a internação hospitalar, e menos tóxica que a apomorfina, a qual era administrada por via parenteral, em ambiente hospitalar (Albertson *et al.*, 2011). Os efeitos adversos mais relatados são vômitos persistentes por mais de 1 hora, pneumonia aspirativa, broncoespasmo, sangramento esofágico, bradicardia e barotrauma de mediastino.

Há evidência de que a IP está associada com pouco benefício e algumas complicações: pode atrasar a administração ou reduzir a eficácia de CA, antídotos por via oral e por IC; portanto, a recomendação atual é de que o uso rotineiro de IP deve ser *definitivamente* evitado no local da ingestão e nos SME, mas "os dados existentes são insuficientes para apoiar ou excluir sua administração logo após a ingestão de alguns agentes tóxicos específicos em raras situações" (Höjer *et al.*, 2013).

Lavagem gástrica (LG) A LG tem sido usada por mais de 200 anos na tentativa de reduzir a absorção de agentes tóxicos ingeridos. Embora nos últimos anos muitos centros especializados tenham reduzido o uso do método a poucas indicações, considerando que os riscos superam os seus benefícios, ainda é bastante utilizada, mesmo em serviços carentes de pessoal treinado e experiente para aplicá-lo.

Até hoje não existem evidências que permitam aceitar ou excluir os benefícios da LG em todos os casos, e são fracos os elementos que apoiam a indicação desse método em situações especiais. Portanto, de acordo com as recomendações atuais, a LG não deve ser utilizada de forma rotineira; nos raros casos em que for indicada, só deverá ser realizada por pessoas com adequada formação e experiência (Benson *et al.*, 2013).

Carvão ativado (CA)

> "[...] há falhas importantes nos ensaios clínicos randomizados relatados até o momento, e eles ainda não lançaram o carvão no monte de cinzas da toxicologia." (Olson, 2010, p. 196, tradução nossa)
>
> "Esperamos que estudos futuros estejam centrados em investigar os benefícios da dose única de carvão ativado em subgrupos de pacientes com intoxicação grave por agentes específicos, e que possam ser usados métodos de análise quantitativa farmacocinética e farmacodinâmica. Dose única de carvão ativado deve permanecer uma consideração importante no tratamento de intoxicação grave, mas é evidente que não é necessária para a maioria dos pacientes intoxicados." (Isbister e Kumar 2011, p. 356, tradução nossa)

O CA é um produto obtido de matéria carbonácea vegetal (madeira, turfa, casca de coco) pulverizada e superaquecida (600 a 900° C), sendo depois submetida a processos de "ativação" com vapor ou ar quente, para desgastar as superfícies internas das partículas, aumentando, assim, a capacidade de adsorver moléculas de várias substâncias químicas. A área média de superfície do CA é de 800 a 1.200 m^2/g, sendo de 2.800 a 3.500 m^2/g quando o produto é "superativado" (Olson, 2010). Os principais fatores que interferem no processo de adsorção são a polaridade da substância, o pH do meio e a quantidade de CA utilizada.

Por 200 anos, o CA tem sido reconhecido como adsorvente efetivo para muitas substâncias químicas. Entre 1980 e 1990, era aceito como o melhor recurso terapêutico para DGI em pessoas agudamente expostas, impedindo não somente a absorção dos agentes no TDG, mas interferindo diretamente no ciclo entero-hepático, diminuindo a reabsorção, funcionando como uma *diálise gastrointestinal* (eliminação pré-sistêmica). Mostrando-se efetivo em vários estudos com carbamazepina, digoxina, fenitoína, fenobarbital, paracetamol e teofilina, inclusive após *administração IV*, o CA superou sua indicação inicial, passando a ser um valioso recurso para aumentar a eliminação sistêmica de agentes tóxicos (Albertson *et al.*, 2011).

Em 1997, o método DUCA foi revisto por encomenda da AACT/EAPCCT; com base em estudos em voluntários, especialistas concluíram que a efetividade do CA diminui com o tempo e, baseados em estudos clínicos, não encontraram evidência de que a administração de CA melhorasse os resultados clínicos. Assim, a recomendação consensual foi a de que o emprego do método DUCA não deveria ser rotineiro; deveria ser considerado após ingestão de quantidade potencialmente tóxica de agente conhecidamente adsorvido pelo CA *até 1 hora*, sendo contraindicado para pacientes sem proteção da via aérea (Chyka e Seger, 1997). Essa recomendação fez diminuir muito a utilização de CA a partir dessa data, e os poucos estudos posteriores não foram suficientes para modificar o novo consenso das duas sociedades (Chyka; Seger; AACT/EAPCCT, 2005).

Embora o CA seja geralmente bem tolerado, eventos adversos (vômitos) e raras complicações, como pneumonia aspirativa e obstrução intestinal, são descritas após sua utilização, estando principalmente associados ao método DMCA (Bairral, Saito e Morrone, 2012). Um aumento significativo do risco desses eventos foi observado quando havia vômito espontâneo prévio à administração, uso pré-hospitalar e necessidade de medidas específicas para tratamento, *e.g.*, intubação (Albertson *et al.*, 2011). Em casos de ingestão de agentes que afetam o peristaltismo (anticolinérgicos) e a musculatura voluntária (miorrelaxantes), DMCA oferece risco de obstrução e perfuração de alças intestinais.

A administração de CA é problemática. Seu aspecto escuro e particulado, a frequência de vômitos nas intoxicações, o uso de sonda nasogástrica e as alterações comportamentais observadas em muitos pacientes expostos a agentes tóxicos dificultam a aderência ao tratamento. As principais razões para o não cumprimento da prescrição de CA são a recusa do paciente e a presença de vômitos. O intervalo de tempo entre a ingestão tóxica e o atendimento é outro fator que interfere no uso de CA. Apesar de consultas aos CIATox serem feitas até 1 hora da exposição tóxica em 47,6% dos casos (Nicolella, Ferreira e Lessa, 2012), outros estudos mostram que, entre a exposição e a chegada do paciente ao SME, existe um intervalo de tempo variável de 21 minutos a 16 horas, com mediana de 136 minutos (Karim *et al.*, 2001); em zona rural, a mediana de tempo entre a ingestão e a chegada da ambulância é de 1 hora e 23 minutos; para o atendimento hospitalar, é de 2 horas e 15 minutos (Isbister, Dawson e Whyte, 2003).

Em excelente revisão sobre CA, Olson (2010) contribui com um esquema racional para nortear a decisão clínica quanto ao uso desse método de DGI. Outros autores concluem que, embora o benefício de DUCA seja improvável em muitos pacientes expostos a overdoses, em algumas situações graves, os benefícios superam os baixos riscos do tratamento; assim, o uso de DUCA deve ser baseado na toxicidade potencial do agente ingerido e no benefício potencial do método, equilibrado pela disposição e condição do doente para receber o tratamento (Isbister e Kumar, 2011).

Com relação ao método MDCA (diálise gastrointestinal), a posição conjunta da AACT/EAPCCT (1999) foi a seguinte: não deve ser administrado sem proteção das vias aéreas, não deve ser usado com doses repetidas de catárticos e, com base em estudos experimentais e clínicos, apenas deve ser considerado na ingestão de *carbamazepina*, *dapsona*, *fenobarbital*, *quinina* ou *teofilina* em quantidades que ameaçam a vida. Esse método será abordado especificamente no item referente à eliminação de agentes tóxicos.

Catárticos (CAT) Substâncias que facilitam a evacuação intestinal são denominadas *laxantes*, *catárticos* ou *purgantes*. Os laxantes promovem a eliminação de fezes semilíquidas em 6 horas a 3 dias, dependendo da substância e da dose; catárticos provocam evacuação aquosa em 1 a 3 horas; e purgantes produzem eliminações mais intensas. Os mesmos medicamentos podem ser utilizados para as 3 funções, variando apenas as doses (Howland, 2002).

O uso de catárticos salinos (citrato de magnésio e sulfato de sódio ou de magnésio) e de açúcares (manitol e sorbitol) fundamenta-se no fato de que eles são pouco absorvidos pelo TDG e estabelecem gradiente osmótico favorável à passagem de água para o lúmen intestinal. Os CAT foram utilizados por muito tempo, isoladamente ou associados ao CA, para acelerar a eliminação do complexo agente tóxico/CA, mas seu benefício nunca foi demonstrado. Além disso, são descritos efeitos adversos, principalmente em crianças, como diarreia, desidratação, hipernatremia e hipermagnesemia (Albertson *et al.*, 2011).

O consenso AACT/EAPCCT de 1997 não apontou benefício no uso de CAT isoladamente, observou que estudos experimentais eram conflitantes e que não foram publicados estudos clínicos sobre a capacidade de CAT com ou sem CA reduzir a biodisponibilidade de substâncias ou de melhorar o desfecho dos casos de intoxicações (Barceloux, McGuigan e Hartigan-Go, 1997). Posteriormente, o uso de CAT isolado foi excluído como método de DGI; o uso rotineiro de CAT com CA não foi recomendado e, sendo CAT usado, deveria se limitar a uma única dose para minimizar os seus efeitos adversos (*Position paper: cathartics*, 2004).

Irrigação intestinal completa (IC) IC tem sido utilizada por aproximadamente 25 anos na tentativa de reduzir a absorção de substâncias pouco ou não adsorvidas pelo CA, como metais, medicamentos com revestimento entérico ou de liberação lenta; baterias metálicas e drogas ilícitas encapsuladas ingeridas com propósito de tráfico à distância. Polietilenoglicol e soluções isotônicas de lavagem (PEG-SIL), com ou sem CA, são administrados aos pacientes (via oral ou por sonda nasogástrica em velocidades de 0,5 a 2 L/hora) na tentativa de expulsar do TDG medicamentos e corpos estranhos liberadores de substâncias tóxicas. Os efeitos adversos relevantes são vômitos, dor abdominal e pneumonia aspirativa. As contraindicações de IC são pelo menos 5:

1. via aérea comprometida e não protegida;
2. íleo adinâmico;
3. convulsões;
4. instabilidade (respiratória/circulatória);
5. obstrução intestinal (suspeita ou confirmação).

O primeiro consenso AACT/EAPCCT recomendou IC em casos especiais, e não como método rotineiro em DGI, enfatizando as contraindicações. Com base em estudos com voluntários, poderia ser considerada na ingestão tóxica de medicamentos de liberação lenta ou de revestimento entérico, mas permanecer como *opção teórica* na ingestão de ferro, chumbo, zinco e recipientes liberadores de drogas ilícitas, visto que os dados disponíveis eram insuficientes para apoiar ou excluir o uso do método nessas situações (Tenenbein, 1997). O documento conjunto posterior apontou ausência de nova evidência, manteve as recomendações de indicação e contraindicação, acrescentando uma nova informação - administração concomitante de CA e IC pode reduzir a efetividade do CA, com incerta relevância clínica da interação (*Position paper: whole bowel irrigation*, 2004).

Resumo da evolução das indicações de DGI Albertson *et al.* (2011), em revisão de estudos sobre a evolução da DGI, concluem que a abordagem agressiva anterior está sendo cada vez mais substituída por outras com menos ênfase em DGI e mais ênfase no cuidado de suporte. As recomendações atuais para DGI baseiam-se em alguns ensaios clínicos; pequenas séries de casos; análises retrospectivas; e estudos em animais, podendo ser resumidas nos seguintes pontos:

1. IP, LG, CA e CAT são agora usados com menos frequência no ambiente hospitalar;
2. IC é recomendada com poucos dados clínicos de qualidade na ingestão de medicamentos de liberação lenta e corpos estranhos liberadores de drogas (*mulas* ou *body packers*) em paciente assintomático;
3. as recomendações atuais para utilização de CA (DUCA e DMCA) são limitadas;
4. CA parece ser mais eficaz quando administrado até 1 hora após a ingestão;
5. o uso de poliestirenossulfonato de sódio como aglutinante de lítio é baseado em dados limitados.

Sugerimos um algoritmo para auxiliar o médico quanto aos procedimentos de DGI, conforme a Figura 50.2.

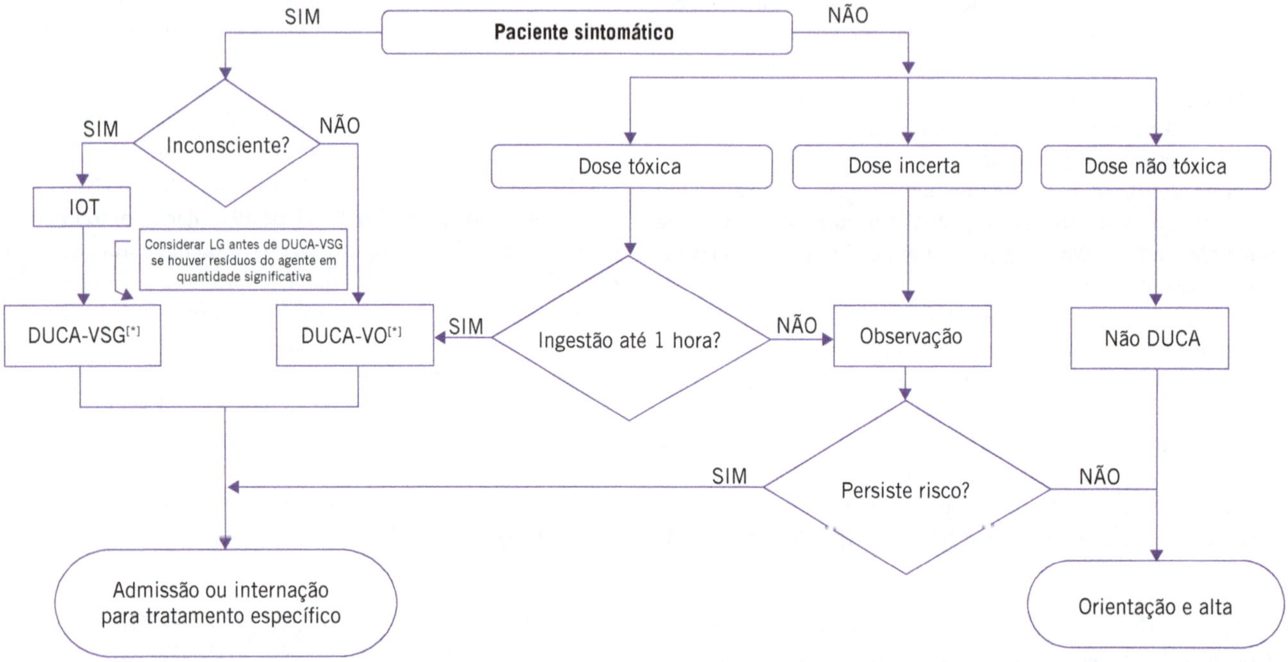

Figura 50.2 Algoritmo para DGI.
DGI: descontaminação gastrointestinal; DUCA-VO: dose única de carvão ativado via oral; DUCA-VSG: dose única de carvão ativado via sonda gástrica; IOT: intubação orotraqueal; LG: lavagem gástrica. [*] Observar contraindicações
Fonte: Adaptada de Amaral e Collares, 2007.

Quadro 50.5 DGI: principais métodos, indicações, contraindicações e procedimentos.

Método	Indicações	Contraindicações/Precauções	Procedimentos
Carvão ativado (CA)	Casos de ingestão de substâncias bem adsorvidas pelo CA.	Risco de aspiração do conteúdo gástrico em doentes com depressão neurológica e vias aéreas não protegidas. Risco de sangramento e perfuração do TDG.	Crianças até 1 ano: 0,5 a 1 g/kg de peso (10 a 25 g). Crianças de 1 a 12 anos: 1 g/kg de peso (25 a 50 g). Adolescentes e adultos: 50 a 100 g/dose.

(*continua*)

Quadro 50.5 DGI: principais métodos, indicações, contraindicações e procedimentos. (*Continuação*)

Método	Indicações	Contraindicações/Precauções	Procedimentos
		Agente pouco ou não adsorvido pelo CA: metais e semimetais (*e.g.*, ferro, lítio, arsênio; ácidos e bases fortes (corrosivos e cáusticos); solventes orgânicos incluindo álcoois.	
Catártico (CAT)	Não há indicação formal.	Crianças pequenas, idosos e pessoas debilitadas. Depleção de líquidos e desequilíbrio eletrolítico. Íleo adinâmico. Obstrução intestinal e perfuração intestinal	Sulfato de magnésio: recomenda-se dose única no caso de não haver trânsito intestinal adequado com o uso de múltiplas doses de CA; não misturar ao CA. Crianças: 250 mg/kg de peso (2,5 mL/kg de sol. 10%). Adultos: 15 g ou 150 mL de solução a 10%.
Lavagem gástrica (LG)	Em situação excepcional que envolve grande quantidade de agente comprovadamente tóxico ou com toxicidade potencializada por associação entre agentes.	Risco de aspiração do conteúdo gástrico em doentes com depressão neurológica e vias aéreas não protegidas. Risco de sangramento e perfuração do TDG. Ingestão de ácidos e bases fortes.	Lavagem via sonda *orogástrica* várias vezes até obter retorno de líquido claro, sem resíduos. Crianças: 10 mL/kg de soro fisiológico (SF) morno por vez. Adultos: 200 mL a 300 mL de SF morno ou água morna por vez.
Indução de vômitos com ipeca (IP)	Deve ser evitada tanto no local da ingestão quanto em SME.	Ipeca pode atrasar a administração ou reduzir a eficácia do CA e de antídotos por via oral, assim como da IC.	Procedimento não recomendado.
Irrigação intestinal completa (IC)	Doses tóxicas de agentes pouco adsorvidos pelo CA. Agentes de liberação lenta no TDG: medicamentos de liberação lenta; baterias (disco) alcalinas (liberam metais tóxicos); drogas ilícitas para tráfico à distância ("mulas").	Vias aéreas não protegidas. Íleo adinâmico. Obstrução ou perfuração gastrointestinal. Vômitos incontroláveis. Instabilidade hemodinâmica.	Infusão oral ou VSG de solução de polietilenoglicol e eletrólitos até obter efluente completamente claro: • crianças de 1 a 6 anos: 500 mL/hora; • crianças de 6 a 12 anos: 1.000 mL/hora; • adolescentes e adultos: 1.500 a 2000 mL/hora.

Fonte: Adaptado de Höjer *et al.*, 2013.

Antídotos e medicamentos auxiliares

O termo "antídoto" origina-se da palavra grega *antidoton*, que significa "algo dado contra", e será aqui utilizado para denominar *toda substância* capaz de impedir a ação de outra considerada mais tóxica ou opor-se aos seus efeitos no organismo. A administração de antídotos é parte importante do atendimento de emergência, no entanto, frente aos milhões de substâncias às quais uma pessoa pode estar exposta, os antídotos compõem limitado arsenal terapêutico, com algumas dezenas de medicamentos específicos e não específicos (Quadro 50.6). Dentre eles, poucos possuem evidências de eficácia e segurança, sendo suas indicações geralmente propostas por meio de consensos entre os especialistas (Isbister e Buckley, 2016). As recomendações encontradas nesses consensos são boas ferramentas para o uso racional e a manutenção de estoques de antídotos em hospitais que oferecem atendimento de emergência a intoxicados (Dart *et al.*, 2018).

Quadro 50.6 Principais indicações de antídotos e medicamentos adjuvantes.

Agentes/grupos de agentes/estado clínico	Antídotos
Ácido fluorídrico, ácido oxálico	Gluconato de cálcio[ǂ]
Acidose metabólica	Bicarbonato de sódio[ǂ]
Adrenérgicos (ação curta)	Fentolamina
Agentes moderadamente e bem adsorvidos	Carvão ativado
Alumínio	Desferroxamina[ǂ]
Anticolinérgicos	Fisostigmina[#]

(*continua*)

Quadro 50.6 Principais indicações de antídotos e medicamentos adjuvantes. (*Continuação*)

Agentes/grupos de agentes/estado clínico	Antídotos
Arsênio	Ácido dimercaptosuccínico (DMSA, Succímero)[§], dimercaprol (BAL)
Benzodiazepínicos	Flumazenil[ǂ]
Betabloqueadores adrenérgicos	Atropina[ǂ], glucagon, infusão de lipídios a 20%
Bloqueadores de canais de cálcio	Atropina[ǂ], glucagon, infusão de lipídios a 20%
Carbamatos n-metilderivados (inseticidas)	Atropina[ǂ]
Chumbo (inorgânico)	Edetato cálcico dissódico, (DMSA, Succímero)[§], Dimercaprol (BAL)
Cianeto (ácido cianídrico e sais)	Kit – nitrito de amila[§], nitrito de sódio[ǂ] e tiossulfato de sódio[ǂ]
Cianeto, especialmente quando inalado em fumaça de incêndio	Hidroxicobalamina[ǂ]
Cobre (sais)	D-Penicilamina[ǂ], dimercaptopropanosulfonato de sódio (DMPS)
Convulsões e *status epilepticus*	Diazepam, fenobarbital e tiopental sódico
Dietilenoglicol	Fomepizol (4-metilpirazol), etanol
Digitálicos (digoxina/digitoxina)	Atropina[ǂ], anticorpo digoxina-específico[§]
Etilenoglicol	Fomepizol (4-metilpirazol)[§], etanol
Ferro (sais)	Desferroxamina[ǂ]
Fosfina e fosfetos	Oxigênio
Heparina	Protamina[ǂ]
Hipertensão (por adrenérgico de curta duração)	Fentolamina
Hipertermia maligna	Dantroleno
Hipoglicemiantes orais (sulfonilureias)	Octreotida[ǂ]
Isoniazida	Piridoxina (vitamina B6)[ǂ]
Lítio e outras drogas de liberação lenta	Polietilenoglicol em combinação com soluções eletrolíticas
Mercúrio (inorgânico)	Dimercaptopropanosulfonato de sódio (DMPS)[§]
Metanol	Fomepizol[§], etanol absoluto[§]
Metotrexato	Ácido folínico[ǂ]
Monóxido de carbono	Oxigênio
Neurolépticos (síndrome maligna)	Bromocriptina[ǂ]
Neurolépticos e metoclopramida (distonia aguda)	Biperideno[ǂ], benzotropina[§]
Nitritos e outros nitrogenados (MetaHb)	Cloreto de metiltionínio (azul de metileno)
Opioide	Naloxona[ǂ]
Organofosforados (inseticidas)	Atropina[ǂ], obidoxima[§], pralidoxima[ǂ]
Paracetamol	N-acetilcisteína
Serotoninérgica (síndrome leve/moderada)	Ciproeptadina
Tálio	Azul da Prússia[§]
Valproato (ácido valpróico)	L-carnitina[§]
Varfarina e outros anticoagulantes orais	Fitomenadiona (vitamina K1)

DMSA (Succímero): ácido dimercaptosuccínico; DMPS: dimercaptopropanosulfonato; MetaHb: metemoglobina.
[#] Deve ser evitada quando há riscos de convulsão e para agentes com efeitos cardiotóxicos.
[ǂ] Antídotos que constam da RENAME 2020; [§] Antídotos não existentes no Brasil.
Fonte: Desenvolvido pela autoria.

Como todo tratamento, os benefícios devem superar os riscos e a administração deve ocorrer em dose e tempo ideais para obtenção do melhor resultado. Nem todos os antídotos estão disponíveis nos SME para essa função. Apesar da constatação de que a maioria das intoxicações evolui bem com o tratamento de suporte, em alguns casos é fundamental a intervenção com antídotos. Embora geralmente sejam administrados depois de medidas de recuperação e controle de funções vitais e/ou descontaminação, há situações em que os antídotos devem ser aplicados imediatamente, antes que ocorram danos irreversíveis, inclusive o óbito:

1. intoxicação por monóxido de carbono – O_2 a 100%;
2. intoxicação por cianeto – kit para cianeto;
3. intoxicação por opioides – naloxona;
4. síndrome colinérgica (muscarínica) grave – atropina;

5. metemoglobinemia sintomática – azul de metileno.

As dificuldades de acesso aos antídotos estão relacionadas a vários fatores, como:

- escassez de trabalhos que mostrem evidência para as indicações;
- ausência de estudos regionais e nacionais sobre as demandas;
- pouco conhecimento pelos profissionais de saúde sobre os métodos de administração;
- falta de planejamento dos serviços de saúde para aquisição e manutenção de estoques adequados;
- alto custo de certos medicamentos utilizados exclusivamente como antídotos (uso restrito);
- excesso de burocracia na importação de produtos industrializados ou matéria-prima para manipulação;
- nenhum interesse de laboratórios de manipulação na fabricação de produtos de uso restrito.

Além disso, entre os próprios CIATox não há consenso estabelecido para manter estoques mínimos desses medicamentos nas unidades de assistência emergencial. Assim, é importante que médicos e farmacêuticos trabalhem juntos para avaliar as necessidades locais e regionais, que os CIATox forneçam dados sobre as necessidades já caracterizadas e que as associações das especialidades continuem a empreender esforços junto aos gestores para o desenvolvimento de uma política nacional de atenção às pessoas intoxicadas, e diretrizes para uso racional e distribuição de antídotos essenciais.

Eliminação de agentes tóxicos

Apesar dos avanços no tratamento de suporte, DGI e antídotos, um número significativo de adultos e crianças necessitam de intervenções capazes de aumentar a eliminação de agentes tóxicos absorvidos, contribuindo para melhorar o desfecho das intoxicações. Essas intervenções podem ser classificadas de acordo com a forma de eliminação: corpórea ou extracorpórea.

Eliminação corpórea de agentes tóxicos A eliminação corpórea de agentes tóxicos (ECAT) é realizada por meio de métodos que promovem a aceleração de processos fisiológicos dentro do organismo, sendo mais comuns a *diálise gastrointestinal*, a *administração de resinas* e a *eliminação renal*. De forma geral, essas intervenções não oferecem resultados comparáveis às extracorpóreas, mas podem ser instituídas rapidamente na maioria dos SME.

Diálise gastrointestinal O uso de DMCA funciona possivelmente por dois mecanismos: interrupção da circulação entero-hepática de agentes secretados na bile e redução da sua concentração luminal, possibilitando a difusão passiva dos capilares ao lúmen. Assim, a mucosa intestinal funciona como membrana dialítica, daí o termo "diálise gastrointestinal" introduzido por Levy em 1982 (Ghannoum e Gosselin, 2013).

Administrado em doses de 0,5 g/kg, 2/2 horas ou 1 g/kg 4/4 horas, o método oferece maior número de partículas de CA por mais tempo, permitindo adsorver substâncias que permanecem no TDG, como medicamentos de liberação lenta, cápsulas entéricas, baterias, drogas em recipientes resistentes ou mesmo grandes quantidades de comprimidos que formam massas endurecidas (bezoares). DMCA parece ser mais efetivo para substâncias com pequeno volume de distribuição (Vd), baixa taxa de ligação proteica, meia vida de eliminação ($t_{1/2}$ß) prolongada, baixo *clearance* intrínseco e um estado não ionizado ao pH fisiológico.

Administração de resinas O *poliestirenossulfonato de sódio* é uma resina de troca catiônica usada no tratamento de hipercalemia, podendo também se ligar a outros cátions, como lítio, ferro e tálio, mas seus benefícios ainda não foram comprovados.

A *colestiramina* é uma resina que promove a eliminação de digoxina, digitoxina, alguns anti-inflamatórios e varfarina; embora seja muito menos eficaz que os anticorpos específicos, ela tem sido utilizada nos locais onde esses antídotos não estão disponíveis, sem comprovação de eficiência.

Eliminação renal A infusão intravenosa (IV) de cristaloides para aumentar a eliminação de substâncias na presença de função renal preservada, com ou sem diuréticos (diurese forçada), foi um procedimento utilizado por muitos anos. No entanto, sua efetividade nunca foi demonstrada, e as complicações associadas com esse tratamento – sobrecarga de fluidos, desequilíbrio eletrolítico, edema pulmonar e cerebral – estimularam o abandono dessa prática. A diurese com manipulação do pH urinário (acidificação e alcalinização de urina) foi também considerada por muito tempo como medida de eliminação de várias substâncias (ácidos e bases fracas).

Acidificação urinária A administração IV de cloreto de amônio e ácido ascórbico em casos de intoxicação por medicamentos (*e.g.*, amantadina, anfetamina, quinidina e fenciclidina) promovia discreto aumento da eliminação de agentes e oferecia o risco de acidose metabólica, complicando a condição do doente. Esse método não é mais utilizado.

Alcalinização urinária Neste método de eliminação é a feita infusão IV de bicarbonato de sódio para produzir urina alcalina (pH ≥ 7,5). No último consenso AACT/EAPCCT, foi proposto a substituição dos termos *diurese alcalina* e *diurese alcalina forçada* pelo termo *alcalinização urinária*, para deixar bem claro que o objetivo principal do método é manipular o pH da urina, e não promover a diurese. Com base em estudos clínicos e em voluntários, a recomendação de alcalinização urinária como primeira linha de tratamento foi feita apenas para duas situações: 1) pacientes com intoxicação moderada ou grave por salicilatos, que não preenchem os critérios para hemodiálise; 2) pacientes com intoxicação pelo herbicida *ácido 2,4-diclorofenoxiacético* (2,4-D), sendo, nesse caso, recomendado alto fluxo urinário – aproximadamente 600 mL/hora (adultos). A alcalinização urinária não foi mais considerada primeira escolha na intoxicação por *fenobarbital*, que se beneficia mais com DMCA, nem por *clorpropamida*, sendo preferido apenas o suporte com infusão de glicose (Proudfoot, Krenzelok e Vale, 2004).

Eliminação extracorpórea de agentes tóxicos

> "Embora, sem dúvida, os tratamentos extracorpóreos possam remover certos agentes tóxicos do organismo, não está claro se isso é equivalente a um resultado favorável. [...]

> Quase toda a evidência atual é composta por relatos e séries de casos. [...] Nas intoxicações em que as indicações de tratamentos extracorpóreos são mais discutíveis e para as quais existem tratamentos alternativos, a relação risco-benefício é inegavelmente superior." (Ghannoum e Gosselin, 2013, p. 96-97, tradução nossa)

A eliminação extracorpórea de agentes tóxicos (EECAT) envolve processos não fisiológicos que, em geral, utilizam circuitos externos. Sua aplicação nas intoxicações agudas foi grande entre 1970 e 1980, diminuiu a partir de 1990 e voltou a crescer nos últimos anos. A explicação para isso pode estar em alguns desses fatores: 1) maior sofisticação nas técnicas; 2) combinação entre os métodos; 3) disponibilidade de equipamentos modernos com relativa facilidade de manuseio; 4) melhor qualificação profissional; e 5) aumento da disponibilidade de agentes mais tóxicos, principalmente medicamentos (Bunchman e Ferris, 2011; Ghannoum e Gosselin, 2013).

Embora a EECAT pareça mais eficiente que a ECAT, seus métodos são mais invasivos, necessitam ser aplicados em centros especializados e demandam alto investimento em equipamentos e qualificação de pessoal. Além disso, está relacionada a várias complicações, como hipotensão, distúrbios hidreletrolíticos e metabólicos, leucopenia, trombocitopenia, hemorragia e embolia gasosa; as mais frequentes parecem estar associadas com a colocação de cateter, podendo causar pneumotórax, punção arterial e sangramento (Ghannoum e Gosselin, 2013).

Costuma-se afirmar que a EECAT é um recurso utilizado para salvar vidas, em situações especiais. Justifica-se em casos de intoxicações graves para os quais não existem antídotos eficientes; as medidas de suporte não mostram bons resultados; os processos de depuração natural encontram-se comprometidos (falência hepática e/ou renal); e se a eliminação do agente puder ser aumentada em 30% ou mais (de Pont, 2007). Ainda é preciso considerar que não há evidência para a maioria das indicações de EECAT, e suas complicações não são suficientemente estudadas (Ghannoum e Gosselin, 2013). A compreensão da eficiência desses métodos demanda conhecimentos sobre propriedades da molécula, distribuição no organismo, via e taxa de depuração endógena (propriedades físico-químicas e parâmetros farmacocinéticos). Ao considerar a EECAT para o doente, é aconselhável que o médico estabeleça contato com um CIATox, que geralmente dispõe de informações atualizadas sobre indicação, escolha do método e riscos envolvidos.

Os métodos mais utilizados para EECAT são: hemodiálise (HD), hemofiltração (HF), hemoperfusão (HP), diálise peritoneal (DP), terapia renal substitutiva contínua (TRSC), exsanguineotransfusão (EXST) e plasmaferese. Novas formas de terapia renal substitutiva, incluindo a HD de alto fluxo e a TRSC, têm substituído o uso de HP (de Pont, 2007; Bunchman e Ferris, 2011); a TRSC parece ser mais bem indicada aos pacientes hemodinamicamente instáveis que não podem tolerar a intervenção com a HD convencional (Kim e Goldfarb, 2010). A HD intermitente proporciona os melhores resultados com a mais baixa incidência de complicações, devendo ser preferida para a maioria dos casos de intoxicação (Ghannoum e Gosselin, 2013).

Outros tratamentos e encaminhamentos

Quando os melhores tratamentos disponíveis não são as melhores soluções para as pessoas, podem gerar insegurança, desconfiança e problemas éticos. Na tentativa de preservar a vida, tratamentos agressivos podem ser necessários, sem, contudo, propiciar boa qualidade de vida. Isso acontece com muitos pacientes que ingerem substâncias cáusticas, ocorrências crescentes que têm preocupado os profissionais da saúde em todo o mundo (Dassanayake e Gnanathasan, 2012).

Substâncias químicas irritantes, corrosivas ou cáusticas geralmente interagem no próprio sítio de exposição produzindo lesões localizadas, mas não é raro o comprometimento de estruturas próximas, resultando em complicações. Além disso, quando absorvidas podem produzir efeitos em outros órgãos e sistemas. As exposições ocorrem mais comumente por ingestão, contato cutâneo, mucosa ocular ou inalação, no entanto todas essas vias são possíveis simultaneamente (*e.g.*, quedas acidentais em tanques de produtos químicos).

As lesões causadas por ácidos e bases no TDG são diferentes: os ácidos causam *necrose de coagulação*, formando úlceras que limitam a sua penetração em planos profundos; os álcalis reagem com as proteínas teciduais e provocam *necrose de liquefação ou saponificação*, penetrando mais profundamente. Substâncias alcalinas têm maior viscosidade e permanecem por mais tempo no esôfago.

Afirmações como "se não há lesão de orofaringe, não haverá lesão de esôfago ou estômago" e "ácidos provocam lesão no estômago, mas preservam o esôfago" são mitos. As lesões podem ser graves e resultar em complicações, dependendo do agente, da concentração e do tempo de contato com os tecidos, mas, comparada com substâncias alcalinas, a ingestão de ácidos fortes está relacionada à maior incidência de complicações sistêmicas, como disfunção hepática, insuficiência renal, CIVD e hemólise (Contini e Scarpignato, 2013). Os principais sinais e sintomas são dor na cavidade oral, região retrosternal e abdominal; vômitos e hematêmese; casos muito graves podem chegar ao SME com hipotensão e choque. A ausência de sintomas não implica em ausência de lesões, por isso, todos os casos devem ser examinados e observados no hospital.

O atendimento inicial ao doente deve ser rápido (ABCDE), com especial atenção à analgesia, controle da respiração e da hipotensão. Tosse e sufocação, rouquidão e sinais de dificuldade respiratória requerem o uso de corticosteroides, devendo ser considerada a traqueostomia nos casos de atendimento pré-hospitalar, pois a intubação às cegas é definitivamente contraindicada. A descontaminação cutânea ou ocular deve ser cuidadosa, sendo contraindicada em casos de ingestão, bem como a administração oral de líquidos e soluções neutralizantes de pH, pois produzem reações exotérmicas e agravam as lesões. A inserção de sonda nasogástrica para impedir vômitos ou manter livre a luz do esôfago não tem eficácia comprovada, não devendo também ser inserida às cegas em função do risco de perfuração.

Os melhores recursos para a avaliação (endoscopia, radiologia contratada, ultrassonografia e tomografia) estão disponíveis em alguns hospitais terciários, especializados ou de ensino, sendo necessária a transferência do doente. O transporte de regiões distantes para os grandes centros é demorado, geralmente inadequado ou não está disponível; a gravidade do estado clínico em casos de TS ou acidentes graves em crianças e idosos pode impossibilitar essa prática. Além disso, a cirurgia de emergência quase sempre é indicada com base nas informações sobre a substância, quantidade ingerida e critérios clínicos. Quando houver dúvida sobre a possibilidade de complicações, o procedimento cirúrgico é o melhor tratamento em casos de ingestão de quantidades excessivas. Nesses casos, não é rara a laparotomia com ressecção de esôfago, estômago e duodeno e posterior alimentação por jejunostomia. Quando os doentes conseguem sobreviver ao ato cirúrgico, permanecem por longos períodos em UTI e geralmente desenvolvem infecção e várias outras complicações pós-cirúrgicas.

Talvez não exista um tipo de intoxicação que suscite mais controvérsias com relação ao tratamento do que a ingestão de cáusticos. A eficácia de medicamentos como inibidores da bomba de próton, bloqueadores H_2, corticosteroides e antibióticos leva a debates intermináveis. Em revisão recente, Contini e Scarpignato (2013) mostram com detalhes essa discussão. O que não se discute são indicações precoces de endoscopia (se possível também tomografia) para a classificação das lesões, programação do tratamento e previsão de sequelas; internação em UTI nos casos graves; suporte nutricional adequado; e orientação psicológica. O prognóstico deve ser apresentado claramente ao doente e aos seus familiares para que, após a alta, possa haver maior aderência ao tratamento ambulatorial.

Ingestão de baterias Baterias alcalinas e/ou compostas por metais tóxicos têm sido cada vez mais envolvidas em acidentes tóxicos. No CIT-RS, foram registrados 51 casos de exposição não intencional a "pilhas e baterias tipo disco", sendo 40 casos (78%) de exposição de crianças menores de 6 anos (Nicolella, Ferreira e Lessa, 2012). Nos Estados Unidos, no período de 1997 a 2010, foram estimados 40.400 atendimentos em SME a crianças menores de 13 anos, por incidentes com baterias utilizadas em brinquedos, controle-remotos, relógios, aparelhos de audição etc. Dessas crianças, 10% foram hospitalizadas e 72% eram menores de 4 anos. As baterias foram identificadas como do tipo disco (58%) ou cilíndricas (11%). Ocorreram 14 óbitos, todos em menores de 4 anos, sendo a maioria por baterias tipo disco (CDC, 2012).

Além de deglutidas (76,6%), essas baterias podem ser levadas à boca (7,5%) ou inseridas em cavidade nasal (10,2%) e canal auricular (5,7%) (Sharpe, Rochette e Smith, 2012; Rodríguez *et al.*, 2013). A principal preocupação é com a bateria de lítio 3 volts com diâmetro ≥ 20 mm, que pode alojar-se no esôfago, resultando em queimadura grave em apenas 2 horas, além de sérias complicações e óbito. Na ingestão, 3 mecanismos são propostos para explicar os efeitos nocivos: 1) vazamento de eletrólitos alcalinos; 2) necrose isquêmica pela pressão do corpo estranho; e 3) produção de corrente eletrolítica externa que hidrolisa os fluidos dos tecidos, gerando hidróxido no polo negativo, sendo esse terceiro mecanismo atribuído às lesões graves no caso de as baterias permanecerem alojadas no esôfago (CDC, 2012). Pode causar lesão da mucosa em 1 hora, erosão da camada muscular em 2 a 4 horas, perfuração em 8 a 12 horas e produzir estenose esofágica, fístula traqueoesofágica, e mediastinite (Rodríguez *et al.*, 2013).

As crianças podem não apresentar sintomas logo após a ingestão; costumam negar a própria ingestão, a de outras crianças da família e de amiguinhos, mesmo quando questionadas. Como os sintomas são inespecíficos podem ser confundidos com doenças comuns da infância (vômitos, dor abdominal, febre e diarreia). Por isso, quando o incidente não foi observado, todos esses fatores contribuem para que não seja feito ou retarde o diagnóstico. Quando presentes, o desconforto respiratório e a disfagia facilitam o diagnóstico, desde que haja suspeita de aspiração de corpo estranho.

É fundamental a diferenciação entre uma moeda e uma bateria tipo disco; esta se apresenta como imagem de duplo contorno ao radiografia simples de tórax ou de abdome. A indicação é de retirada endoscópica imediata. Quando a bateria não se encontra mais acessível à endoscopia, é necessário acompanhar sua eliminação por meio de radiografias. Durante a progressão pelo TDG, se forem observados sinais de perfuração, deve ser indicada cirurgia de urgência, como nos outros casos de ingestão de cáusticos.

Corpos estranhos liberadores de drogas Corpos estranhos que contêm substâncias de abuso podem ser ingeridos ou introduzidos em outros orifícios do organismo – anal e vaginal. Dependendo do propósito e da quantidade utilizada, a pessoa que ingere drogas é chamada de *body stuffer* e *body packer* (engolidores, emissários ou mulas); *body pusher* é a pessoa que introduz a droga no reto ou na vagina. Esses casos envolvem situações complicadas com a polícia e representam alto risco de intoxicação aguda e óbito.

Body stuffers são usuários de drogas ou pequenos traficantes que ingerem as drogas que possuem no momento para fugir de um flagrante policial. Nesse caso, podem ingerir quantidades não muito grandes de qualquer tipo de droga ilícita. Passado o perigo de serem detidos, eles provocam o vômito, mas se não eliminam a droga, procuram o SME, chegando apreensivos sobre o incidente, e geralmente informam a dose exata ingerida; podem chegar já com sintomas, pois facilmente as embalagens se abrem, liberando as drogas. O tratamento é conservador, com observação, administração de CA e outras medidas conforme o tipo de droga ingerida. A LG e a IC são contraindicadas.

Body packers ou *mulas* são pessoas que ingerem grandes quantidades de drogas, principalmente cocaína e heroína, com o propósito de tráfico internacional. O primeiro caso de tráfico de drogas por ocultação interna foi descrito em 1975; nessa época, a letalidade era maior porque as embalagens eram pouco resistentes e inadequadas a esse propósito (balões, preservativos, papel alumínio ou luvas de látex), e o tratamento era cirúrgico na maioria dos casos.

Os pacientes podem chegar ao SME com ou sem sintomas, havendo necessidade de investigação radiológica para controle inicial e de progressão dos pacotes. Para promover a eliminação, são administradas soluções de PEG e SIL (IC), desde que não haja sinais de obstrução intestinal nem de intoxicação. Em contrabando de cocaína, as mulas ingerem, em média, 1 kg da droga fracionada em vários pacotes contendo de 3 a 12 g cada, que, a qualquer momento, podem se romper e liberar grande quantidade de drogas. Por isso, há sempre a necessidade de internação em UTI.

O tratamento cirúrgico é reservado para os casos sintomáticos e se as drogas não forem eliminadas com o tratamento conservador. Alguns casos de *body packers* que também introduzem a droga em outros locais do corpo, bem como os *body pushers*, são submetidos à retirada endoscópica dos pacotes. Vários protocolos de avaliação e intervenção têm sido propostos, sendo que, na maioria deles, a tendência é sempre optar por tratamento com métodos não cirúrgicos quando o paciente se mantém assintomático (Beckley *et al.*, 2009; de Bakker *et al.*, 2012; Llano *et al.*, 2012).

Outros encaminhamentos Pessoas que tentam o suicídio são as principais vítimas de intoxicação atendidas nos SME. No momento em que chegam, trazem uma carga de sentimentos e pensamentos que dificilmente conseguem expressar. Na maioria dos casos, observa-se que a culpa, a vergonha, o medo, a angústia e a decepção misturam-se à solidão e ao desamparo. Cada pessoa nessa situação é única em seu sofrimento, embora os padrões de comportamento suicida pareçam se aplicar à maioria (Brasil, 2009).

Em geral, as equipes de saúde não estão qualificadas para a atenção a esses doentes; a insegurança e a resistência oposta ao ousado ato de interromper a vida, enquanto a função do profissional é salvar vidas, no mínimo, é um paradoxo. Diante de quadro clínico grave, a mobilização da equipe de emergência é clara, pronta para o atendimento às necessidades essenciais do doente, auxiliando-o a manter sua vida, mas passada a urgência ou a emergência clínica, começa a preocupação com as novas ocorrências e um sentimento de impotência nasce no profissional.

A experiência mostra que é durante o tratamento clínico o melhor momento para oferecer ao doente o conforto psíquico de que ele precisa. O acolhimento com gesto afetivo e generoso faz parte do tratamento de saúde. O fato de não julgar o doente pelo ato cometido é o primeiro passo para que ele aceite o tratamento médico, psicológico ou psiquiátrico durante a hospitalização e depois de obter a alta hospitalar. A aceitação do comportamento suicida pelo profissional faz com que o doente também aceite a necessidade de tratamento.

O CCI-SP possui equipe interdisciplinar que inclui psicólogo, psiquiatra e assistente social, podendo iniciar o tratamento ao doente (medicamentoso ou não) e sensibilizar a família desde o momento da admissão ao hospital. Isso facilita e divide a carga de responsabilidade do médico e do enfermeiro por uma tarefa complexa que requer outro tipo de habilidade. Além disso, reduz a ansiedade da equipe e fortalece sua capacidade de diálogo, aumentando a compreensão do problema. O passo seguinte é a continuidade do tratamento nos ambulatórios de saúde mental. A comunicação dos SME com os serviços externos é difícil no atual sistema de saúde, em decorrência da sobrecarga de trabalho no hospital e da pequena resposta à demanda por tratamento ambulatorial. Esforços são necessários para o suporte às equipes de saúde a fim de não se perder o trabalho realizado no momento da crise.

Pacientes usuários de álcool e outras drogas demandam mais recursos profissionais para administrar o problema. A aderência ao tratamento clínico da intoxicação na própria emergência complica-se pela ansiedade do doente em usar a droga novamente ("fissura"), principalmente quando se trata de dependentes de cocaína e de crack. Esses pacientes são, em geral, usuários frequentes do SME e muitas vezes procuram o serviço simulando quadros de agitação ou dor torácica para receberem medicamentos depressores e conseguirem aliviar a ansiedade causada pelo uso compulsivo, mas não é raro eles chegarem ao hospital e não esperarem pelo fim do tratamento.

Finalizando, existem casos, felizmente mais raros, de crianças vítimas de maus-tratos que recebem substâncias tóxicas dos próprios familiares ou de cuidadores. Além disso, outras tentam o suicídio em idade muito abaixo da esperada para esse tipo de comportamento. Esses casos são encaminhados ao conselho tutelar, envolvem processos delicados e geralmente demorados, mas costumam ter resultados satisfatórios.

▶ PREVENÇÃO, CONTROLE E VIGILÂNCIA DE INTOXICAÇÕES

Fundamentos

Prevenir, segundo o dicionário Aurélio, significa dispor com antecipação ou de sorte que se evite (dano ou mal), avisar, informar com antecedência. Controle é o ato ou poder de controlar, fiscalização exercida sobre as atividades de pessoas, órgãos e instituições para que não se desviem das normas estabelecidas. Para definir vigilância em saúde, é necessário buscar os conceitos de saúde.

No decorrer do tempo, foram criados modelos explicativos do processo saúde-doença e do cuidado, refletindo mudanças e aperfeiçoamentos do conceito de saúde. Assim, a saúde já foi definida como "estado de ausência de doenças"; em 1948, foi redefinida pela OMS como "estado de completo bem-estar físico, mental e social". Com a criação do SUS, foi ampliado para "promoção da saúde", em que são considerados os fatores determinantes e condicionantes do processo saúde-doença. A Lei Orgânica da Saúde (LOS) n. 8.080/90, que regulamenta o SUS, foi completada pela Lei n. 8.142/90, diz que:

> "A saúde tem como fatores determinantes e condicionantes, entre outros, a alimentação, a moradia, o saneamento básico, o meio ambiente, o trabalho, a renda, a educação, o transporte, o acesso a bens e serviços essenciais; os níveis de saúde da população expressam a organização social e econômica do país." (Brasil, 1990; Brasil, 1990a)

As concepções de saúde-doença e a evolução do sistema de saúde brasileiro (e no mundo) vêm se modificando, e assim também as concepções de vigilância. De acordo com o art. 1º da Portaria n. 3.252, de 22 de dezembro de 2009, que aprova as diretrizes para a execução e financiamento das ações de Vigilância em Saúde pela União, Estados, Distrito Federal e Municípios e dá outras providências,

> "A vigilância em saúde tem por objetivo a observação e análise permanente da situação de saúde da população, articulando-se em um conjunto de ações destinadas a controlar determinantes, riscos e danos à saúde de populações que vivem em determinados territórios, garantindo-se a integralidade da atenção, o que inclui tanto a abordagem individual como coletiva dos problemas de saúde." (Brasil, 2009)

O conceito de vigilância em saúde busca a integralidade da atenção e inclui as ações de promoção, prevenção, controle e vigilância na forma de seus componentes – sanitário, epidemiológico, ambiental e saúde do trabalhador, atuando de forma coordenada, de modo que cada componente contribui com seus conhecimentos e técnicas. A Vigilância Sanitária e a Epidemiológica são os componentes mais antigos e desenvolvidos da Vigilância.

O Sistema Nacional de Vigilância Sanitária (SNVS – Lei Federal n. 9.782/99) é executado por instituições públicas da União (Anvisa), dos Estados, (CVS), do Distrito Federal e dos Municípios, que exerçam atividades de regulação, normatização, controle e fiscalização na área de vigilância sanitária. No Município de São Paulo, de acordo com o Código Sanitário do Município (Lei n. 13.725, de 9 de janeiro de 2004), as ações de vigilância sanitária abrangem o conjunto de medidas capazes de eliminar, diminuir ou prevenir riscos à saúde e de intervir nos problemas sanitários decorrentes do meio ambiente, inclusive o do trabalho, da produção e circulação de bens e da prestação de serviços de interesse da saúde. São áreas de abrangência da vigilância sanitária: alimentos, medicamentos e produtos e serviços (Brasil, 1999; São Paulo, 2004; Covisa, 2013).

Conforme o art. 6º, § 2º, da Lei n. 8.080/90, a Vigilância Epidemiológica consiste em atividade interna e típica do setor saúde, e é entendida como "um conjunto de ações que propiciam o conhecimento e detecção ou prevenção de qualquer mudança nos fatores determinantes e condicionantes da saúde individual ou coletiva, com a finalidade de recomendar e adotar as medidas de prevenção e controle das doenças ou agravos" (Brasil, 1990).

A Vigilância em Saúde do Trabalhador é um componente do Sistema Nacional de Vigilância em Saúde, como definido na Portaria n. 3.252/GM/MS, de 22 de dezembro de 2009, que visa à promoção da saúde e à redução da morbimortalidade da população trabalhadora, por meio da integração de ações que intervenham nos agravos e seus determinantes decorrentes dos modelos de desenvolvimento e processos produtivos (Brasil, 2009a).

A Vigilância Ambiental começou a ser pensada e discutida a partir da década de 1990. Integra o Departamento de Vigilância em Saúde Ambiental e Saúde do Trabalhador da Secretaria de Vigilância em Saúde do Ministério da Saúde. Em linhas gerais, suas atribuições se referem às ações de prevenção e controle de fatores relacionados ao meio ambiente, que tenham repercussão na saúde humana.

Concluindo, podemos afirmar que a prevenção, controle e vigilância de intoxicações seguem os modelos já estabelecidos para as demais doenças e agravos, buscando integrar-se aos componentes de vigilância já implantados no país, além de buscar aperfeiçoar-se, de acordo com as necessidades específicas locais e temporais.

Construção da vigilância de intoxicações

A vigilância das intoxicações tem sido construída de forma mais lenta, quando comparada a outras doenças e agravos, permeia os vários componentes da Vigilância em Saúde e ocorre de forma desigual em relação às substâncias, às populações expostas e aos tipos de exposição – aguda ou crônica. O controle das intoxicações, especialmente aquelas relacionadas às exposições agudas a substâncias químicas, teve sua organização iniciada a partir dos bancos de dados de registros de atendimentos dos CIATox, os quais foram considerados como referência para o conhecimento do perfil epidemiológico desse agravo, quando as IE ainda não eram de notificação compulsória (Abracit, 2013).

No processo de construção da vigilância das intoxicações também teve grande contribuição o Sistema Nacional de Informações Tóxico-Farmacológicas (Sinitox), que foi criado com a atribuição de coletar dados sobre intoxicações e reações adversas a fármacos, elaborar estatísticas de morbidade e fornecer subsídios epidemiológicos a órgãos governamentais encarregados de ação regulamentadora ou normativa. A partir de 1985, o Sinitox passou a divulgar anualmente um relatório dos casos de intoxicação registrados pelos CIATox e relatados espontaneamente a esse órgão; porém, o próprio Sinitox reconhece as muitas limitações desse sistema (Bochner, 2013).

O processo de implementação de ações de promoção e vigilância em saúde do trabalhador tem contribuído para a regulamentação de medidas de proteção dessa categoria em relação aos agentes tóxicos e para promover discussões sobre a proteção da população em geral. Citaremos a seguir alguns exemplos.

1 – Norma Regulamentadora n. 7 (NR-7), que estabelece a obrigatoriedade de elaboração e implementação do Programa de Controle Médico de Saúde Ocupacional (PCMSO), por todos os empregadores e instituições que admitam trabalhadores como empregados, com o objetivo de promoção e preservação da saúde. A NR 7 traz em seu quadro I os parâmetros para controle biológico da exposição ocupacional a alguns agentes químicos e no quadro II parâmetros para monitorização da exposição ocupacional (no ambiente) a alguns riscos à saúde (Brasil, 1994).

2 – A Portaria n. 776/GM, de 28 de abril de 2004, que dispõe sobre a regulamentação dos procedimentos relativos à vigilância em saúde dos trabalhadores expostos ao benzeno. Essa portaria já considerava o acordo do benzeno, assinado em 1995, que previa a responsabilidade do Ministério da Saúde e Ministério do Trabalho e do Emprego em relação à Vigilância da Saúde dos Trabalhadores na Prevenção da Exposição Ocupacional ao Benzeno (Brasil, 2004).

3 – A Portaria n. 777/GM, de 28 de abril de 2004, que dispõe sobre os procedimentos técnicos para a notificação compulsória de agravos à saúde do trabalhador em rede de serviços sentinela específica, incluía as intoxicações por substâncias químicas, incluindo agrotóxicos, gases tóxicos e metais pesados, como agravo de notificação compulsória (Brasil, 2004a). A publicação dessa portaria já indicava algum avanço no sentido de sistematizar a vigilância das intoxicações.

A exposição humana aos agrotóxicos representa outro tema que vem evoluindo no sentido de implementar ações voltadas para a atenção integral à saúde das populações expostas, não se restringindo somente aos trabalhadores. Sendo um país de modelo agrícola que utiliza esses produtos em larga escala, o Brasil enfrenta o desafio de lidar com esse importante risco à saúde de sua população. A utilização dos agrotóxicos oferece riscos ao ambiente e aos trabalhadores, especialmente no meio rural, no entanto a população das cidades também está exposta a esses agentes quando utilizados para controle de pragas urbanas, como inseticidas, rodenticidas e herbicidas. Em muita residências esse controle torna-se um verdadeiro desafio, em especial em relação aos ratos. Assim, é frequente o uso de produtos inadequados a essa finalidade, propiciando a exposição da população a produtos altamente tóxicos e vendidos ilegalmente, como tem ocorrido há cerca de 3 décadas com o "chumbinho".

Em 25 de janeiro de 2011, foi publicada a Portaria n. 104/GM/MS, que revoga a Portaria n. 2.472, de 31 de agosto de 2010, a qual mantinha as Intoxicações Exógenas (por substâncias químicas, incluindo agrotóxicos, gases tóxicos e metais pesados) na lista de notificação compulsória (LNC). Essa portaria ditava que todos os casos suspeitos de intoxicação deveriam ser notificados e registrados no Sistema de Agravos de Notificação (SINAN), utilizando como instrumento a Ficha de Investigação de Intoxicação Exógena (FIIE) e obedecendo às normas e rotinas estabelecidas pela Secretaria de Vigilância em Saúde do Ministério da Saúde (SVS/MS). A definição de caso suspeito, conforme a FIIE é: "Todo aquele indivíduo que, tendo sido exposto a substâncias químicas (agrotóxicos, medicamentos, produtos de uso doméstico, cosméticos e higiene pessoal, produtos químicos de uso industrial, drogas, plantas e alimentos e bebidas), apresente sinais e sintomas clínicos de intoxicação e/ou alterações laboratoriais provavelmente ou possivelmente compatíveis" (Brasil, 2010; Brasil, 2011). Posteriormente outras portarias foram publicadas, como a Portaria GM/MS n. 1271, de 06 de junho de 2014, que manteve a IE na lista de doenças e agravos de notificação compulsória e definiu sua periodicidade de notificação como semanal. A mesma portaria definiu também que a tentativa de suicídio, contida no agravo da violência, é de notificação compulsória imediata e deve ser realizada pelo profissional de saúde ou responsável pelo serviço assistencial que prestar o primeiro atendimento ao paciente, em até 24 horas desse atendimento, pelo meio mais rápido disponível. Em 17 de fevereiro de 2016 foi publicada a Portaria GM/MS n. 204, que veio substituir a última, sem modificações em relação às IE.

Um programa de prevenção e controle de intoxicações

Em outubro de 2010, em São Paulo, a Secretaria Municipal da Saúde (SMS), por intermédio do Centro de Controle de Doenças (CCD) da Coordenação de Vigilância em Saúde (Covisa), criou o *Programa Municipal de Prevenção e Controle das Intoxicações* (PMPCI), com o propósito de promover a vigilância das intoxicações no município de São Paulo. Essa iniciativa partiu da experiência do Centro de Controle de Intoxicações de São Paulo (CCI-SP), que prestava atendimento relacionado à assistência às intoxicações, análises toxicológicas e já fazia compilação e análise dos dados desses atendimentos, propiciando o conhecimento do perfil epidemiológico do agravo.

O Programa foi instituído após 6 meses de trabalho de um grupo interdisciplinar criado pela SMS para discutir especificamente o problema das intoxicações no município. Em sua organização, houve a preocupação de manter as estruturas já existentes no CCI-SP, ou seja: a prestação de informação telefônica para os serviços de saúde ou *à* população, a assistência presencial ao paciente intoxicado no hospital onde o Centro se encontra instalado e o laboratório de análises toxicológicas. Foram, então, criados mais dois seguimentos para compor o PMPCI: o de *Capacitação, ensino e pesquisa* e o de *Vigilância das intoxicações*.

No ano seguinte, contando com o respaldo legal da Portaria n. 104/GM/MS e como forma de incrementar as notificações das intoxicações no município, base para a construção de políticas públicas nessa área, foi estabelecida a estratégia de implantação do Programa, com o desenvolvimento de ações por etapas. Inicialmente, com o objetivo de sensibilizar os profissionais de saúde quanto à relevância do agravo e divulgar os conhecimentos fundamentais necessários para vigilância e assistência às intoxicações, foram organizados cursos de capacitação, reuniões técnicas e formação de grupos de trabalho para profissionais com atribuições e/ou interesse na área. Em paralelo, foram produzidos materiais de apoio para a notificação e investigação dos casos e construídos os fluxos de trabalho. Considerando o critério de gravidade e relevância epidemiológica, foram priorizadas duas situações para investigação: todos os óbitos suspeitos de intoxicação e as intoxicações causadas pelo raticida ilegal "chumbinho".

Para a avaliação das ações desenvolvidas pelo PMPCI, foi estabelecido um plano de monitoramento das notificações realizadas no SINAN e a supervisão das investigações priorizadas, por meio de indicadores de produção e de qualidade. A análise comparativa do número de casos notificados no SINAN e das unidades de saúde notificadoras permitia o acompanhamento da produtividade. Para controlar a qualidade, foi estabelecido o monitoramento de "campos-chave" na Ficha de Investigação de Intoxicação Exógena do SINAN. Os "campos-chave" permitiam o conhecimento do perfil do agravo e, ao mesmo tempo, o acompanhamento da qualidade no preenchimento das fichas de notificação das IE. Os campos selecionados foram: agente tóxico, circunstância da exposição, idade do paciente e evolução do agravo.

No sentido de aprimorar a vigilância das IE, os registros dos atendimentos prestados pelo CCI à rede de saúde seriam utilizados para o monitoramento das notificações pelas respectivas unidades de saúde que atenderam aos pacientes. Esse serviço também teria a atribuição de colaborar com o Centro de Informações Estratégicas de Vigilância em Saúde (CIEVS), funcionando como unidade sentinela, para fornecer alerta precoce sobre casos ou surtos relacionados a exposições químicas, possíveis emergências de saúde pública (Brasil, 2009a).

No município de São Paulo, o PMPCI coordena a vigilância das intoxicações baseado em normas e fluxos já estabelecidos pela Covisa para as outras doenças e agravos. Esse processo se dá por meio das ações do Programa no nível central, em conjunto com as Unidades de Vigilância em Saúde (Uvis) descentralizadas, distribuídas nas 5 regiões do município de São Paulo: Norte, Sul, Leste, Centro-Oeste e Sudeste. Ao todo, são 26 Uvis, que atuam nas áreas da vigilância sanitária, ambiental, saúde do trabalhador e epidemiológica (Covisa, 2013). Cada uma das unidades possui um território de abrangência, pelo qual responde em suas ações. Na prática da vigilância, designa-se Uvis de atendimento aquela na qual está inserida a unidade de saúde que prestou o atendimento e Uvis de residência a relacionada à área onde reside o paciente.

A Portaria n. 104 GM/MS determina a notificação dos casos suspeitos de intoxicação e, para que ocorra essa ação, é necessário que a rede de atenção à saúde conheça os fluxos (Figuras 50.3 e 50.4) e os instrumentos para realizá-lo. No processo de implantação do PMPCI, foi desenvolvido o *Manual de Vigilância* com orientações quanto a atendimento, acompanhamento, notificação e investigação dos casos suspeitos de intoxicação, além de padronização do registro de dados nos respectivos instrumentos (Manual PMPCI, 2012).

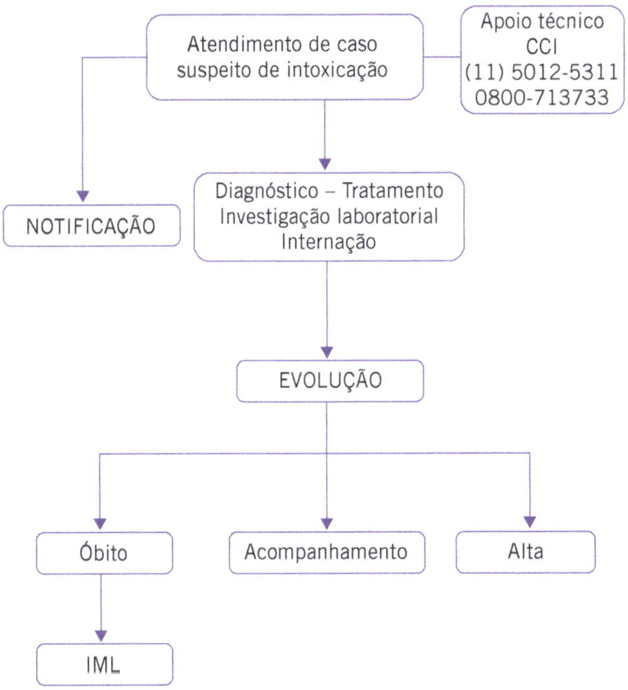

Figura 50.3 Fluxo de atendimento de casos suspeitos de intoxicação (PMPCI, 2012).
Fonte: Adaptada de PMSP. Covisa. Manual de Vigilância de Intoxicações, 2012.

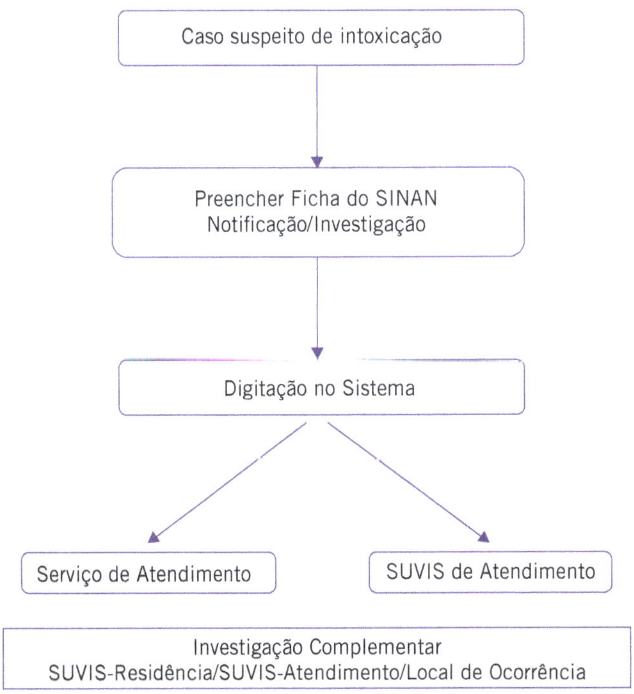

Figura 50.4 Fluxo de notificação de casos de intoxicação (PMPCI, 2012).
Fonte: Adaptada de PMSP. Covisa. Manual de Vigilância de Intoxicações, 2012.

Durante o desenvolvimento da Vigilância das intoxicações no MSP verificou-se a necessidade de apoio técnico aos profissionais da assistência e vigilância das IE, o que levou a produção de um manual com informações essenciais para construir ou descartar o diagnóstico das intoxicações, contribuir para seu tratamento e registrar, de forma homogênea e adequada, sua ocorrência no instrumento de notificação compulsória. Em sua construção foram selecionados os agentes tóxicos mais prevalentes, além de contemplar também outros agentes, com frequência menos expressiva, mas que podem levar a quadros graves ou de difícil diagnóstico como: intoxicações por cianeto, opioides, digoxina, metanol, novas drogas de abuso, entre outras (SMS, 2017).

Considerando que um caso de intoxicação poderá chegar a qualquer ponto da rede de atenção à saúde, a notificação deverá ser feita pela unidade de saúde que finalizou o atendimento. Na necessidade de remoção do paciente com suspeita de intoxicação para outra unidade, todas as informações referentes ao caso deverão acompanhá-lo ao serviço de destino. A responsabilidade do encerramento do caso caberá à unidade de atendimento até a alta do paciente. A Uvis de atendimento supervisiona e monitora o encerramento dos casos. Aqueles que necessitarem de acompanhamento ou investigação complementar, e, portanto, que não permitirem o encerramento no momento da alta, deverão ser monitorados pela Uvis de residência. Esta deverá buscar as informações necessárias junto aos serviços responsáveis pelo acompanhamento para o encerramento dentro do prazo de 180 dias do início dos sintomas.

Principais estratégias de prevenção, vigilância e controle

A vigilância em saúde das intoxicações tem como objetivo conhecer o comportamento desse agravo para recomendar e adotar as medidas de prevenção e controle. Por meio do conhecimento das informações produzidas nesse processo, poderá, ainda, contribuir para o planejamento, organização e operacionalização dos serviços, visando à atenção integral à saúde da população relacionada às exposições às substâncias químicas.

De acordo com a Organização Mundial da Saúde (OMS), a intoxicação é um problema de saúde pública global. Seus dados apontam que, em 2012, 193.460 pessoas morreram em todo o mundo em decorrência de intoxicação não intencional, representando 0,6% do total de óbitos ocorridos neste ano. Dessas mortes, 84% ocorreram em países de baixa e média renda. Na categoria de mortes por lesões não intencionais, as intoxicações figuravam em 2º lugar, precedidas por aquelas causadas por acidentes de trânsito (WHO, 2016).

Quase 800 mil pessoas morrem a cada ano como resultado de suicídio; as substâncias químicas contribuem com esse número de mortes. Por exemplo, estima-se que a ingestão voluntária de pesticidas provoca 370 mil mortes por ano (WHO, 2008). Existe uma projeção de que o suicídio contribua com mais de 2% para o *ônus global ocasionado por doenças* no ano de 2020 (*Global Burden of Disease)* afetando todos os países, mas especialmente a população de países de baixa e média renda. Nesses lugares, o serviço de saúde geralmente é escasso e mal equipado para atender à saúde física e mental de sua população (WHO, 2012).

Estão entre os fatores de risco para o suicídio as doenças físicas e mentais, abuso de drogas ou álcool, doenças crônicas, perda de emprego, separação do parceiro, violência ou em muitos casos a combinação desses fatores. A doença mental e história de tentativa de suicídio são os fatores mais importantes, cujos quadros clínicos mais frequentes são depressão, transtorno afetivo bipolar e dependência de substâncias químicas, notadamente de álcool (WHO, 2012).

Os dados referentes às notificações das IE, incluindo os diversos grupos de agentes tóxicos, além de agrotóxicos, gases tóxicos e metais pesados, estão disponíveis na base do DATASUS a partir de 2007. Dessa forma, é possível inferir que a vigilância desse agravo se encontra em construção ao longo do território nacional, de forma heterogênea, de acordo com a realidade local em relação aos recursos estruturais e humanos disponíveis.

A análise dos dados de 2007 a 2019 mostra um total de 1.163.106 notificações registradas no SINAN, sendo que o estado de São Paulo representou 24,3% (282.992) do total e o MSP 6,4% (74.547) (DATASUS, 2020).

Quando avaliamos os dados referentes ao MSP no mesmo período, podemos observar que a distribuição em relação ao sexo apresenta maior frequência no masculino (56,8%). A faixa etária de 20 a 39 anos representa 50% (37.209) do total. O grupo do agente tóxico mais prevalente foi o de drogas de abuso, que representou 48,2% (35.896), seguido pelos medicamentos, com 29,3% (21.868) do total dos agentes. A circunstância de exposição que se apresentou em primeiro lugar foi abuso de drogas, com 46,0% (34.261), seguido pela tentativa de suicídio, com 25,8% (19.245). A maior parte dos casos evoluiu para cura sem sequela, representando 64,2% (47.873) e a letalidade do agravo foi de 1,7 %, o que corresponde a 1.268 óbitos por IE no período analisado (DATASUS, 2020).

A análise dos dados obtidos por meio da notificação no SINAN ainda necessita de tempo para se firmar e representar a realidade do município de São Paulo, no entanto tem mostrado uma tendência semelhante à relatada pela OMS, onde o abuso de drogas e a tentativa de suicídio representam as principais circunstâncias de intoxicação. Existem evidências que indicam que a prevenção adequada e o tratamento da depressão e do abuso de álcool e outras substâncias podem reduzir as taxas de suicídio (WHO, 2008).

O Ministério da Saúde tem realizado esforços no sentido de melhorar o atendimento em saúde mental, com implantação de políticas e programas nacionais. A Política Nacional de Saúde Mental, apoiada na Lei n. 10.216/2001, busca consolidar a reforma psiquiátrica, um modelo aberto de atenção à saúde mental, no qual o paciente não fica mais isolado, mas tem convívio com a família e a comunidade (Brasil, 2001). O atendimento é feito em Centros de Atenção Psicossocial (CAPS), Serviços Residenciais Terapêuticos, Centros de Convivência e Cultura, Ambulatórios, e em leitos de atenção integral nos Hospitais Gerais. Em 2011, por meio de portaria, instituiu a Rede de Atenção Psicossocial, uma estrutura complexa de atenção à saúde para pessoas com sofrimento ou transtorno mental e com necessidades decorrentes do uso de crack, álcool e outras drogas, no âmbito do Sistema Único de Saúde (SUS) (Brasil, 2011).

De acordo com os dados referentes ao período de 2007 a 2017 dos CIATox, foram compilados e apresentados pelo Sinitox 1.098.156 casos registrados de IE, apresentando uma letalidade 0,4%. Os medicamentos aparecem como a principal classe de agentes tóxicos e quando se analisa esses agentes em relação à idade, verifica-se que os medicamentos são as principais substâncias responsáveis pelas intoxicações em crianças com idade até 4 anos, seguida pela faixa etária de 20 a 29 anos. Verificando o motivo das exposições, os medicamentos aparecem associados à tentativa de suicídio, seguido pelo acidente individual e pelo uso terapêutico (Sinitox, 2020). Tomando por base os dados do Centro de Informação Toxicológica do Rio Grande do Sul (CIT-RS), verifica-se que, entre as classes de medicamentos, destacam-se, pela ordem de incidência, os psicotrópicos: *antidepressivos e benzodiazepínicos*, seguidos pelos analgésicos. (CIT RS, 2020).

Em um estudo em que foram analisados os dados presentes no Sistema de Informação sobre Mortalidade (SIM) e no de Informações Hospitalares do Sistema Único de Saúde (SIH-SUS) no período de 1998 a 2009, verificou-se que a intoxicação era a primeira causa de internação por tentativas de suicídio e a segunda causa de óbito por suicídio. O uso de medicamentos estava presente em 46,2% das internações, seguido pelo uso do álcool (29,8%) e pesticidas (15,1%). As substâncias responsáveis pelo maior número de óbitos entre as mulheres foram os medicamentos (46,1%) e entre os homens, o álcool (45,5%) (Santos, 2013).

A limitação da disponibilidade e do acesso a substâncias tóxicas é uma medida que busca a redução do número de intoxicações e de mortes. Como exemplo pode ser citado o Ato n. 54, de 9 de outubro de 2012, do Ministério da Agricultura e Abastecimento (Mapa), que cancelou o registro do produto *Temik 150*, único produto disponível no país contendo *aldicarbe*, principal componente do *chumbinho*, *raticida ilegal* (Brasil, 2012). Desde a década de 1980, os CIATox têm registrado grande número de intoxicações com desfecho fatal, pelo chumbinho (Bucaretchi, 2012; Caldas, 2008; Carvalho, 2001; Itho, 2001; Martins, 2005; Moraes, 1997; Moraes, 1999; Nelson, 2001; Ragouc-Sengler, 2000). Apesar do cancelamento de seu registro junto ao MAPA o problema das intoxicações por esse agente não foi completamente resolvido, conforme se pode observar nos relatórios anuais de atendimento dos CIATox do Brasil. (CIATox Campinas, 2020; CIT RS 2020). Cabe então à Vigilância buscar outros meios para a prevenção das intoxicações pelo agente.

No sentido de controlar a disponibilidade dos medicamentos tanto para o público infantil como para o adulto, podem ser utilizadas estratégias de prevenção como a embalagem de segurança para proteção das crianças e a venda de medicamentos fracionados (RDC n. 80, de 11 de maio de 2006), para evitar a manutenção de estoque de medicamentos no domicílio (Brasil, 2006). A prescrição racional e orientação aos pacientes e familiares em relação aos riscos e efeitos adversos, especialmente dos psicotrópicos, bem como a assistência farmacêutica presente e adequada são temas importantes que devem ser estimulados. A Política Nacional de Resíduos Sólidos (PNRS), aprovada por lei, em agosto de 2010, ainda incipiente, deverá progredir para oferecer orientação à população quanto ao descarte dos medicamentos vencidos ou não usados (Brasil, 2010).

Considerando a experiência da implantação no município de São Paulo, listamos a seguir algumas estratégias que podem ser úteis para o desenvolvimento e aprimoramento da vigilância das intoxicações.

1. construção ascendente de planejamento voltado para a prevenção da exposição e controle do agravo, partindo do conhecimento dos problemas e necessidades de saúde da população assistida;
2. educação para prevenção e conhecimento dos fatores de risco, com participação ativa da comunidade nos territórios;
3. educação para prevenção da exposição junto à Estratégia da Saúde da Família;
4. trabalho integrado com a vigilância sanitária para o controle do comércio – legal e ilegal de produtos que ofereçam riscos à saúde da população;
5. trabalho integrado entre vigilância ambiental e epidemiológica para notificação e investigação dos casos relacionados ao ambiente e à saúde do trabalhador;
6. trabalho articulado com setores afins (*e.g.*, assistência farmacêutica e saúde mental) para controle da exposição aos medicamentos, especialmente os considerados mais relevantes em intoxicações agudas;
7. capacitação da rede de atenção à saúde, em seus diferentes níveis de complexidade (da atenção primária à urgência e emergência) para o diagnóstico, tratamento dos casos de intoxicação, assim como a investigação e notificação do agravo, de forma adequada, no instrumento de notificação compulsória- FIIE;
8. orientação à rede de saúde para a utilização dos CIATox como centros de referência no apoio ao atendimento às pessoas expostas e/ou intoxicadas por substâncias químicas;
9. construção de políticas para aquisição, manutenção de estoque adequado e uso racional de antídotos para atender às necessidades da rede de atenção à saúde;
10. aprimoramento técnico dos CIATox e provimento de equipamentos e insumos aos laboratórios de análises toxicológicas para apoio ao diagnóstico de intoxicações agudas e crônicas.

Com base nos conceitos de prevenção, controle e vigilância, cabem a todos os componentes da Vigilância em Saúde o cumprimento das funções de educação para conscientização dos riscos e evitação dos danos decorrentes da exposição às substâncias químicas; a execução sistemática de fiscalização das normas vigentes e a realização do acompanhamento da situação de saúde da população.

▶ BIBLIOGRAFIA

ABRACIT. Associação Brasileira de Centros de Informação e Assistência Toxicológica e Toxicologistas Clínicos. Disponível em: <http://abracit.org.br/wp/centros>. Acesso em: 30 de novembro de 2020.

ADELEYE, A.O. et al. Physicians' knowledge of the Glasgow coma scale in a Nigerian university hospital: is the simple GCS still so complex? *Front. Neurol.* 2012;3(28).

ALBERTSON, T.E. et al. Gastrointestinal decontamination in the acutely poisoned patient. *International Journal of Emergency Medicine.* 2011; 4(65).

ALVARENGA. A.T.; SOMMERMAN, A.; ALVAREZ, A.M.S. Congressos internacionais sobre transdisciplinaridade: reflexões sobre emergências e convergências de ideias e ideais na direção de uma nova ciência moderna. *Saúde e Sociedade.* set-dez, 2005;14(3):9-29.

AMARAL, D.A.; COLLARES, C.F. Intoxicações agudas. *In*: ATALLAH, N.A.; HIGA, E.M.S.; SCHIAVON, L.L.; KIKUCHI, L.O.O.; CAVALLAZZI, R.S. (Org.). *Medicina de urgência*: guias de medicina ambulatorial de hospitalar. 2.ed. São Paulo: Manole, 2007. p. 135-85.

AMARAL, D.A.; COLLARES, C.F. Intoxicações agudas. *In*: CARVALHO, W.B.; HIRSCHHEIMER, M.R.; MATSUMOTO, T. *Terapia intensiva pediátrica.* 3.ed. São Paulo: Atheneu, 2006. p. 1197-222.

AMARAL, D.A.; HERNANDEZ, E.M.M.; BARCIA, S.A.D. Intoxicações por medicamentos. *In*: OGA, S.; CAMARGO, M.M.A.; BATISTUZZO, J.A.O. *Fundamentos de Toxicologia.* 3.ed. São Paulo: Atheneu, 2008. p. 521-34.

BAIRRAL, B.Q.L.; SAITO, M.; MORRONE, N. Broncoaspiração de carvão ativado. *J Bras Pneumol.* 2012;38(4):533-34.

BARCELOUX, D.; MCGUIGAN, M.; HARTIGAN-GO, K. Position statement: cathartics. American Academy of Clinical Toxicology; European Association of Poisons Centres and Clinical Toxicologists. *J Toxicol Clin Toxicol.* 1997;35(7):743-52.

BAROUD, R. Concepção e organização de um centro de controle de intoxicações. *Revista de Saúde Pública.* 1985;19(6):556-65.

BEATTY, L. et al. A systematic review of ethanol and fomepizole use in toxic alcohol ingestions. *Emergency Medicine International*, 2013, p. 14. ID 638057. Disponível em: <http://dx.doi.org/10.1155/2013/638057>. Acesso em: 23 nov. 2020.

BECKLEY, I. et al. Clinical management of cocaine body packers: the Hillingdon experience. *Can J Surg.* 2009;52(5):417-21.

BENSON, B.E. et al. Position paper update: gastric lavage for gastrointestinal decontamination. *Clinical Toxicology.* 2013; 51:140-46.

BENTUR, Y. Medical toxicology: a distinct medical subspecialty sprouting from ancient roots. *Isr Med Assoc J.* 2008;10(11):747-48.

BICKLEY, L.S. *Bates:* Propedêutica médica essencial. 6. ed. Rio de Janeiro: Guanabara Koogan, 2010.

BOCHNER, R. Informação sobre intoxicações e envenenamentos para a gestão do SUS: um panorama do Sistema Nacional de Informações Tóxico-Farmacológicas (Sinitox). DOI: 10.3395/reciis.v7i2. 767pt. RECIIS, 2013;7(2).

BOYLE, J.S.; BECHTEL, L.K.; HOLSTEGE, C.P. Management of the critically poisoned patient. *Scandinavian Journal of Trauma, Resuscitation and Emergency Medicine.* 2009;17(29).

BRAITBERG G. Treatment of convulsions. *In*: Dart RC et al. *Medical Toxicology.* 3.ed. Philadelphia: Lippincott, Williams & Wilkins, 2004. p. 156-59.

BRASIL. Agência Nacional de Vigilância Sanitária (Anvisa). Resolução RDC n. 80, de 11 de maio de 2006. Disponível em: < http://bvsms.saude.gov.br/bvs/saudelegis/anvisa/2006/rdc0080_11_05_2006.html>. Acesso em: 23 jun. 2020.

BRASIL. Lei n. 12.305, de 2 de agosto de 2010. Institui a Política Nacional de Resíduos Sólidos; altera a Lei n. 9.605, de 12 de fevereiro de 1998 e dá outras providências. Disponível em: <http://www.planalto.gov.br/ccivil_03/_ato2007-2010/2010/lei/l12305.htm>. Acesso em: 23 nov. 2020.

BRASIL. Lei n. 8.080, de 19 de setembro de 1990. Dispõe sobre as condições para a promoção, proteção e recuperação da saúde, a organização e o funcionamento dos serviços correspondentes e dá outras providências. Disponível em: <http://www.planalto. gov.br/ccivil_03/leis/l8080.htm>. Acesso em: 23 nov. 2020.

BRASIL. Lei n. 8.142, de 28 de dezembro de 1990. Dispõe sobre a participação da comunidade na gestão do Sistema Único de Saúde (SUS) e sobre as transferências intergovernamentais de recursos financeiros na área da saúde e dá outras providências. Disponível em: <http://www.planalto.gov.br/ccivil_03/leis/l8142.htm>. Acesso em: 23 nov. 2020.

BRASIL. Lei n. 9.782, de 26 de janeiro de 1999. Define o Sistema Nacional de Vigilância Sanitária, cria a Agência Nacional de Vigilância Sanitária, e dá outras providências. Disponível em: <https://legislacao.presidencia.gov.br/atos/?tipo=LEI&numero=9782&ano=1999&ato=fdeEza65keNpWT754>. Acesso em: 23 jun. 2020.

BRASIL. MINISTÉRIO DA AGRICULTURA. Pecuária e Abastecimento. Ato n. 54, de 9 de outubro de 2012. *DOU* n. 200, seção I, p. 9, terça-feira, 16 de outubro de 2012.

BRASIL. MINISTÉRIO DA SAÚDE. Banco de dados do Sistema Único de Saúde-DATASUS. Disponível em: <http://tabnet.datasus.gov.br/cgi/tabcgi.exe?sinannet/cnv/intoxbr.def>. Acesso em: 30 nov. 2020.

BRASIL. MINISTÉRIO DA SAÚDE. Gabinete do Ministro. Portaria de Consolidação n. 5/GM, de 28 de setembro de 2017: Consolidação das normas sobre as ações e os serviços de saúde do Sistema Único de Saúde. Disponível em: <https://portalarquivos2.saude.gov.br/images/ pdf/2018/marco/29/PRC-5-Portaria-de-Consolida----o-n---5--de-28-de-setembro-de-2017.pdf>. Acesso em: 23 nov. 2020.

BRASIL. MINISTÉRIO DA SAÚDE. Gabinete do Ministro. Portaria de Consolidação n. 4, de 28 de setembro de 2017. Consolidação das normas sobre os sistemas e os subsistemas do Sistema Único de Saúde. Disponível em: <http://bvsms.saude.gov.br/bvs/saudelegis/gm/2017/ prc0004_03_10_2017.html>. Acesso em: 23 nov. 2020.

BRASIL. MINISTÉRIO DA SAÚDE. Gabinete do Ministro. Portaria n. 1.378, de 09 de julho de 2013. Regulamenta as responsabilidades e define diretrizes para execução e financiamento das ações de Vigilância em Saúde pela União, Estados, Distrito Federal e Municípios, relativos ao Sistema Nacional de Vigilância em Saúde e Sistema Nacional de Vigilância Sanitária. Disponível em: <http://bvsms.saude.gov.br/bvs/saudelegis/gm/2013/prt1378_09_07_2013.html>. Acesso em: 23 nov. 2020.

BRASIL. MINISTÉRIO DA SAÚDE. Gabinete do Ministro. Portaria n. 104, de 25 de janeiro de 2011. Define as terminologias adotadas em legislação nacional, conforme o disposto no Regulamento Sanitário Internacional 2005 (RSI 2005), a relação de doenças, agravos e eventos em saúde pública de notificação compulsória em todo o território nacional e estabelece fluxo, critérios, responsabilidades e atribuições aos profissionais e serviços de saúde. Disponível em: <http://bvsms.saude.gov.br/bvs/saudelegis/gm/2011/prt0104_25_01_2011.html>. Acesso em: 23 jan. 2020.

BRASIL. MINISTÉRIO DA SAÚDE. Gabinete do Ministro. Portaria n. 2.472, de 31 de agosto de 2010. Define as terminologias adotadas em legislação nacional, conforme disposto no Regulamento Sanitário Internacional 2005 (RSI 2005), a relação de doenças, agravos e eventos em saúde pública de notificação compulsória em todo o território nacional e estabelecer fluxo, critérios, responsabilidades e atribuições aos profissionais e serviços de saúde. Disponível em: <http://bvsms.saude.gov.br/bvs/saudelegis/gm/2010/ prt2472_31_08_2010.html>. Acesso em: 23 nov. 2020.

BRASIL. MINISTÉRIO DA SAÚDE. Gabinete do Ministro. Portaria n. 3.088, de 23 de dezembro de 2011. Institui a Rede de Atenção Psicossocial para pessoas com sofrimento ou transtorno mental e com necessidades decorrentes do uso de crack, álcool e outras drogas, no âmbito do Sistema Único de Saúde. Disponível em: <http://bvsms.saude.gov.br/bvs/saudelegis/gm/2011/prt3088_23_12_2011_rep.html>. Acesso em: 23 nov. 2020.

BRASIL. MINISTÉRIO DA SAÚDE. Gabinete do Ministro. Portaria n. 777/GM, de 28 de abril de 2004. Dispõe sobre os procedimentos técnicos para a notificação compulsória de agravos à saúde do trabalhador em rede de serviços sentinela específica, no Sistema Único de Saúde - SUS. Disponível em: <http://bvsms.saude.gov.br/bvs/saudelegis/gm/2004/prt0777_28_04_2004.html>. Acesso em: 23 nov. 2020.

BRASIL. MINISTÉRIO DA SAÚDE. Portaria n. 104, de 26 de janeiro de 2011. *DOU* n.18, seção I, p.37-38, quarta-feira, 26 de janeiro de 2011. Disponível em: <http://bvsms.saude.gov.br/ bvs/saudelegis/gm/2011/prt0104_25_01_2011.html>. Acesso em: 23 nov. 2020.

BRASIL. MINISTÉRIO DA SAÚDE. Secretaria de Ciência, Tecnologia e Insumos Estratégicos. Departamento de Assistência Farmacêutica e Insumos Estratégicos. Cartilha para a promoção do uso racional de medicamentos / Ministério da Saúde, Secretaria de Ciência, Tecnologia e Insumos Estratégicos, Departamento de Assistência Farmacêutica e Insumos Estratégicos. Brasília: Ministério da Saúde, 2015. Disponível em: <https://bvsms.saude. gov.br/bvs/publicacoes/cartilha_promocao_uso_racional_medicamentos.pdf>. Acesso em: 23 nov. 2020.

BRASIL. MINISTÉRIO DA SAÚDE. Secretaria de Ciência, Tecnologia, Inovação e Insumos Estratégicos em Saúde. Departamento de Assistência Farmacêutica e Insumos Estratégicos. Relação Nacional de Medicamentos Essenciais: Rename 2020 [recurso eletrônico] / Ministério da Saúde, Secretaria de Ciência, Tecnologia, Inovação e Insumos Estratégicos em Saúde, Departamento de Assistência Farmacêutica e Insumos Estratégicos. Brasília: Ministério da Saúde, 2020. Disponível em: <https://bvsms.saude.gov.br/bvs/publicacoes/relacao_medicamentos_rename_2020.pdf>. Acesso em: 23 nov. 2020.

BRASIL. MINISTÉRIO DO TRABALHO. Portaria n. 24/GM, de 29 de dezembro de 1994. NR 7, Norma Regulamentadora-7 (1994) Programa de Controle Médico de Saúde Ocupacional. Disponível em: <http://acesso.mte.gov.br/data/files/FF8080812BE914E6012BEA45527A151A/p_19941229_24.pdf>. Acesso em: 23 nov. 2020.

BRASIL. Sistema Nacional de Informações Tóxico-Farmacológicas (Sinitox). *Estatística Anual de Casos de Intoxicação e Envenenamento.* Brasil, 2007 a 2017. Disponível em: <www.sinitox.icict.fiocruz.br>. Acesso em: 23 nov.2020.

BUCARETCHI, F. et al. Poisoning by illegal rodenticides containing acetylcholinesterase inhibitors (chumbinho): a prospective case series. *Clinical Toxicology.* 2012;50(1):44-51.

BUCKLEY, N. et al. Where is the evidence for treatments used in pesticide poisoning? Is clinical toxicology fiddling while the developing world burns? Disponível em: <http://www.ncbi.nlm.nih.gov/pmc/articles/PMC2295213>. Acesso em: 23 nov. 2020.

CALDAS, E.D. et al. Poisonings with pesticides in the Federal District of Brazil. *Clinical Toxicology.* 2008;46(10):1058-63.

CARROLL, R.; MATFIN, G. Endocrine and metabolic emergencies: thyroid storm. *Ther Adv. Endocrinol Metab.* 2010; 1(3):139-45.

CARVALHO, G.B.M. et al. Análise de 766 intoxicações por raticidas na Bahia no ano 2000: 405 por "chumbinho". *Revista Brasileira de Toxicologia.* 2001;14(2):165.

CAS. Chemical Abstracts Service. The world's largest collection of chemistry insights. Disponível em: https://www.cas.org/about/cas-content. Acesso em: 28 nov. 2020.

CDC. Centers for Disease Control and Prevention. Drug overdose deaths. Florida, 2003-2009. *MMWR Morb. Mortal Wkly Rep.* 2011;60(26):869-72.

CDC. Centers for Disease Control and Prevention. Injuries from Batteries Among Children Aged < 13 Years. United States, 1995–

2010. *Morbidity and Mortality Weekly Report.* 2012;61(34):661-66. Disponível em: <http://www.cdc.gov/mmwr/preview/ mmwrhtml/ mm6134a1.htm>. Acesso em: 23 nov. 2020.

Centers for Disease Control and Prevention (CDC). *Health Hazards Associated with Laundry Detergent Pods.* 2012;61(41). Disponível em: <http://www.cdc.gov/mmwr/pdf/ wk/mm6141.pdf>. Acesso em: 23 nov. 2020.

Centro de Informação e Assistência Toxicológica de Santa Catarina, SANTOS, C.R. et al. (Orgs.). Relatório Anual 2018/Universidade Federal de Santa Catarina, Hospital Universitário Polydoro Ernani de São Thiago; Secretaria de Estado da Saúde de Santa Catarina, Superintendência de Serviços Especializados e Regulação. Florianópolis: HU/UFSC, 2019. Disponível em: <https://repositorio.ufsc.br/bitstream/handle/123456789/210257/CIATox%20 SC%20-%20RELATORIO%20ANUAL%202018.pdf?sequence=3&isAllowed=y>. Acesso em: 30 nov. 2020.

CHANG, T.P.; RANGAN, C. Iron poisoning: a literature-based review of epidemiology, diagnosis, and management. *Pediatr Emer Care.* 2011;27(10):978-85.

CHYKA, P.A. et al. American Academy of Clinical Toxicology; European Association of Poisons Centres and Clinical Toxicologists. Position paper: Single-dose activated charcoal. *Clin Toxicol (Phila.)* 2005;43(2):61-87.

CHYKA, P.A.; SEGER, D. Position statement: single-dose activated charcoal. American Academy of Clinical Toxicology; European Association of Poisons Centres and Clinical Toxicologists. *J Toxicol Clin Toxicol.* 1997;35(7):721-41.

CIATox Campinas. Centro de Informação e Assistência Toxicológica. Relatório de Atendimentos. Campinas/SP. Disponível em: <https://www.fcm.unicamp.br/fcm/sites/ default/files/2020/page/ relatorio_de_atendimentos_CIATox_2018_09jul2020.pdf.> Acesso em: 30 nov. 2020.

CIT-RS. Centro de Informação Toxicológica do Rio Grande do Sul. Relatório Anual 2019: Dados de Atendimento. Porto Alegre, RS. Disponível em: <https://drive.google.com/ file/d/1bA49pURLLZe GRxk4vkCQbXjZ_OttTRIH/view>. Acesso em: 30 nov. 2020.

COMSTOCK, E.G. et al. Toxicology and clinical toxicology in Uruguay. *Clin Toxicol.* 1981;18(5):635-41.

CONSELHO FEDERAL DE MEDICINA. Resolução n. 2.005, de 9 de dezembro de 2012. Dispõe sobre a nova redação dos Anexos II e III da Resolução CFM n. 1.973/2011, que celebra o convênio de reconhecimento de especialidades médicas firmado entre o Conselho Federal de Medicina (CFM), a Associação Médica Brasileira (AMB) e a Comissão Nacional de Residência Médica (CNRM). Disponível em: <http://www.portalmedico.org.br/ resolucoes/ CFM/2012/2005_2012.pdf>. Acesso em: 23 jan. 2013.

CONTINI, S.; SCARPIGNATO, C. Caustic injury of the upper gastrointestinal tract: a comprehensive review. *World J Gastroenterol.* 2013;19(25):3918-30.

DART, R.C. et al. Expert Consensus Guidelines for Stocking of Antidotes in Hospitals That Provide Emergency Care. *Ann Emerg Med.* 2018;71(3):314-25.

DART, R.C. et al. *Medical Toxicology.* 3.ed. Philadelphia: Lippincott, Williams & Wilkins, 2004. p. 1914.

DASSANAYAKE, U.; GNANATHASAN, C.A. Acute renal failure following oxalic acid poisoning: a case report. *Journal of Occupational Medicine and Toxicology.* 2012;7(17).

DAVIES, J.O.J.; EDDLESTON, M.; BUCKLEY, N.A. Predicting outcome in acute organophosphorus poisoning with a poison severity score or the Glasgow coma scale. *QJM.* 2008;101(5):71-379.

DAWSON, A.H; WHYTE. I.M. Therapeutic drug monitoring in drug overdose. *Br J Clin Pharmacol.* 1999;48:278-83.

DE BAKKER, J.K. et al. Body packers: a plea for conservative treatment. *Langenbecks Arch Surg.* 2012;397:125-30.

De Pont AC. Extracorporeal treatment of intoxications. *Curr Opin Crit Care.* 2007;13(6):668-73.

Decreto n. 59.685, 13 ago. 2020. Reorganiza a Secretaria Municipal da Saúde, regulamenta o § 2º do Artigo 45 da Lei n. 17.433, de 29 de julho de 2020, bem como transfere, altera a denominação e a lotação dos cargos de provimento em comissão que especifica. *Diário Oficial da Cidade de São Paulo.* São Paulo, 14 ago. 2020.

Decreto n. 9.652, 27 set. 1971. Dispõe sobre criação do Cento de Controle de Intoxicações junto à Secretaria de Higiene e Saúde e dá outras providências. *Diário Oficial da Cidade de São Paulo.* São Paulo, 28 set. 1971.

DENG, J.F. The Challenge of Poison Control Centers in Asia-Pacific. *Journal of Occupational Safety and Health.* 2010;18:244-55.

EATON, D.L.; GILBERT, S.G. Principles of toxicology. *In*: Klaaseen C. *Casarett & Doull's Toxicology*: the basic science of poisons. New York: MacGraw-Hill Education, 2013. (e-book)

ERICKSON, T.B.; THOMPSON, T.M.; LU. J.J. The approach to the patient with an unknown overdose. *Emerg Med Clin North Am.* 2007;25(2):249-81.

FORSBERG, S. et al. Metabolic *vs* structural coma in the ED: an observational study. *American Journal of Emergency Medicine.* 2012;30(9):1986-90.

FORSBERG, S.; HÖJER, J.; LUDWIGS. U. Hospital mortality among poisoned patients presenting unconscious. *Clin Toxicol (Phila.)* 2012;50(4):254-57.

FORSBERG, S.; HÖJER, J.; LUDWIGS, U. Prognosis in patients presenting with non-traumatic coma. *J Emerg Med.* 2012;42(3):249-53.

FRIEDRICH, K. Desafios para a avaliação toxicológica de agrotóxicos no Brasil: desregulação endócrina e imunotoxicidade. *Vigilância Sanitária em Debate.* 2013;1(2):2-15.

GALLANGHER, E.J. Neurologic principles. *In*: GOLDFRANK, L.R.; FLOMEMBAUM, N.E.; LEWIN, N.A. et al. *Goldfrank's toxicologic emergencies.* 7. ed. New York: McGraw-Hill, 2002. p. 282-302.

GALLO, M.A. History and scope of toxicology. *In*: Klaaseen C. *Casarett & Doull's Toxicology*: the basic science of poisons. New York: MacGraw-Hill Education, 2013. (e-book)

GALVÃO, T.F. et al. Economic evaluation of poison centers: a systematic review. *International Journal of Technology Assessment in Health Care.* 2012;28(2):86-92.

GALVÃO, T.F. et al. Impact of a poison control center on the length of hospital stay of poisoned patients: retrospective cohort. *São Paulo Med J.* 2011;129(1):23-29.

GAWARAMMANA, I.B.; BUCKLEY, N.A. Medical management of paraquat ingestion. *Br J Clin Pharmacol.* 2011;72(5):745-57.

GHANNOUM, M.; GOSSELIN, S. Enhanced Poison Elimination in Critical Care. *Advances in Chronic Kidney Disease.* 2013; 20(1):94-101.

GOHARBARI, M.H. Comment on "A survey of poison control centers worldwide". *DARU Journal of Pharmaceutical Sciences.* 2013;21(16).

GOVAERTS, M. Poison control in Europe. *Pediatr Clin North Am.* 1970;17(3):729-39.

GUMMIN, D.D. et al. 2018 Annual Report of the American Association of Poison Control Centers' National Poison Data System (NPDS): 36th Annual Report, *Clin.Toxicol.* 2019;57(12):220-1413.

HÖJER, J. et al. Position paper update: ipecac syrup for gastrointestinal decontamination. *Clin Toxicol.* 2013;51:134-39.

HOWLAND, M.A. Antidotes in depth: cathartics. *In*: GOLDFRANK, L.R.; FLOMEMBAUM, N.E; LEWIN, N.A. et al. *Goldfrank's toxicologic emergencies.* 7. ed. New York: McGraw-Hill, 2002. p. 475-77.

ISBISTER, G.K. et al. Alprazolam is relatively more toxic than other benzodiazepines in overdose. *Br J Clin Pharmacol.* 2004;58(1):88-95.

ISBISTER, G.K.; BUCKLEY, N.A. Therapeutics in clinical toxicology: in the absence of strong evidence how do we choose between antidotes, supportive care and masterful inactivity. *Br J Clin Pharmacol.* 2016;81(3):408-11.

ISBISTER, G.K.; DAWSON, A.H.; WHYTE, I.M. Feasibility of prehospital treatment with activated charcoal: who could we treat, who should we treat? *Emerg Med J.* 2003;20:375-78.

ITHO, S.F. *Intoxicação pelo Chumbinho (Aldicarb) no Espírito Santo - Brasil*: frequência, perfil epidemiológico e clínico e proposta de um protocolo padronizado de evolução clínica e tratamento atropínico. Tese de Doutorado. Universidade de São Paulo. Faculdade de Ciências Farmacêuticas, 2001.

KANICH, W. et al. Altered mental status: evaluation and etiology in the ED. *Am J Emerg Med.* 2002;20:613-17.

KARIM, A. et al. How feasible is it to conform to the European guidelines on administration of activated charcoal within one hour of an overdose? *Emerg Med J.* 2001;18:390-92.

KIM, Z.; GOLDFARB, D.S. Continuous renal replacement therapy does not have a clear role in the treatment of poisoning. *Nephron Clin Pract.* 2010;115:cl-c6.

KLAASSEN, C. *Casarett & Doull's Toxicology*: the basic science of poisons. 8. ed. McGraw-Hill, 2013. p. 1250.

LAM, S.W.; ENGEBRETSEN, K.M.; BAUER, S.R. Toxicology today: what you need to know now. *J Pharm Pract.* 2011;24:174-88.

LAWSON, A.A.H.; MITCHELL. I. Patients with acute poisoning seen in a general medical unit (1960-71). *BMJ.* 1972;4:153-56.

LLANO, LA. et al. Complicaciones quirúrgicas en los body-packers: una urgencia infrecuente pero potencialmente letal. *Ciresp.* 2012; 90(9):595-600.

MACHLINE, V.C. Paracelso e as causas das doenças que afetam a razão. *In*: MOTA, A.; MARINHO, M.G.S.M.C. (Org.) *História da Psiquiatria*: Ciência, práticas e tecnologias de uma especialidade médica. São Paulo: Casa de Soluções e Editora, 2012, p. 3-55.

MAIA, A.L. et al. Consenso brasileiro para o diagnóstico e tratamento do hipertireoidismo: recomendações do Departamento de Tireoide da Sociedade Brasileira de Endocrinologia e Metabologia. *Arq Bras Endocrinol Metab.* 2013;57(3):205-32.

MARTINS, E.H.C. et al. *Intoxicações por Aldicarb no Estado da Bahia.* Brasil: Órgão Oficial da Secretaria da Saúde do Estado da Bahia, 2005, p. 77.

MATSUNO, A.K. Reconhecimento das situações de emergência: avaliação pediátrica. *Medicina (Ribeirão Preto).* 2012;45(2): 158-67.

MATTHEW, H. et al. Acute poisoning: organization and work-load of a treatment centre. *BMJ.* 1969;3(5):489-93.

MEEHAN, T.J.; BRYANT, S.M.; AKS, S.E. Drugs of abuse: the highs and lows of altered mental states in the emergency department. *Emerg Med Clin N Am.* 2010;28:663-82.

MOISÉS, M. et al. Reflexões e contribuições para o plano integrado de ações de vigilância em saúde do Ministério da Saúde (MS) de populações expostas a agrotóxicos. *Ciência & Saúde Coletiva.* 2011;16(8):3453-60.

MOOD, N.E. et al. Glasgow coma scale and its components on admission: are they valuable prognostic tools in acute mixed drug poisoning? *Critical Care Research and Practice.* ID 952956, 2011. Disponível em: <http://www.hindawi.com/journals/ccrp/2011/952956>. Acesso em: 30 jun. 2013.

MORAES, A.C.L. *Contribuição para o estudo das intoxicações por metilcarbamatos*: o caso do "chumbinho" no Rio de Janeiro. 1999. Tese de Doutorado. Escola Nacional de Saúde Pública.

MORAES, G.F. et al. Intoxicação exógena por chumbinho (Aldicarb?): abordagem clínica, laboratorial e terapêutica. *Revista Brasileira de Toxicologia.* 1995;8(1):297.

NELSON, L. et al. *Aldicarb poisoning by an illicit rodenticide imported into the United States*: tres pasitos. *Clinical Toxicology.* 2001;39(5):447-52.

NELSON, L.S. et al. *Goldfrank's Toxicologic Emergencies.* 9.ed. McGraw-Hill, 2010. p. 1968.

OLSON, K.R. *Activated charcoal for acute poisoning*: One Toxicologist's Journey. *J Med Toxicol.* 2010;6:190-98.

Position paper: cathartics. *J Toxicol Clin Toxicol.* 2004;42(3):243-53. Erratum in *J Toxicol Clin Toxicol.* 2004;42(7):1000.

Position paper: whole bowel irrigation. *J Toxicol Clin Toxicol.* 2004;42(6):843-54. Erratum in *J Toxicol Clin Toxicol.* 2004;42(7):1000. Dosage error in article text.

Position statement and practice guidelines on the use of multi-dose activated charcoal in the treatment of acute poisoning. *Clinical Toxicology.* 1999;37:731-51.

POURMAND, A.; WANG, J.; MAZER, M. A survey of poison control centers worldwide. *DARU Journal of Pharmaceutical Sciences.* 2012;20(13).

PREFEITURA DO MUNICÍPIO DE SÃO PAULO. Coordenação de vigilância em saúde. *Intoxicações.* Manual de Vigilância do Programa Municipal de Vigilância e Controle das Intoxicações. São Paulo, Set. 2012. Disponível em: <https://www.prefeitura.sp.gov.br/cidade/secretarias/upload/chamadas/manual_pmpci_1348855965.pdf>. Acesso em: 23 nov. 2020.

PROUDFOOT, A.T.; KRENZELOK, E.P.; VALE, J.A. Position paper on urine alkalinization. *J Toxicol Clin Toxicol.* 2004; 42(1):1-26.

RAGOUC-SENGLER, C. et al. Aldicarb poisoning. *Human & Experimental Toxicology.* 2000;19(12):657-62.

REED, C,E.; DRIGGS, M.F.; FOOTE, C.C. Acute barbiturate intoxication: a study of 300 cases based on a physiologic system of classification of the severity of the intoxication. *Ann Intern Med.* 1952;37(2):290-303.

RODRÍGUEZ, H. et al. Cuerpos extraños en el esófago en los niños: serie de casos. *Arch Argent Pediatr.* 2013;111(3):e62-e65.

ROQUETE, F.F. et al. Multidisciplinaridade, interdisciplinaridade e transdisciplinaridade: em busca de diálogo entre saberes no campo da saúde coletiva. *R Enferm Cent O Min.* 2012;2(3):463-74.

SANTOS, A. Complexidade e transdisciplinaridade em educação: cinco princípios para resgatar o elo perdido. *Revista Brasileira de Educação.* 2008;13(37):71-83.

SANTOS, S.A. Substâncias tóxicas e tentativas de suicídios: considerações sobre acesso e medidas restritivas. *Cad Saúde Colet.* Rio de Janeiro 2013;21(1):53-61.

SECRETARIA MUNICIPAL DA SAÚDE. Coordenadoria de Vigilância em Saúde. Divisão de Vigilância Epidemiológica. Núcleo de Prevenção e Controle das Intoxicações. Manual de Toxicologia Clínica: Orientações para assistência e vigilância das intoxicações agudas. São Paulo: Secretaria Municipal da Saúde, 2017. 465p. Disponível em: <https://www.prefeitura.sp.gov.br/cidade/secretarias/upload/saude/arquivos/manual_toxicologia_clinica-covisa-2017.pdf>. Acesso em: 30 nov. 2020.

SHARPE, S.J.; ROCHETTE, L.M.; SMITH, G.A. Pediatric battery-related emergency department visits in the United States, 1990-2009. *Pediatrics.* 2012;129(6).

SILVA, C.L.; ROTTA, C.V. O dilema da universalidade e financiamento público do Sistema Único de Saúde no Brasil. *Textos & Contextos.* Porto Alegre 2012;11(2):333-45.

SKOLNIK, A. Practice or perish: why bedside toxicology is essential to the survival of our specialty. *J Med Toxicol*. 2013;9:6-8.

Skrabanek P. Paracelsus. *BMJ*. 1993;306(6883):1006.

SPILLER, H.A.; GRIFFITH, J.R.K. The value and evolving role of the U.S. Poison Control Center System. *Public Health Reports*. 2009;124:359-63.

SPILLER, H.A.; HAYS, H.L.; ALEGUAS JÚNIOR, A. Overdose of drugs for attention-deficit hyperactivity disorder: clinical presentation, mechanisms of toxicity, and management. *CNS Drugs*. 2013;27(7):531-43.

SYKIOTIS, G.P. et al. Of temples and plane trees: the Hippocratic legacy as collective memory. *Hormones*. 2005;4(1):55-58.

TEASDALE, G.; JENNETT, B. Assessment of coma and impaired consciousness: a practical scale. *Lancet*. 1974;2(7872):81-84.

TENENBEIN, M. Position statement: whole bowel irrigation. American Academy of Clinical Toxicology; European Association of Poisons Centres and Clinical Toxicologists. *J Toxicol Clin Toxicol*. 1997;35(7):753-62.

THIM, T. et al. Initial assessment and treatment with the airway, breathing, circulation, disability, exposure (ABCDE) approach. *Int J Gen Med*. 2012;5:117-21.

TOKUDA, Y.; NAKAZATO, N.; STEIN, G.H. Pupillary evaluation for differential diagnosis of coma. *Postgrad Med J*. 2003; 79:49-51.

VALE, A.; BRADBERRY, S. Management of poisoning. *Medicine*. 2013;41(3):173-81.

VALE, J.A.; MEREDITH, T.J. Poison information services. *In*: *Poisoning diagnosis and treatment*. London: Update Books, 1981, p. 9-12.

VAN HEIJST, A.N.P.; DOUZE, J.M.C.; PIKAAR, S.A. Nationaal Vergiftigingen Informatie Centrum. *Ned T Geneesk*. 1976;120(5).

WAX, P.M. Historical principles and perspectives. *In*: GOLDFRANK, L.R.; FLOMEMBAUM, N.E.; LEWIN, N.A. et al. *Goldfrank's toxicologic emergencies*. 7.ed. New York: McGraw-Hill, 2002, p. 1-17.

WEBSTER, C. Paracelsus, and 500 years of encouraging scientific inquiry: stood for sensitivity to the environmental, social, spiritual, and moral dimensions of health. *BMJ*. 1993;306(6878):597-98.

WHO. World Health Organization. Poison information centres: their role in the prevention and management of poisoning. Geneva: WHO, 1997, p. 3-15.

WHO. World Health Organization. Programmes and projects, Mental Health. Suicide Prevention and programmes. Disponível em: <https://www.who.int/health-topics/ suicide#tab=tab_1>. Acesso em: 3 nov. 2020.

WHO. World Health Organization. Public health action for the prevention of suicide: a framework. WHO Press, 2012. Disponível em: <https://apps.who.int/iris/bitstream/handle/10665/75166/9789241503570_eng.pdf;jsessionid=A1C30F2E2F1FF7D72AEBA69777C278B8?sequence=1>. Acesso em: 23 nov. 2020.

WHO. World Health Organization. The global burden of disease: 2004 update. WHO Press, 2008. Disponível em: <http://www.who.int/healthinfo/global_burden_disease/GBD_report_2004update_full.pdf>. Acesso em: 23 nov. 2020.

WHO. World Health Organization. World health statistics 2016: monitoring health for the SDGs, sustainable development goals. Geneva: WHO, 2016. Disponível em: <https://apps.who.int/iris/handle/10665/206498>. Acesso em: 30 nov. 2020.

PARTE 8

TOXICOLOGIA FORENSE

51

Toxicologia Forense

Alice A. da Matta Chasin
Irene Videira de Lima

CONTEÚDO DESTE CAPÍTULO

GENERALIDADES

A Toxicologia Forense é a ciência que estuda os agentes tóxicos para elucidação de questões que ocorrem em procedimentos judiciais. A matéria geralmente está associada com trabalho policial e fórum criminal, porém o cumprimento de legislações pertinentes em outras áreas do Direito constitui aspectos forenses da Toxicologia, embora associados a fórum civil, trabalhista ou desportivo. Portanto, a Toxicologia Forense, que é intercambiável com a Toxicologia Analítica, é aplicada a situações com questões judiciais implícitas em que é importante reconhecer, identificar e quantificar o risco da exposição a agentes tóxicos.

O adjetivo *forense* indica que a ciência tem proposições legais como base. Trata-se do estudo e da prática da aplicação da Toxicologia com propósitos legais. Essa conceituação é ampla e inclui um vasto espectro de aplicações, que vai desde o mais abrangente, como o universo da Toxicologia Regulatória (cumprimento da legislação específica vigente), até a aplicação mais comum, ao longo da história, que é a de identificar qualquer substância química empregada como agente causador de morte ou injúria ao homem.

A *Toxicologia Forense* no Brasil é basicamente realizada em laboratórios dos Institutos de Criminalística (ICs) e Médico-Legais (IMLs), que constituem instituições pertencentes às Secretarias de Segurança Pública dos diferentes Estados da União e realizam análises toxicológicas em material biológico e em material apreendido pelo aparato policial. Em nível federal, são realizadas apenas análises em materiais apreendidos pela polícia, não sendo feitas, de modo rotineiro, análises em material biológico.

As análises toxicológicas são de fundamental importância quando se pretende estabelecer nexo causal entre um determinado evento e o efeito tóxico. Dependendo da finalidade a que se destina, a condução das análises deve seguir protocolos próprios que garantam a qualidade do dado gerado. As análises toxicológicas servirão para lastrear a condenação em qualquer que seja a justiça (criminal, cível, desportista ou trabalhista). Em cada uma dessas categorias há um Código legal envolvido. Assim, por exemplo, nas análises forenses criminalísticas, o código que tipifica o crime é o Código de Processo Penal ou Criminal, e no Controle de Doping, o código que prevalece é aquele exarado pela *World Anti Doping Agency* (WADA). Trata-se de um instrumento para produção de prova pericial, de fundamental importância na condução dos processos. Para isso, é necessário que os laboratórios responsáveis por essas análises tenham implantado sistemas de qualidade que permitam o aporte de evidências (mensuráveis e auditáveis) para a verificação objetiva de que estão sendo cumpridos os requisitos necessários à geração dos dados, em nível de excelência. Há vários sistemas de qualidade laboratorial que podem ser aplicados aos Laboratórios de Toxicologia Forense. Em todos, os preceitos básicos da credibilidade analítica – cadeia de custódia, validação de métodos e requisitos organizacionais – são necessários. A acreditação é extremamente importante para assegurar a qualidade dos Laboratórios de Toxicologia, uma vez que é outorgada por uma organização independente mediante aportes de evidência objetiva. A credibilidade do resultado analítico está, sem dúvida alguma, atrelada a esses requisitos, sem os quais a prova pode ser contestada e, eventualmente, derrubada.

ATIVIDADES DE CARÁTER FORENSE

Atendimento aos requisitos da Lei n. 11.343/2006 (Lei Antitóxicos) – comprovação da materialidade do delito

A Lei Federal n. 11.343/2006, que instituiu o Sistema Nacional de Políticas Públicas sobre drogas (SISNAD), diz respeito a um conjunto de medidas de prevenção do uso indevido, atenção e reinserção social de usuários e dependentes de drogas, estabelece normas de repressão à produção não autorizada e ao tráfico ilícito de drogas e, consequentemente, define os crimes.

Os crimes previstos pela Lei n. 11.343/2006 são "crimes de vestígios", que, como tais, devem ser materializados por meio de perícia. O laudo pericial sobre a natureza e a quantidade das substâncias apreendidas pelo aparato policial é emitido por órgão policial, comprovando a materialidade do delito.

A Lei n. 11.343/2006 constitui "norma penal em branco", ou seja, necessita de instrumento que a sustente. O parágrafo único do art. 1° das Disposições Preliminares da referida lei cita que:

> "Para fins desta Lei, consideram-se como drogas as substâncias ou os produtos capazes de causar dependência, assim especificados em lei ou relacionados em listas atualizadas periodicamente pelo Poder Executivo da União."

A Portaria SVS/MS n. 344, de 12 de maio de 1998, que embasa essa lei, foi republicada no *Diário Oficial da União*, de 1° de fevereiro de 1999 (e, desde então, atualizada por sucessivas RDCs), lista os critérios de controle e comercialização das substâncias e relaciona aquelas cujo uso é proscrito no Brasil. A constatação inequívoca da presença dessas substâncias em uma apreensão policial constitui a materialidade do crime – a prova pericial.

A Lei n. 13.840/2019 altera a de n. 11.343/2006 para tratar do Sistema Nacional de Políticas Públicas sobre Drogas, definir as condições de atenção aos usuários ou dependentes de drogas e tratar do financiamento das políticas sobre drogas. Estabelece ações mais rígidas contra o tráfico de drogas, prevê internação involuntária para desintoxicação e fortalece comunidades terapêuticas.

Os principais toxicantes analisados pelo aparato policial são a maconha, a cocaína, as anfetaminas (incluindo as anel-substituídas – *ecstasy*), os opiáceos (heroína e morfina) e os solventes. Atualmente, a identificação das "Novas Substâncias Psicoativas" (NSPs) constitui um desafio para os analistas.

Conforme definição adotada pelo Escritório das Nações Unidas sobre Drogas, as NSPs são moléculas desenhadas, em sua maioria, para fins ilícitos e com o objetivo de evadir medidas de controle nacional e internacionalmente aplicadas às substâncias já controladas, das quais derivam ou mimetizam os efeitos, e constituem um fenômeno global.

Entre os anos de 2009 e 2016, 106 países reportaram 739 diferentes NSPs à UNODC (The United Nations Office on Drugs and Crime). Com a mesma rapidez com que surgem, desaparecem dando lugar a novas.

O termo "novas" não necessariamente se refere a novas invenções, considerando que algumas foram sintetizadas há décadas, mas sim ao fato de a substância ter se tornado disponível no mercado recentemente.

Diante da necessidade de aperfeiçoar o processo de atualização das listas de substâncias sujeitas a controle especial e em resposta ao rápido aparecimento e disseminação das NSPs foi criado no âmbito da Anvisa um Grupo de Trabalho para classificação dessas substâncias controladas por meio da Portaria n. 898/2015 com o intuito de aperfeiçoar o processo de atualização das Listas da Portaria SVS/MS n. 344/98 e em resposta ao rápido aparecimento de novas substâncias psicoativas. O grupo interministerial é composto por representantes da Anvisa, Polícia Federal, Secretaria Nacional de Segurança Pública (Senasp) e Secretaria Nacional de Políticas sobre Drogas (Senad), reunindo especialistas de diversas áreas implicadas no problema das drogas – sanitária, forense, jurídica e de política sobre drogas. As NSPs são substâncias criadas para burlar as listas internacionais de controle de drogas, não são controladas pelas convenções internacionais e são desenhadas para fugir ao controle dos países. Elas apresentam efeitos similares aos de outras drogas já conhecidas.

A polícia federal e a dos estados têm logrado êxito na apreensão dessas drogas que são, então, identificadas e classificadas, passando a fazer parte do rol das substâncias proscritas. Entre os anos de 2017 e 2018 houve a inclusão de 30 NSPs na lista F2 da Portaria n. 344/1998 (substâncias de uso proscrito).

Constitui, portanto, desafio comum à comunidade científica internacional a análise dessas novas substâncias introduzidas constantemente no mercado, fruto de tecnologia que tem disponibilizado cada vez mais artifícios para a síntese de substâncias psicoativas em laboratório. Como exemplo, além do ecstasy, têm-se as catinonas sintéticas, os canabinoides sintéticos (*Spice*, K2), as feniletilaminas (séries "NBOMe", "2-C"), as piperazinas etc.

Outro fato que constitui desafio é a introdução de fármacos mais potentes em termos de eficácia, o que mostra necessidade de redução dos limites de detecção como acontece com o ácido gama-hidroxibutírico (GHB), exigências crescentes de qualidade, atualização técnica permanente etc.

Para atender aos requisitos da lei, é necessária a comprovação da materialidade da infração por meio de prova pericial. A prova pericial é prova científica, contudo sujeita a ser contestada, quando então nova perícia poderá ser determinada. O art. 170 do Código de Processo Penal (CPP) refere que nas perícias de laboratório os peritos deverão guardar material suficiente para a eventualidade de uma nova perícia. O CPP deixa clara a necessidade de se guardar material para um exame posterior, porém não especifica por quanto tempo. Para tanto, os preceitos fundamentais da *Cadeia de Custódia* (procedimentos documentados que possibilitam o rastreamento de todas as operações realizadas em cada amostra desde sua coleta até o descarte) devem ser preservados.

A cadeia de custódia estabelece uma relação única, codificada, entre a pessoa e aquilo que portava ou sua amostra biológica, e constitui prova escrita do ocorrido entre a coleta e a emissão do resultado.

Além desses desafios analíticos, há a questão dos adulterantes nas drogas de rua apreendidas, os quais muitas vezes não estão enquadrados nas listas que deliberam sobre o controle e que, entretanto, do ponto de vista da Saúde Pública, são extremamente importantes posto que podem apresentar toxicidade aguda ou crônica que superam aquela da própria substância geradora de dependência, responsável pela busca por parte dos usuários. Essas substâncias serão mais bem detalhadas nos respectivos capítulos que enfocam essas drogas.

Investigação médico-legal (análises *post mortem*)

A investigação médico-legal é imprescindível no caso de mortes violentas (homicídios, suicídios ou acidentes), e as análises toxicológicas têm a finalidade de auxiliar a medicina legal no diagnóstico das intoxicações letais que se configuram como mortes violentas.

As mortes de causa violenta estão ordenadas em lei, estando tutelado pelo Estado o corpo do falecido até que a perícia médico-legal seja concluída.

A realização das análises toxicológicas em fluidos biológicos com finalidade forense é efetuada, oficialmente no Brasil, em laboratórios pertencentes às Secretarias de Segurança Pública Estaduais e, em vários casos, como acontece no Estado de São Paulo, nos Institutos Médico-Legais. Essas análises são feitas nos mais diversos materiais biológicos humanos.

Em análises toxicológicas *post mortem*, muitos são os espécimes que podem ser coletados por ocasião de uma necrópsia. O analista deve selecioná-los de acordo com o histórico do caso e as circunstâncias do evento.

Para coleta de sangue, preconiza-se que as amostras de sangue cadavérico sejam obtidas por punção das veias subclávia e/ou femoral, uma vez que nesses locais a probabilidade de contaminação por difusão de outras regiões é menor. O sangue é o espécime mais comumente utilizado na quantificação de analitos *post mortem*, pois a interpretação de resultados tem como base os níveis sanguíneos ou extrapolados para esse fluido.

Há situações em que não é possível obter amostras de sangue de local apropriado, particularmente em casos de putrefação avançada, exumação, morte por choque traumático ou corpos carbonizados. Nesses casos, há que se recorrer a amostras alternativas, como o humor vítreo, e pressupõe-se o conhecimento do índice de correlação da concentração do analito entre o humor vítreo e o sangue. Desde a década de 1960, o humor vítreo vem sendo utilizado em análises toxicológicas *post mortem*; no início procurava-se especificamente o etanol, mas, ao longo do tempo, outros analitos foram sendo procurados nesse material. A coleta do humor vítreo pode ser realizada por punção direta da câmara ocular com angulação do eixo da seringa ao redor de 45° em relação ao eixo anteroposterior do globo ocular. Trata-se de matriz extremamente simples e estável.

Amostras de tecidos (hepático, renal, pulmonar, cerebral) devem ser coletadas e analisadas como matrizes em separado para confirmação de resultados e para estudos posteriores de redistribuição *post mortem* (RPM), importante aspecto na interpretação dos resultados obtidos com finalidade médico-legal.

As análises em pelos corpóreos, principalmente amostras de cabelo, alavancadas pelo avanço tecnológico das últimas 3 décadas e em virtude do significativo aumento do número de publicações, estudos e revisões científicas de análises de drogas nessa matriz, passaram a figurar dentre as rotineiramente realizadas nos laboratórios de análises forenses.

Outras amostras vêm despontando com relevância nas análises toxicológicas com finalidade forense, as DBS – do inglês *Dried Blood Spots* (DBS) –, que são manchas de sangue dessecadas e que têm sido propostas como alternativa bioanalítica para determinação de xenobióticos. Utilizam baixo volume de amostra de sangue depositado em papel, reduzindo os volumes necessários para coleta e extração, facilitando o transporte, minimizando riscos de coleta e aumentando a estabilidade das drogas, uma vez que a secagem inativa enzimas que degradam compostos orgânicos. Vários trabalhos estão sendo realizados com vistas a validar as análises nessas amostras para que possam ser utilizadas na orientação de procedimento legal.

Toxicologia Forense de Desempenho Humano

O termo "Toxicologia Forense de Desempenho Humano" (do inglês, *Human-Performance Forensic Toxicology*) refere-se à investigação de alteração da performance humana tanto em termos comportamentais quanto a relacionados ao comprometimento do desempenho psicomotor, em que haja envolvimento de um toxicante que elucide o nexo causal dos eventos. Combina aspectos psicológicos, farmacológicos e toxicológicos que, embora possam ser determinados por muitos fatores, são frequentemente associados a substâncias psicoativas. Trata-se da determinação da ausência ou da presença de etanol e outros fármacos psicoativos no sangue, ar alveolar ou outro espécime apropriado (urina, saliva, pelos etc.), e de avaliação de seu papel na modificação de desempenho ou comportamento humano.

Essas matrizes são coletadas tanto na Clínica Médico-Legal, parte integrante dos Institutos de Medicina Legal, quanto no ambiente laboral para verificação do uso de drogas de abuso no ambiente de trabalho.

Clínica médico-legal

Constituem as chamadas "perícias em indivíduos vivos", e incluem-se aqui a verificação de "Direção Perigosa". As análises toxicológicas com essa finalidade visam elucidar a ausência ou a presença de substâncias que modificam a *performance* ou o comportamento humano. Amostras biológicas coletadas para essa finalidade, geralmente, são urina, sangue e ar expirado. Exemplo: alteração do desempenho psicomotor pela presença de etanol e outras drogas (dosagem alcoólica realizada em fluidos de condutores de veículos envolvidos em acidentes de trânsito).

Também são examinados na Clínica Médico-Legal aqueles casos em que há a necessidade de investigação de drogas facilitadoras de crimes (DFCs). O termo DFC é usado para caracterizar crimes como assalto, roubo ou estupro, administrando-se uma droga à vítima e incapacitando-a de tomar decisões. Outro termo utilizado é DFSA (*Drug-Facilitated Sexual Assault* – Ataque Sexual Facilitado por Drogas). Essa atividade constitui item à parte em Toxicologia Forense em virtude do desafio analítico e da interpretação do resultado.

Os relatos de violência sexual enquanto a vítima está vulnerável, sob influência de algum tipo de droga, ocorrem desde a década de 1990. O agressor administra substâncias psicoativas à vítima com o objetivo de impossibilitar o seu controle físico e emocional.

Os crimes praticados enquanto as vítimas estão sob a influência dessas drogas incluem estupro ou outra agressão sexual, roubo e extorsão de dinheiro. As drogas utilizadas nesse contexto são também conhecidas como *rape drugs*, posto que são usadas em danceterias e *raves*. As principais são ácido gama-hidroxibutírico (GHB), flunitrazepam, midazolam e cetamina, mas há outras que podem ser usadas com a mesma finalidade, associadas ou não a bebidas alcoólicas. Há necessidade de avaliação clínica forense, bem como de investigação toxicológica, cujos procedimentos estão normatizados pela *United Nations Office on Drugs and Crime* (UNODC). Essas substâncias produzem, entre outros efeitos, amnésia temporária e incoordenação motora e, por esse, motivo são utilizadas como facilitadoras desses crimes.

No Brasil, essa prática é conhecida como "Boa Noite, Cinderela". De ocorrência relativamente frequente, esse golpe geralmente acontece durante as festas. Em razão do constrangimento das vítimas para narrar o ocorrido e também pela dificuldade de processar a informação, poucas são as pessoas que registram queixas relacionadas a esse golpe em delegacias de polícia; há, portanto, subnotificação desse tipo de crime e a ação da polícia é restrita.

Drogas de abuso no ambiente de trabalho

O uso indevido de álcool e de outras drogas no ambiente de trabalho aumenta as chances de acidentes no local de trabalho e é responsável por absenteísmo e licenças médicas. Muitas empresas brasileiras criaram programas e políticas contra o uso de álcool e drogas, que são comuns em empresas multinacionais. Os programas visam, entre outras ações, testes toxicológicos de drogas em urina e cabelo.

Esses programas são comuns em certas ocupações em que o consumo de álcool ou drogas aumenta os riscos de acidentes, não apenas para o trabalhador que as realiza, mas também para o público. Incluem-se motoristas de transportes rodoviários, ferroviários, aéreos e marítimos, serviços de saúde, corporações policiais etc.

As análises toxicológicas de fluidos corporais para detecção de álcool e outras drogas é uma questão muito controversa. Legislação e regulamentos nacionais podem conter restrições e proibições relativamente à realização de tais análises. Em contrapartida, as leis e os regulamentos podem impor que os trabalhadores em certas profissões ou empregos sejam testados em relação à presença de substâncias psicoativas.

Nos Estados Unidos, órgãos públicos ligados à segurança (transporte, energia nuclear, defesa) são obrigados por lei a realizar programas de "local de trabalho livre de drogas" com aplicação de testes para detectar se funcionários estão fazendo uso de substâncias psicoativas.

O Brasil ainda não dispõe de legislação especial para análises do uso de drogas no ambiente de trabalho. As indústrias seguem as normas preconizadas pelas agências internacionais, por exemplo, as normas da *Substance Abuse and Mental Health Service Administration* (SAMHSA), dos Estados Unidos.

Controle da dopagem

O uso de substâncias ou métodos proibidos visando melhorar o desempenho em atividades físicas ou mentais é conhecido no mundo do esporte como *doping*.

A caracterização da dopagem tem por base a identificação do fármaco inalterado e/ou seus produtos de biotransformação em espécime biológico fornecido pelo atleta. A urina é considerada a amostra de eleição para essa finalidade. Mais recentemente o sangue tem sido utilizado. Outras amostras, saliva e cabelo, também vêm sendo estudadas para identificação de agentes de dopagem.

A Agência Mundial Antidoping (AMA) (do inglês, *World Anti-Doping Agency* – WADA) é a entidade mundial que controla e determina os procedimentos legais a serem adotados por ocasião de exames de dopagem. Anualmente, a AMA publica a lista de substâncias e métodos proibidos, validada a partir de 1º de janeiro de cada ano.

O Ministério do Esporte, pela Resolução n. 36, publicada no *Diário Oficial da União*, em 4 de novembro de 2013, revoga a Resolução n. 2, de 5 de maio de 2004, e estabelece que as normas de controle de dopagem são aquelas previstas no Código Mundial Antidopagem.

O Laboratório Brasileiro de Controle de Dopagem (LBCD) integra, em conjunto com outros laboratórios, o LADETEC-IQ (Laboratório de Apoio ao Desenvolvimento Tecnológico da Universidade Federal do Rio de Janeiro). Trabalha com equipamentos que refletem o estado da arte na detecção de substâncias em matrizes biológicas e é creditado pela AMA.

Caracterização de crime ambiental – Lei n. 9.605/98 (Lei da Natureza)

São considerados crimes ambientais toda e qualquer ação que causar poluição de qualquer natureza, que resulte ou possa resultar em danos à saúde ou que provoque a mortandade de animais ou a destruição significativa da flora. Enquadram-se, nesses casos, causar poluição atmosférica que resulte em danos diretos à saúde da população e lançar resíduos em desacordo com a legislação.

A Lei de Crimes Ambientais estabelece base para a ação legal contra partes responsáveis por poluição que afete o bem-estar humano e ambiental. As condutas e atividades consideradas lesivas ao meio ambiente passam a ser punidas civil, administrativa e criminalmente. Vale dizer: constatada a degradação ambiental, o poluidor, além de ser obrigado a promover a sua recuperação, responde com o pagamento de multas e com processo criminal.

Os crimes dessa natureza, associados com poluição química, requerem a contribuição das análises toxicológicas para o estabelecimento do nexo causal. As amostras devem ser encaminhadas ao Instituto de Criminalística (ou a órgãos conveniados) para realização das perícias. As análises visam à quantificação do contaminante nas referidas amostras e a comparação dos resultados com os parâmetros constantes das normas regulamentadoras ou recomendações.

O Centro Tecnológico de Saneamento Básico (Cetesb), ligado à Secretaria do Meio Ambiente do Estado de São Paulo, em parceria com o Ministério do Meio Ambiente, lançou o Guia Nacional de Coleta e Preservação de Amostras de Água, Sedimentos, Comunidades Aquáticas e Efluentes Líquidos, material de referência para executar coleta de amostras ambientais, dentro de critérios e metodologias internacionalmente reconhecidas, para ensaios físico-químicos, microbiológicos e toxicológicos.

SISTEMA DE QUALIDADE DOS LABORATÓRIOS ENVOLVIDOS EM ANÁLISES TOXICOLÓGICAS COM FINALIDADE FORENSE

Os laboratórios que realizam análises com finalidade forense necessitam (e devem ter) de um sistema de qualidade que envolva controle e segurança da qualidade.

Os sistemas de qualidade enfatizam a importância da capacitação do analista; da adequação dos equipamentos e condições laboratoriais; de planos de trabalhos definidos e bem elaborados; de procedimentos operacionais padronizados; de cuidados na documentação dos procedimentos; e dos resultados obtidos, de auditorias internas e externas, e de validação da metodologia utilizada.

Os procedimentos que consubstanciam a denominada cadeia de custódia também constituem aspectos relevantes no estabelecimento da política de qualidade do laboratório. As amostras devem ser mantidas em procedimentos rígidos de custódia, pois nesse campo de atuação a garantia de que a amostra analisada corresponde ao doador ou vítima não é apenas conduta de Boas Práticas de Laboratório, mas sim de condutas administrativas que efetivamente podem atestar, pela documentação, que todos os processos foram seguros, rastreáveis e podem ser provados. O não cumprimento desses preceitos pode invalidar um Laudo Toxicológico.

Um aspecto importante dos sistemas de qualidade é a validação de métodos. De maneira geral, os parâmetros de validação de métodos analíticos que possam conferir credibilidade aos resultados e que devem ser estabelecidos em Toxicologia Forense são especificidade, linearidade, curva de calibração, sensibilidade, limite de detecção, limite de quantificação, precisão, exatidão, recuperação, abrangência, estabilidade e robustez.

As análises toxicológicas em material biológico para verificação do uso de drogas com finalidade forense devem seguir procedimentos padronizados, estabelecidos por organizações científicas, com normas e diretrizes sobre coleta, segurança e cadeia de custódia, processamento das amostras, testes presuntivos e testes confirmatórios, integridade das amostras e procedimentos analíticos, entre outros.

O sistema de qualidade preconizado pela Sociedade de Toxicologistas Forenses (SOFT) (do inglês, *Society of Forensic Toxicologists*) e pela Academia Americana de Ciências Forenses (AAFS) (do inglês, *American Academy of Forensic Sciences*) é dirigido para análises *post mortem*. Há, também, as recomendações do *The International Association of Forensic Toxicology* (TIAFT) e do recentemente lançado *Scientific Working Group for Forensic Toxicology* (SWGTOX), que dispõe, em seu *Standard Practices for Method Validation in Forensic Toxicology*, sobre os padrões para validação de métodos analíticos em Toxicologia Forense.

As análises toxicológicas com a finalidade de verificação do uso de drogas no ambiente de trabalho se inserem em programas especificamente desenvolvidos para a prevenção ao uso indevido de álcool e outras drogas. Os laboratórios engajados nessa prática devem seguir procedimentos padronizados e estabelecidos pelo SAMHSA, órgão do *US Department of Health & Human Service*, que delibera, em seu *Mandatory Guidelines for Federal Workplace Drug Testing Programs*, sobre os procedimentos de coleta, segurança e cadeia de custódia, processamento das amostras, procedimentos analíticos (testes presuntivos e teste confirmatórios) e integridade das amostras.

O controle de dopagem adota procedimentos da WADA (*World Anti-Doping Agency*), entidade mundial que delibera sobre procedimentos, métodos e substâncias pertinentes a cada modalidade desportiva.

Os procedimentos para investigação toxicológica dos casos que envolvem drogas facilitadoras de violência sexual e roubos (*Drug-Facilitated Sexual Assault*) encontram-se normatizados no *Guidelines for the Forensic Analysis of drug-facilitated sexual assault and other criminal acts* pela UNODC.

ANÁLISE TOXICOLÓGICA SISTEMÁTICA EM TOXICOLOGIA FORENSE

A análise toxicológica realizada em níveis de excelência por meio de boas práticas científicas e garantia da cadeia de custódia garantem a confiabilidade dos resultados e, consequentemente, sua admissão no processo judicial.

A Análise Toxicológica Sistemática (ATS) é uma das principais ferramentas e estratégias analíticas adotadas na investigação (triagem e confirmação) de drogas em Toxicologia e especificamente nos casos forenses, em que se realiza uma análise planejada para identificar potenciais compostos tóxicos, produtos de biotransformação ou biomarcadores específicos em amostras de fluidos biológicos. Engloba aspectos pré-analíticos, análises de triagem, confirmatórias (eventualmente quantitativas) das substâncias precursoras e de seus produtos de biotransformação.

Essa estratégia analítica é fundamental para a identificação, inclusive das NSPs, frequentes nos laboratórios de análises toxicológicas com finalidade forense e que, por serem substâncias novas, sequer fazem parte dos bancos de dados disponíveis. Essas NSPs que emergem no mercado ilícito tornam ainda mais complexa a problemática das drogas de abuso no que tange à sua caracterização e na de seus metabólitos.

Obviamente, os métodos analíticos em ATS devem ser adequadamente validados, seguindo as recomendações propostas por órgãos internacionais na área de Toxicologia Forense. Os laboratórios devem planejar adequadamente os procedimentos de validação.

Há *guidelines* internacionais que discutem os aspectos específicos da ATS em Toxicologia Forense, como a *The International Association of Forensic Toxicologists* (TIAFT), em conjunto com a *American Academy of Forensic Sciences* (AAFS) e a *Society of Forensic Toxicologists* (SOFT), sendo adotado um guia de validação recentemente publicado (ABS Standard 036) em que uma discussão mais detalhada de como avaliar cada parâmetro e os critérios estabelecidos são amplamente explorados.

▶ CONCLUSÃO

A Toxicologia Forense é, portanto, a utilização das análises toxicológicas para a consecução do procedimento legal. Assim, essas análises apresentam importância crucial na materialização do crime e no auxílio do diagnóstico das intoxicações nas diferentes áreas da Toxicologia.

A aplicação do conhecimento das formas de exposição, da toxicocinética e toxicodinâmica dos xenobióticos, na interpretação dos achados, imprime à discussão da Toxicologia Forense um caráter multidisciplinar na área do conhecimento toxicológico, necessário para dar sustentação não só à interpretação do achado como também às eventuais inferências, às vezes, necessárias na perícia criminal.

Como fica evidente, trata-se de assunto complexo, difícil, interdisciplinar, em que vários saberes se integram em busca da verdade dos fatos – papel do perito na elucidação das circunstâncias perievento.

Entretanto, há dificuldade para alavancar o desenvolvimento dessa Ciência, que, além daqueles que fazem de sua prática profissão de fé, alicia mais adeptos curiosos e inspira a ficção, dada sua fascinação.

▶ BIBLIOGRAFIA

AMERICAN ACADEMY OF FORENSIC SCIENCES STANDARDS BOARD (ABS). *Standard Practices for Method Validation in Forensic Toxicology.* ASB Standard 036, 2017.

BRASIL. AGÊNCIA NACIONAL DE VIGILANCIA SANITÁRIA. Portaria n. 898, de 6 de agosto de 2015. Cria o Grupo de Trabalho para Classificação de Substâncias Controladas. Disponível em <https://www.portal.anvisa.gov.br>. Acesso em: 13 ago. 2020.

BRASIL. AGÊNCIA NACIONAL DE VIGILÂNCIA SANITÁRIA. Resolução da Diretoria Colegiada RDC n. 368, de 7 de abril de 2020. Diário Oficial da União. DOU. edição 68, seção 1, p. 115.

BRASIL. Gabinete de Segurança Institucional. Secretaria Nacional de Políticas sobre Drogas (Senad). Disponível em: <http://www.senad.gov.br/legislacao/rel_internacionais.htm>. Acesso em: 10 jun. 2013.

BRASIL. MINISTÉRIO DA SAÚDE. (BRASIL/MS – Visalegis). Portaria n. 518, de 25 de março de 2004. Disponível em: <http://elegis.bvs.br/leisref/public/showAct>. Acesso em: 10 jun. 2013.

BRASIL. MINISTÉRIO DO ESPORTE. Resolução n. 36, de 1 de novembro de 2013.Disponível em <https://www.lex.com.br>. Acesso em: 13 ago. 2020.

CHASIN, A.A.M. Forensic toxicolology in Brazil. *The Bulletin of the International Association of Forensic Toxicologists (TIAFT).* v. 42, n. 1, p. 40-43, 2012.

CHASIN, A.A.M. *Toxicologia forense* – aspectos técnicos e jurídicos. Monografia apresentada à Academia de Polícia Dr. Coriolano Nogueira Cobra para integrar prova de ingresso, conforme edital constante *Diário Oficial do Estado de São Paulo*, v. 114, n. 128, de 8 de julho de 2004. Poder Executivo, Seção I. Seleção de Professor Temporário de Toxicologia Forense – Proc. n. 554/2004 (V-Prova 2). Prova em 8 de setembro de 2004.

CHASIN, A.A.M. *Toxicologia forense* – ciências farmacêuticas: toxicologia analítica. Moreau e Bastos, Guanabara Koogan, 2008.

COMPANHIA AMBIENTAL DO ESTADO DE SÃO PAULO (CETESB). *Guia Nacional de Coleta e Preservação de amostras: água, sedimento, comunidades aquáticas e efluentes líquidos.* São Paulo: CETESB; Brasília: ANA, 2011.

DE CAMPOS, E.G. Novas drogas de abuso e estratégias bioanalíticas em Toxicologia Forense: metabolômica, análise em sangue, urina ou DBS e casos de alteração de desempenho humano e *post-mortem*. 2020. 200f. Tese (Doutorado em Química) – Faculdade de Filosofia, Ciências e Letras de Ribeirão Preto, Universidade de São Paulo, Ribeirão Preto.

DRUMMER, O.H.; ODELL, M. *The forensic pharmacology of drugs of abuse*, United Kingdom: Arnold, 2001, p. 462.

JONES, G. *Post mortem* toxicology. *In:* MOFFAT, A.C.; OSSELTON, M.D.; WIDDOP, B. GALICHET, L.Y. *Clarcke's analysis of drugs and poisons in pharmaceuticals, body fluids and postmortem materials.* 3.ed. London: Pharmaceutical Press, 2004, p. 94-101.

KLAASSEN CURTIS, D. *Fundamentos em toxicologia.* Revisão técnica: Flávia Thiesen e Alice da Matta Chasin. 2.ed. Porto Alegre: Artmed/Mc-Graw Hill, 2012, p. 460.

LEVINE, B. *Principles of forensic toxicology.* San Francisco: AACC Press, 1999, p. 420.

LIMA, I.V. *Humor vítreo em toxicologia forense* – determinação de álcool etílico em cadáveres de morte traumática e em estado de putrefação. (Doutorado em Toxicologia). Faculdade de Ciências Farmacêuticas. Universidade de São Paulo. São Paulo. 1996, p. 96.

NATIONAL HIGHWAY TRAFFIC SAFETY ADMINISTRATION (NHTSA). *Drugs and human*, 2004 Performance Fact Sheets. Disponível em <http://ntl.bts.gov/lib/26000/26000/26092/164-DrugsandHumanPerf.pdf>. Acesso em: 18 jun. 2013.

SCIENTIFIC WORKING GROUP FOR FORENSIC TOXICOLOGY (SWGTOX). *Standard practices for method validation in forensic toxicology*, 2013, p. 52. Disponível em: <http://www.swgtox.org/documents/Validation3.pdf>. Acesso em: 10 jun. 2013.

SOCIETY OF FORENSIC TOXICOLOGISTS/ AMERICAN ACADEMY OF FORENSIC SCIENCES (SOFT/AAFS). *Forensic toxicology laboratory guidelines*, 2006, p. 23. Disponível em: <http://www.softtox.org/docs/Guidelines.2006.final.pdf>. Acesso em: 10 jun. 2013.

SUBSTANCE ABUSE AND MENTAL HEALTH SERVICES ADMINISTRATION (SAMSHA). *Mandatory guidelines for federal workplace drug testing programs.* Effective 10/1/2010. Disponível em: <http://www.workplace.samhsa.gov/Drug Testing/Level_1_Pages/Mandatory_Guidelines 5_1_10.html>. Acesso em: 15 jun. 2013.

THE INTERNATIONAL ASSOCIATION OF FORENSIC TOXICOLOGISTS (TIAFT). *Laboratory guidelines*, p. 20. Disponível em: <http://www.tiaft.org/membership>. Acesso em: 16 jun. 2013.

TSANACLIS, L.; WICKS, J. F.C.; CHASIN, A.A.M. Workplace drug testing, different matrices: different objectives. *Drug Test Anal.*, v. 4, n. 2, p. 83-88, 2012.

UNITED NATIONS OFFICE ON DRUGS AND CRIMES (UNODC). *Guidelines for the forensic analysis of drugs-facilitated sexual assault and other criminal acts.* United Nations, New York, 2011. Disponível em: <http://www.unod.org/documents/scientif/forensic_analys_of_drugs_facilitating_sexual_assault_and_other_criminal_acts.pdf>. Acesso em: 7 jul. 2013.

WAYHS, C.A.Y. et al. NBOMe: perfil de apreensões da Polícia Federal no Brasil. *Revista Brasileira de Criminalística*, Brasília. v. 5, n. 3, 2016.

WOLFF, K. (coord). *Driving under the influence of drugs*, 2013, p. 205. Disponível em: <http://www.gov.uk/government/uploads/system>. Acesso em: 20 jun. 2013.

WORLD ANTI-DOPING AGENCY (WADA). *2020 List of prohibited substances and methods.* Disponível em: <http://list.wada-ama.org>. Acesso em: 10 jul. 2020

WYMAN, J.F. Principles and procedures in forensic toxicology. *Clinics in Laboratory Medicine*, v. 32, n. 3, p. 493, 2012.

52

Toxicologia *Post Mortem*

Virgínia Martins Carvalho
Luiz Roberto Fontes
Irene Videira de Lima
Daniela Vitorio Fuzinato

CONTEÚDO DESTE CAPÍTULO

INTRODUÇÃO

Desde a antiguidade, o esclarecimento de mortes relacionadas a substâncias químicas é uma preocupação da humanidade. Mas foi Mateu Josep Bonaventura Orfila i Rotger (1787-1853), conhecido como Orfila, o primeiro toxicologista, de que se tem notícia, a associar material proveniente de autópsia à análise química sistemática para o esclarecimento de caso de envenenamento de interesse legal. Esse médico espanhol, após titular-se Doutor pela Universidade de Paris, escreveu a obra *Traité des poisons tirés des régnes minéral végétal et animal, ou toxicologie générale, considerée sous lês rapports de la Physiologie, de la Pathologie et de Médecine légale*, publicada em 1814, conhecida como *Traité des poisons* ou *Tratado dos Venenos*, que norteia a Toxicologia Analítica até o presente. Orfila introduziu novos métodos de análises químicas, adaptando-os à prática forense, organizou as informações disponíveis sobre os sinais de venenos e seus possíveis antídotos e os relacionou com os resultados obtidos nas observações anatômicas obtidas durante as autópsias. Esses trabalhos relacionados à Toxicologia Pós-Mortal o consagraram como um dos mais influentes toxicologistas da Europa.

Historicamente, a Toxicologia Pós-Mortal está associada à Toxicologia Forense com a finalidade de averiguar a implicação de fármacos em casos de morte classificada como violenta ou nas suspeitas de violência, e é praticada nos Institutos Médico-Legais, responsáveis pelas perícias oficiais da Justiça. No entanto, seu campo de estudo é bem mais abrangente, sendo também uma ferramenta aplicável nos Serviços de Verificação de Óbitos (SVO) para avaliar a implicação dos fármacos de uso terapêutico ou recreativo regulamentado (p. ex., álcool) nas mortes naturais; além de, consequentemente, contribuir para a compilação das informações nos programas de toxicovigilância.

Generalidades sobre a Tanatologia Médico-Legal

A medicina legal é definida por Flamínio Fávero como sendo *"a aplicação dos conhecimentos médicos-biológicos na elaboração e execução das leis que deles carecem"*. Portanto, a medicina legal é a disciplina que auxilia a justiça. A Tanatologia Médico-Legal (*tanathos* = morte, *logus* = estudo) é a parte da Medicina Legal que estuda a morte e suas repercussões na esfera jurídico-social. Geralmente, esse estudo é realizado por meio das observações de cadáver (*caro data vermis* = carne dada aos vermes). A prática dessa ciência envolve a realização da autópsia (*auto* = por si mesmo, *opsis* = ver), exame no qual *o médico, ao examinar o cadáver de um ser humano, seu semelhante, a si mesmo se observa*, procedimento médico também denominado necrópsia (*do grego: morto, cadáver + visão*), portanto, exame pericial do cadáver com o objetivo de se estabelecer a *causa mortis*.

Quando ocorre o óbito, a extinção da vida deve ser atestada por médico na Declaração de Óbito, documento oficial emitido em sequência numerada, dispensado pelas Secretarias Municipais de Saúde aos notificadores (estabelecimentos e serviços de saúde, serviços de necrópsia e médicos cadastrados) e que deve ser totalmente preenchido e assinado por médico. A Declaração de Óbito é o documento-base do Sistema de Informações sobre Mortalidade do Ministério da Saúde (SIM/MS) e é utilizada pelos Cartórios para emissão da Certidão de Óbito.

> "Nenhum sepultamento será feito sem certidão do oficial de registro do lugar do falecimento ou do lugar de residência do de cujus, quando o falecimento ocorrer em local diverso do seu domicílio, extraída após a lavratura do assento de óbito, em vista do atestado de médico, [...]." [Lei n. 13.484, de 26 de setembro de 2017, que dispõe sobre os registros públicos, Art. 77.]

A Declaração de Óbito atende a dois objetivos: confirma a morte e comprova legalmente que o indivíduo não mais existe. Ela também define a causa da morte e satisfaz o interesse médico-sanitário na apreciação de dados qualitativos e quantitativos da mortalidade, importantes para o conhecimento do perfil epidemiológico da população e de ações governamentais relativas à prevenção das causas responsáveis pelos óbitos.

Nos **óbitos de causa externa**, que decorrem de lesão provocada por violência (homicídio, suicídio, acidente ou morte suspeita) e qualquer que tenha sido o tempo entre o evento lesivo e a morte, a legislação determina a realização de **necropsia médico-legal** (IML) e a Declaração de Óbito será preenchida pelo médico legista:

> "Quando a infração deixar vestígios, será indispensável o exame de corpo de delito, direto ou indireto, não podendo supri-lo a confissão do acusado." [Código de Processo Penal: Decreto-Lei nº 3.689, de 3 de outubro de 1941, Art. 158.]

Nos cadáveres de desconhecidos e naqueles cujo óbito ocorreu enquanto estavam sob a custódia do Estado, qualquer que seja a causa da morte (natural ou violenta), mesmo sem haver prescrição legal, é habitual que se realize necropsia no IML. Em casos de morte natural, a necropsia é facultativa e poderá ser realizada para elucidar a causa do óbito ocorrido sem assistência médica ou mal definido, em SVO, nas localidades que dispõem desse tipo de serviço ou pelos médicos do serviço público de saúde em localidades sem SVO.

No âmbito médico-legal, o diagnóstico da causa médica de morte é o objetivo principal da necropsia, e o mecanismo de morte pode orientar para uma determinada causa jurídica do óbito (homicídio, suicídio ou acidente). Por exemplo, a esganadura para o homicídio e o enforcamento para o suicídio. No entanto, determinar o mecanismo da morte pode ser um desafio, assim as circunstâncias do óbito aferidas na perícia do local de evento realizada por perito criminal e o perfil psicológico da vítima também deverão ser analisados com vistas a esclarecer a personalidade da vítima. Este último é denominado "autópsia psicológica", realizada por meio de entrevistas com pessoas ligadas à vítima e, com a análise de dados circunstanciais como do local de óbito, contribui para traçar o perfil psicológico da vítima e direcionar o diagnóstico da causa jurídica do óbito, incluindo os casos suspeitos de ingestão de fármacos de abuso e outros, cujas informações podem direcionar as análises toxicológicas para um grupo específico, facilitando o processo de investigação.

Com isso, nota-se que, ainda que o preenchimento da Declaração de Óbito seja uma atividade privativa do profissional médico, a investigação do mecanismo de morte é multidisciplinar, e, nos casos que envolvem substâncias químicas, a Toxicologia constitui apoio extremamente valioso. Assim, para haver o melhor aproveitamento na interpretação dos achados, é de suma importância a interação entre a Medicina Legal e a Toxicologia, sendo preferencial que estas duas áreas promovam um intercâmbio do conhecimento a respeito de seus objetos de estudo. Ainda, deve-se considerar que, neste campo de estudo, o caráter concreto das ciências químicas e biológicas da Toxicologia deverá ser associado harmonicamente com o caráter abstrato e doutrinário/filosófico das ciências jurídicas e sociais.

▶ FENÔMENOS *POST MORTEM*

A vida é regida por uma organização bioquímica complexa, que mantém um equilíbrio biológico e físico-químico. Quando a morte se processa, ocorre a desorganização bioquímica, ficando o organismo sujeito a diversos efeitos de ordem física, química e microbiana, decorrentes do meio ambiente e do seu próprio meio interno. No entanto, essa desorganização bioquímica não se processa instantaneamente, nem todos os tecidos e células perdem sua vitalidade ao mesmo tempo. Assim, a extinção da pessoa é instantânea, porém a morte do corpo não é um momento, mas um processo que se alonga no tempo, o qual não se pode precisar quando inicia ou quando termina. Para fins jurídico e social, é preciso instituir um momento de morte, tornando-a cronologicamente precisa, e a conceituação jurídica de morte ou morte clínica determina o momento em que o indivíduo (sujeito de direito e obrigações) deixa de existir como unidade social. A morte jurídica ou clínica é fixada no momento em que cessam as funções encefálicas; a partir desse fenômeno, o processo letal torna-se irreversível também para o corpo, ainda que diversas funções orgânicas persistam ativas por algum tempo. A extinção da personalidade jurídica é determinada pelo médico, ao preencher a Declaração de Óbito.

A morte como um fenômeno lento e progressivo, ou seja, um processo que se alonga no tempo e constituído por etapas sucessivas, representa o conceito de maior aplicação à prática da Toxicologia, visto que essa disciplina estuda a movimentação e a interação do toxicante com o organismo e esses processos são dependentes de complexos sistemas metabólicos, que se extinguem gradualmente no corpo sem vida.

Geralmente, o intervalo mínimo entre a morte e a necrópsia é de 6 horas, pois o Código de Processo Penal, em seu art. 162, estabelece que ela seja realizada pelo menos 6 horas após o óbito, salvo se os peritos, pela evidência dos sinais de morte, julgarem que possa ser realizada antes desse prazo.

Com a morte do corpo, iniciam-se os fenômenos biotanatológicos, que compreendem várias mudanças físico-químicas e progridem de modo relativamente ordenado até a desintegração do organismo. Seu conhecimento é importante para estimar o intervalo pós-mortal (IPM), no qual ainda pode persistir atividade metabólica de diversos fármacos.

Os fenômenos cadavéricos podem ser classificados em abióticos, também ditos avitais ou vitais negativos, e transformativos. Esses fenômenos iniciam-se simultaneamente ou mais tarde de maneira gradativa; sua progressão permite estimar o tempo aproximado da morte.

Os fenômenos abióticos, avitais ou vitais negativos, são divididos em imediatos (perda de consciência, insensibilidade, imobilidade, abolição do tono muscular, cessação da respiração e cessação da circulação) e consecutivos (evaporação tegumentar, resfriamento do corpo, hipóstase e rigidez). Os fenômenos transformativos podem ser destrutivos (autólise, putrefação e maceração) ou conservadores (saponificação e mumificação).

A desidratação cadavérica, causada pela evaporação tegumentar, resulta em perda de peso, apergaminhamento da pele, dessecamento das mucosas e fenômenos oculares. Em algumas áreas do corpo a pele se desseca, endurece e torna-se sonora à percussão, tomando um aspecto de pergaminho. Ela adquire tonalidade pardacenta ou pardo-amarelada com estrias decorrentes de arborizações vasculares que se desenham na derme; o processo se inicia onde a pele é mais delgada, como no saco escrotal. Além disso, ocorre o dessecamento das mucosas e dos lábios, sendo mais comum na porção mais externa da mucosa labial, e o conhecimento desta característica é muito importante, para não se atribuir tal fato a lesões traumáticas.

Especial importância deve ser dispensada aos fenômenos que alteram o globo ocular, visto que o humor vítreo é uma amostra de eleição às análises toxicológicas pós-mortais. As modificações dos globos oculares decorrentes da desidratação se manifestam por formação de tela viscosa, com aparecimento de um fino véu recobrindo a superfície da córnea, perda da tensão do globo ocular que se mostra mole e depressível e o enrugamento da córnea, também chamado sinal de *Berchut*. A mancha da esclerótica, conhecida por sinal de *Sommer e Larcher*, ou *livor sclerotinae nigrences*, é caracterizada por uma mancha de cor enegrecida localizada no quadrante interno ou externo do olho, de forma normalmente circular ou oval, que apresenta tendência em se ampliar, à medida que se aumenta o IPM, em virtude de dessecação da esclerótica. Algumas horas depois da morte, a córnea perde a transparência e se torna turva; após 8 horas da morte, pode ocorrer deformação da íris e da pupila caso seja exercida pressão digital diretamente no globo ocular (sinal de *Ripault*). O tempo para que essas alterações se instalem depende de diversos fatores, entre eles o fato de as pálpebras do cadáver permanecerem fechadas ou abertas no período que precede a necrópsia.

Após a morte, o equilíbrio mantido da temperatura corporal é cessado, com isso, o corpo tende a estabelecer equilíbrio térmico com o ambiente. O esfriamento cadavérico (*algor mortis*) representa o decaimento da temperatura corporal e é um indicador que pode ser empregado na estimação do intervalo pós-morte (IPM) nas primeiras 24 horas por um algoritmo conhecido por *nomograma de Henssge*. No entanto, o conhecimento das variáveis necessárias à estimação do IPM representa um obstáculo. Por exemplo, a verificação da massa corporal do cadáver não compõe rotina nos serviços técnicos brasileiros; soma-se a isso o fato de os cadáveres serem transportados ao necrotério normalmente em carros sem controle de temperatura e podendo ser submetidos ao calor excessivo. Diante disso, é possível concluir que estimar o IPM por meio da temperatura pelo nomograma de *Henssge* não é tarefa simples, e o esforço pode não compensar os resultados, em virtude das inúmeras variáveis relacionadas à exatidão do intervalo calculado, afinal, a depender do local em que se faça a temperatura do cadáver, é possível encontrar curvas de resfriamentos diferentes. Outro método, com base na concentração de potássio em humor vítreo, é o preferido para a determinação do IPM e se fundamenta no aumento da concentração de potássio decorrente da desidratação, sendo possível a obtenção de um modelo de regressão linear. Esse modelo, no entanto, não é aplicável na rotina, restando o *livor mortis* como o método mais prático para a estimação aproximada do IPM.

O *livor mortis*, ou manchas de hipóstases cutâneas, também chamadas manchas de posição ou livores cadavéricos, é encontrado, de preferência, na parte de declive dos cadáveres, variando com a posição do corpo. As hipóstases se apresentam em forma de placas, tendo importância no diagnóstico da realidade da morte, do intervalo pós-mortal e no estudo da posição em que o cadáver permaneceu depois da morte. Essas manchas se formam pelo acúmulo de sangue, sob a ação da gravidade, apresentando coloração violácea, variando apenas nas asfixias por monóxido de carbono, quando se mostram vermelho-róseas ou carminadas, ou ainda de tonalidade marrom-escura, quando a morte se deu por envenenamento por agente metemoglobinizante. Normalmente, começam a aparecer em torno de 2 a 3 horas após a morte, sendo que a intensidade varia de acordo com a fluidez do sangue, e, por isso, são mais intensas em casos de asfixia. Durante as primeiras 12 horas após a morte, as manchas podem mudar de posição, e depois se tornam fixas. Portanto, hipóstases fixas indicam IPM maior que 12 horas. É importante notar que nos indivíduos com cor de pele negra os livores não são facilmente visualizados. Além das manchas externas, o *livor mortis* também pode ser visto em alguns órgãos internos, sob a denominação de hipóstase visceral, e tem a mesma origem do livor cadavérico cutâneo. As hipóstases possuem grande importância médico-legal, pois além de permitirem o diagnóstico da realidade da morte, ajudam a estudar a data do óbito e esclarecem sobre possíveis mudanças de posição do cadáver.

A rigidez cadavérica, ou *rigor mortis*, é provocada por uma alteração metabólica nos tecidos musculares em decorrência da cessação da circulação sanguínea. Nos músculos, ocorre o consumo e o esgotamento do oxigênio, porém os sistemas enzimáticos continuam funcionando durante algum tempo após a morte, e a glicólise prossegue pela via anaeróbica. O ácido láctico produzido reduz o pH (acidose tecidual), condição em que actina e miosina se unem, formando o complexo actomiosina, que enrijece fortemente o músculo. Os músculos permanecem rígidos porque as pontes de actina e miosina não se desfazem, em virtude da ausência de adenosina trifosfato (ATP), causando o seu enrijecimento e dificuldade de movimentação. A rigidez obedece a uma sequência de instalação: início em partes do corpo, generalização, máxima intensidade e desfazimento. Tipicamente, o *rigor mortis* generalizado é notado várias horas após a morte clínica, apesar do tempo de início e duração depender da temperatura ambiente. A instalação da rigidez cadavérica pode ser influenciada por fatores como calor extremo, edemas, hemorragias, moléstias ou mudança de decúbito do cadáver. Na média, presumindo-se temperatura amena, começa entre 2 e 4 horas após a morte, com total efeito do rigor em aproximadamente 8 a 12 horas, e relaxamento em aproximadamente 24 a 36 horas. A rigidez cadavérica somente cessará quando se manifestar a putrefação, com destruição dos tecidos e do complexo actomiosina.

Entre os fenômenos transformativos, a autólise e a putrefação são os mais importantes na interpretação dos achados toxicológicos pós-mortais.

A autólise resulta da morte celular, em decorrência da cessação da respiração. Inicia-se poucos minutos após a morte do corpo; entretanto, nas mortes agônicas, alguns tecidos podem perder a vitalidade antes e o processo antecede a morte do corpo. É caracterizada por fenômenos fermentativos anaeróbios que se verificam na intimidade da célula, motivados pelas próprias enzimas celulares, com lise e destruição das membranas e organelas, e acidificação celular. Este processo ocorre sem nenhuma interferência bacteriana. O tempo de sobrevida celular varia conforme o tecido, podendo chegar a pouco mais de 6 horas para a córnea, que pode ser usada para transplante até tardiamente.

A putrefação cadavérica consiste na fermentação da matéria orgânica por ação bacteriana, que por fenômenos bioquímicos decompõe o corpo, formando etanol como um dos produtos da fermentação. A putrefação pode ser dividida, didaticamente, em 4 fases: coloração, enfisema ou gasosa, coliquação (?) e esqueletização. O intestino é o ponto de partida, assim o aparecimento dos primeiros sinais de putrefação se dá no abdome, correspondendo à mancha verde abdominal, surgindo na fossa ilíaca direita e logo após na esquerda, de 24 a 36 horas após o óbito (fase de coloração). Com a morte e autólise dos tecidos intestinais, as bactérias até então contidas na luz intestinal extravasam para os vasos sanguíneos e linfáticos, migrando para outras regiões graças à ação expansiva dos próprios gases gerados pela putrefação (fase de enfisema ou gasosa). A seguir, cerca de 3 semanas após a morte, ocorre a deliquescência geral dos tecidos, gerando grande quantidade de perda líquida (fase de coliquação), seguida da fase de esqueletização, resultado final do processo destrutivo do cadáver.

A marcha normal da putrefação varia conforme a ação de fatores intrínsecos (idade, *causa mortis*, constituição física) e fatores extrínsecos (temperatura, aeração, higroscopia do ar, administração de fármacos). A putrefação é mais rápida nos recém-nascidos e nas crianças do que nos adultos. Quanto mais obeso é o indivíduo mais rapidamente progride a putrefação. A *causa mortis* e a temperatura têm notável influência na marcha desse processo. As vítimas de graves infecções e grandes mutilações sofrem putrefação mais rapidamente. O arsênio, os praguicidas, os antibióticos e outros fármacos podem retardar a putrefação. Já a temperatura muito alta ou muito baixa retarda ou interrompe o processo.

Em síntese, o conhecimento dos fenômenos pós-mortais é importante para a condução das análises toxicológicas e a interpretação dos resultados.

▶ ANÁLISES TOXICOLÓGICAS COMO FERRAMENTA NO AUXÍLIO DIAGNÓSTICO DAS INTOXICAÇÕES LETAIS

O *Guia para os Laboratórios de Toxicologia Forense* (FTLG, do inglês *Forensic Toxicology Laboratory Guidelines*, 2006) da Sociedade de Toxicologistas Forenses (SOFT, do inglês Society of Forensic Toxicologists) e da Academia Americana de Ciências Forenses (AAFS, do inglês American Academy of Forensic Sciences) define como funções da Toxicologia Forense *Post Mortem* a qualificação de toxicantes em fluidos e tecidos humanos e a avaliação do papel desses toxicantes como determinantes ou sua contribuição na causa e maneira de morte.

As análises toxicológicas aplicadas às amostras *post mortem* requerem a integração dos conhecimentos de Toxicologia e Medicina Legal, dadas as características próprias das matrizes e a dificuldade de interpretação dos achados necroscópicos. Via de regra, observa-se à necropsia congestão visceral generalizada, edema cerebral e/ou pulmonar e hemorragias petequiais, além de eventual ascite e derrame pleural. Apesar de sugestivos, os achados não são patognomônicos da intoxicação.

As análises toxicológicas se iniciam com o registro de entrada e abertura das matrizes biológicas, as quais deverão ser pesadas (tecidos) ou medidas (fluidos). Características como aspecto, consistência e presença de odor típico também devem ser observadas e registradas.

Se os achados necroscópicos com o histórico do caso direcionam para um determinado agente, procedem-se as análises direcionadas ao agente em questão. No entanto, se isto não é possível, deverá ser empregada a análise toxicológica sistemática (ATS), que é composta pelos métodos de triagem que possibilitam a exclusão de grupos de toxicantes, e a indicação de um determinado grupo (p. ex., benzodiazepínicos) ou de um agente específico a ser confirmado, orientando, desse modo, os métodos dirigidos de confirmação.

Os métodos de triagem são a cromatografia em camada delgada e/ou as técnicas de imunoensaio. Os métodos de confirmação são os cromatográficos em fase gasosa ou líquida acoplados a diversos tipos de detectores, sendo mais empregados para fase gasosa o detector de ionização por chama (FID), o detector de nitrogênio e fósforo (NPD) e o detector de captura de elétrons (ECD); enquanto os de fase líquida são o detector de arranjo de diodos (DAD) e o detector de fluorescência (DFL). Ainda, a espectrometria de massas acoplada tanto à cromatografia gasosa como à líquida representa *padrão-ouro* na confirmação do agente, visto que apresenta especificidade extremamente alta com baixa probabilidade de falso-positivo, embora isso possa ocorrer dependendo, por exemplo, das contribuições isotópicas.

Material biológico para análises toxicológicas *post mortem*

Várias matrizes podem ser empregadas nas análises, como sangue, urina, humor vítreo, encéfalo, pulmão, coração, rim, conteúdo gástrico, bile e, no caso de extrema putrefação, ainda podem ser coletados tecido muscular, cabelo e osso.

Considerando que as quantidades de amostras biológicas requeridas para as análises dependem do que está sendo pesquisado e que muitas mortes envolvem a ingestão de múltiplas substâncias, sendo necessária coleta de grandes quantidades de matrizes durante a autópsia, o FTLG (2006) e o *The United Kingdon and Ireland Association of Forensic Toxicologists Forensic toxicology laboratory guidelines* (2010) recomendam a coleta de amostras em quantidades suficientes para múltiplas análises para um ou mais analitos e sua repetição (Quadro 52.1), devendo ser considerada a coleta de outras matrizes, como pulmão e intestino, dependendo do caso.

O cabelo é uma matriz alternativa que constitui fonte de informação sobre o uso pregresso de drogas ou exposição a outros agentes tóxicos. Enquanto as concentrações de analitos no sangue guardam relação com a exposição recente a toxicantes, os teores em cabelo têm relação com histórico de uso ou exposição nos meses anteriores à morte, permitindo inferir sobre o uso crônico. O cabelo também representa matriz de interesse na investigação de uso ou exposição a substâncias tóxicas em cadáveres em putrefação. O cabelo deve ser coletado próximo ao couro cabeludo, no início da autopsia na região superior do crânio, em quantidade suficiente para reanálise. Para avaliação adicional do uso recente de drogas, amostra adicional de cabelo com raízes puxadas do escalpo poderá ser coletada.

Quadro 52.1 Matrizes empregadas nas análises toxicológicas *post mortem*.

Matriz biológica	Quantidade
Encéfalo*	50 g
Fígado*	50 g
Rim*	50 g
Sangue cardíaco	25 mL
Sangue periférico	10 mL
Humor vítreo*	Todo disponível
Bile*	Todo disponível
Urina	Todo disponível
Conteúdo gástrico*	Todo disponível
Cabelo*	Duas mechas de cabelo ou a espessura de um lápis

* Cooper, Paterson, Osselton (2010) recomendam que essas matrizes sejam submetidas à análise somente após discussão e concordância do laboratório de toxicologia.
Fontes: SOFT/AAFS *Forensic Laboratory Guidelines*, 2006; Cooper, Paterson, Osselton, 2010; e Cooper, Kronstrand, Kintz, 2012.

Principais espécimes

Sangue Preconiza-se que as amostras de sangue cadavérico sejam obtidas por punção das veias subclávia e/ou femural, uma vez que nesses locais a probabilidade de contaminação por difusão de outras regiões é pequena. Essas amostras representam o sangue periférico, que é o de escolha nas análises toxicológicas. No entanto, essa coleta nem sempre é possível em virtude do colabamento das veias em casos de hemorragias ou em casos de cadáveres putrefatos. Nesses casos, é coletado o sangue da cavidade cardíaca (sangue central) ou o sangue do *pool* contido na cavidade torácica, sendo importante considerar que o sangue da cavidade cardíaca é passível de concentrar mais os analitos em decorrência do processo de redistribuição pós-mortal, e o da cavidade torácica pode estar contaminado com fluidos procedentes de outros órgãos, por exemplo, em caso de rompimento do estômago em virtude de trauma, podendo haver contaminação por etanol e outras drogas consumidas por via oral e que ainda não foram absorvidas. Alcoóis, cianeto, monóxido de carbono etc. estão entre as substâncias fácil e rapidamente detectadas no sangue.

Humor vítreo Fluido que se encontra na cavidade posterior do olho, preenchendo o espaço entre o cristalino e a retina em quantidade de 2,0 a 2,5 mL, constituindo matriz sumamente simples e estável. Também chamado corpo vítreo, trata-se de um fluido transparente e incolor, mantido coeso por uma delicada rede de fibrilas composta de proteoglicanos, cuja viscosidade se deve à presença de ácido hialurônico. Apresenta densidade média de 0,99 g/mL e diversos íons e substâncias, como sódio, potássio, cálcio, cloreto, ureia, creatinina, glicose, lactato etc. Constitui uma matriz biológica relativamente simples em termos analíticos, quando comparada à urina e ao sangue, e seu uso vem sendo indicado na análise de vários agentes tóxicos em Medicina Legal desde a década de 1960. Sua análise requer um pré-tratamento que pode ter base em centrifugação, emprego de hialuronidase, banho de ultrassom ou filtração. Seu uso é indicado principalmente em análises de cadáveres politraumatizados, carbonizados ou em estado de decomposição. O humor vítreo é de fácil coleta e manuseio e encontra-se isolado em um compartimento relativamente protegido de contaminação externa e invasão de micro-organismos, constituindo amostra privilegiada em relação aos fenômenos de putrefação.

Conteúdo estomacal Constitui importante amostra para análise *post mortem*, principalmente quando o histórico refere intoxicação pela via oral, posto que prevalece no estômago a forma inalterada de xenobióticos em quantidade relativamente elevada. O estômago ligado em ambas as extremidades, cárdia e piloro, deve ser enviado ao laboratório sempre fechado. Restos de toxicantes ainda não absorvidos (comprimidos ou praguicidas sólidos como o aldicarb) podem ser recolhidos e analisados, facilitando a identificação do agente.

Fígado Um dos mais importantes tecidos coletados para análises toxicológicas *post mortem*. É um órgão que apresenta elevada capacidade de ligação a xenobióticos e constitui o principal órgão envolvido na biotransformação dos toxicantes. Altamente vascularizado, é passagem obrigatória dos xenobióticos absorvidos no intestino para a circulação sistêmica. A sua composição rica em lipídios e em metalotioneínas explica a sua elevada afinidade para agentes tóxicos lipossolúveis e metais tóxicos. A principal desvantagem da utilização do fígado como matriz biológica para análises toxicológicas é a necessidade de procedimentos de *clean up* em virtude da grande concentração de lipídios nessa matriz.

Rins Órgãos de eliminação para a maioria dos xenobióticos. É um órgão com importante vascularização e rico em metalotioneínas, apresentando particular relevância nos casos de intoxicação por metais tóxicos.

Encéfalo Possui tecido altamente vascularizado. Em virtude de sua característica lipídica, permite que os compostos lipossolúveis (p. ex., inseticidas fosforados e clorados) atravessem a barreira hematoencefálica e atinjam elevada concentração nessa matriz. Sua coleta implica a abertura da abóbada craniana e permite obter grande quantidade de amostra, em torno de 1 kg. No entanto, os poucos estudos sobre a distribuição dos toxicantes e a necessidade de técnicas apuradas de preparação e purificação para obtenção de extratos suficientemente limpos fazem essa matriz ser pouco utilizada nas análises toxicológicas. Valiosas informações podem ser obtidas na análise dessa matriz, visto que é um órgão relativamente isolado, não sendo afetado por traumas ocorridos no abdome e tórax, e constitui matriz importante na qualificação e quantificação de fármacos psicoativos e solventes orgânicos.

Urina Fluido biológico extensamente utilizado em análises toxicológicas, apresentando valor inestimável nas análises de triagem (*Screening Tests*). Matriz de eleição para a maioria dos testes de triagem por imunoensaio, apresentando maior concentração de metabólitos. É uma das matrizes com menor número de interferentes endógenos, uma vez que é constituída principalmente por água e somente apresenta níveis significativos de lipídios e proteínas em estados patológicos. Contudo, em razão do relaxamento dos esfíncteres, traumas com rompimento da bexiga ou simplesmente pelo fato de ter havido micção no momento que precedeu à morte, a bexiga poderá estar vazia na ocasião da necrópsia. Como alternativa, amostras como sangue, humor vítreo e tecidos homogeneizados podem ser empregados, desde que adotada uma técnica de pré-preparação da amostra. Alguns fabricantes oferecem *kits* de imunoensaio para análises de triagem em amostras cadavéricas. Contudo, o método deve ser validado, considerando que essas matrizes são em geral mais complexas e podem apresentar teores de analitos muito inferiores aos encontrados em urina, impactando no limite de detecção do método.

Com especial reserva, deve ser considerada a quantificação dos analitos nessa matriz, haja vista a dificuldade de correlação com os teores sanguíneos, informação essa que é, em muitos casos, necessária para se estabelecer o nexo causal entre a presença do analito e a intoxicação.

Coleta e armazenamento

As amostras são coletadas de acordo com normas e procedimentos do laboratório de toxicologia analítica. Como recomendação geral, o sangue de eleição será o periférico e, na falta dele, o central ou da cavidade torácica, tomando-se o cuidado, nesse último caso, de não contaminá-lo com o conteúdo estomacal.

De maneira geral, não são adicionados conservantes. Entretanto, quando se suspeita de intoxicação por cocaína, recomenda-se a coleta em frasco contendo fluoreto de sódio, o qual garante a estabilidade dessa substância; na intenção de análise de metais tóxicos, uma amostra adicional de sangue deverá ser coletada em tubo contendo um agente quelante, por exemplo, o EDTA.

O estômago deve ser coletado amarrando-se as extremidades, cárdia e piloro, para evitar extravasar o seu conteúdo. Em caso de extravazamento, o conteúdo deve ser coletado e possíveis odores típicos devem ser anotados para informar ao toxicologista analítico.

O humor vítreo é coletado dos dois olhos com seringa de 20 mL e agulha de 0,80 mm de diâmetro e 25 mm de comprimento. A esclerótica deve ser puncionada em ângulo de 45° em relação ao eixo da seringa e o fluido aspirado. O humor vítreo pode ser armazenado sem conservantes e as câmaras oculares devem ser preenchidas com água, de modo a se preservar a aparência do cadáver.

O encéfalo é coletado após abertura da calota craniana, normalmente com auxílio de serra elétrica, e acondicionado em recipiente apropriado sem adição de conservantes. Outras matrizes sólidas, como fígado, rim e pulmão, também serão acondicionadas em recipiente apropriado sem adição de conservantes.

A coleta de urina é procedida pela punção da bexiga com seringa e agulha nas mesmas especificações descritas para a coleta de humor vítreo.

As amostras coletadas devem ser mantidas sob refrigeração a 4 °C até envio para o laboratório, onde após abertura de seu acondicionamento, descrição e pesagem serão armazenadas sob congelamento a –20 °C.

Cadeia de custódia

Documentação que o laboratório mantém com o propósito de rastrear todas as operações realizadas com cada amostra, desde sua coleta até a completa destruição do material. Os documentos da cadeia de custódia devem possibilitar a documentação de cada fase, desde a entrada do cadáver, coleta das matrizes, recebimento, aliquotagem, preparação, testes realizados até o processo de disposição final. Devem detalhar ao máximo possível a sequência dos fatos pelos quais passou a amostra e permitir a identificação de todos que a manusearam, quanto tempo durou cada manuseio e porque ocorreu, e como a amostra foi rearmazenada ou dispensada.

A cadeia de custódia externa compreende a documentação do local de coleta até a chegada ao laboratório e garante a rastreabilidade do local de coleta e transporte até o laboratório de toxicologia analítica. A cadeia de custódia interna se refere à documentação que informa o manuseio desde recebimento, abertura, caracterização, análises, armazenamento e descarte.

Todos que manipulam as amostras devem ser treinados quanto aos registros da cadeia de custódia, pois o emprego desse sistema, com as boas práticas laboratoriais e a validação dos métodos analíticos, garante a confiabilidade dos resultados obtidos nas análises toxicológicas. A quebra da cadeia de custódia, mormente nos casos envolvendo a Toxicologia Forense, invalida sumariamente os resultados analíticos.

Preparação das amostras e extração

A preparação constitui o tratamento prévio das amostras biológicas, em que compostos interferentes e outros incompatíveis com a técnica de identificação/quantificação são separados, de modo a se obter uma mistura mais limpa para o processo de extração que visa isolar e concentrar os analitos de interesse. As técnicas empregadas dependem das propriedades relacionadas à matriz, aos toxicantes e/ou metabólitos e à técnica instrumental. De maneira geral, a etapa de preparação da amostra é composta por centrifugação, desproteinização, separação de compostos lipídicos e hidrólise de conjugados.

A centrifugação é uma etapa extremamente simples e importante na preparação de amostras como sangue, em que são separados os coágulos, e urina e humor vítreo, em que são separadas partículas.

A remoção de proteínas ou desproteinização é frequentemente empregada na preparação de tecidos e sangue total, sendo a técnica de precipitação a mais empregada. Realiza-se com auxílio de sais inorgânicos (sulfato de zinco), solventes orgânicos miscíveis em água (metanol, acetona, acetonitrila etc.) ou ácidos (perclórico, tricloroacético e sulfossalicílico). Os solventes orgânicos apresentam a vantagem de propiciar condições moderadas e de minimizar a degradação de compostos lábeis, enquanto os ácidos devem ser empregados com cautela, para evitar degradação.

A separação de compostos lipídicos é útil na análise de tecidos ricos em lipídios, como tecido encefálico e fígado. A separação dos lipídios é essencial para evitar a emulsificação que ocorre na extração líquido-líquido ou o entupimento da coluna de extração em fase sólida. A separação pela homogeneização com solvente polar e centrifugação refrigerada (4 °C) constitui técnica eficaz.

A hidrólise de conjugados é aplicável para alguns toxicantes altamente apolares (morfina, Δ9-tetraidrocanabinol) que são excretados em urina ou bile na forma conjugada com ácido glicurônico ou sulfato. Essa ligação deve ser hidrolisada antes do processo de extração. Existem dois processos de hidrólise, a enzimática, em que são empregadas β-glicuronidase ou aril-sulfatases, e a hidrólise química ácida ou alcalina, que requer menor tempo e é de baixo custo, apesar de utilizar condições extremas de pH e de temperatura, podendo comprometer a integridade de alguns compostos.

Após o tratamento prévio de separação, é requerida a extração, que visa o isolamento e a concentração dos analitos. Várias técnicas podem ser empregadas, e entre as de maior aplicação citam-se a extração líquido-líquido, a extração em fase sólida e a extração por *headspace*.

Extração líquido-líquido Essa técnica se baseia na partição dos analitos entre duas fases imiscíveis, polar (aquosa, como sangue, urina, homogenato de tecido etc.) e apolar (solventes orgânicos). Em geral, substâncias de caráter ácido, alcalino, neutro e com alto ponto de ebulição, como várias classes de fármacos, drogas de abuso, praguicidas e contaminantes ambientais e industriais, podem ser extraídas por essa técnica. A partição do analito entre as duas fases é determinada pelo coeficiente de ionização da substância (valor de pKa), pelo pH da fase aquosa e pelo solvente extrator. O pH alcalino, uma unidade acima do valor do pKa do analito alcalino fraco, deslocará o equilíbrio para a forma não ionizada, lipossolúvel, favorecendo a partição da substância no solvente orgânico; ao contrário, o pH ácido favorecerá a partição dos analitos de caráter ácido no solvente orgânico. A previsão do deslocamento de equilíbrio entre a forma ionizada (polar, hidrossolúvel) e não ionizada (apolar, lipossolúvel) é dada pela *Equação de Henderson Hasselbach*. Assim, a fase aquosa pode ser descartada e a orgânica evaporada de modo a concentrar os analitos. Para aumentar a eficiência de extração, é adicionado sal (cloreto de sódio) à mistura para diminuir as camadas de solvatação, assim as moléculas de água são atraídas, deixando os analitos livres para migrarem à fase orgânica. Essa técnica é chamada *salting out*.

Extração em fase sólida *Solid Phase Extraction* (SPE) é uma técnica mais específica que apresenta maior recuperação em relação à extração líquido-líquido e é capaz de recuperar analitos anfóteros. O princípio é semelhante ao da cromatografia líquida em coluna, sendo empregados cartuchos recheados de fase estacionária. Essa técnica permite a purificação (*clean-up*) e a concentração do(s) analito(s), uma vez que possibilita verter grandes volumes de amostras previamente preparadas através dos cartuchos em forma de coluna, sendo os analitos retidos seletivamente na fase estacionária, enquanto lavagens sucessivas garantem a retirada de interferentes. A manipulação das propriedades físico-químicas, por exemplo, mudança de pH, permite a eluição dos analitos, empregando-se pequena quantidade de solvente orgânico que ainda pode ser evaporado e o extrato ressuspendido em meio apropriado à técnica instrumental.

Em geral, os materiais que preenchem as colunas de extração são de sílica quimicamente ligada a diferentes tipos de radicais orgânicos, que podem ser selecionados de acordo com o grupo de substância a ser analisada. Por exemplo, substância com grupos amina, como anfetaminas, cocaína e metabólitos podem ser extraídos em colunas de fase mista em que a sílica é quimicamente ligada ao grupo de 8 carbonos (C8) e ao grupo de troca catiônica como o ácido benzenossulfônico. Assim, compostos anfóteros, como a benzoilecgonina (metabólito da cocaína), apresentarão ligações apolares na região não ionizada da molécula e interações iônicas na região ionizada, garantindo melhor recuperação do analito.

Microextração em fase sólida *Solid Phase Microextraction* (SPME) constitui técnica semelhante à SPE, mas a fase sólida é constituída por uma microfibra de aço ou sílica fundida recoberta por um filme fino. A microfibra mais comum é composta por sílica fundida recoberta com o polímero de polimetilsiloxano que adsorve compostos voláteis e/ou apolares, mas há outros materiais disponíveis no mercado, melhorando sua especificidade. Um suporte semelhante à seringa dotado de um microtubo de aço e controlado por um dispositivo que expõe ou retrai a fibra é empregado na exposição da fibra à amostra que deverá ser previamente homogeneizada. Após adsorção, os analitos podem ser eluídos em solvente apropriado para posterior introdução no equipamento de análise. Essa técnica apresenta alta especificidade, porém limitada reprodutibilidade nas quantificações.

Extração por *headspace* Técnica empregada na extração de substâncias voláteis, tendo maior aplicação nas dosagens alcoólicas. Está baseada no equilíbrio entre uma fase líquida (sangue, urina, humor vítreo ou homogeneizado) inferior e uma fase de vapor superior chamada *headspace*. Por exemplo, sangue contendo etanol é introduzido em um tubo de vidro, lacrado com batoque de borracha e tampa de alumínio, introduzido numa estufa em temperatura por volta de 70 °C, situação em que o etanol irá volatilizar, enquanto o sangue, sendo uma amostra aquosa que entra em ebulição por volta de 100 °C, ficará contido no fundo do tubo. O vapor formado no espaço vazio conterá o etanol, podendo ser retirado com uma agulha e seringa e introduzido para análise em cromatógrafo gasoso. Atualmente há equipamentos que realizam a técnica de modo automatizado, sendo acoplados diretamente ao cromatógrafo gasoso. O *headspace* também pode ser adotado combinado com a técnica de SPME e, nesse caso, a amostra é introduzida no tubo e a microfibra é exposta no espaço vazio, sob temperatura e tempo controlados, onde acorrerá a volatilização do(s) analito(s). A fibra é então retirada e introduzida diretamente no cromatógrafo gasoso para dessorção e introdução dos analitos no sistema.

▶ FATORES QUE PODEM ALTERAR AS CONCENTRAÇÕES SANGUÍNEAS *POST MORTEM* DOS TOXICANTES

Resultados referentes às concentrações do toxicante e seus metabólitos nas amostras muitas vezes não são suficientes para esclarecer a ocorrência, portanto a interpretação dos achados analíticos para o estabelecimento do nexo causal entre a morte e o toxicante deve ser pautada na integração dos conhecimentos sobre a toxicocinética, a toxicodinâmica e os achados necroscópicos. Ainda, as concentrações dos analitos nas matrizes cadavéricas podem não apresentar relação com a dose administrada, e nem sempre correspondem às concentrações que havia no momento da morte, em virtude do processo de redistribuição *post mortem*. O conceito de dose letal é relativo e obriga a algumas considerações: 1) via de administração; 2) tempo decorrido entre a administração e a morte; 3) resposta individual (idiossincrasia); 4) redistribuição pós-mortal; 5) interações com outros toxicantes; e 6) local de coleta da amostra cadavérica.

Redistribuição *post mortem* e estabilidade química dos xenobióticos

Após a morte, a respiração aeróbica das células é interrompida e a produção de ATP é diminuída, inicia-se assim a respiração anaeróbica que resultará no acúmulo de ácido lático e fosfatos inorgânicos nas células, resultando na diminuição do pH intracelular. A bomba de sódio-potássio ATPase é bloqueada em razão da diminuição da produção de ATP, causando acúmulo de sódio nas células. Ocorre edema celular, em virtude da dilatação do retículo endoplasmático, e os ribossomos são liberados desse compartimento, a matriz mitocondrial é destruída e a membrana lisossomal é rompida, liberando enzimas para o citoplasma. Os componentes celulares são progressivamente degradados. A membrana celular é rompida e os componentes celulares são liberados para o espaço extracelular. O tempo em que ocorrem esses eventos que culminam no rompimento da célula depende do órgão envolvido. No miocárdio, o processo ocorre de 30 a 40 minutos após a isquemia. No fígado, após 1 a 2 horas, enquanto no cérebro após 3 a 5 minutos. Os fármacos básicos lipofílicos que se encontram em altas concentrações nas células são redistribuídos nesse estágio para o espaço extracelular e transferidos ao compartimento sanguíneo, enquanto os fármacos ácidos e neutros são pouco afetados.

A redistribuição *post mortem*, também chamada necrocinética, refere-se ao movimento do agente tóxico dentro do organismo após o óbito; esse movimento poderá alterar as concentrações sanguíneas do analito, objeto da quantificação. Esse fenômeno envolve a passagem para o sangue de toxicantes procedentes de órgãos sólidos como pulmões, fígado, coração etc. A magnitude da redistribuição varia de acordo com inúmeros fatores, incluindo a natureza da substância, suas propriedades físico-químicas, o local de coleta do sangue e o intervalo de tempo entre o óbito e a coleta das amostras.

Os mecanismos presentes na redistribuição *post mortem* envolvem a transferência passiva das substâncias dos compartimentos como trato gastrointestinal, fígado, pulmões e miocárdio, podendo ocorrer imediatamente após a morte ou mais tarde em decorrência da autólise das células e do processo de putrefação. Após a morte, muitas enzimas importantes na metabolização de fármacos continuam atuando por algum tempo, resultando na degradação destes fármacos e dificultando a correlação com as concentrações *ante mortem*.

Substâncias presentes no tecido cardíaco podem se difundir para o sangue cardíaco, gerando valores maiores nessa matriz, justificando o uso do sangue periférico proveniente da veia subclávia ou femural.

O movimento do sangue nas veias imediatamente após a morte é responsável pela redistribuição física dos fármacos entre os diferentes compartimentos vasculares. O aumento da pressão intra-abdominal causa refluxo de sangue da aorta abdominal para a aorta torácica e das câmaras cardíacas esquerdas para as veias pulmonares, e da veia cava inferior para o átrio direito. Mais tarde, com o processo putrefativo, os gases formados distendem as paredes abdominais e o diafragma, induzindo o refluxo de sangue nas veias periféricas.

In vivo, os pulmões recebem sangue do ventrículo direito e acumulam vários fármacos, principalmente bases lipofílicas com valor de pKa acima de 8. A redistribuição *post mortem* a partir dos pulmões inicia-se nas primeiras 2 horas após a morte, causando aumento da concentração de fármacos na câmara cardíaca e na circulação torácica. A redistribuição dos pulmões para o fígado ocorre através do diafragma, que é a separação anatômica entre o tórax e a cavidade abdominal. A difusão nessa barreira é a única fonte da redistribuição, portanto são esperadas concentrações mais altas de fármacos nas partes do fígado que estão em contato com o diafragma. Além disso, o fígado também é alvo da redistribuição a partir do estômago. Grande parte da superfície inferior do lobo hepático esquerdo está em contato com o estômago, o piloro e o duodeno proximal, assim os xenobióticos, administrados por via oral, não absorvidos no momento do óbito podem entrar no parênquima hepático por difusão passiva ou por meio do sangue pela veia porta.

Muitos fatores influenciam na redistribuição *post mortem*. Esses fatores são os mesmos ligados ao fenômeno da distribuição dos xenobióticos *in vivo*. Há fatores ligados ao xenobiótico e outros relacionados ao meio em que se encontram, como o volume de distribuição, a lipossolubilidade e o grau de ionização.

O volume de distribuição (Vd), também conhecido por volume de distribuição aparente (Vd aparente), é o termo usado para quantificar a distribuição de uma substância pelo organismo após exposição oral ou parenteral. Toxicantes que apresentam grandes variações nas concentrações sanguíneas são aqueles que possuem Vd elevado, e isso significa que a substância está em quantidade relativamente elevada no espaço extravascular disponível para liberação *post mortem*. Substâncias de caráter alcalino e muito lipofílicas tendem a apresentar alto volume de distribuição, por exemplo, a metadona (opioide) apresenta essas propriedades e tende a se acumular nos pulmões.

A lipossolubilidade é outro parâmetro que indica o potencial de redistribuição. Essa propriedade é avaliada pelo coeficiente de partição óleo/água (K_{ow}), e quanto maior esse coeficiente, maior sua lipossolubilidade. Assim, substâncias lipofílicas apresentam elevada concentração tecidual e estão mais propensas a sofrer redistribuição *post mortem*.

Via de regra, as substâncias altamente lipofílicas com Vd acima de 3 L/kg estão mais propensas a sofrer redistribuição *post mortem*, resultando no aumento das concentrações sanguíneas em virtude da difusão nos tecidos adjacentes. Substâncias com Vd $\leq$ 1 L/kg são distribuídas uniformemente no organismo e apresentam menor extensão de redistribuição.

Grande parte dos fármacos são eletrólitos fracos de caráter ácido ou alcalino, possuindo um ou mais grupos funcionais capazes de se ionizarem. A extensão da ionização depende do pH do meio onde a substância se encontra e do seu pKa, que é a propriedade que determina o grau de ionização da substância. O pKa pode ser definido como o pH onde a substância se encontra 50% na forma ionizada e 50% na forma molecular.

Entre os toxicantes com elevado grau de redistribuição, citam-se os antidepressivos tricíclicos (amitriptilina, nortriptilina, desipramina), os anti-histamínicos (difenidramina), os narcoanalgésicos (codeína, oxicodona, propoxifeno), a digoxina e a doxepina. Já a morfina e outros opioides hidrossolúveis, o paracetamol, os anfetamínicos, a cocaína, os benzodiazepínicos de baixa lipossolubilidade (oxazepam) e o salbutamol são exemplos de substâncias com pequeno grau de redistribuição *post mortem*.

Além dos mecanismos de redistribuição *post mortem*, especial importância deve ser dada às alterações de concentrações em função dos fenômenos pós-mortais, da instabilidade química do toxicante no interior do cadáver ou durante o armazenamento das matrizes. Por exemplo, a fermentação de bactérias na putrefação gera álcool, resultando na superestimação dos níveis de alcoolemia. Em contrapartida, o armazenamento inadequado resulta na subestimação, sendo indicados a adição de fluoreto de sódio e o armazenamento em seringas do tipo *gas-tight* sob congelamento, tanto para análise de etanol como para outras substâncias voláteis. No caso de análise de dietilamida do ácido lisérgico (LSD), a amostra deve ser armazenada em recipiente âmbar, pois a exposição à luz causa degradação.

A biotransformação hepática pode persistir muitas horas após o óbito. Esse fenômeno deve ser distinguido da degradação do analito em virtude dos fenômenos putrefativos. A maioria dos estudos relativos a esse problema é direcionada ao metabolismo da cocaína. Com relação ao relato de que as concentrações de cocaína e de seus metabólitos apresentam variação de acordo com o tempo e local da coleta de amostra *post mortem*, a hipótese de metabolismo residual de cocaína tem persistido e deve ser levada em consideração na interpretação de resultados analíticos. Também as esterases sanguíneas continuam degradando substâncias que apresentam grupos ésteres, por exemplo, cocaína, heroína e metabólito 6-monoacetilmorfina, sendo recomendável, nesses casos, a adição de fluoreto de sódio ou a coleta de urina e humor vítreo por não apresentarem esse tipo de atividade enzimática. No caso da cocaína, ainda ocorre hidrólise química favorecida em pH alcalino, resultando em altas concentrações do metabólito benzoilecgonina; dessa maneira, a degradação enzimática e a não enzimática dificultam a interpretação das concentrações de cocaína em sangue, sendo crítica a etapa de coleta e armazenamento das amostras.

INTERPRETAÇÃO DOS ACHADOS LABORATORIAIS

Muitas vezes, o achado laboratorial compõe uma peça crucial na reconstituição dos elementos envolvidos com a morte. Assim, as circunstâncias em que ocorreu o óbito, apontadas no histórico do caso, o depoimento da família, os achados necroscópicos e anatomopatológicos deverão ser associados com os achados laboratoriais, os quais indicarão um determinado toxicante envolvido na morte e que poderá ser a sua causa, dependendo da interpretação de suas concentrações.

A interpretação das concentrações deverá ter base no grau de toxicidade, no potencial de causar tolerância metabólica e dinâmica, na meia-vida biológica, nos mecanismos de redistribuição pós-mortal e de formação pós-mortal como artefato. Ainda é importante considerar que o toxicante pode não ser o agente que causou a morte diretamente por *overdose* ou por uma reação idiossincrática, mas pode estar envolvido indiretamente ao provocar um comportamento que contribui para a morte. Por exemplo, cocaína, maconha e alucinógenos podem provocar comportamentos bizarros, como um indivíduo que sai correndo em uma avenida de trânsito rápido e intenso e é atropelado, que se atira de lugares altos ou que se coloca em outras situações de risco iminente à vida.

O uso dos dados farmacológicos na interpretação deve ser cauteloso, pois os fenômenos pós-mortais e a redistribuição prejudicam a comparação com indivíduos vivos. Além disso, os estudos clínicos sempre empregam soro ou plasma e não sangue total, único disponível em indivíduos mortos, dificultando ainda mais os dados referenciados por tais estudos.

As drogas de abuso constituem uma dificuldade ainda maior na interpretação das concentrações pelo fato do desconhecimento de sua composição. Por exemplo, a metilenodioximetanfetamina (MDMA – *ecstasy*) é uma droga normalmente consumida em festas de música eletrônica e pode causar óbito por hipertermia e rabdomiólise; no entanto, determinar uma concentração pós-mortal é difícil, pois a morte pode ser decorrente da associação do MDMA com vários adulterantes farmacologicamente ativos.

Especial dificuldade também pode ser mencionada para os corpos que sofrem embalsamamento para serem repatriados ou velados, pois nesse procedimento as substâncias empregadas normalmente contêm etanol, metanol e formaldeído, os quais podem atrapalhar a análise de forma direta ou formar adutos com aminas primárias, complicando a identificação de vários toxicantes. Nesse caso, a coleta de humor vítreo pode representar uma estratégia adequada.

Uma perspectiva para a interpretação das análises toxicológicas pós-mortais é a pesquisa de parâmetros bioquímicos relacionados à toxicodinâmica do agente. Por exemplo, o aumento da metemoglobinemia pode direcionar a certos asfixiantes químicos como anilina ou nitratos e nitritos; a porcentagem de inibição da colinesterase pode indicar intoxicação por praguicidas carbamatos ou organofosforados; ou, ainda, o aumento nos níveis de neurotransmissores poderia contribuir na interpretação do envolvimento de fármacos psicoativos. No entanto, é necessário estabelecer valores de referência pós-mortais, pois eles podem ser completamente diferentes quando comparados com o organismo vivo. Um parâmetro que vem sendo estudado na Medicina Legal são as concentrações de catecolaminas, em que a avaliação de 542 amostras de sangue cadavérico, central e periférico, indicou níveis séricos de catecolaminas muito mais altos em comparação com os valores de referência clínica (adrenalina: < 0,1 ng/mL; noradrenalina: 0,1 a 0,45 ng/mL; dopamina: < 0,02 ng/mL), e as concentrações aumentaram acentuadamente nas mortes agônicas, sugerindo um enorme estresse ou avançada desordem neuronal relacionada à morte agônica. Esses parâmetros bioquímicos poderão ser explorados na toxicologia *post mortem* com vistas a refinar a interpretação dos achados laboratoriais.

Produção *post mortem* de etanol

A dosagem sanguínea do etanol está entre as mais solicitadas aos laboratórios de análises toxicológicas com finalidade forense. A interpretação dos resultados de concentrações sanguíneas de etanol *post mortem* é uma fonte de discussão, principalmente quando o espécime é procedente de corpos em decomposição.

Inúmeros micro-organismos produtores de etanol são encontrados em fluidos e tecidos de cadáveres humanos. Enterobactérias como *Enterobacter aerogenes*, *Escherichia coli* e *Proteus vulgaris*, micrococos como *Staphylococcus* spp. e *Streptococcus* spp., fungos como *Candida albicans* e outros micro-organismos já foram isolados de sangue e tecidos de cadáveres humanos e demonstraram capacidade de produzir etanol pela utilização da glicose e de outros substratos endógenos, como aminoácidos, lactato, glicerol etc.

A quantidade de etanol que pode ser produzida depende do tipo e da quantidade dos micro-organismos, do substrato presente no meio e do estado de putrefação do cadáver. Pela utilização da via Embden-Meyerhof ou da hexose monofosfato e tendo a glicose como substrato, a quantidade máxima teórica de etanol que pode ser produzida é de 2 moléculas de etanol para cada molécula de glicose utilizada.

Alguns autores estabeleceram valores máximos para a produção de etanol em corpos em decomposição. Valores tão distintos quanto 0,2 g/L, 1,5 g/L e 2,0 g/L são registrados na literatura e estipulados como nível máximo de etanol referente à produção endógena.

Muitos critérios complexos e conflitantes têm sido propostos para se diferenciar a origem do etanol detectado nos fluidos do cadáver, principalmente naqueles em decomposição: 1) a correlação (se típica ou atípica) da concentração de etanol entre sangue em outros fluidos; 2) a presença de outras substâncias voláteis como *n*-propanol e o isopropanol tem sido sugerida como um marcador de etanol *post mortem*; 3) os níveis de etanol acima de certas concentrações têm sido utilizados por alguns pesquisadores para inferir sobre etanol endógeno; 4) a presença de etanol no humor vítreo indica ingestão, uma vez que esse fluido não teria possibilidade de produzir etanol em quantidades significativas; 5) quando múltiplos fluidos do cadáver são analisados, e o etanol é identificado em apenas um deles, esse achado é atribuído à produção *post mortem*; 6) a presença de metabólitos polares etilglicuronídeo e etilssulfato em humor vítreo e urina *post mortem* são promissores biomarcadores da ingestão de etanol.

Outras situações podem ocasionar interpretação errônea, como o sangue de cadáveres politraumatizados pode estar contaminado com o conteúdo estomacal ou com fluido da cavidade pleural em decorrência da ruptura de órgãos internos, e a aspiração de vômitos em casos de mortes agônicas pode estar associada com aumento da concentração de etanol na aorta ascendente pela possibilidade de entrada do xenobiótico na circulação pulmonar venosa. Desse modo, resultados de dosagem alcoólica inexatos podem ser gerados do ponto de vista da interpretação sobre a relação causa e efeito.

Cocaína

A cocaína apresenta alta incidência de uso no continente americano e frequentemente está implicada em mortes violentas. O critério diagnóstico para determinar a intoxicação aguda inclui a revisão da investigação policial, os achados necroscópicos e a quantificação no sangue. No entanto, a interpretação dessas concentrações representa um verdadeiro desafio em virtude das variações cinéticas entre os usuários eventuais e os crônicos. A dose letal do fármaco pode variar muito, sendo referida intoxicação aguda com dose de 30 mg por via nasal, enquanto usuários crônicos utilizam até 5 g da droga diariamente. As concentrações sanguíneas tóxicas situam-se entre 0,25 e 5,0 µg/mL, adotando-se como concentração fatal clássica valores ≥ 1,0 µg/mL de sangue. Estabelecer uma determinada concentração na matriz biológica que comprove que a morte se deu pela intoxicação aguda é extremamente difícil, e qualquer concentração de cocaína pode ser potencialmente tóxica e agudamente letal, em razão de muitos indivíduos apresentarem resposta exacerbada a baixas doses, enquanto outros toleram altas doses sem consequências graves. Também a meia-vida biológica da cocaína, que é de cerca de 1 hora, pode apresentar valor aumentado em usuários.

Uma matriz de especial valor nessa interpretação é o encéfalo. Esse órgão apresenta baixa atividade enzimática, resultando em baixa degradação da cocaína, pois o principal metabólito benzoilecgonina não atravessa a barreira hematoencefálica, e, portanto, as concentrações encefálicas se referem à biotransformação da cocaína nesse compartimento que, por ser isolado, apresenta alta relação com as concentrações *peri mortem*; a alta lipofilicidade propicia a acumulação da cocaína e ainda representa o local de ação do fármaco.

Também pode constituir ferramenta útil a comparação das relações de concentração cocaína/benzoilecgonina (COC/BE) no sangue e no encéfalo, pois um valor de relação COC/BE superior a 1 em ambas as matrizes pode ser sugestivo de overdose. Caso a análise de encéfalo não seja factível, as concentrações de cocaína e metabólitos presentes no humor vítreo apresentam alta correlação com o sangue femural e cardíaco, enquanto a urina deve ser empregada apenas para qualificação dada à dificuldade de interpretação da concentração.

Ainda é importante considerar que o uso de cocaína pode se dar por várias vias de administração (intranasal, intravenosa e pulmonar) e, estando em diferentes formas de apresentação como droga de rua (pó em forma de éster, *crack* ou pasta de coca na forma de base livre), pode conter uma infinidade de adulterantes que influenciarão na maneira de morte. Além disso, o uso por via pulmonar (fumada) produz efeitos mais rápidos que a via intranasal, e isso está relacionado ao maior potencial de dependência, o que também pode ter papel importante na maneira de morte. Nesse sentido, é possível diferenciar a via pelo marcador específico, éster metilanidroecgonina, que é um produto de combustão gerado quando a cocaína é fumada.

Outro fator a ser considerado é o uso concomitante de etanol, o que irá formar o cocaetileno (etilcocaína), com maior cardiotoxicidade que a própria cocaína, e, portanto, nesse cenário, as concentrações letais seriam menores.

Outra estratégia que poderia contribuir na interpretação dos casos envolvidos com cocaína é a análise de dopamina e metabólitos no tecido cerebral da região dos núcleos da base. Foram referidas maiores concentrações de dopamina e seus metabólitos ácido homovanílico (HVA) e ácido 3,4-di-hidroxifenilacético (DOPAC) em núcleos da base provenientes de cadáveres cuja morte estava envolvida com o uso de cocaína e que diferiram significantemente de um grupo controle, cuja morte não estava envolvida com essa droga.

A avaliação do perfil de catecolaminas pode ser empregada no estudo de um fenômeno que vem sendo referido como *excited delirium syndrome* ou *síndrome do delírio excitado*, termo empregado para descrever uma síndrome caracterizada por delírio, agitação, hipertermia e comportamento violento, que geralmente culmina em uma morte súbita inexplicável. Apesar de não haver causa anatômica de morte, foram mencionadas arritmias cardíacas induzidas por catecolaminas, asfixia por força ou posicional ou outros efeitos adversos cardiorrespiratórios causados por uso de armas de choque. Foi demonstrado que as vítimas dessa síndrome apresentaram estado clínico instável com imediata piora e alto risco de óbito, mesmo em casos de intervenção médica ou quando a coerção física não foi utilizada na abordagem do indivíduo. O termo delírio pode ser definido como uma síndrome ou grupo de sintomas causados por um distúrbio de consciência durante o funcionamento normal do cérebro. No delírio hiperativo, ocorre mudança de consciência e resposta ao ambiente, que se manifestam como agitação, alucinações, desilusões e psicoses.

A relação entre a *síndrome do delírio excitado* e as mortes súbitas envolvidas com cocaína está baseada na capacidade do fármaco causar descargas de dopamina no sistema nervoso central. Assim, as catecolaminas podem representar bons marcadores para investigar várias respostas estressantes no processo de morte, e, no caso da cocaína, esta aumenta a concentração extracelular de dopamina por bloquear o transportador desse neurotransmissor nos nervos terminais. Dessa maneira, a determinação das concentrações de dopamina e metabólitos poderia ser uma ferramenta aplicável no diagnóstico *post mortem*, provendo subsídios para a associação da maneira de morte.

Apesar do grande potencial da análise das concentrações de neurotransmissores, essas inferências ainda têm pouco valor no caso de materialidade da prova pericial, pois o emprego de marcadores bioquímicos na Medicina Legal constitui uma inovação que vem ganhando interesse por parte da comunidade acadêmica e, ao mesmo tempo, incredulidade em relação à sua aplicabilidade, em razão de ainda não estarem estabelecidos os valores de referência em cadáveres.

As considerações sobre a interpretação dos achados laboratoriais exemplificados com o etanol e a cocaína demonstram a complexidade do assunto.

CONCLUSÕES

As análises toxicológicas *post mortem* têm a finalidade de auxiliar a Medicina Legal no diagnóstico das intoxicações letais, sendo principalmente uma atividade de caráter forense.

Os laboratórios que realizam análises com caráter forense necessitam ter um sistema de qualidade, sendo de suma importância aplicarem procedimentos que garantam a cadeia de custódia. Os laboratórios devem normatizar a coleta, o acondicionamento e o armazenamento dos espécimes que serão submetidos às análises toxicológicas.

A análise de amostras de sangue coletadas de diferentes locais é recomendada para evitar interpretações errôneas. A dificuldade de interpretação dos resultados de concentrações sanguíneas *post mortem* decorre da escassez de informações na literatura científica.

BIBLIOGRAFIA

ALICOT, A.L.P. et al. Mechanism underlying *post mortem* redistribution. *Journal of Analytical Toxicology*, v. 27, p. 533-544, 2003.

ALTHAUS, L.; HENSSGE, C. Rectal temperature time of death nomogram: sudden change of ambient temperature. *Forensic Science International*, v. 99, p. 171-178, 1999.

BALASOORIYA, B.A.W.; HILL, C.A.S.; WILLIANS, A.R. The biochemistry of vitreous humor. A comparative study of the potassium, sodium and urate concentrations in the eyes at identifical time intervals after death. *Forensic Science International*, v. 26, n. 2, p. 85-91, 1984.

BENFICA, F.S. et al. *Rotinas do departamento médico-legal do estado do Rio Grande do Sul*, Instituto Médico-Legal do Rio Grande do Sul, 2004.

BORDIN, D.C.M. et al. Técnicas de preparo de amostras biológicas com interesse forense. *Scientia Chromatographica*, v. 7, n. 2, p. 125-143, 2015.

CARBONI, E. et al. Cocaine and amphetamine increase extracellular dopamine in the nucleus accumbens of mice lacking the dopamine transporter gene. *Journal of Neuroscience*, v. 21, n. 141, p. 1-4, 2001.

CARVALHO, H.V. et al. *Compêndio de Medicina Legal*. 2.ed, São Paulo: Editora Saraiva, 1992.

CARVALHO, V.M. *Redistribuição da cocaína e sua influência na neuroquímica* post mortem. São Paulo, 2011, p.181. Tese de Doutorado - Faculdade de Ciências Farmacêuticas - Universidade de São Paulo.

CARVALHO, V.M. et al. Cocaine *post mortem* distribution in three brain structures: a comparison with whole blood and vitreous humour. *Journal of Forensic and Legal Medicine*, v. 20, n. 3, p. 143-145, 2013.

CHASIN, A.A.M.; MÍDIO, A.F. Aspecto toxicológico da overdose de cocaína. *Rev. Farm. Bioq. Univ. S. Paulo*, v. 27, n. 1, p. 1-27, 1991.

CLARKE, E.G.C. *Isolation and identification of drugs*. London: Pharmaceutical Press, 1978.

COOPER, G.A.A.; PATERSON, S.; OSSELTON, M.D. The United Kingdom and Ireland Association of Forensic Toxicologists Forensic toxicology laboratory guidelines. Science and Justice, v. 50, p. 166-176, 2010.

COOPER, G.A.A.; KRONSTRAND, R.; KINTZ, P. Society of Hair Testing guidelines for drug testing in hair. *Forensic Science International*, v. 218, n. 1-3, p. 20-24, 2012.

DRUMMER, O.H. *Post mortem* toxicology of drugs of abuse. *Forensic Science International*, v. 142, p. 101-113, 2004.

DRUMMER, O.H. *Post mortem* toxicology. *Forensic Science International*, v. 165, p. 199-203, 2007.

DUER, W.C.; SPITZ, D.J.; MACFARLAND, S. Relationships between concentrations of cocaine and its hydrolysates in peripherical blood, heart blood, vitreous humor and urine. *Journal of Forensic Sciences*, v. 51, n. 2, p. 421-425, 2006.

FÁVERO, F. *Medicina Legal*. 8.ed., São Paulo: Libraria Martins Editora, 1966.

FERRARI, L.A.; TRISZCZ, J.M.; GIANNUZZI, L. Kinetics of ethanol degradation in forensic blood samples. *Forensic Science International*, v. 161, p. 144-150, 2006.

FRANÇA, G.V. *Medicina Legal*. 6.ed., Rio de Janeiro: Guanabara Koogan, 2001.

GUYTON, A.C.; HALL, J.E. *Tratado de Fisiologia Médica*. 11.ed., Rio de Janeiro: Guanabara Koogan, 1998, p.338-356.

HENSSGE, C. Death time estimation in case work I. The rectal temperature time of death nomogram. *Forensic Science International*, v. 38, n. 3-4, p. 209-236, 1988.

HENSSGE, C.; MADEA, B. Estimation of the time since death in the early *post mortem* period. *Forensic Science International*, v. 144, p. 167-175, 2004.

HERCULES, H.C. *Medicina Legal* - texto e atlas. São Paulo: Editora Atheneu, 2005.

LAURENTI, R.; JORGE, M.A.P.M. *Atestado de óbito: aspectos médicos, estatísticos, éticos e jurídicos*. São Paulo: Conselho Regional de Medicina do Estado de São Paulo, p.11-12, 2015.

LIMA, I.V. *Humor vítreo em toxicologia forense* - determinação de álcool etílico em cadáveres de morte traumática e em estado de putrefação. São Paulo, 1996. p.96. Tese de Doutorado - Faculdade de Ciências farmacêuticas - Universidade de São Paulo.

LUCENA, J. et al. Cocaine-related sudden death: a prospective investigation in south-west Spain. *European Heart Journal*, doi: 10.1093/eurheart/ehp557, 2010.

MARLET, J.M. Conceitos médico-legal e jurídico de morte. *Justitia*, v. 49, n. 138, p. 43-48, 1987.

MAEDA, H. et al. Significance of *post mortem* biochemistry in determining the cause of death. *Legal Medicine*, v. 11, p. 46-49, 2009.

MASH, D.C. et al. Brain biomarkers for identifying excited delirium as a cause of sudden death. *Forensic Science International*, v. 190, p. 13-19, 2009.

MORIYA, F.; HASHIMOTO, Y. *Post mortem* stability of cocaine and cocaethylene in blood and tisues of humans and rabbits. *Journal of Forensic Sciences*, v. 41, n. 4, p. 612-616, 1996.

POUNDER, D.; JONES, G.R. *Post mortem* drug redistribution - a toxicological nightmare. *Forensic Science International*, v. 45, n. 3, p. 253-263, 1990.

PATEL, F. A high fatal *post mortem* blood concentration of cocaine in drug courier. *Forensic Science International*, v. 79, n. 3, p. 167-174, 1996.

PILEGGI, P. et al. About a cocaine associated sudden death casework. *Forensic Science International*, v. 146, p. S77-S78, 2004.

QUEIROS, S.C.N.; COLLINS, C.H.; JARDIM, I.C.S.F. Métodos de extração e/ou concentração de compostos encontrados em fluidos biológicos para posterior determinação cromatográfica. *Química Nova*, v. 24, n. 1, p. 68-76, 2001.

SFA; AAFS. *Forensic Toxicology Laboratory Guidelines*. Society of Forensic Toxicologists and American Academy of Forensic Sciences, p.24, 2006.

STIMPFL, T.; REICHEL, S. Distribution of drugs of abuse within specific regions of the human brain. *Forensic Science International*, v. 170, p. 179-182, 2007.

TAKEKAWA, K. Cocaine and its metabolites. In SUSUKI, O.; WATANABE, K. *Drugs and poisons in human a handbook of practical analysis*. Heidelberg: Springer, 2005, cap.2.4, p.207-218.

THIERAUF, A.; MUSSHOFF, F.; MADEA, B. *Post mortem* biochemical investigations of vitreous humor. *Forensic Science International*, v. 192, p. 78-82, 2009.

THIERUAF, A. et al. Ethyl sulphate and ethyl glucuronide in vitreous humor as *post mortem* evidence marker for ethanol consumption prior to death. *Forensic Science International*, v. 210, p. 63-8, 2011

VARETTO, L.; CURTO, O. Long persistence of rigor mortis at constant low temperature. *Forensic Science International*, v. 147, p. 31-34, 2004.

VETHARANIAM, I. et al. Modeling muscle energy-metabolism in anaerobic muscle. *Meat Science*, v. 85, p. 134-148, 2010.

WATSON, W.A.; MACKINNEY, P.E. Necrokinetics: the practical aspects of interpreting *post mortem* drug concentrations. *Forensic Journal of Toxicology: Clinical Toxicology*, v. 39, n. 3, p. 213, 2001.

WILKE, N. et al. *Post mortem* determination of concentrations of stress hormones in various body fluids - is there a dependency between adrenaline/noradrenaline quotient, cause of death and agony time? *International Journal of Legal Medicine*, v. 121, p. 385-394, 2007.

YAREMA, M.C.; BECKER, C.E. Key concepts in *post mortem* drug redistribution. *Clinical Toxicology*, v. 43, n. 4, p. 235-241, 2005.

ZHU, B.L. et al. *Post mortem* serum catecholamine levels in relation to the cause of death. *Forensic Science International*, v. 173, p. 122-129, 2007.

ÍNDICE REMISSIVO

B

C

D

E

G

H

N

O

S

T

U

V

W

X

Z